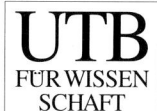 UTB **8017**

Eine Arbeitsgemeinschaft der Verlage

Wilhelm Fink Verlag München
A. Francke Verlag Tübingen und Basel
Paul Haupt Verlag Bern · Stuttgart · Wien
Hüthig Fachverlage Heidelberg
Verlag Leske + Budrich GmbH Opladen
Lucius & Lucius Verlagsgesellschaft Stuttgart
Mohr Siebeck Tübingen
Quelle & Meyer Verlag Wiebelsheim
Ernst Reinhardt Verlag München und Basel
Ferdinand Schöningh Verlag Paderborn · München · Wien · Zürich
Eugen Ulmer Verlag Stuttgart
Vandenhoeck & Ruprecht Göttingen und Zürich
WUV Wien

Erkrankungen der Haustiere

Herausgegeben von
Professor Dr. Klaus Loeffler
Professor Dr. Dr. h.c. Dieter Strauch
Stuttgart-Hohenheim

Wilfried R. M. Kraft
Johannes Hirschberger

Kleintierkrankheiten

Band 1: Innere Medizin

3., völlig neu bearbeitete und erweiterte Auflage

 47 Farbfotos
291 Schwarzweißabbildungen
107 Tabellen

Verlag Eugen Ulmer Stuttgart

WILFRIED R. M. KRAFT, geb. 1937 in Frankfurt am Main. Studium der Veterinärmedizin 1958 bis 1963 an der Justus-Liebig-Universität in Gießen. 1963 tierärztliche Prüfung, 1964 Promotion. Ab 1964 Assistent an der Medizinischen Veterinärklinik in Gießen. 1968/69 Gast an der Tierärztlichen Fakultät in Onderstepoort (Südafrika). 1969 Anerkennung als Fachtierarzt für Innere Medizin, 1974 für klinische Laboratoriumsdiagnostik, 1976 Habilitation „Schilddrüsenkrankheiten beim Hund", 1978 Ruf nach München als ordentlicher Professor und Vorstand der I. Medizinischen Tierklinik der Ludwig-Maximilians-Universität München. Seit 1979 1. Vorsitzender der Fachgruppe Klinische Labordiagnostik in der DVG. 1981 Gastwissenschaftler an der Ohio State University, Columbus, USA. 1983 Ruf auf den Lehrstuhl Krankheiten kleiner Haustiere, Freie Universität Berlin, 1986 auf den Lehrstuhl für Innere Medizin der Veterinärmedizinischen Universität in Wien. Seit 1987 1. Vorsitzender der Fachgruppe Innere Medizin und Klinische Labordiagnostik (*Inn*lab) in der DVG. 1996 Diplomate of the European College of Veterinary Internal Medicine – Companion Animals. 1990–1992 Mitglied des Akademischen Senats der Ludwig-Maximilians-Universität München. 1992–1993, 1995–1996 Prodekan, 1993–1995 Dekan der Tierärztlichen Fakultät der Ludwig-Maximilians-Universität. 1992 Honorary member of the Hungarian Small Animal Veterinary Association (HSAVA), Budapest, Hungary. 1994 Chevalier de l'ordre du Mérite Agricole de la République Francaise.

JOHANNES HIRSCHBERGER, geb. 1956 in Wipperfürth. Studium der Tiermedizin in Gent/Belgien und Gießen von 1977 bis 1982. 1982 tierärztliche Prüfung. 1983 bis 1985 Mitarbeiter am Institut für Veterinärpathologie der Justus-Liebig-Universität Gießen. Wissenschaftlicher Mitarbeiter und Privatdozent an der I. Medizinischen Tierklinik der Ludwig-Maximilians-Universität München von 1985 bis 1995 bzw. 1995 bis 1997. 1987 Promotion. 1994 Habilitation. Seit 1997 Professur für Innere Medizin. 1992 und 1995 Studienaufenthalte in den U.S.A. Fachtierarzt für Innere Medizin und Fachtierarzt für Klinische Laboratoriumsdiagnostik. Diplomate des European College of Veterinary Internal Medicine – Companion Animal (ECVIM-CA). Präsident der European Society of Veterinary Clinical Pathology (ESVCP).

Die Namen von Medikamenten, die zugleich eingetragene Warenzeichen sind, wurden als solche nicht besonders kenntlich gemacht. Es kann also aus der Bezeichnung der Ware mit dem für diese eingetragenen Warenzeichen nicht geschlossen werden, dass die Bezeichnung ein freier Warenname ist. Hinsichtlich der in diesem Buch angegebenen Dosierungen von Medikamenten usw. wurde die größtmögliche Sorgfalt beachtet. Dennoch werden die Leser aufgefordert, die entsprechenden Prospekte der Hersteller zur Kontrolle heranzuziehen.

Die Deutsche Bibliothek – CIP-Einheitsaufnahme

Kleintierkrankheiten. – Stuttgart : Ulmer
   (Erkrankungen der Haustiere)
   (UTB für Wissenschaft : Große Reihe)

Bd. 1. Innere Medizin : 107 Tabellen /
Wilfried Kraft ; Johannes Hirschberger. –
3., völlig neu bearb. und erw. Aufl.. – 2000
   (UTB für Wissenschaft ; 8017)
   ISBN 3-8252-8017-9 (UTB)
   ISBN 3-8001-2737-7 (Ulmer)

Das Werk einschließlich aller seiner Teile ist urheberrechtlich geschützt. Jede Verwertung außerhalb der engen Grenzen des Urheberrechtsgesetzes ist ohne Zustimmung des Verlages unzulässig und strafbar. Das gilt insbesondere für Vervielfältigungen, Übersetzungen, Mikroverfilmungen und die Einspeicherung und Verarbeitung in elektronischen Systemen.

© 1984, 2000 Verlag Eugen Ulmer GmbH & Co.
Wollgrasweg 41, 70599 Stuttgart (Hohenheim)
email: info@ulmer.de
Internet: www.ulmer.de
Printed in Germany
Lektorat: Bernhard Ubbenhorst, Dr. Nadja Kneissler
Herstellung: Ulla Stammel
Satz: Typomedia Satztechnik GmbH, Ostfildern
Druck und Bindung: Friedr. Pustet, Regensburg
ISBN 3-8252-8017-9 (UTB-Bestellnummer)

Vorwort zur 1. Auflage

Die „Kleintierkrankheiten" innerhalb der Reihe „Erkrankungen der Haustiere" liegen nunmehr im ersten Band „Innere Medizin" vor. Damit soll eine lange bestehende Lücke geschlossen werden, die durch das Fehlen eines deutschsprachigen Werkes auf dem Gebiet der Kleintiermedizin besteht, in dem sowohl Hund als auch Katze gleichermaßen berücksichtigt werden. Ziel ist die möglichst knappe Information des praktizierenden Kollegen und der Studenten der klinischen Semester über die wichtigsten Krankheiten von Hund und Katze. Dazu wurde eine strenge Gliederung der einzelnen Kapitel eingehalten, die sich auf Ätiologie, Pathogenese, klinisches Bild, Diagnose, Differentialdiagnose, Prognose und vor allem Therapie erstreckt. Um dem Ziel der komprimierten Information möglichst nahe zu kommen, wurde in einzelnen Abschnitten manchmal zum Telegrammstil gegriffen.

Zur Behandlung wurden fast ausschließlich Wirkstoffdosierungen pro Kilogramm Körpergewicht, selten pro Quadratmeter Körperoberfläche, angegeben; obwohl die letzteren Dosisangaben exakter sind, wurde wegen der einfacheren Anwendbarkeit der Bezug auf die Körpermasse vorgezogen. Für eventuelle Druckfehler oder Irrtümer kann keine Gewähr geleistet werden. Arzneimittelspezialitäten wurden nur in Verbindung mit dem Wirkstoff genannt. Aus der unübersehbaren Zahl der Spezialitäten wurden weitgehend nur solche angegeben, mit denen eigene Erfahrungen bestehen; das soll nicht bedeuten, dass andere, nicht genannte, nicht ebenso gut wirksam sein können.

Herausgeber, Verlag und Verfasser sind sich der Problematik einer Monographie beim heutigen Stand der Inneren Medizin wohl bewusst. Sie nahmen sie gleichwohl in Kauf, um das Werk angesichts der Schwierigkeiten, für die einzelnen Kapitel Autoren zu verpflichten, in einer noch vertretbaren Zeit fertig stellen zu können. Den Herausgebern und dem Verlag Ulmer danke ich herzlich für die Anregungen, das Entgegenkommen und den Mut zur Erstellung des vorliegenden Werkes.

München, März 1984   Wilfried Kraft

Vorwort zur 3. Auflage

Seit Erscheinen der zweiten Auflage hat die Innere Medizin ganz besonders im Kleintierbereich eine weiterhin geradezu stürmische Entwicklung genommen. Wohl kaum ein anderes Fachgebiet in der klinischen Tiermedizin empfängt auch „von außen", insbesondere von Physiologie, Biochemie, den verschiedenen Richtungen der Pharmakologie, Mikrobiologie und der Pathologie, so viele Impulse, dass eine ständige Weiterentwicklung besonders auf den Gebieten der Pathogenese, Diagnostik und Therapie möglich ist. Dies machte es erforderlich, die dritte Auflage des vorliegenden Buches wieder völlig zu überarbeiten.

Dabei wurde Wert gelegt auf die Beibehaltung der Prägnanz und Übersichtlichkeit, die es Studierenden und praktizierenden Tierärztinnen und Tierärzten ermöglicht, sich rasch einen Überblick über den aktuellen Stand der Inneren Medizin bei Hund und Katze zu verschaffen, andererseits soll das Buch den praktizierenden Kolleginnen und Kollegen eine rasche Informationsquelle bieten, die es möglich macht, während der Praxisarbeit die zu Diagnose und Therapie erforderlichen Maßnahmen auszuwählen und damit eine Entscheidungshilfe zu geben. Im Text wurde deshalb auch weitgehend auf Literaturzitate verzichtet. Allerdings wurde die neuere – auch die deutsche – Literatur so weit wie möglich berücksichtigt.

Eine Reihe von Fachkolleginnen und -kollegen konnten zur Bearbeitung von speziellen Gebieten gewonnen werden. Ihnen danke ich herzlich für die konstruktive und interessante Zusammenarbeit. Ebenso gebührt dem Ulmer Verlag Dank für die reibungslose Kooperation und die wiederum professionelle Herstellung dieser Auflage. Nicht zuletzt danke ich allen, die konstruktive Kritik geübt haben, nicht zuletzt den Studentinnen und Studenten, die mir teilweise sehr engagiert Verbesserungsvorschläge gemacht haben.

Das Buch wurde nach den neuen Rechtschreibregeln verfasst. Es zeigte sich, dass diese Regeln, konsequent angewandt, insbesondere bei medizinischen Fachausdrücken und dabei ganz besonders bei Silbentrennungen zu geradezu unsinnigen Ergebnissen führen. Unsere Leserinnen und Leser, insbesondere die sprachlich Empfindsamen, mögen verzeihen: Es handelt sich nicht um Fehler, sondern eben um die neuen Rechtschreibregeln.

München, Wilfried Kraft
Sommer 1998 Johannes Hirschberger

Die Mitarbeiter an diesem Werk

Herr
Dr. Michael Deinert
Ludwig-Maximilians-Universität München
I. Medizinische Tierklinik
Veterinärstr. 13
80539 München

Frau
Priv. Doz. Dr. Katrin Hartmann
Ludwig-Maximilians-Universität München
I. Medizinische Tierklinik
Veterinärstr. 13
80539 München

Herr
Prof. Dr. M.-A. Hasslinger
Siedlerstr. 7
97199 Ochsenfurt

Herr
Prof. Dr. Johannes Hirschberger
Ludwig-Maximilians-Universität München
I. Medizinische Tierklinik
Veterinärstr. 13
80539 München

Frau
Prof. Dr. Ellen Kienzle
Ludwig-Maximilians Universität München
Institut für Physiologie, Physiologische
Chemie und Tierernährung
Veterinärstr. 13
80539 München

Herr
Prof. Dr. Wilfried Kraft
Ludwig-Maximilians-Universität München
I. Medizinische Tierklinik
Veterinärstr. 13
80539 München

Frau
Dr. Heike Rudorf
Heerstr. 31a
53340 Meckenheim

Frau
Prof. Dr. Andrea Tipold
Tierärztliche Hochschule Hannover
Klinik für kleine Haustiere
Bischofsholer Damm 15
30173 Hannover

Herr
Prof. Dr. Dr. A. Weber
Landesuntersuchungsamt für das
Gesundheitswesen Nordbayern
Postfach 91 01 20
90259 Nürnberg

Inhaltsverzeichnis

1	**Klinische Untersuchungsmethoden**	16
1.1	Allgemeine Hinweise (W. Kraft)	16
1.1.1	Anamnese	16
1.1.2	Untersuchung	17
1.2	Untersuchungsgang	31
1.3	Bildgebende Verfahren (H. Rudorf)	34
1.3.1	Röntgen	34
1.3.1.1	Untersuchungstechnik	35
1.3.1.2	Röntgenbildbeurteilung	38
1.3.1.3	Kontrastmitteluntersuchungen	38
1.3.2	Ultraschalluntersuchungen (M. Deinert)	40
1.3.2.1	Bildwiedergabeverfahren	40
1.3.2.2	Schallköpfe (Sonden)	41
1.3.2.3	Untersuchungstechnik	41
1.3.2.4	Bildbeurteilung	42
2	**Ernährung und Diätetik** (E. Kienzle)	43
2.1	Praxisrelevante Ernährungsschäden	43
2.1.1	Skelettkrankheiten bei großwüchsigen Welpen	43
2.1.1.1	Übermäßiges Wachstum	46
2.1.1.2	Exzessive Kalziumversorgung	48
2.1.1.3	Kalziummangel	49
2.2	Einschätzung der Nährstoffzufuhr	51
2.2.1	Protein	51
2.2.2	Taurin	52
2.2.3	Kalzium und Phosphor	52
2.2.4	Natrium	53
2.2.5	Kalium	53
2.2.6	Magnesium	53
2.2.7	Eisen	53
2.2.8	Kupfer	53
2.2.9	Zink	54
2.2.10	Selen	54
2.2.11	Jod	54
2.2.12	Andere Spurenelemente	55
2.2.13	Vitamin A	55
2.2.14	Vitamin D	55
2.2.15	Vitamin E	55
2.2.16	B-Vitamine	55
2.3	Rationsberechnung, Energie- und Nährstoffbedarf	56
2.3.1	Energiebewertung	56
2.3.2	Energie- und Proteinbedarf	57
2.3.3	Bedarf an Mengen-, Spurenelementen und Vitaminen	61
2.4	Ernährung in verschiedenen Lebensabschnitten	62
2.4.1	Gravide und laktierende Hündinnen und Kätzinnen	62
2.4.2	Jungtiere	62
2.4.3	Alte Tiere	63
2.5	Allgemeine Grundsätze der Diätetik	65
2.5.1	Compliance	65
2.5.2	Futtermittelrechtliche Regelungen für Diätfutter	67
2.6	Spezielle Diätetik	68
2.6.1	Diätetik bei Magen-Darm-Erkrankungen	68
2.6.1.1	Akute Gastroenteritiden	68
2.6.1.2	Chronische Erkrankungen des Magen-Darm-Kanals	69
2.6.1.2.1	Hypoazidität des Magens	69
2.6.1.2.2	Hyperazidität	69
2.6.1.2.3	Exokrine Pankreasinsuffizienz	69
2.6.1.2.4	Malabsorptionssyndrome	70
2.6.1.2.4.1	Bacterial overgrowth	70
2.6.1.2.4.2	Protein-loosing-Enteropathie	71
2.6.1.2.5	Chronische Kolonerkrankungen	71
2.6.1.2.6	Obstipation	72
2.6.1.2.7	Flatulenz	72
2.6.2	Diätetik bei Lebererkrankungen	72
2.6.3	Diätetik bei chronischer Insuffizienz der Niere	74
2.6.4	Diätetik bei der Urolithiasis	77
2.6.5	Chronische Herzinsuffizienz	80
2.6.6	Diätetik bei Diabetes mellitus	81
2.6.7	Diätetik bei Adipositas	82
2.6.8	Diätetik bei Erkrankungen der Haut	84
2.6.9	Ernährung von Tumorpatienten	88
2.6.10	Ernährung von Intensivpatienten	89
3	**Infektionskrankheiten**	95
3.1	Virale Infektionskrankheiten (K. Hartmann)	95
3.1.1	Feline Leukämievirusinfektion	95
3.1.2	Feline Immunschwächevirusinfektion	104
3.1.3	Feline Coronavirusinfektion/feline infektiöse Peritonitis	109
3.1.4	Katzenschnupfenkomplex	119
3.1.5	Feline Panleukopenie	126
3.1.6	Canine Parvovirose	128

3.1.7	Canine Coronavirusinfektion	133		3.7.1.1	Pocken	195
3.1.8	Staupe	134		3.7.1.2	Tollwut	196
3.1.9	Hepatitis contagiosa canis	140		3.7.2	Zoonosen durch Bakterien	197
3.1.10	Zwingerhusten	141		3.7.2.1	Brucellose	197
3.1.11	Tollwut	143		3.7.2.2	Campylobacter	198
3.1.12	Aujeszkysche Krankheit	146		3.7.2.3	Chlamydiose	198
3.1.13	Sonstige Virusinfektionen	146		3.7.2.4	Ehrlichiose	199
3.2	Rickettsiosen (W. Kraft)	150		3.7.2.5	Katzenkratzkrankheit	199
3.2.1	Ehrlichiose	150		3.7.2.6	Leptospirose	200
3.2.2	Salmon-Disease-Komplex	152		3.7.2.7	Listeriose	201
3.2.3	Hämobartonellose der Katze	152		3.7.2.8	Lyme-Borreliose	202
3.2.4	Katzenpneumonitis	153		3.7.2.9	Pasteurellose	202
3.3	Bakterielle Infektionskrankheiten (W. Kraft)	153		3.7.2.10	Pest	203
3.3.1	Tetanus	153		3.7.2.11	Pseudotuberkulose	203
3.3.2	Botulismus	155		3.7.2.12	Q-Fieber	204
3.3.3	Salmonellose	155		3.7.2.13	Salmonellose	204
3.3.4	Campylobacter-Infektion	156		3.7.2.14	Tuberkulose	205
3.3.5	Leptospirose	156		3.7.3	Zoonosen durch Pilze	206
3.3.6	Tyzzersche Krankheit	158		3.7.3.1	Mikrosporie	206
3.3.7	Brucellose	159		3.7.3.2	Sporotrichose	206
3.3.8	Tuberkulose	159		3.7.3.3	Trichophythie	207
3.3.9	Tularämie	160		3.7.4	Zoonosen durch Parasiten	207
3.3.10	Borreliose	160		3.7.4.1	Zoonosen durch Protozooen	207
3.3.11	Diphtheroid der Mundschleimhaut	161		3.7.4.1.1	Giardiose	207
				3.7.4.1.2	Kryptosporidiose	208
3.4	Systemische Mykosen (W. Kraft)	161		3.7.4.1.3	Kala-Azar	208
3.4.1	Nocardiose	161		3.7.4.1.4	Toxoplasmose	209
3.4.2	Histoplasmose	162		3.7.4.2	Zoonosen durch Helminthen	209
3.4.3	Blastomykose	163		3.7.4.2.1	Dipylidiose	209
3.4.4	Kryptokokkose	163		3.7.4.2.2	Echinokokkose	210
3.4.5	Kokzidioidomykose	163		3.7.4.2.2.1	Alveoläre Echinokokkose	210
3.4.6	Aktinomykose und Sporotrichose	163		3.7.4.2.2.2	Zystische Echinokokkose	210
				3.7.4.2.3	Larva migrans cutanea	211
3.4.7	Aspergillose	163		3.7.4.2.4	Larva migrans visceralis	211
3.4.8	Kandidiasis	163		3.7.4.3	Befall mit Arthropoden	212
3.5	Protozoenkrankheiten (W. Kraft)	164		3.7.4.3.1	Flöhe	212
				3.7.4.3.2	Milben	212
3.5.1	Kokzidiose	164		3.7.4.3.3	Zecken	213
3.5.2	Babesiose	165				
3.5.3	Leishmaniose	168		**4**	**Haut** (W. Kraft)	**214**
3.5.4	Hepatozoonose	170		4.1	Anatomische Grundlagen	214
3.6	Parasitosen (M.-A. Hasslinger)	170		4.2	Funktion des Haarkleids und der Haut	220
3.6.1	Endo- und Ektoparasiten des Hundes	171		4.3	Anamnese	221
				4.4	Untersuchungsgang	221
3.6.1.1	Protozoen	171		4.5	Angeborene Hautkrankheiten	227
3.6.1.2	Trematoden	174		4.5.1	Kutane Asthenie	227
3.6.1.3	Zestoden	174		4.5.2	Ichthyosis	228
3.6.1.4	Nematoden	178		4.5.3	Epidermale Dysplasie der West Highland White Terrier	228
3.6.1.5	Arthropoden	181		4.5.4	Komedo-Syndrom der Schnauzer	229
3.6.2	Endo- und Ektoparasiten der Katze	184		4.5.5	Seborrhö	229
3.6.2.1	Protozoen	184		4.5.6	Krankheiten bei Farbmutanten	230
3.6.2.2	Trematoden	187		4.5.7	Alopezie der Hunde	231
3.6.2.3	Zestoden	187		4.5.8	Familiäre Dermatomyositis	231
3.6.2.4	Nematoden	190		4.5.9	Feline Alopezie	232
3.6.2.5	Arthropoden	193		4.5.10	„Fettschwanz" der Katze	232
3.7	Zoonosen (A. Weber)	195		4.5.11	Hyperplasie der Violschen Drüsen	232
3.7.1	Zoonosen durch Viren	195				

4.5.12	Acanthosis nigricans	232
4.6	Infektiöse Hautkrankheiten	233
4.6.1	Virale Hautkrankheiten	233
4.6.2	Rickettsiosen	234
4.6.2.1	Haemobartonella felis	234
4.6.2.2	Rocky Mountain Spotted Fever	235
4.6.3	Bakterielle Hautinfektionen	235
4.6.3.1	Oberflächliche Pyodermie	235
4.6.3.2	Tiefe Pyodermie	236
4.6.3.2.1	Impetigo	237
4.6.3.2.2	Follikulitis	238
4.6.3.2.3	Leckdermatitis	238
4.6.3.2.4	Akne	239
4.6.3.2.5	Pyodermie der Deutschen Schäferhunde	240
4.6.3.2.6	Perianalfisteln	241
4.6.3.2.7	Pododermatitis	241
4.6.3.3	Seltene Dermatitiden	241
4.6.3.3.1	Hauttuberkulose	241
4.6.3.3.2	Katzenlepra	242
4.6.3.3.3	Mykobakterielles atypisches Granulom	242
4.6.3.3.4	Aktinomykose	242
4.6.3.3.5	Nocardiose	243
4.6.3.3.6	Borreliose	243
4.6.3.3.7	Beulenpest	243
4.6.4	Dermatomykosen	243
4.6.4.1	Dermatomykosen durch Dermatophyten	244
4.6.4.2	Malasseziasis	249
4.6.4.3	Candidiasis	250
4.6.4.4	Sporotrichose	250
4.6.5	Protozoeninfektionen	250
4.6.5.1	Leishmaniose	250
4.6.5.2	Andere Protozoenkrankheiten	251
4.7	Parasitosen	251
4.7.1	Milben	251
4.7.1.1	Demodikose	251
4.7.1.2	Skabies des Hundes	254
4.7.1.3	Notoedres-Räude der Katze	255
4.7.1.4	Otodectes-cynotis-Infestation	256
4.7.1.5	Cheyletiellose	256
4.7.1.6	Trombiculiasis, Neotrombiculiasis	257
4.7.2	Hautkrankheiten durch Arthropoden	257
4.7.2.1	Flohbefall	257
4.7.2.2	Pedikulose	260
4.7.2.3	Haarlinge	260
4.7.2.4	Ekzeme durch Stechfliegen	260
4.7.2.5	Myiasis	260
4.7.2.6	Zeckenbefall	261
4.7.3	Helminthosen	261
4.7.3.1	Hakenwurmekzem	261
4.7.3.2	Dirofilariose	262
4.8	Allergien, Atopien	262
4.8.1	Allergisches Ekzem	262
4.8.2	Kontaktekzeme	269
4.8.3	Nahrungsmittelallergie	269
4.9	Autoimmunkrankheiten	271
4.9.1	Pemphigus-Komplex	271
4.9.2	Bullöses Pemphigoid	273
4.9.3	Lupus erythematodes	274
4.9.4	Toxische epidermale Nekrolyse	275
4.9.5	Erythema multiforme	276
4.9.6	Arzneimitteldermatose	277
4.9.7	Vogt-Koyanagi-Harada-Syndrom	277
4.9.8	Jungtierpyodermie	278
4.10	Endokrinopathien mit Beteiligung der Haut	278
4.10.1	Hypothyreose	278
4.10.2	Hyperadrenokortizismus	279
4.10.3	Hypersomatotropismus	280
4.10.4	Hyposomatotropismus	281
4.10.5	Wachstumshormonreagible Dermatose (STHRD)	281
4.10.6	Geschlechtshormonassoziierte Dermatosen	282
4.10.6.1	Hyperöstrogenismus, Hypoöstrogenismus	282
4.10.6.2	Hyperprogesteronismus	283
4.10.6.3	Hypoandrogenismus	283
4.11	Ernährungsbedingte Hautkrankheiten	283
4.11.1	Zinkmangel-Dermatose	283
4.11.2	Fettsäuremangel	284
4.11.3	Vitaminmangel	284
4.12	Alopezien	284
4.12.1	Übermäßiges Haaren	285
4.12.2	Follikeldysplasie	285
4.12.3	Zyklische Alopezie	285
4.12.4	Trichorrhexis nodosa	286
4.12.5	Alopezie nach Schur	286
4.12.6	„Glatze" der Katzen	286
4.12.7	„Feline endokrine Alopezie"	286
4.13	Psychisch bedingte Hautkrankheiten	287
4.13.1	„Psychogene Alopezie" der Katze	287
4.13.2	„Psychogene" Leckdermatitis der Hunde	288
4.13.3	Psychogenes Benagen der Schwanzspitze, der Zehen oder des Anus	289
4.14	Verschiedene Hautkrankheiten	289
4.14.1	Eosinophiler Granulom-Komplex	289
4.14.2	Miliares Ekzem	290
4.14.3	Noduläre Pannikulitis	291
4.14.4	Dermoidsinus	291
4.14.5	Idiopathische Muzinose des Shar Pei	292
4.14.6	Neoplasien	293
4.15	Äußeres Ohr und Gehörgang	293
4.15.1	Ohrranddermatose	293
4.15.2	Alopezie der Ohren	294
4.15.3	Solardermatitis des Ohres	294
4.15.4	Otitis externa	294
5	**Krallen** (W. KRAFT)	297

6	**Kardiologie** 298		6.6.1.7	Dirofilariose (Herzwurmkrankheit) 363	
6.1	Klinische Untersuchung des Zirkulationsapparates (J. HIRSCHBERGER) 298		6.6.1.8	Dirofilariose bei der Katze 366	
6.1.1	Anamnese 298		**7**	**Atmungsorgane** (W. KRAFT) . . . 368
6.1.2	Untersuchungsgang 299		7.1	Physiologie 368
6.2	Röntgendarstellung des Herzens (J. HIRSCHBERGER) 302		7.2	Pathophysiologie 369
6.2.1	Röntgenanatomie des Herzens . . 303		7.2.1	Definitionen 369
6.2.2	Interpretation von Röntgenbildern 305		7.3	Untersuchungsgang 373
			7.4	Spezielle Krankheiten der Atmungsorgane 381
6.3	Elektrokardiographie (EKG) (J. HIRSCHBERGER) 306		7.4.1	Nase, Nasennebenhöhlen 381
6.3.1	EKG-Aufzeichnung 307		7.4.1.1	Rhinitis 381
6.4	Antiarrhythmische Therapie (J. HIRSCHBERGER) 317		7.4.1.2	Epistaxis 384
			7.4.1.3	Tumoren 385
6.5	Echokardiographische Untersuchungstechniken (2-D-Mode, M-Mode, Doppler-Verfahren) (M. DEINERT) 320		7.4.1.4	Zahnanomalien 385
			7.4.1.5	„Rückwärtsniesen" 385
			7.4.1.6	Obstruktionen der oberen Luftwege 386
6.5.1	M-Mode Technik (Motion-Mode) 322		7.4.2	Kehlkopf 387
			7.4.2.1	Laryngitis 387
6.5.2	Doppler-Verfahren 322		7.4.2.2	Tumoren des Kehlkopfs 387
6.5.3	Mögliche Befunde bei der echokardiographischen Untersuchung 324		7.4.2.3	Kehlkopfödem 387
			7.4.2.4	Kehlkopfkollaps 388
6.6	Spezielle Herzkrankheiten (M. DEINERT) 325		7.4.2.5	Stimmbandlähmung 388
			7.4.2.6	Laryngospasmus 388
6.6.1	Kongenitale Herzkrankheiten . . 325		7.4.3	Trachea 389
6.6.1.1	Ductus arteriosus Botalli persistens, persistierender oder patenter Ductus arteriosus, PDA 325		7.4.3.1	Angeborene Krankheiten 389
			7.4.3.1.1	Hypoplasie der Trachea 389
			7.4.3.1.2	Segmentale Stenose 390
6.6.1.2	Stenosen der ventrikulären Ausflussbahnen 327		7.4.3.2	Erworbene Krankheiten 390
			7.4.3.2.1	Tracheitis 390
6.6.1.2.1	Pulmonalstenose 327		7.4.3.2.2	Parasitosen 390
6.6.1.2.2	Aortenstenose; Subaortenstenose, SAS 330		7.4.3.2.3	Fremdkörper 391
			7.4.3.2.4	Tumoren 391
6.6.1.2.3	Ventrikelseptumdefekt, VSD . . . 333		7.4.3.2.5	Tracheakollaps 391
6.6.1.2.4	Atrialer Septumdefekt, ASD . . . 335		7.4.4	Tiefe Luftwege und Lunge 393
6.6.1.2.5	Kombinationsdefekt Fallotsche Tetralogie 336		7.4.4.1	Akute Bronchitis und Bronchiolitis 394
6.6.1.2.6	Rechtsaorta 337		7.4.4.2	Chronische Bronchitis und Bronchiolitis 394
6.6.1.3	Krankheiten der Herzklappen . . 337			
6.6.1.3.1	Primäre (dystrophische) AV-Klappeninsuffizienz beim Hund . . . 337		7.4.4.3	Asthma bronchiale 396
			7.4.4.4	Pickwick-Syndrom 397
6.6.1.3.2	Sekundäre Klappeninsuffizienzen 344		7.4.4.5	Bronchiektasie 397
6.6.1.4	Kardiomyopathien 345		7.4.4.6	Lungenemphysem 398
6.6.1.4.1	Dilatative Kardiomyopathie des Hundes, DCM 345		7.4.4.7	Atelektase 398
			7.4.4.8	Fremdkörper 398
6.6.1.4.2	Hypertrophe Kardiomyopathie beim Hund 350		7.4.4.9	Pneumonie 399
			7.4.4.10	Chronische obstruktive Pneumopathie (COP) 408
6.6.1.4.3	Kardiomyopathieformen der Katze 351		7.4.4.11	Akute respiratorische Insuffizienz 411
6.6.1.4.4	Dilatative Kardiomyopathie der Katze 356		7.4.4.12	Lungenlappentorsion 412
			7.4.4.13	Lungenembolie 413
6.6.1.5	Aortenthrombembolie bei der Katze 357		7.4.4.14	Akutes Lungenödem 414
			7.4.4.15	Lungentumoren 416
6.6.1.6	Krankheiten des Perikards 358		7.4.5	Pleura 421
6.6.1.6.1	Perikarderguss 358		7.4.5.1	Pleuritis 421
6.6.1.6.2	Peritoneoperikardiale Hernie . . . 361			

7.4.5.2	Andere Pleuraergüsse	423		8.2.3.9	Tumoren	477
7.4.5.2.1	Hydrothorax	424		8.2.3.10	Hiatushernie	477
7.4.5.2.2	Hämothorax	424		8.2.3.11	Chalasie, Achalasie, Gastroösophagealer Reflux	479
7.4.5.2.3	Chylothorax	425				
7.4.5.3	Pneumothorax	425		8.2.4	Krankheiten des Magens	480
7.4.5.4	Tumoren der Pleura und der Brustwand	426		8.2.4.1	Anatomische und physiologische Grundlagen	480
7.4.5.5	Zwerchfellhernie, Zwerchfellruptur	427		8.2.4.2	Untersuchungsgang	482
				8.2.4.3	Gastritis acuta	487
7.4.6	Mediastinum	428		8.2.4.4	Gastritis chronica	491
7.4.6.1	Mediastinitis	428		8.2.4.5	Hypergastrinämie	495
7.4.6.2	Pneumomediastinum	428		8.2.4.6	Ulcus ventriculi	497
7.4.6.3	Umfangsvermehrungen im Mediastinum	429		8.2.4.7	Motilitätsstörungen	499
				8.2.4.8	Pylorusstenose, Pylorospasmus	501
				8.2.4.9	Akute Magendilatation, Torsio ventriculi	503
8	**Digestionstrakt** (W. Kraft)	431		8.2.4.10	Akute Magenüberladung	506
				8.2.4.11	Magentumoren	507
8.1	Allgemeines	431		8.2.5	Krankheiten des Darms	508
8.1.1	Inappetenz und Anorexie	431		8.2.5.1	Anatomische Grundlagen	508
8.1.2	Polyphagie	433		8.2.5.2	Untersuchungsgang	510
8.1.3	Ptyalismus	433		8.2.5.3	Symptom „Durchfall"	513
8.1.4	Regurgitation und Erbrechen	434		8.2.5.4	Enteritis acuta	517
8.1.5	Dysphagie	438		8.2.5.5	Akute hämorrhagische Gastroenteritis	529
8.1.6	Diarrhö, Durchfall	439				
8.1.7	Obstipation	446		8.2.5.6	Enteritis, Enterocolitis chronica	530
8.1.8	Incontinentia alvi	447		8.2.5.7	Malassimilationssyndrom	533
8.1.9	Meläna, Hämatochezie	448		8.2.5.8	Exsudative Enteropathie	536
8.1.10	Borborygmus, Flatulenz	449		8.2.5.9	Chronische idiopathische Darmentzündungen	537
8.2	Spezielle Krankheiten des Digestionstrakts	450				
				8.2.5.10	Eosinophile Enteritis, Gastroenteritis, Kolitis	540
8.2.1	Krankheiten der Mundhöhle	450				
8.2.1.1	Angeborene Anomalien	450		8.2.5.11	Lympho-plasmazytäre Enteritis	541
8.2.1.2	Stomatitis, Gingivitis, Glossitis	450		8.2.5.12	Enteritis granulomatosa	542
8.2.1.3	Zahnfleischblutungen	455		8.2.5.13	Dysbakterie des Dünndarms	542
8.2.1.4	Neoplasien	455		8.2.5.14	Ulcus duodeni	544
8.2.1.5	Eosinophiles Granulom	458		8.2.5.15	Colitis chronica	545
8.2.1.6	Fremdkörper	459		8.2.5.16	„Colon irritabile"	549
8.2.1.7	Spaltbildungen	459		8.2.5.17	Flatulenz	550
8.2.1.8	Tonsillitis	460		8.2.5.18	Obstipatio coli	550
8.2.1.9	Tonsillentumoren	461		8.2.5.19	Megakolon	553
8.2.1.10	Retropharyngeale Abszesse	462		8.2.5.20	Tumoren	553
8.2.1.11	Schluckbeschwerden	462		8.2.5.21	Proktitis, Periproktitis	554
8.2.2	Krankheiten der Speicheldrüsen	464		8.2.5.22	Entzündung der Analbeutel	555
8.2.2.1	Anatomische und physiologische Grundlagen	464		8.2.5.23	Perianalfisteln	555
				8.2.6	Bauchhöhle	556
8.2.2.2	Sialadenitis	464		8.2.6.1	Peritonitis	556
8.2.2.3	Sialozele	464		8.2.6.2	Hämoperitonäum	562
8.2.2.4	Speichelsteine (Sialolithen)	465		8.2.6.3	Hydrops ascites	562
8.2.2.5	Tumoren der Speicheldrüsen	465				
8.2.3	Krankheiten des Schlundes	465				
8.2.3.1	Anatomie und physiologische Grundlagen	465		**9**	**Leber** (W. Kraft)	564
8.2.3.2	Untersuchungsgang	466		9.1	Anatomische Grundlagen	564
8.2.3.3	Ringbildung durch Rechtsaorta	468		9.2	Physiologie	565
8.2.3.4	Angeborener Megaösophagus	468		9.3	Pathophysiologie	565
8.2.3.5	Erworbener Megaösophagus	470		9.4	Diagnostische Verfahren	572
8.2.3.6	Schlunddivertikel	474		9.4.1	Labordiagnostik	572
8.2.3.7	Ösophagitis	474		9.4.2	Ultraschalldiagnostik	575
8.2.3.8	Fremdkörper	475		9.4.3	Röntgenuntersuchung	576

9.4.4	Leberbiopsie	576		11.5.14	Harnblasentumoren	676
9.5	Akute Leberkrankheiten	578		11.5.15	Harninkontinenz	676
9.5.1	Akute Hepatopathie, Akute Hepatitis, Akutes Leberversagen	578		11.5.16	Tumoren der Urethra	679
9.6	Chronische Lebererkrankungen	582		**12**	**Neurologie** (A. TIPOLD)	**680**
9.6.1	Chronische Hepatitis	582		12.1	Anatomische Grundlagen	680
9.6.2	Chronische Kupfervergiftung	587		12.2	Pathophysiologie	681
9.7	Sonstige Leberkrankheiten	588		12.3	Neurologische Untersuchung	682
9.7.1	Hepatitis granulomatosa	588		12.4	Lokalisation von Läsionen im Nervensystem	689
9.7.2	Steroidhepatopathie	589		12.4.1	Großhirn	689
9.7.3	Leberlipidose	589		12.4.2	Hirnstamm	690
9.7.4	Lebertumoren	592		12.4.3	Kleinhirn	691
9.7.5	Cholangitis, Cholangiohepatitis	596		12.4.4	Rückenmark	691
9.7.6	Cholelithiasis, Choledocholithiasis	597		12.4.5	Periphere Nerven	692
9.7.7	Portosystemische Shunts	598		12.4.6	Muskulatur	692
				12.5	Spezialuntersuchungen	693
10	**Pankreas** (W. KRAFT)	**602**		12.6	Spezielle Krankheiten des Nervensystems	693
10.1	Anatomische Grundlagen	602		12.6.1	Großhirn	694
10.2	Physiologie	602		12.6.2	Hirnstamm	694
10.3	Einteilung der Pankreaskrankheiten	603		12.6.3	Kleinhirn	695
10.4	Untersuchungsgang	603		12.6.4	Vestibuläre Störungen	695
10.5	Krankheiten des exokrinen Pankreas	604		12.6.5	Rückenmark	696
10.5.1	Akute Pankreatitis, Pankreasnekrose	604		12.6.6	Periphere Nerven	696
10.5.2	Chronische Erkrankungen des Pankreas	608		12.6.7	Muskulatur	697
10.5.2.1	Chronische (rezidivierende) Pankreatitis	608		12.6.8	Intrakranielle Erkrankungen	697
10.5.2.2	Chronische Pankreasatrophie, Chronische Pankreasinsuffizienz	608		12.6.8.1	Vaskuläre Veränderungen	697
10.5.3	Pankreastumoren	610		12.6.8.2	Entzündliche intrakranielle Erkrankungen	697
				12.6.8.2.1	Bakteriell bedingte Entzündungen im ZNS	697
11	**Harnorgane** (W. KRAFT)	**611**		12.6.8.2.2	Viral bedingte entzündliche intrakranielle Erkrankungen	698
11.1	Anatomische Grundlagen	611		12.6.8.2.2.1	Hundestaupe	698
11.2	Physiologie	612		12.6.8.2.2.2	Zentraleuropäische Zeckenenzephalitis	700
11.3	Pathophysiologie	614				
11.4	Untersuchungsgang	618		12.6.8.2.2.3	Tollwut	701
11.5	Krankheiten der Harnorgane	627		12.6.8.2.2.4	Feline infektiöse Peritonitis (FIP)	702
11.5.1	Akutes Nierenversagen	627		12.6.8.2.2.5	Bornasche Krankheit	703
11.5.2	Chronische Niereninsuffizienz	634		12.6.8.2.2.6	FIV	703
11.5.3	Nephrotisches Syndrom	647		12.6.8.2.3	Protozoäre Meningoenzephalomyelitis	704
11.5.3.1	Glomerulopathie	647		12.6.8.2.4	Granulomatöse Meningoenzephalomyelitis (GME)	705
11.5.3.2	Nierenamyloidose	649		12.6.8.3	Trauma	705
11.5.4	Pyelonephritis	650		12.6.8.4	Anomalien	707
11.5.5	Nierenpapillennekrose	652		12.6.8.4.1	Hydrozephalus	707
11.5.6	Hydronephrose	653		12.6.8.4.2	Kleinhirnanomalien	707
11.5.7	Parasitosen	654		12.6.8.5	Metabolisch bedingte ZNS-Erkrankungen	708
11.5.8	Nierenzysten, Zystenniere	654		12.6.8.6	Thiaminmangel-Enzephalopathie	708
11.5.9	Nierentumoren	655				
11.5.10	Urolithiasis	656		12.6.8.7	Epilepsien	708
11.5.11	Urethraobstruktion der Katze	664		12.6.8.8	Intrakranielle Neoplasien	711
11.5.12	Postrenale Urämie	666		12.6.8.9	Degenerative Erkrankungen	711
11.5.13	Zystitis	668		12.6.9	Vestibuläre Störungen	712

12.6.9.1	Otitis media/interna	712		12.6.14.1	Dysautonomie	729
12.6.9.2	Kongenitales Vestibularsyndrom	713		12.6.15	Erkrankungen der Muskulatur	730
				12.6.15.1	Aortenthrombus	730
12.6.9.3	Ototoxizität	713		12.6.15.2	Myasthenia gravis	730
12.6.9.4	Hypothyreose, Neurinom	713		12.6.15.3	Polymyositis	731
12.6.9.5	Geriatrisches Vestibularsyndrom	713		12.6.15.4	Kaumuskelmyositis	732
				12.6.15.5	Protozoäre Myositis	733
12.6.10	Rückenmarkserkrankungen	715		12.6.15.6	Hypokaliämische Myopathie	734
12.6.10.1	Kompressive Rückenmarkserkrankungen	715				
				13	**Krankheiten der Muskeln (W. Kraft)**	**735**
12.6.10.1.1	Diskospondylitis	715				
12.6.10.1.2	Diskopathien	716		13.1	Polymyositiden	735
12.6.10.1.3	Frakturen/Luxationen/Subluxationen	717		13.2	Endokrine Polymyopathie	736
				13.3	Vitamin-E-Mangel-Myopathie	736
12.6.10.1.4	„Kippfensterkatze"	718		13.4	Muskeldystrophie der Welpen	737
12.6.10.1.5	Zervikale Spondylopathie (Malformation-Malartikulation, kaudale zervikale Spondylomyelopathie)	718		13.5	Myasthenia gravis	737
12.6.10.1.6	Atlanto-Axiale Subluxation	719		**14**	**Blut und Blut bildende Organe (W. Kraft)**	**739**
12.6.10.1.7	Kongenitale Enostosen	719				
12.6.10.1.8	Hemivertebrae	719		14.1	Rotes Blutbild	739
12.6.10.1.9	Subarachnoidalzysten	719		14.1.1	Polyglobulien	739
12.6.10.1.10	Hypervitaminose A	719		14.1.1.1	Pseudopolyglobulie	739
12.6.10.1.11	Rückenmarkstumoren	719		14.1.1.2	Renale Polyglobulie	740
12.6.10.1.12	Ankylosierende Spondylose	720		14.1.1.3	Hypoxie	741
12.6.10.2	Nicht kompressive Rückenmarkserkrankungen	720		14.1.1.4	Polycythaemia vera	741
				14.1.2	Anämien	742
12.6.10.2.1	Rückenmarksinfarkt (fibrokartilaginöse Embolie)	720		14.1.2.1	Akute Blutungsanämie	742
				14.1.2.2	Chronische Blutungsanämie	743
12.6.10.2.2	Myelitis	721		14.1.2.3	Aplastische (hypoplastische) Anämie	744
12.6.10.2.3	Feline Poliomyelitis	721				
12.6.10.2.4	Steril eitrige Meningitis-Arteriitis des Hundes	721		14.1.2.4	Hypochrome Anämie	744
				14.1.2.5	Hämolytische Anämien	745
12.6.10.2.5	Missbildungen	722		14.1.3	Hämostasestörungen	745
12.6.10.2.6	Degenerative Veränderungen	722		14.1.3.1	Thrombozytopenien	745
12.6.10.2.7	Degenerative Myelopathie der großen Hunderassen	723		14.1.3.2	Koagulopathien	746
				14.1.3.3	Vasopathien	747
12.6.11	Erkrankungen im Bereich der Cauda equina	723		14.2	Weißes Blutbild	747
				14.2.1	Leukozytopenien	747
12.6.12	Erkrankungen der peripheren Nerven	724		14.2.2	Leukozytosen	749
				14.2.3	Zyklische Neutropenie	749
12.6.12.1	Trauma peripherer Nerven	724		14.2.4	Granulozytopathie der Irish Setter	750
12.6.12.2	Chronische Wurzelreizung	725				
12.6.12.3	Nervenwurzeltumoren	725		14.2.5	Pelger-Huet-Kernanomalie	751
12.6.12.4	Polyneuropathien	726		14.2.6	Chédiak-Steinbrinck-Higashi-Syndrom	751
12.6.12.4.1	Akute idiopathische Polyradikuloneuritis des Hundes (Coonhound disease)	726				
				14.2.7	Maligne Proliferationen der Blutzellen und der Blut bildenden Organe	751
12.6.12.4.2	Paraneoplastische Polyneuropathie	727				
				14.2.7.1	Leukämien, myeloproliferative und lymphoproliferative Hämoblastosen	751
12.6.12.4.3	Polyneuropathien bei metabolisch/toxischen Störungen	727				
12.6.13	Erkrankungen der Kopfnerven	728				
12.6.13.1	Trigeminus-Neuritis	728		14.3	Thrombozyten	754
12.6.13.2	Idiopathische Fazialislähmung	728		14.3.1	Thrombozytopenien	754
12.6.13.3	Kopfnervenerkrankung bei Hypothyreoidismus	728		14.3.2	Thrombozytose, Thrombozythämie	755
12.6.13.4	Taubheit	728				
12.6.14	Autonomes Nervensystem	729		14.3.3	Leukosen, Leukämien	756

15	**Endokrinologie** (W. KRAFT) . .	757
15.1	Diabetes insipidus	757
15.2.	„Psychische" Polydipsie	761
15.3	Krankheiten in Verbindung mit dem Wachstumshormon	761
15.3.1	Hyposomatotropismus	762
15.3.1.1	Hypophysärer Zwergwuchs . . .	762
15.3.1.2	Erworbener Hyposomatotropismus	763
15.3.1.3	STH-reaktive Dermatose	764
15.3.2	Akromegalie	765
15.4	Nebennierenrindenhormone . .	766
15.4.1	Hyperadrenokortizismus	766
15.4.2	Hypoadrenokortizismus	777
15.4.3	Phäochromozytom	779
15.5	Schilddrüsenkrankheiten	781
15.5.1	Hypothyreosen	784
15.5.2	Hyperthyreose	793
15.5.3	Blande Struma	798
15.5.4	Euthyreote Schilddrüsentumoren	800
15.5.5	Krankheiten der Parathyreoidea	801
15.5.5.1	Hypoparathyreoidismus	802
15.5.5.2	Hyperparathyreoidismus . . .	803
15.6	Funktionsstörungen des endokrinen Pankreas	807
15.6.1	Diabetes mellitus	810
15.6.2	Hyperinsulinismus	817
15.6.3	Hypoglykämien anderer Ursache	819
16	**Klinische Onkologie** (J. HIRSCHBERGER)	821
16.1	Tumorgenese	822
16.2	Proliferation von Tumorzellen .	822
16.3	Anzeichen einer Tumorerkrankung	823
16.4	Diagnose	823
16.5	Stadieneinteilung (,Staging') . .	825
16.6	Tumortherapie	826
16.6.1	Chemotherapie	826
16.6.1.1	Zellzyklus	826
16.6.1.2	Ziele der Chemotherapie	827
16.6.1.3	Indikationen zur Chemotherapie	827
16.6.1.4	Therapiemodus	827
16.6.1.5	Dosierung von Zytostatika . . .	829
16.6.1.6	Chemotherapie bei Organdysfunktion	830
16.6.1.7	Chemotherapie bei Myelosuppression	830
16.6.1.8	Chemotherapie bei geriatrischen Patienten	832
16.6.1.9	Handhabung von Zytostatika .	833
16.6.1.10	Applikation von Chemotherapeutika	834
16.6.1.11	Wirkung von Chemotherapeutika	835
16.6.1.12	Therapieprotokolle	835
16.6.1.13	Nebenwirkungen von Chemotherapeutika	835
16.7	Neoplasien von Hund und Katze	841
16.8	Paraneoplastisches Syndrom . .	841
16.8.1	Krebskachexie	841
16.8.2	Hormonproduktion	842
16.8.3	Hyperkalzämie	842
16.8.4	Hypoglykämie	843
16.8.5	Polyzythämie	843
16.8.6	Hypertrophe Osteopathie	843
16.8.7	Hämatologische Veränderungen	843
16.8.8	Fieber	844
16.8.9	Neurologische Störungen	844
17	**Klinische Immunologie** (W. KRAFT)	861
17.1	Einführung	861
17.2	Spezielle Krankheiten des Immunsystems	862
17.2.1	Allergie	862
17.2.2	Autoimmunopathie	862
17.2.3	Immundefizienz	862
17.2.4	Anaphylaxie	863
17.2.5	Atopisches Ekzem	864
17.2.6	Urtikaria	866
17.2.7	Nahrungsmittelallergien	867
17.2.8	Flohallergie	868
17.2.9	Kontaktekzem	868
17.2.10	Pemphigus	869
17.2.11	Bullöses Pemphigoid	870
17.2.12	Noduläre Pannikulitis	871
17.2.13	Lupus erythematodes	871
17.2.14	Allergische Vaskulitis	873
17.2.15	Rheumatoide Arthritis	873
17.2.16	Immun-Glomerulonephropathie	874
17.2.17	Autoimmunhämolytische Anämie	875
18	**Vergiftungen** (W. KRAFT)	878
18.1	Allgemeine Maßnahmen	878
18.2	Klinisch wichtige Vergiftungen .	880
19	**Krankheiten der Neugeborenen und Jungtiere** (W. KRAFT) . . .	885
20	**Krankheiten der alten Tiere** (W. KRAFT)	888
	Literaturverzeichnis	895
	Sachregister	927

1 Klinische Untersuchungsmethoden

1.1 Allgemeine Hinweise
(W. Kraft)

Die Untersuchung eines Patienten beginnt bereits im Wartezimmer und beim Betreten des Untersuchungsraumes, durch Beobachtung des Verhaltens. Man achte dabei auf die Reaktionen des Patienten auf die fremde Umgebung, auf fremde Menschen, andere Tiere. Die meisten Tiere reagieren eher verängstigt. Aggressives Verhalten wird manchen Rassen – teilweise sehr zu Unrecht – zugeschrieben. Ein Beißkorb kann darauf hindeuten. Ein verändertes Verhalten kann, bei schon seit längerer Zeit bekannten Tieren, auffällig sein. Eventuell können bereits im Wartezimmer und beim Betreten des Sprechzimmers Haltungs- oder Bewegungsstörungen oder eine vermehrte Speichelsekretion festgestellt werden. Auch die Besitzer/-innen und deren Handhabung ihrer Patienten, aber auch ihr Verhalten anderen Tieren und Patientenbesitzern gegenüber sollten beachtet werden.

1.1.1 Anamnese

Es folgt die Erhebung des **Vorberichts** (*Anamnese*, anamnesis [griech.] = Erinnerung). Sie hat das Ziel, die Richtung der erforderlichen Untersuchungen zur Stellung der Diagnose festzulegen. Im Falle der Tiermedizin handelt es sich immer um eine Fremdanamnese, d. h., nicht der Patient selbst (Eigenanamnese), sondern „andere Personen", eben die Besitzer, machen die Angaben zur Krankheitsvorgeschichte. Dies bedeutet aber, dass die anamnestischen Angaben immer durch den Filter der menschlichen Wahrnehmung gegangen und entsprechend des Beobachtungsvermögens, der Objektivität, nicht zuletzt auch der intellektuellen Fähigkeiten des Tierbesitzers, bisweilen auch durch bewußte Desinformation, verändert oder zumindest „gefärbt" worden sind. Es ist die Aufgabe der Tierärztin und des Tierarztes, sich ein möglichst objektives Bild zu verschaffen und exakte Angaben von Vermutungen und Vorinterpretationen zu trennen.

Es ist viel diskutiert worden, ob man Besitzer oder Besitzerin selbst reden lassen oder aber gezielte Fragen stellen sollte. Das Redenlassen führt erfahrungsgemäß hauptsächlich zur „Erleichterung" des Tierhalters, ergibt aber – insbesondere unter noch vertretbarem Zeitaufwand – oft wenig verwertbare Informationen. Das gezielte Fragen führt wesentlich rascher und sicherer zum Erfolg. Andererseits gehört es zur Aufgabe einer Kleintierpraktikerin und eines Kleintierpraktikers, auch auf die Bedürfnisse und Nöte des Tierbesitzers Rücksicht zu nehmen; neben der fachlichen Kompetenz hängt nicht zuletzt vom Einfühlungsvermögen der Praxiserfolg entscheidend ab. Man wird daher je nach Lage des Falles entscheiden müssen, wie weit man „reden lässt" und wann gezielt Fragen gestellt werden.

Gelegentlich bringen Besitzer den Vorbericht schriftlich fixiert mit. Dies trägt zweifellos zur Vollständigkeit des Vorberichts bei, es wird weniger vergessen. Auch führen manche Besitzer oft sehr genau Buch über Entstehung, Häufigkeit und Verlauf von Krankheitssymptomen. Aber auch hierdurch kann bisweilen Verwirrung gestiftet werden. Man kommt auch dann nicht um gezieltes Fragen zur Ergänzung herum.

Überweisungen durch vorbehandelnde Kolleginnen oder Kollegen sollten so gestaltet sein, dass der/die Nachbehandelnde ein genaues Bild über die bisherige Krankheitsgeschichte, ihre Dauer, Befunde (auch Labordiagnostik, Röntgen usw.), Behandlungen, Veränderungen unter der Behandlung, Nebenerscheinungen erhält. Nichts darf hinzugefügt oder verschwiegen werden, was für die Weiterbehandlung bedeutungsvoll sein könnte. Mit allem Nachdruck muss darauf hingewiesen werden, dass Missfallensäußerungen über vorhergegangene tierärztliche Maßnahmen gegenüber dem Besitzer meist das Gegenteil dessen erzielen, was bewirkt werden soll und in keiner Weise zum Wohle des Patienten und zum Ansehen des Tierarztes beitragen. Auch sollte man sich vom Klienten nicht zu solchen Äußerungen provozieren lassen. Dies soll keineswegs etwa der Vertuschung von „Kunstfehlern" das Wort reden.

Fragen müssen klar formuliert und für den Besitzer verständlich sein; sie dürfen keine medizinischen Fachausdrücke enthalten. Suggestivfragen sind zu vermeiden, ebenso ist auf entrüstete oder tadelnde Äußerungen über eventuelle Maßnahmen des Besitzers (oder des vorbehandelnden Kollegen!) zu verzichten. Die Fragen müssen sinnvoll den Bericht des Besitzers ergänzen; Verlegenheitsfragen – Fragen um des Fragens willen – sind zu vermeiden. Es sollte versucht werden, möglichst exakte Auskünfte zu erhalten:

– nicht: „schon lange", sondern: „seit (etwa) zwei Tagen/vier Monaten"
– nicht: „trinkt viel" oder „zwei Näpfe", sondern: „etwa zwei Liter pro Tag"
– nicht: „ist geimpft", sondern: „wann zuletzt, wie häufig, wogegen geimpft"
– nicht: „frisst Selbstgekochtes", sondern: „was genau"
– nicht: „hat weiße Spritze gekriegt", sondern: „was genau" (vorbehandelnden Tierarzt befragen [lassen])

Folgende Fragen sollten im Allgemeinen mindestens beantwortet werden, wobei je nach Verlauf der Anamneseerhebung Abweichungen möglich oder nötig sind:
– *Beginn* (wann, welche Symptome, Lokalisation)
– *Verlauf* (Besserung, Verschlechterung, zwischenzeitliche Heilung)
– *derzeitige Lokalisation*
– *Intensität*
– *Umstände des Auftretens oder der Verschlechterung/Besserung* (Jahreszeit, Reisen, Fütterung, Unterbringung)
– *Haltung* (Stubenhund, Auslauf, freilaufende Katze)
– *Unterbringung* (Hütte, Wohnung, Beschaffenheit des Lagers)
– *andere Tiere/Menschen* in der Umgebung erkrankt
– *Fütterung*
– *Impfungen*
– *frühere Krankheiten*

– *durchgeführte Maßnahmen* durch Besitzer oder Tierarzt/Tierärztin
– *Reaktion* auf diese Maßnahmen

Bei einiger Erfahrung erkennt man eine bewusste oder unbewusst fehlerhafte Darstellung gewöhnlich schnell. Gegebenenfalls muss noch einmal mit anderer Fragestellung nachgefasst werden. Unbedingt vermieden werden muss aber das Erzwingen von Antworten; der Besitzer muss ohne Schuldgefühl „ich weiß es nicht" sagen dürfen.

1.1.2 Untersuchung

Es folgt die allgemeine und spezielle Untersuchung (siehe Formblatt Seite 18ff.); bei Verwendung von Computer-Programmen sollte man bei ihrer Anschaffung darauf achten, dass genügend Platz vorhanden ist und eine gute Übersichtlichkeit besteht. Normalerweise sollte man bei internistischen Krankheiten immer eine – je nach Symptomen eventuell abgekürzte – Gesamtuntersuchung durchführen und sich nicht auf das erkrankte Organ beschränken, zumindest dann, wenn der Patient mit den aktuellen Krankheitszeichen zum ersten Mal vorgestellt wird. Nicht selten führen Allgemeinkrankheiten zu Symptomen eines bestimmten Organs oder der Tierhalter hat andere Symptome nicht bemerkt, so dass die eigentliche Krankheit ohne Gesamtuntersuchung unerkannt bleibt.

Grundsätzlich ist zunächst die Adspektion (schon aus Gründen des Selbstschutzes: Bissigkeit, Hinweise auf Zoonosen) durchzuführen. Es folgt die Allgemeinuntersuchung: Körperhaltung in Ruhe und Bewegung, Verhalten, Temperament, Ernährungszustand, Pflegezustand, Entwicklungszustand. Danach wird die spezielle Untersuchung durchgeführt, in der die Organsysteme untersucht werden. Aus didaktischen Gründen erfolgt die Einteilung in Organ- und Funktionssysteme; die erfahrene Praktikerin und der versierte Praktiker werden dagegen in der Regel die Untersuchung „von der Nasen- bis zur Schwanzspitze" durchführen. Die im Formblatt zur Befunderhebung erwähnten Kriterien müssen berücksichtigt werden (siehe auch Lehrbücher der Propädeutik). Daraus ergibt sich eine „Problemliste", aufgrund derer entschieden wird, ob, und wenn ja, welche

Beispiel eines Formblatts zur Erhebung der Anamnese:

Tagebuch-Nr. _____

behandelnde(r) Tierarzt/Tierärztin _____

Besitzer:

Name _____ Vorname _____

Straße _____ Nr. _____ PLZ _____ Wohnort _____

Telefon _____ Telefax _____

Patient:

Art, Rasse _____ Geschlecht _____ Alter _____

Name _____ Gewicht _____

Anamnese:

Symptome: _____

_____

_____

Beginn (Dauer): _____

Verlauf:	gleichbleibend ☐		verschlechtert ☐
	gebessert ☐		zwischenzeitliche Heilung ☐
	wechselhaft ☐		
Intensität:	geringgradig ☐	mittelgradig ☐	hochgradig ☐

Umstände, die mit der Krankheit in Verbindung gebracht werden

Haltung im Haus ohne Auslauf ☐

    Haus mit Auslauf ☐

    Auslauf nur unter Aufsicht ☐

    Auslauf ohne Aufsicht („Freiläufer") ☐

    Käfig oder Zwinger ☐

Beispiel eines Formblatts zur Erhebung der Anamnese (Fortsetzung):

Verwendung: „Familienmitglied" ☐

Jagd ☐

Schutzhund ☐

Sport ☐

Zucht ☐

Sonstiges ☐

Alleinhaltung ja ☐ nein ☐

Falls nein, welche anderen Tiere: _____

Sind andere Tiere in der Umgebung erkrankt? ja ☐ nein ☐

Sind Menschen in der Umgebung erkrankt? ja ☐ nein ☐

Fütterung:
Fertigfutter (welches) _____

Selbstgekochtes (welches) _____

beides (Bemerkungen) _____

Trinkmenge pro Tag in Liter: _____

Impfung: Hund Staupe ☐ Hcc ☐ Leptospirose ☐

Tollwut ☐ Parvovirose ☐ Zwingerhusten ☐

Katze Parvovirose ☐ Calici ☐ Herpes ☐

Tollwut ☐ Leukose ☐ FIP ☐

sonstige Impfungen: _____

Bisher durchgeführte Maßnahmen: _____

_____

Überwiesen von: _____

schriftliche Überweisung: ja ☐ nein ☐

Bericht an Tierarzt:

schriftlich ☐ Datum: _____ telefonisch ☐ Datum: _____

Klinische Untersuchungsmethoden

Beispiel eines Formblatts zur Erhebung des Befundes:

Tagebuch-Nr. _____

behandelnde(r) Tierarzt/Tierärztin _____

Besitzer:

Name		Vorname	
Straße	Nr.	PLZ	Wohnort
Telefon		Telefax	

Patient:

Art, Rasse	Geschlecht	Alter
Name		Gewicht

Allgemeinbefinden   ungestört ☐   ggr. ☐   mgr. ☐
                     hgr. gestört ☐

Körperhaltung _____
_____

Verhalten _____
_____

Temperament _____
_____

Ernährungszustand   gut ☐   mager ☐   abgemagert ☐
                    kachektisch ☐   adipös ☐

Pflegezustand   gut ☐   mäßig ☐   schlecht ☐

Entwicklungszustand   dem Alter entsprechend ☐
                        unterentwickelt ☐
                        zwergenhaft ☐
                        überentwickelt ☐

Atemfrequenz   _____ /min
Temperatur   _____ °C
Pulsfrequenz   _____ /min

Beispiel eines Formblatts zur Erhebung des Befundes (Fortsetzung):

Schleimhäute:

Augen:

Lidspalt _____

Ausfluß _____

Bulbus _____

Kornea _____

Konjunktiva _____

Sklera _____

Nase: _____

Mund: _____

Vulva/Präputium: _____

Anus: _____

Farbe: rosa ☐   blaßrosa ☐   weiß ☐

gerötet ☐   gelblich ☐   stark gelb ☐

bläulich ☐   verwaschen ☐

Kapillarfüllungszeit: <2 sec ☐   2–4 sec ☐   >4 sec ☐

weitere Befunde: _____

Lymphknoten:

Lnn. mandibb.: _____

Lnn. cervv. supff.: _____

Lnn. popll.: _____

sonstige: _____

Haarkleid: _____

Beispiel eines Formblatts zur Erhebung des Befundes (Fortsetzung):

Haut: _____

Unterhaut (Hydratation):   o.b.B. ☐   ggr. dehydriert ☐

                                   mgr. dehydriert ☐   hgr. dehydriert ☐

Kreislauf:

Pulsqualität   Regelmäßigkeit ☐   Gleichmäßigkeit ☐

                         Größe ☐   Stärke ☐

                         Gefäßfüllung ☐   Gefäßspannung ☐

Venen: Füllung _____

             Abfluß _____

             Venenpuls   nein ☐   ja ☐

                       „positiver" ☐   „negativer" ☐

Körperoberflächentemperatur

physiologisch ☐

krankhaft: _____

Herzstoß   stark sichtbar ☐   deutlich sichtbar ☐

              gering sichtbar ☐

              nicht sichtbar ☐

                gut fühlbar ☐   schwach fühlbar ☐

                unfühlbar ☐

              besonderer Befund: _____

Herzauskulation: _____

EKG: _____

Sonographie: _____

weitere Befunde: _____

Beispiel eines Formblatts zur Erhebung des Befundes (Fortsetzung):

Atmungsapparat:

Atmung:

Frequenz _____

Regelmäßigkeit _____

Qualität: ruhig ☐ oberflächlich ☐ tief ☐

Typ: kostoabdominal ☐ abdominal ☐ kostal ☐

Dyspnoe: nein ☐ ja ☐ inspiratorisch ☐

exspiratorisch ☐ gemischt ☐

Auskultation: feines Vesikuläratmen ja ☐ nein ☐

wenn nein: welche _____

Lokalisation: _____

Intensität: _____

Perkussion: voller Lungenschall ☐

tympanisch ☐ generalisiert ☐

lokal ☐ wo _____

leer ☐ generalisiert ☐ lokal ☐ wo _____

Nase:

Ausfluß: nein ☐ ja ☐

wenn ja: Beschreibung: _____

einseitig ☐ beidseitig ☐

Menge: _____

Farbe: _____

Konsistenz: _____

Geruch: _____

zeitweise ☐ ständig ☐

bakteriologische Untersuchung: _____

Beispiel eines Formblatts zur Erhebung des Befundes (Fortsetzung):

	virologische Untersuchung: _____
Atemluft:	gleichmäßig aus beiden Nasenöffnungen
Abweichungen:	_____
	Geruch _____
Nasenhöhle und -nebenhöhlen:	

    Deformationen   nein ☐   ja ☐

    wenn ja, beschreiben: _____

        Palpation: knöchern ☐   nachgiebig ☐

                      schmerzhaft ☐   nein ☐   ja ☐

        Perkussion: tympanisch/gedämpft tympanisch ☐

                      leer ☐

    Lokalisation: _____

    Röntgenbefund: _____

    Endoskopiebefund: _____

    Bakteriologische Untersuchung: _____

    Zytologische Untersuchung: _____

    Histologische Untersuchung: _____

Husten: nein ☐   ja ☐

    wenn ja: auslösbar ☐   spontan ☐

        selten ☐   häufig ☐   einzeln ☐   anfallsweise ☐

        trocken ☐   feucht ☐   rasselnd ☐

        schmerzhaft ☐   laut ☐   matt ☐   quälend ☐

    Auswurf: nein ☐   ja ☐

    Beschreibung: _____

Stimme: unverändert ☐   heiser ☐   tonlos ☐

Beispiel eines Formblatts zur Erhebung des Befundes (Fortsetzung):

Kehlkopf, Luftröhre:

      Symmetrie _____

      Deformation _____

      Palpationsempfindlichkeit _____

      Auskultation _____

      Endoskopie _____

Thorax: symmetrisch ☐

      asymmetrisch ☐   welche _____

      Asymmetrie: _____

      Atembewegungen   kostoabdominal ☐   kostal ☐

      abd.

      Palpation   schmerzlos ☐   schmerzhaft ☐

      Lokalisation _____

Spezielle Untersuchungen:

Röntgen   _____

Endoskopie   _____

      Sekretuntersuchung: Entnahmeort _____

          zytologische Untersuchung _____

          histologische Untersuchung _____

          bakteriologische Untersuchung _____

          virologische Untersuchungen _____

      Weitere Untersuchungen _____

Verdauungsapparat:

Magen-Darm-Trakt:

Futteraufnahme: _____

Beispiel eines Formblatts zur Erhebung des Befundes (Fortsetzung):

    physiologisch ☐   vermindert ☐   keine ☐

    vermehrt ☐

    versucht erfolglos aufzunehmen ☐

    Allotriophagie ☐

Flüssigkeitsaufnahme _____ l/d

Art der Futter- und Flk-Aufn.:

    physiologisch ☐   unphysiologisch ☐

    wie _____

Kauen und Abschlucken:

    physiologisch ☐   gierig ☐   zögernd ☐

    schmerzhaft ☐   einseitig ☐   unterbrochen ☐

    fallenlassen ☐   Regurgitieren ☐   sonstiges ☐

Mund-, Rachenhöhle:

    Lippenschluß _____

    Geruch _____

    Salivation _____

    Zunge _____

    Zähne _____

    Munschleimh. _____

    Tonsillen _____

    Rachenraum _____

Regurgitation   nein ☐   ja ☐

    Aussehen _____

Erbrechen   nein ☐   ja ☐   Häufigkeit _____

    Aussehen _____ wann _____

    pH-Wert _____

Beispiel eines Formblatts zur Erhebung des Befundes (Fortsetzung):

Schlund:
    sichtbar   nein ☐   ja ☐

    Palpation _____

    Schluckreflex _____

Abdomen:
    Form _____

    Umfangsvermehrung _____

    Symmetrie _____

    Spannung _____

    Schmerzhaftigkeit   nein ☐   ja ☐

                                   wo _____

    Organpalpation _____

    Perkussion _____

    Auskultation _____

Anus:

Adspektion   o.b.B.

            krankhaft _____

Analbeutel   o.b.B.

            krankhaft _____

rektal   o.b.B.

            krankhaft _____

Kotabsatz:
    unauffällig ☐   vermehrt ☐   Tenesmus ☐

    vermindert ☐   kein ☐

    sonstiges _____

Beispiel eines Formblatts zur Erhebung des Befundes (Fortsetzung):

Kot:

    geformt ☐   ungeformt ☐   wässrig ☐

    breiig ☐   schleimig ☐   blutig ☐

    schwarz ☐   hell ☐

anfangs geformt, später breiig/schleimig/blutig

    sonstiges _____

    Geruch phys. Abweichungen _____

    verdaut: gut ☐   schlecht ☐   Futterbestandteile ☐

    parasitologische Untersuchung _____

    bakteriologische Untersuchung _____

    virologische Untersuchung _____

Leber:

Palpation: vergrößert   nein ☐   ja ☐

             schmerzhaft   nein ☐   ja ☐

Pankreas:

Palpation: schmerzhaft   nein ☐   ja ☐

Spezielle Untersuchungen Verdauungstrakt:

    Sonographie _____

    Röntgen _____

    Angiographie _____

    Endoskopie _____

    Biopsie _____

    Funktionsuntersuchungen _____

    sonstige _____

Beispiel eines Formblatts zur Erhebung des Befundes (Fortsetzung):

Harnapparat:

Harnabsatz: physiologisch ☐

krankhaft ☐ Inkontinenz ☐ Retentio ☐

Strangurie, Tenesmus ☐ Pollakisurie ☐

Harnmenge: physiologisch ☐ Anurie ☐ Oligurie ☐

Polyurie ☐

Harnuntersuchung s. Laboruntersuchung

Nierenpalpation physiologisch ☐

krankhaft _____

Harnblase: physiologisch ☐

krankhaft _____

Weitere Untersuchungen:

Sonographie _____

Röntgen _____

Urographie _____

Katheterisierung _____

weitere _____

Uterus (s. Band 2):

Palpation _____

Sonographie _____

Röntgen _____

Abstrich _____

weitere _____

Äußere Geschlechtsorgane _____

Nervensystem: _____

Beispiel eines Formblatts zur Erhebung des Befundes (Fortsetzung):

Endokrines
System: _____

Blut, lymphatisches
System: _____

Krankhafte Befunde
(Problemliste): _____

Objektive Befunde: 1. _____

2. _____

3. _____

Subjektive Befunde: 1. _____

2. _____

3. _____

Diagnosen: 1. _____

2. _____

3. _____

Differentialdiagnose: _____

Therapieplan: _____

Verlauf: _____

Abb. 1.1. Formblätter

weitergehenden diagnostischen Maßnahmen ergriffen werden müssen. Das Ziel vor jeder Behandlung muss die möglichst exakte Stellung von Diagnose, Prognose und dann die Aufstellung eines Therapieplans sein. Die Einleitung einer Behandlung ohne zuverlässige Befunderhebung muss als fehlerhaft bezeichnet werden, da durch die therapeutischen Maßnahmen eine Beeinflussung von Symptomen, insbesondere auch von Laborergebnissen, hervorgerufen werden kann. In vielen Fällen bleibt in der Inneren Medizin die Ätiologie einer Krankheit unbekannt, so dass nur eine symptomatische Diagnose gestellt und dann auch nur eine symptomatische Therapie durchgeführt werden kann. In anderen Fällen lässt sich zwar die Ursache ermitteln, eine ätiologische Behandlung ist jedoch – zumindest derzeit – nicht möglich. Auch in diesen Fällen muss eine symptomatische Therapie durchgeführt werden.

Die **Prognose** ist der Versuch, aufgrund der Diagnose und der Erfahrung den voraussichtlichen Verlauf der Krankheit abzuschätzen. Der Besitzer oder die Besitzerin sollte darüber nicht im Unklaren gelassen werden. Die Prognose ist häufig Grundlage für die Entscheidung, ob eine Therapie eingeleitet werden soll oder nicht. Schon aus Selbstschutzgründen sollten dem Besitzer die ungefähren Kosten genannt werden. Da in der Inneren Medizin die weitere Behandlung gerade von chronischen Krankheiten oft vom nicht vorsehbaren Krankheitsverlauf abhängt, sollten die Besitzer auf diese Unwägbarkeiten ebenfalls hingewiesen werden.

Schließlich wird der Therapieplan aufgestellt und dem Besitzer mitgeteilt und – was besonders wichtig ist – sorgfältig erklärt, gegebenenfalls auch durch schriftliche Aufstellung erläutert.

1.2 Untersuchungsgang

Vorbericht – Anamnese
Kennzeichen – Signalement
Tierart, Rasse, Geschlecht, ggf. Abzeichen, Tätowierung, Alter, Größe.
Klinische Untersuchung – Status praesens
– **Allgemeinuntersuchung**
Allgemeinzustand (Habitus)
Haltung des Körpers, Körperbau, Entwicklungszustand, Ernährungszustand, Pflegezu-

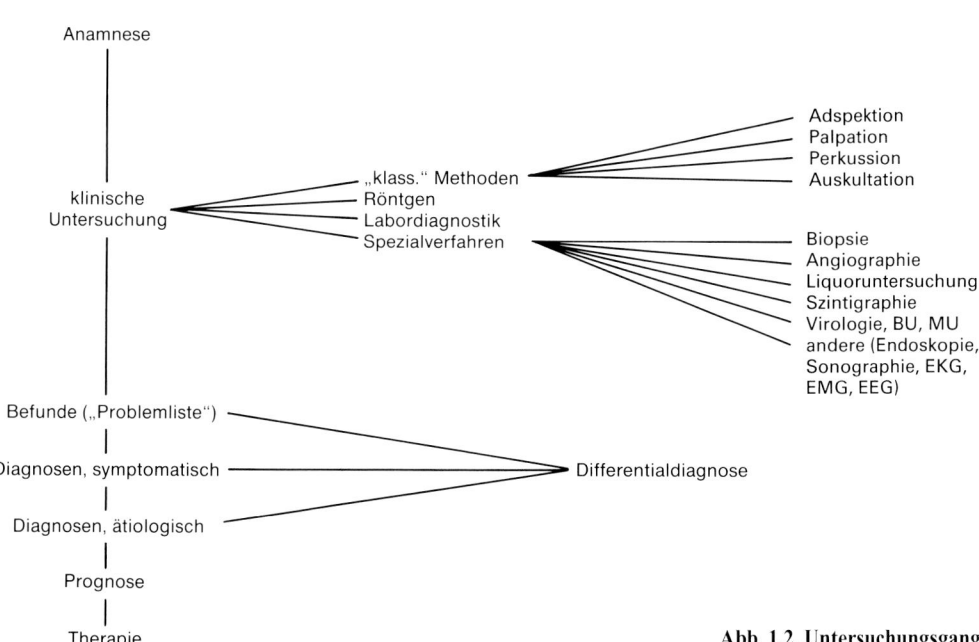

Abb. 1.2. Untersuchungsgang

stand; Verhalten; Körperinnentemperatur, Atemfrequenz, Pulsfrequenz.

– **Spezielle Untersuchung**

Haarkleid und Haut

Haarkleid: Geschlossenheit, Dichte, Länge, Anliegen, Abstehen, Glanz, Feuchtigkeit, Fettgehalt, Verfärbungen, Festigkeit der Haare, Haarausfall, Haarbruch, Scheuerstellen, Geruch, Schur.

Haut und Unterhaut (einschl. Ohren, Pfoten): Farbe, Dicke, Elastizität, Feuchtigkeit, Fettgehalt, Umfangsvermehrungen und -verminderungen, Substanzverluste, Auflagerungen, Effloreszenzen, Parasiten, Juckreiz.

Schleimhäute

Farbe, Feuchtigkeit (Glanz), Gefäßfüllungen (Episkleralgefäße), Sekretion, Substanzverluste und Defekte; sonstige Veränderungen wie Schwellung, Blutung, Ulkus.

Augen

Lichtscheue, Öffnung und Schluss der Lider (Symmetrie), Ausfluss, Stellung, Bewegung der Augäpfel (Bulbi), Größe und Spannung, Seitengleichheit.

Lymphapparat

Körperlymphknoten (mandibularis, cervicalis supf., popliteus, andere), innere Lymphknoten, Lage, Größe, Form, Konsistenz, Empfindlichkeit, Verschieblichkeit, Temperatur; Lymphgefäße.

Zirkulationsapparat

Puls: Frequenz, Regelmäßigkeit, Gleichmäßigkeit; Größe und Stärke, Spannungs- und Füllungszustand der Arterien.

Periphere Gefäße: Arterien: Verstärkte, abgeschwächte, fehlende Pulsation; Venen: Füllungszustand – Abfluss, Undulation, negativer Venenpuls (präsystolisch), positiver Venenpuls (systolisch), Venenstauprobe.

Episkleralgefäße: Füllung, Farbe, Konturierung, Kapillarfüllungszeit.

Herzstoß: Abschwächung, Verstärkung, Vergrößerung; Verschiebung des Palpationsfeldes. Herzauskultation.

Herztöne: Frequenz, Stärke (Intensität), zusätzliche Herztöne, Abgesetztheit, Puncta maxima.

Herzgeräusche: Systolisch, diastolisch, Puncta maxima, exokardiale Reibegeräusche.

Röntgen, Elektrokardiographie, Angiokardiographie, Blutdruckmessung.

Belastungsproben: Untersuchung während und nach der Belastung.

Atmungsapparat

Atmung: Frequenz, Rhythmus, Regelmäßigkeit; Qualität: oberflächlich – tief; Typ: kostal – abdominal; Dyspnoe: inspiratorisch – exspiratorisch – gemischt; Atemgeräusche: inspiratorisch, exspiratorisch; Stenosengeräusche: nasal (Schniefen), tracheal.

Nase: Naseneingang und Umgebung, Haut, Nasenspiegel, Bewegung der Nasenflügel; Niesen.

Ausatmungsluft: Gleichheit des Luftstromes aus beiden Öffnungen, Temperatur, Geruch.

Nasenausfluss: Menge, Farbe, Konsistenz, Geruch, einseitig, beidseitig, schubweise; virologische und bakteriologische Untersuchung.

Nasenschleimhaut: Farbe, Beschaffenheit.

Nasenhöhlen und *Nasennebenhöhlen:* Deformierungen (Auftreibungen, Einziehungen); Perkussionsschall, Röntgen, Probepunktion, abnorme Füllung.

Husten: Spontan, Auslösbarkeit, Häufigkeit; Charakter: feucht – trocken, laut – matt, heiser – bellend, quälend, Fremdkörperhusten; Hustenauswurf: Menge, Farbe, Konsistenz, Geruch; bakteriologische Untersuchung.

Stimme: Stimmlosigkeit, Stimmveränderungen, Schmerzäußerungen.

Kehlkopf, Luftröhre: Deformierungen, Symmetrie, Empfindlichkeit, Auskultation, Laryngoskopie.

Brustkorb: Form, Symmetrie, Bewegung, Deformierungen, Empfindlichkeit, Temperatur.

Lungenperkussion: Lungengrenzen: Erweiterung – Einengung; Lungenschall: voller, abgeschwächter, verkürzter, gedämpfter Lungenschall, leerer Schall, typanitischer Schall.

Lungenauskultation: Vesikulärerbnis: abgeschwächtes – verstärktes Vesikuläratmen; Bronchialatmen; Bronchovesikuläratmen (verschärftes, raues, gemischtes Vesikuläratmen); trockene – feuchte Rasselgeräusche, Knisterrasseln, Reibegeräusche, Intensivierung der Atmung durch Bewegung, Atemhemmung oder medikamentös.

Röntgen.

Belastungsprobe: Untersuchung während und nach der Belastung.

Verdauungsapparat

Appetit: vermehrt, vermindert, aufgehoben, abartig.

Durst: vermehrt, vermindert, aufgehoben, abartig.

Futter- und *Getränkeaufnahme:* unphysiologische Aufnahmetechnik, Konsistenzabhängigkeit, Haltungsabhängigkeit usw.
Kauen und *Abschlucken:* gierig, zögernd, oberflächlich, schmerzhaft, einseitig, unterbrochen, fallen lassen, Regurgitieren, leere Kaubewegungen.
Mund- und *Rachenhöhle:* Mund- und Lippenschluss, Mundgeruch, Salivation, Zunge, Zähne, Schleimhaut, Tonsillen, Rachenraum.
Regurgitieren, Erbrechen: Häufigkeit, Beschaffenheit des Erbrochenen, zeitlicher Abstand von der Futteraufnahme.
Schlund: Palpation, Sondierung, Röntgenkontrolle des Schluckaktes; Ösophago-, Gastroskopie.
Abdomen: Form, Umfangsvermehrung, Umfangsverminderung, Symmetrie, Spannung und Empfindlichkeit der Bauchdecken; Perkussion; Auskultation; Tiefenpalpation; rektale digitale Untersuchung; Retroskopie, Röntgen, Magen-Darm-Passage etc.
After und *Umgebung:* Adspektion, Palpation (Analbeutel).
Kotabsatz: Häufigkeit, Menge, Beschaffenheit des Kotes: Konsistenz, Farbe, Geruch, Beimengung, Gehalt an unverdauten Futterbestandteilen; parasitologische und mikroskopische Untersuchung.
Darmgase.
Spezifische Untersuchungen: Funktionsdiagnostik von Magen, Darm, Leber, Pankreas; Röntgen, Punktion, Biopsie, Szintigraphie, Angiograpie u. a.
Harnapparat
Harnabsatz: Inkontinenz, Retentio, Tenesmus (Strangurie), Pollakisurie.
Harnmenge: An-, Oligo-, Polyurie.
Harnuntersuchung: physikalisch, chemisch, mikroskopisch, bakteriologisch, Resistenzbestimmung.
Niere, Harnleiter, Blase, Harnröhre: Palpation, Sondieren, Röntgen, ortho-, retrograde Urographie.
Geschlechtsapparat siehe Band 2
Bewegungsapparat
Untersuchung im Stande der Ruhe: Stand, Aufstehen, Belastung, Deformierungen (Senkrücken, Karpfenrücken, Verbiegungen der Gliedmaßen, Umfangsvermehrung), Verletzung.
Untersuchung in der Bewegung: Lahmgehen, Steifgehen, Bewegungsunfähigkeit, erschwertes Aufstehen, Einlaufen, Ataxie usw.

Spezielle Untersuchung von Kopf, Hals, Rumpf, Gliedmaßen: Umfangsvermehrungen, -verminderung, Lageveränderung, Asymetrie, Zusammenhangstrennung, Gliedmaßenstellung, Temperatur, Schmerzhaftigkeit, Konsistenz, Beweglichkeit, Zusammenhangstrennungen, Kompressibilität (siehe Band 2).
Nervensystem
Psychisches Verhalten: Verhält sich das im wachen Zustand befindliche Tier den Lebensverhältnissen angemessen oder zeigt es ein von der Norm abweichendes Verhalten wie: unruhig, schreckhaft, sensibel, widersetzlich, aggressiv, ängstlich, „launisch", benommen, apathisch, depressiv, somnolent, stupide, „schwachsinnig"; Brüllen, Schreien; Bewegungsdrang, Tobsucht, Automutilation, Fliegenschnappen u. a. (Halluzinationen).
Motilität (Beweglichkeit): Parese (unvollständige), Paralyse (vollständige Lähmung).
Lähmungen: peripher – zentral, spastisch – schlaff, spinal, zerebral, Monoplegie, Paraplegie, Tetraplegie, Hemiplegie; nukleäre – infranukleäre Lähmung (keine Reflexe, starke Atrophie); supranukleäre Lähmung (gesteigerte Reflexe); Krämpfe (unwillkürliche Muskelkontraktionen), klonische Krämpfe (Zuckungen), tonische Krämpfe (Muskelstarre, z. B. Trismus, Opisthotonos), Konvulsionen (Schüttelkrämpfe), Tremor (Zitterkrämpfe, kleine klonische Muskelkontraktionen), fibrilläre Zuckungen (Kontraktion einzelner Muskelfibrillen), Tic (plötzliche ruckweise Kontraktionen einzelner oder mehrerer Muskeln), Nystagmus (Augenzittern); Zwangsbewegungen (Dreh-, Kreis-, Pendelbewegungen), Vor-, Rückwärts-, Seitwärtsdrängen, Drangwandern, Roll- und Wälzbewegungen usw.
Ataxien (Parakinese): Bewegungsfreiheit der Muskulatur erhalten, aber Zusammenwirken gestört; Schwanken, Taumeln, Tappen, Umfallen, Überschlagen usw. Mit verbundenen Augen wird die Ataxie deutlicher, Lähmung dagegen nicht.
Sensibilität (Hautsensibilität): Prüfung der Berührungs- und Schmerzempfindlichkeit der Haut durch Nadelstiche, Kneifen.
   An – ästhesie (- Algesie)
   Hyp – ästhesie (- Algesie)
   Hyper – ästhesie (- Algesie)
   Par – ästhesie (- Algesie)
Tiefensensibilität: Prüfung des Lage- und Bewegungsgefühles durch Beibringen ungewöhnlicher und unbequemer Stellungen.

Reflexe: Hornhaut-, Pupillar-, Kniescheibenreflex; Schwanz-, Analreflex; Platzierungsreflexe.

Die Reflexe sind gesteigert (Hyperreflexie) bei Wegfall der zerebralen Steuerung (Hemmung distal des oberen motorischen Neurons) und bei Reizungen im Reflexbogen oder -zentrum. Die Reflexe sind abgeschwächt oder fehlen (Hypo- bzw. Areflexie), wenn das Organ, auf das der Reiz einwirkt, erkrankt (z. B. Lumbago; Irisverklebung) oder wenn der Reflexbogen selbst geschädigt (nukleäre und infranukleäre Lähmungen, Hemmung des unteren motorischen Neurons) oder wenn die Reflexerregbarkeit durch Koma usw. erloschen ist.

Sinnesorgane: Untersuchung (Prüfung) von Gesichts-, Gehör-, Geruchs- und Geschmackssinn.

Sonstige Untersuchungen: hämatologische, serologische, toxikologische, bakteriologische, virologische, mykologische Untersuchungen; Probelaparatomie, Biopsie, Szintigraphie, Angiographie, Liquor etc.

1.3 Bildgebende Verfahren
(H. RUDORF)

1.3.1 Röntgen

Röntgenuntersuchungen werden heute routinemäßig zur Diagnostik eingesetzt. Röntgenstrahlen sind ein Teil des elektromagnetischen Spektrums und werden künstlich erzeugt. In der Röntgenröhre werden an der Kathode Elektronen freigesetzt, mittels einer hohen Spannungsdifferenz beschleunigt und durch den Aufprall auf die Anode abgebremst. Dabei wird Energie in Form von Wärme (99 %) und Photonen (1 %) frei. Der so entstehende Photonen-/Röntgenstrahl wird als Primär- oder Zentralstrahl bezeichnet. Er divergiert vom Entstehungspunkt an der Anode, dem so genannten Fokus, und breitet sich wie Licht geradlinig aus. Er ist in der Lage, Gewebe zu durchdringen.

Faktoren, die die Qualität und Intensität des Röntgenstrahls beeinflussen, sind die Spannungsdifferenz zwischen Kathode und Anode, die produzierte Strahlenmenge und die Distanz zwischen Fokus und Patienten. Die Spannungdifferenz wird mit Hilfe eines Hochspannungsgebers erzeugt. Die Stärke des Strahls und damit seine Qualität wird anhand seiner Durchdringungskraft und der resultierenden Schwärzung des Röntgenfilms beurteilt. Je höher die Röhrenspannung, gemessen in Kilovolt (KV), desto durchdringender der Strahl und desto stärker die Schwärzung des Films. Die Strahlenmenge wird an der Kathode mit Hilfe eines Heizstromkreises erzeugt. Eine Wolframspirale wird mit Hilfe des Röhrenstroms (mA) erhitzt, und eine Elektronenwolke entsteht. Beim Auslösen werden diese Elektronen durch das angelegte Spannungsfeld über einen bestimmten Zeitraum auf die Anode hin beschleunigt. Dieser Zeitraum wird in Sekunden (s) angegeben. Das Produkt aus „mA" und „s" ergibt die Intensität des Strahls, also die Menge der Elektronen, die über einen festgelegten Zeitraum hin auf die Anode prallen. Man spricht daher von „mAs". Die Elektronen treffen auf die Atome der Anode, und Energie wird frei. Um die Wirkungsweise dieser Energie besser erklären zu können, muss man sie einerseits als Welle (elektromagnetische Strahlung) und andererseits als Partikel (Photon) betrachten. Je mehr Photonen an der Anode erzeugt werden, desto größer ist die Intensität des resultierenden Strahls.

Wird der Abstand zwischen Fokus und Film (FFA) vergrößert, dann gelangen, bedingt durch die Strahlendivergenz, weniger Photonen zum Film. Wird der Abstand dagegen verringert, können alle Photonen den Film schwärzen.

Um eine zu frühe Strahlendivergenz zu verhindern, sind am Röhrenausgang bewegliche Lichtvisierblenden angebracht, mit denen der Zentralstrahl auf das zu untersuchende Gebiet (z. B. Kniegelenk) eingeblendet werden kann.

Die Interaktion dieses Strahls mit dem zu untersuchenden Gewebe führt zu einer abgestuften Schwärzung des Röntgenfilms.

Sekundär- oder Streustrahlung wird dort erzeugt, wo der Primärstrahl auf Objekte wie Röntgentisch, Boden, Patient oder Wände trifft. Diese Strahlen breiten sich zwar ebenfalls geradlinig, aber unkontrollierbar in alle Richtungen aus.

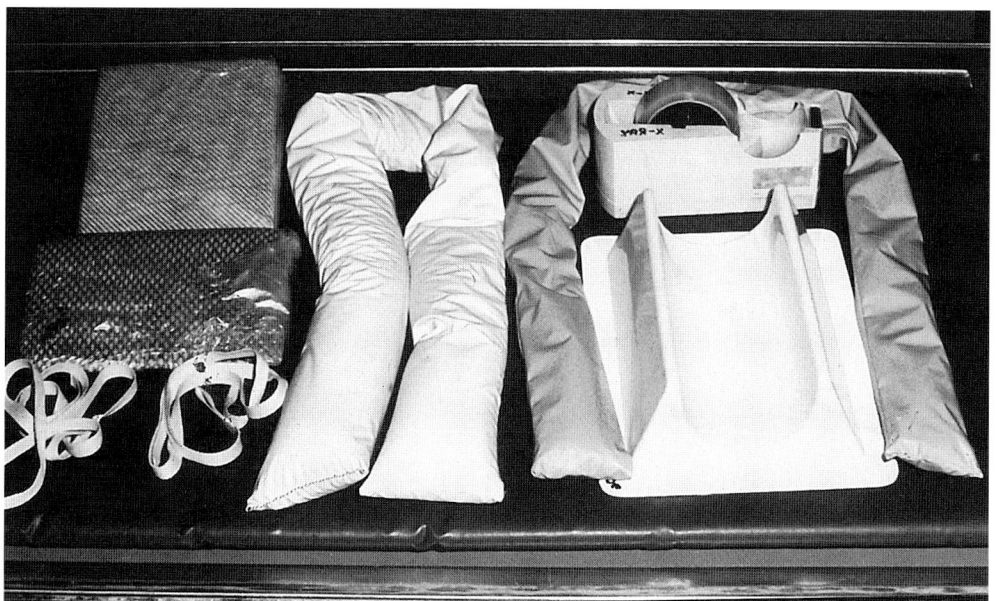

Abb. 1.3. Positionierungshilfen (Mit Genehmigung des Herausgebers „Tierärztliche Praxis", 1994; 22: 73–76).

Röntgenstrahlen gehören zur Gruppe der ionisierenden Strahlen. **Jede ionisierende Strahlung ist für lebende Zellen schädlich!**

Als Folge dieser Erkenntnis wurde in Deutschland in der Strahlenschutzverordnung festgelegt, dass „jede unnötige Strahlenexposition von Menschen vermieden" werden muss.

Schutzhandschuhe und Kittel aus Blei schützen gegen Streustrahlung. Der beste Schutz vor jeder Art von Strahlung ist die Distanz von der Strahlenquelle selbst. Je größer die Distanz zwischen dem Primärstrahl und dem Untersuchenden, desto geringer die Wahrscheinlichkeit der Strahlenbelastung (Abstand–Quadrat–Gesetz). Aus diesem Grund sollten Tiere unter Sedation oder Vollnarkose geröntgt werden. Zweckmäßig ist es, dabei Sandsäckchen, Schaumstoffkeile und Schaumstoffwannen verschiedener Größe als Positionierungshilfen zu benutzten. Diese Hilfsmittel machen ein Halten der Tiere per Hand unnötig (Abb.1.3).

1.3.1.1 Untersuchungstechnik

Röntgengeräte

Man unterscheidet zwischen transportablen, beweglichen und stationären Röntgengeräten.

Die transportablen Geräte lassen sich schnell in ihre Einzelteile zerlegen, sind robust, haben einen geringen Anschaffungspreis, jedoch eine geringe Leistung.

Bewegliche Geräte sind schwerer und können nur geschoben werden. Ihre Leistung ist mehr als ausreichend für die Kleintierpraxis. Sie sind allerdings teurer als die transportablen Geräte.

Stationäre Geräte werden in Krankenhäusern und Kliniken verwendet, bringen eine hervorragende Leistung und werden oft gebraucht angeboten.

Verstärkerfolien

Verstärkerfolien bestehen aus Kristallen, die Röntgenstrahlen absorbieren und eine proportional größere Menge Licht aussenden. Daher ist es möglich, die Belichtungswerte herabzusetzen. Für Thorax- und Abdominalaufnahmen verwendet man hochverstärkende Folien. Die Strahlenbelastung für den

36　Klinische Untersuchungsmethoden

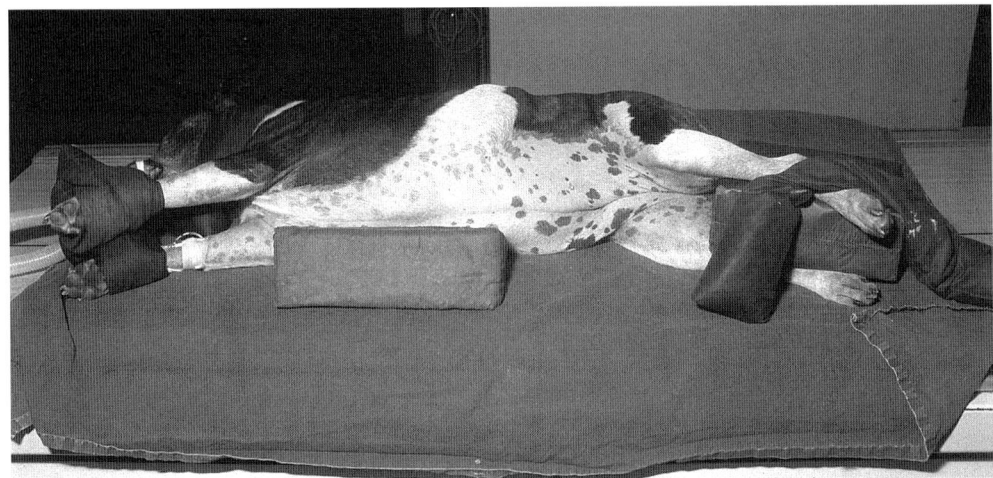

Abb. 1.4. Seitliche Lagerung für Thorax und Abdomen.

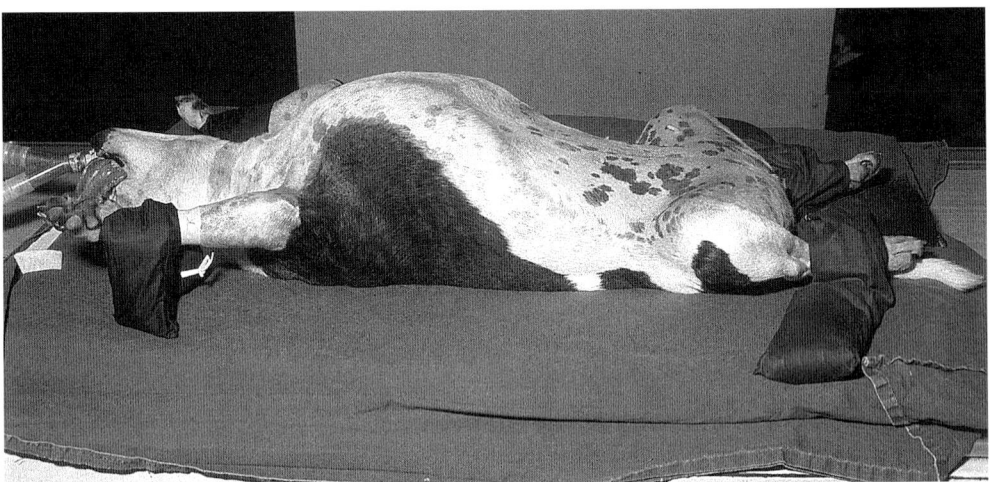

Abb. 1.5. Abdomen ventral-dorsal (VD).

Untersuchenden wird damit so gering wie möglich gehalten. Die Bildqualität wird durch die gleichzeitige Reduzierung der Belichtungszeit erhöht, da Atmungsunschärfen kaum noch zum Tragen kommen. Dies ist besonders wichtig bei leistungsschwächeren Röntgenröhren.

Raster

Wenn die Röntgenstrahlen auf das Gewebe treffen, tragen sie entweder zur Bilderzeugung bei oder produzieren Streustrahlung. Diese Streustrahlung schwärzt den Film unkontrolliert und muss daher eliminiert werden. Mit Hilfe von Rastern, bestehend aus Bleilamellen und Kunstharz, wird die Streustrahlung herausgefiltert. Ab 15 cm Thoraxbreite und 10 cm Abdominalbreite sollte ein Raster verwendet werden. Aufgrund der belüfteten Lunge ist ein Raster bei Thoraxaufnahmen von Patienten unter 15 cm Breite nicht erforderlich.

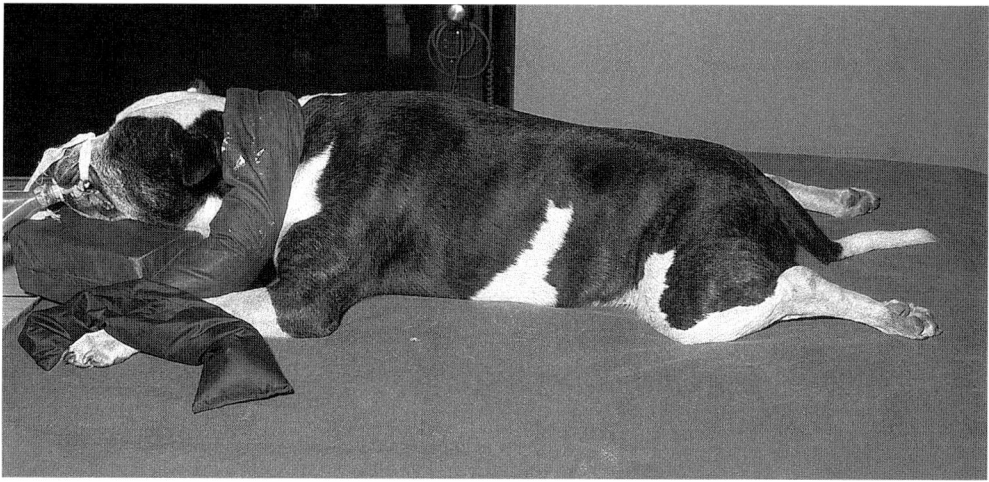
Abb. 1.6. Thorax dorsal-ventral (DV).

Lagerungen

– Lateralaufnahme von Thorax und Abdomen (Abb.1.4)
Das Tier wird in der rechten Seitenlage geröntgt. Man legt dazu ein schweres Sandsäckchen über seinen Hals, streckt die Schultergliedmaßen so weit wie möglich nach kranial und fixiert sie in dieser Position, wiederum mit Sandsäckchen. Die Beckengliedmaßen sind so weit wie möglich nach kaudal zu strecken und ebenfalls zu fixieren. Ein Schaumstoffkeil unter dem Sternum bringt dieses und die Wirbelsäule auf gleiche Höhe. Dadurch werden Rotationsartefakte vermieden.

Für die Thoraxaufnahme wird der kaudale Rand der Skapula ertastet und von dort eine Linie zum Sternum gezogen. Die Linie wird optisch in drei gleiche Teile geteilt. Zentriert wird dorsal des unteren Drittels.

Für die Abdominalaufnahme zentriert man im zwölften Interkostalraum auf halber Höhe zwischen Wirbelsäule und ventraler Bauchwand.

– Ventrodorsalaufnahme (VD) des Abdomens (Abb. 1.5)
Der Patient wird in eine strahlendurchlässige Positionierungshilfe, z. B. Schaumstoffwanne, gelegt und jede Gliedmaße einzeln mit einem Sandsäckchen fixiert. Bei guter Sedation genügt es, allein die Vordergliedmaßen zu fixieren. Der Primärstrahl wird auf dem Nabel zentriert.

– Dorsoventralaufnahme (DV) des Thorax (Abb. 1.6)
Man fixiert den Patienten in Sternallage, indem man ihm Sandsäckchen über Hals und Hinterhand legt. Zentriert wird zwischen den Schulterblättern. Diese Position ist für die Beurteilung des Herzschattens zu wählen, da dieser in der DV-Projektion seine größten Ausmaße einnimmt und Kammervergrößerungen leichter beurteilt werden können

– Ventrodorsalaufnahme (VD) des Thorax
Diese wird so durchgeführt wie für die VD-Aufnahme des Abdomens beschrieben. Zentriert wird auf der Höhe der Schulterblätter. Solche Aufnahmen ermöglichen eine gute Beurteilung der Lobi caudales und des Lobus accessorius.

Einblenden

Die Kassettengröße wird jeweils anhand der Größe des Tieres ausgewählt. In allen Fällen ist nach der Zentrierung **auf das Untersuchungsfeld** und nicht auf die Kassette einzublenden (Abb. 1.7).

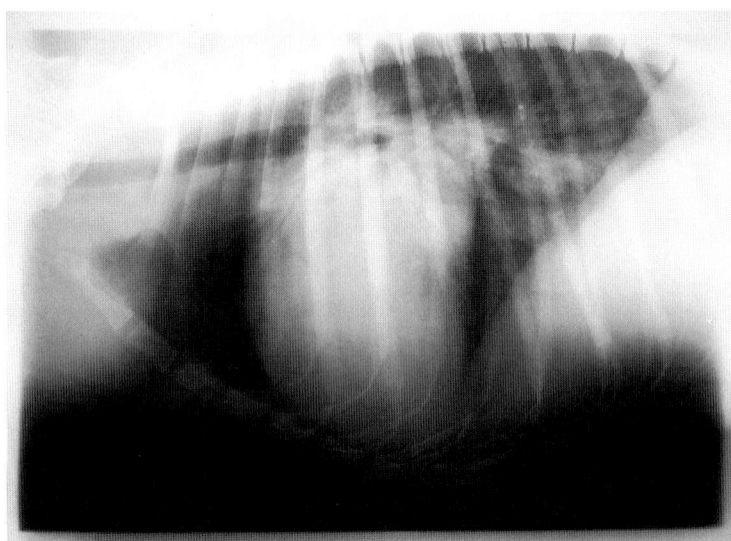

Abb. 1.7. Eingeblendeter Film.

1.3.1.2 Röntgenbildbeurteilung

Die Aufnahmen sollten systematisch auf Veränderungen hin untersucht werden. Es ist empfehlenswert, zuerst die Ränder der Aufnahme zu betrachten und sich dann langsam zum Zentrum hin vorzuarbeiten. Dadurch wird gewährleistet, dass hinweisgebende Veränderungen, wie z. B. Calcinosis cutis beim Cushing-Syndrom, nicht übersehen werden. Bei der Beurteilung von Thoraxaufnahmen kann z. B. so vorgegangen werden:
– periphere Weichteile
– Skelett
– Zwerchfell
– kraniales Mediastinum
– Herz und Gefäße
– Lunge

Bei Abdominalaufnahmen empfiehlt es sich, nach Organsystemen vorzugehen:
– periphere Weichteile
– Skelett
– Leber und Milz
– Urogenitaltrakt
– Gastrointestinaltrakt.

Alle Organe werden auf ihre Größe, Form, Position und Röntgendichte hin untersucht.

Jede andere systematische Betrachtungsmethode ist ebenso vertretbar.

1.3.1.3 Kontrastmitteluntersuchungen

Es wird zwischen negativen und positiven Kontrastmitteln unterschieden. Beide Arten werden in Hohlorgane wie Darm oder Blase

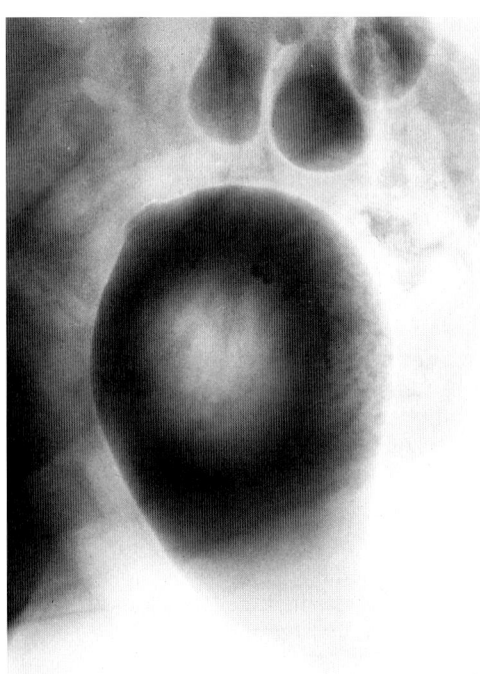

Abb. 1.8. Doppelkontraststudie der Harnblase.

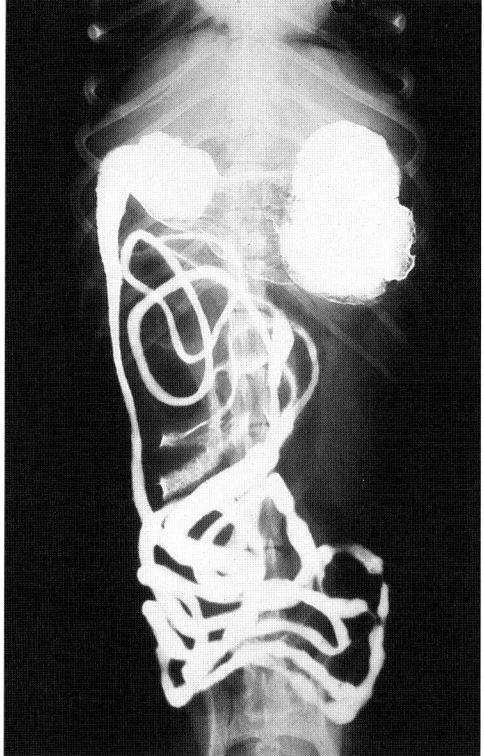

Abb. 1.9. VD Bariumpassage.

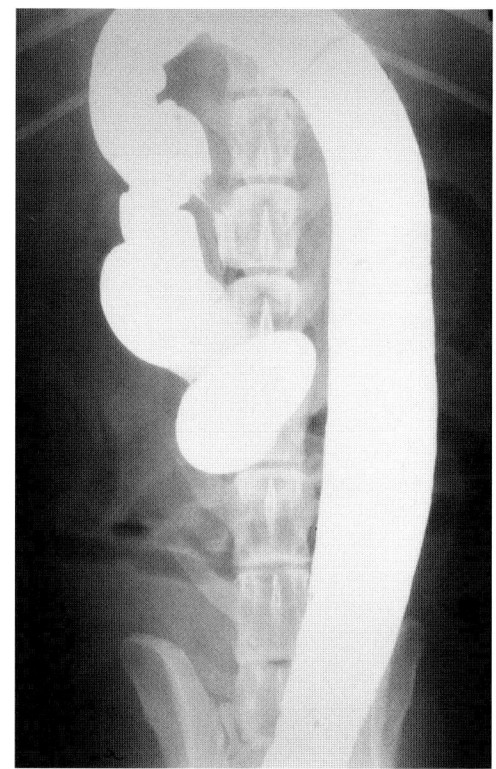

Abb. 1.10. Bariumeinlauf.

eingebracht, um Veränderungen im Lumen und an den Wänden feststellen zu können.

Gase sind negative Kontrastmittel, haben ein geringes spezifisches Gewicht und erscheinen daher auf dem Röntgenbild schwarz. In der Regel wird Raumluft verwendet. Diese Untersuchungen sind billig, geben aber nur bedingt Auskunft über Schleimhautveränderungen. Sie werden daher zusammen mit den positiven Kontrastmitteln als Doppelkontraststudien verwendet (Abb. 1.8).

Positive Kontrastmittel absorbieren Röntgenstrahlen vollständig und erscheinen auf dem Röntgenbild weiß.

Barium-Sulfat wird für die Untersuchung des Gastrointestinaltrakts verwendet. Mit Futter vermischt, können bestimmte Veränderungen der Speiseröhre, wie z. B. Ringanomalien, sehr gut dargestellt werden.

Für die Magenuntersuchung werden Barium und Luft in Form einer Doppelkontraststudie verwendet.

Die Dünndarmuntersuchung erfolgt mit einer Bariumpassage (Abb. 1.9).

Dickdarmuntersuchungen werden mit Hilfe eines Kontrasteinlaufs durchgeführt. Dabei findet Barium allein (Abb. 1.10) oder als Teil einer Doppelkontraststudie Verwendung.

Durch die Entwicklung der Endoskopie werden heute nur noch sehr selten, und dann gezielte, Kontrastuntersuchungen des Magen-Darm-Traktes vorgenommen. In der Regel handelt es sich dabei um Bewegungsstudien des Oesophagus.

Jodhaltige Kontrastmittel werden für die Untersuchungen des Harntrakts verwendet. Um Nieren und Harnleiter darzustellen, wird eine intravenöse Ausscheidungsurographie empfohlen (Abb. 1.11). Harnblase und Harnröhre werden retrograd mit positivem Kontrastmittel dargestellt (Abb. 1.12).

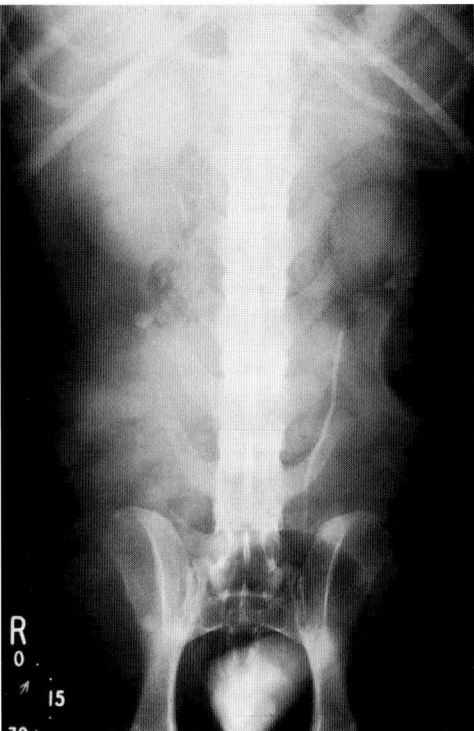

Abb. 1.11. Retrograde Darstellung von Harnblase und Harnleiter.

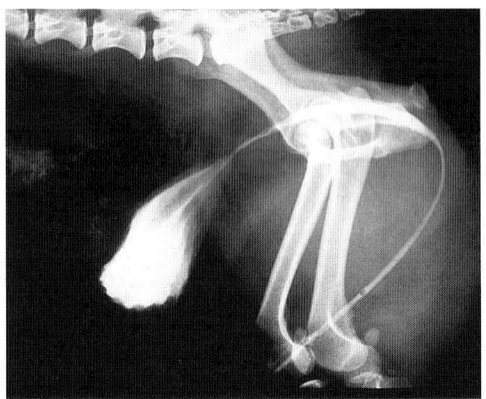

Abb. 1.12. Retrograde Kontrastdarstellung von Harnröhre und Harnblase beim Rüden.

1.3.2 Ultraschalluntersuchungen
(H. RUDORF)

Im diagnostischen Ultraschall werden Hochfrequenzschallwellen benutzt (2–10 MHz).

Zur Erzeugung dieser Wellen dient ein Kristall, der piezo-elektrische Eigenschaften besitzt. Piezo-elektrisch bedeutet, dass sich der Kristall beim Auftreffen von Schallwellen mechanisch verändert. Diese Veränderung wird in elektrische Impulse umgeformt, die in ein sichtbares Bild umgewandelt werden. Andererseits bewirkt eine Spannungsänderung, dass der Kristall mechanische Schwingungen aussendet (umgekehrter piezo-elektrischer Effekt). Auf diese Weise kann derselbe Kristall als Schallempfänger und als Schallquelle verwendet werden.

Verschiedene Gewebe setzen dem durchdringenden Schall auch unterschiedlichen akustischen Widerstand entgegen. Die Ultraschalldiagnostik beruht auf der Reflexion von Ultraschallimpulsen an Grenzflächen von Geweben mit unterschiedlichem akustischem Widerstand. Je größer der Unterschied der Gewebswiderstände ist, desto mehr Schall wird an der Grenzfläche reflektiert (z. B. Weichteilgewebe/Knochen). Somit bleibt nur eine geringe Schallmenge übrig, um Informationen aus tieferen Gewebsschichten zum Schallkopf zu bringen. Ist der Unterschied des Widerstandes zweier Gewebe aber gering (z. B. Weichteilgewebe/Weichteilgewebe), dann gelangt ein größerer Anteil des Schalls in tiefere Gewebsschichten und es können mehr Informationen aus unterschiedlichen Tiefen gesammelt werden.

Das Ultraschallgerät misst die Zeit zwischen dem Aussenden eines Impulses und der Rückkehr des Signals zum Schallkopf. Es errechnet hieraus die Stärke und den Entstehungsort des Signals. Nach der Analyse dieser Informationen wird ein Bild auf dem Bildschirm erzeugt.

1.3.2.1 Bildwiedergabeverfahren

Üblicherweise wird das Bild im „**B-mode**"-(Brightness/Helligkeits-Modulation-)Verfahren gezeigt. Eine große Anzahl von Schalllinien bringen Echos zum Schallkopf zurück. Die Stärke der Echos wird durch die Helligkeit des dazugehörigen Lichtpunktes auf dem Monitor bestimmt. Der Aufbau verschiedener Schnittbilder erfolgt in Bruchteilen von Sekunden, so dass die Einzelbilder vom Auge nicht mehr getrennt wahrgenommen werden können. Deshalb wird dieses B-mode-Verfahren auch als **Realtime-** oder **Echtzeit-Verfahren** bezeichnet. Am genauesten sind diese Studien, wenn der Schall im Winkel von 90° auf das Gewebe trifft.

Um Bewegungsmessungen vornehmen zu können, wird eine Schalllinie mit Hilfe eines Cursors ausgesucht, über die zu untersuchende Struktur gelegt und auf der Vertikalachse des so entstehenden Diagramms die Intensität der einzelnen Punkte aufgetragen. Die Horizontalachse repräsentiert die Untersuchungszeit. Die Bewegung aller Strukturen entlang dieser Cursorlinie kann jetzt über einen beliebigen Zeitraum hinweg betrachtet werden. Anwendung findet diese Methode in der Kardiologie zur Messung von Herz- und Klappenbewegungen (**M-mode** oder „Motion"-mode).

Um die Geschwindigkeit und Orientierung des Blutflusses im kardiovaskulären System beurteilen zu können, wird der **Doppler-Effekt** ausgenutzt. Hochfrequente Schallwellen werden ausgesandt und gelangen in das Gewebe. Bewegt sich die reflektierende Gewebsfläche (Blutzellen) gegenüber dem Schallkopf, so ändert sich die Wellenlänge und damit die Frequenz des zurückkehrenden Echos. Diese Frequenzänderung zwischen dem ausgesandten Strahl und dem zurückkehrenden Echo wird als Dopplerverschiebung bezeichnet. Kehrt das Echo mit einer erhöhten Frequenz zurück, so bewegen sich die Blutzellen zum Schallkopf hin. Ist die Frequenz verringert, dann entfernen sie sich vom Schallkopf. Diese Studien sind am genauesten, wenn die Schallwellen parallel zum Blutstrom ausgesandt werden.

1.3.2.2 Schallköpfe (Sonden)

Man unterscheidet zwei Haupttypen: (Abb. 1.13)

Sektor-Schallköpfe

Diese Schallköpfe sind klein, leicht zu handhaben und besitzen eine kreisförmige Auflagefläche. Die Kristalle sind in konzentrische Ringe aufgeteilt und erzeugen so ein fächerförmiges Bild.

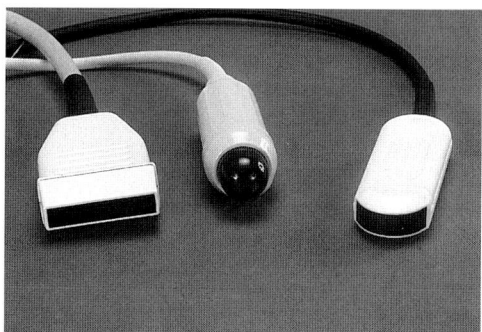

Abb. 1.13. Ultraschallsonden.

Sie sind problemlos für die Herzuntersuchung von Kleintieren zu verwenden. Die Abdominaluntersuchung ist etwas zeitaufwendiger als mit dem Linearschallkopf, da das Blickfeld etwas kleiner ist.

Linear-Schallköpfe

Sie bestehen aus vielen Kristallen, die in einer Reihe angeordnet sind. Dadurch wird ein rechteckiges Bild erzeugt. Das ist besonders bei Schallköpfen wichtig, mit denen Oberflächenstrukturen wie Sehnen, Muskeln und Kehlkopf untersucht werden sollen. Sonden für diese Untersuchungen haben eine hohe Frequenz (10 MHz) und geringe Eindringtiefe. Der Nachteil dieser Schallköpfe liegt in ihrer großen Auflagefläche. Sie sind daher für kardiologische Untersuchungen bei Kleintieren nicht und für Abdominaluntersuchungen nur bedingt geeignet.

Eine Weiterentwicklung des Linearschallkopfes ist der **Konvex**-Schallkopf. Er besitzt eine gekrümmte Auflagefläche und ermöglicht so eine gute Untersuchung der Bauchhöhle und eine akzeptable Untersuchung des Herzens. Das Ultraschallbild ist leicht divergierend.

1.3.2.3 Untersuchungstechnik

Es sind hier nur allgemeine Hinweise zu geben. Detaillierte Beschreibungen für die Untersuchung einzelner Organe können in der einschlägigen Literatur nachgelesen werden.

Wichtig ist, einen Teil der Hautoberfläche zu wählen, der dem zu untersuchenden Organ am nächsten liegt. Diese Maßnahme verringert die Gewebsmenge, durch die der Strahl sich bewegen muss. Sie erhöht die Bildqualität, weil in der Regel ein Schallkopf mit geringerer Eindringtiefe und damit höherer Frequenz verwendet werden kann. Leider stellen sich dem Strahl oftmals Gas oder Knochen in den Weg, was eine Verminderung der Echoqualität zur Folge hat.

Der ausgesuchte Teil der Hautoberfläche wird zuerst von Haaren und dann mit Alkohol von Fett befreit, danach Kontaktgel auf die Haut aufgetragen und dann der Schallkopf aufgelegt. Diese Vorgehensweise ermöglicht einen schnellen und guten Kontakt zwischen Schallkopf und Haut, was eine Voraussetzung für gute Bildqualität ist.

1.3.2.4 Bildbeurteilung

Die folgenden Begriffe werden zur Bildbeschreibung benötigt:

Echoreich, echodicht, hyperechoisch, echogen.
Diese Echos entstehen in der Regel an stark reflektierenden Gewebsflächen (z. B. Knochen, Luft) und erscheinen **weiß**. Interstitielles Gewebe (z. B. die Portalvenenwände) und manchmal Fett (z. B. das Nierenbecken) erscheinen ebenfalls weiß.

Echoarm, hypoechoisch.
Hier entstehen die Echos an Strukturen mittlerer Dichte (z. B. Leber, Milz) und haben eine Variationsbreite an **Grautönen**.

Echofrei, anechoisch, sonolucent, transsonisch.
Vollständig schalldurchlässige Strukturen (z. B. Flüssigkeiten) stellen sich **schwarz** dar.

Die zu untersuchenden Organe sollten auf ihre Echogenität, Homogenität der Binnenechos und regelmäßige Kontur hin untersucht werden. Dafür sind mehrere Schallebenen zu verwenden.

2 Ernährung und Diätetik
(E. KIENZLE)

In der tierärztlichen Praxis gibt es im Wesentlichen drei typische Situationen, in welchen Wissen über Ernährung benötigt wird.
1. Diagnose von ganz oder teilweise ernährungsbedingten Erkrankungen.
2. Präventive Optimierung der Ernährung.
3. Diätetische Behandlung von nicht primär ernährungsbedingten Erkrankungen.

In der Kleintierpraxis ist die unter 2. aufgeführte präventive Optimierung der Ernährung die am häufigsten nachgefragte Leistung, auch wenn dies nicht immer realisiert wird. Die Frage des Tierbesitzers, ob er denn mit der Fütterung alles richtig mache, ist eine Nachfrage nach einer entsprechenden Dienstleistung, die, sofern Tierärzte nicht darauf eingehen, dann oft von anderen Berufsgruppen, wie z. B. Zoohändlern übernommen wird. An zweiter Stelle steht die Diätetik, während ernährungsbedingte Krankheiten, vom Übergewicht einmal abgesehen, in der Kleintierpraxis weniger häufig auftreten.

Im Folgenden sollen daher zunächst einige praxisrelevante klinische ernährungsbedingte Erkrankungen abgehandelt, eine Einschätzung der Nährstoffversorgung bei verschiedenen Rationstypen besprochen und schließlich auf Rationsberechnung, allgemeine und spezielle Diätetik eingegangen werden. Auf eine detaillierte Darstellung sämtlicher durch Nährstoffmängel oder Überversorgung bedingter Erkrankungen wird mangels Praxisrelevanz verzichtet, eine nicht kommentierte Übersicht gibt Tabelle 2.1.

2.1 Praxisrelevante Ernährungsschäden

2.1.1 Skelettkrankheiten bei großwüchsigen Welpen

Ernährungsfehlern kann eine erhebliche Beteiligung an der Entstehung von Skeletterkrankungen bei Welpen großer Rassen zugesprochen werden. Dabei muss deutlich unterschieden werden zwischen Erkrankungen, bei denen die Ernährung ein bestehendes Problem verschlimmern kann, wie z. B. die Hüftgelenksdysplasie, und Erkrankungen, die ausschließlich ernährungsbedingt sind, wie die Rachitis. Letztere sind systemisch und betreffen meist das gesamte Skelett, zumindest aber mehrere Lokalisationen. Erkrankungen nur einer Gliedmaße oder nur eines Gelenkes sind dagegen in aller Regel nicht primär ernährungsbedingt.

Um es nochmals in aller Deutlichkeit auszudrücken: Wenn auf einer Röntgenaufnahme eine Hüftgelenksdysplasie erkennbar ist, die Knochen des Beckens, der Gliedmaßen und der Wirbelsäule aber offensichtlich mineralisiert sind („entkalkte" Knochen geben nur einen schwachen Röntgenkontrast) und darüber hinaus keine Anzeichen einer überstandenen Rachitis (z. B. Verdickungen an Gelenken, Verbiegungen an langen Röhrenknochen, verheilte Grünholzfrakturen) vorliegen, dann ist es schon sehr unwahrscheinlich, dass diese Hüftgelenksdysplasie durch Kalziummangel bedingt wurde, auch wenn manche Hundezüchter das gerne glauben möchten.

Die regelmäßig im Zusammenhang mit Skeletterkrankungen beobachteten Ernährungsfehler sind:
1. Überversorgung mit Energie und dadurch bedingtes übermäßiges Wachstum,
2. Exzessive Kalziumversorgung (häufig in Kombination mit Energieüberversorgung)
3. Kalziummangel.

Tab. 2.1: Erkrankungen durch Mangel oder Überversorgung mit Nährstoffen

Nährstoff	Mangel: Leitsymptome; *typische Rationen und Situationen*	Überversorgung: Leitsymptome; *typische Rationen*
Protein/ Amino- säuren	glanzloses Fell, Hautveränderungen, Apathie, Hypoproteinämie, bei Jung- tieren Störungen der Skelettentwick- lung, Neugeborene unterentwickelt; *überwiegend Süßigkeiten, sehr fettrei- che Rationen*	schmieriger Kot, bei gleichzeitig bal- laststoffarmen Rationen; *Schlacht- abfälle, einige kommerzielle Feucht- futter*
Taurin, nur Ktz.	Herzdilatation, Retinaatrophie, Fruchtbarkeitsstörungen; *vegetarische Rationen, hausgemachte gekochte Rationen mit viel Binde- gewebe*	
essenzielle Fettsäuren	Hautkrankheiten, Leberverfettung, Fruchtbarkeitsstörungen; *vegetarische Rationen bei Ktz., sehr fettarme Billigtrockenfutter, Rationen mit Rindfleisch oder Quark und Reis, vollständige parenterale Ernährung, Maldigestion/Malabsorption*	
Calcium und Phosphor	Jungtiere Skeletterkrankungen, laktierende Tiere Hypokalzämie, Eklampsie; *hausgemachte Rationen ohne Knochen, ohne geeignete Mineralstoffergän- zungen*	Regulationsstörungen im Kalcium- stoffwechsel: Jungtiere Skeletterkran- kungen, laktierende Tiere Hypokalz- ämie, Eklampsie? *Übersupplementierung von kalciumreichen Fertigfuttern, exzes- sive Ergänzung hausgemachter Rationen*
Natrium	trockene Haut, Unruhe, Lecksucht, Schluckbeschwerden, Gewichtsverlust, Anstieg von Hämatokrit, Herz- und Atemfrequenz; *hausgemachte Ration salzlos für den Hund gekocht*	Krämpfe (Gehirnödem); *Pökellake, Meerwasser u. a. salzreiche Flüssig- keiten, sehr salzreiche Fisch- oder Fleischabfälle, i. d. R. in Verbindung mit Wassermangel*
Kalium	Muskelkrämpfe, paralyseartige Bewe- gungsstörungen, Blutdruckabfall; *Rationen auf Quark-Reis-Basis, cave: erhöhte Kaliumverluste bei Durchfall, Nierenerkrankungen, Diabetes mellitus*	
Magnesium	Krämpfe; *extrem magnesiumreduzierte Struvitdiäten*	Struvitsteine

Tab. 2.1: (Fortsetzung)

Nährstoff	Mangel: Leitsymptome; *typische Rationen und Situationen*	Überversorgung: Leitsymptome; *typische Rationen*
Eisen	Anämie bei Welpen oder hochtragenden Muttertieren; *Rationen auf Milch- oder Getreidebasis mit ungenügender Supplementierung, Milchaustauscher, zu späte Beifütterung*	Erbrechen nach *unkontrollierter Aufnahme wohlschmeckender Eisenpräparate*
Kupfer	Anämie, bei Jungtieren Entwicklungsstörungen im Bindegewebe, Durchtrittigkeit, Pigmentaufhellung, Ktz.: Fruchtbarkeitsstörungen; *Rationen auf Milchbasis ohne Ergänzung, Zinküberversorgung, Ktz.: Mineralisierung mit nicht verfügbarem Kupferoxid*	bei Überschreiten der Bindungskapazität in Leber und Plasma hämolytischer Ikterus Flfr. hohe Toleranz außer bei Leberkrankheiten; *iatrogen, exzessive Supplementierung, Fehlmischungen*
Zink	Hautkrankheiten, Parakeratose, Entwicklungsstörungen des Skeletts, Pigmentaufhellung, Immunschwäche; *Rationen mit viel Kalzium und Phytat*	sekundärer Kupfermangel, s. dort, außerdem Gewichtsverlust, Erbrechen, histologische Veränderungen am Pankreasgewebe; *iatrogen, exzessive Supplementierung, Fehlmischungen, Verschlucken zinkhaltiger Gegenstände*
Selen	Weißfleischigkeit, Lebensschwäche bei Neugeborenen; *fettreiches Fleisch von auf Selenmangelböden gehaltenen Tieren*	Anämie, Lebernekrose, Anorexie und Tod; *iatrogen, exzessive Supplementierung, Fehlmischungen*
Jod	Kropfbildung, Hypothyreose, Myxödem, Haarausfall, Fruchtbarkeits-, Wachstums- und Entwicklungsstörungen; *hausgemachte Rationen in Jodmangelgebieten*	Symptomatik wie Mangel, da Hemmung der Thyroxinfreisetzung; *iatrogen, Ablecken jodhaltiger Salben, Aufnahme durch die Haut bei großflächiger Jodbehandlung, exzessive Supplementierung, Algenprodukte*
Vitamin A	Hautkrankheiten, Augenkrankheiten, Mißbildungen bei Neugeborenen, Störungen der Skelettentwicklung, insbesondere an der Wirbelsäule, Ataxie, Infektionsanfälligkeit, Fruchtbarkeitsstörungen; *hausgemachte Rationen ohne Leber, ohne Milch, ohne Ergänzungsfutter;* Ktz.: Carotin kann nicht in Vitamin A umgewandelt werden.	Ktz.: Ankylose der Halswirbelsäule, Hd.: Kälteintoleranz, Hauterkrankungen, Leberschäden, Jungtiere: Störungen der Skelettentwicklung, Teratogenität nicht auszuschließen, vermutlich bereits bei niedrigerer Dosis als Toxizität, Toleranz bei Flfr. vor allem beim Hund relativ hoch; *iatrogen, unkontrollierte Supplementierung, Rationen mit viel Leber*

Tab. 2.1: (Fortsetzung)

Nährstoff	Mangel: Leitsymptome; *typische Rationen und Situationen*	Überversorgung: Leitsymptome; *typische Rationen*
Vitamin D	Rachitis bzw. Osteomalazie, i. d. R. gleichzeitig Calcium- und Phosphorfehlversorgung; *hausgemachte Rationen ohne entsprechende Supplementierung*	Hyperkalzämie, Weichgewebeverkalkungen an Nieren, Aorta, Herzklappen, Lunge usw.; *iatrogen, unkontrollierte Supplementierung, Lebertran, Fischeingeweide*
Vitamin E	Hd.: Muskeldystrophie, verschlechterte Immunabwehr, Fortpflanzungsstörungen auch bei Rüden, Ktz.: Steatitis, Gelbfettkrankheit; *fettreiche Rationen mit vielen ungesättigten Fettsäuren ohne Vitamin-E-Ergänzung z. B. fettreiche Fischkonserven*	beim Menschen bei exzessiver Einnahme zur „Krebsprophylaxe" Blutgerinnungsstörungen
Vitamin B_1	Anorexie, Koprophagie, neurologische Störungen (Ventroflexion des Kopfes); *hausgemachte gekochte Rationen*	
Niacin/ Tryptophan	Black-Tongue-Disease Ulzerationen der Schleimhäute des Verdauungskanals; *Rationen auf Maisbasis mit wenig Protein*	
Biotin	Hautkrankheiten; *Aufnahme erheblicher Mengen nicht erhitzten Eiklars, längerdauernde orale Antibiose*	
Vitamin K	Blutungsneigung; *längerdauernde orale Antibiose*	

2.1.1.1 Übermäßiges Wachstum

Die Diagnose „übermäßiges Wachstum" kann am besten anhand des Gewichtes des Welpen im **Vergleich zu Empfehlungen für das optimale (nicht maximale) Wachstum** gestellt werden (Tab. 2.2). Das klinische Erscheinungsbild ist weniger aussagekräftig, da schnell wachsende Tiere in aller Regel nicht offensichtlich verfetten. Hier entsteht allenfalls der Eindruck „groß für sein Alter", ein Kommentar, der vom Besitzer leider oft als Kompliment verstanden wird. Eine Rationsberechnung ist für die Feststellung der Energieüberversorgung ebenfalls weniger empfehlenswert, da sich der Energiebedarf von Welpen, vermutlich aufgrund unterschiedlicher Bewegungsaktivität, erheblich unterscheiden kann. Ein Welpe, der sich wenig bewegt, z. B. als Einzelhund im Stadthaushalt, braucht nach praktischen Erfahrungen etwa 20–30 % weniger Energie als die Empfehlungen (Tab. 2.6) vorsehen. Bei einer Rationsberechnung würde eine Überversorgung in solchen Fällen nicht festgestellt.

Der Vergleich des aktuellen Gewichtes eines Welpen mit den Empfehlungen, die in % seines voraussichtlichen Endgewichtes angegeben sind, ist recht umständlich, und die Berechnung mit dem Taschenrechner wirkt überdies wenig professionell und wenig überzeugend. Von der Futtermittelindustrie werden mittlerweile Poster mit Wachstumskurven und andere **Hilfsmittel zur Überprüfung**

Tab. 2.2: Empfehlungen zur optimalen Gewichtsentwicklung von Welpen mittlerer und großer Rassen in % des erwarteten Endgewichtes nach MEYER und ZENTEK (1998)

Am Ende des ... Monats	Körpermasse des ausgewachsenen Hundes		
	20 kg	35 kg	60 kg
1.	9	7	6
2.	22	20	14
3.	37	35	26
4.	52	48	38
6.	70	65	60
12.	95	88	80

der **Gewichtsentwicklung** herausgegeben. Man sollte allerdings vor der Anwendung überprüfen, inwieweit diese Empfehlungen mit den von MEYER und ZENTEK (1992) in wissenschaftlichen Untersuchungen an Doggen erarbeiteten Daten übereinstimmen. Ein sehr eleganter Weg ist die Verwendung eines Computerprogramms, welches die optimale Wachstumskurve und das aktuelle Gewicht des Welpen grafisch darstellt (Abb. 2.1). Ein weiterer Vorteil einer solchen Darstellung ist, dass der Besitzer sich an dem entsprechenden Ausdruck orientieren, ggf. die weitere Gewichtsentwicklung seines Welpen in die Grafik einzeichnen und so erkennen kann, ob sich die Entwicklung der Empfehlung allmählich wieder annähert oder nicht.

Unabhängig von der Methode zur Überprüfung der Gewichtsentwicklung spielt das zu erwartende Endgewicht des Welpen eine wesentliche Rolle. Am besten verwendet man das Normalgewicht des gleichgeschlechtlichen Elternteils, notfalls den Rassestandard. Man sollte das Endgewicht lieber etwas niedriger ansetzen. Ein leicht verzögertes Wachstum hat keine negativen Effekte auf die Tiergesundheit, auch die am Ende des Wachstums erreichte Körpergröße wird dadurch nicht beeinflusst. Dies sollte man den Welpenbesitzern sehr deutlich erklären. Ein Einfluss der Aufzucht auf die spätere Größe des erwachsenen Hundes wäre nur bei drastischer Unter- oder Fehlernährung zu erwarten.

Die **Steuerung der Gewichtsentwicklung** im Sinne eines optimalen, nicht maximalen Wachstums kann unter Praxisbedingungen nur durch die Energiezufuhr erfolgen. Im Gegensatz zu landläufig weit verbreiteten Vorstellungen eignet sich die Proteinzufuhr nicht zur Beeinflussung des Wachstums. Dazu ein Beispiel aus der Schweinemast: Ein knapp unterhalb des Proteinbedarfs liegender Proteingehalt im Futter führt zunächst zu einer schlechteren Schlachtkörperqualität mit höheren Fettanteilen, nicht aber zu einer wesentlichen Reduktion der Zunahmen. Erst, wenn ein drastischer Protein- oder Aminosäurenmangel vorliegt, verlangsamt sich das Wachstum erheblich. Es bedarf sicherlich keiner besonderen Erwähnung, dass ein solcher Mangel beträchtliche unerwünschte Nebenwirkungen hat, und daher als Mittel zur Begrenzung des Wachstums ungeeignet ist. Ähnliches gilt für die Zufuhr von anderen Nährstoffen, eine Limitierung des Wachstums durch reduzierte Zufuhr ist erst im Bereich einer Mangelernährung mit entsprechenden Folgen zu erwarten. Bei ausgewogener Nährstoffzufuhr, die für ein gesundes Wachstum zweifelsfrei erforderlich ist, ist die Energiezufuhr für den Gewebeansatz entscheidend.

Unabhängig von Fütterungsempfehlungen der Futtermittelindustrie oder der einschlägigen Lehrbücher muss die **Futteraufnahme** individuell so weit reduziert werden, dass die Gewichtsentwicklung den Empfehlungen

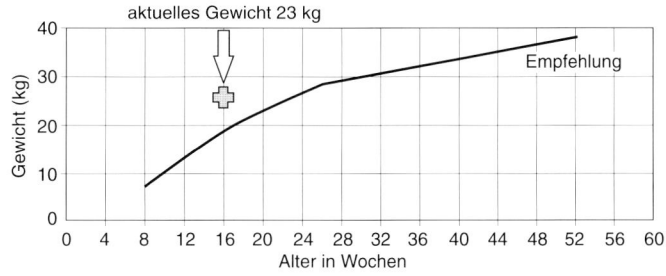

Abb. 2.1. Ausdruck aus dem Programm Puppy growth check® zum Vergleich des aktuellen Gewichts eines Welpen mit den Empfehlungen aus Tabelle 2.

Tab. 2.3: Exzessive Kalziumversorgung durch Supplementierung eines Welpenalleinfutters mit Futterkalk: Rationsberechnung für einen 10 Wochen alten Boxer mit 10 kg Körpermasse (KM), erwartetes Endgewicht 35 kg

Futtermittel	Menge g	ME MJ	verd. Rohprotein g	**Kalzium mg**	Phosphor mg
Welpentrockenfutter	433	6,77	130	**6495**	4980
Futterkalk, 2 Eßlöffel	40			**14400**	
Summe	482	6,77	130	**20895**	4980
Bedarf		6,77	80	**5200**	2450

entsprechend verläuft. Dabei kann die Futteraufnahme so weit unter die Norm absinken, dass die Nährstoffzufuhr (insbesondere die Kalziumaufnahme) auch bei Verwendung von Welpenfutter, das den Empfehlungen zur Zusammensetzung für Alleinfutter für wachsende Hunde entspricht, nicht mehr völlig ausreichend ist. In solchen Fällen empfiehlt es sich daher, eher kalziumreiche Produkte auszuwählen. Futtermittel, die besonders darauf abgestimmt sind, eine Überversorgung mit Nährstoffen, z. B. mit Kalzium, zu vermeiden, sind für übergewichtige Welpen mit stark unterdurchschnittlichem Futterbedarf nicht zu empfehlen. Vorsicht ist auch bei so genannten Light-Produkten geboten, da es sich bei Reduktionsdiäten häufig um Alleinfutter für erwachsene Hunde handelt, die den Nährstoffbedarf von Welpen nicht abdecken können.

2.1.1.2 Exzessive Kalziumversorgung

Es wurde wiederholt gezeigt, dass eine Kalziumversorgung auf dem Niveau des dreifachen Bedarfs bei Welpen großwüchsiger Rassen **Wachstumsstörungen** hervorrufen kann. Es kommt im wachsenden Skelett zu einer Beeinträchtigung der Osteoklastentätigkeit und damit des Remodellings. Zu den Folgen gehören u. a. Einengung der Wirbelkanäle und Ataxie, Radius curvus und andere Störungen der enchondralen Ossifikation. Eine Kalziumüberversorgung in klinisch relevanter Höhe kommt in der Praxis i. d. R. dadurch zustande, dass die Welpenbesitzer **Fertigfutter unkontrolliert supplementieren** (Tab. 2.3). Da werden durchaus einmal zwei oder mehr Esslöffel Futterkalk zu einem bereits mineralisierten Produkt hinzugegeben. Dadurch wird nicht nur eine Kalziumüberversorgung bedingt, sondern das Kalzium/Phosphor-Verhältnis kommt obendrein auch noch aus dem Gleichgewicht. Mit kalziumreichen Mineralfuttern entstehen ähnliche Rationen, i. d. R. wird das Kalzium/Phosphor-Verhältnis jedoch weniger stark verändert. Die Tatsache, dass die wenigsten handelsüblichen Supplemente für Hunde eine vollständige Anweisung zum bestimmungsgemäßen Gebrauch enthalten, sondern lediglich Dosierungsangaben in Abhängigkeit von Alter und/oder Körpergewicht, begünstigt zweifellos einen unkontrollierten Einsatz solcher Produkte. Hinweise auf den durch das betreffende Supplement zu ergänzenden Rationstyp und ggf. auch auf Rationen, die auf keinen Fall damit supplementiert werden dürfen, fehlen leider fast immer.

Eine andere Variante der Kalziumüberversorgung ist das Zufüttern von Knochen zu einer ausgewogenen Ration. Schwer überschaubar wird die Kalziumversorgung bei Rationen, die Schlachtabfälle, Flocken, Fertigfutter und Mineralstoffergänzungen beinhalten. Bei Verordnung von Aminoglykanpräparaten und ähnlichen Produkten ist ebenfalls Vorsicht geboten, z. T. enthalten diese reichlich Kalzium und können daher zur Kalziumüberversorgung führen.

Im Vergleich zu den bei unkontrollierter Supplementierung von Rationen auftretenden Überversorgungen nehmen sich die in der Werbung so heiß umkämpften Unterschiede im **Kalziumgehalt von kommerziellen Welpenfuttern** geradezu bescheiden aus. In aller Regel wird eine Kalziumüberversorgung im Bereich des dreifachen Bedarfs auch mit kalziumreicheren Produkten nicht erreicht. Es soll hier nicht verschwiegen werden, dass die **Grenzwerte**, ab welchem Grad der Kalziumüberversorgung Schäden zu erwarten sind, nicht bekannt sind. Ob beispielsweise eine Überversorgung in der Größenordnung des Anderthalbfachen des Bedarfs bereits Probleme verursachen kann oder nicht, ist nicht erwiesen. Es ist sicherlich als sinnvoll anzusehen, bei einer Überversorgung in dieser Größenordnung eine Rationskorrektur zu empfehlen, eine eindeutige kausale Zuordnung einer Störung der Skelettentwicklung zu einer Überversorgung in dieser Höhe (z. B. eine Schadenersatzforderung) ist jedoch nicht ohne weiteres möglich. Im Zusammenhang mit der Diskussion um die maximal verträgliche Kalziumzufuhr stellt sich auch die Frage, ob nicht eventuell Welpen mit einer Disposition zu Störungen der enchondralen Ossifikation bei einer marginalen, aber noch nicht defizitären Kalziumzufuhr weniger stark zur Ausbildung der resultierenden Erkrankungen neigen.

Kalziumüberversorgung kann vor allem anhand der nutritiven Anamnese und einer Rationsberechnung festgestellt werden, am Tier gibt es kaum geeignete Parameter zur **Diagnostik**. Der Kalziumgehalt im Plasma verändert sich, wenn überhaupt, nur bei wenige Wochen alten Welpen. Auch der Phosphorgehalt ist zur Diagnosestellung ungeeignet.

2.1.1.3 Kalziummangel

Kalziummangel führt bei intensiv wachsenden Welpen innerhalb weniger Wochen zu schwersten Störungen der **Skelettentwicklung**, die vor allem durch eine unzureichende Mineralisierung charakterisiert sind. Die Bezeichnung dieser Störungen als Rachitis ist nicht unumstritten, da einige Autoren diesen Begriff ausschließlich den bei Hund und Katze äußerst seltenen, durch Vitamin-D-Mangel hervorgerufenen Mineralisierungsstörungen des Skeletts vorbehalten wollen.

Obwohl so gut wie jeder Welpenbesitzer weiß, dass Welpen Kalzium brauchen, fehlen quantitative Vorstellungen über den Bedarf und den Gehalt in Futtermitteln meist völlig. Hinzu kommt, dass der Kalziumgehalt von Ergänzungsfuttermitteln zwischen zwei und knapp 40 % schwankt, ohne dass diese Unterschiede den Tierhaltern bewusst sind. Es kommt durchaus vor, dass Welpenbesitzer Kalziumkarbonat in einer homöopathischen Potenz für eine geeignete Ergänzung einer kalziumarmen Ration halten. Zwischen 10 und 20 % der Welpen, die wegen möglicherweise ernährungsbedingter Skelettschäden zur Ernährungsberatung überwiesen werden, sind mit Kalzium deutlich unterversorgt.

Typische Kalziummangelrationen sind hausgemachte Rationen, da alle dafür üblichen Komponenten mit Ausnahme der nicht empfehlenswerten Knochen kalziumarm sind bzw. nicht ausreichend Kalzium enthalten, um den Bedarf wachsender Welpen abzudecken. Dies gilt nicht nur für Fleisch und Innereien, einschließlich des „grünen" Pansens, sondern auch für Milchprodukte, Getreide und Gemüse. Wird eine solche Ration mit einem relativ kalziumarmen Mineralfutter ergänzt oder wird eine unzureichende Menge eines kalziumreicheren Produktes aufgenommen (Akzeptanz!), so entsteht eine Mangelsituation (Tab. 2.4). Für die Ergänzung hausgemachter Rationen für Welpen sollte das Mineralfutter etwa 20 % Kalzium enthalten, je nach Alter und Endgewicht des Welpen werden davon 20 bis 50 g benötigt.

Eine weitere typische Kalziummangelsituation ist das Verschneiden von Fertigprodukten mit kalziumarmen Futtermitteln. Dem Tierbesitzer ist dies oft nicht einmal bewusst, er empfindet die Zugaben als zusätzliches Extra und ihm ist nicht klar, dass dadurch der Bedarf an Fertigfutter sinkt. Meist reduzieren die Tierbesitzer die Fertigfuttermengen auch bis zu einem gewissen Grad oder die Welpen fressen einfach weniger davon. Auf die Frage nach der Fütterung antworten solche Besitzer trotzdem sehr oft, dass der Welpe ein kommerzielles Welpenfutter erhielte. Erst bei weiterem gezieltem Nachfragen kommt zu Tage, dass der Welpe außerdem noch regelmäßig Fleisch erhält („weil der Hund doch Frischfleisch braucht..."), ein bis zwei Esslöffel Speiseöl („für den Fellglanz..."), ein Päckchen Magerquark („damit er genug hochwertiges Protein erhält..."), ein Löffel Honig („fürs Immunsystem...") und drei Bananen („zur Kaliumergänzung...") zugelegt werden, und obendrein natürlich einmal in der Woche

Tab. 2.4: Unzureichende Kalziumversorgung durch Supplementierung einer hausgemachten Ration mit einem dafür nicht geeigneten Präparat zur Vitamin-Mineralstoffergänzung: Rationsberechnung für einen 10 Wochen alten Boxer mit 10 kg KM, erwartetes Endgewicht 35 kg

Futtermittel	Menge g	ME MJ	verd. Rohprotein g	**Kalzium mg**	Phosphor mg
Hüttenkäse	250	1,11	33	**175**	475
Rinderherz	250	1,27	40	**13**	525
geputzter Pansen	250	1,23	28	**50**	100
Haferflocken	207	3,16	19	**228**	642
Vitamin-Mineralstoff-Tabletten	10			**54**	42
Summe		6,77	119	**519**	1784
Bedarf		6,77	80	**5200**	2450

Pansen und Leber gefüttert wird. Der Phantasie für Welpenrationen ebenso wie für deren Begründungen sind kaum Grenzen gesetzt, mehrseitige detaillierte Futterpläne gehören schon fast zum guten Ton, wenn ein Züchter etwas auf sich hält. Oft kommt bei solchen Zusammenstellungen nicht einmal mehr die Hälfte des Energiebedarfs aus dem Fertigfutter, dessen Kalziumgehalt sinnvollerweise, um Überversorgung zu vermeiden, auf eine ausschließliche Fütterung abgestimmt sein muss. Eine unzureichende Kalziumversorgung ist dann unvermeidlich. Werden derartige Rationen nun obendrein noch mit Ergänzungsfuttern supplementiert, so ist ohne Rationsberechnung eine Abschätzung der Kalziumversorgung nicht mehr möglich.

Die **Verfügbarkeit** spielt gegenüber so erheblichen Fehlern bei der Kalziumversorgung, wie sie unter Praxisbedingungen regelmäßig beobachtet werden, nur eine untergeordnete Rolle, zumal die für die Welpenfütterung üblichen Kalziumquellen wie Kalziumkarbonat, primäres und sekundäres Kalziumphosphat sowie Knochenbestandteile (z. B. von Knochenputzfleisch) ausreichend verfügbar sind.

Die **Diagnose** Kalziumunterversorgung ist vor dem Auftreten klinischer Erscheinungen am besten anhand einer sorgfältigen nutritiven Anamnese und Rationsberechnung möglich. Der Kalziumgehalt im Plasma unterliegt keinen eindeutigen Veränderungen, Hypokalzämie wird, wenn überhaupt, erst im Endstadium auftreten, da die Aufrechterhaltung des Plasmakalziumspiegels Vorrang vor der Skelettentwicklung hat. Ebenfalls unsicher ist der Plasmaphosphorgehalt. Bei einem sekundären Hyperparathyreoidismus, der bei Kalziummangel zu erwarten ist, ist zwar mit einem Anstieg des Phosphatgehaltes im Plasma zu rechnen, ein solcher Anstieg tritt jedoch nicht regelmäßig auf. Außerdem ist der Plasmaphosphorgehalt bei Welpen ohnehin höher als bei adulten Tieren, was die Interpretation erschwert.

Großwüchsige Hundewelpen sind dankbare Patienten für die tierärztliche Ernährungsberatung. Das relativ häufige Auftreten von Skeletterkrankungen in Verbindung mit Werbeaussagen und populärwissenschaftlichen Vorstellungen führt zu erheblicher Verunsicherung der Welpenbesitzer, eine fundierte Beratung wird meist gerne angenommen. Eine rechtzeitige Korrektur nicht bedarfsgerechter Rationen kann schwere Erkrankungen verhüten, ein Beispiel für moderne Präventivmedizin ebenso wie für tierärztlichen Tierschutz. Aus dem oben Gesagten geht klar hervor, dass es nicht genügen kann zu fragen, ob denn ein Mineralfutter gegeben wird, sondern dass eine sorgfältige Erhebung über die angebotenen und die tatsächlich aufgenommenen Mineralfuttermengen sowie die Zusammensetzung (Beipackzettel, Deklaration aller Futtermittel mitbringen lassen!) der verwendeten Produkte mit nachfolgender Rationsberechnung notwendig ist. Es versteht sich von selbst, dass anschließend eine konkrete Rationskorrektur vorgenommen werden muss. Welpenbesitzer sind bei dieser Vorgehensweise in aller Regel auch bereit, eine solche Dienstleistung zu bezahlen. Es kann sich also durchaus lohnen, ein entsprechendes Angebot in einer Kleintierpraxis einzurichten. Wenn die Rationsberechnung nicht ins Praxiskonzept passt, ist es sinnvoll, „verdächtige" Patienten an die Ernährungsberatung der Tierärztlichen Bildungsstätten oder an selbständig tätige, spezialisierte Kollegen zu überweisen. Auf keinen Fall dürfen möglicherweise ernährungsbedingte Skeletterkrankungen symptomatisch behandelt werden, ohne dass die Ernährung sorgfältig überprüft und ggf. korrigiert wird.

Kalziummangel bei Katzenwelpen

Auch bei Katzenwelpen tritt hin und wieder Kalziummangel mit der Folge mangelnder Skelettmineralisierung auf. Meist handelt es sich hier um eine ausschließliche Fütterung mit Fleisch oder Innereien. Kürzlich trat Kalziummangel bei einigen Tieren eines Wurfs auf, die sowohl Fleisch als auch Feuchtfutter erhielten. Die betroffenen Tiere lehnten das Feuchtfutter ab und fraßen ausschließlich Fleisch.

2.2 Einschätzung der Nährstoffzufuhr

Während Mangelerkrankungen bei Hund und Katze selten geworden sind, tritt eine nicht optimal an den Bedarf angepasste Nährstoffversorgung relativ häufig auf. Die Folgen sind weitgehend unklar, ob langfristig dadurch Gesundheitsrisiken entstehen, ist für viele Nährstoffe nicht überprüft. Insbesondere adulte gesunde Hunde tolerieren erhebliche Fehlversorgungen für längere Zeit ohne offensichtliche Folgeschäden. Andererseits wünschen viele Tierbesitzer eine optimale Ernährung ihrer Lieblinge, ein potenzielles Tätigkeitsfeld für Tierärzte. Darüber hinaus ist es auch im nicht ernährungsbedingten Krankheitsfall von Interesse, welche möglichen subklinischen Mängel oder Exzesse an Nährstoffen bei üblichen Rationen zu erwarten sind.

2.2.1 Protein

In den westlichen Industrieländern ist bei Hund und Katze bei nahezu allen Rationstypen eine moderate bis deutliche Proteinüberversorgung zu erwarten. Folgen wie z. B. Nierenschäden, Wachstumsstörungen, Panostitis und Hauterkrankungen werden immer wieder postuliert. Bisher gibt es jedoch keinerlei Beweis für einen Zusammenhang mit der Proteinversorgung. Es konnte sogar widerlegt werden, dass ein Zusammenhang zwischen Proteinüberversorgung und Wachstumsstörungen besteht. Es ist offensichtlich, dass für die Fragestellungen bei adulten Hunden sehr langfristige Versuche notwendig wären. Epidemiologische Studien an Patienten sind insofern problematisch, da sie lediglich nachweisen können, dass die Mehrzahl der an einer bestimmten Krankheit leidenden Tiere mit Protein überversorgt ist. In aller Regel trifft dies jedoch auch auf den gesunden Teil der Population zu.

Bei der Optimierung einer Ration für gesunde Tiere ist es daher nicht erforderlich, eine Proteinüberversorgung unter allen Umständen zu vermeiden. Protein spielt eine erhebliche Rolle für die Akzeptanz der Rationen und damit letztlich für die Compliance der Tierbesitzer. Das Eineinhalbfache des Bedarfs sollte jedoch ohne triftigen Grund nicht all zu weit überschritten werden.

Proteinunterversorgung tritt nur äußerst selten auf. Vegetarische Rationen für Hunde und Katzen führen gelegentlich zu einer geringeren Proteinaufnahme. Bei konventioneller Fütterung kann es durch das Verschneiden von Fertigalleinfutter mit Beilagen wie Reis, Nudeln, Kartoffeln, Getreideflocken zu suboptimaler Proteinzufuhr kommen. Beim adulten Hund sind eventuelle Folgen wie Konditionsverlust, stumpfes Fell, reduzierte Immunkompetenz nur bei sehr langfristiger, erheblicher Unterversorgung zu erwarten. Selbstverständlich sollte die Proteinzufuhr trotzdem bei der Rationskorrektur in den bedarfsdeckenden Bereich angehoben werden.

2.2.2 Taurin

Katzenbesitzer sind oft sehr besorgt, ob ihre Katze auch genügend Taurin bekommt. Dies hängt mit der relativ späten Entdeckung der Essenzialität für die Katze sowie mit der 1987 erfolgten Feststellung einer rationsabhängig sehr stark schwankenden Verfügbarkeit und demzufolge stark schwankendem Bedarf zusammen. Dosenfutter mit hohem Anteil an Bindegewebsproteinen in großen Dosen, die entsprechend lange sterilisiert werden müssen, führen zu einer Reduktion der Taurinverfügbarkeit. Entsprechend mehr Taurin müssen sie enthalten, wenn es nicht zu Problemen kommen soll. Klinische Mangelerscheinungen traten vor allem in den USA auf, die Entdeckung des Problems wurde allerdings durch die einschlägigen Katzenzeitschriften weit verbreitet. Mittlerweile setzen fast alle Hersteller ihren Produkten (auch in Europa) Taurin zu. Bei Fertigfutter ist daher i. a. nicht mit einer Mangelsituation zu rechnen. Hausgemachte Rationen aus Fleisch und Innereien enthalten ausreichend Taurin. Beim Kochen kann es jedoch zu Verlusten kommen, da Taurin wasserlöslich und nicht in die Proteinstruktur eingebunden ist, so dass es ins Kochwasser austritt. Vegetarische Rationen enthalten kein Taurin, da dieses weder in pflanzlichen Produkten noch in Milch- und Eiprodukten enthalten ist. Die Taurinsupplementierung mit Ergänzungsfuttermitteln sollte immer rechnerisch überprüft werden, da diese oftmals nicht genügend Taurin enthalten, um den Bedarf einer Katze, die eine sehr taurinarme Ration erhält, tatsächlich abzudecken.

2.2.3 Kalzium und Phosphor

Alleinfutter für Hunde und insbesondere für Katzen führen bei erwachsenen Tieren sehr häufig zu einer erheblichen Überversorgung mit beiden Elementen. Eine erhebliche Reduktion des Kalzium- und Phosphorgehaltes in Alleinfuttern für Hunde ist nicht ohne weiteres möglich, da Alleinfutter definitionsgemäß alle Lebensstadien für alle Rassen, also auch Wachstum von Riesenhunden und Laktation bei großen Würfen, abdecken müssen. Als Alternative kommen Spezialprodukte für unterschiedliche Lebensstadien und Größenklassen in Frage. Bei der Katze, bei der das Wachstum deutlich langsamer erfolgt und keine vergleichbaren Unterschiede im Körpergewicht bestehen, wäre es dagegen möglich, mit wesentlich weniger Kalzium und Phosphor im Alleinfutter auszukommen. Bei gesunden adulten Tieren ist die Überversorgung mit Kalzium und Phosphor nach heutigem Stand des Wissens nicht problematisch. Sofern subklinische Nierenerkrankungen vorliegen, sollte die Phosphorüberversorgung unbedingt abgebaut werden, da sie zu einer schnelleren Progression der Nierenerkrankung führen kann. Es wurde gezeigt, dass exessive Phosphoraufnahme bei gesunden Katzen die Kreatininclearance reduziert (PASTOOR u. Mitarb. 1995). Ob dies langfristig zu Veränderungen an der Niere führen kann und ob es einen Zusammenhang zwischen überhöhter Phosphorversorgung und der Häufigkeit von Nierenerkrankungen bei Katzen gibt, ist unklar. Tiere mit einer Disposition zu Harnsteinen sollten ebenfalls nicht mit Kalzium und Phosphor überversorgt werden.

Hausgemachte Rationen jeglicher Art, auch solche, die durch spezielle Ernährungslehren geprägt sind, wie z. B. vegetarische Ernährung, Rohkost, Makrobiotik usw., enthalten sehr häufig zu wenig Kalzium, meist bei unausgeglichenem Kalzium/Phosphor-Verhältnis. Erwachsene Hunde und Katzen tolerieren dies oft erstaunlich lange. Wenn überhaupt, zeigt sich eine Entmineralisierung des Skeletts zuerst am Kiefer („Gummikiefer"). Trotzdem sollte die Ration durch ein Mineralsupplement korrigiert werden, ein Effekt, der auch bei sehr spezieller Fütterung ohne eine weiter gehende Ernährungsumstellung erreicht werden kann.

Wie bereits bei den Mangelerkrankungen bei wachsenden Welpen beschrieben, kann die übersichtliche Einteilung der Kalzium- und Phosphorversorgung nach Fertigfutter und Hausgemachtem durch Mischrationen und unkontrollierte Supplementierung so stark kompliziert werden, dass eine Einschätzung der Versorgung ohne Rationsberechnung nicht mehr möglich ist.

2.2.4 Natrium

Die Versorgung mit Kochsalz ist bei Verwendung von Fertignahrung in aller Regel reichlich, eine für gesunde Tiere bedenklich hohe Zufuhr an Natrium ist jedoch nur in Ausnahmefällen zu erwarten. Die früher oft üblichen, sehr hohen Salzgehalte in Trockenfuttern, die dazu dienen sollten, eine vermehrte Trinkwasseraufnahme und ein entsprechend größeres Harnvolumen zur Struvitsteinprophylaxe zu induzieren, sind wieder reduziert worden, seit vermehrt kalziumhaltige Steine auftreten, die durch eine hohe Natriumaufnahme begünstigt werden.

Bei hausgemachten Rationen muss unterschieden werden, ob Hund und Katze den Tisch des Herrn teilen oder ob speziell für die Tiere gekocht wird. Speisereste sind i. d. R. mehr als ausreichend gesalzen, „Herrchen" oder „Frauchen" müssten schon extreme Salzvermeidung betreiben, um einen für Hunde oder Katzen unzureichenden Gehalt in den Tischresten zu haben. Wird dagegen speziell, meist ohne oder mit extra wenig Salz für den Hund oder die Katze gekocht, so ist die Natriumzufuhr u. U. nicht ausreichend. Supplemente zur Mineralstoffversorgung enthalten zum Teil Kochsalz, so dass sie durchaus zur Ergänzung geeignet sind. Klinische Erscheinungen sind bei adulten Hunden und Katzen, die ja keine nennenswerten Natriummengen über den Schweiß verlieren, nicht zu erwarten, es sei denn, es kommt zu verstärkten Elektrolytverlusten z. B. bei Durchfall.

2.2.5 Kalium

Sowohl Alleinfutter als auch hausgemachte Rationen decken meistens den Kaliumbedarf von Hunden und Katzen. Eine gerade noch ausreichende Versorgung, die erhebliche zusätzliche Verluste z. B. durch Diuretika oder Durchfall nicht mehr abdeckt, ist aber in beiden Fällen möglich. Rationen mit hohem Anteil an Reis, wie z. B. bei gastrointestinalen Erkrankungen als Schonkost eingesetzt, enthalten häufig nicht genügend Kalium. Viele Mineralfutter enthalten kein oder nicht ausreichend Kalium, um solche Rationen zu ergänzen. Eine wesentlich über dem Bedarf liegende Kaliumzufuhr ist bei Rationen mit vielen pflanzlichen Bestandteilen, insbesondere mit Kartoffeln, zu erwarten. Sie stellt i. d. R. kein Problem dar.

2.2.6 Magnesium

Die Magnesiumversorgung ist bei Verwendung von Fertigfutter in den meisten Fällen adäquat, im Zusammenhang mit der Struvitsteinprophylaxe wird gelegentlich eine marginale Zufuhr beobachtet. Bei hausgemachten Rationen auf der Basis fettreicher Schlachtabfälle, Quark und Reis ist die Magnesiumversorgung meist nicht ausreichend, Getreideflocken und Gemüse sind dagegen reicher an Magnesium. Eine im Hinblick auf die Struvitsteinprophylaxe unerwünschte Magnesiumüberversorgung kann gelegentlich durch nicht ganz ausgewogene Alleinfutter, Mineralsupplemente oder durch Rationen, die reich an pflanzlichem Material sind, zustande kommen.

2.2.7 Eisen

Die Eisenversorgung ist bei Alleinfuttern und bei hausgemachten Rationen i. d. R. ausreichend. Ausnahmen können vegetarische Rationen (Verfügbarkeit!) sowie Rationen auf Quark-Reis- oder Getreidebasis eventuell auch mit hohem Anteil an sehr fettem Fleisch sein. Insbesondere während des letzten Drittels der Gravidität und im Absetzalter kann es dadurch zu mehr oder weniger stark ausgeprägten Anämien kommen. Auch bei kommerziellen Milchaustauschern und Spezialdiäten wurde gelegentlich ein zu knapper Eisengehalt beobachtet. Eine bedenkliche Überversorgung mit Eisen ist nur bei exzessiver Supplementierung oder bei unkontrolliertem Zugang zu einem wohlschmeckenden Eisenpräparat zu erwarten.

2.2.8 Kupfer

Für die Kupferversorgung gilt ebenso wie beim Eisen, dass in aller Regel von einer ausreichenden Versorgung auszugehen ist. Die Rationstypen, bei welchen dies nicht der Fall ist, sind prinzipiell ähnlich wie beim Eisen. Außerdem sollte erwähnt werden, dass Kupferoxid für die Katze nicht verfügbar ist. Gesunde Hunde und Katzen sind relativ unempfindlich gegen Kupferüberversorgung. Eine übermäßige Zufuhr könnte durch Einsatz von Mineralfuttern für Ferkel zustande kommen. Manche Hundebesitzer glauben, sie könnten durch den Kupfergehalt die Fellfärbung beeinflussen. Während es durchaus richtig ist, dass Kupfermangel zu einer Aufhellung des Haarkleides führen kann, ist es natürlich nicht möglich, durch Kupfergaben über den Bedarf hinaus das Haar dunkler zu färben.

2.2.9 Zink

Der Zinkgehalt kommerzieller Alleinfutter für Hunde und Katzen variiert stark. Von marginal bis mehrfach überversorgt (unbedenklich) ist alles möglich. Bei hausgemachten Rationen enthalten Fleisch und Innereien in etwa ausreichend Zink, die pflanzlichen Komponenten der Rationen wie z. B. Getreideflocken jedoch i.d.R. nicht. Eine Ergänzung erfolgt durch Mineralfutter nicht zuverlässig. Beim Zink spielt nicht nur die Höhe der Versorgung, sondern auch die Verfügbarkeit eine erhebliche Rolle. Überhöhte Kalziumgehalte und Phytinphosphat im Futter (aus pflanzlichen Futtermitteln, z. B. Getreide) reduzieren die Zinkverfügbarkeit.

Da beide Faktoren regelmäßig auftreten, ist eine marginale Zinkversorgung nicht selten. Erwähnung verdienen in diesem Zusammenhang auch vegetarische Rationen. Besonders kritische Lebensphasen im Hinblick auf die Zinkversorgung sind das Wachstum und die Laktation. Anekdotische Berichte über positive Wirkungen von Zinksupplementierung auf die Gesundheit und das Aussehen der Haut finden so eine einfache Erklärung, es wird lediglich eine marginale Versorgung korrigiert. Demnach ist bei längerfristiger Supplementierung oder aber bei Zinkzulagen zu bereits ausreichend zinkhaltigen Rationen kein so deutlicher Effekt mehr zu erwarten. Zinküberversorgung ist innerhalb des futtermittelrechtlich zugelassenen Rahmens unbedenklich. Langfristige unkontrollierte Zulagen können ebenso wie das Verschlucken von zinkhaltigen Münzen zu einer starken Reduktion der Kupferverfügbarkeit führen, so dass es zu Kupfermangel kommen kann.

2.2.10 Selen

Bei praxisüblichen Rationen muss nicht mit erheblichen Fehlversorgungen gerechnet werden. Die Zufuhr durch kommerzielle Alleinfutter liegt eher über dem Bedarf. Bei hausgemachten Rationen, deren Bestandteile auf selenarmen Böden erzeugt werden, ist eine knappe Versorgung dagegen möglich, sofern das Mineralfutter keinen Selenzusatz enthält, was (wegen der hohen Toxizität des Selens bei Überdosierung) nicht selten ist.

2.2.11 Jod

Eine deutlich unter dem Bedarf liegende Jodzufuhr kann, zumindest in Bayern, bei etwa einem Drittel der Hunde und vermutlich auch der Katzen unterstellt werden, unabhängig davon, ob Alleinfutter oder Hausgemachtes verfüttert wird. Aufgrund analytischer Schwierigkeiten, schwankender Gehalte im Ausgangsmaterial (wechselnde Schilddrüsenanteile bei Verwendung von Schlund) und futtermittelrechtlicher Obergrenzen supplementieren nicht alle Hersteller ihre Futtermittel mit Jod. Andererseits gibt es auch Produkte mit einem Jodgehalt, der erheblich über dem Bedarf liegt (LÖSCHER 1999). Bei hausgemachten Rationen ist mit Unterversorgung zu rechnen, und zwar auch dann, wenn jodiertes Salz verwendet wird. Der Gehalt im jodierten Salz ist nicht ausreichend, um bei moderater Salzzufuhr den Bedarf zu decken. Mineralfutter und sonstige Supplemente sind häufig nicht jodiert oder sie enthalten nicht genügend Jod, um eine hausgemachte Ration zu supplementieren. Auch hier gibt es aber Produkte, deren Jodgehalt eine Zufuhr, die den Bedarf deutlich überschreitet, bedingt. Während gesunde Tiere sowohl die knappe als auch die reichliche Aufnahme an Jod tolerieren, muss dieser Punkt bei Tieren mit Schilddrüsenerkrankungen besonders beachtet und die Jodzufuhr optimiert werden. Es ist auch bemerkenswert, dass die Jodzufuhr in USA weit häufiger deutlich über dem Bedarf liegt als bei uns, während hier die zu knappe Versorgung öfter vorkommt, und sich gleichzeitig die Häufigkeit bestimmter Schilddrüsenerkrankungen in USA und Europa deutlich unterscheidet.

2.2.12 Andere Spurenelemente

Die Versorgung mit sonstigen Spurenelementen wie Mangan, Cobalt, Molybdän, Fluor stellt bei Hunden und Katzen i. a. kein Problem dar. Die oft als Ultraspurenelemente bezeichneten, und erst seit relativ kurzer Zeit in aufwendigen Experimenten mit hochgereinigten Futterrationen unter weitgehender Vermeidung vielfältiger Kontaminationsmöglichkeiten als essenziell erkannten Elemente Chrom, Nickel, Silizium, Vanadium, Arsen und Blei haben für die praktische Fütterung i. d. R. keine Bedeutung, wenn überhaupt, ist eher an eine übermäßige Aufnahme und Toxizität zu denken, z. B. beim Blei.

2.2.13 Vitamin A

Bei Verwendung von Feuchtfutter ist mit einer hohen Vitamin-A-Aufnahme zu rechnen, und zwar auch dann, wenn keine Zusätze deklariert sind. Feuchtfutter enthalten oft sehr viel Leber, und eine Vitamin-A-Versorgung, die das Zehnfache des Bedarfs überschreitet, ist nicht selten. Der toxische Bereich wird dabei nicht erreicht, die langfristigen Konsequenzen sind unklar. Eine Studie an adulten Hunden zeigte, dass über einen Zeitraum bis zu einem Jahr eine Vitamin-A-Aufnahme von knapp 14000 IE/kg KM toleriert wurde, ohne dass es zu Veränderungen der Knochendichte kam (CLINE u. Mitarb. 1997). Trotzdem empfiehlt sich nicht, Hunden und Katzen, die häufig Feuchtfutter erhalten, hochdosierte Vitamin-A-haltige Präparate zu verordnen oder gar parenteral zu verabreichen. Bei Trockenfutter liegt die Vitamin-A-Aufnahme dagegen meist im bedarfsdeckenden Bereich. Hausgemachte Rationen, die Leber enthalten, können ebenfalls mehrfach bedarfsdeckend sein. Vitamin-Mineralstoffzusätze decken den Vitamin-A-Bedarf in aller Regel ab, oft wird er sogar übererfüllt.

2.2.14 Vitamin D

Die Vitamin-D-Zufuhr ist bei Fertigfutter in Deutschland i. d. R. im bedarfsdeckenden Bereich. In den USA wurde in Produkten mit viel Fischabfall (inkl. Leber) häufig eine Überversorgung beobachtet, die jedoch noch nicht den toxischen Bereich erreichte. Auch bei uns gibt es Ausnahmen. Bei einigen Spezialprodukten ist laut Deklaration sogar mehr Vitamin D enthalten als futtermittelrechtlich zulässig. Bei hausgemachten Rationen kommt es auf das Ergänzungsfutter an. Die Bedarfsdeckung kann hier sehr unterschiedlich sein. UV-Lichtexposition führt bei Hunden und Katzen nicht zu einer ausreichenden Vitamin-D-Synthese. Eine knappe Vitamin-D-Versorgung wird bei ausreichender Kalziumzufuhr von adulten Hunden und Katzen sehr lange toleriert, bei jungen Katzen konnten Mangelsymptome nur provoziert werden, wenn die Ration gleichzeitig wenig Kalzium enthielt.

2.2.15 Vitamin E

Fertigfutter decken den Vitamin-E-Bedarf weitgehend ab, eine knappe Versorgung ist allerdings möglich. Die Zufuhr über Supplemente ist ausgesprochen unterschiedlich und muss im Einzelfall überschlägig nachgerechnet werden. Bei hausgemachten Rationen ist die Versorgung i. d. R. ebenfalls eher knapp. Pflanzenöl enthält viel Vitamin E, allerdings auch viele ungesättigte Fettsäuren, die ihrerseits wiederum den Vitamin-E-Bedarf erhöhen.

2.2.16 B-Vitamine

Die Versorgung mit B-Vitaminen stellt bei Fertigfutter i. Allg. kein Problem dar, eine Überversorgung ist allerdings nicht zu erwarten. Die Verluste bei der Herstellung z. B. beim Sterilisieren machen es erforderlich, vor dem Produktionsprozess so viel zuzusetzen, dass der Gehalt im fertigen Produkt noch ausreicht. Dies erfolgt in aller Regel auch in ausreichendem Maß, da B-Vitamine jedoch relativ teuer sind, wird meist auch nicht mehr zugesetzt als notwendig. Bei hausgemachten Rationen spielt die Zubereitung ebenfalls eine wesentliche Rolle. Kochverluste können hier die Vitamin-B-Versorgung stark beeinträchtigen. Dies muss bei der Rationsberechnung beachtet werden, da hier evtl. die Gehalte für rohe Futtermittel zugrunde gelegt werden. Supplemente sind hinsichtlich des Vitamin-B-Gehaltes sehr unterschiedlich. Als Roborans kann daher die zusätzliche Verabreichung von B-Vitaminen durchaus sinnvoll sein.

2.3 Rationsberechnung, Energie- und Nährstoffbedarf

Dreh- und Angelpunkt der Rationsberechnung ist die Energiezuteilung. Der Energiebedarf des Tieres muss auf längere Sicht in jedem Falle erfüllt werden, er darf andererseits aber nicht überschritten werden. Daher muss die Futterzuteilung immer nach dem Energiebedarf erfolgen. Ein typischer Anfängerfehler bei der Rationsberechnung ist es, die Futtermenge an einem Nährstoff auszurichten, z. B. am Protein. Wenn ein Tier mit einem eiweißreichen Futtermittel bei bedarfsgerechter Energiezufuhr zu viel Eiweiß aufnimmt, kann man eben nicht einfach die Futtermenge reduzieren, um eine bedarfsgerechte Eiweißaufnahme zu erreichen, da das Tier dann nicht ausreichend Energie bekäme. Eine bedarfsgerechte Eiweißversorgung ist mit einem entsprechend proteinreichen Futtermittel nicht möglich und man muss sich entscheiden, ob man die Überversorgung toleriert oder ein weniger eiweißreiches Produkt empfiehlt.

2.3.1 Energiebewertung

Um Futtermittel dem Energiebedarf eines Tieres entsprechend zuzuteilen, benötigt man neben dem Bedarf auch den Gehalt im Futtermittel. Sowohl die Angaben zum Energiebedarf als auch die Verfahren zur Energiebewertung für Hund und Katze sind sehr unterschiedlich. Alle folgenden Angaben und Berechnungen werden auf der Stufe der umsetzbaren Energie (ME) durchgeführt, im Schrifttum finden sich jedoch häufig noch Werte in verdaulicher Energie (DE), die im Mittel um 6 % höher liegen.

Die verdauliche Energie (DE) in einem Futtermittel errechnet sich aus dem physikalischen Brennwert abzüglich der Energieverluste über den Kot. Die umsetzbare Energie (ME) berücksichtigt dagegen außer den Verlusten über den Kot, die Verluste durch mikrobielle Fermentation sowie über den Harn, die ebenfalls von der Bruttoenergie (= physikalischer Brennwert) abgezogen werden. Es ist offensichtlich, dass zur direkten Bestimmung sehr aufwendige Versuche erforderlich sind. Für Hunde und Katzen lässt sich die ME durch vereinfachte Verfahren abschätzen (KIENZLE u. Mitarb. 1998a). Da beide Species nur einen kleinen Dickdarm haben und die mikrobielle Fermentation in diesem Kompartement nur einen kleinen Beitrag zur Energieversorgung leistet, werden Fermentationsverluste bei allen Methoden vernachlässigt. Es müssen also nur die Verluste über den Kot (bzw. die Verdaulichkeit) sowie die Verluste über den Harn berücksichtigt werden. Für die Verdaulichkeit der Energie gibt es auch beim Fleischfresser eine breite experimentelle Basis, während für die Energieverluste über den Harn wiederum auf eine grobe, auf wenigen Daten beruhende Schätzung zurückgegriffen werden muss. Man geht davon aus, dass die wesentlichen renalen Energieverluste durch Abgabe stickstoffhaltiger Substanzen, vor allem Harnstoff, in den Urin zustande kommen. Da es sich dabei um Eiweißmetaboliten handelt, wird die verdauliche Energie anhand des Eiweißgehaltes im Futter korrigiert (Stickstoffkorrektur). Da nur das verdauliche Eiweiß im Intermediärstoffwechsel Metaboliten bilden kann, bezieht sich diese Korrektur auf verdauliches Rohprotein. Pro Gramm verdauliches Rohprotein werden bei Hundefuttern 5,2 und bei Katzenfuttern 3,6 kJ von der verdaulichen Energie abgezogen. Ob es sich dabei um einen echten Speziesunterschied oder nur um etwas unterschiedliche Ausgangsdaten handelt ist bisher nicht geklärt.

Für viele Einzelfuttermittel liegen die erforderlichen Daten zum Energie- und Proteingehalt sowie der Verdaulichkeit von Energie und Protein vor. MEYER und HECKÖTTER (1986) gaben eine entsprechende Futterwerttabelle heraus. Eine Umrechnung dieser Daten auf ME erfolgte durch MEYER und ZENTEK (1998). Eine Abschätzung des Gehaltes an ME in Fertigfuttermitteln kann wie folgt vorgenommen werden:

1. Schätzung des Gehaltes an Bruttoenergie (GE)[1]
GE kJ = 24 kJ* g Rohprotein + 38 kJ* g Rohfett + 17 kJ* g Gesamtkohlenhydrat
Gesamtkohlenhydrate (%) = 100-Feuchtigkeit(%)-Rohprotein(%)-Rohfett(%)-Rohasche(%)

Feuchtigkeit, falls nicht deklariert, unter 14% (Schätzwert 10%).

2. Schätzung der Verdaulichkeit der Energie:
Hund: Verdaulichkeit der Energie (%) = 91,2–1,43* Rohfaser in % Trockensubstanz
Katze: Verdaulichkeit der Energie (%) = 89,9–0,88* Rohfaser in % Trockensubstanz

Rohfaser in % der Trockensubstanz = Rohfaser(%)/(100-Feuchtigkeit(%))* 100

Verdauliche Energie (DE) = GE* Verdaulichkeit der Energie (%)/100

3. Stickstoffkorrektur
Hund: Umsetzbare Energie (ME) = DE (kJ)-4,34 kJ* g Rohprotein
Katze: Umsetzbare Energie (ME) = DE (kJ)-3,10 kJ* g Rohprotein

Die Korrekturfaktoren errechnen sich aus den obengenannten Faktoren für verdauliches Rohprotein von 5,2 bzw. 3,6 kJ und einer angenommenen mittleren Proteinverdaulichkeit von 83,5 bzw. 86%.

---

[1] Die Schätzung der Bruttoenergie anhand der Brennwerte für die Rohnährstoffe wurde aufgrund erheblicher Diskrepanzen zu bombenkalorimetrisch ermittelten Werten zunächst in Frage gestellt (KIENZLE et al., 1998a), mittlerweile konnte jedoch gezeigt werden, daß solche Abweichungen vor allem auf Fehler bei der Bombenkalorimetrie zurückzuführen sind (SCHRAG, 1999), so daß die Berechnung anhand der Brennwerte wieder als ausreichend genau angesehen werden kann.

Die Energiebewertung nach dieser Methode ist für Berechnungen mit dem Taschenrechner zweifellos recht kompliziert. Bei der computergestützten Rationsberechnung spielt dies aber keine Rolle mehr. So kann beispielsweise der Rechenweg auf einem Arbeitsblatt einer Tabellenkalkulation gespeichert werden, so dass dann nur noch die Rohnährstoffgehalte laut Deklaration eines Futtermittels eingegeben werden müssen, um den Gehalt an ME zu erhalten. Noch eleganter ist es, in einer Datenbank auf einer Tabellenkalkulation mit den Gehalten an Rohnährstoffen den Energiegehalt mit berechnen zu lassen. Auch hier muss der Rechenvorgang nur einmal bei einem Futtermittel eingegeben werden, für alle weiteren genügt das Kopieren. Eine weitere Vereinfachung ist ein Unterprogramm zur Energiebewertung innerhalb einer Software zur computergestützten Rationsberechnung, wie z. B. bei diet-check.

2.3.2 Energie- und Proteinbedarf

Der Erhaltungsbedarf an ME beinhaltet bei Hund und Katze den Bedarf zur Erhaltung der Körperfunktionen und der Körpermasse ohne besondere Beanspruchung. Dazu gehören Futteraufnahme und Verdauung, ungerichtete sowie die zur Gesunderhaltung notwendige Bewegung, also z. B. kleinere Spaziergänge sowie die Aufrechterhaltung der Körpertemperatur unter suboptimalen, aber nicht extremen Bedingungen. Die Werte liegen daher deutlich über dem Grundumsatz, der postabsorptiv, in Ruhe und unter thermoneutralen Bedingungen gemessen wird. Vor allem beim Hund unterliegt der Erhaltungsbedarf an ME sehr großen Schwankungen, die u. a. auf unterschiedliche Lebhaftigkeit und Bewegungsaktivität, Haltungsbedingungen, Körperbautyp, Alter und Oberflächenisolation zurückgeführt werden. Die Spannweite reicht beim Hund von unter 0,4 MJ/kg KM^{0,75} bis über 0,7 MJ/kg KM^{0,75}. Besonders hohe Werte wurden bei Doggen beobachtet. Die Mehrzahl der ex-

Tab. 2.5: Empfehlungen zur Energie- und Proteinversorgung von Hunden im Erhaltungsstoffwechsel sowie von Zuchthündinnen (pro kg KM) nach MEYER und ZENTEK (1998)

KM kg Energiebedarf MJ ME	5	10	20	35	60
Erhaltung	0,28–0,35	0,24–0,30	0,20–0,25	0,17–0,22	0,15–0,19
Gravidität	0,48	0,41	0,37	0,34	0,31
Laktation 2–4 Welpen	0,56	0,52	0,47	0,44	0,41
4–6 Welpen	0,80	0,77	0,73	0,69	0,67
>6 Welpen	0,92	0,87	0,83	0,79	0,77
Proteinbedarf g verd. Rohprotein					
Erhaltung	3,2	2,8	2,4	2,1	1,8
Gravidität	4,6	4,1	3,7	3,4	3,1
Laktation 2–4 Welpen	5,8	5,4	5,0	4,7	4,4
4–6 Welpen	8,8	8,4	8,0	7,4	7,4
>6 Welpen	10	9,7	9,2	8,9	8,7

Tab. 2.6: Empfehlungen zur Energie- und Proteinversorgung wachsender Welpen (pro kg KM) nach MEYER und ZENTEK (1998)

Monat KM adult kg	1.	2.	3.	4.	5.+6.	7.–12.
	Energiebedarf MJ ME/kg KM					
5	0,93	0,76	0,78	0,70	0,58	0,49
10	0,94	0,84	0,74	0,65	0,52	0,42
20	0,95	0,78	0,71	0,59	0,45	0,38
35	0,89	0,81	0,68	0,54	0,41	0,34
60	0,91	0,76	0,70	0,58	0,47	0,34
KM adult kg	Proteinbedarf g verd. Rohprotein/kg KM					
5	14	8–10	7–8	6–7	5–6	3–4
10	14	8–10	7–8	6–7	4–5	3–4
20	14	9–11	7–8	5–6	4–5	3–4
35	13	9–11	6–8	5–6	4–5	3–3,5
60	14	9–11	6–8	5–6	4–5	2,5–3,5

perimentellen Bestimmungen, die i.d.R. an in Zwingern zu mehreren oder mit Sichtkontakt gehaltenen Hunden durchgeführt wurden, ergaben Zahlen zwischen 0,42 und 0,53 MJ ME/kg KM^{0,75}. Im Haus gehaltene Hunde sind i.a. an der Untergrenze dieses Bereichs oder darunter. Bei Katzen sind die Unterschiede nicht so auffallend, es werden etwa 0,29 MJ/kg KM angesetzt. Fehler können vor allem dann entstehen, wenn Katzen aufgrund von Übergewicht eine relativ hohe Körpermasse aufweisen, dann muss das Normalgewicht zur Berechnung des Energiebedarfs eingesetzt werden. Für beide Tierarten ist es bei der Rationsberechnung sinnvoll, die Angaben des Besitzers über die bisherige Fütterung zu berücksichtigen. Bei normalgewichtigen Tieren, die keine Gewichtsveränderungen aufweisen, verlässlichen Angaben des Besitzers und entsprechend gründlicher

Tab. 2.7: Empfehlungen zur Energie und Proteinversorgung der Katze (pro kg KM) nach MEYER und HECKÖTTER (1986), LOVERIDGE und RIVERS (1989), KIENZLE (1998a)

		ME MJ	verd. Rohprotein g
Erhaltung		0,29	4,7
Gravidität		0,4–0,6	6,3
Laktation, 2.–4. Woche	Zahl der Welpen		
	<3	0,42	4,5
	3–4	0,68	10,5
	6	0,79	13,0
Wachstum	Alter in Wochen		
	5	0,96	18,0
	10	0,77	14,0
	20	0,53	9,5
	30	0,38	6,7
	40	0,31	5,3
	50	0,29	4,4

Tab. 2.8: Empfehlungen zur Mengenelementversorgung von Hunden im Erhaltungsstoffwechsel sowie von Zuchthündinnen (pro kg KM) nach MEYER und ZENTEK (1998)

	Erhaltung	Gravidität, 2. Hälfte	Laktation, bis 4. Woche Zahl der Welpen		
			< 4	4–6	> 6
Kalzium	100	165	250	425	495
Phosphor	75	120	175	209	335
Magnesium	15	18	18	26	30
Natrium	50	60	75	105	115
Kalium	55	65	87	125	140

nutritiver Anamnese (!) kann davon ausgegangen werden, dass die mit der bisherigen Fütterung aufgenommene Energie dem individuellen Bedarf des betreffenden Tieres entspricht. In jedem Fall muss der Besitzer darauf hingewiesen werden, dass beim Energiebedarf erhebliche individuelle Unterschiede auftreten können, die auch bei computergestützter Rationsberechnung nicht erfasst werden, so dass bei unerwünschten Veränderungen an der Körpermasse Korrekturen der Energiezuteilung erfolgen müssen.

Der Bedarf an Energie in verschiedenen Größenklassen sowie für verschiedene Stadien der Reproduktion und des Wachstums ist in den Tabellen 2.5 bis 2.7 dargestellt.

Beim ebenfalls in diesen Tabellen aufgeführten Proteinbedarf handelt es sich um die als optimal angesehene Versorgung, wobei von einer mittleren Wertigkeit des Proteins ausgegangen wird. Erhebliche Unterschreitungen werden bei Hunden toleriert, sofern die Proteinqualität hoch ist. Der Proteinbedarf wird oftmals auch in Relation zur Energie angegeben. Beim Hund werden für die Erhaltung etwa 10 g verdauliches Rohprotein/MJ ME empfohlen, für Reproduktion und Wachstum 11 bis 15. Bei Katzen liegt die Protein/Energierelation mit 15 bis 18 g/MJ für Erhaltung bzw. Wachstum und Reproduktion höher.

Tab. 2.9: Empfehlungen zur Mengenelementversorgung wachsender Welpen (pro kg KM) nach MEYER und ZENTEK (1998)

	KM adult kg	Monat 1.	2.	3.	4.	5.+6.	7.–12.
Kalzium	5	420	390	400	355	240	130
	10	445	440	450	385	255	130
	20	470	520	490	405	250	145
	35	445	585	520	380	250	145
	60	475	555	520	420	305	140
Phosphor	5	265	205	190	170	130	85
	10	275	230	215	180	135	85
	20	290	265	230	190	135	90
	35	280	300	245	180	135	90
	60	295	285	245	195	160	90
Magnesium	5–60	27	23	29	25	20	16
Natrium	5–60	126	129	95	76	64	54
Kalium	5–60	132	127	91	75	65	57

Tab. 2.10: Empfehlungen zur Spurenelement- und Vitaminversorgung des Hundes (pro kg KM) nach MEYER und ZENTEK (1998)

		Erhaltung	Gravidität, 2. Hälfte	Laktation, 1.–4. Woche	Wachstum
Eisen	mg	1,4	6,8	1,8–2,6	1,2–5,5
Kupfer	mg	0,1	0,16	0,4–0,8	0,2–0,6
Zink	mg	0,9	1,6	2,5–4,6	1,4–5,1
Mangan	mg	0,07	0,08	0,12	0,1
Jod	µg	15	25	25	25
Selen	µg	2,5	5	5	5
			Reproduktion, Wachstum		
Vit A	IE	75	200		
Vit D	IE	10	20		
Vit E	mg	0,5	1,2		
Vit. B_1	µg	20	55		
Vit. B_2	µg	50	100		
Vit. B_6	µg	20	60		
Vit. B_{12}	µg	0,5	1		
Pantothensäure	µg	200	400		
Nikotinsäure	µg	200	450		
Biotin	µg	2	4		
Folsäure	µg	4	8		
Linolsäure[1]	mg	200	500		

[1] berechnet nach Angaben zum Gehalt in der Trockenmasse

Tab. 2.11: Empfehlungen zur Mineralstoff- und Vitaminversorgung der Katze (pro kg KM) nach KIENZLE (1996 und 1998a)

		Erhaltung	Gravidität	Laktation, 2.–4. Woche			Wachstum	
				Zahl der Welpen			Alter in Wochen	
				1–2	3–4	6	<11	11–30
Kalzium	mg	80	110	138	323	397	200	150
Phosphor	mg	70	100	83	236	247	175	130
Magnesium	mg	12	18	14	18	22	28	20
Natrium	mg	80	110	144	250	294	150	100
Kalium	mg	80	110	140	250	290	160	120
							Wachstum	
Eisen	mg	1,5	2,1	1,9	3	3	2	
Kupfer	mg	0,1	0,15	0,14	0,25	0,25	0,25	
Zink	mg	1	1,4	1,9	3,2	4	2,5	
Mangan	mg	0,1	0,14	0,3	0,3	0,3	0,2	
Jod	µg	50	60	160	160	160	150	
Selen	µg	2	5	5	5	5	5	
			Gravidität und Laktation					
Vit A	IE	100	150–250				200	
Vit D	IE	5	10				10	
Vit E	mg	2	4				4	
Vit B_1	µg	100	300				200	
Vit B_2	µg	50	100				100	
Vit B_6	µg	80	100				100	
Vit B_{12}	µg	0,4	0,5–1,4				0,5–1,2	
Pantothensäure	µg	200	400				400	
Nikotinsäure	µg	800	1200				1200	
Biotin	µg	2–4	2–4				2–4	
Folsäure	µg	20	20				20	
Taurin[1]	mg	25–50	35–190				35–130	
Linolsäure[2]	mg	100	150–250				150–250	
Arachidonsäure[2]	mg	4	5–10				5–10	

[1] errechnet nach den Empfehlungen von MORRIS und ROGERS (1992): Trockenfutter 1200 mg/kg Trockenmasse und Feuchtfutter 2500 mg Taurin/kg Trockenmasse (Energiedichte 2 MJ/100 g Trockenmasse).
[2] berechnet nach Angaben zum Gehalt in der Trockenmasse

2.3.3 Bedarf an Mengen-, Spurenelementen und Vitaminen

Die folgenden Angaben zum Mengenelementbedarf des Hundes (Tab. 2.8 und 2.9) wurden faktoriell mit großen Sicherheitszuschlägen abgeleitet. Geringfügige Unterschreitungen sollten daher noch nicht als kritisches Gesundheitsrisiko eingestuft werden. Neben der absoluten Aufnahme muss auch das Verhältnis von Kalzium und Phosphor berücksichtigt werden. Es sollte zwischen 1 : 1 und 2 : 1 liegen, als optimal werden 1,4 : 1 angesehen. Je deutlicher die Versorgung mit einem dieser beiden Elemente vom Bedarf abweicht, umso wichtiger ist das Kalzium/Phosphor-Verhältnis. Es genügt jedoch nicht, nur das Verhältnis der beiden zueinander ausgewogen zu gestalten, wenn die absolute Aufnahme deutlich vom Bedarf abweicht.

Die Empfehlungen zur Spurenelementversorgung des Hundes (Tab. 2.10) sind bei den Elementen Eisen, Kupfer, Zink und Mangan großzügig faktoriell kalkuliert. Für Jod und Selen beziehen sie sich auf relativ weit zurückliegende Mangelversuche. Die bestehenden Empfehlungen wurden kürzlich für Jod bestätigt (LÖSCHER 1999). Auch die Empfehlungen zur Vitaminversorgung (Tab. 2.10) sind zu einem großen Teil aus Versuchen zur Vitaminforschung abgeleitet, die in der ersten Hälfte dieses Jahrhunderts durchgeführt wurden. Neuere Untersuchungen haben gezeigt, dass Hunde unter UV-Licht kein Vitamin D bilden.

Bei der Katze basieren die Bedarfszahlen (Tab. 2.11) auf einer deutlich kleineren experimentellen Grundlage als beim Hund. Entsprechend vorsichtig sollten sie interpretiert werden. In der jüngeren Vergangenheit hat es hinsichtlich des Nährstoffbedarfs der Katze noch einige Überraschungen gegeben, die erhebliche Korrekturen der Empfehlungen erforderlich machten, so z. B. die Unterschätzung des Taurin- und die Überschätzung des Vitamin-D-Bedarfs. Nach heutigem Stand des Wissens toleriert die Katze ein etwas engeres Verhältnis von Kalzium und Phosphor als der Hund, es sollte zwischen 0,9 : 1 und 2 : 1 liegen. β-Karotin kann von der Katze nicht in Vitamin A umgewandelt und Vitamin D kann unter UV-Bestrahlung nicht in ausreichender Menge gebildet werden.

2.4 Ernährung in verschiedenen Lebensabschnitten

2.4.1 Gravide und laktierende Hündinnen und Kätzinnen

Obwohl relative Wurfmasse und Tragzeit bei Hund und Katze sehr ähnlich sind, gibt es einen grundlegenden Unterschied bei der **Ernährung tragender Tiere**. Hündinnen sollen um etwa 25 % ihres Gewichtes beim Belegen zunehmen, Kätzinnen dagegen 30 – 50 %. Sie können daher während der Gravidität wesentlich reichlicher ernährt werden als Hündinnen, bei denen es i. d. R. notwendig ist restriktiv zu füttern, um ein übermäßiges Verfetten zu verhindern. Bei der Hündin wird man erst ab der 5. Woche der Gravidität mehr Futter anbieten, bei der Kätzin dagegen eher. Bei beiden Spezies muss die Nährstoff/Energierelation im Futter gegenüber dem Erhaltungsstoffwechsel etwas ansteigen. Ein bis zwei Tage vor der Geburt stellen manche Hündinnen und Kätzinnen die Futteraufnahme ein.

Bei beiden Tierarten hängt die **Milchleistung** von der Zahl der saugenden Welpen ab, je größer der Wurf, um so höher die Leistung. Die Laktationskurve verläuft bei beiden Spezies ähnlich. Die Leistung setzt relativ langsam ein und zeigt einen Höhepunkt vor Beginn der Beifütterung. Aus diesem Grund empfiehlt es sich bei großen Würfen, frühzeitig mit der Beifütterung zu beginnen, um das Muttertier zu entlasten. Die Milchzusammensetzung unterscheidet sich bei Hund und Katze zwar etwas, trotzdem gilt für beide Tierarten gleichermaßen, dass die Nährstoff/Energierelation im Futter ansteigen muss.

Kätzinnen verlieren während der **Laktation** an Körpermasse, nach dem Absetzen der Welpen sollte in etwa wieder das Gewicht vor dem Belegen erreicht sein. Sofern Kätzinnen einen großen Wurf haben und bereits zu Laktationsbeginn ihr Normalgewicht aufweisen, ist damit zu rechnen, dass sie auf dem Höhepunkt der Laktation in einen sehr schlechten Ernährungszustand kommen. Bei Hündinnen, die während der Gravidität weniger stark zunehmen sollen, sollte das Gewicht während der Laktation etwa konstant bleiben. Da bei beiden Tierarten während der Laktation bei großen Würfen die Trockensubstanzaufnahmekapazität die Energieaufnahme limitieren kann, ist für beide Spezies eine hohe Energiedichte im Futter erforderlich. Empfehlenswert sind je nach Wurfgröße mindestens 1,8 bis 2 MJ/100 g Trockenmasse.

2.4.2 Jungtiere

Bis zum Alter von mindestens zweieinhalb Wochen ernähren sich Hunde- und Katzenwelpen ausschließlich von Muttermilch. Danach kann mit der **Beifütterung** begonnen werden. Dies sollte spätestens ab der 4. Woche erfolgen. Für möglichst frühes Beifüttern spricht, dass das Muttertier entlastet wird und Spurenelemente zugeführt werden, die in der Muttermilch für diese Altersgruppe nicht mehr ausreichend enthalten sind. Dagegen spricht die Gefahr der Überfütterung, das höhere Risiko für Verdauungsstörungen und – Analogieschluss zum Frühabstillen beim Menschen – das möglicherweise höhere Risiko für die Entwicklung von Allergien.

Das Beifutter sollte zusammen mit der Muttermilch den Energie- und Nährstoffbedarf decken. Vermieden werden sollte ein hoher Gehalt an Stärke (z. B. getreidereiche Trockenfutter), da die Pancreasamylaseaktivität noch nicht ausreichend entwickelt ist. Das Protein sollte hochverdaulich sein, zu viel Bindegewebe oder pflanzliches Eiweiß kann Verdauungsstörungen begünstigen. Welpenbeifutter sind häufig ballaststoffarm oder enthalten überwiegend fermentierbare Faser. Auch dadurch kann Durchfall oder weicher Kot begünstigt werden. In solchen Fällen ist es sinnvoll, dem Futter einige Esslöffel Futterzellulose (Fa. Phrikolat, 53 707 Siegburg) zuzusetzen.

Besonders bei **Katzenwelpen** ist zu bedenken, dass es in relativ kurzer Zeit zu einer sehr wenig flexiblen **Nahrungsprägung** kommt. Es sollten daher vielerlei verschiedene Futtermittel (Produkte verschiedener Firmen, Feucht- und Trockenfutter, hausgemachte Rationen) angeboten werden, damit es nicht zu einer Festlegung auf einen bestimmten Futtertyp kommt. Dabei ist aber darauf zu achten, dass es nicht zu allzu abrupten Futterwechseln kommt, dass die Ration in etwa den Nährstoffbedarf abdeckt und dass nicht einzelne Welpen des Wurfs sich einseitig auf bestimmte Nahrungsangebote wie z. B. Hackfleisch kaprizieren.

Sehr wichtig ist es, die **Kalzium- und Phosphoraufnahme** bedarfsgerecht zu gestalten. Gerade im Alter von wenigen Wochen sind Welpen großwüchsiger Hunderassen besonders empfindlich gegenüber einer Kalziumüberversorgung. Eine unkontrollierte Supplementierung kann bereits vor dem Absetzen die Weichen für Störungen der Skelettentwicklung stellen.

Das **Absetzen der Welpen** sollte frühestens mit sechs Wochen erfolgen, vor allem bei Katzenwelpen besser später. Es bedarf keiner besonderen Erwähnung, dass dies nicht mit einem Futterwechsel verbunden sein sollte. Erst nach einigen Wochen beim neuen Besitzer kann allmählich auf die von diesem bevorzugte Futterart übergegangen werden.

Spezielle Welpenfutter sind i. Allg. nicht erforderlich, Alleinfutter müssen definitionsgemäß den Bedarf für das Wachstum mit abdecken. Nicht empfehlenswert ist es allerdings, Welpen mit Alleinfuttern, die ausdrücklich für den Erhaltungsstoffwechsel ausgewiesen sind, zu ernähren, da diese Produkte, wenn sie sinnvoll sein sollen, im Nährstoffgehalt gegenüber Alleinfuttern, die alle Lebensstadien abdecken, reduziert sein müssen. Dies ist gelegentlich auch bei „Light-Produkten" zur Gewichtsreduktion der Fall. Vor der Verwendung solcher Diäten für zu schnell wachsende oder übergewichtige Welpen muss daher überprüft werden, ob der Nährstoffbedarf abgedeckt wird.

Bei Tod, Krankheit oder Milchmangel des Muttertieres kann eine mutterlose Aufzucht bzw. der Einsatz eines Milchaustauschers erforderlich werden. In Tabelle 2.12 sind die Milchzusammensetzung, Rezepte für hausgemachte Milchaustauscher sowie Mengenangaben zusammengestellt. Kommerzielle Milchaustauscher für Hunde- und Katzenwelpen entsprechen leider nicht immer verlässlich der Zusammensetzung der Muttermilch. Daher sollte anhand der Herstellerangaben (Vergleich mit Muttermilch) überprüft werden, ob das Produkt geeignet ist.

2.4.3 Alte Tiere

Bei alternden Tieren muss, wie in allen Lebensstadien, eine adäquate Energie- und Nährstoffversorgung sichergestellt werden. Beim Hund muss berücksichtigt werden, dass im Alter, aufgrund reduzierter Bewegungsaktivität i. d. R. der **Energiebedarf** um ca. 20 % sinkt. Bei Katzen ist dies nicht der Fall. Entsprechend neigen alte Hunde mehr zur Adipositas als alte Katzen. Bei älteren Hunden sollte daher der Adipositas vorgebeugt werden. Sobald sie an Lebhaftigkeit verlieren (etwa ab dem 7. Lebensjahr), sollte die Gewichtskontrolle sehr regelmäßig durchgeführt und ggf. die Futtermenge reduziert werden.

Die Proteinzufuhr sollte ebenfalls bedarfsgerecht gestaltet werden. Es gibt weder einen stichhaltigen Grund für eine Über- noch für eine Unterversorgung. Das Protein sollte je-

Tab. 2.12: Milchzusammensetzung, Milchersatz und Fütterung von mutterlosen Hunde- und Katzenwelpen nach KIENZLE und LANDES (1995 a+b) und DOBENECKER et al. (1998a)

	Hund	Katze
Zusammensetzung der Muttermilch (pro 100 g)		
Trockensubstanz g	22	23
Energie kJ	600	490
Rohprotein g	8	8,1
Lactose g	3	3
Rohfett g	9	6,4
Taurin mg		30
Linolsäure mg	1000	1300
Arachidonsäure mg		140
Kalzium mg	245	137
Phosphor mg	177	139
Eisen mg	0,7	0,8
Kupfer mg	0,33	0,08
Zink mg	1,2	0,7
Rezept für 1 kg Milchaustauscher[1]		
Magermilch g	483	540
Magerquark g	400	350
Speiseöl g	60	50
Eigelb g	50	50
Korvimin H+K g	–	10
Dr. Clauder Bonefort Aufbaukalk g	7	–
Taurin mg	–	400
Nachtkerzenöl g	–	3
Futterbedarf und Zunahmen pro Tag		
Futtermengen in % KM	16	20
Anzahl der Mahlzeiten	8–4	8–4
Zunahme	10–12 % KM	12–20 g

[1] Mineralfutter, Taurin und Nachtkerzenöl sind nur für den längerfristigen Einsatz notwendig, nicht bei Überbrückung einer Notsituation von bis zu drei Tagen. Die vorgeschlagenen Mineralfutter ergeben einen der Muttermilch ähnlichen Gehalt im Milchaustauscher, einige Nährstoffe sind jedoch in etwas höheren oder geringeren Konzentrationen als für eine exakte Simulation erforderlich enthalten.

doch hochwertig und präzäkal leicht verdaulich sein (s. auch Diätetik der Lebererkrankungen). Beim Hund muss ggf. in Betracht gezogen werden, dass mit verringerten Futtermengen auch weniger Protein zugeführt wird. Deshalb sollte immer überprüft werden, ob der Bedarf pro Tier und Tag gedeckt ist, und nicht nur der Proteingehalt in der Trockenmasse bzw. das Protein/Energie-Verhältnis berechnet werden. Dies gilt auch für andere Nährstoffe. Bei den **Mineralstoffen** sollte darauf geachtet werden, dass die Phosphoraufnahme dem Bedarf entspricht, eine übermäßige Aufnahme kann die Progression subklinischer Nierenerkrankungen beschleunigen. Eine überhöhte Natriumzufuhr sollte ebenfalls vermieden werden. Reichlich zugeführt werden dürfen dagegen die **Spurenelemente** Selen (Cave, Toxizität beachten) und Zink. Beim Vitamin A ist bekannt, dass bei älteren Hunden die Speicherkapazität in der Leber abnimmt und eventuell renale Verluste zunehmen. Letzteres kann auch bei wasserlöslichen Vitaminen ein Problem sein. Bei

Vitamin E deuten vergleichende Untersuchungen an jungen und alten Hunden darauf hin, dass die Absorptionsgeschwindigkeit bei älteren Tieren zurückgeht, während die im Organismus insgesamt gespeicherte Menge eher größer wird (MEYDANI u. Mitarb. 1998). Die Vitaminzufuhr sollte daher für alte Hunde und Katzen nicht an der Untergrenze des bedarfsdeckenden Bereichs liegen.

2.5 Allgemeine Grundsätze der Diätetik

2.5.1 Compliance

Jeglicher Erfolg der Diätetik ist unabdingbar an die Compliance der Tierbesitzer gebunden. Ihr muss daher die höchste Priorität eingeräumt werden. Im Interesse einer Mitarbeit der Tierbesitzer können sogar gewisse, noch vertretbare Abstriche bei der ernährungsphysiologischen Konzeption einer Diät vorgenommen werden.

Eine gute Compliance hängt nicht nur vom Tierbesitzer, sondern auch vom Tierarzt ab. Durch den beratenden Tierarzt können im wesentlichen vier Aspekte der Compliance beeinflusst werden.
1. Einsicht in Notwendigkeit und Sinn der Diät
2. Praktikabilität der Diät
3. persönliche emotionale Überzeugung des Tierbesitzers
4. Akzeptanz durch das Tier
5. Feedback

Es versteht sich aus dieser Auflistung von selbst, dass in einem persönlichen Gespräch individuell auf den Tierbesitzer und den Patienten eingegangen werden muss. Einfach ein Rezept für eine Diät zu kopieren und zusammen mit einem Merkblatt abzugeben, ist wenig Erfolg versprechend. Die Vorstellungen des Tierbesitzers können i. d. R. nur im wiederholten persönlichen Gespräch nachhaltig beeinflusst werden.

Die Einsicht in die Notwendigkeit einer Diät hängt von der Fähigkeit des Tierarztes ab, die Zusammenhänge zwischen Erkrankung und Diätprinzip darzustellen. So muss z. B. dem Tierbesitzer erklärt werden, dass bei einer „Nierendiät" mit dem Futter möglichst wenig Substanzen aufgenommen werden sollen, die über die erkrankte Niere nicht ausgeschieden werden können. Je besser der Tierbesitzer diese Zusammenhänge versteht, um so geringer ist das Risiko für Abweichungen vom Diätplan und auch für unbeabsichtigte Diätfehler. Andererseits darf der Tierbesitzer auch nicht überfordert werden. Daraus ergibt sich die Notwendigkeit, bei der Beratung individuell auf den Bildungsgrad und die Vorkenntnisse des Patientenbesitzers einzugehen. So wird man einem Arzt vor allem die eventuell vorhandenen Unterschiede zu Diäten für vergleichbare Erkrankungen beim Menschen erklären und begründen, während man Tierhaltern ohne Vorstellungen über pathophysiologische Zusammenhänge nur eine sehr vereinfachte aber anschauliche Version des Diätprinzips geben sollte. Unverständlichkeit der Anweisungen und Begründungen wird vom Klienten als Arroganz empfunden und erzeugt Demotivation und Antipathie, sie ist daher nicht nur dem Diäterfolg, sondern auch der Kundenbindung an die Praxis eher abträglich.

Auch die Praktikabilität ist eine Conditio sine qua non für die Compliance. Wenn es dem Tierbesitzer nicht gelingt, die Diät seines Lieblings in seinen Alltag einzubauen, wird er früher oder später aufgeben. Zur Praktikabilität gehört ganz wesentlich die Frage nach dem zeitlichen und finanziellen Aufwand, den der Tierbesitzer zu leisten bereit ist, insbesondere wenn es sich um eine langfristige oder lebenslange Diät handelt. Langwieriges Einkaufen und Kochen wird bei Patientenbesitzern, die nicht häuslich sind, und die bisher immer nur mal eben Trockenfutter besorgen gingen, nicht gerade auf begeisterte Zustimmung stoßen. Umgekehrt hat eine kostspielige Fertigdiät für einen großen Hund bei einer Familie mit vielen Kindern und wenig Geld nur begrenzte Chancen auf langfristige Verwendung. Disziplin, Gedächtnisleistung, Konzentrationsfähigkeit und Bildungsgrad spielen ebenfalls eine erhebliche Rolle dafür, ob der Tierbesitzer in der Lage ist, die Diätvorschriften auszuführen. Davon hängt es ab, wie kompliziert die Diät sein darf, wie genau dem Besitzer das Abwiegen oder Abmessen von Mengen erklärt werden muss (ggf. müssen beim Beratungsgespräch Mengen abgewogen und Gefäße gekennzeichnet werden), wie genau Rationsbestandteile bezeichnet werden (fettes Fleisch oder Schweinebauch oder Kopffleisch Rind), wie viele und welche Variationen der Ration vorgeschlagen werden, wie genau das schriftliche Protokoll sein muss u. Ä. Es ist einfach sinnlos, einem Tierbesitzer, der beim Lesen von Anweisungen bereits eine gewisse Mühe erkennen lässt, den Rat zu geben, wenig Kohlenhydrate zu füttern. Es ist durchaus wahrscheinlich, dass er gar nicht weiß, dass damit vor allem Zucker und Stärke gemeint sind, und schon gar nicht, in welchen Futtermitteln diese enthalten sind. Besitzer mit geringer Konzentrationsfähigkeit und Disziplin, aber mittlerem bis überdurchschnittlichem Bildungsgrad sind i.d.R. überfordert, wenn die Ration zu viele Variationsmöglichkeiten beinhaltet. Nach dem Motto „ja, und dann hab ich das Fleisch mal gegen Quark ausgetauscht, weil ich hab gehört, das ist ein besonders gutes Eiweiß, und morgens hat er dann noch eine Banane gekriegt...." wird munter variiert bis von der ursprünglichen Empfehlung nichts mehr übrig bleibt. Eindeutige kurze Anweisungen sind hier dringend erforderlich. Unter dem Gesichtspunkt Praktikabilität ist auch die Frage zu überprüfen, wie viele Mitglieder des Haushaltes den Hund füttern, und wie diese ggf. einbezogen werden können.

Die Bedeutung der persönlichen emotionalen Überzeugung des Tierbesitzers wird oft unterschätzt. Sie ist nicht mit der Einsicht in die Notwendigkeit der Diät zu verwechseln, wie sich am Beispiel der Adipositas deutlich zeigen lässt. So wissen die meisten Besitzer übergewichtiger Hunde sehr wohl, dass ihr Hund zu dick ist, auch wenn sie das dem Tierarzt gegenüber nicht immer eingestehen. Sie wissen außerdem, dass Übergewicht ein Gesundheitsrisiko beinhaltet, aber trotzdem ändern sie ihr Fütterungsverhalten nicht. Daher muss bei der Diätberatung auf die persönlichen Vorstellungen und möglichen Barrieren des Tierbesitzers und seines sozialen Umfelds eingegangen werden. Einen wesentlichen Punkt stellt hier auch das eigene Essverhalten dar, da es sich oft sehr stark auf die Fütterungsgewohnheit auswirkt. Wer selbst keinen Fisch mag, wird möglicherweise auch bei seinem Tier eine Abneigung dagegen feststellen. Auch Vorurteile und weltanschauliche Vorstellungen müssen mit einbezogen werden. Wer der Ansicht ist, dass Kartoffeln für Hunde nicht gut sind, wird bei der Verfütterung einer Diät auf Kartoffelbasis immer ein ungutes Gefühl haben. Einen Tierbesitzer mit anthroposophischen Neigungen wird man nur schwer davon überzeugen, dass ein Trockenfertigfutter die richtige Diät für seinen Liebling darstellt. Die Empfehlung, Pferdefleisch für eine Eliminationsdiät zu verwenden, bricht bei vielen Tierhaltern ein Tabu. Einen sensiblen Tierfreund sollte man nicht auf den Schlachthof schicken, um sich hinter den Kulissen Organe abzuholen. Ein Hundesportler, der sich von speziellen Zusätzen zum Futter einen Vorteil hinsichtlich des Leistungsvermögens seiner Vierbeiner verspricht, wird vor allem dann mit der Fütterungsempfehlung zufrieden sein, wenn er das Gefühl hat, etwas Besonderes zu füttern, am besten etwas, das die Konkurrenz nicht hat oder weiß.

Von nicht zu unterschätzender Bedeutung ist auch die Qualität der Mensch-Heimtier-Beziehung und der Typus des Tierbesitzers (BERGLER 1994). Wird das Tier stark vermenschlicht oder als Tier wahrgenommen? Handelt es sich um einen Besitzer mit eher rationalen Einstellungen oder um einen Hundeliebhaber? Ist der Tierhalter eher „easygoing" und denkt nicht allzu viel über sein Tier nach oder handelt es sich um einen komplizierten Menschen, der nicht weiß, was er will?

Zu guter Letzt sollte die Diät vom Patienten auch gefressen werden. Der Protein- und Fettgehalt, die wesentlich zu einer guten Akzeptanz beitragen, sollten daher nicht weiter reduziert werden als notwendig. Proteinarme Diäten werden i.d.R. besser gefressen, wenn sie fettreich sind. Die Diät sollte dem bisher verwendeten Futter so ähnlich sein wie möglich. So wird es bei einer Katze, die vorher ausschließlich Trockenfutter gefressen hat, ausgesprochen schwierig sein, sie an eine hausgemachte Diät aus Kartoffeln und Quark zu gewöhnen, während umgekehrt eine Katze, die überwiegend vom Tisch gefüttert wurde und kein Trockenfutter kennt, dieses i.d.R. für nicht fressbar hält.

Eine möglichst enge Angleichung der Diät an die bisherige Ernährung ist auch unter dem Gesichtspunkt von Praktikabilität und emotionaler Überzeugung des Tierbesitzers sinnvoll. Manchmal genügt es ja, das Verhältnis zweier Futtermittel zu ändern, mageres gegen fettes Fleisch oder Knochen gegen Kauknochen auszutauschen, ein anderes Mineralfutter zu empfehlen oder einige Komponenten aus der Ration herauszunehmen. Dabei ist es allerdings sehr wichtig, dass der Tierbesitzer versteht, warum gerade diese Punkte geändert wurden.

Für die Compliance hat ein Feedback, z. B. die Frage, wie die Diät gefressen wird, ob es Probleme gibt, aber auch ein Gespräch, in welchem die wesentlichen Punkte wiederholt werden, große Bedeutung. Selbstverständlich müssen in einer Tierarztpraxis dabei wirtschaftliche Gesichtspunkte wie z. B. der zusätzliche Zeitaufwand oder Telefonkosten berücksichtigt werden. Eine Minimallösung ist die wiederholte Aufforderung an den Tierbesitzer, sich unbedingt zu melden, wenn etwas nicht klappt mit der Diät, z. B. wenn ein normalgewichtiges Tier zu- oder abnimmt. Dabei sollte darauf hingewiesen werden, dass eine ggf. erforderliche Variation der Diät nicht zusätzlich berechnet wird (jedenfalls nicht beim ersten Mal). Unter dem Aspekt der Kundenbindung kann eventuell auch ein einmaliger Rückruf mit Nachfrage nach Befinden und Erfolg der Diät vertretbar sein. Eine weitere Möglichkeit, ein Feedback zu bekommen, ist es, einen Bestandteil der Diät, z. B. ein Mineralfutter oder ein Organ vom Schlachthof o. Ä. in der Praxis an den Tierbesitzer zu verkaufen. Wenn diese Komponente nachgekauft wird, ist dies eine gute Gelegenheit, den Diäterfolg zu erfragen bzw. wenn ein Nachkauf nach einer bestimmten Zeit nicht erfolgt, ist dies ein Hinweis auf schlechte Compliance und eventuell ein Anlass nachzufragen, warum es nicht klappt. Auch das Angebot einer Waage für große Hunde kann besonders für Besitzer von Welpen und Junghunden ein Anreiz sein, in die Praxis zurückzukommen und bei dieser Gelegenheit auch Bericht zu erstatten. Wo dies sinnvoll ist (z. B. Nierendiät), können Nachuntersuchungen empfohlen werden, nach denen die Diät entsprechend dem Fortschreiten der Erkrankung angepasst wird. Eine aufwendige aber auch effektive Methode ist es, ein Treffen von Besitzern zu organisieren (z. B. zu einem Vortrag), deren Tiere dasselbe Problem haben (Welpenabend, Selbsthilfegruppe für Besitzer übergewichtiger Hunde usw.).

Neben diesen Gesichtspunkten ist auch die Durchführung der Diätberatung für die Compliance wichtig. Ein zwischen Tür und Angel gegebener Tipp wird nicht so ernst genommen wie ein Beratungsgespräch, in welchem nach Terminvereinbarung mittels computergestützter Rationsberechnung ein oder mehrere Rationsvorschläge individuell erarbeitet werden müssen – und das auch bezahlt werden muss.

Eine sorgfältige nutritive Anamnese bei der Ernährungsberatung sollte eine Selbstverständlichkeit sein und keiner besonderen Erwähnung bedürfen. Es ist offensichtlich, dass wesentliche Gesichtspunkte zur Herstellung einer guten Compliance ohne Kenntnis der bisherigen Fütterung nicht berücksichtigt werden können. Es empfiehlt sich aus mehreren Gründen, den Besitzer darum zu bitten, die Deklarationen und Beipackzettel aller bisher verwendeten Futtermittel und Supplemente zum Gespräch mit zu bringen. Zum einen veranlasst dies Besitzer genau über die bisherige Ration nachzudenken, zum anderen stellt es sicher, dass die Ration nicht versehentlich für ein anderes Produkt mit ähnlichem Namen aber völlig anderer Zusammensetzung falsch berechnet wird. Sehr aufschlussreich im Hinblick auf Einstellungen und Vorurteile des Besitzers ist es, danach zu fragen, *warum* bestimmte Futtermittel eingesetzt werden. Um eine erschöpfende Auskunft über die tatsächlich verwendeten Futtermittel und Supplemente zu erhalten, sollte man nicht schulmeisterhaft vorgehen nach dem Motto „und sonst geben Sie ihm wirklich nichts?", sondern eher überrascht wirken z. B. „Ach, Sie geben gar nichts extra, auch nicht für Fellglanz oder starke Knochen?".

2.5.2 Futtermittelrechtliche Regelungen für Diätfutter

Für Diätfuttermittel (Futtermittel für besondere Ernährungszwecke) gelten besondere futtermittelrechtliche Regelungen. Sie sind definiert als „Futtermittel, die sich durch ihre Zusammensetzung oder Herstellungsweise sowohl von gängigen Futtermitteln als auch von Fütterungsarzneimitteln deutlich unter-

scheiden und die dazu bestimmt sind, besondere ernährungsphysiologische Bedürfnisse zu decken. Letztere entstehen bei Tieren, deren Verdauung, Resorption oder Stoffwechsel zeitweilig oder irreversibel gestört sind, und denen daher die Aufnahme von für ihren Zustand geeigneten Futtermitteln zuträglich ist. Die Anlage 2a der Futtermittelverordnung enthält ein Verzeichnis der für Diätfuttermittel festgesetzten Verwendungszwecke. Bei Hund und Katze sind dies:
– Regulierung der Glukoseversorgung – Diabetes mellitus
– Unterstützung der Hautfunktion bei Dermatose und übermäßigem Haarausfall
– Unterstützung der Herzfunktion bei chronischer Herzinsuffizienz
– Regulierung des Fettstoffwechsels bei Hyperlipidämie
– Verringerung der Kupferspeicherung in der Leber (nur für Hunde)
– Unterstützung der Leberfunktion bei chronischer Leberinsuffizienz
– Minderung von Nährstoffunverträglichkeiten
– Unterstützung der Nierenfunktion bei chronischer Niereninsuffizienz
– Verringerung der Oxalatsteinbildung
– Linderung akuter Resorptionsstörungen des Darms
– Rekonvaleszenz, Untergewicht
– Unterstützung der Auflösung von Struvitsteinen
– Verringerung der Gefahr des Wiederauftretens von Struvitsteinen
– Verringerung des Übergewichts
– Verringerung der Uratsteinbildung
– Ausgleich bei unzureichender Verdauung
– Verringerung der Cystinsteinbildung

Gegen andere als die in Anlage 2a aufgelisteten Indikationen darf keine Diät ausgewiesen werden. Die Werbung für Futtermittel mit der Heilung oder Linderung von Krankheiten, die nicht in Anlage 2a aufgeführt sind und die nicht durch Mangel an Nährstoffen zustande kommen, ist weiterhin ausdrücklich verboten. Dadurch soll sichergestellt werden, dass keine „Diät" gegen Krankheiten oder Probleme, die diätetisch nicht behandelt werden können oder die bei ausgewogener bedarfsgerechter Fütterung nicht auftreten, in den Handel gebracht werden kann.

In Anlage 2a der Futtermittelverordnung werden nicht nur die Indikationen für Diätfutter definiert, sondern auch deren wesentliche ernährungsphysiologischen Merkmale z. B. „niedriger Energiegehalt". Zur Überprüfung gibt es eine erweiterte Deklarationspflicht. So müssen die Parameter, welche für den Diätzweck ausschlaggebend sind, deklariert werden, z. B. der Energiegehalt bei einer Reduktionsdiät, der Phosphorgehalt einer Nierendiät, die azidierenden und alkalisierenden Bestandteile bei Struvitdiät, die Proteinquellen bei Futtermitteln für Tiere mit Allergien usw.

2.6 Spezielle Diätetik

2.6.1 Diätetik bei Magen-Darm-Erkrankungen

2.6.1.1 Akute Gastroenteritiden

Bei akuten Gastroenteritiden ist es bei Hund und Katze, bei denen sekretorische Diarrhöen unüblich sind, empfehlenswert, eine 24- bis 48-stündige Nahrungskarenz einzuhalten (Cave! extrem fettsüchtige Katzen). Wasser muss selbstverständlich zur freien Aufnahme zur Verfügung stehen. Die Tierbesitzer sind zunehmend schwieriger davon zu überzeugen, dass dies keine Grausamkeit darstellt. Neben dem Hinweis auf eine Verschlimmerung von osmotischen Diarrhöen durch Futteraufnahme ist auch das Argument überzeugend, dass es einen möglichen Zusammenhang zwischen Futteraufnahme bei akuten gastrointestinalen Störungen und dem Auftreten von Futtermittelallergien gibt, weil unter solchen Bedingungen ein außergewöhnlich intensiver Kontakt zwischen Entzündungszellen, pathologisch veränderten Zellen und Futtermittelbestandteilen möglich wird. Bei Tieren, deren Ernährungs- oder Allgemeinzustand dies erfordert (adipöse Katzen, Jungtiere) muss, wenn die Erkrankung länger als 48 Stunden anhält ggf. parenteral ernährt werden. Versucht werden kann auch eine Rezeptur mit Reisschleim (Tab. 2.13). Bei adipösen Katzen sollte sowohl bei enteraler als auch parenteraler Nahrungszufuhr unbedingt Protein oder Aminosäuren zugesetzt werden.

Nach überstandener Erkrankung empfiehlt es sich, eine so genannte Schonkost für einige Tage anzubieten, also leicht verdauliche Rationen ohne Gewürze oder grobe Bestandteile z. B. Fleisch-Reis- oder Quark-Reis-Mischungen mit wenig Fett. Cave, solche Rationen sind elektrolytarm, ggf. mit Natrium, Kalium, Magnesium und Chlorid ergänzen!

2.6.1.2 Chronische Erkrankungen des Magen-Darm-Kanals

Rationen zur Diätetik von Magen-Darm-Erkrankungen sind sich prinzipiell ähnlich. Die Komponenten sollten hochverdauliche Proteine und Kohlenhydrate (i. e. Fleisch, Quark, Hüttenkäse, Reis, Kartoffeln) enthalten, der Fettgehalt muss mäßig bis deutlich reduziert werden. Von letzterem gibt es Ausnahmen, z. B. exokrine Pankreasinsuffizienz mit Enzymsubstitution, Hypoazidität des Magens. Zur Steuerung der Darmflora sowie zur Wasserbindung können – je nach Erkrankung – zusätzlich verschiedene Fasern oder andere schwer verdauliche Kohlenhydrate zugesetzt werden. In vielen Fällen kann eine Überempfindlichkeit gegen Nahrungsbestandteile nicht ausgeschlossen werden, so dass die Diät gleichzeitig auch das Prinzip der Eliminationsdiät berücksichtigen sollte.

2.6.1.2.1 Hypoazidität des Magens

Bei Hypoazidität des Magens ist die Proteinverdauung durch Pepsin (saures pH-Optimum) gestört und die Magenpassage erfolgt beschleunigt, häufig tritt auch Erbrechen auf. Schwer verdauliche Proteine wie z. B. Bindegewebe müssen daher gemieden werden. Als Eiweißquellen kommen hochverdauliche Proteinträger in Frage, die eine starke Wirkung auf die Magensäuresekretion haben, also z. B. Fleisch, Milchproteine, Eier (gekocht) oder auch Fisch. Das Futter darf fettreich sein, da dadurch der beschleunigten Magenentleerung entgegengewirkt wird. Bei häufigem Erbrechen sind hohe Chloridverluste zu erwarten, daher soll die Ration reichlich Kochsalz enthalten.

Tab. 2.13: Selbst hergestellte orale Rehydratationslösung nach GUILFORD (1994)

Komponenten	g auf einen Liter Wasser
Reismehl oder Stärke[1]	50–80
Natriumchlorid	3,5
Natriumbikarbonat	2,5
Kaliumchlorid	1,5

[1] durch Aufkochen in kolloidale Lösung bringen

2.6.1.2.2 Hyperazidität

Bei Hyperazidität des Magens und chronischer Gastritis müssen ebenfalls leicht verdauliche Proteine verwendet werden. Die Proteinzufuhr sollte jedoch nicht über dem Bedarf erfolgen, um die Magensäuresekretion nicht zusätzlich zu stimulieren. Als Proteinquellen sind Milcheiweiß, Eier (gekocht) und Geflügelfleisch zu empfehlen. Der Fettgehalt im Futter muss möglichst reduziert werden. Beim Hund kann Glukose als Kohlenhydratquelle verwendet werden, da sie (in mindestens 10 %iger Lösung) eine Hemmung der Säuresekretion bewirken kann. Ansonsten muss aufgeschlossene Stärke (Reis, Kartoffeln, Nudeln, gekocht) als Energielieferant herangezogen werden. Der Einsatz von alkalisierenden Salzen wie Karbonaten (z. B. Kalziumkarbonat und sekundären oder tertiären Phosphaten zur Mineralisierung der Ration oder sechs mal täglich als Zusatz Natriumbikarbonat ca. 50 mg/kg KG) kann der Übersäuerung ebenfalls entgegenwirken.

2.6.1.2.3 Exokrine Pankreasinsuffizienz

Einen Sonderfall stellt die exokrine Pankreasinsuffizienz (Maldigestion) dar. Hier müssen Verdauungsenzyme z. B. Pancreatin zugelegt werden (1 g Pancreatin auf 100 g Dosenfutter bzw. 30 g Trockenfutter). Die Enzyme können dem Futter zunächst unmittelbar vor dem Verfüttern zugesetzt werden. In der Regel reicht dies aus, um eine erhebliche Verbesserung der Verdaulichkeit zu bewirken. Sofern damit kein Erfolg erzielt wird, kann auf die extrakorporale Vorverdauung ausgewichen werden. Die Futtermittel werden zerkleinert, ggf. mit Wasser angerührt (Trockenfutter!) und mit den Enzym vermischt. Zunächst sollte der pH-Wert geprüft werden, der in etwa im Neutralbereich liegen sollte, falls notwenig kann Soda zur pH-Einstellung zugelegt werden. Anschließend 4 Stunden bei Zimmertemperatur oder 24 Stunden im Kühlschrank stehen lassen. Das vorverdaute Futter unterliegt organoleptisch wahrnehmbaren Veränderungen. Pankreasinsuffiziente Hunde stört dies i. Allg. nicht (Hunde fressen schließlich auch Erbrochenes), deren Besitzer sollte man aber im Voraus darauf hinweisen. Statt Pancreatin kann auch zerkleinertes frisches oder eingefrorenes Pankreasgewebe von Schlachttieren zur Enzymsubstitution verwendet werden. Mikrobielle Enzyme, wie sie für industrielle Zwecke hergestellt werden, sind erheblich preisgünstiger als Pancreatin. Sie können grundsätzlich verwendet werden. Allerdings besteht das Risiko von Überempfindlichkeiten beim Patienten, beim Besitzer und beim Praxispersonal. Weniger bewährt haben sich Enzymzulagen in Kapseln. Als Futter eignen sich hochverdauliche Rationen, einschließlich qualitativ hochwertiger Fertigfutter. Wenn Enzyme zugelegt werden, muss die Ration nicht unbedingt fettreduziert sein. Auf jeden Fall sollte sie reichlich essenzielle Fettsäuren enthalten z. B. durch Zusatz von Sonnenblumen- oder Sojaöl, da die pankreasinsuffizienten Tiere häufig zum Zeitpunkt der Erstvorstellung an einem Linolsäuremangel leiden. Auch Zink und fettlösliche Vitamine können bei Insuffizienz des exokrinen Pankreas nicht ausreichend verfügbar sein, so dass hier ebenfalls auf eine reichliche Versorgung geachtet werden sollte.

2.6.1.2.4 Malabsorptionssyndrome

Malabsorptionssyndrome können infolge von Schädigung der Dünndarmschleimhaut z. B. durch chronische Entzündungsprozesse oder nach akuten Infektionen, aber auch durch eine Hypersensitivität gegen Futterbestandteile entstehen. Als klassisches Beispiel hierfür ist die **Glutenhypersensitivität** der Irischen Setter zu nennen, die zu schweren Veränderungen an Mucosa und Darmzotten führt. Sobald Gluten (Getreideprotein) aus dem Futter eliminiert ist, verschwindet das Problem. Eine Eliminationsdiät (s. unter Diätmaßnahmen bei Hauterkrankungen) kann auch in anderen ungeklärten Fällen von Malabsorption versucht werden. Ansonsten sollten hochverdauliches Protein, Aminosäurengemische, Monosaccharide (i. d. R. Glukose), Mono- und Diazylglyzeride, Elektrolyte sowie vermehrt Vitamine zugeführt werden. Eine preiswerte Methode zur Herstellung solcher Mischungen ist die extrakorporale Vorverdauung von Rationen auf Quarkbasis mittels Pankreasenzymen. Dabei muss aber bedacht werden, dass alle niedermolekularen Komponenten zwar eine größere Chance haben, bereits im kranialen Dünndarm absorbiert zu werden, wo die Zerstörung der Schleimhaut möglicherweise noch nicht so weit fortgeschritten ist, dass sie aber andererseits auch eine stärkere osmotische Wirkung haben als hochmolekulare Nahrungsbestandteile und daher das Durchfallproblem verstärken können.

2.6.1.2.4.1 Bacterial overgrowth

Beim Bacterial overgrowth soll die Diät die Antibiotikatherapie unterstützen. Proteine und Kohlenhydrate müssen hochverdaulich sein, keinesfalls sollten Bindegewebsprotein oder größere Mengen an schwer verdaulichem pflanzlichen Eiweiß gefüttert werden. Der Proteingehalt sollte moderat und dem Bedarf angepasst sein, als Kohlenhydratkomponente eignen sich hochverdauliche Stärkearten (z. B. gekochter Reis, gekochte Kartoffeln, Nudeln). Die Ration sollte fettarm sein. Da auch die Absorption von Vitaminen beeinträchtigt sein kann, empfiehlt es sich, die Zufuhr von Vitamin A, E und B-Vitaminen (auch B_{12}) auf das Doppelte bis Dreifache des Erhaltungsbedarfs zu steigern. Faserzusätze können durch Beschleunigung der Darmpassage einen positiven Effekt ausüben. Beim Bacterial overgrowth stellt sich die Frage nach dem Nutzen von Probiotika und Prebiotika (Substrate für Probiotika, z. B. Laktose, Fruktooligosaccharide, fermentierbare Faser, Dosierung 1 – 2 g/kg KM, Überdosierung kann Durchfall verursachen), die i. d. R. darauf abzielen, eine Laktoflora zu etablieren. Hierzu muss zunächst festgestellt werden, dass adulte Hunde und Katzen unter natürlichen Bedingungen (im Gegensatz zu Ferkeln) keine Laktoflora im Magen-Darm-Kanal aufweisen. Dies schließt nicht aus, dass Tiere, die an Verdauungsstörungen leiden, von der Etablierung einer Laktoflora profitieren. Der Einsatz von Pro- und Prebiotika kann daher versucht werden. Wenig sinnvoll erscheint allerdings eine Kombination kohlenhydratarmer Futtermittel mit Probiotika, da diese unter solchen Bedingungen nicht ausreichend Substrat vorfinden, um sich zu vermehren.

2.6.1.2.4.2 Protein-loosing-Enteropathie

Die Protein-loosing-Enteropathie, bei der es aufgrund von schweren Schleimhautschädigungen (chronische Entzündungen bis hin zur Ulzeration, Tumoren) und/oder Störungen in der Zirkulation von Blut und/oder Lymphe zu Plasmaproteinverlusten in den Darm kommt, kann diätetisch ebenfalls nur unterstützend behandelt werden. Oft tritt als Folge der Proteinverluste in den Darm zusätzlich ein Bacterial overgrowth auf. Das Grundprinzip der Diätetik mit hochverdaulicher Nahrung bleibt erhalten, die Proteinzufuhr muss jedoch deutlich erhöht werden. Sofern die Möglichkeit, dass sich die Darmlymphe staut, nicht sicher ausgeschlossen ist, muss die Fettzufuhr auf ein Minimum, das die essenziellen Fettsäuren enthält (Pflanzenöle), reduziert werden.

2.6.1.2.5 Chronische Kolonerkrankungen

Bei Durchfällen im Zusammenhang mit chronischen Kolonerkrankungen wie z. B. Kolitis, Colon irritabile, wurde vor kurzem über eine Besonderheit der nutritiven Anamnese berichtet. Mindestens die Hälfte aller Besitzer von betroffenen Hunden nahmen sehr häufig Futterwechsel vor, i.d.R. in Abhängigkeit von der jeweils aktuellen Kotqualität. Zu häufige und z. T. drastische Futterwechsel würden möglicherweise auch bei einem gesunden aber empfindlichen Hund Durchfall provozieren. Es ist daher äußerst wichtig, zunächst die ständigen Futterwechsel abzustellen und den Patienten auf eine gleich bleibende Diät zu setzen. Diese sollte hochverdaulich und eher fettarm sein. Sie sollte aus wenigen Komponenten bestehen. Bei Verdacht auf das Vorliegen einer Überempfindlichkeit gegen Futterbestandteile kann eine Eliminationsdiät versucht werden.

Schwer fermentierbare Faser wie z. B. Zellulose kann zur Wasserbindung zugesetzt werden. Dadurch ändert sich zwar nicht unbedingt etwas an der Pathophysiologie der Diarrhö, die Kotqualität kann aber in vielen Fällen erheblich verbessert werden. Für den Tierbesitzer, der den Kot ggf. entfernen muss, kann dies eine beträchtliche Erleichterung bringen und so die Bedeutung des Problems für Mensch und Tiere verringern. Besonders bei Erkrankungen mit nervöser Beteiligung ist dieser Effekt von Vorteil. In manchen Fällen kommt es nach Einsatz von Zellulose zu einer Verschlimmerung des Problems, manchmal wird auch zunächst über eine Verschlechterung für einige Tage und anschließend über eine deutliche Verbesserung der Kotqualität berichtet. Für die Auswahl der Zellulose gilt, je länger die Faser, umso größer ist die Wasserbindungsfähigkeit, mikrokristalline Zellulose hat dagegen keinen so großen wasserbindenden Effekt. Gute Erfahrungen wurden mit einer Zellulose von einer Faserlänge bis 200 µm (Fa. Phrikolat, 53707 Siegburg) gemacht. Leicht fermentierbare Fasern z. B. Guar, Pektin (erhältlich zum Einkochen von Obst. Cave, für diesen Zweck darf das Produkt noch nicht gezuckert sein) und andere Kohlenhydrate, die der Fermentation im Dickdarm zur Verfügung stehen wie z. B. Laktose und Oligosaccharide (Dosierung 1–2 g/kg KM/d), werden bei Kolonerkrankungen eingesetzt, da bei ihrer Fermentation kurzkettige Fettsäuren entstehen. Diese sind Hauptenergielieferanten für die Ernährung der Mucosazellen des Kolons. Man muss sich aber darüber im Klaren sein, dass diese kurzkettigen Fettsäuren ebenso wie das teilweise außerdem entstehende Laktat auch eine osmotische Wirkung haben und dadurch den Wassergehalt in Chymus und Kot erhöhen können. Bei Überdosierung kann es auch bei gesunden Tieren zu Durchfall kommen. Weizenkleie ist an sich eine günstige Kombination von leicht und schwer fermentierbarer Faser für die Diätetik. Es gibt allerdings zwei gravierende Nachteile. Zum einen ist Kleie sehr phosphatreich und kann daher bilanzierte Rationen aus dem Gleichgewicht bringen, wenn größere Mengen eingesetzt werden. Zum anderen ist sie bei einer möglicherweise vorliegenden Überempfindlichkeit gegen Nahrungsbestandteile nicht zu empfehlen, da sie Getreideprotein enthält und außerdem als äußere Hülle des Getreidekorns mit Schimmelpilzen, anderen Mikroorganismen oder Verunreinigungen besetzt sein kann, und zwar auch ohne dass organoleptisch offensichtliche Veränderungen am Getreide oder an der Kleie vorliegen.

2.6.1.2.6 Obstipation

Bei Obstipation können oben genannte, leicht fermentierbare Substanzen ebenfalls zur Verflüssigung von Chymus und Kot eingesetzt werden. Die Dosierung kann von 1–2 g/kg KM langsam erhöht werden, bis der gewünschte Effekt eintritt. Auch Askorbinsäure hat eine hervorragende laxierende Wirkung, wenn Dosierungen von 500 bis 1000 mg/kg KM erreicht werden. Sie zeichnet sich durch eine hohe Akzeptanz aus, was besonders bei Katzen sehr vorteilhaft ist. Schwer fermentierbare Faser erhöht vor allem die Kotmenge, was nicht immer zu dem gewünschten laxierenden Effekt führt. Andererseits kann nicht so leicht überdosiert und Durchfall induziert werden.

2.6.1.2.7 Flatulenz

Flatulenz kann durch übermäßige Aufnahme von schwer verdaulichen Proteinen (Bindegewebsprotein, bestimmte Schlachtabfälle, ungereinigte Sojaproteine) und fermentierbaren Kohlenhydraten, wie bestimmten löslichen Fasern und Oligosacchariden, zustande kommen. Die Umstellung auf eine leicht verdauliche Ration, die auch einen höheren Fettgehalt haben darf, löst i.d.R. das Problem.

2.6.2 Diätetik bei Lebererkrankungen

Bei Lebererkrankungen können Syntheseleistungen, Speicherkapazität und Ausscheidungsfunktionen der Leber beeinträchtigt sein, im fortgeschrittenen Stadium kann es außerdem zu Stauungen im Pfortaderkreislauf kommen. Ziele einer Leberdiät sind daher zunächst die Verringerung des Anfalls von Metaboliten (aus der Nahrung und aus körpereigenem Gewebe), die durch die Leber umgesetzt oder ausgeschieden werden müssen, die Unterstützung der Regeneration der Leber durch angepasste Nährstoffzufuhr sowie eine gleichmäßige Versorgung mit Nährstoffen, die nicht mehr in ausreichender Menge gespeichert oder gebildet werden können.

Um den Abbau körpereigenen Gewebes zu verhindern, muss ausreichend **Energie** zugeführt werden, notfalls muss vor allem bei Katzen vorübergehend mit einer Sonde ernährt werden. Als Energieträger eignen sich aufgeschlossene Stärke (gekochter Reis, Nudeln, Kartoffeln, Brot, Getreideflocken), bei Hunden auch Traubenzucker und kleinere Mengen an Rohrzucker. Außer bei unzureichender Gallesekretion (Steatorrhoe) und bei Leberverfettung besteht keine Notwendigkeit, den Fettgehalt zu reduzieren. Ein hoher Gehalt an essenziellen Fettsäuren sowie an Gamma-Linolensäure (Nachtkerzenöl) und/oder n3-Fettsäuren (Fischöl, Leinöl) ist empfehlenswert, wobei auf eine zusätzliche Vitamin-E-Gabe geachtet werden sollte.

Die **Protein**zufuhr sollte zunächst in etwa im Bereich der Empfehlungen für die Erhaltung liegen. Anhand von Laborbefunden zum Plasmaeiweiß- oder Albumingehalt (bei reduziertem Wert Proteinzufuhr erhöhen) und Ammoniakgehalt (bei erhöhten Werten Protein reduzieren) sind ggf. Veränderungen erforderlich. Das Protein soll präzäkal hochverdaulich sein, da Proteine, die der Verdauung im Dünndarm entgehen, im Dickdarm mikrobiell umgesetzt werden, wobei leberbelastende Metaboliten entstehen. Das Protein soll reichlich Arginin und verzweigtkettige Aminosäuren, aber wenig Methionin und aromatische Aminosäuren enthalten und obendrein noch hochakzeptabel sein. Alle genannten Anforderungen werden von keinem Protein erfüllt. Kombinationen von Fleisch, Sojaisolat und Milchprotein kommen der optimalen Aminosäurenzusammensetzung bei hoher Verdaulichkeit im Dünndarm und mäßiger bis guter Akzeptanz noch am ehesten nahe. Bindegewebe (z. B. Lunge, Schlund) sollte gemieden werden, Eiprotein enthält viel Methionin und kann daher, wenn überhaupt, nur in kleinen Mengen verwendet werden.

Fermentierbare **Faser** sowie andere präzäkal schwer verdauliche aber leicht fermentierbare Kohlenhydrate werden zugesetzt, um den Dickdarmchymus zu azidieren und die Passage zu beschleunigen. Dadurch wird die Bildung und Absorption von Ammoniak und anderen Metaboliten des bakteriellen Proteinstoffwechsels reduziert. Dies ist besonders bei Hepatoenzephalopathie von Bedeutung. Geeignet sind Pektin (zum Einkochen, oder aus Karotten oder Äpfeln), Guaran, Laktose, Laktulose, Oligosaccharide eventuell auch Askorbinsäure. Die Dosierung kann ähnlich gestaltet werden wie bei Obstipation. Es besteht natürlich immer die Gefahr, Durchfall auszulösen. Dies kann man am besten durch eine kleine Anfangsdosis und langsame Steigerung der Mengen vermeiden. Weniger leicht fermentierbare Faser kann unerwünschte Metaboliten binden und die Dickdarmpassage beschleunigen. Daher kann auch Zellulose zugelegt werden.

Bei den Mengenelementen ist die **Natrium**versorgung zu beachten. Sofern Störungen im Pfortaderkreislauf und Aszites vorliegen, muss die Natriumzufuhr reduziert werden (s. Herzdiät). Bei den Spurenelementen muss darauf geachtet werden, dass die **Kupfer**aufnahme in etwa dem Bedarf entspricht, da durch eine hohe Kupferzufuhr höhergradige Leberdegenerationen verschlimmert werden können. Einen Sonderfall stellt in diesem Zusammenhang die erbliche Kupferspeicherkrankheit bei verschiedenen Hunderassen dar. Sie wurde zuerst beim Bedlington-Terrier beschrieben, mittlerweile ist sie aber auch beim West Highland White Terrier, Dobermann u. a. Rassen beobachtet worden. Bei (altdeutschen Schäferhunden traten vor kurzem Verdachtsfälle auf. Bei dieser Erkrankung soll die Kupferaufnahme weitestmöglich reduziert werden. Als kupferarme Proteinquelle eignet sich Hüttenkäse oder Quark, bei den Kohlenhydratträgern geschälter Reis. Fette sind i. d. R. kupferarm. Natürlich darf über das Mineralfutter kein Kupfer in die Ration eingeschleppt werden. Kupferfreie Mineralstoff-Vitamin-Mischungen kann man sich über den Dienstleistungsbereich Tierernährung an Tierärztlichen Bildungsstätten oder auch von niedergelassenen Fachtierärzten für Tierernährung und Diätetik, die einen entsprechenden Service anbieten, herstellen lassen. Solchen Mineralstoffmischungen kann dann außerdem eine erhöhte Zinkmenge (Dosierung zu Therapiebeginn 200 mg Zink/d für einen mittelgroßen Hund, Plasmazinkgehalt sollte nicht über 200 mg/dl ansteigen, nach ca. drei Monaten Zinkdosis deutlich reduzieren) zugesetzt werden, um die Kupferabsorption zu verringern. Zum Einsatz von Chelatbildnern s. klinische Kapitel zu Leberkrankheiten.

Die Zufuhr an **Vitamin A** sollte bei leberkranken Tieren bedarfsdeckend sein, eine Überversorgung ist zu vermeiden. **Vitamin E** und **B-Vitamine** sollen reichlich verabreicht werden. Da bei leberkranken Tieren, die Möglichkeit besteht, dass die Synthese von **Vitamin C** in der Leber eingeschränkt ist, kann es sinnvoll sein, zusätzlich Vitamin C (20–100 mg/kg KM) zu füttern.

Lipotrope Substanzen wie Methionin, Cholin, Carnitin, Inositol werden im Zusammenhang mit Leberverfettung gelegentlich empfohlen. Mit Ausnahme der idiopathischen Lipidose der Katze ist in der Praxis nicht mit Leberverfettung zu rechnen, die durch Mangel an diesen Substanzen bedingt wurde. Man sollte sich daher von ihrem Einsatz nicht zu viel versprechen. Bei Methionin sollte die Kontraindikation Hepatoenzephalopathie bedacht werden.

Bei der **idiopathischen Leberlipidose** der Katze sind einige Besonderheiten zu beachten. Experimentell wurde die Erkrankung bei adipösen Katzen durch mehrwöchige Nahrungskarenz reproduziert. Unter Praxisbedingungen, wenn noch weitere Krankheiten oder Stress hinzukommen, kann die idiopathische Lipidose jedoch bereits nach wesentlich kürzerer Hungerperiode auftreten. Die Pathogenese gilt inzwischen als geklärt. Bei Nahrungskarenz setzt bei den adipösen Katzen eine übermäßige Fettmobilisation ein. Die Folge sind große Mengen an in der Leber anflutenden Fettsäuren, die als Lipoproteine wieder ausgeschleust werden müssten. Die Lipoproteinsynthese ist dafür limitierend, insbesondere wenn Aminosäuren wie z. B. Methionin nicht mehr mit der Nahrung zugeführt werden. Eine diätetische Behandlung muss daher dem Fettabbau entgegenwirken und ausreichend Aminosäuren für die Lipoproteinsynthese zur Verfügung stellen. Eine Nahrungszufuhr ist daher zwingend erforderlich. Wenn die Katze nicht von selbst frisst, muss mittels einer Sonde zwangsgefüttert werden. Es ist möglich, dass sich anschließend der Zustand des Tieres verschlechtert. Trotzdem muss die enterale Ernährung unbedingt fortgesetzt werden. Aus der oben beschriebenen Pathogenese ergibt sich, dass die Sondennahrung viel hochwertiges Protein enthalten muss. Es gibt keine vergleichenden experimentellen Daten darüber, ob für die Abdeckung der Energieversorgung Fett oder Kohlenhydrate günstiger sind. Wegen der eher geringen Kohlenhydrattoleranz der Katze empfiehlt es sich wahrscheinlich nicht, sehr fettarme Rationen einzusetzen, während es andererseits im Hinblick auf eine erwünschte Insulinausschüttung (zum Stoppen des Fettabbaus) nicht sinnvoll ist, auf Kohlenhydrate völlig zu verzichten. Unter experimentellen Bedingungen hat sich eine proteinreiche Diät mit Fett und Kohlenhydraten gut bewährt (22 % Fett, 42 % Protein und 28 % Kohlenhydrate in der Trockenmasse). Von der Zusammensetzung eignen sich hochwertige Feuchtfutter sehr gut, allerdings ist die Verabreichung mit der Sonde nicht ganz einfach. Das Zerkleinern in einer Küchenmaschine und Vermischen mit Wasser kann zur Verflüssigung geeignet sein. Die Mischung sollte dann durch eine gleichartige Sonde aufgezogen werden, wie die, die bei der betroffenen Katze verwendet wird, damit es nicht bei der im Tier befindlichen Sonde zu einer Verlegung kommt. Alternativ kann eingedickte Fleischbrühe mit etwas Traubenzucker (5 %) und/oder Kartoffelbrei oder eine Emulsion aus Magerquark, Speiseöl, Traubenzucker und Eigelb gefüttert werden. Für die Erstversorgung ist es nicht erforderlich, dass diese Mischungen bilanziert werden, längerfristig sollte eine passende Mineralstoff- und Vitamin-Ergänzung vorgenommen werden. Der Zusatz von lipotropen Substanzen, z. B. Cholin und Taurin, wird empfohlen.

Bei allen Lebererkrankungen sollte die Futtermenge auf mehrere kleine Mahlzeiten verteilt werden, um zu hohe Peaks bei der postprandialen Anflutung von Metaboliten zu verhindern.

2.6.3 Diätetik bei chronischer Insuffizienz der Niere

Bei chronischer Niereninsuffizienz ist die Diätetik unverzichtbarer Bestandteil der Therapie. Vor allem im Anfangsstadium hat sie erheblichen Einfluss auf die Prognose, je früher mit der Diätetik begonnen wird, umso länger kann die Progression der Erkrankung verzögert werden und umso länger besteht Aussicht auf eine gute Lebensqualität. Im Rahmen eines Geriatrieprogramms sind daher entsprechende Blutuntersuchungen empfehlenswert.

Im Hinblick auf die Verzögerung der Progression der Erkrankung ist die Reduktion der **Phosphoraufnahme** die wichtigste Maßnahme. Sofern keine oder nur eine geringgradige Hyperphosphatämie vorliegt, sollte die Phosphoraufnahme auf 60 bis 70 % des Erhaltungsbedarfs reduziert werden. Dies schließt die Verwendung sehr vieler handelsüblicher Alleinfutter aus, da viele dieser Produkte ein mehrfaches des notwendigen Phosphorgehaltes aufweisen. Auch das Verschneiden des gewohnten Alleinfutters mit einer Diät ist daher, wenn überhaupt, nur kurzfristig möglich. Bei starker Hyperphosphatämie ist davon unbedingt abzusehen. Ausnahmen stellen einige qualitativ hochwertige Alleinfutter dar, die genau auf den Bedarf erwachsener Tiere abgestimmt sind. Wegen des meist auf wachsende Tiere abgestimmten hohen Phosphorgehaltes sind auch viele Mineralfutter nicht für nierenkranke Tiere zu empfehlen. Der Tierbesitzer muss darauf ausdrücklich hingewiesen werden, damit nicht eine phosphorreduzierte Diät mit einer unkontrollierten Supplementierung verbunden wird.

Mit fettem Fleisch und Kartoffeln ebenso wie mit einigen kommerziellen Nierendiäten kann die Phosphoraufnahme noch erheblich unter 60 – 70 % des Erhaltungsbedarfs gesenkt werden (Tab. 2.14). Im Spätstadium der Erkrankung ist dies wünschenswert. Bei Tieren mit geringgradiger Niereninsuffizienz ohne oder mit geringgradiger Hyperphosphatämie ist dies jedoch möglicherweise nicht sinnvoll. Im Experiment wurde durch mittelfristige mäßige bis erhebliche Phosphorreduktion bei weitem Kalzium/Phosphor-Verhältnis bei gesunden erwachsenen Katzen Phosphormangel (Symptome u. a. Apathie, Muskelschwäche, Inappetenz, Anämie, Veränderungen der Gliedmaßenstellung z. B. Säbelbeinigkeit) ausgelöst (KIENZLE u. Mitarb. 1998b). Eine regelmäßige Überprüfung des Plasmaphosphorspiegels und eine Anpassung der Phosphoraufnahme an den Grad der Beeinträchtigung der renalen Ausscheidung ist daher anzuraten. Dies kann nicht nur durch hausgemachte Rationen erreicht werden, sondern die Vielfalt des Angebots an kommerziellen Diäten mit unterschiedlicher Zusammensetzung bietet genügend Optionen, die für das individuelle Tier geeignete auszuwählen.

Phosphatbinder (Aluminiumhydroxid) sind nur sinnvoll, wenn eine Kontrolle der Hyperphosphatämie nicht durch eine drastische Reduktion der Phosphoraufnahme gelingt. Einen ähnlichen Effekt wie Aluminiumhydroxid hat auch der Zusatz von Kalziumkarbonat und ein weites Kalzium/Phosphor-Verhältnis.

Die Bedeutung der **Protein**versorgung für die Progression der Nierenerkrankungen wurde früher überschätzt. Aus heutiger Sicht muss sich die Proteinversorgung nach dem Grad der Urämie richten. Der Spielraum für eine Variation der Proteinversorgung ist beim Hund erheblich größer als bei der Katze. Da beim Hund sowohl bei Fertigfutter als auch bei hausgemachten Rationen in aller Regel eine moderate bis erhebliche Proteinüberversorgung vorliegt (15–20 g verdauliches Rohprotein/MJ ME), wird man bei Tieren mit moderater Urämie die Aufnahme zunächst auf den Erhaltungsbedarf (10 g verdauliches Rohprotein/MJ ME) reduzieren. Erst wenn dies nicht genügt, um die Urämie zu kontrollieren, ist eine weitere Verringerung der Proteinzufuhr auf etwa 8 g/MJ angebracht. Nüchternharnstoffwerte über 8 mmol/l gelten als Indikation für eine Reduktion auf 5–7 g verdauliches Rohprotein/MJ ME. Bei Katzen wird nach Grad der Urämie und Akzeptanz proteinärmerer Diäten durch das betroffene Tier ein Protein/Energie-Verhältnis von 8–15 g/MJ eingestellt. Bei beiden Spezies besteht bei erheblicher Proteinreduktion und hochgradiger Proteinurie die Gefahr, dass ein Eiweißmangel entsteht. Sofern eine Hypoproteinämie vorliegt, muss wieder etwas mehr Eiweiß zugeführt werden. Bei Nierenpatienten ist daher zur Einstellung der Proteinzufuhr eine regelmäßige Kontrolle von Plasmakreatinin, Plasmaharnstoff, Gesamteiweiß und/oder Albumin vorzunehmen.

Selbstverständlich muss das verwendete Protein von hoher Qualität sein und es sollte im Dünndarm hochverdaulich sein. Dies ist nicht nur für die Verfügbarkeit der Aminosäuren von Bedeutung, sondern auch, wie schon bei der Leberdiätetik besprochen, für die Entstehung von mikrobiellen Metaboliten des Proteinstoffwechsels. Im Zusammenhang mit Nierenerkrankungen verdient hier insbesondere das Ammoniak Erwähnung. Nach Absorption aus dem Darmkanal wird es über die Pfortader zur Leber transportiert und dort in Harnstoff überführt. Besonders bei Urämie können beträchtliche Harnstoffmengen über Verdauungssekrete und durch Diffusion in den Verdauungskanal rezykliert werden. Dort wird der Harnstoff durch bakterielle Urease wiederum in Ammoniak überführt, und der Kreislauf beginnt von vorn. Es gibt seit langem Versuche, diesen Kreislauf durch Antibiotika oder durch gezielte Zufütterung von Kohlenhydraten, die im Dickdarm fermentiert werden (z. B. Laktulose) einzuschränken. Bei den Antibiotika ist wegen der zu erwartenden Resistenzbildung nur mit einem kurzfristigen Erfolg zu rechnen, die Verwendung fermentierbarer Kohlenhydrate (Dosierung 1–2 g/kg KM) kann jedoch längerfristig zu einer Einschränkung des enterohepatischen Stickstoffkreislaufs beitragen. Das Prinzip beruht zum einen auf einem verstärkten Mikrobenwachstum im Dickdarm, die aus dem Ammoniak Protein aufbauen, welches dann mit dem Kot ausgeschieden wird, zum anderen durch eine vermehrte Bildung von organischen Säuren, Reduktion des pH-Wertes im Chymus, und dadurch Einschränkung der Ammoniakabsorption. Die Senkung des pH-Wertes im Chymus geht mit einer vergleichbaren Reduktion des Kot-pH-Wertes einher, und kann daher leicht überwacht werden (Kot 1 : 5 bis 1 : 10 mit Wasser vermischen, Kot-pH-Wert < 6,5).

Überhöhte **Natrium**aufnahme wurde bei nierenkranken Tieren mit Störungen der Blutdruckregulation in Zusammenhang gebracht. Andererseits können bei Polyurie auch erhöhte Natriumverluste in den Harn auftreten. Besonders bei Katzen kann auch vermehrt **Kalium** über die Nieren verloren gehen. Natrium und Kalium sollten zunächst in etwa dem Erhaltungsbedarf entsprechend zugeführt werden. Fertigdiäten weisen i.d.R. geringe Gehalte an beiden Elementen auf. Gegebenenfalls ist eine Ergänzung durch Kochsalz oder Kaliumkarbonat (ca. 100 mg/kg KM) einfach durchzuführen. Ungesalzene hausgemachte Rationen enthalten i. Allg. ebenfalls wenig Natrium, beim Kalium kommt es auf die Kohlenhydratträger an,

Tab. 2.14: Rationsbeispiel für einen 20 kg schweren Hund mit mittelgradiger chronischer Insuffizienz der Niere

Futtermittel	Menge g	ME MJ	verd. Rohprotein g	Kalzium mg	Phosphor mg	Kalium mg	Natrium mg	Magnesium mg
Kopffleisch, Rind	240	3,16	38	24	384	840	168	72
Kartoffeln, gekocht	300	0,96	5	30	180	1560	3	60
Fett[1]	20	0,76	0	0	0	0	0	0
Zwischensumme	560	4,89	44	54	564	2400	171	132
Mineralfutter A.D.C. Niere®	15	0,00	0	2475	450	0	672	180
Summe	575	4,89	44	2529	1014	2400	843	312
Bedarf		4,89	52	2000	1500	1100	1000	300

Protein/Energieverhältnis 9 g verd. Rohprotein/MJ ME
Kalzium/Phosphor-Verhältnis 2,5:1
Phosphor/Energieverhältnis 200 mg/MJ
Phosphoraufnahme auf ca 70 % des Erhaltungsbedarfs eingestellt

[1] z. B. Speiseöl, Leinöl, Fischöl, Schweineschmalz oder Rindertalg, Fett kann zum Braten der Kartoffeln und/oder des Fleisches verwendet werden, Braten erhöht i.d.R. Akzeptanz, aber evtl. geringere Verträglichkeit bei gastrointestinalen Störungen

Kartoffeln sind kaliumreich, Reis dagegen nicht. Kommerzielle Mineralfutter enthalten unter Umständen Natrium, worauf bei der Supplementierung hausgemachter Rationen geachtet werden muss.

Die Wirksamkeit von **Vitamin D** ist bei nierenkranken Tieren verringert, da das in der Leber aus D_3 gebildete 25-OH-D_3 in der geschädigten Niere nicht in ausreichendem Maße zu $1,25(OH)_2D_3$ umgewandelt wird. Es wird empfohlen, Vitamin D in einer Dosierung von etwa dem zwei- bis dreifachen des Erhaltungsbedarfs zuzuführen. In exzessiven Dosen kann zwar auch Vitamin D vor der Hydroxilierung an den Rezeptoren wirken, die Nebenwirkungen sind jedoch so drastisch, dass eine weit über den Bedarf hinausgehende Vitamin-D-Zulage nicht empfohlen werden kann. In der Humanmedizin werden auch $1,25(OH)_2D_3$ oder 1-OH-D_3 eingesetzt. In Einzelfällen mit schwerem osteorenalem Syndrom ist dies auch in der Tiermedizin möglich. $1,25(OH)_2D_3$ ist z. B. in Kapseln für den Humangebrauch erhältlich (Rocaltrol). Da diese Kapseln 250 bzw. 500 ng enthalten, die Dosierung aber 2,5 bis 10 ng/kg KM/d beträgt, muss der Kapselinhalt mit Isopropanol oder Propandiol verdünnt werden. Schon wegen dieses umständlichen Verfahrens wird der Einsatz von $1,25(OH)_2D_3$ Einzelfällen vorbehalten bleiben. Es muss dann unbedingt darauf geachtet werden, dass nicht gleichzeitig stark erhöhte Kalzium- und Phosphorgehalte im Blut auftreten, da sonst das Risiko für Weichgewebeverkalkungen (u. a. in der Niere!) besteht. Bei **Vitamin A** und den **B-Vitaminen** sollte die Zufuhr auf das zwei- bis dreifache des Erhaltungsbedarfs eingestellt werden.

Die Zusammensetzung des Fettes kann Einfluss auf die Progression der Nierenerkrankungen nehmen. Unter experimentellen Bedingungen verlangsamte ein hoher Anteil an **n3-Fettsäuren** bei geringerer Zufuhr an n6–Fettsäuren das Fortschreiten der Erkrankung. Allerdings erhielt eine andere Forschergruppe bei Patienten gerade umgekehrte Ergebnisse (BAUER 1998). Für die Fütterungspraxis gilt daher, dass vorläufig keine besonderen Anstrengungen unternommen werden müssen, um die Fettzusammensetzung in der Ration zu verändern. Bis auf weiteres sollte die Priorität auf die Akzeptanz und die Praktikabilität gesetzt werden.

Der Tierbesitzer muss unbedingt darauf hingewiesen werden, dass Nierenpatienten **Wasser** ständig zur freien Aufnahme zur Verfügung stehen muss. Keinesfalls darf den Tieren Wasser entzogen werden, um beispiels-

Tab. 2.14: Fortsetzung

Futtermittel	Eisen	Zink	Jod	Vit. A	Vit. D$_3$	Vit. B$_1$	Vit. B$_{12}$
	mg	mg	µg	IE	IE	mg	µg
Kopffleisch, Rind	8,4	7,2	7	120	0	0,3	5,5
Kartoffeln, gekocht	2,7	0,9	15	0	0	0,0	0,0
Fett[1]	0,3	0,0	0	160	0	0,0	0,0
Zwischensumme	11,4	8,1	22	280	0	0,3	5,5
Mineralfutter A.D.C. Niere®	64,4	24,0	342	2700	270	12,2	45,0
Summe	75,7	32,1	364	2980	270	12,4	50,5
Bedarf	28,0	18,0	300	1500	200	0,4	10,0

weise über Nacht die Häufigkeit des Harnabsatzes zu reduzieren.

2.6.4 Diätetik bei Urolithiasis

Diätmaßnahmen, die der Bildung verschiedener Harnkonkremente entgegenwirken, unterscheiden sich prinzipiell erheblich. Was für einen Steintyp die Methode der Wahl ist, kann beim anderen kontraindiziert sein. Daher ist es von ausschlaggebender Bedeutung für den Diäterfolg, dass die Zusammensetzung des Konkrementbildners bekannt ist. Sofern bereits ein Stein chirurgisch entfernt wurde, kann dies durch eine infrarotspektroskopische Analyse erfolgen (z. B. bei Prof. Dr. Hesse, Klinik und Poliklinik für Urologie, Experimentelle Urologie -Harnsteinforschungsstelle- Sigmund-Freud-Str. 25, 53105 Bonn). Chemische oder gar semiquantitative Analysen können bei Mischsteinen irreführend sein und werden daher nicht empfohlen.

Wenn noch kein Konkrement zur Untersuchung gelangt ist und in Betracht gezogen wird, die Steine durch Diät aufzulösen, kann versucht werden, den Konkrementtyp einzuschätzen, z. B. mit Hilfe der nutritiven Anamnese, der Rassedisposition und den Ergebnissen der Harnuntersuchung. Dabei muss ausdrücklich davor gewarnt werden, aus den Kristallen im Harnsediment eindeutige Rückschlüsse auf den Steintyp zu ziehen. Wenn z. B. Struvitkristalle auftauchen, ist dies zwar ein Hinweis, dass Struvit der Konkrementbildner sein könnte, es ist jedoch kein Beweis. Genauso gut kann ein kalziumhaltiges Konkrement oder ein Mischstein vorliegen. Die Voraussetzungen für die Struvitkristallisation können auch sekundär durch eine von einem anderen Stein ausgelöste Entzündung der harnableitenden Wege entstanden sein. In solchen Fällen bildet sich häufig ein Struvitmantel um einen Kern aus anderem Material. Findet man dagegen Zystin- oder Harnsäurekristalle im Sediment, ist es schon sehr viel wahrscheinlicher, dass diese Substanzen tatsächlich die Konkrementbildner sind. Bei nicht eindeutig bekanntem Konkrementtyp muss eine straffe klinische Kontrolle des Diäterfolges durchgeführt werden, z. B. durch regelmäßige Röntgen- oder Ultraschalluntersuchungen. Bei Nichtansprechen muss schnell reagiert werden, um zu verhindern, dass die Konkremente durch ungeeignete Diätmaßnahmen vergrößert werden.

Bei Hund und Katze gibt es hinsichtlich der Inzidenz der Konkrementarten ebenso wie bei den Ursachen tierartliche Unterschiede. **Struvit** (Magnesium-Ammonium-

Phosphat-Hexahydrat) dominiert in Deutschland nach den neuesten Statistiken von HESSE u. Mitarb. (1998) zwar bei beiden Tierarten noch immer mit über der Hälfte der Fälle. Die Tendenz ist aber rückläufig, vermutlich weil mittlerweile die nutritiven Ursachen der Struvitsteinbildung bekannt sind und die Hersteller von Fertigfuttermitteln vermehrt darauf achten, dass ihre Produkte entsprechend konzipiert sind. In den USA wurde Struvit bereits von seiner Position als häufigster Konkrementbildner verdrängt. Für Struvit scheint es bei Hunden eine gewisse Rassedisposition zu geben. So bestanden Harnsteine von Cockerspaniels, Pekinesen, Deutschen Schäferhunden, Shi Tzus, Bobtails und Berner Sennenhunden überdurchschnittlich häufig aus Struvit (HESSE u. Mitarb. 1998). Es drängt sich die Spekulation auf, dass möglicherweise langhaarige Hunde, bei denen die Körperhygiene größere Schwierigkeiten macht, häufiger Struvitsteine bilden. Beim Hund ist die Struvit-Urolithiasis meist die Folge einer Entzündung der harnableitenden Wege, während bei der Katze in aller Regel zuerst die Konkremente auftreten. Eine Infektion liegt häufig nicht vor. Wenn es bei Katzen zu Entzündungen kommt, so sind sie meist die Folge der Harnsteine und nicht umgekehrt. Bei Katern treten außerdem Harnpfropfen aus organischem Material auf, die nachträglich häufig mit Struvit mineralisiert werden.

Zunehmende Bedeutung haben kalziumhaltige Konkremente, vor allem **Kalziumoxalat**. In Deutschland bestehen 17,5 % aller Harnsteine bei Katzen und 14,2 % aller Harnsteine bei Hunden aus Kalziumoxalat (HESSE u. Mitarb. 1998), in den USA sogar mehr als die Hälfte. Besonders bei kleinen Hunderassen treten kalziumhaltige Konkremente überdurchschnittlich häufig auf. So bestanden bei Welsh- und Foxterriern über 70 % aller untersuchten Steine aus Kalziumoxalat. Dobermannpinscher, Beagles, Yorkshire Terrier, Zwerg- und Mittelschnauzer sowie Spitze haben ebenfalls einen auffallend hohen Anteil an kalziumhaltigen Harnsteinen.

Noch ausgeprägter ist die Rassedisposition bei **Zystin**- und **Harnsäure**- bzw. Uratsteinen. Beide treten überwiegend bei Hunden bestimmter Rassen auf, Zystin auch bei einigen Großkatzen. Voraussetzung für das Auftreten von Zystinsteinen ist die essenzielle Zystinurie, eine Stoffwechselstörung, bei welcher die Reabsorption verschiedener Aminosäuren, darunter das schwer lösliche Zystin aus den renalen Tubuli gestört ist. Prädisponierte Rassen sind Irish Terrier, Bassets, Münsterländer und Dackel. Bei Mischlingen mit Blutanteilen aus diesen Rassen muss Zystin als Konkrementbildner ebenfalls in Betracht gezogen werden. Harnsäure- und Uratsteine können nur auftreten, wenn Harnsäure nicht zu Allantoin umgewandelt wird. Dies ist bei Dalmatinern der Fall. Bei dieser Hunderasse ist der Transport der Harnsäure in die Leberzellen reduziert, so dass die dort stattfindende Umsetzung zu Allantoin unterbleibt. Andere Hunde und Katzen mit portosystemischen Shunts scheiden ebenfalls Harnsäure aus, und können daher entsprechende Konkremente bilden. Allerdings wird dieses Problem i. d. R. bei solchen Erkrankungen klinisch nicht im Vordergrund stehen. Beim Dalmatiner fällt die Harnsäure überwiegend in Form ihres Salzes, des Urates, aus. 86,5 % aller Harnsteine bestehen bei dieser Hunderasse nach HESSE u. Mitarb. (1998) aus Ammoniumurat, 3 % aus Natriumurat, außerdem treten noch Struvit und Kalziumphosphat auf.

Sehr selten wurden **Silikatsteine** nach Aufnahme von silikatreichen pflanzlichen Futtermitteln oder Zusätzen beobachtet.

Obwohl eine nutritive Rezidivprophylaxe grundsätzlich bei allen Konkrementtypen sinnvoll ist, gibt es doch große Unterschiede im Ansprechen der Konkrementbildner auf eine Diät (Tab. 2.15). Während Struvit durch Diätmaßnahmen sehr gut behandelt (gute Prognose für Auflösung und Prophylaxe von Konkrementen), andererseits aber durch Fütterungsfehler auch am ehesten hervorgerufen werden kann, sind die kalziumhaltigen Konkremete durch die Fütterung weniger leicht beeinflussbar (Auflösung von Konkrementen aussichtslos). Zystin- und Uratsteine nehmen eine Mittelstellung ein. Eine Steinauflösung durch Diätmaßnahmen kann bei Zystin gelingen, bei Uratsteinen ist sie eher umstritten.

Eine bei allen Konkrementarten sinnvolle Diätmaßnahme ist die Vergrößerung des Harnvolumens durch vermehrte Wasseraufnahme. Das spezifische Gewicht des Harns sollte unter 1030 gesenkt werden. Dies lässt

Tab. 2.15: Übersicht über Diätmaßnahmen zur nutritiven Prophylaxe und Therapie verschiedener Harnkonkremente

Konkrementtyp	Harn-pH	Nährstoffversorgung	sonstige Maßnahmen
Struvit	Prophylaxe < 7 Auflösung < 6,5	Mg (<40 mg/MJ) P, Protein bedarfsgerecht	Entzündungen/Infektionen der harnableitenden Wege behandeln
Kalziumhaltige	neutral, um 7	Ca, Vit. D, Protein, Na bedarfsgerecht, kein Zucker (erhöhen Kalziumausscheidung in den Harn), Askorbinsäure, Gemüse, Bindegewebe (enthalten Oxalat bzw. Vorstufen) meiden, reichlich Vit. B_6 (Mangel begünstigt Oxalatausscheidung)	neutraler Harn-pH kann bei vielen Rationen durch 150 mg Kaliumzitrat/kg KM eingestellt werden, Zitratausscheidung in den Harn und damit Inhibitorwirkung beim Flfr. noch nicht geklärt
Zystin	um 8 (Cave Entzündung → Struvitmantel)	Protein bedarfsgerecht, 100 mg Askorbinsäure/kg KM	N-2-Mercaptopropionylglycin (Hd.) Prophylaxe 30 mg/kg KM Auflösung 40 mg/kg KM
Harnsäure/Urat	neutral 6,7–7,2	Purinarm (= zellkernarm: Milch- und Eiprotein, keine zellreichen Organgewebe wie z. B. Leber, Niere, Hirn), Protein bedarfsgerecht	Allopurinol (Hd.) 10–30 mg/kg KM verhindert Umsetzung von Xanthin zu Harnsäure, ersetzt purinarme Diät nicht, bei hoher Purinzufuhr bilden sich Xanthinsteine
Silikat		Silikathaltige Futtermittel oder Supplemente absetzen	

sich am besten durch wasserreiche Futtermittel erreichen. Kochsalzzulagen zum Futter sind dazu nur bedingt geeignet. Zum einen werden so hohe Mengen benötigt (mindestens 1 g/kg KM/d), dass langfristig Nebenwirkungen nicht sicher ausgeschlossen werden können, zum anderen ist eine hohe Natriumaufnahme bei kalziumhaltigen Konkrementen kontraindiziert, da sie die Kalziumausscheidung in den Harn forciert. Auch schmackhafte Zusätze zum Trinkwasser können hilfreich sein, ihr Erfolg ist jedoch nur in Ausnahmefällen so eindeutig wie der eines hohen Wassergehaltes im Futter. Die „Feuchtigkeit" (= Wassergehalt) im Futter sollte mindestens 80 % betragen. Besonders vorteilhaft ist es, wenn die Energiedichte im Futter niedrig ist (1,6 MJ ME/100 g Trockensubstanz, bei 80 % Wasser in der ursprünglichen Substanz). Dann muss mehr Futter aufgenommen werden, um den Energiebedarf zu decken. Damit wird zwangsläufig auch mehr Wasser aufgenommen. Faser mit hohem Wasserbindungsvermögen kann die Energiedichte reduzieren und gleichzeitig mehr Wasser im Futter binden. Es wird dann zwar auch etwas mehr Wasser über den Kot ausgeschieden, solange kein Durchfall auftritt, sind die zusätzlichen fäkalen Verluste jedoch deutlich geringer als die zusätzlich aufgenommene Wassermenge.

Die Vergrößerung des Harnvolumens ist bei den kalziumhaltigen Konkrementen von besonderer Bedeutung, da die anderen Diätmaßnahmen hier nicht übermäßig wirkungsvoll sind. Durch das vermehrte Auftreten dieser Konkrementart bei der Katze schließt sich ein Kreis: Während man nach dem gehäuften Auftreten von Struvit zunächst annahm, dass dies durch Trockenfutter und die entsprechend reduzierten Harnmengen bedingt sei, wurde später gezeigt, dass mit azidierenden Trockenfuttern sogar eine Steinauflösung möglich ist. Eine auf die Struvitprophylaxe ausgerichtete Zusammensetzung der Futtermittel begünstigte das Auftreten kalziumhaltiger Steine, für deren Prophylaxe wiederum ein hohes Harnvolumen empfohlen wird.

Da bei fast allen Konkrementen der **Harn-pH** in einen bestimmten Bereich eingestellt werden muss, ist es sinnvoll, die Zusammenhänge zwischen der Fütterung und dem Harn-pH-Wert zu systematisieren. Sowohl bei der Katze als auch beim Hund lässt sich der Harn-pH-Wert anhand der Futterzusammensetzung grob abschätzen. Einen alkalisierenden Einfluss haben die Kationen Kalzium, Magnesium, Natrium und Kalium, während die Anionen Phosphor, Schwefel und Chlor einen azidierenden Effekt haben. Daraus errechnet sich die Kationen-Anionen-Bilanz (KAB) unter Berücksichtigung von Wertigkeit und Atomgewicht wie folgt:

KAB mmol/kg TS=49,9*Ca+82,3*Mg +43,5*Na+25,6*K−64,4*P−86,8*S−28,2*Cl

Die Werte für die Mengenelemente werden in g/kg Trockenmasse eingesetzt. Falls keine Angaben für Schwefel vorhanden sind (für Diätfutter gegen Struvit vorgeschrieben), können an dessen Stelle auch die Gehalte an den schwefelhaltigen Aminosäuren Cystin und Methionin mit den Faktoren 16,6 (Cys) und 13,4 (Met) verwendet werden.

Für die Einstellung des Harn-pH-Wertes werden die folgenden KAB-Bereiche empfohlen:

Harn-pH	KAB mmol/kg Trockensubstanz	Konkrementtyp
< 6,5	≤−150	Struvit
6,5–7	0	Struvit, Struvit/Karbonatapatit
um 7	200	Harnsäure/Urat, Kalziumoxalat
um 8	600	Zystin

Es muss ausdrücklich darauf hingewiesen werden, dass die zu erwartenden pH-Werte sich auf das Tagesmittel beziehen, der postprandiale Anstieg kann deutlich darüber liegen. Nebenwirkungen azidierender Rationen stehen nicht in direkter Beziehung zur Reduktion des Harn-pH-Wertes, sondern auch zur Dosis der Harnsäurer, insbesondere des Ammoniumchlorids. Daher empfiehlt es sich, zuerst die alkalisierenden Bestandteile der Ration zu reduzieren, um dann mit geringeren Mengen an azidierenden Substanzen eine negative KAB einstellen zu können. In diesem Zusammenhang muss erwähnt werden, dass die Mineralisierung von Rationen für Fleischfresser die KAB stark in den positiven Bereich verschieben kann, während viele Ausgangskomponenten eher azidierend wirken. So kann z. B. durch Kalziumkarbonatzulagen (Futterkalk, Bestandteil vieler Mineralfutter) der Harn-pH-Wert stark erhöht werden. Ergänzungsfutter müssen daher bei der nutritiven Anamnese unbedingt erfragt werden, die Ration muss entsprechend korrigiert und der Besitzer auf dieses Problem der pH-Verschiebung in einen möglicherweise unerwünschten Bereich ausdrücklich hingewiesen werden. Hausgemachte azidierende Rationen werden am besten mit speziellen Mineralstoff-Vitamin-Mischungen (erhältlich in der Tierernährung einiger Tierärztlicher Bildungsstätten z. B. in der Tierernährung der Münchner Tierärztlichen Fakultät) ergänzt, bei denen die alkalisierenden Bestandteile möglichst reduziert und dafür bereits azidierende Substanzen enthalten sind.

2.6.5 Chronische Herzinsuffizienz

Bei chronischer Herzinsuffizienz zielt die Diätetik auf eine Verminderung der Wasserretention. Außerdem soll der Verlust von Körpermasse verlangsamt und eine Belastung durch zu starke Magenfüllung vermieden werden. Das wichtigste Merkmal der Diät ist die Reduktion des Natriumgehaltes. Mit Ausnahme von ungesalzenen hausgemachten Rationen enthält das Futter meistens wesentlich mehr Natrium als notwendig. Daher kann eine moderate Reduktion auf 150 mg Na/MJ ME (0,3 % der Trockensubstanz) bereits Erleichterung schaffen. In schwereren Fällen kann die Zufuhr auf bis zu 15 mg/MJ (0,035 % der Trockenmasse) verringert werden. Das Trinkwasser muss ebenfalls natriumarm sein (<20–30 mg/l). Bei Wasserenthärtung mittels Ionenaustauscher kann eventuell zu viel Natrium enthalten sein.

Der Kaliumgehalt soll dagegen erhöht sein (500–600 mg K/MJ ME), besonders wenn mit Diuretika behandelt wird. Der Proteingehalt muss einerseits hoch genug sein, um dem Katabolismus entgegenzuwirken und eine gute Akzeptanz zu gewährleisten, andererseits sollte bedacht werden, dass durch verringerte Durchblutung auch eine gewisse Insuffizienz von Leber und Niere bestehen kann, so dass die Ausscheidung der Proteinmetaboliten verzögert erfolgen kann. Der Akzeptanz der Diät ist hier eine hohe Priorität einzuräumen.

Sinnvoll kann zur Unterstützung der Herzmuskulatur reichlich Vitamin E (2 mg/kg KM) und Selen (bis 5 µg/kg KM, bei Zusätzen einschließlich des im übrigen Futter bereits vorhandenen Selens; Cave! Intoxikation möglich) in der Ration sein. Bei Katzen kann eine Kardiomyopathie bekanntlich auch durch Taurinmangel entstehen und bei einigen Hunderassen wurde vor kurzem eine vermutlich erblich bedingte Störung bekannt, die durch L-Karnitingaben erheblich gebessert werden kann. Bei dilatativer Kardiomyopathie sollte bei der Katze Taurin (250–500 mg/kg KM) und beim Hund L-Karnitin (50–100 mg/kg KM) versuchsweise zugelegt werden.

Fleisch, Herz und Leber in kleinen Mengen, gekochtes Ei oder Magerquark eignen sich als Proteinträger für hausgemachte Rationen, Energie kann über kohlenhydratreiche Futtermittel wie Kartoffeln (K-reich), Nudeln, Reis, Getreideflocken sowie über Fette z. B. Schweineschmalz und Speiseöl oder aber indem man fetteres Fleisch auswählt zugeführt werden. Braten der Komponenten kann die Akzeptanz verbessern. Bei der Supplementierung der Ration muss darauf geachtet werden, dass das Mineralfutter nicht größere Mengen an Natrium enthält. Die Ration muss auf mehrere Portionen pro Tag verteilt werden, um eine durch übermäßige Füllung des Magens bedingte Belastung des Herzens zu vermeiden.

2.6.6 Diätetik bei Diabetes mellitus

Beim Diabetes mellitus kommt der Diät eine wichtige unterstützende Funktion in der Therapie zu, die Behandlung mit Insulin kann jedoch nicht durch Diät ersetzt werden. Sowohl beim Hund als auch bei der Katze gibt es den schlankwüchsigen juvenilen Typ I Diabetes mit absolutem Insulinmangel und den Typ II mit ungenügender Insulinwirkung, der vor allem bei älteren adipösen Tieren auftritt. Während es bei beiden Diabetikertypen ein wichtiges Ziel der Diät ist, den postprandialen Glukoseanstieg zu kontrollieren, gibt es hinsichtlich der Energiezufuhr grundlegende Unterschiede: Beim Typ I muss das Futter energiereich sein, um der katabolen Stoffwechselsituation und dem daraus resultierenden Konditionsverlust entgegen zu wirken, beim Typ II ist dagegen meist eine Gewichtsabnahme erwünscht.

Die Kontrolle der postprandialen Hyperglykämie erfolgt einerseits durch die Vermeidung von Zucker bei moderater Stärkezufuhr, andererseits vor allem beim Hund durch Zulagen von Faser, die die Glukoseabsorption verlangsamen. Eine völlig kohlenhydratfreie Ration kann allenfalls bei Katzen eingesetzt werden, beim Hund ist sie nicht empfehlenswert, da bereits bei gesunden Hunden, die kohlenhydratfrei ernährt werden, die Glukosetoleranz verschlechtert sein kann. Beim Hund ist nach Aufnahme von Stärke mit einer postprandialen Hyperglykämie zu rechnen, bei der Katze jedoch nicht. Bestimmte lösliche Fasern, z. B. Guarmehl können den Anstieg des Glukosespiegels verzögern. Je mehr Stärke daher in einer Ration enthalten ist, umso mehr Faser sollte zugelegt werden. Dabei muss allerdings bedacht werden, dass lösliche Fasern in hoher Dosierung zu Flatulenz und Durchfall führen können. Außerdem reduzieren auch diese Fasern die Energiedichte in der Ration. Beim Typ I Diabetiker wird man daher mit der Fasermenge zurückhaltender sein als beim adipösen Typ. Als Faustregel gilt, die Energie aus Kohlenhydraten etwa auf ein Drittel zu begrenzen. Besonders beim Typ I darf die Ration protein- und fettreich sein.

Abgesehen von kommerziellen Diabetesdiäten eignen sich auch viele kommerzielle Feuchtfutter, während Trockenfutter häufig zu viel Stärke enthalten. Hausgemachte Rationen mit Fleisch, Fisch oder Hüttenkäse als Proteinträger und Reis, Nudeln, Kartoffeln oder Getreideflocken als Kohlenhydratquelle sind geeignet. Diese Rationen sollten noch Faserzulagen erhalten und ein passendes Mineralfutter. Es ist nicht empfehlenswert, die Ration von Tag zu Tag zu wechseln, da die Energie- und Nährstoffzufuhr möglichst gleichmäßig sein sollte. Bei hausgemachten Rationen muss darauf geachtet werden, dass sich der Fettgehalt im Fleisch nicht ständig ändert. Deshalb sollte immer Fleisch aus dem selben Stück gekauft, und beim Einkauf bewusst auf den Fettgehalt geachtet werden.

Hinsichtlich der Fütterungstechnik gibt es verschiedene Standpunkte. Einerseits ist die Verteilung des Futters auf drei Mahlzeiten sinnvoll (morgens und abends je ein Viertel, mittags die Hälfte), um den postprandialen Glukosepeak möglichst niedrig zu halten, andererseits wird empfohlen bei insulinabhängigen Diabetikern, bei denen kein Langzeitinsulin verwendet wird, die Fütterung an die Insulinverabreichung anzupassen. So ist es durchaus sinnvoll, die Hauptmahlzeit vor der Applikation von Insulin zu füttern, um sicher zu gehen, dass eine entsprechende Glukoseanflutung aus dem Futter die insulinbedingte Blutzuckersenkung kompensiert.

2.6.7 Diätetik bei Adipositas

Fettsucht entsteht, wenn Hunde und Katzen längerfristig mehr Energie aufnehmen, als sie brauchen. Die möglichen Ursachen für dieses Ungleichgewicht sind allerdings vielfältig, sie reichen von Defiziten bei der Regulation der Futteraufnahme, niedrigem Energiebedarf (infolge Haltungsbedingungen z. B. Bewegungsmangel und/oder ruhigem Temperament) bis zu hohem Fettspeichervermögen. Eine gewisse, z.T. erbliche Disposition zur Adipositas dürfte auch bei Hunden und Katzen auftreten. So beobachtet man immer wieder, dass von zwei unter identischen Haltungsbedingungen bei einem Besitzer gehaltenen Tieren eines normal- und das andere übergewichtig ist. Bei Hunden ist eine gewisse Häufung der Adipositas in bestimmten Hunderassen (z. B. beim Labrador, Cocker Spaniel, Dackel, Basset, Beagle) bekannt.

Unabhängig von der Disposition des Tieres sollte ein verantwortungsbewusster Tierhalter eingreifen und die Energiezufuhr dem Energiebedarf des Tieres anpassen, bevor es übermäßig verfettet. Diese ernährungsphysiologisch so einfache Maßnahme stellt allerdings in der Praxis ein erhebliches psychologisches Problem dar. Ähnlich wie bei der Adipositas des Menschen werden dabei verschiedene Strategien angewandt:
– Verringerung der Futtermenge: Das gewohnte Futter wird weiterhin in geringerer Menge gegeben.
– Reduktionsdiät: Es wird ein Futter mit geringerem Energiegehalt in gleicher Menge wie bisher gefüttert.
– Nulldiät bei stationär aufgenommenen Hunden: Vollständiger Nahrungsentzug bis zum erreichen des Normalgewichtes. Cave! bei Katzen kontraindiziert!

Da es sich, wie bereits oben erwähnt, in erster Linie um ein psychologisches Problem handelt, ist die Reduktionsdiät die Methode der Wahl. Wird nur die Futtermenge reduziert, so werden die Tiere ihre Besitzer durch Betteln oder auch anderes unerwünschtes Verhalten zur Inkonsequenz bewegen. Nulldiät wird zwar unter erheblicher Belastung des betroffenen Hundes eine Gewichtsabnahme zur Folge haben, das Fütterungsverhalten des Besitzers wird dadurch aber nicht geändert. Im Gegenteil, es ist durchaus möglich, dass der „arme" Hund, sobald er wieder zu Hause ist, „zum Ausgleich" für die schlechten Zeiten noch mehr Futter erhält. Daher ist dies nur in Ausnahmefällen sinnvoll.

Bei **Reduktionsdiät** ist es besonders wichtig, dass der Besitzer glaubt, dass sein Tier durch die Reduktionsdiät ein ausreichendes Sättigungsgefühl bekommt. Er wird unerwünschtem Bettelverhalten seines Tiers dann noch am ehesten konsequent begegnen. Grundsätzlich kann das Volumen des Futters bei gleich bleibendem Energiegehalt durch Wasser, Luft oder schwer verdauliche Substanzen, z. B. Faser, vergrößert werden. Durch Wasser oder Luft wird das Sättigungsgefühl des Tieres nicht erhöht, hier geht es lediglich darum, beim Besitzer den Eindruck größerer Futtermengen hervorzurufen. Faser hat dagegen ernährungsphysiologische Effekte. Sie reduziert die Verdaulichkeit des Futters und erhöht die Magenfüllung. Bei Hunden ist es allerdings sehr schwierig, eine mechanische Sättigung allein durch Faser zu erreichen. Eher geht die Akzeptanz des faserreichen Futters zurück. Für etwas anderes, wohlschmeckenderes ist beim Hund nach Erfahrungen im Experiment dann durchaus noch genügend Stauraum vorhanden. Bei Katzen scheint die Futteraufnahmekapazität (nach Erfahrungen mit laktierenden Tieren beider Spezies) stärker limitiert zu sein. Hier ist eine mechanische Limitierung der Futteraufnahme durch faserreiche Futtermittel eher wahrscheinlich. Zugegebenermaßen wird die Grenze zur Scharlatanerie ein wenig verwischt, wenn man Hundebesitzern glauben macht, dass ihr Liebling wegen des höheren Faser- oder gar Wasser- bzw. Luftgehaltes mechanisch gesättigt sei. Da es letztlich den adipösen Tieren hilft, ist die Bezeichnung Plazeboeffekt wohl noch erlaubt.

Faserreiche Materialien wie z. B. Futterzellulose (Fa. Phrikolat, 53707 Siegburg) können mit fettarmen, hausgemachten Rationen, aber auch mit dem gewohnten Fertigfutter oder in hartnäckigen Fällen mit kommerziellen Adipositasdiäten verschnitten werden. Futterzellulose ist im Geschmack unauffällig, sie beinträchtigt die Akzeptanz i. d. R. erst bei sehr hohen Gehalten. Besonders für Katzen, die sich weigern eine spezielle Diät zu fressen, kann daher die Zulage von Zellulose zum bisherigen Futter die Methode der Wahl sein. Es bedarf keiner ausdrücklichen Erwähnung, dass die Menge des gewohnten Futters dabei reduziert werden muss.

Für die **Berechnung des Energiebedarfs**, nach dem sich die Futterzuteilung richtet, benötigt man zunächst das Normalgewicht des Tieres, da eine Gewichtsabnahme i. Allg. nicht erfolgen wird, wenn man für die Bedarfsberechnung das aktuelle (Über-)Gewicht einsetzt. Bei den meisten Katzenrassen, einschließlich der Europäischen Kurzhaarkatze, beträgt das Normalgewicht der weiblichen Tiere 3 bis 3,5 und das der Kater 4 bis 5 kg. In der Praxis sind zwar viele Katzen deutlich schwerer, dieses Gewicht sollte aber nicht als „starker Körperbau", sondern zumindest für die Rationsberechnung als Übergewicht eingestuft werden. Bei Hunden kann man sich am Rassestandard orientieren, besser ist es aber noch, wenn das Gewicht im Alter von etwa einem Jahr bzw. zu einer Zeit, als der Hund noch schlank war, bekannt ist. Es muss außerdem bedacht werden, dass adipöse Tiere i. d. R. weniger aktiv sind. Deshalb darf nicht der mittlere Bedarf an Energie zugrunde gelegt werden, sondern es muss zunächst vom untersten Bereich ausgegangen werden. Beim Hund sind das 0,42 MJ ME pro kg Stoffwechselmasse (Normalgewicht^{0,75}), bei der Katze 0,27 MJ ME/kg Normalgewicht. Um eine Gewichtsabnahme zu erreichen, muss die Energieaufnahme deutlich unter dem so errechneten Bedarf bleiben, etwa 60 % davon werden empfohlen.

Diese Unterschiede sind erheblich. Für eine weibliche Katze mit 5 kg (entspricht fast 70 % Übergewicht!) ergibt sich ein Energiebedarf von 1,45 MJ ME, wenn man einfach das aktuelle Gewicht und den Bedarf für normale Wohnungskatzen pro kg Körpermasse zugrunde legt. Davon 60 % sind 0,87 MJ. Das entspricht ziemlich genau dem Bedarf einer normalgewichtigen 3 kg schweren Katze. Eine Gewichtsabnahme ist nicht zu erwarten. Geht man dagegen vom Normalgewicht aus, setzt ebenfalls den unteren Wert für den Energiebedarf pro kg Körpermasse von 0,27 ein und teilt davon 60 % zu, so kommt man auf 0,49 MJ. Dies dürfte zu einer Reduktion des Gewichtes führen. Wenn dem Besitzer eine entsprechende Rationsberechnung vorgelegt wird, so ist es psychologisch klug, in der Spalte für den Energiebedarf bereits den reduzierten Wert, in diesem Fall also 0,49 MJ, einzutragen. Andernfalls wird er immer das Gefühl haben, dass bei der Energiezuteilung noch Spielraum nach oben besteht.

Es muss betont werden, dass der **Nährstoffbedarf** nicht reduziert ist, d. h. das Nährstoff/Energie-Verhältnis muss bei Adipositasdiäten weiter werden. Wird z. B. für den Erhaltungsstoffwechsel bei der Katze ein Verhältnis von 15 g verdaulichem Rohprotein/MJ ME empfohlen, so muss dieses bei dem obigen Rechenbeispiel auf beinahe 30 g/MJ erweitert werden. Ähnliches gilt für Mineralstoffe und Vitamine. Es ist daher möglich, dass bei Verwendung von Alleinfuttern in reduzierten Mengen der Bedarf an einigen Nährstoffen nicht mehr abgedeckt wird, und die Ration zusätzlich supplementiert werden muss.

Besitzer adipöser Tiere, die bei der Gewichtsreduktion ihrer Tiere scheitern, beschönigen ihre **Inkonsequenz und Disziplinlosigkeit** bei der Fütterung häufig damit, dass sie diese als Folge besonderer Weichherzigkeit und Tierliebe interpretieren. Diese Illusion ist mittlerweile widerlegt. Psychologische Untersuchungen zu Mensch-Hund-Beziehungen bei Besitzern übergewichtiger Hunde im Vergleich zu denen normalgewichtiger zeigten zwar eine stärkere Vermenschlichung der dicken Hunde, aber keine engere Mensch-Tier-Bindung. Auffallend war außerdem, dass die Besitzer der dicken Hunde den Zusammenhang zwischen einem gesundheitsbewussten Lebensstil und dem Gesundheitszustand sowohl für ihre Hunde als auch für sich selbst nicht wirklich ernst nahmen. Eigene Ess- und Lebensgewohnheiten der häufig selbst übergewichtigen Besitzer wurden auf den Hund übertragen. Einige Ergebnisse der Studie lassen sich durchaus dahingehend interpretieren, dass die Besitzer der dicken Hunde oft recht träge und phantasielos sind, und das Füttern des Hundes als bequeme Form der Interaktion mit ihrem Tier ansehen.

2.6.8 Diätetik bei Erkrankungen der Haut

Durch die Ernährung können verschiedene Hauterkrankungen beeinflusst werden. Dabei muss jedoch unterschieden werden zwischen Erkrankungen, die
- primär durch fehlerhafte Nährstoffversorgung ausgelöst werden (z. B. Parakeratose bei Zinkmangel),
- durch suboptimale Ernährung begünstigt werden,
- nur bei bestimmten Individuen als Unverträglichkeitsreaktion auf bestimmte Rationsbestandteile auftreten, die sich an Haut und/oder Gastrointestinaltrakt manifestieren (z. B. Glutenüberempfindlichkeit der Irischen Setter),
- nicht ernährungsbedingt sind, jedoch durch bestimmte Diätmaßnahmen gebessert werden können (z. B. zinc responsive Dermatosis der Huskies).

Primär durch **Nährstoffmangel** oder Überversorgung ausgelöste Hauterkrankungen sind extrem selten. Grundsätzlich kommen in Frage: Mangel an Protein und Aminosäuren, essenziellen Fettsäuren, Zink, Kupfer, Jod, Vitamin A und E, B_2, B_6, Nikotinsäure und Biotin (s. Tab. 2.1). Durch Überversorgung mit bestimmten Nährstoffen können sekundäre Mängel an anderen ausgelöst werden, z. B. Zinkmangel durch Kalziumüberversorgung, Kupfermangel durch Zinküberversorgung. Exzessive gleichzeitige Vitamin-A- und -D-Zufuhr kann die Schilddrüsenhormonaktivität reduzieren und dadurch zur Alopezie führen. Selenintoxikation kann Schäden an den Hautanhangsgebilden hervorrufen.

Während solche groben Ernährungsfehler, nicht zuletzt durch den Einsatz von mineralisierten und vitaminierten Fertigfuttern selten geworden sind, ist die **Begünstigung** von Hautkrankheiten durch die Fütterung eher praxisrelevant. An erster Stelle ist hier die Adipositas zu nennen, die im Extremfall durch mechanische Beanspruchung (Bauch schleift auf dem Boden, Schenkel reiben aneinander usw.) oder durch Speckfaltenbildung zu Hauterkrankungen führen kann. Auch in weniger krassen Fällen steigt bei fetten Tieren die Anfälligkeit für Hautkrankheiten. Als Gründe kommen Kreislaufstörungen und Beeinträchtigung des Immunsystems in Frage. Marginale Versorgung (s. Kapitel 2.2, Einschätzung der Nährstoffzufuhr) mit den oben genannten Nährstoffen kann Hauterkrankungen, die durch andere Ursachen bedingt sind, erheblich verschlimmern. Eine Infektion (z. B. Hautpilz), eine Ektoparasitose (z. B. Demodex) oder auch eine Kontaktdermatitis können bei suboptimaler Ernährung erheblich stärker ausgeprägt sein und auch schlechter auf eine Therapie ansprechen.

Ähnlich wie in der Humanernährung, wo ein Zusammenhang zwischen einer Dysbiose der Darmflora und einer Verstärkung von Hauterkrankungen wie z. B. Akne schon lange diskutiert wird, postulieren MEYER und ZENTEK (1998) auch für den Hund eine derartige Interaktion. Diese Autoren vermuten, dass die oft aus der Praxis berichtete Besserung von Hautkrankheiten nach einem Futterwechsel mit einer Umstimmung der Darmflora zusammenhängt. Sie gehen sogar so weit zu vermuten, dass es aus diesem Grund häufig zur Verdachtsdiagnose Futtermittelallergie kommt, obwohl eine Allergie nicht vorliegt. Obwohl bisher aufgrund offensichtlicher Schwierigkeiten, eine entsprechende Versuchsanstellung zu entwerfen, experimentelle Beweise noch ausstehen, ist der Versuch einer Ernährungsumstellung bei Hautpatienten sinnvoll. Da vor allem eine Proteindysfermentation verhindert werden soll, muss der Proteingehalt auf den Erhaltungsbedarf reduziert werden, dafür sollte hochwertiges und vor allem präzäkal hochverdauliches Protein eingesetzt werden. Auf bindegewebsreiches Eiweiß wie Schlund, Lunge usw. sollte verzichtet werden. Außerdem müsste die Ration reich an komplexen Kohlenhydraten (Stärke, Faser) und/oder schwer verdaulichen, aber fermentierbaren Zuckern sein (s. auch unter Diätetik bei Magen-Darm-Erkrankungen, Abschnitt Kolitis).

Bei **Unverträglichkeitsreaktionen** und **Futtermittelallergien** bleibt als diagnostische und therapeutische Maßnahme nur die Vermeidung des oder der problematischen Futtermittel. Es ist allerdings recht schwierig, eine Diagnose zu stellen, und herauszufinden, gegen welche Futterbestandteile eine Überempfindlichkeit besteht. Bisher gibt es nur die Möglichkeit eine Eliminationsdiät mit einem oder maximal zwei Futtermitteln, von denen erwartet wird, dass sie verträglich sind, durchzuführen. Besonders günstig ist es, wenn das Tier mit diesen Futtermitteln bisher noch nicht in Kontakt kam. Wenn es mit dieser Diät gelungen ist, das Allergen zu eliminieren, so kann es bis zu 10 Wochen dauern, bis eine eindeutige Besserung erkennbar wird. Um eine klare Diagnose zu stellen, müsste dann das unverträgliche Futter (oder die als Allergene verdächtigten Futterbestandteile) erneut gefüttert werden. Wenn eine Unverträglichkeit vorliegt, müssen die Krankheitserscheinungen erneut auftreten, auch dies kann allerdings Wochen dauern. Streng genommen müsste diese Prozedur noch einmal wiederholt werden, um sicher aussagen zu können, dass eine Unverträglichkeit vorliegt. Es bedarf keiner weiteren Erklärung dafür, dass der Anteil der in diesem Sinne vollständig gestellten Diagnosen bei Patienten mit „Futtermittelallergie" eher gering ist. Sehr wichtig ist es bei Durchführung einer Eliminationsdiät, den Tierbesitzer darauf hinzuweisen, dass nichts zusätzlich gegeben werden darf: Keine Kapseln für den Fellglanz oder Knoblauchpillen oder Mineralfutter oder Kräuterpräparate usw. Diese werden vom Besitzer oft nicht als Futter eingestuft, weshalb ausdrücklich nach solchen Extras nachgefragt werden muss.

Allergien treten meist gegen Proteine auf, selten gegen Kohlenhydrate oder Fette. Proteinquellen, wie Rind- und Geflügelfleisch, Getreide-, Soja- und Milchprotein, die häufig verwendet werden, stehen entsprechend oft im Zusammenhang mit Unverträglichkeitsreaktionen. Lokale Fütterungsgewohnheiten beeinflussen die Häufigkeit, mit der eine Proteinquelle zum Auslöser für eine Allergie wird. So treten in Neuseeland häufig Hypersensibilitäten gegen Schaffleisch auf.

Bei der Diskussion um mögliche Auslöser von Futterallergien werden Futterzusatzstoffe (ohne Nährstoffcharakter) häufig genannt, der Nachweis einer Beteiligung wird jedoch nur äußerst selten geführt. Antioxidanzien (z. B. Ethoxiquin), Emulgatoren, Farb- und Konservierungsstoffe sowie Säureregulatoren (z. B. Ammoniumchlorid) sind schon von der Molekülgröße her i. Allg. nicht als potente mögliche Allergene einzustufen, sie könnten allenfalls Haptenwirkung haben. Bei den Aromastoffen sind alle natürlich vorkommenden Stoffe und die ihnen entsprechenden synthetischen Stoffe zugelassen. Hier gibt es nun zweifellos potenziell allergene Stoffe, Allergien gegen bestimmte Gewürze, die ja auch unter diese Kategorie fallen, sind beim Menschen schon beobachtet worden. In der Gruppe der Bindemittel, Fließhilfsstoffe und Gerinnungshilfsstoffe sind für Hunde und Katzen Bentonit-Montmorillonit, Silikate, Tone, Stearate, Zitronensäure sowie Ligninsulfonate zugelassen. Allergene Wirkungen sind hier eventuell von Ligninsulfonaten denkbar. Da es sich um ein Pelletierhilfsmittel handelt, ist der Einsatz in Feuchtfuttern äußerst unwahrscheinlich. Diese enthalten dagegen häufig Verdickungs- und Geliermittel. Darunter fallen viele so genannte lösliche Faserstoffe wie z. B. Pektin und Pflanzengummis. Völlig auszuschließen sind allergene Effekte hier nicht, allerdings handelt es sich zwar um Polymere, aber nicht um Proteine, so dass die Wahrscheinlichkeit

Tab. 2.16: Beispiel für eine hausgemachte supplementierte Eliminationsdiät für einen 10 kg schweren Hund mit Futtermittelallergie

Futtermittel	Menge g	ME MJ	verd. Rohprotein g	Kalzium mg	Phosphor mg	Natrium mg	Kalium mg	Kupfer mg
Pferdefleisch, fettarm	218	1,17	39	33	327	87	719	0,4
Kartoffeln, gekocht	450	1,45	8	45	270	5	2340	0,9
Leber[1]	5	0,03	1	0	18	4	11	0,2
Speisesalz	1	0	0	0	0	390	0	0
Zwischensumme	674	2,65	48	78	615	486	3070	1,5
Mineralfutter[2] A.D.C. Allergie®	10	0	0	1078	431	456	84	1,4
Summe	684	2,65	48	1156	1046	942	3154	2,9
Bedarf		2,65	28	1000	750	500	550	1,0

Protein/Energieverhältnis 9 g verd. Rohprotein/MJ ME
Kalzium/Phosphor-Verhältnis 1,2 : 1
Der Bedarf an Vitamin D_3 und Vitamin E wird mit dieser Ration noch nicht gedeckt, dies wird über mehrere Wochen toleriert, danach zunächst parenteral verabreichen, später kann Speiseöl und eventuell Lebertran versucht werden

[1] nach Möglichkeit ebenfalls vom Pferd (Pferdeleber ist zwar streng genommen Konfiskat, für diesen Zweck wird aber meist ein Auge zugedrückt)
[2] aus chemisch reinen Mienralstoffverbindungen

eher gering ist. Eine unmittelbare Beteiligung von Zusatzstoffen an der Ausbildung von Allergien ist demnach eher weniger wahrscheinlich. Möglich wären außerdem Zusammenhänge mit anderen Effekten bestimmter Zusatzstoffe, z. B. mit Veränderungen der Passagezeit des Chymus, des mikrobiellen intestinalen Milieus oder eventuell sogar der Permeabilität des Epithels. Diskutiert werden auch während des Herstellungsprozesses entstehende Reaktionsprodukte als Allergene in Fertigfutter. Dies kann zum gegenwärtigen Zeitpunkt weder bestätigt noch ausgeschlossen werden. Sicher ist jedoch, dass Erhitzen die Allergenität von Proteinen verändern kann, wobei durchaus auch der Verlust der Allergenität möglich ist. In Verdacht geraten, an Futtermittelallergien bei Hunden und Katzen beteiligt zu sein, sind auch Schimmelpilze und Vorratsschädlinge (Milben) bzw. deren Exkremente.

Im Zusammenhang mit Futtermittelallergien soll nicht unerwähnt bleiben, dass zur Allergie neben dem potenziellen Allergen noch ein potenzieller Allergiker gehört. Zum einen sind genetische Dispositionen z. B. Häufung in bestimmten Hunderassen oder sogar in Familien bekannt. Sehr gut untersucht ist die Glutenüberempfindlichkeit der Irischen Setter, bei denen die Darmwand eine erhöhte Permeabilität für Gluten aufweist. Dadurch wird im darmassoziierten Lymphgewebe eine Immunreaktion ausgelöst. Vermutlich müssen noch Defekte bei der Regulation der lokalen und/oder systemischen Immunantwort hinzukommen, damit eine Allergie entsteht. Auch der „Lebensstil" (Bewegungsmangel, Überfütterung, häufiger Futterwechsel usw.) könnte eine gewisse Disposition bedingen. Es wird diskutiert, dass möglicherweise die Fütterung von Hunden mit akuten gastrointestinalen Erkrankungen, im Gegensatz zum früher üblichen und heute immer noch zu empfehlenden zweitägigen Fasten, das Auftreten von Futterallergien begünstigt, da es bei einer akuten Entzündungsreaktion am Epithel zu einem verstärkten Kontakt zwischen Immunzellen und Futtereiweißen als möglichen Allergenen kommen kann.

Die Diätetik bei Futtermittelallergien schließt sich an die diagnostische Therapie mittels Eliminationsdiät an. Wenn es gelungen ist, das Allergen mittels einer solchen Diät aus einem oder zwei Futtermitteln zu eliminieren, so muss nach einigen Wochen

Tab. 2.16: (Fortsetzung)

Futtermittel	Jod	Zink	Vit A	Vit. D$_3$	Vit. E	Vit. B$_1$	Vit. B$_{12}$
	µg	mg	IE	IE	mg	mg	µg
Pferdefleisch, fettarm	7	5,5	44	0	0	0,2	4
Kartoffeln, gekocht	23	1,4	0	0	0	0	0
Leber[1]	0	0,2	2000	2	0	0	5
Speisesalz	0	0	0	0	0	0	0
Zwischensumme	29	7	2044	2	0	0	9
Mineralfutter[2] A.D.C. Allergie®	304	40	0	0	0	0	0
Summe	333	47	2044	2	0	0,2	9
Bedarf	150	9,0	1000	100	10	0,2	5

oder Monaten (bei Welpen innerhalb von zwei Wochen) die Ration bilanziert werden. Fleisch-Reis- oder Fleisch-Kartoffel-Diäten sind bei der Mehrzahl der Mengen-, etlichen Spurenelementen und vielen Vitaminen nicht bedarfsdeckend (Tab. 2.16). Grundsätzlich gibt es drei Möglichkeiten, weiter vorzugehen:

A: Die bereits bewährte Eliminationsdiät wird weiter gefüttert und schrittweise ergänzt. Zunächst wird ein Mineralfutter aus chemisch reinen Mineralstoffverbindungen ohne Trägersubstanzen zugelegt. Wenn dieses vertragen wird, wird außerdem eine kleiner Anteil an Leber (5 – 10 %) von der Tierart, deren Fleisch verträglich ist, zugegeben. Dies ist notwendig, da die fettlöslichen Vitamine in chemisch reiner Form nicht stabil und für Fütterungszwecke auch nicht erhältlich sind. Wird dies vertragen, so kann stufenweise versucht werden, noch weitere Komponenten in die Ration einzuführen.

B: Die Eliminationsdiät wird weiter verwendet und mit einem passenden kommerziellen Mineralfutter ergänzt.

Kommerzielle Mineralfutter können aber die verschiedensten Substanzen enthalten, gegen welche der Patient allergisch reagiert.

So werden z. B. häufig Getreidenachprodukte als Trägerstoffe oder Gelatine zur Stabilisierung von fettlöslichen Vitaminen, eventuell auch Knochen- oder Fleischknochenmehl als Kalzium- und Phosphorquellen eingesetzt. Während dies bei gesunden Tieren sinnvoll und unproblematisch ist, kann es den Erfolg einer Eliminationsdiät zunichte machen. Sofern der Patient das Mineralfutter toleriert, kann auch hier schrittweise das Spektrum der Futtermittel erweitert werden, andernfalls muss, wie unter A beschrieben, vorgegangen werden.

C: Es wird eine kommerzielle Allergiediät verwendet. Da es sich hierbei i.d.R. um ein Alleinfutter handelt, das definitionsgemäß alle essenziellen Nährstoffe in ausreichender Menge enthalten muss, enthält eine solche Diät zwangsläufig mehr Komponenten, gegen die eine Überempfindlichkeit möglich ist, als eine unbilanzierte hausgemachte Ration aus ein oder zwei Einzelfuttermitteln.

Die größte Wahrscheinlichkeit für eine gute Verträglichkeit bzw. eine genaue Identifizierung der ggf. unverträglichen Komponenten bietet die erste Version, am bequemsten ist dagegen die dritte. Im Hinblick auf die Bequemlichkeit des Besitzers ist grundsätzlich auch ein umgekehrtes Vorgehen möglich: Man beginnt die diagnostische Therapie mit kommerziellen Allergiediäten, und erst, wenn die Erkrankung darauf nicht anspricht, wird eine hausgemachte (unbilanzierte) Eliminationsdiät versucht. Dies kann natürlich die diagnostische Phase stark verlängern, sofern der Patient auf diese Therapie anspricht, vereinfacht es jedoch die Handhabung der Diätetik erheblich. Die Entscheidung, welchen Weg man einschlägt, wird sicherlich vom Besitzer abhängen (s. auch unter allgemeine Grundsätze der Diätetik, Abschnitt Compliance), aber auch vom Vorbericht. Bei Patienten, die nach verschiedenen erfolglosen Behandlungsversuchen an eine dermatologische Praxis überwiesen wurden, ist die Wahrscheinlichkeit, dass man einfach durch Verwendung einer kommerziellen Allergiediät schon zum Erfolg kommt, deutlich geringer als bei Patienten, die erstmalig wegen einer Hauterkrankung vorgestellt werden.

Im Zusammenhang mit allergischen Reaktionen werden auch bestimmte, mehrfach ungesättigte Fettsäuren diskutiert. So können n3-Fettsäuren und Gamma-Linolensäure bei gleichzeitiger Reduktion anderer ungesättigter Fettsäuren der n6-Familie die Bildung von Entzündungsmediatoren im Sinne einer Abmilderung der entzündlichen Reaktion beeinflussen. Bei bestehender Futterallergie ersetzt dies nicht die Elimination des Allergens, da entzündungshemmende oder immunsuppressive Effekte, die zur Unterdrückung der Symptome ausreichen, davon allenfalls bei sehr langfristiger Fütterung von Rationen mit extrem verändertem Fettsäuremuster zu erwarten sind. In diesem Fall ist jedoch auch mit Nebenwirkungen zu rechnen z. B. mit verzögerter Wundheilung. Ob der Einsatz dieser ungesättigten Fettsäuren die Ausbildung von Allergien bei disponierten Tieren verhindern oder verzögern kann, ist beim heutigen Stand des Wissens noch nicht definitiv zu beantworten.

Bei den nicht ernährungsbedingten Hauterkrankungen, die durch Fütterungsmaßnahmen gebessert oder geheilt werden können, ist die **follikuläre Hyperkeratose der Cocker Spaniels** zu nennen. Die tägliche Verabreichung von 10 000 IE Vitamin A kann eine erhebliche Besserung oder Heilung bringen.

Allerdings muss bedacht werden, dass es sich dabei um ein Vielfaches des Bedarfs handelt, so dass Nebenwirkungen nicht völlig auszuschließen sind. Ein 15 kg schwerer Spaniel benötigt nur etwa 1500 IE Vitamin A. Nach neueren Untersuchungen wird eine Dosierung längerfristig vertragen, die bei einem 15 kg schweren Hund etwa 35 000 IE entspricht, Vergiftungserscheinungen sind bei einem Hund dieser Gewichtsklasse erst bei 450 000 IE zu erwarten.

Eine weitere Erkrankung aus dieser Gruppe ist die **zinc responsive Dermatose** der Siberian Huskies. Obwohl diese Erkrankung i. d. R. nicht durch ernährungsbedingten Zinkmangel bedingt ist, spricht sie häufig auf Zinkzulagen an. Man sollte zunächst versuche täglich 1,5–2,5 mg Zinkoxid/kg KM (oder 5–10 mg Zinksulfat/kg KM) zu verabreichen. Spricht die Erkrankung darauf nicht an, so kann eine intravenöse Verabreichung (4 mg Zn/kg KM als Zinkaspartat, zweimal wöchentlich) erfolgen.

2.6.9 Ernährung von Tumorpatienten

Wunschvorstellungen der Besitzer von Tumorpatienten über die Wirkung einer Ernährungsumstellung auf den Krankheitsverlauf bei ihrem Tier reichen häufig weit über die Wirklichkeit hinaus. Daher ist es bei der Diätetik sehr wichtig, keine falschen Hoffnungen zu wecken oder zu bestätigen, Tumoren lassen sich leider nicht „wegfüttern". Das Ziel einer speziellen Ernährung von Tumorpatienten ist es in erster Linie, dem katabolen Stoffwechsel, der schließlich zur Tumorkachexie führen kann, durch optimierte Energie- und Nährstoffzufuhr entgegenzuwirken. Es ist allerdings nicht auszuschließen, dass die verbesserte Versorgung das Tumorwachstum ebenfalls fördert. Da andererseits ein Energie- und Nährstoffdefizit, insbesondere der durch das Tumorwachstum bedingte Proteinmangel, sich negativ auf das Immunsystem, das Wundheilungsvermögen und andere Reparationsleistungen des Körpers auswirken, muss die Energie- und Nährstoffzufuhr trotz dieses Risikos entsprechend angepasst werden. Tumorzellen können vor allem Kohlenhydrate und Aminosäuren metabolisieren, Fett wird dagegen oft nicht effektiv umgesetzt. Für Tumorzellen ist es charakteristisch, dass Glukose durch anärobe Glykolyse zu Laktat umgesetzt wird. Dadurch entstehen Energieverluste, außerdem kann eine Hyperlaktatämie auftreten. Als Energiequelle sollten daher Zucker gemieden und Stärke nur in mäßigem Umfang eingesetzt werden. Bei den Fetten sind hohe Gehalte an n3-Fettsäuren (Fischöl, fetter Fisch, Leinöl) zu empfehlen, da sie im Experiment die Überlebenszeiten bei Tumorerkrankungen verbessern, während gesättigte Fettsäuren (Rindertalg, fettes Rindfleisch) mit verstärktem Tumorwachstum in Zusammenhang gebracht werden. Die meisten Pflanzenöle sowie Schweine- und Geflügelfette sind relativ hoch ungesättigt, sie enthalten aber vor allem n6-Fettsäuren. Der Fettgehalt in der Ration sollte mindestens 20 % in der Trockenmasse betragen. Insbesondere bei hohen Gehalten an n3-Fettsäuren kann er ohne weiteres deutlich höher liegen. Tumorpatienten sollen deutlich mehr Protein erhalten, als für die Erhaltung notwendig. Sinnvoll ist außerdem eine reichliche Versorgung (zwei- bis dreifacher Bedarf) mit Kupfer, Zink, Selen, den Vitaminen A, D und E. Eventuell können Askorbinsäure und β-Karotin zugelegt werden. Für β-Karotin wurde beim Hund, nicht aber bei der Katze ein positiver Effekt auf die Immunantwort beobachtet (CHEW u. Mitarb. 1998).

2.6.10 Ernährung von Intensivpatienten

Nach Operationen, bei schweren Verletzungen und generell bei schweren Erkrankungen ändert sich der Energie- und Nährstoffbedarf. Posttraumatisch kommt es zunächst für etwa 24 bis 48 Stunden zur Reduktion des Energiebedarfs (hypometabolische Phase). Danach steigen Energie- und Proteinbedarf deutlich an. Werte vom Menschen zeigen, dass bei schweren Verbrennungen oder Schädeltraumata das Doppelte des Erhaltungsbedarfs benötigt werden kann. Die im Schrifttum für Hunde und Katzen vorliegenden Empfehlungen sind oft im Analogieschluss von Humanpatienten abgeleitet, häufig differieren Ausgangswert für den Energiebedarf oder auch das Energiebewertungssystem. Für die Praxis muss davon ausgegangen werden, dass ein schwer krankes Tier mindestens so viel fressen muss wie ein gesundes, besser mehr! Etwa 110 bis 120 % des Erhaltungsbedarfs können als vorläufige Empfehlung gelten, das entspricht bei Hunden 0,46 bis 0,64 MJ/kg KM^{0,75}, bei Katzen 0,32 bis 0,4 MJ/kg KM. Da der Proteinbedarf in etwa in gleichem Maße ansteigt, kann die Protein/Energierelation für den Erhaltungsstoffwechsel übernommen werden (Hund 10, Katze 15 g verdauliches Rohprotein/MJ ME). Sofern nicht infolge der Erkrankung (Niere, Leber) kontraindiziert, kann schon zur Verbesserung der Akzeptanz auch eine weitere Protein/Energierelation verwendet werden, 20 g/MJ sollten jedoch nicht ohne stichhaltigen Grund erheblich überschritten werden.

Erhöhte Verluste an Wasser und Elektrolyten werden i.d.R. durch Infusionen ausgeglichen. Trotzdem sollte die Nahrung von Intensivpatienten nicht gerade elektrolytarm sein (wie z. B. Quark-Reis-Diäten ohne Ergänzung) und auch das Trinkwasser muss ständig frisch und für den Patienten leicht erreichbar sein. Die Versorgung mit Spurenelementen und Vitaminen muss bedarfsdeckend sein, insbesondere die Eisen- (Blutbildung) und Zinkzufuhr (Wundheilung) müssen beachtet werden.

Die Empfehlungen zur Fütterung von Intensivpatienten werden immer wieder hinterfragt, nach dem Motto „die Natur weiß es am besten, und wenn er doch keinen Appetit hat ....". Dabei wird allerdings nicht berücksichtigt, dass schwer kranke stationär aufgenommene Patienten meist auch aus nicht unmittelbar krankheitsbedingten Ursachen, wie z. B. Fehlen der Bezugsperson, zur Appetitlosigkeit neigen. Eine kürzlich durchgeführte Studie ging dieser Frage nach: Intensivpatienten wurden in zwei Gruppen eingeteilt, eine erhielt Futter zur freien Aufnahme, die anderen eine jeweils etwas über dem Erhaltungsbedarf liegende Futtermenge, die aus der Hand gefüttert wurde. Die von Hand gefütterten Hunde fraßen das ihnen zugeteilte Futter mehrere Tage hintereinander, während die andere Gruppe deutlich unter dem Bedarf blieb. Sowohl das Verhalten der Hunde als auch die Laborwerte zeigten eine gute Verträglichkeit der großen Futtermenge an. Der Harnstoffwert als Parameter für Proteinabbau (aus Futterprotein und körpereigenem Gewebe) lag niedriger als bei der anderen Gruppe, obwohl die Proteinaufnahme deutlich höher war, ein klarer Hinweis auf einen erheblich stärkeren Gewebeabbau bei der Vergleichsgruppe. Es soll betont werden, dass Zwangsfütterung nicht erforderlich war, sondern lediglich Zuwendung, um die Hunde zur Aufnahme der vorgesehenen Futtermengen zu bringen. Natürlich ist es in einer Klinik nicht ohne weiteres möglich, Personal zur langwierigen Handfütterung von Patienten abzustellen. Trotzdem sollte darüber nachgedacht werden, ob und wie sich eine entsprechende Fütterung in den Tagesablauf einbinden lässt. Vielleicht gibt es ja einen Platz, an dem der Besitzer sein Tier besuchen und dann auch füttern kann, ein Angebot auf welches viele Tierbesitzer gerne eingehen. Auch mancher freiwillige Helfer lässt sich dafür evtl. einspannen.

Daneben ist es natürlich sehr wichtig, dass das Futter nicht zu sehr vom gewohnten Futter abweicht. Gerade gestresste Tiere und ganz besonders Katzen haben wenig Lust auf neue Futterarten. Deshalb sollte bei der stationären Aufnahme immer mit erfragt werden, was der Patient zu Hause frisst, was er besonders gerne mag. Dies erspart die spätere Rückfrage im Falle der Inappetenz. Falls der Patient trotz aller Bemühungen nicht frisst, muss eine Sonde verwendet werden. Bei kurzfristigem Einsatz genügt eine Nasensonde, soll längerfristig mit der Sonde gefüttert werden, empfiehlt sich eine Gastrostomiesonde. Letztere ist auch dann sinnvoll, wenn bereits vor oder während der Operation absehbar ist, dass der Patient anschließend schlecht fressen kann oder wird, und bei besonderen Risiken wie z. B. bei hochgradig adipösen Katzen, bei denen Nahrungskarenz zur idiopathischen Lipidose führen kann. Sofern der Magen umgangen werden muss (z. B. bei Erbrechen oder Tumoren) kann auch eine Jejunostomiesonde gelegt werden. Cave! Sondennahrung für Jejunostomiesonden darf keine wesentlich höhere Osmolalität als die extrazelluläre Flüssigkeit aufweisen, sonst besteht die Gefahr der Dehydratation des Patienten infolge Wassereinstroms in das Jejunum.

Unabhängig von der Art der Verabreichung darf nicht sofort die gesamte berechnete Futtermenge gegeben werden, sondern es muss langsam innerhalb von 3 bis 5 Tagen gesteigert werden. Diese Anfütterungszeit fällt ohnehin meist mit der hypometabolischen Phase zusammen, so dass das Tier durchgehend in etwa bedarfsgerecht gefüttert wird. Das Futter sollte auf mindestens zwei, besser drei Mahlzeiten verteilt werden.

Als Futtermittel für die Ernährung von Intensivpatienten eignen sich u. a. hochwertige Dosenfutter. Diese können in einer Küchenmaschine unter Vermischen mit Wasser sondengängig gemacht werden. Das so hergestellte Homogenat wird am besten durch eine Sonde gleichen Typs wie die im Tier befindliche aufgezogen, damit eventuell noch vorhandene größere Partikel bereits dort hängen bleiben. Von der Industrie wird auch spezielle Sondenkost angeboten. Vermutlich weil z.T. von humanmedizinischen Vorbildern abgeleitet, vielleicht auch wegen der guten Löslichkeit, enthalten einige dieser Produkte erhebliche Mengen an Kohlenhydraten, u. a. auch an Zuckern, die besonders für Katzen nicht empfehlenswert sind. Der Kohlenhydratgehalt in der Trockenmasse lässt sich leicht berechnen, wie die Beispiele auf S. 91 zeigen:

Der Kohlenhydratgehalt in der Trockenmasse sollte bei Krankenkost für Intensivpatienten beim Hund 40–50 % und bei der Katze 20 % nicht überschreiten. Allerdings ist nicht nur der Kohlenhydratgehalt ausschlaggebend, sondern auch, um welche Kohlenhydrate es sich handelt. Zucker erhöhen z. B. den Blutglukosespiegel weit mehr als Stärke, was besonders bei Katzen, die bereits durch Stress hyperglykämisch sein können und ohnehin eine relativ geringe Zuckertoleranz aufweisen, nicht erwünscht ist. Ob ein Produkt zuckerreich ist, kann durch eine Geschmacksprobe einfach überprüft werden.

Auch hausgemachte Rezepte sind geeignet. So kann z. B. Fleischbrühe sehr gut zum Anfüttern verwendet werden. Durch Anreicherung mit Quark, Speiseöl, Reisschleim, Kartoffelbrei unter Verwendung von Eigelb als Emulgator kann Sondenkost in jeder gewünschten Zusammensetzung gemischt werden. Selbstverständlich müssen solche Mischungen längerfristig mit einem geeigneten Mineralfutter supplementiert werden.

Während die partielle parenterale Ernährung durch Verabreichung von Kohlenhy-

Beispiel 1: Pulverförmiges Material zum Anmischen mit Wasser

Feuchtigkeit nicht angegeben: Futtermittelrechtlich nur zulässig, wenn < 14%
Schätzwert 10%
Protein   28%
Fett   35%
Faser   0%
Asche   8%

Kohlenhydrate (NfE) = 100 – Feuchtigkeit – Protein – Fett – Faser – Asche (alle Angaben in %)
= 100–10–28–35–0–8
= 19%

Umrechnung auf Trockenmasse: Trockenmasse = 100 -Feuchtigkeit
= 100–10
= 90%

NfE in Trockenmasse = NfE/Trockenmasse* 100
= 19/90* 100
= 21%

Beispiel 2: Fertig angemischtes Dosenprodukt

Feuchtigkeit   75%
Protein   8%
Fett   3%
Faser   0,5%
Asche   1 %

Kohlenhydrate (NfE) = 100 – Feuchtigkeit – Protein – Fett – Faser – Asche (alle Angaben in %)
= 100–75–8–3–0,5–1
= 12,5%

Umrechnung auf Trockenmasse: Trockenmasse = 100 -Feuchtigkeit
= 100–75
= 25%

NfE in Trockenmasse = NfE/Trockenmasse* 100
= 12,5/25* 100
= 50%

drat-, Aminosäuren- und vor allem Elektrolytlösungen eine Routinemaßnahme bei Intensivpatienten z. B. nach schweren Verletzungen, Operationen oder Verbrennungen, die mit Protein-, Flüssigkeits- und Elektrolytverlusten verbunden sind, darstellt, ist die totale parenterale Ernährung bei Mensch und Tier immer noch mit Problemen verbunden. Sofern irgend möglich sollte daher der enteralen Ernährung der Vorzug gegeben werden, eine strenge Indikationsstellung wird beim Tier schon aus Kostengründen erforderlich. Wenn z. B. ein Tier nicht in der Lage ist Futter aufzunehmen (Bewusstlosigkeit, Tetanus u. a. neurologische Störungen), sollte zunächst geprüft werden, ob eine enterale Ernährung mit einer Sonde durchführbar ist, und nur falls dies nicht möglich ist, sollte parenteral ernährt werden. Schwere gastrointestinale Erkrankungen oder Verletzungen, deren Dauer drei Tage überschreitet, stellen eine Indikation für totale parenterale Ernährung dar. Bei nicht beherrschbarem Erbrechen, akuter Pankreatitis oder akuter Hepatitis ist eine totale parenterale Ernährung ebenfalls angezeigt. Kontraindikationen stellen dagegen alle Erkrankungen dar, die mit einer Intoleranz gegen Volumenbelastung einhergehen, wie z. B. eine dekompensierte Herzinsuffizienz oder eine Anurie. Eine totale parenterale Ernährung darf ebenfalls nicht durchgeführt werden, wenn kein zentralvenöser Zugang geschaffen werden kann (ab einer Osmolalität der Infusionslösung von 600 mosm/l darf nicht mehr in periphere Venen infundiert werden). Kritisch ist eine über eine kurzfristige Notversorgung hinausgehende parenterale Ernährung auch dann zu sehen, wenn keine ausreichenden Möglichkeiten zur Überwachung einschließlich der notwendigen Laboruntersuchungen vorhanden sind.

Für die parenterale Humanernährung gibt es verbindliche Dosierungsgrenzen bei der Zufuhr von Kohlenhydraten (Glukose: 0,25 g/kg KM/h, 5–6 g/kg KM/d; Xylit, Fruktose + Sorbit: 0,125 g/kg KM/h, 3 g/kg KM/d), die sich aus der Ausschöpfung der möglichen Oxidationsrate herleiten. Bei Überschreitung treten Nebenwirkungen wie z. B. Leberverfettung auf. Als alternative Energiequelle kommen Lipidemulsionen in Frage. Auch für diese gibt es im Humanbereich enge Limitierungen (0,125 g Lipide/kg KM/h und 1–2 g/kg KM/d), da bei Überdosierung erhebliche Risiken bestehen, u. a. Hyperlipämie, Hepato- und Splenomegalie, Blutgerinnungsstörungen. Versucht man diese Dosierungen auf Hund und Katze zu übertragen, so wird man feststellen, dass vor allem bei kleineren Hunden und bei Katzen eine Abdeckung des Energiebedarfs (bei dem Proteinbedarf entsprechender Aminosäurenzufuhr) nicht möglich ist. Ein Bezug auf die Stoffwechselmasse ergibt ebenfalls keine plausiblen Ergebnisse. Daher muss auf tierartspezifische Erfahrungen zurückgegriffen werden. Die Differenzen zwischen Hund und Katze sind erheblich. Hunde tolerieren nach klinischen und experimentellen Erfahrungen sowohl Lipid- als auch Kohlenhydratmengen, die über den oben aufgeführten Limitierungen liegen, recht gut (ZENTEK 1998), Katzen sind gegen beide Formen der Energiezufuhr, insbesondere aber gegen Kohlenhydrate, empfindlicher. Die Glukosetoleranz ist deutlich geringer und häufig kommt bei Patienten noch eine stressbedingte Hyperglykämie hinzu. Daher empfiehlt es sich die Dosierungsgrenzen aus der Humanmedizin nicht allzu weit zu überschreiten. Fruktose kann von Katzen nur langsam verstoffwechselt werden. Dieses Monosaccharid und der korrespondierende Zuckeralkohol Sorbit sollten daher möglichst gemieden werden. Auch die Galaktosetoleranz von Katzen ist deutlich niedriger als bei omnivoren Spezies. Ob Xylit ebenfalls langsamer umgesetzt wird, ist nicht bekannt. Aufgrund dieser Limitierungen ergibt sich dann für die Lipidemulsionen zwangsläufig ein Anteil von 40 % an der Nicht-Protein-Energie. Beim Hund können ebenfalls bis zu 40 % der Nicht-Protein-Energie aus Fettemulsionen abgedeckt werden. Lipidemulsionen sind allerdings teuer und nur sehr begrenzt haltbar. Außerdem dürfen sie nicht in Schläuchen oder Mischbeuteln aus PVC verwendet werden, da sie Weichmacher aus dem Kunststoff lösen können.

Der Proteinbedarf (und damit gleichzeitig ein Teil des Energiebedarfs) muss durch Aminosäurenlösungen abgedeckt werden. Diese enthalten oft noch zusätzlich Kohlenhydrate. Bei der Berechnung der insgesamt zu infundierenden Kohlenhydratmenge sollte diese Möglichkeit nicht außer Acht gelassen werden. Die Aminosäurenmenge richtet sich zunächst nach dem Proteinbedarf, wobei es vermutlich nicht sinnvoll sein dürfte, Aminosäuren wesentlich über den Bedarf hinaus zuzuführen. Für Katzen muss die Infusionslösung Arginin enthalten, bei längerfristiger Anwendung auch Taurin. Aminosäurenlösungen mit Taurin für Kinder sind erhältlich.

Die Gesamtmenge an Infusionsflüssigkeit muss den Wasserbedarf (30–60 ml/kg KM/d, bei Durchfall, Erbrechen, Verbrennungen u. Ä. auch höher) abdecken. Außerdem sollten auch Elektrolyte enthalten sein. Kombinationspräparate z. B. mit Aminosäuren sind verfügbar. Bisherige Empfehlungen für den Gehalt an Elektrolyten in Infusionslösungen zur parenteralen Ernährung (mmol/l) belaufen sich für Natrium und Chlorid auf 35–45, für Kalium auf 30–40, für Phosphor auf 10–15 und für Kalzium und Magnesium auf 2–2,5. Spurenelemente sind erst erforderlich, wenn die parenterale Ernährung länger als fünf Tage dauert. Es stehen Mischungen aus dem Humanbereich zur Verfügung. Vitamine können entweder ebenfalls als Spezialpräpa-

Tab. 2.17: Rechenbeispiele für die Deckung des Energie- und Proteinbedarfs bei vollständiger parenteraler Ernährung für Hunde verschiedener Gewichtsklassen

KM kg	Energiebedarf MJ/d	Proteinbedarf g verd. Rohprotein/d	Aminosäuren 5% + 12% Glukose ml Lösung/d	Lipidemulsion 20% ml/d	Glukose 40% ml/d
5	1,8	17	334	74	39
10	3,1	28	562	125	65
20	5,2	47	946	210	110
35	7,9	72	1439	319	168
60	11,9	108	2156	478	251

rat der Infusionslösung zugesetzt werden oder aber einfacher durch Injektion eines Multivitaminpräparates.

Zur Prophylaxe von Thrombosen und Phlebitiden sowie zur Verbesserung der Plasmaclearance von Lipiden kann Heparin (1 U/ml) zugesetzt werden. Bei Hyperglykämie hat sich ein Zusatz von Altinsulin bewährt (beim Hund, bei Blutzuckerspiegeln von 200 mg/dl von 0,5 U/10 kg KM, für jede weitere Erhöhung des Blutzuckerspiegels um 50 mg/dl werden weitere 0,5 U/10 kg KM verabreicht; nach ZENTEK 1998).

Die einfachste Art der Verabreichung der parenteralen Ernährung ist zentralvenöse Infusion von Kombinationslösungen aus Aminosäuren, Kohlenhydraten und Elektrolyten und die periphervenöse Applikation einer Lipidlösung. Eine kombinierte zentralvenöse Verabreichung aller Komponenten ist i. d. R. ebenfalls möglich. Voraussetzung ist allerdings, dass die Lösungen miteinander kompatibel sind. So kann z. B. Kalzium in Verbindung mit Heparin mit bestimmten Fettemulsionen inkompatibel sein. Die Gebrauchsinformation enthält i. d. R. Hinweise auf solche Wechselwirkungen. Selbstverständlich muss die Mischung unter sterilen Bedingungen erfolgen.

Die benötigten Mengen an Lösungen können wie folgt (Bsp. 4 kg schwere Katze) berechnet werden:

1. Aminosäurenbedarf
Der Aminosäurenbedarf wird dem Bedarf an verdaulichem Rohprotein gleichgesetzt. Aus der Konzentration der Aminosäurenlösung errechnet sich dann die benötigte Menge, z. B. für 20 g Aminosäuren 200 ml einer 10 %igen Aminosäurenlösung. Pro g Aminosäuren werden 17 kJ ME zugrunde gelegt, um den aus Aminosäuren gedeckten Anteil des Energiebedarfs zu berechnen. Bei 20 g sind das 340 kJ.

2. Nichtprotein-Energiebedarf
Vom Gesamtenergiebedarf, z. B. 1160 kJ, wird der über Aminosäuren gedeckte Anteil abgezogen, also 1160–340 kJ=820 kJ

3. Menge an Lipidlösung
Die Lipidlösung soll einen vorgegebenen Anteil der Nichtprotein-Energie abdecken, in unserem Beispiel 40 %, also 328 kJ. Bei einer 20 %igen Lipidemulsion mit einem Energiegehalt von 8400 kJ/l benötigt man dazu 39 ml.

4. Menge an Glukoselösung
Der bisher noch nicht abgedeckte Nichtprotein-Energiebedarf (492 kJ) muss jetzt über Glukose zugeführt werden. Bei Verwendung einer 40 %igen Lösung mit 6700 kJ/l benötigt man 73 ml. Sofern die Aminosäurenlösung Glukose enthält, muss diese ebenfalls berücksichtigt werden.

Je nachdem ob die Lösungen Elektrolyte enthalten bzw. ob Volumen substituiert werden muss, müssen noch Elektrolytlösungen und/oder Mineralstoffzusätze gegeben werden, außerdem ggf. Spurenelemente und Vitamine.

Um unnötige Berechnungen zu vermeiden, können folgende Tipps helfen: Bei Katzen mit ihrem hohen Proteinbedarf empfiehlt es sich, 10 %ige Aminosäurenlösungen ohne Kohlenhydrate zu verwenden. Bei Hunden sind 5 %ige Aminosäurenlösungen mit 12 % Glukose sinnvoll (s. Tab. 2.17). Höhere Glukosegehalte (20 %) können nur dann eingesetzt werden, wenn der Anteil der Lipidemulsionen an der Deckung des Nichtprotein-Energiebedarfs unter 30 % liegt.

Bei Katzen stößt man bei der Deckung des Energiebedarfs zwangsläufig an Limitierungen. Im oben genannten Beispiel beträgt die Glukosezufuhr 7 g/kg KM, sie liegt damit über der oben genannten Grenze. Alternativ könnte die Lipid- oder Aminosäurenzufuhr erhöht werden. Je nach vorliegender Erkrankung kann dies durchaus sinnvoll sein.

Ähnlich wie bei der enteralen Ernährung sollte nicht gleich am ersten Tag die volle Menge an Infusionslösungen verabreicht werden, sondern höchstens die Hälfte, am zweiten Tag dann bei entsprechender Verträglichkeit die Gesamtmenge. Ebenso ist ein abrupter Entzug der parenteralen Ernährung nicht empfehlenswert.

Aus ernährungsphysiologischer Sicht ist eine Infusion der Tagesmengen über 24 Stunden am günstigsten zu beurteilen. Da dies jedoch bei der Überwachung einen erheblichen Aufwand darstellt, wurden auch kürzere Infusionszeiten (10 Stunden) gewählt. Grundsätzlich steigt das Risiko für Stoffwechselstörungen mit der Verkürzung der Infusionszeit aber an. Beginn und Ende der Infusion sollten nicht schlagartig erfolgen, sondern durch allmähliche Steigerung bzw. Drosselung der Infusionsgeschwindigkeit eingeleitet werden.

Die Überwachung beinhaltet neben klinischer Untersuchung auch labordiagnostische Parameter. Plasmaglukose, Kalium und Phosphor, Triglyceride, Ammoniak sowie Harnglukose müssen zu Beginn täglich kontrolliert werden. Bei länger dauernder parenteraler Ernährung sollten außerdem ein- bis zweimal wöchentlich ein Differenzialblutbild angefertigt und Gesamteiweiß, Albumin sowie Leberenzyme bestimmt werden.

3 Infektionskrankheiten

3.1 Virale Infektionskrankheiten
(K. HARTMANN)

3.1.1 Feline Leukämievirusinfektion

Synonyma: *FeLV-Infektion, ‚feline Leukose', feline leukemia virus*
Vorwiegend betroffenes Organsystem: Immunsystem
Definition: Infektionskrankheit der Katze, durch das feline Leukämievirus verursacht.

Das feline Leukämievirus (FeLV) ist nach wie vor eine der wichtigsten Todesursachen bei Hauskatzen. Durch Impf- und Testprogramme hat die Prävalenz in Deutschland jedoch abnehmende Tendenz. Da FeLV in seltenen Fällen zu Tumoren der weißen Blutzellen (Leukose) führen kann, wird die feline Leukämievirusinfektion fälschlicherweise oft als ‚feline Leukose' bezeichnet. Diese Bezeichnung ist irreführend und sollte nicht verwendet werden.

Ätiologie

Erreger:

felines Leukämievirus = FeLV (Retrovirus)
Das FeLV wird der Familie der Retroviridae, Unterfamilie Onkovirinae des Genus Mammalian Typ-C-Virus zugeordnet. Es gibt drei verschiedene FeLV-Subtypen. Der FeLV-Subtyp A ist der einzig infektiöse und daher bei jeder Infektion beteiligt. Subtyp C und B entsteht durch Mutation oder Rekombination des Subtyp-A-Genoms mit zellulären DNA-Stücken, ist replikationsdefekt und benötigt daher den Subtyp A als Helfervirus. Die Art der durch eine FeLV-Infektion ausgelösten Krankheit ist unter anderem von der Beteiligung der Subtypen abhängig. FeLV-B-Infektionen rufen vermehrt Tumoren, FeLV-C-Infektionen aregenerative Anämien hervor. In der Außenwelt hat das FeLV nur eine kurze Überlebenszeit von wenigen Minuten.

Das **feline Sarkomvirus (FeSV)** ist ebenfalls ein replikationsdefektes Virus, das durch Rekombination eines FeLV-Genoms mit katzenzelleigenen *onc*-Genen entsteht. Das Ergebnis ist ein rekombinantes Virus, das durch eine Deletion unfähig zur Replikation ohne die Hilfe eines FeLV-A ist. FeSV enthält aber ein zelluläres *onc*-Gen und ist daher in der Lage, Tumoren zu erzeugen, besonders Fibrosarkome. FeSV wird unter natürlichen Bedingungen nicht von Katze zu Katze übertragen.

Die Prävalenz der FeLV-Infektion hängt von Haltungsform und Alter der Tiere ab. Junge Katzen, Katzen, die mit mehreren Artgenossen zusammen gehalten werden, sowie Tiere mit freiem Auslauf gehören den Risikogruppen an. Die FeLV-Infektion ist auf der ganzen Welt mit variierenden Infektionsraten zu finden. Etwa 5 % bis 10 % der Katzenpopulation in Europa sind FeLV-positiv. In Bayern wurde 1991 eine Prävalenz von 5,6 % nachgewiesen, neue Untersuchungen deuten mit einer Prävalenz von 2,6 % auf eine Abnahme der Infektion hin.

Pathogenese

Die horizontale Übertragung des FeLV erfolgt durch engen Kontakt mit einem infizierten Tier. Im Speichel wird das Virus in großen Mengen ausgeschieden. Geringe Mengen finden sich auch in Kot und Harn. Das Virus wird meist oronasal aufgenommen. Schon bei Benutzung gemeinsamer Futter- und Kotplätze sowie bei der sozialen Fellpflege kann eine Übertragung erfolgen. Auch durch Biss- und Kratzwunden ist eine Übertragung möglich. Eine Infektion der Welpen durch das Muttertier kann diaplazentar oder über die Muttermilch stattfinden.

Der Verlauf der Infektion hängt entscheidend vom Immunstatus und Alter des infizierten Tieres, aber auch von Infektionsdosis und Virulenz des Virus ab. Junge und immunsupprimierte Katzen entwickeln häufiger eine persistierende Infektion. Bei den anderen Katzen kann dagegen durch die effektive Antwort des zellulären und humoralen Immunsystems eine Elimination des Virus noch vor einer Besiedlung des Knochenmarks erreicht werden.

Abbildung 3.1 verdeutlicht die verschiedenen Formen der Infektion. Bei Ausbruch in geschlossenen Populationen mit hoher Katzendichte bilden die meisten Katzen (etwa 30 %) eine gute Immunantwort auf die Infektion aus und können den Erreger eliminieren, bevor das Stadium der Virämie erreicht wird (**Regressorkatzen**). Diese Tiere haben virusneutralisierende Antikörper und erscheinen somit im Antigentest negativ. Die Immunantwort von etwa 30 % der infizierten Katzen ist ungenügend, so dass das Virus lebenslang im Körper der Tiere persistiert (**persistierend virämische Katzen**). Die Lebenserwartung dieser Katzen ist, im Vergleich zu gesunden und latent infizierten Tieren, wesentlich kürzer. Sie sterben meist innerhalb von drei bis fünf Jahren an FeLV-assoziierten Erkrankungen. Etwa 30 % der infizierten Katzen entwickeln eine transiente Virämie (**transient virämische Katzen**). Eine transiente Virämie dauert meist nur vier (bis maximal sechzehn) Wochen, dann bilden die Katzen eine effektive Immunantwort aus und werden zu Regressorkatzen. Diese können das Virus vollständig eliminieren oder eine latente Infektion entwickeln. Transient virämische Katzen sind kurzzeitig auch Virusausscheider. Sie können durch Routinediagnostik nicht von persistierend virämischen Katzen unterschieden werden. Bei den übrigen 10 % der Katzen tritt eine seltene, atypische lokale Vermehrung des Virus (**atypische Form**) ohne Beteiligung des Knochenmarks auf. Einige Regressorkatzen können zwar eine Virusvermehrung verhindern, das Virus jedoch nicht vollständig eliminieren. Diese latent infizierten Tiere (**latent infizierte Katzen**) halten das Virus durch Ausbildung virusneutralisierender Antikörper von einer Replikation ab. Nur die in das Wirtszellgenom integrierte virale DNA, aber kein freies Virus ist vorhanden. Daher sind die Katzen im Antigennachweis negativ und damit in der Routinediagnostik nicht zu erfassen. Nur mittels PCR oder durch Anzüchtung von Knochenmarkszellen, die *in vitro* wieder zur Virusvermehrung angeregt werden können, kann eine latente Infektion erfasst werden. In den ersten Jahren *post infectionem* können diese Katzen durch Immunsuppression oder Stress wieder zu Virämikern werden und somit im Antigennachweis positiv reagieren. Viele der latent infizierten Tiere eliminieren nach Wochen oder Jahren das Virus, wenn alle Virus-DNA-haltigen Zellen abgestorben oder durch Abschreibefehler bei der Zellteilung nicht mehr replikationsfähige Viren entstanden sind. Latent infizierte Katzen können jedoch Lymphome entwickeln.

Klinisches Bild

Die klinischen Erscheinungsformen der FeLV-Infektion sind vielfältig. Eine Übersicht über die Krankheitsbilder gibt Tabelle 3.1.

Tumoren

FeLV *per se* ist kein Onkogen, es kann jedoch über verschiedene Mechanismen ein zelleigenes *onc*-Gen modifizieren und so die Tumorentstehung indirekt auslösen. FeLV kann Neoplasien des lymphatischen oder myeloischen Gewebes verursachen. Die häufigsten malignen Neoplasien des hämatopoetischen Systems bei der Katze sind maligne Lym-

Tab. 3.1: Klinische Symptome

Klinische Symptome der FeLV-Infektion

Klinisch inapparente Infektion

Tumoren
lymphatische Tumoren
Thymuslymphom
multizentrisches Lymphom
alimentäres Lymphom
andere Lymphome
lymphatische Leukämie
myeloische Tumoren
Fibrosarkome
andere Tumoren

FeLV-assoziierte Krankheiten

Anämie
Immunsuppression
immunpathologische Prozesse
Fortpflanzungsstörungen

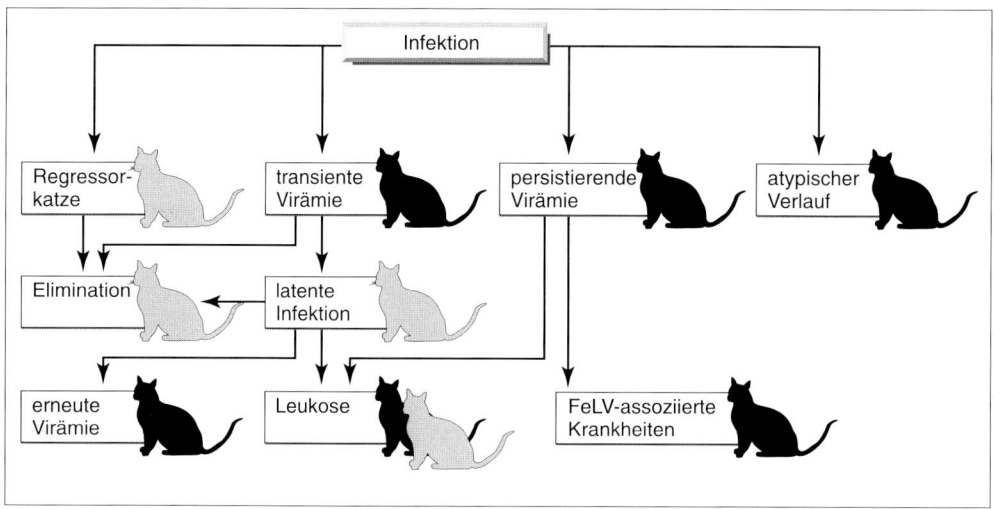

Abb. 3.1. Verlaufsformen der FeLV-Infektion (modifiziert nach HOOVER und MULLINS 1991), dunkle Katze = im Antigennachweis positiv, helle Katze = im Antigennachweis negativ.

phome (ca. 90 %). Bis vor kurzem ging man davon aus, dass alle Lymphome bei der Katze mit einer FeLV-Infektion assoziiert sind. Dies ist jedoch sicher nicht richtig. Heute sind die meisten Katzen mit malignen Lymphomen FeLV-negativ, und wahrscheinlich besteht in den meisten Fällen keinerlei Zusammenhang zu FeLV. Auf den transformierten Tumorzellen kann ein Antigen exprimiert werden, das so genannten „feline oncornavirus associated cell membrane antigen" (FOCMA). Das Immunsystem der Katze kann gegen diese FOCMA-Antigene Antikörper produzieren. Im Gegensatz zu früheren Meinungen sind diese jedoch weder Tumor- noch FeLV-spezifisch und somit diagnostisch nicht verwertbar.

Lymphatische Tumoren können diffus (lymphatische Leukämie) oder solide (malignes Lymphom) sein. Lymphome werden anhand ihrer Organmanifestation in multizentrische, mediastinale, alimentäre und andere eingeteilt.

Das Thymuslymphom (mediastinales Lymphom) tritt hauptsächlich bei jungen Katzen (unter drei Jahren) auf. Häufig sind

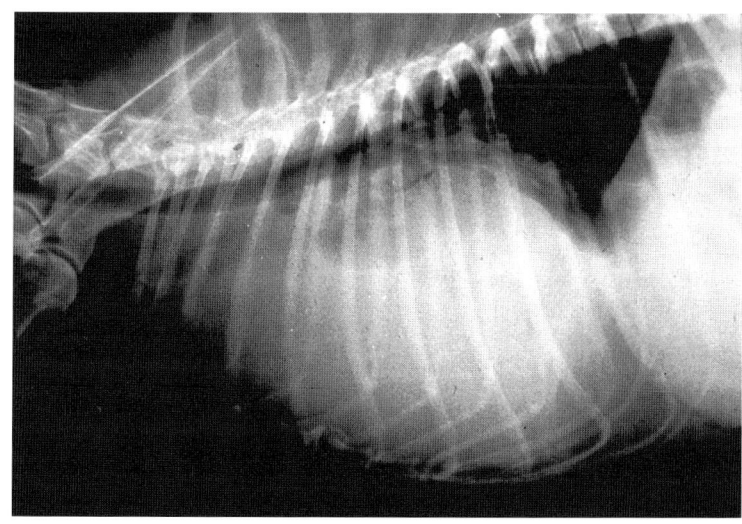

Abb. 3.2. Thymuslymphom bei einer FeLV-infizierten Katze.

98 Infektionskrankheiten

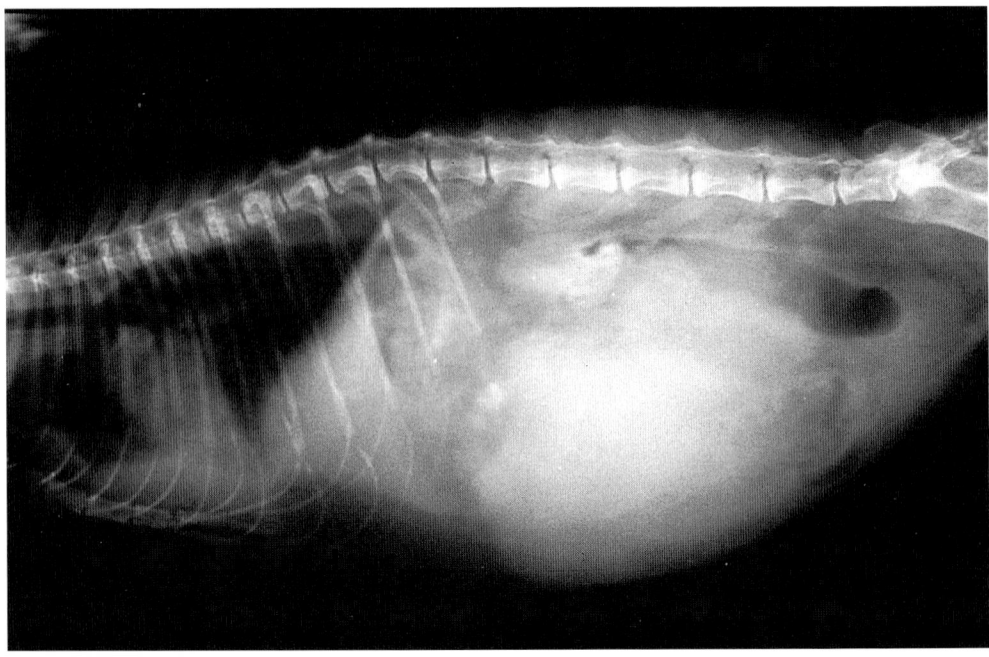

Abb. 3.3. Lymphom der Milz bei einer FeLV-infizierten Katze.

die Katzen FeLV-positiv. Klinisch zeigen die Tiere Tachypnoe, Dyspnoe, seltener Regurgitieren. Die Herztöne sind gedämpft. Die Diagnose wird röntgenologisch gestellt. Meist kann man Pleuralflüssigkeit punktieren und im Aspirat neoplastische Zellen nachweisen.

Katzen mit einem multizentrischen Lymphom haben häufig vergrößerte periphere Lymphknoten und eine Splenomegalie,

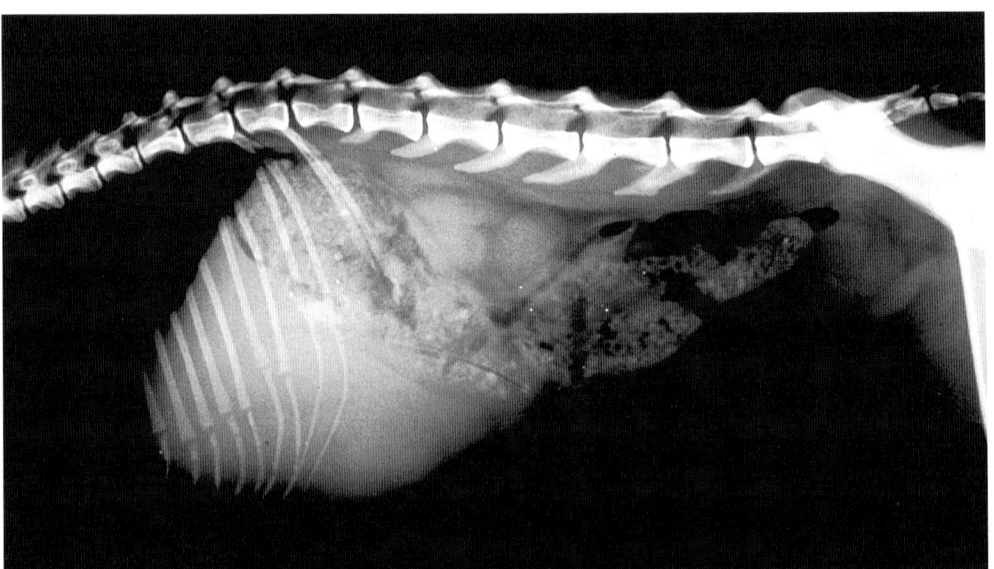

Abb. 3.4. Lymphom der Leber bei einer FeLV-infizierten Katze.

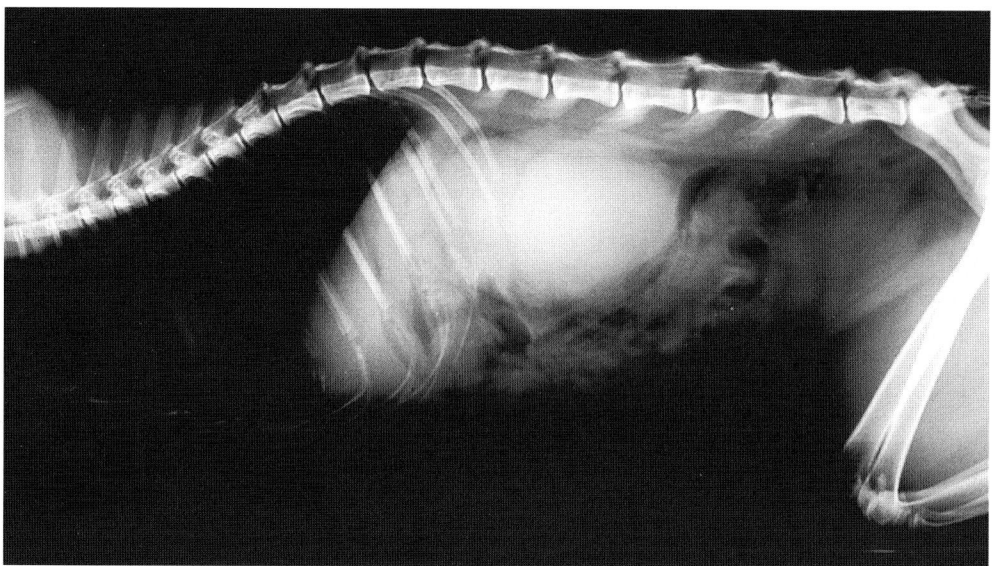

Abb. 3.5. Lymphom der Nieren bei einer FeLV-infizierten Katze.

manchmal eine leichte Anämie. Die Katzen sind meist jung (Durchschnittsalter 4 Jahre) und in einigen Fällen FeLV-positiv. Die Diagnose wird durch Biopsie gestellt.

Beim alimentären Lymphom handelt es sich um Tumoren im Abdomen (hauptsächlich im Bereich von Duodenum und Kolon, seltener Magen oder Rektum), die oft diffus verteilt sind. Meist sind die mesenterialen Lymphknoten mitbeteiligt, gelegentlich auch Leber oder Niere. Die Tiere leiden an chronischem Durchfall, Abmagerung, manchmal Anorexie, Erbrechen, oder werden mit Obstruktionen vorgestellt. Die Katzen sind meist älter. Diese Lymphome sind fast nie mit einer FeLV-Infektion assoziiert. Eine Verdachtsdiagnose wird durch die klinischen Symptome, Palpation des Abdomens, Röntgen oder Sonographie gestellt. Abgesichert wird sie durch histologische Untersuchung von Biopsieproben aus einer Endoskopie oder Laparotomie.

Andere maligne Lymphome betreffen Haut, Augen, Nieren oder Nervensystem. Tumoren des Nervensystems findet man am häufigsten im extraduralen Raum. Durch Kompression des Rückenmarks verursachen sie sensomotorisch Ausfälle der Extremitäten.

Die lymphatische Leukämie stellt sich als eine extreme Lymphozytose mit malignen Veränderungen dar. Zahlreiche leukämische Blutzellen werden sowohl im Blut als auch im Knochenmark gefunden. Oft wird die Hämatopoese beeinflusst, und neben der Lymphozytose werden Anämien und Thrombozytopenien (mit petechialen Blutungen auf Haut und Schleimhäuten) gefunden. Oft haben die Tiere Fieber, eine vergrößerte Milz, aber nur selten vergrößerte Lymphknoten. Manche Katzen sind FeLV-positiv. Die Diagnose kann im Blutausstrich durch Nachweis der neoplastischen Zellen oder durch Knochenmarksaspiration oder -biopsie gestellt werden.

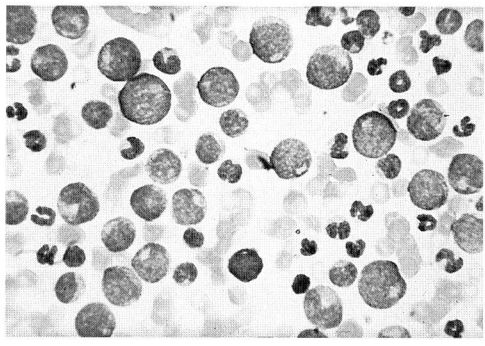

Abb. 3.6. Lymphatische Leukämie bei einer FeLV-infizierten Katze.

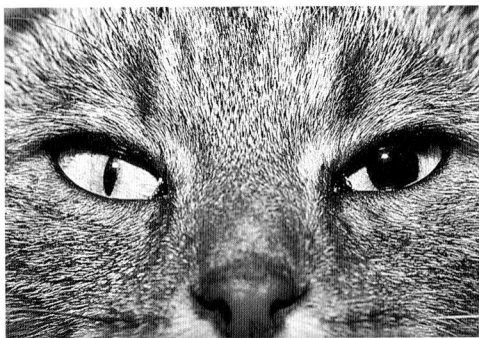

Abb. 3.7. Anisochorie durch leukotische Infiltrate im ZNS bei einer FeLV-infizierten Katze.

Myeloische Tumoren sind relativ selten und entstehen aus Knochenmarksstammzellen und granulozytären sowie erythrozytären Vorläuferzellen, seltener Megakaryozyten. Myeloische Tumoren treten meist in den ersten sechs Lebensjahren auf. Bei einigen Katzen kann eine FeLV-Infektion als Tumorursache gefunden werden. Die Primärläsion liegt im Knochenmark, es können aber auch Metastasen in Leber, Milz und Lymphknoten auftreten. Klinische Symptome bestehen in Anämie, intermittierendem Fieber und Gewichtsverlust. Im Falle einer Thrombozytopenie entstehen petechiale Blutungen, Leukopenien begünstigen Immunsuppression und Sekundärinfektionen. Die Diagnose wird durch Knochenmarksaspiration oder -biopsie, seltener anhand eines Blutausstrichs gestellt.

Fibrosarkome, die durch das FeSV verursacht werden, sind multizentrische, schnell wachsende, subkutane Tumoren, die hauptsächlich bei jüngeren FeLV-infizierten Katzen auftreten. Der Tumorextrakt enthält in diesen Fällen intaktes, replikationskompetentes FeLV und replikationsinkompetentes FeSV. Letzteres entsteht in der Katze durch Rekombination von FeLV-Genom und *onc*-Genen der Katzenzellen. Dieses virusbedingte Fibrosarkom ist nicht zu verwechseln mit dem solitär auftretenden Fibrosarkomen, die durch Impfungen oder subkutane Injektionen induziert werden.

Andere Tumoren sind zum Beispiel **Osteochondromatosen**. Dies sind multiple Knorpelwucherungen, die bevorzugt an flachen Knochen auftreten. Es wird eine Verbindung zwischen FeLV-Infektionen und Osteochondromatosen angenommen, deren Pathogenese aber nicht geklärt ist. **Hauthörner,** eine gutartige Hyperplasie von Keratinozyten, und **olfaktorische Neuroblastome**, aggressive, metastasierende, histologisch sehr inhomogene Tumoren des Geruchs- und Geschmacksepithels der Nase und des Rachens, wurden bei FeLV-infizierten Katzen beschrieben. Der Zusammenhang zwischen Tumor und Infektion ist jedoch unklar.

FeLV-assoziierte Krankheiten

Anämien sind bei Katzen im Vergleich zu anderen Spezies sehr häufig. Die FeLV-Infektion wurde oft als die wichtigste Ursache aregenerativer Anämien angegeben. Da heute jedoch nur noch wenige anämische Katzen FeLV-infiziert sind, ist diese Aussage nicht mehr haltbar. Die durch eine FeLV-Infektion verursachte Anämie kann primär (z. B. durch eine Infektion mit dem Subtyp C) entstehen oder das Ergebnis einer lymphatischen Leukämie oder eines myeloischen Tumors sein. Die Tumoren interferieren mit der Hämatopoese und führen zu einer Verdrängung von Blut bildenden Vorläuferzellen im Knochenmark. Daneben kann auch eine immunmediierte hämolytische Anämie bei FeLV-infizierten Katzen auftreten.

Immunsuppression ist die wichtigste und für die meisten klinischen Symptome verantwortliche Folge der FeLV-Infektion. Der einer FeLV-induzierten Immunsuppression zugrunde liegende Pathomechanismus ist komplex und nicht vollständig aufgeklärt. Von Bedeutung ist der Virusstamm, wobei das Hüllenprotein, p15E, das *in vitro* das Wachs-

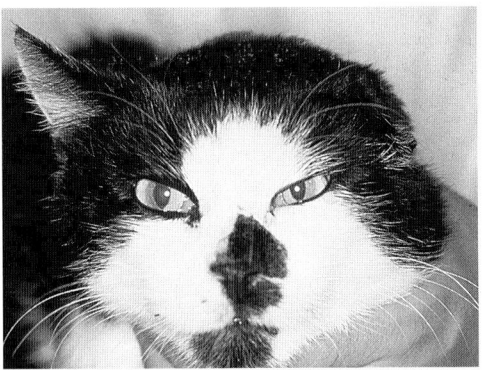

Abb. 3.8. FIV-infizierter „Kampfkater'.

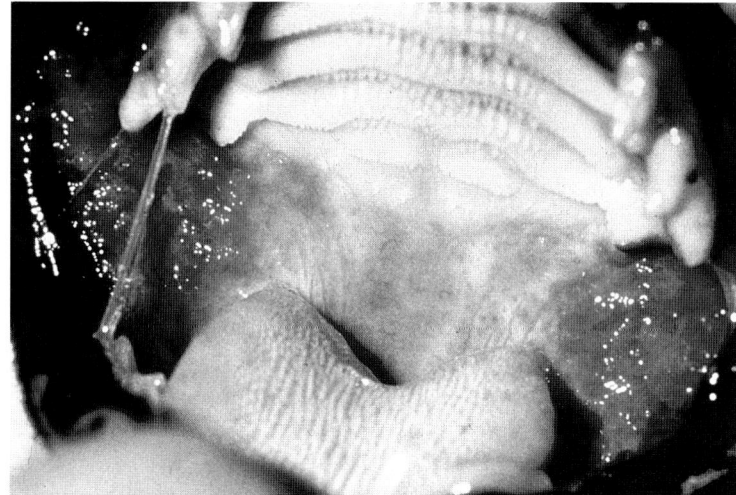

Abb. 3.9. Hochgradige proliferative Stomatitis bei einer FIV-infizierten Katze.

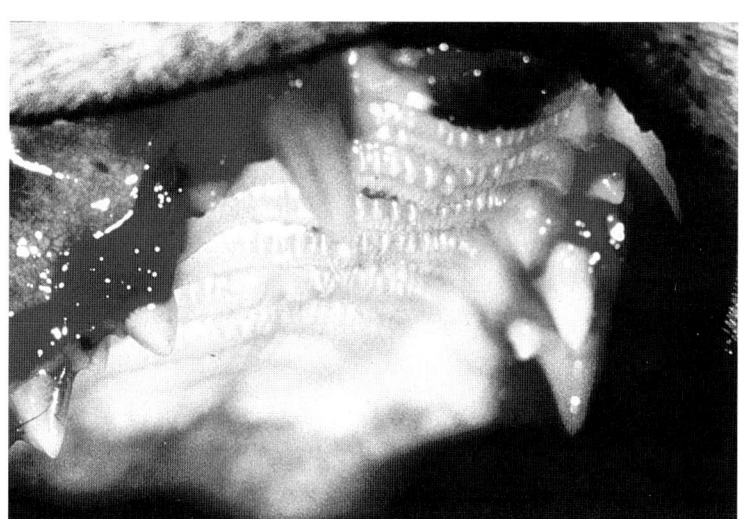

Abb. 3.10. Hochgradige Zahnrandgingivitis bei einer FIV-infizierten Katze.

tum von Lymphozyten inhibiert, eine Rolle zu spielen scheint. Immunsupprimierte Katzen sind empfänglich für viele verschiedene Sekundärinfektionen. Die klinischen Symptome, die in Assoziation mit einer FeLV-Infektion auftreten, sind daher unterschiedlich und nicht pathognomonisch.

Immunsupprimierte Katzen sind oftmals abgemagert und chronisch krank oder haben persistierendes Fieber. Stomatitiden, respiratorische oder gastrointestinale Symptome, Abszessbildungen oder verzögerte Heilungsprozesse können vorliegen. Weiterhin erkranken FeLV-infizierte Katzen auffällig häufig an feliner infektiöser Peritonitis (FIP). FIP muss als wichtigste finale opportunistische Infektion angesehen werden.

Es wurde auch von einer FeLV-assoziierten ‚panleukopenieähnlichen' Enteritis berichtet. Dieses sogenannte ‚panleukopenieähnliche Syndrom' oder ‚FeLV-assoziierte Enteritis' verursacht klinische Symptome und histopathologischen Veränderungen im Darm, die nicht von einer Parvovirose zu unterscheiden sind. Man vermutet inzwischen, dass diese Fälle möglicherweise durch eine nicht nachgewiesene sekundäre feline Parvovirusinfektion bedingt sind.

Immunpathologische Prozesse entstehen durch hohe Spiegel zirkulierender Immun-

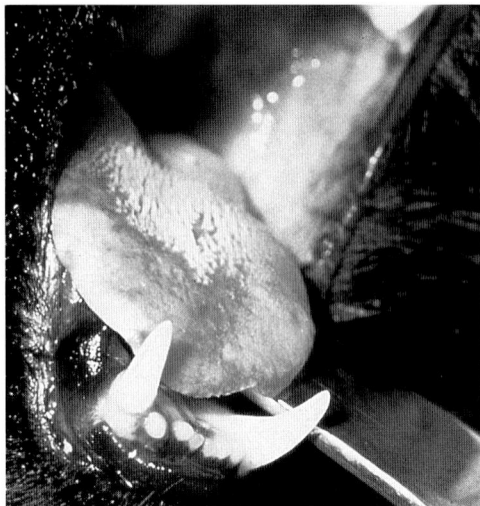

Abb. 3.11. Opportunistische Candidainfektion auf der Zunge bei einer FIV-infizierten Katze.

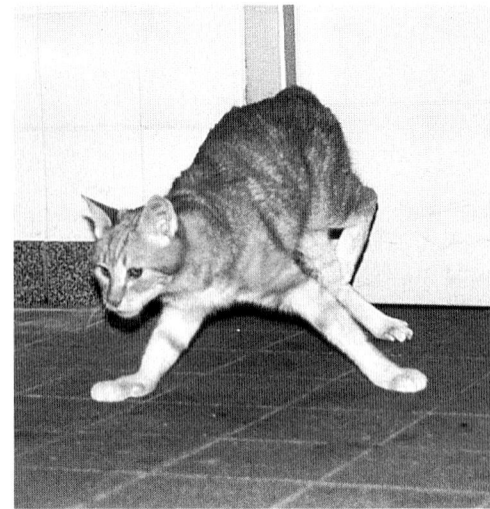

Abb. 3.13. Neurologische Symptome (Hypermetrie, Inkoordination) bei einer FIV-infizierten Katze.

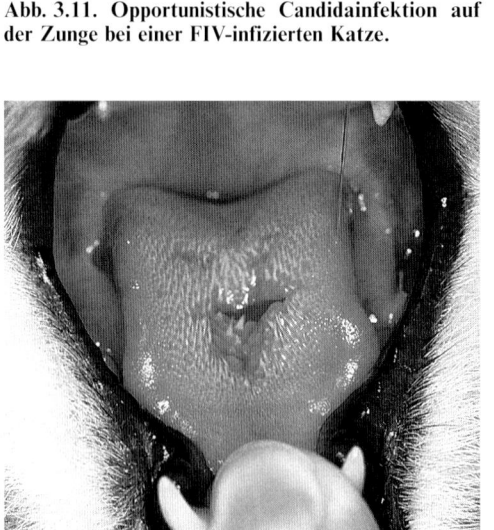

Abb. 3.12. Zungenläsion mit Candidainfektion bei einer FIV-infizierten Katze.

komplexe und Autoantikörperbildung. Als Antigene, die zur Entstehung von Antigen-Antikörper-Komplexen beitragen, können ganze Viruspartikel, aber auch einzelne Proteine wie gp70, p27 und p15E dienen. **Hämolytische Anämien** bei FeLV-infizierten Katzen entstehen durch Antikörperbildung gegen körpereigene Erythrozyten. Ablagerung von Immunkomplexen in der Basalmembran der Nierenglomeruli, die zu einer **Glomerulonephritis** führen, treten gehäuft im Zusammenhang mit FeLV-Infektionen auf. Chronisch progressive **Polyarthritiden** können durch FeLV potenziert werden, bei etwa 20 % aller Arthritiden der Katze ist FeLV wahrscheinlich ursächlich beteiligt. Durch Ablagerung von Immunkomplexen in Iris und Ziliarkörper können immunmediierte **Uveitiden** entstehen.

Fortpflanzungsstörungen können eine häufige Folge der FeLV-Infektion sein, die bei etwa 80 % experimentell infizierter trächtiger Kätzinnen zu Fruchtresorptionen, Aborten, Totgeburten oder zum Tod der Jungtiere kurz nach der Geburt führt. Meist wird der Fetus in der dritten bis fünften Trächtigkeitswoche resorbiert. Der Mechanismus der Fruchtbarkeitsstörungen ist nicht genau bekannt, möglicherweise interferiert das FeLV-Provirus mit der Kollagensynthese des Embryos. Überleben die Feten bis zur Geburt, sind sie persistierend infiziert und kümmern. Dieses Phänomen wird als ‚Fading-Kitten-Syndrom' bezeichnet. Kurz nach der Geburt tritt eine Thymusatrophie dieser Neugeborenen mit einer massiven Immunsuppression ein, die nach acht bis zwölf Wochen zum Tode führt.

Diagnose

Das Krankheitsbild der FeLV-Infektion ist außerordentlich variabel. Die Diagnose kann nicht aufgrund des klinischen Bilds gestellt werden. Deshalb muss bei allen unklaren, insbesondere chronischen oder therapieresistenten Erkrankungen immer differentialdiagnostisch eine FeLV-Infektion in Betracht gezogen werden. Verschiedene Firmen stellen Schnelltests auf der Basis eines ELISA oder eines ähnlichen Prinzips zum Nachweis des FeLV-p27-Antigens her. Bezüglich ihrer Aussagekraft sind die auf dem Markt erhältlichen Tests relativ gut vergleichbar. Manchmal geben sie ein falschpositives Ergebnis, beispielsweise wenn eine Blutprobe hämolytisch ist. Die Diagnose einer FeLV-Virämie kann aber relativ sicher gestellt werden, wenn zwei verschiedene Serumproben einer Katze in drei unabhängigen Tests positiv reagieren.

Ein negativer Antigennachweis kann von einer Katze ohne FeLV-Infektion, einer Katze in der Inkubation oder einer Katze mit einer latenten Infektion stammen. Ein positiver Nachweis spricht für eine transiente oder persistierende Virämie. Diese Katzen sollten nach 16 Wochen noch einmal getestet werden, um zu untersuchen, ob die Virämie transient oder persistierend ist.

In manchen Tests lassen sich auch Speichel oder Tränenflüssigkeit untersuchen. Die Anzahl falschnegativer Ergebnisse ist jedoch beachtlich, die Tests eignen sich daher nur für Reihenroutineuntersuchungen in geschlossenen Beständen. Als weiterer Test wird der Immunofluoreszenztest (IFA) verwendet. Dabei wird in Blutausstrichen das p27-Antigen des FeLV in neutrophilen Granulozyten und Thrombozyten angefärbt und im Fluoreszenzmikroskop ausgewertet. Das Verfahren ist relativ zeitaufwendig, bedarf viel Erfahrung und ist in der Praxis nicht einsetzbar. Vorteil des IFA ist, dass nur 3 bis 5 % der transienten Virämien durch den IFA erfasst werden. Daher spricht ein positives Ergebnis mit hoher Wahrscheinlichkeit für eine persistente Virämie.

Therapie

Aus epidemiologischen Gründen sollten nur Katzen therapiert werden, die ohne Kontakt zu nichtinfizierten Tieren und ohne freien Auslauf gehalten werden können. Häufig sind FeLV-infizierte Katzen bereits erkrankt, wenn sie erstmals beim Tierarzt vorgestellt werden. Eine symptomatische Therapie und eine Behandlung der Sekundärinfektionen, eventuell auch der Anämie, ist daher unbedingt nötig. Zur Behandlung von malignen Lymphomen sind verschiedene Therapieprotokolle unter Verwendung von Zytostatika und Kortikosteroiden beschrieben. Die Prognose eines Lymphompatienten mit positivem FeLV-Status ist jedoch sehr ungünstig.

Zur kausalen antiviralen Therapie werden Substanzen verwendet, die die Vermehrung des Virus verhindern. Ein weiterer Ansatzpunkt ist, unter Stimulation des körpereigenen Immunsystems eine Elimination des Virus zu erzielen.

– Unter den **antiviralen Chemotherapeutika** werden vor allem Nukleosidanaloga eingesetzt. AZT (Zidovudin, 3'-Azido-2',3'-Dideoxythymidin) ist derzeit das einzige, im Handel als Retrovir (Glaxo-Wellcome, Burgwedel, Deutschland) erhältliche, zur Behandlung der FeLV-Infektion geeignete antivirale Chemotherapeutikum, das zu einer Verbesserung der klinischen Symptome und zu einer Verlängerung der Überlebenszeit führen kann. AZT wird in einer Dosierung von 10 mg/kg KM auf zweimal täglich s.c. oder p.o. verabreicht. Unter AZT-Therapie ist das Blutbild regelmäßig zu kontrollieren, da Anämien auftreten können.

– Weder Therapieversuche mit monoklonalen virusneutralisierenden **Antikörpern** oder mit anti-Thymozyten-Globulinen, noch eine extrakorporale Therapie mit **photosensitiven Stoffen** oder die Gabe eines Benzoporphyrinderivats und anschließende Bestrahlung mit Rotlicht, noch der Einsatz verschiedener **Immunmodulatoren** (z. B. Fistularin aus *Aplysina archeri*, Protein A aus *Staphylococcus aureus* Cowan I) waren erfolgreich. Unter Einsatz von humanem Interferon-α (IFN-α) und bovinem Interferon-β (IFN-β) wurde zwar eine Verlängerung der Überlebensrate FeLV-infizierter Katzen beschrieben, eine Beeinflussung der Virämie konnte jedoch nicht nachgewiesen werden.

– **Paramunitätsinducer** zur Behandlung FeLV-infizierter Katzen wurden erstmals 1984 eingesetzt. In den ersten veröffentlichten Studien wurde bei Gabe von Paramunitätsinducern über erstaunliche Heilungserfolge bei FeLV-infizierten Katzen berichtet. Ganz andere Ergebnisse wurden in placebokontrollierten Doppelblindstudien bei natürlich FeLV-infizierten Katzen erzielt. Hier führte die Therapie mit Paramunitätsinducern zu keinem signifikanten Unterschied hinsichtlich klinischer, immunologischer oder virologischer Parameter zwischen den behandelten Katzen und der Placebogruppe. Auch der Anteil der Konversionen zu FeLV-negativ war in beiden Gruppen weitgehend identisch. Demnach haben Paramunitätsinducer keinen Einfluss auf die FeLV-Infektion.

Prognose

Bei einer klinisch manifesten FeLV-Infektion ist keine Heilung mit Erregerelimination möglich. Die meisten persistierend virämischen Katzen sterben innerhalb von drei bis fünf Jahren an FeLV-assoziierten Krankheiten. In erreger- und stressarmer Umgebung (ausschließliche Haltung in der Wohnung) können die Tiere jedoch wesentlich länger ohne schwerwiegende Symptome leben. Ein positives FeLV-Ergebnis ist demnach keinesfalls ein sofortiges Todesurteil.

Prophylaxe

Durch routinemäßige Durchführung von Tests, Entfernen FeLV-infizierter Katzen aus Beständen und Impfprogramme ist es gelungen, die FeLV-Infektion aus vielen Beständen und Zuchten weitgehend zu beseitigen. Aus vielen Publikationen geht hervor, dass die Impfungen sicher zu sein scheinen und einen guten Schutz gegen experimentelle Infektionen gewährleisten. Es gibt jedoch neue Untersuchungen, die zeigen, dass die Impfungen einem sehr hohen natürlichen Infektionsdruck nicht standhalten. Ist in einem Bestand eine Katze positiv, ist es nicht ausreichend, die negativen Katzen zu impfen, da man sich nicht auf den Impfschutz verlassen kann, der einer solchen Belastung wahrscheinlich nicht gewachsen ist. Um sicher vor einer Infektion zu schützen, muss die positive Katze daher von den Nichtinfizierten getrennt werden. Anders ist die Situation bei Einzelkatzen, die Freilauf haben und so gelegentlich mit dem FeLV in vergleichbar niedrigerer Konzentration in Berührung kommen. In solchen Fällen scheint der Impfschutz ausreichend zu sein.

Es wird empfohlen, vor der Impfung routinemäßig einen Test auf FeLV-Antigen durchzuführen, weil eine bereits bestehende Infektion durch die Impfung nicht eliminiert wird. Es ist jedoch nicht schädlich, eine FeLV-positive Katze zu impfen. Ist eine Katze latent infiziert (dies ist nicht durch Routinetests nachweisbar), so kann eine Impfung das erneute Auftreten einer Virämie nicht verhindern, sie fördert es jedoch auch nicht. Die Vakzination verursacht keine Antigenämie und interferiert daher nicht mit Standard-FeLV-Tests.

Die erreichte Immunität hält nicht lebenslang an. Eine jährliche Booster-Vakzination wird empfohlen. Da die meisten über fünf Jahre alten Katzen eine natürliche Infektion durchlaufen haben, kann bei älteren Katzen im Einzelfall der Nutzen einer Impfung gegen deren Nebenwirkungen abgewogen werden, insbesondere da die bei der Katze in letzter Zeit gehäuft auftretenden Fibrosarkome ursächlich in Zusammenhang mit FeLV-Impfungen gebracht werden. Eine Katze, die ausschließlich in der Wohnung gehalten wird und keinen Kontakt zu anderen Katzen hat, sollte nicht geimpft werden.

Bedeutung für den Menschen und andere Tiere

Immer wieder wird diskutiert, inwieweit auch der Mensch als Wirt für FeLV dienen könnte, da bestimmte FeLV-Stämme auf menschlichen Zellkulturen wachsen. In umfangreichen epidemiologischen Studien fanden sich jedoch keinerlei Hinweise für eine FeLV-Infektion beim Menschen. Trotzdem geben einige Autoren an, dass Kinder, immunsupprimierte Personen sowie alte Personen den engen Kontakt mit FeLV-infizierten Katzen meiden sollten.

3.1.2 Feline Immunschwächevirusinfektion

Synonyma: *FIV-Infektion, felines erworbenes Immunschwächesyndrom, felines AIDS, ‚Katzen-AIDS', feline immunodeficiency virus infection, feline acquired immunodeficiency syndrome, FAIDS*
Vorwiegend betroffenes Organsystem: Immunsystem

Definition: Infektionskrankheit der Katze, durch das feline Immunschwächevirus verursacht.

Das feline Immunschwächevirus (FIV) verursacht ein dem humanen erworbenen Immunschwächesyndrom AIDS sehr ähnliches Krankheitsbild und wird daher als Erreger des ‚Katzen-AIDS' bezeichnet. Diese Bezeichnung hat jedoch stark zur Verunsicherung und Panik von Katzenbesitzern beigetragen und sollte deshalb vermieden werden.

Ätiologie

Erreger:

felines Immunschwächevirus = FIV (Retrovirus)

FIV ist ein Lentivirus aus der Familie der Retroviridae. Es ist nahe verwandt mit dem HIV und ruft nach einer langen Latenzphase ebenfalls eine Immunschwäche hervor. In der Außenwelt ist das FIV nur wenige Minuten haltbar. Die FIV-Infektion ist weltweit verbreitet. In Deutschland werden Prävalenzen von 2 bis 8 % angegeben. Dabei tritt die Infektion in Norddeutschland häufiger als in Süddeutschland auf. In Europa wurden Prävalenzen zwischen 3 % in den Niederlanden und 33 % in England ermittelt, in den USA liegen die Infektionsraten zwischen 1 und 16 %. Die großen Unterschiede in den Infektionsraten in den verschiedenen Ländern beruhen auf unterschiedlichen Bestandsdichten und Haltungsbedingungen der Katzen. Katzen, die in Gegenden hoher Katzendichte leben und Freilauf haben, haben ein wesentlich höheres Infektionsrisiko, da Bisswunden der häufigste Übertragungsweg sind. Die Prävalenz der FIV-Infektion in Deutschland bleibt seit der Entdeckung des Virus weitgehend unverändert. Die Infektion besteht wohl schon lange im Wirt Katze. Wenn das Virus einmal in eine Population eingeführt ist, scheint sich ein stabiles Gleichgewicht zwischen infizierten und nichtinfizierten Katzen einzustellen.

Pathogenese

Eine fast 100%ige Übertragung findet durch den Biss eines infizierten Tiers statt. Eine hohe Infektionsgefahr geht deshalb besonders von männlichen Katzen mit aggressivem Territorialverhalten aus. Allein die gemeinsame Benutzung von Schlaf- und Futterplätzen durch infizierte und nichtinfizierte Katzen führt nicht zu einer Übertragung. Die Übertragung durch den Deckakt ist möglich. Auch eine plazentare Übertragung des Virus von infizierten Muttertieren auf die Welpen kann *pre* und *intra partum* vorkommen, ebenso eine Infektion neugeborener Katzenwelpen durch die Muttermilch.

In Anlehnung an die HIV-Infektion kann eine Klassifikation der FIV-Infektion erfolgen. Bei der Katze ist eine Einteilung in vier Stadien sinnvoll, da sich die in der Humanmedizin zu verschiedenen Zeitpunkten auftretenden Stadien der persistierenden generalisierten Lymphadenopathie (auch als Lymphadenopathiesyndrom bezeichnet), und der AIDS-Related-Complex bei Katzen nicht voneinander abgrenzen lassen (siehe Tabelle 3.2). Nach dem Initialstadium, das meist vom Besitzer unbemerkt bleibt, sind die Katzen meist für einige Jahre gesund. Tatsächlich sterben viele Katzen wahrscheinlich aus anderen Gründen lange bevor eine AIDS-ähnliche Krankheit entsteht. Aus Feldstudien kann man ableiten, dass die klinisch asymptomatische Infektion mindestens drei bis fünf Jahre anhalten kann. Schrittweise entwickelt sich mit der Zeit jedoch eine erheblichere Dysfunktion des Immunsystems. Bisher ist noch nicht bekannt, welche Faktoren bei den Katzen schließlich den Eintritt in das Terminalstadium AIDS auslösen.

Die Pathogenese der FIV-Infektion ist noch immer in vielen Bereichen ungeklärt. Bei Lentivirusinfektionen kommt es trotz zellulärer Immunantwort und Bildung neutralisierender Antikörper zu einer latenten Infektion. FIV vermehrt sich in $CD4^+$- und $CD8^+$-Lymphozyten, in B-Lymphozyten, in Makrophagen sowie in Astrozyten und Mikrogliazellen. Das primäre Ziel der Infektion sind die Lymphozyten, doch bereits während der akuten Phase kommt es zu einem massiven Befall der Makrophagen. Eine Virusvermehrung in den Makrophagen/Monozyten kann zur Krankheitsmanifestation im ZNS führen.

Im Verlauf der Infektion verhalten sich die $CD4^+$-Zellen spiegelbildlich zur Viruskonzentration. Zum Zeitpunkt des Viruspeaks am Anfang der Infektion sinken die $CD4^+$-Zellen um circa ein Drittel, steigen danach aber wieder an. In der asymptomatischen

Tab. 3.2: Klassifikation der FIV-Infektion in die vier Stadien der akuten Phase (1), der asymptomatischen Phase (2), der Phase der unspezifischen Krankheitssymptome (3) und der terminalen, AIDS-ähnlichen Phase (4), AC = asymptomatischer Carrier, PGL = persistierende generalisierte Lymphadenopathie, LAS = Lymphadenopathiesyndrom, ARC = AIDS-related Complex, AIDS = acquired immunodeficiency syndrome

	Stadium		Symptome	Dauer
1	akute Phase	Initialstadium	Lymphadenopathie, Neutropenie, Fieber	Wochen bis Monate
2	asymptomatische Phase	AC	keine	Jahre
3	Phase der unspezifischen Krankheitssymptome	PGL/LAS + ARC	generalisierte Lymphadenopathie, rezividierendes Fieber, Leukopenie, Anämie, Apathie, Anorexie, Gewichtsverlust, Verhaltensänderung, chronische Stomatitis	Monate bis ein Jahr
4	AIDS-ähnliche Phase	AIDS	ARC-Symptome + opportunistische Infektionen, Neoplasien, ZNS-Symptome	Monate

Phase nehmen die CD4$^+$-Zellen nur langsam ab, während in der terminalen AIDS-Phase schließlich ein sehr schnelles Absinken der CD4$^+$-Zellen erfolgt. Gleichzeitig steigen die CD8$^+$-Zellen. Dadurch ergibt sich eine Inversion des CD4/CD8-Verhältnisses.

Es gibt mehrere Theorien über die Entstehung des felinen AIDS. AIDS kann entstehen, wenn durch eine Infektion des lymphoretikulären Systems die Zahl funktioneller CD4$^+$-Zellen unter einen kritischen Wert fällt. Zudem können Bildungsstörungen der CD4$^+$-Zellen durch Infektion antigentragender Zellen verursacht werden. Das Virus verändert sich ständig durch Mutation, um der Immunreaktion der Katze zu entgehen. Gelingt ihm das letztendlich, so kommt es zum Zusammenbruch des Immunsystems. Weiterhin erzeugt die FIV-Infektion autoimmune Reaktionen gegen das eigene Immunsystem der Katze und kann so zu Störungen des immunologischen Gleichgewichts beitragen. Sekundärinfektionen können klinisch apparentes AIDS verursachen, einmal dadurch, dass sie selbst eine leichte Immunsuppression bewirken, zum anderen, indem sie durch Aktivierung der Lymphozyten und Makrophagen zur Verstärkung der FIV-Replikation in diesen Zellen beitragen. Einige Pathogene, zum Beispiel das feline Herpesvirus-1, können sogar direkt die FIV-Replikation anregen.

Klinisches Bild

Wie bei der erworbenen Immunschwäche des Menschen sind die klinischen Symptome der FIV-infizierten Katzen oft nicht direkt durch FIV verursacht, sondern durch Sekundärinfektionen mit Mikroorganismen, die bei einem immunkompetenten Tier, wenn überhaupt, nur eine leichte Erkrankung verursachen würden. Veränderungen, die am häufigsten in Verbindung mit einer FIV-Infektion auftreten, sind chronische Stomatitiden und ausgeprägte Gingivitiden,

chronische Erkrankungen des oberen Respirationstrakts, Abmagerung, Fieber, Lymphadenopathie, Anämie, chronische Hauterkrankungen, chronischer Durchfall, neurologische Symptome und Tumoren.
Opportunistische Infektionen: Die klinischen Symptome einer FIV-Infektion sind oft Ausdruck von Sekundärinfektionen. Viele FIV-infizierte Katzen mit chronischer Stomatitis haben auch eine persistierende feline Calci- oder Herpesvirusinfektion im Oropharynx. Bei chronischen oralen und respiratorischen Krankheiten spielen ohne Zweifel auch bakterielle Infektionen eine Rolle, da eine Antibiotikabehandlung die klinischen Symptome verbessern, aber gewöhnlich nicht gänzlich beheben kann. Es gibt Berichte über systemische Infektionen mit Kuhpocken- oder Herpesviren bei FIV-infizierten Katzen. Klinisch manifeste Toxoplasmose tritt häufiger bei FIV-infizierten als bei nichtinfizierten Katzen auf. Verbunden mit einer FIV-Infektion können bei Katzen chronische Hautinfektionen durch Notoedres, Cheyletiellen und Demodex sowie verschiedene Pilze und bakterielle Erreger auftreten. Weitere opportunistische Infektionen, die in Assoziation mit einer FIV-Infektion vorkommen können, sind Hämobartonellose, intestinale Kokzidiose, Kandidiose, Aspergillose, Kryptokokkose und Infektionen mit Pseudomonaden und Mykobakterien. Es wird angenommen, dass es keine Verbindung zwischen FIV und dem Vorkommen von Antikörpern gegen Coronaviren bei Katzen gibt. Trotzdem spielt die feline infektiöse Peritonitis (FIP) bei natürlich FIV-infizierten Katzen eine bedeutende Rolle, da sie sehr häufig als finale opportunistische Krankheit die Haupttodesursache natürlich FIV-infizierter Katzen darstellt.
Neurologische Störungen: Eine neurologische Erkrankung wird vermutlich direkt durch eine FIV-Infektion des ZNS verursacht. Sie kann sich in Form von motorischen oder sensorischen Defiziten oder als Verhaltensstörung (z. B. abnorme Schlafmuster) bemerkbar machen. Die klinischen Symptome spiegeln mit hoher Wahrscheinlichkeit das Gebiet des ZNS wider, das am stärksten infiziert ist. Seltener sind die neurologischen Störungen Folge der Manifestation einer opportunistischen Infektion wie zum Beispiel einer Toxoplasmose. Auch wenn nur etwa 5 % der FIV-infizierten Katzen offensichtliche neurologische Symptome zeigen, hat ein wesentlich größerer Anteil nachweislich mikroskopische Läsionen im Bereich des ZNS.
Tumoren: FIV-infizierte Katzen haben eine höhere Tumorinzidenz als nichtinfizierte Tiere. Meist treten maligne Lymphome auf, wesentlich seltener myeloische oder andere Tumoren. Es ist bisher nicht bekannt, in welchem Zusammenhang FIV zu diesen Neoplasien steht, wahrscheinlich ist es indirekt an der Tumorentstehung beteiligt. Hierzu gibt es verschiedene Theorien. FIV könnte das Tumorrisiko durch Beeinträchtigung der tumorüberwachenden Mechanismen erhöhen, die Tumorentstehung durch immunstimulierende Wirkung begünstigen, immunologische Mechanismen beeinflussen, welche eine FeLV-Infektion kontrollieren, eine übermäßige Vermehrung transformierter lymphoider Zellen beschleunigen oder die Aktivierung anderer kanzerogener Stoffe erlauben.
Hämatopoetisches System und labordiagnostische Veränderungen: Obwohl keine Blutwertveränderung als typisch für die FIV-Infektion angesehen werden kann, werden verschiedene Veränderungen beobachtet, da das FIV mononukleäre Zellen infiziert und zu Sekundärinfektionen führt. Im ersten Stadium der Infektion kann eine Leukopenie beobachtet werden, die hauptsächlich auf eine Neutropenie zurückzuführen ist. In späteren Stadien sind die häufigsten Veränderungen Lymphopenien und Anämien. Die Anämien sind in der Regel aregenerativ. Es kann auch eine generalisierte Zytopenie mit Anämie, Lymphopenie, Neutropenie und Thrombozytopenie auftreten. Knochenmarksuntersuchungen zeigen entweder eine Hyperplasie (immunmediierte Anämie) oder eine Myelodysplasie. Es wird auch über Anämien in Zusammenhang mit sekundären Hämobartonellosen berichtet. Weiterhin können bei FIV-infizierten Tieren verlängerte Gerinnungszeiten messbar sein. Als Veränderung klinisch-chemischer Laborwerte wird lediglich eine unspezifische, polyklonale Hypergammaglobulinämie nachgewiesen.

Diagnose

Allein anhand klinischer Merkmale kann die FIV-Infektion nicht diagnostiziert werden. Der Nachweis von Antikörpern ist die am häufigsten verwendete Methode zur Diagnose einer FIV-Infektion. Bei 95 % der Katzen führt die FIV-Infektion nach zwei bis vier Wochen zur Serokonversion. Da Lentivirusinfektionen lebenslang persistieren, lässt ein nachweisbarer Antikörperspiegel immer auf ein Vorhandensein des Virus schließen. Bei einigen wenigen Katzen kann jedoch ein Jahr zwischen Infektion und Serokonversion liegen. Außerdem können die Antikörper im Endstadium der Infektion unter die Nachweisgrenze fallen.

Als ‚Screening-Test' für die Routinediagnostik werden in der Regel einfach durchführbare Schnelltests auf der Basis eines ELISA (enzym-linked immunosorbent assay) oder eines ähnlichen Prinzips verwendet. Kommerziell stehen Testkits zur Verfügung, die Antikörper gegen das Coreprotein p24 oder das Hüllprotein gp40 aufzeigen. Die meisten der Schnelltests geben gelegentlich falschpositive Resultate. Ein Nachweis von Antikörpern sollte daher mit Vorsicht interpretiert werden. Alle positiven Ergebnisse sollten unbedingt mit einem anerkannten Bestätigungsverfahren (vorzugsweise Western Blot) verifiziert werden. Mit Hilfe des Western Blot kann gleichzeitig der Nachweis verschiedener, gegen einzelne Virusproteine gerichteter Antikörpern geführt werden. Daher ist er in seiner Aussagekraft den Schnelltests deutlich überlegen. Differentialdiagnostisch ist vor allem eine FeLV-Infektion in Betracht zu ziehen, die ebenfalls eine Immunschwäche und damit die gleichen Krankheitsbilder hervorrufen kann.

Therapie

– Neben der symptomatischen Therapie der Sekundärinfektionen stehen für die antivirale Chemotherapie Substanzen aus der HIV-Forschung zur Verfügung. AZT (Zidovudin, 3'-Azido-2',3'-Dideoxythymidin) ist derzeit das einzige, im Handel als Retrovir (Glaxo-Wellcome, Burgwedel, Deutschland) erhältliche Medikament, das für eine kausale Therapie der FIV-Infektion in der tierärztlichen Praxis in Frage kommt. AZT verbessert den immunologischen und klinischen Status FIV-infizierter Katzen, erhöht die Lebensqualität und verlängert die Lebenserwartung. Es kann in einer Dosierung von 10 mg/kg KM auf zweimal täglich p. o. oder s. c. appliziert werden. Zur subkutanen Injektion sollte das Lyophylisat in 5 ml isotonischer Kochsalzlösung verdünnt werden, um eine lokale Reizung zu vermeiden. Bei einer oralen Applikation wird AZT als Sirup oder in Gelatinekapseln verabreicht, die speziell für das jeweilige Körpergewicht der Katze eingewogen werden müssen. Während der Behandlung sollte eine regelmäßige Kontrolle der zellulären Blutbestandteile erfolgen, da Anämien als Nebenwirkung auftreten können. Auch in Langzeitstudien ist AZT gut verträglich, berichtet wird nur in einigen Fällen von einem geringgradigen Hämatokritabfall.

Prognose

Es gibt keine Heilung der FIV-Infektion, es gibt jedoch auch keinen Grund, eine Katze zu euthanasieren, nur weil sie FIV-infiziert ist. Viele Katzen leben Jahre ohne klinische Symptome, insbesondere, wenn sie in erreger- und stressarmer Umgebung gehalten werden. Daher sollten FIV-infizierte Katzen (auch aus epidemiologischen Gründen) nur im Haus gehalten werden.

Prophylaxe

Im Moment gibt es noch keine Impfung. Daher hängt die Kontrolle der FIV-Infektion von der Vermeidung der Übertragung von Katze zu Katze ab. Bei Hauskatzen, die alleine oder in kleinen Gruppen gehalten werden, ist der beste, wenn auch nicht einfachste Weg, Streunen und Kämpfe zu verhindern. Möglicherweise reduziert die Kastration das Infektionsrisiko bei männlichen Tieren. Wenn eine Katze im Haushalt FIV-infiziert ist, dürfen keine neuen Katzen aufgenommen werden, da dabei Kämpfe provoziert werden und das Infektionsrisiko steigt. In einem Bestand mit vielen Katzen und stabiler Zusammensetzung finden nicht viele Kämpfe statt und das Risiko einer Transmission von einer infizierten auf eine nichtinfizierte Katze ist relativ gering.

Bedeutung für den Menschen und andere Tiere

FIV infiziert humane Zellen nicht, und wiederholte Untersuchungen ergaben keinen Hinweis auf eine Infektion des Menschen mit

FIV oder auf irgendeine Verbindung zwischen FIV und einer Krankheit beim Menschen. Zudem gelang es in keiner Untersuchung, Antikörper bei Menschen nachzuweisen, die von FIV-infizierten Katzen gebissen wurden, noch bei Personen, die sich versehentlich mit FIV-kontaminierten Nadeln verletzten.

FIV scheint sehr spezifisch für die moderne Hauskatze (*Felis catus*) zu sein. Serumproben von Löwen, Tigern, Panthern, Leoparden, Schneeleoparden, Geparden und Jaguaren zeigen Kreuzreaktionen mit FIV-Antigenen und reagieren in den FIV-Tests positiv. Diese FIV-artigen Viren werden bei vielen Wild- und Zootieren nachgewiesen, scheinen bei diesen Tierarten jedoch weniger pathogen zu sein als FIV bei Hauskatzen. Sie vermehren sich, mit Ausnahme einiger Puma-Isolate, nicht in Hauskatzen.

3.1.3 Feline Coronavirusinfektion/feline infektiöse Peritonitis

Synonyma: *FCoV-Infektion, FIP*
Vorwiegend betroffene Organsysteme:
exsudative FIP: Körperhöhlen
granulomatöse FIP: verschiedene Organe, ZNS, Augen
enterale FCoV-Infektion: Gastrointestinaltrakt
Definition: Infektionskrankheit der Katze, durch mutierte feline Coronaviren hervorgerufen.

Die feline infektiöse Peritonitis ist eine der wichtigsten Infektionskrankheiten bei der Katze und eine der häufigsten Todesursachen. FIP bereitet den Tierärzten nach wie vor große Probleme, da es keine wirksame Therapie, keine zuverlässige Prophylaxe und in vielen Fällen keine sichere Diagnose gibt.

Ätiologie

Erreger:
felines Coronavirus = FCoV
Es gibt zwei Coronaviren bei der Katze, das feline enterale Coronavirus (FECV) und das FIP-Virus (FIPV). Inzwischen weiß man, dass die FIPV-Stämme Mutationen der FECV sind, die während einer Infektion spontan entstehen. Beide Viren sind identisch bezüglich ihrer antigenetischen und bis auf eine bestimmte Mutation auch bezüglich ihrer genetischen Eigenschaften. Sie unterscheiden sich nur bezüglich ihrer Pathogenität. Daher wird inzwischen der Name ‚felines Coronavirus (FCoV)' verwendet, um beide Viren zusammenzufassen. Wenn man von der natürlichen Infektion mit diesen Erregern spricht, so ist es noch üblich, zwischen ‚avirulenten' FECV (Enteritis-verursachenden Viren) und ,virulenten' FIPV (FIP-verursachenden Viren) zu unterscheiden.

In der Außenwelt sind Coronaviren relativ resistent gegen Umwelteinflüsse. Sie können im Boden und feuchtem Untergrund bis zu sechs Wochen und mehr infektiös bleiben. FIP wird am häufigsten bei jungen Katzen unter einem Jahr beobachtet, gelegentlich tritt die Krankheit auch bei sehr alten Tieren auf. FIP ist vor allem ein Problem in Katzenzuchten und in Tierheimen, in denen viele Katzen auf engem Raum gehalten werden.

Das canine Coronavirus (CCV), das bei Hunden Durchfall verursacht, ist eng mit dem FCoV verwandt und auch für Katzen infektiös. Katzen entwickeln Antikörper, die mit FCoV kreuzreagieren, nachdem sie Kontakt mit CCV-haltigem Hundekot hatten. Die Rolle des CCV als Krankheitserreger bei Katzen ist nicht bekannt, FIP kann wohl aufgrund von Unterschieden im Genom nicht durch das CCV verursacht werden.

Pathogenese

FIP tritt dann auf, wenn eine Katze Varianten des FCoV ausgesetzt ist, die mutiert und damit die Fähigkeit erlangt haben, sich in Makrophagen zu replizieren und FIP zu verursachen. Die Katzen infizieren sich in der Regel mit avirulenten FECV, die sich im Darm vermehren und bei manchen Katzen Durchfall auslöst. FIP entsteht, wenn es im Darm der Katze zu einer Mutation in einem bestimmten Gen kommt. Die Ausscheidung von mutiertem FIPV scheint keine Rolle zu spielen, so dass eine Übertragung dieser mutierten Viren wahrscheinlich nicht stattfindet. Trotzdem sollte kein Risiko eingegangen werden und eine Katze mit FIP von anderen Katzen streng getrennt werden.

Die Infektion erfolgt durch Kontakt mit Viren, die mit dem Kot FCoV-infizierter Katzen ausgeschieden werden. Die Haupteintrittsroute ist oronasal. Es findet eine direkte oder indirekte Übertragung durch den Menschen oder kontaminierte Gegenstände statt. Es gibt zwar Hinweise auf eine transplazentare Übertragung, unter natürlichen Bedingungen ist sie jedoch nicht häufig und scheint nur eine untergeordnete Rolle zu spielen. Die bedeutendste Infektionsquelle in einem Bestand, in dem FCoV enzootisch ist, sind virustragende Muttertiere. Das Virus geht noch vor dem Absetzen auf die besonders empfänglichen Welpen über. Diese infizierten Jungtiere stellen dann eine weitere Infektionsquelle für andere junge Katzen dar. Bei Hauskatzen, die nur selten auf fremde Katzen treffen, sind latent infizierte Katzen die Hauptinfektionsquellen. Hat sich eine Katze infiziert, so kommt es zur Erkrankung oder Elimination des Virus, seltener werden Katzen zu dauerhaften Virusträgern.

Der Ausgang einer Coronavirusinfektion hängt auch von der Immunkompetenz und dem Immunstatus der Katze ab. Entscheidend für den klinischen Verlauf ist die Wirksamkeit der zellulären Immunantwort. Zeigt die Katze eine starke zelluläre Immunität und gute lokale Immunität im Darm, dann findet nur wenig Virusreplikation statt, Mutationen sind unwahrscheinlich, und die Virusreplikation bleibt auf den Darm beschränkt. Klinische Symptome treten nicht auf oder nur in Form einer leichten Diarrhoe. Ist die zelluläre Immunantwort nicht so stark, dann kann ein mutiertes pathogeneres Virus aus dem Darm gelangen und eine systemische Infektion auslösen. Pathogene Viren haben eine Affinität zu Makrophagen und werden durch Makrophagen und Monozyten im Körper verteilt. Liegt eine mittelstarke Immunität vor, dann entwickeln sich die Läsionen langsam und lösen eine chronische, granulomatöse FIP aus. Ist die zelluläre Immunität jedoch ganz schwach, dann entsteht sehr schnell eine exsudative FIP. Dieses Pathogenese-Modell erklärt, warum Katzen mit einer exsudativen FIP bei der Sektion oft Läsionen aufweisen, die typisch für die granulomatöse FIP sind, und warum Katzen oft erst an einer granulomatösen, später dann auch an einer exsudativen Form erkranken. Auch weist es darauf hin, dass eine Behandlung mit immunsupprimierenden Medikamenten (z. B. Glukokortikoiden) zwar zuerst eine Verbesserung des Allgemeinbefindens der Katze bewirken kann, dann aber durch Unterdrückung der zellulären Immunität ein Fortschreiten der Erkrankung begünstigen.

Die Rolle der Antikörper in der Pathogenese der FIP ist komplex. Lokale Antikörper im Darm (z. B. bei Welpen, solange die Muttermilch genügend Antikörper enthält) scheinen einen guten Schutz zu geben. Zirkulierendes humorales IgG jedoch verursacht eine Verstärkung der Krankheit („antibody dependant enhancement"). Der genaue Mechanismus der Krankheitsbeschleunigung und -verstärkung durch humorale Antikörper ist nicht bekannt. Es könnte sich um eine Opsonisation durch Antikörper handeln. Dadurch würde die Zahl der Viren, die in Makrophagen gelangen, noch erhöht werden. Impfungen, die eine starke Antikörperbildung induzieren (welche früher versuchsweise hergestellt wurden) haben demnach fatale Folgen.

Klinisches Bild

Die FCoV-Infektion ist verbunden mit unterschiedlichen klinischen Symptomen. Meistens werden gar keine Krankheitserscheinungen beobachtet. Die Enteritis, die durch ein nichtmutiertes FECV hervorgerufen wird, ist meist mild und transient. Tritt FIP auf, so sind die primären Symptome meist ziemlich unspezifisch und unter Feldbedingungen nicht vorhanden. Die Katzen können fieberhaft, apathisch und inappetent sein, gelegentlich entwickelt sich leichter Durchfall. Die klinisch manifeste FIP tritt in zwei Formen auf, die exsudative, nasse, effusive Form, die mit Flüssigkeitsansammlung in den Körperhöhlen einhergeht und die granulomatöse, trockene, parenchymatöse, nichteffusive

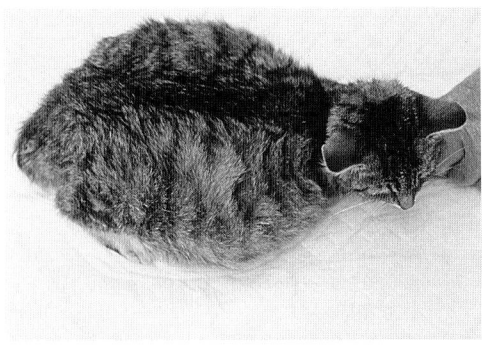

Abb. 3.14. Katze mit Aszites durch exsudative FIP.

Virale Infektionskrankheiten 111

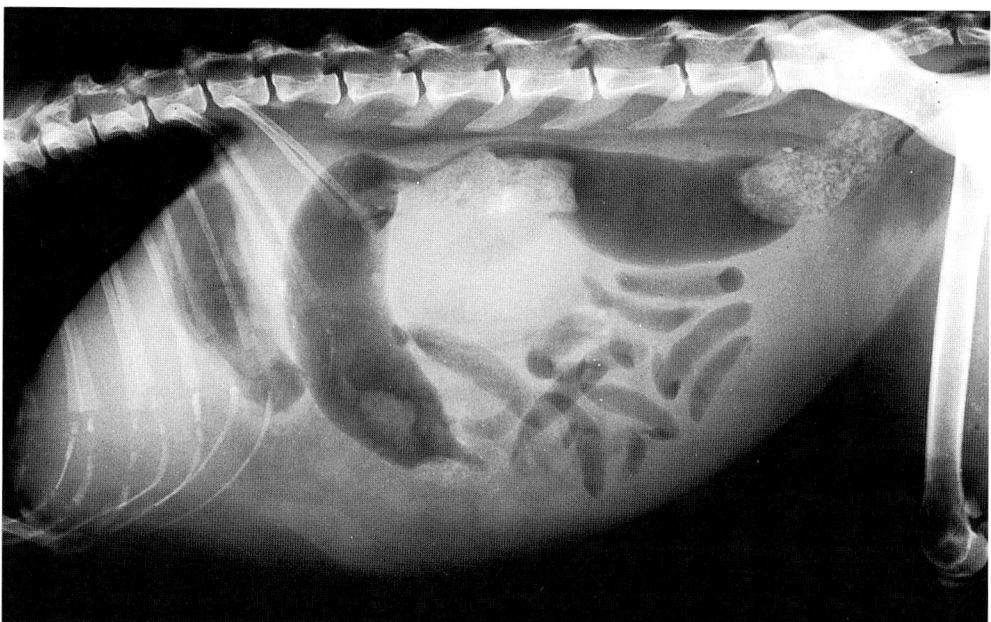

Abb. 3.15. Röngenaufnahme des Abdomens (rechte Seitenlage, latero-lateraler Strahlengang) einer Katze mit Aszites durch exsudative FIP.

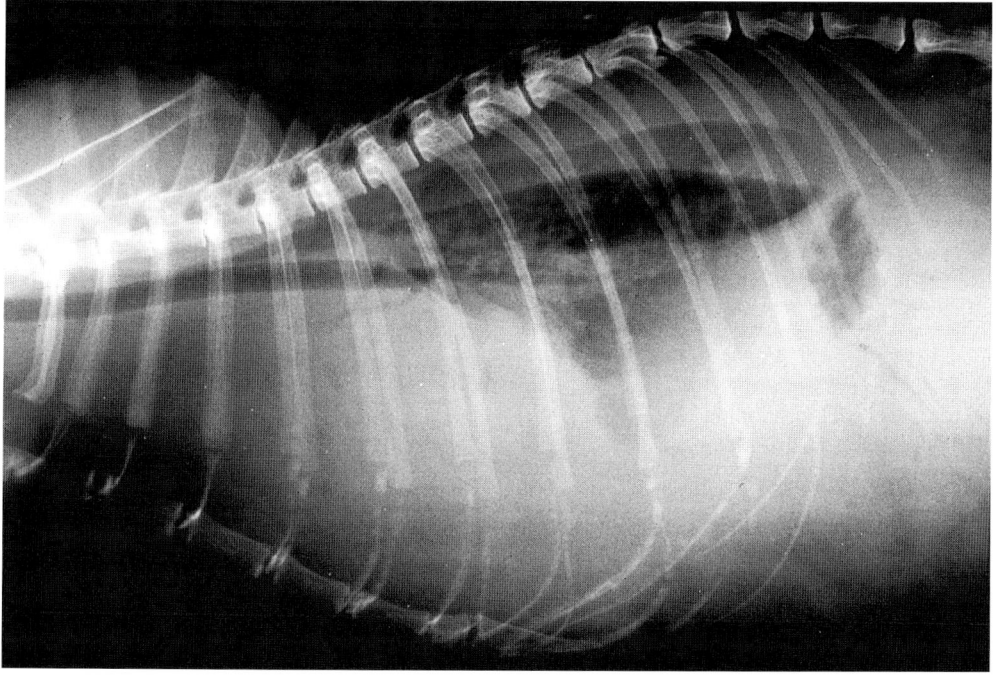

Abb. 3.16. Röngenaufnahme des Thorax (rechte Seitenlage, latero-lateraler Strahlengang) einer Katze mit Thoraxerguss durch exsudative FIP.

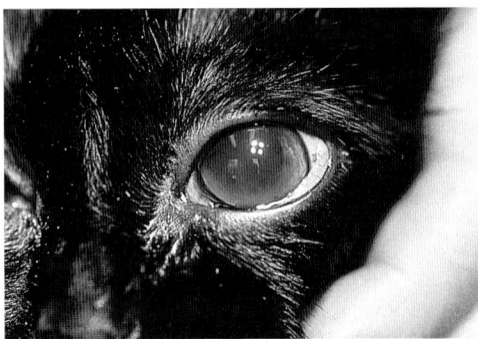

Abb. 3.17. Auge einer Katze mit Uveitis durch FIP.

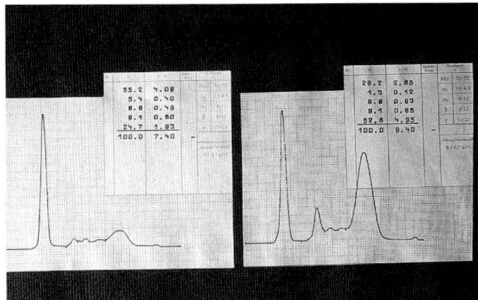

Abb. 3.18. Elektrophorese einer gesunden Katze (links) und einer Katze mit granulomatöser FIP (rechts).

Organe der Bauchhöhle betroffen, besonders Leber und Niere, seltener andere Organe wie ZNS und Auge. Läsionen im ZNS können je nach Lokalisation zu einer Vielzahl neurologischer Symptome führen, unter anderem Ataxie, Parese oder Paralyse, Nystagmus, Krampfanfälle und Verhaltensstörungen. Eine Uveitis ist oft als Manifestation am Auge anzutreffen.

Diagnose

Die Diagnose einer zurückliegenden Coronavirusinfektion ist einfach durch den Nachweis von anti-Coronavirus-Antikörpern zu stellen. Die Diagnose der FIP, des Virusträgerstatus oder einer aktiven Darminfektion kann sehr schwierig sein. Die elektronenmikroskopische Untersuchung des Kots kann helfen, eine FECV-Infektion von anderen Durchfallsursachen abzugrenzen. FIP sollte immer dann in die Differentialdiagnose eingeschlossen werden, wenn abdominale oder thorakale Flüssigkeitsansammlungen vorhanden sind oder eine Katze chronisch krank ist. Eine exsudative FIP mit dem Leitsymptom Aszites oder Thoraxerguss ist ziemlich offensichtlich. Da die granulomatöse FIP eine Vielzahl von Symptomen hervorrufen kann, ist sie *intra vitam* oft sehr schwer zu diagnostizieren.

Klinische Untersuchung bei der exsudativen Form: Die Diagnose der exsudativen FIP ist meist relativ einfach und sicher zu stellen. Oft werden bereits bei der klinischen Untersuchung Flüssigkeitsansammlungen im Abdomen offensichtlich, die dann durch Röntgen und Ultraschall bestätigt werden. Bei massiver Umfangsvermehrung des Bauchs ist palpatorisch eine deutliche Fluktuation nachweisbar. Wenn nur wenig Flüssigkeit

Form, bei der es zu einer granulomatösen Entzündung in verschiedenen Organen kommt. Beide Formen haben kein abgegrenztes Profil. In der Sektion werden auch bei der exsudativen FIP kleine Granulome gefunden werden.

Die exsudative FIP entsteht durch eine Polyserositis und Vaskulitis mit Austritt einer Flüssigkeit in die Körperhöhlen, die reich an Eiweiß und Entzündungsmediatoren ist. Bei zwei Dritteln der Katzen wird Aszites gefunden, bei den anderen Katzen tritt zusätzlich oder ausschließlich ein Thoraxerguss auf. In seltenen Fällen kann auch ein Perikarderguss vorhanden sein.

Bei der granulomatösen FIP entstehen granulomatöse Läsionen in den verschiedensten Organen. Die klinischen Symptome reflektieren die beteiligten Organe. Die Katzen haben häufig rezidivierendes therapieresistentes Fieber, das durch die übermäßige Bildung und Ausschüttung von Entzündungsmediatoren entsteht. Am häufigsten sind die

Oben links: Eosinophiles Granulom der Katze im Bereich von Schwanz, Anus und Oberschenkel.

Oben rechts: Eosinophiles Granulom an der Oberlippe.

Mitte rechts: „Untypisches" Eosionophiles Granulom seitlich am Kopf der Katze.

Unten links: Lineares intradermales Granulom (Eosinophiler Granulomkomplex) der Katze.

Unten rechts: Differentialdiagnose zum Eosinophilen Granulom: Plattenepithelkarzinom (Biopsie!)

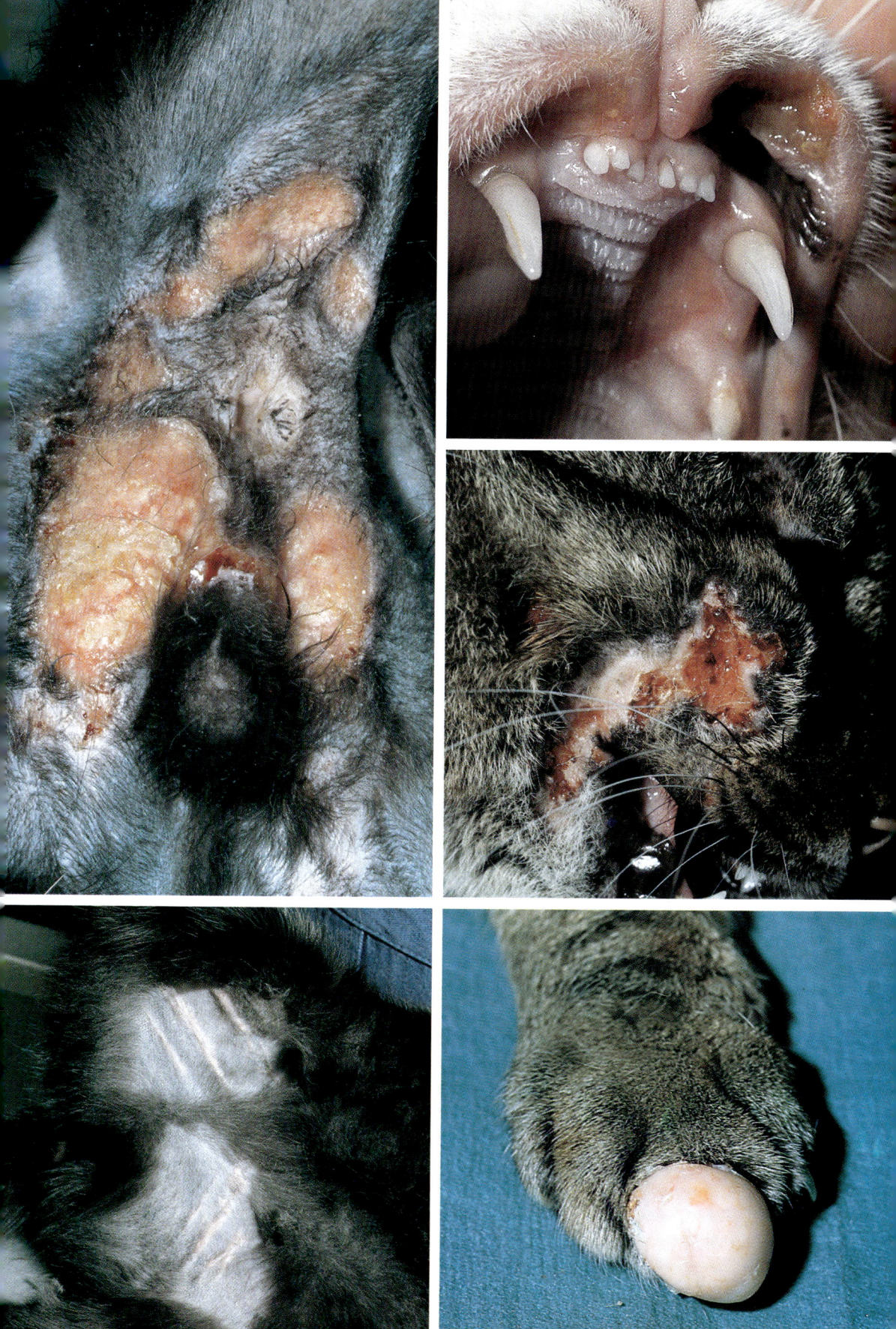

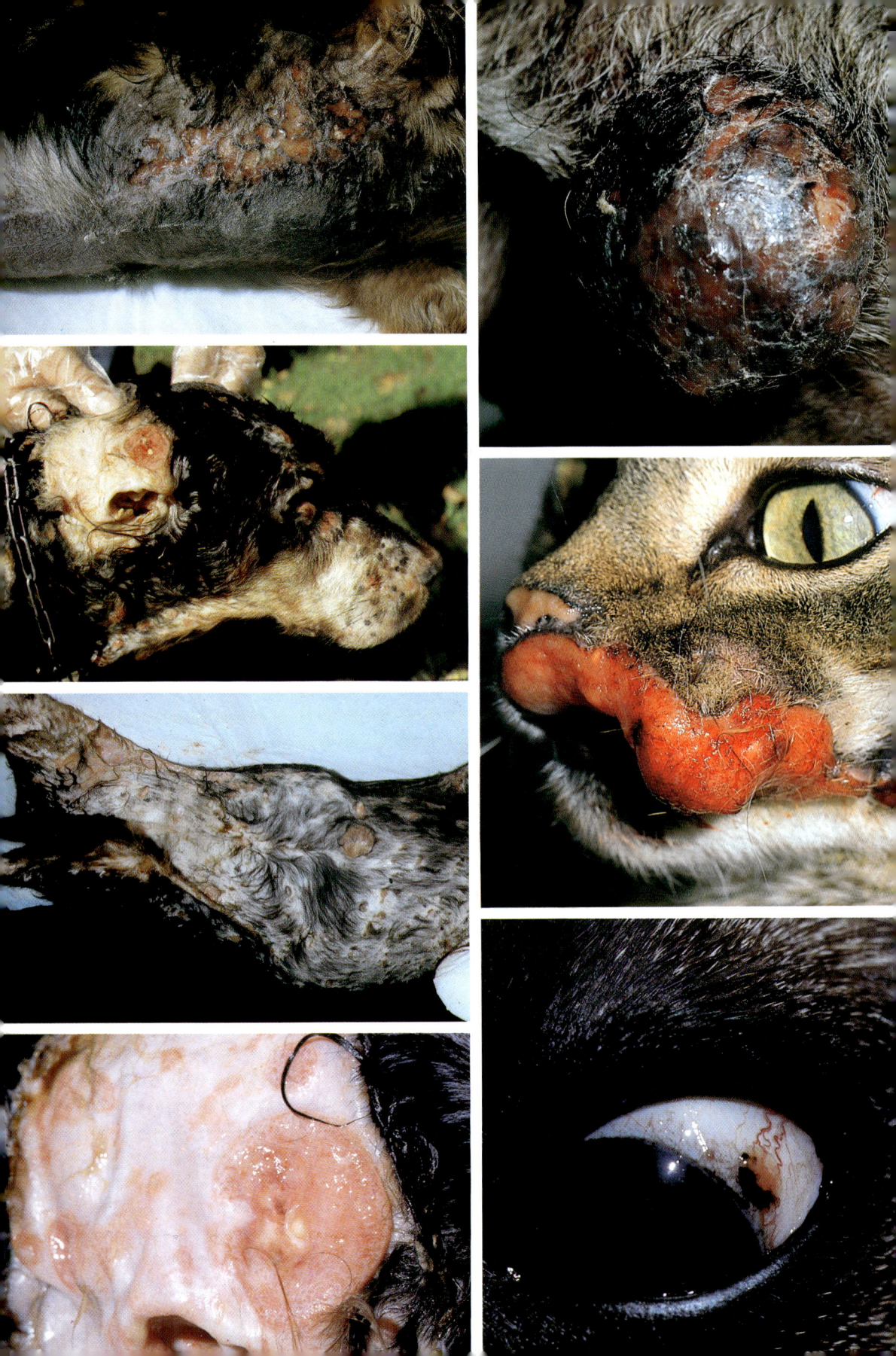

vorhanden ist, fühlen sich die Darmschlingen ‚glitschig' an. Patienten mit einem Thoraxerguss zeigen Dyspnoe, in Extremfällen auch Maulatmung und Zyanose. Die Herztöne sind nur gedämpft auskultierbar. Ventral im Thorax ist kein Atemgeräusch zu hören, dorsal sind die Atemgeräusche dagegen verschärft. Manchmal kann auch eine sternale Dämpfung perkutiert werden.

Im Röntgenbild kann man einen Thoraxerguss als eine sternale und dorsale Verschattung erkennen, wenn das Tier laterolateral in Seitenlage geröntgt wird. Bei einem Aszites sind im Röntgenbild die Abdominalorgane weniger scharf gezeichnet, bei ausgeprägtem Erguss stellt sich das Abdomen im Röntgenbild vollkommen verwaschen dar. In diesen Fällen sind nur noch luftgefüllte Darmschlingen zu differenzieren. Sonographisch lassen sich Flüssigkeitsansammlungen gut darstellen und punktieren. Typischerweise ist das Punktat gelb bis bernsteinfarben, klar und zäh-fadenziehend. Bei der zytologischen Untersuchung des Punktats stellt sich das Bild einer pyogranulomatösen Entzündung mit vielen neutrophilen Granulozyten und phagozytierenden Makrophagen dar. Auch wenn das Punktat typisch aussieht, können allein durch makroskopische Betrachtung und Zytologie andere Ergussursachen wie beispielsweise bakterielle Pleuritiden oder Peritonitiden nicht sicher ausgeschlossen werden. Ist der Gesamteiweißgehalt des Punktats größer als 4 g/dl und/oder die Aktivität des Enzyms Laktatdehydrogenase (LDH) größer als 300 IU/l, ist FIP wahrscheinlich.

Die einfachste Möglichkeit, in der Praxis eine exsudative FIP mit sehr großer Wahrscheinlichkeit nachzuweisen, ist die Rivalta-Probe. Sie erfordert weder aufwendige Geräte noch teure Reagenzien. Dazu wird ein Reagenzglas zu drei Vierteln mit destilliertem Wasser gefüllt, ein Tropfen Eisessig dazugegeben und vorsichtig gemischt. Dann gibt man einen Tropfen Punktat in die Lösung. Löst sich der Tropfen auf, ist die Probe negativ. Bleibt der Tropfen bestehen und schwebt langsam nach unten oder bleibt sogar an der Oberfläche hängen, ist die Probe positiv. Bei einem negativen Ergebnis ist FIP als Ursache des Ergusses auszuschließen, bei einer positiven Rivalta-Probe handelt es sich mit sehr großer Wahrscheinlichkeit um FIP.

Beweisend für die Diagnose einer exsudativen FIP ist der FIP-Antigen-Nachweis in Makrophagen aus dem Erguss mittels Immunfluoreszenz. Dazu wird das Punktat zentrifugiert, die Zellen dick auf einem Objektträger ausgestrichen und mit einem fluoreszeinthiozyanat-markierten anti-FIP-Konjugat gefärbt. Unter dem Mikroskop kann man das fluoreszierende Antigen sehen. Wird durch Immunfluoreszenz FIP-Antigen im Erguss nachgewiesen, so handelt es sich immer um FIP. Wird jedoch kein Antigen nachgewiesen, so ist eine FIP nicht sicher auszuschließen, da Antikörper, wenn sie in hoher Konzentration vorhanden sind, die Bindungsstellen am Antigen absättigen können.

Klinische Untersuchung bei der granulomatösen Form: Die Diagnose einer granulomatösen FIP kann sehr schwierig sein, vor allem bei Katzen mit unspezifischen Symptomen wie Fieber, Apathie und Inappetenz. Differenzialdiagnostisch muss immer an eine granulomatösen FIP gedacht werden bei chronisch kranken Katzen oder Katzen mit zentralnervösen Symptomen. Nur eine Organbiopsie und der Nachweis von typischen histopathologischen Veränderungen erlauben eine definitive Diagnose. Die Organbiopsien sollten vorzugsweise während einer Probelaparatomie entnommen werden, da in der Blindbiopsie oder Feinnadelaspiration die Granulome oft nicht getroffen werden. Die Läsionen beinhalten Fibrinablagerungen und kleine Pyogranulome auf Netz und serösen Häuten der meisten Abdominalorgane, die denen der Tuberkulose ähneln. Zum sicheren Nachweis der FIP können die Läsionen mittels fluoreszenzmarkierter Antikörper oder immunhistochemischer Färbung markiert

---

Oben links: Rezidivierendes und ulzerierendes Mammakarzinom.

Oben rechts: Plattenepithelkarzinom der Haut.

Mitte oben links: Plattenepithelkarzinom am Ohr.

Mitte unten links: Dermatitis carcinomatosa generalisata.

Mitte rechts: Mastzellentumor.

Unten links: Karzinom an der Ohrmuschel.

Unten rechts: Hämangioendotheliom-Metastasen am Auge des Hundes.

werden. Molekulare Sonden, die FCoV-spezifische Nukleinsäuresequenzen in infiziertem Gewebe nachweisen, liefern wahrscheinlich die genaueste und verlässlichste Diagnose.

Labordiagnostische Untersuchungen: In der labordiagnostischen Untersuchung treten bei Tieren mit granulomatöser (seltener bei exsudativer) FIP typischerweise sehr ausgeprägte Hyperproteinämien auf (Gesamteiweißwerte über 10 g/dl sind häufig). Die elektrophoretische Auftrennung der Eiweißfraktionen im Serum stellt sich oft typisch dar mit einem massiven Anstieg der γ-Globuline. Hilfreich für die Diagnosestellung kann auch der Quotient aus Serumalbumin und -globulin sein. Bei einem Quotient unter 0,8 ist eine FIP sehr wahrscheinlich. Die zellulären Blutbildveränderungen sind variabel und unspezifisch, in einigen Fällen werden Leukozytosen mit Neutrophilie oder Anämien nachgewiesen. Manchmal sind, je nach Organbeteiligung, Azotämie, Aktivitätssteigerung der Transaminasen und Hyperbilirubinämie zu finden.

Antikörperbestimmung: Häufig werden Antikörpertests, so genannte ‚FIP-Tests', zur Diagnostik eingesetzt. Der Name ‚FIP-Test' ist nicht korrekt, da die Testkits nicht spezifische Antikörper gegen FIPV, sondern gegen alle FCoV nachweisen. Die Ergebnisse dieser Tests sollten mit extremer Vorsicht interpretiert werden. Die Menge nachweisbarer Antikörper gegen FCoV, die im Blut einer Katze zirkulieren, korreliert nicht mit dem Krankheitsbild. Sind keine Antikörper nachweisbar, schließt das eine akute FIP nicht aus (möglicherweise hat eine akut erkrankte Katze so viel Antigen im Blut, dass alle Antikörper gebunden sind und keine freien Antikörper zum Nachweis übrig bleiben). Nachweisbare Antikörper zeigen unabhängig von der Höhe des Titers eine zurückliegende oder bestehende Infektion an. Ein weiteres Problem bei der Interpretation des ‚FIP-Titers' ist, dass verschiedene andere antigenetisch korrelierte Coronaviren Katzen infizieren können. Zu diesen Viren gehört nicht nur das FECV, sondern auch das canine Coronavirus und das Virus der transmissiblen Gastroenteritis der Schweine. <u>Ungefähr 50 % der Katzen in Deutschland haben Antikörper gegen Coronaviren.</u> Durch falsche Interpretation der ‚FIP-Tests' sind in der Vergangenheit mehr Katzen gestorben als an der FIP selbst.

Die Anwesenheit der Antikörper gibt keine Auskunft, ob die Katze momentan mit FCoV infiziert ist oder empfänglich ist für eine Infektion oder ob sie Coronaviren ausscheidet. Erstens ist es unmöglich zu folgern, wann die Katze mit Coronaviren infiziert war und ob sie es noch ist. Zweitens gibt keine Möglichkeit zu entscheiden, ob ein potenziell letaler, mutierter FIPV-Stamm anwesend ist. Drittens ist es nicht möglich (außer eventuell klinisch), den Status der FCoV-Infektion zu bestimmen, das heißt, ob die Infektion ruht, subklinisch aber fortschreitend ist, subklinisch ist aber überwunden wird oder klinisch manifest ist.

Daher kann ein positiver ‚FIP-Test' bedeuten:
1. Die Katze hat FIP.
2. Die Katze hat eine ‚avirulente' FECV-Infektion.
3. Die Katze war infiziert mit einem Coronavirus (FECV oder einem anderen Coronavirus), hat das Virus in der Zwischenzeit eliminiert, trägt aber noch Antikörper.
4. Die Katze ist geimpft gegen FIP (obwohl die neue attenuierte intranasale Vakzine vorwiegend die lokale und zelluläre Immunität anregen soll, kann sie auch zur Entwicklung von niedrigen Antikörpertitern führen).

Es gibt jedoch zwei Situationen, in denen die Bestimmung von anti-FCoV-Antikörpern sinnvoll sein kann:
1. Der Test kann für das Management von Coronaviren in Katzenzuchten eingesetzt werden. Die Vermeidung einer Exposition ist generell nur sinnvoll in geschlossenen Beständen, in denen die Katzen strikt im Haus gehalten werden. In diesem Fall sollte jede neue Katze und jeder unbekannte Kater, der zum Decken verwendet wird, vorher getestet werden. Gesunde seronegative Katzen scheiden das Virus nicht aus, sind also nicht ansteckend und entwickeln sicher keine FIP. Die FCoV-Serologie kann jedoch nicht als einzige Basis dienen, um in kontaminierten Zuchten oder Beständen ein Coronavirusproblem zu beseitigen. Solche Eradikationsprogramme haben in der Vergangenheit zu sinnlosen Tötungsaktionen beigetragen.

2. Vor der Impfung ist ein Test sinnvoll. Die Wirksamkeit der FIP-Vakzine scheint zu vernachlässigen zu sein, wenn man sie bei seropositiven Tieren verwendet, während eine gewisse Wirksamkeit nachgewiesen werden konnte bei Katzen (über 16 Wochen), die zur Zeit der Impfung FCoV-Antikörper-negativ waren. Daher sollte ein Antikörpertest vor der Impfung durchgeführt werden.

Neue virologische Methoden: Eine Virusisolierung ist kaum möglich, da die Feldstämme nur schwer, wenn überhaupt, in Zellkulturen zu züchten sind. Die PCR wurde vor kurzem in der FIP-Diagnostik eingeführt. Sie kann extrem kleine Mengen an viraler RNA in Gewebe und verschiedenen Körperflüssigkeiten nachweisen. Die Nutzen dieses Tests basiert auf zwei Annahmen, erstens, dass FIPV in Blut und Gewebe, FECV dagegen nur im Kot gefunden wird, und zweitens, dass es möglich ist, zwischen FIPV und FECV durch eine PCR zu unterscheiden. Leider sind beide Voraussetzungen nicht korrekt. FCoV-Genom wird auch im Blut gesunder Katzen in endemischen Haushalten gefunden. Deshalb sieht es so aus, als ob FECV-RNA nicht nur im Kot, sondern auch in Geweben vorhanden sei, zumindest in bestimmten Phasen der Infektion. Dies wäre kein Problem, wenn die PCR spezifisch für FIPV wäre und FECV nicht nachweisen würde. Dies ist jedoch nicht möglich, denn meistens unterscheidet sich das ursprüngliche FCoV, aus dem das FIPV entsteht, nur minimal (beide haben meist eine Homologie von etwa 99,5%). Dennoch hat die PCR eine gewisse Aussagekraft. Wird coronavirusspezifische RNA im Blut gefunden, dann erhöht dies zumindest die Wahrscheinlichkeit von FIP.

Eine ähnliche Aussagekraft hat der neue kompetitive ELISA, der zirkulierende Antigen-Antikörper-Komplexe im Blut erkennt. Beide, PCR und der Immunkomplexnachweis haben bei Katzen (mit klinischen Symptomen) in Deutschland einen hohen positiven prädiktiven Wert. Der negative prädiktive Wert ist jedoch nicht hoch. Ist bei einer kranken Katze der Immunkomplexnachweis oder die PCR positiv, so hat die Katze mit relativ großer Wahrscheinlichkeit FIP. Sind die Tests dagegen negativ, so kann man FIP nicht ausschließen.

Therapie

Es gibt keine effektive Therapie für eine klinisch manifeste FIP. In vielen experimentellen Studien konnte kein Medikament gefunden werden, welches eine FIP heilen oder die Entstehung einer FIP verhindern konnte. Eine Behandlung kann bei einigen Tieren die klinischen Symptome abmildern, manchmal sogar für ein paar Monate. Die meisten Katzen sterben jedoch innerhalb kurzer Zeit (meist wenige Wochen) nach dem ersten Auftreten klinischer Symptome. Wegen des meist schlechten Allgemeinbefindens und der auf längere Sicht infausten Prognose ist aus tierschützerischen Gründen in fast allen Fällen eine Euthanasie vorzuziehen, wenn eine FIP sicher diagnostiziert ist.

– Verschiedene antivirale Medikamente (z. B. Ribavirin) wurden untersucht und obwohl sie *in vitro* effektiv waren, halfen sie *in vivo* nichts. Die behandelten Katzen hatten sogar eine kürzere Überlebenszeit, wahrscheinlich aufgrund toxischer Nebenwirkungen. Immunmodulatoren wie α-Interferon wurden eingesetzt, die selektiv die zelluläre, nicht jedoch die humorale Immunität aktivieren. *In vivo* bewirkt α-Interferon jedoch keine statistisch signifikante Abnahme der Mortalität, obwohl man eine gewisse Verlängerung der Überlebenszeit nachweisen konnte. Humanes α-Interferon kann demnach unterstützend verabreicht werden, Paramunitätsinducer sind jedoch nicht indiziert.

– Da für die Entstehung der klinischen Symptome die Immunreaktion der Katze verantwortlich ist, werden manchmal immunsupprimierende und entzündungshemmende Substanzen eingesetzt, um diese Immunreaktion zu unterdrücken und dadurch den Verlauf der Krankheit abzuschwächen. Immunsuppression wird meistens durch Kortikosteroide in hoher Dosierung (4 mg/kg KM täglich) und Zyklophosphamid für vier aufeinander folgende Tage pro Woche (2–4 mg/kg KM täglich) erreicht. Zusätzlich wird Azetylsalizylsäure (10 mg/kg KM alle ein bis zwei Tage) gegeben, da seine Antiprostaglandinaktivität und sein antientzündlicher Effekt möglicherweise die überschießende Menge an Entzündungsmediatoren reduziert, die bei FIP vorhanden ist.

– Daneben werden symptomatische Therapie (gute Pflege, Flüssigkeitsersatz, Appetitanregung, eventuell Drainage der Aszitesflüssigkeit) und Antibiotikaschutz (wegen der Immunsuppression) empfohlen.

Prognose

Bei klinisch manifester FIP ist die Prognose infaust.

Prophylaxe

Impfung: Es wurden viele Versuche unternommen, eine effektive Impfung gegen FIP zu entwickeln. Frühere systemische abgetötete und attenuierte Vakzinen versagten generell, da sie zur Bildung von Antikörpern und damit zur antikörperabhängigen Immunverstärkung, („antibody dependant enhancement') führten. Das heißt, die durch die Impfung entstandenen Antikörper führen im Fall einer nachfolgenden Infektion zu einem schnelleren und stärkeren Ausbruch der FIP. Inzwischen gibt es jedoch eine Impfung, die dieses Phänomen umgehen soll (Primucell, Firma Pfizer). Ihre Wirksamkeit wird jedoch sehr kontrovers diskutiert. Einige Autoren bestreiten die Wirksamkeit der Impfung völlig. Der temperatursensitive Vakzinestamm vermehrt sich nur in Nase und Oropharynx. Dadurch produziert er eine gute mukosale Immunität, aber nur ganz geringfügig systemische Antikörper. Eine Wirksamkeit wurde in einigen experimentellen Studien und auch in zwei Feldstudien bei Katzen gezeigt, die über 16 Wochen alt und Coronavirus-Antikörper-negativ waren. Im Feld gibt es jedoch keine eindeutige Wirksamkeit, wenn die Impfung bei seropositiven Tieren eingesetzt wird. Es ist demnach nicht sinnvoll, Katzen in einem Haushalt zu impfen, in dem kurz vorher ein FIP-Fall auftrat. Bei Katzen unter 16 Wochen sollte die Impfung nicht eingesetzt werden, da die zelluläre Immunität noch nicht voll ausgebildet ist und in diesem Fall die Gefahr von Rekombinationen bestehen könnte, die bei Coronaviren generell gegeben ist. Bei älteren Tieren scheint die Impfung sicher zu sein, ihre Wirksamkeit jedoch sehr umstritten.

Vorbeugung: Um die Infektion in einem Bestand zu kontrollieren oder zu verhindern, sollten in einer coronavirusfreien Haltung alle Katzen getestet werden, bevor sie in den Bestand kommen. Keine seropositiven Katzen dürfen aufgenommen werden. Wenn möglich sollte sichergestellt werden, dass neue Katzen aus Beständen mit ausschließlich seronegativen Tieren stammen. Anderenfalls sollten alle neu ankommenden Katzen zwölf Wochen getrennt gehalten und dann erneut auf Antikörper getestet werden. Auch Hunde müssen als mögliche Quelle für Antikörperentwicklung in Betracht gezogen werden.

Es ist fraglich, ob zu beeinflussen ist, dass eine Katze, die im Darm Coronaviren hat, keine FIP entwickelt. Es gibt keine nachweislich wirksame Behandlung, die die Mutationen verhindert. Die einzige Möglichkeit ist, die Virusvermehrung möglichst gering zu halten, da bei höherer Replikationsrate auch die Wahrscheinlichkeit von Mutationen größer wird. Daher sollten Stress (z. B. keine neuen Katzen in den Haushalt) und in diesem Fall auch Immunsuppression (z. B. durch Glukokortikoide) vermieden, und ausgewogene proteinreiche Ernährung sicher gestellt werden. Möglicherweise könnte die Gabe von humanem α-Interferon zur selektiven Stimulation der zellulären Immunität positiven Einfluss haben, oder man versucht, die Darmpassage zu beschleunigen (z. B. durch Laktulose). Eine Wirksamkeit ist jedoch in beiden Fällen nicht bewiesen.

Management: FIP ist vor allem ein Problem, wenn viele Katzen zusammen gehalten werden, also in Katzenzuchten oder Tierheimen. Die Bekämpfung der FIP muss sich gegen die enterale Infektion der Katzen mit FCoV richten. Demnach können die Haltungsbedingungen die Übertragung fördern. FCoV werden im Kot ausgeschieden und halten sich mehrere Wochen in trockenem Kot, in Katzentoiletten und in porösem Boden. Mangelnde Hygiene ist also ein wichtiger Faktor.

Eine Eliminierung der Coronaviren aus einer FCoV-verseuchten Katzenzucht ist möglich durch ein Sanierungsprogramm, das für Katzenzuchten entwickelt wurde, das so genannte ‚early weaning' oder Frühabsetzen. Es beruht auf zwei Tatsachen, zum einen, dass die meisten Katzen nur wenige Wochen oder Monate Virusausscheider sind und zum anderen, dass neugeborene Kätzchen nach der Geburt geschützt sind, so lange ein maternaler Antikörperspiegel vorhanden ist.

Dies sind etwa fünf bis sechs Wochen. Trächtige Kätzinnen werden in möglichst gut desinfizierten Räumen isoliert. Wenn die Welpen fünf Wochen alt sind, wird die Mutter aus dem Raum genommen und von den Kätzchen getrennt, damit die Welpen sich nicht bei der eigenen Mutter anstecken. Die Welpen werden bis zu einem Alter von 16 Wochen zusammen isoliert gehalten. So lässt sich eine Ansteckung der Welpen vor deren Abgabe vermeiden, und den Coronaviren fehlt der kontinuierliche Nachschub an empfänglichen Jungtieren zur weiteren Ausbreitung. In England ist es auf diese Weise gelungen, viele Katzenzuchten zu sanieren.

Bedeutung für den Menschen und andere Tiere

Für den Menschen und Nichtfeliden spielt FIP keine Rolle. FIP kann jedoch bei Wildkatzen vorkommen, wenn sie in Kontakt mit Hauskatzen kommen. Es gab einige Berichte über den Ausbruch von FIP bei Geparden in Gefangenschaft. Die Mortalitätsraten sind bei diesen Ausbrüchen recht hoch. Man vermutete, dass Geparden eine genetische Disposition für Coronavirusinfektionen haben.

3.1.4 Katzenschnupfenkomplex

Synonyma: *Rhinotracheitis infectiosa felis, infektiöse Katzenrhinitis, Katzenpneumonitis, cat flu*
Vorwiegend betroffene Organsysteme:
Nase
Maulhöhle
Augen
Definition: Hochkontagiöse Erkrankung der Schleimhäute des Kopfes und der Atemwege der Katze, an der verschiedene Erreger beteiligt sind.

In den meisten Fällen wird die Krankheit primär durch Viren hervorgerufen. Diese Viren sind höchst ‚erfolgreiche' Erreger bei der Katze. Infektion und Krankheit können trotz Impfung auftreten. Im Allgemeinen kommen die Viren bei isoliert im Haus gehaltenen Katzen nicht so häufig vor wie bei Tieren in größeren Beständen. Die Krankheit tritt hauptsächlich in Katzenpensionen, Katzenzuchten, Tierheimen und bei streunenden Katzen auf.

Ätiologie

Erreger:
felines Herpesvirus-1 = FHV-1
felines Calicivirus = FCV
Chlamydia psittaci
Bordetella bronchiseptica
Mykoplasmen
In 80 % der Fälle werden Infektionskrankheiten des Respirationstrakts der Katze durch zwei Viren verursacht, das feline Calcivirus (FCV) und/oder das feline Herpesvirus-1 (FHV-1), auch als felines Rhinotracheitisvirus bezeichnet. **FHV-1** ist relativ labil in der äußeren Umgebung (Überlebenszeit bis zu 24 Stunden) und durch seine Hülle empfindlich gegenüber allen gebräuchlichen Desinfektionsmitteln. Es scheint ausschließlich Katzenartige zu befallen. FHV-1-Isolate wurden zwar beim Hund gefunden, die Bedeutung dieser Beobachtung ist jedoch nicht geklärt. **FCV** ist ein kleines, unbehülltes, einsträngiges RNA-Virus. Kennzeichnend sind typische ‚kelchförmige' Einbuchtungen auf der Oberfläche, von denen auch der Name ‚Calicivirus' stammt. Die Überlebenszeit in der äußeren Umgebung beträgt bis zu einer Woche. FCV scheint ausschließlich Katzenartige zu befallen, obgleich auch Caliciviren mit gleichen antigenen Eigenschaften beim Hund gefunden wurden.

Die ***Chlamydia-psittaci***-Infektion der Katze führt hauptsächlich zu Konjunktivitiden. Ursprünglich nahm man an, dass dieser Erreger die Hauptursache für Erkrankungen des oberen Respirationstrakts der Katze ist. Damals wurde das Krankheitsbild ‚Feline Pneumonitis' genannt. Es stellte sich jedoch heraus, dass *Chlamydia psittaci* eher ein konjunktivales als respiratorisches Pathogen ist, und dass eine Pneumonie nur selten auftritt. Chlamydien sind obligat intrazytoplasmatisch parasitierende Mikroorganismen. Sie sind außerhalb ihres Wirtes relativ instabil. Die Erkrankung der Katze wird durch einen felinen Stamm von *Chlamydia psittaci* verursacht. Die Infektion tritt weltweit auf. Bis zu 45 % der gesunden Katzen haben Antikörper, bei bis zu 5 % lassen sich Chlamydien isolieren.

Bordetella bronchiseptica spielt eine wichtige Rolle als Erreger von Sekundärinfektionen, es gibt jedoch immer mehr Anhaltspunkte, dass Bordetellen bei der Katze auch eine Bedeutung als primäres Pathogen haben. Seine genaue Rolle bei respiratorischen Erkrankungen ist jedoch noch nicht geklärt. Die Infektion ist in der Katzenpopulation weit verbreitet. In epidemiologischen Untersuchungen sind bis zu 70 % der Katzen seropositiv für *Bordetella bronchiseptica*. Der Mikroorganismus selbst wird bei bis zu 30 % der Katzen isoliert.

Mykoplasmen kommen überwiegend als Sekundärerreger vor. Unterschiedliche Spezies wurden bei Katzen isoliert. Am häufigsten kommen *Mykoplasma felis* und *Mykoplasma gateae* vor. Beide traten auch in Verbindung mit Gelenkerkrankungen auf. Ihre genaue Rolle innerhalb des Katzenschnupfens ist nicht geklärt

Zu den Viren, die vermutlich nur peripher beteiligt sind, zählen das feline Reovirus, das Kuhpockenvirus und das feline Coronavirus. Weiterhin haben Bakterien wie Staphylokokken, Streptokokken, Pasteurellen und koliforme Keime als Sekundärerreger Bedeutung.

Pathogenese

Die Übertragung der Erreger erfolgt hauptsächlich durch direkten Kontakt von Katze zu Katze. Eine indirekte Übertragung findet durch Kontaminationen an Menschen, Käfigen, Futter und Reinigungsutensilien statt. **FHV-1** wird nasal, oral oder konjunktival aufgenommen. Das Virus kann 24 Stunden nach Inokulation im Sekret nachgewiesen werden und persistiert für ein bis drei Wochen. Da das Virus sich bei 37 °C nicht vermehrt und sich deshalb auf die ‚kalten' Schleimhäute beschränkt, tritt nur selten eine Virämie auf (z. B. bei Welpen mit Untertemperatur). **FCV** hat dieselben Eintrittspforten. Zwischen den FCV-Stämmen bestehen Unterschiede in Bezug auf Gewebetropismus und Pathogenität. Einige Stämme scheinen auch eine Prädilektion für Gelenke aufzuweisen, andere für die Lunge. Das Virus kann selten auch in Kot und Harn nachgewiesen werden. Die **Chlamydien**-Infektion wird wahrscheinlich auch primär über direkten Kontakt, über Kontaminationen mit infektiösen Sekreten oder über kurze Distanzen als Tröpfcheninfektion übertragen. Der Mikroorganismus wird vorzugsweise im Konjunktivalsekret ausgeschieden. Die Voraussetzungen für die Übertragung ***Bordetella bronchiseptica*** von Katze zu Katze sind nicht genau bekannt. Transmission zwischen verschiedenen Spezies (z. B. vom Hund auf die Katze) scheint möglich.

Latent infizierte Tiere sind für die Übertragung von besonderer Bedeutung. Die respiratorischen Viren können in einer genesenen Katze persistieren, die zum Virusträger wird. Für die beiden Viren ist der Trägerstatus ein charakteristisches Phänomen und wahrscheinlich die Hauptursache für ihre Verbreitung. Der **FHV**-Trägerstatus ist durch eine Latenz des Erregers (mit intermittierenden Perioden) charakterisiert, während der keine Virusausscheidung nachweisbar ist. Mindestens 80 % der genesenen Katzen bleiben Virusträger. Wie bei anderen Herpesvirusinfektionen befinden sich die Viren während der Latenzphase hauptsächlich in den Ganglien des Trigeminus. Die Ausscheidungsperioden können spontan auftreten, erfolgen aber meistens nach Stress (z. B. Glukokortikoidbehandlung, Umgebungsänderung, Geburt und Laktation) mit einer Zeitverzögerung von ungefähr einer Woche. Darauf folgt eine Ausscheidungsepisode von ein bis zwei Wochen. Virusträger können (in seltenen Fällen) während der Ausscheidungsperioden leichte klinische Symptome zeigen. Der FHV-Trägerstatus scheint sich nicht selbst zu limitieren, es gibt jedoch wahrscheinlich eine Refraktärzeit von einigen Monaten nach einer Ausscheidungsperiode, während der eine erneute Ausscheidung unwahrscheinlich ist. FHV-Träger sind schwer zu identifizieren, da sie nur intermittierend Viren ausscheiden. Nach einer FHV-Infektion sollten Katzen immer als potenziell infektiös angesehen werden. Katzen mit Impfschutz und junge Katzen unter dem Schutz maternaler Antikörper können zu Virusträgern werden, ohne je klinische Symptome gezeigt zu haben.

Im Gegensatz dazu scheiden **FCV**-Träger kontinuierlich Viren aus und können ständig andere Katzen infizieren. Das Virus persistiert in den Tonsillen und anderen oropharyngealen Geweben. Manche Katzen bleiben ihr ganzes Leben Virusträger, bei den meisten Tieren tritt aber eines Tages (meist nach etwa einem Monat) Spontanheilung ein. Hochgradige Ausscheider sind sehr infektiös und leicht durch einen Abstrich zu entdecken,

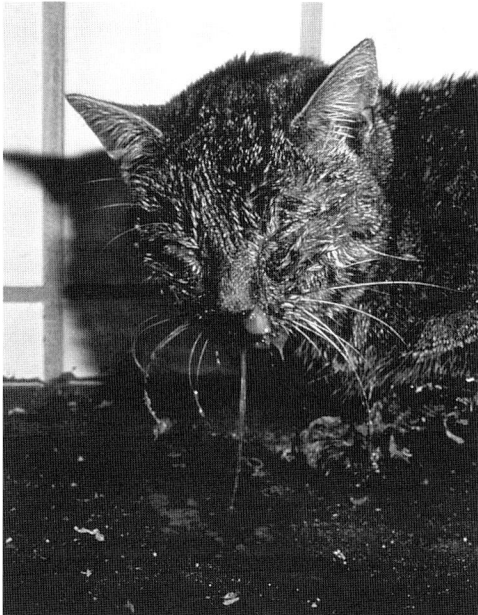

Abb. 3.19. Katze mit hochgradigem Katzenschnupfen.

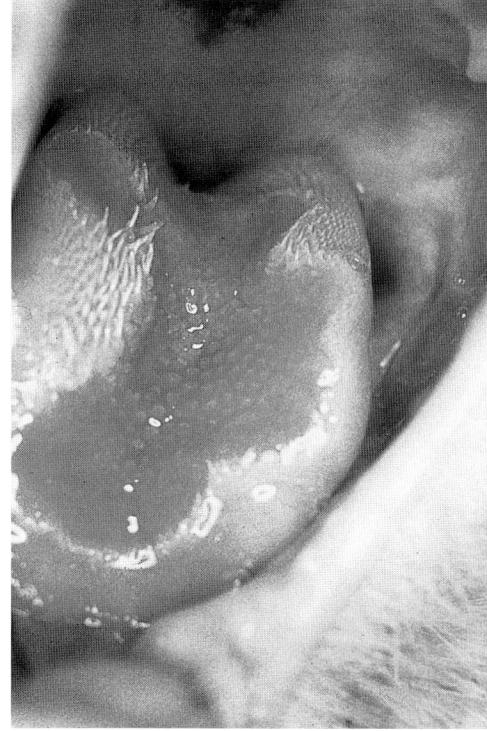

Abb. 3.21. Katze mit großflächigem Zungenulkus durch FCV-Infektion.

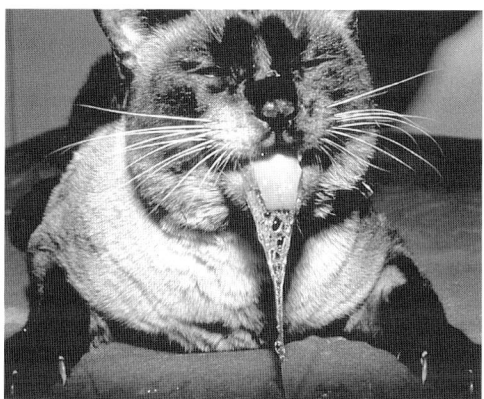

Abb. 3.20. Katze mit Hypersalivation durch FHV-1-Infektion.

während geringradige Ausscheider weniger infektiös, aber schwer zu identifizieren sind. FCV-Virusträger sind weit verbreitet. 25 % klinisch gesunder Katzen auf Katzenausstellungen und etwa 10 % klinisch gesunder Hauskatzen sind FCV-Träger. Nach intranasaler Vakzination können die Katzen auch Virusträger des Impfvirus werden.

Auch bei der **Chlamydia psittaci** sind persistierende Infektionen möglich. Ist eine Chlamydien-Infektion einmal in einem Bestand vorhanden, können klinische Symptome bei einigen Tieren über Wochen bestehen. Die natürliche Immunität gegen die Krankheit scheint relativ ineffizient und unvollständig zu sein, und die Infektion hält sich in Tierbeständen wahrscheinlich über einige Monate, wenn nicht Jahre.

Man nimmt an, dass auch bei **Bordetella bronchiseptica** ein Trägerstatus auftreten kann. Seine Bedeutung ist jedoch bislang unklar.

Klinisches Bild

FHV-1 verursacht meist eine schwere Erkrankung des oberen Respirationstrakts. Die Inkubationszeit beträgt gewöhnlich zwei bis drei Tage, kann aber auch etwas länger sein. Die Katzen zeigen Symptome wie ausgeprägtes Niesen, Inappetenz, Fieber und Hypersalivation. Bei Fortschreiten der Krankheit entwickeln sich ausgeprägter Augen- und Nasenausfluss, Konjunktivitis und manch-

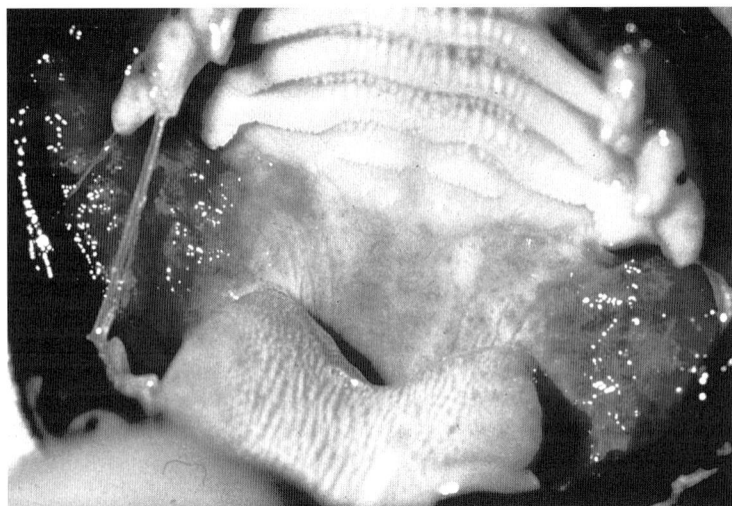

Abb. 3.22. Hochgradige proliferative Stomatitis durch chronische FCV-Infektion.

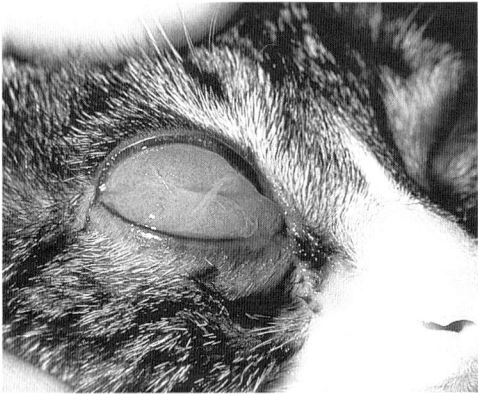

Abb. 3.23. Konjunktivitis durch *Chlamydia-psittaci*-Infektion.

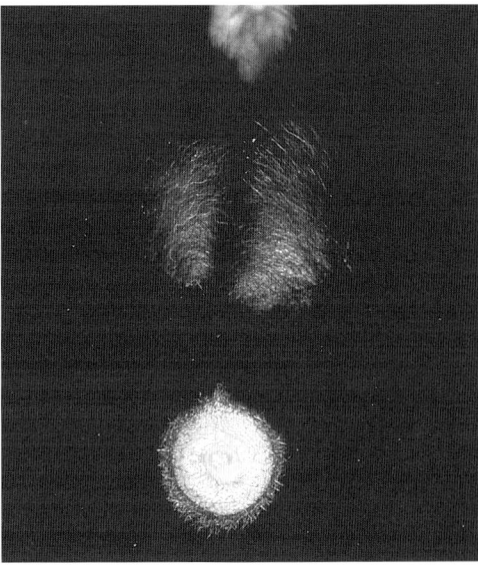

Abb. 3.24. Genitale Infektion mit *Chlamydia psittaci* bei einer durch eine FIV-Infektion immunsupprimierten Katze.

mal Dyspnoe und Husten. Selten kann eine ulzerative Keratitis auftreten. Gelegentlich findet man Ulzera auf der Zunge. Selten kommt es bei jungen oder immunsupprimierten Tieren zur Virämie. Bei tragenden Kätzinnen kann ein Abort auftreten, der aber meist nur die Folge der schweren Erkrankung und nicht durch das Virus selbst bedingt ist. Weitere seltene Befunde sind zentralnervöse Symptome und Ulzera der Haut. Vor kurzem wurden Fälle von ausgeprägter fazialer Dermatitis beschrieben, die durch das FHV-1 hervorgerufen wurden. Die Mortalitätsrate ist gewöhnlich niedrig. Heilung tritt meist nach zwei bis drei Wochen ein. Eine starke Nekrose der Schleimhäute und der Nasenmuscheln kann jedoch zu chronischer Rhinitis und Sinusitis führen.

Die **FCV**-Infektion verläuft typischerweise mit milderen klinischen Symptomen mit nur geringer Störung des Allgemeinbefindens, vorübergehendem Fieber, leichtem Niesen und Konjunktivitis. Augen- und Nasenausfluss sind wenig ausgeprägt. Ein häufiges und charakteristisches Symptom sind dage-

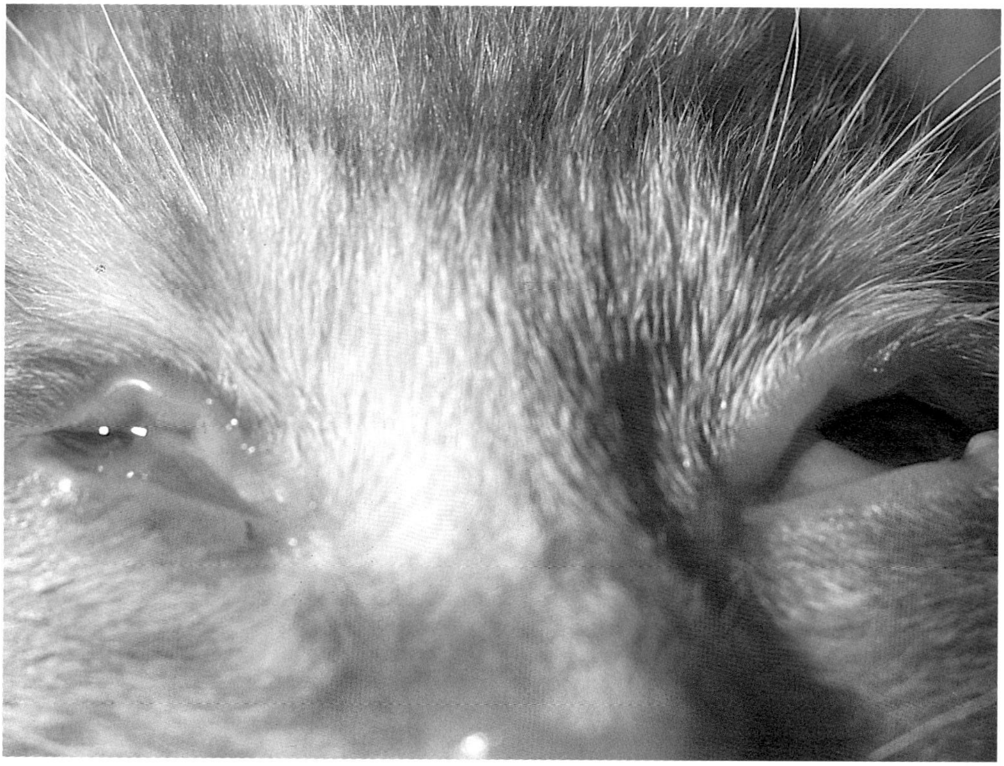

Abb. 3.25. Spätfolge des Katzenschnupfens: Blindheit und Ankyloblepharon.

gen großflächige Ulzerationen im Maul. Ulzera können auf der Zunge, dem weichen und harten Gaumen, den Lippen und im medianen Spalt der Nasenlöcher zu finden sein. Einige Stämme können Lahmheit, die nicht zwingend von oralen oder respiratori-

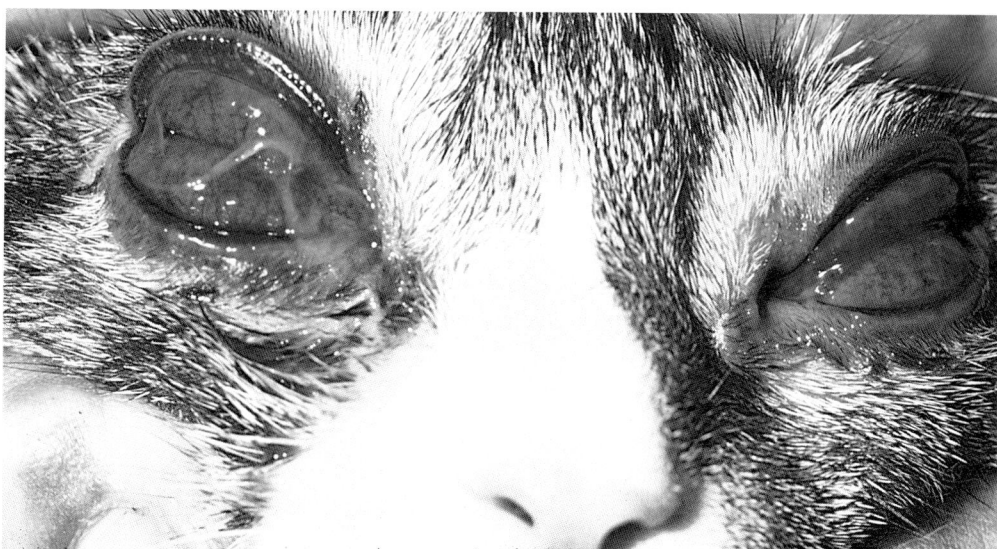

Abb. 3.26. Hochgradige Konjunktivitis bei Katzenpneumonitis.

Tab. 3.3: Vergleich der wichtigsten klinischen Symptome bei den verschiedenen Erregern des Katzenschnupfens (FHV-1 = felines Herpesvirus-1, FCV = felines Calicivirus, Chp = *Chlamydia psittaci*, Bb = *Bordetella bronchiseptica*)

	FHV	**FCV**	**Chp**	**Bb**
Allgemeinerkrankung	+++	+	+	+
Niesen	+++	+	+	++
Konjunktivitis	++	++	+++	–
Hypersalivation	++	(+)	–	–
Augenausfluss	+++	++	+++	(+)
Nasenausfluss	+++	++	+	++
Ulzera im Maul	+	+++	–	–
Keratitis	+	–	–	–
Husten	(+)	–	–	++
Pneumonie	(+)	+	+	+
Lahmheit	–	++		

schen Symptomen begleitet sein muss, interstitielle Pneumonien oder Durchfall verursachen. Eine chronische FCV-Infektion scheint zudem eine Rolle bei chronischen oralen Läsionen der Katze zu spielen, die sich typischerweise als massive gerötete, blumenkohlartige Proliferation im Rachenbereich darstellen. Pathogenetisch scheinen bei diesen chronischen Infektionen Antigen-Antikörper-Reaktionen und immunmediierte Vorgänge eine Rolle zu spielen.

Das feline **Chlamydia psittaci** bevorzugt das Konjunktivalepithel als Zielgewebe. Die Inkubationszeit beträgt zwischen drei und 14 Tagen. Das auffälligste klinische Symptom ist eine persistierende Konjunktivitis. Im akuten Stadium liegen ausgeprägter seröser Augenausfluss (der später mukopurulent wird) und Blepharospasmus vor. Die Konjunktiven sind hyperämisch und geschwollen. Primär kann nur ein Auge betroffen sein, meist werden später aber beide Augen involviert. Es kann auch leichter Nasenausfluss, Niesen und Husten auftreten, sowie im Anfangsstadium der Krankheit leichtes Fieber. Bei der Sektion werden gelegentlich leichte pulmonale Läsionen gefunden, klinisch wird aber gewöhnlich keine Pneumonie beobachtet. Die schwere Konjunktivitis persistiert im Allgemeinen über ungefähr drei bis vier Wochen, geringere klinische Symptome können für einige Monate bestehen bleiben. Obwohl die meisten Tiere gesund werden, können Rezidive auftreten. In seltenen Fällen (z. B. bei immunsupprimierten Katzen) können Chlamydien auch den Genitaltrakt infizieren.

Katzen, bei denen das einzig nachweisbare Pathogen **Bordetella bronchiseptica** ist, können klinische Symptome wie Fieber, Niesen, Lymphadenopathie, Husten und Rasselgeräusche bei Auskultation der Lunge zeigen. Die Symptome klingen meist nach ungefähr zehn Tagen ab.

Diagnose

Die Diagnose der Virusinfektionen kann aus einem Maul- oder Rachentupfer mittels Virusisolierung, Immunfluoreszenz oder PCR erfolgen. Wenn Verdacht auf Chlamydieninfektion besteht, sollte ein Konjunktivalabstrich vorzugsweise mittels PCR untersucht werden. Eine Bakterienkultur und ein Antibiogramm sollten immer mit angelegt werden, um Sekundärinfektionen gezielt zu behandeln.

Therapie

- Die Wirksamkeit von γ-Globulinen (Feliserin, Serocat) im akuten Stadium der Infektion ist nicht eindeutig bewiesen. Empfohlen wird neben der subkutanen Gabe auch eine lokale Applikation.
- Eine kausale Therapie mit Virostatika ist bei FHV-1-Infektionen möglich. Obwohl in einigen Studien von einer guten Wirksamkeit bei der Katze berichtet wird, scheint Aciclovir (Zovirax, Wellcome) keine vergleichbare Wirkung wie bei Herpes-simplex-Infektionen des Menschen zu haben. Medikamente, die neu gegen Herpesviren entwickelt wurden, haben aufgrund ihrer unterschiedlichen Ansatzpunkte wahrscheinlich eine bessere Wirksamkeit, es existieren jedoch noch keine Studien bei Katzen.
- Immer sollten Antibiotika (möglichst nach Antibiogramm) eingesetzt werden, um bakterielle Sekundärinfektionen zu verhindern. Doxyzyklin (oder Oxytetrazyklin) sind indiziert, wenn Verdacht auf Infektionen mit *Chlamydia psittaci* oder *Bordetella bronchiseptica* besteht.
- Zur Unterstützung der Heilung können Vitamin A, B und C beitragen.
- Die Intensivbetreuung erfordert strengste Hygiene. Die Katzen sollten in einer sauberen, warmen und gut belüfteten Umgebung gehalten werden. Besonders wichtig ist intensive Pflege und Zuwendung (Schnurren kann auch dazu beitragen, die Atemwege zu reinigen).
- Die Nase sollte mit physiologischer Kochsalzlösung mehrmals täglich gespült, Sekrete entfernt und eine reizlose Salbe aufgetragen werden, um Exkoriation zu verhindern. Vernebelungsapparate zur Inhalation sind besser geeignet als Nasentropfen. Augensalben (je nach nachgewiesenem Erreger und lokaler Veränderung) müssen in regelmäßigen Abständen verabreicht werden.
- Mukolytika (z. B. Bromhexinhydrochlorid) können von Nutzen sein.
- Flüssigkeitsersatz sollte durch intravenöse Dauertropfinfusionen erfolgen, da die Tiere oft kein Futter aufnehmen und große Mengen an Flüssigkeit mit dem Speichel verlieren. Wichtig ist auch ein Ausgleich eines eventuell vorhandenen Kaliumdefizits oder einer Azidose. Die Tiere verlieren in manchen Fällen mit dem Speichel große Mengen an Bikarbonat und Kalium (siehe auch Kapitel 8 Digestionstrakt).
- Es sollte aromatische und geschmacklich intensive Nahrung (z. B. Dosen mit Fisch) angeboten und zur Geruchsverstärkung angewärmt werden. Ist die Nahrungsaufnahme infolge von Ulzerationen im Maul schmerzhaft, sollte die Nahrung im Mixer püriert oder fertige Flüssignahrung gefüttert werden. Appetitanregung kann zusätzlich mit Cyproheptadin (1 mg/kg KM auf zweimal täglich p. o.) oder Diazepam (0,1 mg/kg KM einmalig i. v.) versucht werden. Bei langanhaltender Anorexie (über drei Tage) ist eine Magensonde und Sondenernährung indiziert (siehe auch Kapitel 2 Ernährung und Diätetik)
- Glukokortikoide sind beim akuten Katzenschnupfen kontraindiziert. Eine Ausnahme ist die durch chronische Calicivirusinfektion bedingte, immunmediierte chronische proliferative Stomatitis. Hier sollte Prednisolon (1 mg/kg KM auf zweimal täglich p. o.) in Kombination mit Cyclosporin-A (1. Woche 10 mg/kg KM einmal täglich p. o., danach 5 mg/kg KM einmal täglich p. o.) verwendet werden.

Prognose

Beim akuten Katzenschnupfen ist die Prognose bei intensiver Behandlung günstig, bei chronischen Veränderungen ist sie eher ungünstig.

Prophylaxe

Durch die zur Verfügung stehenden Impfungen wird die Krankheit im Allgemeinen erfolgreich kontrolliert. Probleme treten jedoch immer noch in Beständen mit vielen jungen Katzen, in Tierheimen und Katzenpensionen auf. Auch im Haus gehaltene Katzen sollten regelmäßig (einmal jährlich) geimpft werden und zusätzlich eine Booster-Vakzination bekommen, bevor sie in eine Tierpension gebracht werden, wenn sie nicht in den letzten sechs Monaten geimpft wurden.

Es gibt drei Vakzinetypen, attenuierte Lebendvakzine zur systemischen Applikation, attenuierte Lebendvakzine zur intranasalen Applikation und inaktivierte Vakzine zur systemischen Applikation. Nach subkutaner Applikation wird über einen ausreichenden Schutz von einem Jahr für FHV-1 und von zehn bis zwölf Monaten für FCV berichtet. Die meisten Hersteller fordern eine jährliche Wiederholungsimpfung. Die intranasale Impfung liefert einen sehr schnellen, aber nicht sehr dauerhaften Schutz. Sie ruft oft leichtes Niesen hervor und gelegentlich Augen- oder Nasenausfluss sowie orale Ulzerationen. Es gibt Diskussionen über die Wirksamkeit der *Chlamydia-psittaci*-Impfung. Neuere Studien haben gezeigt, dass ein signifikanter (wenn auch nicht immer kompletter) Schutz gegen eine Krankheit, nicht zwingend aber gegen die Ausscheidung, erzielt wird. Der Schutz scheint mindestens ein Jahr anzuhalten. Eine modifizierte intranasale Lebendvakzine gegen *Bordetella bronchiseptica* ist für Hunde auf dem Markt und kann wahrscheinlich auch bei der Katze eingesetzt werden.

Bedeutung für den Menschen und andere Tierarten

Für den Menschen spielt unter den Erregern des Katzenschnupfens vor allem *Chlamydia psittaci* eine Rolle. *Chlamydia psittaci* kann viele Säugetiere und Vögel infizieren und respiratorische Erkrankungen, Aborte und Arthritiden verursachen. Es gibt aber verschiedene Stämme dieses Mikroorganismus, die unterschiedliche Wirtsspezifität aufweisen. Die Erkrankung der Katze wird durch einen felinen Stamm von *Chlamydia psittaci* verursacht und, abgesehen von vereinzelten Berichten über eine mögliche Beteiligung bei Konjunktividen des Menschen, wird dieser Mikroorganismus generell als speziesspezifisch betrachtet. Die einzigen Tierarten, deren *Chlamydia-psittaci*-Isolate ein eindeutig nachgewiesenes zoonotisches Potential haben, sind Vögel und Schafe. Obwohl es nur vereinzelte Fallberichte über mögliche Infektionen des Menschen mit dem felinen *Chlamydia psittaci* gibt, ist trotzdem anzuraten, hygienische Vorsichtsmaßnahmen zu ergreifen, wenn man mit einem infizierten Tier umgeht oder es behandelt.

3.1.5 Feline Panleukopenie

Synonyma: *Feline Parvovirusinfektion, feline Parvovirose, Katzenseuche, Katzenstaupe, Katzentyphus, Katzenpest, infektiöse Agranulozytose, infektiöse Gastroenteritis, Laryngoenteritis infectiosa*

Vorwiegend betroffene Organsysteme:
Gastrointestinaltrakt
Knochenmark

Definition: Hochinfektiöse ubiquitäre Krankheit, an der domestizierte Katzen, andere Felidae (z. B. Tiger, Panther, Leopard), Mustelidae (z. B. Nerz, Frettchen), Procyonidae (z. B. Nasenbär, Waschbär) und Viverridae (z. B. Schleichkatze) erkranken.

Die Krankheit ist charakterisiert durch einen deutlichen Abfall der zirkulierenden weißen Blutkörperchen (Panleukopenie) und Zerstörung der Darmschleimhaut mit Enteritis. Sie war die erste Katzenkrankheit, bei der eine virale Ätiologie nachgewiesen wurde. Die Impfung ist in den meisten Fällen sehr effektiv.

Ätiologie

Erreger:
felines Parvovirus = FPV
Das feline Parvovirus (FPV) ist ein kleines (20 nm im Durchmesser), unbehülltes, einsträngiges DNA-Virus. Das Virus ist äußerst stabil in der Außenwelt, es kann bis zu einem Jahr auf infizierten Gegenständen überleben. Es ist nur gegenüber wenigen Desinfektionsmitteln empfindlich (z. B. Hypochlorit, Glutaraldehyd, Formalin). Die Panleukopenie ist vorwiegend eine Krankheit von Welpen, deren maternale Antikörper unter eine protektive Grenze fallen. In manchen Gebieten gibt es eine saisonale Inzidenz mit Spitzen im Sommer und Herbst, da die Geburtsrate saisonal ist.

Das FPV ist nahe verwandt zu dem später aufgetretenen caninen Parvovirus (CPV), es existieren aber kleine Unterschiede in der viralen DNA und bezüglich der Antigenität. Inzwischen wurde nachgewiesen, dass das CPV aus dem FPV durch Überschreiten der Speziesbarriere entstanden ist. Trotz der Änderungen im Genom kann das CPV auch Katzen infizieren (und das FPV auch Hunde). Während das FPV an Bedeutung verliert und immer seltener wird, scheint das

CPV immer wichtiger zu werden und möglicherweise das FPV zu verdrängen. Bei Katzen mit Katzenseuche werden bereits bei etwa 5 % CPV anstelle von FPV isoliert.

Pathogenese

Parvoviren haben eine Affinität zu Zellen, die sich in der Teilungsphase befinden. Daher sind die Zielorgane die Kryptenepithelien des Darms, das Lymphgewebe und das Knochenmark. Das Virus siedelt sich in den Kryptenzellen des Darms an und zerstören sie. Dadurch stehen keine neuen Zellen zur Verfügung, um die Absorptionszellen an den Zottenspitzen zu ersetzen. Weiterhin greifen die Viren die Lymphozyten in den Lymphgeweben und die leukozytären Stammzellen im Knochenmark an. Dadurch kommt es zur Panleukopenie. Durch die längere Überlebenszeit der Erythrozyten liegt in der akuten Phase zunächst keine Anämie vor.

Das **feline Ataxie-Syndrom (zerebellare Ataxie)** tritt nach intrauteriner Infektion auf. Das Virus vermehrt sich in Plazentazellen und kann dadurch den Fetus infizieren. Erfolgt die Infektion im ersten Drittel der Trächtigkeit, stirbt der Fetus ab und wird resorbiert. Tritt die Infektion später in der Trächtigkeit auf, entsteht eine zerebellare Hypoplasie. Histologisch ist eine deutliche Reduktion der Leukozytenzahl und Purkinje-Zellen im Zerebellum zu beobachten. Betroffene Katzenwelpen zeigen Ataxie, eine charakteristische Hypermetrie, Inkoordination und häufig Intentionstremor. Die Symptome bestehen lebenslang, die Tiere können sie aber teilweise kompensieren und trotzdem aufwachsen.

Klinisches Bild

Die Schwere der Krankheit kann (vor allem abhängig vom Alter des Tiers) stark variieren. Es kann eine subklinische Infektion oder aber ein schwerer perakuter Verlauf mit tödlichem Ausgang vorliegen. Die Inkubationszeit dauert zwei bis zehn Tage. Die ersten Zeichen einer Krankheit sind Apathie, Fieber und Anorexie. Fast immer tritt Erbrechen auf, das blutig werden kann. Diarrhoe ist nicht so häufig, vor allem nicht im Anfangsstadium. Nach zwei bis drei Tagen kann jedoch massiver wässeriger, teils auch blutiger (seltener als beim Hund) Durchfall mit schwerer Dehydratation und Elektrolytverschiebungen auftreten. Die Mortalitätsrate schwankt ohne intensive Therapie zwischen 25 % und 75 %. Bei Untertemperatur oder sekundärer Sepsis ist die Prognose kritisch.

Pathologisch sind gewöhnlich Läsionen im Jejunum und Ileum zu finden, manchmal auch im Duodenum und Kolon. Zu beobachten ist leichte bis vollständige Zerstörung der Epithelauskleidung der Krypten. Im Lymphgewebe ist eine Verarmung an Lymphozyten besonders in Mesenteriallymphknoten, Peyerschen Platten, Milz und bei Jungtieren auch im Thymus zu beobachten. Im Knochenmark liegt eine generelle Depression der myeloischen Aktivität vor.

Diagnose

Eine vorläufige Diagnose kann aufgrund der klinischen Symptome und der Anamnese (Impfstatus, mögliche Exposition) gestellt werden. Laboruntersuchungen zeigen typischerweise eine Leukopenie (Leukozyten unter 1000/µl sind prognostisch ungünstig). Wird diese Phase überwunden, kann nach etwa einer Krankheitswoche eine Neutrophilie mit Linksverschiebung vorliegen. In schweren Fällen treten Anämien und Thrombozytopenien (durch Zerstörung der Knochenmarkszellen und disseminierte intravasale Koagulation) auf. Die Diagnose kann am besten durch elektronenmikroskopische Untersuchung des Kots gesichert werden. Schnelltests zum Nachweis von caninem Parvovirusantigen im Kot können meist auch FPV nachweisen.

Therapie

- Bei einer klinisch manifesten Panleukopenie muss eine Intensivtherapie durchgeführt werden. Wichtig ist äußerste Hygiene und intensive Pflege.
- Die Wirksamkeit von γ-Globulinen (Feliserin, Serocat) ist wahrscheinlich in der Anfangsphase sinnvoll.
- Bei Leukopenien (< 4000/µl) oder hochgradig blutigem Durchfall (Zerstörung der Darmbarriere) müssen Breitbandantibiotika zur Kontrolle von Sekundärinfektionen parenteral (möglichst i. v., niemals p. o.) verabreicht werden.
- Liegt eine massive Leukopenie (< 2000/µl) vor, dann kann Filgrastim, ein humaner

granulozytenstimulierender Faktor (5 µg/kg KM an zwei aufeinander folgenden Tagen s. c.) verabreicht werden.
- Durch intensive Flüssigkeitstherapie mittels intravenöser Dauertropfinfusion muss die Dehydratation ausgeglichen, eine Elektrolytimbalance (vor allem Kaliumverluste) ausgeglichen und der Säure-Basen-Haushalt wiederhergestellt werden (siehe auch Kapitel 8 Digestionstrakt).
- Zur Verhinderung oder Therapie einer disseminierten intravasalen Koagulation (DIC) sollte Heparin (Depotheparin 200 IU/kg KM auf viermal täglich s. c.) bis zur Normalisierung der Thrombozytenzahl gegeben und dann langsam ausgeschlichen werden.
- Weiterhin können unterstützend Magenschutztherapie und Antiemetika verabreicht werden.
- Möglichst schnell sollte wieder Futter angeboten werden (zur Versorgung der Enterozyten), bei Anorexie kann Appetitanregung zusätzlich mit Cyproheptadin (1 mg/kg KM auf zweimal täglich p. o.) oder Diazepam (0,1 mg/kg KM einmalig i. v.) erfolgen.
- Bei anhaltendem Erbrechen, Anorexie über mehrere Tage oder Abfallen des Albuminspiegels (<2,0 g/dl) muss eine totale parenterale Ernährung (TPN) möglichst über einen zentralen Venenkatheter verabreicht werden (siehe auch Kapitel 2.6.1).
- Bluttransfusionen können bei Anämie, Hypalbuminämie oder im Sinne eines Hyperimmunserums verabreicht werden.
- Weiterhin sollte Vitaminsupplementierung (vor allem zur Verhinderung eines Vitamin-B-Mangels) erfolgen.

Prophylaxe

In den meisten Katzenzuchten ist die Immunitätslage als Ergebnis langjährig durchgeführter regelmäßiger Impfungen stabil, und Krankheitsausbrüche sind selten. Es gibt modifizierte Lebendimpfstoffe und inaktivierte systemische Vakzinen. Durch beide wird eine sehr gute Immunität erreicht, doch induziert die modifizierte Lebendvakzine einen etwas besseren und möglicherweise schnelleren Schutz. Die inaktivierte Vakzine kann dagegen sicher bei trächtigen Katzen angewendet werden. Katzen, die mit attenuierter Vakzine geimpft wurden, haben mittlere Antikörperspiegel, die für mindestens vier Jahre persistieren. Katzen, die mit inaktivierter Vakzine geimpft wurden, haben etwas niedrigere Antikörperspiegel, die aber auch mindestens ein Jahr lang bestehen. Um eine gleichmäßige Immunität zu erreichen, wird nach einer Grundimmunisierung eine jährliche Boosterung empfohlen. Die FPV-Impfung schützt auch gegen eine CPV-Infektion.

Bedeutung für den Menschen und andere Tiere

Das feline Parvovirus kann verschiedene andere Tierarten infizieren, unter anderem auch den Hund. Für den Menschen hat es keine Bedeutung.

3.1.6 Canine Parvovirose

Synonyma: *Canine Parvovirusinfektion, Katzenseuche des Hundes, infektiöse Gastroenteritis des Hundes, canine Parvovirusenteritis*
Vorwiegend betroffene Organsysteme:
Gastrointestinaltrakt
Knochenmark
Definition: Hochinfektiöse ubiquitäre Krankheit mit großer Bedeutung in der Hundepopulation.

Obwohl die Parvovirose eine junge Krankheit ist, stellt sie ein zunehmendes Problem dar und muss als die häufigste infektiöse Todesursache beim Hund angesehen werden. Parvovirose ist vor allem eine Krankheit von Welpen, deren maternale Antikörper gerade unterhalb die schützende Grenze gefallen sind, die aber noch keinen Schutz durch eine Impfung aufbauen konnten. Die Zunahme der Parvovirose wird massiv gefördert durch den zunehmenden Import ungeimpfter (oder nicht vollständig geimpfter) junger Hunde aus dem Ausland. Werden ganz junge Hunde (unter vier Wochen) infiziert, so kommt es zu einer Kardiomyopathie. Obwohl dieses Krankheitsbild früher häufig gesehen wurde, ist es heute fast nicht mehr zu finden, da eine Infektion in den ersten Wochen nur stattfinden kann, wenn die Mutter keine Antikörper durch eine natürliche Infektion oder Impfung hat. Dies scheint wegen der weiten Verbreitung des Virus und der Impfmaßnahmen fast nicht mehr vorzukommen.

Ätiologie

Erreger:

canines Parvovirus = CPV

Das canine Parvovirus (CPV) ist sehr nah verwandt mit dem felinen Parvovirus (FPV) und stammt vom FPV ab (Überschreiten der Speziesbarriere durch Mutation). Hunde lassen sich auch durch FPV infizieren, diese Infektion scheint jedoch unter natürlichen Bedingungen keine Rolle zu spielen. Zwei verschiedene Parvoviren können Hunde infizieren, das CPV-1 (‚Minute-Virus' der Caniden), das nur eine geringe Bedeutung hat, und das wesentlich wichtigere CPV-2. CPV-1 wurde im Kot von Hunden mit Durchfall nachgewiesen, seine Pathogenität ist jedoch nicht geklärt. Zum ersten Mal trat CPV-2 1978 als Ursache schwerer caniner Enteropathien und Kardiomyopathien in Erscheinung. Der ursprüngliche CPV-2-Stamm wurde inzwischen weltweit durch die Antigenvarianten CPV-2a und CPV-2b ersetzt.

Das CPV-2a/b kommt weltweit vor. Die Seroprävalenz liegt zwischen 25 % bei Hunden in Familienbesitz und 90 % bei Zwingerhunden. CPV-2a/b kann auch Katzen infizieren und klinische Symptome verursachen. Es ist ein unbehülltes Virus mit einem Durchmesser von etwa 20 nm. In der Außenwelt ist es extrem stabil (bis zu einem Jahr unter günstigen Bedingungen), resistent gegen die meisten gängigen Desinfektionsmittel und nur durch Formalin, Glutaraldehyd und bestimmte Chlorverbindungen zu zerstören.

Pathogenese

Hauptinfektionsquelle ist der Kot infizierter Hunde. Der bevorzugte natürliche Infektionsweg von CPV ist *via* Ingestion. Auch transplazentare Übertragung kann stattfinden. Zur Replikation benötigt CPV sich aktiv teilende Zellen. Daher bevorzugt es Zellen des lymphatischen Systems, Knochenmarks, Kryptenepithels des Intestinaltrakts und bei Welpen unter vier Wochen Herzmuskelzellen. Die Infektion von Lymphgewebe, Knochenmark, Darmepithelien, Lunge, Leber und Niere führt ab dem vierten Tag *post infectionem* zu klinischen Symptomen. Schon drei Tage nach der Infektion werden Parvoviren mit dem Kot ausgeschieden. Die Virusausscheidung fällt meist nach zwei Wochen stark ab, kann jedoch bei manchen Tieren noch Wochen nach der vollständigen Genesung anhalten.

Klinisches Bild

Die Schwere der Darmerkrankung, die durch das canine Parvovirus verursacht wird, ist sehr unterschiedlich. Viele natürliche Infektionen scheinen subklinisch zu verlaufen. Die Mortalitätsrate bei Welpen ohne Behandlung ist hoch, nur bei intensiver Therapie ist die Prognose relativ günstig. Die Inkubationszeit ist vier bis sieben Tage. Meist ist der Krankheitsverlauf akut mit starkem, plötzlich auftretendem, anhaltendem Erbrechen und meist kurz darauf wässrigem, oft hämorrhagischem Durchfall. Im Gegensatz zur FPV-Infektion der Katze ist spätestens am zweiten Tag immer Diarrhö vorhanden. Häufig besteht Fieber. Der Tod kann innerhalb von 72 Stunden nach klinischem Krankheitsbeginn eintreten. Als schwerwiegende Komplikationen treten häufig Darminvaginationen und Pankreatitiden auf.

Pathologisch werden Veränderungen meist im gesamten Dünndarm gefunden. Sie entstehen durch Zerstörung der Kryptenepithelzellen und Unfähigkeit, die Darmzellen der Zottenspitzen zu ersetzen. Die Zerstörung der Zottenstruktur ist charakterisiert durch Abrundung und Verklumpung der Zotten mit abrasiertem flachen Epithel. Eine Thymusatrophie kann vorliegen.

Bei einer Erkrankung des Myokards sterben bis zu 70 % der betroffenen Welpen vor einem Alter von acht Wochen. Von den verbleibenden 30 % sterben viele einige Monate oder Jahre später an Herzversagen. Dieses Krankheitsbild kommt jedoch fast nicht mehr vor, da die meisten Welpen während der ersten Lebenswochen durch maternale Antikörper geschützt sind.

Diagnose

Die vorläufige Diagnose einer Parvovirose stützt sich auf die klinischen Symptome und auf labordiagnostische Veränderungen. Typisch ist hochgradig blutig-flüssiger Durchfall mit Dehydratation. Dieses Bild kann klinisch nicht von einer Coronavirusinfektion unterschieden werden. Tritt jedoch labordiagnostisch eine Leukopenie auf, kann die Verdachtsdiagnose ‚Parvovirose' gestellt werden. Prognostisch ungünstig sind Leukozytenzahlen unter 1000/µl. Ist der Hund bereits auf dem Wege der Besserung, so kann es zu einer reaktiven Leukozytose (in manchen Fällen > 50000/µl) mit Linksverschiebung kommen, die nicht als Zeichen einer bakteriellen Sekundärinfektion fehlinterpretiert werden darf. Daneben findet sich oft ein erhöhter Hämatokrit als Zeichen der Dehydratation mit einer Hypokaliämie und Azidose. In schwereren Fällen kommt es vor allem bei jungen Hunden nach wenigen Tagen zu einer Hypoproteinämie und Hypoalbuminämie. Die Pankreasenzyme α-Amylase und Lipase können als Ausdruck einer Begleitpankreatitis erhöht sein. Sehr hohe Werte (Lipase > 10000 IU/l) sind ein prognostisch schlechtes Zeichen. In seltenen Fällen wird auch ein Anstieg der Leberenzyme (vor allem der GLDH) beobachtet.

Die Diagnose wird durch elektronenmikroskopische Kotuntersuchung abgesichert. Falls der untersuchte Kot sehr flüssig ist, können falschnegative Ergebnisse auftreten, und die Untersuchung sollte wiederholt werden. Das Parvovirus kann auch durch kommerziell erhältliche Schnelltests diagnostiziert werden, die Antigen im Kot nachweisen. Diese Tests scheinen relativ sensitiv und spezifisch im Vergleich mit der elektronenmikroskopischen Untersuchung zu sein.

Therapie

– Im Fall einer klinisch manifesten Parvovirose muss eine Intensivtherapie durchgeführt werden. Wichtig ist Hygiene und gute Pflege.
– Es gibt keine Virostatika zur kausalen Behandlung einer Parvovirusinfektion. Die Gabe von Immunseren (Stagloban) kann in den ersten Tagen günstig sein, die therapeutische Wirkung ist jedoch nicht sicher bewiesen.
– Bei Leukopenien (< 4000/µl) oder hochgradig blutigem Durchfall (Zerstörung der Darmbarriere) müssen Breitbandantibiotika zur Kontrolle von Sekundärinfektionen intravenös (niemals p. o.) verabreicht werden. Am besten eignen sich Cephalosporine der 3. Generation.
– Liegt eine massive Leukopenie (< 2000/µl) vor, kann Filgrastim, ein humaner granulozytenstimulierender Faktor (5 µg/kg KM an zwei aufeinander folgenden Tagen s. c.) gegeben werden. Die Wirksamkeit wird jedoch kontrovers diskutiert.
– Durch intensive Flüssigkeitstherapie mittels intravenöser Dauertropfinfusion muss die Dehydratation ausgeglichen, die Elektrolytimbalance (vor allem Kaliumverluste) beseitigt und der Säure-Basen-Haushalt wiederhergestellt werden (siehe auch Kapitel 8.2.5.3 Enteritis acuta).
– Bei Erbrechen sollten Antiemetika und „Magenschutztherapie" verabreicht werden.
– Spasmolytika sind zu vermeiden, da sie die Gefahr von Darminvaginationen erhöhen. Auch Metamizol sollte nicht verabreicht werden (Ausnahme hohes Fieber über 41 °C), da es zu einer Verstärkung der Leukopenie führen kann. Sind starke Bauchschmerzen vorhanden, dann können Morphinderivate gegeben werden.
– Sobald kein Erbrechen mehr vorliegt, sollte möglichst schnell wieder Futter angeboten werden (Versorgung der Enterozyten).
– Kommt es durch anhaltendes Erbrechen oder Anorexie zu einem Abfallen des Albuminspiegels (< 1,8 g/dl), muss eine totale parenterale Ernährung (TPN) möglichst über einen zentralen Venenkatheter verabreicht werden (siehe auch Kapitel 2.6.1).
– Bluttransfusionen können ebenfalls bei Hypalbuminämie hilfreich sein, während Plasmaexpander nur kurzzeitig gegeben werden sollten, um den onkotischen Druck aufrecht zu erhalten.
– Gegebenenfalls ist eine sekundäre Pankreatitis zu behandeln.

Prognose

Bei intensiver Therapie ist die Prognose relativ günstig.

Oben links: Stomatitis ulcerosa.

Oben rechts: Nekrotisierende Stomatitis. Caninus des Oberkiefers: Parodontose.

Mitte links: Tonsillenkarzinom.

Mitte rechts: Hyperplastische Tonsillen mit Nekrose.

Unten links: Schmelzdefekte (sog. Staupegebiss).

Unten rechts: Verfärbung der Zunge („black tongue") bei Urämie.

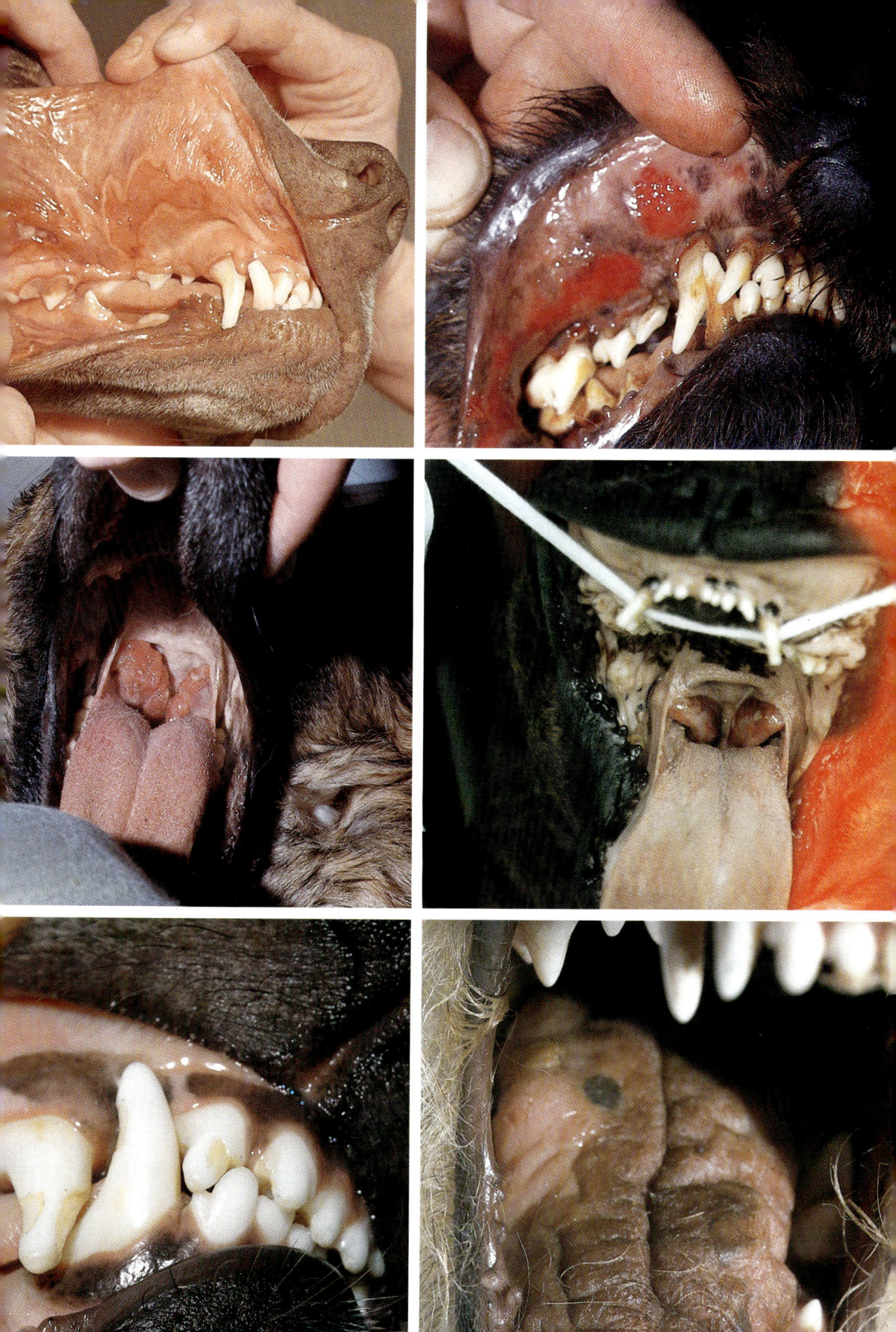

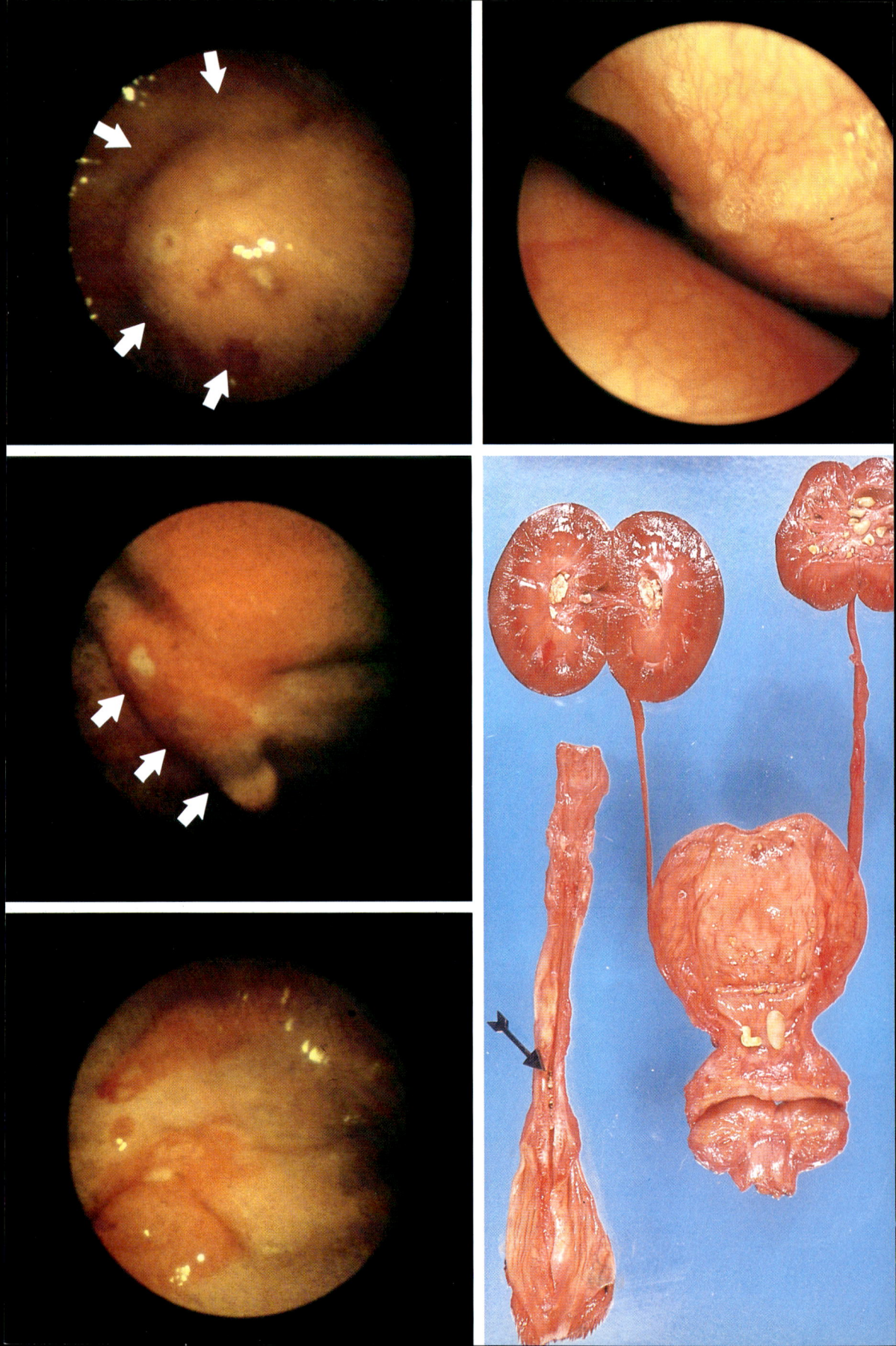

Prophylaxe

Die meisten Fälle von Parvovirose treten bei Welpen auf, deren maternale Antikörper gerade unter die protektive Grenze gefallen sind, die aber noch keinen Schutz durch eine Impfung aufbauen konnten. Während dieser so genannten ‚immunologischen Lücke' kommt es zu den meisten Infektionen. Die immunologische Lücke entsteht dadurch, dass bei Welpen in einem bestimmten Alter die maternalen Antikörper so weit abgefallen sind, dass sie nicht mehr vor einer Feldinfektion schützen. Trotzdem sind noch genügend maternale Antikörper vorhanden, um eine effektive Immunantwort auf die Vakzination zu verhindern. Die meisten Welpen sind im Alter zwischen acht und zwölf Wochen für eine Feldinfektion empfänglich. Einige Welpen können jedoch früher angesteckt werden, andere haben noch mit zwölf Wochen hohe maternale Antikörperspiegel.

Zur Impfung werden aus CPV hergestellte Vakzine verwendet. Inaktivierte Impfstoffe induzieren einen Schutz von bis zu einem Jahr. Durch attenuierte Lebendvakzine wird im Allgemeinen ein länger anhaltender Schutz (bis zu zwei, evtl. drei Jahren) aufgebaut. Zudem überwinden sie leichter die immunologische Lücke, da sie trotz vorhandener maternaler Antikörper (in niedriger Konzentration) einen Schutz aufbauen können. Sie dürfen jedoch nicht bei trächtigen Hündinnen eingesetzt werden. Eine Booster-Vakzination sollte wegen des hohen Infektionsdrucks in Deutschland jedes Jahr erfolgen.

Welpen werden gewöhnlich mit acht oder neun Wochen und dann wieder mit zwölf Wochen geimpft. Bei hohem Infektionsrisiko sollte die Vakzination zwischen der sechsten und sechzehnten Lebenswoche alle zwei bis vier Wochen wiederholt werden. Alternativ kann durch Serologie bestimmt werden, ob Welpen für eine Infektion und Vakzination empfänglich sind oder nicht. Ein Titer unter 1:40 beeinflusst gewöhnlich nicht die Immunantwort auf attenuierte Lebendvakzine. In diesem Fall erscheint eine zweimalige Grundimmunisierung ausreichend. Besteht jedoch ein Titer über 1:40, ist ein Impfprogramm mit mehrfach wiederholter Vakzination erforderlich.

Bedeutung für den Menschen und andere Tierarten

CPV-2a/b kann Katzen infizieren und scheint auch in der Katzenpopulation eine Rolle zu spielen. Bei etwa 5 % der Katzen mit Panleukopenie wird CPV-2a/b isoliert. Für den Menschen haben canine Parvoviren keine Bedeutung.

3.1.7 Canine Coronavirusinfektion

Synonym: *Canine Coronavirusenteritis*
Vorwiegend betroffene Organsysteme: Gastrointestinaltrakt
Definition: Magen-Darm-Infektion des Hundes.
Das canine Coronavirus verursacht eine hämorrhagische Gastroenteritis, die klinisch von der Parvovirose nicht zu unterscheiden ist.

Ätiologie

Erreger:
canines Coronavirus = CCV
Das canine Coronavirus (CCV) ist ein typisches Coronavirus mit einer einsträngigen RNA. Die Projektionen auf der Hülle des Virus, die ihm das Aussehen einer Krone oder ‚Corona' geben, sind für die Namengebung verantwortlich. CCV ist sehr nah verwandt mit dem felinen Coronavirus (FCV) und ist für Hunde, Katzen und Schweine infektiös. Im Gegensatz zum FCV scheinen dem CCV bestimmte Gensequenzen zu fehlen, die wahrscheinlich für die Entstehung der FIP von Bedeutung sind. CCV ist relativ labil in der Außenwelt und kann nur bis zu 48 Stunden im Kot überleben. Das CCV kommt weltweit vor. Manche Autoren be-

---

Oben links: Ulzerierender Magentumor (Gastroskopie).

Oben rechts: Tracheakollaps bei einem zweijährigen Yorkshireterrier mit Anfällen von Atemnot und Stridor (Tracheoskopie).

Mitte links: Magentumor (Gastroskopie).

Unten links: Gastritis mit Ulkusbildung (Gastroskopie).

Unten rechts: Multiple Urolithiasis beim Dalmatiner (Tierpathologisches Institut, München, Prof. Dr. v. Sandersleben).

streiten seine primär pathogenen Eigenschaften. Es wird jedoch sehr häufig als einziges Pathogen bei Hunden mit hämorrhagischer Gastroenteritis isoliert. Die Seroprävalenz liegt bei Haushunden zwischen 0 und 54 % und bei Zwingerhunden zwischen 0 und 80 %.

Das **canine Rotavirus (CRV)** ist ein weiteres Virus, das für hämorrhagische Gastroenteritiden verantwortlich gemacht wird. Es wird jedoch in Deutschland fast nie im Kot durchfallkranker Hunde gefunden.

Pathogenese

Für eine CCV-Infektion scheinen Hunde aller Altersklassen und Rassen empfänglich zu sein (während die Parvovirose mehr bei Jungtieren vorkommt). Die Ausscheidung des CCV erfolgt über den Kot, die Aufnahme oral. Nach der Ingestion befällt das CCV die Mukosa der oberen zwei Drittel der Dünndarmzotten und in geringerem Ausmaß die des Kolons. Das Virus scheint sich nur im Gastrointestinaltrakt zu vermehren, eine Virämie wurde nicht nachgewiesen. Es ist nicht bekannt, ob ein Virusträgerstatus eintreten kann. Die erworbene Immunität schützt offenbar nur schlecht gegen nachfolgende Infektionen.

Klinisches Bild

Die CCV-Infektion verursacht dieselben klinischen Symptome wie eine Parvovirusinfektion. Die Inkubationszeit dauert ein bis zehn Tage. Erbrechen und wässriger bis blutiger Durchfall sind die auffälligsten klinischen Symptome. Die Hunde sind gewöhnlich hochgradig dehydriert. Fieber tritt fast nie auf. Die Rekonvaleszenz beginnt meist sieben bis zehn Tage nach Beginn der klinischen Symptome.

Diagnose

Das Krankheitsbild kann klinisch nicht von einer Parvovirose unterschieden werden. Labordiagnostisch tritt jedoch keine Leukopenie auf. Meist ist ein extrem hoher Hämatokrit (oft höher als bei parvovirusinfizierten Hunden) als Zeichen einer massiven Dehydratation vorhanden. Die Diagnose wird durch elektronenmikroskopische Kotuntersuchung gesichert.

Therapie

– Die Therapie konzentriert sich auf den Ausgleich der Dehydratation.
– Meist ist keine Antibiose nötig.
– Die symptomatische Therapie entspricht der der Parvovirose.

Prognose

Die Prognose ist bei Ausgleich der Dehydratation gut.

Prophylaxe

Eine Lebendvakzine, die in den USA auf dem Markt war, wurde zurückgezogen wegen Fallberichten über ein Pankreatitis-Meningitis-Syndrom, das in Assoziation mit der Impfung auftrat. Die genaue Ursache dieses Syndroms ist allerdings unbekannt. Die experimentelle Impfung mit lebenden und abgetöteten CCV induziert zwar die Bildung virusneutralisierender Antikörper, scheint generell jedoch keinen guten Schutz vor einer Infektion zu geben. Eine Impfung wird deshalb selten durchgeführt. Sie ist in Deutschland nicht erhältlich.

Bedeutung für den Menschen und andere Tiere

CCV ist auch für Katzen und Schweine infektiös, seine Bedeutung als Pathogen bei diesen Tierarten ist jedoch ungeklärt.

3.1.8 Staupe

Synonyma: *Carrésche Krankheit, Febris catarrhalis et nervosa canis, Maladie de Chien, canine Distemper*
Vorwiegend betroffene Organsysteme:
Respirationstrakt
Gastrointestinaltrakt
Zentralnervensystem
Definition: Hochkontagiöse Infektionskrankheit der Hunde und anderer Carnivoren.

Beschrieben wurde das Krankheitsbild der Staupe bereits im 18. Jahrhundert. Durch umfassende Impfmaßnahmen gelang es jedoch, bis vor etwa fünf Jahren die Zahl der Krankheitsfälle in Deutschland weitgehend zu dezimieren. In den letzten Jahren ist aber wieder eine deutliche Zunahme der Staupe zu verzeichnen. Es wird darüber diskutiert,

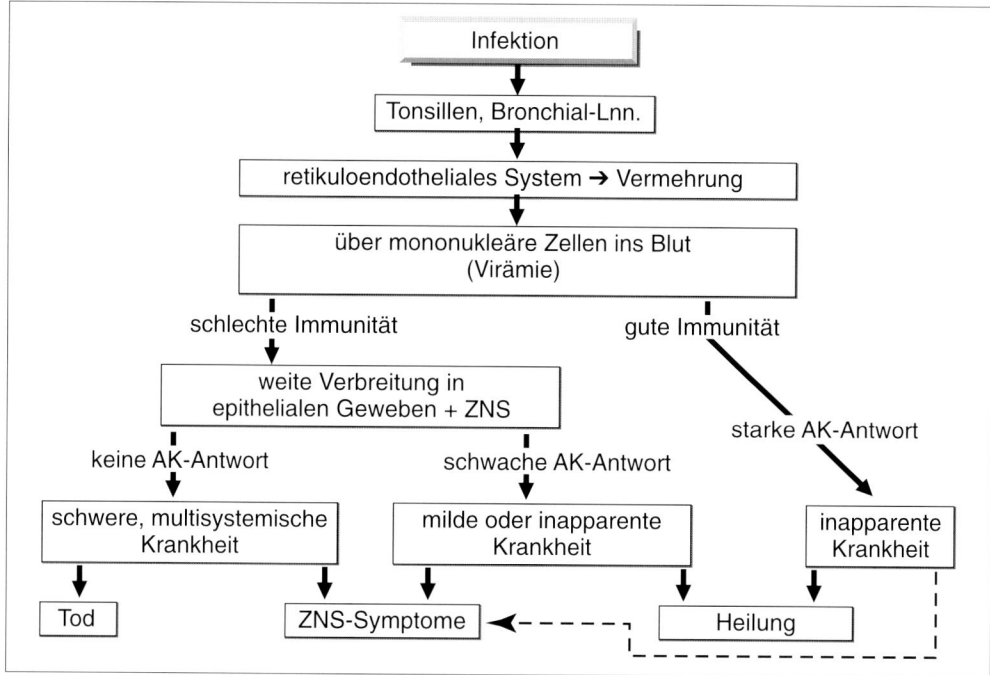

Abb. 3.27. Pathogenese der Staupe.

ob hierfür Mutationen eines Staupe-Feldstamms mit Virulenzsteigerung, Mutationen eines attenuierten Staupe-Impfvirus mit Rückgewinnung der Virulenz, mangelhafter Immunisierungsgrad der Population oder eine unzureichende Wirksamkeit der Impfung verantwortlich sind. Sicherlich spielt der zunehmende Import von Hunden aus dem Ausland ohne ausreichenden Impfschutz eine entscheidende Rolle.

Ätiologie

Erreger:
canines Staupevirus = CDV (Paramyxovirus)
Das canine Staupevirus (canine distemper virus, CDV) ist in Paramyxovirus und gehört zum Genus Morbillivirus. Es ist eng verwandt mit dem Rinderpest- und Masernvirus. In der Außenwelt ist das Staupevirus ziemlich labil, es überlebt in der Umwelt nur wenige Stunden und wird durch die meisten Desinfektionsmittel vollständig zerstört.

Pathogenese

Die Ausscheidung des Virus erfolgt über alle Se- und Exkrete. Nach einer Infektion (auch einer klinisch inapparenten) kann das Virus bis zu 90 Tagen ausgeschieden werden. Die Ansteckung erfolgt meist über Tröpfcheninfektion. Die Virusvermehrung findet zunächst in Tonsillen und Lymphknoten des Respirationstrakts, später auch in anderen lymphoretikulären Geweben statt. Etwa acht bis neun Tage nach der Infektion kommt es zu einer Virämie. Der weitere Verlauf der Infektion ist abhängig vom Immunstatus (siehe Abb. 3.26). Ist der Hund in der Lage, eine gute humorale und zelluläre Immunantwort aufzubauen, so kann er das Virus nach etwa 14 Tagen eliminieren, ohne klinische Symptome zu entwickeln. In seltenen Fällen können aus dieser zunächst klinisch inapparenten Infektion später ZNS-Symptome entstehen. Ist der Hund nicht in der Lage, mit einer guten Immunantwort zu reagieren oder handelt es sich um einen sehr pathogenen Stamm, dann kommt es im Anschluss an die Virämie zu einer Ausbreitung in epithelialen Geweben oder im ZNS. Bei Hunden mit einem sehr schlechten Immunstatus ohne Antikörperproduktion findet nach etwa neun bis 14 Tagen eine massive Virusvermehrung in diesen Geweben statt, und die Tiere entwi-

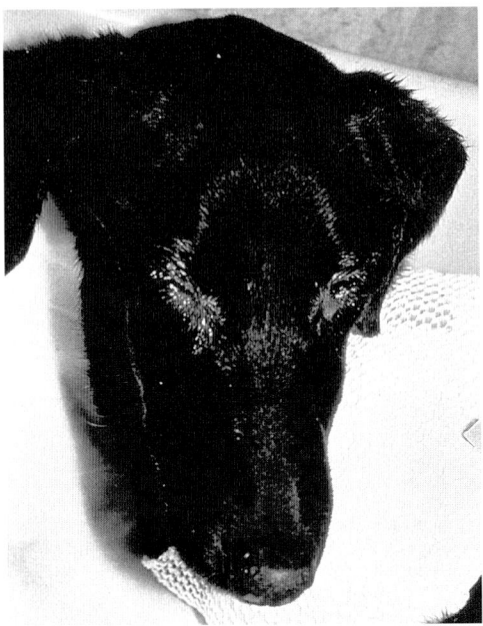

Abb. 3.28. Mukopurulenter Augenausfluss bei einem Hund mit Staupe.

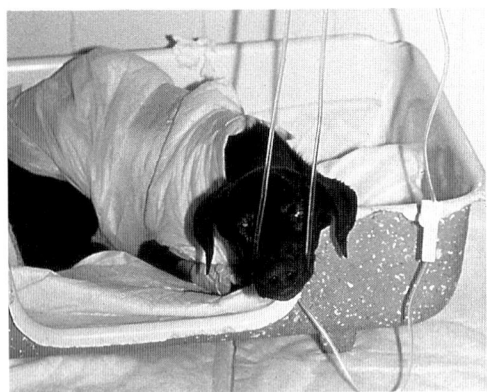

Abb. 3.29. Hund mit ‚nervöser Staupe'.

Klinisches Bild

Zwischen 25 und 75 % der Hunde, die sich infizieren, erkranken klinisch inapparent, abhängig vom Grad der Immunität (z. B. durch Impfung), ihrem Immunsystem und der Pathogenität des Virusstamms. Entwickeln die Hunde klinische Symptome, so treten bei der ‚klassischen Form' der Staupe zunächst Veränderungen des Respirations- und Gastrointestinaltrakts auf, oft zusammen mit einer eitrigen Konjunktivitis, einer Tonsillitis und Fieber. Nach zwei bis vier Wochen kann sich der Hund vollständig erholen.

Alternativ können sich ZNS-Symptome entwickeln. Die „nervöse Form" der Staupe kann akut oder chronisch verlaufen und hat eine ungünstige Prognose. Die ZNS-Störun-

ckeln schwere Symptome, die so genannte ‚klassische Form' der Staupe, die mit respiratorischen und gastrointestinalen Symptomen (‚katarrhalische Staupe') gefolgt von ZNS-Störungen (‚nervöse Staupe') einhergeht. Hunde, die zwar Antikörper produzieren, jedoch nicht in ausreichender Menge, um das Virus zu eliminieren, erkranken milder und entwickeln nur selten ZNS-Symptome.

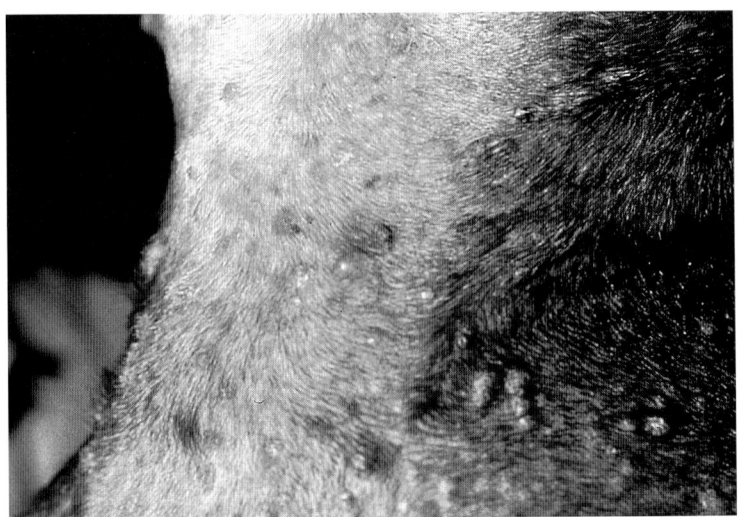

Abb. 3.30. Pustulöse Dermatitis bei einem Hund mit Staupe.

Tab. 3.4: Klinische Symptome der Staupe

Gastrointestinaltrakt	Vomitus
	Dünndarmdiarrhö
Respirationstrakt	muköser bis mukopurulenter Nasenausfluss
	Niesen
	Husten
	Dyspnoe
	‚Backenblasen'
	verschärft bronchovesikuläres Atemgeräusch
	Giemen
Augen	mukopurulenter Augenausfluß
	Veränderungen des Sehnervs
	Veränderungen der Retina (‚medallion lesions')
ZNS	
Rückenmarksveränderungen	Parese
	Ataxie
zentrales Vestibularsyndrom	Kopfschiefhaltung
	Nystagmus
	Ausfälle von Gesichtsnerven
zerebellare Störungen	Ataxie
	Hypermetrie
	Kopfwackeln
zerebrale Störungen	generalisierte oder lokalisierte Anfälle
	Depression
	ein- oder beidseitige Blindheit
Myoklonien	rhythmische Muskelzuckungen (‚Staupetik')
Sonstige Veränderungen	Fieber
	Anorexie
	Dehydratation
	pustulöse Dermatitis
	Hyperkeratose an Nase, Ballen (‚hard pad disease')
	Zahnschmelzhypoplasie (‚Staupegebiss')

gen können sehr verschieden in Erscheinung treten, je nachdem, welche Teile des ZNS entzündlich verändert sind. Auch bei Hunden, die genesen, kann Jahre später eine persistierende Infektion des ZNS zur ‚old dog encephalitis' führen. Ob und wann ein Hund ZNS-Störungen entwickelt, kann nicht vorhergesagt werden. Weitere seltene, ebenfalls spät auftretende Veränderungen sind Hyperkeratosen von Ballen und Nasenspiegel (‚hard pad disease'). Hunde mit diesen Veränderungen entwickeln meist auch ZNS-Symptome.

In einigen Fällen sind die klinischen Symptome milder als beim so genannten ‚klassischen' Verlauf, und die Krankheit betrifft

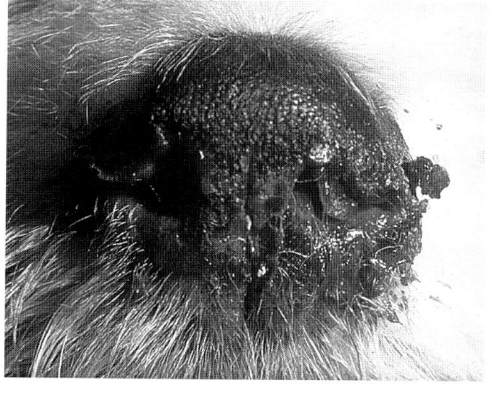

Abb. 3.31. Hyperkeratose an der Nase bei einem Hund mit Staupe.

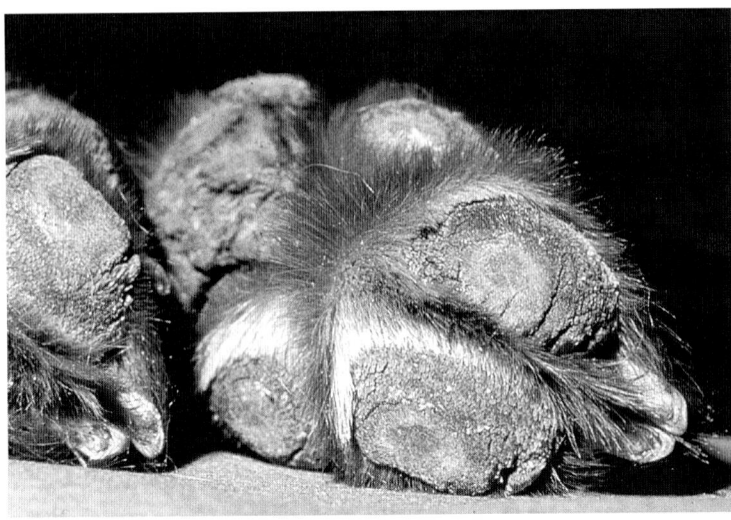

Abb. 3.32. ‚Hard pad disease' bei einem Hund mit Staupe.

hauptsächlich ein Organsystem, z. B. den Respirationstrakt. In diesem Fall muss die Staupe differentialdiagnostisch vom Zwingerhusten unterschieden werden.

Intrauterine Infektionen können zu Aborten, Totgeburten, ‚fading puppy syndrome' oder ZNS-Störungen der Neugeborenen führen. Bei Welpen, die eine Staupe überstanden haben, ist oft eine Hypoplasie des Zahnschmelzes zu beobachten. Es gibt auch Hinweise, dass eine persistierende Staupeinfektion in die Pathogenese der rheumatischen Arthritis beim Hund involviert sein könnte (Tab. 3.4).

Diagnose

Klinische Diagnose: Anhand bestimmter anamnestischer Faktoren (Junghund, ungeimpft, aus dem Ausland) und der typischen Kombination klinischer Symptome (z. B. gastrointestinale und gleichzeitig respiratorische Symptome, ev. mit eitrigem Augenausfluss) oder verdächtiger ZNS-Störungen (‚Staupetic') kann eine Verdachtsdiagnose gestellt werden. Labordiagnostisch gibt es keine typischen Veränderungen. Im Fall von bakteriellen Sekundärinfektionen (z. B. Pneumonie) kann eventuell eine Leukozytose beobachtet werden.

Indirekter Erregernachweis: Die Bestimmung von Antikörpern hilft im Allgemeinen nicht weiter, da viele gesunde Hunde Antikörper haben (durch Vakzination oder frühere klinisch inapparente Infektion). Zudem hat zu der Zeit, zu der klinische Symptome auftreten, der Antikörperspiegel bereits seinen Peak überschritten, so dass gewöhnlich kein Titeranstieg zu beobachten ist. Ein hoher Antikörperspiegel im Liquor ist jedoch beweisend, wenn nicht gleichzeitig auch andere Antikörper in hoher Konzentration im Liquor vorhanden sind. Dies würde für eine Schädigung der Blut-Hirn-Schranke sprechen, während ein alleiniger Anstieg der Staupeantikörper auf eine intrathekale Pro-

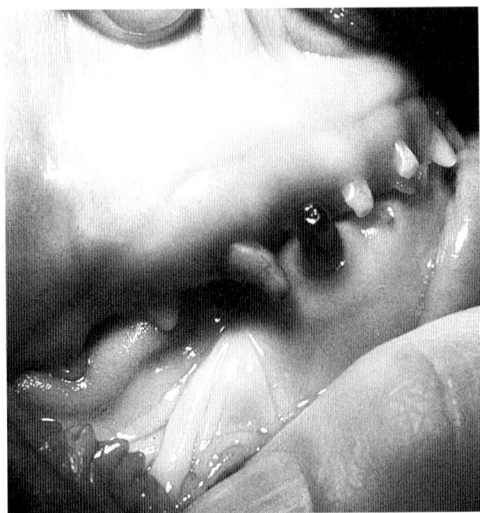

Abb. 3.33. ‚Staupegebiss'.

duktion und somit auf eine Staupeinfektion des ZNS schließen lässt.

Direkter Erregernachweis: Mittels Immunfluoreszenztest in einem azetonfixierten Abstrich von beispielsweise Konjunktiven oder Tonsillen ist ein Nachweis des Erregers möglich. In neuerer Zeit ist auch eine PCR aus Konjunktivalabstrich, Harn, Blut oder Liquor entwickelt worden, um virales Genom nachzuweisen. Der Nachweis von Paramyxoviren mit elektronenmikroskopischer Untersuchung im Kot ist nicht aussagekräftig, da die Staupeviren nicht unterscheidbar sind von harmlosen Paramyxoviren im Kot. Die Aussagekraft des elektronenmikroskopischen Nachweises von Paramyxoviren im Harn wird noch kontrovers diskutiert.

Therapie

- Es gibt keine kausale Therapie. Eine passive Immunisierung mit spezifischen Immunglobulinen (Stagloban) kann in den ersten Tagen nach der Infektion durchgeführt werden. Die Wirksamkeit ist jedoch nicht eindeutig bewiesen.
- Respiratorische Symptome sind symptomatisch zu behandeln (siehe auch Kapitel 7 Atmungsorgane). Eine Bekämpfung von bakteriellen Sekundärinfektionen ist unbedingt erforderlich.
- Eine symptomatische Therapie ist auch bei Durchfall und Erbrechen nötig (siehe auch Kapitel 8 Digestionstrakt).
- Extrem wichtig sind Hygienemaßnahmen und die sorgfältige Pflege der Tiere.

Prognose

Bei milden Verlaufsformen ist die Prognose günstig. Zu keiner Zeit kann jedoch vorausgesagt werden, ob und wann eine ‚nervöse Staupe' auftritt. Bei schweren und persistierenden ZNS-Symptomen ist die Euthanasie zu empfehlen. Die ‚hard pad disease' tritt meist bei Hunden auf, die auch neurologische Symptome entwickeln, und ist daher ein prognostisch ungünstiges Zeichen.

Prophylaxe

Alle verwendeten Impfungen sind modifizierte Lebendimpfstoffe, da abgetötete Vakzinen keinen guten Schutz geben. Die maternalen Antikörper sind meist mit acht bis zwölf Wochen auf nichtinterferierende Spiegel gesunken, so dass Welpen im Allgemeinen mit acht Wochen immunisiert und vier Wochen später geboostert werden sollten. Bei einigen Hunden ist die maternale Antikörperkonzentration jedoch schon früher nicht mehr ausreichend, so dass die Welpen nicht vor einer Infektion geschützt sind. Daher stellt die immunologische Lücke auch bei der Staupe ein Problem dar, und in Problembeständen ist eine dreimalige Impfung zur Grundimmunisierung ratsam. Nach einer Grundimmunisierung können einige Hunde für sieben und mehr Jahre geschützt bleiben, andere bilden jedoch keinen guten Impfschutz aus. Daher sollte, vor allem wegen der zunehmenden Bedeutung der Staupe, unbedingt in jährlichen Abständen auch bei älteren Hunden geimpft werden.

Die beiden verwendeten Impfstämme unterscheiden sich durch ihre Adaptation an verschiedene Zellkulturen. Die sehr stark attenuierten Vakzinen erreichen keine so gute Immunität (daher sollte unbedingt jährlich nachgeimpft werden), nach Applikation von weniger attenuierten Lebendvakzinen sind Fälle von impfindizierter Enzephalitis berichtet worden.

Bedeutung für den Menschen und andere Tiere

Der Verdacht, dass das canine Staupevirus mit der Multiplen Sklerose beim Menschen assoziiert ist, hat sich als wahrscheinlich grundlos erwiesen. In letzter Zeit wurde jedoch von einer möglichen Assoziation des Staupevirus mit Morbus Paget beim Menschen berichtet.

Das canine Staupevirus kann verschiedene Wildhundspezies und Musteliden, besonders Frettchen, infizieren. Es kann auch Katzen befallen, bei domestizierten Katzen verläuft die Infektion jedoch gewöhnlich symptomlos. Allerdings wurden klinische Symptome, vor allem Enzephalitiden bei Wildkatzenspezies in zoologischen Gärten beobachtet. Vor kurzem verursachte das Staupevirus eine Epidemie mit einer drastischen Reduktion des Bestands unter den Löwen des Serengeti-Nationalparks. Es gibt auch Berichte über das canine Staupevirus als Ursache von Enzephalitiden bei Primaten in Gefangenschaft. Die so genannten ‚Staupeviren' der Robben und verschiedener Wale, die in den letzten

Jahren zu massivem Robbensterben geführt haben, sind keine caninen Staupeviren, aber eng verwandte Morbilliviren.

3.1.9 Hepatitis contagiosa canis

Synonyma: *HCC, ansteckende Leberentzündung des Hundes, Rubarthsche Krankheit, Fuchsenzephalitis, infectious canine hepatitis, ICH*

Vorwiegend betroffenes Organsystem:
Leber

Definition: Seltene Infektionskrankheit des Hundes.

Die klassische akute Form der durch das canine Adenovirus Typ 1 (CAV-1) hervorgerufenen Hepatitis contagiosa canis (HCC) kommt heutzutage kaum noch vor. Man nimmt jedoch an, dass das CAV-1 an der relativ häufig auftretenden chronischen Hepatitis beim Hund beteiligt ist, bei der es nach einer subklinischen viralen Infektion zu einer durch autoimmune Mechanismen unterhaltenen chronischen Hepatitis kommt. Auch bei Hunden mit chronischer Hepatitis, bei denen keine Antikörper gegen CAV-1 gefunden werden, vermutet man in vielen Fällen eine Virusgenese. Bei der so genannten ‚canine acidophil cell hepatitis' beispielsweise, bei der eine Übertragbarkeit experimentell bewiesen werden konnte, handelt es sich wahrscheinlich um eine chronische ansteckende Hepatitis beim Hund, die durch ein bisher unbekanntes Virus verursacht wird.

Ätiologie

Erreger:
canines Adenovirus Typ 1 = CAV-1
Die HCC wird durch das CAV-1 verursacht, das genetisch und antigenetisch verschieden vom caninen Adenovirus Typ 2 (CAV-2) ist, welches am Zwingerhusten beteiligt sein kann. Das CAV-1 tritt weltweit auf und kann die meisten Caniden sowie Stinktiere, Waschbären und einige Bären infizieren. Hunde sind jedoch empfänglicher als andere Spezies. Das CAV-1 ist sehr stabil. Bei Zimmertemperatur kann es einige Wochen überleben.

Pathogenese

Das Virus wird von klinisch inapparent infizierten Tieren oft lange Zeit mit allen Se- und Exkreten ausgeschieden. Nach oronasaler Aufnahme, Vermehrung in Lymphgeweben und Virämie vermehrt sich das CAV-1 im Endothel der Blutgefäße vieler Organe, in Hepatozyten, im Endothel der Nierenglomerula sowie in Kornea und Uvea. Bildung und Ablagerung von Immunkomplexen können zu Glomerulonephritis und zu Entzündung von Kornea und Uvea mit Trübung (‚blue eye') führen.

Klinisches Bild

Die klinischen Symptome der HCC können in ihrem Schweregrad sehr stark variieren. Zeichen einer akuten Hepatitis (Apathie, Anorexie, vermehrter Durst, Erbrechen, Durchfall, Vorderbauchschmerz und Ikterus) durch Virusvermehrung in den Hepatozyten und Vaskulitis (petechiale Blutungen) durch Vermehrung in den Gefäßendothelzellen mit disseminierter intravasaler Gerinnung (DIC) dominieren. Fieber kann vorhanden sein, selten treten neurologische Symptome aufgrund von Hämorrhagien im ZNS oder bei einem hepatoenzephalen Syndrom auf. Korneatrübung (‚blue eye') durch Ablagerung von Immunkomplexen kann bei manchen Hunden nach ein bis drei Wochen beobachtet werden.

Diagnose

Häufig haben die erkrankten Hunde eine Leukopenie und erhöhte Leberenzymaktivitäten. Die Diagnose basiert auf der Isolierung des Virus aus Nasensekret, Blut oder Urin, auf dem Nachweis eines Antikörpertiteranstiegs oder auf der histologischen Untersuchung einer Leberbiopsie, wenn in der Leber Läsionen mit einem charakteristischen Muster und infizierte Hepatozyten mit Einschlusskörperchen gefunden werden. Azetonfixierte Schnitte oder Abklatschpräparate erlauben eine sehr schnelle Diagnose mittels Immunfluoreszenzmarkierung.

Therapie

– Es gibt keine kausale Therapie. Eine passive Immunisierung mit spezifischen Immunglobulinen (Stagloban) kann durchgeführt werden, die Wirkung ist jedoch nicht eindeutig bewiesen.
– Die symptomatische Behandlung muss auf die auftretenden Symptome abgestimmt werden (siehe auch Kapitel 9 Leber).

Prognose

Die Prognose ist vom klinischen Verlauf abhängig. Je akuter die Krankheit verläuft, desto ungünstiger ist die Prognose.

Prophylaxe

Die Kontrolle der CAV-1-Infektion basiert weitgehend auf der Impfung, die sehr erfolgreich eingesetzt wird. Durch die umfassenden Impfungen in den vergangenen Jahren kommt die HCC kaum noch vor. Bei geimpften, aber unvollständig geboosterten Tieren ist bei einer Infektion die Gefahr der Entstehung einer chronischen Hepatitis gegeben. Es gibt Lebendimpfstoffe und inaktivierte Vakzinen. Die CAV-1-Lebendvakzine sollte nicht verwendet werden, da sie zur Entstehung von ‚blue eye' führen kann. Viele der aktuellen Lebendvakzine enthalten CAV-2, und erzielen damit sowohl einen Schutz gegen CAV-1- als auch CAV-2-Infektionen, die im Rahmen des Zwingerhustens eine Rolle spielen.

Bedeutung für den Menschen und andere Tiere

HCC spielt bei anderen Tieren keine besondere Rolle. Beim Menschen wurden Antikörper nachgewiesen, die mit dem CAV-1 reagieren. Hierbei handelt es sich jedoch wahrscheinlich um Kreuzreaktionen mit anderen Adenoviren.

3.1.10 Zwingerhusten

Synonyma: *Infektiöse Tracheobronchitis, kennel cough*
Vorwiegend betroffene Organsysteme: Respirationstrakt
Definition: Hochkontagiöse, meist harmlos verlaufende Krankheit der Luftwege des Hundes, an der verschiedene Erreger beteiligt sind.
In den meisten Fällen wird die Krankheit primär durch Viren hervorgerufen. Sie verläuft meist unkompliziert und heilt innerhalb von 14 Tagen von selbst.

Ätiologie

Erreger:
Bordetella bronchiseptica
canines Parainfluenzavirus = CPIV
canines Adenovirus Typ 2 = CAV-2
canines Herpesvirus = CHV
canines Reovirus
Am Zwingerhusten sind eine Vielzahl von Erregern beteiligt. Einige Viren können als Primärerreger auftreten. Häufig liegen kombinierte Infektionen vor. *Bordetella bronchiseptika*, andere Bakterien und Mykoplasmen können beteiligt sein. Auch das canine Staupevirus kann überwiegend respiratorische Symptome verursachen, es muss daher immer als mögliche Ursache des Zwingerhustens berücksichtigt werden. Die relative Inzidenz der einzelnen Erreger ist unbekannt.

Pathogenese

Ursprünglich wurde ***Bordetella bronchiseptica*** als Erreger der Staupe des Hundes angesehen. Als der virale Ursprung der Staupe entdeckt wurde, betrachtete man *Bordetella bronchiseptica* als sekundäres Pathogen. Heutzutage ist nachgewiesen, dass Bordetellen als primäre Agenzien eine respiratorische Krankheit verursachen können. Sie heften sich mit ihren Fimbrien gezielt an die Zilien von Trachea und Bronchien an und verursachen eine Schädigung zilientragender Zellen und eine Ziliostase. Nach zwei bis drei Wochen gehen die klinischen Symptome zurück. Einige Bordetellen persistieren jedoch noch mehrere Monate nach der Infektion in Trachea und Bronchien. Erst zwölf bis 14 Wochen nach der Infektion ist der Erreger vollständig aus dem Respirationstrakt entfernt. Die nachfolgende Immunität hält mindestens sechs Monate an.

Das **canine Parainfluenzavirus (CPIV)** hat ebenfalls als Krankheitsursache Bedeutung. Experimentell verläuft die Krankheit nur sehr leicht oder klinisch inapparent. Im Feld tritt die CPIV-Infektion aber in Kombination mit anderen Viren und/oder Bakterien auf und verursacht die für Zwingerhusten typischen Symptome.

Es gibt zwei verschiedene **canine Adenoviren**, das canine Adenovirus-1 (CAV-1), das vorwiegend mit der HCC assoziiert ist, und das canine Adenovirus-2 (CAV-2), das ausschließlich respiratorische Erkrankungen hervorruft. Beide Typen werden bei natürlich auftretenden Fällen respiratorischer Erkrankungen isoliert. CAV-2 ist jedoch häufiger beteiligt.

Das **canine Herpesvirus (CHV)** kann bei neugeborenen Welpen bis zur zweiten Lebenswoche eine schwere Allgemeinerkrankung verursachen. Bei älteren Tieren scheint sich die Infektion auf den Respirationstrakt zu beschränken. Trotzdem wird es im Vergleich mit anderen Viren wie CPV und CAV als seltene Ursache des Zwingerhustens betrachtet. Die meisten Infektionen adulter Hunde scheinen klinisch inapparent zu verlaufen, die Hunde bleiben nach einer CHV-Infektion jedoch meist latent infiziert. Sporadisch wird das Virus auch wieder ausgeschieden.

Das **canine Reovirus** wurde bei Hunden mit und ohne respiratorische Erkrankung isoliert. Es gibt aber kaum Hinweise auf Erkrankungen. Daher ist es unwahrscheinlich, dass Reoviren eine wichtige Ursache des Zwingerhustens sind. Da sie jedoch im Lymphgewebe infizierter Hunde zu persistieren scheinen und oft gemeinsam mit anderen Erregern bei einer Infektion gefunden wurden, wird angenommen, dass sie einen immunsuppressiven Effekt haben und damit die Infektion durch andere Viren unterstützen.

Als weitere mögliche Pathogene kommen Infektionen mit humanen Influenzaviren in Frage. Mykoplasmen werden häufig sowohl bei kranken als auch bei gesunden Hunden gefunden. Ihre größte Bedeutung haben sie wahrscheinlich als Sekundärerreger, wenn die Mukosa des Respirationstrakts bereits durch andere primäre Erreger geschädigt ist.

Klinisches Bild

Die Inkubationszeit beträgt im Allgemeinen drei bis zehn Tage. Zwingerhusten ist charakterisiert durch das akute Auftreten eines intermittierenden trockenen Hustens, der oft bei Aufregung und Anstrengung einsetzt. Der Husten ist durch Druck auf die Trachea auslösbar. Meist haben die Tiere ein gutes Allgemeinbefinden und nehmen weiter Nahrung auf. Einige Hunde haben serösen oder mukopurulenten Nasenausfluss, andere bekommen Fieber. Gewöhnlich klingen die Symptome innerhalb von ein bis drei Wochen von selbst ab. Nur gelegentlich kommt es zur Bronchopneumonie.

Diagnose

Die Diagnose ‚Zwingerhusten' kann meist aus der klinischen Anamnese hergeleitet werden. Gewöhnlich liegt eine kurz zurückliegende Exposition vor (z. B. Tierpension, Tierklinik). Die meisten Fälle treten in den Sommermonaten auf, wenn die Population in den Tierpensionen ihren Höhepunkt hat. Wenn erforderlich, kann ein Tupfer zur bakteriologischen Untersuchung aus Nase, Pharynx oder Trachea entnommen werden.

Therapie

– Bestehen nur leichte klinische Symptome, muss nicht unbedingt eine Therapie erfolgen, da die Krankheit von alleine vorübergeht. Gegen die Virusinfektionen gibt es keine kausale Therapie.
– Faktoren, die Husten auslösen (z. B. Anstrengung, Aufregung) sollten vermieden werden, Antitussiva (z. B. Codein) können in unkomplizierten Fällen gegeben werden (nicht aber, wenn Verdacht auf eine bakterielle Pneumonie besteht).
– Antibiotika sollten nur verabreicht werden, wenn massive Sekundärinfektionen mit Bakterien oder Mykoplasmen erwartet werden. Bei komplizierten Infektionen mit *Bordetella bronchiseptica* sind Doxyzyklin oder Oxytetrazyklin Mittel der Wahl.
– Ist nur *Bordetella bronchiseptica* beteiligt, so kann versucht werden, durch therapeutischen Einsatz der intranasal verabreichten *Bordetella-bronchiseptica*-Vakzine die lokale Immunität zu steigern (da es sich um einen Lebendimpfstoff handelt, darf nicht gleichzeitig eine Antibiose eingesetzt werden).

Prognose

Die Prognose ist bei unkompliziertem Zwingerhusten sehr gut. Meist tritt Selbstheilung ein.

Prophylaxe

Impfung: Zurzeit enthält keine Vakzine alle bekannten respiratorischen Pathogene. Gegen die vorrangigen Erreger sind jedoch Impfstoffe erhältlich. Sowohl die CAV-1- als auch die CAV-2-Vakzine schützt gegen die durch beide Viren verursachten respiratorischen Erkrankungen und gegen HCC. Heute enthalten die meisten Kombinationsimpfstoffe CAV-2-Lebendvakzine (da diese kein ‚blue eye' verursachen) oder inaktivierte CAV-Impfstoffe. Zur Impfung gegen CPIV stehen Lebendvakzinen zur Verfügung. Die Vakzinen schützen zwar vor Erkrankung, eliminieren das Virus aber nicht, sondern reduzieren nur die Virenausscheidung nach Exposition.

Die frühere systemische Vakzination gegen *Bordetella bronchiseptica* war in ihrer ursprünglichen Form nicht zufrieden stellend. Daher gibt es heute eine Impfung, die aus einem avirulenten Stamm besteht und intranasal appliziert wird. Sie induziert eine ausreichende lokale IgA-Immunantwort und ist zuverlässig wirksam. Nach der Vakzination besiedelt die Vakzine für mehrere Wochen die Schleimhaut des Respirationstrakts. Da die Ausscheidung des avirulenten Virus auf einem niedrigeren Level erfolgt, scheint es nicht auf andere Hunde übertragen zu werden. Die Nebenwirkungen nach Applikation sind gering. Welpen können schon ab der zweiten Lebenswoche geimpft werden, da keine Interferenz zwischen Vakzine und maternalen Antikörpern besteht. Es dauert mindestens fünf Tage bis sich eine komplette Immunität ausgebildet hat. Abhängig von der Wahrscheinlichkeit einer Exposition wird eine Boosterimpfung alle sechs bis zehn Monate empfohlen. Hunde, die Antibiotika erhalten, können nicht geimpft werden.

Management: Da die Ausbreitung *via* Tröpfcheninfektion, durch große Partikel beim Husten und Niesen und durch infektiöse Sekrete auf der Kleidung des Personals, an Futter- und Reinigungsutensilien erfolgt, müssen strenge Hygienemaßnahmen eingehalten werden. Infizierte Hunde müssen isoliert, und kontaminierte Bereiche desinfiziert werden (übliche Desinfektionsmittel sind wirksam). Zur Reduktion infektiöser Agenzien in der Atmosphäre ist eine gute Belüftung der Zwinger von großer Bedeutung.

Bedeutung für den Menschen und andere Tierarten

Humane Influenzaviren kommen als begleitende Erreger des Zwingerhustens in Frage. Es gibt jedoch keinen sicheren Anhaltspunkt, dass Hunde Menschen infizieren oder als Reservoirwirt für das Virus dienen können.

3.1.11 Tollwut

Synonyma: *Lyssa, Rabies*
vorwiegend betroffenes Organsystem: Zentralnervensystem
Definition: Tödliche neurotrope Krankheit aller Säugetiere.

Die Tollwut ist seit der Antike bekannt. Sie kommt weltweit vor, wurde aber in einigen Gebieten durch Quarantäne und andere Maßnahmen ausgerottet. In Deutschland ist die Tollwut bei Hund und Katze extrem selten geworden.

Ätiologie

Erreger:
Tollwutvirus (Rhabdovirus)
Das Tollwutvirus gehört zum Genus der Lyssaviren (griechisch ‚*lyssa*' = ‚Wahnsinn') der Familie der Rhabdoviren (griechisch ‚*rhabdos*' = ‚Stab'). Das Virus ist empfindlich gegenüber Lösungsmitteln und wird leicht durch Hitze und Sonnenlicht inaktiviert. Unter normalen Umweltbedingungen bleibt es daher außerhalb des Wirts nicht lange infektiös.

Das Tollwutvirus wird mit dem Speichel infizierter Tiere ausgeschieden und meist durch Bisse übertragen, gelegentlich auch durch Kontamination von Schleimhaut oder oberflächlichen Wunden. Es gibt Fallberichte über eine aerogene Infektion bei Menschen oder Füchsen nach Aufenthalt in mit infizierten Fledermäusen bewohnten Höhlen oder über orale Infektionen bei Hunden durch Aufnahme von Kadavern tollwütiger Füchse. Obwohl alle Säugetiere empfänglich für Tollwut sind, tritt die natürliche Krankheit überwiegend bei Karnivoren auf.

In Europa ist der Rotfuchs der wichtigste Reservoirwirt und Vektor. Heutzutage werden die Füchse durch Köder mit einer attenuierten Tollwut-Lebendvakzine oder einem rekombinanten Vaccinia-Tollwutvirus geimpft. Durch diese Impfaktionen ist ein deutlicher Rückgang der Wildtollwut zu verzeichnen. Die Kontrolle der Krankheit bei Hund und Katze durch Impfung führt zu einem deutlichen Abfall der Krankheitsfälle, so dass in Deutschland die Tollwut bei Haustieren kaum mehr gesehen wird. Eventuelle Gefahr besteht jedoch bei importierten Hunden aus dem Ausland.

Pathogenese

Die Empfänglichkeit von Tieren für das Tollwutvirus variiert stark und hängt von Faktoren wie Tierart, genetischer Prädisposition, Alter, Virusstamm, Virusdosis und Expositionsstelle ab. Zum Beispiel führt eine tiefe, stark kontaminierte Wunde in der Kopfregion eines Jungtiers mit höherer Wahrscheinlichkeit und nach kürzerer Inkubationszeit zu einer Krankheit als eine oberflächliche Wunde an den Extremitäten bei einem älteren Tier. Unter natürlichen Bedingungen beträgt die Inkubationszeit meist ein bis zwei Monate, manchmal kann sie jedoch sehr viel länger (bis sechs Monate und mehr) sein. Die Virusausbreitung erfolgt retrograd intraaxonal zum ZNS und von dort zu den Speicheldrüsen. Die Virusausscheidung beginnt meist erst kurz vor dem Auftreten der neurologischen Symptome und dauert bis zum Tod.

Klinisches Bild

Der klassische Tollwutverlauf umfasst drei Phasen, die sich häufig überlappen, das Prodromalstadium, das Exzitationsstadium und das Paralysestadium (stumme Wut). Nicht alle Tiere durchlaufen alle Phasen. Das Erscheinungsbild kann sehr variabel sein, die auftretenden Verhaltensänderungen (durch Schädigung des limbischen Systems) und anderen neurologischen Symptome sind sehr verschieden. Oft tritt starkes Speicheln auf, wegen der Unfähigkeit zu schlucken.

Diagnose

Klinisch kann eine Verdachtsdiagnose gestellt werden. Bei jedem Tier, das unklare neurologische Symptome hat oder ohne ersichtlichen Grund speichelt und das nicht vollständig geimpft ist, besteht Tollwutverdacht, und entsprechende Maßnahmen sind einzuleiten.

Eine eindeutige Diagnose ist nur am toten Tier möglich. Zur Diagnose der Tollwut wird meist eine Kombination aus verschiedenen diagnostischen Techniken herangezogen. Früher wurde bei der histologischen Untersuchung von Gehirnmaterial, meist im Hippocampus, nach den spezifischen Negri-Körperchen, den pathognomonischen intrazytoplasmatischen Einschlüssen in Neuronen, gesucht. Dieses Verfahren war relativ langwierig, aufwendig und nicht sehr genau, so dass es in den meisten Ländern derzeit überholt ist. Eine schnelle und sehr genaue Diagnose kann z. B. durch Nachweis des viralen Antigens mittels fluoreszierender Antikörper auf Gehirnschnitten erfolgen. Auch der Nachweis des Tollwutvirus mittels PCR ist beschrieben.

Differentialdiagnostisch sind alle Umstände und Krankheiten zu berücksichtigen, die zu Speicheln (Fremdkörper im Maul, Schleimhautveränderungen z. B. bei Katzenschnupfen oder Verätzungen) oder zu neurologischen Erscheinungen führen. Die Aujeszkysche Krankheit kann sehr ähnlich verlaufen, aber auch bei jeder anderen Krankheit mit ZNS-Beteiligung wie Toxoplasmose, FIP, Staupe, Neoplasie, Trauma, hepatoenzephales Syndrom, Thiaminmangel bei der Katze, Vergiftungen (z. B. Blei, Chlorkohlenstoffverbindungen, Strychnin) muss differentialdiagnostisch Tollwut in Betracht gezogen werden.

Therapie

– Es gibt keine Therapie. Therapieversuche sind verboten.
– **Vorgehen bei Tollwutverdacht:** Wird Tollwutverdacht ausgesprochen, so ist sofort der zuständige Amtstierarzt zu verständigen. Sobald ein Tollwutverdacht ausgesprochen ist, darf das Tier nicht mehr an einen anderen Ort transportiert werden. Der Amtstierarzt entscheidet über Tötung oder Quarantänemaßnahmen. In Deutschland dürfen die Sektionen bei Tollwutverdacht nur in den Landesuntersuchungsanstalten in Oberschleißheim oder in Tübingen durchgeführt werden (siehe Tab. 3.5, Seite 144).

Prognose

Die Prognose ist für Mensch und Tier nach Ausbruch der Krankheit infaust.

Prophylaxe

In Deutschland sind nur inaktivierte Vakzinen zugelassen. Diese bieten einen sehr guten Schutz. Die erste Impfung wird im Allgemeinen nicht vor dem dritten Lebensmonat empfohlen. Eine einmalige Impfung ist zur Grundimmunisierung ausreichend, erst nach einem Jahr ist eine Boosterimpfung notwen-

Tab. 3.5: Maßnahmen bei Tollwutverdacht

Vorgehen bei Tollwutverdacht durch den Besitzer/Tierarzt:
Unabhängig vom aktuellen Impfschutz ist bei Tollwutverdacht vor amtlicher Feststellung durch den Amtstierarzt der lebende Hund durch den Besitzer so abzusondern, dass er nicht mit anderen Tieren oder Menschen in Berührung kommt. Der Hund darf nicht in eine Klinik verbracht werden. Ist dies bereits passiert, so muss der Hund unter den entsprechenden Bedingungen abgesondert werden. Tote Tiere sind so aufzubewahren, dass Menschen oder Tiere nicht mit ihnen in Berührung kommen. Sie dürfen ohne Genehmigung nicht vom Standort entfernt werden. Immer ist das zuständige Veterinäramt zu verständigen.

Vorgehen durch den Amtstierarzt bei Ansteckungsverdacht:
Hunde, die Kontakt mit *seuchenkranken* Tieren hatten und nicht geimpft sind, müssen getötet werden. Ein Tier gilt als *seuchenkrank*, wenn in einer virologischen Untersuchung Tollwut festgestellt wurde. Bei Kontakt ungeimpfter Hunde mit *seuchenverdächtigen* Tieren kann eine Tötung angeordnet werden. Ein Tier gilt als *seuchenverdächtig*, wenn durch klinische oder pathologisch-anatomische Untersuchung und epidemiologische Anhaltspunkte oder wenn durch histologische Untersuchung Tollwut festgestellt wurde. Eine Ausnahme stellen Hunde dar, die nachweislich unter einem wirksamen Impfschutz stehen. Sie sind bei Ansteckungsverdacht unverzüglich erneut gegen Tollwut zu impfen und unter behördliche Beobachtung zu stellen.

Vorgehen durch den Amtstierarzt bei Seuchenverdacht:
Der Hund muss getötet werden, außer er steht nachweislich unter wirksamem Impfschutz oder er hat einen Menschen gebissen. In diesem Fall wird zwei Wochen behördliche Beobachtung bis zur Bestätigung/Beseitigung des Verdachts angeordnet. Führt die amtstierärztliche Untersuchung bei einem als seuchenverdächtig gemeldeten Haustier nicht zu einem eindeutigen Ergebnis, ist eine behördliche Beobachtung von mindestens drei Monaten anzuordnen.

---

dig. Danach sollte jährlich geimpft werden. Ein Monat ist zur Ausbildung der Immunität einzurechnen.

Obwohl in Deutschland die Tollwut bei Hund und Katze fast nicht mehr vorkommt, ist eine Tollwutimpfung vor allem beim Hund erforderlich. Zum einen wird bei fast jedem Grenzübertritt eine aktuelle Tollwutimpfung gefordert, zum anderen muss bei jedem nicht korrekt geimpften Tier mit unklaren neurologischen Symptomen Tollwutverdacht ausgesprochen werden, der zu Maßnahmen wie Quarantäne oder Euthanasie führt. Daher ist jedem Hundebesitzer unbedingt anzuraten, die jährliche Wiederholungsimpfung einzuhalten.

Bei Katzen ist die Gefahr eines Tollwutverdachts weniger häufig gegeben, zudem werden Katzen seltener als Urlaubsbegleitung ins Ausland mitgenommen. In letzter Zeit wird diskutiert, inwieweit die Tollwutimpfung bei der Katze an der Entstehung von Fibrosarkomen beteiligt ist. Daher sollte die Impfung von der Tollwutsituation im jeweiligen Gebiet, den Haltungsbedingungen der Katze und der Entscheidung des Besitzers abhängig gemacht werden. Ausschließlich im Haus gehaltene Katzen sollten nicht geimpft werden.

Bedeutung für den Menschen und andere Tiere

In Europa ist Tollwut beim Menschen extrem selten. Berichte von Einzelfällen stammen meist von Personen, die während eines Auslandsaufenthalts von Tieren (meist streunenden Hunden) gebissen wurden. Personen, die ein erhöhtes Infektionsrisiko tragen wie z. B. Tierärzte, sollten durch Vakzination geschützt sein. War eine Exposition mit einem tollwutverdächtigen Tier vorhanden, muss sofort eine Impfung nach einem besonderen Impfschema erfolgen.

3.1.12 Aujeszkysche Krankheit

Synonyma: *Morbus Aujeszkyi, Pseudowut, Pseudorabies, infektiöse Bulbärparese, Juckseuche, mad itch*
Vorwiegend betroffenes Organsystem: Zentralnervensystem
Definition: Krankheit vor allem der Schweine, aber auch anderer Säugetiere.
Die Aujeszkysche Krankheit ist der Tollwut sehr ähnlich. Sie kommt vor allem bei Schweinen vor, bei Hund und Katze ist sie sehr selten.

Ätiologie

Erreger:
Herpesvirus suis
Die Aujeszkysche Krankheit wird durch das Herpesvirus suis verursacht. Obwohl Schweine als Reservoirwirte dienen, können auch andere Tiere, z. B. Rinder, Schafe, Hunde, Katzen und Ratten, infiziert werden. Diese Spezies sind Endwirte und übertragen die Krankheit nicht untereinander. Die Infektion bei Hund und Katze findet meist durch Aufnahme ungekochten, infizierten Schweinefleisches statt.

Pathogenese

Aus dem Magen-Darm-Trakt von Hund und Katze gelangt das Virus über Nervenendigungen retrograd entlang der Nervenbahnen ins Gehirn. Der Verlauf der Infektion ist rapide. Im Gegensatz zur Tollwut ist die Inkubationszeit nur zwei bis neun Tage.

Klinisches Bild

Die ersten klinischen Symptome bei Hund und Katze sind meist Verhaltensänderungen, z. B. Ruhelosigkeit, Anorexie, Aggressivität oder Hypersalivation. Manche Hunde erscheinen übererregt, bellen fortwährend oder beißen den Besitzer. Viele Tiere entwickeln hochgradigen Juckreiz. Die Tiere können bei dem Versuch, das unerträgliche Jucken zu beseitigen, hysterisch werden und sich selbst verstümmeln. Starker Juckreiz mit Automutilation ist zwar typisch, aber nicht immer vorhanden. Viele infizierte Tiere haben keinerlei Juckreiz. Bei Katzen werden selten klinische Symptome bemerkt, da sie sich oft schon in einem frühem Krankheitsstadium verkriechen. Die Krankheit führt bei Hund und Katze innerhalb von ein bis zwei Tagen zum Tod. Manche Tiere sterben plötzlich, ohne vorher klinische Symptome zu zeigen.

Diagnose

Manchmal gibt die Anamnese (Aufnahme von rohem Schweinefleisch oder Schlachtabfällen) Hinweise oder die klinischen Symptome sind verdächtig (hochgradiger Juckreiz, progressiver Krankheitsverlauf). Eine sichere Diagnose wird jedoch meist erst bei der Sektion gestellt, da die Krankheit so schnell fortschreitet, dass zum Zeitpunkt des Todes noch keine Antikörper gebildet wurden. Am sensitivsten ist der Nachweis von Virusantigen in Gefrierschnitten von Tonsillen oder Gehirn. Manchmal kann der Virus aus Tonsillen-, Milz- und Gehirngewebe isoliert werden.

Therapie

– Es gibt keine Therapie.

Prognose

Die Prognose ist infaust.

Prophylaxe

Für Hund und Katze gibt es keine Impfung. Hunde- und Katzenbesitzer müssen unbedingt auf die Gefahr des Verfütterns von rohem Schweinefleisch hingewiesen werden.

Bedeutung für den Menschen und andere Tiere

Ob Krankheitsfälle beim Menschen auftreten, ist umstritten. Möglicherweise kann eine Infektion mit dem Herpesvirus suis zu harmlosen Wundinfektionen führen.

3.1.13 Sonstige Virusinfektionen

Frühsommermeningoenzephalitis beim Hund (FSME)
Synonyma: *zentraleuropäische Zeckenenzephalitis, tick-borne encephalitis, TBE*
Ätiologie: Der Erreger der Frühsommermeningoenzephalitis (FSME) ist ein Arbovirus und gehört zum Genus Flavivirus. Die durch Zecken übertragene FSME wurde in den dreißiger Jahren erstmals beschrieben. Vektor ist die Zecke *Ixodes ricinus* (gemeiner

Holzbock). Wirtsorganismen können alle Säugetiere einschließlich Menschen und Vögel sein. Beim Menschen ist die FSME auf endemische Gebiete begrenzt, die in Deutschland vor allem in den östlichen Regionen Bayerns und in Baden-Württemberg vorkommen. Neue Untersuchungen an Zecken zeigen, dass jede 25. bis 100. Zecke in Süddeutschland mit dem Erreger infiziert ist. Eine Erhebung in der Schweiz fand, dass bis zu 5 % der Hunde Antikörper gegen FSME-Virus haben, in Österreich liegt der Prozentsatz noch höher. Der Hund scheint jedoch weniger empfänglich zu sein und seltener eine Krankheit nach einer Infektion zu entwickeln als der Mensch, denn es gibt bis heute nur wenige Berichte über Krankheitsfälle beim Hund. Bisher wurde eine klinisch manifeste FSME nur bei Hunden großer Rassen beschrieben.

Klinisches Bild: Die FSME führt bei Mensch und Hund zu einer Meningoenzephalitis. Beim Hund sind die meisten bisher beschriebenen Fälle durch einen progressiven Krankheitsverlauf mit tödlichem Ausgang gekennzeichnet. Die neurologischen Symptome weisen meist auf eine multifokale Beteiligung von Großhirn (Hirnnervendefizite, Tetraparese, Tetraplegie, Bewusstseinseintrübung), Kleinhirn (Hypermetrie, Tremor), Meningen (zervikale Schmerzen, Hyperästhesie) und Rückenmark (Ataxie, Parese, Paralyse, Hyporeflexie) hin. Häufig sind auch Fieber und das Auftreten einer Leukopenie beschrieben.

Diagnose: In den meisten beschriebenen Fällen wurde die Diagnose bisher *post mortem* gestellt. Die klinischen Symptome führen höchstens zu einer Verdachtsdiagnose. Im Liquor werden eine Pleozytose mit überwiegend Lymphozyten, Monozyten, Plasmazellen und erhöhter Proteingehalt gefunden. Serologische Untersuchungen zum Nachweis von Antikörpern gegen das FSME-Virus sind nur sinnvoll, wenn der Hund nicht aus einem Endemiegebiet stammt oder wenn ein Titerpaar untersucht wird. Hohe Antikörperspiegel im Liquor lassen auf eine intrathekale Produktion schließen und sind somit beweisend (falls nicht auch andere Antikörper in hoher Konzentration im Liquor vorhanden sind, die durch eine Schädigung der Blut-Liquor-Schranke aus dem Blut übertreten konnten). FSME-Antikörper in Blut oder Liquor können mittels ELISA nachgewiesen werden. Da beim ELISA allerdings Kreuzreaktionen innerhalb der Familie der Flaviviridae möglich sind, sind zur Bestätigung andere Tests wie Virusneutralisationstest, Hämagglutinationshemmungstest oder Immunoblot empfehlenswert.

Therapie und Kontrolle: Es gibt keine kausale Therapie. Die oft über lange Zeit (mehrere Wochen) nötige symptomatische Therapie umfasst, falls nötig, eine antikonvulsive und antipyretische Behandlung sowie Flüssigkeitstherapie und eventuell parenterale Ernährung. Extrem wichtig sind eine intensive Überwachung und Betreuung des Patienten einschließlich Dekubitus- und Pneumonieprophylaxe sowie Physiotherapie. Ein liquorgängiges Antibiotikum sollte zur Verhinderung von Sekundärinfektionen verabreicht werden. Trotz kontroverser Diskussion in der Humanmedizin wegen der Gefahr der Viruspersistenz sollten Glukokortikoide (Prednisolon 2 mg/kg KM für eine Woche, dann 1 mg/kg KM für zwei Wochen) gegeben werden. Auch bei intensiver Therapie ist die Prognose ungünstig.

Herpesvirusinfektion bei Hundewelpen

Ätiologie: Das canine Herpesvirus (CHV), das beim älteren Hund am Zwingerhusten beteiligt ist, kann in seltenen Fällen auch zu Aborten und Totgeburten bei trächtigen Hündinnen und zum so genannten ‚Welpensterben' führen. Bei sehr jungen Hunden generalisiert das Virus durch Virämie und vermehrt sich im ZNS und in anderen Organen. Die Altersresistenz scheint hauptsächlich durch die Körpertemperatur bedingt zu sein. Das Virus vermehrt sich am besten bei Temperaturen knapp unterhalb der Körpertemperatur. Daher ist das Erkrankungsrisiko bei Welpen unter drei Wochen, die ihre Temperatur noch nicht selbst regulieren können, am höchsten.

Klinisches Bild: Die meisten Welpen unter drei Wochen sterben innerhalb der ersten zwei Tage nach Auftreten klinischer Symptome, die sich als Anorexie, Diarrhoe, Vomitus, schmerzhaftes Abdomen, Dyspnoe oder Salivation manifestieren können. Welpen, die älter als drei Wochen sind, zeigen selten einen schweren Krankheitsverlauf, können jedoch respiratorische Symptome entwickeln.

Diagnose: Die Diagnose der CHV-Infektion bei Welpen wird gewöhnlich in der Sektion gestellt. Eine klinisch inapparente Infektion bei adulten Tieren zu diagnostizieren, ist sehr schwierig, da das Virus in der Außenwelt labil ist und nur gelegentlich und in geringer Menge ausgeschieden wird. Die Antikörperspiegel bewegen sich oft unterhalb der Nachweisgrenze.

Therapie und Kontrolle: Es gibt keine Impfung. Nachfolgende Würfe sind selten betroffen, da sie durch maternale Antikörper geschützt sind. Die wirkungsvollste Prophylaxe ist, junge Welpen in warmer Umgebung zu halten, damit ihre Körpertemperatur nicht unter 38,5 °C absinkt.

Canine Papillomavirusinfektion

Ätiologie: Die canine Papillomavirusinfektion kommt selten bei Welpen vor und führt zur Bildung von oralen Papillomen.

Klinisches Bild: Primär entstehen glatte, blasse oder rosa Papeln, die später zu größeren, unregelmäßigen, blumenkohlartigen Läsionen werden. Gewöhnlich sind die Veränderungen auf die bukkale Mukosa und die Zunge beschränkt, gelegentlich sind auch die Konjunktiven betroffen. Die Läsionen sind gutartig und heilen meist nach ein bis fünf Monaten von selbst ab. Bei älteren Hunden können Papillomaviren kutane Papillome und Warzen verursachen. Dieses Virus scheint jedoch weniger ansteckend zu sein als das der Welpen.

Diagnose: Die Diagnose wird im Allgemeinen aufgrund der klinischen Symptome gestellt und kann durch eine histopathologische Untersuchung abgesichert werden.

Therapie und Kontrolle: Eine Behandlung ist meist unnötig. Wenn die Umfangsvermehrungen behindern oder persistieren, ist die chirurgische Entfernung indiziert. In manchen Gegenden gibt es kommerziell oder speziell hergestellte autologe Vakzinen, deren Wirkung aber umstritten ist.

Kuhpockeninfektion bei der Katze

Ätiologie: Das Kuhpockenvirus, *Orthopoxvirus bovis*, das zur Familie der Poxviridae gehört, kann in seltenen Fällen eine Krankheit bei der Katze verursachen. Es hat ein sehr breites Wirtsspektrum. Zu seinen Wirten gehören Rinder, Menschen, domestizierte Katzen und verschiedene Zootiere. Das Virusreservoir bilden wilde Nagetiere. Im Gegensatz zur Infektion mit Pseudokuhpocken, die unter Rindern weltweit enzootisch ist, sind originäre Kuhpocken, die bei Rindern Zitzenläsionen verursachen und sich in einer Herde rapide ausbreiten, sehr selten. Obwohl eine Übertragung vom Rind auf den Menschen stattfinden kann, hatten die meisten Menschen mit Kuhpocken keinen Kontakt mit Rindern. Über die Hälfte der Fälle beim Menschen ist auf Kontakt mit einer infizierten Katze zurückzuführen. Katzen infizieren sich wahrscheinlich hauptsächlich beim Jagen oder bei Kontakt an Rinderhäuten, die meisten erkrankten Katzen stammen aus ländlicher Umgebung. Eine Übertragung von Katze zu Katze tritt auf, verursacht aber meist nur eine subklinische Infektion.

Klinisches Bild: Die Symptome stellen sich zunächst meist als mehr oder weniger ausgedehnte Hautläsionen dar, vorwiegend im Bereich des Kopfes, am Nacken oder an den Vorderbeinen, die klein und schorfig, papillomatös oder ulzerierend sein können. In der Regel verheilen die Läsionen nach zwei bis drei Wochen, die Haare wachsen nach, und die klinischen Symptome verschwinden völlig. Schwere Symptome können durch bakterielle Sekundärinfektionen oder bei Immunschwäche auftreten. Systemische Symptome, zum Beispiel Anzeichen einer Pneumonie, haben eine ungünstige Prognose.

Diagnose: In den meisten Kuhpockenfällen wird die Verdachtsdiagnose bereits anhand der klinischen Symptome gestellt. Darüber hinaus kann fixiertes Biopsiematerial mikroskopisch nach charakteristischen eosinophilen intraplasmatischen Einschlusskörperchen des Kuhpockenvirus untersucht werden, die jedoch nicht immer leicht zu finden sind. Zur Absicherung kann eine Immunmarkierung notwendig sein. Auch eine elektronenmikroskopische Untersuchung des Schorfmaterials ermöglicht in vielen Fällen eine schnelle Diagnose. Der Nachweis von Antikörpern (meist mittels Immunfluoreszenztest) kann auf eine bestehende Infektion hindeuten, da das Kuhpockenvirus bei Katzen nicht enzootisch vorkommt.

Differentialdiagnostisch muss eine feline Parapockeninfektion in Betracht gezogen werden, die ähnliche Hautveränderungen hervorrufen kann, jedoch extrem selten ist.

Die Diagnose stützt sich auf die elektronenmikroskopische Untersuchung der Borken.
Therapie und Kontrolle: Es gibt keine spezifische Therapie gegen Kuhpocken. Daher richtet sich die Behandlung gegen Sekundärinfektionen und konzentriert sich auf die lokale Wundversorgung. Es gibt keine Impfung, da die felinen Kuhpocken zu selten vorkommen.

Humane Kuhpocken sind extrem selten. Wenn grundsätzliche Hygienevorkehrungen eingehalten werden, ist eine Übertragung von Katzen auf den Menschen unwahrscheinlich. Die Infektion des Menschen beschränkt sich oft auf eine einzige Läsion auf der Hand oder im Gesicht. Eine Ausbreitung auf andere Hautstellen oder eine systemische Erkrankung mit grippeartigen Symptomen kann jedoch bei immunsupprimierten Menschen entstehen. Ganz selten wird von Todesfällen beim Menschen berichtet.

Rotavirusinfektion

Rotaviren sind als Ursache von akuter Diarrhö bei vielen Säugetierspezies, z.B. Mensch, Rind, Schaf und Schwein, bekannt. Auch bei sehr jungen Hunden und Katzen sollen Rotaviren Durchfall verursachen, in Deutschland wird das Virus jedoch sehr selten im Kot nachgewiesen. Die Infektion verläuft meist klinisch inapparent, eine schwerere Krankheit kann möglicherweise in Gegenwart anderer Pathogene oder prädisponierender Faktoren auftreten. Die Diagnose wird durch elektronenmikroskopische Kotuntersuchung gestellt. Die Therapie ist, falls notwendig, symptomatisch. Obwohl Rotaviren zwischen Tierarten übertragbar sind, ist es unwahrscheinlich, dass Hunde oder Katzen eine Infektionsquelle für den Menschen darstellen.

Reovirusinfektion

Reoviren werden bei vielen Säugetier- und Vogelspezies gefunden. Canine Reoviren können am Zwingerhusten mitbeteiligt sein. Die klinische Bedeutung der Infektion bei der Katze ist nicht bekannt, obwohl aus serologischen Erhebungen hervorgeht, dass die Infektion unter Katzen weit verbreitet ist.

Astrovirusinfektion

Es gibt Untersuchungen, dass einige Katzen Antikörper gegen Astroviren haben. Über die Epidemiologie oder klinische Relevanz der felinen Astrovirusinfektion ist nur wenig publiziert. Berichten zufolge können die Viren bei der Katze Durchfall verursachen, möglicherweise auch beim Hund.

Infektion mit dem felinen synzytienbildenden Virus

Das feline synzytienbildende Virus (FeSV) gehört zur Gruppe der Spumavirinae der Familie der Retroviridae. Die FeSV-Infektion ist bei Katzen sehr verbreitet. Das Virus infiziert Zellen in vielen Körperorganen und wird im Speichel ausgeschieden. FeSV scheint, im Gegensatz zum FeLV und FIV, nicht pathogen zu sein, obwohl ein Zusammenhang zur felinen Polyarthritis diskutiert wurde.

Hantavirusinfektion

Hantaviren kommen weltweit enzootisch bei Wild- und Labornagern vor. Hantaviren unterscheiden sich in ihrer Virulenz für den Menschen. Manche Stämme verursachen ein pulmonales Syndrom in Nordamerika und ein hämorrhagisches Fieber mit Nierenerkrankung in Asien. Hantavirus-Antikörper wurden zuerst bei Laborkatzen und Hunden in Belgien nachgewiesen, später in Großbritannien bei bis zu 10 % von Katzen mit unterschiedlichen Krankheiten und Lebensumständen. Die klinische Relevanz der Hantavirusinfektion bei der Katze ist jedoch nicht bekannt. Es gibt nur wenig Anhaltspunkte, dass Katzen eine Infektionsquelle für den Menschen darstellen könnten.

Feline Torovirusinfektion

Kürzlich wurden Torovirus-artige Partikel und Antikörper gegen Toroviren bei Katzen nachgewiesen. Obwohl experimentell noch nicht reproduziert, besteht der Verdacht, dass dieses Virus bei Katzen mit einem klinischen Syndrom, bestehend aus persistierender Diarrhoe und Nickhautvorfall, in Zusammenhang steht.

Feline Ataxie

Die feline Ataxie ist ein neurologisches Syndrom der Katze, das durch unsicheren, ataktischen Gang, progressive Ataxie der Hinterbeine, Depression und Parese charakterisiert ist. Die postmortale Untersuchung zeigt eine Meningoenzephalitis, die hauptsächlich in der grauen Substanz des Cortex, Stammhirns und Rückenmarks angesiedelt ist. Der histopathologische Befund stimmt mit dem einer Virusinfektion überein. Die Katzen haben einen hohen Antikörper-Titer gegen Borna-Viren, so dass eine Infektion mit Borna-Viren vermutet wird, welches eine progressive Enzephalopathie bei Pferden und Schafen hervorruft.

Feline Spongiforme Enzephalopathie

Die feline spongiforme Enzephalopathie (FSE) ist ein Krankheitsbild, das der bovinen spongiformen Enzephalopathie (BSE) beim Rind, der Scrapie beim Schaf und der Kreutzfeld-Jakob-Krankheit und Kuru beim Mensch entspricht. Die Natur der Agenzien, die infektiöse spongiforme Enzephalopathien hervorrufen, ist nicht völlig geklärt. Theorien über ihre Struktur besagen, dass es sich wahrscheinlich um ein Protein („Prion') handelt. FSE kommt selten vor und ist bisher nur von Katzen in England berichtet worden. Die meisten Fälle (über 60) traten bei Hauskatzen auf, einige FSE-Fälle sind auch von nichtdomestizierten Katzen (Puma, Gepard, Ozelot) in zoologischen Gärten dokumentiert. Die ersten Krankheitsausbrüche wurden 1990 gemeldet, kurz nach dem Ausbruch von BSE bei Rindern. Der Infektionsweg bei Katzen ist nicht bekannt. Am wahrscheinlichsten ist, dass die Katze über das Futter infiziert wird, es ist jedoch schwer, die Infektionsquelle genau zu bestimmen. Spekuliert wird, dass FSE bei Katzen durch Exposition mit BSE-Erregern entsteht. Die Inkubationszeit der FSE ist bisher nicht bekannt. Klinische Symptome sind Ataxie und Inkoordination, Hyperästhesie, Hypermetrie, Hypersalivation, Muskeltremor und Veränderungen im Verhalten. Eine Diagnose kann nur *post mortem* gestellt werden und erfolgt durch den charakteristischen histopathologischen Befund des Gehirns, Nachweis von Fibrillen mittels Elektronenmikroskopie und von modifizierten Proteinen durch Immunmarkierung. Das Risiko einer Infektion des Menschen durch erkrankte Katzen kann nicht beurteilt werden, da die Identität des verursachenden Agens und seine Relation zu den Ursachen spongiformer Enzephalopathien bei anderen Spezies nicht bekannt ist. Selbst wenn das Agens infektiös ist, ist es höchst unwahrscheinlich, dass eine lebende Katze eine Infektionsquelle für den Menschen darstellt.

3.2 Rickettsiosen
(W. Kraft)

3.2.1 Ehrlichiose

Definition: Infektionskrankheit des Hundes (sehr selten auch der Katze) durch *Ehrlichia* spec.
Ätiologie: *Ehrlichia canis* u. v. a. spec. Aus Nordamerika wird über Infektionen durch *Ehrlichia ewingii*, *E. canis* und *E. chaffeensis* berichtet (Goldman, E. E. u. Mitarb. 1998).
Pathogenese: Die Inkubationszeit beträgt 8 bis 20 Tage. Die Übertragung erfolgt durch Biss von *Rhipicephalus sanguineus*. Der Erreger gehört zu den Rickettsien, ist gramnegativ, kokkoid. Er wird von der Braunen Hundezecke (*Rhipicephalus sanguineus*) übertragen. Die Rickettsie erreicht die Speicheldrüsen der Zecke und gelangt beim Blutsaugen in den Wirt. Larven und Nymphen infizieren sich an akut kranken Hunden. Der Erreger parasitiert im Zytoplasma von Monozyten, wo er bisweilen in gefärbten Ausstrichen gefunden werden kann. Nach der Infektion gelangt die Rickettsie ins Blut und befällt lymphatisches Gewebe und mononukleäre Zellen in Leber, Milz und Lymphknoten. Von dort aus erreicht sie andere Organe, befällt Endothelzellen und verursacht Vaskulitiden. Danach verläuft die Ehrlichiose als akute oder chronische Krankheit oder subklinisch. Während der akuten Phase befindet sich der Erreger im Blut und Lymphstrom, gelangt in mononukleäre Zellen der Milz, Leber und Lymphknoten, wo er sich vermehrt. Nach dem siebten Tag p. i. werden IgA und IgM, nach dem 14. bis 15. Tag auch IgG im Serum angetroffen. Offenbar entspricht die Krankheit zumindest teilweise einer durch den Erreger hervorgerufenen Immunopathie.
Klinisches Bild: Die Krankheit kann akut, chronisch oder subklinisch verlaufen.

Tab. 3.6: Die klinischen Bilder der Ehrlichiose können wie folgt zusammengefasst werden (HARRUS u. Mitarb. 1997)

akutes Stadium	subklinisches Stadium	chronisches Stadium
• Depression • Apathie • geringgradiger Gewichtsverlust • Anorexie • Fieber • Lymphadenomegalie • Splenomegalie • Thrombozytopenie (17 bis 24 Std. nach Infektion) • Blutungen (Petechien, Epistaxis) • geringgradige Leukopenie • geringgradige nicht-regenerative Anämie	• keine klinischen Symptome; • geringgradige Thrombozytopenie • Neutropenie • teilweise Anämie	• Depression • Schwäche • Anorexie • Gewichtsverlust • Abmagerung • Schleimhautblässe • Fieber • Blutungen • periphere Ödeme (Hintergliedmaßen) • Sekundärinfektionen • interstitielle Pneumonie • Glomerulonephritis • Nierenversagen • Arthritis • neurologische Symptome • Blindheit • schwere Thrombozytopenie und -pathie • schwere Leukopenie • schwere Anämie • Panzytopenie • Hypalbuminämie • Hypergammaglobulinämie (meist polyklonal)

Besonders der Deutsche Schäferhund ist betroffen. Folgende Krankheitsbilder werden beobachtet:
Akute Ehrlichiose: Apathie, Anorexie, Fieber, Lymphadenomegalie, Splenomegalie, hämorrhagische Diathese insbesondere durch Thrombozytopenie mit Nasenbluten und petechialen Blutungen, ferner Lahmheit, Ataxie, Dyspnoe. Die Symptome können nach einer bis vier Wochen verschwinden, wobei jedoch eine subklinische Infektion zurückbleibt. Sie kann entweder spontan beendet werden oder aber in einen chronischen Verlauf münden, was insbesondere bei immuninkompetenten Tieren der Fall ist.
Chronische Ehrlichiose: Allgemeine Schwäche, Apathie, Anorexie, Gewichtsverlust bis zur Kachexie, Schleimhautblässe, Fieber, Ödeme, Thrombozytopenie mit thrombozytopenischer Purpura, normochrome normozytäre Anämien und Lymphozytopenien, so dass eine Panzytopenie vorliegt, ferner Pneumonie, Nephropathie, Arthritis, Menigoenzephalitis, Corneatrübung, Uveitis, Blindheit. Gelegentlich werden Epistaxis und Ekchymosen gesehen. Bakterielle Sekundärinfektionen führen vorzugsweise zu Meningoenzephalitis, Arthritis, Pneumonie und Nephritis. Besonders Deutsche Schäferhunde neigen zu schweren Verlaufsformen.

Typischerweise verläuft also die akute klinische Erkrankung durch E. canis mit unspezifischen Symptomen wie Anorexie, Fieber, Lymphadenopathie. Chronische Infektionen können klinisch inapparent, andererseits aber mit Gewichtsverlust, peripheren Ödemen oder hämorrhagischer Diathese (verlängerte Blutungszeit, Petechien, Retinablutungen oder Epistaxis), Polyarthritis, Nachhandparalyse einhergehen. Hämatologische Veränderungen werden in Form von Anämie, Thrombozytopenie, verlängerter Prothrombinzeit, ferner Hyperkalzämie beschrieben. Wegen der bis zu Jahren dauernden symptomlosen Zeit ist es auch bei Auftreten der o. a. Krankheitssymptome oft unsicher, ob diese tatsächlich der Ehrlichieninfektion anzulasten sind (BREITSCHWERDT 1996).

Diagnose:

Sie ist noch immer problematisch. Verschiedene Meinungen herrschen:
1. Jeder AK-Titer ist beweisend für eine Infektion.
2. Titer ab 1 : 20 sind positiv.
3. Titer ab 1 : 20 bis 1 : 40 sind positiv (HARRUS u. Mitarb. 1997).
4. Erst sehr hohe Titer sind beweisend.
5. Nur PCR ist beweisend und für den Therapieerfolg aussagekräftig (GREENE 1996).

In endemischen Gebieten ist nach der Auffassung Greenes ein Titer zwischen 1 : 10 und 1 : 40 von fraglicher Aussagekraft.

Therapie:

Mindestens 3 Wochen werden entweder
Doxycyclin, 10 bis 20 mg/kg KM, zweimal täglich, oder
Tetracycline, 25 mg/kg KM, dreimal täglich, oder
Minocyclin, 20 mg/kg KM, zweimal täglich, oder
Chloramphenicol, 50 mg/kg KM, dreimal täglich, oder
Imidocarb, 5 mg/kg KM i. m. im Abstand von zwei Wochen
gegeben.
Da Hinweise auf einen immunogenen Anteil in der Pathogenese der Krankheit bestehen (HARRUS u. Mitarb. 1997), wird Prednisolon in einer immunsuppressiven Dosis empfohlen: 1 bis 2 mg/kg KM, zweimal täglich, eine bis zwei Wochen lang, dann „Ausschleichen" zwei bis drei Wochen lang.

3.2.2 Salmon-Disease-Komplex

Die in den USA bekannte Krankheit wird durch Neorickettsien verursacht. Der Erreger macht eine Entwicklung nacheinander in Schnecken und Trematoden sowie Forellen und Lachsen durch und infiziert Caniden, wenn sie rohe Fische aufnehmen. Die Symptome nach einer Inkubationszeit von 5 bis 7 Tagen bestehen in Fieber, das nach etwa einer Woche in subnormale Temperaturen übergeht, ferner bestehen eitrige Nasen- und Augenausflüsse, Anorexie, Erbrechen, Durchfall, Lymphknotenvergrößerung, Dehydratation. Der Tod tritt nach etwa einer Woche ein. Die Diagnose wird durch Nadelbiopsie der Lymphknoten gestellt. Die Behandlung besteht in der Applikation von Oxytetracyclin und dem Ausgleich der Dehydratation.

3.2.3 Hämobartonellose der Katze

Feline Infektiöse Anämie, Feline Eperythrozoonose

Definition: Durch Stresssituationen oder andere Krankheiten mit Immunsuppression (FeLV-Infektion) begünstigte, mit hämolytischer Anämie einhergehende Rickettsiose der Katze.
Ätiologie: *Haemobartonella felis* (identisch mit *H. canis*?).
Pathogenese: Der Erreger soll durch Blut saugende Insekten (Flöhe) übertragen werden und in der Katzenpopulation weit verbreitet sein. Er ist jedoch bei gesunden Katzen sehr schwer nachweisbar; es müssen zahlreiche Blutausstriche durchmustert werden, bis er bei gesunden Individuen hin und wieder gefunden werden kann. Zur Auslösung der Krankheit sind Stressfaktoren (z. B. andere Infektionskrankheiten, besonders FeLV-Infektion oder Panleukopenie) nötig; die artifizielle Auslösung ist nur nach Splenektomie möglich. Der Krankheit liegt eine hämolytische Anämie zugrunde.
Klinisches Bild: Eine Inkubationskrankheit kann kaum angegeben werden. Es erkranken in der Hauptsache Katzen unter drei Jahren, die einer besonderen Stresssituation (Tierhandel; Leukose o. a.) ausgesetzt sind. Die allgemeinen Symptome umfassen Anorexie, Müdigkeit, Antriebslosigkeit, Gewichtsverlust, glanzloses Haar. Die Schleimhäute werden zunehmend blass bis porzellanweiß, später bisweilen gelblich. Die Milz ist vergrößert. Labordiagnostisch liegen die Symptome der hämolytischen Anämie vor. Die häufig randständigen runden, pleomorphen bis stäbchenförmigen basophilen Hämobartonellen werden auf den Erythrozyten gefunden. In der akuten Krankheit sind meist mehrere bis zahlreiche Erythrozyten pro Gesichtsfeld be-

troffen, jedoch wird der Erreger in 10 bis 15% der Fälle (vorübergehend) vermisst, so dass Kontrollen nötig sind. Im gefärbten Blutausstrich fallen häufig die polychromatischen, miteinander verbackenen Erythrozyten auf; Normoblasten sind zahlreich. Die Retikulozyten sind meistens stark vermehrt.

Die Krankheit ist wesentlich seltener als früher vermutet. Dies liegt offenbar an der Eigentümlichkeit des Katzenblutes, besonders häufig Jolly-Körper und Heinzsche Innenkörper zu enthalten, was Fehldiagnosen provozierte.

Diagnose: Klinische Symptome in Verbindung mit zahlreichen Hämobartonellen im Blutausstrich. Serologische Untersuchung.
Differentialdiagnose: Anämien anderer Genese, insbesondere durch das FeLV ausgelöste Anämien.
Prognose: Zweifelhaft bis ungünstig, unter Therapie günstig.
Therapie: Mittel der Wahl sind Arsenderivate: Thioacetarsamid-Natrium (z. B. Caparsolate, 2 × 1 mg/kg KM im Abstand von 48 Std.). Tetracycline, 15 mg/kg KM i. m. oder 25 mg/kg KM p. o., müssen drei Wochen gegeben werden. In Fällen lebensbedrohlicher (!) Anämie kann Blut übertragen werden, eine Maßnahme, die sonst besser unterbleiben sollte.

3.2.4 Katzenpneumonitis

Definition: Durch Rickettsien verursachte kontagiöse Erkrankung der Schleimhäute des Kopfes, der Luftwege und der Lunge.
Ätiologie: *Chlamydia felis* (syn. *Bedsonia, Miyagawanella felis*).
Pathogenese: Die Krankheit wird durch Tröpfcheninfektion übertragen. Es entstehen dabei Konjunktivitiden und Bronchitiden, ferner interstitielle Pneumonien, die durch Sekundärinfektionen (*Bordetella bronchiseptica, Pasteurella multocida*) kompliziert werden können.
Klinisches Bild: Die Inkubationszeit beträgt etwa 3 bis 10 Tage. Die Krankheit beginnt mit mittlerem bis höherem Fieber, Niesen, Husten, schleimigem bis eitrigem Augen- und Nasenausfluss. Zum Teil recht schwere Pneumonien können zur Konjunktivitis und Rhinitis hinzukommen. Charakteristisch sind hochgradige Ödeme der Konjunktiven, die zum vollständigen Verschluss des Lidspalts führen können. Allerdings müssen nicht alle Symptome gleichzeitig auftreten, sie verlaufen jedoch schwerer, wenn bakterielle Sekundärinfektionen hinzutreten. Vielfach lässt sich die Krankheit nicht vom viral bedingten Katzenschnupfenkomplex unterscheiden, weshalb sie auch dort eingeordnet werden kann. Trotz schwerer pneumonischer Symptome sind die Auskultationsbefunde sehr spärlich (interstitielle Pneumonie). Im Blut lässt sich eine Neutrophilie nachweisen.
Diagnose: Der Erreger ruft zytoplasmatische Einschlusskörper in den Epithelzellen der Konjunktiven hervor. Durch Färbung nach Giemsa oder Pappenheim lassen sie sich nachweisen.
Differentialdiagnose: In Frage kommen alle Krankheiten des Katzenschnupfenkomplexes, insbesondere Calici- und Herpesvirusinfektionen.
Therapie: Tetracycline (15 mg/kg KM intramuskulär, 25 mg/kg KM per os, 3 × täglich) sind die Antibiotika der Wahl. Sie sollten mindestens 8 bis 10 Tage gegeben werden. Antibiotikatropfen bzw. -salbe werden bei Nasen- und Augensymptomen auch örtlich gegeben.

3.3 Bakterielle Infektionskrankheiten
(W. KRAFT)

3.3.1 Tetanus

Synonyma: *Starrkrampf, Wundstarrkrampf; tetanoς* = Spannung, Krampf.
Definition: Durch Tetanospamin verursachte örtliche oder generalisierte tonische Krämpfe infolge einer Wundinfektion.
Ätiologie: Toxin des *Clostridium tetani.*
Pathogenese: Der Erreger lebt auf mit Stallmist gedüngter Erde und gelangt in Gelegenheitswunden, besonders Riss-, Biss- und Quetschwunden, wo er sich unter Luftabschluss (unter Schorf und Schmutz) örtlich vermehrt. Selten entsteht eine Bakteriämie. Das Clostridium erzeugt außer dem Tetanospasmin, das eine Affinität zu Nervengewebe hat, noch das Tetanolysin, das zu Hämolyse führt. Beide werden inaktiviert durch Hitze

154 Infektionskrankheiten

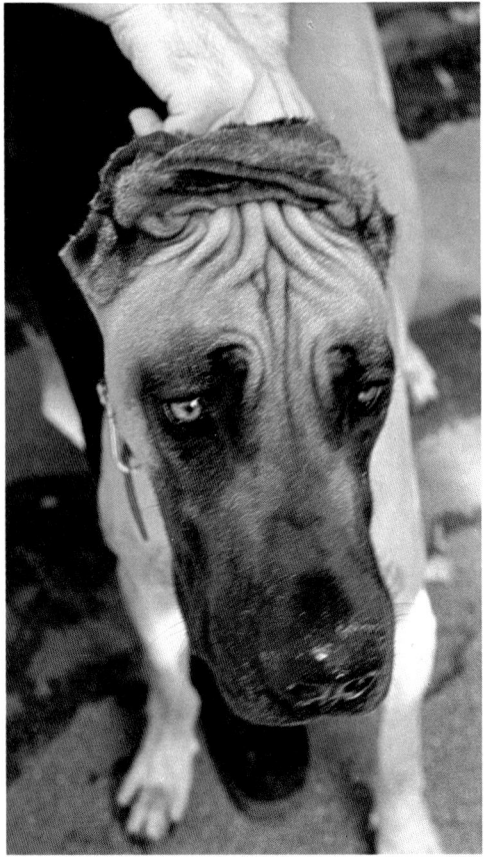

Abb. 3.34. Tetanus bei dreijähriger Deutscher Dogge.

oder Säure (Magensaft). Für die Ausbreitung des Tetanospasmins bestehen zwei Anschauungen: 1. neurogener, 2. lymphohämatogener Transport. Jedenfalls reichert es sich in den zur Eintrittspforte zugehörigen ventralen Anteilen der Rückenmarkssegmente an. Es wird durch Ganglioside gebunden und führt zu ständiger Reizübermittlung, wodurch die Tetanuskrämpfe ausgelöst werden.

Die Wirkungsweise des Tetanospasmins ist die einer Blockade inhibitorischer Interneurone (Renshaw-Zellen). Die Renshaw-Zellen werden durch 5-Hydroxytryptamin aktiviert, so dass sie GABA (Gehirn) oder Glycin (Rückenmark) freisetzen und auf diese Weise motorische Neuronen hemmen. Durch Tetanospasmin wird Glycin kompetitiv verdrängt, so dass eine ständige Aktivierung der motorischen Neurone stattfindet. Dies führt den Dauerspasmus herbei. Eine ähnliche Wirkung wird durch Strychnin erzielt. Durch Tranquilizer wird die postsynaptische Glycinwirkung gefördert.

Klinisches Bild: Die Inkubationszeit beträgt 5 bis 14 Tage, kann sich jedoch auch über drei Wochen erstrecken (abhängig vom Ort der Infektion). Beim Hund beginnt die Erkrankung im Allgemeinen mit tonischen Krämpfen der Temporalismuskulatur. Die Ohren nähern sich, was bei stehohrigen Hunden zu einer Annäherung der Spitzen führt. Die Kopfhaut wird in zahlreiche enge Falten gelegt. Die Lidspalten verengen sich etwas, das dritte Augenlid fällt vor, was dem Patienten ein eigentümlich verschlagenes Aussehen verleiht. Die Spannung der Kaumuskulatur kann zum Trismus führen, der dem Tier Nahrungs- und Wasseraufnahme unmöglich macht. Auch Schlundplasmen kommen vor. Häufig ist der Tetanus beim Hund auf den Kopfbereich beschränkt (lokalisierter Tetanus). In vielen Fällen sind jedoch mehr oder weniger alle quer gestreiften Muskeln des Körpers betroffen, so dass der Patient eine sägebockähnliche Haltung einnimmt mit steif weggestreckten Beinen, Schwanz und Hals (generalisierter Tetanus). Er ist nicht in der Lage, sich zu drehen. Das Aufstehen wird erschwert oder unmöglich. Die jeweiligen Symptome verstärken sich durch äußere Einflüsse; charakteristisch ist das Vorschnellen der dritten Augenlider durch Erschrecken.

Bei der Katze ist der Tetanus eine Rarität. Von einigen Fällen wurde jedoch berichtet.

Diagnose: Das klinische Bild ist charakteristisch.

Differentialdiagnose: Eventuell kommt Strychninvergiftung in Frage, die jedoch wesentlich schneller verläuft.

Prognose: Die Krankheit verläuft bei Hund und Katze gutartiger als beim Menschen und Pferd. Tiere, die die erste Woche überstanden haben, haben gute Aussichten auf vollständige Heilung. Langsame Entwicklung der Symptome ist prognostisch günstiger zu beurteilen als schnelle Generalisation.

Therapie:

1. Penicillin, 50000 bis 60000 E/kg KM, dreimal täglich i. m. oder i. v. (hohe Dosis wegen der schlechten Hautanreicherung erforderlich).

2. Tranqilisation: Acepromazin, 0,02–0,2 mg/kg KM i. m. Oder: Propionylpromazin, 0,5 mg/kg KM i. m.
3. Ataraktikum, Tranquilizer: Diazepam, 0,1–0,5 (–1) mg/kg KM i. v. oder i. m.
4. Guajakol-Glyzerinester (My 301): Beim Hund und noch mehr bei der Katze besteht im Gegensatz zum Pferd wenig Erfahrung. Wir geben 0,04 g/kg KM. Oder:
5. Methocarbamol (z. B. Ortoton / -K. I. S.), anfangs 50 mg/kg KM alle 4 Stunden i., später 35 mg/kg KM alle 6 Stunden i. v., Weiterbehandlung 15–35 mg/kg KM, 3 × tgl. p. o.
6. Hohe Dosen Antiserum: 1000 E/kg KM i. v.
7. Reinigung der – vermuteten – Eintrittspforte mit H_2O_2, bei tiefen Wunden Exzision. Evtl. unterspritzen mit Penicillin.
8. Absolute Ruhe! Unterbringung in verdunkeltem, ruhigen Zimmer, isolierte Einzelboxe ohne Boxennachbarn.
9. Bei Atemnot Tracheotomie und Sauerstoffinsufflation.
10. Bei länger bestehendem Unvermögen der Futteraufnahme Gastrostomie.

Prophylaxe: Beim Hund und besonders bei der Katze in der Regel unnötig und unüblich. Falls sie durchgeführt werden soll: 500 bis 1000 E/unverletztes, 1000 bis 2000 E/verletztes Tier (ROLLE und MAYR 1993).

3.3.2 Botulismus

Definition: Intoxikation durch Toxin von *Clostridium botulinum* mit schlaffer Lähmung der Skelettmuskulatur (botulus = Darm).

Ätiologie: *Clostridium botulinum*, ein obligat anaerobes grampositives, bewegliches, Sporen bildendes, sehr hitzeresistentes Bakterium.

Pathogenese: Das Bakterium lebt im Erdboden, in Gewässerschlamm, wird in Futter- und Lebensmitteln gefunden, ferner in Tierkadavern und bildet ein außerordentlich stark wirkendes Nervengift, das für den Menschen als stärkstes natürlich vorkommendes Toxin bekannt ist (ROLLE und MAYR 1993). Es bestehen jedoch erhebliche tierartliche Unterschiede; für Hund und Katze ist es wesentlich weniger toxisch als für den Menschen. Hund und Katze geraten an das Toxin durch Aufnahme infizierter Tierkadaver o. a. infizierter Futtermittel, wobei es im Dünndarm resorbiert wird. Es hemmt peripher die motorischen Endplatten durch Verhinderung der Freisetzung von Azetylcholin; möglicherweise besteht jedoch auch eine zentralnervöse Wirkung.

Klinisches Bild: Progressive schlaffe Lähmung der gesamten Skelettmuskulatur einschließlich der Zunge und des Kehlkopfs mit der Folge allgemeiner Muskelschwäche, die bis zu vollständiger Muskellähmung fortschreitet. Die peripheren Reflexe sind herabgesetzt bis vollständig erloschen, Schmerzempfinden besteht jedoch fort. Die Tiere zeigen Salivation, häufig Mydriasis. Ein Megaösophagus kann ebenfalls vorkommen. Die Krankheit verläuft fast ausnahmslos tödlich, wobei die Lähmung der Atemmuskulatur in den meisten Fällen ursächlich für den Tod ist.

Diagnose: Das klinische Bild ist zwar sehr eindrucksvoll, aber nicht pathognomonisch. Der Nachweis des Toxins gelingt im Blut, ferner im Kot oder im Futter.

Differentialdiagnose: In Frage kommen alle Krankheiten, die mit Paralyse einhergehen: FSME, paralytische Form der Tollwut, Listeriose.

Therapie: Antibiotika dürfen nicht gegeben werden, da vorwiegend nur das Toxin aufgenommen wird und für das Bakterium erst durch Antibiotika eine gute Voraussetzung für eine zusätzliche Ansiedlung des Erregers im Darm, durch Elimination der natürlichen Flora, geschaffen wird. Die einzige, potenziell erfolgreiche Behandlungsmethode besteht in der rechtzeitigen, d. h. möglichst frühzeitigen Anwendung von Immunserum. Zusätzlich kommen symptomatische Maßnahmen in Betracht (künstliche Beatmung, künstliche Ernährung).

3.3.3 Salmonellose

Definition: Durch Salmonellen hervorgerufene *Infektionskrankheit*. Von der Salmonellose als Krankheit sind klinisch inapparente *Salmonellenausscheider* zu unterscheiden.

Ätiologie: Bei Hund und Katze kommen eine Reihe von Spezies in Frage; die häufigsten sind *Salmonella enteritidis* und *S. typhimu-*

rium. Sie können weiter in zahlreiche Serotypen unterteilt werden.

Pathogenese: Die Tiere werden am häufigsten durch Futter (Fleisch, Beutetiere, Eier) oder Wasser infiziert. Bei Tieren mit ungestörten Abwehrmechanismen werden die Erreger bald eliminiert. Sobald jedoch Stresszustände jeder Art (einschließlich Hospitalisation, Narkose, Bauchchirurgie) oder Immunsuppression (auch iatrogene) hinzukommen, können sich Salmonellen im Darm vermehren, die Darmschleimhaut befallen, sie in manchen Fällen ggf. penetrieren und auf diese Weise eine Sepsis mit Befall verschiedener Organe hervorrufen. Eine Bedeutung hat auch die Antibiotikatherapie, bei der die normale Darmflora geschädigt wird, so dass sich resistente Salmonellen ungehindert vermehren können. Durch die Resorption von Endotoxinen kann eine Endotoxämie mit der Folge des Endotoxinschocks ausgelöst werden.

Klinisches Bild: Bei reinen Salmonellenausscheidern bestehen keine klinischen Symptome. Im Falle der Salmonellose hängen die klinischen Zeichen von der Lokalisation ab. Beobachtet werden können wässrige Durchfälle ohne weitere Symptome (oberflächliche Schleimhautaffektionen), in schweren Fällen bei Befall der Enterozyten oder gar Penetration in die Blutbahn jedoch gestörtes Allgemeinbefinden mit Fieber, Erbrechen, Durchfällen, die blutig werden können, Dehydratation und Kreislaufschock, der sowohl auf die Dehydratation als auch auf die Endotoxinwirkung zurückzuführen sein kann. Weiterhin können nahezu alle Organe befallen werden, insbesondere die Gallenblase, die Leber, die Lunge, das Zentralnervensystem, der Uterus.

Diagnose: Die beste Methode ist der Erregernachweis. Bei Nachweis von Salmonellen im Kot ist es jedoch nicht absolut sicher, dass das Bakterium auch der Verursacher der aktuellen Krankheit ist; es könnte sich um einen Salmonellenausscheider mit anderer Grundkrankheit handeln. Dagegen ist der Nachweis des Erregers im Blut oder in Organen sicher.

Therapie: Sofern das Krankheitsbild auf den Magen-Darm-Bereich beschränkt ist, werden keine Antibiotika angewandt (sie führen eher zur Verlängerung der Krankheit, insbesondere des Ausscheidens der Erreger), man führt eine Flüssigkeitssubstitution durch (Volumenausgleich). Die Darminfektion kann durch orale Behandlung mit Laktulosesirup rascher beendet werden.

Sofern jedoch generalisierte Infektionen oder Organmanifestationen vorliegen, müssen Antibiotika oder Sulfonamide angewandt werden. Bis zum Erhalt des Antibiogramms eignet sich Chloramphenicol (dreimal täglich 50 mg/kg KM) beim Hund; bei der Katze muss dieses Antibiotikum mit Vorsicht angewandt werden. Auch Trimethoprim-Sulfonamid-Kombinationen eignen sich als Mittel der ersten Behandlung (zweimal täglich 30 mg/kg KM).

3.3.4 Campylobacter-Infektion

Definition: Durch *Campylobacter* spec. hervorgerufene Kolitiden.

Ätiologie: *Campylobacter jejuni*, schraubenförmiges, gramnegatives bewegliches, nichtsporenbildendes Bakterium. Es wird mit dem Kot ausgeschieden und über verunreinigtes Futter aufgenommen.

Klinisches Bild: In wohl den meisten Fällen bleibt die Infektion klinisch inapparent. Besonders Jungtiere erkranken. Die klinischen Symptome variieren je nach Menge der Erreger und Begleitinfektionen. Verstärkt werden die Symptome außerdem durch weitere Stressfaktoren, wie chirurgische Eingriffe.

Die Symptome umfassen wässrigen bis schleimigen, selten blutigen Durchfall, bisweilen Fieber, Erbrechen, Anorexie und gestörtes Allgemeinbefinden.

Diagnose: Mikroskopische Untersuchung eines frischen Kotausstrichs. Kultureller Nachweis.

Therapie: Sie ist bei Hund und Katze noch nicht sicher festgelegt. Analog zum Menschen dürfte die Behandlung mit Erythromycin, 10 bis 20 mg/kg KM, dreimal täglich p. o., sinnvoll sein. Auch mit Chloramphenicol wurden Behandlungsversuche unternommen. Nicht sicher ist, ob man mit Laktulose eine Keimverdünnung im Darm erzielen kann.

3.3.5 Leptospirose

Definition: Weltweit verbreitete, bei zahlreichen Spezies einschließlich des Menschen vorkommende, durch Leptospiren ausgelöste Zoonose mit speziesabhängig unterschiedlicher Krankheitsinzidenz.

Ätiologie: *Leptospira interrogans* mit zahlreichen Serovaren. Beim Hund kommen am häufigsten die Serovare *L. icterohämorrhagiae, canicola, grippotyphosa, bataviae* und *sejroe*, neuerdings wohl auch *pomona*, vor, bei der Katze werden Antikörper gegen *L. canicola, grippotyphosa* und *icterohaemorrhagiae* gefunden, wobei die Katze aber offenbar wesentlich seltener klinisch erkrankt als der Hund.

Pathogenese: Die Infektion erfolgt über Ausscheidungen, insbesondere infektiösen Urin, ferner über Fleisch, Futtertiere, Bisse, äußeren Kontakt, beim Deckakt und diaplazentar. Der Erreger durchwandert die Schleimhaut, gelangt in die Blutbahn und vermehrt sich dort sehr rasch. Sofern bereits Antikörper (frühere Infektion, Impfung) vorhanden sind, erfolgt eine rasche Antikörpervermehrung und eine Eliminierung des Erregers. Ist dies nicht der Fall, werden unter der Bakteriämie Organe befallen, insbesondere die Leber und die Nieren. Daneben werden schwere Thrombozytopenien gefunden. Es resultieren Nierenversagen, hepatischer Ikterus, Blutungen, akutes Kreislaufversagen. In der Niere siedelt sich der Organismus in den Tubulusepithelien an, wo er längere Zeit persistieren kann, auch wenn Serumantikörper vorhanden sind. Von hier aus erfolgt die Ausscheidung mit dem Urin. In der Leber werden Schädigungen besonders durch Leptospirentoxine ausgelöst. BISHOP u. Mitarb. (1979) berichten über chronische aktive Hepatitiden durch *L. grippotyphosa* beim Hund. Gelegentlich werden Meningitiden beobachtet, die jedoch eher gutartig verlaufen.

Klinisches Bild: Während die Leptospirosen noch vor einigen Jahren recht häufig beobachtet wurden, gehören sie heute zu den Seltenheiten. Der Verlauf der Krankheit ist abhängig vom Alter des infizierten Tieres und der Antikörpersituation. In perakuten Verlaufsformen erkranken die Tiere geradezu „schlagartig", mit Fieber bis über 40 °C, Kreislaufinsuffizienz, allgemeiner Schwäche, Erbrechen. Es tritt eine massive Dehydratation ein. Die Kapillarfüllungszeit ist stark verzögert, es bestehen Tachykardie und Tachypnö. Sehr rasch treten hämorrhagische Diathesen mit Petechien und Blutungen aus der Nase, in den Magen und Darm ein. Bereits am ersten bis zweiten Tag nach Einsetzen der Symptome kann es zum terminalen Kreislaufversagen mit Untertemperatur, hochgradiger Tachykardie und unfühlbarem Puls kommen. Der Tod tritt bisweilen nach einem bis zwei Tagen ein.

Die akute Form manifestiert sich ebenfalls mit Fieber, stark gestörtem Allgemeinbefinden, massivem Erbrechen, später auch Durchfall und Dehydratation, ferner Konjunktivitiden und Tonsillitiden. Schon bald treten Petechien in den Schleimhäuten auf. Die Tiere machen einen schwer kranken Eindruck. Dem aufmerksamen Untersucher fallen Oligurie und schließlich Anurie auf. Innerhalb weniger Stunden werden die Schleimhäute hochgradig gelb; auch die Haut ist insbesondere an helleren Stellen höchstgradig ikterisch. Terminal sinkt auch im akuten Stadium die Temperatur. Die Tiere sind hochgradig ikterisch und urämisch. Die Krankheit kann jedoch ausheilen oder auch in ein mehr chronisches Stadium übergehen mit chronischer Leberinsuffizienz, Niereninsuffizienz und Maldigestion (grauer, schlecht verdauter Kot, Abmagerung, Malassimilationssyndrom, möglicherweise auch chronische Niereninsuffizienz).

Zwar können die einzelnen Serovare leicht abweichende Krankheitsbilder hervorrufen; von den klinischen Erscheinungen her lässt sich jedoch nicht auf die Serovare schließen.

Diagnose: Die klinischen Symptome allein sind nicht pathognomonisch. Insbesondere die perakute Verlaufsform lässt die relativ typischen Zeichen Ikterus und Urämie vermissen. Deren Kombination im akuten Verlauf zusammen mit massivem Erbrechen („wie bei Ileus"), Fieber, hochgradiger Leukozytose (bis 40000/µl, fast ausschließlich durch neutrophile Granulozyten repräsentiert), Thrombozytopenie mit hämorrhagischer Diathese, nach einigen Tagen sich rasch entwickelnder Ikterus (Bilirubinwerte zwischen 10 und 40 mg/dl sind keine Seltenheit, ferner Hyperenzymämien von ALT, GLDH, AP) und Azotämie sind jedoch recht typisch für die akute Form der Leptospirose. Weiterhin bestehen Hyponatriämie, Hypochlorämie, Hypokaliämie bei Hyperphosphatämie. Meist entwickelt sich eine metabolische Azidose oft hohen Ausmaßes. Ferner werden die Symptome der Verbrauchskoagulopathie

(Abnahme der Gerinnungsfaktoren, Zunahme von Fibrin- und Fibrinogenspaltprodukten) gefunden.

Die definitive Diagnose kann durch Nachweis des Erregers im Urin gestellt werden. Beweisend ist jedoch nur der positive Befund. Die Untersuchung muss erfolgen
- vor jeglicher Behandlung, insbesondere Antibiotikatherapie
- so bald wie möglich nach Einsetzen der Symptome, spätestens jedoch innerhalb der ersten Krankheitswoche
- in mehreren Urinproben, da keine kontinuierliche Ausscheidung erfolgt.

Auch im Blut kann der Erreger nachgewiesen werden. Es darf jedoch kein Citrat- oder EDTA-Blut verwendet werden; erforderlich ist vielmehr Heparin als Antikoagulanz. Die Proben müssen gekühlt transportiert werden.

Praktikabler ist der serologische Nachweis. Dazu werden heute IgG- und IgM-Antikörper gegen Leptospirose herangezogen (leider sind diese beiden Nachweismethoden in Deutschland bisher noch wenig verbreitet). IgM-Titer erhöhen sich etwa eine Woche post infectionem, erreichen ihr Maximum nach zwei Wochen und fallen danach wieder ab. Die Erhöhung des IgG-Titers erfolgt später, etwa nach zwei bis drei Wochen, und erreicht ihr Maximum nach vier Wochen. IgG sind außerdem nach Vakzinationen erhöht, während IgM-Titer durch die Impfung nicht beeinflusst werden. IgG vermögen die Infektion offenbar besser zu limitieren als IgM.

Differentialdiagnose: Es kommen alle Krankheiten in Frage, die mit plötzlichem Erbrechen, gestörtem Allgemeinbefinden und Kreislaufversagen einhergehen. Dies sind insbesondere mechanische und funktionelle Ileuskrankheiten, aber auch andere Infektionskrankheiten wie Staupe, Parvovirose, H. c. c. In Frage kommen ferner Krankheiten, die mit akutem Leber- oder Nierenversagen einhergehen, und Thrombozytopenien, besonders Thrombozytopenische Purpura oder Ehrlichiose, die jedoch in der Regel nicht perakut verlaufen.

Therapie:
1. Rehydratation: Gegeben werden Ringerlösung unter Berücksichtigung der drei Komponenten
   - täglicher Bedarf
   - Dehydratationsausgleich
   - Ausgleich zusätzlicher Verluste

   Der tägliche Bedarf wird zur Hälfte mit Ringer-(Laktat-) und 5%iger Glukoselösung, die übrigen Ausgleiche mit Ringer-(Laktat-) Lösung gedeckt (s. Kap. 8.2.5.3).

2. Azidoseausgleich: Er erfolgt mit Natriumbikarbonatlösung nach der Formel
   -BE × Körpermasse × 0,3.

3. Bei Verbrauchskoagulopathie kann in die Infusionslösung Heparin gegeben werden, erste Stunde 80 bis 100 E/kg KM, danach 30 bis 50 E/kg KM und Stunde.

4. Oligurie, Anurie: Nach (!) Ausgleich der Dehydratation wird Mannitollösung, 1 bis 2 g/kg KM, bis 0,3 g/kg KM und Stunde in der Dauertropfinfusion gegeben. Kommt damit keine Diurese zustande, wird Dopamin gegeben: 2 bis 5 (bis 10) µg/kg KM/min in der Dauertropfinfusion.

5. Antibiotika: Mittel der Wahl ist Amoxicillin, 10–20 mg/kg KM, oder die Kombination Penicillin + Streptomycin. Damit ist eine Keimfreiheit des Patienten zu erzielen. Die Dosen betragen 20 000 bis 40 000 IE/kg KM i. v., i. m., s. c., p. o., drei- bis viermal täglich, bzw. 15–25 mg/kg KM i. m.

6. Prophylaxe: In der Regel werden die Grundimmunisierung mit sieben und zwölf Wochen und die Wiederhohlungsimpfungen alle Jahre durchgeführt.

3.3.6 Tyzzersche Krankheit

Definition: Durch *Bacillus piliformis* hervorgerufene Infektionskrankheit u. a. von Nagetieren, Hunden und Katzen.

Ätiopathogenese: *Bacillus piliformis*, Sporen bildendes, gramnegatives Bakterium. Es kommt auch bei gesunden Tieren vor, führt aber in Stresssituationen oder anderweitiger Immunsuppression zu Krankheit. Dabei kommt es zur Vermehrung im Darm, wonach der Erreger die Darmwand penetriert und über den Portalkreislauf in die Leber gelangt. Dort werden multiple Entzündungen mit Abszessbildung hervorgerufen.

Klinisches Bild: Die Symptome sind unspezifisch: Apathie, Anorexie, meist Hypo-, selten Hyperthermie, Erbrechen, Hepatomegalie,

selten Durchfall, bei Katzen bisweilen hochgradiger Ikterus.
Diagnose: Sie wird in den weitaus meisten Fällen erst post mortem gestellt. Möglich ist der Erregernachweis in Leberbioptaten.
Prognose: Ungünstig. Die Tiere sterben in der Regel innerhalb der ersten beiden Tage nach Krankheitsbeginn.
Therapie: Wegen des perakuten Verlaufs ist bei Hund und Katze (wie auch bei Nagetieren) keine Erfolg versprechende Therapie bekannt.

3.3.7 Brucellose

Definition: Meist stumme, bei graviden Hündinnen zum Abort, bei Rüden bisweilen zu Orchitis und Epididymitis führende bakterielle Infektionskrankheit.
Ätiologie: *Brucella canis* (o. a. Brucellen).
Pathogenese: Die Übertragung kann oral oder als venerische Infektion erfolgen.
Klinisches Bild: Die weltweit verbreitete, allerdings seltene Krankheit verläuft klinisch meist inapparent. Bei graviden Hündinnen führt sie jedoch zwischen der siebten und neunten Trächtigkeitswoche zum Abort mit anschließendem, länger andauernden, schleimigen bis eitrigen Ausfluss, der auch blutig sein kann. Die Hündinnen bleiben zeitweise steril. Rüden können eine Epididymitis, Orchitis oder Prostatitis bekommen mit nachfolgender Sterilität.

Neben den Geschlechtsorganen können die Bandscheiben, Wirbel, selten die Augen und Nieren befallen werden. Bei Erkrankung der Wirbelsäule werden Diskospondylitiden gesehen, die zu Lahmheiten bis hin zur Paralyse und zu Hyperästhesie führen. Erkrankungen der Augen äußern sich meist als Uveitis, der Nieren als Nephritis.
Diagnose: Im Elektropherogramm werden erhöhte γ-Globulinwerte als nahezu einzige labordiagnostische Veränderung gefunden. Diagnostische Methode der Wahl ist der Nachweis von Antikörpern gegen *B. canis*, wobei jedoch Kreuzreaktionen mit anderen Bakterien vorkommen können. Bei Bakteriämie kann der Erreger im Blut nachgewiesen werden.
Diagnose: Serologische Tests.
Differentialdiagnose: Aborte und Epididymitis/Orchitis sowie Spondylitis anderer Genese.

Therapie: Die Therapie ist problematisch, da der Erreger intrazellulär lebt und mit Antibiotika schlecht erreichbar ist. Das sicherste Verfahren ist daher die Elimination infizierter Hunde von der Zucht.

Behandlungsversuche können mit Tetrazyklinen, 20 bis 25 mg/kg KM p. o., dreimal täglich, Doxycyclin, 10 mg/kg KM p. o., zweimal täglich, drei Wochen lang unternommen werden. Auch die Kombination Tetrazykline + Gentamicin, letzteres 2 mg/kg KM, ein- bis zweimal täglich, ist empfohlen worden.

3.3.8 Tuberkulose

Definition: Durch Mykobakterien verursachte Infektionskrankheit unterschiedlicher Lokalisation.
Ätiologie: *Mycobacterium tuberculosis* oder *M. bovis* (heute sehr selten); *M. avium* war schon immer äußerst selten bei Hund und Katze.
Pathogenese: In der Vergangenheit war der Hund häufiger mit *M. tuberculosis*, die Katze mit *M. bovis* infiziert. Seit Tilgung der Rindertuberkulose ist die Infektion mit *M. bovis* eine ausgesprochene Rarität, mit *M. tuberculosis* äußerst selten geworden. Der Hund infizierte sich meist aerogen, woraus vorwiegend eine Erkrankung des Respirationstrakts entstand, während die Katze den Erreger oral (Milch) aufnahm und primär eine Darmtuberkulose erlitt. Auch Hauttuberkulosen kamen besonders im Kopfbereich vor (Kratzverletzung). Am Ort der Infektion entwickelte sich ein Primärinfekt, von dem aus die regionalen Lymphknoten befallen wurden, die zusammen mit dem Primärinfekt den Primärkomplex bilden. Als unvollständiger Primärkomplex wird die alleinige Reaktion des Lymphknotens bezeichnet. Die Krankheit kann auf den Primärinfekt beschränkt bleiben und ausheilen, wobei aber beim Hund lange lebendige Erreger nachgewiesen werden können. Durch Stresssituationen, auch Kortikosteroidbehandlung, kann der Infekt noch nach Jahren exazerbieren. Die Bakterien können lympho- oder hämatogen verschleppt werden und führen zu generalisierter Tuberkulose, der sog. Frühgeneralisation. Die chronische Organtuberkulose bleibt oft jahrelang bestehen, brei-

tet sich in anatomisch vorgebildeten Kanälen langsam aus, kann z. T. abheilen, oder es folgt in der Niederbruchsphase die Spätgeneralisation. Bei Erkrankung der Lunge bildet sich nicht selten ein Knoten (der röntgenologisch nachweisbar ist), über dem die Pleura in Form der Pleuritis tuberculosa miterkrankt. Im Verlauf der Generalisationen können auch andere Organe erkranken (Leber, Pankreas, Niere).

Klinisches Bild: Die Symptome richten sich nach Lokalisation oder Generalisation. Die Hauttuberkulose erscheint als nicht heilende chronische Dermatitis und Ulzera besonders im Kopfbereich. Bronchitis und Pneumonie führen zu wechselhaftem Fieber, Tachypnoe, Dyspnoe und Husten, Gewichtsverlust, Anorexie. Nicht selten existieren die Symptome der exsudativen Pleuritis, bisweilen entsteht ein Pneumothorax.

Anorexie und Gewichtsverlust bestehen auch bei Darmtuberkulose, oft auch Durchfall, Umfangsvermehrung der Darmlymphknoten können palpiert werden. Röntgenologisch können je nach dem Bild der Erkrankung solitäre Knoten, auch Kavernen, Pleuritiden (Flüssigkeitserguss) oder die Bilder der generalisierten Pneumonie gefunden werden. In vergrößerten Darmlymphknoten können bisweilen Verkalkungen nachgewiesen werden.

Diagnose: Die Diagnose kann nur über den Erregernachweis sicher gestellt werden: Nachweis säurefester Stäbchen in Exsudaten, Bronchialabstrichen, Urin, Darmschleimhautabstrichen und Bakterienkultur. Dagegen ist der Tuberkulin-Test bei Hund und Katze nicht zuverlässig.

Differentialdiagnose: Alle chronischen Organentzündungen, Tumoren.

Prognosen: Zweifelhaft bis ungünstig.

Therapie: Vor Einleitung einer Behandlung sollte der Besitzer auf deren lange Dauer, die Kosten und nicht zuletzt auf die Infektionsgefahr für den Menschen hingewiesen und daher die Tötung angeraten werden. Prinzipiell kommen alle auch beim Menschen angewandten Tuberkulostatika in Frage, besonders Streptomycin, INH, PAS.

Gerade wegen der Infektionsgefahr des Menschen, besonders bei Immunsupprimierten, bei Kindern und bei alten Menschen, sollte eine Behandlung tuberkulöser Haustiere u. E. nicht erfolgen.

3.3.9 Tularämie

Definition: Pestähnliche Krankheit von Nagetieren, die Hund und Katze erfassen kann.

Ätiologie: *Francisella tularensis* (syn. *Bacterium tularense, Brucella tularensis, Pasteurella tularensis*).

Pathogenese: Der weltweit verbreitete Erreger führt bei Hund und Katze besonders in Nordamerika, den Mittelmeerländern, selten in Deutschland und Skandinavien zu Erkrankungen. Er wird von stechenden Insekten verbreitet. Auch orale Infektionen durch Aufnahme kranker oder verendeter Nager kommen häufig vor. Der Mensch kann infiziert werden.

Klinisches Bild: Die Inkubationszeit wird mit 2 bis 5 Tagen angegeben. Besonders Jungtiere erkranken schwerer an Septikämie und können binnen weniger Tage sterben, während ältere weniger ernst an schmerzhaften knotigen Schwellungen, Lymphadenitis mit der Neigung zum Einschmelzen und Augenausfluss mit gestörtem Allgemeinbefinden erkranken. Die Knoten können aufbrechen, und es entleert sich eine rötliche bis eitrignekrotische, zähe Masse. Auch akute Pneumonien kommen vor.

Diagnose: Am sichersten ist der Nachweis des Erregers im Blut oder Exsudat (der Verdacht der Tularämie muss dem Institut mitgeteilt werden, da Spezialnährmedium erforderlich ist). Serologische Tests sind weniger zuverlässig oder werden erst (zu) spät positiv (8. bis 10. Krankheitstag).

Differentialdiagnose: Yersiniose, ferner evtl. Staphylokokkendermatitiden.

Prognose: Günstig (bis zweifelhaft).

Therapie: Die Krankheit heilt (besonders bei älteren Tieren) häufig ohne Behandlung aus. Der Erreger kann mit Tetrazyklinen bekämpft werden.

3.3.10 Borreliose

Synonyma: *Lyme disease, Lyme-Borreliose.*

Definition: Durch Zecken übertragene und von Spirochäten ausgelöste arthritische, neurale und kardiale Krankheit von Mensch und Hund.

Ätiologie: *Borrelia burgdorferi.*

Klinisches Bild: An der Einbissstelle der Zecke – in der Regel *Ixodes* spec. – bildet sich beim Menschen eine umschriebene Rötung; beim Hund sind diese Veränderungen bisher nicht beschrieben worden. Wochen bis Monate nach dem Biss entwickeln sich fiebrige Entzündungen der Gelenke, des Herzens und des Nervensystems.

Relativ häufig kommen Arthritiden vor, die zu Lahmheiten und Gelenksergüssen führen. Auch chronische Nephritiden mit Urämie kommen vor. Bei einem eigenen Hund mit sehr hohem Titer lag ein blutiger „idiopathischer" Perikarderguss vor, in dem ebenfalls ein hoher Titer festgestellt wurde. Ob ein ätiologischer Zusammenhang besteht, ist jedoch fraglich.

Insgesamt ist das klinische Bild außerordentlich vielgestaltig, unspezifisch und wechselnd, so dass allein nach der Symptomatologie keine Diagnose gestellt werden kann.

Diagnose: Antikörpernachweis mittels Immunfluoreszenz. In den ersten Wochen nach der Infektion kommt es zu einem Anstieg von IgM, danach auch zu einer IgG-Erhöhung. Als positiv gelten i. a. Titer ≥ 1 : 64; jedoch sind die Titerhöhen nicht in der Lage, zwischen Gesunden und Kranken sicher zu trennen. Selbst bei klinisch gesunden Hunden werden oft sehr hohe Titer gefunden.

Differentialdiagnose: Andere Arthritiden; Verwechslung besonders dann möglich, wenn gleichzeitig kardiale und nervale Symptome vorliegen.

Therapie: Sie ist sehr unbefriedigend, da der Erreger intrazellulär lebt und durch Antibiotika in der Regel nicht erreichbar ist. Mittel der ersten Wahl ist Doxycyclin, das in einer hohen Dosis von zweimal täglich je 20 mg/kg KM per os gegeben wird. Es muss mindestens (!) drei Wochen verabreicht werden. Weiterhin wirksam sind andere Tetrazykline, Ampicillin und Erythromycin. Eine Erregerfreiheit kann damit in der Regel jedoch nicht erzielt werden.

3.3.11 Diphtheroid der Mundschleimhaut

Synonyma: *Fusobakteriose, Fusospirochätose, Plaut-Vincentsche Angina (Strench mouth).*
Definition: Ätiologisch uneinheitliche membranöse und ulzeröse Stomatitis des Hundes.
Ätiologie: *Fusobacterium necrophorum* (syn. *Sphaerophorus necrophorus* u. v. a.), ferner *Borrelia vincenti.*
Pathogenese: Die häufig zusammen vorkommenden Erreger führen nur bei immunsupprimierten Hunden zur Erkrankung.
Klinisches Bild: Die ersten Symptome sind die einer harmlosen Gingivitis, die jedoch bald Nekrosen und Ulzera mit Pseudomembranen bildet. Selten wurden die Luftwege erfasst. Die Atemluft, insbesondere der Mundgeruch, wird Ekel erregend süßlich-faulig bis muffig.
Diagnose: Klinisches Bild und Erregernachweis.
Differentialdiagnose: Ulzerationen durch Traumen (Zahndefekte, Zahnstein), Tumoren, Pemphigus, Verätzungen, Bleivergiftung.
Therapie:
1. Mundtoilette nach Futteraufnahme; Adstringentien (Argent. nitric., Dijodhydroxypropan, Aluminiumchlorat), Antiphlogistika (Kamille).
2. Antiobitika: Spiramycin (15 mg/kg KM, 2 × täglich), Tetrazykline (25 mg/kg KM, 3 bis 4 × täglich).

3.4 Systemische Mykosen
(W. KRAFT)

3.4.1 Nocardiose

fälschlich „Streptotrichose"
Definition: Exsudative und granulomatöse, infektiöse Organ- und Systemerkrankung.
Ätiologie: *Nocardia asteroides* ssp. *canis.*
Pathogenese: Der Erreger lebt auf der Erde. Von hier aus erfolgt die Infektion in Gelegenheitswunden. Relativ oft infizieren sich Jagdhunde bei Verletzungen an Ästen o. Ä., Füße und Gesicht sind am häufigsten Infektionen ausgesetzt, wo der Erreger schlecht heilende eitrige und ulzerierende Dermatitiden auslöst. Die Veränderungen neigen zur Fistelbildung und Einschmelzung tieferer Gewebsschichten, wodurch bei Erkrankung der Haut am Rumpf schließlich Einbrüche in Körperhöhlen stattfinden. Der Erreger kann verschleppt werden, so dass weitere Organe betroffen werden.
Klinisches Bild: Bei der Hautnocardiose bestehen die o. a. Symptome der eitrigen, ul-

zerösen und fistulösen Dermatitis. Aus den Geschwüren und Fisteln entleert sich ein bräunlich-rötliches eitriges Sekret. Es besteht wenig Tendenz zur spontanen Heilung.

Erkrankungen der Körperhöhlen führen zu Pyothorax oder eitriger Peritonitis. Das Exsudat ist bräunlich-rot bis eitrig-jauchig, es enthält im Sediment die sagokornähnlichen „Drusen". Die Folgen der Erkrankung im Thorax sind bestimmt durch Dyspnoe infolge der Behinderung der Lunge. Hinzu kommen häufig Fieber, mit Störung des Allgemeinbefindens und Abmagerung. Zusätzliche Symptome werden je nach Befall weiterer Organe hervorgerufen.

Diagnose: Mikroskopische Untersuchung, Erregernachweis.

Differentialdiagnose: Pyothorax, eitrige Peritonitis infolge von Infektionen mit Bakterien; Ergüsse anderer Art in die Körperhöhlen; Dermatitiden anderer Genese einschließlich der pustulösen Form der Demodikose sowie Tuberkulose.

Prognose: Ohne Behandlung ungünstig, unter Therapie günstiger.

Therapie:
1. Entleerung eitriger Exsudate.
2. Chirurgische Versorgung von Hautulzera und Fisteln.
3. Chemotherapie: Geeignet sind Sulfonamide (Sulfadiazin ca. 100 bis 200 mg/kg KM), Penicillin 50 000 E/kg KM.
4. Zusätzlich symptomatische Therapie.

3.4.2 Histoplasmose

Synonyma: *Retikuloendotheliose, Retikuloendotheliale Zytomykose*

Definition: Mykotische Systemerkrankung mit vorwiegender Lokalisation in der Lunge, aber auch anderen Organen.

Ätiologie: *Histoplasma capsulatum*.

Pathogenese: Die Krankheit ist weltweit verbreitet, wird aber offenbar am häufigsten in den USA beobachtet; sie trat jedoch auch im Raum München mehrfach auf. Der Erreger verhält sich bei Körpertemperatur wie eine Hefe, d. h. er vermehrt sich durch Sprossbildung, während bei Zimmertemperatur eine Myzelphase mit Konidienbildung eingeschaltet wird. Die Vermehrung in der Myzelphase findet im Boden statt, besonders in der Nähe von Kotansammlungen (Fledermaushöhlen, Hühner-, Taubenställe).

Die Infektion erfolgt durch Einatmen oder über Wunden. Entsprechend sind Lokalisation und Generalisation zu erklären, wobei eine der Tuberkulose ähnliche Krankheitsentwicklung zu erkennen ist: Primärkomplex mit Verkalkungen und Verkäsungen sowie Generalisation.

Klinisches Bild:

Primäre Lungenhistoplasmose: Es entsteht eine schwere chronische Pneumonie mit Fieber, Husten, eitrigem Auswurf, Dyspnoe. Röntgenologisch bestehen wolkige Verdichtungen neben aufgehellten (luftgefüllten) Kavernen. Die Krankheit kann spontan heilen, die Herde verkapseln sich und verkalken, auf dem Röntgenbild als multiple runde Verschattungen sichtbar. Sofern keine Heilung eintritt, bricht der Erreger in den Blutstrom ein und führt eine Generalisation in Form der **disseminierten Histoplasmose** herbei, die auch über infizierte Wunden entstehen kann mit dem Bild der Septikämie, Abmagerung, Lymphadenitis, Anämie, Leukopenie, Hepatosplenomegalie, Nephritis, Panophthalmie. Eine besondere *enteritische Form* kann sich entwickeln mit Durchfällen, Gewichtsverlust, Dehydratation, wechselnd gestörtem und unauffälligem Allgemeinbefinden.

Diagnose: In der Generalisation findet man den Erreger im gefärbten Blutausstrich besonders in den Mono- und Granulozyten. Auch in Organpunktaten und Exsudaten kann er direkt nachgewiesen werden. Die Kultur ist sehr langwierig (vier Wochen). In länger dauernden Fällen wird der Histoplasmin-Hauttest positiv.

Differentialdiagnose: Pneumonien anderer Genese, besonders Tuberkulose und Blastomykose. Chronische Organ-, besonders Darmkrankheiten anderer Ursache.

Prognose: Zweifelhaft bis ungünstig.

Therapie: Amphotericin B ist das einzige bisher wirksame Mittel: 1. Tag 0,5, 2. Tag 0,75, 3. Tag und folgende 1,0 mg/kg KM in 5%iger Glukoselösung (1 mg/5 ml), als DTI über fünf Stunden. Der Serumharnstoff muss kontrolliert und bei Anstieg die Behandlung bis zur Normalisierung unterbrochen werden.

3.4.3 Blastomykose

Die durch *Blastomyces dermatitidis* ausgelöste Mykose der Haut, der Lunge, der Knochen oder generalisiert („Nordamerikanische Blastomykose") wurde in Deutschland bisher noch nicht nachgewiesen. Beim Hund kommt die Krankheit meist als Lungenentzündung oder generalisiert, sehr selten als Dermatitis zur Beobachtung. Der Erreger kommt meist extrazellulär, nur bei chronischer Erkrankung intrazellulär vor. Die Übertragung erfolgt aerogen oder über Wunden. Zur Therapie eignet sich Amphotericin B.

3.4.4 Kryptokokkose

Definition: Systemische granulomatöse Mykose mit Bevorzugung des ZNS.
Ätiologie: *Cryptococcus neoformans.*
Pathogenese: Der Erreger vermehrt sich bis zu einer Temperatur von 40 °C, weshalb er sich beim Vogel nur im Guano nach Absetzen vermehren kann. Der Hund wird durch Inhalation, über Wunden, evtl. auch über den Digestionstrakt infiziert. Möglicherweise spielen prädisponierende Faktoren (wie Immunsuppression durch Tumoren) eine Rolle im Infektionsgeschehen.
Klinisches Bild: Die Symptome vonseiten des ZNS sind unspezifisch: Ataxie, Aggressivität, Lähmungen, Blindheit (oft auch durch Augenkryptokokkose verursacht) werden beobachtet. Daneben kommen Lungenaffektionen in Form von Pneumonien, sowie Hautulzera vor.
Diagnose: Erregernachweis in Exsudaten.
Differentialdiagnose: Blastomykose, Histoplasmose, Tuberkulose.
Prognose: Ungünstig.
Therapie: Amphotericin B (s. Histoplasmose).

3.4.5 Kokzidioidomykose

Die durch *Coccidioides immitis* hervorgerufene hochinfektiöse Systemerkrankung ist besonders in den Trockengebieten der USA bekannt. Der Erreger lebt im Boden und infiziert den Hund nach Inhalation sporenhaltigen Staubs. Die Krankheit verläuft vorwiegend als bösartige generalisierte Systemerkrankung, allerdings kommen auch granulomatöse Pneumonien vor, ferner Osteomyelitiden. Die Diagnose erfolgt über den Erregernachweis. Die Behandlung wird mit Amphotericin B durchgeführt.

3.4.6 Aktinomykose und Sporotrichose

Die bei Hund und Katze selten auftretenden Krankheiten werden durch *Actinomyces israeli* bzw. *Sporotrichum schenkii* ausgelöst und führen zu granulomatösen Entzündungen der Haut und angrenzender Organe (Lymphknoten). Die Diagnose wird durch Erregernachweis geführt. Zur Therapie eignet sich bei Aktinomykose Penicillin; Jod wird bei beiden Krankheiten systemisch angewandt (mittelgroßer Hund 0,5 g/d).

3.4.7 Aspergillose

Die durch *Aspergillus*-Arten ausgelöste Krankheit tritt bei Hund und Katze vorwiegend im Respirationstrakt auf. Der ubiquitäre Keim wird durch Resistenzminderung pathogen. Durch intravenöse Infusion infizierter Lösungen kommt es zu sehr bösartigen Pneumonien und Systemerkrankungen. In der Nasenhöhle kommen bisweilen chronische granulomatöse Veränderungen vor, die die Symptome der chronischen Rhinitis hervorbringen. Bei der Katze wurden wiederholt Aspergillosen im Darm beobachtet, besonders nach Behandlung mit Immunsuppressiva und Antibiotika.

3.4.8 Kandidiasis

Der ebenfalls ubiquitär verbreitete Erreger *Candida albicans* führt – wie *Aspergillus* – meist nach Vorschädigung zur Erkrankung. Im Magen können bei Anazidität *Candida*-Gastritiden auftreten. Sowohl bei Hund und Katze als auch beim Menschen ist der Pilz die Ursache des **Soor**: In Mund, Rachen und Ösophagus bilden sich Entzündungen mit weißlichgrauen pseudomembranösen Belägen, die durch Schmerzhaftigkeit zur Anorexie führen. Auch Darmkandidiasis kommt vor. *Candida*-Infektionen im Anschluss an

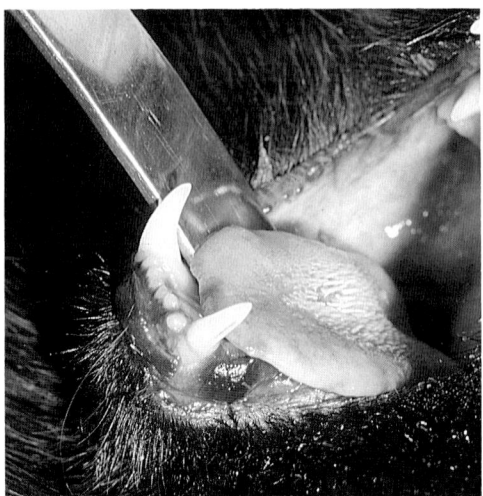

Abb. 3.35. Zungenmykose.

Dermatitiden und Otitiden, insbesondere nach längerer Antibiotika- oder Kortikosteroidbehandlung, können die chronischen Entzündungen über lange Zeit aufrechterhalten. Wiederum durch Infusion infizierter Lösungen werden schwere, oft tödliche Schocks, Pneumonien oder Septikämien hervorgerufen. Zur Behandlung eignen sich Nystatin-Präparate, die äußerlich oder im Magen-Darm-Trakt angewandt werden (nicht resorbierbar), zur Systembehandlung Amphotericin B.

3.5 Protozoenkrankheiten
(W. KRAFT)

3.5.1 Kokzidiose

Definition: Durch mehrere Arten der Familien Eimeriidae, Sarcocystidae und Toxoplasmidae ausgelöste Protozoenkrankheiten.
Ätiologie. Hund: *Isospora canis, I. rivolta, I. bigemina, Sarcocystis* spec., *Toxoplasma gondii*. Katze: *Isospora felis. I. rivolta, Sarcocystis* spec., *Toxoplasma gondii*.
Pathogenese: Krankheitssymptome werden besonders bei sehr jungen, anderweitig geschwächten Tieren (Zahnwechsel, Infektionskrankheiten, Besitzerwechsel) durch Isosporen ausgelöst. Sie befallen die hinteren Abschnitte des Dünndarms, wo sie durch Zerstörung subepithelialer Zellen der Lamina propria und der Epithelzellen unterschiedlich schwere Enteritiden auszulösen vermögen.

Sarcocystis spec. können hin und wieder beim Hund zu Desquamation und Ödemen der Darmschleimhaut Anlass geben. Über krankmachende Eigenschaften bei der Katze ist nichts bekannt.

Für *Toxoplasma gondii* ist nur die Katze als Endwirt anzusehen. Sie kann sich – wie auch der Hund – mit Toxoplasma-Oozysten oder -Zysten infizieren. Während aber die Katze Oozysten, die infektionsfähig werden, auszuscheiden vermag und sie damit eine Infektionsgefahr für andere Tiere und den Menschen darstellt, ist dies beim Hund nicht der Fall. Wenn die Katze Toxoplasma-Zysten oral aufgenommen hat, wird das Darmepithel befallen, wo zunächst eine ungeschlechtliche Vermehrung stattfindet; danach entstehen Gamonten, nach der Aufnahme von Zysten in Organe, bilden Endozoiten und schließlich Zysten. Nach der Aufnahme von Oozysten scheinen sich die Sporozoiten in inneren Organen zu vermehren und dann erst die Darmwand zu infizieren. Dort entwickeln sich nur bei der Katze Oozysten, jedoch auch nur dann, wenn kein hoher Antikörpertiter durch eine kurze vorausgegangene Infektion besteht. Die Oozysten werden erst drei Tage nach dem Absetzen infektionsfähig. Die hauptsächliche Infektionsquelle für Mensch und Hund dürfte aber der Genuss rohen Fleisches sein. Während der intestinale Befall im Allgemeinen ohne Symptome bleibt, können durch die Allgemeininfektionen (extraintestinale Form) bei der Katze wie bei anderen Tieren akute oder chronische Krankheitsbilder auftreten. Es können nahezu alle Organe betroffen sein. Besonders sehr junge Tiere erkranken bisweilen schwer, während die Infektion mit zunehmendem Alter im Allgemeinen harmloser verläuft und schließlich symptomlos bleibt.
Klinisches Bild: *Isospora*-Infektionskrankheiten äußern sich in Enteritiden. Es besteht Durchfall, der zunächst breiig oder wässrig, schließlich auch blutig werden kann; Anorexie kann hinzukommen. Die Folgen sind Dehydratation und Abmagerung. Nicht selten verläuft die Infektion aber symptomlos, und die Oozysten werden zufällig gefunden.

Die Toxoplasmose variiert in der Symptomatologie außerordentlich stark. Vielfach verläuft die Infektion klinisch inapparent, was besonders für ältere Tiere gilt. Bei jüngeren Individuen kommt es jedoch hin und wieder zu klinischen Zeichen. Beobachtet werden mittleres bis hohes Fieber, gestörtes Allgemeinbefinden, Inappetenz. Bei Lokalisation in der Lunge bestehen die Symptome der Pneumonie mit Husten, Rasselgeräuschen, Dyspnoe. Hinzu kommen eitrige Nasen- und Augenausflüsse. Röntgenologisch werden die Verdichtungen in der Lunge nachgewiesen. Enzephalitiden sind relativ häufig und stellen sich als Gleichgewichtsstörungen, Lähmungen besonders der Nachhand und Krampfanfälle dar; ferner bestehen nicht selten Entzündungen der inneren Organe des Auges. Bei Befall des Darmes werden die Symptome der akuten blutigen Enteritis gefunden: hämorrhagische Durchfälle mit Dehydratation, Hypovolämie und Anämie. Des Weiteren wird eine chronische Form beschrieben, die sich wenig spezifisch mit Anorexie, Anämie, Fieber, ZNS-Störungen, Myokarditis, Hepatophatie, Sterilität, Pneumonie manifestieren soll.

Diagnose: Klinisch lässt sich nur der Verdacht erheben. Die Diagnose der Toxoplasmose bei der Katze muss gesichert werden durch koproskopische Untersuchungen, ggf. wöchentlich einmal, insgesamt fünf- bis sechsmal wiederholen, beim Hund durch serologische Verfahren (Sabin-Feldmann-Test, indirekter Fluoreszenztest, KBR; Wiederholung nach (8 bis) 14 Tagen; der Titer muss deutlich angestiegen sein). Hinweise bei ZNS-Infektion gibt die Liquoruntersuchung, die allerdings im eigenen Labor (kein Versand) durchgeführt werden muss. – Isospora-Infektionen können anhand der Oozystenausscheidung nachgewiesen werden.

Differentialdiagnose: Beim Hund kommt vorwiegend Staupe in Frage, ferner bei Hund und Katze Parvovirose.

Prognose: Zweifelhaft.

Therapie: Es sollte mit dem Besitzer geklärt werden, ob eine Toxoplasma-Oozysten ausscheidende Katze behandelt werden sollte. Zur Behandlung empfiehlt sich eine Kombination von Pyrimethamin (-Heyl; Daraprim) zwei Tage 2,2 mg/kg KM, danach zwei Wochen 1,1 mg/kg KM kombiniert mit einem Sulfonamid, 100 mg/kg KM (wöchentlich Blutkontrolle!). Für *Isospora*-Infektionen werden Kombinationen von Trimethoprim und Sulfadiazin (z. B. Tribrissen), 30 bis 60 mg/kg KM, 2 × täglich, während sechs Tagen, empfohlen.

Prophylaxe: Es darf kein rohes Fleisch, insbesondere Schweinefleisch, gefüttert werden. Bei der Katze ist das „Klo" täglich gründlich zu reinigen (die Oozysten von Toxoplasma werden erst nach dem dritten Tag infektionsfähig).

3.5.2 Babesiose

Synonyma: *Piroplasmose, Biliary fever, Malignant jaundice*

Definition: Durch Protozoen ausgelöster hämolytischer Ikterus.

Ätiologie: *Babesia canis, B. gibsoni (B. vogeli)*.

GOTHE und WEGERDT (1991) fanden unter 320 Hunden mit Babesiose 316-mal *B. canis* und viermal *B. gibsoni*. Davon hatte sich der Hauptteil der Hunde bis zu vier Monate vor Diagnosestellung in Frankreich, Spanien oder Italien, weniger als je zehn Hunde hatten sich in Ungarn, Griechenland, dem damaligen Jugoslawien oder Portugal aufgehalten und jeweils ein Hund im nichteuropäischen Ausland, allerdings auch je einer in Österreich und den Niederlanden. Darüber hinaus wurde bei 88 Hunden aus dem Raum Offenburg/Lahr/Freiburg i. Br., die sich nie im Ausland befunden hatten, eine Babesiose festgestellt, so dass der Erreger auch in (Süd-west-)Deutschland als endemisch vorkommend bezeichnet werden muss. Inzwischen wurde auch ein umschriebenes Endemiegebiet in der Umgebung Münchens entdeckt.

Pathogenese: Die in tropischen und subtropischen Gebieten weit verbreitete Krankheit wird durch eine Reihe von Zecken übertragen *(Rhipicephalus, Dermacentor, Hyalomma, Haemaphysalis)*, von denen *Rh. sanguineus* auch bei uns vorkommt. Jede Zeckenart überträgt eine spezielle Subspezies unterschiedlicher Pathogenität.

GOTHE und WEGERDT (1991) konnten bei 20 ihrer Hunde mit Babesiose aus dem südwestdeutschen Raum *Dermacentor reticulatus* feststellen, eine Zeckenart, die inzwischen in mehreren Gegenden Deutschlands endemisch vorkommt.

Die Entwicklung des Erregers in der Zecke verläuft in zwei Phasen: der Gamogonie, bei der sich die Babesien in den Darmzellen der Zecke in Gameten entwickeln (geschlechtliche Vermehrung), und der Sporogonie, die u. a. in den Speicheldrüsen und den Ovarien abläuft (ungeschlechtliche Vermehrung). Die Entwicklung in den Ovarien führt zur Weitergabe des Erregers an die nächste Zeckengeneration.

Nach Infektion des Hundes durch den Zeckenbiss erfolgt die weitere Entwicklung ausschließlich in den Erythrozyten des Wirtes. Nach der Penetration durch die Erythrozytenmembran liegt der Parasit zunächst in der Erythrozytenvakuole, die aufgelöst wird, wodurch der Erreger direkt mit dem erythrozytären Zytoplasma in Verbindung gerät und damit zum Trophozoiten wird. Er vermehrt sich durch Zweiteilung und das Eindringen in andere Erythrozyten. Die Krankheitsentwicklung geht hauptsächlich auf zwei Wegen vor sich:

1. In der Dermis kommt es zu einer Ansammlung der Erreger. Wahrscheinlich durch einen parasitären Aktivator wird das Kallikrein-Kinin-System aktiviert mit Freisetzung vasoaktiver Substanzen, wodurch die Kappillarpermeabilität und Gefäßdilatation gesteigert werden. Die Folgen sind Hypoxie, Azidose und Blutdruckabfall (Kreislaufversagen). Außerdem besteht offenbar ein die Erythrozytenfragilität steigernder Parasitenfaktor, so dass außer den befallenen auch nicht befallene Erythrozyten leicht zerstörbar sind. Das Ergebnis besteht in einer hämolytischen Anämie.
2. Es werden Antikörper gebildet und das Makrophagensystem aktiviert, außerdem eine zellvermittelte Immunität induziert. Dabei werden sowohl befallene als auch nichtbefallene Erythrozyten phagozytiert.

Klinisches Bild: Die Inkubationszeit beträgt 2 Tage bis 5 Wochen. Zu Beginn bestehen hohe Körpertemperaturen weit über 40 °C mit zunehmend gestörtem Allgemeinbefinden bis zu Hinfälligkeit. Es entwickeln sich eine schwere Hämolyse und primäre, bald auch sekundäre Hämoglobinämie mit Hämoglobinurie und Bilirubinurie. Entsprechend sinken Hämatokrit und Erythrozytenzahl ab. Die Leberenzyme steigen an. Sehr rasch bildet sich ein schwerer Ikterus heraus.

Gleichzeitig entwickelt sich bei vielen Hunden eine schwere Splenomegalie, die den ganzen Mittelbauch ausfüllt. Auch Hepatomegalien kommen vor. Eine chronische Form verläuft mit milderen, prinzipiell aber gleichen Symptomen.

Es fällt immer wieder auf, dass Hunde, die nach einer Reise zurückkehren, leichter erkranken als solche, die dauernd in endemischen Gebieten leben. Es wird vermutet, dass der schwerere Verlauf seine Ursache in weiteren (klinisch zunächst inapparenten) Infektionskrankheiten hat, die während der Erkrankung an Babesiose manifest werden (besonders Ehrlichiose).

Die Frage, ob die Hundebabesiose auch in Mitteleuropa heimisch werden könne, muss grundsätzlich bejaht werden, seit Vektoren, *Rhipicephalus sanguineus* und *Dermacentor* specc., bei uns auftreten. Dies zeigen insbesondere die Untersuchungen von GOTHE und WEGERDT (1991).

Während die Babesiose des Hundes gut bekannt und erforscht ist, wird über die Krankheit bei der Katze seltener, hauptsächlich aus Südafrika, berichtet. Allerdings beschreiben MOIK und GOTHE (1997) einen Fall von Babesiose bei einer zehn Monate alten Norwegischen Waldkatze, die aus Nordschweden stammte, als Welpe mit dem Flugzeug nach Deutschland gekommen war und keinen weiteren Auslandsaufenthalt hinter sich hatte. Eine Erregertypisierung konnte nicht durchgeführt werden. Die Symptome der Krankheit ähneln denen des Hundes.

Diagnose: Die Diagnose wird anhand eines Giemsa-gefärbten dicken Tropfens oder auch eines anderweitig gefärbten **Blutausstrichs** gestellt. Die Erreger erscheinen als birnenförmige, blauviolette Körper in den Erythrozyten. Am größten ist *B. vogeli*, es folgt *B. canis*, während *B. gibsoni* relativ klein ist.

Die von Babesien befallenen Erythrozyten haben eine geringere Senkungsgeschwindigkeit als gesunde Erythrozyten. Daher reichern sie sich beim Anfertigen eines Hämatokrits direkt unter dem Leukozytensaum an. Durch Absägen der Mikrohämatokritkapillare am Leukozytensaum und Ausstrich der darunter liegenden Erythrozytenschicht lassen sie sich daher leicht nachweisen (Randzonen des Ausstrichs).

Die *serologische Untersuchung* wird mit dem indirekten Fluoreszenztest durchgeführt

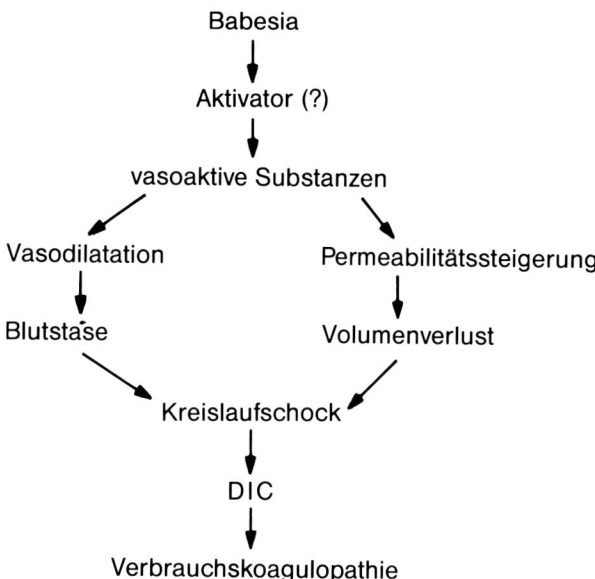

Abb. 3.36. Pathophysiologie der Babesiose des Hundes.

und zeigt eine Babesiose ca. 14 Tage nach Infektion sehr sicher an. In Zweifelsfällen (oder bei ungenügender Erfahrung) sollte dieser Test durchgeführt werden oder ein Ausstrich an ein Institut oder eine Klinik mit erfahrenem Personal eingeschickt werden.

Differentialdiagnose: Es kommen alle hämolytischen Anämien in Frage. Hunde, die an hämolytischer Anämie, Ikterus, Bilirubinurie, Hepatosplenomegalie mit Fieber leiden und sich kürzlich in Südeuropa, den Tropen oder Subtropen befanden, sind verdächtig für Babesiose.

Prognose: Ohne Behandlung zweifelhaft bis ungünstig, unter Behandlung recht günstig, wobei die größeren Arten günstiger als die kleinen zu beurteilen sind.

Therapie:

1. Kausale Behandlung: Sie ist beim Hund in der Bundesrepublik Deutschland insofern problematisch, als z. Z. für diese Tierart kein Babesizid zugelassen ist. Die Anwendung ist jedoch in § 56 a Arzneimittelgesetz in die eigenverantwortliche Entscheidung des Tierarztes gelegt, wenn kein anderes Arzneimittel vorhanden ist und nach Risikoabwägung durch die Krankheit eine ungleich größere Gefährdung als durch das Arzneimittel zu erwarten wäre. Dies trifft für die Babesiose zu. Der Tierbesitzer muss darüber aufgeklärt werden und sein Einverständnis erklären.

Eine Reihe von Babesiziden befinden sich im Handel.

– In Deutschland ist ohne größere Schwierigkeiten **Diminazenaceturat** (Berenil) erhältlich. Eine Dosisangabe ist vom Hersteller nicht zu erhalten, da keine Zulassung für den Hund besteht. Die früher auch selbst angewandte Dosis hat zwar eine Sterilität, in einem Teil der Fälle aber auch Nebenwirkungen hervorgerufen. Um die Nebenwirkungen weitgehend auszuschließen, gibt man heute 1,17 mg/kg KM (!) an drei aufeinander folgenden Tagen, also insgesamt 3,5 mg/kg KM. s. c. oder i. m. Mit dieser Dosierung lassen sich zwar gute therapeutische Resultate, aber im Allgemeinen keine Sterilität erzielen. Daher sind solche Hunde als potentielle Babesienträger anzusehen (nicht als Blutspender verwenden!). Bessere Dauererfolge, aber unter Inkaufnahme von evtl. Neben-

wirkungen, werden mit 3,5 mg/kg KM erzielt, die an drei Tagen gegeben werden. Weiterhin können eingesetzt werden:
- **Imidocarb** (Imizol), 6 mg/kg KM i. m., einmalig und Wiederholung nach 14 Tagen. Das Mittel ist auch gegen die häufig gleichzeitig mit der Babesiose auftretende Ehrlichiose wirksam. Imidocarb ist auch als Prophylaktikum anwendbar; die Dosis beträgt dann 2,4 mg/kg KM i. m. und ist dann für vier Wochen ausreichend. Allerdings ist eine absolut sichere Prophylaxe nicht in jedem Fall zu erzielen (GOTHE und WEGERDT).
- **Pentamidin**, 15 mg/kg KM i. m., s. c. einmalig oder 7 mg/kg KM i. m., s. c. an zwei Tagen. Der Wirkstoff wird allerdings bei Babesiose heute kaum noch angewandt.
- **Phenamidin**, 15 mg/kg KM s. c., Wiederholung nach 48 Stunden.

2. Symptomatische Behandlung:
- **Hypovolämischer Schock:** Bluttransfusion *nach* Einleitung der kausalen Behandlung 20 ml/kg KM oder
$$\frac{\text{Hkt (Spender)} - \text{Hkt (Empfänger)}}{\text{Hkt (Spender)}} \cdot 80 = \text{ml Blut/kg KM}$$
- **Flüssigkeits-Elektrolyt-Substitution:** Blutisoionische Lösungen entsprechend dem Dehydratationsgrad.
- **Nierenversagen:** Sorbit- oder Mannitlösung, 2 g/kg KM.
- **Dopamin** 10 µg/kg KM.
- **Dezentralisationsschock:** Prednisolon in hohen Dosen (5 bis 8 (bis 15) mg/kg KM); Wirkung fraglich.
- **Disseminierte intravasale Gerinnung:** Heparin 100 E/kg KM als Bolus, danach 30 bis 50 E/kg KM und Stunde am Dauertropf.
- **Azidose:** Bicarbonat nach der Formel 20 -BE · 0,3 · kg KM = Bikarbonat in mmol/Hund oder mehrmals täglich 1 bis 2 ml der 4,2 %igen Lösung pro kg KM.

Prophylaxe: Imidazol kann prophylaktisch eingesetzt werden. Die einmalige Dosis von 2,4 mg/kg KM gewährleistet nach Angaben des Herstellers einen vierwöchigen Schutz.

Impfprophylaxen sind in der Bundesrepublik Deutschland nicht erlaubt, da die im Ausland erhältlichen Impfstoffe hier nicht zugelassen sind.

3.5.3 Leishmaniose

Definition: Durch Protozoen verursachte Haut- oder/und Eingeweideerkrankung.
Ätiologie: *Leishmania (donovani) infantum, L. tropica.*
Pathogenese: Der Parasit, ein eiförmiges bis rundes, 2,5–5 × 1,2–2 µm großes Protozoon mit deutlich sichtbarem Kern und Kinetoplasten, befindet sich bei Hund und Katze in den Wirtszellen und vermehrt sich durch Zweiteilung. Die Übertragung erfolgt durch Stechfliegen der Gattung *Phlebotomus*. Die Krankheit ist damit an das Verbreitungsgebiet dieser Sandfliege gebunden, die sich südlich der 10 °C-Jahresisotherme erstreckt. Dies ist in Europa etwa identisch mit dem 45. Breitengrad; es werden jedoch auch Krankheitsfälle aus einigen südlich gelegenen warmen Flusstälern der Südschweiz und Frankreichs gemeldet.

Am häufigsten kamen in Deutschland beobachtete Krankheitsfälle bei Hunden vor, die der Herkunft nach oder reisebegleitend in folgenden Ländern waren (nach absteigender Häufigkeit geordnet): Spanien, Italien, Portugal und Südfrankreich/Korsika, Griechenland sowie vereinzelt aus der Türkei, „Südeuropa", „Afrika" (GOTHE u. Mitarb. 1997).

Vereinzelt kommt der Vektor auch in der Oberrheinischen Tiefebene vor; Übertragungen der Leishmaniose wurden jedoch noch nicht beobachtet.

Beim Blutsaugen gerät das Protozoon mit Leukozyten, besonders Monozyten, in den Darmkanal der Fliege, wo es sich zur promastigoten Form umwandelt und vermehrt. Es gelangt in den Ösophagus, von wo aus es beim nächsten Saugakt in den neuen Wirt übertragen wird. Nun befällt die amastigote Form Zellen des retikuloendothelialen Systems des Wirtes. Besonders betroffen sind Haut, Leber, Milz, Lymphknoten, Knochenmark. In einem eigenen Fall befand sich das erkrankte Tier nie im Ausland; es erkrankte im Alter von drei Jahren, nachdem die Mutter schon früher an Leishmaniose erkrankt war.

Klinisches Bild: Die Tiere erkranken zwischen einem und 18 Monaten nach dem Auslandsaufenthalt, so dass häufig kein kausaler Zusammenhang mehr hergestellt wird (daher ist gezieltes Fragen erforderlich!). Man unterscheidet eine Haut- und eine Eingeweideform, die aber beim Hund im Allgemeinen gleichzeitig bestehen. Es fällt eine zunehmende Abmagerung auf. Gleichzeitig wird die Haut schuppig, rissig, es entstehen Infektionen, Pyodermien und Ulzera. Die Haare werden stumpf und fallen aus. Die schließlich zum Skelett abgemagerten Patienten leiden an den Symptomen der Urämie, Hepatopathie, Anämie. Die Lymphknoten sind stark vergrößert, durch Abflussstörung der Lymphe im Darm entstehen Durchfälle. Auch Konjunktividiten kommen vor. Die Krankheit verläuft im Allgemeinen über Monate.

Diagnose: Nachweis des Erregers in Haut-, Lymphknoten-, Leber-, Knochenmarksbiopsie. Es empfiehlt sich, in Verdachtsfällen den IFA-Titer auf *L. donovani* durchzuführen. Es besteht eine Mitreaktion mit *Babesia cani*.

Differentialdiagnose: Entstehen von Hautkrankheiten in Verbindung mit Anämie, Hepato- und Nephropathie im Anschluss an Aufenthalte in Tropen und Subtropen müssen an die Leishmaniose denken lassen. Die Dermatitis erinnert an die squamöse Form der Demodikose.

Prognose: Hautleishmaniose ohne ausgeprägte sonstige Organmanifestation zweifelhaft, sonst ungünstig, besonders bei Urämie.

Therapie: Die Behandlung ist noch immer recht teuer und im Erfolg unsicher. Die besten Aussichten scheinen z. Z. fünfwertige Antimonpräparate zu garantieren. Pentamidine (z. B. Pentostam oder Lomidin, Specia), jeweils im Abstand von 2 bis 3 Tagen: 1. bis 6. Injektion 2 mg/kg KM, 7. bis 12. Injektion 3 mg/kg KM, 12. bis 15. (18.) Injektion 4 mg/kg KM, als DTI intravenös.

Pentostam wird in einer Dosis von 10 bis 20 mg/kg KM und Tag während 10 bis 14 Tagen gegeben. Die Behandlung muss in den meisten Fällen ein- bis mehrmals wiederholt werden. Die Therapieergebnisse sind unbefriedigend, da die Krankheit gerade bei Hautbefall häufig rezidiviert. REUSCH und Mitarb. (1987) schlagen bei Hautleishmaniose eine zusätzliche kutane Applikation vor. Glucantime, Specia, 2 × 10 Injektionen im Abstand von 14 Tagen, 60 bis 100 mg/kg KM langsam intravenös. Amphotericin B, 1. Tag 0,5 mg/kg KM, 2. Tag 0,75 mg/kg KM, 3. und folgende Tage (wenn möglich) 1,0 mg/kg KM. Nephrotoxisch! Urin- und Blutkontrolle! Als gut verträglich und

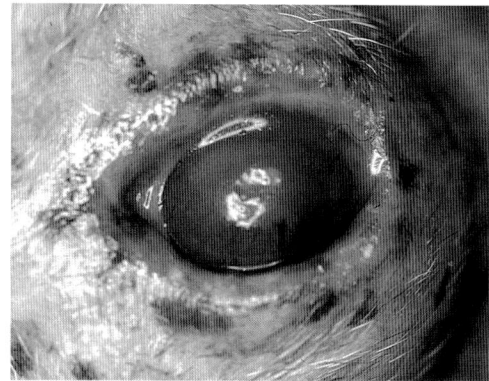

Abb. 3.37. Panophthalmie bei Leishmaniose.

ausreichend therapeutisch wirksam erwiesen hat sich Allopurinol in einer Dosis von zweimal täglich je 10 mg/kg KM per os (GOTHE u. Mitarb. 1997). Es sollte mindestens 14 Tage lang gegeben werden. Als günstig erwies sich die Kombination Allopurinol + Pentamidin.

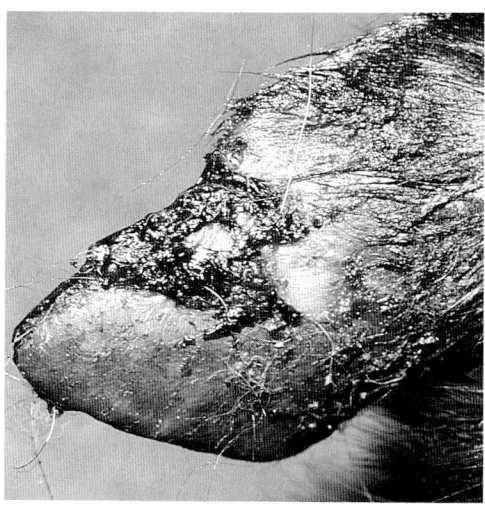

Abb. 3.38. Blutende Ulzera am Ohrrand und Dermatitis infolge Leishmaniose.

3.5.4 Hepatozoonose

Definition: In warmen Ländern weltweit vorkommende generalisierte Infektionskrankheit des Hundes und der Katze.
Ätiologie: *Hepatozoon canis*.
Pathogenese: Der Erreger wird durch die Braune Hundezecke (*Rhipicephalus sanguineus*) übertragen. Die Zecke nimmt ihn als Gametozyten auf, der in neutrophilen Granulozyten oder Monozyten lebt. Er wird dann nicht etwa durch einen erneuten Biss durch die Zecke auf einen anderen Wirt, sondern durch die orale Aufnahme der infizierten Zecke durch den Wirt übertragen. Danach wandern Sporozyten im Darm des Wirts (Hund oder Katze) aus und durchdringen die Darmwand. Die erste Vermehrung findet in mononukleären und Endothelzellen statt. Danach kommt es zur Infektion zahlreicher Organe, insbesondere Lunge, Leber, Milz, Herz- und Skelettmuskulatur, Lymphknoten. Dort können Zysten entstehen, oder es werden Mikromerozyten entlassen, die Monozyten und neutrophile Granulozyten infizieren, wo sie sich zu Gametozyten entwickeln. Diese können dann beim Blutsaugen wiederum von der Zecke aufgenommen werden.

Nicht selten werden gleichzeitig Infektionen mit Ehrlichien oder/und Babesien gefunden. So berichten DEINERT u. Mitarb. (1997) von einem Fall, der gleichzeit an Hepatozoonose, Ehrlichiose und Babesiose erkrankt war.

Klinisches Bild: Die Krankheit zeichnet sich in der Regel durch chronischen Verlauf aus. Fieber, gestörtes Allgemeinbefinden, Muskelschmerz, der sich in steifer Bewegung äußert, ferner pneumonische Veränderungen mit Husten und Nasenausfluss sind die Symptome der Hepatozoonose. Hinzu kommen können Diskospondylitis, Arthritis (möglicherweise immunmediiert). Bisweilen treten Durchfall auf und als Folge einer Glomerulonephritis Polydipsie und Polyurie. Vermutlich ebenfalls autoimmunbedingt sind Leber- und Milzamyloidosen. Herzinsuffizienzen werden als Folgen von granulomatöser Entzündung des Myokards gesehen. Nicht selten sind außerdem pyodermische Hautveränderungen. Die Schwere der Symptome wechselt häufig, es kann zu Spontanremissionen kommen.

Die eigenen Fälle betrafen ausschließlich Hunde, die reisebegleitend im südlichen Ausland waren oder von dort aus fürsorglicher Tierliebe zusammen mit der Infektion mitgebracht worden waren.
Diagnose: Der Erreger kann in neutrophilen Granulozyten und Monozyten gefunden werden. Er drängt den Zellkern an eine Seite der Zelle und erscheint selbst auf der gegenüberliegenden in ovaler oder Eiform. Außerdem kann er in Organbioptaten histologisch nachgewiesen werden.
Differentialdiagnose: Da die Krankheit häufig in Verbindung mit Leishmaniose oder Babesiose vorkommt und mit diesen einige Symptome gemeinsam hat, kann sie übersehen werden.
Therapie: Eine fundierte Behandlungsmethode ist noch immer nicht in Sicht (GOTHE u. Mitarb. 1994). Eigene Fälle wurden mit Doxycyclin, zweimal täglich je 10 mg/kg KM per os, zwei bis drei Wochen lang behandelt. Dies stimmt mit den meisten Berichten aus der Literatur überein. Außerdem empfohlen werden Metamizol, Imidazol, Sulfonamid-Trimethoprim-Kombinationen und Chloramphenicol. Die Behandlungen wurden zwischen zweieinhalb Wochen bis zu zwei Monaten durchgeführt (FISCHER u. Mitarb. 1994; dort weitere Literatur). Zusätzlich erforderlich ist symptomatische Therapie je nach klinischem Erscheinungsbild.

3.6 Parasitosen
(M.-A. HASSLINGER)

Von den Parasiten der Kleintiere interessieren in Europa vordergründig solche von Hund und Katze, weil einige herkömmliche Spezies an den parasitär bedingten Zoonosen beteiligt sein können und zum anderen diese Hausgenossen als Urlaubsbegleitung aus Südeuropa weitgehend dort verbreitete, hier weniger bekannte Arten zu uns einschleppen.

Aus der Fülle von Parasiten bei diesen Haustieren soll nachfolgend nur auf bedeutsame, in der Praxis häufiger anzutreffende Formen näher eingegangen werden. Einige wenige seltene, dennoch erwähnenswerte stehen in Klammern; nach jeweils allgemein bedeutsamen Ausführungen sind schließlich den Übersichten weitere Hinweise zu entnehmen.

Bei speziellen Fragestellungen ist die Fachliteratur hinzu zu ziehen, weil im Rahmen eines solchen begrenzten Beitrages ganz zwangsläufig nicht auf alle detaillierten, letztendlich recht komplizierten Dinge eingegangen werden kann.

Ganz allgemein sind unter den **Protozoen** bei der Katze die Toxoplasmen von besonderer Wichtigkeit, weil sie eine potentielle Gefahr für den Menschen darstellen. Ähnliche Bedeutung können Giardien erlangen, obwohl die gegenseitige Ansteckung von Hund oder Katze und Mensch noch nicht völlig geklärt ist. Bei Leishmanien, Trypanosomen und Babesien handelt es sich um typische, in tropischen und subtropischen Gebieten verbreitete Einzeller, an die sich aber gelegentlich in der Kleintierpraxis erinnert werden sollte, wenn Patienten mit ungewohnten Symptomen vorgestellt werden.

Trematoden haben bei Karnivoren in Mitteleuropa eine recht geringe Bedeutung und nur in ganz seltenen Fällen begegnet man Formen, die außerdem in völlig andere Verbreitungsgebiete gehören.

Umso wichtiger sind die sich stets über Zwischenwirte entwickelnden **Zestoden**. Man findet sie bei den Fleischfressern sehr verbreitet, einige Arten haben ein herausragendes Infektionsrisiko für den Menschen. In zahlreichen Fällen wird es jedoch möglich, neben der Chemotherapie durch Futterbeschränkungen eine sinnvolle Prophylaxe zu betreiben.

Aus humanhygienischer Sicht ist bei den **Nematoden** des Hundes der Nachweis eines Hakenwurmbefalles oder die Differentialdiagnose bei Askariden ein Postulat, das keineswegs übergangen werden sollte. Andere Rundwürmer erwecken das allgemeine Interesse, weil sie bisweilen recht unterschiedliche Dosierungen verlangen, um sie erfolgreich zu eliminieren.

Die als Ektoparasiten an oder in der Haut vorkommenden **Arthropoden** sind zum Teil schon makroskopisch als solche zu erkennen. Treten jedoch offensichtlich Hautveränderungen auf, bedarf es der Entnahme eines Hautgeschabsels, um nunmehr nach nur unter dem Mikroskop feststellbaren Parasiten zu suchen, eine Differentialdiagnose zu treffen und parasitenspezifische Behandlungen einzuleiten.

3.6.1 Endo- und Ektoparasiten des Hundes

3.6.1.1 Protozoen

Definition: Durch in Darm, Muskulatur, Blut und Haut lokalisierte Einzeller verursachte Erkrankungen.
Ätiologie: *Cystoisospora canis, C. ohioensis, C. burrowski, Toxoplasma gondii (Hammondia heydorni), Sarcocystis cruzei, S. tenella, S. bertrami, S. miescheriana, Giardia canis, Babesia canis, Leishmania canis* (Tab. 3.7).
Pathogenese: *C. canis* ist die pathogenste der drei *Cystoisospora*-Spezies des Hundes, die wirtsspezifisch sind und insbesondere bei Jungtieren vorkommen. Nach schwachen Infektionen ist die Darmschleimhaut verdickt, stärkere führen im Jejunum und Ileum zur hämorrhagischen Enteritis. *T. gondii* verursacht wenig Veränderungen, auch wenn solche bisweilen erwähnt werden. Ebenso fallen natürliche Infektionen mit Sarkozystis-Material wenig auf. *G. canis* ruft bei Jungtieren in den ersten 6 Lebensmonaten katarrhalische Entzündungen im Dünndarm mit Atrophie der Darmzotten und Desquamation von Epithelzellen hervor; als Faktorenkrankheit verlangt die Giardiose eine gewisse Disposition zur Manifestierung. *B. canis* führt zu einer Reihe von Veränderungen, u. a. einer Erhöhung der Kapillarpermiabilität und Vasodilatation sowie Schädigungen der Endothelzell- und Erythrozytenmembran; dem Zusammenwirken zahlreicher Faktoren folgen Anämie sowie Leber- und Nierenschädigungen. Über die Pathogenese von *B. canis* sind wenige Kenntnisse vorhanden. Man findet Abnormitäten in Bezug auf T- und B-Zellen, an Glomerulonephritis, Polyathritis und Vaskulitis sind ursächlich zirkulierende Antigen-Antikörper-Verbindungen beteiligt. Bei der Leishmaniose fallen auch Glomerulonephritis sowie Hepatomegalie, Lymphknotenschwellung und Splenomegalie auf; sie ist regelmäßig von kutanen Veränderungen begleitet.
Klinisches Bild: Selbst bei Jungtieren verlaufen schwache *Cystoisospora*-Infektionen symptomlos, während stärkere mit anfänglich dünnbreiigem Kot, später blutig-wässri-

Tab. 3.7: Wichtige beim Hund anzutreffende Protozoen

Art	Infektion Entwicklung	Präpatenz (in Tagen)	Nachweis (intra vitam)	Behandlung mit ... (Wirkstoff)
Cystoisospora canis (syn. *Isospora canis*)	**direkt (+ indirekt)** oral über Oozyste oder Domozoiten Zwischenw.: Kleinnager, Katze	8–10 (8-9)	**Flotation** unsporulierte, leicht ovale Oozyste, Ø 35 × 32 µm	Amprolvet (Amprolium) Tribrissen (Trimethorprim + Sulfadiazin)
Cystoisospora ohioensis (syn. *Isospora ohioensis*)	**direkt (+ indirekt)** oral über Oozyste oder Domozoiten Zwischenw.: Kleinnager, Katze	6 (7–11)	**Flotation** unsporulierte, rundliche Oozyste, Ø 24 × 20 µm	Baycox (Toltrazuril)
Cystoisopora burrowsi (syn. *Isospora burrowsi*)	**direkt (+ indirekt)** oral über Oozyste oder Domozoiten Zwischenw.: Kleinnager	6-9 (7–11)	**Flotation** unsporulierte, kleine Oozyste, Ø 21 × 18 µm	
Toxoplasma gondii	**direkt + indirekt** oral über sporulierte Oozysten oder Zysten	3-9	nur serologisch möglich (SFT, KBR, IHAT u. a.)	Langzeit-Sulfonamide (Sulfadimidin + Pyrimethamin)
Sarcocystis cruzi	**indirekt** oral über Zysten Zwischenw.: Rind	9–33	**Flotation** Sporozysten, Ø 15 × 10 µm	nicht erforderlich (Prophylaxe!)
Sarcocystis tenella	**indirekt** oral über Zysten Zwischenw.: Schaf	8-9	**Flotation** Sporozysten, Ø 16,5 × 10 µm	
Sarcocystis bertrami	**indirekt** oral über Zysten Zwischenw.: Pferd	8–15	**Flotation** Sporozysten, Ø 15 × 10 µm	
Sarcocystis miescheriana	**indirekt** oral über Zysten Zwischenw.: Schwein	9–10	**Flotation** Sporozysten, Ø 12 × 8 µm	
Gardia canis	**direkt** oral	5–16	**Flotation** Zysten, 12 × 9 µm Trophozoiten in Durchfallkot, 14 × 9 µm	Ipronidazol Metronidazol Tinidazol

Tab. 3.7: (Fortsetzung)

Art	Infektion Entwicklung	Präpatenz (in Tagen)	Nachweis (intra vitam)	Behandlung mit... (Wirkstoff)
Babesia canis	**indirekt** Zwischenw.: Zecken	7–21	**Blutausstrich** (Kapillarblut) Trophozoiten intra-erythrozytär, birnenförmig, 3–5 µm **Serologie** IFAT, ELISA, Dot-ELISA, Antikörper	**Chemoprophylaxe:** Imidazol (Imidocarb) **Infektionsprophylaxe:** Asuntol (Choumaphos) Ragadan (Heptenophos) Sebacil (Phoxim)
Leishmania donovani	**indirekt** Zwischenw.: Mücken	mehrere Wochen/ Monate	**Punktionsmaterial** Sternalmark, Hautlymphknoten **Abstriche** Hautveränderungen **Serologie** IFAT, IHAT, (ELISA)	Pentostam (Stibogluconat-Natrium) Glucantime (N-Methylglucaminantimonat)

gem Durchfall einhergehen und von Fieber begleitet sind; Fressunlust, Abmagerung und Apathie stellen sich als Folgen ein. Toxoplasmose äußert sich beim Hund nur nach Aufnahme ungewöhnlich großer Oozystenzahlen, die Störung des Allgemeinbefindens kennzeichnen Diarrhö, Erbrechen und zeitlich begrenzte Temperaturerhöhungen. Grundsätzlich sind eine generalisierte (Darmstörungen) und zentralnervöse Form (Bewegungsanomalien) sowie durch Parese und Paralyse verursachte Radikuloneuritis zu unterscheiden. Die Aufnahme von Sarkosporidien verläuft oft symptomlos, bisweilen sollen wässrige Durchfälle oder Diarrhöen auftreten. Wechselnder Durchfall mit schleimig-blutigem Kot deuten auf eine Infektion mit *G. canis* hin. Die Symptome bei der Babesiose sind sehr unterschiedlich und weitgehend von der Reaktion des befallenen Organes abhängig. Der mit Fieber beginnenden Erkrankung folgen Inappetenz, Abmagerung, Anämie und Ikterus. Neben meist vergrößerter Milz wird durch Hämoglobin- und Bilirubinurie entstandener dunkelroter Harn ausgeschieden. Außerdem treten Veränderungen an der Lungenfunktion, dem Bewegungsablauf und an den Augen auf. Folgeerscheinungen sind schließlich Nierenversagen und hämorrhagische Enteritis. Die Hautveränderungen durch Leishmanien zeigen sich schuppenartig an Ohrmuschel, Lidrändern, Nasenrücken und Ellbogen; bei Fieberschwankungen kann man Durchfall mit Abmagerung und Anämie sowie Bewegungsstörungen beobachten.

Diagnose und Differentialdiagnose: Durch Flotation ist der Nachweis aller Oozysten zu führen. Die drei *Cystoisospora*-Arten lassen sich zwar durch ihre Größe voneinander unterscheiden, *C. ohioensis* von *C. burrowski* nicht immer sicher; noch kleiner (~ 12 µm) sind die runden Oozysten von *H. heydorni* und die von Sarkosporidien werden stets sporuliert ausgeschieden. Eine Differentialdiagnose der *Sarcocystis*-Spezies ist anhand der Sporozysten nicht möglich, sie erfordert (post mortem) die morphologische Prüfung der Zystenhülle. *Toxoplasma*-Infektionen verlangen serologische Methoden (IFAT,

ELISA, IHAT). Für *G. canis* eignen sich die Anreicherung mit Zinksulfatlösung oder die MIFC-Methode. Im giemsagefärbten Ausstrich von Kapillarblut lassen sich die intraerythrozytär gelegenen Teilungsformen von *B. canis* entdecken. Der Nachweis von Leishmanien gelingt im ebenfalls nach Giemsa angefärbten Punktionsmaterial aus Hautlymphknoten oder Sternalmark bzw. mit Abstrichen von Hautveränderungen; differentialdiagnostisch bieten sich auch verschiedene immunbiologische Verfahren an.

Prognose: *Cystoisospora*- und *Sarcocystis*-Infektionen rufen eine gewisse Immunität hervor, was sich bei der Reinfektion durch völlige oder zumindest erhebliche Reduktion der Oozysten- bzw. Sporozystenausscheidung günstig bemerkbar macht. Die Giardose scheint aufgrund von experimentell ermittelten Daten inzwischen als eine Zoonose zu gelten. Dagegen beherbergt der Hund nur *T. gondii*-Zysten und hat für die Übertragung keinerlei Bedeutung. *B. canis* und *L. donovani*, ursprünglich in den Tropen und Subtropen sowie Südeuropa beheimatet, haben sich leider mit der Zeit bis nach Mitteleuropa ausbreiten können.

Prophylaxe: Selbst unter strengen hygienischen Maßnahmen ist eine Ansteckung mit *Cystoisospora*-Spezies nicht gänzlich zu verhindern. Durch mechanische (chemische) und physikalische Reinigung lassen sich jedoch die infektiösen Stadien erheblich reduzieren. Zur Vorbeugung zählt hier, ebenso wie bei den Sarkosporidien, völlig auf die Verfütterung rohen Fleisches zu verzichten. Bezüglich der eingeschleppten Erreger sollte sehr klar überdacht werden, den Hund überhaupt in die betreffenden Gebiete mitzunehmen; gegebenenfalls ist dann auf eine Bekämpfung der Überträger nicht zu verzichten (Infektionsprophylaxe).

Therapie: Für die meisten Behandlungsfälle bietet sich gegen *Cystoisospora* spp. die Verwendung von Sulfonamiden an. Vielfach handelt es sich um Kombinationspräparate, die den Effekt potenzieren. Bei einigen in der Humanmedizin verwendeten Mitteln hat man jedoch mit Unverträglichkeiten zu rechnen. Bei Sarkosporidien ist neben der Prophylaxe keine Behandlung notwendig. Für *B. canis* steht gegenwärtig kein hierzulande zugelassenes, gut verträgliches Mittel zur Verfügung. Zur Bekämpfung der Leishmaniose wird erwähnt, sie wäre recht arbeitsaufwendig, kostspielig und nur kurzfristig wirksam; man entschließt sich sogar in den Mittelmeerländern nicht selten zur Euthanasie.

3.6.1.2 Trematoden

Definition: Mit zwei Saugnäpfen ausgerüstete, ungegliederte, zwittrige Plattwürmer, die im Dünndarm und an Organen zu Veränderungen beitragen.

Ätiologie: *Metorchis albidus, Opisthorchis felineus* und *Pseudamphistomum truncatum, Paragonimus* spp., *Alaria alata, Apophallus donicus, Cryptocotyle lingua, Heterophys heterophys* und *Metagonismus yokogawai*.

Pathogenese: Vorkommen der Parasiten in Leber oder Pankreas, Lunge bzw. Dünndarm. Je nach Aufenthaltsort kommt es zu katarrhalischen Entzündungen mit Vergrößerung der Organe oder des Gewebes.

Klinisches Bild: Die Symptome richten sich ebenso nach der Lokalisation und äußern sich in Anämie, Ikterus, Inappetenz, Atembeschwerden und Husten sowie Enteritis.

Diagnose und Differentialdiagnose: Der Trematodenbefall stützt sich auf den Nachweis der je nach Parasitenart unterschiedlichen Eier zwischen 26–30 × 11–15 μm *(O. felineus)* und etwa 100 × 70 μm *(A. alata)*.

Prognose: Infolge des seltenen Vorkommens handelt es sich um weitgehend unbedenkliche Parasiten.

Prophylaxe: In den meisten Fällen erfolgt die Entwicklung über Schnecken (1. Zwischenwirt) und Fische (2. Zwischenwirt). Der Verzicht auf Verfütterung roher, suspekter Fische aus Binnenseen und Flüssen kann die Infektionsgefahr erheblich einschränken, während sich der Zyklus dann nicht so ideal unterbrechen lässt, wenn – wie für *A. alata* – Amphibien, Reptilien, Vögel und Säugetiere als 2. Zwischenwirt fungieren.

Therapie: Erste Behandlungserfolge zeigten sich bislang mit Droncit (Praziquantel) (*O. felineus, M. yokogawai, Paragonimus* spp.), Panacur (Fenbendazol) (*Paragonimus* spp.) und Valbazen (Albendazol) (*Paragonimus* spp.).

3.6.1.3 Zestoden

Definition: Durch darmlose, zwittrige Plattwürmer mit zahlreichen oder wenigen Glie-

Tab. 3.8: Bei Hunden häufiger vorkommende Zestoden

Art	Infektion Entwicklung	Präpatenz (in Tagen)	Nachweis (intra vitam)	Behandlung mit ... (Wirkstoff)
Diphyllobothrium latum	**indirekt**, oral 1. Zwischenwirt.: Kleinkrebse (Korazidium → Prozerkoid) 2. Zwischenwirt.: Süßwasserfische (→ Plerozerloid)	18	**Sedimentation** gedeckelte Eier, Ø 65 × 45 µm	Droncit (Praziquantel)
Mesocestoides lineatus	**indirekt**, oral 1. Zwischenwirt: Moosmilben (?) 2. Zwischenwirt.: Amphibien, Reptilien, Vögel, Säuger (→ Tetrathyridium)	16–21	Eier selten im Kot **(Flotation)** zu finden tonnenförmige Proglottiden mit Eibehälter (Paruterinorgan)	Droncit Scolaban (Bunamidin) Valbazen (Albendazol)
Dipylidium canicnum	**indirekt**, oral Zwischenwirt: Floh Haarling? (→ Zystizerkoid)	16–21	Eipakete, 120 × 200 µm mit 5–30 kugeligen Eiern (40–50 µm) gurkenkernförmige, **rosa** Proglottiden, bilaterale, äquatoriale Genitalpori	Droncit Lopatol (Nitroscanat) Scolaban
Diplopylidium noelleri	**indirekt**, oral Zwischenwirte: Amphibien, Reptilien	21–28	Eipakete mit einzelnen Eiern, gurkenkernförmige, **weiße** Proglottiden, bilaterale präaquatoriale Genitalpori	
Joyeuxiella pasqualei	**indirekt**, oral Zwischenwirt: Reptilien		Eipakete mit einzelnen Eiern, rechteckige, **weiße** Proglottiden, bilaterale, äquatoriale Genitalpori	
Taenia hydatigena	**indirekt,** oral Zwischenwirte: Pflanzenfresser u.a. Schlachttiere *(Cysticercus tenuicollis)*	52–66	**Flotation** radiärgestreifte Eier (40 × 35 µm) mit Oncosphäre Proglottiden 8–10 × 4,5 mm, kurzer Uterusmedianstamm beiderseits mit 5–8 Seitenästen	Droncit Flubenol (Flubendazol) Lopatol Panacur (Fenbendazol) Polyverkan (Niclosamid + Oxibendazol) Scolaban

Tab. 3.8: (Fortsetzung)

Art	Infektion Entwicklung	Präpatenz (in Tagen)	Nachweis (intra vitam)	Behandlung mit ... (Wirkstoff)
Taenia pisiformis	**indirekt,** oral Zwischenwirte: Hase, Kaninchen (*Cysticercus pisiformis*)	42	**Flotation** radiärgestreifte Eier (40 × 35 μm) mit Oncosphäre Proglottiden 7–10 × 4,5 mm, langer Uterusmedianstamm beiderseits mit 8–14 Seitenästen	
Taenia ovis	**indirekt,** oral Zwischenwirte: Schaf, Ziege (*Cysticercus ovis*)	44–126	**Flotation** radiärgestreifte Eier (30 × 35 μm) mit Oncosphäre Proglottiden 7–8 mm, Uterusmedianstamm beiderseits mit 20–25 Seitenästen	
Taenia multiceps (syn. *Multiceps multiceps*)	**indirekt,** oral Zwischenwirt: Schaf (*Coenurus cerebralis*)	38–43	**Flotation** radiärgestreifte Eier (35 × 30 μm) mit Oncosphäre Proglottiden 8–12 mm, Uterusmedianstamm beiderseits mit 9–20 wenig verzweigten Seitenästen	
Echinococcus granulosus	**indirekt,** oral Zwischenwirte: Herbivoren und Mensch (!) (*Echinococcus cysticus*)	34–58	**Flotation** Eier in Morphologie und Größe wie die der Taenien **diagnostische Entwurmung** mit Arekolin-Derivaten meist nur 3 Proglottiden, insgesamt 2–6 mm lang	Droncit Drontal plus (Parziquantel + Pyrantel + Febantel)
Echinococcus multilocularis	**indirekt,** oral Zwischenwirte: Kleinnager und Mensch (!) (*Echinococcus alveolaris*)	26–37	**Flotation** Eier in Morphologie und Größe wie die der Taenien meist nur 5 Proglottiden, insgesamt 1,2–3,7 mm lang	

dern (Proglottiden) ausgestattete Plattwürmer hervorgerufene Darmstörungen.

Ätiologie: *Diphyllobothrium latum, Mesocestoides lineatus, Dipylidium caninum, Diplopyllidium noelleri, Joyeuxiella pasqualei, Taenia hydatigena, T. pisiformis, T. ovis, T. multiceps, (T. polyacantha, T. serialis, T. crassiceps, T. cervi), Echinoccocus granulosus, E. multilocularis* (Tab. 3.8).

Pathogenese: Insgesamt gesehen ist die Pathogenität durch Bandwürmer bei Karnivoren als recht gering und weitgehend unbedeutend zu betrachten. So führen Infektionen mit *D. latum*, im Gegensatz zum Mensch, beim Hund nur zu schwachen Darmstörungen. Bei Dilepididen fielen Entzündungen und desquamatöse Veränderungen an den Anheftungsstellen und deren Umgebung auf. Ähnlich leichte entzündliche Veränderungen werden durch die Hakenkränze der *Taenia*-Spezies verursacht, man findet Gewebereste in den Saugnäpfen. Zusätzlich werden begrenzt Ansammlungen von Fibroblasten, Histiozyten und Plasmazellen beobachtet, die ursächlich an Verdickungen der Schleimhaut beteiligt sind. *Taenia*-Infektionen fördern auch die Bildung von glasigem, zähflüssigem Schleim. *E. granulosus* siedelt sich in seiner Vielzahl zwar zwischen den Darmzotten und Lieberkühnschen Krypten an, aber ohne das Gewebe wesentlich zu schädigen.

Klinisches Bild: Selbst bei starken Infektionen mit *D. latum* lassen sich kaum typische Symptome entdecken. Man beobachtet gelegentlich Inappetenz und spontane Diarrhö. Allerdings kann sich je nach Art der Bandwürmer und Gesamtvolumen die Gefahr eines Ileus ergeben. Infektionen mit *Taenia*-Arten verhalten sich oft ebenso symptomlos und unspezifische Störungen wie Inappetenz, Diarrhö, Exsikkose oder Abmagerung sind selten den Zestoden anzulasten als vielmehr die Folge gleichzeitiger Sekundärinfektionen. Fehlende Epithelschädigungen durch *E. granulosus* lassen schließlich auch bei massivem Befall (mit bis zu 300 000 Exemplaren – Ø = 1000) kein klinisches Bild erkennen.

Diagnose und Differentialdiagnose: Die Feststellung einer Bandwurminfektion stützt sich nach der makroskopischen Überprüfung des Kotes auf abgegangene Proglottiden, hernach auf den koproskopischen Nachweis von Eiern mittels Flotation; nur die gedeckelten Eier von *D. latum* (90 × 50 μm) lassen sich günstigerweise durch Sedimentation gewinnen. Während am Analbereich haftende, aktiv ausgewanderte rosafarbene Glieder von *D. caninum* die typischen Eipakete entlassen, sind die Eier von *D. noelleri* und *J. pasqualei* einzeln umhüllt in den weißen Proglottiden enthalten. Die radiärgestriften, runden Eier der Taenien lassen keine Unterschiede zwischen den Arten erkennen und sind auch bedauerlicherweise überhaupt nicht von denen der Echinokokken abzugrenzen.

Die mit dem Kot ausgeschiedenen Proglottiden werden zur weiteren Differenzierung herangezogen. So lässt sich durch morphologische Unterschiede an Medianstamm und Seitenverzweigungen des Uterus gelegentlich die *Taenia*-Spezies ableiten. Aber eine verlässliche Identifizierung ist nur am nach Therapie gewonnenen Skolex möglich und wird nach morphologischen Aspekten an den Haken des Rostellum vorgenommen. Bei Verdacht einer *Echinococcus*-Infektion ist eine diagnostische Therapie mit vermifugen, arekolinhaltigen Präparaten (Anthelin, Hydarex, Renoban) nicht zu umgehen, die aber unter äußerst strengen hygienischen Bedingungen und Sicherheitsvorkehrungen zu erfolgen hat. Die Aussagekraft ist aber immer noch unbefriedigend und man bemüht sich, in dieser Hinsicht auch serologisch etwas weiterzukommen.

Prognose: Bei der Vielfalt von Bandwürmern bei Karnivoren sind sowohl ihre larvalen als auch adulten Formen sehr bedeutungsvoll. Die Entwicklung erfolgt über Zwischenwirte und das Vorkommen der verschiedenen Zestodenarten ist von der Verbreitung ihrer Finnenträger und Kontaktmöglichkeit zum Endwirt abhängig. Dies erklärt auch die gebietsmäßig unterschiedliche Verbreitung. Die Zestoden beeinflussen nicht nur allein den Gesundheitszustand sowie das allgemeine Wohlbefinden des infizierten Tieres. Bekanntlich kann auch der Mensch als gewöhnlicher Wirt oder unnatürlicher Zwischenwirt am Entwicklungszyklus beteiligt sein.

Prophylaxe: Mit Ausnahme von *M. lineatus, D. noelleri, J. pasqualei* oder *E. multilocularis*, bei denen sich der Zwischenwirt unseres Zugriffes entzieht, ist es bei den anderen Zestodenarten möglich und auch wichtig, das Infektionsgeschehen zu kontrollieren und in den Griff zu bekommen. Die konsequente

Verfütterung nur vorher gekochten oder gefrosteten Fleisches verhindert, dass der Endwirt Kontakt zu infektiösem Material erhält. So lässt sich auf einfache Weise der Zyklus sehr nachhaltig unterbrechen. Bei *D. caninum* ist vorbeugend eine Flohbekämpfung am Tier und dessen Lager zu berücksichtigen.

Therapie: Bei relativ geringer Pathogenität dient die Therapie mehr epidemiologischen Belangen, was heißt, dass einmal die Weiterentwicklung verhindert werden soll und zum anderen das Auftreten von Finnen beim Schlachtvieh lebensmittelhygienisch zur erwähnten Vorsorge führen muss.

Die Gattungen der Bandwürmer reagieren recht unterschiedlich auf die verschiedenen Zestozide, wobei in den meisten Fällen ein guter Effekt gegen unreife und reife Stadien im Darm, aber wenig larvizide und keine ovizide Wirksamkeit besteht.

Obwohl mit Praziquantel gegen *Echinococcus* spp. ein bemerkenswert potenter Wirkstoff zur Verfügung steht, sollte dennoch wegen des Infektionsrisikos für den Menschen bei bestätigter Diagnose günstigerweise eine Euthanasie in Erwägung gezogen werden.

3.6.1.4 Nematoden

Definition: Lang gestreckte oder spindelförmige, geschlechtlich differenzierte Rund- oder Fadenwürmer, die sich im Verdauungstrakt, Atmungssystem und anderen Organen ansiedeln und Krankheiten hervorrufen.

Ätiologie: *Toxocara canis, Toxascaris leonina, Ancylostoma caninum, Uncinaria stenocephala, Trichuris vulpis, Capillaria aerophila, Angiostrongylus vasorum, Dirofilaria immitis* (*D. repens, Dipetalonema* spp.) (Tab. 3.9).

Pathogenese: Die Entwicklung beginnt in den meisten Fällen mit oraler Infektion und endet über 4 Larvenstadien nach entsprechenden Häutungen mit der Geschlechtsreife. Sonderstellungen nehmen einerseits *T. canis* mit zusätzlicher pränataler oder/und galaktogener Ansteckung sowie trachealer bzw. somatischer Migration und andererseits *A. caninum* mit perikutanem und/oder galaktogenem Ansteckungsweg ein; bisweilen dienen paratenische Wirte als Ansteckungsquelle. Lungenwürmer spielen bei Hunden eine untergeordnete Rolle und werden deshalb auch wenig beachtet. Die in Blut- und Lymphbahnen, in Körperhöhlen sowie Bindegewebe parasitierenden Filarien sind mehr in warmen Gebieten verbreitet und werden inzwischen gar nicht so selten nach Mitteleuropa eingeschleppt.

Bei pränatal mit *T. canis* infizierten Welpen kann es schon frühzeitig zum Exitus kommen, wenn die Larven während des trachealen Wanderweges bereits in der Lunge umfangreiche Schäden hervorrufen. Starke Ansammlungen von Larven im Darm führen zu aufgeblähtem, druckempfindlichem Abdomen. Nach perkutaner Ansteckung mit *A. caninum* und Empfindlichkeiten an den Eintrittsstellen werden während der Wanderung in der Lunge ebenso Schäden verursacht. Im Jejunum sind dann später die Würmer fest an die Darmwand angesaugt und in der Lage, erhebliche Mengen von Blut aufzunehmen. Im Zäkum und proximalen Kolon findet sich *T. vulpis* mit dem langen, dünnen Vorderende tief in der Epithelschicht förmlich eingelassen, was zu beträchtlichen Entzündungen und Einlagerung von Granulozyten, Histiozyten und Plasmazellen in der Propria führt; gelegentlich werden hier und in der Submukosa Hyperämie und Ödeme beobachtet. *C. aerophila* ruft nur bei starken Infektionen Tracheitis und Bronchitis hervor, was recht oft von Sekundärinfektionen begleitet ist. Vielfältig können die Veränderungen durch *D. immitis* an den Lungenarterien sein, die dann aber weitere Schäden an Herz, Leber und Nieren, daneben auch an den Augen sowie der Haut nach sich zu ziehen in der Lage sind.

Klinisches Bild: Neben dem sog. Askaridenbauch, wechselnder Fresslust und struppigem, glanzlosem Haarkleid sind rachitische Anzeichen meist die Folge von Stoffwechselstörungen bei starken Spulwurminfektionen. Infolge Eiweißmangelernährung und fehlender Immunität machen sich besonders bei jungen Hunden Infektionen mit Hakenwürmern bemerkbar. Neben Abmagerung, häufig blutigem Durchfall und Exsikkose zählen anämische Erscheinungen als brauchbare Anzeichen. Letztere zeigen sich auch bei Peitschenwürmern, werden aber nicht durch den direkten Blutentzug, sondern mehr durch Blutaustritt an der geschädigten Schleimhaut hervorgerufen. Das Vorkommen von Lungenhaarwürmern äußert sich durch

Tab. 3.9: Praxisrelevante Nematoden des Hundes

Art	Infektion Entwicklung	Präpatenz (in Tagen)	Nachweis (intra vitam)	Behandlung mit ... (Wirkstoff)

Toxocara canis	**direkt**, oral
	1. tracheal
	2. somatisch
	  a) pränatal
	  b) galaktogen
	3. über paratenische Wirte
		32–39	**Flotation**
			dickschalige, runde Eier mit **dunklem** Innenraum, Hülle außen netzförmig eingedellt (75–90 µm)
				Drontal plus
				Flubenol KH
				Flubenol P
				Ivomec (Ivermectin)
				Lopatol
				Polyverkan
				Stronghold (Selamectin)
				Telmin KH (Mebendazol)
				Piperazinsalze

Toxascaris leonina	**direkt**, oral 1. embryonierte, infekt. Eier 2. über paratenische Wirte	28–77	**Flotation** dickschalige, rundovale Eier mit **hellem**, nicht ganz ausgefülltem Innenraum, Hülle außen glatt (75–85 µm)	
Ancylostoma caninum	**direkt** 1. perkutan (Larven) 2. oral 3. über paratenische Wirte	14–17 (Welpen) bis 26 (ältere Hunde)	**Flotation** dünnschalige, kurze + breite Eier (70 × 50 µm)	Banminth (Pyrantelembonat) Drontal plus Flubenol KH Flubenol P Ivomec Panacur Polyverkan Telmin KH Tenac (Dichlorvos)
Uncinaria stenocephala	**direkt**	14–18	**Flotation** dünnschalige, schmale + lange Eier (85 × 45 µm)	
Trichuris vulpis	**direkt**, oral	74–87	**Flotation** zitronenförmige, braungelbe Eier mit konvex vorspringenden Polpfröpfen (80 × 40 µm)	Banminth plus (Pyrantel + Oxantel) Drontal plus Flubenol Telmin KH
Capillaria aerophila	**direkt**, oral	–42	**Flotation** zitronenförmige, strukturierte Eier mit konkaven Polpfröpfen Eier auch in Nasen- und Trachealschleim (70 × 40 µm)	Citarin (Levamisol) Telmin KH
Angiostrongylus vasorum	**indirekt**, oral Zwischenwirte: Nackt- + Gehäuseschnecken	40–49	**Migration** (Auswanderverfahren) Larve I mit S-förmigem Hinterende (Einkerbung) und Dorsaldorn (300 µm)	Citarin Panacur

Tab. 3.9: (Fortsetzung)

Art	Infektion Entwicklung	Präpatenz (in Tagen)	Nachweis (intra vitam)	Behandlung mit ... (Wirkstoff)
Dirofilaria immitis	**indirekt** Zwischenwirt: Stechmücken	–190	a) parasitologisch **Blutuntersuchung** – nativ Mikrofilarien (300 μm) im Blutausstrich oder Dicken Tropfen b) immunologisch c) klinisch	Microfilarien + Adulti: Concurat L (Levamisol) Prophylaxe: (gegen Mikrofilarien) Heartgard 30 (Ivermectin)

Nasenausfluss, Niesen sowie Husten, begleitet von Anämie und Abmagerung. Filarien tragen bei schwachen Infektionen zu bluthaltigem Speichel, chronischem Husten, Reduktion von Gewicht und Kondition, schwacher Anämie und Fellveränderungen bei. Dagegen zeigen starke Infektionen zusätzlich Tachypnoe und -kardie, trockene, blasse, anämische Schleimhäute, Funktionsstörungen der Niere und Vergrößerung der Leber sowie Unregelmäßigkeiten in Bezug auf Ablauf der Herz- und Kreislauffunktion.

Diagnose und Differentialdiagnose: Während sich die runden, dickschaligen dunklen Eier von *T. canis* von den helleren und mit einer glatten Außenhülle versehenen *T. leonina*-Eier deutlich abgrenzen lassen, fällt die Unterscheidung von *A. caninum* und *U. stenocephala* nicht ganz leicht, obwohl die dünnschaligen Eier des erstgenannten Hakenwurmes kürzer und breiter, die der zweiten Spezies schmaler und länger sein sollen. Bei *Trichuris*-Befall ist ein Nachweis zwar ebenfalls durch Flotation möglich, aber das Medium sollte wegen des hohen spez. Gewichtes der zitronenförmigen Eier eine Dichte von 1,3 aufweisen. Vom Lungenhaarwurm lassen sich die typischen bräunlichen Eier entweder koproskopisch durch Flotation oder direkt im Nasen- oder Trachealschleim ermitteln. Herzwurmbefall wäre durch Mikrofilarien nachzuweisen, und zwar direkt im Nativpräparat, mit der Hämatokrit-Methode oder dem Knott- sowie Filtertest (Difil); in dieser Reihenfolge steigt auch die Erfolgsquote. Weitere Möglichkeiten sind immunbiologischer und klinischer Art.

Prognose: Während Alttiere eine gewisse Immunität entwickeln, haben sich besonders Welpen schon frühzeitig mit den Infektionen auseinander zu setzen. Mit der Palette moderner Breitspektrum-Anthelminthika können aber inzwischen weitgehend alle Nematoden des Hundes ohne Nebenerscheinungen (Erbrechen, Muskelzittern, Erregungszustände) eliminiert werden. Gegen Filarien haben sich zwar ebenfalls erste gute Erfahrungen eingestellt, aber es bedarf in dieser Hinsicht noch weiterer Bemühungen. In Bezug auf Zoonosen erscheint ein wiederholter Hinweis auf *T. canis* (‚Larva migrans visceralis') und *A. caninum* (‚Larva migrans cutanea') sinnvoll.

Prophylaxe: Gegen Wurminfektionen hat die gründliche mechanische Reinigung von Ställen und Auslauf mit Beseitigung des Kotes eine primäre Bedeutung. Physikalische Vorsorge durch Anwendung von Hitze über 70 °C durch Dampfstrahlreinigung in Hundestallungen mit festem Boden garantiert bei einer Einwirkungszeit von 1 min die Abtötung der gegen Umwelteinflüsse sehr widerstandsfähigen Eier. Desinfektionsmittel zeigen dagegen einen unterschiedlichen Effekt; günstig gegen Askariden-Eier sind solche Präparate, die Kresole, Phenole oder Schwefelkohlenstoff enthalten. Gegen Hakenwurminfektionen empfiehlt sich in den Zwingern die Anwendung heißer Natronlauge (2 %) oder Sodalösung.

Je nach Hunderasse ist gegen Filarien eine vorbeugende Behandlung mit Ivermectin (Heartgard) möglich, die u. a. in ganz bestimmten Abständen nach Dauer der Infek-

tion und variabler Dosis erfolgt. Es handelt sich aber hier um einen ganz speziellen Behandlungsmodus, der in zahlreichen Fällen nicht unproblematisch verläuft.
Therapie: Mit Benzimidazol- und Pyrantelpräparaten gibt es gegenwärtig bei guter Verträglichkeit einen Weg, die frühzeitige Behandlung bei Welpen durchzuführen. Diese pränatal mit *T. canis* infizierten Tiere sind nämlich bereits 2 Wochen post partum zu behandeln, ehe die präadulten Spulwürmer ihre Geschlechtsreife erreichen und die Umgebung mit Eiern kontaminieren. Weitere Behandlungen im Abstand von 4 Wochen erfassen dann gleichzeitig die ebenfalls galaktogen übertragenen Larven von *A. caninum*.

Eine frühzeitige pränatale oder galaktogene Infektion lässt sich verhindern oder erheblich reduzieren, wenn an gravide Hündinnen etwa vom letzten Drittel der Trächtigkeit bis zwei Wochen post partum täglich Benzimidazol-Derivate verabfolgt werden. Zur Bekämpfung der Filarien zeichnen sich zwar erste Erfolge ab, aber die unterschiedliche Wirksamkeit gegenüber Makro- und/oder Mikrofilarien allgemein sowie insbesondere die Toxizität mit ihren Begleiterscheinungen verlangen, weiterhin nach praktikablen Möglichkeiten zu suchen.

3.6.1.5 Arthropoden

Definition: Artenreiche, getrenntgeschlechtliche Individuen mit gegliederten Extremitäten, chitinösem Außenskelett, Strickleiternervensystem, offenem Blutgefäßsystem, Darmkanal und Tracheen (Atmungsorgane), die Hauterkrankungen hervorrufen und als Vektor bzw. Zwischenwirt dienen.
Ätiologie: *Ixodes ricinus, Rhipicephalus sanguineus, Cheyletiella yasguri, Demodex canis, Sarcoptes canis, Otodectes cynotis, Neotrombicula autumnalis, Trichodectes canis, Linognatus setosus, Ctenocephalides canis* (Tab. 3.10).
Pathogenese: Allgemein gesehen werden durch Zecken *(I. ricinus* oder *R. sanguineus)* bei Hunden keine nennenswerten Schäden verursacht. Durch starken Befall von *Ch. yasguri* kommt es bei jungen Hunden zu räudeartigen Veränderungen im Kopf- und Rückenbereich. Gleichermaßen sind Jungtiere von *Demodex*-Befall betroffen, die durch engen Kontakt die Haarbalgmilben bereits beim Saugakt von der infizierten Mutter erhalten. Infolgedessen ist meist beim gesamten Wurf zuerst die Kopfregion betroffen. Derselbe Bereich, später dann die Schenkelinnenflächen und der Unterbauch sind die Prädilektionsstellen für die (wieder zunehmende) *Sarcoptes*-Räude. Der Erreger der Ohrräude, *O. cynotis*, findet sich weitgehend auf äußeren Gehörgang und innere Ohrmuschel beschränkt, und zwar in Relation zum Ohrtyp; aufgestellte Ohren sind weniger befallen als herabhängende. Die parasitisch lebenden Larven der Herbstgrasmilbe, *N. autumnalis*, sind im Spätsommer und Herbst an wenig behaarten Körperstellen anzutreffen. Wird bei Jungtieren an Kopf, Hals und Rücken Haarlingsbefall festgestellt, so ist dies oft die Antwort für schlechte Pflege; die sehr beweglichen Mallophagen beunruhigen durch ständiges Umherkriechen die Wirtstiere in beachtlichem Maße. Läusebefall *(L. setosus)* tritt bevorzugt bei langhaarigen Hunden auf und ist ebenfalls an Kopf, Hals und Rücken lokalisiert. Die Entwicklung von *C. canis* erfolgt überwiegend im Tierlager und nur der adulte Floh hält sich zur Blutaufnahme auf dem Hund auf. Der Stich verursacht mit erheblichen örtlichen Hautreaktionen verbundenen starken Juckreiz (Flohallergie).
Klinisches Bild: *I. ricinus* (Holzbock) und *R. sanguineus* (Braune Hundezecke) rufen zwar nur lokale Hautschwellungen hervor, aber je nach Häufigkeit und Anzahl der Parasiten kann es zu erheblicher Belästigung der Tiere kommen. Massenbefall mit *Ch. yasguri* führt zu räudeartiger Schuppenbildung, während schwaches Vorkommen symptomlos verläuft und oft gar nicht auffällt. Demodikose beginnt nach Absetzen mit Haarlosigkeit an den Lidern und kommen prädisponierende Faktoren (Futterumstellung, Mangelernährung, Stress) hinzu, breiten sich die Hautveränderungen auf den ganzen Körper aus. Dabei geht die milde Alopezie in die squamöse, squamopapulöse, pustulöse und schließlich atypische Verlaufsform mit klinisch verschlechterten Hautreaktionen über. Der mit starkem Juckreiz besonders in warmen Räumen verbundene *Sarcoptes*-Befall beginnt mit der Bildung von Knötchen sowie Pusteln und nimmt in Form von Hautverdickung mit Faltenbildung merklich zu; Sekundärerreger können zusätzlich eitrige Prozesse verursachen. *O. cynotis*

zeigt anfänglich eine verstärkte Absonderung von Zerumen und Exsudat, hernach sind dicke Auflagerungen zu beobachten. Schütteln des Kopfes und ebenso wiederholtes Kratzen haben Entzündungen des Gehörganges mit Bildung von Hämatomen zur Folge; eine Ausbreitung in das Mittelohr kann sich in Haltungs- und Bewegungsschäden zeigen. *N. autumnalis* verursacht bei Massenbefall gleichfalls räudeähnliche Symptome. *T. canis* lebt zwar von Hautschuppen und Sekret aus Hautläsionen, aber dennoch wird gelegentlich ein Haarlingsvorkommen durch Haarausfall und krustöse Ekzeme problematisch. Läuse belästigen durch ständiges Einstechen und Umherwandern das Wirtstier in großem Maße, Sekundärinfektionen führen bisweilen zu Hautveränderungen. Schon wenige Exemplare von *C. canis* sind in der Lage, die Haut zu sensibilisieren und ein allergisches Flohekzem hervorzurufen. Zunehmender Juckreiz führt, ebenso wie durch *L. setosus*, zu Hautläsionen mit Sekundärinfekten sowie Abmagerung und Anämie.

Diagnose und Differentialdiagnose: Makroskopisch bereits erkennbar sind die am Hund Blut saugenden Zecken und auch die Larven der Herbstgrasmilbe oder die Haarlinge, Läuse und Flöhe lassen sich unschwer als Ektoparasiten identifizieren. Im Haarkleid befindliche Raubmilben *(Ch. yasguri)* entdeckt man durch Ausbürsten des Tieres auf dunkler Unterlage oder Abtupfen des Haargrundes mit Tesafilm und mikroskopischer Überprüfung des Materials. Untersuchungsproben von in der Haut lokalisierten *Demodex*- und *Sarcoptes*-Milben sind durch tiefere Hautgeschabsel bis zu kapillaren Blutungen zu gewinnen und müssen unter Zugabe von KOH (10%ig) für die Diagnose vorbereitet werden. Bei *O. cynotis* ist aus dem Gehörgang an verschiedenen Stellen entnommenes Sekretmaterial in gleicher Weise zu versorgen.

Während nur *I. ricinus* eine Analfurche vor dem Anus aufweist, befindet sich diese bei *R. sanguineus* und anderen Zeckenarten hinter dem Anus. Bei der Braunen Hundezecke sind außerdem Augen vorhanden und die Basis capituli ist sechseckig. *Ch. yasguri* hat gleichermaßen eine sechseckige Gestalt und hervorzuheben sind mit kräftigen Haken ausgerüstete Maxillarpalpen. *D. canis* fällt durch den lang gestreckten Körper und die 4 Paar Stummelfüßchen auf. *Sarcoptes*-Milben besitzen 14 Rückendornen, dreieckige Schuppen und das letzte der vier Beinpaare reicht über den Rand des Cephalothorax nicht hinaus. Bei *O. cynotis* handelt es sich um die größte Räudemilbe vom Hund (400–500 µm). Gelb-rötliche Exemplare von *N. autumnalis* stellen sich an den erwähnten Hautarealen bei starkem Befall als ziegelrote Flecken dar. Bei *T. canis* (Haarling) ist der Kopf breiter als der Thorax, im Fall von *L. setosus* (Laus) ist dagegen der Kopf schmaler. Fleischfresserflöhe erkennt man am Vorhandensein von Genal- und Pronotalctenidien, d.h. durch Kämme an Kopf und erstem Brustsegment.

Prognose: Ektoparasitenbefall stellt bei sorgfältiger Fellpflege kein unlösbares Problem dar. In diesem Zusammenhang sollte jedoch an die Überträgerrolle von Zecken für *B. canis*, die Funktion der Flöhe als Zwischenwirte für *D. caninum* sowie die unbefriedigende Bekämpfung der Haarbalgmilben und die Tatsache, dass einige Arten auf den Menschen übergehen können, hingewiesen werden.

Prophylaxe: Einem Zeckenbefall lässt sich (mit Einschränkungen) vorbeugend durch die Verwendung von Insektizid-Halsbändern begegnen, weil auf andere Weise im fraglichen Biotop eine Kontaktnahme zwischen Hund und Parasit nicht verhindert werden kann. Die Verwendung repellenter Mittel im Spätsommer und Herbst hält auch weitgehend *N. autumnalis* vom Wirt fern. Bereits im Welpenalter übertragene *Demodex*-Milben werden dagegen erst viel später erkannt, wenn nämlich die Parasitenpopulation schon erheblich zugenommen hat und ehe vorbeugende Maßnahmen erfolgen konnten. Gegen die übrigen parasitischen Arthropoden empfehlen sich die regelmäßige Pflege des Felles und der Einsatz von über mehrere Wochen wirksamer Insektizide als Chemoprophylaxe.

Therapie: Je nach Stärke des Befalles werden Ektoparasiten durch Bade-, Wasch- und Spülbehandlung, im Pour-on-Verfahren, mit pulverförmiger Formulierung oder oral bekämpft. Lediglich bei Vorkommen nur einiger weniger Zecken lassen sich diese nach Betupfen mit Äther, Öl oder Insektizidstift nach einiger Zeit manuell durch drehende Bewegung einzeln entfernen. Allgemein sind

Tab. 3.10: Parasitische Arthropoden auf und in der Haut des Hundes

Art	Stadien auf dem Wirt, Lokalisation	Differenzierung	Behandlung
Ixodes ricinus	Larven, Nymphen, Adulte	Analfurche **vor** dem Anus, keine Augen, Hallersches Organ an der 1. Gliedmaße. Larve: 3 Beinpaare, Nymphe: 4 Beinpaare, noch keine Geschlechtsöffnung	Amitraz Carbamate Phosphorsäureester Pyrethroide
Ripicephalus sanguineus	Larven, Nymphen, Adulte	Analfurche **hinter** dem Anus, mit Augen, Hallersches Organ an der 1. Gliedmaße. Larve: 3 Beinpaare, Nymphe: 4 Beinpaare, noch keine Geschlechtsöffnung	Ganzkörperbehandlung **und** Raumentwesung mit Amitraz, Carbamaten, Phosphorsäureester und Pyrethroiden
Cheyletiella yasguri	alle Stadien (Eier, Larven, Nymphen, Adulte) Rückenpartie	a) **Fell auskämmen**, b) **Tesafilm-Probe** sechseckiger, dorsoventral abgeplatteter Körper, kräftige Maxillarpapillen mit Klauen. ♂: Ø 310 × 210 µm, ♀: Ø 440 × 280 µm, Eier: Ø 195 × 95 µm	Bromocyclen Carbamate Phosphorsäureester Pyrethrine Pyrethroide
Demodex canis	alle Stadien Lider, Nasenränder, Oberlippe, Ohren, Stirn	**Hautgeschabsel** langgestreckte Milbe mit leierförmigem Kapitulum und 4 Paar Stummelfüßchen ♂: 250 µm, ♀: 300 µm, spindelförmige Eier (80 × 20 µm)	Amidine (Amitraz-Lösung) zuerst 1–2 × wöchentlich, später 1 × in 14 Tagen evtl. über Monate, Ivermectin (nicht für Hd. und Ktz. zugelassen) Phosphorsäureester
Neotrombicula autumnalis	nur Larven dünnbehaarte Körperstellen, Zwischenzehen	gelb bis orangerot, sechsbeinig, 200–500 µm	Pyrethroide
Sarcoptes canis	alle Stadien Ohrränder, Nasenrücken, Augenbögen	**Hautgeschabsel** 14 Rückendornen, dreieckige Schuppen, tulpenförmige Haftscheiben auf langen ungegliederten Stielchen. ♂: Ø 450 × 160 µm, ♀: Ø 360 × 260 µm	Amitraz Carbamate Phosphosäureester Pyrethroide

184 Infektionskrankheiten

Tab. 3.10: (Fortsetzung)

Art	Stadien auf dem Wirt Lokalisation	Differenzierung	Behandlung
Otodectes cynotis	alle Stadien äußerer Gehörgang, innere Ohrmuschel	**Hautgeschabsel** keine sehr markanten morphologischen Merkmale. ♂: Ø 350 × 250 µm, ♀: Ø 220 × 280 µm	Benzylbenzoat Hexachlorcyclohexan (Ivermectin)
Trichodectes canis	alle Stadien Kopf, Hals, Rücken	Kopf **breiter** als der Thorax Länge ca. 1,5 mm	Carbamate Phpsphorsäureester Pyrethroide
Linognatus setosus	alle Stadien Kopf, dorsale Körperregion	Kopf **schmaler** als der Thorax ♂: 1,5 mm, ♀: 1,7 mm	(keine ovizide Wirkung, nach 1–2 Wochen Wiederholungsbehandlung)
Ctenocephalides canis	Adulte	Genal- und Pronotalctenidien ♂: 2–2,3 mm, ♀: 2–3,5 mm	

Auswahl und Wiederholungsbehandlung sowohl von Parasitenspezies als auch verwendetem Mittel abhängig, konsequenterweise vielfach auch Lager oder Stallung mit einzubeziehen. Insbesondere dort, wo in allen Räumen Bekämpfungsmaßnahmen durchgeführt werden können, sind Insektizide im Spray-, Nebel- oder Staubverfahren einzusetzen, um besser an die Schlupfwinkel heranzukommen. Bei Anwendung von Insektiziden in Räumen erweist es sich oft als vorteilhaft, die empfohlene Dosis etwas zu erhöhen. Zur Behandlung der mit Ohrräude einhergehenden Veränderungen werden günstigerweise Mittel verwendet, die nicht nur akarizid, sondern auch entzündungshemmend und reinigend sind. Langhaarige Tiere sollten vorher geschoren werden, um mit dem Insektizid einen unmittelbaren Angriffspunkt zu haben. Pour-on-Verfahren und perorale Verabreichung sind bei solchen Ektoparasiten zwecklos, die wie *Ch. yasguri* oder *T. canis* nicht direkt aus der Haut Nahrung entnehmen, sondern von deren Schuppen etc. leben. Die Bekämpfung der Demodikose ist auch gegenwärtig noch äußerst schwierig. Als Mittel der Wahl steht zwar das Amidin Amitraz zur Verfügung, das aber weitgehend nur eine klinische Heilung ermöglicht, jedoch keine gänzliche Befreiung vom Lästling.

Allgemein empfehlen sich für die Chemotherapie Pyrethroide, Pyrethrine, Phosphorsäureester, Karbamate und Kombinationsformulierungen. Dagegen sollte u.a. auch aus umwelthygienischen Gründen nur eine beschränkte Anwendung von chlorierten Kohlenwasserstoffen erfolgen.

3.6.2 Endo- und Ektoparasiten der Katze

3.6.2.1 Protozoen

Definition: Durch in Darm, Muskulatur und Organen lokalisierte Einzeller verursachte Erkrankungen.

Ätiologie: *Cystoisospora felis, C. rivolta, Toxoplasma gondii, Hammondia hammondi, Sarcocystis hirsuta, S. gigantea, S. medusiformis, S. cuniculi, Giardia cati* (Tab. 3.11).

Pathogenese: In der Katze kommen zwei *Cystoisospora*-Arten vor, die sich direkt entwickeln, daneben aber auch indirekt Zwischenwirte einschalten, in denen jedoch an-

Tab. 3.11: Wichtige bei der Katze anzutreffende Protozoen

Art	Infektion Entwicklung	Präpatenz (in Tagen)	Nachweis (intra vitam)	Behandlung mit ... (Wirkstoff)
Cystoisospora felis (syn. Isospora felis)	**direkt** (+ indirekt) oral über Oozysten oder Domozoiten Zwischenw.: Kleinnager, Wiederkäuer, Kaninchen	6–8 (4–7)	**Flotation** unsporuliert, flaschenförmig ausgezogene Oozysten, Ø 45 × 33 µm	Amprolvet (Amprolium) Tribrissen (Trimethoprim + Sulfadiazin) Baycox (Toltrazuril)
Cystoisosprosa rivolta (sym. Isospora rivolta var. cati)	**direkt** (+ indirekt) oral über Oozysten oder Domozoiten Zwischenw.: Wiederkäuer, Kaninchen	5–7 (4–7)	**Flotation** kleine, rundliche Oozysten, Ø 26 × 24 µm	
Toxoplasma gondii	**indirekt** (+ direkt) oral über Zysten (oder Oozysten) Zwischenw.: Herbivoren (ohne Rind)	3–9 (20–36)	**Flotation** kleine, runde Oozysten, Ø 12,4 ×10,5 µm (morphol. nicht von *H. hammondia* abzugrenzen) **Serologie** SFT, IFAT	Clindamycin Spiramycin Sulfamerazin Sulfamethazin
Hammondia hammondi	**indirekt**, oral Zwischenw. (experim.): Nager, Schwein, Ziege	8	**Flotation** kleine, runde Oozysten Ø 11,4 × 10,6 µm (morphologisch nicht von *T. gondii* abzugrenzen)	Baycox
Sarcocystis hirsuta	**indirekt**, oral Zwischenwirt: Rind	7–9	**Flotation**	Prophylaxe: keine Verfütterung von rohem Fleisch Abtötung der Sporozysten durch trockene Hitze oder Dampfstrahl
Sarcocystis gigantea	**indirekt**, oral Zwischenwirt: Schaf	11–14	Sporozysten Ø 12,5 × 8,5 µm	
Sarcocystis medusiformis	**indirekt**, oral Zwischenwirt: Schaf			
Sarcocystis cuniculi	**indirekt**, oral Zwischenwirt: Kaninchen			
Giardia cati	**direkt**, oral	5–16	**Flotation** (Zinksulfatlösung), MIFC-Methode für Zysten Färbemethoden Trophozoiten im Durchfallkot	Metronidazol

scheinend keine Vermehrung erfolgt. Die Infektion mit *T. gondii* geschieht über Zysten aus infiziertem, rohem Fleisch, vornehmlich Schwein und Schaf, bei freilaufenden Katzen jedoch auch aus erbeuteten Kleinnagern. Oozysten haben bei der Ansteckung des einzigen Endwirtes für *T. gondii* kaum Bedeutung. Dagegen stellen sie für herbivore Tiere die Hauptansteckungsquelle dar und der empfängliche Mensch infiziert sich ebenfalls über sporulierte, lange infektionsfähige Oozysten, insbesondere aber ebenfalls zystenhaltiges rohes Fleisch. Auch für *H. hammondi* ist die Katze als einziger Endwirt zu betrachten, deren Entwicklungsstadien mit denen von *T. gondii* identisch sind. Als natürliche Zwischenwirte wurden Ratten ermittelt, experimentell zeigten sich neben Hund, Schwein und Ziege auch andere Kleinnager empfänglich. Bei *Sarcocystis*-Arten handelt es sich grundsätzlich um eine zweiwirtige Entwicklung. Die über mehrere Monate kontinuierlich ausgeschiedenen Sporozysten werden mittels Regenwasser ausgeschwemmt und über Vorfluter verteilt. Im Gegensatz zum Endwirt sind die Zwischenwirte sehr wirtsspezifisch und betreffen Rind *(S. hirsuta)*, Schaf *(S. gigantea, S. medusiformis)* und Kaninchen *(S. cuniculi)*. Trophozoiten von *G. cati* halten sich im Dünn- und Dickdarm auf, die im Blinddarm gebildeten Zysten werden intermittierend ausgeschieden.

Klinisches Bild: Während schwache Ansteckungen mit *Cystoisospora* spp. oft symptomlos verlaufen, verursachen stärkere 3 bis 8 Tage p.i. dünnbreiigen bis wässrigen Kot, gefolgt von Inappetenz und Abmagerung sowie Apathie. Nach etwa einer Woche sind die Symptome abgeklungen, eine Immunität verhindert weitgehend die Oozystenausscheidung. *T. gondii* äußert sich ebenfalls zunächst symptomlos. Es wird zwar nach natürlichen Infektionen über Anorexie, Enzephalitis, Fieber, Lethargie und Atemstörungen berichtet, aber die meisten Erfahrungswerte stützen sich auf experimentelle Ansteckungen; mit vermutlich größerem Infektionsquantum machten sich so Enzephalitis, Hepatitis, Myokarditis, Pneumonie und/oder Retinitis bemerkbar. Katzen, die *H. hammondia* beherbergen, zeigen sich ebenfalls klinisch unauffällig. Ansteckungen mit *Sarcocystis* spp. bringen neben leichten Durchfällen keine Symptome hervor; sie hinterlassen eine geringe, aber keine nachhaltige Immunität. Die Giardiose führt zu langandauerndem, mit Schleim und Blut gemischtem Durchfall und gelegentlich kommt es zum Erbrechen.

Diagnose und Differentialdiagnose: *C. felis* fällt als leicht flaschenförmig ausgezogene, größte Oozyste im Katzenkot auf, die von *C. rivolta* ist wesentlich kleiner und rund. Bei koproskopisch nicht ganz leicht zu ermittelnden runden, nur etwa 12 µm messenden Formen handelt es sich um *T. gondii* oder *H. hammondia*. Da nicht nur ihre Oozysten, sondern auch die meisten Entwicklungsstadien identisch sind, kann lediglich der Mäuseversuch differentialdiagnostisch Klärung herbeiführen. Bereits sporulierte Stadien in frischem Katzenkot sind ausschließlich Sporozysten von Sarkosporidien, für ihre Differenzierung gibt es keinerlei Anhaltspunkte. Die Zysten von *G. cati* weisen die gleiche Größe auf, durch den in Zinksulfat als Flotationsmedium verformten Zysteninhalt haben sie ein halbmondförmiges Aussehen. Daneben ist es mit Färbemethoden möglich, die im Durchfallkot vorhandenen Trophozoiten zu identifizieren.

Prognose: Da *Cystoisospora*-Arten eine Immunität hinterlassen, wirkt sich diese günstig durch fehlende oder stark reduzierte Oozystenausscheidung nach Reinfektion aus. Beim Auffinden der kleinen *T. gondii*- oder *H. hammondia*-Oozysten sollte man wegen der Gefahr für den Menschen von vornherein günstigerweise *T. gondii*-Vorkommen unterstellen. Ansonsten erscheint die Aussicht zweifelhaft, weil nämlich von der latent infizierten Katze ohne Neuansteckung erneute, kurzfristige Ausscheidungen von *Toxoplasma*-Oozysten erfolgen. Probleme mit Sarkosporidien treten kaum auf, weil selbst Fleischfresser gewöhnlich keine großen Mengen von Zystenmaterial aufnehmen. *G. cati* zeigte sich identisch zu Giardien des Menschen und könnte als Erreger einer Zoonose bedeutsam werden.

Prophylaxe: Selbst strenge hygienische Maßnahmen können eine Infektion mit *Cystoisospora* spp. nicht gänzlich verhindern. Allerdings ist gerade bei Katzen mit relativ geringem Nahrungsanspruch die Verwendung von Dosenfutter eine wertvolle vorbeugende Maßnahme, auch bezüglich *T. gondii* und *Sarcocystis* spp. Besondere Bedeutung haben positive Katzen im Haushalt. Bei Schwangeren ohne *Toxoplasma*-Titer könnten dann durch Erstinfektionen zerebrale oder andere Schäden bei der Frucht auftreten. Die tägliche Reinigung des sogen. Katzenklos verhindert die Entwicklung sporulierter, infektionstüchtiger Oozysten und der Verzehr rohen Fleisches (Schweinemett) verbietet sich für die Genannten von selbst.

Therapie: Bei *Cystoisospora*-Vorkommen hat sich die Bekämpfung auf hygienische Maßnahmen mechanischer und physikalischer Art sowie die genannten Futtereinschränkungen zu beziehen. Wird eine akute Toxoplasmose vermutet, erfordert dies den Einsatz von Sulfonamiden; das in der Humanmedizin verwendete Daraprim wird von der Katze nicht vertragen. Keinesfalls notwendig ist eine Behandlung gegen Sarkosporidien. Da eine Unterdrückung der Sporozystenausscheidung wohl nicht möglich zu sein scheint, steht hier die Futterbeschränkung im Vordergrund.

3.6.2.2 Trematoden

Definition: Erkrankungen durch mit zwei Saugnäpfen ausgestattete, ungegliederte, zwittrige Plattwürmer.

Ätiologie: (a) *Opisthorchis felineus, Pseudamphistomum truncatum, Metorchis albidus*, (b) *Alaria alata, Apophallus donicus, Cryptocotyle lingua, Heterophys heterophys, Metagonismus yokogawai*.

Pathogenese: Die acht bei der Katze erwähnenswerten, sehr seltenen adulten Trematoden halten sich in den Gallengängen (a) oder im Dünndarm (b) auf; ihre Bedeutung ist gering. Die Entwicklung vollzieht sich über Wasserschnecken und Fische, nur *A. alata* dienen Frösche, Amphibien, Reptilien, Vögel oder Säuger als 2. Zwischenwirt.

Klinisches Bild: *O. felineus* verursacht in den Gallengängen eine katarrhalische Entzündung mit adenom- und papillomartigen Veränderungen und der Tendenz, Karzinome zu bilden. Die Leber ist vergrößert, Folgeerscheinungen sind Anämie, Erbrechen, Ikterus, Ödeme und Verdauungsstörungen. Nach Hinterlassung örtlicher Schäden während der Wanderung präadulter Formen (Mesozerkarien) durch Peritoneal- und Pleurahöhle sowie Lunge verursacht *A. alata*, im Dünndarm angesiedelt, dort katarrhalische Enteritis.

Diagnose und Differentialdiagnose: Die Befunderhebung erfolgt intra vitam durch Flotation und Sedimentation. Anhand der unterschiedlichen Größenverhältnisse bei den Eiern kann man zwar auf die Artzugehörigkeit schließen, aber sichere Aussagen erbrächte nur post mortem das Auffinden der Trematoden an ihren bevorzugten Ansiedlungsplätzen.

Prognose: Selten bei der Katze vorkommende Trematoden verursachen analog kaum Probleme, aber die Empfänglichkeit des Menschen für einige Arten verlangt die Berücksichtigung vorbeugender Aspekte.

Prophylaxe: Eine grundsätzliche Maßnahme wäre, die Entwicklungskreisläufe der Trematoden zu unterbrechen, d. h. in der Nähe von Flüssen und Seen ist also den Katzen keinerlei Zugang zu infizierten, rohen Fischen zu ermöglichen. Dies bezieht sich bezüglich *O. felineus* (und *A. alata*) auch auf den Menschen.

Therapie: Zur Bekämpfung des Katzenleberegels, *O. felineus*, hat sich bislang nur Praziquantel empfohlen, über andere zu eliminierende Saugwürmer oder Mittel liegen bislang keine Erfahrungen vor.

3.6.2.3 Zestoden

Definition: Darmlose, mit zahlreichen oder wenigen Gliedern (Proglottiden) ausgestattete zwittrige Plattwürmer, die Darmerkrankungen hervorrufen.

Ätiologie: *Diphyllobothrium latum, Mesocestoides lineatus, M. literatus, Dipylidium caninum, Diplopyllidium acanthotreta, D. noelleri, Joyeuxiella pasqualei, Taenia taeniaeformis, T. serialis, Echinococcus multilocularis* (Tab. 3.12).

Pathogenese: Infektionen mit *D. latum* äußern sich bei der Katze durch schwache intestinale Störungen. Nach Aufnahme der Invasionslarve von *Mesocestoides*-Arten entwickeln sich im Dünndarm normalerweise die Bandwürmer. Ähnlich wie im 2. Zwischenwirt können aber die sogen. Tetrathyridien durch die Darmwand wandern, sich in den Körperhöhlen, in der Leber oder anderen Organen ansiedeln und zu Geweberveränderungen, Entzündungen sowie Aszitis und Peritonitis beitragen. Während *D. caninum*-Eier von Flohlarven aus Detritus aufgenommen werden und in ihnen Zystizerkoide

Tab. 3.12: Bei Katzen häufiger vorkommende Zestoden

Art	Infektion Entwicklung	Präpatenz (in Tagen)	Nachweis (intra vitam)	Behandlung mit ... (Wirkstoff)
Diphyllobothrium latum	**indirekt**, oral 1. Zwischenwirt: Kleinkrebse (Korazium – Prozerkoid) 2. Zwischenwirt: Süßwasserfische (→ Plerozerkoid)	18	**Sedimentation** gedeckelte Eier, Ø 65 × 45 µm	Droncit (Praziquantel)
Mesocestoides lineatus	**indirekt**, oral 1. Zwischenwirt: Moosmilben (?) 2. Zwischenwirt: Amphibien, Reptilien, Vögel, Säuger (→ Tetrathyridium)	16–21	Eier selten im Kot **(Flotation)** zu finden, tonnenförmige Proglottiden mit Eibehälter (Paruterinorgan)	Droncit Scolaban (Bunamidin) Valbazen (Albendazol)
Mesocestoides literatus	**indirekt**, oral 1. Zwischenwirt: Oribatiden (?) 2. Zwischenwirt: Mäuse	17–24 (experim.)		
Dipylidium caninum	**indirekt**, oral Zwischenwirt: Floh (Haarling ?) (→ Zystizerkoid)	16–21	Eipakete, 120 × 200 µm, mit 5–30 kugeligen Eiern (40–50 µm) gurkenkernförmige, **rosa** Proglottiden, bilaterale, äquatoriale Genitalpori	Droncit Droncit spot on Scolaban
Diplopylidium spp.	**indirekt**, oral Zwischenwirt: Amphibien, Reptilien	21–28	Eipakete mit einzelnen Eiern, gurkenkernförmige, **weiße** Proglottiden, bilaterale prääquatoriale Genitalpori	
Joyeuxiella pasqualei	**indirekt**, oral Zwischenwirt: Reptilien		Eipakete mit einzelnen Eiern, rechteckige, **weiße** Proglottiden, bilaterale äquatoriale Genitalpori	

Tab. 3.12: (Fortsetzung)

Art	Infektion Entwicklung	Präpatenz (in Tagen)	Nachweis (intra vitam)	Behandlung mit ... (Wirkstoff)
Taenia taeniaeformis	**indirekt**, oral Zwischenwirt: Maus, Ratte, Bisam (*Strobilocerus fasciolaris*)	34–80	**Flotation** radiärgestreifte Eier (31 × 36 µm) mit Oncosphäre, Proglottiden mit kurzem Medianstamm und je 5–9 Seitenästen	Droncit Droncit spot on Drontal plus (Praziquantel + Pyrantel + Febantel) Flubenol (Flubendazol) Panacur (Fenbendazol)
Taenia serialis	**indirekt**, oral Zwischenwirt: Hase, Kaninchen (*Coenurus serialis*)		**Flotation** radiärgestreifte Eier (34 × 27 µm) Uterusmedianstamm mit jeweils 10–18 Seitenästen	
Echinococcus multilocularis	**indirekt**, oral Zwischenwirt: Kleinnager und Mensch (!) (*Echinococcus alveolaris*)	26–37	**Flotation** Eier in Morphologie und Größe wie die der Taenien, meist nur 5 Proglottiden, insgesamt 1,2–3,7 mm lang	Droncit Drontal plus Praziquasel-Pille (Praziquantel)

entstehen, die dann die Metamorphose zum Floh unbeschadet durchleben, dienen *Diplopylidium* spp. und *J. pasqualei* koprophage Käfer als 1. und Reptilien oder Kleinnager als 2. Zwischenwirt. Bei *T. taeniaeformis* handelt es sich um den typischen Katzenbandwurm, der deshalb so gehäuft bei dieser Spezies vorkommt, weil die zum Nahrungsangebot zählenden Kleinnager als Zwischenwirte fungieren; in deren Leber findet sich die Finne, *Strobilocercus fasciolaris*, von bandwurmähnlichem Aussehen mit einer Schwanzblase. *T. taeniaeformis* und *T. serialis* wirken auf das Dünndarmgewebe wie Taenien allgemein und wie dies schon beim Hund erläutert ist. Von äußerster Wichtigkeit ist die Empfänglichkeit der Katze für den mehr beim Fuchs verbreiteten *E. multilocularis*. Durch gemeinsame Nahrungsgewohnheiten kommt es nach Aufnahme infizierter Zwischenwirte (Mäuse) zur Infektion. Infolgedessen erweitert sich der sylvatische Zyklus zum urbanen und das für den Menschen gefährliche Infektionsmaterial wird durch die Katze in die häusliche Gemeinschaft eingeschleppt.

Klinisches Bild: Im Gegensatz zum Menschen, wo ein Befall mit *D. latum* erhebliche gastrointestinale Beschwerden mit Anämie und Entzug von Vit. B_{12} bewirken kann, verläuft die Ansteckung bei der Katze recht harmlos und latent. Im Fall von *Mesocestoides* spp. kommt es gelegentlich zu Inappetenz, schleimigem Kot und struppigem Haarkleid. Ähnliche schwache Gesundheitsstörungen werden auch durch die Dilepididae verursacht. Die Schädigungen durch *Taenia*-Arten sind auf bestimmte Darmbezirke beschränkt und allgemein unbedeutend. Bisweilen fallen schon genannte unspezifische Symptome wie Inappetenz und Abmagerung, Durchfall und Exsikkose auf. Das sicherlich durch abgegangene, eigenbewegliche Proglottiden provozierte Schlittenfahren kann allerdings auch andere Ursachen haben. Bedauerlicherweise verläuft auch die Infektion mit *E. multilocularis*, selbst bei erheblicher Stärke, weitgehend ohne klinische Erscheinungen.

Diagnose und Differentialdiagnose: Das Auffinden der gedeckelten Eier von *D. latum* gelingt unschwer durch Sedimentation. Dagegen ermittelt man die von *Mesocestoides* spp. äußerst selten und muss hier die abgegangenen Proglottiden überprüfen, für die ein geschlängelter Uterus mit rundem Eibehälter, das Paruterinorgan, typisch ist. Vor der Weiterbearbeitung wäre es deshalb grundsätzlich wichtig, den Katzenkot ebenfalls auf Proglottiden zu untersuchen, die auch um den Anus des Tieres haften und im Lager zu finden sind. Während aus den rosafarbenen Gliedern von *D. caninum* Eipakete entlassen werden, sind die Eier von *Diplopyllidium* spp. und *J. pasqualei* in den weißen Proglottiden einzeln verpackt; die Anlage der bilateralen Geschlechtsöffnungen wird zur Differentialdiagnose genutzt. Zweifellos bedauerlich ist die Tatsache, dass sich bei den Eiern der Taenien und Echinokokken morphologisch keine Unterschiede ergeben. Bei den Taenien zieht man die reifen Proglottiden mit den 5–9 (*T. taeniaeformis*) oder 10–18 (*T. serialis*) Seitenverzweigungen des Uterus zur weiteren Artbestimmung heran. Für Echinokokken ist der Proglottidennachweis mehr als Zufallsbefund zu betrachten und an ihnen lässt sich keinesfalls immer eine verlässliche Aussage machen; nicht selten werden irrtümlich Fliegeneier als *Echinococcus*-Proglottiden angesehen. Die beim Hund gelegentlich angewendete diagnostische Entwurmung wird bei der Katze nicht praktiziert. Allgemein ist die Nachweistechnik bei *Echinococcus* spp. noch sehr unbefriedigend und man bemüht sich methodisch, durch ELISA und Nachweis von Koproantigen voranzukommen.

Prognose: Der weitgehend latente und symptomlos verlaufende Befall mit Bandwürmern bei der Katze ist zunächst als positiv zu werten. Betrachtet man jedoch die Infektionsgefahr, die von *D. caninum*, insbesondere aber *E. multilocularis* für den Menschen ausgeht, so erheben sich starke Bedenken, zumal die Aufnahme von Infektionsmaterial von der Mundpartie und aus dem Fell der Katze unbemerkt geschieht. Die Auffassung, dass die Katze ihren Kot verscharre und deshalb keine Kontamination des Felles erfolge, konnte widerlegt werden.

Prophylaxe: Bei den meisten Zestoden der Katze lässt sich eine Aufnahme des infizierten Zwischenwirtes nicht verhindern, der Entwicklungszyklus ohne Chemotherapie nicht unterbrechen und somit das Infektionsgeschehen nicht kontrollieren. Lediglich in Bezug auf *D. latum* für Katzen (und Menschen) sollten in endemischen Gebieten rohe Fische nicht verfüttert (oder gegessen) werden. Bei *T. serialis* lässt sich der Zwischenwirt nur teilweise dem Zugang entziehen. Bezüglich *E. multilocularis* versucht man, durch Praziquantel enthaltende Köder die Population beim Rotfuchs zu bekämpfen, um durch Fehlen infizierter Zwischenwirte die Prävalenz bei Katzen zu vermindern.

Therapie: Die verschiedenen Zestoden-Spezies verlangen bei der Chemotherapie teilweise nach bestimmten Mitteln sowie unterschiedlichen Dosierungen. So kann gegen *D. latum* nur Praziquantel in erhöhter Dosis (30–40 mg/kg KG) eingesetzt werden, während gegen *E. multiocularis* die auch für andere Bandwurmspezies empfohlene Dosierung von 5 mg (p. o.) bzw. 5,7 mg/kg KG (s. c. oder i. m.) ausreicht. Die übrigen Bandwürmer lassen sich durch die für Hunde gebräuchlichen Mittel zufriedenstellend eliminieren, Lopatol eignet sich jedoch für die Katze nicht.

3.6.2.4 Nematoden

Definition: Lang gestreckte oder spindelförmige, geschlechtlich differenzierte Rund- oder Fadenwürmer, die sich im Verdauungs- und Respirationstrakt oder anderen Organen ansiedeln und Krankheiten verursachen.

Ätiologie: *Toxocara mystax, Toxascaris leonina, Ancylostoma tubaeforme, Ollulanus tricuspis, Capillaria aerophila (C. plica), Aelurostrongylus abstrusus, Dirofilaria immitis* (Tab. 3.13).

Pathogenese: Die Aufnahme der larvenhaltigen Eier von *T. mystax* führt zunächst zur trachealen Wanderung. Nach somatischer Migration werden die u. a. in der Muskulatur verteilten, ruhenden Larven mit zunehmender Graviditätsdauer wieder aktiviert; es kommt aber nur zur galaktogenen Übertragung auf Katzenwelpen, nicht schon zur pränatalen (*T. canis*). Daneben ergeben sich

Tab. 3.13: Praxisrelevante Nematoden der Katze

Art	Infektion Entwicklung	Präpatenz (in Tagen)	Nachweis (intra vitam)	Behandlung mit … (Wirkstoff)
Toxocara mystax	**direkt**, oral mit embryonierten, infektiösen Eiern 1. tracheal 2. somatisch a) galaktogen 3. über paratenische Wirte	56	**Flotation** dickschalige, runde Eier mit **dunklem** Innenraum, Hülle außen netzförmig eingedellt, 75–90 µm	Drontal plus Flubenol KH Ivomec (Ivermectin) Polyverkan (Niclosamid + Oxibendazol) Stronghold (Selamectin) Telmin KH (Mebendazol) Piperazinsalze
Toxascaris leonina	**direkt**, oral 1. embryonierte, infektiöse Eier 2. über paratenische Wirte	48–77	**Flotation** dickschalige, rundovale Eier mit **hellem**, nicht ganz ausgefüllten Innenraum, Hülle außen glatt, 75–85 µm	
Ancylostoma tubaeforme	**direkt**, oral embryonierte, infektiöse Eier perkutan (Larven) (über paratenische Wirte)	19–22	**Flotation** dünnschalige Eier, Ø 65 × 40 µm	Banminth Drontal plus Flubenol KH Panacur Stronghold Telmin KH Tenac (Dichlorvos)
Ollulanus tricuspis	**direkt**, oral Aufnahme von Larven + Adulten aus Vomitusmaterial	35–37	Untersuchung von Vomitusmaterial Magenspülungen – alle Stadien < 1 mm -	Citarin L
Capillaria aerophila	**direkt**, oral	42	**Flotation** zitronenförmige, strukturierte Eier mit konkaven Polpfröpfen, auch in Nasen- und Trachealschleim zu finden, 70 × 40 µm	Citarin L Telmin KH
Aelurostrongylus abstrusus	**indirekt**, oral Zwischenwirt: Landschnecken Transportwirt: Frösche, Reptilien, Nager, Vögel	42	**Migration** (Auswanderungsverfahren) Larvenausscheidung im Kot unregelmäßig Trachealspülflüssigkeit	Citarin L Ivomec Panacur

Tab. 3.13: (Fortsetzung)

Art	Infektion Entwicklung	Präpatenz (in Tagen)	Nachweis (intra vitam)	Behandlung mit ... (Wirkstoff)
Dirofilaria immitis	**indirekt** Zwischenwirt: Stechmücken	–190	a) parasitologisch **Blutuntersuchung** – nativ Blutausstrich, Dicker Tropfen Mikrofilarien ca. 310 µm b) immunologisch c) klinisch	Makro- + Mikrofil.: Concurat L (Levamisol) Prophylaxe: (gegen Mikrofilarien) Heartgard 30 (Ivermectin)

auch Ansteckungen über paratenische Wirte. Larven von *T. leonina* wandern zu Häutungen lediglich in die Darmwand ein, ohne also den Blut-Lungen-Weg zu benutzen. Die Infektion mit *A. tubaeforme* geschieht perkutan und per os, nicht galaktogen. Ein Parasit besonderer Art ist der Magenwurm der Katze, *O. tricuspis*. Der sich ohne exogene Phase reproduzierende Nematode kommt bei Katzen aller Altersstufen vor. Die Infektion anderer Tiere erfolgt ausschließlich über Vomitusmaterial, das infektiöse *Ollulanus*-Stadien enthält. Von *C. aerophila* werden embryonierte Eier entweder ausgehustet oder gelangen über Pharynx und Magen-Darm-Trakt an die Außenwelt; die dort geschlüpften Larven begeben sich oral in den neuen Wirt und gelangen über den Lymph-Blut-Weg in die Lunge. Von *Ae. abstrusus* werden die ausgeschiedenen Larven von Schnecken aufgenommen. Frösche, Nagetiere, Reptilien und Vögel übernehmen nach Verzehr infizierter Zwischenwirte lediglich die Aufgabe des Transportwirtes. Das Wirtsspektrum von *D. immitis* ist sehr groß und umfasst neben Katze und Hund auch wild lebende Feliden, Seehund und -löwe oder verschiedene Affenarten. Auf den aus Südeuropa eingeschleppten Erreger der sogen. Herzwurmerkrankung wurde schon beim Hund eingegangen (siehe 3.6.1.4).

Klinisches Bild: Für *T. mystax* sind besonders Jungkatzen prädisponiert, bei denen sich Darmkatarrh, Durchfall mit verschmutzter Afterumgebung und struppiges Haarkleid zeigen. Bei Infektionen mit *A. tubaeforme* ist unter ähnlichen Anzeichen dem Durchfallkot noch Blut beigemischt. Nach ständiger Vermehrung von *O. tricuspis* im Magen beeinflusst das zunehmende Parasitenmaterial die Produktion von Schleim, der mit *Ollulanus*-Stadien angereichert, vermehrt erbrochen wird. Veränderungen an der Magenschleimhaut kommen gehäufter im inadäquaten Wirt vor. *C. aerophila* äußert sich nur bei starkem Befall als Husten, Niesen und Nasenausfluss; Anämie und Abmagerung zählen zu den allgemeinen Symptomen. Ähnliche Anzeichen treten bei *Ae. abstrusus* auf, aber zusätzlich lassen sich erhöhte Atemfrequenz, wechselnde Futteraufnahme, struppiges Haarkleid und Augenausfluss beobachten. Für die eingeschleppten Filarien-Infektionen ergeben sich bei Katze und Hund keine abweichenden Symptome.

Diagnose und Differentialdiagnose: Bei der Katze ist nach positiv verlaufener Flotation ebenfalls eine Differenzierung zwischen den dunklen, buckeligen bzw. helleren, glatten Askarideneiern vorzunehmen, weil einmal das Jungtier und auch der Mensch für *T. mystax* empfänglich sind und zum anderen die harmlose Darmform *(T. leonina)* andere Überlegungen in Bezug auf Prophylaxe und Therapie verlangt. Bei den Eiern von *A. tubaeforme* handelt es sich um dünnschalige Gebilde. *O. tricuspis* lässt sich mit keiner der üblichen koproskopischen Methoden nachweisen. Intra vitam gelingt dies durch Untersuchung des Vomitusmaterials oder Magenspülungen, post mortem nach Entnahme von Schleimhautgeschabseln. Mittels Flotation werden die zitronenförmigen Eier von *C. aerophila* entdeckt, in ganz seltenen Fällen könnte dies jedoch auch der Nachweis für in der Harnblase parasitierende Haarwürmer *(C. plica)* sein. Wegen der unregelmäßigen Larvenausscheidung von *Ae. abstrusus* empfiehlt es sich, neben dem Auswanderverfahren die Überprüfung von Trachealflüssigkeit heranzuziehen. Zur Ermittlung von *D. immitis* sind parasitologische, immunologische und klinische Methoden nutzbar.

Prognose: Schwache Infektionen mit Nematoden werden von der Katze offensichtlich gut vertragen, weil diese vielfach symptomlos verlaufen. Beachtet werden sollten aber jene Formen *(T. mystax, A. tubaeforme)*, die für Zoonosen von Bedeutung sind.

Prophylaxe: Da die freilaufende Katze ihren Kot verscharrt, ergeben sich wenig Möglichkeiten vorbeugender Maßnahmen durch Reinigung. Umso mehr ist deshalb zu beachten, dass am Fell haftende Eier von Band- und Rundwürmern infektiös sein können. Daraus ergibt sich bei allzu engem Umgang, hygienisch besonders umsichtig zu sein. Bezüglich *D. immitis* sollte auf die Mitnahme der Katze ins Urlaubsdomizil besser verzichtet werden.

Therapie: Katzen sind auch möglichst frühzeitig, nämlich drei Wochen post partum, gegen Spul- und Hakenwürmer zu behandeln, um die Parasiten noch präadult zu eliminieren und eine Kontamination der Umgebung mit Eiern zu verhindern. Insgesamt gesehen lassen sich die herkömmlichen Mittel verwenden, wobei Benzimidazole im Vordergrund stehen. Unverträglichkeiten in Form von Erbrechen, Erregungszuständen und Speicheln scheinen gelegentlich durch Citarin aufzutreten.

3.6.2.5 Arthropoden

Definition: Artenreiche, getrenntgeschlechtliche Individuen mit gegliederten Extremitäten, chitinösem Außenskelett, Strickleiternervensystem, offenem Blutgefäßsystem, Darmkanal und Tracheen (Atmungsorgane), die Hauterkrankungen hervorrufen.

Ätiologie: *Ixodes ricinus, Rhipicephalus sanguineus, Cheyletiella blakei, Neotrombicula autumnalis, Notodres cati, Otodectes cynotis, Felicola subrostratus, Ctenocephalides felis* (Tab. 3.14).

Pathogenese: Besonders während der Monate April bis Juni sowie September und Oktober, wenn *I. ricinus* die größte Aktivität zeigt, sind freilaufende Katzen gehäufter vom Holzbock befallen. In manchen Gebieten (z. B. Frankreich) stellen sie gleichfalls relativ oft den Wirt für *R. sanguineus*, von Hunden aus Südeuropa eingeschleppte und inzwischen bei uns in gleichmäßig temperierten Räumen heimisch werdende Zecken dar. Durch *I. ricinus* kommt es zu keinen nennenswerten Schäden, ausgesprochene Zeckenplagen durch Massenbefall sind in der Regel ungewöhnlich. Dagegen kann die Braune Hundezecke, *R. sanguineus*, äußerst lästig werden und verlangt umsichtige Bekämpfungsmaßnahmen. *Ch. blakei* lebt weitgehend von Hautprodukten, nur starke Infektionen machen sich durch räudeverdächtige Hautreaktionen bemerkbar. Während sich Nymphen und adulte Herbstgrasmilben im Boden aufhalten, lebt die Larve parasitisch, d. h. sie nimmt mittels Speicheldrüsensekret aufgelöstes Wirtsgewebe auf, nur mehr zufällig gehört auch Blut dazu. *N. cati* ist der Kopfräudeerreger bei Katzen aller Altersgruppen, die sich über den Nacken und die Vorderpfoten auf den ganzen Körper ausbreiten kann. Die Veränderungen durch *O. cynotis* sind meist gering. An der vorderen Körperpartie findet man auf unzureichend gepflegten Tieren *F. subrostratus*. Die sich von Hautschuppen und -sekret ernährenden Katzenhaarlinge belästigen vordergründig durch das Juckreiz auslösende ständige Umherkriechen. *C. felis* ist nicht streng wirtsspezifisch, sondern befällt auch den Hund, andere Säuger und den Menschen. Die Eier werden teilweise auf dem Tier, überwiegend jedoch im Lager oder in Fugen und Ritzen des Fußbodens abgelegt. Deshalb vollzieht sich die Entwicklung weitgehend auf dem Tierlager, aber man kann trotzdem auch auf der Katze alle Entwicklungsstadien entdecken.

Klinisches Bild: Verdickungen der Haut an den Einstichstellen fallen als erste der durch Zeckenbisse verursachten Veränderungen auf, die durch Sekundärinfektionen zunehmen können. Mit der Speicheldrüse erfolgt die Abgabe eines Toxins, das zu Lähmungserscheinungen (Zeckenparalyse) führen kann, die mit Reduktion des Befalles wieder abklingen. Die anfänglich symptomlos verlaufende *Ch. blakei*-Infektion führt mit zunehmender Dauer und Stärke zu vermehrter Schuppenbildung. Im Bereich des Kopfes

Tab. 3.14: Parasitische Arthropoden auf und in der Haut der Katze

Art	Stadien auf dem Wirt Lokalisation	Differenzierung	Behandlung
Ixodes ricinus	Larven, Nymphen, Adulte	Analfurche **vor** dem Anus, keine Augen, Hallersches Organ an der 1. Gliedmaße Larve: 3 Beinpaare, Nymphe: 4 Beinpaare, noch keine Geschlechtsöffnung	Amitraz Carbamate Phosphorsäureester Pyrethroide
Rhipicephalus sanguineus	Larven, Nymphen, Adulte	Analfurche **hinter** dem Anus, mit Augen, Hallersches Organ an der 1. Gliedmaße Larve: 3 Beinpaare, Nymphe: 4 Beinpaare, noch keine Geschlechtsöffnung	Ganzkörperbehandlung **und** Raumentwesung mit Amitraz, Carbamaten, Phosphorsäureester und Pyrethroiden
Cheyletiella blakei	alle Stadien (Eier, Larven, Nymphen, Adulte) Rückenpartie	a) **Fell auskämmen**, b) **Tesafilm-Probe** sechseckiger, dorsoventral abgeplatteter Körper, kräftige Maxillarpapillen mit Klauen. ♂: Ø 320 × 210 μm, ♀: Ø 440 × 280 μm, Eier: Ø 190 × 90 μm	Bromocyclen Carbamate Phosphorsäureester Pyriethrine Pyriethroide
Neotrombicula autumnalis	nur Larven, dünnbehaarte Körperstellen, Zwischenzehen	gelb bis orangerot, sechsbeinig 220–500 μm	Pyrethroide
Notoedres cati	alle Stadien, Ohrränder, Kopf, Pfoten	**Hautgeschabsel** ♂: Ø 160 × 130 μm, ♀: Ø 270 × 22 μm	Triplexan (entzündungshemmend + reinigend) Ivermectin (nicht > 0,4 mg/kg KM) Pyrethroide
Otodectes cynotis	alle Stadien, äußerer Gehörgang, innere Ohrmuschel	**Hautgeschabsel** ♂: Ø 350 × 250 μm, ♀: Ø 450 × 280 μm	
Felicola subrostratus	Eier, Larven, Adulte	Kopf **breiter** als der Thorax Länge ca. 1,3 mm	Carbamate Phosphorsäureester Pyrethrine Pyrethroide (keine ovizide Wirkung, nach 1–2 Wochen Wiederholungsbehandlung)
Ctenocephalides felis	Adulte (auch Eier und Larven)	Genal- und Pronotalcteniden ♂: 2–2,5 mm, ♀: 2–3,25 mm	

und auch zwischen den Zehen sind durch *N. autumnalis* verursachte rote Flecken zu beobachten, die nach Bildung von Pusteln und Quaddeln ein räudeartiges Bild entstehen lassen. Die durch *N. cati* hervorgerufene Katzenräude beginnt mit Rötungen an den Ohrrändern, die sich bald auf den Kopf, Nacken und gesamten Körper ausbreitet und dann zu immer stärkeren Veränderungen führt. Nach Knötchen- und Pustelbildung entstehen Beläge, später stellen Verkrustungen mit Absonderung von blutig-eitrigem Exsudat sowie Faltenbildung mit Haarausfall typische Anzeichen dar. Kontaktinfektionen mit *O. cynotis* verlaufen vielfach symptomlos. Krustöse Ekzeme und Haarausfall stellen sich als Begleiterscheinungen von vermehrtem Haarlingsbefall ein. Bei starkem Auftreten von *C. felis* stehen zunehmender Juckreiz und Ekzembildung in engem Zusammenhang und es lassen sich auch durch Flohbefall verursachte Abmagerung und Anämie feststellen.

Diagnose und Differentialdiagnose: Das hierzulande unterschiedliche Biotop verlangt wegen der Bekämpfung von *I. ricinus* oder *R. sanguineus* eine Differentialdiagnose; wichtigste Kriterien sind das am 1. Gliedmaßenpaar befindliche Hallersche Organ und die Anlage der Analfurche. Ausgekämmtes oder mittels Tesafilm dem Fell entnommenes Material dient dazu, die abgeplatteten, sechseckigen Milben von *Ch. blakei* zu ermitteln. Die dünnbehaarten Stellen am Kopf und an den Extremitäten sowie die Schwanzspitze sind nach gelblich-roten Larven von *N. autumnalis* abzusuchen. Für beide Räudemilben, *N. cati* und *O. cynotis*, ist ein ausreichend tief entnommenes Hautgeschabsel zu bearbeiten, der Nachweis selbst hernach aber gelegentlich schwierig. An Kopf und Hals lassen sich unschwer Exemplare von *T. subrostratus* finden. Neben adulten Exemplaren ist starker Flohbefall durch im Haarkleid nicht zu übersehende, rötliche, wurstähnliche Gebilde zu diagnostizieren, bei denen es sich um mit unverdautem Blut angereicherten Flohkot handelt.

Prognose: Der enge Zusammenhang mit der Aufmerksamkeit des Besitzers stehende Ektoparasitenbefall dürfte, allgemein betrachtet, recht unproblematisch sein.

Prophylaxe: Um die Katzen beim Streunen gegen Zecken zu schützen, empfiehlt sich die Aufbringung eines Insektizids Pour-on (Tiguvon 20), weil die meisten präparierten Halsbänder und peroral verabreichte Präparate gegen Zecken oft unzureichend sind. Gegen Raubmilben *(Ch. blakei)*, Haarlinge *(T. subrostratus)* und Flöhe *(C. felis)* ist vorbeugend eine regelmäßige Fellpflege wertvoll. Räude lässt sich kaum vermeiden, weil schwache Anfangsinfektionen symptomlos verlaufen. *N. autumnalis* ließe sich mit repellenten Mitteln begegnen.

Therapie: Während sich bei *I. ricinus* die Bekämpfung nur auf die am Tier befindlichen Formen bezieht, sind im Fall von *R. sanguineus* neben der Ganzkörperbehandlung auch die Räume einzubeziehen und dabei Formulierungen zu verwenden, die auch in die Schlupfwinkel der Zecken gelangen. Von den stationär parasitierenden Formen sind diejenigen leichter zu bekämpfen, die sich im Haarkleid und an der Hautoberfläche aufhalten. Gegen Räude empfiehlt es sich, äußerlich anwendbare, systemisch wirksame Mittel auszuwählen. Da die Kontaktinsektizide selten eine ovizide Wirkung haben, sind konsequenterweise Wiederholungsbehandlungen notwendig.

3.7 Zoonosen
(A. Weber)

Eingegangen wird auf die Ätiologie, das Vorkommen und die Verbreitung, die Übertragung auf den Menschen sowie das klinische Bild und die Diagnose beim Menschen. Ferner wird auf die evtl. bestehende Meldepflicht der Erkrankung beim Menschen in Deutschland hingewiesen.

3.7.1 Zoonosen durch Viren

3.7.1.1 Pocken

Synonyma: *Katzenpocken*.
Ätiologie: *Orthopoxvirus bovis* (OPV bovis), syn. Kuhpockenvirus.
Vorkommen und Verbreitung: In den letzten Jahren wurden in Europa, vor allem in Großbritannien, in den Niederlanden, in Österreich, in Polen, in der ehemaligen UdSSR sowie auch in Deutschland, vermehrt Pocken-

erkrankungen bei Hauskatzen nachgewiesen. Vereinzelt konnten entsprechende Erkrankungen auch bei Großkatzen in zoologischen Gärten sowie bei Hunden festgestellt werden. Das eigentliche Virusreservoir ist bei kleinen Nagern, insbesondere bei Mäusen, zu suchen, während Rinder hierzulande als Infektionsquelle mit Sicherheit ausgeschlossen werden können.
Übertragung: Enger Kontakt mit erkrankten Katzen und Hunden.
Krankheitsbild: Nach einer Inkubationszeit von 3–7 (–14) Tagen kommt es beim Menschen zum Auftreten lokaler „warzenförmiger" Läsionen, vor allem an den Händen, Armen oder im Gesicht. Weitere klinische Erscheinungen sind fieberhafte Lymphangitis oder Lymphadenitis. Bei immunsupprimierten Personen, z. B. infolge einer HIV-Infektion, sind tödlich verlaufende Erkrankungsfälle nach einer Infektion mit Katzenpocken bekannt geworden.
Diagnose: Anamnese (Kontakt mit Karnivoren, die therapieresistente Hautveränderungen aufweisen) sowie pockenähnliche Läsionen beim Menschen geben einen diagnostischen Hinweis. Die Absicherung erfolgt durch histologischen und/oder elektronenoptischen Nachweis von lipophilen, intrazytoplasmatischen Einschlusskörpern im Untersuchungsmaterial entsprechender Hautläsionen. Auch ist eine Erregerisolierung mittels embryoniertem Hühnerei oder Zellkultur möglich. Serologische Untersuchungen eignen sich dagegen nicht für eine zuverlässige Diagnosestellung.
Weitere Hinweise: In Deutschland sind beim Menschen Krankheitsverdacht, Erkrankung und Todesfall an Pocken zu melden.

3.7.1.2 Tollwut

Synonyma: *Rabies, Lyssa*.
Ätiologie: Rabiesvirus, Genus Lyssavirus der Familie *Rhabdoviridae*.
Vorkommen und Verbreitung: Mit Ausnahme weniger Länder mit Insellage (Japan, Australien, Ozeanien) sowie in Europa Großbritannien, Irland, Malta, Zypern, Portugal und Skandinavien ist die Tollwut weltweit verbreitet. In Afrika und Asien dominiert die urbane Tollwut, deren Reservoir und Überträger auf den Menschen vor allem Hunde und Katzen sind. In Nordamerika und in den meisten Ländern Europas (Ausnahme Türkei, insbesondere der Raum Istanbul) ist die urbane Tollwut durch Impfung der Hunde weitgehend eliminiert und es liegt hier die silvatische Tollwut (Hauptträger Fuchs) vor.

Von 1977 bis 1999 wurden in Europa offiziell in 23 Ländern 241 Tollwuterkrankungen beim Menschen registriert, davon 5 in Deutschland (in den Jahren 1978, 1981, 1986, 1990 und 1996), 3 in der Schweiz (alle im Jahre 1977) sowie eine in Österreich (1979). Der letzte Fall in Deutschland, im Jahre 1996, war aus Sri Lanka importiert worden. Dort leben ca. 15 Millionen Hunde, davon sind über 70 % streunende Tiere. Jährlich kommt es in Sri Lanka zu ca. 250 Tollwuterkrankungen beim Menschen. In Indien, von dort wurde 1986 ein Fall nach Deutschland importiert, erkranken jährlich zwischen 12 000 und 30 000 Personen an Tollwut. Ca. 3 Millionen Menschen, davon über 95 % nach Hundebiss, müssen sich in diesem Land jährlich einer postexpositionellen Tollwutbehandlung unterziehen. Nach Angaben der WHO wird vermutet, dass in der Türkei jährlich 30–60 Tollwuterkrankungen beim Menschen vorkommen, die aber nicht in allen Fällen offiziell registriert werden.
Übertragung: In der Regel mit virushaltigem Speichel durch Biss eines erkrankten Tieres.

Von den seit 1950/51 bis heute in Deutschland bekannt gewordenen 54 tödlich verlaufenen Tollwutfällen beim Menschen erfolgte in 4 Fällen die Ansteckung durch Katzen, in 40 Fällen durch Hunde, in 9 Fällen durch Füchse sowie in einem Fall durch ein Rind.
Krankheitsbild: Inkubationszeit 10 Tage bis 3 Monate. Je näher die Bisswunde dem ZNS und je tiefer sie ist, desto kürzer die Inkubationszeit. Das Prodromalstadium dauert 2–4 Tage und geht mit Übelkeit, Erbrechen, Kopfschmerzen und evtl. mit leichtem Fieber einher. Charakteristisch sind Parästhesien im Bereich der Bisswunde oder auf der entsprechenden Körperseite. Mit fortschreitender Krankheitsdauer treten bei vollem Bewusstsein Reizbarkeit sowie Hautempfindlichkeit, motorische Unruhe, Speichelfluss, Wutanfälle, Schlaflosigkeit sowie tonisch-klonische Krämpfe und Zuckungen auf. Der Patient ist nicht in der Lage, Flüssigkeiten zu schlucken (Hydrophobie) und er reagiert überempfind-

lich gegenüber geringsten Luftbewegungen (Aerophobie) und Lärm. Exitus infolge Atem- und/oder Herzlähmung.

Diagnose: Gründliche Anamnese (Tierkontakt mit Bissverletzung) ist wichtig für die Verdachtsdiagnose. Im fortgeschrittenen Krankheitsstadium sind vor allem Hydrophobie sowie progrediente Lähmungserscheinungen bei vollem Bewusstsein wertvolle diagnostische Hinweise. Erst zu diesem Zeitpunkt können durch serologische Untersuchungen in Serum- und Liquorproben neutralisierende Antikörper nachgewiesen werden.[1]

Als weitere serologische Nachweisverfahren bieten sich Komplementbindungsreaktion sowie insbesondere der Rapid-Fluoreszenz-Focus-Inhibitions-Test an. Wegen des relativ späten Auftretens virusspezifischer Antikörper kann die Tollwutdiagnose beim Menschen präfinal häufig nur durch den Kornea-Test im direkten Immunfluoreszenztest verifiziert werden; allerdings schließt ein negatives Testergebnis die Tollwut nicht zu 100 % aus.

Virusisolierung aus Speichel kann über Zellkulturen oder Babymäuse (intrazerebrale Inokulation) erfolgen. Auch wird neuerdings zunehmend die PCR zum Erregernachweis in Sekreten oder Gewebsproben eingesetzt.

Weitere Hinweise: In Deutschland sind beim Menschen Krankheitsverdacht, Erkrankung und Tod an Tollwut zu melden. Auch die Verletzung eines Menschen durch ein tollwutkrankes oder -verdächtiges Tier sowie die Berührung eines solchen Tieres sind zu melden.

3.7.2 Zoonosen durch Bakterien

3.7.2.1 Brucellose

Ätiologie: *Brucella (B.) abortus* (bevorzugtes Wirtstier Rind), *B. melitensis* (bevorzugtes Wirtstier Schaf und Ziege), *B. suis* (bevorzugtes Wirtstier Schwein) und *B. canis* (Wirtstier Hund).

---

[1] Nur in Speziallaboratorien möglich. In Deutschland ist dies das Institut für Virologie am Klinikum Essen, Hufelandstr. 55, 45147 Essen oder das Hygiene-Institut Potsdam, Arthur-Scheunert-Allee 3, 14558 Bergholz-Rehbrücke.

Vorkommen und Verbreitung: Das Auftreten der Brucellose beim Menschen ist eng mit dem Vorkommen und der Verbreitung bei Tieren, insbesondere bei landwirtschaftlichen Nutztieren, verbunden. Aufgrund erfolgreich durchgeführter staatlicher Bekämpfungsmaßnahmen ist im deutschsprachigen Raum die Brucellose bei landwirtschaftlichen Nutztieren praktisch getilgt. Da nur noch wenige sporadische Einzelfälle beim Rind (in Deutschland 1998 bzw. 1999, 2 Gehöfte bzw. 1 Gehöft), bei Schaf/Ziege (in Deutschland der letzte Ausbruch 1998: 1 Gehöft) und beim Schwein (in Deutschland 1995 und 1996 kein Fall, 1997: 2 Gehöfte, 1998 und 1999: je 1 Gehöft) auftreten, gehört das Vorkommen von Brucellose bei Hunden und Katzen, verursacht durch *B. abortus*, *B. melitensis* oder *B. suis* gegenwärtig hierzulande zu den Raritäten. Die gleiche Feststellung gilt auch für die Hundebrucellose, hervorgerufen durch *B. canis*, die hierzulande in den 70er-Jahren vermehrt in europäischen (Beagle-)Hundezuchten und Versuchstierhaltungen auftrat.

In Deutschland wurden 1998 bzw. 1999 beim Menschen 17 bzw. 21 Brucellose-Erkrankungsfälle registriert, wobei kein epidemiologischer Zusammenhang zu Brucellose-Fällen bei Tieren bestand. Die betreffenden menschlichen Erkrankungen wurden ausnahmslos durch *B. melitensis* hervorgerufen, wobei die Infektionsquelle, soweit feststellbar, im Ausland in Lebensmitteln tierischer Herkunft (Rohmilch, Schaf-, Ziegenkäse) zu suchen war.

Seit der Entdeckung von *B. canis* als Erreger der Hundebrucellose in den Jahren 1967/68 ist weltweit erst eine Hand voll Kasuistiken über entsprechende Infektionen beim Menschen erschienen (die letzte in Deutschland 1986). Diese Tatsache lässt den Schluss zu, dass *B. canis* beim Menschen offensichtlich nur selten als Krankheitserreger auftritt. Bei Katzen wurde diese Bakterienspezies bislang noch nicht nachgewiesen.

Übertragung: Die Ansteckung des Menschen erfolgt durch direkten Kontakt mit Sekreten und Exkreten infizierter Tiere über Schleimhäute der Konjunktiven oder über kleinste Hautläsionen.

Krankheitsbild: Inkubationszeit 1–3 Wochen, nach Infektionen mit *B. melitensis* u. U. bis zu 3 Monate. Den schwersten Krankheitsverlauf zeigen Infektionen mit *B. melitensis*, es folgen in der Schwere *B. suis*-Infektionen mit einem etwas milderen Ablauf, dann Infektionen mit *B. abortus*. *B. canis* zeigt die geringste Pathogenität für den Menschen.

Uncharakteristische Prodromalerscheinungen in Form von Abgeschlagenheit, Kopf-, Gelenk-, Muskelschmerzen sowie gastrointestinalen Störungen. „Undulierendes Fieber", vor allem bei *B. melitensis*-Infektionen. Schwellung von Leber, Milz oder tastbaren Lymphknoten möglich. Im chronischen Stadium vielfältige Organmanifestationen wie Arthritis (häufig Spondylarthritis), Hepatitis, Orchitis, Pyelonephritis, Endokarditis oder Meningoenzephalitis.

Diagnose: Bei Fieberanstieg kulturellen Erregernachweis in (Citrat-)Blut, Sternalpunktat, exzidiertem Lymphknoten- oder Biopsiematerial (Leber, Milz, Knochenmark) versuchen. Antikörpernachweis mittels Serumlangsamagglutination, Komplementbindungsreaktion oder ELISA möglich, wobei Titerverlaufskontrollen in Serumproben, entnommen im Abstand von 2 bis 4 Wochen, angebracht sind. Bei der serologischen Untersuchung muss berücksichtigt werden, dass Brucellen (nicht *B. canis*) und *Yersinia* (*Y.*) *enterocolitica* Serovar 0:9 Antigengemeinschaften aufweisen, die kreuzreagieren.

Weitere Hinweise: In Deutschland ist die Erkrankung und der Tod eines Menschen an Brucellose zu melden.

3.7.2.2 Campylobacter

Ätiologie: *Campylobacter (C.) jejuni, C. coli, C. lari* und *C. upsaliensis*.

Vorkommen und Verbreitung: Infektionen vor allem mit *C. jejuni* und *C. coli*, seltener *C. lari* und noch seltener *C. upsaliensis* sind weltweit beim Menschen im Ansteigen begriffen. In manchen europäischen Ländern werden im Zusammenhang mit Durchfall-Erkrankungen beim Menschen Campylobacter-Infektionen bereits häufiger festgestellt als Salmonellosen. In Deutschland traf diese Tatsache im Jahre 1998 für die Bundesländer Hamburg und Saarland zu. Die *C. jejuni/ C. coli*-Isolierungsraten bei Karnivoren werden einerseits vom Vorliegen enteritischer Symptome sowie andererseits von der Herkunft der Tiere beeinflusst. Während in Kotproben von privat gehaltenen Hunden bzw. Katzen ohne Enteritissymptome für *C. jejuni* Nachweisquoten von 0–11 % bzw. 0–14 % ermittelt wurden, betrugen diese bei Karnivoren mit Enteritiden bis zu 24 % bzw. bis zu 29 %. In Tierheimen können sich bis zu 60 % der Hunde bzw. bis zu 45 % der Katzen als latente Träger und Ausscheider von *C. jejuni* erweisen. Welpen sowie Jungtiere bis zu einem 1/2 Jahr, die wässrige oder blutige Durchfälle aufweisen, stellen in vielen Fällen Ausscheider von *C. jejuni* dar, wobei in diesem Zusammenhang dieser Bakterienspezies keine primäre Bedeutung als Enteritiserreger zukommt.

Übertragung: Auf oralem Wege nach Kontakt mit Ausscheidungen infizierter Tiere, noch häufiger nach Genuss von kontaminierten Lebensmitteln wie rohem Geflügel-, Schweinefleisch oder Rohmilch sowie von Trinkwasser, das durch Ausscheidungen von mit *C. jejuni* infizierten Vögeln kontaminiert wurde.

Krankheitsbild: Inkubationszeit 3–5 Tage (Extremwerte 1 1/2 Tage bis 11 Tage). Prodromalerscheinungen in Form von Fieber (bis zu 40 °C), Schüttelfrost, Kopf- und Gliederschmerzen, Schwindelgefühle, Abgeschlagenheit sowie Abdominalbeschwerden, die Anlass zur Laparotomie und Appendektomie geben. Akut verlaufende Enteritis, bei der ab dem 2.–3. Krankheitstag Blut- und/oder Galle-, Eiter-, Schleimbeimengungen im Stuhl auftreten können. Entstehen von Kolitis oder Proktitis möglich; ebenso Spätkomplikationen in Form von Mono- oder Polyarthritis.

Diagnose: Kultureller Erregernachweis in Stuhlproben. Auch serologischer Antikörpernachweis mittels Komplementbindungsreaktion in Serumproben, entnommen im Abstand von 8–10 Tagen, kann zur Diagnosestellung (Titerdynamikkontrolle) herangezogen werden.

Weitere Hinweise: In Deutschland ist beim Menschen der Verdacht, die Erkrankung und der Tod an Campylobacter-Enteritis (Enteritis infectiosa, übrige Formen) zu melden.

3.7.2.3 Chlamydiose

Ätiologie: *Chlamydia (Chl.) psittaci*.

Vorkommen und Verbreitung: Der Erreger ist weltweit verbreitet und wurde bislang bei über 130 Vogelarten und bei 32 Säugetierspezies nachgewiesen. Seroepidemiologische Erhebungen im deutschsprachigen Raum, mittels Komplementbindungsreaktion und ELISA, ergaben bei Hunden bis zu 24 % (in Frankreich bis zu 53 %, in den USA bis zu 55 %) und bei Katzen bis zu 32 % (Frankreich bis zu 40 %, in Großbritannien bis zu 96 %) das Vorliegen von Antikörpern gegen *Chl. psittaci*.

Übertragung: Über Schmutz- und Schmierinfektion durch direkte Kontakte mit Ausscheidungen (insbesondere Augensekret) chlamydien-infizierter Katzen (häufiger) und Hunde (sehr selten bislang) oder durch Einatmen kontaminierten Staubes.

Die wichtigste Ansteckungsquelle für den Menschen stellen nach wie vor erkrankte oder latent infizierte Vögel dar.

Krankheitsbild: Inkubationszeit 7–21 Tage. Beim Menschen gehen Infektionen mit *Chl. psittaci*-Stämmen, die von Säugetieren stammen, vor allem mit Konjunktivitis und grippeähnlichen Symptomen einher. In Einzelfällen wurden Endokarditis, Pneumonie, Glomerulonephritis und Orchitis sowie bei Schwangeren Fehlgeburten beobachtet.

Diagnose: Ein wertvoller Hinweis ist der Kontakt mit Katzen und Hunden, die Augenausfluss zeigen. Die Absicherung der Diagnose erfolgt durch den serologischen Nachweis von Antikörpern mittels Komplementbindungsreaktion (2 Serumproben, entnommen im Abstand von 10–14 Tagen, > 4facher Titeranstieg) oder ELISA (IgM- und IgG-Antikörper).

Weitere Hinweise: In Deutschland ist beim Menschen Krankheitsverdacht, Erkrankung und Tod an einer *Chl. psittaci*-Infektion zu melden (Ornithose).

3.7.2.4 Ehrlichiose

Ätiologie: Im Zusammenhang mit Zoonosen bislang nur *Ehrlichia (E.) canis*, gehört zu den Rickettsien, nachgewiesen.

Vorkommen und Verbreitung: Die Infektion des Menschen mit *E. canis* verläuft parallel mit entsprechenden Infektionen beim Hund und dem Vorkommen der Braunen Hundezecke (*Rhipocephalus sanguineus*). Die erste Infektion eines Menschen mit *E. canis* wurde 1986 in den USA beschrieben, seitdem werden in den USA sowie in Europa, auch in Deutschland, entsprechende Erkrankungen zunehmend bekannt.

Übertragung: In erster Linie durch die Braune Hundezecke. Es ist anzunehmen, dass auch andere Zeckenarten diese Rickettsien übertragen. Nach bisherigen Kenntnissen keine direkte Übertragung vom Hund auf den Menschen.

Krankheitsbild: Ca. 60 % der Infektionen verlaufen beim Menschen asymptomatisch. In den übrigen Fällen kommt es nach einer Inkubationszeit von 7–21 Tagen zu einem plötzlichen Fieberanstieg (>39 °C) bei relativer Bradykardie (<90 Schläge/Min.) mit heftigen Kopfschmerzen, Myalgien, Arthralgien, Rückenschmerzen, Anorexie, Übelkeit und Erbrechen, verbunden mit Leukopenie und Thrombopenie. Ein makulopapulöses Exanthem wird nur in einem Drittel der Fälle beobachtet.

Diagnose: Die Laborbefunde Leukopenie und Thrombopenie sowie die Zeichen einer Leberfunktionsstörung (Anstieg der Serumaminotransferasen, der alkalischen Phosphatase und des Bilirubins) erlauben eine Verdachtsdiagnose. Mittels Giemsa-Färbung können die Erreger in Blutausstrichen (buffy coat) u. U. mikroskopisch nachgewiesen werden. Serologische Verfahren (indirekter Immunfluoreszenztest, ELISA) erlauben die Diagnose einer Ehrlichiose. Zunehmend wird die PCR zum Nachweis spezifischer DNA und zur Differenzierung der Erreger eingesetzt.

3.7.2.5 Katzenkratzkrankheit

Ätiologie: Aufgrund neuerer Erkenntnisse die Rickettsie *Bartonella (B.) henselae* (frühere Bezeichnung *Rochalimea henselae*). Auch wird vielfach noch die gramnegative Bakterienspezies *Afipia felis* mit als möglicher Erreger angesehen.

Vorkommen und Verbreitung: Die Katzenkratzkrankheit kommt weltweit nur beim Menschen, am häufigsten bei Kindern zwischen dem 4. und 10. Lebensjahr vor. Sie tritt in gemäßigten Klimazonen bevorzugt in den Monaten September bis Februar auf. Nach Schätzungen erkranken in den USA jährlich über 20 000 Personen, wovon ca. 2000 stationär behandelt werden müssen. In Deutschland ist gegenwärtig das Krankheitsbild nach wie vor weitgehend unbekannt, obwohl man nach den Zahlen aus den USA hierzulande jährlich mit 1500 bis 2000 Erkrankungen rechnen müsste.

Als Erregerreservoir sind Katzen, die klinisch keinerlei Krankheitserscheinungen zeigen, anzusehen. Im süddeutschen Raum gelang aus Blutkulturen von 13 % der untersuchten Katzen eine entsprechende Erregerisolierung. Während aus Japan, Frankreich bzw. aus den Niederlanden über Isolierungsraten von 9 %, 11 % bzw. 22 % berichtet wird, betrugen diese in den USA 39,5 % bis 41 %. In Blutkulturen von Katzen unter 1 Jahr gelingt der Nachweis von *B. henselae* wesentlich häufiger als bei älteren Tieren. Auffallend ist die Tatsache, dass mit *B. henselae* infizierte Katzen i. d. R. einen stärkeren Flohbefall aufweisen als nicht infizierte Tiere. Bislang wurde bei Katzen kein Zusammenhang zwischen einer *B. henselae*-Bakteriämie und das Vorliegen von FIV beobachtet.

Übertragung: In über 90 % der Fälle über Kratz- und/oder Bissverletzung durch Katzen oder durch direkten Kontakt mit jungen Katzen (Schmutz- und Schmierinfektion). Auch Katzenflohstiche können als auslösende Ursache in Betracht kommen.

Krankheitsbild: Nach einer Inkubationszeit von 3–5 (–10) Tagen entwickelt sich in 60–90 % der Fälle an der Erregereintrittspforte eine 3–5 mm große, nicht juckende und nicht eiternde Papel oder Pustel. Diese kann 1–3 Wochen, u. U. bis zu 3 Monaten persistieren. Einige Tage bis 3 Wochen nach Auftreten dieser Hauterscheinung kommt es im regionären Bereich zu weiteren, verschiebbaren, nur mäßig schmerzhaften Lymphknotenvergrößerungen. In 10–15 % der Fälle schmelzen die betroffenen Lymphknoten eitrig ein und brechen nach außen auf. Ein Drittel der Patienten bleibt fieberfrei, vereinzelt treten Schüttelfrost, Anorexie und/oder Unwohlsein als Begleitsymptome auf.

In ca. 6–8 % der Fälle verläuft die Katzenkratzkrankheit als einseitige Konjunktivitis mit Schwellung der periaurikulären, submaxillaren und zervikalen Lymphknoten, während in 22 % der Fälle Enzephalopathie mit Koma, Myelitis und Paraplegie möglich ist.

Bei unkompliziertem Verlauf der Katzenkratzkrankheit erfolgt Spontanheilung nach 2–4 Monaten.

Diagnose: Wichtige Kriterien für die Diagnose sind die Anamnese (Kontakt mit Katzen), das Vorliegen einer primären Hautverletzung sowie einer regionären Lymphknotenschwellung. Histologisch lassen sich in den betroffenen Lymphknoten multiple Abszesse mit nekrotischen Zentren, umgeben von Epitheloidzellen und Eosinophilen nachweisen. Anzustreben ist der kulturelle Erregernachweis im Lymphknotenpunktat und/oder in der Lysis-Zentrifugations-Blutkultur. Auch Antikörpernachweis mittels indirektem Immunfluoreszenztest, ELISA oder Westernblot ist zur Diagnosestellung möglich.

3.7.2.6 Leptospirose

Ätiologie: Verschiedene Serovare von *Leptospira* (*L.*) *interrogans*, wobei beim Hund vor allem *L. icterohaemorrhagiae*, *L. grippotyphosa*, *L. pomona*, *L. tarassovi*, *L. canicola* und *L. bratislava* sowie bei der Katze *L. bataviae* vorkommen.

Vorkommen und Verbreitung: Infektionen mit Leptospiren treten bei Mensch und Tier weltweit, vor allem in den Sommer- und Herbstmonaten auf. In Deutschland erfolgt derzeit jährlich die Erfassung von durchschnittlich 40 Leptospirose-Fällen beim Menschen (Morbus Weil sowie übrige Formen), vorwiegend im süddeutschen Raum.

Seroepidemiologische Untersuchungen, die in den letzten Jahren im deutschsprachigen Raum zum Vorkommen von Antikörpern gegen Leptospiren durchgeführt wurden, erbrachten bei Hunden Nachweisraten von 5,6–27 %, bei Katzen bis zu 20 %. Im Gegensatz zu Hunden (und Kleinnagern) scheiden Katzen Leptospiren nur über einen sehr kurzen Zeitraum über Urin aus. Deshalb kommt dieser Tierart kaum eine relevante Bedeutung als Infektionsquelle für den Menschen zu.

Übertragung: In erster Linie über Hautverletzungen, z. B. nach Kontakt mit Urin von infizierten Tieren. Auch können Leptospiren über verletzte Schleimhäute von Mund, Nase oder Augen, z. B. nach einem Sturz ins Kanalwasser, beim Baden oder Tauchen in stehenden Gewässern, die mit Urin von leptospireninfizierten Tieren verunreinigt sind, eindringen.

Krankheitsbild: Inkubationszeit 5–14 Tage (Extremwerte 2–20 Tage). Die 1. Phase beginnt ohne Prodromalerscheinungen plötzlich („brutal") mit hohem Fieber (39–40 °C),

Schüttelfrost sowie Kopf- und Muskelschmerzen; Dauer 4–7 Tage. Nach einem fieberfreien Intervall von 5–7 Tagen beginnt die 2. Phase mit kurzdauerndem Fieberanstieg und je nach Organbefall kommt es zum Ikterus (Morbus Weil, insbesondere nach Infektionen mit *L. icterohaemorrhagiae*), zur Oligurie oder zur serösen Meningitis (insbesondere nach Infektionen mit *L. pomona* oder *L. tarassovi*). Iridozyklitis ist eine Späterkrankung, die nach 1–2 Monaten, gelegentlich sogar erst nach 1 Jahr auftreten kann.

Diagnose: Der kulturelle Erregernachweis in Blut oder Urin gelingt selten, wenn ja, dann nur in der 1. Krankheitswoche. Dieses sehr arbeits- und zeitaufwendige Nachweisverfahren (Dauer mindestens 1 Woche bis zum positiven Resultat), wird nicht routinemäßig durchgeführt. Der serologische Antikörper-Nachweis mittels Mikroagglutinationstest oder Komplementbindungsreaktion fällt frühestens ab dem 5. Krankheitstag positiv aus, wobei durch begonnene Antibiotikabehandlung eine negative Beeinflussung erfolgt.

Weitere Hinweise: In Deutschland ist beim Menschen die Erkrankung und der Tod an Leptospirose (a: Morbus Weil, b: übrige Formen) zu melden.

3.7.2.7 Listeriose

Ätiologie: *Listeria (L.) monocytogenes*, wobei den Serovaren 1/2a und 4b die größte Bedeutung als Krankheitserreger zukommt. *L. ivanovii* wurde bislang beim Menschen nur selten als Erkrankungsursache nachgewiesen. Die Spezies *L. innocua*, *L. seeligeri* und *L. welshimeri* gelten als apathogen für Mensch und Tier.

Vorkommen und Verbreitung: Aufgrund des ubiquitären Vorkommens von *L. monocytogenes* in der Natur tritt die durch diese Bakterienspezies verursachte Infektionskrankheit weltweit bei Mensch und Tier auf. Erkrankungen beim Menschen, die in den letzten Jahren zunahmen – im Jahre 1999 entfielen in Deutschland von den gesicherten bakteriellen Meningitis-Fällen 10 % auf Listerien – werden gehäuft in den Sommermonaten Juli bis August beobachtet, bei Tieren dagegen hauptsächlich in den Monaten Februar bis April.

Die in Hunde- und Katzenkotproben ermittelten Nachweisquoten von *L. monocytogenes* von 1,3 % bzw. 0,4 % lassen den Schluss zu, dass diese Tiere in Einzelfällen auch als direkte Ansteckungsquellen für den Menschen in Betracht kommen können. Eine entsprechende Infektkette ist aber bislang noch nicht zuverlässig belegt worden.

Übertragung: In erster Linie oral durch Verzehr roher tierischer oder pflanzlicher Lebensmittelprodukte. Ferner über Konjunktiven durch Schmutz- und Schmierinfektion. Auch der aerogene Infektionsweg ist möglich.

Krankheitsbild: Die Inkubationszeit ist nicht bekannt (7 Tage bis 4 Wochen?). Am häufigsten manifestiert sich die Listeriose unter dem Bild einer Sepsis mit Fieber, begleitet von Leber- und Milzvergrößerung. Oft tritt eine akute Meningitis dazu, die manchmal auch im Vordergrund stehen kann. Auch eine Enzephalitis, manchmal sogar isoliert, kann durch *L. monocytogenes* hervorgerufen werden.

Bei Schwangeren geht eine Listeriose vielfach nur mit vorübergehenden, grippeähnlichen Symptomen einher, die dann zur intrauterinen Infektion führt. Dies hat entweder einen Abort zur Folge, oder das Kind wird mit Symptomen von Sepsis, Meningitis, Enzephalitis oder anderer Organbeteiligung (Granulomatosis infantiseptica) geboren. Auch während der Geburt ist eine Infektion von Neugeborenen mit Listerien möglich. Gelegentlich kann es im Zusammenhang mit einer *L. monocytogenes*-Infektion zu Konjunktivitis, Herzklappenentzündung, papulösen oder pustulösen Effloreszenzen der Haut (kutane Listeriose, die mit Fieber einhergeht) kommen.

Diagnose: Zuverlässig nur durch mikroskopischen und kulturellen Erregernachweis, in Abhängigkeit vom Krankheitsbild, in Liquor, Blut, Mekonium oder Eiter. Die serologische Untersuchung (Serumlangsamagglutination, Komplementbindungsreaktion) ist nur dann von diagnostischem Wert, wenn in Blutproben, entnommen im Abstand von 10 bis 14 Tagen, eine deutliche Titerbewegung (≥ 4 Stufen) festgestellt wird.

Weitere Hinweise: In Deutschland sind beim Menschen die Erkrankung oder der Tod einer durch *L. monocytogenes* verursachten Meningitis oder Enzephalitis zu melden, ebenso wie die angeborene Listeriose.

3.7.2.8 Lyme-Borreliose

Ätiologie: *Borrelia* (*B.*) *burgdorferi* (sensu stricto), *B. afzelli* und *B. garinii*.
Vorkommen und Verbreitung: Das weltweite Vorkommen der Lyme-Borreliose in gemäßigten Klimazonen ist inzwischen bestätigt. Jedes Jahr erkranken in Deutschland schätzungsweise 30 000 bis 60 000 Menschen an Lyme-Borreliose. Hierzulande stellen nach wie vor Zecken, insbesondere der Gemeine Holzbock (*Ixodes ricinus*; Durchseuchungsraten 20–40 %), die eigentlichen Überträger dieser Infektionskrankheit dar. Es mehren sich die Mitteilungen über klinisch manifeste *B. burgdorferi*-Infektionen bei Hunden. Nicht selten verläuft die Infektion beim Hund latent, wobei in diesem Zusammenhang nicht nur in den USA, sondern auch in Europa Durchseuchungsraten bis zu 60 % ermittelt wurden. In Europa fielen seroepidemiologische Untersuchungen zum Vorkommen von Antikörpern gegen *B. burgdorferi* bei Katzen bislang negativ aus, während aus den USA über Durchseuchungsraten von bis zu 36 % berichtet wird. Aufgrund der bisherigen Kenntnisse ist nicht auszuschließen, dass Hunde und auch Katzen in Endemiegebieten als Erregerreservoir bzw. Vektor von *B. burgdorferi* mit in Betracht kommen und auf diese Weise für Zecken und somit indirekt für den Menschen eine mögliche Infektionsquelle darstellen.
Übertragung: Durch Biss infizierter Zecken; in Europa vor allem durch die Spezies Gemeiner Holzbock. Zecken haben sich i. d. R. an virämischen Tieren infiziert. Alle Entwicklungsstadien dieser Arthropoden können den Erreger der Lyme-Borreliose beherbergen.
Krankheitsbild: Inkubationszeit 4–7 Tage. Charakteristisch ist das Auftreten eines Erythema chronicum migrans („roter Ring") an der Bissstelle, begleitet von Fieber und Kopfschmerzen. Folgeerscheinungen in ca. 50 % der Fälle in Form von Arthritis, in ca. 20 % der Fälle als Meningitis, Enzephalitis, lymphozytäre Meningoradikulitis oder progressive Enzephalomyelitis sowie in ca. 10 % der Fälle als Myo- oder Perikarditis möglich. Auch das Krankheitsbild Acrodermatitis chronica atrophicans oder Lymphadenosis benigna cutis wird mit der Lyme-Borreliose in einen engen Zusammenhang gebracht.

Diagnose: Antikörpernachweis mittels indirektem Immunfluoreszenztest oder ELISA (IgM- und IgG-Antikörper). Kultureller Erregernachweis in Hautveränderungen, Liquor oder Gelenksflüssigkeit ist möglich, aber sehr arbeits- und zeitaufwendig. Aus diesem Grunde nicht routinemäßig.
Weitere Hinweise: In Deutschland ist die Erkrankung oder der Tod eines Menschen an Meningitis oder Enzephalitis im Zusammenhang mit der Lyme-Borreliose zu melden.

3.7.2.9 Pasteurellose

Ätiologie: Am häufigsten nachgewiesen *Pasteurella* (*P.*) *multocida* ssp. *multocida*, auch *P. dagmatis* und *P. canis* als Erreger möglich.
Vorkommen und Verbreitung: Pasteurellen kommen in unterschiedlicher Häufigkeit als Kommensalen in der Mundhöhle von Hunden (bis zu 55 %) und Katzen (75–90 %) vor. Entsprechende Erkrankungen (Wundinfektionen) beim Menschen sind ein häufiges Problem in der pädiatrischen Notfallmedizin.
Übertragung: Über Biss- und Kratzwunden von Hunden und Katzen. Nach Hundebiss ist zu etwa 5 %, nach Katzenbiss (meist sehr tiefe Wunden) zu etwa 20–50 % mit einer Pasteurellen-Infektion zu rechnen. In seltenen Fällen, insbesondere bei längerem und intensivem Umgang mit infizierten Tieren, ist eine aerogene Übertragung (Tröpfcheninfektion) möglich.
Krankheitsbild: Die Inkubationszeit schwankt zwischen 2 und 14 Tagen (abhängig von der Eintrittspforte des Erregers). Innerhalb weniger Stunden bis Tage Rötung, Schwellung und starke Schmerzen an der Wunde. Vielfach Diskrepanz zwischen den noch geringen klinischen Symptomen und den starken subjektiven Beschwerden. Komplikationen in Form von phlegmonöser oder abszedierender Entzündung des Haut- und Unterhautgewebes, ebenso Vergrößerung der regionären Lymphknoten. Durch Fortschreiten der Infektion können Sehnenscheiden (Tendosynovitis), Sehnen, periartikuläres Gewebe oder Knochen (Periostitis, Osteomyelitis) mitbetroffen sein. Im Einzelfall geht die Pasteurellose als Konjunktivitis, als akute oder subakute Erkrankung des Respirationstraktes (chronische Bronchitis, Bronchiektasie, Pneumonie) einher.

Diagnose: Nur durch kulturellen Erregernachweis in Wundabstrich, Eiter-, Nasen- oder Bronchialsekret.

3.7.2.10 Pest

Ätiologie: *Yersinia* (*Y.*) *pestis*.
Vorkommen und Verbreitung: Naturherde (Ratten) bestehen gegenwärtig in Afrika (insbesondere in der Demokratischen Republik Kongo, früher Zaire, in Madagaskar, in Tansania und Zimbabwe), in Amerika (Brasilien, Peru sowie in verschiedenen amerikanischen Bundesstaaten, wie z. B. New Mexiko, Arizona, Kalifornien, Colorado, Nevada, Wyoming) und Asien (China, Indien, Mongolei, Vietnam), während Europa und Australien gegenwärtig als pestfrei anzusehen sind. Im Jahre 1997 registrierte die WHO in 14 Ländern insgesamt 5419 menschliche Erkrankungsfälle, von denen 274 tödlich verliefen. Ca. 94 % der Pestfälle traten in Afrika auf, wobei z. B. auf Madagaskar 2863 Fälle, auf Tansania 504 Fälle sowie auf Moçambique 825 Fälle entfielen. In den amerikanischen Bundesstaaten wird das Auftreten von Pest bei Katzen sehr häufig in Zusammenhang mit menschlichen Erkrankungen (1996: 5 Fälle; 1997: 4 Fälle) beobachtet. Die Katzen haben sich offenbar durch Fressen infizierter Beutetiere angesteckt.
Übertragung: In erster Linie wird *Y. pestis* durch den Stich des Rattenflohs auf den Menschen übertragen. Aus den USA wird über die Ansteckung von Personen (Tierärzte, Katzenbesitzer) durch Inhalation *Y. pestis*-haltiger Aerosole (Lungenpest!) sowie über Kratz- und Bisswunden durch infizierte Katzen berichtet.
Krankheitsbild: Inkubationszeit 2–5 Tage (Extremwerte wenige Stunden bis 13 Tage). Die häufigste Form ist die Beulenpest (syn. Bubonenpest), die akut mit hohem Fieber, Schüttelfrost, Schwindel, Benommenheit und gelegentlichen Delirien beginnt. In der Umgebung der Eintrittspforte kommt es am 2. bis 3. Krankheitstag zur Schwellung der regionären Lymphknoten. Diese sind stark druckempfindlich, eitern und brechen nach außen durch. Eine sich anschließende Septikämie verläuft foudroyant.
Die primäre Lungenpest verläuft akut (Dyspnoe, Tachypnoe, Zyanose, heftiger Hustenreiz), wobei schwere, hämorrhagische Diathesen im Vordergrund stehen. Nahezu 100 %ige Letalität innerhalb von 1–4 Tagen, wenn nicht frühzeitig die Chemotherapie eingeleitet wird.
Diagnose: Sichere Diagnose nur durch einen mikroskopischen (Nachweis von bipolar gefärbten Stäbchen mittels Methylenblaufärbung) und/oder kulturellen Erregernachweis, je nach Krankheitsbild in Eiter, Blut, Sputum oder Sektionsmaterial. Der Nachweis von Antikörpern mittels Langsamagglutination, indirektem Hämagglutinationstest, Komplementbindungsreaktion oder ELISA ist ab dem 5.–10. Krankheitstag möglich, dient aber nicht zur Diagnose einer akuten Erkrankung.
Weitere Hinweise: In Deutschland ist der Krankheitsverdacht, die Erkrankung sowie der Tod eines Menschen an Pest unverzüglich den Gesundheitsbehörden und auch dem Bundesgesundheitsamt zu melden. Verdächtige und infizierte Personen sind zu isolieren.

3.7.2.11 Pseudotuberkulose

Ätiologie: *Yersinia* (*Y.*) *pseudotuberculosis* mit 11 verschiedenen Serogruppen. Von diesen wird in Europa die Serogruppe O:1 am häufigsten bei Erkrankungen des Menschen nachgewiesen (60–70 %), dann folgen die Serogruppen O:2 und O:3 mit jeweils 10–20 %. Selten die Serogruppen O:4 bis O:6; diese häufiger dagegen in Japan, wo bislang auch die Serogruppen O:7 bis O:11 nachgewiesen wurden.
Vorkommen und Verbreitung: Natürliche Infektionen mit *Y. pseudotuberculosis* treten weltweit bei den verschiedensten Tierarten, vor allem bei Hasen, auf. Nach dem derzeitigen Wissensstand kommt die Pseudotuberkulose bei Katzen wesentlich häufiger vor als bei Hunden, obwohl diese zu einem höheren Prozentsatz (6,3 %) latente Träger und Ausscheider von *Y. pseudotuberculosis* darstellen als Katzen (1,3 %). Die ermittelten Ausscheidungsraten betrugen bei klinisch gesunden Tieren bis zu ca. 10^4 Yersinien/Gramm Fäzes.
Übertragung: In erster Linie oral, wobei Schmutz- und Schmierinfektionen eine Rolle spielen. So wird im Schrifttum berichtet, dass Personen (Kinder) nach Kontakt mit Gartenerde oder Wasser, die mit Ausscheidungen von mit *Y. pseudotuberculosis* infizierten Kat-

zen kontaminiert waren, an Pseudotuberkulose erkrankten. Der direkte Infektionsweg Katze/Hund – Mensch ist bisher weder durch kulturelle noch durch serologische Untersuchungen zuverlässig belegt.

Krankheitsbild: Inkubationszeit schwankt zwischen 7 und 21 Tagen. Am häufigsten (in 75–90 % der Fälle) kommt es zum pseudoappendizitischen Verlauf mit den klinischen Symptomen einer i. d. R. operativ nicht bestätigten Appendizitis. Vielmehr liegt in diesen Fällen (vor allem bei Kindern und Jugendlichen männlichen Geschlechts zwischen dem 6. und 18. Lebensjahr) eine akute bis subakute mesenteriale Lymphadenitis vor. Seltener (wenn, dann vor allem bei Erwachsenen nach dem 18. Lebensjahr) geht die *Y. pseudotuberculosis*-Infektion mit Enteritis, Enterokolitis oder noch seltener als Septikämie einher. Bei allen Verlaufsformen können Arthralgien, reaktive Arthritis und/oder Erythema nodosum als Folgekomplikationen auftreten.

Diagnose: Sichere Diagnose nur durch einen kulturellen Erregernachweis in Stuhlproben oder Lymphknotenmaterial. Für die serologische Untersuchung hat sich die Serumlangsamagglutination bewährt, wobei es angebracht ist, 2 Serumproben, entnommen im Abstand von ca. 10 Tagen, zu untersuchen (Titerkontrolle). Bei einem Antikörpernachweis gegen die Antigene von *Y. pseudotuberculosis* Serogruppe 0:2 bzw. 0:4 muss die Antigengemeinschaft mit Salmonellen der Serogruppe B (z. B. *S. typhimurium*) bzw. D (z. B. *S. typhi*, *S. enteritidis*) mit berücksichtigt werden.

Weitere Hinweise: In Deutschland ist beim Menschen der Krankheitsverdacht, die Erkrankung und der Tod an einer Enteritis infectiosa (übrige Formen), verursacht durch *Y. pseudotuberculosis*, zu melden.

3.7.2.12 Q-Fieber

Ätiologie: *Coxiella* (*C.*) *burnetii*.

Vorkommen und Verbreitung: *C. burnetii* ist weltweit verbreitet und hat ein sehr breites Wirtsspektrum. In Deutschland wurden in den Jahren 1998 bzw. 1999 beim Menschen 150 bzw. 276 Fälle an Q-Fieber registriert. Sicherlich handelt es sich hierbei um eine Dunkelziffer. In seroepidemiologischen Untersuchungen konnten im deutschsprachigen Raum bei Hunden bis zu 22 % bzw. bei Katzen bis zu 31 % spezifische Antikörper gegen *C. burnetii* nachgewiesen werden. Nach Erhebungen in Kanada sind dort etwa 20 % der Q-Fieberfälle beim Menschen felinen Ursprungs.

Übertragung: In der Regel aerogen über kontaminierten Staub (dort bleiben Coxiellen bis zu 2 Jahre infektionsfähig) oder nach Kontakt mit eingetrockneten Ausscheidungen infizierter Tiere.

Krankheitsbild: Inkubationszeit 2 bis 3 Wochen. Fieberanstieg, zeitweise bis über 40 °C, heftige frontale und retroorbitale Kopfschmerzen, Schüttelfrost, Myalgien, atypische Pneumonie mit trockenem Husten und auffälligen Röntgenbefunden in Form von Rundherden. Hepatitis kann zusätzlich oder als eigenständige Erkrankung auftreten. Komplikationen in Form von Thrombophlebitis, Embolie, Myokarditis, Orchitis, Epididymitis und Enzephalitis. Auch chronische Verlaufsformen sind möglich in Form von Endokarditis (vor allem bei Personen mit vorgeschädigten Herzklappen oder Herzklappenprothesen) und/oder granulomatöser Hepatitis. Hierbei kann die Latenzzeit zwischen Primäraffekt und Auftreten von Endokarditis bis zu 10 Jahren betragen.

Diagnose: Serologische Untersuchungen mittels Komplementbindungsreaktion oder ELISA (IgM-, IgG-Antikörper).

Weitere Hinweise: In Deutschland ist die Erkrankung oder der Tod eines Menschen an Q-Fieber zu melden.

3.7.2.13 Salmonellose

Ätiologie: Derzeit sind über 2000 *Salmonella*-Arten (-Serovare) bekannt. Beim Menschen ist hierzulande die Serovar Enteritidis (im Jahre 1997 mit einem Anteil von rund 50 % aller *Salmonella*-Isolierungen) der vorherrschende Erreger bei Salmonellen-Erkrankungen, dann folgt in der Häufigkeit Serovar Typhimurium (Anteil ca. 28 %), an 3. bzw. 4. Stelle die Serovare Infantis (Anteil 1 %) und Hadar (Anteil 0,9 %).

Vorkommen und Verbreitung: Im deutschsprachigen Raum sind beim Menschen, insbesondere bei Erwachsenen, Infektionen mit Enteritis-Salmonellen die am häufigsten erfasste Ursache von Durchfallerkrankungen. In Deutschland wurde im Jahre 1992 mit

195 378 Erkrankungsfällen der Gipfel erreicht. Seitdem ist ein rückläufiger Trend zu beobachten; im Jahre 1999 betrug die Zahl der registrierten Erkrankungen 85015.

Es ist seit längerem bekannt, dass Hunde und Katzen in unterschiedlicher Häufigkeit Träger und Ausscheider von Salmonellen darstellen. Im deutschsprachigen Raum wurden beim Hund Salmonellen-Nachweisraten bis zu 20 % ermittelt, in sog. Tierdiscountläden mit unzureichenden hygienischen Verhältnissen, vor allem bei jungen Hunden, sogar 25–90 %. Bei Katzen wird hierzulande über Nachweisraten bis zu 11 % berichtet. In diesem Zusammenhang fällt die Vielzahl der bei Hund und Katze nachweisbaren *Salmonella*-Serovare auf. Beim Hund entfallen ca. 5 % der *Salmonella*-Isolierungen auf Serovar Enteritidis sowie ca. 33 % auf Serovar Typhimurium, während bei der Katze die entsprechenden Isolierungsraten 15 % bzw. 48 % (davon die Hälfte Serovar Typhimurium var. copenhagen) betragen.

Übertragung: Nach bisherigem Kenntnisstand findet nur in vereinzelten Fällen eine Ansteckung des Menschen durch direkten Kontakt mit salmonellenausscheidenden Tieren statt. In erster Linie erfolgt die Infektion von Personen auf oralem Wege durch Verzehr von kontaminierten Nahrungsmitteln, Fleischprodukten (insbesondere Schlachtgeflügel, Fleischsalat, Hackfleisch) oder Eiprodukten (Speiseeis, Creme).

Krankheitsbild: Inkubationszeit 5–72 Stunden. Plötzliches Erbrechen und Übelkeit sowie zahlreiche, wässrige, faulig riechende Stuhlentleerungen, die oft nur wenige Stunden anhalten. Ein Anstieg der Körpertemperatur auf über 39 °C ist möglich. Innerhalb von 1–2 Tagen kommt es i. d. R. zur Genesung. Folgekomplikationen in Form von Septikämie, Osteomyelitis, Periostitis, Harnwegserkrankungen, Arthritis und Arthralgien in vereinzelten Fällen möglich.

Diagnose: Nur durch kulturellen Erregernachweis in Stuhlproben oder Erbrochenem.

Weitere Hinweise: In Deutschland sind beim Menschen der Verdacht, die Erkrankung oder der Tod an Salmonellose (Enteritis infectiosa) zu melden.

3.7.2.14 Tuberkulose

Ätiologie: *Mycobacterium* (*M.*) *tuberculosis*, *M. bovis*.

Vorkommen und Verbreitung: Seit dem Abschluss der staatlichen Rindertuberkulosebekämpfung vor mehr als 30 Jahren, kommen hierzulande bei Hunden und Katzen Erkrankungen an Tuberkulose äußerst selten vor. So wurden am Gießener Universitätsinstitut für Veterinärpathologie von 1954–1964 bei Hunden 43, von 1977–1987 dagegen „nur noch" 2 Tuberkulosefälle diagnostiziert. Vor kurzem konnte in Nordbayern bei 2 verendeten Katzen *M. bovis* nachgewiesen werden (mutmaßliche Infektionsquelle ein entsprechend infizierter Rinderbestand).

Das Auftreten von *M. tuberculosis*- oder *M. bovis*-Infektionen bei in Privathaushalten lebenden Hunden und Katzen kann durchaus als Indikator dafür angesehen werden, dass in der Umgebung der betreffenden Tiere mit einem häufig nicht erkannten menschlichen Ausscheider zu rechnen ist.

Übertragung: Die Ansteckung des Menschen kann auf aerogenem Wege (Tröpfcheninfektion, Inhalation von Staub) oder über Schleimhaut und kleinste Hautläsionen (Schmutz- und Schmierinfektion) erfolgen.

Krankheitsbild: Inkubationszeit 4–6 Wochen. Vielgestaltige Krankheitserscheinungen sind möglich in Form von Primärtuberkulose (u. a. subfebrile Temperaturen, Nachtschweiß, Lymphknotenschwellung, Husten, evtl. Hämoptysis, Müdigkeit, Appetitlosigkeit), Pleuritis exsudativa (exsudativer Verlauf, hohes Fieber, Schmerzen im Thorax, Reizhusten), Miliartuberkulose (hohes und langanhaltendes Fieber, Nachtschweiß, trockener Husten, Milzvergrößerung), Meningitis tuberculosa (Fieber, Kopfschmerzen, Hirnnervenausfälle), Knochen- und Gelenktuberkulose sowie Hauttuberkulose (papulöse und papulonekrotische Tuberkulide).

Diagnose: Erregernachweis durch mikroskopische (Nachweis von säurefesten Stäbchen mittels Ziehl-Neelsen-Färbung) und kulturelle Untersuchung von Sputum, Bronchialsekret, Magensaft, Urin, Liquor, Ergüssen oder Hauteffloreszenzen (jeweils in Abhängigkeit vom Krankheitsbild). Zunehmend finden für den Erregernachweis, incl. Speziesdifferenzierung, radiometrische Methoden, Gensonden und PCR Eingang in die Routinediagnostik.

Der positive Ausfall eines Tuberkulintestes zeigt nur an, dass sich der Organismus mit Tuberkelbakterien auseinandergesetzt hat. Röntgenologische Untersuchungen erlauben lediglich die Feststellung krankhafter Veränderungen in Lunge oder Knochen.

Weitere Hinweise: In Deutschland ist beim Menschen die Erkrankung sowie der Tod an Tuberkulose (aktive Form) zu melden.

3.7.3 Zoonosen durch Pilze

3.7.3.1 Mikrosporie

Ätiologie: *Microsporum* (*M.*) *canis*, sehr selten *M. gypseum* (Erdboden das wichtigste Erregerreservoir) und *M. audouinii* (Mensch eigentliche Infektionsquelle).

Vorkommen und Verbreitung: Die Mikrosporie ist weltweit verbreitet. Bei Katzen werden über 95 % aller mykotisch bedingten Hauterkrankungen durch *M. canis* hervorgerufen. Stark behaarte, klinisch gesund erscheinende Katzen, vor allem Jungtiere, können bis zu 88 % mit dieser Dermatophyten-Spezies latent infiziert sein. Bei mykotischen Hautveränderungen des Hundes kann *M. canis* bis zu etwa 50 % kulturell nachgewiesen werden. Bei hautgesunden Hunden wurden *M. canis*-Isolierungsraten bis zu 10 % ermittelt.

Übertragung: Die Infektion des Menschen erfolgt in erster Linie durch häufigen direkten Kontakt mit erkrankten oder latent infizierten Tieren. Ferner kann *M. canis* durch Läuse, Fliegen, Flöhe, Milben und Spinnen weiter verbreitet werden, so dass über kontaminierte Gegenstände auch eine indirekte Übertragung auf den Menschen möglich ist.

Krankheitsbild: Inkubationszeit 10 Tage oder auch bis zu einigen Wochen. Je nach Lokalisation werden 2 Krankheitsbilder unterschieden. Im Bereich der behaarten Kopfhaut (Tinea capitis) entstehen einzelne oder multiple, linsen- bis markstückgroße Herde von kreisrunder bis ovaler Gestalt. In den betreffenden Arealen brechen die Haare 2–4 mm über der Haut ab. Die Haarstümpfe sind glanzlos und in diesem Bereich kann eine feine, weißliche Schuppung vorliegen. Statt dieser, früher sehr häufigen Kopfform, dominiert heute zunehmend die Körperform (Tinea corporis). Deren Auftreten wird an Händen, Unterarmen, Oberkörper und Gesichtsregion beobachtet, die nicht von Kleidung bedeckt sind. In diesem Zusammenhang kommt es zur Ausbildung von solitären, z. T. auch konfluierenden Herden, die mit Krusten- und Schuppenbildung (gräuliche bis gelbliche Farbe) einhergehen. Die Randgebiete der betreffenden Stellen zeigen vielfach eine starke Rötung.

Diagnose: Zuverlässige Diagnose einer Mikrosporie nur durch den kulturellen Erregernachweis in Schuppen, Krusten oder Haarstümpfen. Die mikroskopische Untersuchung erlaubt nur einen Hinweis auf Vorliegen von Pilzelementen, aber nicht die Speziesdiagnose.

3.7.3.2 Sporotrichose

Ätiologie: *Sporothrix* (*S.*) *schenckii*.

Vorkommen und Verbreitung: Der Erreger ist weltweit in der Natur anzutreffen. In Europa wird gegenwärtig die Sporotrichose vermehrt in Italien (in den letzten Jahren ca. 75 Fälle in Apulien) beobachtet, während in anderen europäischen Ländern nur sporadische Fälle bekannt wurden. Aus den USA mehren sich die Hinweise über ein dort gehäuftes Auftreten der Sporotrichose bei Katzen.

Übertragung: Als Zoonose wurde die Sporotrichose beim Menschen vor allem nach Kratz- oder Bisswunden durch Katzen, gelegentlich auch durch Hunde, beobachtet. Eine Infektion nach direktem Kontakt mit ulzerierenden und aufgebrochenen Läsionen infizierter Tiere ist möglich. Am häufigsten erfolgt die Infektion des Menschen über Hautverletzungen durch Holzsplitter oder Dornen, denn *S. schenckii* kann als Saprophyt auf Pflanzen, Gräsern, Moosen sowie feuchtem, vermodertem Holz vorkommen.

Krankheitsbild: Inkubationszeit durchschnittlich 3 Wochen (Extremwerte 1–12 Wochen). 3/4 der Fälle verlaufen als kutane oder subkutane Prozesse, wobei sich an der Eintrittsstelle des Erregers eine bräunliche oder blaurote, schmerzhafte, langsam vergrößernde Papel entwickelt. Entlang der Lymphbahnen entstehen Metastasen; es bilden sich multiple, perlschnurartig angeordnete, bis kirschkerngroße, gummöse, subkutan gelegene Knoten. Diese pflegen einzuschmelzen und nach außen durchzubrechen. In der Regel sind die Patienten fieberfrei. Zur Generalisation kommt es nur in den seltensten Fällen, wobei sich der Erreger zu 80 % in Knie-, Ellenbogen-, Fuß- und Handgelenken manifestiert, nicht dagegen in Hüfte, Schulter oder Rücken. Seltener werden Lunge, Auge, Mund, Gehirn oder Genitale im Zusammenhang mit einer Sporotrichose befallen.

Diagnose: Am sichersten durch kulturellen Erregernachweis im Eitersekretmaterial. Eventuell auch histologisch (unter Anwendung der Immunfluoreszenztechnik) oder mittels Kutantest (Sporotrichin). Serologische Nachweisverfahren haben keine praktische Bedeutung.

3.7.3.3 Trichophytie

Ätiologie: Vor allem *Trichophyton* (*T.*) *mentagrophytes*, vereinzelt wurde auch *T. quinckeanum* sowie noch seltener *T. gallinae*, *T. megninii* oder *T. schoenleinii* von Heimtieren auf den Menschen übertragen.

Vorkommen und Verbreitung: Die Trichophytie ist weltweit verbreitet. Im Zusammenhang mit Zoonosen sind besonders Kinder gefährdet.

Bei hautkranken Hunden beträgt die Isolierungsrate von *T. mentagrophytes* bis zu 40 %, u. U. sogar bis zu 60 %; bei Katzen mit mykotischen Hautveränderungen bis zu ca. 25 %.

Übertragung: In der gleichen Weise, wie bei der Mikrosporie beschrieben.

Krankheitsbild: Die Inkubationszeit schwankt zwischen 14 Tagen und 4 Wochen. Als Prädilektionsstellen für die Infektion mit Trichophyton-Arten tierischen Ursprungs sind vorwiegend unbedeckte Körperteile wie der Bereich des Kopfes (Hals, Gesicht) und der Extremitäten (Arme, Hände) zu nennen. In erster Linie treten akut entzündliche, tief greifende Prozesse auf. Im Verlauf der Erkrankung kommt es zur Intensivierung der Entzündungserscheinungen mit Ausbildung umschriebener, bis in die Subkutis reichender, abszedierender und stark sezernierender, schmerzhafter Infiltrationen. Zusätzlich können Abgeschlagenheit, Fieber sowie Schwellungen der regionären Lymphknoten auftreten.

Diagnose: Die zuverlässige Diagnose einer Trichophytie ist nur durch den kulturellen Erregernachweis in Haarstümpfen, Schuppen oder Krusten möglich. Die mikroskopische Untersuchung entsprechender Veränderungen erlaubt nur den Hinweis auf Vorliegen von Pilzelementen, der aber für die Diagnose Trichophytie nicht ausreicht.

3.7.4 Zoonosen durch Parasiten

3.7.4.1 Zoonosen durch Protozoen

3.7.4.1.1 Giardiose

Synonym: *Lambliasis*.

Ätiologie: *Giardia* (*G.*) *duodenalis*-Gruppe, mit wenig ausgeprägter Wirtsspezifität.

Vorkommen und Verbreitung: Tritt beim Menschen weltweit auf, besonders häufig in den Tropen (Befallsquote 50–80 %), nicht selten auch in gemäßigten Klimazonen (Durchseuchungsquote bei Erwachsenen 2–10 %, bei Kindern bis zu 25 %). Im Rahmen routinemäßiger koprologischer Untersuchungen wurden in Deutschland in 4–9 % bzw. in 3–4 % der Kotproben von Hunden bzw. Katzen Giardia-Zysten gefunden. In Österreich betrugen entsprechende Nachweisquoten ca. 10 % bzw. 6 % sowie in der Schweiz 6,5 % bzw. 5,3 %.

Übertragung: Bislang kann nicht zuverlässig gesagt werden, ob Hund und Katze eine epidemiologisch bedeutsame Ansteckungsquelle für den Menschen darstellen. Als gesichert gilt die orale Aufnahme von Giardia-Zysten (Schmutz- und Schmierinfektion). In diesem Zusammenhang kommt dem Genuss von Trinkwasser, kontaminiert mit infektionstüchtigen Zysten aus Tierkot eine relevante Bedeutung als Ansteckungsquelle zu.

Krankheitsbild: Inkubationszeit 6–15 Tage. Hauptsymptome einer akuten Infektion sind plötzlich einsetzende Durchfälle (gelbliche, übel riechende, oft faulige Stühle, frei von Blut- oder Schleimbeimengungen). Krampfartige Bauchschmerzen, Brechreiz, Anorexie, Völlegefühl im Oberbauch nach Mahlzeiten, Herz- und Kreislaufbeschwerden vervollständigen das klinische Bild. Das akute Geschehen kann 3–5 Tage anhalten. Subakute oder chronisch rezidivierende Verlaufsformen können sich, insbesondere bei 1 bis 4 Jahre alten Kindern, über Wochen oder Monate hinziehen.

Diagnose: Nachweis von Zysten im Stuhl. Auch Antigennachweis (Koproantigen) mittels ELISA kann verwendet werden.

3.7.4.1.2 Kryptosporidiose

Ätiologie: *Cryptosporidium (C.) parvum.*
Vorkommen und Verbreitung: Die beim Menschen beobachteten klinischen Erkrankungsfälle treten weltweit auf, vorwiegend bei immungeschwächten Personen. Über die Gesamtverbreitung beim Menschen können keine genauen Angaben gemacht werden.

In Deutschland (München) betrug die Nachweisrate für *C.*-Oozysten in Kotproben von Hunden bzw. Katzen 0 bzw. 1,3 %, in Österreich 0,6 % bzw. 1,2 % sowie in der Schweiz 0,7 % bzw. 3,4 %. Ein genereller Ausschluss von Hunden und Katzen als Ansteckungsquelle für den Menschen ist daher nicht gerechtfertigt.
Übertragung: Durch orale Aufnahme von Oozysten (Schmutz- und Schmierinfektion). Es gibt Anhaltspunkte dafür, dass die Übertragung von Mensch zu Mensch häufiger ist als von Tier zu Mensch.
Krankheitsbild: Inkubationszeit 1–10 Tage. Am 3. bis 7. Tag der Patenz setzen die klinischen Erscheinungen in Form von Enterokolitis mit gelegentlichem Erbrechen und starken Diarrhöen (dünne, hellbraune, gelb oder grün tingierte Stühle, z. T. von geschmeidiger Konsistenz und fauligem Geruch) ein und können wenige Tage bis Wochen dauern. Häufig treten krampfartige Bauchschmerzen, Übelkeit, subfebrile bis febrile Temperaturen als Begleitsymptome auf. Bei immunkompetenten Patienten ist die Kryptosporidiose i. d. R. eine sich selbst terminierende Infektion. Bei immundefizienten Personen kann es zum Aufsteigen der Kryptosporidien in den Magen und von dort über Aspiration zur nicht mehr beherrschbaren Etablierung der Parasiten in der Lunge kommen.
Diagnose: Nachweis von Oozysten in Stuhl, Darmsaft oder Jejunum- und Ileumabstrichen der Mukosa durch native Untersuchung (Phasenkontrast) oder Färbung nach Giemsa oder mit Karbolfuchsin. Auch der Nachweis spezifischer IgA- und IgM-Koproantikörper (wird besonders bei AIDS-Patienten empfohlen) erlaubt eine Diagnose.

3.7.4.1.3 Kala-Azar

Synonyma: *Viszerale Leishmaniose,* „Schwarze Krankheit".
Ätiologie: In Europa *Leishmania (L.) donovani infantum;* ferner in Südamerika *L. donovani chagasi* sowie in Asien *L. donovani donovani.*
Vorkommen und Verbreitung: Im mediterranen Verbreitungsgebiet, gesamter Mittelmeerraum sowie Atlantikküste Nordafrikas und Portugals, sind Hunde das wichtigste Erregerreservoir. Die Befallsquoten sind regional unterschiedlich und schwanken in Gebieten Italiens, Frankreichs und Spaniens zwischen 1,3 % und 37 %. Dort tritt die Erkrankung hauptsächlich bei Kindern (95 % der Fälle unter 10 Jahren) auf.

In Südamerika, vor allem Brasilien, kommt Kala-Azar zeitweise epizootisch und endemisch vor, wobei Infektionsraten beim Hund bis zu 27 % beschrieben wurden.

Im asiatischen Raum sind häufig epidemische Ausbrüche, die auf Bevölkerungsfluktuationen und verschieden starke Phlebotomendichten zurückzuführen sind. Dort wird die Erkrankung überwiegend bei Jugendlichen im Alter bis zu 20 Jahren (ca. 60 % der Fälle) angetroffen.
Übertragung: Durch Blut saugende Mückenarten der Unterfamilie Phlebotominae (Schmetterlingsmücke, Sandfloh). Nur die Weibchen saugen Blut.
Krankheitsbild: Inkubationszeit 2 Wochen bis 2 Jahre. Nach generalisierter Ausbreitung des Erregers mit starker Vermehrung in den Zellen des retikulo-endothelialen Systems kommt es zu unregelmäßigem, remittierendem Fieber. Charakteristisch ist eine erhebliche Splenomegalie, weniger eine Hepatomegalie. Der Krankheitsverlauf wird durch Anämie, Haut- und Schleimhautblutungen mit Ausbildung eines dunklen Hautkolorits, gastrointestinalen Erscheinungen mit Kachexie geprägt. Unbehandelt führt Kala-Azar nach 1 1/2–3 Jahren zum Tode.
Diagnose: Mikroskopischer Erregernachweis mittels Giemsa-Färbung in Blutausstrichen (Nachweisquote < 35 %), in Knochenmark- (Nachweisquote > 90 %) oder Leberpunktaten (Nachweisquote 60–80 %). Milzpunktion sollte wegen Gefahr einer Ruptur unterlassen werden. Auch ist mittels Erregeranzüchtung sowie Antikörpernachweis (ELISA, Immun-

fluoreszenztest) eine Diagnosestellung möglich.

3.7.4.1.4 Toxoplasmose

Ätiologie: *Toxoplasma (T.) gondii.*
Vorkommen und Verbreitung: Weltweit verbreitet. Es kann nicht genau angegeben werden, in welchem Umfang sich Menschen mit Oozysten von *T. gondii* aus Katzenkot bislang infiziert haben. Trotzdem steht die epidemiologische Rolle der Katze als direkte oder indirekte Infektionsquelle für die Toxoplasmose des Menschen zweifelsfrei fest. Nur Katzen und andere Feliden sind Endwirte von *T. gondii* und somit verantwortlich für die Ausstreuung von Oozysten. In europäischen Ländern wurden in Reihenuntersuchungen von Katzen 0,4 bis 2 % (selten höher, Ausnahme ehemalige CSSR bis zu 17 %) als Ausscheider von *T. gondii*-Oozysten ermittelt. Serologische Befunde lassen aber annehmen, dass über 3/4 aller Katzen im Verlauf Ihres Lebens *T. gondii*-Infektionen durchmachen und somit irgendwann einmal für maximal 20 Tage zu Ausscheidern (von bis zu 10^9 Oozysten) werden. Vor allem junge Katzen sind als Ausscheider bedeutsam.
Übertragung: Auf oralem Wege durch die Aufnahme sporulierter Oozysten. Unter Berücksichtigung der hohen Tenazität sporulierter Oozysten im Freien (über 1 Jahr infektiös) liegt hiermit ein erhebliches Infektionspotential (Katzenkot) vor, ohne dass für die Infektion des Menschen ein direkter Kontakt zu Katzen notwendig ist.
Krankheitsbild: Die meisten Infektionen mit *T. gondii* verlaufen symptomlos. Bei einem geringen Prozentsatz der Toxoplasma-Infizierten treten geringfügige Krankheitserscheinungen auf in Form von subfebrilen bis febrilen Temperaturen, Kopfschmerzen, Gliederschmerzen und Vergrößerung der Lymphknoten. Infektionen mit *T. gondii* nehmen gegenwärtig vor allem als Komplikation bei erworbenen Immunsuppressionen (AIDS, zytostatische Behandlung) an Bedeutung zu. Bei ca. 25 % der AIDS-Patienten tritt die Toxoplasmose als Enzephalitis auf, die nicht selten zur unmittelbaren Todesursache wird. Zur pränatalen (konnatalen) Toxoplasmose kommt es dann, wenn sich Schwangere während der Gravidität erstmals infizieren. Die Häufigkeit solcher pränataler Infektionen beträgt gegenwärtig 1 Fall auf 1000 Lebendgeburten. Das Infektionsrisiko für die Frucht variiert mit dem Stadium der Gravidität, in der die Erstinfektion erfolgt: während des ersten Trimoniums mit ca. 15 % und nimmt bis zum 3. Trimonium auf ca. 70 % zu. Offensichtlich führen Frühinfektionen zum Abort, während bei später erfolgter Infektion irreparable Schäden im ZNS (Hydrocephalus internus, intrazerebrale Verkalkung) und/oder im Auge (Chorioretinitis) im Vordergrund stehen. Akut infizierte Neugeborene, bei denen angenommen werden kann, dass die Infektion im letzten Trimonium der Schwangerschaft erfolgte, zeigen oft wenige Stunden nach der Geburt kardiopulmonale Symptome und schweren Ikterus, verbunden mit einer hohen Letalität.
Diagnose: Derzeit gelten der indirekte Immunfluoreszenztest sowie der ELISA, beide Untersuchungsverfahren erlauben eine getrennte Erfassung von IgM-Antikörpern (Auftreten während der akuten Infektion) und IgG-Antikörpern (Vorliegen während der latenten Infektion), als Methoden der Wahl zur Diagnose der Toxoplasmose.
Weitere Hinweise: In Deutschland sind beim Menschen die Erkrankung sowie der Tod infolge angeborener Toxoplasmose meldepflichtig.

3.7.4.2 Zoonosen durch Helminthen

3.7.4.2.1 Dipylidiose

Ätiologie: *Dipylidium (D.) caninum*, Syn. „Gurkenkern"-Bandwurm des Hundes und der Katze.
Vorkommen und Verbreitung: Weltweites Vorkommen bei Kaniden und Feliden. In Deutschland beträgt die Befallsrate bei Hunden bzw. Katzen 3,5 % bzw. 4,3 %, in Österreich 5,8 % bzw. 4,9 %.
Infektionen des Menschen, die vor allem bei Kindern beobachtet werden, treten weltweit aber selten auf.
Übertragung: Der Mensch infiziert sich durch akzidentelle orale Aufnahme von Zystizerkoiden (infektiöses Finnenstadium), z. B. wenn diese in der Mundhöhle des Tieres verblieben sind und durch Belecken auf die Hand des Menschen übertragen und anschließend oral aufgenommen werden, oder

auch von infizierten Flöhen (häufig bei Kindern).
Krankheitsbild: In den meisten Fällen verläuft der Wurmbefall symptomlos. In seltenen Fällen, wenn Befall mit mehr als 100 Würmern, dann Auftreten von Leberzirrhose, blutig-schleimigem Durchfall, Afterjucken sowie Gewichtsverlust.
Diagnose: Mikroskopischer Nachweis von charakteristischen „gurkenähnlichen" rosafarbenen bis rötlichen Proglottiden, die zahlreiche Eipakete (können gelegentlich auch frei in Fäzes liegen) mit 8–15 Eiern enthalten.

3.7.4.2.2 Echinokokkose

3.7.4.2.2.1 Alveoläre Echinokokkose

Synonym: *Alveoechinokokkose*.
Ätiologie: *Echinococcus (E.) multilocularis* (Fuchsbandwurm).
Vorkommen und Verbreitung: Das bisher bekannte europäische Verbreitungsgebiet des Fuchsbandwurmes umfasst Frankreich (Massif-Central, Franche-Compté, Lorraine, Rhone-Alpes), die Schweiz (vor allem den nördlichen Landesteil), Deutschland (vorwiegend den süddeutschen Raum, neuerdings aber auch in Gebieten der neuen Bundesländer) und Österreich (Tirol, Vorarlberg, Kärnten, Steiermark, Niederösterreich). In diesen Endemiegebieten ist vor allem der Rotfuchs (*Vulpes vulpes*) als das wichtigste Erregerreservoir (Befallsquoten bis zu 70 % möglich) anzusehen. In diesen Gebieten können aber auch (streunende) Hunde (Befallsraten 1,4 % bis 5,6 %) und Katzen (Befallsraten 0,5–1,8 %, u. U. sogar bis zu 45 %) als Träger und Ausscheider adulter, eiproduzierender Stadien vom Fuchsbandwurm auftreten.

Infektionen des Menschen treten im gesamten Verbreitungsgebiet des Fuchsbandwurmes auf. In den Endemiegebieten der Schweiz und Frankreichs kommt auf eine Million Einwohner ein klinisch-pathologisch beweisbarer Fall pro Jahr. Daten aus Baden-Württemberg sprechen für eine fünffach höhere Morbidität in diesem Endemiegebiet.
Übertragung: Der Mensch (Fehlwirt) infiziert sich durch orale Aufnahme der Bandwurmeier, die vom Endwirt mit den Proglottiden über Kot ausgeschieden werden. Die Fuchsbandwurmeier können auch im Fell infizierter Endwirte haften. Ferner kommen mit Fuchslosung, Hunde- oder Katzenkot verschmutzte Pilze, Waldbeeren, Fallobst und Gemüse als Ansteckungsquellen in Betracht, ebenso eine Schmierinfektion über mit Bandwurmeiern kontaminierte Hände.
Krankheitsbild: Die Inkubationszeit dauert unterschiedlich lang, schätzungsweise zwischen Monaten und 15 Jahren. Die klinische Symptomatik, die vor allem bei Personen im Alter zwischen 40 und 70 Jahren beobachtet wird, tritt spät auf. Erste Lokalisation ist in den meisten Fällen die Leber, wobei die Erkrankung erst im fortgeschrittenen Stadium klinisch manifest (Beschwerden im rechten Oberbauch) wird. Die weitere Entwicklung hängt von der Lokalisation des/der Echinokokken und dem Grad ihrer Metastasierung ab. Es kommt zu einer Hepatomegalie mit Infiltrationen und Kompression der Gallengänge und der großen Blutgefäße; nachfolgend Ikterus und Aszites. Die Überlebenszeit der Patienten nach gestellter Diagnose liegt zwischen 2 Wochen und 18 Jahren.
Diagnose: Durch Einsatz bildgebender Verfahren wie Sonographie, Computertomographie, Kernspintomographie oder Ultraschalldiagnostik lassen sich raumgreifende Veränderungen (dem Bild eines solitären Tumors entsprechend) in der Leber nachweisen. Eine Biopsie ist wegen der Gefahr der Streuung kontraindiziert, während die ultraschallgeführte Feinnadelpunktion als vertretbar angesehen wird. Ferner ist eine Diagnosestellung mittels kommerziell erhältlichem ELISA (Em2plus-ELISA) möglich.
Weitere Hinweise: Während in der Schweiz die Echinokokkose beim Menschen der Meldepflicht unterliegt, trifft dies weder für Deutschland noch für Österreich zu.

3.7.4.2.2.2 Zystische Echinokokkose

Synonym: *Hydatidose*.
Ätiologie: *Echinococcus (E.) granulosus* (Hundebandwurm).
Vorkommen und Verbreitung: *E. granulosus* tritt weltweit als adulter Bandwurm vorwiegend beim Hund, anderen Kaniden und einigen Großkatzen (Löwe, Leopard), selten jedoch bei der Hauskatze auf. In Europa gilt der Mittelmeerraum als Endemiegebiet für den Hundebandwurm. Dort findet sich die-

ser Parasit z. T. bei bis zu 50 % der Hunde, während im deutschsprachigen Raum die Prävalenz unter 1 % liegt. Die Befallshäufigkeit beim Menschen in den hoch endemischen Gebieten kann 5 % und mehr betragen; in Deutschland liegt sie derzeit unter 0,001 %.

Übertragung: Die Infektion des Menschen erfolgt per os durch die Aufnahme von Bandwurmeiern, die durch infizierte Endwirte mit den Proglottiden ausgeschieden werden. Diese Proglottiden können im Fell infizierter Hunde haften, so dass es beim Umgang (Streicheln) mit den betreffenden Tieren zur Kontamination der Hände kommen kann (Schmutz- und Schmierinfektion). Auch ist eine Kontamination der Hände mit eihaltiger Erde oder Sand (Spielplätze) möglich.

Krankheitsbild: Nach Aufnahme der Bandwurmeier gelangen diese in 50–70 % der Fälle in die Leber, in 30–50 % der Fälle in die Lunge, in 3–8 % der Fälle in die Milz und in das Peritoneum sowie zu einem geringen Prozentsatz in andere parenchymatöse Organe und Gehirn. In etwa 90 % der Fälle ist nur ein Organ befallen. Es entwickelt sich dort sehr langsam eine Zyste (Hydatide) und verursacht gewöhnlich erst nach 5–20 Jahren eine uncharakteristische Symptomatik. Bei Befall der Leber zeigen sich klinische Erscheinungen erst dann, wenn die wachsenden Zysten die Gallengänge oder Blutgefäße komprimieren und zu Ikterus und/oder Aszites führen.

Diagnose: Die Zysten können durch Sonographie, Computertomographie oder Szintigraphie nachgewiesen werden. Von hohem Wert sind serologische Untersuchungen mittels IFT und ELISA (gleichzeitig angewandt). Eine Biopsie ist wegen der Gefahren der Metastasierung und des anaphylaktischen Schocks kontraindiziert.

Weitere Hinweise: Während in der Schweiz die Echinokokkose beim Menschen der Meldepflicht unterliegt, trifft dies für Deutschland und Österreich nicht zu.

3.7.4.2.3 Larva migrans cutanea

Synonyma: *Hautmaulwurf, Creeping Eruption.*
Ätiologie: Vor allem die Hakenwürmer *Ancylostoma* und *Uncinade* (*U.*) *stenophala*, die beim Hund vorkommen; weniger bedeutsam *A. caninum* und *A. tubaeforme* (vorwiegend Katze).

Vorkommen und Verbreitung: Hakenwürmer kommen bei Tieren weltweit vor. *A. braziliense* tritt überwiegend in tropischen und subtropischen Klimazonen auf, während *U. stenophala* häufiger in gemäßigten Zonen angetroffen wird. Entsprechend der Verbreitung der Hakenwürmer können Infektionen beim Menschen in allen Ländern mit gemäßigtem und warmem Klima auftreten. Hierzulande werden gegenwärtig entsprechende Erkrankungen selten als autochthone Infektion, sondern vor allem bei Urlaubern aus tropischen Ländern festgestellt.

Übertragung: Die Infektion des Menschen erfolgt perkutan, wenn invasionsfähige Larven mit der unbedeckten Haut in Kontakt kommen. Auch mit Kot infizierter Tiere kontaminierte Sandkästen, Spielflächen oder Badestrände sind als Infektionsquellen anzusehen.

Krankheitsbild: 2–3 Tage nach Invasion der Larven kommt es zum Auftreten von bis zu 2 mm breiten, über der Hautoberfläche erhabenen Veränderungen mit umgebenden Erythem, Ödem und Krustenbildung, begleitet von quälendem Juckreiz und stechenden Schmerzen. Die Larven können sich innerhalb eines Tages um einige Millimeter, u. U. um Zentimeter vorwärts „bohren", wobei die Wanderung Wochen bis Monate anhalten kann.

Diagnose: Aufgrund der typischen Hautveränderungen wird die Diagnose klinisch gestellt.

3.7.4.2.4 Larva migrans visceralis

Synonym: *Toxocariasis.*
Ätiologie: Am häufigsten die Larven von *Toxocara* (*T.*) *canis* (Hundespulwurm) und *T. mystax* (Katzenspulwurm).

Vorkommen und Verbreitung: *Toxocara*-Infektionen kommen bei Fleischfressern weltweit vor. Ermittelte Befallsraten in Deutschland, Österreich bzw. in der Schweiz bei 4,8 %–20,4 %, bei 13 %–18 % bzw. 7 % der untersuchten Hunde; bei Katzen betragen diese in der Schweiz 14,9 %–17,8 % sowie in Deutschland 13,7 %–19,5 % bei im Haus gehaltenen, bzw. 64,5 %–72 % bei streunenden Katzen. Die weit verbreitete Umweltkontamination in öffentlichen Parks und auf Kinderspielplätzen ist mehrfach belegt. Durchschnittlich 3–10 %, z. T. sogar bis zu 85 % der von Straßen und öffentlichen Anlagen in europäischen Großstädten eingesammelten Hundekotproben enthielten *Toxocara*-Eier. Seroepidemiologische Erhebungen in der Schweiz ergaben bei 2,3 % der Blutspender (regionale Schwankungen von 0–8,9 %) das Vorliegen von Antikörpern gegen Toxocara. Im süddeutschen Raum wurde eine Prävalenz von 2,5 % ermittelt.

Übertragung: Durch orale Aufnahme larvenhaltiger (embryonierter) Eier. In diesem Zusammenhang stellen kontaminierte Spielplätze und Sandkästen, die durch mit Fleischfresserkot ausgeschiedenen Eiern kontaminiert wurden, eine häufige, vielfach zu wenig beachtete Infektionsquelle dar.

Krankheitsbild: Inkubationszeit Wochen bis Monate. In vielen Fällen verläuft die Toxocariasis symptomlos, selbst bei Kindern in 20–40 % der Fälle nur eine Eosinophilie. Bei starkem Befall durchbrechen die Larven die Darmwand und wandern in die Leber (Hepatomegalie), Lunge (flüchtige Infiltrate und Husten) und auch in das Gehirn (Meningoenzephalitis) ein. Auch der Befall des Auges ist nicht selten (Beeinträchtigung des Sehvermögens, chronische Veränderungen des Augeninneren).

Diagnose: Verdachtsdiagnose aufgrund des klinischen Bildes, verbunden mit Eosinophilie, Leukozytose, pathologisch veränderten Leberenzymwerten und erhöhtem Serum-IgE. Absicherung der Diagnose mittels ELISA.

3.7.4.3 Befall mit Arthropoden
3.7.4.3.1 Flöhe

Ätiologie: *Ctenocephalides* (*C.*) *canis* (Hauptwirt Hund), *C. felis* (Hauptwirt Katze), *C. gallinae* (Hauptwirt Geflügel, gelegentlich Katze) und *Pulex irritans* (Hauptwirt Mensch, gelegentlich Hund und Katze).

Vorkommen und Verbreitung: Flöhe sind weltweit verbreitet und wenig wirtsspezifisch, obwohl einzelne Arten zur Vermehrung bestimmte Wirte bzw. deren Lager (Nest) bevorzugen. Nach gegenwärtigen Kenntnissen gilt als gesichert, dass in Deutschland bei Haustieren und in der Umgebung von Menschen der Katzenfloh *C. felis* die häufigste Flohart ist.

Übertragung: Thermische (z. B. Wärme), chemische (z. B. CO_2-Geruch) und mechanische (z. B. Lärm, Erschütterungen) Einflüsse helfen bei der Wirtsfindung. Der Hauptwirt wird meistens nur einmal, die Nebenwirte wiederholt gestochen.

Krankheitsbild: Flohstiche treten beim Menschen immer multipel auf, da der Parasit mehrfach in die Haut einsticht, bevor er Blut saugt (Blutmahlzeit kann 2–15 Min. dauern). Die Folge sind gruppenweise oder linear auftretende Effloreszenzen. Nach wiederholter Exposition und zunehmender Sensibilisierung treten beim Menschen Frühreaktionen auf (häufig ist das orale Sekret des Flohes dafür verantwortlich zu machen). In der Mehrzahl der Fälle überwiegen Spätreaktionen, die i. d. R. nach 1/2 bis 1 Tag auftreten und bis zu 3 Tagen anhalten können. In diesem Zusammenhang kommt es zum Auftreten von stark juckenden erythematösen Exkoriationen oder bakteriellen Sekundärinfekten.

Diagnose: Charakteristisches klinisches Bild an den Prädilektionsstellen (Gesicht, Hals, Nacken, Schulter, Hüfte, Extremitäten). Absicherung der Diagnose durch direkten Nachweis der Parasiten.

3.7.4.3.2 Milben

Ätiologie: Im Zusammenhang mit Zoonosen von Bedeutung: *Neotrombicula* (*N.*) *autumnalis* (Laufmilben), *Sarcoptes* (*S.*) *canis* sowie *Trombicula* (*T.*) *akamushi*.

Vorkommen und Verbreitung: *N. autumnalis* kommt vor allem in Mitteleuropa, vorwiegend im Spätsommer und Herbst, vor. *T. akamushi* ist hauptsächlich in den asiatischen Tropen und Subtropen anzutreffen. Die Sarkoptes-Milbe des Hundes ist weltweit verbreitet.

Übertragung: Der Mensch wird akzidentell und nur vorübergehend durch Überwandern der Larven (*N. autumnalis*, *T. akamushi*) oder adulten Milben (*S. canis*) befallen. Die Milben überleben beim Menschen als Fehlwirt 14–24 Tage.

Krankheitsbild: Je nach Milbenart heftig juckende Dermatitis, wobei u. U. kleine, hirsekorngroße, flache Knötchen entstehen können. Betroffen sind hauptsächlich Hände, Unterarme und Gesicht, jedoch ist eine Ausbreitung auf den gesamten Körper möglich.

Auch allergische Reaktionen können auftreten, vorwiegend nach Befall mit *N. autumnalis* („Herbsterythem") und *T. akamushi*.
Diagnose: Diese erfolgt i. d. R. anhand des klinischen Bildes in Verbindung mit dem Nachweis der Räude bei den Kontakttieren.

3.7.4.3.3 Zecken

Ätiologie: In Europa zu über 90 % die Spezies *Ixodes* (*I.*) *ricinus* (Gemeiner Holzbock). Bei Hunden und Katzen sind gelegentlich auch *I. hexagonus* (Igelzecke) sowie *I. canigusa* (Fuchszecke) nachweisbar.
Vorkommen und Verbreitung: Zecken sind hierzulande weit verbreitet, vor allem in Gebieten mit hoher Luftfeuchtigkeit und warmen Temperaturen. Als entsprechende Biotope gelten Mischwälder mit gut entwickelter Strauch- und Krautschicht, Waldwege, Wiesen, Bach- und Flussauen sowie zunehmend Parkanlagen mit hohem Graswuchs. Aufgrund der Entwicklungszyklen befällt *I. ricinus* die Tiere vor allem im Frühsommer (Mai–Juli) sowie im Herbst (September–Oktober), wobei sich alle Entwicklungsstadien bei den Tieren manifestieren können.
Übertragung: Der Befall des Menschen (Nebenwirt) mit Zecken erfolgt akzidentell.
Krankheitsbild: Am Ort des Zeckenbisses Entzündung, Ödembildung und Erythem. Lähmung und Krämpfe (Zeckenparalyse) können weitere Folgen eines Zeckenbisses sein.

Im Zusammenhang mit Zeckenbiss muss beachtet werden, dass in Europa Zecken, vor allem *I. ricinus*, als Überträger von Frühsommermeningoenzephalitis (FSME) – jährlich erkranken in Deutschland 150–300 Personen – sowie Lyme-Borreliose – jährlich erkranken in Deutschland 30 000 bis 60 000 Personen – in Betracht kommen.
Diagnose: Nachweis der Zecken an der befallenen Hautstelle.

4 Haut
(W. Kraft)

4.1 Anatomische Grundlagen

Die Haut besteht aus der Kutis und der Subkutis. Die Kutis kann unterteilt werden in die Epidermis mit den epidermalen Anhangsgebilden und das Korium (Dermis). Die Epidermis setzt sich zusammen aus der Hornschicht (Stratum corneum), dem Stratum lucidum, Str. granulosum, Str. spinosum und Str. basale. Eingelagert sind die Hautdrüsen: apokrine und ekkrine Schweißdrüsen und Talgdrüsen; ferner die Haare und als deren Modifikation die Krallen.

Anatomischer Aufbau der Haut

Cutis
    Epidermis
        Stratum corneum
        Stratum lucidum
        Stratum granulosum
        Stratum spinosum
        Stratum basale
    Corium oder Dermis
Subcutis oder Hypodermis

Die Hornschicht oder das **Stratum corneum** besteht aus vollständig verhornten Zellen. Sie werden kontinuierlich abgestoßen und von den tieferen Schichten ersetzt. Auf die Hautoberfläche werden Fettsäuren ausgeschieden, die einen Überzug auch über die Haare bilden; auf diese Weise wird die Wasser abstoßende Funktion erzielt. Außerdem wirken die Fettsäuren bakterizid und sind am Vitamin-D-Stoffwechsel beteiligt. Die Hornschicht verhindert den Wasserverlust des Organismus, besitzt einen nicht unerheblichen Bestand an IgA und wirkt damit sowie durch die Fettsäuren und die ständige Abstoßung von Hautzellen einem Eindringen von Bakterien entgegen.

Als nächst tiefere Schicht folgt regional das **Stratum lucidum**, das ebenfalls aus kernlosen abgestorbenen Zellen besteht. Diese Zellschicht ist bei Hund und Katze nur an den Sohlenballen und dem Nasenspiegel ausgebildet.

Nicht überall ausgeprägt ist auch das **Stratum granulosum**, das aus einer dünnen Schicht noch kernhaltiger, flacher, absterbender Zellen besteht.

Nach innen folgt nun das **Stratum spinosum**, dessen Zellen Keratin zu bilden vermögen. Die Zellen teilen sich nicht mehr, außer bei Verlust der höher gelegenen Zellschichten.

Die Zellen des Stratum spinosum gehen aus dem **Stratum basale** hervor, das aus einer Schicht kubischer bis zylindrischen Zellen besteht. Es handelt sich dabei in der Hauptsache um Keratinozyten, zwischen die Melanozyten eingelagert sind. Die Keratinozyten befinden sich in ständiger Zellteilung. Ihre Tochterzellen verschieben sich in Richtung auf die Hautoberfläche, wo sie die übrigen Zellschichten repräsentieren. Die Keratinozyten synthetisieren Keratin, das an Haaren und Krallen besonders hart, am übrigen Körper aber weicher ist. Zwischen den Keratinozyten befindet sich die Glykokalix, interzelluläres Zement, das für den Zellzusammenhalt sorgt. Die Keratinozytenvermehrung wird gefördert durch Haarverlust. Wesentlich geringer sind die Melanozyten verbreitet; dies gilt in besonderem Maße für die Katze, die nur an wenigen Körperstellen diese Zellart aufweist. Die Melanozyten synthetisieren das Melanin, das für die Hautfärbung verantwortlich ist. Der Farbstoff wird in den Melanosomen gebildet. Durch Vermittlung einer Tyrosinase wird es aus Tyrosin synthetisiert. Albinos besitzen nicht weniger Melanozyten als normalfarbige Tiere; sie sind lediglich außerstande, Melanin zu bilden infolge der Abwesenheit der Tyrosinase. Die Bildung von Melanin wird angeregt durch das Melanotrope Hormon (MSH) der Hypophyse. Krankheiten der Hypophyse können auf diese Weise die Melaninproduktion steigern und zu Farbveränderungen führen. Ebenso wird die Melaninsynthese durch örtliche Hautkrankheiten, Haarverlust und Hautentzündungen gesteigert. Kortikosteroide ziehen dagegen eine Verminderung des Melanins, offenbar infolge hypophysärer Rückkoppelung, nach sich, wobei eine Aufhellung normaler oder verstärkter Hauptpigmentierung eintreten kann. Die Basalmembran schließt die Epidermis vom Korium (Dermis) ab. Die Haut ist nicht am gesamten Körper gleichmäßig ausgebildet; vielmehr bestehen in einigen Regionen Dickenzunahmen und Spezialisierungen. Ebenso ist die Behaarung unterschiedlich. Haardichte und Hautdicke sind am stärksten ausgeprägt in den am meisten belasteten Regionen, besonders auf der Körperoberseite (Hals dorsal, Widerrist, Lenden-Kreuz-Gegend, Schwanzoberseite), während sie an den Körperseiten dünner wird und am dünnsten am Unterbauch und an den Schenkelinnenflächen ist; an diesen Stellen ist sie auch am wenigsten behaart bis fast zur Haarlosigkeit. An den Körperöffnungen geht die Haut mit den mukokutanen Übergängen in die Schleimhaut über.

Das **Haar** besteht aus dem toten Haarschaft und der lebenden Haarwurzel, die als Epidermisauskleidung in die Kutis hinunterreicht. Mit Ausnahme des Nasenspiegels, der Sohlen und der mukokutanen Übergänge ist die gesamte Haut von Haaren mehr oder weniger stark bedeckt. Der Haarschaft besteht aus Kutikula, Kortex und Medulla. Die Kutikula besteht aus einer dünnen Hornzellschicht, die Kortex aus dicht gepackten Keratinzellen. Das Haar ist durch die Haarwurzel über den Haarbulbus mit der Papille verbunden. Der Haarfollikel ist von einer inneren und einer äußeren Wurzelscheide umgeben.

Das Haarwachstum erfolgt in Zyklen. Jeder Zyklus besteht aus drei Wachstumsphasen. In der anagenen Phase erfolgt durch mitotische Zellteilungen in der Matrix der Papille das eigentliche Haarwachstum durch Aktivierung des Follikels. Nach Abschluss des Wachstums bildet sich in der katagenen Phase der Mittelteil des Haarbulbus zurück. In der Ruhe- oder telogenen Phase bleibt das Haar gewissermaßen als totes Gebilde im Follikel bestehen und wird nach einiger Zeit durch ein sich neu bildendes Haar ersetzt. Der Haarzyklus ist offenbar abhängig von der Dauer der täglichen Helligkeit. So beginnt das Wachstum und damit auch der Haarausfall im Mai stärker zu werden und vermindert sich im Dezember. Außerdem verkürzt sich die anagene Wachstumsdauer bei örtlicher oder allgemeiner Krankheit. Dadurch vermehrt sich die Zahl der in der telogenen Phase befindlichen Haare, die leichter verloren werden als solche in der anagenen Phase. Ebenso können bei Krankheit Störungen in der Verbindung zwischen Kutikula und Kortex auftreten, so dass die Kutikula leicht verletzt und das Haarkleid matt und glanzlos werden kann. Unter psychischen Stresszuständen (Aufregung im Behandlungszimmer) beobachtet man bisweilen ein starkes Ausfallen von Haaren.

Die Haarfärbung wird durch unterschiedliche Mengen und Anordnungen der Pigmente Melanin (braun und schwarz) oder Pheomelanin (gelb und rot) hervorgebracht.

Die Haare treten gewöhnlich in Gruppen von sieben bis fünfzehn Einzelhaaren, die in Dreiergruppen zusammenliegen, in schrägem Winkel aus der Haut hervor. Einige Haare sind spezialisiert in Form von taktilen Haaren. Sie treten über den Augen sowie seitlich der Nase aus („Schnurrbarthaare"), bei Katzen auch palmar am Karpus. Die Haare des „Schnurrbartes" besitzen eine ausgeprägte Versorgungseinrichtung und sind von Bindegewebe und einem Blutsinus umgeben, der Verbindung zum N. trigeminus unterhält. Diese Sinushaare sind besonders gut bei der Katze ausgebildet. Sie erlauben die Orientierung des Tieres im Dunkeln und werden außerdem an Gegenständen oder Personen gerieben, die die Katze in Erregung versetzen („Köpfchen geben" und Reiben an vertrauten Menschen). Ein weitere Form taktiler Haare werden von den Tylotrichen repräsentiert, die zwischen die normalen Körperhaare eingestreut und vom Nervengewebe umgeben sind. Ihnen werden mechanische Rezeptoreigenschaften zur raschen Orientierung zugeschrieben.

Die **Talgdrüsen** sind Ausstülpungen des Haarfollikels und stellen einfache holokrine Drüsen dar, können jedoch am Augenlid, im Außenohr und am Anus ohne Haare vorkommen. Auf dem Nasenspiegel sind keine Talgdrüsen angelegt. Eine Massierung ist in Form der Violschen Drüse oder des Suprakaudalorgans zu verzeichnen. Das fettige Sekret der Talgdrüsen hält Haut und Haar-

216 Haut

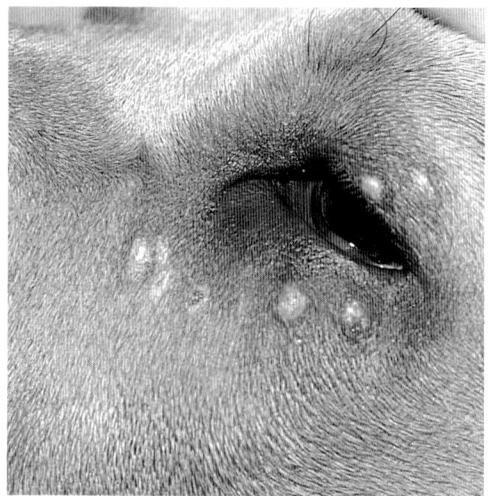

Abb. 4.1. Multiple Warzen bei einem einjährigen Fila brasileiro.

kleid geschmeidig und verhindert das Austrocknen. Es verleiht dem Haar den seidigen Glanz. Ihre Funktion kann sich bei Krankheit vermindern. Der Talg gehört zum Abwehrsystem der Haut gegenüber äußeren Einflüssen.

Die **Schweißdrüsen** werden in apokrine und ekkrine eingeteilt. Die apokrinen Schweißdrüsen sind den Haarfollikeln zugeordnet, wo ihr Ausgang über dem der Talgdrüsen mündet. Das sekretorische Epithel besteht aus einer Schicht kubischer bis zylindrischer Zellen. Die apokrinen Schweißdrüsen werden auf dem ganzen Körper angetroffen und sezerieren ein eiweißreiches, geruchloses Sekret. Dieses wird im Drüsenkörper gespeichert und entleert sich unter Einfluss des Sympathikus. Erst durch bakteriellen Einfluss auf der Körperoberfläche entwickelt sich ein unangenehmer Geruch. Die Milchdrüsen sind spezialisierte apokrine Schweißdrüsen; weitere Spezialisierungen erfahren die Schweißdrüsen im Gang des Außenohres und in den Augenlidern. Dagegen werden ekkrine Schweißdrüsen bei Hund und Katze nur an den Sohlen angetroffen.

Die **Violsche Drüse** des Hundes oder das **Suprakaudalorgan** der Katze befindet sich auf der Dorsalfläche des Schwanzes, wo die Drüse beim Hund einige Zentimeter vom Schwanzansatz, bei der Katze über die Länge des Schwanzes angeordnet ist. Das Organ dient wilden Karnivoren zur Markierung, hat bei Hund und Katze aber weitgehend seine Funktion verloren; es hat jedoch bei beiden Tierarten medizinische Bedeutung (s. Seite 232). Die Drüse bildet mit den **Zirkumanaldrüsen** eine funktionelle Einheit, da sie durch sympathische Stimuli oder Testosteron angeregt werden können.

Die **Analbeutel** sind Hautausstülpungen, an deren Ausführungsgang Talgdrüsen, im Inneren beim Hund apokrine Schweißdrüsen, bei der Katze ebenfalls Talgdrüsen angeordnet sind. Das charakteristische, unangenehm riechende Sekret wird von diesen Drüsen gebildet.

Die **Drüsen des äußeren Gehörganges** bestehen wiederum aus apokrinen Schweiß- und Talgdrüsen. Besonders die Schweißdrüsen produzieren bei Otitis externa vermehrt Sekret.

Das **Korium** oder die **Dermis** gehört dem Bindegewebe an. Es enthält Blut- und Lymphgefäße und Nerven. Aufgabe des Koriums ist die Ernährung der Epidermis.

Die **Subkutis** oder **Hypodermis** besteht hauptsächlich aus Fett, in das Blut- und Lymphgefäße sowie Nerven eingelagert sind. Sie dient der Stoßabsorption (Sohlenballen), Fettspeicherung, Temperaturisolierung und der Erhaltung der Körperform.

Definitionen

Abszess: Mit Eiter gefüllter Hohlraum (in der Haut oder Unterhaut).
Alopezie: Kahlheit als Folge eines vermehrten Haarausfalls. Die A. kann reversibel sein (z. B. bei Thalliumvergiftung oder Zytostatikatherapie) oder irreversibel (A. congenita bei Nackthunden, narbige A.). Haarausfälle in Verbindung mit Hautkrankheiten werden im deutschen Sprachraum nicht als Alopezie bezeichnet (die fehlerhafte Bezeichnung setzt sich allerdings, vom Englischen kommend, auch bei uns zunehmend durch).
Bulla: Wie Vesikel, nur größer.
Effloreszenz: Wörtlich: „(Haut)Erblühen" (lat. efflorescere = erblühen). Sammelbegriff krankhafter Hautveränderungen. Primäre E.: unmittelbar hervorgerufene krankhafte Veränderungen wie Makula, Papel, Knoten, Urtika, Vesikel, Pustel. Sekundäre E.: im Anschluss an primäre E. entstehende Bilder wie

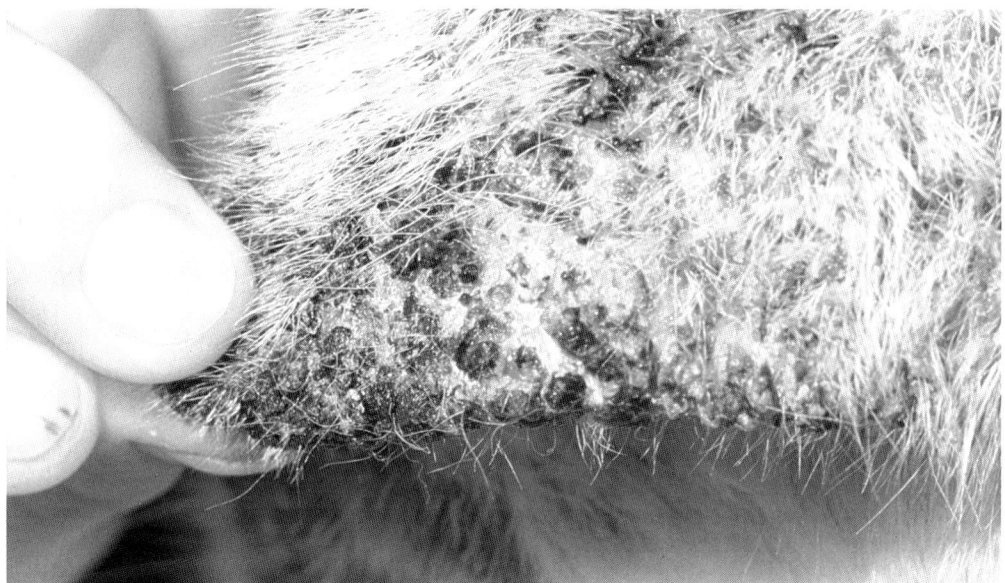

Abb. 4.2. Dermatitis crustosa durch Verschmutzung.

Schuppe, Kruste, Erosion, Exkoriation, Ulkus, Cicatrix, Rhagade, Fissura, Atrophie.
Effluvium: Haarausfall.
Erosion: Flache Zusammenhangstrennung der Haut mit oberflächlichem Substanzverlust, der nicht tiefer als bis zur Basalmembran reicht.
Exkoriation: Oberflächlicher Substanzverlust der Epidermis infolge mechanischer Einwirkung (Kratzen) bei Juckreiz.
Hyperkeratose: Verdickung der Keratinschicht der Haut durch Störung der Verhornung.
Knoten: Solide umschriebene Umfangsvermehrung größer als ein Zentimeter.
Kruste: Eingetrocknetes, oft mit Staub u. Ä. verunreinigtes Sekret.
Lichenifikation: Meistens hyperpigmentierte und haarlose oder schütter behaarte Verdickung der Haut durch chronische entzündliche, mechanische o. a. Irritation oder durch hormonelle Einflüsse.
Makula: Umschriebener kleiner Fleck mit Farbveränderung durch Melanin, Blutfarbstoff infolge Blutung (**Purpura**; fleckförmig = **Ekchymose**; stecknadelkopfgroß, spritzerhaft = **Petechie**), örtlich verstärkte Durchblutung (**Erythem**) oder Depigmentierung.

Narbe: Bindegewebige Reparation einer tieferen Zusammenhangstrennung (der Haut).
Papel: Solide umschriebene Umfangsvermehrung der Haut bis zu einem Durchmesser von einem Zentimeter.
Phyma: Knollen, Tumor, Geschwulst.
Plaque: Größere, flachere Erhabenheit der Haut, oft von Krusten bedeckt.
Pustel: Bläschen bis 1 cm, mit Eiter gefüllt.
Schuppe: Abgestoßener, mehr oder weniger umfangreicher toter Zellverband der oberflächlichsten Hautschicht. Geringe Schuppenbildung ist nicht als krankhaft anzusehen.
Tumor: Umfangsvermehrung eines Gewebes im weiteren Sinne. Im engeren Sinne Neoplasie.
Ulkus: Nach außen aufgebrochener Abszess mit tiefer Zusammenhangstrennung der darüberliegenden Hautschichten und Substanzverlust.
Vesikel: Flüssigkeitsgefülltes Bläschen, bis 1 cm groß, scharf umschrieben. Die Flüssigkeit ist klar, zellarm.
Zyste: (Epithel-)umkleidete Höhle im Gewebe, die Flüssigkeit, Zelldetritus oder Zellen enthalten kann.

**Beispiel eines Formblattes zur Erhebung von Vorbericht und
Untersuchungsbefund bei Erkrankungen der Haut**

Rasse: Lokalisation:

Alter:

Geschlecht:

Wie lange?

Wo begonnen?

Jahreszeitliches Auftreten?   ja ☐   nein ☐

    Frühjahr ☐   Sommer ☐   Herbst ☐   Winter ☐

Auslösende Faktoren?   ja ☐   nein ☐

    Welche?

Juckreiz?   ja ☐   nein ☐

Fütterung:

Unterbringung:

Menschen/andere Tiere

    ähnlich erkrankt?   ja ☐   nein ☐

Vorbehandlung:

Befunde:

Makula ☐	Fleck ☐	Plaque ☐	Papel ☐	Vesikel ☐
Bulla ☐	Pustel ☐	Knoten ☐	Tumor ☐	
Rötung ☐	Blutung ☐	Hyperpigm. ☐	Hypopigm. ☐	
Hyperkerat. ☐				

Beispiel eines Formblattes zur Erhebung von Vorbericht und Untersuchungsbefund bei Erkrankungen der Haut (Fortsetzung)

Erosion ☐ Schuppen ☐ Exfoliat. ☐ Krusten ☐ Ulkus ☐

Exkoriation ☐ Zusammenhangstrennung ☐ Narbe ☐

Form:

    rund ☐ ringförmig ☐ fleckförmig ☐ linear ☐

Behaarung:

    dicht ☐ schütter ☐ haarlos ☐ geschoren ☐ Haarbruch ☐

    feucht ☐ nässend ☐ trocken ☐ fettig ☐ glänzend ☐

Einzelhaar:

    fest ☐ zu dünn ☐ zu lang ☐

Krallen:

    normal ☐ zu lang ☐ hohl ☐ gespalten ☐ Verlust ☐

    Sekretion ☐

Hautbeschaffenheit:

    normal ☐ dick ☐ dünn ☐ atrophisch ☐

Wärme:

Elastizität:

    erhalten ☐ vermindert ☐ Ödem ☐

Besondere Untersuchungen:

    Bakteriologisch

    Mykologisch

    Wood

    Geschabsel

    Biopsie

Diagnose(n):   **Differentialdiagnose:**

Therapie: **Verlauf:**

4.2 Funktion des Haarkleids und der Haut

- Beitrag zur Erhaltung der Körperform
- Ermöglichung der Bewegung des Individuums durch Anpassung
- Erhaltung des „inneren Klimas" für den Gesamtorganismus
- Verhinderung des Verlusts von Wasser und Elektrolyten
- Temperaturerhaltung und -regulierung
- Schutz gegen äußere Einflüsse (physikalisch: Wärme, Kälte, UV-Strahlung, Nässe, Traumen; chemisch: Wasser, Fette, Umwelteinflüsse und -toxine; Krankheitserreger)
- Synthese von Vitamin D

Diesen Aufgaben dienen eine Reihe von physiologischen Vorgängen in der Haut. Die äußerste Abwehrfunktion wird durch das Haarkleid aufrecht erhalten. Es sorgt außerdem für die Erhaltung der Körpertemperatur. Durch den Fettgehalt verhindert es das Vordringen von Wasser bis auf die Haut. Es vermag ferner die Verletzungsgefahr zu vermindern. Ektoparasiten werden abgehalten. Form, Länge und Färbung des Haarkleides haben – neben der Körpergröße und -form – bei Hund und Katze die größten Abwandlungen beim Herauszüchten der Rassen erfahren, was eine Reihe von Folgen nach sich gezogen hat.

Als eigentliche Schutzschichten der Haut selbst wirken das Stratum corneum, lucidum und granulosum (LIEBICH 1993). Das Stratum corneum besteht aus toten Zellen mehrerer Lagen, deren äußere Schicht jeweils durch Schuppenbildung abgestoßen wird. Damit werden auch Substanzen und Organismen, die auf die Haut gelangt sind, entfernt. In den tieferen Schichten bleiben die Zellzwischenräume des Stratum corneum dicht, so dass weder aus dem Körperinneren nennenswerte Substanzverluste eintreten, noch können von außen kommende Stoffe durch die intakte Haut ins Körperinnere gelangen. Unterstützt wird die Verhinderung des Eindringens insbesondere von Wasser und von wässrigen Lösungen durch den Fettfilm, der von den Talgdrüsen gebildet wird.

Dagegen sind die Hautpigmente als Schutz gegen äußere Insulte eher zweitrangig, sofern eine ausreichende Behaarung besteht. Pigmente werden als Eumelanin, zuständig für die Schwarzfärbung sowie für Blau-, Braun- und Isabellfärbung, und Phäomelanin, verantwortlich für Gelb- und Rotfärbung, von den Melanozyten gebildet und weisen erhebliche tierartliche Unterschiede auf. Das hellere Phäomelanin geht aus Eumelanin hervor, womit die Verringerung der Farbintensität bei Neugeborenen gegenüber Älteren erklärt wird. Die Erblichkeit der Fellfarbe ist mit der Entstehung zahlreicher Haut- und anderer Krankheiten kombiniert und von erheblicher Bedeutung. Dies sind die Farbverdünnungs-Alopezie, Black-hair-Follikeldystrophie, kongenitale Taubheit, Merle-Syndrom und die zyklische Anämie (LAUKNER 1998 a und b).

Neben dem Selbstreinigungseffekt, der von den abschuppenden Hornzellen des Stratum corneum ausgeht, besitzt die Haut antimikrobielle Eigenschaften. Der Säurefilm, aufrechterhalten durch die Schweißdrüsen, verhindert das Überhandnehmen von Bakterien und so die Entstehung von Dermatiden.

Von großer Bedeutung für die Infektabwehr sind die Langerhans-Zellen und die T-Lymphozyten. Sie sind für die Immunabwehr verantwortlich und machen in die Epidermis eingedrungene Erreger unschädlich (LIEBICH 1993). Im Fettfilm der Haut werden außer Fettsäuren auch Immunglobuline (IgA, mehrere IgG, IgE und IgM), Komplement und Zytokine gefunden, so dass die Haut geradezu als „Immunorgan" bezeichnet wurde.

Die Haut enthält ein umfangreiches Gefäßnetz. Es dient nicht nur der Haut als Zulieferer der für den Stoffwechsel erforderlichen Substanzen und Sauerstoff und dem Abtransport von Stoffwechselprodukten, sondern auch der Blut- und Wärmeregulation. Bei Erhöhung der inneren Körpertemperatur erweitern sich die Hautgefäße, so dass durch Abstrahlung Wärme abgegeben werden kann (Strahlungswärme). Dagegen verengen sich die Gefäße bei Untertemperatur, so dass weniger Wärme verloren wird. Bei Kreislaufinsuffizienz kommt es ebenfalls zunächst zu einer Verengung der Blutgefäße, so dass das in der Haut befindliche Blut in die lebenswichtigen Organe (Herz, Lunge, Gehirn) umgelenkt werden kann (Zentralisation des Kreislaufs). Die unpigmentierte Haut erscheint dann blass.

letzt auch an der Mitarbeitsfähigkeit des Besitzers oder der Besitzerin. Im Folgenden wird ein Fragenkatalog angeboten, der sich bewährt hat (s. S. 222).

4.3 Anamnese

Die Erhebung des Vorberichts erfordert gerade bei Hautkrankheiten Erfahrung, da die „Haut als Spiegel der Gesundheit" oft bei zahlreichen internistischen Krankheiten sekundär in Mitleidenschaft gezogen werden kann. Ohne diese aufzudecken, gelingt es meistens nicht, die klinische Manifestation in der Haut zu beseitigen. Oft muss die Anamnese während der Untersuchung ergänzt und erweitert werden, da sich dabei neue Gesichtspunkte eröffnen. Man sollte sich nicht scheuen und jederzeit bereit sein, diese Anamneseergänzung durchzuführen. Wie bei zahlreichen anderen Krankheiten, gibt es auch bei Hautkrankheiten Rasseprädispositionen, auf die LAUKNER 1997 wieder eindrucksvoll hingewiesen hat.

Wichtig ist auch das Alter des Patienten. Manche Hautkrankheiten, besonders bestimmte Ektoparasitosen, sind ausgesprochene Jungtierkrankheiten; andere, vorwiegend chronischen Verlaufs, kommen eher im Alter vor (KRAFT 1998). Dies gilt ganz besonders für die nichtinfektiösen Hautkrankheiten von Hund und Katze und beim Hund für die endokrin ausgelösten.

Auch Geschlechtsprädispositionen sind bekannt. Hormonelle Störungen kommen bei männlichen wie bei weiblichen Tieren vor und können sich in Haar- und Hautveränderungen manifestieren. Dies gilt auch für die Einflüsse der Kastration und die damit verbundenen hormonellen Veränderungen.

Der Besitzer ist zunächst über seine eigenen Beobachtungen zu befragen. Es besteht auch hier die Möglichkeit, ihn/sie ungestört reden zu lassen. Diese Methode ist aber erfahrungsgemäß zeitraubend und in den meisten Fällen nicht sehr ergiebig. Wir halten es für erfolgreicher, zunächst nach dem Grund des Besuchs und dann gezielt weiter zu fragen. Eine feste Regel gibt es nicht. Die Fragen und die Fragestellungen müssen sich an der jeweiligen Situation orientieren, nicht zu-

4.4 Untersuchungsgang

Die klinische Untersuchung ist nach der sorgfältigen Aufnahme des Vorberichts auf eine feste Grundlage gelegt und kann viel gezielter vorgenommen werden als bei oberflächlich aufgenommener Anamnese. Grundsätzlich folgt nun die **Allgemeinuntersuchung**. Der Hund sollte zunächst aus der Entfernung schon beim Hereinführen ins Sprechzimmer beobachtet werden. Erst nach der Erhebung des Vorberichts wird er auf den Untersuchungstisch gehoben, die Katze aus dem Tragekorb genommen. Man achte auf folgende Zeichen:
– Verhält sich der Patient erwartungsgemäß in der fremden Umgebung?
– Bewegt er sich physiologisch?
– Macht er insgesamt einen kranken Eindruck?
– Wie ist der Ernährungszustand? Grundsätzlich hat ein „gut genährtes" Tier so viel Körperfett, dass die Rippen bei kurzhaarigen Tieren gerade sichtbar, bei langhaarigen gerade fühlbar sind, die Körperregionen sind abgesetzt, Fettpolster sind nur geringgradig feststellbar. Fette (adipöse) Tiere sind nicht „sehr gut" genährt, sondern eben adipös (oder „übergut"), sie weisen starke Fettpolster auf, zeigen runde Körperformen; magere Tiere zeigen etwas zu wenig Körperfett, die Körperoberfläche ist jedoch noch glatt, die Knochen sind deutlich sichtbar, stehen jedoch nicht stark hervor; „schlecht" genährte oder abgemagerte Tiere weisen keinerlei Unterhautfett auf, die Knochen treten deutlich hervor; bei Kachexie besteht zusätzlich zur vollständigen Abmagerung Muskelatrophie, häufig ist das Haar glanzlos und struppig, die Haut ist nicht abziehbar.
– Wie ist das Körperfett verteilt (Stammfettsucht)?
– Wie ist der Pflegezustand? Achten auf Verfilzungen (besonders bei langhaarigen Tieren), zu lange Krallen, Zahnstein(!), Un-

- Wie lange besteht die Krankheit?
- Besteht Juckreiz?   ja ☐   nein ☐

- Wenn ja: gering ☐   mittel ☐   schwer ☐

- Verlauf?   gleich bleibend ☐   verschlechtert ☐   gebessert ☐

- Besteht ein jahreszeitlicher Zusammenhang?   ja ☐   nein ☐

- Wenn ja: wann aufgetreten?   Frühjahr ☐   Sommer ☐   Herbst ☐   Winter ☐

- Wann stärker: im Haus ☐   außerhalb ☐

- Veränderungen in der Umgebung? _____
- andere Tiere/Menschen in der Umgebung erkrankt?   ja ☐   nein ☐

- Wurden Ektoparasiten beobachtet?   ja ☐   nein ☐

- Fütterung: _____
- Unterbringung: Haus ☐   Hof ☐   Hütte ☐
  sonstiges _____
- Woraus besteht das Lager? _____
- Exposition gegenüber Zimmerpflanzen? Welche: _____
- Exposition gegenüber Federn ☐   Wolle ☐   Kunststoffe ☐
  sonstiges _____
- Exposition gegenüber Tabakrauch   ja ☐   nein ☐
- Freiläufer (Katze)   ja ☐   nein ☐

- Welche auslösenden Faktoren werden vermutet? _____
- Besteht Haarverlust?   ja ☐   nein ☐

- Wenn ja: Deckhaar ☐   Unterhaar ☐   beides ☐

- Wurde verstärkter Geruch festgestellt?   ja ☐   nein ☐

- Wenn ja: beschreiben _____
- Farbveränderungen der Haut   ja ☐   nein ☐

- Wenn ja: wo _____

- Wie oft wird der Patient gepflegt?   monatlich ☐   wöchentlich ☐   täglich ☐
- Womit? _____
- Vorbehandlungen: _____

Tab. 4.1: Differenzierung zwischen primärer und sekundärer Läsion

primäre Läsionen	sekundäre Läsionen
Papeln	Schuppen
Vesikeln	Krusten
Pusteln	Erythem
Bullae	Hyperpigmentation
Plaques	Hypopigmentation
Knoten	Lichenifikation
Tumoren	Erosion
Zysten	Exkoriationen
Quaddeln	Ulzera
Maculae	Hyperkeratose
Abszesse	Komedonen
Alopezie (teilweise)	Fissuren
	Narben
	Alopezie (teilweise)

tersuchung des Gehörgangs, der Analgegend, von Hautfalten.
- Untersuchung von Atemfrequenz, Körperinnentemperatur, Pulsfrequenz
- Untersuchung der Lymphknoten und der Schleimhäute
- Sind Haar-/Hautveränderungen bereits makroskopisch zu erkennen?

Es folgt die **spezielle Hautuntersuchung**, die folgende Fragen beantworten soll:
- Sind die Veränderungen lokalisiert oder generalisiert?
- Wenn lokalisiert: wo sind sie aufgetreten, sind sie symmetrisch?
- Ist das Deckhaar (bei erwachsenen Hunden und Katzen) gut ausgebildet und der Rasse entsprechend gestaltet?
- Besteht zu viel/zu wenig Unterwolle?
- Ist das Haarkleid schütter?
- Ist es zu lang, zu kurz, zu stumpf, zu fettig, zu feucht, zu trocken?
- Lassen sich Haare leicht ausziehen?
- Bestehen Farbveränderungen? Rötungen, Blässe, Hyper-, Hypopigmentation, andere?
- Bestehen Geruchsveränderungen?
- Werden Ektoparasiten oder ihre Produkte gesehen?
- Ist die Haut zu dünn, zu dick?
- Bestehen Auflagerungen? Welche?
- Besteht vermehrte, verminderte Wärme?
- Bestehen Umfangsvermehrungen? Örtlich? Ausgedehnt?
- Sind die Veränderungen oberflächlich, tief, erhaben?
- Wie ist die Konsistenz – weich, fluktuierend, derb, atrophisch, induriert?
- An welchen Stellen bestehen die Veränderungen?

Grundsätzlich sind alle Körperteile, auch die nicht auf den ersten Blick zugänglichen, zu untersuchen, also auch Unterbrust, Unterbauch, Achselhöhlen, Inguinalgegend, Zwischenzehenbereiche.

Die Läsionen sind nach primären – direktes Entstehen aufgrund der auslösenden Krankheit – und sekundären – Folgen primärer Läsionen, z. T. unter Einwirkungen des Patienten – zu unterscheiden:

Danach wird entschieden, ob, und wenn ja, welche weiteren therapeutischen Maßnahmen ergriffen werden sollen.

Untersuchung auf Dermatophyten

Eine Reihe von Medien sind zur Untersuchung auf Dermatophyten in Gebrauch, besonders Sabourauds Dextroseagar und Testmedium für Dermatophyten. Wenn auch solche Medien im praxiseigenen Labor durchaus angewendet werden können, wird in den meisten Fällen der Versand an ein spezialisiertes Institut vorgezogen. Dazu wird ein Tesafilmstreifen auf den Rand zum Gesunden der zu untersuchenden Stelle gedrückt und einige Male hin und hergeschoben, damit Schuppen und Haare daran kleben bleiben. Der Tesafilmstreifen wird dann auf einen sauberen trockenen Objektträger aufgeklebt. Gut zur Untersuchung geeignet sind auch Hautgeschabsel, die man ebenfalls am Rand vom kranken zum gesunden Bereich abnehmen sollte. Wenn der Verdacht auf eine Krallenmykose besteht, werden abgeschnittene Krallenteile ebenfalls auf Tesafilm geklebt und versandt oder direkt auf Nährmedium gegeben. Nachteil des kulturellen Nachweises ist die lange Dauer, die zehn bis vierzehn Tage betragen kann. Wenn in der Praxis selbst eine mykologische Untersuchung durchgeführt werden soll, ist darauf zu achten, dass die Kultur täglich(!) kontrolliert werden muss. Die Pilzkulturmedien enthalten eine Farbe, die bei Pilzwachstum umschlägt. Im Falle von Dermatomykoseerregern schlägt die Farbe um, bevor das Pilzwachstum an der Oberfläche sichtbar wird.

Schimmelpilze werden dagegen zuerst sichtbar, bevor es zum Farbumschlag kommt.

Die Untersuchung mit der Woodschen Lampe hat das Ziel, die Fluoreszenz mancher Dermatophyten sichtbar zu machen. Die Lampe sendet ultraviolettes Licht einer Wellenlänge von rund 254 nm aus. Sie sollte vor Untersuchung fünf bis zehn Minuten einbrennen, die Untersuchung muss in Dunkelheit durchgeführt werden, der Untersucher muss sich an die Dunkelheit ausreichend adaptieren. Man sollte sich fünf Minuten Zeit nehmen, da einige Pilze längere Zeit brauchen, um die Fluoreszenz sichtbar werden zu lassen. Manche Stämme von *Microsporum canis*, selten von *M. distortum, M. audouinii* und *Trichophyton schoenleinii*, bilden fluoreszierende Stoffwechselprodukte des Tryptophans, die nur im in-vivo-infizierten Haar entstehen; in Schuppen oder Sekreten ist die Fluoreszenz nicht nachweisbar. Man sollte vermutlich befallene Haare ausziehen und untersuchen, ob auch der in der Haut steckende Schaft fluoresziert, um durch Verschmutzung falschpositive Resultate zu vermeiden. Sie kommen insbesondere durch Antibiotika, Seife oder Erdölderivate zustande. Auch Pseudomonas und *Corynebacterium* spec. können fluoreszieren.

Hefepilze (*Malassezia* spec.) lassen sich häufig direkt nachweisen. Man drückt entweder einen Objektträger direkt auf die erkrankte Haut und reibt etwas hin und her, oder man reinigt die erkrankte Stelle mit einem Wattebausch (besonders bei Erkrankungen des Gehörgangs) und streicht ihn auf einem Objektträger aus. Nach dem Färben des Präparats mit Pappenheims panoptischer Färbemethode oder nach Wright kann man die Pilze sofort erkennen und außerdem eine zytologische Untersuchung anschließen.

Hautgeschabsel

Die Untersuchungsmethode wird in der Dermatologie sehr häufig – und trotzdem noch zu selten – angewandt zur Diagnose von in der Haut lebenden Parasiten, zum Teil auch zur zytologischen und mykologischen Untersuchung. Das Geschabsel ist die sicherste Methode zur Diagnose einer Demodikose; weniger sicher ist der Nachweis von Sarkoptes- und Notoedresmilben sowie Cheyletiella. In diesen Fällen ist nur der positive Befund beweisend; dagegen werden häufig trotz Befalls keine Milben gefunden, insbesondere wenn nur an einer oder wenigen Stellen geschabt wird. Das Auffinden von Demodexmilben ist dagegen viel einfacher; in manchen Fällen werden auch bei klinisch gesunden Hunden ganz vereinzelt Milben festgestellt; sie sind bei annähernd allen Hunden nachweisbar. Ein so vereinzeltes Vorkommen berechtigt nicht zur Diagnose „Demodikose".

Bei Verdacht auf Demodikose sollte eine Hautfalte an der veränderten Stelle zwischen Daumen und Zeigefinger gebildet und fest gedrückt werden. Dabei springen die Milben aus den Follikeln heraus und können im Geschabsel besser gefunden werden. Mit einem Skalpell wird die Kuppe der Hautfalte abgeschabt. Es ist vorteilhaft, auf die zu schabende Stelle oder das Skalpell vorher einen Tropfen Paraffinum liquidum aufzubringen. Man schabt, bis aus den eröffneten Kapillaren Blut dringt, d. h., es ist ein tiefes Geschabsel nötig, um in den Bereich zu gelangen, in dem sich die Milben aufhalten. Häufig finden sich Demodexmilben auch im Pusteleiter. Das Geschabsel wird auf einen Objektträger gegeben und ausgestrichen. Die Zugabe einiger Tropfen 5- bis 10 %iger Kalilauge führt dazu, dass sich die Hautzellen aus ihrem Verband lösen. Dadurch werden die Milben besser sichtbar. Außerdem führt die Lauge dazu, dass die Milben sich lebhafter bewegen. Der Objektträger wird mit einem zweiten bedeckt und leicht angedrückt. Die Untersuchung erfolgt im mittleren bis starken Trockensystem. Positiv sind mehrere Imagines, häufig begleitet von Larven und Nymphen, oft auch von Eiern.

Scabies- oder Cheyletiellamilben leben wesentlich oberflächlicher als Demodexmilben. Es ist daher bei Verdacht auf diese Parasiten ein oberflächliches Hautgeschabsel anzufertigen, das wesentlich breitflächiger und an mehreren Stellen erfolgen muss. Das gewonnene Material wird auf einen Objektträger gegeben, mit 10 %iger Kalilauge vermischt, angewärmt und 20 Minuten inkubiert. Nach dem Abdecken durch einen zweiten Objektträger erfolgt die Untersuchung bei mittlerem Trockensystem. Häufig ist auch bei Befall das Untersuchungsergebnis negativ. Das bedeutet, dass nur der positive Nachweis sicher ist.

Sarkoptes-Antikörpernachweis

Neuerdings stehen immunologische Nachweismethoden gegen Sarkoptesmilben zur Verfügung. Die Methode ist Spezialinstituten vorbehalten. Man sendet Blutserum zum Nachweis ein.

Zytologische Untersuchung

Sie hat den Vorteil, dass sie in der Praxis in kurzer Zeit durchgeführt werden kann und wertvolle diagnostische Hinweise zu erbringen vermag. Voraussetzung ist einige Erfahrung in der Beurteilung. Die zytologische Untersuchung ist damit eine außerordentliche Bereicherung der Organdiagnostik. Präparate zur zytologischen Untersuchung werden entweder mit einem **Objektträgerabklatschpräparat** oder mittels Feine-Nadel-Biopsie hergestellt. Das Abklatschpräparat wird immer dann angewandt, wenn die Hautveränderungen oberflächlich lokalisiert sind, insbesondere wenn Exsudate bestehen, die eine ausreichende Zellgewinnung durch Abklatsch erwarten lassen.

Dagegen wird die **Feine-Nadel-Biopsie** bei allen Veränderungen bevorzugt, die in der Haut oder in der Subkutis lokalisiert sind. Man verwendet dazu eine Biopsiehilfe, in die die Spritze eingelegt wird. Verwendet wird eine Kanüle der Größe 12. Man schiebt die auf die Spritze aufgesetzte Kanüle in Exspirationsstellung in das zu untersuchende Gewebe und aspiriert dann. Vor dem Herausziehen der Kanüle entlastet man die Spritze langsam, so dass sie wieder in Exspirationsstellung zurückkehren kann. Danach nimmt man die Kanüle von der Spritze ab und spritzt den Inhalt der Kanüle auf einen Objektträger. Das Bioptat wird ausgestrichen wie ein Blutausstrich, wenn es genügend flüssig ist; bei festerer Konsistenz wird ein zweiter Objektträger aufgelegt. Nach dem Verteilen des Bioptats (allenfalls unter leichtem(!) Druck) werden beide Objektträger auseinder gezogen. Das Präparat wird nach Wright, Pappenheim oder mit Diff-Quick gefärbt und im Mikroskop erst mit starkem Trockensystem, sodann mit Ölimmersion untersucht.

Histologische Untersuchung

Sie ergibt die Möglichkeit, Zellen in ihrem natürlichen Verband zu untersuchen und ist insofern der zytologischen Untersuchung, die Zellen großenteils aus ihrem Verband reißt, überlegen. Nachteilig ist die Notwendigkeit, ein oder mehrere größere Organstücke chirurgisch entfernen zu müssen, was in manchen Körperregionen nur schwer möglich ist oder sich verbietet, und die längere Dauer der Probenvorbereitung. Erforderlich ist ein sorgfältiges Vorgehen des Klinikers und die gute Zusammenarbeit mit einem erfahrenen Pathologen.

Der Ort der Biopsie richtet sich nach der Art, Form und Größe der Veränderung. Am günstigsten wäre die Totalexstirpation einer Läsion, wenn dies möglich ist. In vielen Fällen ist die Veränderung jedoch so umfangreich, dass dies nicht möglich und auch nicht erforderlich ist. Man sollte dann die Biopsiestelle so wählen, dass man am Rande der Veränderung zum Gesunden hin bioptiert, so dass sowohl erkranktes als auch am Rande gesundes Gewebe erfasst wird. Kleine Veränderungen, wie kleine Knoten, Papeln, Pusteln oder Vesikeln, sind in toto zu entnehmen, ohne dass sie verletzt werden. Notfalls muss man die Exzision eines größeren Gewebsstückes vornehmen. Der verständliche Wunsch des Pathologen, möglichst viele und große Bioptate zu erhalten, um so die Aussage verbessern zu können, stößt in praxi bisweilen an Grenzen. Auch die Frage der antiseptischen Behandlung folgt unterschiedlichen Anforderungen. Während der Kliniker eine lokale Desinfektion kaum vermeiden kann, würde der Pathologe am liebsten darauf verzichten. Eine Lokalanästhesie – Unterspritzung mit Lidocain – ist erforderlich. Folgende Geräte sind erforderlich:

– Biopsiegeräte mit 4 bis 5 mm Durchmesser (Einmalartikel)
– Atraumatische Pinzetten
– Skalpell
– Runde Schere
– Nadelhalter
– Nadeln und Nahtmaterial
– Behälter mit 4 %igem Formalin
– Gaze

Die Biopsie ist äußerst vorsichtig durchzuführen. Das exidierte oder ausgestanzte Gewebe ist auf keinen Fall mit der Pinzette beim Anheben zu quetschen. Es ist vom Untergrund durch einen Scherenschlag oder mit dem Skalpell abzutrennen. Kleine Wunden (≤ 4 mm) brauchen nicht verschlossen zu werden und werden mit einem Pflaster vor Verschmutzung geschützt. Größere sollten mit einer Naht geschlossen werden.

Es ist unbedingt erforderlich, dass die Veränderung auf dem Untersuchungsantrag exakt beschrieben wird. Die meisten Fehlbeurteilungen kommen dadurch zustande, dass der Pathologe nicht ausreichend informiert wird. Einige für den Kliniker sichtbare Veränderungen kann er bisweilen nicht mehr erkennen. Wenn beispielsweise eine Pustel oder Vesikel bei der Entnahme zerstört wurde, ist sie nicht mehr beurteilbar. Rötungen kann der Pathologe nicht mehr als solche erkennen.

Überfordert wäre allerdings auch diese Untersuchungsmethode, wenn man von ihr in jedem Falle eine gesicherte Diagnose erwartete. Es ist daher unbedingt wichtig, ihre Grenzen zu kennen. Auch sind die Fehlerquellen zu berücksichtigen. Sie wurden von TEIFKE u. Mitarb. (1998) beschrieben:
Fehler oder Unzulänglichkeiten
– in der Wahl des Biopsiezeitpunktes
– der Probenauswahl
– der Vorbereitung der Hautstelle
– der Biopsietechnik
– der Fixation
– im Begleitbericht
– in der Probenaufbereitung
– in der Befundung
– in der Diagnose
– in der Interpretation

Die genannten Autoren empfehlen folgende Richtlinien:
– Biopsien sollen früh im Krankheitsverlauf durchgeführt werden. Wenn bereits Therapieversuche durchgeführt worden sind, sollte eine ein- bis zweiwöchige Therapiepause eingelegt werden, bevor Bioptate entnommen werden, da sonst irreführende Veränderungen vorliegen können. Dies gilt auch, wenn sekundäre Veränderungen, wie Schuppen, Krusten, Exkoriationen, Ulzerationen eingeschickt werden. Vielmehr sollten Primäreffloreszenzen entnommen werden: Flecken, Papeln, Vesikeln, Pusteln, Knötchen.
– Entnahme von mindestens zwei bis drei Bioptaten verschiedener Lokalisation und Entwicklungsstadien.
– Ausführlicher Begleitbericht.
– Streng sub(!)kutane Lokalanästhesie, bei Biopsie der Subkutis Leitungs- oder Infiltrationsanästhesie.
– Haare besser nicht scheren, sondern abschneiden. Biopsiestellen nicht berühren oder abwaschen, vorsichtiges Abspülen mit 70 %igem Alkohol, keine anderen Desinfektionsmittel verwenden.
– Biopsiestanzengröße, wenn möglich, mindestens 6 mm, kleinere (4 mm) nur für Problembereich (Nase, Lippen, Sohle), senkrecht ausstanzen, anhaftende Subkutis im Verband lassen. Keine größeren gesunden Hautpartien entnehmen.
– Bei flächigen Effloreszenzen elliptische Exzision mit Skalpell.
– Keine Quetschung mit Pinzette oder Klemmen, keine Zerreißung beim Drehen des Biopsiegeräts, keine Thermokauterisierung. Größere Bioptate 30 sec mit der subkutanen Fläche auf Karton oder Holzspatel legen, mit Unterlage in Formalin geben (10- bis 20 faches des Probenvolumen an Fixationsmedium). Im Winter 1 Teil Ethanol 96 %ig zu 9 Teilen Formalinlösung als Frostschutz geben.

Bakteriologische Untersuchung

Während man schon durch die zytologische Untersuchung Hinweise auf das Vorliegen einer Infektion durch Bakterien oder Pilze erhält, ist es das Ziel der bakteriologischen Untersuchung, die Bakterienart zu bestimmen und ggf. ein Antibiogramm durchzuführen. Man muss sich dabei im Klaren darüber sein, dass auch auf der gesunden Haut immer Bakterien anzutreffen sind. Wenn jedoch im zytologischen Präparat in größerer Zahl intrazellulär Bakterien gefunden werden, sollte eine bakteriologische Untersuchung mit Antibiogramm durchgeführt werden.

Die Entnahme des Untersuchungsmaterials muss sorgfältig durchgeführt werden. Oberflächlich bestehen immer bakterielle Infektionen. Eine Oberflächendesinfektion darf nicht durchgeführt werden. Man sollte Pusteln oder Bullae vorsichtig punktieren und das Punktat entweder direkt auf den Nährboden geben oder in geeigneten Probengefäßen versenden. Fisteln werden vorsichtig gedrückt, um das Sekret mit einem sterilen Tupfer abnehmen zu können. Tiefere Veränderungen können – in diesem Fall nach Oberflächendesinfektion – exstirpiert und zur bakteriologischen Untersuchung ver-

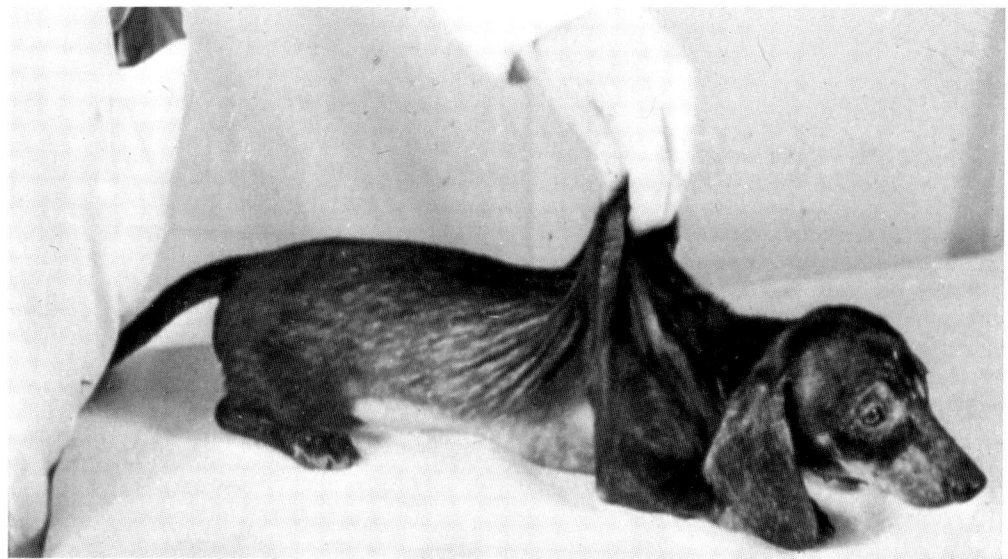

Abb. 4.3. Angeborene kutane Asthenie.

sandt werden. Tiefere Pyodermien werden oberflächlich desinfiziert, die Oberfläche abgeschabt und das dann austretende Sekret mit Blut abgetupft und zur bakteriologischen Untersuchung gebracht. Auch die bakteriologische Untersuchung eines Feine-Nadel-Bioptats ist sehr gut möglich.

4.5 Angeborene Hautkrankheiten

4.5.1 Kutane Asthenie

Synonyma: *Ehlers-Danlos-Syndrom, Dermatosparaxis* (ätiologisch offenbar nicht identisch).
Definition: Angeborene erbliche Stoffwechselstörungen des Unterhautbindegewebes mit locker sitzender, leicht abziehbarer, sehr vulnerabler Haut.
Ätiologie: Beim Menschen ist die Krankheit dominant vererblich. Auch bei Hund und Katze wird ein dominanter Erbgang beim Ehlers-Danlos-Syndrom und ein autosomal rezessiver Erbgang bei der Dermatosparaxis angenommen (DUCATELLE u. Mitarb. 1987). Eine sichere biochemische Grundlage der Veränderung konnte noch nicht nachgewiesen werden.
Pathophysiologie: Beim Ehlers-Danlos-Syndrom wurde der biochemische Fehler nicht ermittelt. Bei der Dermatosparaxis liegt eine Defizienz der Prokollagen-Aminoprotease vor, die zu einer Veränderung der Aminosäuresequenz von Prokollagen führt, weshalb keine Kollagenfasern gebildet werden können.
Klinisches Bild: Die Krankheit wird offenbar am häufigsten beim West Highland White Terrier gesehen. Aber auch bei anderen Rassen, wie Springer Spaniel, Beagle, Boxer, Bernhardiner, Deutscher Schäferhund, Dackel (Abb. 4.3), konnte sie beobachtet werden (MULLER u. Mitarb. 1983; SCOTT u. Mitarb. 1995). Bei der Katze wurde die Krankheit bei Europäisch Kurzhaar und bei einer Himalaja-Katze beschrieben (COLLIER u. Mitarb. 1980).

Die Haut scheint viel zu weit zu sein und ist leicht von der Unterlage abziehbar, so dass ungewöhnlich weite Falten entstehen. Selbst durch geringe Insulte kommen blutende Läsionen zustande. Die Verletzungen heilen zwar rasch, es bleiben aber dünne, häufig pigmentlose Narben zurück.
Diagnose: Man hat eine Formel zur Diagnose der kutanen Asthenie entwickelt, die auch auf Hund und Katze passt:

Höhe der zu bildenden Hautfalte/Körperlänge ± 100 = 9 bis 16 %

An kutaner Asthenie Erkrankte erzielen Werte von 18 bis 25 % (MINOR u. Mitarb. 1983).

Therapie: Eine Heilung ist nicht möglich. Die Maßnahmen beschränken sich hauptsächlich auf die Prävention von Verletzungen. Erkrankte Katzen sollten nicht mit anderen Katzen zusammengebracht werden (Rangordnungskämpfe, Futterneid) und nicht freilaufen können. Wenn Verletzungen auftreten, sind diese sofort vorsichtig zu nähen. Die kutane Asthenie ist eine Erbkrankheit, weshalb mit Erkrankten auf keinen Fall gezüchtet werden sollte – auch dann nicht, wenn die Krankheit plötzlich zum Schönheitsideal hochstilisiert werden sollte.

4.5.2 Ichthyosis

Definition: Fischschuppenkrankheit, Bedeckung des Körpers mit großen warzenartigen, schuppigen Veränderungen.
Ätiologie: Verdächtigt wird ein autosomal rezessiver Erbgang. Es scheint eine epidermale Hyperproliferation vorzuliegen.
Klinisches Bild: Die sehr seltene Krankheit besteht in der erblichen Form bereits bei Geburt. Betroffen sind West Highland White Terrier, Jack-Russell-Terrier, Cavalier-King-Charles-Spaniel, Springer Spaniel, Yorkshire Terrier u.a. (MULLER u. Mitarb. 1989; SCOTT u. Mitarb. 1995). Der Körper ist bedeckt von grauen, warzenähnlichen, eng anhaftenden, teilweise aufgefaserten Schuppen. Die Haut erscheint fettig und schmierig und weist einen muffig bis stechenden Geruch nach ranzigem Fett auf. Sie kann in verschiedenen Regionen verdickt und gerötet sein. An den mukokutanen Übergängen tritt eine Hyperkeratose auf, und die Pfoten sind bisweilen verbreitert und schmerzhaft.
Diagnose: Das klinische Bild in Verbindung mit Auftreten der Krankheit ist typisch. In Zweifelsfällen sollte eine Hautbiopsie durchgeführt werden.
Therapie: Die Krankheit ist nur symptomatisch therapierbar. Waschungen mit fettlösenden, selenhaltigen, benzoylperoxid- und salizylsäurehaltigen Shampoos sind mit Einschränkung nach Probewaschungen zu empfehlen, da sie eventuell auch zu einer Verschlechterung führen können. Auch Milchsäurepräparate sind empfohlen worden. Die Gabe von Isotretinoin (Roaccutan), 1 bis 2 mg/kg KM, zweimal täglich per os, scheint erfolgreich angewandt werden zu können (SCOTT 1987; POWER und IHRKE 1995).

4.5.3 Epidermale Dysplasie der West Highland White Terrier

Definition: Dysplasie der Epidermis mit hochgradigen Entzündungszeichen.
Ätiologie: Unbekannt. Eine hereditäre Genese ist wahrscheinlich, da die Krankheit – wenn auch selten – familiär gehäuft vorkommt (SCOTT und MILLER 1989).
Klinisches Bild: Die Krankheit beginnt in einem Alter von einem halben bis einem Jahr mit schmierigem, fettigem Haarkleid und nachfolgendem Pruritus. Es kommt zu hochgradiger Rötung der Haut mit schmierigen Auflagerungen. Im fortgeschrittenen Stadium bestehen Lichenifikation, Alopezie, bisweilen Hyperpigmentation.
Diagnose: Da ähnliche Bilder durch Malassezia pachydermatis – die auf der dysplastischen Haut oft sekundär zu Entzündungen führt –, Räudemilben, Atopie, Nahrungsmittelallergie, auch durch primäre Seborrhoe ausgelöst werden, ist zunächst auf diese Krankheitsbilder zu untersuchen. Besonders wenn Malassezia gefunden wird, bleibt bei epidermaler Dysplasie jedoch auch nach der erfolgreichen Pilzbehandlung das Krankheitsbild bestehen. Die Krankheit wird durch die histologische Untersuchung eines Bioptats diagnostiziert.
Therapie: Zunächst müssen eventuelle Sekundärkrankheiten – durch Malassezia, bakterielle Pyodermie, Milben – behandelt werden, sofern sie nachgewiesen worden sind. Die epidermale Dysplasie selbst ist jedoch nur symptomatisch zu therapieren und sehr resistent. SCOTT u. Mitarb. (1995) berichten, dass das einzige Mittel, das Erfolg versprechend angewandt werden könne, Ketokonazol sei, das täglich oder jeden zweiten Tag über Jahre angewandt worden ist (eine Dosis wird nicht angegeben).

4.5.4 Komedo-Syndrom der Schnauzer

Definition: Massive Komedonenbildung auf dem Rücken von Zwergschnauzern.
Ätiologie: Unbekannt. Verdächtigt werden hereditäre Haarfollikelkrankheiten.
Pathogenese: Vermutlich besteht eine erbliche Entwicklungsstörung der Haarfollikel. In den Haarfollikeln finden sich Keratinpfröpfe, die auch die Ausführungsgänge der Talgdrüsen blockieren (TEIFKE u. Mitarb. 1998). Dies führt zu Retentionszysten, die rupturieren und granulomatöse Entzündungen auszulösen vermögen.
Klinisches Bild: Auf dem Rücken der erkrankten Tiere bilden sich massenhaft schwarze Komedonen (Mitesser), die beim Darüberstreichen mit der Hand ein raues Gefühl vermitteln. Bisweilen werden einige Pusteln gefunden. Juckreiz besteht zunächst nicht. Wenn jedoch sekundär eine Pyodermie entsteht (Staphylokokkeninfektion), werden Juckreiz und Schmerzhaftigkeit festgestellt.
Diagnose: Histologisch im Hautbioptat.
Differentialdiagnose: Besonders beim Hyperadrenokortizismus kommen vermehrt Komedonen vor, besonders jedoch am Bauch. Auch neigen Schnauzer wenig zu Hyperadrenokortizismus.
Therapie: Die Krankheit kann therapeutisch recht gut beherrscht werden, zeigt bei Therapieunterbrechung jedoch eine Tendenz zum Rückfall. Einreibungen mit dreiprozentigem Salizylspiritus, Wiederholung je nach Erfordernis, erbringt recht gute Erfolge. Im Übrigen werden antiseborrhoische Shampoos empfohlen. Auch schwefel- oder benzoylperoxidhaltige Externa sind wirkungsvoll. Therapierefraktäre Fälle sollen gut auf Isotretinoin (Roaccutan), 1 bis 2 mg/kg KM, zweimal täglich per os, ansprechen; das Mittel sollte jedoch nicht bei Zuchthündinnen angewandt werden.

4.5.5 Seborrhö

Definition: Primäre Seborrhö: Erbliche Störung der Keratinisierung oder Verhornung mit fettiger Degeneration mit oder ohne Beteiligung der Talgdrüsen. Unterschieden werden Seborrhoea sicca mit Schuppenbildung, ferner Seborrhoea oleosa mit fettiger Degeneration der Schuppen und oft üblem, ranzigem Geruch, schließlich die Dermatitis seborrhoica als entzündliche Form mit Schuppen und Fettigkeit der entzündeten Haut.
Ätiologie: Primäre Seborrhö: Vermutlich autosomal rezessiver Erbgang. **Sekundäre Seborrhö:** Endokrine Krankheiten wie Hypothyreose, Hyperthyreose (Katze), Diabetes mellitus, Hyperadrenokortizismus, Geschlechtshormonstörung, ferner bei Ektoparasitosen, Dermatomykosen, Vitamin-A-Mangel, Zinkreagible Dermatose, Malassimilationssyndrom, Allergie, Autoimmunreaktionen, Pyodermien.
Pathogenese: Primäre Seborrhö: Bei erkrankten Tieren konnte eine stark vermehrte Zellproliferation der Epidermis, des Infundibulums der Haarfollikel und der Talgdrüsen festgestellt werden (KWOCHKA 1991; KWOCHKA und RADEMAKERS 1989a und b). Die absterbenden Hautzellen unterliegen dann einer fettigen Degeneration.
Sekundäre Seborrhö: Fettige Degeneration der durch die Primärkrankheit vermehrt gebildeten Schuppen als Sekundäreffloreszenz.
Klinisches Bild: Betroffen sind besonders der Cocker-Spaniel und der West Highland White Terrier, ferner Shar Pei, Deutscher Schäferhund, Dobermann, Dackel und Irish Setter. Die Krankheit beginnt bereits im Welpenalter mit stumpfem bis schuppigem Haarkleid und schreitet mit zunehmendem Alter fort. Zwischen dem zweiten und dritten Lebensjahr werden, unterschiedlich auf die Körperregionen verteilt, seborrhoische Veränderungen festgestellt. Die Haut erscheint fettig, weist einen ranzigen Geruch auf und kann sich besonders in Hautfalten entzünden (Intertrigo). Häufig werden Otitiden und Lefzenfaltenekzeme gesehen (Cocker Spaniel, Shar Pei). Auch Zwischenzehenentzündungen kommen häufig vor. Die Veränderungen können bakteriell infiziert werden (Staphylokokken) und dann zu umfangreichen sekundären Pyodermien führen. Auch Malassezia-Infektionen werden beobachtet. In solchen Fällen besteht häufig ausgeprägter Juckreiz mit sekundären Kratz- und Bissverletzungen, die sich noch zusätzlich infizieren können.

Die sekundäre Seborrhö kann jede Rasse bei entsprechender Grundkrankheit, deren Symptome hinzukommen, befallen.
Diagnose: Da die Krankheit klinisch nicht von sekundärer Seborrhö unterschieden wer-

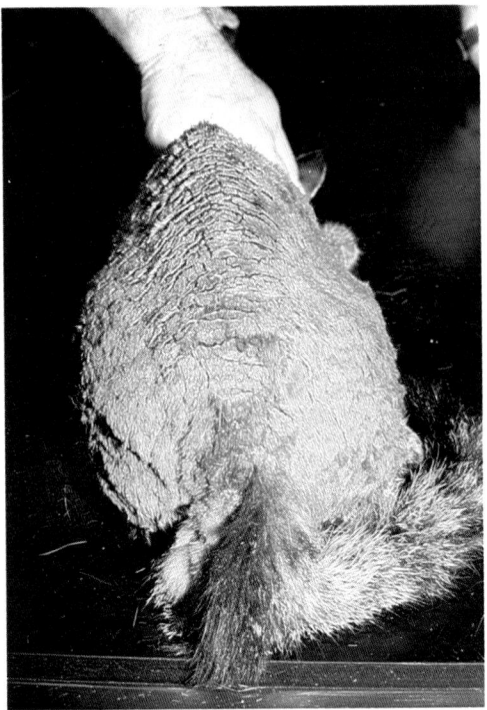

Abb. 4.4. Generalisierte Seborrhö bei einer Katze.

den kann, muss man auch an anderweitige Ursachen denken und diese ausschließen. Dies sind insbesondere: Demodikose, Skabies, Cheyletiellose, Dermatomykosen, seltener in dem in Frage kommenden Alter Atopie oder Nahrungsüberempfindlichkeiten. Die Diagnose lässt sich anhand der histologischen Untersuchung eines Bioptats sichern. Häufig bestehen jedoch bereits erhebliche Sekundärschäden, so dass die Diagnose unsicher wird. In jedem Falle einer sekundären Pyodermie sollte eine zytologische (Malassezia) und eine bakteriologische Untersuchung mit Antibiogramm angefertigt werden.

Differentialdiagnose: Wichtig ist die Feststellung einer zugrunde liegenden Primärkrankheit. Es sind dazu sorgfältige anamnestische Erhebungen durchzuführen. Durch bakteriologische, mykologische und parasitologische Untersuchungen werden sie ausgeschlossen; ebenso müssen ggf. endokrinologische Untersuchungen durchgeführt werden (s. Ätiologie).

Therapie: Eine Heilung ist nicht möglich; unter Therapie kann die Krankheit jedoch häufig unter Kontrolle gehalten werden.

Zunächst sind etwaige sekundäre Krankheitserreger zu bekämpfen. Hierzu eignen sich Antimykotika und Antibiotika. Zur Behandlung der Seborrhö selbst werden antiseborrhoische Badeshampoos angewandt. Je nach Ausprägung wird die Badebehandlung ein- bis dreimal pro Woche durchgeführt, bei eher trockener Haut seltener als bei fettiger. Sobald eine Besserung eingetreten ist, kann die Badefrequenz reduziert werden. In den meisten Fällen lässt sich auf diese Weise ein guter Effekt erzielen. In resistenten Fällen (oder wenn der Besitzer aus äußeren Gründen den Hund nicht baden kann) können Kortikosteroide angewandt werden, die jedoch lebenslang gegeben werden müssen. Sie sollen die Zellproliferation herabsetzen (Prednisolon 0,5 bis 2 mg/kg KM, zweimal täglich, nach drei bis fünf Tagen mit der Reduktion beginnen). Auch Zytostatika sind empfohlen worden (etwa Azathioprin, 0,5–2 mg/kg KM i. v., p. o., einmal täglich).

4.5.6 Krankheiten bei Farbmutanten

Synonym: *Syndrom des Blauen Dobermanns.*
Definition: Erblicher Farbdefekt mit „Blau"-Färbung des Haares, einhergehend mit örtlicher Alopezie, trockenem Haarkleid, schuppigem und bisweilen papulösem Ekzem. Häufig beim Dobermann, aber auch bei anderen Rassen vorkommend (LÖWENSTEIN 1995).
Ätiopathogenese: Die Krankheit ist erblich. Ihre genetischen Grundlagen sind jedoch unbekannt. Sie kommt nicht nur beim Dobermann vor, sondern auch, wenn auch seltener, bei zahlreichen anderen Rassen und Farbmutanten (Dackel, Whippet, Pudel, Setter, Deutsche Dogge, Chow-Chow, Yorkshire Terrier). Die betroffenen Hunde sollten nicht zur Zucht verwandt werden.
Klinisches Bild: Die Tiere haben nach der Geburt zunächst ein geschlossenes und unauffälliges Haarkleid. Mit dem Wachstum in den ersten Monaten bis zu einigen Jahren erscheint es jedoch an den blauen Körperteilen zunehmend gelichtet, mottenfraßähnlich und schuppig, es wird trockener. Die

andersfarbigen Abzeichen bleiben weiterhin unverändert.
Diagnose: Sie richtet sich ganz nach dem klinischen Bild: meist blaue Farbmutante, Unauffälligkeit in den ersten Lebenswochen bis -monaten, selten -jahren, dann Beginn mottenfraßähnlicher, schuppiger Veränderungen.
Differentialdiagnose: In Betracht gezogen werden müssen Demodikose (Hautgeschabsel), bakterielle oder mykotische Dermatitis, Seborrhoe (primär oder sekundär; Geschabsel, bakteriologische Untersuchung, Biopsie, histologische Untersuchung). Die differentialdiagnostisch oft angeführte Hypothyreose konnte bei eigenen Patienten niemals sicher nachgewiesen werden (häufig jedoch niedrige Schilddrüsenhormonwerte infolge von Suppression der Schilddrüse durch „Non-thyroidal illnesses" [NTI]).
Therapie: Die Krankheit ist unheilbar, kann jedoch in ihren Auswirkungen gemildert werden. Dies sollte der Besitzerin/dem Besitzer vorsichtig erklärt werden. Ein- bis zweimalige Badekuren pro Woche mit Benzoylperoxid-Shampoos sind empfehlenswert. Ein Nachfetten mit Babyöl (wenige Tropfen auf der Handfläche verteilen und auf das Haarkleid streichen) ist günstig.

4.5.7 Alopezie der Hunde

Synonym: *Erbliche Hypotrichose.*
Ätiopathogenese: Erblicher Defekt, beim Mexikanischen Nackthund, autosomal dominant (KIRUMA u. Mitarb. 1993, zit. nach SCOTT, MILLER und GRIFFIN 1995), in vielen Fällen in Verbindung mit Farbverdünnung (Farbverdünnungsalopezie oder Colour dilution alopecia; MILLER 1991; LAUKNER 1997, 1998), in anderen Fällen gerade an den dunkel pigmentierten Stellen, weshalb dieser als Black-hair-Follikeldystrophie bezeichnete Defekt besonders bei Schecken auffällt (MULLER u. Mitarb. 1989; REST und DAVIES 1994).
Klinisches Bild: In allen Gegenden der Welt wurden Hunderassen auf teilweise oder vollständige Haarlosigkeit gezüchtet. Am bekanntesten sind die Mexikanischen Nackthunde geworden; der Erbdefekt kommt jedoch auch bei anderen Rassen vor wie bei Abessinischen Hunden, Afrikanischen Sandhunden, Türkischen Nackthunden, beim Chihuahua u.a. Auch das Blaue-Dobermann-Syndrom gehört zu diesem Krankheitsbild. Die Krankheit kann sporadisch bei zahlreichen anderen Rassen auftreten.

Entweder ist das gesamte Haarkleid betroffen, so dass eine allgemeine Haarlosigkeit rassespezifisch resultiert, wie dies bei den „echten" Nackthunden der Fall ist, oder es können mottenfraßähnliche Haardefekte vorliegen. Bei anderen Rassen werden örtlich vollständige Nacktheit – gesamter Unterbauch, Unterbrust, Stirnbereich, Nacken, Gliedmaßen – beobachtet. Die Haut ist dann entweder völlig unverändert, oft dünn, erscheint sehr glatt, oder es werden vermehrt Schuppen beobachtet. Bisweilen ist die betroffene Haut hyperpigmentiert.
Diagnose: Im typischen Fall werden bei der histologischen Untersuchung keinerlei Haarfollikel angetroffen.
Differentialdiagnose: In Frage kommen eine Reihe von hormonellen Störungen, wie Hyperadrenokortizismus, Hypothyreose, „Wachstumshormon-responsible Dermatose".
Therapie: Eine erfolgreiche Behandlung ist unbekannt. Mit den betroffenen Hunden sollte, falls nicht irgendwelche zweifelhaften Schönheitsideale dafürsprechen, nicht gezüchtet werden.

4.5.8 Familiäre Dermatomyositis

Ätiologie: Vermutlich rezessiv erblich.
Klinisches Bild: Betroffen sind vorwiegend Collies, Shelties und Bobtails. Besonders im Kopfbereich treten Haarlosigkeit und Narben auf. Zugrunde liegt eine Follikelatrophie mit perifollikulärer Fibrose und Follikelkollaps, ferner werden Perifollikulitis und Lymphozyteninfiltration beobachtet (TEIFKE u. Mitarb. 1998).
Diagnose: Klinisches Bild in Verbindung mit der histologischen Bioptatuntersuchung.
Therapie: Die Krankheit ist therapeutisch nicht beeinflussbar. Eine rein symptomatische Behandlung hat den Schutz der Haut zum Ziel. Etwaige sekundäre Seborrhö wird mit Shampoos abgewaschen.

4.5.9 Feline Alopezie

Synonyma: *Feline generalisierte Alopezie, Feline Hypotrichose.*
Ätiopathogenese: Der erbliche Defekt kommt bei der Sphinxkatze, der Kanadischen Nacktkatze und bei Siam-, Burma- und Devon Rex-Katzen vor (SCOTT, MILLER und GRIFFIN 1995).
Klinisches Bild: Die Tiere werden entweder bereits haarlos geboren, oder sie verlieren ihr schütteres wolliges Resthaar in den ersten Lebenswochen. Außer der Hypotrichose können noch andere Defekte vorkommen, wie sie von BOURDEAU u. Mitarb. (1988) beschrieben wurden: Fehlen der Schnurrbarthaare, der Krallen und der Zungenpapillen, ferner Fehlen des Thymus (CASAL u. Mitarb. 1993).
Diagnose: Sie wird durch Biopsie und histologische Untersuchung gestellt.
Therapie: Unbekannt.

4.5.10 „Fettschwanz" der Katze

Katzen besitzen auf der Dorsalfläche des Schwanzes eine Reihe von Drüsen, die als Suprakaudalorgan bezeichnet werden und insbesondere bei Langhaarkatzen infolge Überproduktion von Talg zu einer Verklebung der Haare mit schmierigen Krusten führen. Die Ursache ist unbekannt, die Krankheit kommt jedoch bei unkastrierten Katzen gehäuft vor. Die Behandlung ist wie bei Seborrhoe; zusätzlich können alkoholische Lösungen angewandt werden. Wichtigste Maßnahme ist die regelmäßige Waschung bei Bedarf mit selen-, schwefel- oder teerhaltigen Shampoos. Der trockene Schwanz kann einmal in der Woche mit Kartoffelmehl eingepudert werden. Wichtig ist bei Langhaarkatzen die tägliche Fellpflege mit sorgfältigem, aber schonendem Kämmen des Schwanzes.

4.5.11 Hyperplasie der Violschen Drüsen

Die Drüse sitzt auf der dorsalen Schwanzfläche des Hundes wenige Zentimeter vom Ansatz. Ihr wird eine Markierungsaufgabe zugeschrieben. Bei einigen Individuen wird das Organ, das ursprünglich eine Talgdrüse ist, hyperplastisch, die Haut verdickt sich stark, wird hyperpigmentiert und haarlos. Die veränderte Stelle ist oval bis kreisrund und scharf begrenzt. Selten kommen Infektionen mit Pyodermie zur Beobachtung. Auch Pusteln kommen vor, die einer Akne entsprechen.

Die **Therapie** mit Gestagenen führt oft zur Besserung der Hyperplasie; auch die Kastration kann die Hyperplasie zur Rückbildung bringen. In sehr schweren Fällen geht man chirurgisch vor, indem ein spindelförmiges Stück herausgenommen und das Drüsengewebe herausgeschält wird.

4.5.12 Acanthosis nigricans

Definition: Chronische symmetrische Hauterkrankung mit Alopezie, Hyperkeratose, Akanthose, Verdickung und Faltenbildung; Beginn meist in den Achselhöhlen oder im hinteren Unterbauchbereich.
Ätiologie: Unbekannt. Die „maligne" Acanthosis n. des Menschen in Verbindung mit bösartigen Magentumoren ist beim Hund (fast) unbekannt. Frühere Vermutungen einer endokrinen Ätiologie (Schilddrüse, Nebenniere, Hypophyse) haben sich nicht bestätigt.
Pathogenese: Die Krankheit ist am häufigsten beim Dackel anzutreffen und beginnt fast immer in den Achselhöhlen mit zunehmender Hyperpigmentation und Akanthose (Hypertrophie der Stachelzellschicht). Bei anderen Rassen übernimmt die Veränderung ihren Anfang oft in anderen Körperregionen (Unterbauch, Sprunggelenke, Genitalbereich).
Klinisches Bild: In der Achselhöhle wird schon beim jungen Hund symmetrische Hyperpigmentation, hin und wieder auch ein Erythem festgestellt. Die Schwarzfärbung nimmt an Intensität und Ausbreitung zu. Weitere Prädilektionsstellen sind die Innenflächen der Ohrmuscheln, die Innenschenkel und Sprunggelenke. Seltener wird die Unterbrust betroffen. Die Haut nimmt an Dicke zu, es bilden sich Falten, die mit seborrhoischen Auflagerungen ausgefüllt und verklebt sein können (Intertrigo, sekundäre Seborrhö). Juckreiz besteht fast nie. Meist sind Dackel, seltener andere Rassen betroffen.
Diagnose: Klinisches Bild, Biopsie.

Differentialdiagnose: Hyperpigmentation tritt bei zahlreichen Krankheiten auf: Hypothyreosen (Haut und Unterhaut besonders am Hals, Rücken und an der Schwanzwurzel verdickt; Thyroxin-Bestimmung). Hyperadrenokortizismus (Haut atrophisch, diffuser Haarausfall; Kortisol-Bestimmung), Sertolizelltumor, Ovariendysfunktion, Feminisierungssyndrom des alten Rüden (symmetrischer Haarausfall am Rumpf, Schwarzfärbung und Faltenbildung im Genitalbereich und am Bauch), chronische Dermatitiden, Akariasis. Manche Autoren bezeichnen diese Faktoren als sekundäre Acanthosis nigricans. Wichtig: genaue Erhebung des Vorberichts!
Prognose: Zweifelhaft.
Therapie:
1. Säuberung der Haut, insbesondere der seborrhoischen Falten (Alkohol, antiseborrhoische Waschmittel, Selenbad).
2. Salicylsalbe einreiben; günstig in Verbindung mit Kortikosteroiden (z. B. Locasalen).
3. Kurzzeitkortikosteroide (Prednison/Prednisolon) über einen langen Zeitraum anfangs ein- bis zweimal täglich, später jeden zweiten Tag (morgens), mit 0,2 bis 0,5 mg/kg KM.

4.6 Infektiöse Hautkrankheiten

4.6.1 Virale Hautkrankheiten

Durch Viren verursachte Hautkrankheiten sind in den meisten Fällen eher als Nebenbefunde zu werten. Primär in der Haut sich lokalisierende virale Infektionskrankheiten sind selten. Hierzu gehören etwa die kontagiöse virale pustulöse Dermatitis, die Papillomavirus-Infektionen, auch die Pockeninfektionen der Katze.

Die **kontagiöse virale pustulöse Dermatitis** kommt vorwiegend bei kleinen Wiederkäuern vor und wurde bei Hunden festgestellt, die engen Kontakt zu erkrankten Schafen hatten (Fressen von Kadavern). Das **klinische Bild** bestand in Dermatitis, Krusten und Ulzera. Die **Diagnose** kann durch histologische Untersuchung von Bioptaten und elektronenmikroskopische Untersuchung auf den

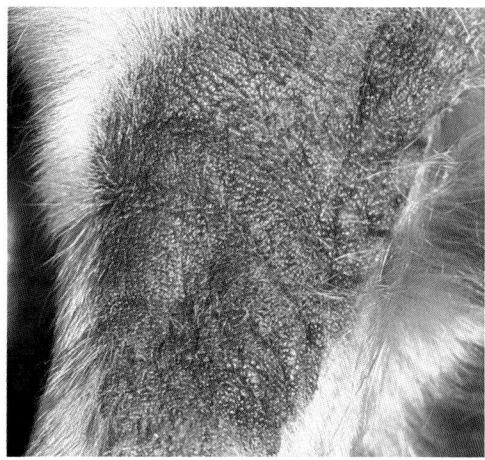

Abb. 4.5. Acanthosis nigricans, Achselhöhle eines Dackels.

Erreger gestellt werden. Die **Therapie** ist symptomatisch: Jodkomplexlösungen oder -salben, Rivanollösung, Zinkoxidsalben. Systemisch können Antibiotika bakterielle Infektionen verhindern. Keine Kortikosteroide! Vorsicht! Das Virus kann Menschen infizieren.

Papillomaviren können Hunde und in seltenen Fällen Katzen infizieren. Bei der Katze ist der Viruscharakter der Krankheit jedoch nicht gesichert. Es gibt Hinweise, dass das feline Papillomavirus bei der Katze Plattenepithelkarzinome auszulösen vermag. Das **klinische Bild** besteht in meist multiplen Papillomen, die bei jungen Tieren häufig an den Ballen beginnen, bisweilen als Hyperkeratose imponieren und zu Gehstörungen führen. In anderen Fällen entstehen multipel Papillome, die nicht selten im Kopfbereich lokalisiert sind. Die **Diagnose** kann histologisch an einem Bioptat gestellt werden. Eine gesichert wirkungsvolle **Therapie** ist unbekannt. Ob Autovakzinen erfolgreich sind, wird widersprüchlich diskutiert.

Kuhpockeninfektionen wurden wiederholt bei Katzen beschrieben (THOMSETT u. Mitarb. 1978; SCHÖNBAUER u. Mitarb. 1982; MARTLAND u. Mitarb. 1983; GASKELL u. Mitarb. 1983, 1987; BENNETT u. Mitarb., 1986; BROWN u. Mitarb. 1989) und kommen auch in Deutschland vor (BALLAUF u. Mitarb. 1989; MAHNEL 1986, 1991; MAHNEL u. Mitarb. 1989; VON BOMHARD u. Mitarb. 1992). Über die **Ätiopathogenese** ist nicht viel bekannt. Orthopoxviren konnten nachgewiesen werden. Es wird angenommen, dass das Virus bei kleinen Nagern vorkommt. In einem Falle erkrankte nach der Katze auch die Besitzerin (ZIMMER u. Mitarb. 1991) und ein Hund (VON BOMHARD u. Mitarb. 1991). Auch in einem weiteren Fall erkrankte ein Mensch. Auch B. MAYR (1991) und A. MAYR (1992) weisen auf die Gefahr der Ansteckung des Menschen durch infizierte Katzen hin. Das **klinische Bild** beginnt mit Fieber, reduziertem Allgemeinbefinden, Juckreiz und lokalen Papeln besonders an Kopf und Gliedmaßen, bisweilen in der Mundschleimhaut. In schweren Fällen breiten sich die Veränderungen auf den ganzen Körper aus. Nach einigen Tagen entwickeln sich Vesikel und schließlich Pusteln, die einreißen oder infolge des Juckreizes aufgekratzt werden und ihren Inhalt entleeren, der dann eintrocknet und zur Krustenbildung führt. Besonders bei Jungkatzen kann eine Pneumonie hinzukommen. Die **Diagnose** lässt sich durch Biopsie und immunfluoreszenzhistologische Untersuchung stellen. Die **Therapie** ist rein symptomatisch. Antibiotika sollen bakterielle Infektionen verhindern. Weiterhin werden adstringierende und juckreizstillende Puder (Papeln) oder Lotionen (Vesikel, Pusteln) empfohlen. Kortikosteroide sind absolut kontraindiziert.

Staupe des Hundes führt zu einer Reihe von unterschiedlichen Hautreaktionen. **Ätiologisch** ist das Paramyxovirus der Staupe verantwortlich.

Klinisches Bild: Neben den bekannten respiratorischen, digestorischen und neurologischen Symptomen wird bei einem kleinen Teil der betroffenen Tiere eine Impetigo beobachtet. Es kommt dabei zu akuten Rötungen besonders am Bauch, aber auch an den Innenflächen der Ohren, ferner zu vesikulösen bis pustulösen Veränderungen. Protrahierter verlaufen dagegen die unter dem Namen hard pad disease (Hartballenkrankheit) bekannten Hyperkeratosen der Ballen, die so starke Ausmaße annehmen können, dass die Tiere schwer lahmen. Außer an den Füßen werden die Hyperkeratosen auch am Nasenspiegel gefunden. Sie gehen sehr häufig mit schweren neurologischen Symptomen einher.

Die **Diagnose** ist relativ sicher, wenn gleichzeitig zu den Hautsymptomen respiratorische und digestorische oder neurologische Symptome hinzukommen. Der Nachweis von – allerdings unspezifischen – Paramyxoviren vermag die Diagnose zu erhärten. **Differentialdiagnostisch** kommen Allergien in Frage, ferner unspezifische Hyperkeratosen, auch Autoimmunkrankheiten, wie Pemphigus, und auch manche Fälle von toxischer epidermaler Nekrolyse.

Eine ätiologische **Therapie** ist nicht bekannt. Die erythematosen Veränderungen werden am besten mit adstringierenden Pudern gehandelt. Sofern die Krankheit bei Hyperkeratose nicht unter dem Bild der nervösen Staupe endet, können die hyperkeratotischen Veränderungen abgeschliffen und mit Salizylöl örtlich behandelt werden.

Infektion mit dem **Felinen Leukämie-Virus (FeLV)** oder dem **Felinen Sarkom-Virus (FeSV)** führen selten zu Hautreaktionen. **Klinisches Bild:** Es kommen tumoröse Veränderungen vor, die durch knotige, derbe Umfangsvermehrungen auffallen. Sie sind meist in der Haut lokalisiert, können jedoch auch in der Unterhaut auftreten oder alle Schichten befallen und mit der Unterlage verbunden sein. Andererseits können sowohl durch FeLV als auch durch FIV Immunsuppressionen eintreten, die eine allgemeine Infektionsbereitschaft zur Folge haben und dadurch auch Hautinfektionen begünstigen. Die **Diagnose** lässt sich mittels zytologischer oder histologischer Untersuchung von Bioptaten stellen. Der Antigennachweis ist dagegen insofern nicht zuverlässig, als einerseits nicht alle Hauttumoren auf die Viren zurückzuführen sind, andererseits das Antigen im Blut nicht mehr nachweisbar sein muss, ferner dass kein Zusammenhang zwischen Tumor und Antigen bestehen muss. Die **Therapie** entspricht den im Kapitel „Onkologie" mitgeteilten Richtlinien.

4.6.2 Rickettsiosen

4.6.2.1 Haemobartonella felis

Haemobartonella felis soll in einzelnen Fällen in der Lage sein, Krankheitsbilder mit Hyperästhesie und Alopezie hervorzurufen (GRETILLATI 1984). Verf. hat derlei noch nicht beobachtet.

4.6.2.2 Rocky Mountain Spotted Fever

In den USA wird über Hautreaktionen beim **Rocky Mountain Spotted Fever** berichtet. **Ätiologisch** verantwortlich ist Rickettsia rickettsii, die durch Zecken übertragen wird. **Klinisches Bild:** Neben Fieber, Allgemeinstörungen, Lymphadenitis und neurologischen Störungen wird über Erytheme, petechiale Blutungen und Ulzera der Haut und der Schleimhäute berichtet. Die **Diagnose** wird mittels Antikörpernachweis geführt. Die **Therapie** besteht in der Verabreichung von Tetrazyklininen, 25 mg/kg KM p.o., dreimal täglich, Chloramphenicol, 25 bis 50 mg/kg KM p.o., dreimal täglich, oder Doxycyclin, 10 bis 20 mg/kg KM p.o., zweimal täglich.

4.6.3 Bakterielle Hautinfektionen

Gegen bakterielle Infektionen ist die Haut auf vielerlei Weise geschützt. Zunächst wirkt das Haarkleid als erstes Hindernis, das den Befall der Haut durch Bakterien erschwert. Eine physiologische Behaarung ist daher ein wesentlicher Schutzmechanismus. Weitere wichtige Schutzmechanismen gegen Bakterienvermehrung und -penetration sind Trockenheit, mechanische Abstoßung der oberflächlichen Hautzellschichten (Schuppung), saurer pH-Wert, oberflächlicher Sekretfilm, humorale und zelluläre Abwehr, bakterielle Interferenz. Rassespezifische Veränderungen des physiologischen Haarkleides stellen eine nicht zu unterschätzende Beeinflussung dieses Schutzmechanismus dar: Sowohl Haarlosigkeit als auch überlange Haare, die verfilzen, schlecht belüftet sind, feucht und fettig werden und selbst wieder ein Reservoir für Bakterien und Pilze darstellen, sind in diesem Sinne unphysiologisch und stellen eine Herabminderung der Schutzfunktion dar.

Die Hauptabwehrmechanismen werden durch das Stratum corneum der Haut selbst präsentiert (s. Kap. 4.1). Es verhindert zusammen mit den tieferen Schichten als mechanische, chemische und immunologische Barriere die Überwindung der Haut durch Mikroorganismen. Daher ist es wichtig, dass alle Maßnahmen einschließlich von Badebehandlungen diese Schutzmechanismen respektieren. Dies gilt auch für die normale Besiedlung durch Mikroorganismen, die mit der Haut gewissermaßen in Symbiose leben und die durch hygienische Maßnahmen (aggressive Badebehandlungen) oder therapeutische Eingriffe nachhaltig gestört werden können. Die normale Hautflora – koagulase-negative Staphylokokken, Mikrokokken, Cornynebakterien, Clostridien, a-hämolysierende Streptokokken – führt solange nicht zu Infektionskrankheiten der Haut, wie diese Symbiose ungestört ist und die Abwehrfunktion der Haut erhalten bleibt. Bakterielle Hautkrankheiten sind daher meistens ein sekundäres Ereignis nach vorausgegangener anderweitiger Schädigung der Haut. Dies bedeutet aber, dass bei derlei Krankheiten nach den primären Ursachen gesucht werden soll. Primär hautpathogene Erreger, die auch ohne Vorschädigung der Haut zu Infektionskrankheiten führen können, sind koagulase-positive Staphylokokken, selten auch koagulasenegative Staphylokokken, Mischinfektionen mit gramnegativen Erregern.

Primärursachen sind häufig Allergien, Immunopathien, Ektoparasitenbefall, Dermatomykosen, Follikelerkrankungen, primäre Seborrhoe, Endokrinopathien, mechanische Insulte. Von nicht zu unterschätzender Bedeutung sind artifizielle und iatrogene Ursachen, von den schon wiederholt erwähnten aggressiven Bade- und Fellbehandlungen (einschließlich dem Haarkleid nicht angepasster Verwendung von Kämmen und Bürsten), andererseits auch mangelhafte Haar- und Hautpflege (Verfilzung, Verfettung, Verschmutzung), insbesondere aber auch örtliche und systemische Behandlung mit Antibiotika und/oder Kortikosteroiden.

Die Einteilung von bakteriellen Infektionskrankheiten der Haut ist immer noch oder auch wieder problematisch. Klassifikationen werden in primäre und sekundäre Dermatitiden vorgenommen, ferner in oberflächliche und tiefe Dermatitiden; die Unterscheidung in Ekzeme und Dermatitiden, die im deutschen Sprachraum verbreitet ist, spielt im angloamerikanischen Schrifttum keine Rolle; sie wird daher auch im Deutschen – zu Unrecht – zunehmend verlassen.

4.6.3.1 Oberflächliche Pyodermie

Definition: Oberflächliche Pyodermien können prinzipiell alle Körperregionen erfassen, sind häufig am Kinn, an den Ohren, an den Lippen und auf der Kruppe als feuchte Ekzeme (oder Pyodermien), so genannte „hot spots", lokalisiert. Weitere bevorzugte Stellen sind die Falten der Unterlippen, der Vulva sowie des Perianalbereichs (Intertrigo).

Ätiologie: Eine ganze Reihe von Ursachen kommt in Frage: Ektoparasiten, insbesondere Flohbefall, Allergie, Follikulitis, traumatische Einflüsse, Fremdkörper, Verschmutzung, Verklebung von Haaren besonders bei langhaarigen Rassen, Otitiden, Analbeutelentzündung mit Kratz- und Beißdefekten. Häufig sind Deutsche Schäferhunde und Hunde mit faltenreicher Haut (z. B. Shar Pei) betroffen.

Klinisches Bild: Die Veränderungen sind gekennzeichnet durch Rötung und Schwellung von Kinn und Lippen bis in die Kommissuren, die nässen können und dann verkrusten. In der Regel besteht geringer bis deutlicher Juckreiz. Auf der Kruppe entstehen zunächst Rötungen, die erheblich jucken und zu häufigem Knabbern führen. Es kommt eine starke Sekretion zustande, die in der Regel primär oder sekundär erheblich bakteriell infiziert ist. Dabei verkleben die umgebenden Haare sehr stark, verbinden sich mit Zelldetritus und Schmutz zu Krusten. Der ganze Umfang der Hautläsion tritt nach dem Scheren zutage.

Diagnose: Sie wird durch das klinische Bild gestellt. Man sollte auf jeden Fall versuchen, die zugrunde liegende Ursache zu ermitteln.

Differentialdiagnostisch kommt eine Reihe von Krankheiten in Betracht, die teilweise ähnlich aussehen können wie Demodikose, der Pemphiguskomplex und der Lupus erythematodes, ferner die Zink-responsible Dermatose und – teilweise – die Lippenfaltendermatitis. Eine Sicherung der Diagnose erfolgt durch Hautgeschabsel (Demodikose) oder Biopsie und histologische Untersuchung. Man sollte eine bakteriologische Untersuchung mit Antibiogramm einleiten.

Therapie: Die Behandlung richtet sich nach der zugrunde liegenden Krankheit und dem Ergebnis der bakteriologischen Untersuchung und des Antibiogramms. Meistens werden Staphylokokken gefunden, wobei es jedoch nicht sicher ist, ob sie wirklich die Ursache sind. In den meisten Fällen spricht die Krankheit jedoch auf die gezielte antibiotische Therapie an. Die Läsionen sind freizuscheren. Die Läsion selbst ist mit einem milden Desinfizienz zu behandeln (Rivanol, Jodkomplexlösung, Chlorhexidin). Keine Salben oder Öle verwenden! Bei starkem Juckreiz kann kurzfristig örtlich oder systemisch (per os) ein Kortikosteroid verabreicht werden (Prednisolon, 0,5 mg/kg KM, einmal täglich genügt in der Regel, andernfalls zweimal täglich).

Tab. 4.2: Folgende Antibiotika und antibakterielle Wirkstoffe sind hautwirksam

Chloramphenicol	25–50 mg/kg	3 × täglich
Erythromycin	25 mg/kg	3 × täglich
Lincomycin	20 mg/kg	2 × täglich
Oxacillin	20 mg/kg	3 × täglich
Gentamicin	4 mg/kg	2 × täglich
Trimethoprim-Sulfadiazin	20–30 mg/kg	2 × täglich
Enrofloxacin	5 mg/kg	2 × täglich
Marbofloxacin	2 mg/kg	1 × täglich
Cephalexin	25 mg/kg	2 × täglich
Amoxicillin-Clavulansäure	20 mg/kg	3 × täglich

Bei Hautfaltendermatitis (Intertrigo) ist bei den mit Hautfalten besonders ausgestatteten Rassen die chirurgische (kosmetische) Glättung zu erwägen. Sie gewährt die beste und sicherste Heilung. Sofern sich dies verbietet (Schönheitsideal der betreffenden Rasse), wird regelmäßig mit antiseborrhoischen Shampoos gereinigt. Waschungen mit rückfettenden Shampoos oder Benzoylperoxid sind vorteilhaft. Zunächst sollte die Behandlung täglich, nach Besserung ein- bis zweimal pro Woche durchgeführt werden. Die Bakterien werden mit Antibiotika nach Resistenztest behandelt.

4.6.3.2 Tiefe Pyodermie

Definition: Tiefere Hautschichten erfassende eitrige Entzündung der Haut. Hierzu gehören die Akne des Hundes (die oberflächlich oder tief sein kann), Pododermatitis, Jungtierpyodermie (Zellulitis), tiefe Hautfaltendermatitis, generalisierte tiefe Pyodermie. Sie kann aus oberflächlichen Pyodermien durch äußere (Kratzen, Beißen, unzweckmäßige Therapie) oder durch innere Einflüsse (Immunsuppression, Infektion) hervorgehen.

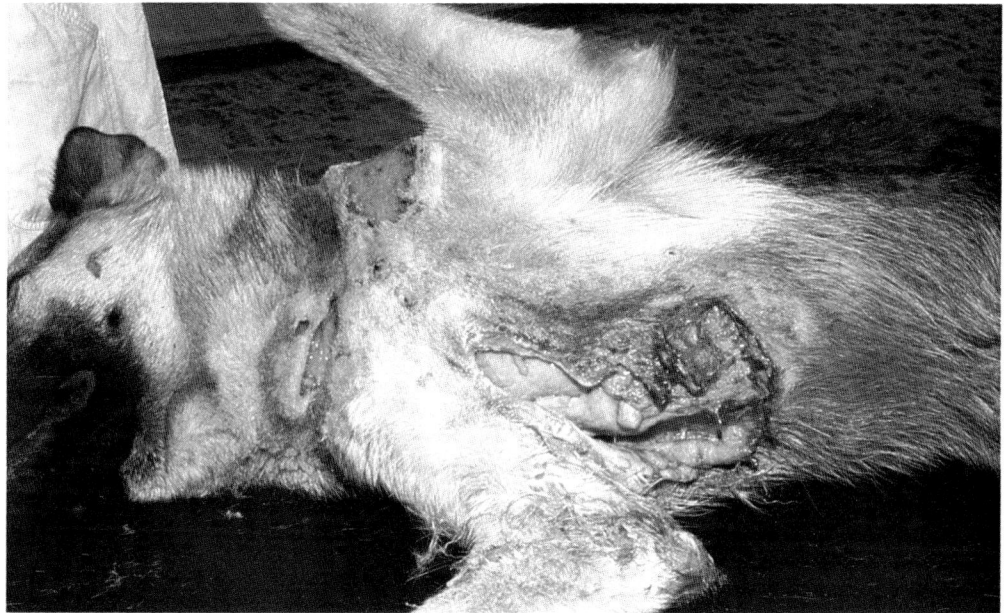

Abb. 4.6. Multiple Abszesse und Nekrosen nach versehentlicher Injektion von 10%iger Kochsalzlösung subkutan am Widerrist.

Ätiologie: Bakterielle Infektion, insbesondere die im Kapitel „Bakterielle Hautinfektionen" genannten. Hinzukommen können Traumen und Fremdkörper. Auslösende Faktoren können ferner Demodikose, Mykose, Pemphigus, Lupus erythematodes, Zinkmangel, Dermatomyositis, Hypothyreose, Immundefizienz, Autoimmunkrankheit, psychogen sein (MEDLEAU 1998). In manchen Fällen kann die Ursache nicht ermittelt werden („idiopathisch").

Im Folgenden werden die Krankheitsbilder im Einzelnen besprochen.

4.6.3.2.1 Impetigo

Definition: Oberflächliche pyodermische, mit subkornealen Pusteln einhergehende, durch Einreißen nässende Dermatitis der schütter behaarten Hautregionen vorwiegend junger Hunde.

Ätiologie: *Staphylococcus* spec. Die Pyodermie kann primär auftreten, bisweilen scheinen aber andere Primärursachen, wie Ektoparasiten oder Ernährungsdefizite, auch Verschmutzungen, vorzuliegen. Sekundärerreger können in Form von *Pseudomonas* spec., *Pasteurella multocida*, Streptokokken oder *E. coli* vorkommen.

Klinisches Bild: An haarlosen oder schütter behaarten Stellen (Kinn, Achselhöhlen, Inguinalgegend) entstehen oberflächliche Pusteln. Die Haarfollikel sind nicht einbezogen. Die Pusteln reißen leicht ein, hinterlassen eine rundliche, gerötete bis nässende, später verkrustende Stelle, die von einem Schuppenkranz (im englischsprachigen Schrifttum treffend als „collarette" bezeichnet) umgrenzt ist. Juckreiz ist untypisch.

Diagnose: Klinisches Bild. Im Pustelinhalt – möglichst intakte Pustel punktieren – werden als Erreger meistens Staphylokokken gefunden. In Zweifelsfällen kann eine intakte Pustel bioptiert und zytologisch sowie bakteriologisch untersucht werden.

Therapie: Die Krankheit heilt in der Regel spontan aus. Sie kann durch therapeutische Maßnahmen jedoch abgekürzt und in der Ausdehnung, auch in Komplikationen, begrenzt werden. Die Behandlungen sollten eine bis zwei Wochen lang durchgeführt werden.

1. In ausgedehnten Fällen empfehlen sich systemisch Antibiotika (s. Seite 236).

2. Örtlich Chlorhexidinlösung bei nicht zu ausgedehnten Veränderungen.
3. Badebehandlung mit Benzoylperoxid, Chlorhexidin oder Äthyllaktat bei ausgedehnteren Veränderungen.

4.6.3.2.2 Follikulitis

Definition: Entzündung des Haarfollikels ohne („oberflächliche") oder mit („tiefe" Entzündung) Einbeziehung der Tiefe des Follikels und des perifollikulären Gewebes.
Ätiologie: *Staphylococcus* spec., meistens *Staph. intermedius*, ferner *Demodex canis*, Dermatophyten, Endokrinopathien.
Pathogenese: Die Krankheit wird ausgelöst durch die o. a. Ursachen und durch äußere Insulte, wie Kratzen, zu intensive Hautpflege (dem Haarkleid nicht angemessene Drahtbürsten), Verschmutzung, Verfilzung, verschlimmert. Manchmal bleibt die Primärursache unbekannt. Aus den oberflächlichen Follikulitiden können tiefe entstehen, wie dies besonders bei Demodikose die Regel ist. Durch Einbruch in den perifollikulären Raum werden schließlich Perifollikulitiden ausgelöst.
Klinisches Bild: Charakteristischerweise besteht eine örtliche Rötung und papulöse bis pustulöse Veränderung rund um einen Haarschaft. Die Pusteln reißen oft schnell ein, insbesondere wenn – was keineswegs immer der Fall ist – Juckreiz besteht, und der Inhalt trocknet ein, so dass eine Kruste entsteht. Bei längerem Bestehen der Follikulitis wird Haarausfall, oft großflächig, beobachtet; die Haut ist hyperpigmentiert. Auf Druck entleert sich ein gelbes bis blutiges Sekret.

Die Krankheit wird bei manchen Rassen gehäuft beobachtet, nicht zuletzt bei solchen, die zur Demodikose neigen, oder bei solchen, die andere primäre Hautkrankheiten auf hereditärer Basis ausweisen (beispielsweise der Shar Pei). In vielen Fällen sind die Zwischenzehenräume betroffen, manchmal nur die Kruppe (besonders beim Deutschen Schäferhund; s. nächstes Kapitel). Bei der Katze sind Follikulitiden selten.

Aus der Follikulitis kann eine tiefe Perifollikulitis entstehen und hieraus ein Furunkel. Einbrüche von Eitererregern in die Lymph- oder Blutbahn sind selten, können dann aber zur Sepsis führen.
Diagnose: Das klinische Bild ist recht typisch, wenn noch intakte Pusteln mit dem zentralen Haar vorhanden sind. Ansonsten lässt sie sich leicht durch Biopsie stellen. Unbedingt soll eine bakteriologische Untersuchung mit Antibiogramm durchgeführt werden.
Differentialdiagnose: Follikulitiden stellen immer eine Herausforderung zum Erkennen der Grundkrankheit dar. Da in vielen Fällen eine Demodikose als Primärkrankheit vorliegt, muss in jedem Falle ein Hautgeschabsel durchgeführt werden. Weitere ursächliche Möglichkeiten – insbesondere wenn die Krankheit nicht mehr frisch ist – sind Allergien und der Pemphiguskomplex, ebenso Dermatomykosen. Die Impetigo lässt sich ebenfalls mit Hilfe der histologischen Untersuchung eines Bioptats ausschließen.
Therapie:
1. Systemische Antibiose nach Antibiogramm (s. Seite 236). Die Behandlung muss bisweilen wochenlang durchgeführt werden.
2. Ggf. örtliche bakterizide Behandlung (Kompressen mit Jodkomplex-Lösungen, Rivanollösung)
3. Behandlung der zugrunde liegenden Krankheit.

4.6.3.2.3 Leckdermatitis

Synonym: *Leckfurunkulose*.
Definition: Überwiegend an den Gliedmaßen auftretende juckende, zum permanenten Lecken veranlassende lokale Pyodermie.
Ätiologie: Es ist nicht sicher, welche Ursache zum dauernden Belecken bestimmter Stellen an den Gliedmaßen führt. Es ist darüber hinaus unklar, ob ein Zwang zum Belecken der Hautstelle vorhanden war oder aber ob zuerst eine örtliche Hautveränderung vorlag, die durch Juckreiz das Belecken provozierte.
Klinisches Bild: In den meisten Fällen sind die Vorderseiten der Unterarme oder die Zehen betroffen; seltener sind die Hintergliedmaßen unterhalb des Kniegelenks erkrankt. In typischen Fällen geht aus dem Vorbericht hervor, dass die Hunde sich ständig an der erkrankten Stelle lecken. Diese sind gerötet, meistens ulzerös verändert, haarlos, die Umgebung ist meistens hyperpigmentiert. Die Läsionen können oberflächlich bis tief sein, in manchen Fällen bis auf die Sehnen reichen. Allgemeinreaktionen in Form von Sep-

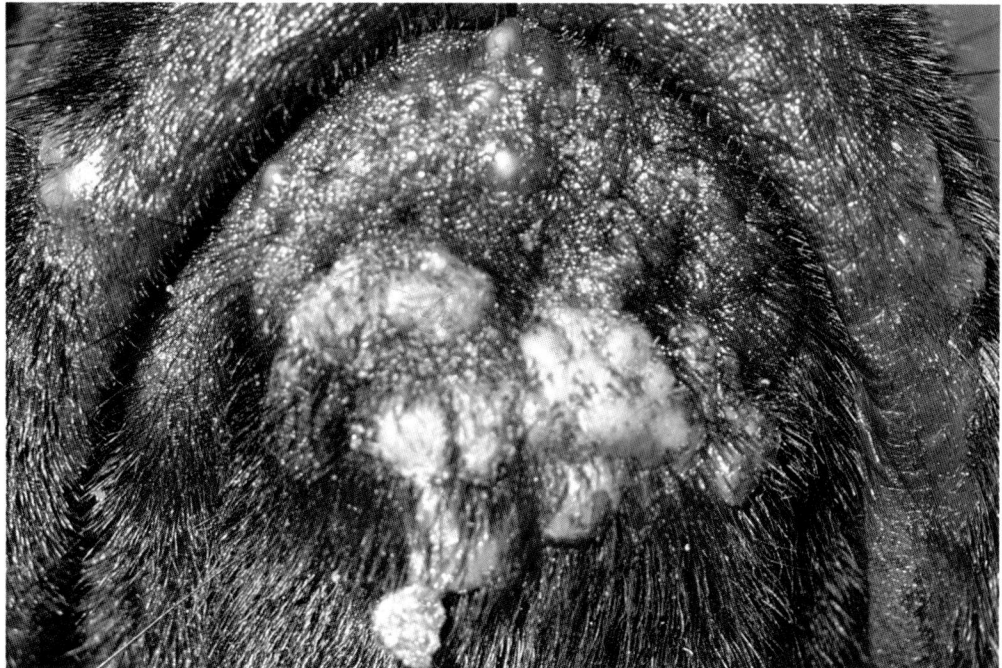

Abb. 4.7. Akne am Kinn des Hundes.

sis sind selten. Jedoch können die örtlichen Lymphknoten entzündet sein.
Diagnose: Das klinische Bild ist im Allgemeinen typisch. Die histologische oder zytologische Untersuchung eines Bioptats ergibt wenig spezifische Veränderungen, kann aber ggf. maligne Entartungen ausschließen. Außerdem lassen sich im zytologischen Präparat häufig massenhaft Bakterien innerhalb der Zellen und damit die bakterielle Infektion nachweisen. Wichtig sind die bakteriologische Untersuchung und das Antibiogramm. Wenn man jedoch nur Proben von der Oberfläche der Läsion abnimmt, können Irrtümer durch Schmutzinfektionen auftreten. Man sollte daher das oberflächliche Debrismaterial abschaben und danach austretendes Sekret, evtl. durch leichtes Zusammendrücken einer Gewebsfalte, zur bakteriologischen Untersuchung gewinnen.

Therapie:
1. Reinigung der Veränderung mit Wasserstoffperoxid.
2. Verbände mit Antiseptika (Rivanol, Polyvidon-Jod). Die Veränderung muss unter Verband gehalten werden, bis der Leckreiz vergangen ist. Häufig sind Halskragen erforderlich.
3. Systemisch Antibiotika/Chemotherapeutika nach Antibiogramm.
4. Insgesamt ist die Behandlung wochenlang durchzuführen, da bei zu frühzeitigem Unterbrechen mit dem erneuten Belecken gerechnet werden muss. Sobald die Epithelisierung so weit fortgeschritten ist, dass keine Sekretion mehr auftritt, kann auf die Antibiotikabehandlung verzichtet werden. Auch dann sind noch trockene Verbände anzulegen, bis eine vollständige Epithelisierung vorliegt.
5. MERTENS und DODMAN (1996) empfehlen Clomipramin, 2 mg/kg KM, einmal täglich p. o.

4.6.3.2.4 Akne

Definition: Örtliche entzündliche Erkrankung der Talgdrüsen des Hundes in Form einer Follikullitis und Furunkulose mit Sekretionsstörungen, Verhornung, sekundärer Infektion durch Eitererreger, Vernarbung.

Ätiologie: Unbekannt. Traumata als Ursache (Verletzungen an zu engen, scharfkantigen Futterschüsseln, Verletzungen durch Raufen mit anderen Hunden und Katzen o. Ä.) sind fraglich.

Klinisches Bild: Die Krankheit tritt vorwiegend bei kurzhaarigen Junghunden um die Mundspalte und am Kinn auf. Zunächst werden an den betroffenen Körperstellen Haarverluste mit multiplen Papeln bemerkt, die unterschiedlich groß sein können. Die Ausführungsgänge der Talgdrüsen sind häufig verstopft oder dilatiert, später kommen Hyperkeratosen hinzu. Diese Veränderungen werden in der Regel durch ubiquitär auftretende Eitererreger, insbesondere Staphylokokken, infiziert, so dass nun pyodermische Krankheitsbilder entstehen mit Pusteln, die aufreißen und zu größerflächigen eitrigen Läsionen führen können.

Diagnose: Klinisches Bild, histologische Untersuchung eines Bioptats, Abklatschzytologie, bakteriologische Untersuchung mit Antibiogramm. Ein Geschabsel zum Ausschluss einer Demodikose darf nicht vergessen werden.

Therapie:
1. Anfangs genügt die örtliche Reinigung mit Hundeshampoos.
2. Sobald pyodermische Veränderungen hinzukommen, sind systemisch Antibiotika nach Antibiogramm anzuwenden.
3. In diesem Falle auch örtliche Anwendung von Antiseptika (Rivanol, Polyvidon-Jod, Benzoylperoxid o. a.).
4. Kortikosteroide sollten erst nach eingeleiteter Antibiose gegeben werden, wenn anderweitig keine Besserung zu erzielen war: Prednisolon 0,5 bis 1,0 mg/kg KM, zweimal täglich bis zur Besserung der Symptome, danach Reduktion und Feststellung der gerade noch wirksamen Dosis.

4.6.3.2.5 Pyodermie der Deutschen Schäferhunde

Definition: Rassespezifische tiefe Pyodermie, mit Follikulitis, Perifollikulitis, Funrunkulose und Zellulitis einhergehend.

Ätiologie: Die Ursache ist unbekannt. Zum Teil werden Flohbisse verantwortlich gemacht. Auch die Hypothyreose wurde beschuldigt (KRICK und SCOTT 1989). Auch eine zellmediierte Immundefizienz wurde nachgewiesen (ROSSER 1993). WISSELINK u. Mitarb. (1985) vermuten eine autosomal-rezessive Erblichkeit.

Pathogenese: Da die Ursachen weitgehend unbekannt sind, ist die Krankheitsentstehung spekulativ. Man nimmt an, dass bei angeborener oder erworbener örtlicher Immundefizienz, durch lokale Insulte oder durch Hypothyreose die Infektion durch Staphylokokken begünstigt werde.

Klinisches Bild: In den meisten Fällen ist die Haut der Kruppe, der (Hinter-)Gliedmaßen, der Analgegend betroffen. Es erkranken vorzugsweise mittelalte Hunde beiderlei Geschlechts. Zunächst werden Papeln und Pusteln in Form einer Follikulitis bemerkt, die sich sehr rasch in die Tiefe ausdehnen und umfangreiche Ulzera und Fisteln bilden. Es entleert sich in der Regel eine große Menge Eiter. Die Veränderungen können stark verkrustet sein. Die Haut um die Läsionen ist meist dunkel pigmentiert. Juckreiz kann bestehen, ist aber meist nicht sehr stark ausgeprägt. Manche der so erkrankten Hunde leiden gleichzeitig unter Flohbefall. Die regionalen Lymphknoten können vergrößert sein. Allgemeinsymptome fehlen in den meisten Fällen; selten sind Fieber, Gewichts- und Appetitverlust.

Diagnose: Sie ist anhand des typischen klinischen Bildes in der Regel leicht zu stellen, wobei allerdings andere Krankheiten ausgeschlossen werden müssen. Grundsätzlich sollte eine bakteriologische Untersuchung mit Antibiogramm angefertig werden.

Differentialdiagnose: In Frage kommen Demodikose, Allergien, Pemphigus, die durch Hautgeschabsel, Sensibilitätstests und Bioptate ausgeschlossen werden müssen. Die so häufig beschuldigte Hypothyreose konnte von uns in keinem Fall diagnostiziert werden.

Therapie:
1. Örtliche Schur und Reinigung.
2. Langzeittherapie mit Antibiotika nach Antibiogramm.
3. Örtliche Behandlung mit antibakteriellen Kompressen (Rivanol, Jodkomplex) zweimal täglich.
4. Eventuell Badebehandlung mit Abbrausen zur Entfernung der Sekret- und Krustenmassen.
5. Kortikosteroide sind fast immer kontraindiziert (außer vielleicht [!] bei eosinophiler Infiltration; Bioptat!).

4.6.3.2.6 Perianalfistein

Definition: Tiefe Fisteln im Bereich um den Anus. Meistens beim Deutschen Schäferhund, seltener beim Setter u. a. Rassen auftretend.
Ätiologie: Unbekannt. Eine Rasseprädisposition ist recht eindeutig.
Klinisches Bild: Es bestehen vereinzelt kleine, in vielen Fällen jedoch zahlreiche tiefe und ausgedehnte Fisteln, aus denen sich eitriges Sekret entleert. Die Umgebung ist häufig mit Kot verschmiert. In manchen Fällen bestehen Defäkationsschwierigkeiten. Die Veränderungen verbreiten bisweilen einen unangenehmen Geruch.
Diagnose: Das klinische Bild ist eindeutig.
Differentialdiagnose: In Frage kommen vereiterte Perianaltumoren oder Fisteln der Analbeutel.
Therapie: Sie gestaltet sich oft sehr schwierig. Die Exstirpation ist bisweilen mit Veränderung der Anatomie verbunden, so dass sich Kotabsatzbeschwerden einstellen. Bessere Ergebnisse scheint die Kryochirurgie zu liefern.

Man sollte auf jeden Fall eine bakteriologische Untersuchung und ein Antibiogramm anfertigen und nach dessen Erhalt systemisch mindestens vier Wochen lang behandeln. Regelmäßige Reinigung (Wasserstoffperoxid, Rivanollösung) ist empfehlenswert, besonders nach Kotabsatz.

Manche Fälle sprechen auf eine hochdosierte Prednisolon-Azathioprin-Kombination an (2 mg/kg KM + 1 mg/kg KM). Falls sich innerhalb von acht Tagen keine wesentliche Besserung einstellt, sollte damit nicht weiter fortgefahren werden (Prednisolon „ausschleichen"!).

4.6.3.2.7 Pododermatitis

Definition: Entzündliche bis eitrige Dermatitis des Zehen- und Zwischenzehenbereichs beim Hund. Zugrunde liegen Follikulitiden und Furunkulosen.
Ätiologie: Örtliche Verletzungen, eingetretene Fremdkörper, chemische Einflüsse, ständiges Laufen in Nässe (?), ständige Verschmutzungen, Folgen von dauerndem Lecken, Parasiten (Demodexmilben; Hakenwurmlarven), häufiges Scheren der Zwischenzehenräume (harte Haarstummel), rassespezifische Veränderungen (Muzinose des Shar Pei), oft unklar. Wenn mehrere Füße betroffen sind, sind Autoimmunreaktionen nicht auszuschließen (Pemphiguskomplex).
Klinisches Bild: Es können – abgesehen von den erwähnten Rassespezifitäten – praktisch alle Hunderassen aller Altersgruppen betroffen sein. Die Tiere zeigen bisweilen Lahmheiten oder blutig-eitrige Fußspuren, was die Besitzer zum Tierarzt führt. Zwischen den Zehen, seltener unter den Ballen, bestehen Rötungen, häufig blasige Veränderungen mit blauer Verfärbung, die auf leichten Druck aufbrechen und einen blutigen Eiter entlassen. Es besteht eine starke Tendenz zur Rezidivierung. Bisweilen entstehen Granulome.
Diagnose: Das klinische Bild ist in der Regel typisch. In jedem Fall muss im Vorbericht nach den Lebensumständen des Hundes gefragt und die erkrankte Region auf Verschmutzung und Fremdkörper abgesucht werden. Sodann werden parasitologische und bakteriologische Untersuchungen durchgeführt und ein Antibiogramm angefertigt. Wenn Neoplasien oder Autoimmunreaktionen nicht ausgeschlossen werden können, wird eine zytologische oder histologische Untersuchung angeschlossen.
Prognose: Die Krankheit ist in manchen Fällen außerordentlich therapieresistent und neigt zur Rezidivierung. In vielen Fällen führt eine konsequente Behandlung jedoch zum Erfolg.
Therapie:
1. Öffnung etwa noch geschlossener blasiger Veränderungen.
2. Reinigung mit Wasserstoffperoxid.
3. Baden in Antiseptika (zehn bis fünfzehn Minuten ein- bis zweimal täglich).
4. Salbenverbandbehandlung. Es können dieselben Antiseptika wie zum Baden verwendet werden.
5. Systemisch Antibiotika/Chemotherapeutika nach Antibiogramm. Die Behandlung ist oft wochenlang fortzuführen. Ständige Therapieerfolgskontrolle ist erforderlich!

4.6.3.3 Seltene Dermatitiden

4.6.3.3.1 Hauttuberkulose

Sie kommt zur Zeit in unseren Breiten sehr selten vor. Ob mit einer erneuten Zunahme der Tuberkulose des Menschen in Verbindung mit AIDS auch bei Hund und Katze mit einem Wiederaufflammen der Krankheit zu rechnen ist, kann noch nicht gesagt werden. **Ursachen** waren *Mycobacterium tuberculosis* und *M. bovis*, sehr selten *M. avium*.

Das **klinische Bild** der Hauttuberkulose imponiert als einzelne bis multiple Abszesse, Ulzera, Knoten und Lymphadenitiden. Die Veränderungen können sich bis in die Unterhaut ausdehnen. Meistens bestehen Allgemeinsymptome in Form von Schwäche, Inappetenz, Fieber, Abmagerung, und meistens sind auch innere Organe betroffen (beim Hund zumindest früher besonders der Respirationsapparat, während bei der Katze vorwiegend der Digestionstrakt befallen war).

Die **Diagnose** gelingt am besten durch den Nachweis säurefester Stäbchen im Bioptat, Abszess- oder Ulkuseiter. Die exakte Typisierung erfolgt in der Kultur, die allerdings langwierig ist. Die bei Mensch und Rind durchgeführten Intrakutantests können zwar auch beim Hund (und bei der Katze) durchgeführt werden, ergeben aber weder beim Hund noch besonders bei der Katze zuverlässige Ergebnisse.

Eine **Therapie** sollte aus seuchenhygienischen Gründen bei Hund und Katze nicht durchgeführt werden. Dies gilt ganz besonders dann, wenn immunsupprimierte Menschen in der Umgebung der Tiere leben.

4.6.3.3.2 Katzenlepra

Ursache der Krankheit könnte *Mycobacterium lepraemurium* sein, obwohl die artifizielle Infektion kaum gelingt. In Deutschland wurde die Krankheit m. W. noch nicht sicher nachgewiesen, wohl aber in Großbritannien und den Niederlanden (WEBER 1996). Als Ansteckungsquellen werden Ratten und Mäuse vermutet. Das **klinische Bild** zeigt granulomatöse Hautveränderungen vorwiegend an Kopf und Gliedmaßen, die ulzerieren können und einen rahmig-gelblichen Eiter entlassen. Es bestehen Lymphadenitiden der regionalen Lymphknoten. Zur **Diagnose** werden im Abstrich oder zytologisch säurefeste Stäbchen besonders in Makrophagen nachgewiesen. Eine Züchtung des Erregers ist bisher noch nie gelungen. Differentialdiagnostisch kommt die Tuberkulose in Frage, ferner Nocardiose, Aktinomykose sowie das eosinophile Granulom, das wie auch echte Neoplasien zytologisch oder histologisch nachgewiesen werden kann. Zur **Therapie** werden chirurgische Exstirpation und Streptomycin, 25 mg/kg KM s. c. oder i. m., eine bis zwei Wochen lang, oder Dapson, 1,1 mg/kg KM p. o., dreimal täglich, empfohlen.

4.6.3.3.3 Mykobakterielles atypisches Granulom

Durch eine Reihe anderer, „atypischer", Mykobakterien, teilweise durch *M. avium* wurden bei Hunden und Katzen Granulome ausgelöst. Die Erreger leben u. a. im Oberflächenwasser und im Erdboden (WEBER 1996). Das **klinische Bild** wird durch knotige Veränderungen in Haut und Unterhaut vorzugsweise am Unterbauch bestimmt. Bisweilen kommt es zur Ulzeration. Die regionalen Lymphknoten können vergrößert sein. Eine systemische Erkrankung kommt nicht vor, ebenso ist das Allgemeinbefinden ungestört. Die **Diagnose** wird durch den Nachweis säurefester Stäbchen gestellt, die Spezifizierung gelingt nur durch den kulturellen Nachweis. **Differentialdiagnostisch** kommen alle unter dem Kapitel „Katzenlepra" genannten Krankheiten in Frage. **Therapeutisch** wird die chirurgische Entfernung der Knoten empfohlen, ferner die Gabe von Doxyzyklin, Tetrazyklinen, Quinolonen oder Enrofloxacin. Die Prognose ist allerdings fraglich, da häufig Rezidive entstehen.

4.6.3.3.4 Aktinomykose

Ätiologie: *Actinomyces bovis, A. viscosus.*
Pathogenese: Die grampositiven anaeroben bis mikroaerophilen Stäbchen leben in der Mundhöhle und werden vorwiegend beim Biss übertragen.
Klinisches Bild: Die seltene Krankheit verläuft akut bis subakut mit Knoten, Abszessen, Ulzera und Fisteln und einer Tendenz zur Ausbreitung. Häufig sind die regionalen Lymphknoten vergrößert. Das Sekret ist eitrig-jauchig und enthält Granula (Körnchen). Ausgehend von den Hautläsionen, kann die Krankheit in die Körperhöhlen einbrechen und dort lebensbedrohliche eitrige Ergüsse hervorrufen.

Diagnose: Nachweis des Erregers im Eiter (bakteriologische Untersuchung).
Therapie: Die Behandlung besteht in der Exstirpation der Hautveränderungen und der mehrmonatigen Gabe von Penicillin, 40 000 E/kg KM, drei- bis viermal täglich, Ampicillin, 20–25 mg/kg KM, dreimal täglich, oder Amoxicillin, 20 bis 25 mg/kg KM, zweimal täglich (WEBER 1996).

4.6.3.3.5 Nocardiose

Synonym: *Streptotrichose* (veraltet).
Ätiologie: *Nocardia asteroides, N. brasiliensis, N. caviae.*
Klinisches Bild: Das Bild sieht dem der Aktinomykose sehr ähnlich (s. d.): Knoten, Ulzera, Abszesse, Fisteln, Zellulitis, Lymphadenitis. Auch hier sind Einbrüche in die Körperhöhlen, besonders in die Brusthöhle, zu beobachten, so dass schwere, oft tödliche Allgemeinerkrankungen folgen.
Diagnose: Der Erreger wird im Sekret nachgewiesen, wo besonders die körnchenartigen „Drusen" wichtig zum Nachweis sind.
Therapie: Spaltung der Abszesse, Drainage etwaiger Körperhöhlenergüsse und Spülbehandlung (s. d.), systemisch Penicillin, Ampicillin, Amoxicillin (Dosierung s. unter Aktinomykose), Sulfonamide.

4.6.3.3.6 Borreliose

Synonym: *Lyme-Disease.*
Ätiologie: *Borrelia burgdorferi*[1].
Pathogenese: Die Krankheit wird hauptsächlich durch den Holzbock *(Ixodes ricinus)* übertragen. Die Infektion mit *B. burgdorferi* als solche ist beim Hund keineswegs selten; dagegen werden Hautkrankheiten im Gegensatz zum Menschen durch den Erreger offenbar selten beobachtet.
Klinisches Bild: Die Borreliose ist eine multisystemische Krankheit, die sich nach der Infektion offenbar von Zelle zu Zelle ausbreitet. Während Krankheiten innerer Organe, insbesondere aber Arthritiden häufig vorkommen sollen, werden Hautkrankheiten nur ausnahmsweise gesehen. Beschrieben worden sind Erythema migrans (APPEL 1990), Urtikaria und nässende Dermatitiden (COX und HOSKINS 1985).
Therapie: Tetrazykline 25 mg/kg KM, dreimal täglich, mindestens drei Wochen lang, oder Doxyzyklin, 10 mg/kg KM, zweimal täglich, ebenfalls mindestens drei Wochen lang. Da der Erreger innerhalb von Zellen lebt und offenbar von Zelle zu Zelle weitergegeben wird, ist eine Eliminierung fraglich.

4.6.3.3.7 Beulenpest

Synonym: *Bourbonenpest.*
 Der Vollständigkeit halber und wegen der nicht ausgeschlossenen Einschleppung durch reisebegleitende oder aus fürsorglicher Tierliebe aus endemischen Gebieten eingeführte Katzen (Afrika, Südasien, westliche USA, Mittel- und Südamerika) soll die Krankheit erwähnt werden. Sie ist in unseren Breiten jedoch noch nicht diagnostiziert worden. Katzen sind besonders empfänglich, Hunde weniger.
Ätiologie: *Yersinia pestis.*
Pathogenese: Der Erreger wird durch kleine Nager, durch Inhalation, Biss, Flohbisse oder sonstigen Kontakt übertragen. Die Inkubationszeit beträgt einen bis drei (bis sechs) Tage. Es kommen dann drei Verlaufsformen vor: eine Hautform mit den charakteristischen Beulen, eine pneumonische Form und eine perakut verlaufende Septikämie.
Klinisches Bild: Die Hautform (Beulenpest) zeigt sich durch Abszesse, aus denen sich der kontagiöse Eiter entleert. Es besteht eine hochgradige Lymphadenitis, im Verlauf derer sich ebenfalls Lymphknotenabszesse bilden können. In den meisten Fällen bestehen weitere Symptome wie Apathie, Anorexie, hohes Fieber, ferner Pneumonie. Die meisten Tiere sterben unbehandelt an der Septikämie.
Therapie: Obwohl mit Breitspektrumantibiotika, insbesondere Tetrazyklinen, Heilung möglich ist, sind begreiflicherweise keine Therapieversuche zu unternehmen.

4.6.4 Dermatomykosen

Dermatomykosen werden von pathogenen Pilzen, hauptsächlich den keratinophilen Dermatophyten (*Microsporum, Trichophyton* und Epidermophyten), aber auch durch He-

---
[1] Amédée Borrel, 1867–1936, französischer Bakteriologe, Straßburg.

fen und Schimmelpilze, hervorgerufen. Dagegen werden auf der gesunden Haut zahlreiche apathogene Pilze gefunden, die keine Krankheitssymptome auslösen. Man unterscheidet oberflächliche und tiefe (subkutane) Dermatomykosen und systemische Mykosen. Im Folgenden sollen die oberflächlichen Dermatomykosen als die für die tierärztliche Praxis wichtigsten Pilzinfektionen behandelt werden.

4.6.4.1 Dermatomykosen durch Dermatophyten

Ätiologie: *Microsporum* spec. (hauptsächlich *M. canis*, *M. mentagrophytes*), *Trichophyton* spec. (hauptsächlich *T. gypseum*).

Pathogenese: Die Dermatophyten leben zum Teil in der Erde (geophile Pilze), wo sie keratinhaltiges Zellmaterial auflösen. Einige Arten haben sich an Tiere (zoophile), andere an Menschen (anthropophile Pilze) adaptiert. Speziesübergreifende Infektionen sind zum Teil möglich. Sie werden durch Kontakt infizierter Tiere übertragen. Indirekte Übertragung, etwa durch Haare, Schuppen oder infizierte Gegenstände, wie Kämme, Bürsten, Käfige o. Ä., dürfte häufig sein. Die Pilzhyphen befallen das Haar und wachsen im Follikel hinunter bis zum Haarschaft. Dabei wird Keratinase gebildet, die die Keratinschicht auflockert, so dass der Pilz in die Kutikula eindringen und nun innerhalb des Haarschaftes wachsen kann. Dabei wird die keratinogene Zone erreicht. Um zu überleben, ist der Pilz auf rasch wachsende Haare angewiesen. Wenn unter dem Einfluss der Pilzinfektion das Haarwachstum verlangsamt vor sich geht, wächst auch der Pilz langsamer. Vom infizierten Haarfollikel aus werden allerdings die nächsten Haare infiziert, so dass eine konzentrische Ausbreitung resultiert. Da die zuerst befallenen Follikel ausheilen und wieder Haare nachwachsen, entsteht die häufig charakteristische ringförmige Ausbreitung des Haarausfalls, die schließlich zusammenfließt und die typischen „landkartenartigen" Haarausfälle provoziert. Bei immunkompetenten Hunden und Katzen kommt die Infektion aber bald zum Stehen, oder sie bricht erst gar nicht klinisch aus.

Dermatophyten scheiden Toxine aus. Dadurch werden Entzündungen ausgelöst. Dies gilt in höherem Maße für den Hund, während Katzen oft infiziert sind, ohne dass Krankheitsbilder ausgelöst werden, oder sie sind so dezent, dass sie übersehen werden; bei immunschwachen Tieren, etwa durch Infektionen mit FeLV oder FIV oder bei chronischen „konsumierenden" Krankheiten, aber auch bei Welpen, kann die Krankheit jedoch ausbrechen. Dies ist der Grund, warum in manchen Katzenzuchten oder in Tierheimen Dermatomykosen oft jahrelang für Probleme sorgen.

Klinisches Bild: SIESENOP u. Mitarb. (1996) fanden in den weitaus meisten Fällen von Dermatomykosen bei Hund und Katze *Microsporum canis*, gefolgt beim Hund in weitem Abstand von *Trichophyton mentagrophytes*. Im „typischen" Fall bilden sich ringförmige haarlose Stellen heraus, die dadurch entstehen, dass die Infektion von wenigen infizierten Follikeln aus konzentrisch nach außen verläuft und in den ersten befallenen Haarfollikel schon wieder Haare nachwachsen. In der peripheren „Kampfzone" des Rings können kleine Papeln und verstärkte Schuppenbildung angetroffen werden. Die Ringe zeigen eine Tendenz zur Ausbreitung, konfluieren und bilden so bizarre Bilder („landkartenartige" Haarausfälle). Es wird beschrieben, dass der Juckreiz im Allgemeinen gering sei oder sogar fehle; in eigenen Fällen konnte jedoch nicht selten erheblicher Juckreiz beobachtet werden.

Neben dem „typischen" Bild kommen jedoch häufig weniger charakteristische Fälle vor, bei denen die Ringbildung fehlt, dagegen diffuser Haarausfall vorkommt. Auch starke Schuppenbildung kann gesehen werden. Ein-

---

Oben links: Dermatitis madidans acuta (sog. Kruppenekzem) bei Flohbefall.

Oben rechts: Entzündetes Tylom am Ellbogen.

Mitte links: Intertrigo.

Mitte rechts: Leckdermatitis.

Unten links: Hyperpigmentation bei Hodentumor.

Unten rechts: Acanthosis nigricans: Deutscher Schäferhund.

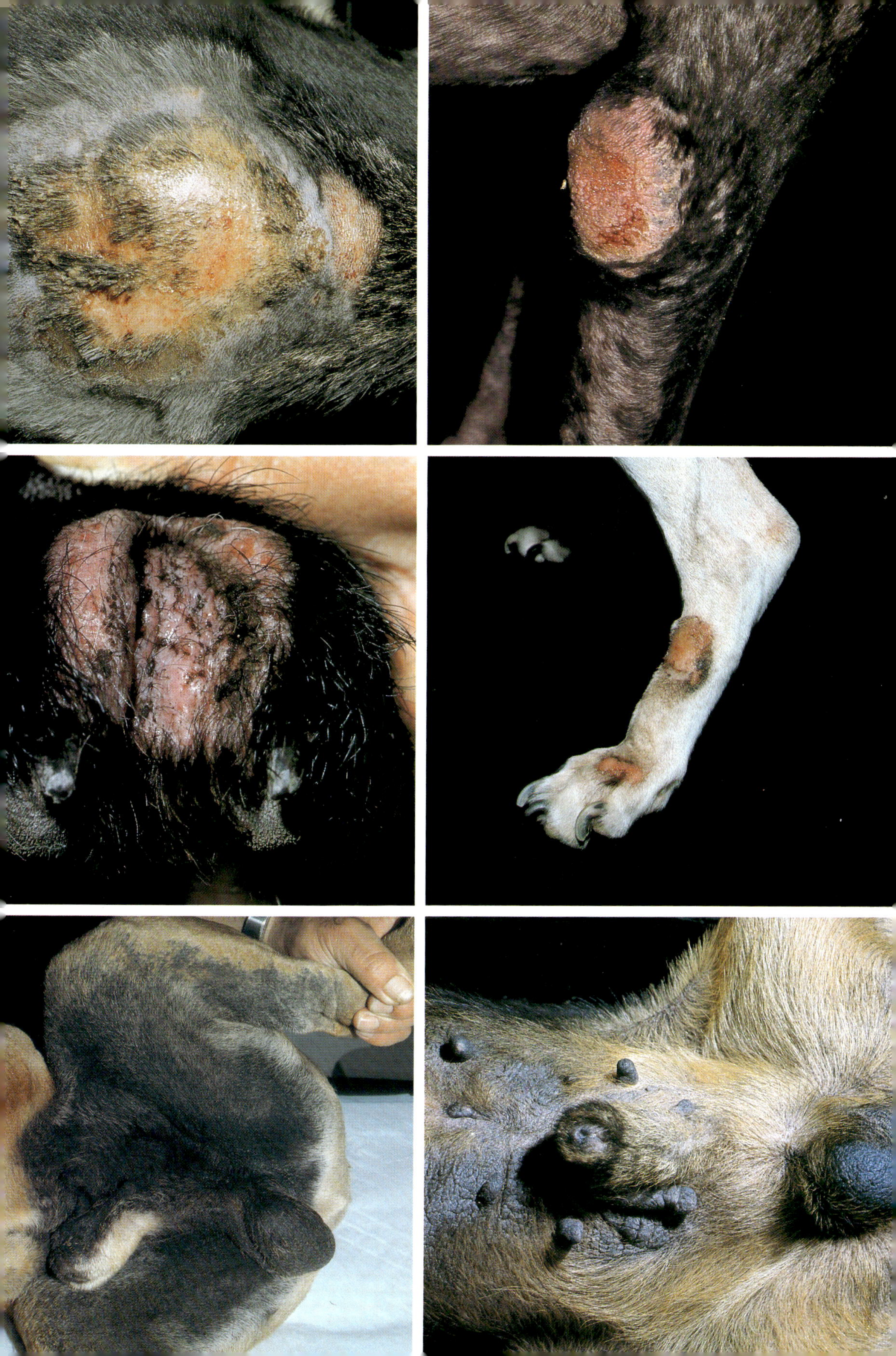

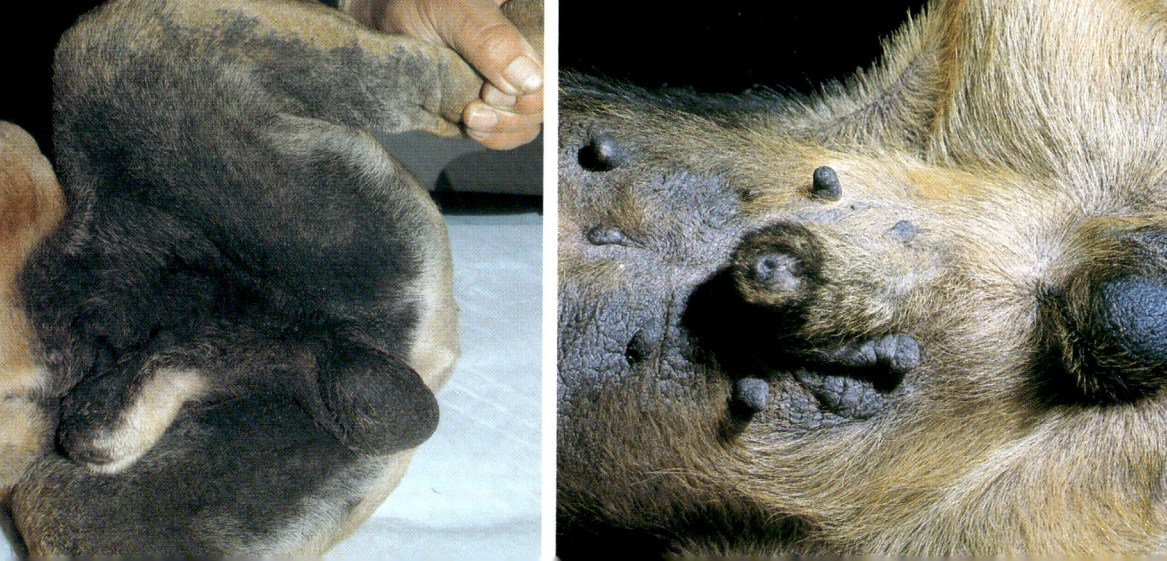

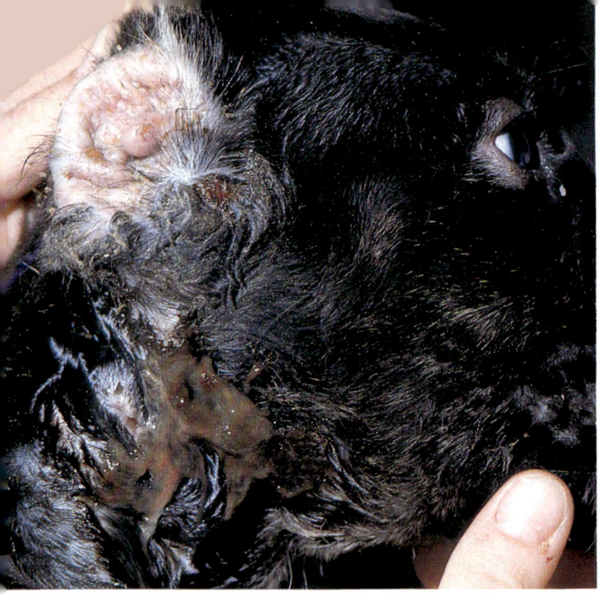
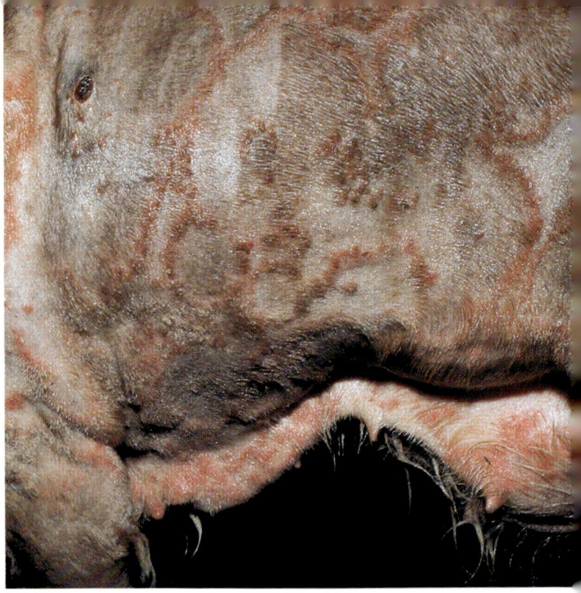
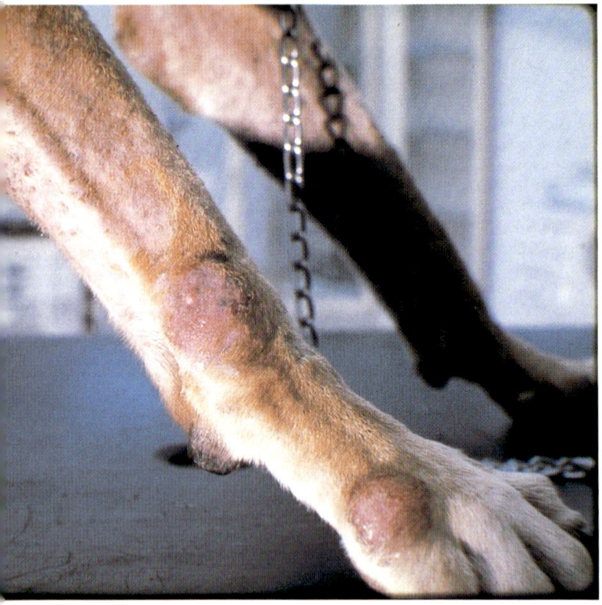
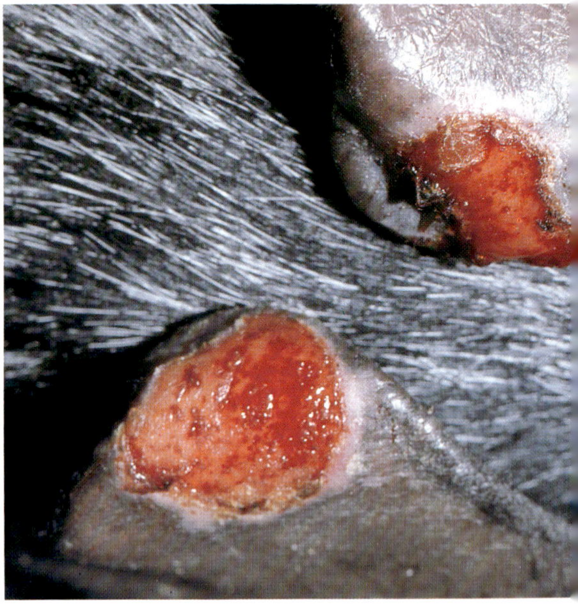
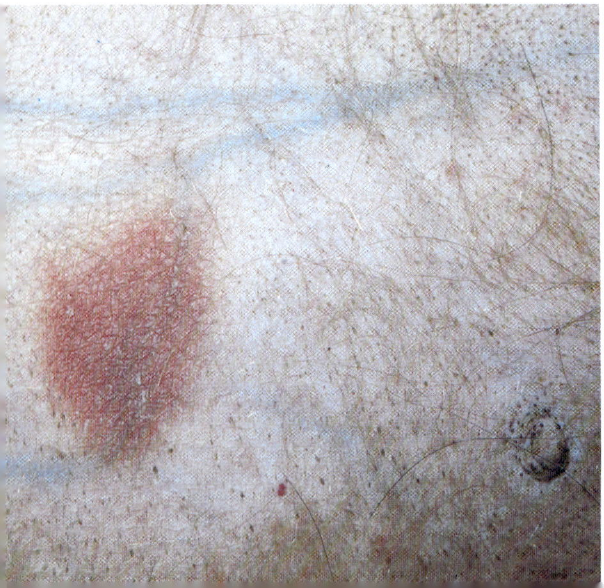
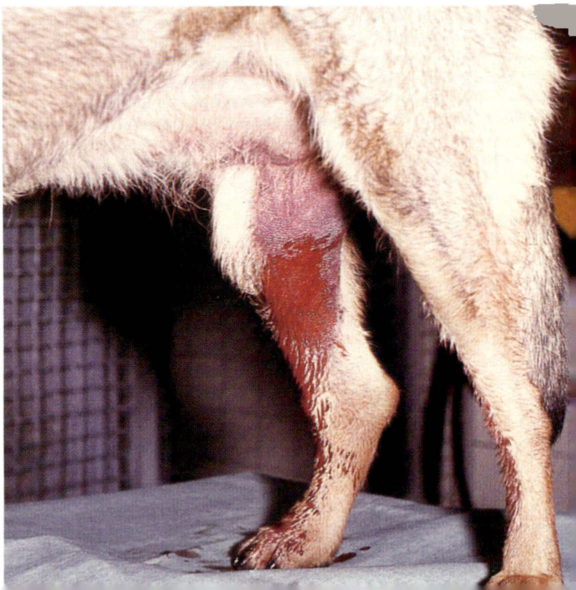

Infektiöse Hautkrankheiten 247

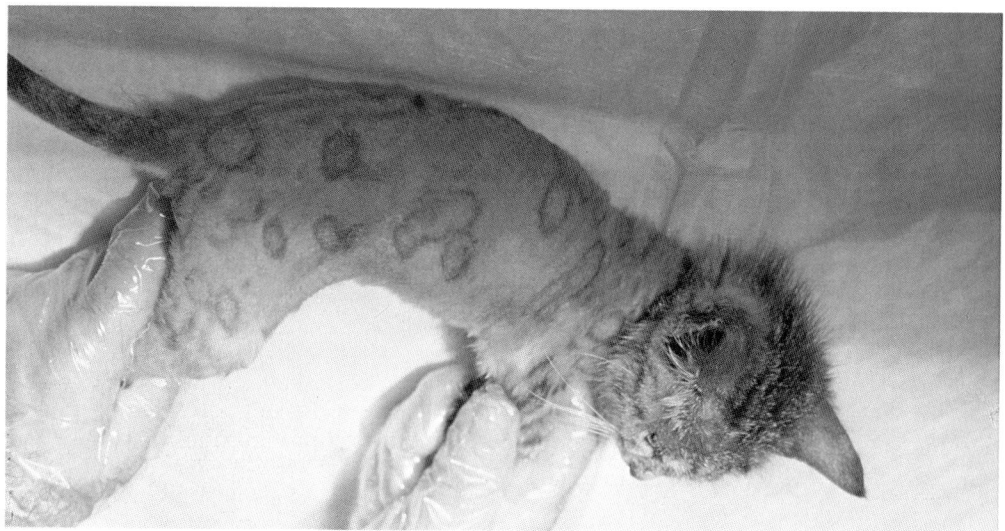

Abb. 4.8. Mikrosporie, „typische" kreisrunde, am Rande wallartige Effloreszenzen.

zelne Körperstellen sind bevorzugt betroffen: die Nase, die oft symmetrischen Haarausfall zeigt, die Ohren und die Pfoten. Durch den Juckreiz und das Kratzen werden besonders häufig die Unterseiten der Füße infiziert, die dann oft scharf begrenzte haarlose Stellen aufweisen, die gerötet sein können. Von hier wird dann besonders bei der Katze mit ihrem Putztrieb die Infektion auf andere Körperstellen übertragen.

Besonders bei Langhaarkatzen werden oft nur sehr dezente Veränderungen in Form von geringgradigem diffusem Haarausfall und verstärkter Schuppenbildung gesehen. Befinden sich solche Tiere mit anderen in Gesellschaft, so kann sich die Infektion lange halten, insbesondere wenn sie in Katzenzuchten bei den Welpen immer wieder aufflammt.

Diagnose: Grundsätzlich gilt, dass auch scheinbar „typische" Krankheitsbilder immer als Pilze nachgewiesen werden müssen, bevor man die Diagnose „Dermatomykose" stellen kann und insbesondere bevor man mit der Therapie beginnt. Häufig lassen sich sowohl „typische Dermatomykosen" nicht als solche nachweisen und umgekehrt entpuppen sich „untypisch" aussehende Krankheitsbilder bisweilen als Dermatomykosen. Folgende Nachweismethoden sind durchführbar:

1. Woodsche Lampe. Manche Stämme von *Microsporum* (und *Trichophyten schoenleinii*) fluoreszieren im Ultraviolettlicht. Man muss die Lampe fünf bis zehn Minuten eingeschaltet lassen, bis man die Fluoreszenz beurteilen kann. Auch muss man die Augen etwa die gleiche Zeit an die Dunkelheit gewöhnen. Nur der positive Befund ist beweisend. Allerdings kann eine Reihe von anderen Substanzen Fluoreszenz vortäuschen. Auch aus diesem Grunde ist es wichtig, vor einer Behandlung die Diagnose zu sichern.

2. Die mikroskopische Untersuchung von ausgezupften Haaren und abgehobenen Schuppen kann in manchen Fällen Hyphen und Sporen ergeben. Auch hierbei ist nur der positive Befund beweisend.

Oben links: Jungtierpyodermie mit eitriger Otitis externa und Lymphknotenabszess.

Oben rechts: Pyodermie (Staph. aureus) mit Lymphangitis.

Mitte links: Ulzera bei Leishmaniose.

Mitte rechts: Ulzera an beiden Ohren bei Leishmaniose.

Unten links: Petechien und Ekchymosen bei Cumarinvergiftung.

Unten rechts: Hämorrhagische Diathese bei Cumarinvergiftung.

Tab. 4.3: Lokale Antimykotika

Chlorhexidin	zweimal täglich auftragen oder jeden 3. Tag baden
Schwefelliniment	zweimal täglich auftragen
Polyvidon-Jod	zweimal täglich auftragen
Natriumhypochlorid	einmal pro Woche abtupfen
Nystatin	zweimal täglich auftragen
Clotrimazol	zweimal täglich auftragen
Enilkonazol	zweimal täglich auftragen
Ketokonazol	zweimal täglich auftragen
Miconazol	zweimal täglich auftragen

Tab. 4.4: Systemische Antimykotika

Griseofulvin	Hund 25–40 mg/kg KM, 1–2 × täglich, oral Katze 60–120 mg/kg KM, 1 × täglich, oral
Griseofulvin, ultramikrofein	2,5 bis 15 mg/kg, 1–2 × täglich
Itrokonazol	10 bis 20 mg/kg, 1 × täglich
Ketokonazol	10 mg/kg KM, 1–2 × täglich, oral (bei Leishmaniose bis 30 mg/kg KM, wöchentlich Leberkontrolle)
Amphotericin B	1. Tag: 0,5 mg/kg KM DTI über Stunden, 2. Tag: 0,75 mg/kg KM DTI, ab 3. Tag evtl. 1 mg/kg KM DTI nephrotisch! Nierenkontrolle!

3. Die fluoreszenzmikroskopische Untersuchung kann ebenfalls im positiven Falle die Diagnose rasch möglich machen.
4. Der kulturelle Nachweis ist eine wesentlich sicherere Methode als die direkten Nachweise. Man drückt am besten einen Klebestreifen (Tesafilm) auf die veränderte Stelle, und zwar am Rande („Kampfzone") zum Gesunden und zupft einige Haare heraus und klebt sie ebenfalls auf den Klebestreifen. Am besten wird der Streifen auf einen sauberen Objektträger aufgeklebt und in ein spezialisiertes Institut eingesandt. Auch Nährböden zum Beimpfen im eigenen Praxislabor stehen zur Verfügung. Die zuverlässige Methode hat den Nachteil, dass das Ergebnis erst nach langer Zeit (bis zwei Wochen) zur Verfügung steht. Es muss zudem täglich kontrolliert werden, damit keine Verwechslung mit Schimmelpilzen vorkommt.
5. Eine recht rasche und zuverlässige Methode ist die histologische Untersuchung eines Stanzbioptats, das in spezialisierte Labors eingesandt werden muss. Man entnimmt das Bioptat wiederum am Rande der Läsion zum Gesunden hin.

Therapie:
1. Ausscheren der Haare um die Läsion herum, bei ausgebreiteter Dermatomykose am besten Ganzkörperschur. Dies gilt besonders für Langhaarhunde und -katzen (auch wenn die Besitzer in der Regel heftig protestieren; sie müssen auf die andernfalls unsichere, in jedem Falle aber wesentlich länger dauernde und damit teurere Behandlung aufmerksam gemacht werden). Das abgeschnittene Haar muss vernichtet werden (am besten verbrennen).
2. Örtliche Behandlung: Es gibt zahlreiche externe Antimykotika, die alle angewandt werden können (s. Tabelle 4.3). Bei der Katze verbieten sich jedoch ältere Medikamente auf Salicylat- oder Phenolbasis.
3. Besonders bei ausgedehnten oder sonst therapieresistenten Dermatomykosen empfehlen sich systemische Antimykotika (s. Tabelle 4.4). Griseofulvin ist fettlöslich und sollte daher zusammen mit einem fetthaltigen Futtermittel oder direkt in Leberwurst oder Fettkäse eingegeben werden.

Ein besonderes Problem stellen Katzenzuchten oder größere Gruppen gemeinsam gehaltener Katzen (Tierheime) dar; das Problem wird noch erschwert bei Langhaarkatzen. Das optimale Sanierungsprogramm stellt sich folgendermaßen dar:
1. Unterbrechung der Zucht.
2. Separierung von nachgewiesenermaßen infizierten Tieren.
3. Wiederholte kulturelle Untersuchung der bei der ersten Untersuchung negativen Tiere.
4. Radikales Scheren aller (!), auch der gesunden, Tiere.
5. Zweimal wöchentliches Baden mit fungizidem Shampoo.
6. Örtliche Behandlung der erkrankten Hautstellen mit externen Antimykotika. Mindestens vier Wochen lang!
7. Systemische Behandlung mit Oralantimykotika. Mindestens drei Wochen lang bis zu Monaten! Blutkontrolle (Lebertoxizität)!

Sanierung von Käfigen oder der Umgebung:
1. Gründliche Reinigung, am besten mit Dampfstrahlgerät.
2. Verbrennen der gesamten Einrichtung (soweit nicht die Wohnung betroffen ist).
3. Tägliches Reinigen der Käfige und Desinfektion.
4. Abwaschen mit Fungiziden (Chlorhexidin, Natriumhypochlorid [sehr teuer!]).

4.6.4.2 Malasseziasis

Ätiologie: *Malassezia pachydermatis* (früher *Pityrosporum pachydermatis*).

Pathogenese: Der Erreger, eine Hefe, kommt auch auf der gesunden Haut, im äußeren Gehörgang, in der Scheide und in den Analbeuteln von Hund und Katze vor. Erst nach Vorschädigung der Haut mit Störung der Immunabwehr wird der lipophile Hefepilz pathogen und kann erhebliche Dermatitiden auslösen. Dies gilt besonders für den Gehörgang, bei dem sehr häufig massive Otitiden durch Malassezia-Infektionen beobachtet werden. Durch pilzeigene Lipasen und Zymogen wird Komplement aktiviert und so die Entzündung ausgelöst. Neuerdings wird jedoch sowohl beim Menschen (KIEFFER u. Mitarb. 1990) als auch beim Hund (PLANT u. Mitarb. 1992) besonders eine Sensibilisierung gegenüber Malassezia-Antigen propagiert, wonach das klinische Bild vorwiegend durch ein atopisches Ekzem bestimmt wäre. Hierfür spricht auch das histologische Bild mit oberflächlicher perivaskulärer bis interstitieller Lymphozyteninfiltration (CD3- und T-Lymphozyten; MAULDIN u. Mitarb. 1997). Danach folgt das Ekzem einer Allergie der Typ-I- und -IV-Reaktion.

Klinisches Bild: Die häufigsten Dermatitiden werden in Form der Otitis externa beim Hund gesehen. Auch Dermatitiden der übrigen Haut kommen vor, wenn auch ungleich seltener. In der Regel fällt erheblicher Juckreiz auf. Die Tiere kratzen sich häufig unter Schmerzäußerungen, aber auch unter Lauten der Behaglichkeit, an den entzündeten Stellen und reiben im Falle der Otitis den Kopf an Gegenständen und an der Hand des Tierhalters. Die Haut und insbesondere der Gehörgang sind gerötet, schuppig und von einem fettigen Sekret bzw. Zerumen bedeckt. Der Gehörgang kann vollständig ausgefüllt sein. Auffallend ist der charakteristische stechende bis muffige Geruch („Malassezia-Geruch"), der beim Erfahrenen schnell den Verdacht auf eine Hefepilzinfektion lenkt. Ob eine Rasseprädisposition vorliegt, ist nicht sicher; bei zu vielen Rassen und Bastarden kann die Krankheit gesehen werden.

Diagnose: Bewiesen werden kann die Malassezia-Infektion nur durch eine Pilzkultur oder durch einen Abstrich (zytologische Untersuchung). Obgleich auch beim Gesunden ganz vereinzelt Hefepilze gefunden werden, ist nur bei Malasseziasis ein massenhaftes Auftreten der blauschwarz gefärbten, bis 8 µm großen, ovalen, knospenden Pilze festzustellen. Durch die zytologische Untersuchung des nach Pappenheim, Wright oder im DiffQuick gefärbten Präparats kann innerhalb von Minuten die Diagnose gesichert werden.

Differentialdiagnose: Ähnliche Krankheitsbilder können auch durch Bakterien hervorgerufen werden. So fallen auch durch *Pseudomonas* spec. ausgelöste oder komplizierte Dermatitiden oder Otitiden durch den unangenehm muffigen Geruch auf. Der Erregernachweis ist daher unverzichtbar.

Therapie: Die beste Wirkung wird durch Ketokonazol erzielt, das systemisch gegeben wird (Dosierung 10 [bis 30] mg/kg KM). Auch die (zusätzliche) örtliche Anwendung in Form von Lotionen, Cremes oder Salben ist, besonders bei Otitis externa, sinnvoll. Die Behandlung sollte mindestens bis eine Woche nach klinischer Abheilung weitergeführt werden, muss also etwa zwei bis vier Wochen durchgehalten werden, was die Therapie besonders bei großen Hunden sehr teuer macht. Auch Enilkonazol kann systemisch angewandt werden. Örtlich sind auch andere Fungizide verwendbar, z. B. Nystatin, Miconazol, Chlorhexidin. Bei Infektion durch Malassezia können wegen der damit verbundenen Sensibilisierung die Symptome durch kurzfristige Anwendung von Kortikosteroiden abgekürzt werden (zwei Tage örtlich Prednisolon oder Dexamethason).

4.6.4.3 Candidiasis

Ätiologie: *Candida* spec.
Pathogenese: Der Keim ist weit verbreitet und kann auch bei gesunden Tieren (und Menschen) gefunden werden. Durch Vorschädigung, lange Antibiotikabehandlung und damit Schädigung der normalen Keimflora oder immunsuppressive Therapie einschließlich Kortikosteroidbehandlung kann der Keim pathogen werden und schwere Krankheitsbilder auslösen, die nicht nur die Haut, sondern auch innere Organe, insbesondere den Respirations- und den Digestionstrakt, befallen.
Klinisches Bild: Auf der Haut werden – insgesamt selten, bei der Katze noch seltener als beim Hund – nässende Dermatitiden hervorgerufen. Besonders befallen sein können Körperstellen, an denen sich ein feuchtes Milieu halten kann, wie der äußere Gehörgang, der Zwischenzehenbereich, das Krallenbett und natürliche Hautfalten; sehr faltenreiche Rassen sind daher häufiger betroffen. Es bilden sich ein schmieriges Sekret, Rötung der Haut, deutlicher Juckreiz. Charakteristisch ist der faulige Geruch. Häufig bestehen gleichzeitig Infektionen mit Eitererregern. Da auch Autoimmunkrankheiten durch Candidiasis kompliziert sein können, wird bisweilen die Diagnose erschwert.
Diagnose: Kultur auf Sabouraud-Dextrose-Agar.
Therapie:
1. Behandlung und Sanierung der Grundkrankheit.
2. Trocknung der befallenen Stellen, kein Aufenthalt in feuchter Umgebung, Abtrocknen nach Aufenthalt auf nassem Boden.
3. Örtliche Behandlung: Nystatin, Miconazol, Clotrimazol oder Amphotericin B. Die früher häufig verwendeten Kaliumpermanganatlösungen sind wegen der starken Färbung weitgehend verlassen worden.
4. Systemische Behandlung: Ketokonazol, Itrokonazol, Amphotericin B. Die systemische Behandlung soll bis mindestens eine Woche nach Krankheitsabheilung fortgesetzt werden. Vorsicht bei der systemischen Anwendung von Amphotericin B! Regelmäßige Nierenkontrolle (Harnmenge, Trinkmenge, Serum-Harnstoff-, -Kreatinin-Bestimmung).

4.6.4.4 Sporotrichose

Ätiologie: *Sporotrix schenkii.*
Pathogenese: Der Keim lebt in der Erde, von wo er bei Verletzungen in Wunden gerät und tiefe Dermatitiden hervorzurufen vermag, die sich bis in die Unterhaut ausbreiten können.
Klinisches Bild: Die Krankheit tritt in Form von Knoten auf, die fisteln und ulzerieren und in deren Umgebung Alopezien auftreten. Die Ulzera zeigen eine Tendenz zum Einbrechen in die Tiefe. Generalisierung kommt vor, ist aber sehr selten.
Diagnose: Der Erreger soll bei der Katze leicht, beim Hund jedoch kaum im Exsudat bei der zytologischen Untersuchung gefunden werden. Bei Verdacht sollte daher eine Kultur auf Sabouraud-Dextrose-Agar angelegt werden.
Therapie: Die besten Ergebnisse werden durch die Behandlung mit Kaliumjodid, zweimal täglich 40 mg/kg KM per os (mit dem Futter), erzielt. Auch mit Imidazol, Ketokonazol oder Itrokonazol ist die Behandlung möglich.

4.6.5 Protozoeninfektionen

4.6.5.1 Leishmaniose

Die Krankheit kommt durch den angestiegenen Tourismus in endemische Gebiete zunehmend häufig auch bei uns vor. Zudem konnten Arbeitsgruppen um GOTHE (1991,

1992, 1997) nachweisen, dass neben den wichtigsten Aufenthalts- und Herkunftsländern Spanien, Italien, Frankreich, Portugal und Griechenland auch in Deutschland lokale Herde im südwürttembergischen Raum bestehen. Erreger ist *Leishmania* spec., wobei für unseren Raum *L. infantum* am wichtigsten ist. Überträger sind Sandmücken der Gattung *Phlebotomus*. Betroffen sind fast ausschließlich Hunde, Katzen dagegen offenbar nur selten; zumindest wird selten bei dieser Tierart darüber berichtet (SCHAWALDER 1977; BARNES u. Mitarb. 1993).

Klinisches Bild: Die Inkubationszeit schwankt zwischen Wochen bis mehreren Monaten, sogar einigen Jahren. Hautsymptome kommen meistens zusammen mit Symptomen vonseiten der inneren Organe vor, so dass eine Einteilung in „kutane" und „viszerale Leishmaniose" beim Hund nicht gerechtfertigt ist. Die Hautsymptome sind meist im Kopfbereich, an den Gliedmaßen und an der Rute zu finden und umfassen Haarausfälle, asbestschuppenartige Dermatitiden, später auch Ulzerationen und oft erheblich blutende Läsionen. Hinzu kommen Lymphadenitiden mit teilweise erheblichen Vergrößerungen, Abmagerung und Zeichen von Seiten innerer Organe (s. Kap. „Infektionskrankheiten"). Die **Diagnose** wird mittels IFAT im Blutserum gestellt. **Differentialdiagnostisch** kommen eine Reihe von Hautkrankheiten in Frage: Pemphiguskomplex, zum Teil auch Lupus erythematodes, Sebadenitis, besonders aber Demodikose.

Therapeutisch werden fünfwertige Antimonpräparate eingesetzt: Glucantime, bis 10 kg: 300 mg/kg KM bis 20 kg: 225–300 mg/kg KM, über 20 kg: 200–225 mg/kg KM langsam i. v. 10–14 Tage lang, nach 2 Wo. wdh. Oder Pentostam, 20 bis 30 mg/kg KM langsam intravenös, 10 bis 14 Tage lang, Wiederholung nach zwei Wochen. Neuerdings wird Allopurinol propagiert: 10 mg/kg KM p. o., 30 Tage lang.

4.6.5.2 Andere Protozoenkrankheiten

Offenbar sehr selten werden bei der **Toxoplasmose** der Katze Hautsymptome festgestellt (DUBEY und CARPENTER 1993). Es wird über knotige Veränderungen in der Haut der Gliedmaßen berichtet. Bei Babesiose werden hin und wieder Blutungen in die Haut beobachtet. Auch bei **Neosporosen** und **Sarkozystosen** wurde ausnahmsweise über Hautsymptome berichtet (DUBEY u. Mitarb. 1989, 1991).

4.7 Parasitosen

4.7.1 Milben

4.7.1.1 Demodikose

Definition: Demodikose ist die durch Demodexmilben verursachte Follikulitis und Perifollikulitis mit dem Nachweis einer vermehrten (!) Anzahl von Milben.

Ätiologie: Beim Hund *Demodes canis*, bei der Katze *D. cati* und möglicherweise weitere, nicht spezifizierte Demodexmilben.

Pathogenese: Auch bei den weitaus meisten gesunden Hunden können in den meisten Fällen vereinzelt Demodexmilben nachgewiesen werden. Man spricht in diesen Fällen nicht von Demodikose, sondern erst, wenn eine starke Vermehrung der Milben stattgefunden und zur Hauterkrankung geführt hat. Es wurde diskutiert, ob die Vermehrung auf besonders aggressive Stämme der Milbe zurückzuführen ist. Dies jedoch ist unwahrscheinlich, da in manchen Würfen sowohl gesunde als auch kranke Tiere vorkommen können (SCOTT u. Mitarb. 1995); andererseits sind in manchen Fällen alle Tiere eines Wurfes befallen, wobei manche Rassen bevorzugt erkranken, so dass andere Faktoren wahrscheinlicher sind. Zahlreiche Untersucher fanden eine T-Zell-Funktionsstörung, wobei die Gesamtzahl der T-Lymphozyten unverändert ist (SCOTT u. Mitarb. 1974, 1976; CORBETT u. Mitarb. 1975, 1976; HIRSCH u. Mitarb. 1975; HEALY und GAAFAR 1977; WILKIE u. Mitarb. 1979; HAVRILECK u. Mitarb. 1989, 1990; BAARIGA u. Mitarb. 1992). Es wird diskutiert, ob die Immunsuppression durch die Milbe und ihre Zahl, durch die sekundäre Pyodermie oder durch erbliche Faktoren ausgelöst werde. Es gibt gute Begründungen für und gegen jede dieser Thesen.

Klinisches Bild: In den meisten Fällen erkranken Hunde in einem Alter zwischen drei und 18 Monaten. Bisweilen wird die Krankheit jedoch erst im Alter von zwei Jahren

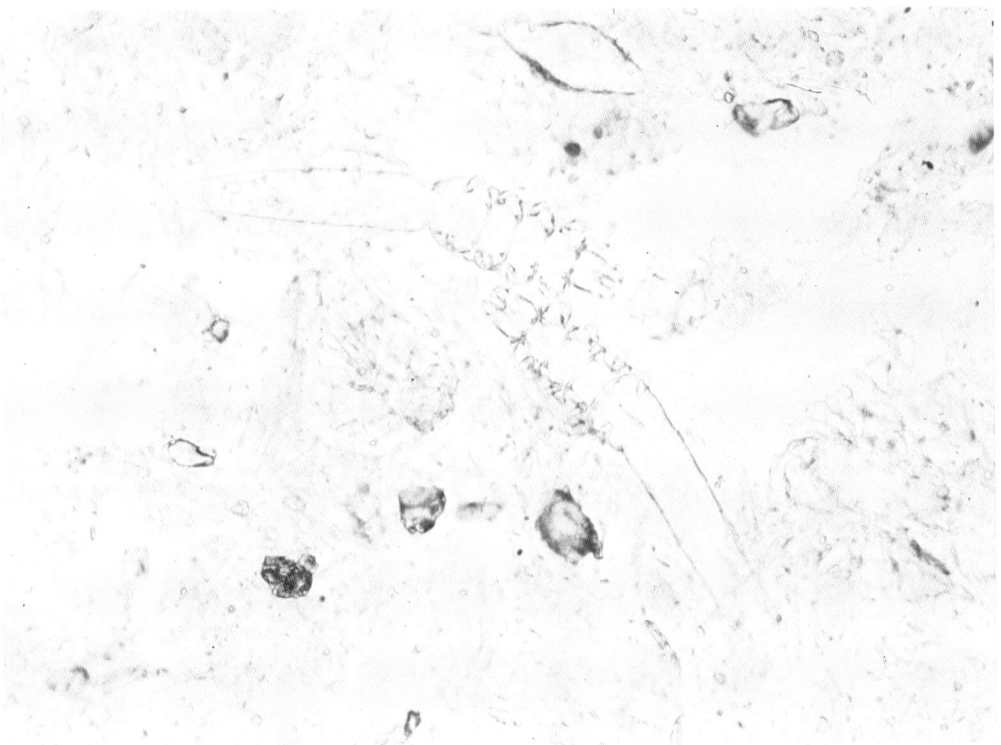

Abb. 4.9. Demodex canis.

oder sogar später diagnostiziert. Sehr selten sind Erkrankungen älterer und alter Hunde, bei denen in der Regel eine immunsupprimierende Allgemeinkrankheit oder Behandlung vorliegt. In einem eigenen Fall konnte bei einem zwölfjährigen Golden Retriever Rüden eine generalisierte, mit Pyodermie einhergehende Demodikose beobachtet werden, die sich gut behandeln ließ, aber seither viermal im Abstand von jeweils einem halben bis ganzen Jahr rezidivierte. In der Regel werden zwei Formen der Demodikose unterschieden: die lokale und die generalisierte Form. Eine andere Einteilung ist die in schuppende (squamöse) und in pyodermische Demodikose.

Die **lokalisierte Demodikose** zeigt sich in Form eines Erythems („Rote Räude") mit schütterem Haar bis zur Alopezie, verstärkter Schuppenbildung. In der Regel besteht kein Juckreiz. Bei Auftreten von Pusteln kann er jedoch hinzukommen. Oft ist lediglich der Kopfbereich betroffen mit Prädisposition der Lippen, Nase und des Periorbitalbereichs, selten der Ohren. In zweiter Linie sind die Vorderpfoten betroffen. Wesentlich seltener tritt die Krankheit am Rumpf auf. In manchen Fällen beschränkt sie sich auf die Zehen, insbesondere den Zwischenzehenbereich.

Die generalisierte Demodikose breitet sich von Anfang an oder im Verlauf der Krankheit über den ganzen Körper aus. Im letzteren Fall beginnt sie meistens am Kopf. Es kommen generalisierte Alopezien und squamöse Dermatitiden in Form von Follikulitiden vor, meistens erfolgt jedoch eine pyodermische Veränderung durch Infektion der Follikel mit Staphylokokken, seltener Pseudomonas oder Proteus, die zur Perifollikulitis und zur generalisierten Pyodermie werden kann. Bei längerer Dauer kommt sowohl in der lokalisierten als auch in der generalisierten Demodikose eine Hyperpigmentation hinzu. Bei leichtem Druck einer Hautfalte entleert sich rahmiger, blutiger Eiter, der voll von Demodexmilben ist. Die Sekretmassen können eintrocknen und umfangreiche Krusten bilden. Immer besteht in schwereren Formen eine Lymphadenitis. Deren Biopsie ergibt häufig Demodexmilben.

Bei der Katze führt die sehr seltene Krankheit zu Haarausfall um die Augen, an den Ohrrändern und im Halsbereich, kaum einmal zur generalisierten Form. Es bestehen Alopezie, Erytheme, Schuppen und Krusten, bisweilen Otitis externa. Die Katzen-Demodikose ist in der Regel selbstlimitierend.

Diagnose: Durch Hautgeschabsel ist die Krankheit leicht zu diagnostizieren. Dazu wird an der veränderten Haut eine Falte gebildet und kräftig gedrückt. Sodann wird ein Tropfen Paraffinum liquidum aufgetragen und ein tiefes Geschabsel angefertigt, bis eine leichte Blutung entsteht. Auch ausgedrückten Eiter kann man gut untersuchen, wenngleich die Blutzellen die Milben leicht verdecken können. Man gibt einen Tropfen Kalilauge hinzu, verreibt das Geschabsel und untersucht nach 20 Minuten unter dem Mikroskop. Die früher geübte Erhitzung des Präparats sollte nicht mehr durchgeführt werden, da dadurch die Milben abgetötet werden und sich nicht mehr durch Bewegung als lebend zu erkennen geben. Auch in Stanzbioptaten kann der massive Milbenbefall durch histologische Untersuchung festgestellt werden.

Man kann mehrere Formen unterscheiden: Bei aktiver Demodikose trifft man Eier, Larven, Nymphen und Imagines an. Stets sind bei Demodikose zahlreiche Milben, Eier, Larven und Nymphen erkennbar. Wenn jedoch nur hin und wieder in jedem dritten oder vierten Blickfeld eine vereinzelte, meist erwachsene Milbe zu sehen ist, darf die Diagnose „Demodikose" nicht gestellt werden.

Differentialdiagnose: Andere Krankheiten kommen eigentlich kaum in Frage, wenn das Hautgeschabsel positiv ist. Es ist daher kaum verständlich, warum hierauf bei Krankheitsbildern, wie sie oben beschrieben worden sind, hin und wieder verzichtet wird. Das klinische Bild ähnelt bisweilen dem von Dermatomykosen, Follikulitiden anderer Genese, Akne oder Pemphigus.

Prognose: Die lokalisierte, schuppende oder erythematöse Demodikose kann spontan ausheilen. Die generalisierte Form ist dagegen wesentlich ungünstiger zu beurteilen und kann entweder durch Sepsis zum Tode führen, oder die Besitzer geben nach längerer mehr oder weniger erfolgloser Behandlung auf. Mit den modernen Behandlungsmethoden kann jedoch in den weitaus meisten Fällen eine vollständige Heilung, in manchen auch eine gute Kontrolle der Krankheit erfolgen.

Therapie: Bei der örtlichen Demodikose, die nur geringe Krankheitsintensität entwickelt, lohnt es sich abzuwarten, ob die Krankheit spontan ausheilt. Man sollte hierzu vier bis acht Wochen Geduld aufbringen, sich den Hund alle drei bis vier Wochen vorstellen lassen und den Besitzer entsprechend informieren, insbesondere auch darüber, dass eventuell doch noch eine Behandlung vorgenommen werden muss. Dies ist dann erforderlich, wenn sich die Krankheit in dieser Zeit weiter ausbreitet, wenn sich das Krankheitsbild verschlechtert oder auch wenn keine entscheidende Besserung eintritt.

Die generalisierte Form bereitet immer noch einige, zum Teil auch erhebliche Probleme, auch wenn in den vergangenen Jahren erhebliche Fortschritte erzielt werden konnten, so dass die allermeisten Fälle geheilt werden können. Es ist nicht zuletzt zum eigenen Schutz erforderlich, dass die Tierärztin oder der Tierarzt die Besitzer entsprechend aufklären und auch über die eventuell noch nicht abzusehenden Kosten informiert.

Auch bei der generalisierten Form scheinen Spontanheilungen aufzutreten. Man sollte jedoch bei generalisierter Form u.E. immer eine Behandlung durchführen und nicht auf die vielleicht einmal eintretende, in den meisten Fällen jedoch ausbleibende Selbstheilung warten. Folgendermaßen geht man vor:

1. Langhaarige Hunde sollten, sofern die Haare noch nicht vollständig ausgegangen sind, geschoren werden (andernfalls können die Externa nicht ausreichend die Haut selbst erreichen).
2. Einbringen von Augensalbe in den Lidspalt.
3. Krusten- und Sekretentfernung.
4. Baden in einem fettlösenden, nicht nachfettenden Bademittel.
5. Amitraz-Bad (c-Amidin [Ektodex]) und Abwaschen mit einem Schwamm (Gummihandschuhe) mit der 0,025%igen Lösung, zweimal wöchentlich. Sofern die Hautveränderungen nur auf den Kopf oder die Zehen beschränkt sind, genügt

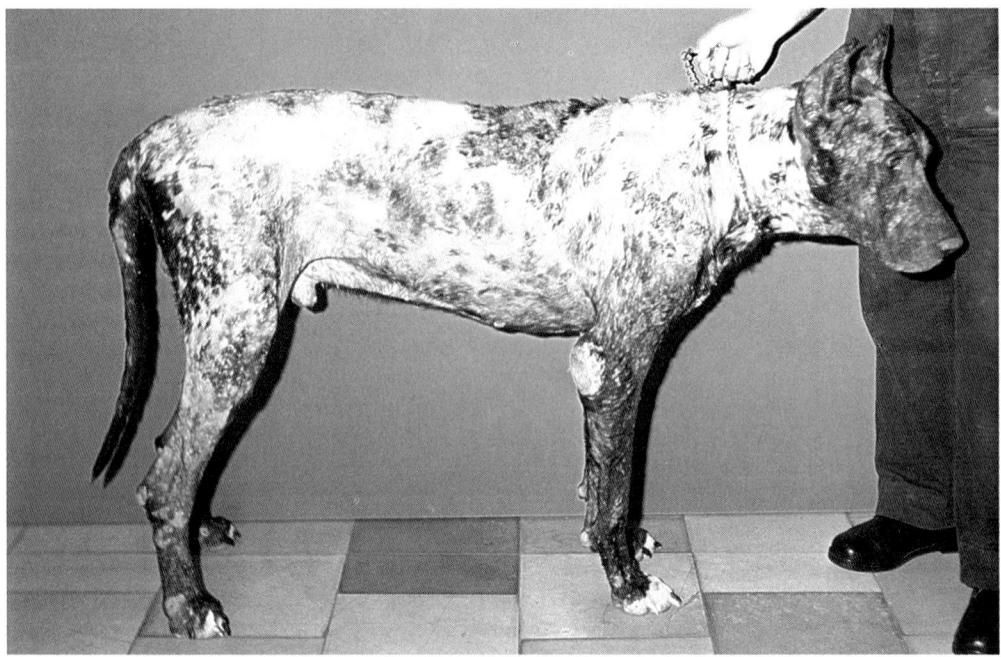

Abb. 4.10. Sarkoptesräude.

bisweilen das Abwaschen mit dem Schwamm oder das Baden der Füße. Nicht abspülen! Trocknen lassen oder föhnen. Die Behandlung sollte ein- bis zweimal wöchentlich, mindestens aber jede zweite Woche durchgeführt werden. Bei Lokalisation der Demodikose im äußeren Gehörgang kann eine ölige Lösung von Amitraz 1 : 9 hergestellt und eine tägliche Behandlung durchgeführt werden.
6. In hartnäckigen Fällen ergibt zusätzlich eine Immunrestauration mit Muramyldipeptid (MDP) gute Erfolge (Kraiß und Gothe, 1983; Kraiß 1987): 0,2 mg/kg KM s. c., zweimal im Abstand von fünf Tagen.
7. Auch die Behandlung mit Ivermectin wurde empfohlen und erfreut sich großer Beliebtheit (0,2 bis 0,4 mg/kg KM s. c., alle acht bis 14 Tage). Es sei jedoch darauf hingewiesen, dass das Mittel nicht für den Hund zugelassen ist, dass insbesondere beim Collie und auch beim jungen Bobtail Todesfälle vorgekommen sind und daher Aufklärungspflicht besteht.

Die Behandlung mit oralen Antiparasitika hat keine guten Erfolge gebracht.

4.7.1.2 Skabies des Hundes

Definition: Durch *Sarkoptesmilben* hervorgerufene Räude des Hundes.

Ätiologie: *Sarcoptes scabiei* var. *canis*.

Pathogenese: Die zu den Sarcoptidae gehörende Milbe wird durch direkten oder indirekten Kontakt (Liegeplätze, Decken, Futterschüsseln, Geräte zur Fellpflege) übertragen. Der Lebenszyklus beträgt 17 bis 21 Tage. Die befruchtete weibliche Milbe gräbt einen flachen Gang in die oberste Hautschicht und legt Eier ab. Die sich daraus entwickelnden Larven brechen an die Oberfläche durch und wandern fressend umher, entwickeln sich zu Nymphen und schließlich zu Imagines. Diese sind etwa 0,2 bis 0,4 mm groß, rundoval und haben vier kurze Beinpaare, die in Zweiergruppen angeordnet sind. Die Milbe zieht zwar den Hund vor, kann aber auch andere Spezies, auch den Menschen, infizieren. Der starke Juckreiz ist insbesondere eine Reaktion auf die Ausscheidungen der Milben, die offenbar auf einer Hyperreaktivität beruht (Kraiss u. Mitarb. 1987).

Klinisches Bild: Typischerweise werden zunächst Unterbauch, Unterbrust, Ohren und

Gliedmaßen, insbesondere Ellbogen, befallen. Von hier aus wird meist der ganze Körper erfasst. Klinisch fällt insbesondere der starke Juckreiz auf, verbunden mit Alopezie. Es entstehen schuppige bis krustöse Auflagerungen. Durch den bisweilen quälend starken Juckreiz werden Sekundärläsionen gesetzt, die weiterhin exsudieren und evtl. bakteriell infiziert sein können. Die Krankheit kann durch immunsuppressive Therapien, insbesondere Kortikoid-Therapie, noch verstärkt werden.

Auch bei der Katze kann die Sarkoptes-Räude auftreten, sie ist aber selten. Das klinische Bild ähnelt dem des Hundes. Wahrscheinlich wird die Krankheit nur manifest, wenn eine Immunsuppression vorausgegangen ist.

Diagnose: Durch Hautgeschabsel ist die Milbe unsicher nachweisbar. Dies ist insbesondere dann der Fall, wenn bereits Externa angewandt worden sind. Dagegen kann eine Behandlung mit Kortikosteroiden geradezu als – fehlerhafte – diagnostische Maßnahme bezeichnet werden, da nämlich nach einer solchen – wegen des Verdachts auf Allergie vorgenommenen – Behandlung die Vermehrung der Milben provoziert wird und sie sich dann wesentlich leichter nachweisen lassen. Jedenfalls muss man an mehreren Stellen der erkrankten Haut oberflächlich und breitflächig schaben, wenn man einigermaßen sicher sein will, dass man ganze Milben oder Teile von ihnen nachweisen kann. Man untersucht bei schwachem Trockensystem (100fach) und nicht zu starkem Licht. In jedem Fall gilt, dass nur der positive Befund beweisend ist. Mit einer Hautbiopsie lassen sich die Milben nicht oder nur zufällig nachweisen. Nach MEDLEAU wird beim Reiben des Außenohrs bei Milbenbefall ein charakteristischer Kratzeffekt mit den Hintergliedmaßen ausgelöst.

Neuerdings kann die Infestation mittels Immunreaktion im Serum nachgewiesen werden. Diese Untersuchung soll wesentlich sicherer sein als das Geschabsel.

Differentialdiagnose: In Frage kommen hauptsächlich allergische Reaktionen in Form von Atopie, Kontaktekzem und Nahrungsmittelallergie, ferner Cheiletiellose und Hakenwurmlarven-Durchwanderungsekzeme. Mit diesen Krankheiten, insbesondere mit Allergien, wird die Krankheit am häufigsten verwechselt und durch Kortikosteroidbehandlungen verschlechtert.

Therapie: Wenn der zytologische (Geschabsel) oder immunologische Befund positiv ist oder wenn das klinische Bild sehr für eine Skabies-Räude spricht, so soll sofort eine systematische Therapie durchgeführt werden, die folgendermaßen aussieht (KRAISS u. Mitarb. 1988):
1. Gesamtschur.
2. Baden mit einem Antiseborrhoikum (fettlösendes Shampoo).
3. Baden mit einem Skabizid (Lindan, Amitraz, Organophosphat) oder/und
4. Ivermectin 0,2 bis 0,4 mg/kg KM s. c. alle acht bis 14 Tage (mit den bekannten Rasseeinschränkungen und Aufklärungspflicht gegenüber dem Besitzer) oder
5. Avermectin, vorläufig 2 mg/kg KM p. o., dreimal im Abstand von acht Tagen
6. Bei schwerem Juckreiz Antihistaminika oder kurzfristig (!) Kortikosteroide.
7. Bei ausgedehnten Pyodermien hautwirksame Antibiotika nach Antibiogramm.
8. Behandlung der direkten Umgebung des Hundes mit einem Akarizid. Sofern die Tiere einige Tage aus der kontaminierten Umgebung entfernt werden können (z. B. Klinikaufenthalt), genügt dies zum Abtöten der Milben.

Sehr gute Ergebnisse werden mit Sprays mit Fibronil (z. B. Frontline) erzielt. Die so genannten Floh- oder Zeckenhalsbänder werden ebenfalls gern angewandt, haben aber unterschiedliche Erfolge. Außerdem senken Carbamat- oder Organophosphat-haltige Präparate die Serum-Cholinesterase oft stark ab (BILDHAUER u. Mitarb. 1996).

4.7.1.3 Notoedres-Räude der Katze

Definition: Skabies der Katze.

Ätiologie: *Notoedres cati*. Die Milbe ist nahe verwandt mit der Sarkoptesmilbe und hat ein sehr ähnliches Aussehen, ist jedoch etwas kleiner.

Pathogenese: Die Milbe ist hochkontagiös und befällt oft ganze Katzenkolonien. Sie kann auch auf andere Tiere und den Menschen übertreten und Krankheitssymptome hervorrufen. Im übrigen gleicht die Pathogenese der der Saktoptesmilbe des Hundes.

Klinisches Bild: Zunächst wird in der Regel der Ohrrand befallen, wo sich krustige, stark juckende Veränderungen bilden. Von dort aus erfolgt eine rasche Ausbreitung, vermutlich noch begünstigt durch das „Waschen" der Katze mit den Pfoten und den Juckreiz. Zunächst wird das gesamte Ohr befallen, danach der übrige Kopf und evtl. der Hals. Auch die Füße können betroffen sein und bisweilen die Perianalgegend.

Die Veränderungen bestehen in massiven Krusten und Schuppen, kleinen Papeln, Haarausfall. Die Haut ist verdickt und hyperpigmentiert. Häufig liegt eine Lymphadenopathie vor.

Diagnose: Die Milbe lässt sich im Hautgeschabsel bei schwachem Trockensystem (100fach) nachweisen. Man sollte den Kondensor tiefstellen und/oder die Blende engstellen, jedenfalls das Licht reduzieren, da die Milbe sehr durchsichtig ist.

Differentialdiagnose: Cheiletiellose, Otodectes-Infestation, allergische Reaktionen.

Therapie: Gut geeignet ist Schwefelliniment 3 %ig. Man sollte die Katze scheren und den Kopfbereich einschließlich der Ohren und des äußeren Gehörgangs behandeln. Vorher ist eine Waschung mit Antiseborrhoika durchzuführen. Ggf. muss die Katze dazu in Narkose gelegt werden. Die Behandlung sollte spätestens nach einer Woche wiederholt und muss bis zu achtmal durchgeführt werden.

Ivermectin ist ebenfalls gut wirksam (0,2 bis 0,4 mg/kg KM s. c.). Es muss aber wiederum darauf hingewiesen werden, dass die Substanz auch nicht für die Katze zugelassen ist (Aufklärungspflicht!).

4.7.1.4 Otodectes-cynotis-Infestation

Definition: Otitis externa parasitaria, selten generalisierte Dermatitis.
Ätiologie: *Otodectes cynotis*, die zu den Psoroptesmilben gehört.
Pathogenese: Der Lebenszyklus dauert drei Wochen (18 bis 28 Tage). Die Eier werden oberflächlich auf die Haut geklebt. Es entwickeln sich nach vier Tagen die sechsbeinigen Larven, hieraus werden achtbeinige Nymphen (Proto-, Deutonymphen). Die Deutonymphe verbindet sich mit einer männlichen Milbe. Wenn die Nymphe weiblich war, legt sie nach ihrer Entwicklung zum Imago Eier ab. Befallen werden können außer Hund und Katze zahlreiche andere Säugetiere, auch der Mensch. Die Übertragung geschieht direkt von Tier zu Tier (Mensch).

Die Milben graben sich nicht ein, sondern leben sehr beweglich auf der Oberfläche der Haut, wo sie sich von Debris und Sekret ernähren. Dabei bildet der Organismus Antikörper gegen Milbenantigene, so dass allergische Ekzeme entstehen, die bakteriell infiziert sein können (KRAFT u. Mitarb. 1988).

Klinisches Bild: Die Infestation kommt nicht selten bei Jungkatzen vor. Man hat jedoch den Eindruck, dass sie seltener geworden ist als früher. Befallen werden hauptsächlich Katzen, seltener Hunde. Jungtiere sind vorzugsweise betroffen. Typischerweise ist die Otodectes-Infestation mit einer Otitis verbunden. Generalisierungen sind selten. Meistens besteht ein intensiver Juckreiz der Ohren. Das Cerumen ist dunkelbraun, anfangs trocken bis bröckelig und so vermehrt, dass es den gesamten Gehörgang ausfüllt. Später wird es feucht bis schmierig. Bei der otoskopischen Untersuchung fallen die punktförmigen weißen Milben auf, die sich dem Licht durch eilige Flucht zu entziehen suchen.

Diagnose: Bereits bei der sorgfältigen otoskopischen Untersuchung fallen die Milben als bewegliche weiße Punkte auf. Wenn die Untersuchung jedoch zu lange fortgesetzt wird, verschwinden die Milben durch Flucht vor dem Licht. Die zytologische Untersuchung einer Ohrtupferprobe, bei der Cerumen auf einen Objektträger gebracht, verteilt, evtl. mit physiologischer Kochsalzlösung aufgelöst und bei Lupenvergrößerung untersucht wird, bringt die Milben ans Tageslicht. Im Gegensatz zu den Notoedresmilben sind sie langbeinig.

Therapie: Eine Reihe von Akariziden ist auf dem Markt, die alle (mit Ausnahme der benzolhaltigen) verwendet werden können. Gut geeignet ist Thiabendazol. Auch Schwefelliniment kann angewandt werden. In therapieresistenten Fällen kann Ivermectin verwendet werden (auf die Einschränkungen wurde wiederholt hingewiesen).

4.7.1.5 Cheyletiellose

Definition: Oberflächliche, milde Dermatitis durch Raubmilbenbefall.
Ätiologie: *Cheyletiella* spec.
Pathogenese: Die Milbe befällt außer Hund und Katze auch andere Säugetiere und den

Menschen. Sie hält sich vom Ei bis zum Imago zeitlebens auf einem einzigen Wirt auf. Sie lebt auf der Keratinschicht der Haut, wo sie Pseudogänge im Zelldebris gräbt, aber nicht in die Haut eindringt. Die Milbe ist relativ groß und erreicht fast 0,4 mm. Die Eier werden wie Läuseeier an Haare angeheftet, sind aber wesentlich kleiner als diese. Mit abgestoßenen Haaren gelangen die Eier in die Umgebung und können nach dem Ausschlüpfen andere Tiere infestieren. Die sehr bewegliche Milbe ist hochkontagiös.

Klinisches Bild: Die Krankheit scheint, ebenso wie die Notoedres- und Otodectes-Infestation, in den letzten Jahren seltener geworden zu sein. Die Ursache dürfte im verstärkten Gebrauch von Antiparasitika liegen. Manche Befälle sind offenbar symptomlos. In anderen kommt es dagegen zum Juckreiz, der erhebliche Ausmaße annehmen kann. Dabei kann es zu verstärkter Schuppenbildung und Haarverlust kommen. Eitrige Infektionen können durch die Kratzdefekte entstehen.

Diagnose: Die Milbe und ihre Eier können häufig durch eine Lupe auf der Haut und im Haarkleid gesehen werden. Ebenfalls kann die Milbe durch ein oberflächliches Hautgeschabsel unter dem Mikroskop bei Lupenvergrößerung nachgewiesen werden. Auch das Einbringen von Haaren und Schuppen in eine Petrischale, das Übergießen mit Paraffinum liquidum oder 10 %iger Kalilauge und die anschließende Betrachtung bei Lupenvergrößerung kann die Milben sichtbar werden lassen.

Therapie: Wirksam sind alle gängigen Akarizide. Auch Ivermectin kann angewandt werden.

4.7.1.6 Trombiculiasis, Neotrombiculiasis

Definition: Durch Herbstgrasmilben ausgelöste juckende Ekzeme.

Ätiologie: *Neotrombicula* (*Trombicula*) *autumnalis.*

Pathogenese: Die gelbliche bis orangefarbene Milbe lebt auf zerfallenden Pflanzen. Hunde und Katzen, die über befallene Pflanzen gehen oder sich hineinlegen, werden an den Kontaktstellen (Beine, Bauch, Schnauze, Hängeohren) infiziert. Der Biss ruft eine intensive ekzematöse Reaktion hervor.

Klinisches Bild: An den Prädilektionsstellen, die mit den befallenen Pflanzen in Berührung gekommen sind, entsteht ein in der Regel stark juckendes, papulöses, pustulöses, krustöses und squamöses Ekzem (bezeichnenderweise mundartlich „Beiß" genannt). Die schnell sich bewegenden Milben können mit dem bloßen Auge besonders im Kopfbereich (Ohren) erkannt werden. Sie können auch beim Menschen vergleichbare Veränderungen hervorrufen.

Diagnose: Wenn die charakteristisch gefärbten Milben schon makroskopisch festgestellt werden können, kann die Diagnose als gesichert angesehen werden. Zur mikroskopischen Untersuchung sollte man ein Klebeband auf die fraglichen Stellen aufdrücken, da andernfalls die sehr beweglichen Milben entwischen können.

Therapie: Geeignet sind alle handelsüblichen Akarizide.

4.7.2 Hautkrankheiten durch Arthropoden

4.7.2.1 Flohbefall

Ätiologie: *Ctenocephalides canis, C. felis, Pulex* spec., *Echidnophaga gallinacea, Spilopsyllus cuniculi.* In unserer Gegend sind Ctenocephaliden die häufigsten Vertreter, darunter kommt *C. felis* häufiger vor als *C. canis*; Menschenflöhe (*Pulex*) kommen zurzeit kaum vor. Flohspeichel ist ein Allergengemisch, das beim Biss in die Haut gelangt und örtliche Reaktionen im Sinne einer Allergie hervorruft.

Pathogenese: Der Floh entwickelt sich über drei Larvenstadien zur adulten Form. Die Eier werden auf dem Wirt abgelegt, jedoch nicht angeheftet, weshalb sie leicht abfallen und sich in der Umgebung weiter entwickeln. Aus ihnen entstehen innerhalb von einem bis zu zehn Tagen die ersten Larven. Wichtig ist eine feucht-warme Umgebung. Die Larven arbeiten sich in die Erde, in Teppiche, Holzböden vor, wo sie sich von zerfallendem organischen Material einschließlich Flohkot ernähren. Zum Schluss verpuppen sich die dritten Larven, und in weniger als einer Woche bis zu mehreren Monaten, je nach Feuchtigkeit und Wärme, entwickelt sich der fertige Floh. Er befällt nun das in seiner Umgebung befindliche Säugetier.

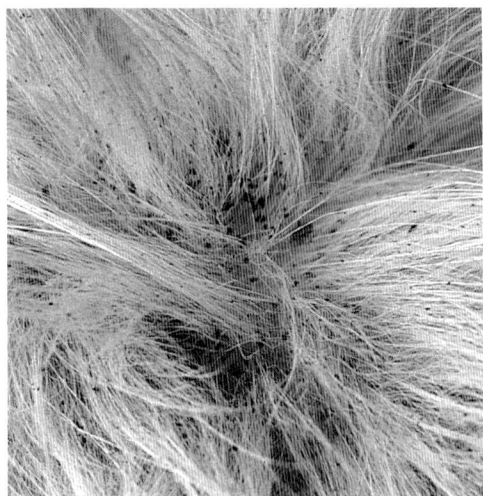

Abb. 4.11. Massenhaft Flöhe und Flohkot bei einer Katze.

Beim Biss wird Flohspeichel in die Bisswunde injiziert. Der Speichel enthält Allergene, die zunächst eine geringgradige örtliche Reaktion hervorrufen, die aber den Wirt sensibilisieren können. Dadurch kann bei wiederholtem Kontakt mit dem Flohspeichel eine erhebliche örtliche Reaktion ausgelöst werden. Die Reaktion folgt dem Allergietyp I (Soforttyp), vielfach auch einem verzögerten Typ. Die allergischen Reaktionen entstehen nach einer Sensibilisierung. Bei dauernder Floh(speichel)exposition wird eine teilweise oder vollständige Immuntoleranz erreicht (HALLIWELL und LONGINO 1981; HALLIWELL und GORMAN 1989). Andererseits sind sehr viele Hunde in endemischen Flohgebieten sensibilisiert; dies gilt insbesondere für Hunde mit atopischen Ekzemen. HALLIWELL fand bis zu 80 % atopischer Hunde als gegen Flohallergene positiv. Dagegen ist der Blutverlust bei „normalem" Befall meistens zu vernachlässigen. DRYDEN (1993) hat ermittelt, dass 72 Flöhe pro Tag einen Milliliter Blut zu konsumieren vermögen.

Klinisches Bild: Es ist gekennzeichnet durch plötzliche Beiß- und Kratzreaktionen des Hundes oder der Katze, die danach trachten, den Quälgeist zu entfernen oder zu zerbeißen. Nach der Sensibilisierung entstehen kleine rundliche Erytheme, die in der Mitte eine geringgradige punktförmige Blutung aufweisen. Es entstehen kleine Papeln und Krüstchen. Die Veränderungen kommen besonders an dünneren Hautstellen vor. Bei stärkerem Befall können jedoch generalisierte reibeisenartige Veränderungen entstehen, die eine Form des miliaren Ekzems darstellen, das besonders bei der Katze gefunden wird. Der heftige Juckreiz führt zu intensiven Abwehrreaktionen vonseiten des Patienten, der dadurch die Haut skarifiziert und zu bakteriellen Infektionen beitragen kann. Beim Zerbeißen und Abschlucken der Flöhe kann sich der Patient an Dipylidium caninum infizieren.

Die Flohbissallergie ist charakterisiert durch erheblichen Juckreiz. Bei sensibilisierten Tieren führt jeder Biss, bei dem Speichel ins Gewebe gerät, zur allergischen Reaktion, auch wenn der Parasit kein Blut gesaugt hat. Da damit zu rechnen ist, dass nur etwa jeder sechste Flohbiss erfolgreich im Sinne des Flohs ist und er daher aus Ernährungsgründen sehr häufig zubeißen muss, sind die allergischen Reaktionen auch bei geringem Flohbefall oft erheblich und widerspiegeln nicht die Zahl der Flöhe.

Flohbisse sind eine der Ursachen für das im englischen Schrifttum treffend als „hot spot" bezeichnete nässende Ekzem, das häufig auf der Kruppe angetroffen wird.

Beim Absuchen des Fells kann man häufig, besonders bei weißen Tieren, die Flöhe umherkrabbeln und -springen sehen. Auch ihre punktförmigen bis amorphen, schwarzbraunen, krümeligen Exkremente lassen sich leicht auffinden, insbesondere bei weißhaarigen Tieren.

Flöhe stellen besonders in der warmen Jahreszeit eine rechte Plage dar. Da sie als adulte Parasiten Hunde und Katzen befallen, in den Larvenstadien aber in der Umgebung leben, kann eine ständige Reinfektion stattfinden.

Diagnose: Häufig werden die Flöhe direkt gefunden. Dies kann bei lang- und dunkelhaarigen Tieren jedoch schwierig sein. Man kann dann mit einem feinen Kamm (Flohkamm) das Haarkleid durchzukämmen versuchen (was gerade bei Langhaarrassen ebenfalls keinesfalls einfach ist). Leichter lassen sich die Exkremente finden. Man nimmt sie mit einer Pinzette oder einem Klebeband auf, gibt sie auf einen Objektträger und verreibt mit einem Tropfen Wasser. Flohkot ergibt in der Regel eine rötliche (blutige) Verfärbung des Wassers.

Therapie: Es gibt kein gegen alle Flöhe gleich wirksames Mittel. Inzwischen haben sich zahlreiche Resistenzen herausgebildet. Grundsätzlich sollen alle Tiere eines Bestandes behandelt werden, auch wenn nur ein Tier befallen zu sein scheint. Man erreicht damit allerdings nur die adulten, auf den Tieren lebenden Flöhe; die Larven werden mittelbar erreicht, wenn die Behandlung lange genug durchgeführt wird, so dass die aus den Puppen sich entwickelnden Flöhe immer wieder erfasst werden. Damit wird der Zyklus unterbrochen.

Man unterscheidet die eigentliche Abtötung der Flöhe von der Behandlung der Folgen, die durch die Flohbisse entstanden sind.

1. Behandlung der Ekzeme

Ein rasches Abheilen erzielt man mit der systemischen oder bei lokalen Veränderungen örtlichen Behandlung mit Kortikosteroiden: Prednisolon, 0,5 bis 1,0 mg/kg KM, zweimal täglich p. o. oder örtlich Lotionen.

2. Flohbehandlung

Flohhalsbänder haben nur eine begrenzte Wirkung. Sie enthalten unterschiedliche Antiparasitika, die aufgrund der begrenzten lokalen Einwirkungsmöglichkeit eventuell eine Verminderung des Infestationsdrucks ermöglichen, jedoch keine vollständige Eliminierung der Flöhe. Im Handel sind Präparate auf Carbamat-Basis. Keine Wirkung ist von Ultraschallwellen aussendenden Produkten zu erwarten (GOTHE, pers. Mitteilung).

Puder: Sie sind recht gut wirksam, wenn sie überall auf dem Patienten sicher aufgebracht werden. Dies ist bei langhaarigen Tieren und solchen mit dichter Unterwolle bisweilen problematisch. Nach einem Bad sind sie weitgehend verschwunden. Katzen neigen zum Ablecken der Mittel. Dabei können Intoxikationen vorkommen. Wirkstoffe: Permethrin u. a.

Sprays: Für sie gilt prinzipiell dasselbe wie für Puder. Während sich Puder jedoch gegen die Haarrichtung in die Tiefe einbringen lassen, ist dies bei Sprays nicht so leicht der Fall. Ein Fortschritt scheinen die modernen Sprays darzustellen, deren Wirkstoffe sich im Fettfilm der Haut verteilen. Sie haften fest an und sind auch durch Baden nicht abwaschbar. Ihre Wirkungsdauer beträgt mehrere Wochen. Wirkstoffe: Fibronil.

Spot-on: Die Mittel werden auf die Nackenhaut aufgetropft. Sie sollen durch Resorption über die Haut in den Blutkreislauf gelangen oder sich über die Haut ausbreiten. Während die älteren Präparate nur eine begrenzte Wirkung entfalteten, soll dies bei den neueren verbessert sein. Es muss sich zeigen, ob die neuen Mittel der Erwartung standhalten. Wirkstoffe sind Imidacloprid (Advantage), Organophosphate, Carbamate, Permethrin, Fibronil.

Bademittel: Die Wirkstoffe gewährleisten die beste Verbreitung, wenn es gelingt, das Bademittel auch bei lang- und dichthaarigen Tieren voll bis zur Haut aufzubringen. Am besten wäre die Ganzkörperschur, zu der sich jedoch wegen eines Flohbefalls nur wenige Besitzer durchringen wollen. Die Mittel dürfen nicht mit klarem Wasser nachgespült werden. Wirkstoffe: Lindan, Phosphorsäureester, Amitraz.

Systemische Behandlung: Sie sind dazu entwickelt worden, Flöhe beim Blutsaugen durch Giftaufnahme abzutöten. Zur Verfügung stehen Organophosphate, Carbamate, Lufenuron, die oral gegeben werden.

3. Behandlung der Umgebung

Die häufig zu lesende und zu hörende Empfehlung, Hunde (und Katzen) nicht auf infiziertes Terrain mitzunehmen oder laufen zu lassen, ist zwar gut gemeint, wirkt aber recht akademisch.

Wichtig ist die regelmäßige Reinigung der Wohnung, insbesondere von Teppichen und Teppichböden. Eine erhebliche Verdünnung der Flohpopulation ist bereits mit dem Staubsaugen zu erzielen. Gut geeignet zur Fußbodenreinigung sind Dampfreiniger, wobei allerdings die Temperatur zur Abtötung der Larven bei manchen Geräten zu gering ist. Die Anwendung von langwirkenden Pestiziden im Wohnungsbereich ist nicht unproblematisch. Die meisten Produkte beruhen auf Pyrethroid-, Methopren-, Fenoxycarb- oder Chlorpyrifos-Basis. Man sollte sich grundsätzlich an die Gebrauchsanweisung halten oder ein Spezialunternehmen mit der Reinigung beauftragen.

Unbedingt sorgfältig zu reinigen ist auch das Lager des Tieres; dies gilt gegebenenfalls auch für das Bett des/der Besitzers/in. Die sicherste Möglichkeit ist das Verbrennen. Will man dies nicht tun, so ist das Kochen der Decken zu empfehlen und das Behandeln des Korbs mit einem Insektizid.

Nicht zu vergessen ist auch das Auto, in dem der Hund oder die Katze gefahren wird. Hier können sich Floheier und -larven erheblich anreichern. Man sollte es mit einem Insektizid behandeln, danach aber gut und lang durchlüften, damit beim Aufheizen in der Sonne keine giftigen Dämpfe entstehen.

4.7.2.2 Pedikulose

Synonym: *Phthiriasis.*
Definition: Läusebefall.
Ätiologie: *Linognathus setosus*
Klinisches Bild: Läusebefall ist heute selten bei Hund und Katze. Durch ihr Umherwandern auf der Haut, insbesondere aber durch ihre Bisse können sie die Tiere erheblich beunruhigen. An der Bissstelle entwickelt sich eine kleine Irritation mit Rötung, Papeln und Krusten, die jedoch durch ihren Juckreiz Beißen und Kratzen auslöst und Infektionen provozieren kann. Bei starkem Läusebefall kann ein dem miliaren Ekzem ähnliches Krankheitsbild entstehen. Das Haarkleid wird matt, trocken, in anderen Fällen jedoch fettig (seborrhoisch). Sehr starker Befall führt zu den Symptomen der – zunächst regenerativen – Blutungsanämie. Später kann eine Eisenmangelanämie resultieren.
Diagnose: Läuse sind leicht erkennbar, begeben sich jedoch beim Nachsuchen rasch auf die Flucht. Ihre Geschlechtsprodukte kleben sie an die Haare fest an. Läuse haben einen spitzen Kopf mit an das Blutsaugen angepassten Mundwerkzeugen.
Therapie: Wirksam sind alle äußerlich anzuwendenden Antiparasitika in Form von Pudern, Sprays oder Waschmitteln.

4.7.2.3 Haarlinge

Ätiologie: *Trichodectes canis* (Hund), *Felicola subrostratum* (Katze).
Klinisches Bild: Haarlinge ernähren sich nicht von Blut wie Läuse, sondern von abgestoßenen Hornhautzellen und Haaren. Sie sind beweglicher als Läuse und irritieren daher ihre Träger intensiv. Dies führt zu Biss- und Kratzabwehr, wodurch mechanische Beschädigungen der Haut mit eitriger Dermatitis auftreten. Im Allgemeinen bleiben die Haarlinge ihrem originären Wirt treu.
Diagnose: Haarlinge haben breite Köpfe und Beißwerkzeuge, die nicht zum Anstechen der Haut geeignet sind.
Therapie: Verwendet werden Antiparasitika als Externa.

4.7.2.4 Ekzeme durch Stechfliegen

Hin und wieder führen Stechmücken und -fliegen zu örtlichen Irritationen, die jedoch durch ihren Juckreiz erhebliche Störungen verursachen können. Es entstehen Erytheme und Papeln, auf denen sich schließlich Krusten bilden können. Dies gilt insbesondere für kurzbehaarte Stellen auf der Nase, um die Augen und an den Ohren. Im Allgemeinen fangen Hunde und Katze die Insekten jedoch geschickt. Behandelt werden können die Bissstellen örtlich mit Kortikosteroiden. Man kann versuchen, mit Repellents die stechenden Insekten zu vertreiben.

Die durch Sandfliegen (*Phlebotominae*) ausgelösten Stichverletzungen sind nur von geringer Bedeutung. Dagegen sind sie südlich der 10 °C-Isotherme die gefürchteten Überträger der Leishmaniose.

4.7.2.5 Myiasis

Die Fliegenmadenkrankheit (myia = Fliege) entsteht durch Ablegen von Fliegeneiern auf die unverletzte oder geschädigte Haut. Häufig sind geschwächte Tiere Ziel von Fliegen verschiedener Arten. Auch ungepflegte, feuchte, fettige, verfilzte oder kotverschmierte, für Menschen übel riechende Haut- und Haargegenden werden zur Eiablage angenommen. In den meisten Fällen bleiben die aus den Eiern sich entwickelnden Fliegenmaden auf das Haarkleid beschränkt. Wenn die Maden in Wunden geraten, fressen sie zerstörtes Gewebe und haben dabei sogar einen gewissen reinigenden Effekt. Allerdings sind sie Transporteure von Eitererregern, so dass sich tiefe Pyodermien entwickeln können. Andere Arten zerstören dagegen selbst das Gewebe und führen zu tiefen Fisteln und Abszessen.

Dem Besitzer fällt – einigermaßen empfindsames Geruchsorgan vorausgesetzt – der üble Geruch auf, der jedoch weniger von den Fliegenmaden als von der Verfilzung und Verschmutzung herrührt. Bisweilen entdeckt er sogar selbst die Fliegenmaden.
Therapeutisch werden die Maden mit der Pinzette abgesammelt und eine intensive Fell- und Hautpflege vorgenommen. Am besten werden die verfilzten Haar abgeschoren, das Tier gebadet und eventuelle Hautveränderungen behandelt. Einsprühen mit einem Pyrethroid verhindert das weitere Ausschlüpfen unaufgefundener Eier und Maden. Sofern eine – dann meist tiefe – Pyodermie vorliegt, werden hautwirksame Antibiotika eingesetzt, nachdem eine Probe für eine bakteriologische Untersuchung mit Antibiogramm abgenommen worden ist.

4.7.2.6 Zeckenbefall

Ursprünglich kam bei uns der Holzbock (*Ixodes ricinus*) als einheimische Zecke vor. Inzwischen wurden eine Reihe anderer Zecken eingeschleppt, insbesondere *Rhipicephalus sanguineus* und *Dermacentor* spec.

Durch den Biss der Zecken können örtliche Reaktionen ausgelöst werden. Das Eindringen in die Haut wird als schmerzhaft empfunden, und die Tiere versuchen, durch Bisse oder durch Kratzen den Eindringling loszuwerden. Mit dem Biss können Eitererreger in die Haut gelangen, so dass eine örtliche Entzündung entsteht, die nach dem Abfallen oder Abnehmen der Zecke meist von selbst ausheilt.

Wesentlich gefährlicher sind aber die von Zecken übertragenen Krankheiten. Dies sind insbesondere virale Krankheitserreger, wie die Frühsommermeningoenzephalitis (FSME), die inzwischen auch in unserer Gegend nachgewiesen worden ist (TIPOLD 1995; REINER u. Mitarb. 1997), die Hepatozoonose, Borreliose, Rickettsiose (Zeckenfieber) u. a. Dermacentor-Arten scheiden mit dem Speichel ein Toxin aus, das auch bei Hund und Katze zur Zeckenparalyse führt. Dabei werden die unteren motorischen Neuronen gelähmt. Es entsteht eine aufsteigende Lähmung, die jedoch nach Entfernen der Zecken spontan ausheilt.
Therapie: Noch nicht in der Haut fixierte Zecken lassen sich einfach ablesen. Wenn die Parasiten jedoch festgesaugt sind, können sie manuell oder mit einer speziellen Zeckenpinzette abgenommen werden. Man erfasst den Parasiten und zieht ihn mit einem Ruck heraus. Das häufig noch geübte „Herausdrehen", links oder rechts je nach Überzeugung, sollte unterbleiben. Man sollte überprüfen, ob der Kopf mit entfernt worden ist. Andernfalls kann er herauseitern. Bei stärkerem Befall wird der Körper des Patienten mit einem Antiparasitikum (Pyretroid, Pyrethrin, Malathion, Organophosphat) behandelt, oder man bringt das Mittel direkt auf die Zecke auf. Allerdings kann bei bereits festgesaugten Zecken, die mit Bakterien oder Protozoen infiziert sind, beim Absterben eine größere Menge infizierten Speichels in die Bisswunde gelangen.

Durch *Rhipicephalus sanguineus* können Hundehütte, Zwinger und Wohnung nachhaltig verseucht werden. Wenn dies der Fall ist, sollte die Entwesung durch eine Spezialfirma vorgenommen werden.

Zur Verhinderung von Neuinfektionen wurden so genannte Zeckenhalsbänder propagiert. Die Wirkung der bisherigen Produkte war allerdings völlig unbefriedigend. So konnten bisweilen Zecken in unmittelbarer Nähe solcher Halsbänder gefunden werden. Dagegen scheinen die Sprays auf Pyrethroidbasis, beispielsweise Fibronil (etwa Frontline), recht gut wirksam zu sein.

4.7.3 Helminthosen

4.7.3.1 Hakenwurmekzem

Ätiologie: Drittes Larvenstadium von *Ancylostoma caninum, Uncinaria stenocephala.*
Pathogenese: Die Larven leben im Frühjahr und Sommer auf der Erde und im Gras. Sie penetrieren die Hautstellen, die mit der Erde oder dem Pflanzenwuchs in Berührung kommen; dies sind besonders die Füße, der Unterbauch und die Unterbrust. *U. stenocephala* kann danach den Zyklus erfolgreich abschließen und zum fertigen Wurm heranreifen, während dies bei *A. caninum* offenbar nur ausnahmsweise der Fall zu sein pflegt. Nach dem Durchbohren der Epidermis gelangen die Larven leicht in die Dermis. Offenbar ist es die mechanische Zerstörung der Zelllagen

und eine allergische Komponente, die die klinischen Symptome auslösen.

Klinisches Bild: Zunächst entstehen an der Penetrationsstelle Papeln, später Eritheme, die zusammenfließen können. Es kommt zu Juckreiz, zur Verdickung der Haut bis zu ausgedehnten Verhornungen, die besonders an den Zehenballen auffallen. Aber auch andere Körperregionen können betroffen sein, beispielsweise die vorstehenden Knochenstellen wie Ellbogen, Hüfthöcker, Sitzbeinhöcker (Infektionsmöglichkeiten bei seitlichem Liegen, Sitzen). Die Haare gehen aus. Durch die chronische Entzündung kann ein Wachstumsreiz auf die Krallen ausgeübt werden, die dann besonders stark wachsen.

Diagnose: Das klinische Bild ist hinweisend, aber nicht beweisend. Durch Untersuchung des Kots auf Hakenwurmeier kann die Diagnose gesichert werden. Dies gilt allerdings nur, wenn bereits adulte Würmer vorhanden sind.

Differentialdiagnose: Demodikose; auch an Leishmaniose muss bei entsprechendem Vorbericht gedacht werden. In Frage kommen auch alle Formen der Allergien.

Therapie:
1. Reinigung und Desinfektion des Zwingers und der Hundehütte.
2. Regelmäßige Entfernung des Kotes.
3. Regelmäßige anthelmintische Behandlung.

4.7.3.2 Dirofilariose

Ätiologie: *Dirofilaria immitis.*
Pathogenese: Der adulte Wurm lebt im rechten Herzen. Bisweilen können Mikrofilarien jedoch auch Hautkrankheiten hervorrufen. Offenbar handelt es sich bei der Hautreaktion um eine Krankheit mit einer Immunkomponente. In der histologischen Untersuchung werden eosinophile Granulozyten und pyogranulomatöse Veränderungen gefunden.
Klinisches Bild: Es stellt sich als juckende Dermatitis mit Papeln, Knoten und Ulzera dar.
Diagnose: Im Ausstrich aus peripherem Blut werden die Dirofilarien nachgewiesen (besonders den Rand des Ausstrichs untersuchen). Bei Dirofilariose mit Hautreaktionen ist der Antigentest positiv.
Therapie: Folgende Anthelmintika können angewandt werden:

Diethylcarbamazin, 40 mg/kg per os;
Dithiazanin, 10 mg/kg, 10 Tage lang, 14 Tage Pause, dann wiederholen
Melarsomindihydrochlorid, 2,5 mg/kg i.m., zweimal tief intramuskulär injizieren im Abstand von 24 Stunden;
Thiacetarsamid, 2 mg/kg i.v., 2 Tage lang;
Ivermectin ist bei Dirofilariose weniger wirksam.
Bisweilen wird Acetylsalicylsäure 2 bis 8 Tage vor Beginn der Behandlung adulter Filarien prophylaktisch empfohlen (0,5 bis 1,0 mg/kg KM). Die Behandlung geht von der Überlegung aus, Thromben durch abgestorbene Parasiten zu verhindern. Ob die Behandlung erforderlich ist, ist nicht bewiesen; die American Heartworm Society hat sie jedenfalls nicht ausdrücklich empfohlen.

Zur Dirofilarioseprophylaxe bei Reisen in Länder mit Infektionsgefahr: Diethylcarbamazin, 6,6 mg/kg p.o., 1 × tgl., oder Milbemycin, 0,5 mg/kg per os, 30 Tage vor bis 30 Tage nach der Reise.

4.8 Allergien, Atopien

(Siehe auch Kap. 17)

4.8.1 Allergisches Ekzem

Synonym: *Atopisches Ekzem.*
Definition: Überempfindlichkeitsreaktion (Allergie; allos = anders; ergon = Verrichtung) vom Soforttyp (Allergietyp I), die nicht nur die Haut, sondern auch andere Organe (Bronchien, bei Hund und Katze selten die

---

Oben links: Allergisches Ekzem bei einem weißen Hund (keine „typische Mykose"!).

Oben rechts: Miliares Ekzem der Katze.

Mitte links: Dermatitis pustulosa. Impetigo.

Mitte rechts: Staupeexanthem.

Unten links: Pemphigus bei einem Vorstehhund.

Unten rechts: Allergisches Ekzem (atopische Dermatitis) des Hundes. Die Zehenhaut aller Gliedmaßen ist gerötet, die Haare sind durch ständiges Belecken braun verfärbt.

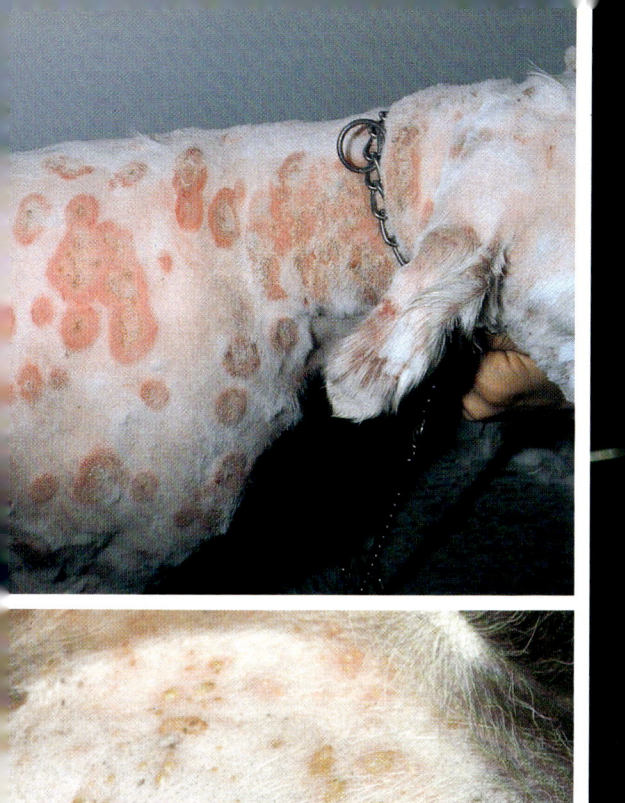
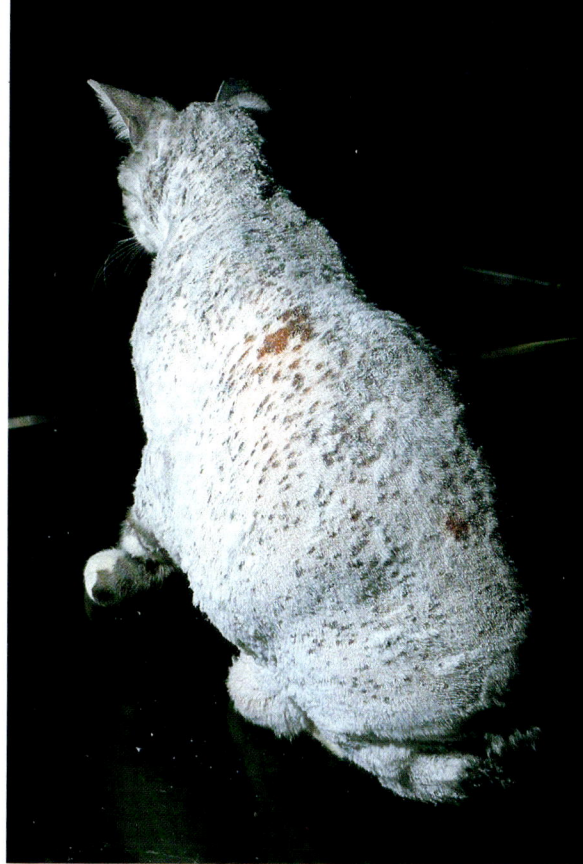
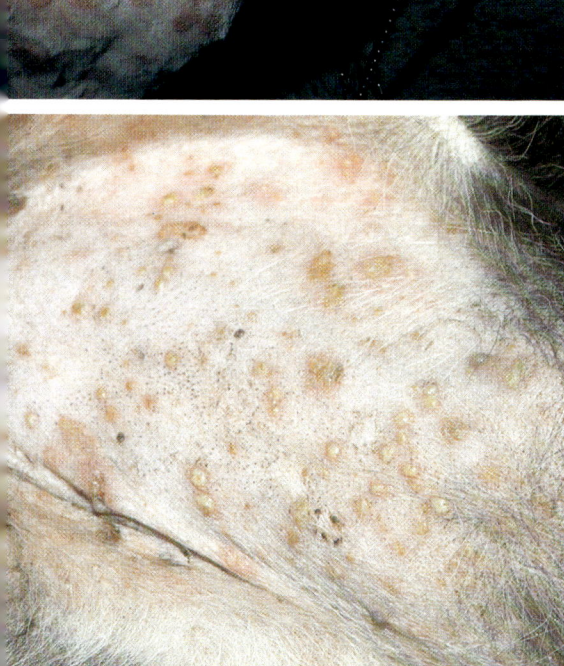
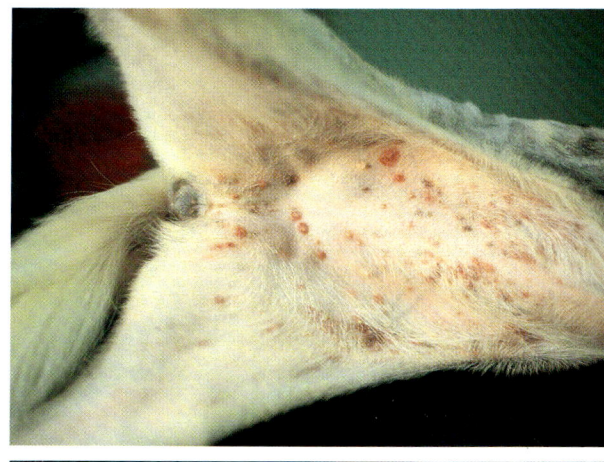
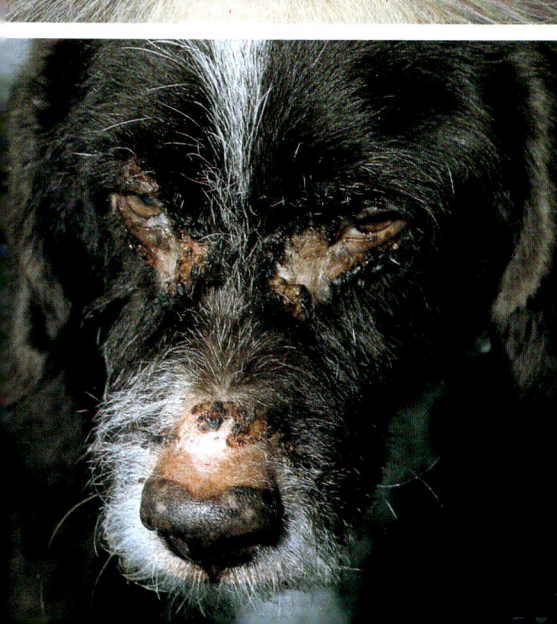
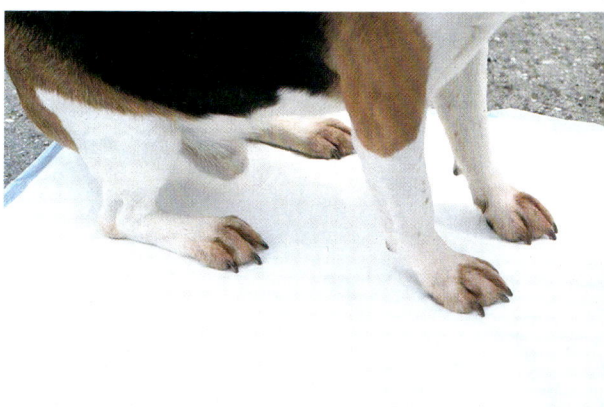

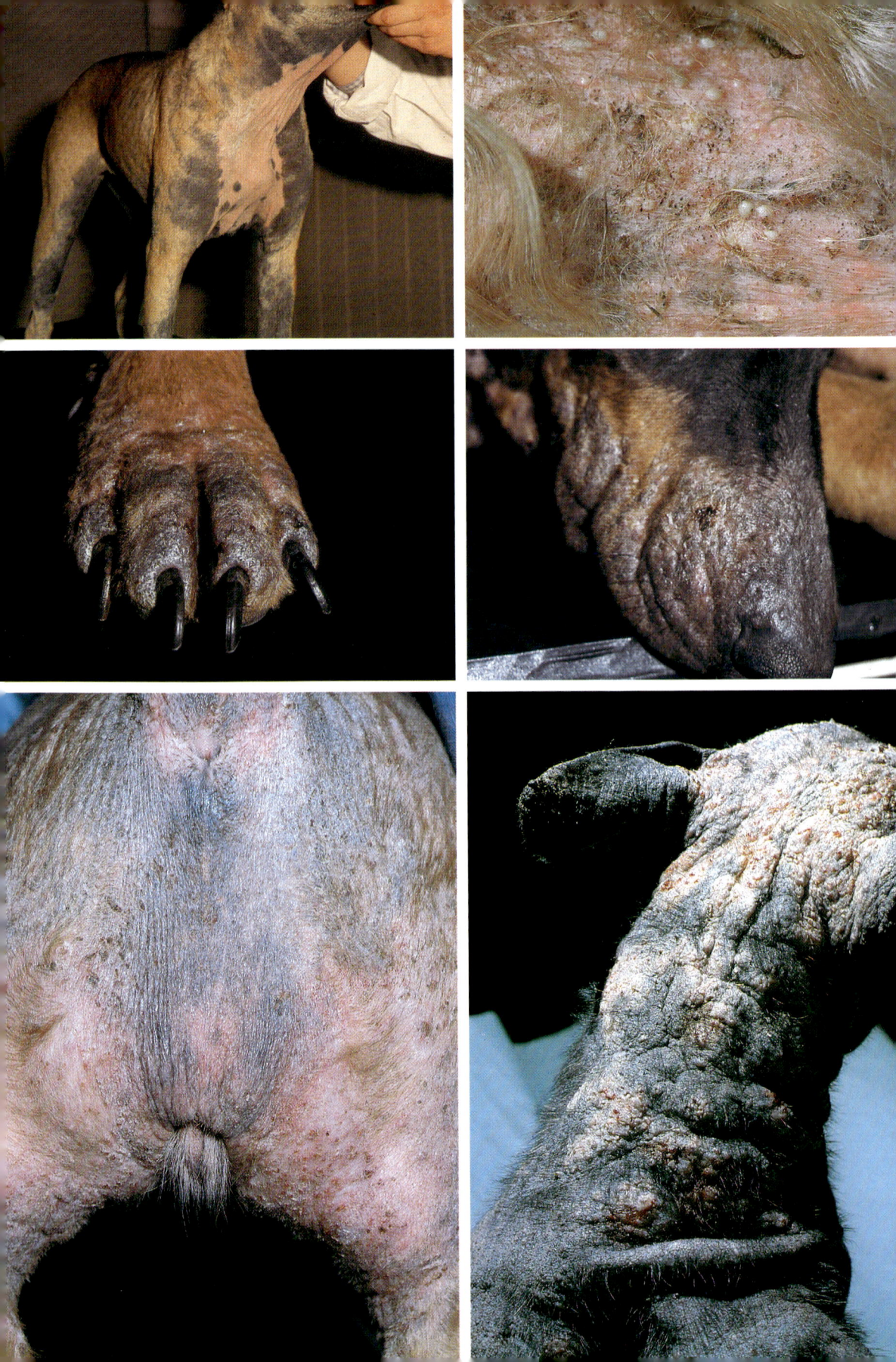

Nasenschleimhaut) betreffen kann (atopia = Ungewöhnlichkeit).
Ätiologie: Die allergische Reaktion folgt dem Soforttyp I (Frühtyp). Offenbar besteht eine Rassenprädilektion (SCHWARTZMAN 1984; HALLIWELL und GORMAN 1989; MULLER u. Mitarb. 1989; REEDY und MILLER 1989). Familiäre Häufungen sprechen für eine Erblichkeit der Prädisposition, wenn auch der Erbmodus unbekannt geblieben ist. Es wurden jedoch Befunde erhoben, dass Hunde, die zu Beginn der Monate des Pollenflugs geboren wurden, ein erhöhtes Risiko haben, an einer Allergie zu erkranken (VAN STEE 1983). Danach wäre also eine besondere Gefahr der Sensibilisierung innerhalb der ersten Lebensmonate gegeben. HAMANN u. Mitarb. (1996) stellten einen Erkrankungsbeginn im Alter zwischen sechs Monaten und drei Jahren fest. Unterstützt werden soll die Sensibilisierung durch Lebendvakzinen oder Verwurmung, wodurch die IgE-Produktion angeregt werde (FRICK u. Mitarb. 1983, 1991; HALLIWELL 1990; GRIFFIN u. Mitarb. 1993). HAMANN u. Mitarb. (1996) fanden am häufigsten Antikörper gegen menschliches Epithel, gefolgt von Hühner- und Entenepithel(!), Hausstaub und *D. farinae*(!). Bei der Katze sind Atopien wenig exakt definiert (HALLIWELL 1997). Eine Rasseprädisposition ist unsicher. IgE konnten bei der Katze nicht nachgewiesen werden (WILLEMSE 1992), weshalb die Untersuchung allergenspezifischer Antikörper mittels RAST oder ELISA nicht sinnvoll ist.
Pathogenese: Die Aufnahme des Allergens erfolgt durch Inhalation, perkutan oder möglicherweise auch über den Digestionstrakt.

Oben links: Erythem bei Demodikose („Rote Räude").

Oben rechts: Demodikose: Dermatitis pustulosa.

Mitte links: Follikulitis bei Demodikose im Zehenbereich.

Mitte rechts: Follikulitis bei Demodikose im Kopfbereich.

Unten links: Pityrosporum-Dermatomykose beim Hund.

Unten rechts: Demodikose: Dermatitis pustulosa, crustosa, pigmentosa.

Das Antigen gelangt auf die Oberfläche von Makrophagen, wo es fixiert und den Lymphozyten präsentiert wird. Die Makrophagen setzen Interleukin 1 frei und verstärken damit die Immunantwort der B-Lymphozyten. Die T-Helferzellen werden ebenfalls aktiviert und produzieren Interleukin 2, das weiterhin die B-Lymphozyten stimuliert. Im einzelnen entstehen Immunglobulin-produzierende Plasmazellen und Gedächtniszellen, die sich bei einer erneuten Antigenexposition an die frühere Expositionen „erinnern" und Antikörper produzieren. Die T-Suppressorzellen sezernieren Suppressorfaktoren, die die Immunantwort auf die B-Lymphozyten oder die T-Lymphozyten hemmen (WILLEMSE 1991).

Es wird diskutiert, ob hauptsächlich IgE oder IgGd beteiligt sei (HALLIWELl 1989, 1990; MULLER u. Mitarb. 1989; NICKOLOFF 1993 [zit. n. SCOTT u. Mitarb. 1995]; PRÉLAUD 1991; WILLEMSE u. Mitarb. 1985 a und b, 1991). Die Befunde von IgE bei sensibilierten Hunden sind nicht eindeutig. Jedenfalls kommt es zu einer Anheftung des Antigens an präformierte Antikörper von Mastzellen, die daraufhin degranulieren und ihre biogenen Amine (Histamin, Serotonin u. a.) freisetzen. Neuerdings wird den Langerhans-Zellen – im Stratum spinosum sich befindende, dem Monozyten-Makrophagen-System zugehörende, die Antigenpräsentation vermittelnde Zellen – eine besondere Bedeutung bei perkutan eingedrungenen Antigenen beigemessen. Danach soll perkutan absorbiertes Allergen mit IgE auf den Langerhans-Zellen zusammentreffen und von diesen den allergenspezifischen T-Lymphozyten präsentiert werden, die dadurch aktiviert werden und Interleukine (IL3, 4, 5, 6, und 10) bilden.

Durch die Freisetzung besonders von Histamin aus den Mastzellen hauptsächlich in der Haut kommt es in kleineren Gefäßen zu deren Weitstellung mit dem Erfolg einer Hyperämie, die mit Rötung der Haut einhergeht. Weiterhin wird die Permeabilität der Gefäße erhöht, wodurch Flüssigkeit aus den Blutgefäßen austritt. Durch Wirkung auf die Nervenenden kommt Juckreiz zustande. Damit lassen sich die Reaktionen bei allergischen (atopischen) Reaktionen erklären. Weitere Wirkungen des Histamins sind Bronchospasmus, Magensaftsekretion, Darmkontraktionen; Katecholaminsekretion, Tachykardie, die jedoch normalerweise bei der Atopie keine Rolle spielen.

Klinisches Bild: Hunde erkranken meistens im Alter zwischen einem und drei Jahren, wenn auch in Einzelfällen bereits bei weniger als sechs Monate alten Hunden (Chinesischer Shar Pei, Akita Inu, Golden Retriever) erste Krankheitssymptome festgestellt werden konnten. Bei Tieren, die älter als sieben Jahre sind, kommen Erstausbrüche offenbar nicht mehr vor. Über eine Geschlechtsprädisposition gehen die Meinungen auseinander. Die meisten Hunde entwickeln die ersten Symptome in der warmen Jahreszeit. Danach ist keine jahreszeitliche Prädisposition mehr zu erkennen.

Als Erstes fällt dem Besitzer der starke Juckreiz auf. Dabei können Rötungen der Haut noch fehlen, oder es werden bereits jetzt umfangreiche Erytheme bemerkt. In seltenen Fällen besteht aber offenbar kein oder nur ein dezenter Pruritus. Es entsteht das typische **allergische Ekzem** (ekzema = Aufschwellung, Aufkochung), das als juckende, flächenhafte, entzündliche, oberflächliche (Oberhaut und Papillarkörper erfassende), ohne Narbenbildung abheilende, entzündliche Krankheit charakterisiert ist. Durch den Juckreiz kommen Hautläsionen zustande, die durch Bakterien oder Malassezia infiziert werden können, woraus nun eine eitrige Dermatitis folgen kann. Haarausfall, Pusteln, Krustenbildung, Lichenifikation kommen hinzu und bei chronischem Verlauf Hyperpigmentation. In diesem Stadium ist die Allergie als Grundkrankheit nicht mehr deutlich zu erkennen.

Bestimmte Lokalisationen lassen darauf schließen, dass an diesen Stellen das Eindringen des Allergens stattgefunden haben könnte. Vorzugsweise werden die Zehen, Kopfbereich, Unterbauch und Unterbrust, Ellbogen erfasst. Häufig sind auch die Innenflächen der Ohren, der Gehörgang und die Konjunktiven betroffen.

Bei der Katze wurde das Vorkommen der Atopie lange Zeit überhaupt in Zweifel gezogen. Erst REEDY (1982) wies die Krankheit bei dieser Tierart nach und beschrieb die Hyposensibilisierung. Eine sehr große Rolle spielt die Hausstaubmilbe (CARLOTTI und PROST 1988). Auch Flohallergene werden ätiologisch beschuldigt (PROST 1993).

Das auffallendste klinische Zeichen ist das des miliaren Ekzems. Es ist in der Regel mit deutlichem Juckreiz verbunden. Bisweilen wird er allerdings vom Besitzer nicht bemerkt. In vielen Fällen steht jedoch der Haarausfall im Vordergrund. Möglicherweise liegt einem Teil der als eosinophiles Granulom diagnostizierten Krankheitsbilder tatsächlich ein allergisches Geschehen zugrunde.

Diagnose: Zunächst sollten andere Krankheiten ausgeschlossen werden. Dies gilt insbesondere für oberflächliche und tiefe Dermatitiden, Infektionen und Infestationen. Eine ganze Reihe von diagnostischen Maßnahmen werden propagiert; gegen alle wurden aber auch Vorbehalte geltend gemacht. Am häufigsten angewandt wird der Intradermaltest. Untersucht werden sollten nur solche Allergene, die in der jeweiligen Umgebung des Tieres tatsächlich vorkommen. Gut geeignet sind besonders die in der Humanmedizin angewandten Testlösungen. Man führt die Untersuchung folgendermaßen durch: Vorbericht: Seit mindestens vier Wochen keine Kurzzeitkortikosteroide, seit mindestens drei Monaten keine Langzeitkortikosteroide. Material: Kanülen der Größe 0,22 ± 24 mm, Tuberculinspritzen. Test auf Allergene, die in der Gegend vorkommen. Produkte von verlässlichen Herstellern verwenden und dann dabei bleiben. Keine Allergenmischungen verwenden. Immer eine Positivkontrolle (mit Histamin) und eine Negativkontrolle (mit 0,9 %iger Kochsalzlösung) durchführen.

Durchführung des Intrakutantests

Man sollte immer die gleiche Hautgegend für die Injektionen verwenden. Gut geeignet ist die Seitenbrust. Vorsichtiges Scheren, nicht Rasieren. Man sollte den Hund nach Möglichkeit nicht narkotisieren. Falls dies doch nötig ist, werden Xylazin (Rompun), 0,25 bis 0,5 mg/kg KM i. v. mit Atropinsulfat oder Thiamylal, 17,5 mg/kg KM i. v. empfohlen (AUGUST 1982; MULLER u. Mitarb. 1989, BEALE u. Mitarb. 1990). Bei der Katze kann eine Narkose mit Ketaminhydrochlorid und Diazepam durchgeführt werden. Die Tiere werden in Seitenlage verbracht, und nach der Schur einer ca. 25 ± 15 cm großen Fläche an der Seitenbrust werden die Teststellen mit einem Filzstift markiert. Die Injektion von jeweils 100 μl der Testlösung, der Negativ- und Positivkontrolle erfolgt in die oberste Koriumschicht. Auf keinen Fall darf die Injektion subkutan geraten. Die Initialquaddel nimmt innerhalb von fünf Minuten ab. Die Ablesung erfolgt nach 15 und 30 Minuten mit einer Schablone, die die genaue Festlegung der Größe der Quaddel ermöglicht (BALLAUF 1991). Zur Untersuchung auf Allergien kann auch bei der Katze der Intradermaltest durchgeführt werden (BEVIER 1990). Die Reaktionen sind jedoch wesentlich unsicherer als beim Hund (MEDLEAU 1998). Auch WILLEMSE (1992) empfiehlt, Berichte über Hauttests bei Katzen mit Vorsicht zu interpretieren. Er empfiehlt daher, die Diagnose „Feline Atopie" über das Ausschlussverfahren zu stellen.

Pricktest (BALLAUF 1991)

Die Pricktestlösungen werden mit Tropfpipetten auf die vorbereiteten Testfelder aufgetropft und die Epidermis durch den Tropfen hindurch mit der Pricklanzette oder einer spitzen Kanüle perforiert und dabei kurz angehoben. Nach 15 Minuten werden die Tropfen abgewischt und die Reaktion abgelesen. Auch hierbei werden Negativ- und Positivkontrolle durchgeführt.

Die Beurteilung sowohl des Intrakutanals auch des Pricktests erfolgt durch Vergleich der absoluten Größen der Quaddeln mit Negativ- und Positivkontrolle. Als positiv gilt das Erreichen von mindestens 50 % der Histaminquaddel. Ferner wird auf die Ausbildung eines Erythems und die palpatorisch feststellbare Infiltration des Unterhautgewebes unter der Teststelle geachtet. Blutungen dagegen sind irrelevant. Die Reaktion auf den Pricktest ist deutlich geringer als auf den Intrakutantest. Er ist nach den Untersuchungen von BALLAUF für den Hund ungeeignet.

Falschnegative Reaktionen sind möglich bei
– subkutaner Injektion
– zu geringer Allergenmenge
– Interferenz mit Vorbehandlung (Kortikosteroide, Antihistaminika, Tranquillizer, Progestagene, Blutdrucksenker)
– Anergie (Testdurchführung im Maximum der hypersensiblen Reaktion)
– Östrus, Gravidität, Stresssituationen

– Parasitosen (Mastzellblockade durch antiparasitäres IgE?)
– Testdurchführung > 2 Monate nach Abklingen der klinischen Symptome

Fehlbeurteilungen kommen vor bei
– mangelhafter Erfahrung
– Irritanzien (z. B. Glycerin)
– Kontamination der Testseren
– fehlerhafter Technik (Traumen, stumpfe Kanüle, zu große Volumina, Luftinsufflation)
– „irritabler Haut" (auch die Negativkontrolle reagiert)
– Dermatographismus

In-vitro-Tests

Es handelt sich dabei um Tests auf ELISA- oder RAST-Basis, die IgE bestimmen. Die Tests erfreuen sich zwar zunehmender Beliebtheit, werden insbesondere häufig angeboten, sind aber zum großen Teil wenig kritisch erprobt. Mit den Intrakutantests bestehen wenig vergleichbare Reaktionen. Falsch negative Resultate werden insbesondere nach lang dauernder Kortikosteroidbehandlung gesehen. Häufig sind offensichtlich falsch positive Ergebnisse.

SCOTT u. Mitarb. (1995) halten den Intradermaltest für das brauchbarste Diagnostikum einer Atopie. WILLEMSE (1991) betont, dass mit dem Allergietest allein eine Atopie beim Hund nicht diagnostiziert werden kann. Die Tests müssen mit dem Vorbericht in Einklang zu bringen sein. Außerdem werden mit den normalerweise verwendeten Tests etwa 20 % der Atopien nicht erfasst. BIGLER u. Mitarb. (1996) entwickelten einen In-vitro-Allergietest und bestimmten damit allergenspezifische IgE. Die Spezifität war mit 97 % sehr gut, die Sensitivität betrug 66 %. Sie halten den In-vitro-Test für eine Ergänzung des Intrakutantests, der ihn aber nicht ersetzen kann.

Differentialdiagnose: Sie ist sehr umfangreich. Viele Krankheiten verlaufen oder beginnen zumindest unter sehr ähnlichen Symptomen wie die Atopie. Insbesondere kommen Kontaktekzeme, Futtermittelallergien, Demodikose, Skabies, Flohbefall in Frage.

Therapie: Die Behandlung einer Atopie erfordert in den meisten Fällen eine lebenslange Medikation und tierärztliche Überwachung. Hierauf ist insbesondere die Besitzerin/der Besitzer von Anfang an hinzuweisen.

1. Die beste Therapie wäre die **Verhinderung erneuten Kontakts** mit dem Allergen. Dies ist in nahezu allen Fällen unmöglich. Dies gilt besonders für Hausstaub- oder Hausstaubmilbenallergien, die wohl die häufigsten Ursachen für Atopien beim Hund in unserer Gegend sind.

2. Hyposensibilisierung: Sie kann dann erfolgreich versucht werden, wenn der Allergietest ergeben hat, dass der Hund nur gegenüber einem oder wenigen Allergenen empfindlich reagiert. Die Wirkungsweise ist nach wie vor ungeklärt. Man vermutet IgG-blockierende Antikörper, Stimulation von IgE-Suppressorzellen, so dass die IgE-Produktion supprimiert wird, ferner eine Beeinflussung der T-Helferzellen.

Eine standardisierte Methode der Hyposensibilisierung besteht nicht. An der eigenen Klinik wird wie folgt vorgegangen (BALLAUF): Gegen die im Test als Allergen erkannte Substanz werden Antigenverdünnungen hergestellt. Es ist darauf zu achten, dass der Hersteller des Antigens identisch ist mit dem Hersteller der Testseren. Man injiziert dann steigende Mengen nach Angaben des Herstellers. MEDLEAU nennt als Indikation für die Hyposensibilisierung anderweitig therapieresistente Fälle und über vier Monate bestehender Juckreiz. Sie erwähnt befriedigende Erfolge in 65 bis 70 % der Fälle. Die Behandlung muss jedoch lebenslang durchgeführt werden und setzt damit die Kooperationsbereitschaft des Besitzers/der Besitzerin voraus, was vor Einleitung der Behandlung diskutiert werden muss.

Nebenwirkungen sind beim Hund selten zu befürchten. Sie beschränken sich meist auf lokale Reaktionen mit Schwellungen; hin und wieder kommt eine Intensivierung der klinischen Symptome über einige Tage zur Beobachtung. Offenbar sehr selten sind anaphylaktische Reaktionen, die wir in unserem Patientengut noch nicht beobachtet haben.

3. Systemische Anwendung von **Kortikosteroiden**: Sie sind in aller Regel sehr effektiv in der Behandlung von Atopien. Allerdings müssen sie, wenn die allergischen Reaktionen während des ganzen Jahres auftreten, dann auch ständig, also lebenslang, gegeben werden. Die Nebenwirkungen können dann in höheren Dosen beim Hund erheblich sein. Ihr bevorzugtes Indikationsfeld sind daher eher sainonal auftretende Symptome. Wenn allerdings mit der Hyposensibilisierung keine ausreichenden Erfolge erzielt werden können, kommt man ohne die Kortikosteroidbehandlung oft nicht aus. Die Dosierung hängt vom Ansprechen der Symptome ab. Im Allgemeinen kommt man mit einer Initialtherapie von 0,5 bis 1,0 (bis 2,0) mg/kg KM, zweimal täglich per os, aus. Man reduziert dann nach Eintritt der Wirkung, bis gerade noch eine Symptomlosigkeit gewährleistet ist. Bei Ausbleiben der Reaktionen kann das Prednisolon bis zum nächsten Auftreten ganz ausgesetzt werden. Bei nicht ausreichendem Ansprechen kann ein anderes Kortikosteroid versucht werden, beispielsweise Dexamethason, initial 0,07–0,1 mg/kg KM, p.o., einmal täglich bis jeden zweiten Tag.

Bei der Katze ist die Anwendung von Kortikosteroiden am erfolgreichsten. Wegen der bei dieser Tierart selteneren, wenn auch keineswegs ausgeschlossenen, Nebenwirkungen und der besseren Anwendbarkeit werden häufig Langzeitkortikosteroide angewandt. Methylprednisolonazetat (Depot-Medrate) wird in einer Dosis von 5 mg/kg KM (oder 20 mg/Katze) s. c. gegeben. Die Wiederholungen erfolgen je nach klinischer Wirkung. Dies ist meistens alle drei bis sechs Wochen erforderlich. Längere Wirkung zeigt im allgemeinen Triamcinolonazetonid (Volon). Gegeben wird 0,5 bis 1,0 mg/kg KM (oder 2 bis 3 mg/Katze) s. c.

4. Antihistaminika: Die Erfolge durch die hierzu gehörenden Wirkstoffe sind zwiespältig. Bei der Katze scheint Clemastin (Tavegil), 0,5 bis 0,7 mg/Katze, zweimal täglich, recht gut wirksam zu sein.

5. Örtliche Behandlung: Eine Badebehandlung hat das Ziel, das Allergen abzuwaschen, um dadurch die Reaktionen perkutan aufgenommener Allergene zu verhindern. Bei umschriebenen Veränderungen, die außerdem nur relativ kurzzeitig auftreten, kann durch die lokale Applikation von Kortikosteroiden ein rasches Abklingen der Symptome bewirkt werden.

6. Behandlung der sekundären Symptome: Häufig kommt es durch den Juckreiz zu Kratz- und Bissverletzungen, die bakteriell oder mykotisch (Malassezia) infiziert sind. In jenen Fällen muss je nach Erreger und Antibiogramm eine systemische Behandlung mit Antibiotika/Chemotherapeutika durchgeführt werden.

4.8.2 Kontaktekzeme

Synonyma: *Nichtallergisches Kontaktekzem. Allergisches Kontaktekzem, -dermatitis.*
Definition: Durch Kontakt mit einem Allergen ausgelöstes makulopustulöses Ekzem der nackten oder schütter behaarten Haut. Zu den Kontaktekzemen, aber nicht zu den allergischen Ekzemen, gehört die auf Hautunverträglichkeit beruhende Entzündung durch Irritantien, die auch bei der nichtallergischen Haut entsprechende Entzündungen auslösen.
Ätiologie: Die möglichen Ursachen dieser relativ seltenen Krankheit sind schwer festzulegen. Es besteht eine Überschneidung mit Dermatitiden, die durch die direkte chemische Einwirkung eines Agens ausgelöst werden. Nicht selten sind äußerlich angewendete Arzneimittel die Ursache. Das allergische Kontaktekzem beruht auf einer Hypersensitivität, das nichtallergische Kontaktekzem auf der chemischen Wirkung.
Pathogenese: Das allergische Kontaktekzem folgt dem Allergietyp IV (zellvermittelte Allergie vom verzögerten Typ). Dabei werden bei einem wiederholten Kontakt mit dem Allergen aus sensibilisierten T-Lymphozyten Lymphokine freigesetzt. Diese führen zur Vermehrung von mononukleären Zellen (hauptsächlich Makrophagen), die an den Ort des Allergens wandern.

Beim nichtallergischen Ekzem löst der chemische Einfluss auf die Haut die entzündliche Reaktion aus. Sie tritt auch bei nicht sensibilisierten Individuen auf.
Klinisches Bild: Am bekanntesten sind die Allergien, die durch so genannte Flohhalsbänder ausgelöst werden. Dabei ist die Haut, die mit dem Halsband und seinem Wirkstoff in Berührung kommt, sensibilisiert und verändert. Aber auch andere Körperstellen, die mit einem Allergen zum wiederholten Male in Kontakt kommen, können erkranken. Dies sind insbesondere die Füße, der Unterbauch und die Unterbrust, ferner das Skrotum.

Beim nichtallergischen Ekzem führen besonders zu hoch konzentrierte Waschmittel, Desinfizienzien, bei der Katze auch Erdölprodukte oder Zufallskontakte mit Chemikalien, zu örtlich auf die Kontaktstelle beschränkten Entzündungen.

Die Symptome bestehen in Erythemen, Papeln, Pusteln, bisweilen Vesikeln, ferner in Alopezie und Pruritus, der jedoch unterschiedlich ausgeprägt ist. Bei chronischem Verlauf kann Hyperpigmentation hinzukommen, ferner werden nicht selten eitrige Sekundärreaktionen gesehen. Bisweilen werden Ulzera und Nekrosen beobachtet.
Diagnose: Sie muss durch Erhebung des Vorberichts, der sich insbesondere auch auf die Anwendung von Externa oder Pflegemittel, die auf die erkrankte Stelle geraten sein können, erstrecken. Am einfachsten lässt man dann das verdächtige Mittel (besonders auch präparierte Halsbänder, Geschirre o. Ä.) weg; durch ein erneutes Aufbringen nach Abheilen der Läsionen kann die Diagnose dann gesichert werden. Auch das kleinflächige Auftragen der – verdächtigen – Substanz kann erwogen werden. Durch die histologische Untersuchung eines Bioptats kann die Diagnose erhärtet werden; insbesondere kann eine chemisch ausgelöste Dermatitis ausgeschlossen werden.
Differentialdiagnose: In Frage kommen direkte chemische Einwirkungen, ferner mechanische Insulte (Scheuerstellen), atopisches Ekzem, Nahrungsmittelallergie, bakterielle und mykotische Infektionen.
Therapie:
1. Entfernen des – erkannten oder verdächtigten – Allergens durch Abwaschen.
2. Vermeiden weiteren Kontakts.
3. Kortikosteroide kürzen das Krankheitsgeschehen ab: Prednisolon 0,5 bis 1 (2) mg/kg KM, zweimal täglich, nach Besserung Reduktion in der üblichen Weise.
4. Es wird über günstige Erfolge durch Pentoxifyllin berichtet (SCHWARTZ u. Mitarb. 1993). Als Dosis kann 3 bis 5 mg/kg KM, zweimal täglich per os, angewandt werden.

4.8.3 Nahrungsmittelallergie

Synonym: *Nahrungsmittelhypersensitivität.*
Definition: Überempfindlichkeit gegenüber mit der Nahrung aufgenommenen Allergenen, die mit juckendem Ekzem einhergeht.

Ätiologie: Verdächtigt werden besonders Glykoproteine als Nahrungsmittelallergene. Praktisch kann fast jedes Nahrungsmittel zum Allergen werden.

Pathogenese: Der Allergietyp ist beim Hund nicht bekannt; bei der Katze wurde in einer älteren Arbeit der Allergietyp I nachgewiesen, ferner ist IgG beteiligt (WALTON 1967). Es kommen offensichtlich Sofortreaktionen unmittelbar nach der Allergenaufnahme mit dem Futter zur Beobachtung, andererseits aber auch Reaktionen vom verzögerten Typ (REEDY und MILLER 1989; MULLER u. Mitarb. 1989; CARLOTTI u. Mitarb. 1990; ROSSER 1993). Es kann bereits zu Reaktionen im Gastrointestinaltrakt kommen. Dabei verhindert IgA die vollständige Resorption des Allergens (HALLIWELL 1992, 1993). Wenn diese protektive Reaktion ausbleibt und das Allergen die Darmschranke zu überwinden vermag, etwa durch Erkrankungen des Darmes, gelangen die Antigene mit dem Blutstrom in die Haut, wo es zur Reaktion mit präformierten Antikörpern und zum Freisetzen biogener Amine, insbesondere von Histamin aus den Gewebsmastzellen, und damit zur entzündlichen Reaktion kommt.

Klinisches Bild: Die Krankheit tritt besonders beim Hund häufig, bei der Katze offenbar etwas seltener auf. Dass die Krankheit vermehrt bei jungen Tieren auftritt, wird auf das häufigere Vorkommen von prädisponierenden Darmkrankheiten (Parasitosen, virale Infektionskrankheiten) zurückgeführt; allerdings wird sie auch bei älteren Tieren nicht selten gesehen. Ob Rasseprädispositionen vorkommen wird unterschiedlich beurteilt.

Eines der Leitsymptome ist der Juckreiz. Er tritt bisweilen kurz nach der Nahrungsaufnahme auf. Hinzu kommen können Primärläsionen wie Erythem, Papeln, Vesikel, Pusteln, ferner Schuppen, Hyperpigmentation, Krusten, Alopezie. Durch den Juckreiz können Kratz- und Bissverletzungen mit sekundärer bakterieller und mykotischer Infektion (Staphylokokken, Malassezia) ausgelöst werden. Grundsätzlich kann die Krankheit über den ganzen Körper gleichmäßig verteilt sein; Rumpf und Kopf, besonders die Ohren, scheinen aber im Allgemeinen stärker betroffen zu sein. Neben den Hautsymptomen oder auch isoliert kommen nicht selten Magen-Darm-Reaktionen, besonders Durchfälle und Erbrechen, vor.

Diagnose: Die beste, wenn auch außerordentlich langwierige und die Geduld des Besitzers (wie auch die der Tierärztin oder des Tierarztes) auf die Probe stellende Methode ist die so genannte „Verdrängungsdiät". Die früher empfohlene drei- bis vierwöchige Fütterung hat sich aber als zu kurz erwiesen. ROSSER (1993) hält es für erforderlich, dass die Fütterung bis zu einem Vierteljahr durchgehalten werde, bis eine einigermaßen sichere Aussage möglich sei. In der Wahl der Diät muss man den Vorbericht berücksichtigen: Gegeben werden soll ein Nahrungsmittel, das bisher noch nie gefüttert worden ist. Dieses Futter soll keine weiteren Substanzen enthalten. Es sollen insbesondere auch keine anderen Nahrungsmittel, auch und besonders keine „Belohnungen" (Schokolade, Drops o. Ä.) angeboten werden. Prinzipiell kann man keine bestimmte Diät empfehlen. Die auf dem Markt befindlichen „antiallergischen Diäten" sind schon von der Definition her als problematisch anzusehen. Sie sind nur dann sinnvoll, wenn sichergestellt werden kann, dass der betroffene Patient keinen der Nahrungsbestandteile früher schon erhalten hat. In jedem Falle muss die Nahrung, besonders bei Junghunden, bei der erforderlichen langen Fütterungszeit vollwertig und ausreichend mit Mineralstoffen angereichert sein (s. Kap. „Ernährung"). Um ganz sicher zu sein, kann man eine „Provokationsdiät" geben, d. h. man gibt das Futter, bei dem früher die allergischen Reaktionen aufgetreten waren. Ist das Allergen darin enthalten und der Patient noch dagegen allergisch, dann treten die Symptome nun erneut auf.

Differentialdiagnose: Hauptsächlich kommt das atopische Ekzem in Frage, selten das Kontaktekzem, Seborrhoe, Follikulitis einschließlich der Demodikose, Skabies, seltener auch die Hautformen der Leishmaniose.

Therapie: Nach Ermittlung der nichtallergisch wirkenden Futtersorte sollte diese beibehalten werden. Man muss sich aber darüber im Klaren sein, dass sich auch gegenüber dieser Futterart eine Allergie entwickeln kann. Kortikosteroide sind bei Futtermittelallergien seltener gut wirksam. Unbedingt sollte man Darmkrankheiten, insbesondere Parasitosen, behandeln.

Als häufig (zurzeit noch?) geeignete Futtermittel dienen Huhn, Schaf, Fisch, Wild, Kaninchen, Ente und von den Kohlenhydraten Kartoffeln, Reis, Haferflocken. Die Diät sollte zehn Wochen lang durchgehalten werden. In vielen Fällen kommt bereits nach vier Wochen eine Besserung zustande, in anderen (etwa 10 %) erst nach acht bis zehn Wochen. Entsprechende Fertigfuttermittel sind im Handel erhältlich. Die Besitzer sind darauf hinzuweisen, dass sie keinerlei andere Futtermittel, auch keine Leckereien, in dieser Zeit zu geben haben. Als Getränk gibt man Wasser.

Wenn die klinischen Zeichen, insbesondere der Juckreiz, verschwunden sind, kann eine „Provokationsdiät" durchgeführt werden, d. h. es wird jeweils acht Tage lang ein einziges (!) Futtermittel zugegeben. Sobald das Allergen zugefüttert wird, treten die Symptome wieder auf.

4.9 Autoimmunkrankheiten

Synonym: *Autoaggressionskrankheiten.*
Definition: Im Gegensatz zu Allergien im engeren Sinne, bei denen eine Sensibilisierung durch körperfremde Stoffe vorliegt, werden bei Autoimmunkrankheiten im Organismus selbst Antikörper gegen körpereigene Substanzen, sog. Autoantigene, gebildet. Dabei wird die normalerweise vorhandene Immuntoleranz gegen körpereigenes Gewebe gestört. Autoantikörper können gegen zahlreiche Gewebe entstehen. Viele Ursachen werden für die Bildung von Autoantikörpern verantwortlich gemacht: Infektionen durch Mikroorganismen, Medikamente, Tumoren, Verletzungen, Entzündungen.

4.9.1 Pemphigus-Komplex

Definition: Unter verschiedenen klinischen Formen vorwiegend bei älteren Tieren auftretende Autoimmunkrankheit mit Akantholyse, im typischen Falle mit intradermalen Bläschen oder Pusteln einhergehend (pemphix = Bläschen, Pustel). Unterschieden werden der Pemphigus foliaceus und der P. erythematosus als oberflächliche, subkorneale Formen und der P. vulgaris und P. vegetans als tiefe, suprabasiläre Formen.
Ätiologie: Beim Menschen werden Antikörper (IgG-Antikörper) gegen die Interzellulärsubstanz nachgewiesen, die jedoch bei Hund und Katze mit Pemphigus nicht immer festzustellen sind. Diese Antikörper variieren beim Menschen in ihrer Größe 85 bis 260 kD.
Pathogenese: Der Grund, warum sich bei manchen Individuen Antikörper gegen die Kittsubstanzen bilden und was sie auslöst, ist nicht bekannt. Beschuldigt werden virale Infektionskrankheiten, chronische Hautkrankheiten, Tumoren, Medikamente. Man stellt sich die Krankheitsentwicklung folgendermaßen vor: Wenn der Antikörper auf sein Antigen trifft, kommt es zur Bindung und zur Aufnahme des Antikörpers in die Zelle. Dort verbindet er sich mit Lysosomen, worauf es zur Bildung eines proteolytischen Enzyms kommt. Dieses wird aus der Zelle ausgeschleust, aktiviert Plasminogen zu Plasmin, und dieses wiederum hydrolysiert die Kittsubstanz (Glykokalyx) (SUTER u. Mitarb. 1993). Durch die Lockerung dieser Interzellularsubstanz, als Akantholyse (Auflösung der Stachelzellschicht; akantha = Stachel), bezeichnet, werden die Zellen aus ihrem Verband befreit, es entstehen feinste Spalten, in die Interzellularflüssigkeit sickern kann. Dadurch entstehen (beim Menschen) Vesikel, in die – steril – Granulozyten einwandern können, wodurch sich Pusteln und Bullae bilden.
Klinisches Bild: Es werden vier klinische Formen unterschieden:
1. Pemphigus foliaceus: Er ist die häufigste Form bei Hund und Katze. Betroffen sind meist mittelalte bis ältere Hunde und Katzen, wobei einige Rassen gehäuft zu erkranken scheinen (IHRKE u. Mitarb. 1985). Es besteht eine erythematöse Dermatose, aus der sich meist rasch pustulöse bis bullöse, bei Hund und Katze jedoch im Gegensatz zum Menschen, offensichtlich keine vesikulösen Veränderungen entwickeln. Diese Pusteln und Bullae reißen sehr leicht ein; der Inhalt entleert sich, trocknet rasch ein, es entwickelt sich eine Kruste, die sich nun bakteriell infizieren kann. Hieraus können sich Pyodermien entwickeln, die in seltenen Fällen zur Sepsis führen. Als weitere sekundäre Symptome kommen Schuppen, Krusten und Alopezie zur Beobachtung. Der Pemphigus foliaceus kann sich grundsätzlich in jeder Körperregion entwickeln, hat aber einige

Prädilektionsstellen: Am häufigsten sind einige Regionen des Kopfes betroffen, besonders die Nase, die Augengegend und die Ohren, wo die Krankheit auch am häufigsten beginnt, ferner die Zehen, besonders die Ballen, die hyperkeratotisch sein und sich lösen können. In manchen Fällen ist die Krankheit auf eine einzige Region, z. B. die Ballen, beschränkt. In der Regel gehen die Haare über den veränderten Stellen aus, es bilden sich Schuppen, solange noch keine Bullae entstanden sind. Häufig werden Veränderungen der Krallen in Form von Paronychia oder Onychorrhexis gesehen. Entzündungen der Mundhöhlenschleimhaut gehören nicht zum Bild des P. foliaceus.

2. Pemphigus erythematosus: Er wird als die mildere – allerdings auch seltenere – Form des P. foliaceus angesehen. Im Vordergrund stehen bei diesem Bild erythematöse und squamöse Veränderungen besonders im Gesichtsbereich, vorzugsweise auf der Nase, ferner im Bereich der Ohren, die mit Alopezie einhergehen. Selten werden Primärläsionen, wie Vesikeln, Pusteln und Bullae, gesehen. Die Krankheit ist auf den Kopfbereich (Gesicht einschließlich der Ohren) beschränkt. Der P. e. stellt eine Form der so genannten „Collie nose" dar, d. h. die weniger oder unpigmentierten Nasenrücken einiger Rassen, besonders des Collies, sind gehäuft betroffen.

3. Pemphigus vulgaris: Er stellt die – recht seltene – schwerste Form des Pemphiguskomplexes dar, die besonders die Schleimhaut und die mukokutanen Übergänge, aber auch die Haut befällt. Als Antigen wird ein Glykoprotein der Kittsubstanz mit einem Molekulargewicht von 130 kD beschuldigt. Die Läsionen gehen in die Tiefe und erfassen in den weitaus meisten Fällen die Mundschleimhaut, in der Blasen und Bullae entstehen, die nach Einreißen zu ausgedehnten erosiven Veränderungen und Ulzera werden. Alle Regionen der Mundhöhle einschließlich der Schleimhaut des harten Gaumens können betroffen sein. Ähnliche Erscheinungen können an den Lippen, den Augenlidern, der Nase, dem Anus, den Krallenbetten, den Sohlen, dem Präputium und der Vulva auftreten. Schließlich kann die Krankheit den gesamten Rumpf erfassen. Besonders die Veränderungen im Mundbereich können durch Anorexie offenbar infolge Schmerzhaftigkeit zu Allgemeinstörungen führen, wobei bakterielle Infektionen zu fiebrigen Reaktionen Anlass geben können. Die Tiere machen einen kranken Eindruck. Obwohl auch reine Hautformen vorkommen, die besonders die Achselhöhle betreffen, sind sie meistens mit Erkrankungen der Schleimhäute und mukokutanen Übergänge kombiniert und treten selten allein auf.

4. Pemphigus vegetans: Diese Erscheinungsform gilt als benigne Variation des Pemphigus vulgaris, scheint äußerst selten beim Hund aufzutreten und wurde bei der Katze m. W. noch nicht beschrieben. Die Krankheit imponiert als verruköse und papillomatöse Veränderungen, bei denen jedoch auch Pusteln vorhanden sein können.

Diagnose: Das klinische Bild ist in vielen Fällen eindeutig. Sofern intakte Blasen (bei Hund und Katze sehr selten, wenn überhaupt, vorkommend), Pusteln oder Bullae vorliegen, kann das **Nikolski-Phänomen** einen wertvollen Hinweis geben: Durch die Akantholyse werden Oberhaut und Lederhaut voneinander getrennt, so dass sich der Inhalt der Blasen verschieben lässt. Das Nikolski-Phänomen ist weniger deutlich auch bei Pemphigus ohne Blasenbildung festzustellen; bisweilen kann die intakte Oberhaut abgehoben werden.

Der Nachweis von **Pemphigus-Antikörpern** ist nicht sehr zuverlässig und kann lediglich Hinweise geben. Nicht selten werden solche Antikörper auch bei Gesunden gefunden, die nie an Pemphigus erkranken, und andererseits kann der Antikörpernachweis bei Kranken negativ ausfallen. Sensitivität und Spezifität sind also gering.

Ein weiterer Hinweis ist das **Fehlen von Bakterien** in unverletzten Pusteln und Bullae. Weder im zytologischen Ausstrich noch in der bakteriologischen Untersuchung werden Bakterien nachgewiesen, es sei denn, die Veränderungen sind, etwa durch Verletzungen oder iatrogen, infiziert worden. Sobald jedoch eiternde Sekundärläsionen entstanden sind, sollte wegen der häufigen Infektion durch Eitererreger auf eine **bakteriologische Untersuchung mit Antibiogramm** nicht verzichtet werden.

Eine wichtige Maßnahme ist die **histologische Untersuchung** eines Bioptats. Man sollte, wo irgend möglich, eine intakte Pustel oder Bulla herausnehmen. Wegen der Fixation sollte man sich mit der Untersuchungsstelle absprechen. Da die pustulösen Veränderungen oft sehr rasch entstehen, aber nur wenige Stunden intakt bleiben, muss das Tier öfter am Tag kontrolliert werden. Zu diesem Zweck ist die stationäre Aufnahme sehr sinnvoll.

Weitere Untersuchungen, insbesondere Laboruntersuchungen, ergeben keine pathognomonischen Hinweise, sondern sind nur sinnvoll, um die Auswirkungen des Pemphigus zu ermitteln.

Differentialdiagnose: In Frage kommen insbesondere Hautformen des Lupus erythematodes, ferner Furunkulose (bakteriologische, mykologische Untersuchung), bullöses Pemphigoid, Lyellsche Krankheit (toxische epidermale Nekrolyse), der Komplex der als „Collie nose" bezeichneten Krankheiten, Erythema multiforme, ulzeröse Stomatitiden, ferner Pyodermien besonders an Anus, Vulva und Präputium, schließlich auch kutane Formen des malignen Lymphoms.

Prognose: Sie ist abhängig von der klinischen Form. Unbehandelt kann die Krankheit tödlich ausgehen insofern, als die Besitzer die Geduld verlieren und sich zur Euthanasie entschließen; aber auch Sterbefälle durch Sepsis können vorkommen. Die beste Prognose scheinen P. erythematosus und vegetans zu haben, gefolgt vom P. foliaceus. Am schlechtesten zu behandeln ist der P. vulgaris.

Therapie:
1. Kortikosteroide in hoher immunsuppressiver Dosis: Prednisolon, 1 bis 2 (bis 3) mg/kg KM, zweimal täglich, bei der Katze auch um 1 mg/kg KM höher. Sofern Prednisolon keine ausreichende Wirkung zeigt, kann auf ein anderes Kortikosteroid übergegangen werden: Dexamethason, 0,1 bis 0,2 mg/kg KM, einmal täglich.
2. Azathioprin (z. B. Imurek), 0,5 bis 1 mg/kg KM, auch bis 2 mg/kg KM, einmal täglich. Das sehr potente Mittel kann anstelle von Kortikosteroiden oder mit ihnen zusammen eingesetzt werden. Im Falle der Kombination kommt man oft mit jeweils der Hälfte der hier angegebenen Dosierungen aus. Azathioprin soll wegen der Hepatotoxizität nicht bei der Katze angewandt werden.
3. Chlorambucil (Leukeran) kann ebenfalls sehr erfolgreich eingesetzt werden. Dosis: 0,1 bis 0,2 mg/kg KM, einmal täglich per os.
4. Aurothioglukonat (z. B. Aureotan) ist ein sehr potentes Mittel gegen Autoimmunkrankheiten der Haut. Die schweren Nebenwirkungen, die beim Menschen in Form von Neuropathien, Tachyarrhythmien, Blutdruckabfall und hämolytischer Anämie bekannt wurden, scheinen bei Hund und Katze nicht aufzutreten; jedoch sind wiederholt Depigmentationen besonders der Nase und Photosensibilisierungen beschrieben worden (Scott und Lewis, 1981; Scott 1983; Scott u. Mitarb. 1987). Das Therapieregime wird in folgender Form durchgeführt: Hund: < 10 kg KM: 1. Woche 1 mg i. m., > 10 kg KM: 1. Woche 5 mg i. m., ab 2. Woche jeweils 1 mg/kg KM i. m. Katze: 1. Woche 1 mg i. m., ab 2. Woche jeweils 1 mg/kg KM i. m.
   Medleau (1998) gibt folgendes Behandlungsschema an:
   1.–6. (bis 12.) Woche: einmal wöchentlich 1 mg/kg KM i. m.,
   danach 1 bis 2 Monate 1 mg/kg KM jede zweite Woche,
   danach 1 mg/kg KM einmal pro Monat.
5. Tetrazykline und Niazinamid werden als Proteaseinhibitoren eingesetzt. Dosis: < 10 kg KM je 250 mg dreimal täglich, > 10 kg KM je 500 mg dreimal täglich (Medleau).
6. Vitamin E wird wegen seiner antioxidativen Aktivität und der Beeinflussung der Arachidonsäurekaskade gegeben. Dosis: 400 IU zweimal täglich.

4.9.2 Bullöses Pemphigoid

Definition: Subepitheliale eitrige, bisweilen hämorrhagische, autoimmunogene Blasenbildung der Haut oder/und Schleimhaut des Hundes (und des Menschen).

Ätiopathogenese: Bei 60 % der betroffenen Menschen können Autoantikörper gegen die Basalmembran nachgewiesen werden. Sie können auch beim Hund festgestellt werden. Es wird angenommen, dass die Desmosomen der Basalmembran Antigen exprimieren, das zur Bildung der Antikörper anregt und Komplement bindet. Dadurch werden neutrophile und eosinophile Granulozyten angelockt, die, wie auch Mastzellen, proteolytische Enzyme freisetzen. Dann kommt es zu einer Lockerung der Zellen und zum Einstrom von Flüssigkeit in die Interzellularlücken. In diese so gebildeten flüssigkeitsgefüllten Hohlräume dringen Leukozyten ein. Warum die Antikörper gebildet werden, ist unbekannt. Verdächtigt als auslösende Faktoren werden auch hierbei Medikamente, auch ultraviolettes Licht.

Klinisches Bild: Die Krankheit ist neben dem Menschen bisher nur beim Hund beschrieben worden. Sie kommt als vesikulös-pustulös-bullöse Veränderung vorwiegend in der Schleimhaut der Mundhöhle, ferner an den mukokutanen Übergängen und in der Haut, besonders auch an den Zehen, Krallen und Ballen, vor und weist eine große Ähnlichkeit mit dem Pemphigus vulgaris auf, der an den gleichen Prädilektionsstellen auftritt. Die Blasen liegen jedoch tiefer als die bei Pemphigus, was aber klinisch nicht differenziert werden kann. Sie reißen rasch ein, woraufhin sich tiefe Ulzera bilden können.

Diagnose: Sie erfolgt wie beim Pemphigus. Ein dem Nikolski-Phänomen ähnlicher Effekt kann vorhanden sein. Man sollte auch beim Pemphigoid versuchen, intakte Vesikeln, Pusteln oder Bullae zu gewinnen und histologisch untersuchen zu lassen. Dabei wird keine Akantholyse gefunden, sondern subepitheliale Spalten und Vesikel. Ebenfalls werden Infiltrate von neutrophilen Granulozyten und Lymphozyten/Plasmazellen gesehen.

Differentialdiagnose: Sie entspricht der des Pemphigus (s. d.).

Prognose: Die Krankheit führt unbehandelt zum Tode. Sorgfältig behandelt und überwacht ist die Prognose eher als günstig zu bezeichnen. Oft sind allerdings die benötigten Kortikosteroidmengen so hoch, dass erhebliche Nebenwirkungen auftreten können.

Therapie: Sie entspricht der des Pemphigus-Komplexes.

4.9.3 Lupus erythematodes

Definition: Autoimmunkrankheit durch antinukleäre Antikörper (ANA), die entweder systemisch (systemischer LE) oder örtlich (LE discoidalis) auftreten kann, wobei beim LE discoidalis in der Regel keine ANA nachgewiesen werden können.

Ätiologie: Zugrunde liegt die Bildung von ANA, die offensichtlich multifaktorielle Ursachen hat.

Pathogenese: Es wird angenommen, dass die Bildung von ANA zum einen eine genetische Prädisposition hat, andererseits aber durch zahlreiche äußere und innere Faktoren angeregt wird: Medikamente, Infektionskrankheiten, Vakzinationen, ultraviolettes Licht, Endokrinopathien. Die Krankheit folgt dem Reaktionstyp III. Der Ultraviolettbestrahlung wird eine besondere Bedeutung beigemessen. Dabei sollen die Keratinozyten zum Exprimieren eines Autoantigens angeregt werden, das normalerweise nur im Zellkern oder im Zytoplasma gefunden wird. Mit diesem Antigen reagieren präformierte ANA. Die Keratinozyten sondern nun IL2, IL1 und IL6, ferner TNF ab, worauf Lymphozyten angelockt werden. Es resultieren Aktivierungen von B-Lymphozyten, vermehrte Bildung von ANA und IgM. Auf diese Weise können aggressive Vorgänge gegen zahlreiche Organe und Gewebe des Organismus ausgelöst werden. Warum in manchen – milden – Fällen nur Teile der Haut, in anderen mehrere Organe und Gewebe betroffen sind, ist unklar.

Klinisches Bild: Es ist sehr unterschiedlich in Aussehen, Ausdehnung und Schwere. Einige Rassen scheinen, soweit dies bei der Seltenheit der Krankheit zu sagen ist, häufiger als andere betroffen zu sein: Collie, Deutscher und Shetland Schäferhund. Beim systemischen LE (SLE) können nebeneinander oder einzeln folgende Organ- und Gewebsläsionen auftreten:

– Hautkrankheiten
– Schleimhautulzera
– Glomerulonephritis
– Polyarthritis
– Anämie (hämolytisch oder aregenerativ)
– Thrombozytopenie
– Myokarditis
– Perikarditis
– Polymyositis
– Pneumonie
– Pleuritis
– Lymphadenopathie
– Neuropathien

Beim diskoiden Lupus erythematodes (DLE), auch kutaner LE genannt, ist die Krankheit auf die Haut beschränkt. Typische Lokalisation ist der Nasenrücken, der von Hause aus unpigmentiert ist oder sich im Laufe der Krankheit depigmentiert. Es entsteht dann ein Erythem, auf dem sich als Sekundäreffloreszenz Schuppen bilden. Wenn der Nasenspiegel betroffen oder einbezogen ist, wird die Haut dort weich und zart, die kleine Fältelung verschwindet, es entsteht eine starke Rötung oft mit Stich ins Bläuliche, die Haut ist deutlich vulnerabler als die gesunde Haut. Nach dem Abheilen durch Behandlung bleiben oft unpigmentierte Hautstellen in der Form der krankhaften Veränderung zurück. Der DLE ist insgesamt relativ selten, kommt aber recht häufig beim Collie vor, wo er eines der Bilder der „Collie nose" hervorruft. Insgesamt wird der DLE als benigne Form des LE angesehen; es ist jedoch nicht ganz sicher, ob es sich dabei wirklich um eine Sonderform des LE oder um eine eigenständige Krankheit handelt.

Bei der Katze wird der SLE ebenfalls beobachtet, wenn auch seltener als beim Hund. Der DLE scheint, wenn überhaupt, bei der Katze sehr selten vorzukommen.

Diagnose: Hinweisend sind die Leitsymptome. Eine sorgfältige klinische Untersuchung ist daher unbedingt erforderlich. In die Untersuchung einzubeziehen sind Labormethoden, die inbesondere das rote und weiße Blutbild und die Thrombozyten, ferner die Elektrophorese, Serum-Protein, -Harnstoff und -Kreatinin berücksichtigen. LE-Zellen sind in vielen Fällen von SLE vorhanden. Es handelt sich dabei um Granulozyten, die Zellkernreste phagozytiert haben. Ihr Fehlen schließt den SLE allerdings nicht aus. Beim DLE werden sie nicht gefunden. Der ANA-Test (Test auf antinukleäre Antikörper) soll am zuverlässigsten sein. Wichtig ist die Angabe des jeweiligen Labors, bei welchem laborspezifischen Titer von Positivität gesprochen wird. MULLER u. Mitarb. (1989) berichten, dass zahlreiche SLE-Fälle ANA-negativ seien. Beim DLE sind überwiegend keine ANA nachweisbar.

Nicht sehr zuverlässig ist die histologische Untersuchung eines Bioptats. Bessere Resultate werden mit der Immunhistologie erzielt, bei der Immunglobulin oder/und Komplement an der Basalmembran gefunden wird. Vor der histologischen Untersuchung sollte eine Behandlung mit Kortikosteroiden allerdings mindestens drei Wochen vorher eingestellt worden sein.

Beim SLE sind oft die γ-Globuline polyklonal erhöht. Ebenso ist der Coombs-Test oft positiv; gleiches gilt für Erythrozyten-Antikörper. Bei Glomerulopathie besteht häufig eine große Proteinurie. Dabei kann auch eine Azotämie auftreten.

Differentialdiagnose: Bei der Hautform kommen in erster Linie der Pemphigus-Komplex und das bullöse Pemphigoid in Frage, ferner die toxische epidermale Nekrolyse, Dermatomykosen, die Leishmaniose, Follikulitiden einschließlich der Demodikose, Skabies, bei der systemischen Form müssen differentialdiagnostisch alle Krankheiten berücksichtigt werden, die zu den entsprechenden Organkrankheiten führen, insbesondere andere Immunopathien, wie thrombozytopenische Purpura, autoimmunhämolytische Anämien, Glomerulopathien, Arthritiden. Einige Infektionskrankheiten können ähnliche Symptome hervorrufen, besonders die Leishmaniose, die Ehrlichiose, die Borreliose.

Prognose: Sie ist bei DLE recht günstig, beim SLE abhängig von der Schwere und Ausdehnung. Als ungünstig werden hämolytische Anämie und Thrombozytopenie angesehen (SCOTT u. Mitarb. 1995).

Therapie: Die Therapie entspricht der des Pemphiguskomplexes (s. d.), also:
1. Glukokortikosteroide
2. Immunsuppressiva: Azathioprin, Chlorambucil
3. Aurothioglukonat
4. Beim SLE wurde Levamisol (Citarin), 2,5 mg/kg KM per os, jeden zweiten Tag, erfolgreich eingesetzt (MULLER u. Mitarb. 1989)
5. Auch Azetylsalizylsäure (z. B. Aspirin, Miniasal o. a.) soll günstige Effekte haben.

Ob γ-Globuline erfolgreich sind, wird derzeit geprüft (LINK, pers. Mitt.).

4.9.4 Toxische epidermale Nekrolyse

Synonyma: *Lyell-Syndrom*[2], *Epidermolysis acuta toxica.*
Definition: Nahezu schlagartig auftretende Nekrolyse der Haut mit sehr rasch sich aus-

---
[2] Alan Lyell, schottischer Dermatologe

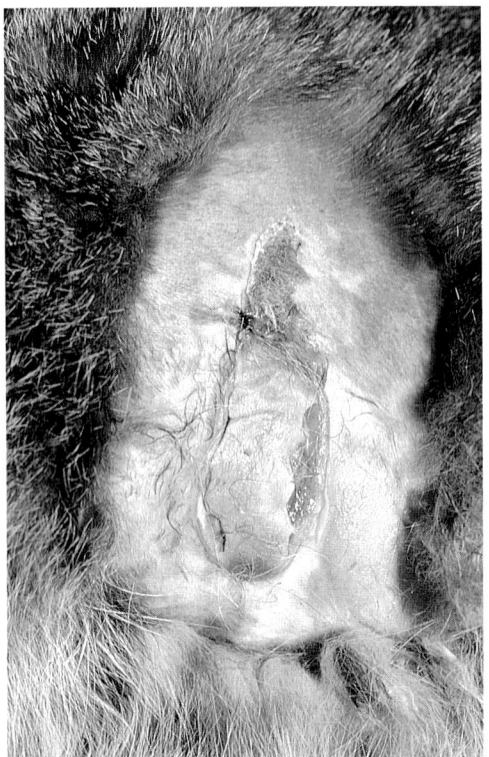

Abb. 4.12. Lyellsche Krankheit: Perakute Hautnekrose.

dehnender blasiger bis lederartiger Hautablösung („Syndrom der verbrühten Haut", Epidermolysis acuta combustiformis). Die Krankheit kommt bisweilen beim Hund, sehr selten bei der Katze vor.

Ätiologie: In eigenen Fällen scheint immer eine vorausgegangene Arzneimittelbehandlung die Ursache gewesen zu sein. Dies waren in erster Linie Antibiotika und Antiparasitika. In der Literatur werden auch systemische Krankheiten, besonders Tumorosen, Infektionskrankheiten und Toxine beschuldigt; manche Fälle sollen idiopathisch auftreten.

Pathogenese: Sie ist unbekannt. Das klinische Bild sowie die günstige Reaktion auf Immunsuppressiva sprechen zumindest für eine immunogene Beteiligung.

Klinisches Bild: Die Krankheit kann über Nacht entstehen. In manchen Fällen liegen örtlich Blasen mit häufig positivem Nikolski-Phänomen vor. In den eigenen Fällen standen juckende bis schmerzhafte, perakut auftretende Hautnekrosen im Vordergrund, die eine grauweiße Farbe annehmen („wie verbrüht"). Die Veränderungen zeigen erhebliche Ausdehnungstendenz. Von den Rändern zum Gesunden hin löst sich der nekrotische Teil, so dass das darunter liegende Gewebe frei wird. Die betroffenen Hunde und Katzen zeigen meistens ein deutlich gestörtes Allgemeinbefinden mit Fieber, Apathie und Anorexie. Jede Gegend der Haut kann betroffen sein, auch die Fußballen, mukokutane Übergänge und die Schleimhaut können einbezogen sein.

Diagnose: Das klinische Bild mit seinen perakut auftretenden blasigen und nekrotischen Veränderungen ist so typisch, dass es kaum verwechselt werden kann. Die Anamnese deckt in der Regel eine medikamentöse Vorbehandlung auf. In Zweifelsfällen bringt die histologische Untersuchung eines Bioptats Klarheit.

Differentialdiagnose: Es kommen kaum andere Krankheitsbilder in Frage, allenfalls Verbrennungen (wenn kein Vorbericht zu erhalten ist), Erythema multiforme.

Therapie:
1. Unterbrechung der medikamentösen Behandlung.
2. Örtlich Antiseptika (Rivanollösung 0,5 %ig, Jodkomplexlösungen).
3. Wenn erforderlich, Antibiotika nach Antibiogramm per os (Vorsicht! Falls mit Antibiotika vorbehandelt, auf jeden Fall Wechsel durchführen!).
4. Die Behandlung mit Kortikosteroiden wird kontrovers diskutiert.

4.9.5 Erythema multiforme

Definition: Seltene, akute Effloreszenzen der Haut und/oder der Schleimhäute, oft selbstlimitierend. Möglicherweise mildere Form der toxischen epidermalen Nekrolyse.

Ätiologie: Als Ursache werden eine Reihe von Arzneiwirkstoffen und Insektiziden, ferner Staphylokokkeninfektionen vermutet. Es besteht Ähnlichkeit (Identität?) mit der toxischen epidermalen Nekrolyse. Die Krankheit soll auch idiopathisch entstehen können.

Pathogenese: Sie wird noch nicht vollständig verstanden. Vermutlich liegt ein ähnlicher Pathogenitätsmechanismus zugrunde wie bei toxischer epidermaler Nekrolyse, mit der das

Erythema multiforme einige Ähnlichkeit hat, aber einen meist leichteren Verlauf nimmt.

Klinisches Bild: Erytheme, die symmetrisch auftreten können, meist aber in zahlreichen kleinen bis großen roten Flecken (Maculae) akut entstehen, sind das typische Bild der Krankheit. Auch Vesikeln und Pusteln können auftreten. Ähnliche Veränderungen können auch auf den Schleimhäuten bestehen. Dabei kann die Zunge hochgradig entzündet sein, wie „roh" aussehen. Auch urtikariaähnliche Veränderungen können beobachtet werden.

Diagnose: Das klinische Bild mit seinem plötzlichen, häufig generalisierten Beginn ist – nach Ausschluss der unter Differentialdiagnose genannten Krankheiten – recht typisch. Man sollte in jedem Falle eine histologische Untersuchung durchführen.

Differentialdiagnose: In Frage kommen Urtikaria anderer Genese, bakterielle oder demodikotische Follikulitis, insbesondere auch Dermatomykosen, die dem Erythema multiforme bisweilen täuschend ähnlich sehen können.

Prognose: Eher günstig; besonders wenn der auslösende Faktor abgestellt werden kann, kann Selbstheilung eintreten.

Therapie:
1. Abstellen jeder Arzneimitteltherapie.
2. Feststellen, ob eine Infektion durch Staphylokokken vorher bestanden haben könnte (Anamnese).
3. Kortikosteroide in immunsuppressiver Dosierung: Prednisolon, Hund 1 bis 2 (bis 3) mg/kg KM, zweimal täglich, bei der Katze 2 bis 4 mg/kg KM, zweimal täglich.
4. Bei Therapieversagen Azathioprin, 0,5 bis 1 mg/kg KM (bis 2 mg/kg KM), oder Chlorambucil, 0,1 bis 0,2 mg/kg KM, einmal täglich per os.

4.9.6 Arzneimitteldermatose

Definition: Als Folge von Arzneimitteln entstehende, sehr variable Dermatose. Möglicherweise handelt es sich ebenfalls um eine mildere Form der toxischen epidermalen Nekrolyse.

Ätiologie: Nahezu jeder Wirkstoff kann die Krankheit auslösen.

Pathogenese: Verdächtigt werden Typ-I- bis Typ-IV-Reaktionen auf Arzneimittel.

Klinisches Bild: Die Krankheit ist außerordentlich variabel. Sie kann örtlich begrenzt sein, aber auch generalisiert auftreten. Die Symptome bestehen in Erythemen, Papeln, Vesikeln, Pusteln, Bullae, Exkoriationen, Ulzera und Alopezie.

Diagnose: Sie wird auf dem Ausschluss und durch histologische Untersuchung von Hautbioptaten gestellt.

Differentialdiagnose: Es kommen dieselben Krankheitsbilder wie beim Erythema multiforme in Frage.

Therapie: Abbrechen der bisherigen medikamentösen Behandlung. Kortikosteroide (Prednisolon, 1 bis 2 mg/kg KM, zweimal täglich). Symptomatische Therapie.

4.9.7 Vogt-Koyanagi-Harada-Syndrom

Synonym: *Uveodermatologisches Syndrom*.

Ätiopathogenese: Sie ist unbekannt. Es wird angenommen, dass es sich um eine Immunreaktion gegen Melanin oder Rezeptoren auf den Melanozyten handelt (KERN u. Mitarb. 1985; LEVER und SCHAUMBURG-LEVER 1990).

Klinisches Bild: Das Krankheitsbild wurde in der deutschsprachigen Literatur m. W. bisher nur von REUSCH u. Mitarb. (1994) beschrieben. Erfasst werden fast ausschließlich Akita-Inu. Es werden akute granulomatöse Panuveitiden und Retinitiden gefunden, die zu Blindheit führen können, ferner Depigmentation der Haut an Nase, Lippen und Augenlidern.

Die **Diagnose** basiert auf der Rasseneigentümlichkeit, dem klinischen Bild und der histologischen Untersuchung eines Hautbioptats.

Prognose: Zweifelhaft bis eher günstig, wenn frühzeitig und konsequent behandelt wird. Oft werden Rezidive und Blindheit beobachtet.

Therapie:
1. Örtlich Kortikosteroide am Auge.
2. Systemisch Kortikosteroide: Prednisolon 1 bis 2 mg/kg KM, zweimal täglich bis zur Heilung; oft ist lebenslange Behandlung mit einer reduzierten Dosis erforderlich.
3. Azathioprin, 0,5 bis 2 mg/kg KM, einmal täglich.

4.9.8 Jungtierpyodermie

Synonyma: *Jungtierzellulitis, fälschlich auch Staphylokokkenpyodermie.*
Definition: Seltene granulomatöse und pustulöse Entzündung überwiegend im Kopfbereich junger Hunde.
Ätiologie: Sie ist unklar wie die Pathogenese. Es wird vermutet, dass eine Immunopathie zugrunde liegt, die aber bisher nicht näher bestimmt werden konnte. Dafür spricht das rasche Ansprechen der Krankheitssymptome auf Kortikosteroide. Da in fortgeschrittenen Fällen im Eiter oft Staphylokokken gefunden werden, richtete sich der Verdacht auf diese Keime als Auslöser der Krankheit. Dass sie jedoch die Entzündungen selbst primär verursachen, ist unwahrscheinlich, da sie in frischen Fällen nicht nachzuweisen sind und auch die Krankheit auf Antibiotika allein nicht anspricht, gut dagegen auf Kortikosteroide. Auch eine hereditäre Basis wurde vermutet, da häufig ganze Würfe erkranken.
Klinisches Bild: Es erkranken ausschließlich Welpen im Alter von wenigen Wochen bis zu einem Vierteljahr, ganz selten ältere Hunde. Betroffen ist in den meisten Fällen der Kopfbereich, selten bilden sich Abszesse am Hals oder Rumpf. Bisweilen sind mehrere Welpen eines Wurfes betroffen.

Am auffallendsten ist der plötzlich stark umfangsvermehrte Kopf besonders im Gesichtsbereich. Die Lippen und der Nasenbereich sind stark geschwollen, häufig auch die Augenlider und die Ohren. Es besteht eine starke Umfangsvemehrung der Kopflymphknoten, besonders der Lnn. mandibulares. Rasch entwickeln sich eine nässende Pyodermie und häufig umfangreiche Abszesse, aus denen sich ein gelber Eiter entleert. Auch die Lymphknotenabszesse können aufbrechen. Die Ohren sind oft hochgradig entzündet und umfangsvermehrt, der Gehörgang von Eiter erfüllt. Die Berührung bereitet den Patienten erhebliche Schmerzen. Meist bestehen Allgemeinstörungen, Fieber und Anorexie.
Diagnose: Das klinische Bild ist sehr typisch. In Feine-Nadel-Bioptaten ungeöffneter Abszesse findet man massenhaft neutrophile Granulozyten und Makrophagen, jedoch keine Bakterien. Es bietet sich das Bild der pyogranulomatösen Entzündung.
Differentialdiagnose: Das Bild ist recht typisch. Allenfalls können bakterielle Pyodermien in Frage kommen.
Therapie:
1. Mittel der Wahl sind Kortikosteroide so früh wie möglich: Prednisolon, 1 bis 2 mg/kg KM, zweimal täglich, bis zum weitgehenden Abheilen der Krankheit (acht bis vierzehn Tage), dann Reduktion („Ausschleichen"). In manchen Fällen werden bessere Ergebnisse mit Dexamethason erzielt, 0,1 bis 0,2 mg/kg KM, einmal täglich.
2. Antibiotika oder Sulfonamid-Trimethoprim-Kombinationen haben nur bei bakteriellen Sekundärinfektionen nach Antibiogramm Berechtigung.
3. Örtlich werden oberflächliche Pyodermien mit Wasserstoffperoxid gereinigt und mit Rivanol- oder Jodkomplexlösungen behandelt. Tiefe Ulzera können ebenfalls mit Rivanol- oder Jodkomplexlösungen, jedoch nicht mit Wasserstoffperoxid behandelt werden. Auch Magnesiumsulfat-, Aluminiumazetat- oder Aluminiumchloratlösungen können eingesetzt werden. Die äußerliche Behandlung ist allerdings recht schmerzhaft und wird von den Welpen nicht gern akzeptiert.

4.10 Endokrinopathien mit Beteiligung der Haut

Hautveränderungen unterschiedlicher Art werden bei zahlreichen endokrinen Funktionsstörungen gefunden. Sie sollen hier nur kurz angesprochen werden. Im übrigen sei auf das Kapitel „Endokrinopathien" verwiesen.

4.10.1 Hypothyreose

Ätiologisch liegt der Hypothyreose, die spontan (fast) ausschließlich beim Hund beobachtet wird, die idiopathische oder die autoimmune (Hashimoto-Thyreoiditis) Schilddrüsenhypotrophie zugrunde, sehr selten maligne Schilddrüsenneoplasien. **Pathogenetisch** ist in erster Linie der verminderte Grundumsatz bei Hypothyreose für die Hautveränderungen verantwortlich. Die

Schilddrüsenhormone, insbesondere das eigentlich hormonell wirksame Trijodthyronin (T3), das in der Hauptsache in der Peripherie aus Thyroxin (T4) entsteht, führen zu einer Stoffwechselanregung mit erhöhtem Sauerstoffverbrauch und vermehrter Proteinsynthese. An der Haut soll es zur Reifung und zur Aufrechterhaltung der normalen Funktion beitragen. Ein Mangel an Schilddrüsenhormonen führt an der Haut infolge verminderter Proteinsynthese, Lipogenese und Mitoserate zur Atrophie der Epidermis und zu Parakeratose. Gleichzeitig werden saure und amphotere Mukopolysaccharide eingelagert, die wiederum zur Wasservermehrung im Gewebe und damit zur Verdickung der Haut (trotz epidermaler Atrophie) führen. Die Talgdrüsen atrophieren ebenfalls. Wieso die fast immer zu beobachtende Hyperpigmentation entsteht, ist letztlich unbekannt.

Das klinische Bild der an der Haut sich manifestierenden Symptome ist recht charakteristisch. Im „typischen" Fall tritt eine bilateral symmetrische Alopezie am Rumpf, besonders in den dorsalen Regionen auf. Das noch verbliebene Haar ist stumpf, trocken, schuppig und kann leicht ausgezogen werden. Nach dem Scheren erfolgt ein schlechtes Nachwachsen. Die Haut ist hyperpigmentiert und verdickt, so dass bisweilen Falten entstehen, in denen sich Detritus ansammeln und fettig degenerieren (Seborrhoe) und eine Infektion durch Staphylokokken stattfinden kann (Intertrigo). Pruritus fehlt immer, außer bei sekundären pyodermischen Veränderungen. Die Haut fühlt sich häufig kühl an. Hinzu kommen die übrigen bei der Hypothyreose auftretenden Symptome (s. d.).

Zur **Diagnose** werden die Schilddrüsenhormon-„Basal-"Werte bestimmt und Funktionstests angeschlossen (s. Kapitel „Endokrinopathien"). Die Hypothyreose wird häufig unzulänglich diagnostisch abgeklärt, oft ohne ausreichende Diagnose behandelt. Es sei auf das Kapitel „Hypothyreose" im Abschnitt Endokrinopathien hingewiesen.

Therapeutisch wird L-Thyroxin in einer der jeweiligen Situation angepassten Dosierung von 5 bis 10 (bis 15) µg/kg KM p. o., zweimal täglich gegeben.

4.10.2 Hyperadrenokortizismus

Synonyma: *Cushing-Syndrom, Morbus Cushing* (teilweise unterschiedlich gebraucht je nach hypophysärer oder adrenaler Ursache).

Ätiologie: Überfunktion der Hypophyse (ACTH-Hypersekretion), Sekretion von ACTH oder von wie ACTH wirkenden Substanzen durch ektopisches oder neoplastisches Gewebe; autonome Überfunktion der Nebenniere(n) infolge Adenoms oder Adenokarzinoms; iatrogen (lange Applikation hoher Dosen von Kortikosteroiden).

Pathogenese: Kortikosteroide, ob natürlich sezerniert oder artifiziell zugeführt, haben katabole und antimitotische Wirkung, die die Hemmung der Synthese von Nukleinsäuren und Protein bewirkt. Darüber hinaus besteht eine erhebliche immunsuppressive Wirkung. In der Haut führen diese pathogenetischen Vorgänge zur Atrophie, zum Haarverlust, zu Veränderungen der Haarfarbe und -struktur. Wie die Ablagerung von Kalk zu verstehen ist, ist noch nicht vollständig geklärt. Die immunsuppressive Wirkung kann zu Dermatitiden Anlass geben.

Klinisches Bild: Am häufigsten sind Mittel- und Zwergpudel, ferner Kleinstrassen, besonders Yorkshire Terrier, betroffen. Außer den sonstigen Symptomen (s. Kapitel „Endokrinopathien") sind die auffallendsten krankhaften Veränderungen an der Haut zu finden: Haarausfall, oft symmetrisch, besonders am Rumpf über den Rücken bis zum Hals und Schwanzansatz reichend, Bauch und Unterbrust erfassend; Haarkleid an Kopf und Gliedmaßenenden, oft auch am distalen Schwanz lang, spröde, dünn, trocken, meist farbverändert in Richtung Aufhellung bis fast zur Weißfärbung. Die Haare lassen sich leicht ausziehen. Die Haut wird dünn, es bilden sich kleinste Falten, die in Verbindung mit der Trockenheit und dem Durchscheinen der infolge Gefäßwandschwäche schlaffen und daher erweiterten Hautgefäße besonders am Unterbauch der Haut ein welkes Aussehen verleihen. Diese Fältchen können durch leichtes Zusammenschieben einer Hautfalte deutlicher werden. Die Haut ist häufig verstärkt schuppig, es wird eine Seborrhoea sicca beobachtet. Charakteristisch, wenn auch nicht pathognomonisch, sind Komedonen, die besonders auf dem Rücken und dem Unterbauch auftreten. Selten sind

Hyperpigmentationen, die dann bisweilen fleckförmig verteilt sind; eher hellt sich die Haut, wie schon bei den Haaren beschrieben, auf. Hautverletzungen heilen schlechter. Es können Infektionskrankheiten, besonders auch Demodikose trotz des in der Regel fortgeschrittenen Alters auftreten. In etwa zehn Prozent der Fälle kommt eine Calcinosis cutis zustande, die besonders im hinteren Rücken-Kruppen-Bereich oder am Unterbauch, aber – seltener – auch an anderen Stellen beobachtet werden kann. Die Umgebung der dann reibeisenartig verteilten, stecknadel- bis glasstecknadelgroßen Kalkeinlagerungen entzündet sich häufig und ist dann von einem roten Wall umgeben. Die Krankheit tritt beim Hund ungleich häufiger als bei der Katze auf, bei der nur ausnahmsweise auffallendere klinische Symptome vorkommen.

Diagnose: Die Bestimmung des Serum-Kortisols allein reicht nicht aus. Es sind Stimulations- und Suppressionstests erforderlich. Außerdem leisten die sonographische Untersuchung der Nebennieren und die Computertomographie der Hypophyse gute Dienste. Das diagnostische Prozedere wird im Kapitel „Endokrinopathien" geschildert.

Differentialdiagnose: Ein ähnliches Krankheitsbild der Haut wird durch das so genannte „Cushing-ähnliche Syndrom" (s. d.) hervorgerufen, bei dem jedoch Kalkeinlagerungen immer fehlen. In manchen, aber offensichtlich bei weitem nicht allen Fällen liegt dabei eine mangelnde Wachstumshormonwirkung zugrunde. BÖHMER u. Mitarb. (1991) beschreiben bei einer Katze mit renaler Urämie eine schwere Kalzinose der Ballen; dabei dürfte es sich aber um einen renalen sekundären Hyperparathyreoidismus gehandelt haben.

Therapie: Bei adrenaler Ursache infolge eines Adenokarzinoms einer oder beider Nebennieren kommt die chirurgische Entfernung in Frage, die jedoch technisch schwierig ist. In den meisten Fällen eines hypophysären Adenoms wird die Suppression der hypertrophen Nebennieren durch Mitotane (Lysodren) durchgeführt (s. Kapitel „Endokrinopathien"). Die Behandlung mit Ketokonazol oder Selegilinhydrochlorid hat sich bisher noch nicht durchgesetzt (siehe Kap. 15.4.1 Hyperadrenokortizismus).

4.10.3 Hypersomatotropismus

Definition: Vermehrte Sekretion von Wachstumshormon (soma = Körper).

Ätiologie: Hypersomatotropismus wird beim Hund selten, bei der Katze häufiger durch Hypophysenadenom, beim Hund dagegen häufiger durch Applikation von Progestagenen oder vermehrte Sekretion von Progesteron ausgelöst.

Pathogenese: Wachstumshormon oder Somatotropin hat katabole und anabole Eigenschaften. Die katabolen Eigenschaften zeigen sich in erhöhter Lipolyse, als Antagonist des Insulins mit der Folge der Hyperglykämie, während der anabole Effekt auf eine ganze Reihe von Organen wachstumsfördernd wirkt: Haut, Unterhaut, Bindegewebe, Knochen, Knorpel, quer gestreifte Muskulatur.

Klinisches Bild: Neben der Akromegalie und der Verplumpung zahlreicher Körperregionen und Organe sind die Hautveränderungen durch Verdickung, Faltenbildung, Myxödem besonders im Kopf- und Gliedmaßenbereich charakterisiert. In den Falten können sich sekundär eitrige Entzündungen entwickeln. Hyperpigmentation scheint bei Hund und Katze im Gegensatz zum Menschen nicht vorzukommen. Dagegen wird auch bei Hund und Katze eine Hypertrichose gesehen.

Diagnose: Wichtig ist die Beachtung des klinischen Bildes in Verbindung mit dem Vorbericht: Progestagen-, Progesteronbehandlung. Häufig ergibt die Blutzucker-Bestimmung eine Hyperglykämie. Die Bestimmung von Wachstumshormon ist sehr variabel und allein nicht aussagekräftig. Empfohlen wird dagegen der Wachstumhormon-Suppressionstest mit Glukose (s. Kapitel „Akromegalie"), der jedoch auch bei zahlreichen klinisch unauffälligen Hunden widersprüchliche Ergebnisse bringt. Bei Verdacht auf Hypophysenadenom führt die Computertomographie weiter.

Therapie:
1. Absetzen von Progestagenen oder Progesterontherapie.
2. Ggf. Ovari(ohyster)ektomie.
3. Bei Hypophysenadenom evtl. Bestrahlung (die chirurgische Entfernung stößt immer noch auf erhebliche Schwierigkeiten).

4.10.4 Hyposomatotropismus

Definition und Ätiologie: Verminderte Sekretion von Wachstumshormon infolge einer Entwicklungsstörung der Hypophyse oder progressiver hypophysärer Zysten (juveniler Hyposomatotropismus als Teil eines Hypopituitarismus oder hypophysären Zwergwuchses), beim erwachsenen Hund Schädeltraumen und ebenfalls Hypophysenzysten, Tumoren der Hypophyse.

Klinisches Bild: Das Krankheitsbild an der Haut ist gekennzeichnet durch bilaterale Alopezie, die meist den Rumpf und den Hals befällt, die Haut ist dünn und bisweilen hyperpigmentiert. Die Talgdrüsen sind atrophisch, ebenso die Haarfollikel. Beim Junghund kommt Zwergwachstum hinzu.

Diagnose: Die alleinige Bestimmung von Wachstumshormon (Somatotropin) reicht nicht aus. Es werden eine Reihe von Stimulationstests durchgeführt (Clonidin-, Xylazin-Test, Somatotropin-Releasing-Faktor), die teilweise (Clonidin-Test) mit erheblichen Nebenwirkungen verbunden sein können (s. „Endokrinologie").

Differentialdiagnostisch kommen besonders der Hyperadrenokortizismus (M. Cushing), ferner das „Cushing-like syndrome" oder die Wachstumshormon-responsible Dermatose.

Therapie: Bei nachgewiesenem Hyposomatotropismus kommt die Behandlung mit somatotropem Hormon (Somatotropin, Somatropin, STH, Wachstumshormon, GH) in Frage. Verwendbar sind bovines, porkines und rekombinantes menschliches STH. Für die therapeutische Anwendung ist in Deutschland nur das sehr teure menschliche STH zugelassen. Die Dosierungsangaben in der Literatur variieren um eine Zehnerpotenz. In unseren eigenen Fällen wurden – nicht selten nur vorübergehend – Erfolge mit Dosen von 1 bis 2 IU/Hund erzielt, die sechs Wochen lang zweimal pro Woche gegeben wurden. In allen Fällen wuchsen die Haare nach, gingen aber bei einem Teil der Hunde nach einem viertel bis halben Jahr erneut, manchmal an anderer Stelle, aus. Eine erneute Behandlung ergab wieder Haarwachstum, das bei den wenigen Fällen mit einer dritten Behandlung durchweg ausblieb (Antikörperbildung?).

4.10.5 Wachstumshormonreagible Dermatose (STHRD)

Synonyma: *Growth hormone-responsive dermatosis, Wachstumshormonresponsible Dermatose, Cushing-like Syndrom(?).*

Definition: Ungenau definiertes Krankheitsbild, das sowohl Züge des Hyperadrenokortizismus als auch des Wachstumshormonmangels aufweist, aber auf Stimulations- und Suppressionstests normal reagiert.

Ätiologie: Unbekannt.

Klinisches Bild: Es erkranken vorwiegend jüngere Hunde zwischen zwei und fünf Jahren. In unseren Fällen waren Chow-Chows, Zwergpudel, Deutsch-Drahthaar und ein Berger des Pyrennées betroffen. Die Tiere verlieren bilateral symmetrisch die Haare bis zur vollständigen Alopezie vorwiegend am Rumpf, Hals und Schwanz. In einigen Fällen waren handflächengroße Flächen im Achselbereich, in einem Fall bei einem Rezidiv die Ohren und von dort ausgehend der Kopf betroffen. Das Haar lässt sich in der Umgebung der Alopezie leicht ausziehen und ist bisweilen heller gefärbt. Die Haut wird dünn, atrophisch, bisweilen stark schuppig. Die häufig beschriebene Hyperpigmentation konnten wir in einigen unserer Fälle nicht beobachten. Es fehlen jedoch Symptome wie Polydipsie, Polyphagie, Calcinosis cutis.

Diagnose: Alle labordiagnostischen Parameter sind unverändert. In unseren eigenen Fällen bewegten sich die Basiswerte von Thyroxin, freiem Thyroxin und Kortisol meist an der unteren Grenze oder waren erniedrigt. Die Stimulationstests mit TSH bzw. ACTH ergaben bezüglich der Schilddrüsenhormone niedrig-normale, im ACTH-Test bisweilen zu geringe Stimulationen. Wachstumshormon-Basiswerte sind unauffällig. Die Reaktion auf Clonidin ist niedrig-normal bis normal. Es gibt für uns keinerlei Anlass zur Annahme, dass zumindest die Mehrzahl unserer eigenen Fälle einen „maskierten" oder „latenten" Hyperkortisolismus darstellen, da weder die diagnostischen Untersuchungen Hinweise dafür gaben, noch eine Behandlung mit Mitotane zum Erfolg führte (außer dem raschen Auslösen eines M. Addison).

Therapie: Es handelt sich wahrscheinlich nicht um einen STH-Mangel. Trotzdem sprechen die Patienten gut auf STH an. In allen unseren Fällen begann das Haarkleid vier bis sechs Wochen nach zweimal wöchentlicher Gabe von 1 bis 2 IU/Hund s. c. zu wachsen und wurde dicht, die Haut wurde dicker und fester. Nach drei bis sechs Monaten kam es häufig zum Rezidiv, das erneut erfolgreich mit STH behandelt werden konnte. Spätere Rezidive sprachen schlechter bis gar nicht mehr an. In diesen Fällen konnte mit örtlicher Skarifizierung der Haut wieder Haarwachstum provoziert werden.

Insgesamt bleibt die Therapie der STHRD unbefriedigend, da die Ursache nicht bekannt und damit die Krankheit ursächlich nicht anzugehen ist und außerdem die Nebenwirkungen von STH (diabetogen) nicht unterschätzt werden dürfen. Hinzu kommt der Kostenfaktor des rekombinanten STH, das sich nur wenige werden leisten können.

4.10.6 Geschlechtshormonassoziierte Dermatosen

4.10.6.1 Hyperöstrogenismus, Hypoöstrogenismus

Ätiologie: Hyperöstrogenismus: Hypersekretion von Östrogen durch Eierstocks-, Sertolizell- oder Nebennierenrindentumor oder iatrogen; Hypoöstrogenismus hauptsächlich als Kastrationsfolge.

Pathogenese: Östrogen, das im Follikel des Ovars, der Zona reticularis der Nebennierenrinde, den Sertoli- und interstitiellen Zellen des Hodens sezerniert wird, fördert die Mitose und die Pigmentation der Haut, führt aber auch zu einer Hautatrophie mit Verminderung der Talg- und Schweißsekretion. Durch die Suppression der anagenen Phase wird das Haarwachstum gehemmt, und bei iatrogenem oder spontanem Hyperöstrogenismus kann aus diesem Grund Haarverlust mit Alopezie auftreten. Offensichtlich reagieren verschiedene Körperregionen besonders empfindlich gegenüber Östrogen, anders sind die symmetrischen Haarverluste am Rumpf und im Bereich der Geschlechtsorgane kaum zu erklären. Dies wird mit einer unterschiedlichen Häufung von Östrogenrezeptoren in der Haut erklärt (EIGENMANN 1984). Wenn dies so ist, können Hunde mit besonderer Häufung der Östrogenrezeptoren mit klinischen Symptomen reagieren, ohne dass eine vermehrte Östrogensekretion vorliegen muss. Dem spontanen Hyperöstrogenismus liegen Tumoren des Eierstocks oder des Hodens zugrunde.

Klinisches Bild:
Hyperöstrogenismus: Neben den generellen Krankheitsbildern des Feminisierungsphänomens beim Rüden fallen besonders die Haar- und Hautsymptome auf. Dies sind symmetrische Alopezie, beginnend im Inguinalbereich und ventral am Bauch mit einer Tendenz zur Ausbreitung nach kranial, wobei oft noch wenige Haare übrig bleiben, die aber leicht ausziehbar sind und nach Scheren nicht nachwachsen, ferner Hyperpigmentation der Haut, schlaffe, herabhängende Haut um Vulva oder Präputium, Faltenbildung und seborrhoische Intertrigo.

Hypoöstrogenismus: Es kann immer wieder beobachtet werden, dass bei ovariektomierten Hündinnen bisweilen bilateral-symmetrisch am Rumpf und im Inguinalbereich das Haarkleid stumpf und heller wird, die Haare werden schlicht, lang und dünn. Schließlich kann Alopezie auftreten. Das Krankheitsbild kann derzeit pathogenetisch kaum erklärt werden.

Diagnose: Die klinische Untersuchung unter Berücksichtigung der Symptome des Feminisierungssyndroms (Vergrößerung der Zitzen, Reaktion anderer Rüden wie auf eine läufige Hündin) und die Untersuchung der Hoden und Eierstöcke einschließlich Ultraschalluntersuchung und Feine-Nadel-Biopsie stehen im Vordergrund. Dagegen ergibt die Bestimmung der Östrogene nicht immer zuverlässige Ergebnisse, da in vielen Fällen nur Östradiol bestimmt wird. Wenn jedoch eine Erhöhung der Östrogene nachzuweisen ist, kann die Diagnose als gesichert gelten. Hypoöstrogenismus tritt bei der ovariektomierten Hündin auf, weshalb der Vorbericht auf diese Frage zu erweitern ist.

Therapie: Bei iatrogenem Hyperöstrogenismus ist die Dosis zu vermindern oder auszusetzen. Im übrigen empfehlen sich bei Tumoren die Kastration bzw. die Ovariektomie.

Im Falle des Verdachts auf Hypoöstrogenismus kann ein Versuch mit Östradiolbenzoat, 0,01 mg/kg KM s. c., einmal pro Woche, gemacht werden.

4.10.6.2 Hyperprogesteronismus

Ätiologie: In der Regel iatrogen (Megestrolacetat, Medroxiprogesteronacetat), offenbar sehr selten durch Nebennierenrinden- (Zona reticularis) oder Sertolizelltumor.
Pathogenese: In der Therapie wurden bei der Katze häufig Gestagene verwendet, die eine ähnliche Wirkung wie Kortikosteroide entfalten. Gestagene binden intrazellulär an Dihydrotestosteronrezeptoren und verhindern die Bindung von Dihydrotestosteron.
Klinisches Bild: Bei der Katze wurden nach der Gabe von Gestagenen – neben anderen Nebenwirkungen – örtlich oder generalisiert Alopezien und Hautatrophien beobachtet.
Diagnose: Da die meisten Fälle auf einer iatrogenen Applikation beruhen, gibt der Vorbericht den wichtigsten Hinweis.
Therapie: Absetzen des Medikaments.

4.10.6.3 Hypoandrogenismus

Ätiologie: Kastration männlicher Hunde.
Pathogenese: Sie ist beim Hund noch nicht recht untersucht. Beim Menschen und bei anderen Tierarten werden durch vermehrte Sekretion von Androgenen erhöhte Mitoseraten und verstärkte Talgsekretion beobachtet. Entsprechend wird bei Kastraten eine trockene Haut beobachtet.
Klinisches Bild: Es besteht in symmetrischer Alopezie im Inguinalbereich, die sich nach kranial ausdehnt. Das Haarkleid ist trocken und stumpf, die Haut trocken, schlaff und schuppig.
Diagnose: Die – manchmal jahrelang zurückliegende – Kastration ist das wichtigste Indiz. Die Bestimmung von Androgenen im Blutserum ist dagegen nicht sehr zuverlässig.
Therapie: Versuch mit Testosteron, 2 mg/kg KM i. m., 3 Tage lang, danach alle 1–4 Wochen.

4.11 Ernährungsbedingte Hautkrankheiten

4.11.1 Zinkmangel-Dermatose

Ätiologie: Zinkmangelernährung oder rassebedingte Zinkresorptionsstörung im Darm (Husky, Malamute, Bullterrier). In den meisten Fällen liegt ein relativer Zinkmangel vor.
Pathogenese: Zink ist als Kofaktor an der Wirkung von Carboanhydrase, DNA- und RNA-Polymerase, Carboxypaptidase, alkalischer Phosphatase und Laktatdehydrogenase beteiligt (KROKER 1997).
Klinisches Bild: Es werden zwei Syndrome unterschieden (WILLEMSE 1992):
1. Hyperkeratotische Plaques an einer oder mehreren Stellen mit zartem Keratin, besonders um die Augen, die Lippen, an den Innenseiten der Ohren, um Vulva, Anus und Präputium, an Ellbogen und Zehensohlen. Diese Form ist die der Huskies, Malamutes und schnellwachsender Rassen und tritt meist vor der Geschlechtsreife auf.
2. An der zweiten Form erkranken Hunde bereits im Alter von einem bis zwei Monaten an rasch sich ausdehnendem Erythem bis zu eitriger Dermatitis mit Krustenbildung, die besonders an den Ellbogen, den Zehensohlen und am Kopf auftreten. Das Haarkleid ist trocken, es entwickelt sich eine Seborrhoe. Als Allgemeinsymptome treten Apathie und verzögertes Körperwachstum hinzu. Vorwiegend erkranken Bullterrier.

Diagnose: Wichtig ist neben der Berücksichtigung des klinischen Bildes und der Rasse die anamnestische Erhebung der Fütterung. ZENTEK (1992) gibt als Richtwert > 70 mg Zink pro Kilogramm Trockensubstanz an. Im Blutplasma wird ein Wert von > 9 µmol/l als „normal" angenommen. Selbst gemachtes Futter kann einen Mangel an Zink aufweisen. Die relativ zuverlässigsten Ergebnisse können mit Hilfe der histologischen Untersuchung eines Bioptats gewonnen werden. Grundsätzlich sollte die Krankheit nur nach Untersuchung eines Bioptats diagnostiziert und behandelt werden (keine Verdachtsdiagnose!).
Differentialdiagnose: In Frage kommen Demodikose, Dermatophytosen, Pyodermie und Autoimmunkrankheiten der Haut.
Therapie: Zinksulfat, 10 mg/kg KM per os mit dem Futter, bei rasch wachsenden Hunderassen, später auf einmal pro Woche zurückgehen. Beim Bullterrier mit der enteralen Verwertungsstörung sind orale Gaben nicht erfolgreich gewesen (WILLEMSE 1992). Eine Behandlung ist bei dieser Rasse unbe-

kannt; erkrankte Tiere sollten von der Zucht ausgeschlossen werden. Eine eventuelle Behandlung mit Kalzium muss, wenn möglich, wegen Interaktionen bei der Resorption unterbrochen werden.

4.11.2 Fettsäuremangel

Ätiologie: Ein echter Mangel an Fettsäuren kommt bei Hund und Katze heute kaum vor. Allenfalls bei schlecht zubereitetem oder zu lange aufbewahrtem selbst gemachten oder auch billigem kommerziellen Futter können durch Ranzigwerden des Fettes Mangelzustände auftreten.

Pathogenese: Durch Mangel an Fettsäuren können Keratinisierungsdefekte mit Hyper- und Parakeratose auftreten. Zugrunde liegen soll hauptsächlich ein Arachidonsäuremangel mit der Folge eines Prostaglandin-E-Mangels und ein Mangel an Linolensäure.

Klinisches Bild: Wenn die defizitäre Ernährung viele Monate dauert, werden Haarkleid und Haut trocken und schuppig, das Haar verliert seinen Glanz, es macht einen „kranken Eindruck". KIENZLE (1992) führt folgende Symptome auf: raues, trockenes Haarkleid, Parakeratosen, Haarausfall, vermehrte Cerumenbildung, erhöhte Hautinfektionsanfälligkeit, verzögerte Wundheilung. Infektionen können besonders durch Eitererreger und Malassezia leichter manifest werden. Weiterhin erwähnt sie reduzierten Muskeltonus, Leberverfettung und -degeneration, Anämie, Fruchtbarkeitsstörungen und Veränderungen im Fettsäurenmuster.

Therapie: Vollwertige Ernährung mit nicht zu lang und zu warm aufbewahrtem Futter. Zusätzlich einen bis zwei Teelöffel Distelöl oder Nachtkerzenöl übers Futter geben.

4.11.3 Vitaminmangel

Unter den Vitaminmangelzuständen, die Hautsymptome hervorrufen können, sind die Vitamine A, B-Komplex und E zu nennen.
Bei **Vitamin-A-Mangel** werden Hyperkeratosen mit Verlegung der Drüsenausgänge gesehen. Dies führt zu trockener, schuppiger Haut, die leicht bakteriell und mykotisch infiziert werden kann. Das Haarkleid ist stumpf, trocken und glanzlos. SCOTT u. Mitarb. (1995) empfehlen therapeutisch die einmalige Injektion von 6000 E einer wässrigen Vitamin-A-Lösung.

Vitamin-E- und Selen-Mangel hängen eng miteinander zusammen und haben darüber hinaus Verbindungen zum Mangel an Fettsäuren. Sie dürften bei Hund und Katze jedoch allenfalls bei sehr mangelhaft zubereiteter und aufbewahrter Nahrung auftreten. Dagegen reagieren eine Reihe von Krankheitszuständen der Haut durchaus günstig auf Vitamin-E-Substitutionen, auch wenn kein echter Mangelzustand besteht. Hierzu gehören Acanthosis nigricans, Lupus erythematodes und zahlreiche mit Schuppenbildung einhergehende Dermatosen. Die therapeutische Dosis beträgt 400 bis 800 E/kg KM, zweimal täglich per os.

Vitamin-B-Mangel kommt am häufigsten bei der Katze im Verlauf von akuten Infektionskrankheiten, u. a. Krankheiten mit Futterverweigerung vor. Die Fütterung von thiaminasehaltigem Fisch dürfte in unseren Breiten dagegen lediglich von theoretischem Interesse sein. Dabei kommt es zu neurologischen Ausfallserscheinungen (s. Kapitel Neurologie). Chronischer Vitamin-B-Mangel ist dagegen bei Hund und Katze äußerst selten. An der Haut imponiert er durch Alopezie, trockene Seborrhoe mit Schuppenbildung. Zur Behandlung werden Vitamin-B-Komplex-Präparate oral gegeben, deren Dosis an Vitamin B_1 0,5–2,0 mg/kg KM, bei akuten neurologischen Symptomen dagegen 10 bis 100 mg/Katze, beträgt.

4.12 Alopezien

Unter Alopezie (alopekia = Fuchsräude) versteht man die krankhafte Kahlheit infolge Haarausfalls (effluvium). Alopezien können, wie bei Nackthunden, angeboren oder erworben sein. Es werden ferner reversible und irreversible Alopezien unterschieden. Zu den irreversiblen gehören die angeborenen, bei denen die Haarfollikel nicht angelegt sind. Irreversibel sind auch diejenigen erworbenen Alopezien, bei denen die Haarfollikel zerstört worden sind, etwa durch Narbenbildung oder durch Atrophie. Symptomatische Alopezien sind in der Regel reversibel. Abgesehen von den angeborenen Alopezien ist die Haarlosigkeit ein Symptom, also keine Krankheit per se, das jedoch bei zahlreichen Krankheiten, ferner bei Behandlungen mit Zytostatika, vorkommt. Da dieses Symptom jedoch sehr störend sein kann, soll es hier getrennt behandelt werden.

Verstärkter Haarausfall bis hin zu Alopezie wird bei folgenden Krankheiten gesehen:
– Epidermale Dysplasie der West Highland White Terrier
– Syndrom des Blauen Dobermanns und anderer Blaufärbungen
– Erbliche Hypotrichose der Hunde
– Feline generalisierte Alopezie, Feline Hypotrichose
– Sporotrichose
– Demodikose
– Sarkoptes-Räude (Skabies)
– Kontaktekzem
– Allergien
– Pemphigus
– Hyperadrenokortizismus
– Hypothyreose
– Hyposomatotropismus
– Wachstumshormonreagible Dermatose
– Hyperöstrogenismus
– Hypoöstrogenismus
– Hyperprogesteronismus
– Hypoandrogenismus
– Vitamin-B-Komplex-Mangel

4.12.1 Übermäßiges Haaren

Man versteht darunter den – normalen – Haarwechsel, sofern nicht ein Schütterwerden des Haarkleides bis hin zur Alopezie vorliegt oder durch Auszupfen provoziert werden kann. Hunde und Katzen, die hauptsächlich im Freien leben, verlieren besonders viele Haare im Frühjahr, während Tiere, die im Haus leben, das ganze Jahr über individuell unterschiedlich stark Haare verlieren. Das permanente starke Haaren ist außerordentlich lästig für die Besitzer. Es ist aber nicht als krankhaft, sondern eher im Gegenteil als gute Regenerationsfähigkeit anzusehen. Eine Möglichkeit, das – physiologische – verstärkte Haaren zu vermindern, ist nicht bekannt. Während des Haarwechsels ist die Barrierefunktion der Haut herabgesetzt (SCHWARZ 1992).

4.12.2 Follikeldysplasie

Bei einigen endokrinen Funktionsstörungen kommt zunächst eine Verdünnung des Haarkleids und schließlich gehäuft eine symmetrische Alopezie vor. Besonders bei Nebennierenrindenfunktionsstörungen (Hyperadrenokortizismus, Hyperöstrogenismus) werden solche Veränderungen öfter gesehen. Eine hereditäre Basis wird bei einigen Rassen wie Boxern, Airedale Terrier, Bulldoggen, Zwergschnauzern, Huskys, Settern vermutet.
Klinisches Bild: Es stellt sich als schütteres, trockenes Haarkleid dar. Insbesondere das Deckhaar geht verloren. Die Haarfarbe wechselt ins Rostrote bis Graue. Nach dem Scheren wächst das Haar oft schlecht nach.
Diagnose: Definitiv kann die Diagnose anhand der histologischen Untersuchung eines Bioptats gestellt werden.
Therapie: Sie ist nur möglich, wenn eine sichere Diagnose, etwa einer Nebennierenrindenfunktionsstörung, gestellt und behandelt werden kann. Die möglicherweise auf erblicher Grundlage beruhende Follikeldysplasie ist nicht erfolgreich zu behandeln.

4.12.3 Zyklische Alopezie

Die **Ursache** dieser Krankheit ist unbekannt. Im histologischen Bild wird eine Atrophie der Haarfollikel gefunden. Die Hunde erkranken wiederholt an Haarverlusten, die besonders im Flankenbereich beiderseits symmetrisch auftreten. Die Haut kann unverändert oder – besonders bei wiederholtem Auftreten – hyperpigmentiert sein. Schuppen gehören nicht zu diesem Krankheitsbild. Nach unterschiedlich langer Zeit wachsen die Haare – mit oder trotz Behandlung – wieder spontan nach. Allerdings kann in einigen Fällen ein Fortschreiten der Alopezie von Jahr zu Jahr beobachtet werden, so dass sie schließlich permanent vorhanden ist. In unseren Breiten erkranken am weitaus häufigsten Airedale-Terrier („Airedale-Terrier-Alopezie"), desweiteren auch Boxer, wesentlich seltener andere Rassen. Ob das Bild identisch ist mit dem **zeitweisen Haarverlust der Siamkatzen** an den Ohren, ist nicht bekannt.

Eine **Therapie** ist unbekannt. Versucht wurden Salizylöl, Salizylspiritus, Injektionen von Hormonen, ohne dass ein messbarer

Unterschied zu unbehandelten Hunden feststellbar gewesen ist.

4.12.4 Trichorrhexis nodosa

Bei dieser Haarkrankheit entwickeln sich knotige Veränderungen im Bereich des Haarschafts. Der Knoten verliert die Kutikula, er splittert sich pinselartig auf, das Haar bricht ab. Das gesamte Haarkleid erscheint grau und „ungepflegt", insgesamt zu kurz und „abgebrochen". Eine vollständige Alopezie im eigentlichen Sinne besteht jedoch nicht. Ursächlich liegt ein zu häufiges und zu intensives Kämmen oder Bürsten oder Waschen mit aggressiven Waschmitteln zugrunde. Auch das Baden in stark gechlortem Wasser (Schwimmbäder) kann die Krankheit begünstigen.

Die **Diagnose** lässt sich leicht mit einer Lupe oder dem Betrachten der Haare unter dem Mikroskop in Verbindung mit der Anamnese stellen. Die **Therapie** besteht im Abstellen der durch die Anamnese ermittelten Ursache.

4.12.5 Alopezie nach Schur

Hin und wieder wird nach Schur (oder Rasur) bei Hunden ein verzögertes oder überhaupt kein Haarwachstum gesehen. Dies wird am häufigsten bei langhaarigen Hunden beobachtet, die wegen eines chirurgischen Eingriffs geschoren worden sind. Die Haut bleibt monatelang kahl, das übrige Haar erscheint jedoch unauffällig. Die Ursache ist unbekannt. Gross u. Mitarb. (1992) vermuten eine Störung der örtlichen Durchblutung, Scott u. Mitarb. (1995) vermuten jedoch, dass sich die Hunde zum Zeitpunkt der Schur in der katagenen Phase befinden. Nach einiger Zeit wächst bei den meisten Hunden das Haarkleid wieder nach, ohne dass eine Behandlung erforderlich – oder auch hilfreich – wäre.

4.12.6 „Glatze" der Katzen

Bei zahlreichen Katzen entwickelt sich symmetrisch zwischen dem Ohrgrund und dem Lidspalt eine schütter behaarte bis haarlose Stelle. Die Besitzer vermuten dann häufig Parasiten oder Pilze als Ursache. Wenn die Haut reaktionslos ist, ist diese örtliche Alopezie jedoch als physiologisch anzusehen. Eine Behandlung ist weder erforderlich noch Erfolg versprechend.

4.12.7 „Feline endokrine Alopezie"

Definition: Symmetrischer Haarausfall der Katze meist am Rumpf ohne Hautveränderungen.

Die **Ursache** ist unbekannt. Eine Endokrinopathie konnte nie zweifelsfrei nachgewiesen werden, obgleich Thoday (1986) einen günstigen Einfluss von Liothyronin auf das Krankheitsbild beschrieben hat. In eigenen Fällen wurde Haarwachstum mit Testosteron erzielt (oder es trat trotz Testosterons von selbst wieder ein).

Klinisches Bild: Die Alopezie tritt symmetrisch beiderseits am Rumpf auf. In wenigen Fällen ist sie auf den Inguinalbereich beschränkt. Die Haut ist reaktionslos.

Diagnose: Es muss erfragt werden, ob die Katze sich vermehrt leckt. Bei der „Felinen endokrinen Alopezie" wird kein vermehrtes Belecken beobachtet (vielleicht weil sich die Katze unbeobachtet leckt). Die Haut ist haarlos, es sind auch keine Haarstummel zu erkennen. Entzündungszeichen bestehen nicht.

Differentialdiagnose: „Leckalopezie" der Katze. Dabei sind Haarstümpfe in normaler Zahl zu erkennen.

Therapie: Die Behandlung ist rein symptomatisch, da die Ursache noch immer unbekannt ist. Erfolge werden berichtet mit Trijodthyronin, 20 µg/Katze, zweimal täglich, steigernd bis auf 50 µg/Katze. Die Behandlung soll 12 Wochen fortgesetzt werden (Thoday 1986). Scott (1980) gab eine Kombination von Androgen-Östrogen, und zwar Testosteron 12,5 mg/Katze + Diäthylstilböstrol 0,625 mg/Katze oder Östradiol 0,5 mg/Katze. Auch Progesteron wird als erfolgreich beschrieben (2,2 bis 22 mg/kg KM), ebenso Megestrolazetat, jeden zweiten Tag 2,5 bis 5 mg/Katze. Eigene Fälle wurden mit Depot-Testosteron, 2 mg/kg KM i. m., 3 Tage lang, danach alle 1–4 Wochen, erfolgreich behandelt. Die sehr unterschiedlichen Therapieschemata unterstreichen, dass es sich bei der Krankheit um ein multifaktorielles Geschehen handeln dürfte, dem möglicherweise kein Hormonmangel zugrunde liegt, das jedoch auf die Behandlung durch Hormone anspricht.

4.13 Psychisch bedingte Hautkrankheiten

4.13.1 „Psychogene Alopezie" der Katze

Definition: Meist symmetrische Haarverluste durch zwanghaftes exzessives Belecken, seltener mit dermatitischen Zeichen.
Ätiologie: Ursächlich kommen eine Reihe von unterschiedlichen Veränderungen und die Katze in hohem Maße beunruhigende Veränderungen in ihrer Umgebung in Frage: neues Haustier, Geburt eines Kindes, neue Freundin des Besitzers (und vice versa), Wohnungswechsel, Verlust des Lagers, Verdrängung aus dem Bett des Besitzers/der Besitzerin, langes Alleinsein über Tag usw. Ob es sich bei der „psychischen Alopezie" wirklich um eine definierte Krankheit handelt, ist vielfach bezweifelt worden.
Pathogenese: Das Lecken wird entweder aus Langeweile oder in Form einer Übersprungshandlung intensiv immer an denselben Körperregionen durchgeführt. Dabei werden durch die scharfen Zungenpapillen die Haare ausgezogen, die festen Haare brechen ab, so dass das Haarkleid immer stärker verändert wird und schließlich völlig verschwinden kann. Wird das Lecken jetzt weiter durchgeführt, so kann die Haut verletzt werden, so dass eine chronische Dermatitis resultiert. Auch Veränderungen in Form von eosinophilen Plaques kommen – wohl durch die dauernde mechanische Beanspruchung – vor; vielleicht sind sie aber auch eine der Ursachen der Krankheit und werden erst durch das Belecken entdeckt.
Klinisches Bild: Die Haarverluste treten in der Regel symmetrisch auf. Betroffen sind vorwiegend der ventrale Bauch, der beim Sitzen auf den Hinterpfoten beleckt wird, ferner die Flanken, wobei über der Wirbelsäule häufig unverändertes Haar bestehen bleibt, bisweilen auch nur die Gegend der Wirbelsäule, weiterhin die Oberschenkel bis zu den Unterschenkeln, oft auch die Vordergliedmaßen. Zunächst ist das Haarkleid kürzer, lichter, kann in der Farbe verändert sein, später wird die Haut annähernd kahl, wobei charakteristischerweise bei genauer Untersuchung Haarstummel zu erkennen sind. Leckt die Katze dann noch intensiv weiter, ergeben sich mechanische Defekte, die sich entzünden. Schließlich können eosinophile Plaques entstehen.

Der aufmerksame Besitzer berichtet bisweilen, dass bei Eintritt des die Katze beunruhigenden Ereignisses ein plötzliches unerklärliches, wie unter Zwang stehendes Belecken der erkrankten Stelle geschehe. Vielfach aber wird das Lecken, insbesondere wenn es nachts erfolgt oder bei Abwesenheit des Besitzers (tagsüber Berufstätigkeit des Besitzers und Alleinsein der Katze), nicht bemerkt.
Diagnose: Der Besitzer ist nach irgendwelchen Veränderungen in der Umgebung der Katze und nach dem typischen zwanghaften Belecken zu befragen. Wenn er es nicht gesehen hat, spricht dies noch nicht gegen die psychogene Alopezie. Charakteristisch sind die Haarstummel, die beim Belecken übrig geblieben oder nachgewachsen sind. Sie können nicht leichter ausgezupft werden als das übrige, normale Haar. Bei nicht ganz klarem Bild sollten die unter Differentialdiagnose möglichen Krankheitsbilder ausgeschlossen werden. Bei plaqueartigen Veränderungen sollte die histologische oder zytologische Untersuchung eines Bioptats durchgeführt werden. Man sollte sich nicht vorschnell mit der – durchaus zweifelhaften – Diagnose einer „psychogenen Alopezie" zufrieden geben, sondern eher eine (noch) nicht erkannte andere Ursache annehmen.
Differentialdiagnose: In Frage kommen so genannte hormonelle Alopezien, ferner Dermatomykosen, Flohallergie, atopisches Ekzem oder Nahrungshypersensitivität.
Therapie: Grundsätzlich sollte man versuchen eine Krankheitsursache zu finden. Die Wiederherstellung des ursprünglichen Zustands vor Eintritt der psychogenen Alopezie wäre die ätiologische Behandlung; dies ist jedoch nahezu immer sehr theoretisch. Man ist daher auf medikamentöse Maßnahmen angewiesen.

Nicht sehr erfolgreich waren eigene Versuche mit Psychopharmaka wie Diazepam.

Bessere Erfolge konnten mit Phenobarbital, 3 bis 6 mg/kg KM, zweimal täglich, erzielt werden. In der Untersuchung von WILLEMSE u. Mitarb. (1990) ergab die Applikation von Naloxon (in Deutschland als Narcanti erhältlich) in einer sehr hohen Dosis von 1 mg/kg KM (übliche Dosierung: 0,01 bis 0,05 mg/kg KM) gute Erfolge bei vier von fünf Katzen. Die Wirkung hielt mehrere Wochen bis Monate an. Auch Progestagen und Kortikosteroide sollen wirksam sein.

4.13.2 „Psychogene" Leckdermatitis der Hunde

Synonyma: *Leckgranulom, Acral lick dermatitis.*
Definition: Zwanghaftes Belecken meist der Vorder- oder Seitenfläche der Vordergliedmaßen, seltener der Hintergliedmaßen, ohne erkennbare äußere Ursache.
Ätiologie: Die Krankheit kommt als Verhaltensstörung häufig bei lange Zeit des Tages alleingelassenen, temperamentvollen Hunden vor, die sich offensichtlich langweilen. Wesentlich seltener als bei der Katze kommt es durch die Aufnahme anderer Tiere oder Menschen in den Haushalt zu diesen Erscheinungen (Hund als Herdentier, Katze eher, wenn auch nicht ausschließlicher Einzelgänger). Nicht selten führen jedoch übersehene örtliche Krankheiten zu Juckreiz und damit zum Belecken.
Pathogenese: Durch das ständige Belecken gehen zunächst die Haare aus. Später kommt es zur Entzündung. Offensichtlich veranlasst die nun juckende bis schmerzende entzündliche Reaktion weiteres Belecken, so dass nun hochgradige Entzündungen bis zur Ulzeration führt und schließlich Gewebsnekrosen eintreten, die bis zum Knochen und den Sehnen reichen können. In diesen fortgeschrittenen Stadien ist die Krankheit nicht mehr von der Leckfurunkulose zu unterscheiden. Die sehr häufige bakterielle oder auch mykotische Entzündung führt zu weiteren entzündlichen Reaktionen, die bis hin zur Sepsis fortschreiten können. Häufig entwickeln sich als Folge der Entzündung erhebliche Granulombildungen.
Klinisches Bild: Offenbar kommt die Krankheit hauptsächlich bei sehr aktiven Rassen (Schlittenhunde, Jagdhunde, Deutsche Schäferhunde, Golden Retriever, Deutsche Doggen) vor, die nicht recht ausgelastet sind. Wenn solche Tiere den größten Teil des Tages sich selbst überlassen bleiben, belecken sie sich die Gliedmaßen, insbesondere die Gegenden an Karpalgelenk, Karpus und Metakarpus, seltener die entsprechenden Gegenden an den Hintergliedmaßen, so dass zunächst Haarlosigkeit entsteht, die zu örtlichem Erythem, dann sehr rasch zu nässendem Ekzem fortschreitet. Wenn jetzt nicht eingeschritten wird, wird die Haut nekrotisch und verändert sich ulzerös, bis tiefe Ulzera und oft faulig-süßlich riechende Nekrosen entstehen, die sehr tief reichen und tiefe Fistelkanäle bilden können. Wenn die Krankheit nicht konsequent behandelt wird, können sich chronische Verdickungen mit Ulzera und Fisteln bilden. Selten schreitet die Krankheit bis zur Sepsis fort.
Diagnose: Das klinische Bild in Verbindung mit dem Vorbericht, der sich insbesondere auf die Haltungsgewohnheiten und das Temperament des Hundes erstrecken muss, lenken den Verdacht auf die Krankheit. Es sollte unbedingt eine bakteriologische Untersuchung mit Antibiogramm vor Einleitung einer Therapie durchgeführt werden. Eine zytologische Untersuchung kann evtl. Infektionen durch Malassezia spec. oder auch maligne Prozesse aufdecken. Immer sollte eine örtliche Grundkrankheit sicher ausgeschlossen werden.
Differentialdiagnose: In erster Linie kommt die Leckfurunkulose in Frage, die jedoch im fortgeschrittenen Stadium nicht mehr von der psychogenen Leckdermatitis zu unterscheiden ist. Man ist in solchen Fällen besonders auf die sorgfältige Aufnahme des Vorberichts angewiesen. Eine Biospie bringt in fortgeschrittenen Stadien nicht weiter, kann jedoch maligne Prozesse ausschließen. Ausgeschlossen werden muss auch eine Demodikose.
Therapie:
1. Da das Problem psychisch bedingt ist, würde die sinnvollste, wenn auch häufig nicht durchführbare Behandlungsmethode hier ansetzen:
   – vermehrte Zuwendung
   – vermehrtes Spielen
   – Spazierengehen
   – Beschaffung einer Kontaktperson („Dogsitter")

- Beschaffung eines Spielgefährten
2. Medikamentös können Psychopharmaka versucht werden. Ihr Erfolg ist jedoch sehr unsicher, weshalb man die Kooperation des Besitzers benötigt und ihn auf das „Ausprobieren" hinweisen sollte. Angewendet werden können:
   - Diazepam, 0,1 bis 0,3 (bis 0,5) mg/kg KM, zweimal täglich per os
   - Clonazepam, 0,1 bis 0,3 (bis 0,5) mg/kg KM, zweimal täglich per os
   - Oxazepam in gleicher Dosis
3. Neuroleptika werden bei Versagen von Psychopharmaka angewandt:
   - Phenobarbital, 3 bis 6 mg/kg KM, zweimal täglich per os
   - Acepromazin, 0,5 bis 1,0 mg/kg KM, zweimal täglich per os
4. Endorphinhemmer: Naloxon 0,01 bis 0,05 mg/kg KM.
5. Örtliche Therapie: Halskragen sind problematisch, da sie aktive Hunde noch mehr einschränken. Behandlung der Wunde unter dem Verband, um weiteres Belecken zu vermeiden. Angewandt werden können
   - Xylocain-Gelee
   - DMSO oder Kortikosteroid-Kombinationen mit DMSO
   - Polyvidon-Jod (z. B. Vetedona oder JGS-Spray).
6. Antibiotika, wenn erhebliche Infektionen stattgefunden haben, nach Antibiogramm.
7. Kortikosteroide werden angewandt, nachdem eine antibiotische Therapie eingeleitet worden ist: Prednisolon, 0,5 bis 1 (bis 2) mg/kg KM, zweimal täglich, nach Besserung Reduktion.
8. Chirurgische Entfernung bei störenden Granula oder plastische Chirurgie bei behindernden Narben, auch Kryochirurgie

In eigenen Fällen wurden die besten Erfolge mit der Kombination Antibiotika-Prednisolon und – je nach Befund – trockenen oder feuchten (Rivanol) Verbänden erzielt.

4.13.3 Psychogenes Benagen der Schwanzspitze, der Zehen oder des Anus

Beim Hund werden solche Verhaltensstörungen gesehen, die ihrem Ursprung nach entweder durch nachweisbare äußere Ursachen oder aber psychogen bedingt sein sollen. Im letzteren Fall entsprechen sie der psychogenen Leckdermatitis, haben lediglich eine andere – seltenere – Lokalisation. Die Veränderungen entsprechen denen der Psychogenen Leckdermatitis. Allerdings kommen gerade in diesen Bereichen häufig organisch fassbare Veränderungen vor, die die psychogene Ursache vortäuschen können: Schwanzverletzungen durch Anschlagen der Schwanzspitze beim Schwanzwedeln bei sehr kurzhaarigen Hunden (Deutsche Dogge), Analbeutelentzündung, Endoparasitosen, Zehenekzeme, insbesondere atopische Ekzeme, die allesamt ausgeschlossen werden müssen.

Die **Therapie** entspricht der unter 4.13.2 besprochenen.

4.14 Verschiedene Hautkrankheiten

4.14.1 Eosinophiler Granulom-Komplex

Definition: Beschreibende Bezeichnung einer Gruppe von Krankheitsbildern der Haut, der Schleimhaut und der mukokutanen Übergänge vorwiegend der Katze, wesentlich seltener auch des Hundes, die die Infiltration durch eosinophile Granulozyten gemeinsam haben. So wie eine Reihe von inneren Organen an eosinophilen Infiltraten erkranken kann (eosinophile Myositis, Pneumonie, Gastritis, Enteritis, Kolitis, Panostitis, Leukämie), kann auch die Haut betroffen sein.

Ätiologie: Unbekannt. Man nahm an, dass ursprünglich eine ständige mechanische Irritation durch Belecken mit der aggressiven Katzenzunge zugrunde liegt. Weshalb es dann aber zur Anhäufung von Eosinophilen kommt, bleibt ungeklärt, ebenso wie die Pathogenese.

Klinisches Bild: Es werden meist drei verschiedene Formen des Syndroms unterschieden:

1. Eigentliches eosinophiles Granulom (Eosinophiles Granulom im engeren Sinne)

Es handelt sich um ein gelblich-rötliches bis tiefrotes, derbes, nicht schmerzhaftes Granulationsgewebe, das vorwiegend an der Oberlippe auftritt und zu ihrer erheblichen Verdickung führt. Weitere Prädilektionsstellen sind die Mundschleimhaut, besonders die Zunge, der Kieferwinkel und der Gaumen, der Kopfbereich (Kinn, Gegend zwischen Ohrgrund und Auge), Innenfläche des Oberschenkels. Andere Körperregionen können auch betroffen sein, werden aber seltener erfasst. Eine Reaktion der örtlichen Lymphknoten mit Vergrößerung kommt vor. Eine Sonderform des Eosinophilen Granuloms im engeren Sinne, die bisweilen auch als eigenständiges Krankheitsbild beschrieben wird, ist das **lineare intradermale Granulom**, das vorwiegend am Innenschenkel vorkommt und sich in Form von Streifen manifestiert, die haarlos sind und die sich palpatorisch als derbe Umfangsvermehrungen in linearer Anordnung darstellen.

2. Eosinophile Plaques

Sie kommen, wie das Eosinophile Granulom im engeren Sinne, bei der Katze häufig vor und stellen sich flache, scharf begrenzte, runde bis ovale, selten vielgestaltige, häufig stark juckende Veränderungen am Innenschenkel und am Bauch, seltener in anderen Körperregionen dar. Durch das infolge des Juckreizes ausgelöste Kratzen kommen Verletzungen und nachfolgende Ulzerationen vor. Auch hierbei können Lymphadenopathien beobachtet werden.

3. Eosinophiles Ulkus (syn. Rodent ulcer)

Das Krankheitsbild kommt wiederum bei der Katze häufig, beim Hund selten vor. Am häufigsten sind eine oder beide Oberlippen betroffen, ebenso erkrankt die Mundschleimhaut im Bereich des Kieferwinkels häufig. Selten ist die Haut betroffen. Klinisch besteht ein scharf von einem Wall umgrenztes, in der Mitte eingesunkenes, mit bisweilen eitrigem Sekret bedecktes Ulkus, das weder schmerzhaft noch juckend ist.

Diagnose: Das klinische Bild ist recht charakteristisch; allerdings können auch andere Krankheitsbilder ähnliche Veränderungen hervorrufen, weshalb immer eine Biopsie mit histologischer oder zytologischer Untersuchung durchgeführt werden sollte. Dabei werden besonders eosinophile Granulozyten, aber auch vielkernige Riesenzellen gefunden. Beim eosinophilen Ulkus muss in die Tiefe des Gewebes bioptiert werden, da die Entnahme von Zellen aus dem Ulkusbereich selbst keine diagnostische Aussage ermöglicht. Eine Bluteosinophilie kann, muss aber nicht vorliegen.

Differentialdiagnose: In Frage kommen infizierte Verletzungen, mykotische Granulome, Tumoren (FeLV-induziert, nichtinfektiöse Lymphome, Mastzelltumoren, Karzinome), weshalb auch bei „typischem" Aussehen ein Bioptat genommen werden sollte.

Therapie:
1. Kortikosteroide sind am häufigsten wirksam: Prednisolon, zweimal täglich 1 bis 2 mg/kg KM bis zur Heilung, dann langsame Reduktion (Nebennierenrindenerholung). Oder Dexamethason, 0,1 bis 0,2 mg/kg KM, einmal täglich.
2. Langzeitkortikosteroide empfehlen sich besonders bei Katzen, die nicht täglich mit Tabletten behandelt werden können: Triamcinolonacetonid, 0,5 bis 0,8 mg/kg KM, alle drei bis vier Wochen, oder Methylprednisolonacetat (nach unserer Erfahrung weniger erfolgreich), 20 mg/Katze alle zwei bis drei Wochen.
3. Kryochirurgie.
4. Megestrolazetat wird wegen seiner Nebenwirkungen hierbei kaum noch angewandt.

4.14.2 Miliares Ekzem

Synonym: *Miliare Dermatitis.*
Definition: Sehr häufige, ätiologisch uneinheitliche, auf einzelne Körperteile beschränkte oder generalisierte entzündliche Hautkrankheit mit miliaren punktförmigen bis glasstecknadelgroßen Rötungen mit Papeln und Krusten, hauptsächlich bei der Katze vorkommend.
Ätiologie: Flohbefall, Flohallergie, Milbenbefall (*Otodectes, Demodex,* Cheyletiellose), Pedikulose, Atopie, Nahrungsmittelallergie, bakterielle Dermatitis (Follikulitis), Dermatophytose, Arzneimittelunverträglichkeit, Kontaktallergie, idiopathisch.
Klinisches Bild: Auf einzelne Körperregionen beschränkte (häufig Halsbandbereich) oder generalisierte, gering- bis hochgradige erythematöse und papulokrustöse Effloreszenzen. Meist besteht ein unterschiedlich starker

Juckreiz, so dass infolge des Kratzens Sekundärläsionen entstehen.
Diagnose: Das klinische Bild ist typisch für die Krankheit. Es ist jedoch erforderlich, die Ursache möglichst zu diagnostizieren. Hierzu sind
- bakteriologische Untersuchung (mit Antibiogramm)
- mykologische Untersuchung
- Hautgeschabsel
- evtl. Biopsie und histologische Untersuchung
- Allergietests

erforderlich.
Therapie: Die zugrunde liegende Krankheit ist zu behandeln. Sofern dies im Falle des idiopathischen Ekzems nicht möglich ist oder die Behandlung der Grundkrankheit nicht zu befriedigendem Ergebnis führt, wendet man Kortikosteroide an. Sofern auch diese Behandlung versagt, kann ein Versuch mit Gestagenen (Megestrolazetat) als Ultima Ratio gemacht werden.

4.14.3 Noduläre Pannikulitis

Seltene, unspezifische, entzündliche Reaktion des subkutanen Fettgewebes mit tiefen Knoten und eventueller Zysten- und Geschwürbildung.
Ätiopathogenese: Durch entzündliche oder traumatische Beeinflussung der subkutanen Fettzellen entlassen diese ihre Fettreserven. Das frei gewordene Fett wird lipolytisch und in Glyzeride und Fettsäuren gespalten. Besonders durch die Fettsäuren werden Entzündungen ausgelöst, die von granulomatösen Infiltraten begleitet werden können.
Klinisches Bild: Die Krankheit ist gekennzeichnet durch tiefe solitäre oder multiple, knotige Veränderungen mit weicher bis fester Konsistenz, die oft eine feste Verbindung mit der Haut eingehen (Haut über dem Knoten nicht verschiebbar). Sobald sich die Knoten zystisch verändern, können sie aufbrechen oder ausgedrückt werden, worauf sich ein fettiger, bräunlicher, steriler Inhalt entleert. Durch bakterielle Infektion kann eine eitrige Entzündung resultieren.
Diagnose: Eine sichere Diagnose ist durch Exstirpation und histologische Untersuchung zu stellen.

Differentialdiagnose: Hautzysten, Hauttumoren oder tiefe Pyodermie haben ein ähnliches Erscheinungsbild. Sie werden durch histologische Untersuchung ausgeschlossen.
Therapie: Solitäre Knoten werden chirurgisch entfernt. Bei multiplem Auftreten kann eine Kortikosteroidtherapie erfolgreich sein: Prednisolon, zweimal täglich 2 mg/kg KM. Auch durch die Behandlung mit Vitamin E sollen gute Erfolge erzielt werden (MULLER u. Mitarb. 1989): 400 E zweimal täglich, zwei Stunden vor oder nach der Futteraufnahme.

4.14.4 Dermoidsinus

Definition: Hauptsächlich beim Rhodesian Ridgeback im Wirbelsäulenbereich, seltener beim Boxer und beim Shi-Tzu am Kopf und im Wirbelsäulenbereich vorkommende Hauteinstülpung, nach der Oberfläche hin geöffnet und in Richtung Wirbelsäule blind endend (HARE 1932; HOFFMEYR 1963; KÁSA u. Mitarb. 1992).
Ätiologie: Embryonale Entstehung infolge erblicher ausbleibender oder unvollständiger Trennung von Haut und Rückenmark aus dem Ektoderm. Der Erbgang ist noch nicht endgültig geklärt.
Pathogenese: Dermoidsinus sind beim Rhodesian Ridgeback seitlich des rassetypischen Haarstrichs auf dem Rücken zu finden. Sie sind von einem mehrschichtigen Plattenepithel ausgekleidet und enthalten Haarfollikel, Talg- und Schweißdrüsen. Die Sinus sind daher mit Talg, Zell- und Haardetritus gefüllt. Bei bakterieller Infektion entstehen Entzündungen. Dermoidsinus können unterschiedlich weit in die Tiefe reichen. Im ungünstigsten Fall (Grad 4) gelangen sie bis in den Wirbelkanal und rufen neurologische Symptome hervor.
Klinisches Bild: Unkomplizierte Dermoidzysten, die nicht sehr weit in die Tiefe reichen, führen nicht zu klinischen Symptomen. Entsteht jedoch eine bakterielle Infektion, so kommt es zu Rötung, Umfangsvermehrung bis hin zu Abszessen, aus denen sich spontan oder auf Druck ein eitriges Sekret entleert. Im Falle des Hineinreichens bis in den Wirbelkanal werden Lähmungserscheinungen im Nachhandbereich mit Ataxie, Parese bis Paralyse, evtl. Meningitis und Myelitis mit Fieber (LORD u. Mitarb. 1957; SELCER und

HELMAN 1984). KÁSA u. Mitarb. (1992) berichten über einen Fall mit Umfangsvermehrung im Sakrokokzygealbereich mit anfangs schmerzhafter, dunkler pigmentierter röhrenförmiger Einziehung, aus der sich eine nässende, schmerzhafte, phlegmonöse, zuletzt männerfaustgroße Umfangsvermehrung entwickelt hat. Eine Verbindung zum Wirbelkanal bestand nicht.

Diagnose: Das klinische Bild ist recht typisch. Man sollte eine bakteriologische Untersuchung mit Antibiogramm des Sekrets durchführen. Die neurologische Untersuchung, ggf. mit Liquorentnahme, gibt Hinweise auf die Mitbeteiligung des Rückenmarks oder der Meningen. Sie kann durch Röntgenuntersuchung erhärtet werden.

Differentialdiagnose: Es kommen insbesondere Bissverletzungen in Frage. Die Rasseeigentümlichkeit zumindest beim Rhodesian Ridgeback sollte jedoch an den Dermoidsinus denken lassen.

Therapie: Die chirurgische Entfernung des Sinus, ggf. die zusätzliche Behandlung mit liquorgängigen Antibiotika, ist Mittel der Wahl.

4.14.5 Idiopathische Muzinose des Shar Pei

Definition: Weitgehend auf den Chinesischen Shar Pei begrenzte Hautkrankheit, der die rassespezifisch übermäßige Produktion von Muzin zugrunde liegt.

Pathogenese: Muzine sind Schleimstoffe, die zu den Glykoproteinen gehören und normalerweise auf Haut und Schleimhäute ausgeschieden werden. Sie dienen dem Schutz der Haut und Schleimhaut gegenüber chemischen und physikalischen Einflüssen aus der Umwelt. Gebildet werden Muzine in den Fibroblasten und auch den Keratinozyten. Beim Shar Pei liegt eine übermäßige Produktion vor.

Klinisches Bild: Die Idiopathische Muzinose kommt in zwei Formen vor (GRIFFIN und ROSENKRANTZ):
1. Verdickung und ödematöse Schwellung der Haut an den Gliedmaßen sowie ventral an Hals und Thorax. Dabei entstehen intradermale Vesikel. Juckreiz wird selten beobachtet.
2. Seltener kommen nur intradermale Vesikel vor.

Follikulitis und Haarausfall werden bei beiden Formen angetroffen. Neben der Idiopathischen Muzinose bestehen beim Shar Pei nach MULLER u. Mitarb. (1989) Prädispositionen bezüglich Krankheiten der Haut in Atopie, Demodikose, Follikulitis, Intertrigo und Seborrhoe. Nach Meinung dieser Autoren lässt sich beim chinesischen Shar Pei „eine Muzinose zuweilen auch unter physiologischen Bedingungen feststellen". Außerdem kommen bei dieser Rasse vermehrt selektive IgA-Defizienz (MOROFF et al. 1986; GRIFFIN und ROSENKRANTZ 1992), Hypoplasie der Trachea (HOSKINS 1995), Nierenamyloidose (DIBARTOLA et al. 1995; DIBARTOLA 1995; BENNETT 1995) und Hypothyreose (GRIFFIN und ROSENKRANTZ 1992) vor. Seit der Shar Pei auch in Deutschland immer beliebter wird, muss auch hier mit einem vermehrten Vorkommen der dieser Rasse eigentümlichen Krankheiten gerechnet werden (SCHÄFER und SPIETH 1992).

An der Haut zeigt sich die Idiopathische Muzinose in mehr oder weniger starkem Haarausfall, der besonders den Kopfbereich, die Gliedmaßen und die Rute, meist weniger ausgeprägt Teile des Rumpfes betrifft. Die erkrankten Körperregionen sind schütter behaart bis völlig haarlos. Die verbliebenen Haare lassen sich oft büschelweise ausziehen und sind teilweise verklebt. Die Haut ist bei allen Hunden deutlich bis sehr stark umfangsvermehrt, so dass sich über die Rasseeigentümlichkeit hinausgehende Falten bilden. In manchen Fällen sind die Tiere nicht in der Lage, die Lidspalten zu öffnen, was bisweilen zu Verletzungen durch Anrennen gegen Türen führt. Die Haut ist teilweise gerötet. Insbesondere in den Hautfalten entwickeln sich erythematöse, erosive und seborrhöische Veränderungen. Besonders im Kopfbereich stellen sich rissige Veränderungen mit Krusten und Pusteln dar, aus denen sich bei geringem Druck ein schleimiges, zum Teil auch blutig-eitriges Sekret entleert. Die Haut über den veränderten Stellen ist generell feucht bis fettig und riecht muffig bis ranzig. Es besteht eine mehr oder weniger hochgradige proliferative, ceruminöse bis eitrige Otitis externa mit Verlegung des Gehörgangs.

Bei der Hautbiopsie entleert sich eine auffällige schleimige Masse aus der Biopsiestelle. Dies kann bis zur Bildung von meterlangen fadenziehenden Verbindungen zwischen der Biopsiestelle und dem Bioptat führen. Beim Anstechen der Haut mit einer Kanüle (Prick-Test) entleert sich eine zähe, fadenziehende Flüssigkeit aus der Stichstelle.

Die idiopathische Muzinose ist eine Krankheit der jungen Hunde. In unseren eigenen Fällen waren die Hunde mit durchschnittlich kaum mehr als 12 Monaten erheblich jünger als die Gesamtpopulation der Shar Peis (27,7 Monate). Davon waren fünf Hunde bei Erstvorstellung fünf Monate, der älteste Hund dagegen 38 Monate alt (KRAFT 1996; KRAFT und v. BOMHARD 1997; v. BOMHARD und KRAFT 1998).

Diagnose: Prick-Test, Biopsie, histologische Untersuchung.
Differentialdiagnose: Differentialdiagnostisch kommen bakterielle Follikulitis (idiopathisch, sekundär), atopisches Ekzem, Nahrungsmittelallergie, Flohallergie, Demodikose, Hypothyreose, IgA-Defizienz, idiopathische Seborrhö, Pemphigus foliaceus in Frage. Das jugendliche Alter der an Idiopathischer Muzinose erkrankten Hunde lässt jedoch einige Diagnosen als eher unwahrscheinlich erscheinen: Hypothyreose, Pemphigus, Allergien und Immunopathien bei sehr jungen Hunden.
Therapie: In manchen Fällen wurde von Spontanheilungen innerhalb der ersten beiden Jahre berichtet. Da dies jedoch keineswegs die Regel zu sein scheint, kann man – auch wegen der Schwere der Krankheit und der begreiflichen Ungeduld der Besitzer – nicht darauf warten und vertrauen. Zur Behandlung wurden folgende Maßnahmen ergriffen:

1. Kortikosteroide: Sie stellen die wirksamste Behandlung dar: Prednisolon zweimal täglich 1 bis 2 mg/kg KM. Die Dosis wird mindestens fünf Tage, oft jedoch länger, jedenfalls bis zur weitgehenden Besserung, beibehalten, dann auf die Hälfte vermindert. Je nach Verlauf wird die Dosierung dann weiter reduziert. Die Dosis, die je nach Verlauf schließlich evtl. nur jeden zweiten Tag gegeben werden muss, wird je nach Verlauf bis zum Ausbleiben von Symptomen beibehalten.
2. Antibiotika oder Chemotherapeutika werden nur bei umfangreichen pyodermischen Veränderungen nach Antibiogramm gegeben. Auf Hautwirksamkeit des zu wählenden Antibiotikums ist zu achten.
3. Badebehandlung: Die Hunde mit stärkerer Krusten- oder Sekretbildung werden zur Lösung der Krusten und zum Entfernen der Sekretmassen initial einer Badebehandlung unterzogen. Besonders die zahlreichen Hautfalten sind einer eingehenden Behandlung zu unterziehen. Die Reinigung des meist stark in das Krankheitsgeschehen einbezogenen Gehörgangs ist erforderlich. Es erfolgten Spülungen unter Sichtkontrolle mit Rivanol- (0,5 %ig) oder Jodkomplexlösung.

4.14.6 Neoplasien

Neoplasien der Haut kommen besonders bei älteren Hunden und Katzen nicht selten vor. TRIMBORN (1990) fand Hauttumoren bei 14,8 % ihrer tumorkranken Katzen und PAULING (1990) bei 25,8 % seiner tumorkranken Hunde. Tumoren können von allen Organen und Geweben der Haut ausgehen. Die Haut kann außerdem sekundär ein von Metastasen betroffenes Organ sein. Die Erkrankung an Hauttumoren ist Teil der Onkologie. Es sei daher auf das Kapitel „Onkologie" verwiesen.

4.15 Äußeres Ohr und Gehörgang

4.15.1 Ohrranddermatose

Definition: Keratinisierungsdefekt der Haut des Ohrrandes.
Ätiologie: Unbekannt. Wegen des gehäuften Vorkommens beim Dackel wird eine erbliche Prädisposition vermutet.
Pathogenese: Unbekannt.
Klinisches Bild: Auf dem Ohrrand befinden sich krustöse Veränderungen, die häufig mit mehr oder weniger ausgedehnten Haarverlusten verbunden sind. Wenn nicht konsequent behandelt wird, können sich bakterielle Infektionen mit erheblicher Entzündung, Ulkusbildung und örtlicher Nekrose hinzugesellen. Besonders in solchen Fällen

besteht dann starker Juckreiz, so dass Sekundärläsionen auch in der Umgebung der Ohren auftreten können.
Diagnose: Sie lässt sich leicht anhand des klinischen Bildes stellen. Man sollte eine parasitologische und bei starker Entzündung auch bakteriologische Untersuchung durchführen. In differentialdiagnostisch unklaren Fällen sollte ein Bioptat entnommen werden.
Differentialdiagnose: Verletzungen, Durchblutungsstörungen mit Nekrose des Ohrrandes, Solardermatitis (weiße Ohren), Plattenepithelkarzinom des Ohrs (weißohrige Katzen).
Therapie:
1. Entfernung der krustösen Massen mit salizylathaltigen Salben, Waschung mit antiseborrhoischen Waschmitteln.
2. Einreibungen mit kortikosteroidhalten Salben.
3. Eventuell systemische Antibiotika-Kortikosteroid-Therapie.

4.15.2 Alopezie der Ohren

Synonym: *Lederohren*.
Definition: Nicht entzündlicher, bilateral symmetrischer Haarverlust der Ohren.
Ätiologie: Vermutlich hereditär, da besonders beim Dackel vorkommend. Bisweilen werden die Hypothyreose oder Geschlechtshormonimbalanzen beschuldigt.
Pathogenese: Unbekannt.
Klinisches Bild: Beide Ohren werden – oft schon im Jugendalter – symmetrisch mehr oder weniger ausgeprägt haarlos. Die nackte Haut erscheint dann wegen ihrer Haarlosigkeit „lederartig" verändert. Die Krankheit wird am häufigsten beim Dackel beobachtet.
Diagnose: Das klinische Bild ist recht typisch. Entzündungszeichen fehlen. Die histologische Untersuchung ergibt eine Follikelatrophie.
Differentialdiagnose: Alopecia areata, Endokrinopathien, besonders Hypothyreose, Geschlechtshormonimbalanzen, Ohrranddermatose.
Therapie: Eine Erfolg versprechende Behandlungsmethode ist unbekannt.

4.15.3 Solardermatitis des Ohres

Definition: Sonnenbrand freilaufender Katzen mit unpigmentierten, schwach behaarten Ohren.
Ätiologie: Einwirkung ultravioletter Sonnenstrahlen auf die gering behaarte und unpigmentierte Haut der Ohren.
Klinisches Bild: Die Haut der Ohren ist gerötet, es besteht oft Juckreiz. In späteren Stadien kommt eine stärkere Schuppenbildung, in schweren Fällen Ulkusbildung hinzu. Nicht selten erkranken solche Katzen bei häufig wiederholter UV-Lichtexposition an Plattenepithelkarzinomen der Ohren.
Diagnose: Das klinische Bild ist sehr typisch. Der Vorbericht – häufiger Aufenthalt im Freien, auch auf dem Balkon, besonders zu Sommerzeiten – erhärtet die Diagnose. Bei ulzerösen Zerstörungen des Ohrs sollte unbedingt die histologische Untersuchung eines Bioptats zum Ausschluss eines Plattenepithelkarzinoms durchgeführt werden.
Differentialdiagnose: Kontaktekzem, allergisches Ekzem, Arzneimittelunverträglichkeit.
Therapie: Sie besteht in der Verhinderung weiterer Sonnenexposition durch Hereinnahme in die Wohnung bei entsprechenden Wetterverhältnissen. Sollte dies nicht möglich sein, empfiehlt sich das Auftragen eines Sonnenschutzmittels. Auch die Tätowierung weißer Ohren ist empfohlen worden. Die akuten Entzündungen können mit kortikosteroidhaltigen Lotionen behandelt werden.

Im Falle des Plattenepithelkarzinoms empfiehlt sich die Amputation des betroffenen Ohres. Da das Karzinom erst relativ spät metastasiert, ist die Prognose nicht ungünstig.

4.15.4 Otitis externa

Definition: Entzündung des äußeren Gehörgangs.
Ätiologie:
Bakterien:
  Staphylokokken
  Streptokokken
  Pseudomonas
  Proteus
  Escherichia coli
Dermatophyten:
  Candida

Trichophyton
Microsporum
Aspergillus
Malassezia
Fremdkörper
Allergie
Parasiten:
  Otodectes cynotes
  Notoedres canis, cati
  Demodex
Hormonell:
  Hypothyreose
  Feminisierungssyndrom
  Sertolizelltumor
Immunopathien:
  Pemphigus-Komplex,
    besonders P. foliaceus
  Bullöses Pemphigoid
  Jungtierpyodermie

MÜLLER und HEUSINGER (1994) erzielten in 413 Ohrtupferproben von Hunden und Katzen 82 % bakteriologisch und 28 % mykologisch positive Befunde. Die häufigsten bakteriologischen Befunde betreffen (in dieser Reihenfolge) koagulasepositive Staphylokokken (34 %), *Pseudomonas* spec. (15 %), β-hämolysierende Streptokokken (11 %), *Proteus* spec. (10 %), α-hämolysierende Streptokokken, *E. coli* (5 %). Von den mykologisch positiven Proben enthielten 90 % *Malassezia pachydermatis*, ferner 7 % *Candida* und 3 % *Alternaria*. Die von MÜLLER und HEUSINGER durchgeführten Resistenzuntersuchungen zeigen ein sehr unterschiedliches Verhalten gegenüber Antibiotika, so dass wiederum dringend zur Untersuchung eines Antibiogramms vor Einleitung einer Therapie geraten werden muss. Besonders bei schlecht heilender oder rezidivierender Otitis ist an eine systemische Krankheit zu denken.

Pathogenese: In das Ohr von Hund und Katze können wegen der Lebensweise und der Ohrform und Lebensweise von außen zahlreiche belebte und unbelebte Agentien eindringen. Dies betrifft besonders Bakterien und Fremdkörper. Andererseits bleiben Sekrete, besonders wenn eine Hypersekretion vorliegt, ferner abgestorbene Epithelzellen und, besonders bei verschiedenen Hunderassen, tote Haare im Ohrkanal zurück. Dabei kommt es zu mechanischer und chemischer Schädigung und infolge des idealen Ambientes zur Bakterienvermehrung. Durch die Epithelschädigung können die – immer vorhandenen – Bakterien das Epithel infizieren und so eine Otitis hervorrufen. Besonders bei zusätzlichen Stoffwechselstörungen, wie sie bei hormonellen Krankheiten vorliegen und bei denen eine vermehrte Sekretion oder Squamation besteht, wird eine Prädisposition für bakterielle und mykotische Infektionskrankheiten geschaffen. Allergien und Parasitosen vermögen sui generis eine entzündliche Reaktion hervorzurufen, die durch bakterielle oder/und mykotische Infektionen kompliziert werden kann. Malassezien können auch in gesunden Gehörgängen in wenigen Exemplaren nachgewiesen werden. Bei ihrer Vermehrung infolge anderweitiger Vorschädigung wird eine Hypersensibilität mit starkem Juckreiz ausgelöst.

Klinisches Bild: Es ist gekennzeichnet durch
– Juckreiz
– Entzündung (Rötung)
– Sekretion
– Schwellung
– üblen Geruch

Die Symptome können unterschiedlich stark ausgeprägt sein, je nach auslösendem Agens, Akutizität und Temperament des Patienten (Juckreiz). Häufig kratzen sich die Tiere geradezu „anfallsartig" mit den Hintergliedmaßen und stoßen dabei oft Laute des Behagens oder aber des Schmerzes aus. Der Juckreiz kann durch leichtes Komprimieren des Gehörgangs ausgelöst werden. In vielen Fällen kommt ein ständiges Schütteln mit dem Kopf zustande, oft gefolgt von Kopfschiefhaltung. Bei wenig oder nichtpigmentiertem Ohr ist die Rötung deutlich zu erkennen. Die Sekretion kann so stark sein, dass das Ohr und seine Umgebung verschmiert sind. Die Schwellung infolge des entzündlichen Ödems kann unterschiedlich stark ausgeprägt sein. In manchen Fällen ist sie so stark, dass der Gehörgang verschlossen ist; dadurch wird das in der Tiefe des Gehörgangs liegende Cerumen am Abfluss gehindert, es verflüssigt sich unter Bakterieneinfluss und führt weiterhin eine Verschlimmerung des Leidens herbei. In chronischen Fällen kommt eine Epithelproliferation zustande. Der häufig außerordentlich üble Geruch hängt in seiner Qualität von den Infektionserregern ab. Besonders Peudomonas führt zu einem faulig-üblen Geruch, während Malassezia einen charakteristisch stechend-süßlichen Geruch verbreitet.

Diagnose: Sie ist einfach zu stellen durch Adspektion, Palpation (Juckreiz, Schmerz) und die weiteren klinischen Symptome. Wichtig ist die Feststellung, ob eine ein- oder beidseitige Otitis vorliegt:
einseitig:
  Fremdkörper
  Tumor
  Ulkus
  iatrogen
  (Bakterien, Pilze)
beidseitig:
  Infektion (Bakterien, Pilze)
  Parasitosen
  Stoffwechselkrankheit (hormonell)
  immunogen

Man sollte in jedem Falle eine Otoskopie durchführen, um der Ursache auf die Spur zu kommen. Vor Einleitung einer Therapie sollte eine Tupferprobe bakteriologisch, parasitologisch und zytologisch untersucht werden. Die zytologische Untersuchung ergibt wesentlich rascher und sicherer als die kulturelle Untersuchung die Verifizierung einer Malassezia-Infektion oder Gewissheit über eine Infestation durch Parasiten.

Sofern weitere Symptome dafür sprechen, müssen hormonelle Untersuchungen (Schilddrüse, Geschlechtshormone), Allergietests, Verdrängungsdiät (bei Verdacht auf Futtermittelallergie), bei Tumorverdacht eine Biopsie und zytologische/histologische Untersuchung durchgeführt werden.

Differentialdiagnose: Auf die Erfordernis der Ursachendifferenzierung wurde bereits hingewiesen. Wichtig ist ferner die Feststellung, ob eine Neubildung im Gehörgang vorliegt. Ferner sollte festgestellt werden, ob gleichzeitig eine Otitis media oder interna besteht.

Therapie: Sie ist stark abhängig von der Ursache, weshalb auf deren Diagnose noch einmal hingewiesen werden soll. Danach geht man folgendermaßen vor:

1. Reinigung des Gehörgangs: Entfernung von abgestoßenen Haaren mittels gebogener Arterienklemme, Herauszupfen noch fester Haare zur Offenhaltung des Gehörgangs. Entfernung eventueller von außen in den Gehörgang gelangter Fremdkörper.

2. Spülung des Gehörgangs: Bei intaktem Trommelfell Einbringen von sebolytischen Reinigungsmitteln, mindestens 15 Minuten belassen, von außen den Gehörgang massieren und danach mit einem Wattebausch entfernen oder – besser – herausspülen. Dazu können milde Desinfizienzien wie Rivanollösung oder Jodkomplexlösungen verwendet werden.

Bei nicht sicher intaktem Trommelfell werden Spülungen mit warmem Wasser oder physiologischer Kochsalzlösung durchgeführt. Die Spülung findet am besten unter Sichtkontrolle mit einem Otoskop oder Arthroskop über den Arbeitskanal statt. Mit einem solchen Instrument lässt sich dann das Gespül sehr gut absaugen. Das Heraustupfen mit Wattetupfern ist nur sinnvoll bei flüssigen Sekreten oder zur Entfernung von Spülflüssigkeit. Im übrigen sollte die Reinigung nicht mit Wattertupfern versucht werden, da man damit das Sekret nur weiter in die Tiefe vor das Trommelfell schiebt, dort komprimiert und evtl. Verletzungen setzt und schließlich mazeriert.

3. Örtliche Behandlung mit Antibiotika (nach Antibiogramm!), Antiparasitika, Antimykotika (Miconazol, Thiabendazol, Katokonazol, Nystatin), antiallergische Therapie (Kortikosteroide). Da bei Malassezia-Infektion eine allergische Komponente vorliegt, sollte gleichzeitig mit der antimykotischen auch eine antiallergische Therapie mit Kortikosteroiden durchgeführt werden.

4. Systemische Behandlung: Sie bietet sich bei ausgedehnten Infektionen der Gehörgänge an. Bakterielle Infektionen werden nach Antibiogramm behandelt. Mykosen können mit Ketokonazol, zweimal täglich 10 mg/kg KM, erfolgreich unter Kontrolle gebracht werden.

5. Chirurgische Behandlung: Bei chronischen Krankheiten des Gehörgangs mit starker Proliferation und damit Verhinderung der Belüftung und des Abfließens von Sekret empfiehlt sich die chirurgische Intervention. Verschiedene Methoden stehen zur Verfügung (s. Band II).

Zur Verhinderung der Otitis externa ist insbesondere bei hängeohrigen Hunden eine regelmäßige (halbjährliche) Kontrolle sinnvoll. Bei Hunden mit starkem Haarwachstum im äußeren Gehörgang sollten regelmäßig die Haare (vierteljährlich) kontrolliert und ggf. entfernt werden. Nach Schwimmen oder Baden sollte der äußere Gehörgang ausgetupft werden.

5 Krallen
(W. Kraft)

Paronychia

Es handelt sich um eine Dermatitis des Nagelfalz (Panaritium). Die Ursachen können bakterielle oder mykotische Infektionen, Demodikose, Autoimmunkrankheiten (Lupus erythematodes, Pemphiguskomplex) sein. Hunde und Katzen mit Diabetes mellitus sollen gehäuft erkranken. **Klinisch** ist das Gewebe um den Nagelfalz umfangsvermehrt, gerötet, es wölbt sich über die Kralle. In die so sich bildende Falte treten sich kleine Fremdkörper (Sand, Pflanzenteile, Haare) ein. Das Gewebe neigt zu Mikroverletzungen, die sich bakteriell infizieren. Auf Druck entleert sich eitriges Sekret. Die Tiere lahmen in fortgeschrittenen Fällen. Es können sich aufsteigende Phlegmonen anschließen. Die **Therapie** richtet sich nach der Ursache. Bei bakteriellen oder bakteriell infizierten Paronychien sind systemisch Antibiotika nach Antibiogramm und Hautwirksamkeit (s. Seite 236) anzuwenden. Demodikosen sind entsprechend zu behandeln (s. Seite 251). Autoimmunkrankheiten werden immunsuppressiv therapiert. Es sollte auf endokrine Krankheiten (Diabetes mellitus) geachtet werden.

Onychomykose

Die mykotischen Krallenkrankheiten werden meistens durch *Trichophyton mentagrophytes* ausgelöst. Die **Behandlung** wird mit Antimykotika systemisch durchgeführt.

Onychorrhexis

Der Krallenbruch, dessen Ursache unbekannt ist, geht vom freien Ende aus und führt schließlich zur Loslösung der gesamten Kralle, die durch bakterielle Infektion eitrig unterminiert sein kann. Meistens werden mehrere, oft alle Krallen, erfasst. Die **Therapie** besteht im vollständigen Entfernen der Krallen, die wieder nachwachsen, aber formverändert sind.

Onychomadese

Das Abheben der Kralle in toto von der Unterlage wird bei Traumen, Infektionen, örtlichen Zirkulationsstörungen oder Autoimmunkrankheiten gesehen. Die **Therapie** richtet sich nach der Ursache. Die losgelöste Kralle muss entfernt werden.

6 Kardiologie

6.1 Klinische Untersuchung des Zirkulationsapparates
(J. Hirschberger)

6.1.1 Anamnese

Der klinischen Untersuchung des Zirkulationsapparates geht die Feststellung der medizinischen Indikation oder eine direkte Auftragsstellung durch den Tierhalter voraus. Die Erstellung einer Anamnese ist die erste Aufgabe.

Linksherz- und **Rechtsherzinsuffizienz** können oftmals schon anhand des Vorberichts unterschieden werden. Kombinationen beider treten jedoch vielfach auf. Die **Linksherzinsuffizienz** führt zu einer Stauung in den kleinen Kreislauf. Der Druck im venösen System der Lunge steigt. Kapillarflüssigkeit tritt in den Alveolarraum aus und führt zu einem **Lungenödem**. Der Tierhalter beobachtet Leistungsschwäche, Dyspnoe und Husten. **Husten** tritt nachts und nach Anstrengung auf. Während langer Ruhezeiten lagert sich Blut hypostatisch in Lungenteilen an und kann Husten auslösen. Das forcierte Atmen bei Anstrengung löst bei gestauten Lungen, die vielfach eine so genannte Stauungsbronchitis aufweisen, gleichermaßen Husten aus. **Dyspnoe** steigt mit dem Grad der körperlichen Betätigung an. Herzinsuffiziente Patienten sind mit zunehmendem Grad der Herzinsuffizienz weniger **leistungsfähig**. In extremen Fällen kann Stauungssekret hochgehustet werden. **Auswurf** ist nur selten zu beobachten. Meist schlucken die Tiere hochgehustetes Material ab. Ein schaumiger, **hellrosa-farbener Nasenausfluss** enthält proteinreiche Tracheobronchialflüssigkeit und infolge einer kardialen Kongestion in die Atemwege ausgetretenes Blut. Diese Flüssigkeit wird durch die Bewegung der Atemluft schaumig geschlagen. Dieser typische Ausfluss ist pathognomonisch für ein kardiales Lungenödem und nur im weit fortgeschrittenen Stadium zu beobachten. Es deutet eine Notfallsituation an.

Eine hochgradige akute Insuffizienz mit einer zur Situation inadäquaten Pumpleistung des Herzens kann zum Zusammenbrechen des Patienten, zu so genannten **Adams-Stokesschen Anfällen** führen.

Rechtsherzinsuffizienzen bewirken einen Anstieg des zentralen Venendruckes. Kongestion und Dilatation der Lebervenen mit Hepatomegalie und in fortgeschrittenem Stadium **Aszites** sind die Folge. Der Aszites fällt dem Besitzer als Umfangsvermehrung des Bauches auf. Ein Aszites-bedingter Zwerchfellhochstand kann auch manifeste Atembeschwerden verursachen. Periphere Ödeme (Gliedmaßen) werden bei Hund und Katze selten bei kardialen Ödemen, jedoch bei lymphatischen Kongestionen und Hypoproteinämien festgestellt. Die Stauung im Splanchnikusgebiet beeinträchtigt die enterale Resorption und lässt zudem eiweißhaltige lymphatische Flüssigkeit in den Intestinaltrakt austreten. **Gewichtsverlust** durch enterale Proteinverluste sowie **Flatulenz** und **Diarrhö** können auftreten.

Eine gesteigerte Flüssigkeitsaufnahme – **Polydipsie** – wird vielfach bemerkt. Einer drohenden Kreislaufinsuffizienz wird mit einer Steigerung des Zirkulationsvolumens gegengesteuert (Renin-Angiotensin-Mechanismus). Selten wird vom Tierhalter eine **Tachykardie** registriert. Mit einer Steigerung der Herzfrequenz versucht der Organismus, die Pumpleistung des Herzens aufrecht zu erhalten.

Die Kenntnis zurückliegender oder akuter Krankheiten sowie von Auslandsaufenthalten (Dirofilariose) kann für den Tierarzt von diagnostischer Bedeutung sein. Akute febrile Erkrankungen oder septische Prozesse (bakterielle Endokarditis) sind gegebenenfalls zu erfragen.

6.1.2 Untersuchungsgang

Gefäße

Der Kreislauf besteht aus vier Systemen: Arterien, Kapillaren, Venen und Herz. Diese vier Systeme werden separat beurteilt und die Befunde zusammen interpretiert.
Arterien: Die Beurteilung der Arterien erfolgt beim ‚Pulsfühlen'. Folgende Punkte sind zu beachten: Intensität, Regelmäßigkeit, Gleichmäßigkeit, Amplitude, Form, Frequenz, Symmetrie, Pulsdefizit. Sie stehen in Abhängigkeit vom Schlagvolumen des linken Ventrikels, der Pulsfrequenz, der Ejektionsgeschwindigkeit, der Elastizität der arteriellen Gefäßwände, dem peripheren Widerstand, der Reizbildung und -leitung.

Physiologische **Pulsfrequenz**
Frequenz: 60–120/min   Hund
            120–180/min   Katze

Die genannten Werte beziehen sich auf den Ruhepuls. Allein schon bei Aufregung und Angst, wie sie insbesondere bei Katzen in der tierärztlichen Praxis häufig festgestellt werden, kann die Pulsfrequenz bis weit über 200/min hinausgehen und damit fast nicht mehr zählbar sein. Der Tierarzt sollte gegebenenfalls bei Verdacht auf eine stressbedingt hohe Pulsfrequenz den Tierhalter zuhause die Pulsfrequenz oder Herzfrequenz bestimmen lassen.

Eine **respiratorische Arrhythmie** wird nicht selten beim Hund festgestellt. Die respiratorische Arrhythmie tritt bei niedriger, wenn auch physiologischer Atemfrequenz auf. Dahingegen ist beim Hecheln und bei hoher Atemfrequenz keine respiratorische Arrhythmie festzustellen. Ursache der respiratorischen Arrhythmie ist eine Abnahme des Vagotonus während der Inspiration und eine damit verbundene Steigerung der Herzfrequenz. Das Schlagvolumen des Herzens nimmt in diesem Zusammenhang mit steigender Herzfrequenz ab. Zudem versammelt sich während der Inspiration relativ mehr Blut im kleinen Kreislauf, in der Lunge, so dass auch dieser Faktor zu einer Verminderung des Schlagvolumens und damit des Pulsvolumens bei gleichzeitig gesteigerter Pulsfrequenz beiträgt. In der Exspirationsphase nimmt die Herzfrequenz wieder ab. Das Pulsvolumen wird durch ein höheres Schlagvolumen und durch das während der Exspiration aus dem Lungenkreislauf dem Herzen vermehrt zufließende Blut erhöht.

Das Auftreten eines stark ungleichen und unregelmäßigen Pulses oder gar eines **Pulsdefizits** – der festgestellten Herzaktion folgt kein Pulsschlag – weist auf schwere Herzrhythmusstörungen hin. Zur Abklärung der Herzrhythmusstörungen ist ein EKG anzufertigen.

Kapillaren: Die Kapillaren werden an den peripheren Schleimhäuten beurteilt – Maulschleimhaut, Konjunktiven und Skleren. Die Genitalschleimhäute sind weniger geeignet. Oberflächliche Entzündungsprozesse können hier eine vermehrte Rötung vortäuschen. Die relativ dünne Lamina propria der Schleimhäute lässt darunter liegende Blutgefäße besser durchscheinen als die oberen Schichten der äußeren Haut. Eine leicht bläuliche Verfärbung des Blutes bei mangelnder Sauerstoffbeladung ist an den Schleimhäuten als **Zyanose** zu erkennen.

Das Maß der peripheren Durchblutung kann anhand der **kapillären Füllungszeit** (KFZ) abgeschätzt werden. Die physiologische kapilläre Füllungszeit liegt zwischen ein und zwei Sekunden. Sie lässt sich am zuverlässigsten an der Schleimhaut der Oberlippe bestimmen. Die KFZ kann infolge einer Vasokonstriktion bei niedrigem Blutdruck verlängert sein. Eine prompte Füllung der Kapillaren weist auf eine periphere Hyperämie hin.

Venen: Herzinsuffizienzen mit einer Kongestion in den großen Kreislauf und Volumenüberlastungen des Herzens und des Kreislaufs ziehen eine Steigerung des zentralen Venendrucks (ZVD) nach sich. Der ZVD entspricht dem Druck im rechten Atrium. Anzeichen eines erhöhten ZVD sind Stauungen peripherer Venen. Die Episkleralgefäße können umfangsvermehrt und geschlängelt erscheinen. Eine Kongestion der V. jugularis ist bei angehobenem Kopf des Patienten und gescheiteltem oder mit Alkohol benetztem Fell zu erkennen. Ein Venenpuls kann durch das Stoppen des Blutflusses während der Systole (negativer Venenpuls) oder durch den Rückwurf von Blut aus dem rechten Vorhof zurück in das Venensystem (positiver Venenpuls) zustande kommen. Die V. saphena ist in stehender Position physiologischerweise deutlich gefüllt. Zur Beurteilung ist der Patient in Seitenlage zu verbringen und die Hintergliedmaße auf mittlere Körperhöhe plus fünf Zentimeter anzuheben. Die V. saphena sollte in dieser Position kollabieren. Anderenfalls liegt ein erhöhter ZVD vor.

Eine Steigerung des ZVD bewirkt auch eine Kongestion der Lebervenen. Relativ schnell entwickelt sich daraus eine Hepatomegalie, die u. U. deutlich palpabel oder aber radiologisch/sonographisch festzustellen ist. Nach dem Einsetzen einer Rechtsherzinsuffizienz (akut infolge eines Hydroperikards) kann schon bald ein Aszites auftreten. Periphere Ödeme sind selten und meist nicht kardialen Ursprungs. Der ZVD kann durch Einführen eines zentralen Venenkatheters in die V. jugularis und das Verbinden der Infusion mit einer kommunizierenden, senkrechten Flüssigkeitssäule an einem Zentimetermaß abgelesen werden. Der physiologische ZVD liegt zwischen 0 und +10 cm H_2O und kann bei einer Herzinsuffizienz bis 30 cm H_2O ansteigen. Negative Werte treten bei Volumenmangel auf.

Blutdruck: Die Höhe des Blutdrucks kann nur ganz grob und sehr unzuverlässig über das Fühlen des Pulses abgeschätzt werden. Das Messen des Blutdrucks mit einer Blutdruckmanschette am Oberarm oder an der Schwanzwurzel (Hund) ist möglich. Der Puls wird distal der Manschette mit einer kleinen Dopplersonde ertastet.

Blutdruck	systolisch	110–160	mm Hg
	diastolisch	70–90	mm Hg
	mittlerer	80–110	mm Hg

Eine Hypertonie wird beim Kleintier überwiegend durch eine Niereninsuffizienz, seltener durch ein Phäochromozytom, Hyperthyreose, Hyperadrenokortizismus, Hyperaldosteronismus oder Polyzythämie hervorgerufen. Die Ursache der Hypertonie (sekundäre Hypertonie) lässt sich beim Tier im Gegensatz zu den Verhältnissen beim Menschen (idiopathische Hypertonie) meist finden.

Hypotonie kann bei einem Volumenmangel, während einer Anästhesie oder bei einer akuten Herzinsuffizienz auftreten.

Herz

Adspektion: Adspektorisch ist der Herzschlag nur bei kurzhaarigen und tiefbrüstigen Hunden zu erkennen. Dieser Untersuchung kommt in Bezug auf das Herz keine Bedeutung zu.

Palpation: Der Herzstoß, ictus cordis, ist links zwischen dem 4.–6. Interkostalraum und rechts zwischen dem 3.–5. Interkostalraum zu palpieren. Die Größe des Palpationsfeldes hängt von der Herzgröße, dem Schlagvolumen (Anstrengung, Aufregung), der Stärke der Thoraxwand und der Menge des dazwischen liegenden Lungengewebes ab. Beim gesunden Tier ist der Herzstoß immer zu palpieren. Ausnahmen sind hochgradige Adipositas und krankhafte Prozesse, die das Herz von der Thoraxwand drängen (Pneumo-, Hydrothorax, Perikarderguss).

Auskultation: Beim gesunden Tier können zwei **Herztöne** regelmäßig auskultiert werden. Der dritte und vierte Herzton sind nur ausnahmsweise zu hören oder können phonokardiographisch registriert werden.

Entstehung der Herztöne:
1. Herzton: Ventrikelkontraktion
2. Herzton: Schluss der Semilunarklappen
3. Herzton: diastolischer Füllungston
4. Herzton: Vorhofkontraktion

Herzgeräusche

Herzgeräusche können kardial oder extrakardial auftreten. Letztere werden als **Nebengeräusche** bezeichnet. Die Grenze zwischen dem Entstehungsort von Herzgeräuschen und Nebengeräuschen ist das Perikard. **Herzgeräusche** entstehen durch Störungen des physiologischen Blutflusses im Herzen. Ursache können sowohl Herzklappen- und Herzwandveränderungen als auch Änderungen der Fließeigenschaften des Blutes sein („physiologische" Herzgeräusche bei Anämie, Hypoproteinämie). Das **Punktum maximum** der Herzgeräusche gibt einen Hinweis auf die anatomische Lokalisation der Geräuschentstehung im Herzen. Bei kleinen Tieren (Katzen) ist die Festlegung der Puncta maxima recht schwierig. Die Intensität der Herzgeräusche kann typische Schwankungen aufweisen. Ein An- oder Abschwellen der **Intensität** wird als „crescendo" bzw. „decrescendo" bezeichnet. Der **Zeitpunkt** und die Zeit-

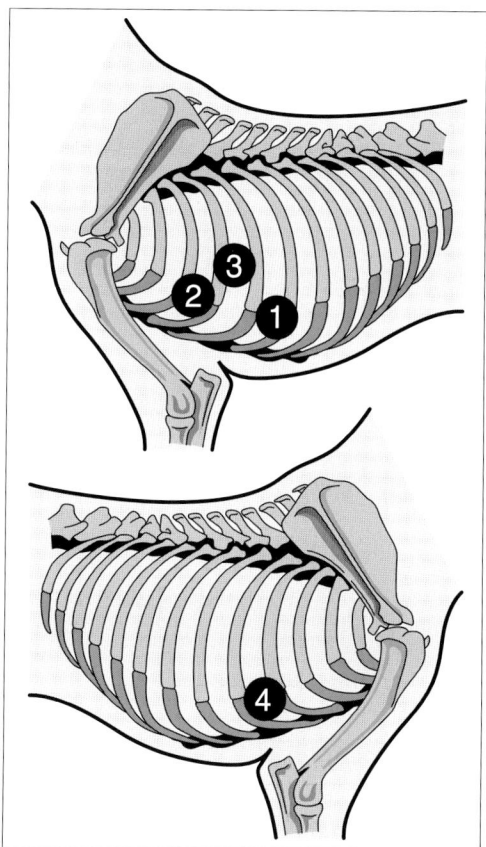

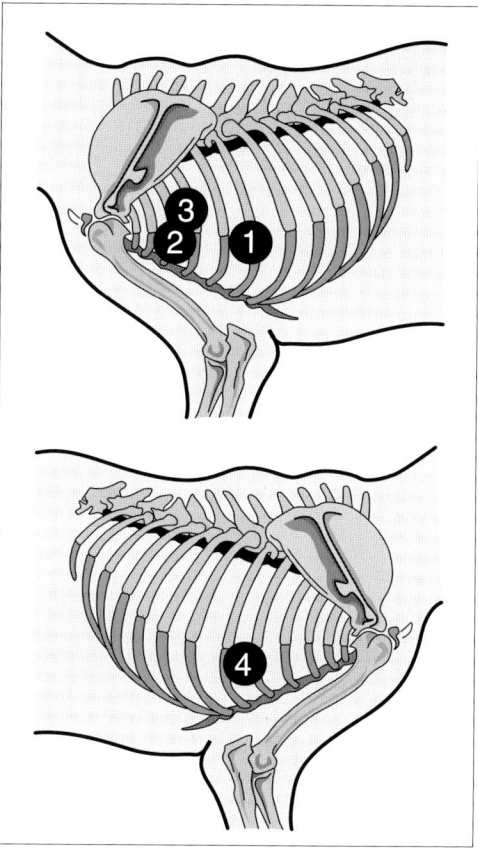

Abb. 6.1. Herzklappengebiete beim Hund. Mitralklappe (1), Pulmonalklappe (2), Aortenklappe (3), Trikuspidalklappe (4)
Die Abbildung wurde mit freundlicher Genehmigung des Verlags aus Rijnberk, De Vries: Anamnese en lichamelijk onderzoek bij gezelschapsdieren, Bohn Stafleu Van Loghum, Houten/Antwerpen, 1990 entnommen.

Abb. 6.2. Herzklappengebiete bei der Katze. Mitralklappe (1), Pulmonalklappe (2), Aortenklappe (3), Trikuspidalklappe (4)
Die Abbildung wurde mit freundlicher Genehmigung des Verlags aus Rijnberk, De Vries: Anamnese en lichamelijk onderzoek bij gezelschapsdieren, Bohn Stafleu Van Loghum, Houten/Antwerpen, 1990 entnommen.

dauer des Geräusches werden der Herzaktion zugeordnet. Systolische und diastolische Geräusche werden unterschieden und näher beschrieben als frühsystolisch/frühdiastolisch, holosystolisch/holodiastolisch oder endsystolisch/präsystolisch. Das Schnurren mancher Katzen kann eine kardiologische Untersuchung erschweren. Während der Auskultation kann das Schnurren durch Strecken des Kopfes und das Ausüben eines leichten Drucks auf die Trachea unterhalb des Larynx unterbunden werden.

Intensität eines Herzgeräusches:

Grad 1: sehr leise, mit Verzug zu hören, nur bei absolut ruhiger Umgebung
Grad 2: leise, kontinuierlich zu hören
Grad 3: mittellaut
Grad 4: laut
Grad 5: überlaut, sofort zu hören, wenn das Phonendoskop die Thoraxwand berührt
Grad 6: extrem laut, hörbar ohne Kontakt des Phonendoskops zur Thoraxwand

Tab. 6.1: Ursache von Herzgeräuschen

Systolisches Herzgeräusch:	linker Thorax	Mitralklappeninsuffizienz (Apex) Pulmonalstenose (Basis, cranial) (Sub-) Aortenstenose (Basis, mittig) hypertrophe obstruktive Kardiomyopathie (Basis)
	rechter Thorax	Trikuspidalinsuffizienz (Apex) Ventrikelseptumdefekt (sternal)
Diastolisches Herzgeräusch:		Aortenklappeninsuffizienz (Basis, links) Pulmonalklappeninsuffizienz (Basis, links)
Systolisches und diastolisches Herzgeräusch:	kontinuierlich	Ductus arteriosus persistens (Basis, links, weit dorsal, Maschinengeräusch)
	wechselnd	Ventrikelseptumdefekt (Basis) Aortenklappenstenose und -insuffizienz (Basis, links) Pulmonalklappenstenose und -insuffizienz (Basis, links) Atrioventrikularklappenstenose und –insuffizienz

Puncta maxima der Herzgeräusche:

Hund (Abb. 6.1)
– links 3. ICR Pulmonalklappe
         4. ICR Aortenklappe
         5. ICR Mitralklappe
– rechts 4. ICR Trikuspidalklappe

Katze (Abb. 6.2)
– links 2.+3. ICR Aorten- u. Pulmonalklappe
         4.+5. ICR Mitralklappe
– rechts 4.+5. ICR Trikuspidalklappe

Perkussion: Die Perkussion hat für die unmittelbare Herzuntersuchung keine besondere Bedeutung. Bei mittelgroßen und großen Hunden kann eine absolute Herzdämpfung links 4 cm und rechts 3 cm vom Sternum perkutiert werden. Die Perkussion der sternumnahen Thoraxwand kann jedoch Hinweise auf das Bestehen eines Hydrothorax, eines extremen Hydroperikards und anderer Veränderungen geben.

Lunge

Die klinische Untersuchung der Lunge kann durch die Bestimmung der Atemfrequenz, der Atmungsintensität, des Atmungstyps und der Atemgeräusche Aufschluss über pulmonale Veränderungen geben, die u. U. kardial bedingt sind. Husten, spontan oder provoziert, insbesondere nachts oder auch bei Aufregung, ist ein wichtiges Zeichen für oftmals kardial verursachte Bronchopathien.

6.2 Röntgendarstellung des Herzens

(J. HIRSCHBERGER)

Die radiologische Darstellung des Herzens und der herznahen Strukturen (Lungenvenen, V. cava caud., Lungenparenchym, Bronchien, Pleuraraum) und ggf. auch abdominaler Veränderungen (Hepato-, Splenomegalie, Aszites) ist für eine kardiologische Untersuchung unabdingbar. Die apparative Ausstattung soll an die Erfordernisse bei einem großen Hund und der atmungsbedingt möglichst kurzen Belichtungszeit von ca. 1/100 Sekunde angepasst sein. Das Führen einer Belichtungstabelle mit der Angabe von Thoraxdurchmesser und erprobten Belichtungswerten ist anzuraten.

Zur Beurteilung der Herzform müssen Röntgenaufnahmen in zwei Ebenen angefertigt werden, laterolaterale und dorsoventrale Projektion. Die laterolaterale Projektion kann in rechts oder links anliegender Position erfolgen. Die Patienten müssen ganz exakt gelagert werden, um die Konturen sicher auswerten zu können.

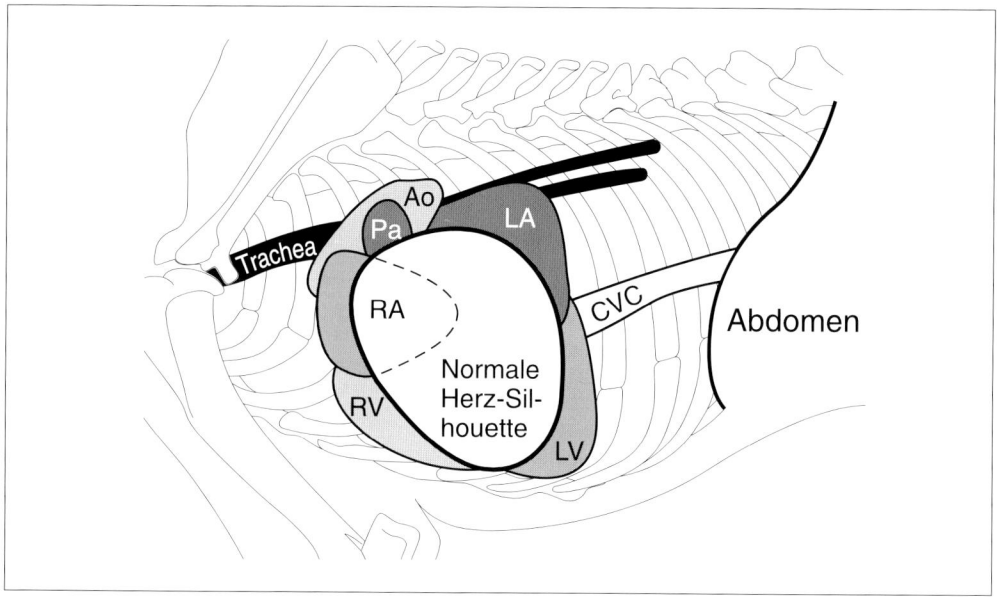

Abb. 6.3. Schema des Herzens in der laterolateralen Projektion mit Darstellung der Vorwölbung von vergrößerten Kammern und Vorkammern.
Ao = Aortenbogen; CVC = kaudale Vena cava; LA = linke Vorkammer; LV = linker Ventrikel; Pa = Truncus pulmonalis; RA = rechte Vorkammer; RV = rechter Ventrikel; gestrichelt Linie = Überlagerung des rechten Ventrikels und der rechten Vorkammer; gekrümmter Pfeil = Verlagerung der Herzspitze bei Vergrößerung des rechten Ventrikels
Die Abbildung wurde mit freundlicher Genehmigung des Verlags aus MILLER, M.S., TILLEY, L.P.: Manual of Canine and Feline Cardiology, Philadelphia, Saunders, 1995 entnommen.

Lagerung:
laterolaterale Projektion
– rechts oder links anliegend
– Vordergldm. nach vorne ziehen
– exakt waagerecht lagern
– inspiratorische Aufnahme

Dorsoventrale oder ventrodorsale Projektion
– exakte symmetrische Lagerung (Brustbein und Dornfortsätze zentral)
– inspiratorische Aufnahme

Die Lagerung des Patienten für die Röntgenaufnahme in dorsoventraler Ausrichtung hat gegenüber der ventrodorsalen Ausrichtung einzelne Vorteile.
Vorteile der dorsoventralen (DV) und der ventrodorsalen (VD) Projektion:

Vorteile der DV-Projektion
– bessere Beurteilung der Herzgröße
– weniger abhängig von Thoraxform
– dorsale Lungenfelder voll entfaltet
– Gefäße und Knoten durch Projektion aus Distanz vergrößert
– Gefäße und Infiltrate in luftgefüllten Lunge mehr kontrastiert
– weniger Abwehr bei Lagerung

Vorteile VD-Projektion
– leichter symmetrisch zu lagern
– teilweise größere Akzeptanz durch Patienten
– Lunge insgesamt besser entfaltet
– Hydrothorax verdeckt Herz weniger

6.2.1 Röntgenanatomie des Herzens

Die Röntgenanatomie des Herzens in **laterolateraler (LL) Projektion** ist in Abbildung 6.3 dargestellt.
Der kaudale Rand des Herzens wird vom linken Ventrikel gebildet, der kaudodorsale vom linken Vorhof und der kraniosternale vom rechten Ventrikel und dem rechten Herzohr. Kraniodorsal liegt der Abgang des Aortenbogens.
Die Größe des Herzens wird im Verhältnis

304 Kardiologie

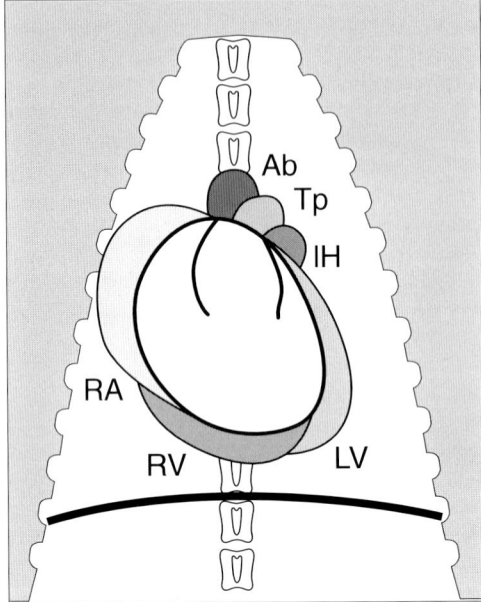

Abb. 6.4. Schema des Herzens in der dorsoventralen Projektion mit Darstellung der Vorwölbung von vergrößerten Kammern, Vorkammern und Gefäßen.
Aa = Aortenbogen; LAa = Herzohr der linken Vorkammer; LV = linker Ventrikel; PaS = Truncus pulmonalis; RA = rechte Vorkammer; RV = rechter Ventrikel
Die Abbildung wurde mit freundlicher Genehmigung des Verlags aus Miller MS, Tilley LP: Manual of Canine and Feline Cardiology, Philadelphia, Saunders, 1995 entnommen.

zu festen, umgebenden Strukturen abgeschätzt. Das physiologische Herz weist in der laterolateralen Projektion folgende Abmessungen auf:

Messung der langen Herzachse:
Strecke von der Herzbasis bis zur Herzspitze entspricht 70 % der Strecke vom Sternum bis zur Wirbelsäule (senkrechte Linie)

Messung der kurzen Herzachse:
maximaler Durchmesser des Herzens vom Einmünden der V. cava caud. in die Herzsilhouette parallel zur Herzbasis

Hund:
tiefer Thorax   2,5   Interkostalräume
tonnenförmiger   3,5   Interkostalräume
Thorax
Katze: 2,5–3,5 Interkostalräume

In der **dorsoventralen (DV) Projektion** (Abbildung 6.4) werden die kaudalen Herzgrenzen links und rechts der Medianen vom linken bzw. rechten Ventrikel begrenzt. Die rechte kraniale Kontur wird vom rechten Vorhof und die linke kraniale vom Pulmonalarterienstamm und dem linken Herzohr gebildet. Die physiologische Position und die Größenverhältnisse liegen wie folgt:

Position
Die Achse von der Herzbasis zur Spitze liegt
beim Hund: 30° links der Medianen
bei der Katze: auf der Medianen

Größe
transversaler Herzdurchmesser bei Inspiration (!)
beim Hund: 60–65 % der Thoraxweite
bei der Katze: 50 %   der Thoraxweite

Perikardiales Fett kann eine vergrößerte Herzkontur vortäuschen. Bei **tiefbrüstigen Rassen** steht das Herz steil im Thorax und erscheint in der dorsoventralen Projektion als rundes Herz. In einem **fassförmigen Thorax** wirkt das Herz relativ breit.

Anatomie des Herzens in der dorsoventralen Projektion im Uhrzeigersinn (Abbildung 6.4):

11–1 Uhr   Aortenbogen
1–2 Uhr   Pulmonalarterienstamm
2–3 Uhr   Hund: linkes Herzohr;
           Katze: linker Vorhof
2–6 Uhr   linker Ventrikel
7–11 Uhr   rechter Ventrikel
9–11 Uhr   rechter Vorhof

Blutgefäße

In der **laterolateralen Projektion** liegt die Pulmonalarterie dorsal und die Pulmonalvene ventral des Bronchus. Beide haben physiologischerweise die gleiche Größe. Sie entspricht an der Stelle der Kreuzung mit der vierten Rippe der Rippenhalsweite nahe dem Rippenkopf. Im kranialen Thorax liegen die Gefäße der rechten Lungenlappen in der rechten Seitenlage und die der linken Lungenlappen in der linken Seitenlage weiter kranial.

Der Aortenstamm überlagert das Herz in der **dorsoventralen Projektion**. Der Aortenrand liegt links der Medianen, die V. cava caud. rechts der Medianen. Die Pulmonalvenen münden von kaudal in den linken Vorhof. Abaxial der Pulmonalvenen liegen die rechten und linken Pulmonalarterien.

6.2.2 Interpretation von Röntgenbildern

Die Interpretation von Thoraxaufnahmen im Rahmen einer kardiologischen Röntgenuntersuchung beginnt mit der Beurteilung der technischen Qualität der Aufnahme in Hinsicht auf Lagerung, Atmungsphase (Inspiration) und Belichtung. Im darauf folgenden Schritt – um nicht übersehen und vergessen zu werden – sind extrakardiale und extrapulmonale Strukturen (Wirbelsäule, Sternum, Rippen, Zwerchfell, kraniales Abdomen) zu begutachten. Die spezielle Befundung von Herz und Lunge beginnt mit der Betrachtung von Trachea und Stammbronchien, der Lage der Herzspitze und des kaudalen Mediastinums, der Pulmonalarterien und -venen, des Lungenfeldes und letztendlich des Herzens selbst. Im Uhrzeigersinn, siehe oben, wird die Herzkontur gemustert sowie Größe und Lage des Herzens festgestellt. Abnormalitäten sollten reproduzierbar sein.

Extrakardiale Ursachen abnormer Herzprojektionen können in Bezug auf die Lage des Herzens in Lungenatelektasen und -verdichtungen, mediastinalen Tumoren, Pneumothorax (Herzspitze vom Sternum abgehoben und Lungengefäße und -schatten nicht bis in Peripherie der Pleurahöhle) sowie durch Sternumfrakturen und -missbildungen bestehen. Die Herzkontur kann durch die Atemphase (Exspiration statt Inspiration) oder durch die Addition eines anderen Schattens (Tumor) scheinbar vergrößert sein.

Röntgenologische Darstellung von Herzkammer- und Herzvorkammervergrößerung

Der häufigste pathologische Befund bei Hunden ist die Vergrößerung des **linken Vorhofs** infolge einer Mitralinsuffizienz. In der laterolateralen Projektion sind Trachea und Bifurkation kaudal angehoben. Der linke Stammbronchus liegt mehr dorsal als der rechte. Die Taillierung des Herzens ist aufgehoben und die kaudale Herzkontur nach kaudodorsal zu einem Dreieck ausgezogen („Mitralisdreieck"). Beim Hund wird in der dorsoventralen Darstellung an der Position 2–3 Uhr das linke Herzohr und bei der Katze eine Vergrößerung der Herzsilhouette hervorgehoben.

Eine Vergrößerung des **linken Ventrikels** zeigt sich in der laterolateralen Darstellung in einem parallelen Verlauf der Trachea zur Wirbelsäule. Die Trachea und ihre Bifurkation sind angehoben. Die Herztaille ist verstrichen. Das Herz erscheint links etwas dysproportional vergrößert. Der linke Ventrikelrand und die Herzspitze stellen sich in der dorsoventralen Projektion vergrößert dar. Die Herzspitze kann nach rechts verschoben sein.

Die Vergrößerung des **rechten Vorhofes** ist im laterolateralen Röntgenbild nicht sehr charakteristisch. Die Herzsilhouette ist dorsokranial vergrößert und kann dort durch die Überlagerung des Vorhof- und des Kammerschattens eine verstärkte Weichteilzeichnung aufweisen. Die Trachea wird über dem rechten Vorhof angehoben. In der dorsoventralen Projektion ist der Herzschatten im Bereich 9–11 Uhr vergrößert.

Eine Rundung des Herzens und eine breite Sternumauflage werden in der laterolateralen Projektion bei einer Vergrößerung des **rechten Ventrikels** gesehen. Kaudal kann die Herzspitze vom Sternum abgehoben erscheinen. Der kraniokaudale Herzdurchmesser ist verbreitert. Die V. cava caud. kann angehoben sein. Die dorsoventrale Darstellung zeigt eine Vergrößerung des Herzschattens zwischen 6–11 Uhr. Die Herzsilhouette ist nach rechts gerundet und hat die Form eines umgekehrten ‚D'. Die Herzspitze liegt weiter links der Medianen.

Röntgendiagnose einer Herzinsuffizienz

Ein verminderter Auswurf oder eine verminderte Aufnahme von Blut durch das Herz stellen eine Herzinsuffizienz dar. Dieser Rückstau in den kleinen oder großen Kreislauf ist charakteristisch für die betroffene Herzseite.

Eine Linksherzinsuffizienz führt zu einem Rückstau in den kleinen, den Lungenkreislauf, und eine Rechtsherzinsuffizienz zu einem Rückstau in den großen, den Körperkreislauf.

Tab. 6.2: Ursachen der Kammer- und Vorkammervergrößerung

Linkes Atrium	Mitralinsuffizienz, Kardiomyopathie, Ductus arteriosus persistens, Vorhofseptumdefekt
Linker Ventrikel	Mitralinsuffizienz, Kardiomyopathie, Ductus arteriosus persistens, Aortenstenose, Ventrikelseptumdefekt, Hypervolämie, Niereninsuffizienz, Hyperthyreose
Rechtes Atrium	Trikuspidalinsuffizienz, Kardiomyopathie, Tumor im rechten Atrium (Hämangiosarkom)
Rechter Ventrikel	Trikuspidalinsuffizienz, Kardiomyopathie, Cor pulmonale, Pulmonalstenose, Ductus arteriosus persistens, Ventrikelseptumdefekt, Dirofilariose

Perikarderguss

Ein Perikarderguss verursacht eine Vergrößerung der Herzsilhouette. Das Maß der Zubildung entspricht der Flüssigkeitsmenge des Perikardergusses. Ein akuter mittelgradiger Perikarderguss kann stärkere hämodynamische Folgen – Rechtsherzinsuffizienz – haben, als ein hochgradiger aber chronischer Perikarderguss. Bei den Symptomen einer Rechtsherzinsuffizienz sollte immer an einen Perikarderguss gedacht werden. Ein Perikarderguss zeigt sich im Röntgenbild nicht immer in einer charakteristischen Ausprägung. Die Sonographie kann ein Hydroperikard wesentlich sensitiver und spezifischer anzeigen, als die Röntgendiagnostik. Der Perikarderguss kann zu einer Kürbisform des Herzens führen. Die Trachea ist in Richtung Wirbelsäule angehoben. Die Herzkonturen verstreichen. Der kaudale Herzschatten weist keine Taille mehr auf, sondern ist konvex. Die Herzsilhouette liegt breit dem Sternum auf.

6.3 Elektrokardiographie (EKG)
(J. Hirschberger)

Tab. 6.3: Symptome bei Herzinsuffizienzen

Rechtsherzinsuffizienz:	Rechtsherzvergrößerung Hepatomegalie runder Leberrand Aszites Hydrothorax
Linksherzinsuffizienz	Linksherzvergrößerung Stauung Lungenvenen (Verbreiterung der Lungenvenen) interstitielles Lungenödem (diffuse vermehrte Dichte, geringe Schärfe der Gefäße) alveoläres Lungenödem (konfluierendes flaumiges Infiltrat, Bronchoaerogramm, bei Katzen wolkig; Gefäße verdeckt, größte Dichte im Hilusbereich)

Die elektrische Aktivität einer Herzmuskelzelle resultiert aus ihrem Membranpotential. Das Ruhepotential beträgt –90 mV (Zellmembraninnenseite negativ). Es entsteht aufgrund der großen Unterschiede zwischen der intra- und der extrazellulären Kaliumkonzentration. Die intrazelluläre Kaliumkonzentration ist 30-mal höher als die extrazelluläre. Aus diesem Grund diffundiert Kalium aus der Zelle heraus (Kalium-Diffusionspotential) und hält das **Ruhepotential** aufrecht. Die Depolarisation der Zelle erfolgt durch ein Absinken des Ruhepotentials bis zum **Schwellenpotential** infolge eines sich steigernden langsamen Kalzium-Einstroms. Skelettmuskelzellen haben im Gegensatz zu Herzmuskelzellen ein konstantes Ruhepotential. Das Überschreiten des Schwellenpotentials löst einen plötzlichen, schnellen Natrium-

Einstrom und ein **Aktionspotential** aus. Infolge des Natrium-Einstroms ändert sich die Polarität der Zellmembran. Schrittmacherzellen des Herzens erreichen das Schwellenpotential selbstständig durch einen langsamen Natrium-Einstrom. Die **Repolarisation** wird anfänglich durch einen Chlorid-Einstrom eingeleitet und letztendlich durch einen massiven Kalium-Ausstrom bis zum Erreichen des negativen Ruhepotentials bewirkt.

In verschiedenen Herzregionen sitzen **Schrittmacherzellen**, deren spontane Frequenz unterschiedlich ist. Der Sinusknoten hat die höchste Entladungsfrequenz. Die Entladungsfrequenz der nachgeschalteten Schrittmacherzellen ist stufenweise niedriger. Infolgedessen bestimmt das übergeordnete Zentrum die Herzfrequenz und gewährleistet einen physiologischen Ablauf der Herzkontraktion. Erst beim Ausfall eines übergeordneten Schrittmachers kann sich die niedrigere Entladungsfrequenz des nachgeschalteten durchsetzen und eine Herzreaktion auslösen.

Nach einer Erregung sind die Herzmuskelzellen für eine bestimmte Zeit unempfindlich gegenüber einer Stimulation, sie sind **refraktär**. Erst nach der Repolarisation kann die Zelle erneut stimuliert werden. Dieser Mechanismus verhindert eine ständige Kontraktion des Herzens.

Tab. 6.4: Elektrische Aktivierung des Herzens beim Hund: Entladungsfrequenz [1/min]

Sinusknoten	70–160
Vorhofmyokard	–
AV-Knoten (oberer und mittlerer Abschnitt)	–
AV-Knoten (His-Bündel-Region)	40–60
Tawara-Schenkel	20–40
Purkinje-Fasern	20–40
Kammermyokard	–

6.3.1 EKG-Aufzeichnung

Die Ausbreitung der elektrischen Erregung zur positiven Elektrode hin wird als positiver Ausschlag dargestellt (Abbildung 6.5). Bei der Betrachtung des Herzens als Dipol und einer Erregungsausbreitung von der Herzbasis (negative EKG-Elektrode) zur Herzspitze (positive EKG-Elektrode) hin wird ein starker positiver Ausschlag registriert. Verlagert sich die Richtung des Depolarisationsstroms seitlich und verläuft nicht mehr direkt auf die positive Elektrode zu, so wird ein kleinerer positiver Ausschlag aufgezeichnet. Kehrt sich der Depolarisationsstrom um, entsteht eine negative Amplitude. Ein Nullvektor liegt vor, wenn die Richtung der Erregungsausbreitung und die Elektroden im senkrechten Winkel zueinander stehen.

Das EKG eines physiologischen Herzens spiegelt die Erregungsbildung mit ihrer Ausbreitung in der rechten und linken Vorkammer, die Überleitung im Atrioventrikularknoten (AV-Knoten), die Ausbreitung im Kammerseptum und in der seitlichen Kammerwand als auch die Repolarisation wieder (Abbildung 6.6). Vom Sinusknoten ausgehend breitet sich die Erregungswelle durch den rechten Vorhof in gerader Richtung auf die positive Elektrode aus. Die erste Zacke des EKG, die positive **P-Welle**, erscheint (A). Die Erregung des linken Vorhofs verläuft quer zur Ausrichtung der Elektroden. Die P-Welle flacht daher wieder ab (B). Die Erregungsausbreitung im rechten Vorhof ist für den ersten Anteil, die im linken Vorhof für den späteren Anteil der P-Welle verantwortlich. Bei der Vergrößerung einer der beiden Vorhöfe kann dies deutlich werden. Während die Erregungsausbreitung im AV-Knoten sistiert, verläuft die EKG-Linie auf der Grundlinie. Der QRS-Komplex entsteht durch die Kammererregung. Die **Q-Zacke** ist definiert als erster negativer, die R-Zacke als erster positiver und die S-Zacke als zweiter negativer Ausschlag. Der negative Verlauf der Q-Zacke kommt durch die Erregungsausbreitung vom linken Tawara-Schenkel zum rechten Tawara-Schenkel durch das Kammerseptum hindurch zustande (C). Die Summe der elektrischen Wellen läuft von der positiven Elektrode weg und ruft einen negativen Ausschlag im EKG hervor. Die **R-Zacke** wird

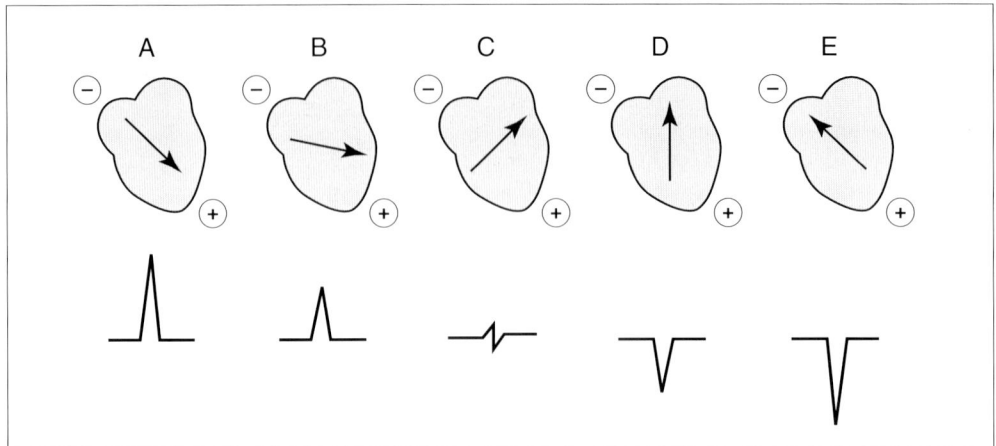

Abb. 6.5. Eine positive Amplitude wird im EKG definitionsgemäß aufgezeichnet, wenn die Erregungsausbreitung zur positiven Elektrode hin gerichtet ist. Die Amplitude ist bei einer Erregungsausbreitung von der negativen Elektrode zur positiven hin sehr hoch (A). Liegt die Achse der Erregungsausbreitung schräg zur Elektrodenachse, so wird eine kleinere Amplitude aufgezeichnet (B). Stehen Elektrodenachse und Erregungsausbreitung senkrecht aufeinander, liegt ein Nullvektor vor (C). Eine Erregungsausbreitung weg von der positiven Elektrode wird als negative Amplitude registriert (D und F).
Die Abbildung wurde mit freundlicher Genehmigung des Verlags aus Tilley LP: Essentials of Canine and Feline Electrocardiography – Interpretation and Treatment. Lea & Febiger, Philadelphia, 1985 entnommen.

durch die zeitgleiche Erregung der linken und rechten Kammermuskulatur bewirkt (D). Die Erregungsausbreitung verläuft entlang des Purkinjefaser-Systems vom Endokard aus in Richtung Epikard. Infolge der Dominanz der Muskelmasse des linken Ventrikels weist der resultierende Vektor nach links auf die positive Elektrode an der Herzspitze. Im letzten Schritt der Kammererregung breitet sie sich in den Kammerwänden und im Kammerseptum zur Herzbasis hin aus (E), entgegengesetzt zur positiven Elektrode, und erzeugt einen negativen Ausschlag, die **S-Zacke**. Nach Abschluss des Kammerkomplexes erscheint eine kurze isoelektrische Gerade, nach der die Repolarisation mit Ausbildung der **T-Welle** beginnt (F).

Die zwischen den Ausschlägen liegenden Strecken werden nach ihren Endpunkten als PQ-Strecke und ST-Strecke bezeichnet. Die zeitlichen Intervalle umfassen die Ausschläge und die nachfolgende Strecke bis zum Beginn des in der Bezeichnung genannten Ausschlags – PQ-Dauer, QT-Dauer.

Um eine räumliche Vorstellung von den elektrischen Abläufen im Herzen zu bekommen, werden bipolare (nach EINTHOVEN, I, II, III) und unipolare (nach GOLDBERG, aVR, aVL, aVF) Standardableitungen zur Darstellung der **Frontalebene** und Brustwandableitungen (**V**) zur Darstellung der **Transversalebene** angelegt. Die drei Ableitungen in der Frontalebene können wechselnd miteinander verschaltet werden, so dass sechs verschiedene Summenvektoren die elektrische Herzachse beschreiben – hexaaxiales Ableitungssystem (Abbildung 6.7). Die Ableitung I liegt von rechts nach links verlaufend horizontal in der Frontalebene. Die Ableitung II verläuft in einer gedachten Achse kaudal vom rechten Vorhof nach links zur Herzspitze. Bei einem physiologischen Herzen liegt in den meisten Fällen der größte Vektor auf dieser Achse. Im Winkel von 60° Grad zur II. Ableitung versetzt befindet sich die III. Ableitung. Sie verläuft nach kaudal und rechts. Bei den unipolaren Ableitungen nach GOLDBERG werden zwei Elektroden intern zusammengeschaltet, so dass sie mit der einen verbliebenen eine Ableitung bilden. Bei aVR wird die rechte Elektrode, bei aVL die linke und bei aVF die Fußelektrode gegen die beiden anderen geschaltet. Die drei neuen, möglichen Ableitungen liegen zu den bipolaren Ableitungen nach EINTHOVEN um

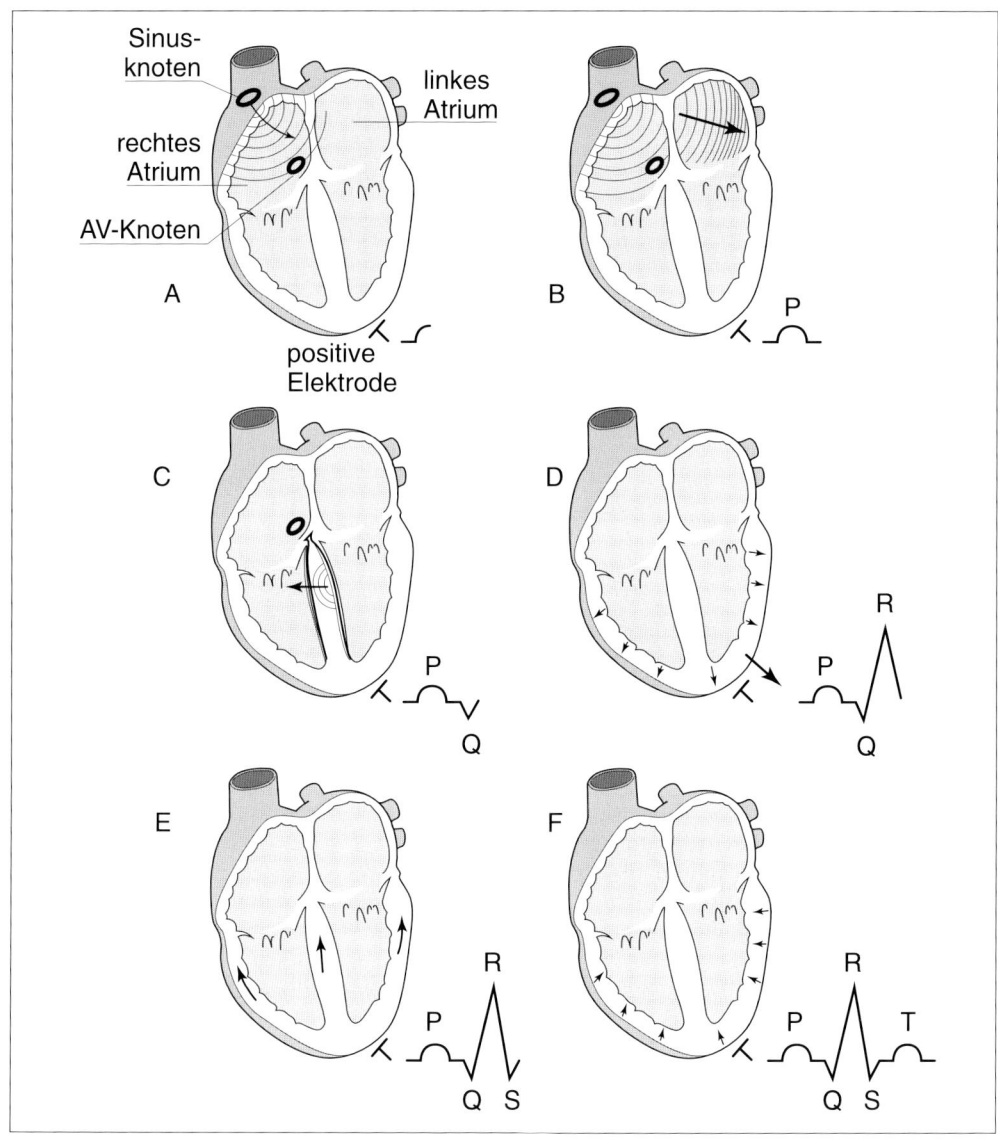

Abb. 6.6. Ausbreitung der Erregungswelle über Vorkammern, Atrioventrikularknoten, Kammerseptum und seitliche Kammerwände mit Skizze des phasenzugehörigen EKG.
Die Abbildung wurde mit freundlicher Genehmigung des Verlags aus Tilley LP: Essentials of Canine and Feline Electrocardiography – Interpretation and Treatment. Lea & Febiger, Philadelphia, 1985 entnommen.

30° versetzt. Diese sechs Ableitungen liefern eine detaillierte Beschreibung der Vorgänge in der Frontalebene.

Aussagemöglichkeiten eines EKG:
- Erregungsleitungs- und Bildungsstörungen (Rhythmusstörungen)
- Myokardveränderungen

Im EKG wird die Erregungsbildung der verschiedenen Schrittmacher und die Erregungsausbreitung registriert. Veränderungen von Erregungsbildung und Erregungsausbreitung werden als Rhythmusstörung bezeichnet.

Dilatative, hypertrophe und gewebliche Veränderungen des Myokards nehmen Ein-

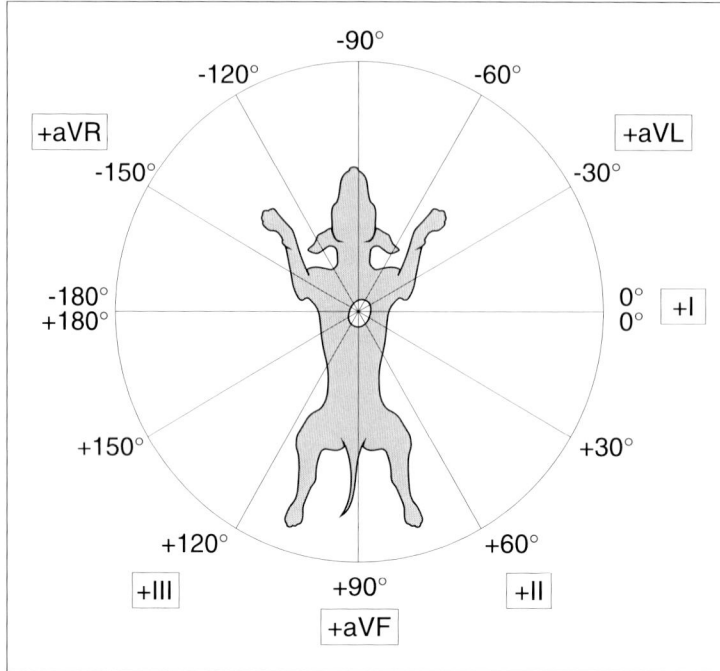

Abb. 6.7. Die bipolaren Ableitungen nach Einthoven (I, II, III) und die unipolaren nach Goldberg (aVR, aVL, aVF) sind in der Frontalebene als hexaaxiales Ableitungssystem eingezeichnet.
Die Abbildung wurde mit freundlicher Genehmigung des Verlags aus Tilley LP: Essentials of Canine and Feline Electrocardiography – Interpretation and Treatment. Lea & Febiger, Philadelphia, 1985 entnommen.

fluss auf die Amplitudenhöhe, -breite und -form. Die Umgebung des Herzens – Perikarderguss, Hydrothorax, Adipositas – wirkt sich mindernd auf die Amplitudenhöhe aus.

Das EKG kann keine direkten Befunde für das Vorliegen von Herzklappen- und Gefäßveränderungen oder zur Kontraktilität des Herzens liefern. Morphologische Abweichungen und funktionelle Störungen können echokardiographisch zuverlässiger ‚gesehen' und erfasst werden.

Indikationen zur Erstellung eines EKG:
– Rhythmusstörung
– Tachy- und Bradykardie
– Dyspnoe
– Zyanose
– Schock
– Krampfanfälle
– Narkoseüberwachung
– Herzgeräusch
– röntgenologische Kardiomegalie
– Perikardpunktion
– Kontrolle der Wirkung von Medikamenten und Elektrolyten
– Gefahren der Herzschädigung (Magendrehung)

– nicht auskultierbare Herztöne (lautes Hecheln, Schnurren, Hydrothorax)

Lagerung des Patienten (Abbildung 6.8):
– Unterlage nicht leitend
– rechte Seitenlage
– Gliedmaßen senkrecht zur Körperachse
– Gliedmaßen ohne gegenseitige Berührung
– Beruhigung durch Tierhalter am Kopfende
– keine Sedativa (schnell arbeiten)
– alleinige Rhythmuskontrolle auch im Stehen oder in Brustlage möglich (bei Panik oder Dyspnoe), aber keine Aussage über mittlere elektrische Herzachse

EKG-Auswertung

Die systematische Befundung eines EKG sollte eine Reihe von Punkten beachten – Herzfrequenz, Herzrhythmus, Ausschläge und mittlere elektrische Herzachse (MEA) (Abbildung 6.9).

Herzfrequenz

Bei Kleintieren wird ein EKG mit einer Papiergeschwindigkeit von 50 mm/s geschrie-

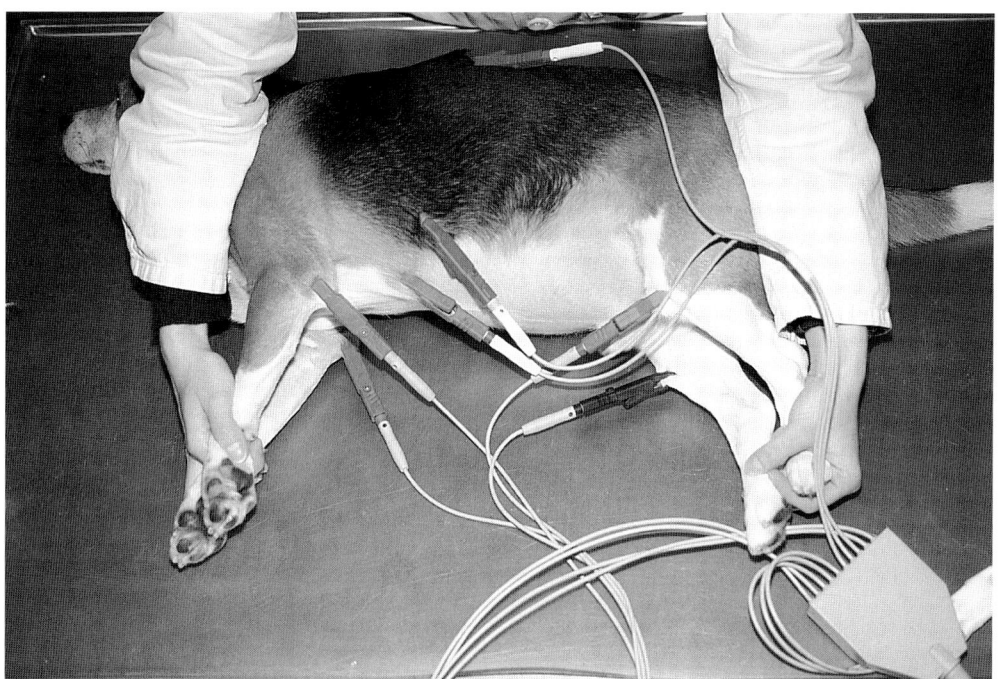

Abb. 6.8. Lagerung eines Hundes in rechter Seitenlage zur EKG-Ableitung. Die rot gekennzeichnete Elektrode (R) wird direkt proximal des Olekranons des rechten, die gelbe (L) an der gleichen Stelle der linken Vordergliedmaße angeklemmt. An der Insertionsstelle der Patellarsehne an der Crista tibiae ist die grüne Elektrode (F) anzusetzen. Die schwarze neutrale Elektrode (N) wird in der gleichen Lokalisationen an der rechten Hintergliedmaße befestigt. Die Brustwandableitungen sind am Dornfortsatz des siebten Brustwirbels und im sechsten Interkostalraum auf der Höhe des Übergangs vom Rippenknochen zum Rippenknorpel und sternumnah anzubringen.

ben. In drei Sekunden (1/20 Minute) werden 150 mm geschrieben. Die Anzahl QRS-Komplexe in dieser Strecke multipliziert mit 20 ergibt die Herzfrequenz in Schlägen pro Minute. Eine weitere Möglichkeit der Errechnung der Herzfrequenz besteht in der Messung der Intervalle von R-Zacke zu R-Zacke. Wenn in einer Minute 3000 mm geschrieben werden, dann beträgt die Herzfrequenz den Quotienten aus 3000 mm und der Distanz RR [mm]. Die Herzfrequenz lässt sich auch mittels eines EKG-Lineals ablesen. Moderne Geräte geben die Herzfrequenz an.

Herzrhythmus

Die Intervalle zwischen den Ausschlägen (PQ-Dauer, RR-Dauer) werden auf Regelmäßigkeit und Größe untersucht. Mit steigender Herzfrequenz nimmt die PQ-Dauer ab. Unregelmäßige Intervalle können Anzeichen einer Arrhythmie sein. Form und Gleichförmigkeit der Ausschläge wird auf unphysiologische Abweichungen hin betrachtet. Formabweichungen können auf Erregungsbildungsstörungen und Erregungsleitungsstörungen hinweisen (P-Welle und QRS-Komplex). Physiologisch aussehende QRS-Komplexe („schmale QRS") werden supraventrikulär ausgelöst. Verbreiterte und formveränderte QRS-Komplexe („breite QRS") können intraventrikulär induziert worden sein oder sind Ausdruck myokardialer Veränderungen und Reizleitungsstörungen im Ventrikel (Schenkelblock).

Mittlere elektrische Achse – MEA

Die mittlere elektrische Herzachse (MEA) der Frontalebene wird als Summe zweier Vektoren errechnet (Abbildung 6.10). Die positiven und die negativen Ausschläge eines QRS-Komplexes werden addiert. Die Summe wird als Nettovektor bezeichnet. Heben sich

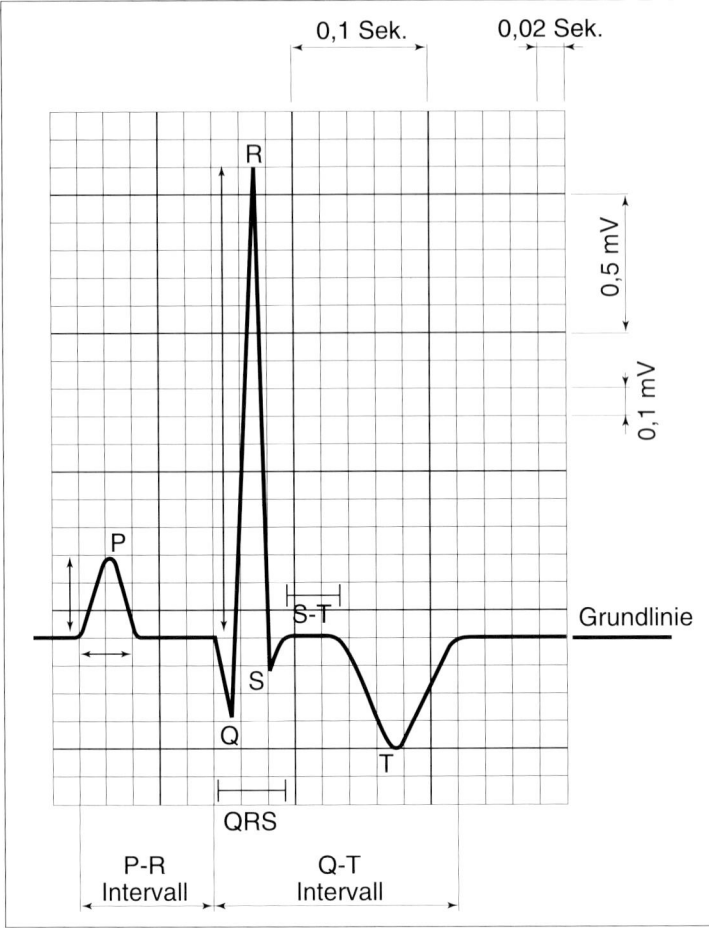

Abb. 6.9. Idealisierte Darstellung eines Herzzyklus im EKG (II. Ableitung). P-Welle, QRS-Komplex, T-Welle. Die Ausschlaghöhe ist kalibriert, 1 cm = 1 mV. Die Papiergeschwindigkeit beträgt 50 mm/s. Ein kleines Quadrat entspricht 0,02 s.
Die Abbildung wurde mit freundlicher Genehmigung des Verlags aus Tilley LP: Essentials of Canine and Feline Electrocardiography – Interpretation and Treatment. Lea & Febiger, Philadelphia, 1985 entnommen.

positive und negative Ausschläge auf, wird von einem Nullvektor oder einer isoelektrischen Ableitung gesprochen. Der Referenzbereich ist bei der Katze aufgrund individueller Schwankungen der Erregungsleitung sehr weit. Die MEA wird in erster Linie vom Ventrikelmyokard bestimmt. Sie ist daher entsprechend der dominierenden Stärke des linken Ventrikels bei den meisten Individuen nach links gerichtet. Eine Vergrößerung des betreffenden Ventrikels führt zu einem Abweichen der MEA zur betreffenden Seite hin. Des Weiteren beeinflusst eine Störung der Erregungsleitung die MEA. Gestörte Leitungsbahnen mit vermehrter myokardialer Reizleitung ziehen eine Dominanz des betroffenen Ventrikels nach sich.

Bestimmung der mittleren elektrischen Achse:
1. Vektor I und III (grafisch abschätzen, siehe Abbildung 6.10, oder Wert einer MEA-Tabelle entnehmen)
2. isoelektrische Ableitung suchen, MEA steht senkrecht darauf
3. falls zwei isoelektrische Ableitungen, dann kleinere Ableitung, MEA steht senkrecht darauf
4. Ableitung mit größtem Nettoausschlag suchen bei unipolaren Ableitungen (aVF) beim Hund × 1,15, bei der Katze × 1,26

Vorgehensweise bei EKG-Auswertung:
Der Untersucher hat sich bei der Auswertung eines EKG einzelne, wichtige Fragen zu stellen:

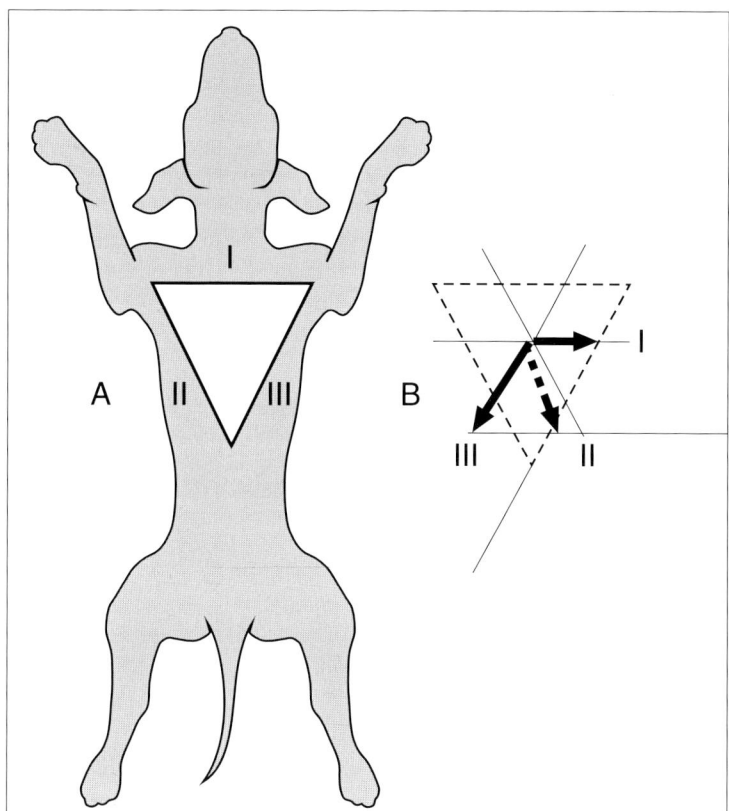

Abb. 6.10. Die bipolaren Standardableitungen nach Einthoven (I, II, III) können in einen gemeinsamen Nullpunkt parallel verschoben werden. Die Nettovektoren sind im gemeinsamen Schnittpunkt beginnend auf die Geraden einzutragen. Aus den Nettovektoren der Ableitungen I und III kann die mittlere elektrische Herzachse (MEA) grafisch mittels eines Parallelogramms ermittelt werden.
Die Abbildung wurde mit freundlicher Genehmigung des Verlags aus Tilley LP: Essentials of Canine and Feline Electrocardiography – Interpretation and Treatment. Lea & Febiger, Philadelphia, 1985 entnommen.

1. Sinusrhythmus?
Ein Sinusrhythmus ist an den regelmäßigen und gleichmäßigen P-Wellen, die jedem QRS-Komplex vorgeschaltet sind, zu erkennen. Die Herzfrequenz ist zu ermitteln.

2. P-Wellen?
Die P-Wellen können überhöht oder verbreitert und m-förmig zweigipfelig sein.

3. QRS-Komplexe?
Der QRS-Komplex sollte physiologisch und scharf geformt sein. Verbreiterungen, Formveränderungen oder Abweichungen des Nettovektors bei myokardialen Veränderungen oder bei Reizbildungs- und Reizleitungsstörungen.

4. T-Wellen?
Die T-Welle sollte nicht höher als ca. ein Viertel der R-Zacke sein. Sie kann positiv, negativ oder biphasisch sein. Veränderung bei Repolarisationsstörung.

5. Intervalle?
Die Intervalle sollten im Referenzbereich liegen. PQ-Dauer steht allein in einer Abhängigkeit zur Herzfrequenz. Unregelmäßige PQ-Dauer bei Erregungsbildungsstörung, verlängerte PQ-Dauer bei AV-Block I. Grades.

EKG-Veränderungen und deren häufigste Ursachen

Vorhofvergrößerung:
Beurteilung der P-Wellen

Rechter Vorhof
P-pulmonale, P überhöht
Ursache: Lungenkrankheiten (Pneumonie, Trachealkollaps, Bronchitis), Trikuspidalinsuffizienz, Vorhofseptumdefekt oder allein hohe Herzfrequenz

Tab. 6.5: EKG-Referenzwerte Hund

Herzfrequenz	70–160/min	
	bis 180/min	Zwergrassen
	bis 220/min	Welpen

Messungen	Ableitung II	
P-Dauer	max. 0,04 s	
P-Amplitude	max. 0,4 mV	
PQ	0,06–0,13 s	
QRS	max. 0,05 s	kleine Rassen
	max. 0,06 s	große Rassen
R	max. 2,5 mV	kleine Rassen
	max. 3,0 mV	große Rassen
ST-Senkung	max. 0,2 mV	
ST-Hebung	max. 0,15 mV	
T	< ¼ R	
QT	0,15–0,25 s abhängig von Herzfrequenz < ½ RR	
MEA	+40° bis +100°	

Messungen	Brustwandableitungen
V10	
QRS und T	negativ (außer Chihuahua)
CV6LU	
R	bis 3,0 mV
S	bis 0,7 mV
CV6LL	
R	bis 2,5 mV
S	bis 0,8 mV

Linker Vorhof
P-mitrale, P m-förmig verbreitert
Ursache: Mitralklappeninsuffizienz, Kardiomyopathie mit verminderter linksventrikulärer Füllung (Katze), Aortenstenose, Ventrikelseptumdefekt, Ductus arteriosus persistens

Beide Vorhöfe
Ursache: Mitral- u. Trikuspidalinsuffizienz (Mitralinsuffizienz→Stauungslunge→Rechtsherzüberlastung → Trikuspidalinsuffizienz), angeborene Herzfehler

Ventrikelvergrößerung
Dilatation oder Hypertrophie, Muskelmasse ist entscheidend

Rechter Ventrikel
Abweichung der MEA nach rechts
Ursache: Pulmonalstenose, Ductus arteriosus persistens, Rechts-links-Shunt, Trikuspidalinsuffizienz, Cor pulmonale, pulmonaler Hypertonus, Lungenembolie, Dirofilariose, große S-Zacke bei Rechtsherzhypertrophie, große Q-Zacke bei dilatativer Kardiomyopathie (DCM) und Septumhypertrophie

Linker Ventrikel
Abweichung der MEA nach links und/oder Hypervoltage, QRS-Verbreiterung
Ursache: Mitralklappeninsuffizienz, dilatative Kardiomyopathie, Hypertonie, Hyper-

Tab. 6.6: EKG-Referenzwerte Katze

Herzfrequenz	160 - 240/min (197/min)

Messungen	Ableitung II
P-Dauer	max. 0,04 s
P-Amplitude	max. 0,2 mV
PQ-Strecke	0,05 - 0,09 s
QRS-Dauer	max. 0,04 s
R-Amplitude	max. 0,9 mV
ST-Senkung	nicht sichtbar
ST-Hebung	nicht sichtbar
QT-Dauer	0,12–0,18 s abhängig von Herzfrequenz
MEA	0° bis +160°

Messungen	Brustwandableitungen
CV6LU	
R	bis 1,0 mV

thyreose, hypertrophe Kardiomyopathie, Ventrikelseptumdefekt, Ductus arteriosus persistens

Biventrikuläre Vergrößerung

Brustwandableitungen CV6LU und CV6LL R-Zacke hoch und S-Zacke tief, Kardiomegalie bei normalem EKG
Linker Ventrikel dominiert rechten Ventrikel.
Ursache: Mitral- und Trikuspidalinsuffizienz, dilatative Kardiomyopathie, Pulmonal- und Aortenstenose (kongenital)

Erregungsleitungsstörungen

Linksschenkelblock, linker Tawara-Schenkel
breiter QRS-Komplex, positive Ableitungen I, II und III
Differentialdiagnose: linksventrikuläre Hypertrophie (Abklärung durch Röntgen oder Echokardiographie)
Ursache: dilatative Kardiomyopathie, auch bei gesunden Katzen

Rechtsschenkelblock, rechter Tawara-Schenkel
breiter QRS-Komplex, MEA nach rechts, tiefe, breite, M-förmige S-Zacke in den Ableitungen I, II, III und aVF
Ursache: angeborene Herzfehler, mechanische Alteration, hypertrophe Kardiomyopathie

Niedervoltage
niedrige Amplituden
Ursache: Perikarderguss, Adipositas, Lungenemphysem, Pneumothorax, Hypothyreose, hohe Hautimpedanz (Bernhardiner)
Perikarderguss: kleine Q-, R- und S-Zacken bei normaler P-Welle, Variation der Amplituden des QRS

ST-Strecke
Absenkung oder Anhebung der ST-Strecke, große physiologische Schwankungsbreite, entgegengesetzt zu extremem QRS-Komplex
ST-Strecken-Absenkung:
Ursache: Myokardiale Ischämie, Myokardinfarkt, Digitalisintoxikation, Hyper- und Hypokaliämie, Trauma

ST-Strecken-Anhebung:
Ursache: Myokardinfarkt, Perikarditis, Hypoxie
Verlängerung der QT-Dauer (Hypokalzämie und Hypokaliämie)
Verkürzung der QT-Dauer (Hyperkalzämie, Hyperkaliämie, Digitalis)

T-Welle
größer als ein Viertel der R-Zacke oder Q-Zacke, falls diese größer
Vergleich mit früheren EKG des Patienten
Ursache: Hyperkaliämie, Hypoxie, intraventrikuläre Leitungsstörungen, Ventrikelvergrößerung, Rechts- oder Linksschenkelblock

Rhythmusstörungen

Sinusrhythmus
– Sinustachykardie
  unphysiologisch frequente Herzaktionen
  Ursache: Aufregung, Anstrengung, Schock, Anämie, Fieber, Infektionskrankheiten, Hypoxie, Herzinsuffizienz
– Sinusbradykardie
  unphysiologisch langsame Herzfrequenz
  Ursache: Vagotonus, Nierenversagen, Antiarrhythmika, Tranquilizer, Anästhetika, ZNS-Störung
– Sinusarrhythmie (respiratorische Arrhythmie infolge Vagusstimulation beim Hund)
– ‚wandernder Schrittmacher' im Sinusknoten oder im Vorhof
  wandernder Schrittmacher im Sinusknoten: PQ-Dauer gleich und P-Welle positiv
  wandernder Schrittmacher im Vorhof: PQ-Dauer ungleich und P-Welle wechselnd
  Ursache: häufig beim Hund, ohne pathologische Bedeutung

Impulsbildungsstörungen

supraventrikuläre Impulsbildungsstörung
– Sinusstillstand
– Vorhofextrasystolen
  zusätzliche P-Wellen, die zwischen den Ausschlägen liegen oder sich diesen aufsetzen, als P' bezeichnet
  Ursache: Vorhofvergrößerung, Digitalisintoxikation, Anästhesie, Tumor im rechten Vorhof (Hämangioendotheliom), Aufregung, Schmerzen
– Vorhoftachykardie
  Ursache: Vorhofvergrößerung, Digitalisin-

toxikation, Wolff-Parkinson-White-Syndrom
- Vorhofflattern (300–500/min) grobe zählbare Flatterwellen
Ursache: Vorhofvergrößerung
- Vorhofflimmern, feines Flimmern
Ursache: Vorhofvergrößerung, Digitalisintoxikation, Anästhesie, Trauma, Kardiomyopathie

Impulsbildungsstörung im AV-Knoten

- Extrasystolen aus AV-Knoten
P-Welle negativ, weil Erregung retrograd in Vorhöfe und anterograd in Ventrikel weitergeleitet
Ursache: Digitalis, Vorhofvergrößerung
- Tachykardie aus AV-Knoten
schneller als AV-Ersatzrhythmus von 40–60/min infolge eines ektopen Impulsbildungszentrums im Bereich des AV-Knotens
AV- oder Vorhoftachykardie = supraventrikuläre Tachykardie
- Ersatzrhythmus (sekundäre Arrhythmie)
AV-Knoten-Ersatzrhythmus für fehlenden Sinusrhythmus, langsam 40–60/min, nach RR-Intervall, das länger als im physiologischen Rhythmus ist. QRS-Komplex behält seine Form unverändert.

Impulsbildungsstörung im Ventrikel

- Extrasystolen, ventrikuläre Extrasystolen (VES) stark atypischer QRS-Komplex, plump und breit
kompensatorische Pause: überlange Pause nach VES bis zur nächsten Ventrikelkontraktion im Sinusrhythmus, Sinusrhythmus von VES unbeeinflusst, Ventrikelerregung fällt aber einen Schlag aus, weil Ventrikelmyokard refraktär.
unifokale VES: VES gleichförmig und gleicher Abstand zu Beginn des vorhergehenden QRS-Komplexes
multifokale VES: VES vielgestaltig und variabler Abstand zu Beginn des vorhergehenden QRS-Komplexes
negativer Ausschlag = linker Ventrikel
positiver Ausschlag = rechter Ventrikel
Ursache: im Myokard (Entzündung, Tumor, Dilatation); sekundär nach Pyometra, Magendrehung, Pankreatitis; Medikamenten-induziert nach Digitalis, Adrenalin, Anästhetika, Tumoren (besonders Milz)
- Kammertachykardie (Folge an VES) → Hypotonie, Stauung
Ursache: siehe Extrasystolen
- Kammerflimmern
unregelmäßige, bizarre Flimmerwellen, terminaler Prozess
Ursache: Schock, Anoxie, Myokardschaden, Hypokaliämie, Hypokalzämie, Alkalose, Halothan, Barbiturate, Digitalis, R-auf-T-Phänomen (T-Welle setzt sich gleich auf R-Zacke auf)
- Asystolie
Fehlen von QRS-Komplexen
Ursache: agonal (Azidose, Hyperkaliämie)
- Ersatzrhythmus (sekundäre Arrhythmie, idioventrikulärer Rhythmus)
falls weder Sinus- noch AV-Rhythmus vorhanden
Frequenz des idioventrikulären Rhythmus kleiner als 40/min

Erregungsleitungsstörung

- Sinuatrialer Block (Pausen Vielfaches normaler RR-Intervalle)
Ursache: Vagotonus bei Inspiration (brachycephale Rassen), Vagusreizung durch Tumoren (Schilddrüsenkarzinom) chirurgische Eingriffe, Kardiomyopathie, Dilatation, Fibrose, Elektrolytimbalanzen, Digitalis, Chinidin, Propranolol
- AV-Block I. Grades
langes PQ/PR-Intervall
Ursache: Digitalis, Propranolol, Chinidin, Hyper- und Hypokaliämie
- AV-Block II. Grades
regelmäßige P-Wellen, jedoch Ausfall einzelner QRS-Komplexe, Reiz wird am AV-Knoten nicht übergeleitet
Mobitz Typ I, Wenckebachsche Periodik (stetige Verlängerung der PQ-Dauer bis zum Ausfall des QRS-Komplexes und Wiederkehr des Prozesses)
Ursache: Vagotonus, Anästhesie, Digitalis
Mobitz Typ II, Block unterhalb des Hisschen Bündels (teilweise Verbreiterung des QRS-Komplexes)
Ursache: Fibrose, Hypertrophie, Neoplasie
- AV-Block III. Grades
Dissoziation aller P-Wellen von QRS-Komplexen, nur Kammerkomplexe, keine physiologischen QRS-Komplexe
Ursache: Aortenstenose, Ventrikelseptum-

defekt, Fibrose beim alten Hund, hypertrophische Kardiomyopathie (HCM), bakterielle Endokarditis, Hyperkaliämie
- Ventrikuläres Präexzitationssyndrom (Delta-Welle vor R-Zacke)
Reiz aus Vorhof unter Umgehung des AV-Knotens in Ventrikel übergeleitet, daher kurze PQ-Dauer
- Wolff-Parkinson-White (WPW)-Syndrom (= ventrikuläres Präexzitationssyndrom mit paroxysmaler Tachykardie)
Ursache: angeboren, Tachykardie durch Re-entry-Mechanismus
- Hyperkaliämie
K^+ = 5,6–8,5 mmol/l

P-Welle	kleiner, breiter
PQ-Dauer	länger
R-Zacke	kleiner
QRS-Komplex	länger
QT-Dauer	länger
ST-Strecke	Senkung
T-Welle	höher

K^+ > 8,5 mmol/l

P-Welle	fehlt
Herzfrequenz	ca. 40/min sinusventrikulärer Rhythmus
QRS-Komplex	extrem breit Kammerflattern, -flimmern, Asystolie

Ursache: M. Addison, Niereninsuffizienz, diabetische Ketoazidose
- Sinusknotenerkrankung (sick sinus syndrome)
Sinusbradykardie, sinuatrialer Block/Stillstand und rezidivierende supraventrikuläre Tachykardie
Erkrankung von Sinus- und AV-Knoten
„Bradykardie-Tachykardie-Syndrom"
„Syndrom des gestörten Ersatzrhythmus"
Sinuspausen müßten bald AV-Ersatzsystolen folgen
Ursache: Fibrose Sinusknoten, weibliche Zwergschnauzer,
bei Digitalisintoxikation ähnliche Erscheinungen
- elektrischer Alternans (Sinusrhythmus mit verschiedenen Amplituden)
Ursache: Perikarderguss

6.4 Antiarrhythmische Therapie
(J. HIRSCHBERGER)

Sinustachykardie
Digitalis und Diuretika bei kongestiver Herzinsuffizienz
Propranolol bei Hyperthyreose
Diltiazem bei hypertropher oder restriktiver Kardiomyopathie (Katze)
Sinusbradykardie
Atropin, Glykopyrrolat, Theophyllin
im Notfall: Epinephrin, Dopamin, Dobutamin
Sinusstillstand, -block
keine Therapie wenn symptomfrei
Atropin bei Schwäche oder Synkopen
AV-Extrasystolen
Digitalis und Diuretika bei kongestiver Herzinsuffizienz
Vorhoftachykardie
Digitalis, Sauerstoff, Ruhe
Vagusreiz: Druck auf Augen oder Carotissinus
Propranolol, Verapamil, Chinidin, Diltiazem
Vorhofflimmern
Digitalis und Diuretika oder Vasodilatatoren bei kongestiver Herzinsuffizienz
Diltiazem (weniger negativ inotrop als Propranolol) → Senkung der Herzfrequenz
Propranolol → Senkung der Herzfrequenz
AV-Rhythmus
keine Therapie i. d. R.
Atropin, Theophyllin bei Schwäche oder Synkopen
Digitalis, Diuretika oder Vasodilatatoren bei kongestiver Herzinsuffizienz
Ventrikuläre Extrasystolen (VES)
keine bei einzelnen VES
Digitalis, Diuretika oder Vasodilatatoren bei kongestiver Herzinsuffizienz
Antiarrhythmika bei mehr als 20 VES/min, Salven von VES, multifokalen VES, R-auf-T-Phänomen:
Lidocain, Mexiletin, Procainamid, Chinidin, Propranolol,
Phenytoin bei Digitalisintoxikation
Ventrikuläre Tachykardie
keine bei Ersatzrhythmus
Ursache bei Hypo- oder Hyperkaliämie
Lidocain-Bolus
Procainamid, Chinidin
Kardioversion (elektrisch) „Defibrillator"
vagale Manöver (Druck auf Auge)

318 Kardiologie

Tab. 6.7: Klassifikation der Antiarrhythmika

Typ	Wirkstoff	Wirkung
		hemmen Phase 4 Depolarisation (Automatie)
I	Lidocain, Procainamid, Chinidin, Phenytoin, Mexiletin	Lokalanästhetika hemmen Na^+-Einstrom
II	Propranolol, Atenolol, Sotolol	β-Blocker
III	(Bretylium)	verlängern Aktionspotential
IV	Diltiazem, Verapamil, Nifedipin	Ca^{2+}-Kanal-Blocker

Tab. 6.8: Antiarrhythmika: Dosierungen (aus KRAFT 1999, Dosierungsvorschläge für Arzneimittel bei Hund und Katze)

Wirkstoff	Handelsname	Dosierung (Hund)	Dosierung (Katze)
Atropin	Atropinsulfat 0,0005	0,04–0,08 mg/kg i.v., i.m. auf 3× täglich verteilt	0,04–0,08 mg/kg i.v., i.m. auf 3× täglich verteilt
Glykopyrrolat	Rubinol zur Injektion	0,005–0,01 mg/kg i.v., i.m. 1× täglich	0,005–0,01 mg/kg i.v., i.m. 1× täglich
Theophyllin	Euphyllin	20–30 mg/kg auf 3× täglich i.v., p.o., i.m. 40 mg/kg auf 2× täglich verteilt (Retard-) p.o.	8 mg/kg auf 2× täglich verteilt p.o.
Epinephrin	Suprarenin Injektionslösung 1:1000	0,2 ml auf 3–5ml verdünnt 1:1000 i.v., tracheal	0,2 ml auf 3–5 ml verdünnt 1:1000 i.v., tracheal
Metildigoxin	Lanitop	0,01 mg/kg auf 2× täglich verteilt	0,007 mg/kg auf 2× täglich verteilt
Lidocain	Xylocain	2–4 mg/kg langsam i.v. alle 10 min wiederholen bis 8 mg/kg 25–75 µg/kg/min Dauertropfinfusion (DTI)	0,5 mg/kg langsam i.v. bei Krämpfen Diazepam
Phenytoin	Phenhydan	4–8 mg/kg p.o. auf 3× täglich verteilt 4 mg/kg langsam i.v.	toxisch
Procainamid	Procainamid Duriles Retardtabletten	20–40 mg/kg i.m. auf 3× täglich verteilt i.m., p.o. und 6–12 mg/kg i.v. in 5 min 25–40 µg/kg/min DTI	nicht angewandt

Tab. 6.8: Antiarrhythmika: Dosierungen (aus KRAFT 1999, Dosierungsvorschläge für Arzneimittel bei Hund und Katze)

Wirkstoff	Handelsname	Dosierung (Hund)	Dosierung (Katze)
Propranolol	Dociton	0,04–0,06 mg/kg langsam i. v.; 0,6–3,0 mg/kg p. o. auf 3× täglich verteilt	0,04 mg/kg langsam i. v.; 5–10mg/Ktz. auf 2× täglich verteilt
Atenolol	Atenolol-ratiopharm (25)	0,25–1,0 mg/kg p. o. 1× täglich	6,25–12,5 mg/Ktz. p. o. 1× täglich
Mexiletin	Mexiletin-ratiopharm	15–25 mg/kg auf 3× täglich verteilt p. o.	nicht angewandt
Chinidin	Chinidin-Duriles	0,04–0,06 mg/kg langsam i. v.; 0,6–3,0 mg/kg auf 3× täglich verteilt p. o.	0,04–0,06 mg/kg langsam i. v.; 0,6–3,0 mg/kg auf 3× täglich verteilt p. o.
Verapamil	Verapamil-ratiopharm	0,05–0,15 mg/kg über 2 min (5 mg gesamt);2–3 mg/kg auf 3× täglich verteilt p. o.	nicht angewandt
Diltiazem	Dilzem	1,5–4,0 mg/kg auf 3× täglich verteilt p. o.	1,75–2,5 mg/kg KM auf 3× täglich verteilt p. o. 7,5 mg/Ktz. alle 8h
Prajmalin	Neo-Gilurytmal	2–4 mg/kg auf 3× täglich verteilt p. o.	keine Angabe
Ajmalin	Gilurytmal	0,15 mg/kg i. v.	keine Angabe

Kammerflimmern
kardiopulmonale Wiederbelebung
Defibrillation (elektrisch) „Defibrillator"
Herzmassage am offenen Thorax
Medikamente, z. B. Bretylium, nicht effektiv
Ventrikuläre Asystolie
kardiopulmonale Wiederbelebung
Epinephrin
Elektroschock „Defibrillator"

Vorhofstillstand
Hyperkaliämie behandeln
AV-Block I. und II. Grades
Mobitz Typ I (Vagotonus, Anästhesie, Digitalis): keine Therapie
Mobitz Typ II (Fibrose, Hypertrophie, Neoplasie): Atropin, Theophyllin, Schrittmacher bei Bradykardie mit Schwäche oder Synkopen
AV-Block III. Grades
Schrittmacher
Atropin

Sinusknotenerkrankung (sick sinus syndrome)
Schrittmacher wegen Bradykardie
Digitalis oder Diltiazem wegen Tachyarrhythmie
Ventrikuläres Präexzitationssyndrom
keine Therapie
Wolff-Parkinson-White-Syndrom (WPW)
= ventrikuläres Präexzitationssyndrom und paroxysmale Tachykardie
Vagusreiz (Druck auf Augen oder Carotissinus)
Lidocain, Propranolol, Chinidin, Procainamid, Verapamil
Elektroschock

Allgemeine Therapiehinweise

– exakte Arrhythmiediagnose
– nichtkardiale Ursachen behandeln: Säure-Basen-Haushalt, Elektrolythaushalt, Hypothermie, Hypovolämie, Hypoxämie
– arrhythmogene Medikamente absetzen:

Digitalis, Chinidin, Procainamid, Xylazin, Azetylpromazin
– Antiarrhythmikum wählen
z. B. Phenytoin bei Digitalis-induzierter Arrhythmie
– synergistische Effekte:
Digitalis mit Propranolol verlängert additiv AV-Überleitung
– antagonistische Effekte:
Chinidin erhöht Digitaliskonzentration → Digitalisintoxikation
– Kombinationen von Antiarrhythmika bei refraktären Arrhythmien
– Herzschrittmacher und Antiarrhythmikum
sick sinus syndrome: Schrittmacher wegen Bradykardie und Antiarrhythmikum wegen Tachykardie

6.5 Echokardiographische Untersuchungstechniken (2-D-Mode, M-Mode, Doppler-Verfahren)
(M. DEINERT)

Die Technik der sonographischen Untersuchung erlaubt die zweidimensionale Darstellung der Binnenstruktur von Organen (2-D- oder B-Mode). Insbesondere für die kardiologischen Untersuchungstechniken bedeutet dies eine enorme Bereicherung, da die Binnenräume des Herzens nicht nur in ihren Dimensionen und Verhältnissen zueinander dargestellt werden können, sondern auch im Echtzeit-Modus (Real-time-Mode) – quasi live – in der Bewegung gezeigt werden können. Darüber hinaus besteht mit der Doppler-Echokardiographie die Möglichkeit, die Geschwindigkeit und den Strömungscharakter der Blutflüsse im Herzen zu bestimmen. Die echokardiographische Untersuchung des schlagenden Herzens am nicht oder kaum sedierten Patienten hat damit für alle kardiologischen Fragestellungen eine zentrale Bedeutung im klinischen Alltag gewonnen.

Material

Die Echokardiographie unterscheidet sich von der abdominalen Sonographie in der Abstimmung der Graustufen und der Kontrastierung des erzeugten Bildes. Deshalb sind Geräte vorzuziehen, bei denen zwischen diesen Bildeinstellungen gewechselt werden kann. Im Kardio-Modus sollten die M-Mode-Darstellung, ein dazugehöriges Messprogramm und die Möglichkeit zur synchronen EKG-Aufzeichnung vorhanden sein.

Zur Untersuchung kann das Herz nur durch die Interkostalräume hindurch eingesehen werden. Deshalb kommen bevorzugt Sektorschallköpfe wegen ihrer kleinen Auflagefläche zum Einsatz. Dabei gilt die Regel: Je höherfrequent der Schallkopf, desto besser ist die Auflösung des Bildes, aber umso geringer ist die maximale Eindringtiefe. Katzen sollten daher mit einem 7,5 MHz-Schallkopf untersucht werden. Für fast alle Hunderassen kann eine 5 MHz-Sonde eingesetzt werden. Bei Vertretern der Riesenrassen ist vorzugsweise ein Schallkopf um 3 MHz zu verwenden.

Methode

Lufthaltige Gewebearten, wie etwa die Lunge, sind im Gegensatz zu Weichteilgeweben (Parenchyme, Hohlorgane) oder Flüssigkeiten mit dieser Technik nicht untersuchbar. Luft reflektiert und streut die Ultraschallwellen und führt dadurch zu einer erheblichen Verschlechterung der Bildqualität durch Artefakte. Um das von Lungengewebe umschlossene Herz besser für die Ultraschalluntersuchung zugänglich zu machen, sind viele Untersucher dazu übergegangen, den Patienten in Seitenlage auf einem Lochtisch von unten her zu untersuchen. Dadurch wird ein größeres Schallfenster geschaffen, da die umliegende Lunge durch das nach lateral fallende Herz verdrängt wird.

Ein Scheren der Haare ist dabei meist nicht notwendig, da die verwendeten Sektorschallköpfe nur eine geringe Ankopplungsfläche benötigen. Besonders bei Hunden mit langem Haarkleid kann durch ein Scheiteln der Haare ein guter Kontakt zur Haut erreicht werden. Die Haut und die Haare werden mit Alkohol über dem Bereich des Thorax, an dem der Herzspitzenstoß am stärksten zu palpieren ist, befeuchtet und entfettet, sodann wird dieser Bereich mit Ultraschallgel eingerieben.

Echokardiographische Untersuchungstechniken 321

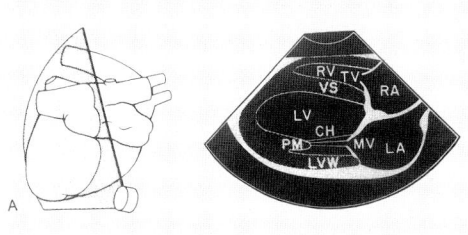

Abb. 6.11. Vierkammerblick, Längsachse bei parasternaler Schallkopfposition von rechts. Schallkopfnah liegt das rechte Herz (rechter Ventrikel, RV; rechtes Atrium, RA; Trikuspidalklappe, TV). Schallkopffern liegen die linken Herzteile: Linker Ventrikel, LV; linkes Atrium, LA; Mitralklappe, MV. Weitere Strukturen: Ventrikuläres Septum, VS; Chordae tendinae, CH; Papillarmuskel, PM; linksventrikuläre Wand, LVW. (Aus: Thomas WP. Two-dimensional real-time echocardiography in the dog. Vet Radiol 25: 50, 1984.)

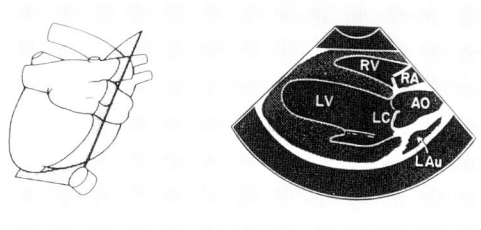

Abb. 6.12. Längsachse bei parasternaler Schallkopfposition rechts mit Darstellung des linken Ausflußtraktes und der Aorta (AO), auch Fünfkammerblick genannt. Unter der Aorta ist das linke Herzohr noch erkennbar (Lau).
LC bezeichnet die Aortenklappe (linke Cuspis). Der Schallkopf ist im Vergleich zu Abbildung 6.11 um etwa 30° gedreht. (Aus: Thomas WP. Two-dimensional real-time echocardiography in the dog. Vet Radiol 25: 50, 1984.)

Es wurden verschiedene zweidimensionale, sonographische Schnittebenen durch das Herz definiert. Sie stellen die Grundlage für die Messungen der Herzwanddicke und der Kammerdurchmesser dar. Die zuverlässige Reproduktion dieser Standardschnittebenen bei den verschiedenen Thoraxformen und Herzlagen der einzelnen Tierarten und Rassen sind für den Anfänger der schwierigste Teil beim Erlernen der Untersuchungstechnik.

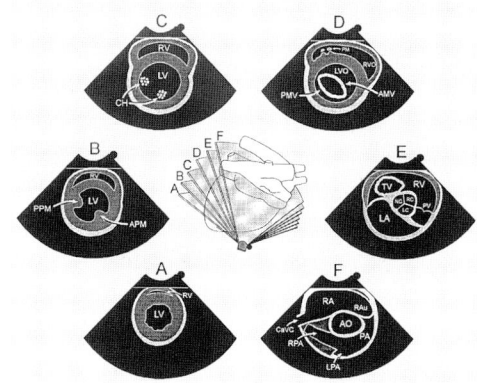

Abb. 6.13. Kurzachsenschnitte von rechts parasternal: Hier ist der Schallkopf im Vergleich zu den Abbildungen 6.11 und 6.12 um etwa 90° gedreht. Dadurch entsteht ein Kurzachsenschnittbild. Die verschiedenen Ebenen A–E werden durch Kippen des Schallkopfes von der Herzspitze zur Herzbasis erzeugt. Ebene A, Herzspitze: LV, linker Ventrikel; RV, rechter Ventrikel. Ebene B, Papillarmuskelebene: APM, anterolateraler Papillarmuskel; PPM, posteromedialer Papillarmuskel. Ebene C, Ebene der Chordae tendinae: CH, Chordae tendinae. Ebene D, Mitralklappenebene: PM, Papillarmuskel (rechter Ventrikel); LVO, linksventrikulärer Ausflußtrakt; RVO, rechtsventrikulärer Ausflußtrakt; AMV, anteriores (septales) Mitralsegel; PMV, posteriores (hinteres) Mitralsegel. Ebene E, Aortenklappenebene: PV, Pulmonalklappe; TV, Tricuspidalklappe; NC, RC, LC, Semilunarsegel der Aortenklappe; RA, rechtes Atrium; LA, linkes Atrium; LAu, linkes Herzohr. (Aus: Thomas WP. Two-dimensional real-time echocardiography in the dog. Vet Radiol 25: 50, 1984.)

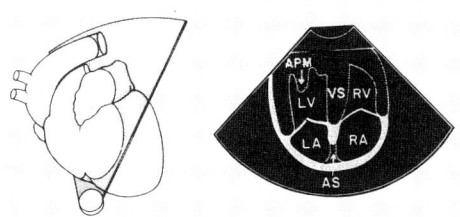

Abb. 6.14. Blick von links, apikal (Vierkammerblick). Hier wird das Herz von der Herzspitze aus dargestellt, wodurch die Einstrombahnen parallel zur Schallrichtung liegen und damit für Doppler-Untersuchungen ideal ausgerichtet sind. AS, atriales Septum; Erklärung der übrigen Abkürzungen s. Abb. 6.13. (Aus: Thomas WP. Two-dimensional real-time echocardiography in the dog. Vet Radiol 25: 50, 1984.)

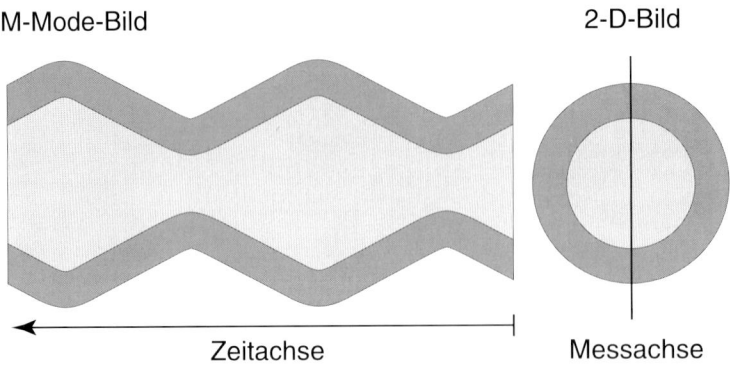

Abb. 6.15. Schematisierte 2-D- und M-Mode-Bilder des linken Ventrikels. Im rechten Bild eine Kurzachsenansicht des linken Ventrikels mit der mittig positionierten Meßachse. Im linken Bildteil zeigt der resultierende M-Mode die Bewegungen des Ventrikels an der Meßachsenstelle als eine Funktion der Zeit.

Folgende Schnittebenen sollten routinemäßig im echokardiographischen Untersuchungsgang dargestellt werden:

Rechts parasternal:
- Längsschnitt, Vierkammerblick (Abb. 6.11) und Fünfkammerblick (Abb. 6.12, d.h. mit LVOT/Aorta, diese wird als „fünfte" Kammer angesprochen)
- Querschnitt, Ebenen A-F (von der Herzspitze zur Basis gekippt, Abb. 6.13)

Links apikal:
- Vierkammerblick (Atrioventrikuläre Einflussbahnen, Abb. 6.14) und Fünfkammerblick (mit LVOT/Aorta, ohne Abb.) von der Herzspitze aus

Die letztgenannte Schnittebene wird für die Doppler-Echokardiographie und besondere Fragestellungen häufig benötigt. Es existieren darüber hinaus noch weitere Schnittebenen, die jedoch der Spezialliteratur vorbehalten bleiben.

6.5.1 M-Mode Technik (Motion-Mode)

Bei dieser Technik wird ein Achsenausschnitt aus dem 2-D-Bild in seinem zeitlichen Verlauf dargestellt. Die Meßachse kann dabei vom Untersucher in die gewünschte Lage innerhalb des 2-D-Bildes gebracht werden. Auf dem Monitor erscheint dann neben dem 2-D-Bild das zeitabhängige Bewegungsmuster des gewählten Ausschnittes kontinuierlich als M-Mode-Bild. Beispielsweise erzeugt eine M-Mode-Achse, die im 2-D-Bild durch die Mitte des linken Ventrikelquerschnittes gelegt wird, im M-Mode-Bild aufgrund der diastolischen und systolischen Herzphasen eine Wellenlinie (Abb. 6.15). Dadurch wird die Identifizierung und Ausmessung der maximalen diastolischen und systolischen Positionen wesentlich vereinfacht. Zur Beurteilung der Größenverhältnisse von Aorta und linkem Vorhof oder der Mitralklappenbewegung (EPSS-Wert) kann auch ein M-Mode-Echogramm dieser jeweiligen Strukturen aufgezeichnet werden.

6.5.2 Doppler-Verfahren

Um das Potential der Echokardiographie voll ausschöpfen zu können, sollte auch die Möglichkeit zur Doppler-Untersuchung bestehen. Grundlage dieser Technik ist der physikalische Doppler-Effekt: Wird ein bewegtes Teilchen (hier: Erythrozyt) von einer Schallwelle getroffen, so wird die ausgesandte Welle abhängig von der relativen Bewegungsrichtung des Teilchens mit einer höheren oder niedrigeren Frequenz reflektiert. Aus dem Frequenzunterschied von ausgesandter und reflektierter Welle (sog. Doppler-Shift) errechnet sich die Bewegungsrichtung und die Geschwindigkeit des Teilchens.

Mit den Schwarz-Weiß-Doppler-Verfahren können Fragestellungen nach der Strömungsgeschwindigkeit des Blutes an bestimmten Lokalisationen im Herz beantwortet werden. Man unterscheidet zwischen dem Pulsedwave-Doppler (PW-Doppler, Abb. 6.16), der die Flussgeschwindigkeit an einer bestimmten Stelle, z.B einer Herzklappe, messen kann

Tab. 6.9: Echokardiographische Referenzwerte von unsedierten Tieren (zusammengestellt nach [a]BONAGURA et al. 1985; [b] JACOBS 1985)

	Hund 3–10 kg KM[a]	Hund 15–25 kg KM[a]	Hund 30–50 kg KM[a]	Katze[b]
IVSDd (mm)	5–7	7–9	9–11	2,2–4,0
LVDd (mm)	24–33	37–45	48–61	12–19,8
HWDd (mm)	5–7	6–8	8–11	2,2–4,4
IVSDs (mm)	9–11	11–13	13–16	4,7–7
LVDs (mm)	13–21	24–31	33–45	5,2–10,8
HWDs (mm)	7–10	10–12	13–16	5,4–8,0
LA/Ao	7–10	0,8–1,2	13–16	0,9–1,6
Kontraktilität FS (%)	7–10	28–40	13–16	40–61

(Abkürzungen: d: diastolisch; s: systolisch; IVSD: interventrikuläre Septumdicke; LVD: linksventrikulärer Durchmesser; HWD: Hinterwanddicke; LA: linkes Atrium; Ao: Aorta; LA/Ao: Quotient aus LA-Wert und Ao-Wert; FS: fractional shortening, Verkürzungsfraktion, errechnet aus [LVDd-LVDs]/LVDd)

und dem Continous-wave-Doppler (CW-Doppler, Abb. 6.17), mit dessen Hilfe die Messung sehr hoher Flussgeschwindigkeiten möglich ist, allerdings entlang des gesamten Messstrahls ohne eine genaue räumliche Zuordnung (kein Messfenster).

Die Farb-Doppler-Technik bietet in bestimmten Fällen, beispielsweise bei der Suche nach Shuntflüssen, aufgrund ihrer zweidimensionalen, flächenhaften Darstellungsweise deutliche Vorteile gegenüber den Schwarz-Weiß-Techniken.

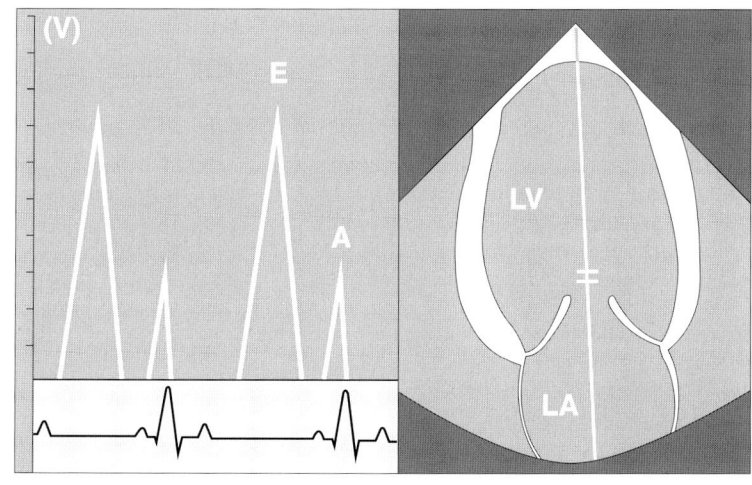

Abb. 6.16. Schematische Darstellung des PW-Dopplers. Im 2-D-Bild (rechts) wird das Messfenster (2 kurze parallele Linien) in Position gebracht (hier beispielsweise zur Messung des Mitraleinstroms). Im linken Bild wird der 2phasige Mitraleinstrom (sog. A- und E-Zacke) dann in seinem zeitlichen Verlauf abgebildet.

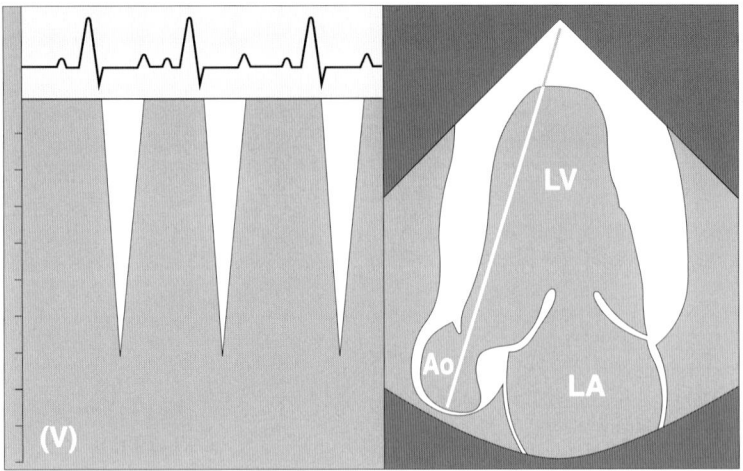

Abb. 6.17. Vereinfachte schematische Darstellung des CW-Dopplers am Beispiel einer Aortenstenose. Im 2-D-Bild (rechts) wird der Messstrahl positioniert, hier über der Stenose (Ao). Das linke Bild zeigt den zeitlichen Verlauf und die Geschwindigkeit des Blutflusses entlang des gesamten Messstrahls. Bestimmend für die maximale Geschwindigkeit ist der Blutfluss über der Stenose.

6.5.3 Mögliche Befunde bei der echokardiographischen Untersuchung

2-D-Mode:
Befunde im Thorax:
– Thoraxerguss
– Herz- oder pleuranahe thorakale und intrapulmonale Masse (sofern sie nicht von lufthaltigem Lungengewebe abgedeckt werden)
– Atelektatische Lungenlappen
– Zwerchfellshernie (Lebergewebe oder andere abdominale Strukturen im Thorax)

Befunde am Perikard:
– Perikarderguss
– Perikardial gelegene Masse (besonders Herzbasis, rechter Vorhof)
– Peritoneoperikardiale Hernie

Kardiale Befunde:
– Morphologie des Myokards und der Herzkammern
– (exzentrische/konzentrische Hypertrophie, Dilatation, große Septumdefekte)
– Größe der Herzvorhöfe (Vergrößerung eines Vorhofes ist ein Hinweis auf Stauung)
– Morphologie der Herzklappen (degenerative oder entzündliche Veränderungen, Stenosen)

Endokardiale/Intraluminale Befunde:
– Intraluminale Massen in Herzkammern oder herznahen Gefäßen (Neoplasie/Thrombus)
– Vegetationen an Herzklappen oder am Kammerendokard (Hinweise auf Endokarditis)
– Endokardfibrose

Befunde im M-Mode:
– Bewegungsmuster des Kammermyokards und der Mitralklappensegel
– Geringgradige Perikardergüsse sind im M-Mode häufig zuverlässiger darstellbar, da der Erguss dann nur systolisch kurz sichtbar wird

Befunde bei der Doppler-Echokardiographie:
– Strömungsgeschwindigkeit und Flussprofil bei Stenosen
– Darstellung von Klappeninsuffizienzen
– Auffinden von Shuntflüssen (persistierender Duktus arteriosus Botalli, Septumdefekte)

Speziell mit Farbdoppler:
– Semiquantitative Aussage über das Ausmaß einer Klappeninsuffizienz
– Charakter einer Strömung (turbulent/laminär)
– Räumliche Verteilung einer Strömung

6.6 Spezielle Herzkrankheiten
(M. Deinert)

6.6.1 Kongenitale Herzkrankheiten

Allgemeines: Der Verdacht auf eine angeborene Herzmissbildung entsteht meist durch die Auskultation eines Herzgeräusches bei der Vorstellung zur Erstimpfung. Bei hochgradig ausgeprägten Veränderungen sind die betroffenen Tiere bereits vorher klinisch auffällig. Viele Missbildungen führen jedoch erst nach mehreren Jahren oder niemals zu einer klinischen Symptomatik. Die Prävalenz beim Hund wird mit etwa 1 % angegeben.

Das Signalement (Rassedispositionen) und die klinische Untersuchung (Pulscharakter, Punctum maximum des Herzgeräusches) lassen häufig schon eine Verdachtsdiagnose zu. Ergänzende Hinweise geben das Röntgenbild und ein EKG. Bei herzgesunden Welpen können auch unbedeutende, funktionelle Strömungsgeräusche entstehen, die später wieder verschwinden. Um beweisende Befunde und quantitative Aussagen zu erhalten, wird die Echokardiographie, insbesondere die Doppler-Echokardiographie angewendet. Zusätzlich besteht mit dieser Untersuchungstechnik die Möglichkeit, maskierte Kombinationsdefekte zu diagnostizieren. Der echokardiographische Untersuchungsgang bei Patienten mit kongenitalen Defekten beinhaltet deshalb immer die Untersuchung aller Herzanteile.

Da für die meisten angeborenen Herzmissbildungen eine hereditäre Genese angenommen wird, sollte mit den betroffenen Tieren, auch wenn nur eine milde Symptomatik besteht, nicht gezüchtet werden. Die hämodynamischen Veränderungen bei Stenosen oder Septumdefekten führen zu Schäden am Endothelium. Insofern sind die betroffenen Tiere empfänglicher für Endokarditiden, weshalb in entsprechenden Situationen (z. B. bei Zahnsteinentfernung) eine prophylaktische Antibiose gerechtfertigt ist.

Im folgenden Abschnitt werden die wichtigsten und häufigsten Herzmissbildungen beim Kleintier aufgeführt. Grundsätzlich werden zwei pathogenetisch unterschiedliche Typen von Missbildungen unterschieden, nämlich erstens fehlerhafte Verbindungen (Shunts) zwischen den Herzkammern oder Gefäßen und zweitens Stenosen (Einengungen) der Ausstrombahnen.

Shuntverbindungen zwischen dem großen und kleinen Kreislauf bestehen üblicherweise als Links-Rechts-Shunts und führen zu einer zusätzlich zirkulierenden Volumenfraktion im kleinen Kreislauf; sie erzeugen daher klassischerweise eine Volumenüberlastung einzelner Kompartimente.

Einengungen (Stenosen) der ventrikulären Ausstrombahnen bewirken eine Hypertrophie des vorangeschalteten Ventrikels, da ein erhöhter Gefäßwiderstand überwunden werden muss. Stenosen sind deshalb ein Beispiel für eine Drucküberlastung der Ventrikel.

Tab. 6.10: Schweregrade der Herzkrankheiten. Einteilungen nach den Richtlinien der New York Heart Association (NYHA)

Grad 1	Herzkranke, die in Ruhe und unter Belastung ohne Beschwerden sind.
Grad 2	Herzkranke, deren Leistungsfähigkeit ab einer mittelschweren körperlichen Belastung eingeschränkt ist.
Grad 3	Herzkranke, die schon bei geringen Belastungen deutlich eingeschränkt sind, in Ruhe aber keine Beschwerden haben.
Grad 4	Herzkranke, die schon unter Ruhebedingungen Beschwerden haben.

6.6.1.1 Ductus arteriosus Botalli persistens, persistierender oder patenter Ductus arteriosus, PDA

Definition: Offene Verbindung zwischen der Aorta (großer Kreislauf) und der Pulmonalarterie (kleiner Kreislauf) über den nicht oder unvollständig verschlossenen Ductus arteriosus nach der Geburt.

Pathogenese: Beim Fetus dient der Ductus arteriosus Botalli als physiologische Direktverbindung zwischen kleinem und großem Kreislauf. Der Großteil des vom rechten Ventrikel in den Truncus pulmonalis gepumpten Blutes umgeht damit die noch funktionslose Lunge aufgrund des großen Gefäßwiderstandes und gelangt in die Aorta descendens. Wenige Stunden nach der Geburt kommt es durch eine Reihe von Steuerungsmechanismen zu einem Verschluss des Gefäßes durch Kontraktion, dann erfolgt der zelluläre Umbau zum Ligamentum arteriosum. Für den unvollständigen Verschluss des Gefäßes wird ein erblicher Defekt angenommen. Weibliche Hunde sind dabei häufiger betroffen als männliche (2:1 bis 3:1). Es liegt eine variable muskuläre Hypoplasie der Duktuswand vor. Diese ist auf der aortalen Seite des Duktus stärker ausgeprägt, weshalb der unvollständig verschlossene Duktus üblicherweise eine Trichterform annimmt (zur Aorta hin größer). Verschließt sich die pulmonale Seite, so bleibt ein Divertikel der Aorta, welches zwar keine klinische Bedeutung besitzt, aber zur Erkennung von Anlageträgern dient.

Ein offen gebliebener (patenter) Ductus arteriosus (PDA) führt unter den Druckverhältnissen nach der Geburt zu einem kontinuierlichen (d. h. systolischen und diastolischen), turbulenten Blutfluss aus dem Hochdrucksystem des großen Kreislaufs in das Niederdrucksystem des Lungenkreislaufs (Links-Rechts-Shunt).

Daraus resultiert eine Volumenüberlastung des linken Herzens, die genau dem zusätzlich zurückfließenden Shuntvolumen entspricht. Die Folge ist eine Hyperperfusion der Lunge, eine Dilatation des linken Vorhofes und des linken Ventrikels mit einer exzentrischen Hypertrophie. In fortgeschrittenen Fällen kommt es auch zu einer sekundären Mitralinsuffizienz. Das Endstadium ist eine kongestive Linksherzinsuffizienz.

Der Verlauf und der Grad der klinisch erkennbaren Veränderungen sind abhängig vom Duktuslumen und damit dem Volumen der Shuntfraktion.

Ein vollkommen offen gebliebenes Duktuslumen mit großem Shuntvolumen führt allmählich zu einer Shuntumkehr (Rechts-Links-Shunt). Vermutlich induziert dabei das anfänglich große Shuntvolumen eine Hypertrophie der Pulmonalarterienwand mit der Folge eines bleibenden, hohen pulmonalen Widerstandes. Durch die Annäherung der Druckniveaus im kleinen und großen Kreislauf verringert sich das Shuntvolumen, wodurch auch die Turbulenz verschwinden kann (kein Auskultationsbefund!). Die Shuntumkehr entsteht schließlich durch ein Absinken des Widerstandes im großen Kreislauf (z. B. während körperlicher Belastung) bei gleich bleibendem Druck im Lungenkreislauf. Es tritt venöses, nicht oxygeniertes Blut in die Aorta descendens über mit der Folge einer Hypoxämie und Zyanose der kaudalen Körperhälfte.

Klinisches Bild: Pathognomonisch ist ein kontinuierliches Herzgeräusch, das systolisch lauter und diastolisch leiser wird (sog. Maschinengeräusch). Das Punctum maximum des Herzgeräusches liegt linksseitig weit dorsal am kaudalen Rand der Skapula und kann deshalb leicht überhört werden. An der Herzspitze ist oftmals nur noch die systolische Komponente leise hörbar. Häufig lässt sich auch ein kontinuierliches Schwirren über der linken Herzbasis palpieren. Da der diastolische Blutdruck durch das „Shuntleck" niedriger als beim Gesunden ist, resultiert eine erhöhte diastolisch-systolische Druckdifferenz. Infolgedessen ist eine harte Pulswelle tastbar.

Die klinischen Symptome der Linksherzinsuffizienz zeigen sich abhängig von dem Duktuslumen erst nach einigen Jahren, oftmals auch nur bei stärkerer Belastung. Bei einer manifesten Linksherzinsuffizienz besteht eine deutliche respiratorische Symptomatik durch das Lungenödem.

Röntgen: Typische röntgenologische Veränderungen sind eine Vergrößerung der linken Herzanteile und eine vermehrte Füllung der Lungengefäße. Auch ein hervortretender Truncus pulmonalis kann in der dorsoventralen Projektion auffallen. In dekompensierten Fällen ist ein Lungenödem vorhanden.

EKG: Auch hier sind die Zeichen einer linksatrialen und linksventrikulären Vergrößerung erkennbar: Verbreiterte P-Welle, verbreiterter QRS-Komplex und vergrößerter R-Zacke. Seltener und meist in fortgeschrittenen Fällen sind Rhythmusstörungen wie Vorhofextrasystolen oder Vorhofflimmern möglich.

Echokardiographie: Abhängig von der Größe des Shuntvolumens ist auch bei der echokardiographischen Untersuchung die linksatriale und die linksventrikuläre Dilatation auffällig. Die Kontraktilität des Myokards ist dabei erhalten.

Dopplerechokardiographisch ist eine kontinuierliche, turbulente Strömung im Truncus pulmonalis darstellbar, die entsprechend dem Auskultationsbefund diastolisch an Intensi-

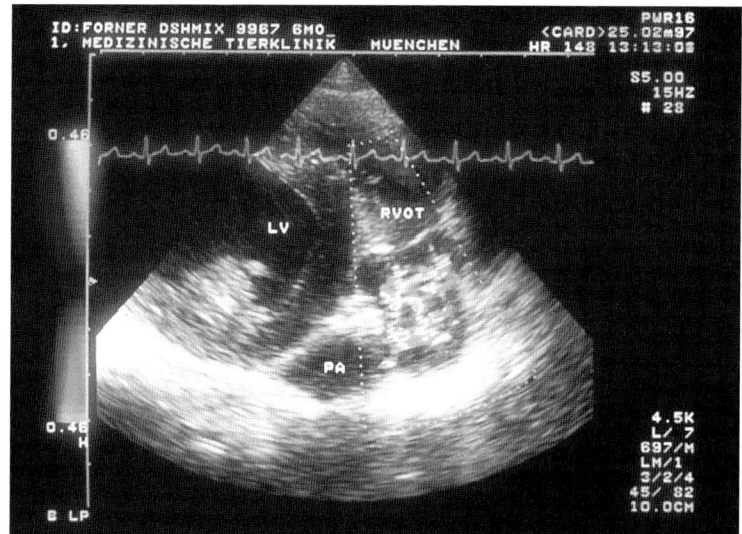

Abb. 6.18. Farb-Doppler Darstellung bei einem Schäferhundmischling mit Ductus Botalli persistens (rechts parastenal, in Diastole). Charakteristisch für einen Ductus Botalli ist u. a. der turbulente Shuntfluss während der Diastole im Truncus pulmonalis (liegt unter „RVOT").

tät verliert. Dazu eignet sich die rechtsseitige parasternale Kurzachsendarstellung auf Höhe der Herzbasis (Abb. 6.18). Der Duktus Botalli selbst ist am günstigsten unter parasternaler Anschallung von links kranial darstellbar. Dabei wird die Aufzweigung der Pulmonalarterie dargestellt und mit Hilfe des Farb-Dopplers in dieser Gegend das Shuntgefäß aufgesucht. Weiterhin kann mit dem Farbdoppler eine mögliche Mitralinsuffizienz dargestellt und semiquantitativ beurteilt werden.

Diagnose: Die Diagnose kann anhand der pathognomonischen klinischen Untersuchungsbefunde kontinuierliches Herzgeräusch und hämmernde Pulswelle gestellt werden. Die übrigen Untersuchungstechniken dienen zur Erfassung möglicher Sekundärveränderungen. Beweisend ist die Doppler-echokardiographische oder (bes. bei Rechts-Links-Shunts) die angiographische oder kontrastechokardiographische Darstellung.

Differentialdiagnose: Shunts zwischen dem großen und kleinen Kreislauf treten äußerst selten auch in anderen Lokalisationen auf. Zu nennen sind hier das aorto-pulmonale Fenster, arterio-venöse Fisteln im Thorax oder Koronararterienshunts. Die Differenzierung geschieht durch Echokardiographie und Angiographie.

Kontinuierliche Herzgeräusche sind theoretisch auch bei gleichzeitig vorliegender Klappenstenose und -insuffizienz auskultierbar. Jedoch ist beim Kleintier die diastolische Komponente dann üblicherweise wesentlich leiser als beim PDA.

Therapie: Als eine der wenigen vollständig heilbaren kardialen Missbildungen bietet der PDA die Möglichkeit zur chirurgischen Ligatur. Diese Maßnahme sollte möglichst früh vorgenommen werden. Eine neuere, weniger invasive Therapiemöglichkeit ist der Verschluss des Duktus durch das Einbringen einer kathetergeführten Verschlussspirale (sog. Coil-embolisation).

Prognose: Die Prognose nach erfolgreicher Therapie ist sehr gut, sofern noch keine schwerwiegenden sekundären Veränderungen vorliegen. Die Prognose ohne Therapie verschlechtert sich mit der Größe des Shuntvolumens. Rechts-Links-Shunts haben eine schlechte Prognose.

6.6.1.2 Stenosen der ventrikulären Ausflussbahnen

6.6.1.2.1 Pulmonalstenose

Definition: Meist valvulär, seltener subvalvulär gelegene Einengung der Pulmonalarterie bzw. des rechten Ausflusstraktes. Die klinische Symptomatik korreliert mit dem Grad der Einengung. Die Pulmonalstenose gehört zu den häufigen kardialen Missbildungen beim Hund und wird nur selten bei der Katze gefunden. Deformierte, verdickte und verwachsene Pulmonalklappenanteile, teilweise mit zusätzlich verengtem Gefäßdurchmesser, repräsentieren meist die morphologische Grundlage für die häufigere fixe, valvuläre Stenoseform. Seltener besteht eine fixe, subvalvuläre Stenose durch eine bindegewebige Einziehungen oder eine dynamische, subvalvuläre Form durch muskuläre Zubildungen oder hypertrophische Veränderungen im rechten Ausflusstrakt.

Bei brachyzephalen Rassen (English Bulldog, Boxer) existiert eine Sonderform der Pulmonalstenose, die durch einen veränderten Koronararterienverlauf um den Ursprung der Pulmonalarterie verursacht wird. Bei dieser Form sollten keine invasiven therapeutischen Versuche wegen der Gefahr einer Koronararterienruptur unternommen werden. (Empfohlene Literatur: BUCHANAN 1990).

Pathogenese: Mit großer Wahrscheinlichkeit besteht beim Hund eine erbliche Grundlage mit der Beteiligung von mehreren Genen.

Die Einengung führt zu einer Beschleunigung und hörbaren Turbulenz des Blutflusses. Diese Turbulenzen führen häufig zu einer poststenotischen Dilatation des Truncus pulmonalis.

Der rechte Ventrikel arbeitet gegen einen erhöhten Widerstand und zeigt daher eine konzentrische Hypertrophie (Drucküberlastung). Die rechtsventrikulären Veränderungen führen zu einer verminderten diastolischen Füllung, teilweise auch zu einer Trikuspidalinsuffizienz, mit den entsprechenden Folgen wie Aszites und Stauungsleber. Gleichzeitig kommt es durch den verminderten Blutausstoß zu Leistungsschwäche, verminderter Belastbarkeit und Synkopen.

Erreicht die myokardiale Masse des rechten Ventrikels ihre kritische Grenze, so sind Rhythmusstörungen die Folge: In Kombination mit dem hohen Druckanstieg in der Systole wird vor allem die subendokardiale Zone zunehmend ischämisch. Die entstehenden subendokardialen Infarkte und Nekrosen führen schließlich zu fatalen Rhythmusstörungen.

Klinisches Bild: Es besteht ein lautes, systolisches Strömungsgeräusch vom crescendo-decrescendo-Typ mit einem Punctum maximum an der linken kranialen Herzbasis. Bei gleichzeitig vorliegender Trikuspidalinsuffizienz ist auch rechts ein lautes systolisches Herzgeräusch auskultierbar. Aufgrund der Hypertrophie des rechten Herzens ist der Herzspitzenstoß häufig rechts stärker palpierbar.

Je nach Schweregrad bestehen Aszites, Hepatomegalie und die Zeichen eines Vorwärtsversagens, wie verminderte Belastbarkeit und Synkopen. Vielfach zeigen die betroffenen Tiere jedoch keine Leistungseinschränkung.

Röntgen: Auffallend ist die rechtsventrikuläre Vergrößerung. Auf der lateralen Aufnahme zeigt die kraniale Herzsilhouette eine deutliche Erweiterung nach kranioventral, das Herz liegt dadurch breit auf dem Sternum auf (Abb. 6.19). In der dorsoventralen Projektion kann die Pulmonalarterie in der 1-Uhr-Position deutlich hervortreten, bedingt durch die poststenotische Dilatation des Gefäßes. Die Lungenzeichnung ist üblicherweise unverändert oder zeigt eine Minderperfusion an.

EKG: Bei gering- und mittelgradigen Stenosen kann das EKG unauffällig sein. In höhergradigen Fällen zeigen sich die typischen Veränderungen einer Rechtshypertrophie. Die mittlere elektrische Achse ist nach rechts verschoben (> 100° beim Hund, tiefe S-Zacken bestehen in Ableitung I, II, III, aVf; positiver Summenvektor in Ableitung aVr). Eventuell besteht ein Rechtsschenkelblock. Einzelne ventrikuläre Extrasystolen bis hin zu einer ventrikulären Tachykardie deuten auf einen präfinalen Zustand hin.

Echokardiographie: Bereits im zweidimensionalen Bild fällt die rechtsventrikuläre Hypertrophie auf, die mit dem Grad der Stenose korreliert.

Die veränderte Morphologie der Pulmonalklappen ist in vielen Fällen ebenfalls gut darstellbar. Dabei erscheinen die Klappensegel meist verkürzt, verdickt und sind kaum beweglich. Zusätzlich finden sich Einziehungen und echoreiche Zubildungen im Bereich der Stenose. Eine unauffällige Morphologie schließt jedoch eine Stenose nicht aus. In diesen Fällen kann die Untersuchung und Darstellung durch eine transösophageale Echokardiographie ergänzt werden.

Ein häufiger Befund bei fortgeschrittener rechtsventrikulärer Hypertrophie ist eine paradoxe Septumbewegung, die besonders im M-mode deutlich sichtbar ist. Das interven-

Spezielle Herzkrankheiten 329

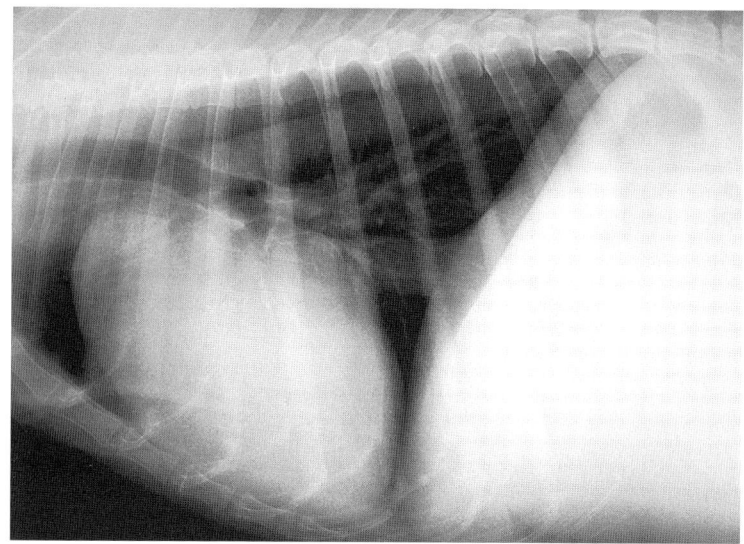

Abb. 6.19. Laterale Thoraxröntgenaufnahme von einem Golden Retriever mit Pulmonalstenose und Rechtsherzhypertrophie. Die Silhouette des rechten Herzens ist vergrößert und liegt breit auf dem Sternum auf.

trikuläre Septum bewegt sich dann nicht entgegengesetzt, sondern parallel zur Hinterwand des linken Ventrikels. Dabei ist das Septum abgeflacht, wodurch der linke Ventrikel seine runde Form verliert und mehr einem „D" gleicht.

Die Methode der Wahl zur Diagnose einer Stenose und gleichzeitig zur Feststellung des Schweregrades ist die Doppler-Echokardiographie (Abb. 6.20). Die Messung der maximalen Blutflussgeschwindigkeit im Bereich der Einengung mit dem CW-Doppler (in m/s) dient zur Errechnung des Druckgradienten (in mmHg) mit Hilfe der modifizierten Bernoulli-Gleichung:

Druckgradient ΔP (mm Hg) = $4 V^2$

(dabei ist V = maximale Doppler-echokardiographisch ermittelte Flussgeschwindigkeit in m/s)

Üblicherweise erfolgt eine Einteilung in eine leichte, mittlere und schwere Stenose je nach errechnetem Wert. Die meisten Autoren se-

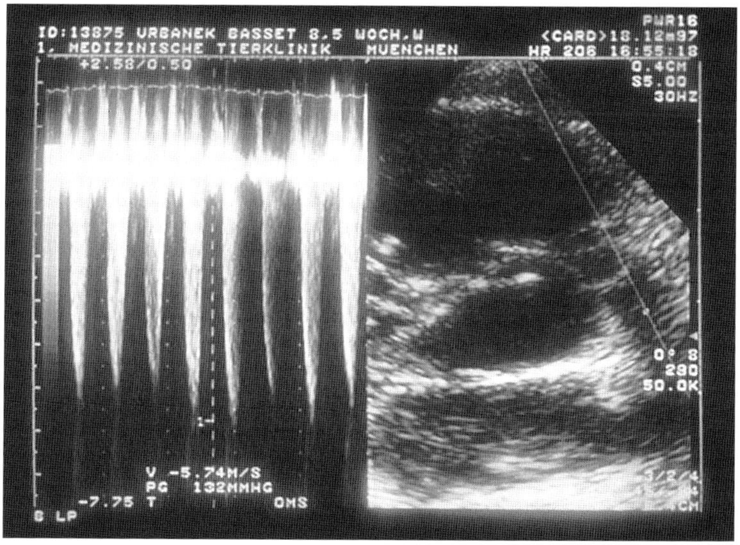

Abb. 6.20. CW-Doppler Darstellung bei einem 2 Monate alten Basset mit Pulmonalstenose (Schallkopf rechts parasternal). Der CW-Doppler (Messstrahl im rechten Bildteil) liegt über der Stenose. Im linken Bildteil kann die gemessene Flussgeschwindigkeit abgelesen werden (hier zwischen 5 und 6 m/s; physiologisch ist bis etwa 1,5 m/s).

hen eine Stenose zwischen 50–80 mmHg als mittelgradig an, größere oder kleinere Werte als schwere bzw. leichte Stenose.

Diagnose: Die Befunde der klinischen Untersuchung, Röntgen und EKG und das Signalement lassen eine Verdachtsdiagnose zu, beweisend ist letztlich nur die echokardiographische Untersuchung.

Differentialdiagnose: Ein systolisches Geräusch mit Punctum maximum an der linken Herzbasis ist auch bei der Aortenstenose auskultierbar. Das Geräuschmaximum liegt dann allerdings etwas weiter kaudal und strahlt stärker nach rechts aus. Die röntgenologische Untersuchung und das EKG zeigen bei der Aortenstenose die Zeichen einer linksventrikulären Hypertrophie.

Eine Rückstauung in den großen Kreislauf besteht auch bei einer Trikuspidalinsuffizienz z. B. durch eine Klappendysplasie. Das dazugehörige Herzgeräusch hat sein Punctum maximum rechtsseitig und besitzt einen anderen Klangcharakter (Insuffizienzgeräusch). Es fehlt in diesem Fall die Hypertrophie des rechten Ventrikels.

Beim ventrikulären Septumdefekt mit Links-Rechts-Shunt kommt es ebenfalls zu einer Überlastung des rechten Ventrikels mit der Folge einer exzentrischen Rechtshypertrophie. Das dazugehörige Herzgeräusch hat sein Punctum maximum aber rechtsseitig. Röntgenologisch fällt hier die erhöhte Füllung der Pulmonalgefäße auf, während bei der Pulmonalstenose eine physiologische oder leicht verminderte Füllung besteht.

Unklare Fälle sollten deshalb immer von einem erfahrenen Untersucher echokardiographisch und Doppler-echokardiographisch abgeklärt werden.

Therapie: Bei mittel- und hochgradigen valvulären Stenosen sollte eine Ballondilatation (auch Ballonvalvuloplastie) zur Erweiterung der Stenose erwogen werden. Da bei der valvulären Stenose ursächlich oftmals verwachsene Pulmonalklappen vorliegen, sind die Erfolgsaussichten zur Senkung des Druckgradienten besser als bei den bindegewebigen oder gar muskulären subvalvulären Formen.

Voraussetzung ist eine gründliche echokardiographische Voruntersuchung und die Aufklärung des Besitzers über Kosten und Risiken. Vorsicht bei den brachyzephalen Rassen, da eine Dilatation der Stenose zur Ruptur der Koronararterie führen kann (s. o.).

Besteht eine kongestive Rechtsherzinsuffizienz, kann versucht werden, mit Diuretika (z. B. Furosemid in Kombination mit Spironolacton, Dosierungen s. bei Mitralinsuffizienz) eine Verbesserung zu bewirken. Bei ventrikulärer Extrasystolie können Antiarrhythmika (z. B. β-Blocker, z. B. Propranolol, 0,6–3(–6) mg/kg KM auf 3-mal tgl. p. o. oder Atenolol, 0,25–1 mg/kg KM, 1–2-mal tgl. p. o. oder das Klasse I Antiarrhythmikum Mexiletin, 15–25 mg/kg KM p. o., auf dreimal tgl. p.o.) eingesetzt werden.

Prognose: Die Prognose hängt vom Schweregrad der Stenose und von den Sekundärveränderungen ab. Geringgradige Stenosen besitzen eine gute Prognose, bei hochgradigen Stenosen kann die schlechte Prognose durch eine Ballondilatation wesentlich verbessert werden.

6.6.1.2.2 Aortenstenose; Subaortenstenose. SAS

Definition: Meist subvalvulär, sehr selten valvulär gelegene Einengung der linken Ausflussbahn bzw. der Aorta. Dies ist eine häufige Missbildung beim Hund, bei der Katze ist sie selten. Die Stenosen werden zusätzlich nach der Morphologie (Ring-, Tunnelstenose), nach dem Gewebetyp (muskuläre, fibröse) und ihrer Funktionalität (fixe, dynamische Stenose) eingeteilt. Die Bestimmung und Einteilung nach Schweregrad erfolgt wie bei der Pulmonalstenose (s. dort). Häufig liegt beim Hund eine fixe Subaortenstenose (SAS) vor, verursacht durch einen fibrösen Ring. Disponiert sind Vertreter der großen Rassen; häufig betroffen sind Boxer, Deutsche Schäferhunde, Neufundländer, Rottweiler.

Bei der Katze existieren dynamische Subaortenstenosen im Zusammenhang mit Kardiomyopathien (s. dort).

Pathogenese: Die Stenose führt zu einer Drucküberlastung und Hypertrophie des linken Ventrikels. Das ausgeworfene Blutvolumen ist stenosebedingt vermindert. Die Einengung führt zu einer Flussbeschleunigung und Turbulenz des Blutflusses.

Die linksventrikuläre Hypertrophie und der erhöhte Druck im Ventrikel begünstigen die Entstehung von Infarkten und damit von Tachyarrhythmien. Auch für die Aortenstenose wird eine erbliche Grundlage ange-

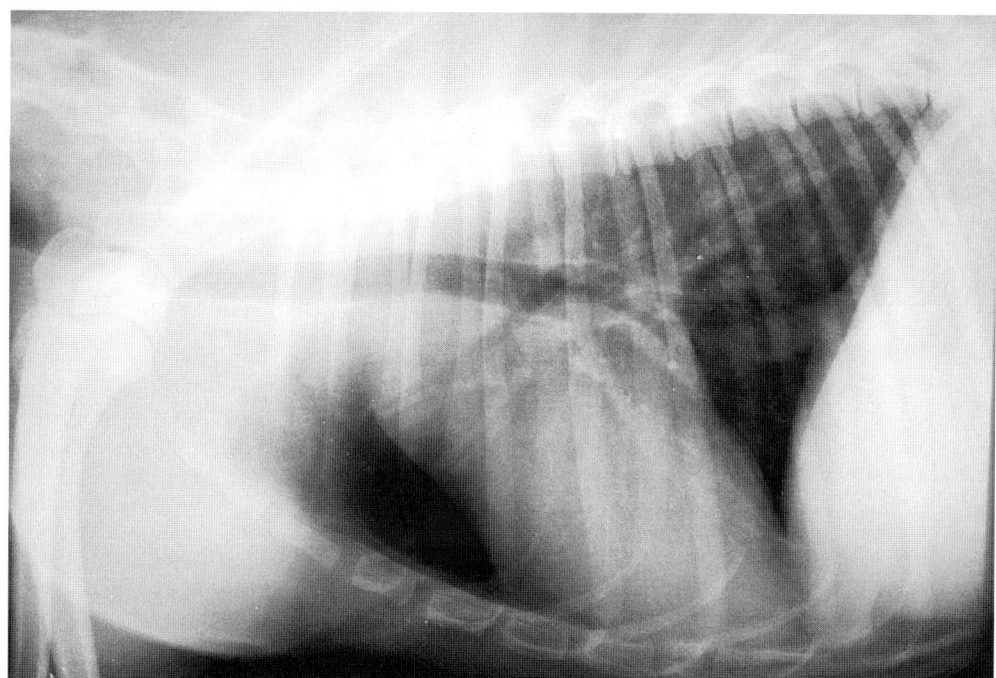

Abb. 6.21. Laterolaterale Röntgenaufnahme von einem 16 Monate alten Foxterrier mit Subaortenstenose. Die poststenotische Dilatation der Aorta stellt sich in Form einer Ausbuchtung an der kranialen Herzbasis dar (etwa auf Höhe des 3. Rippenpaars).

nommen. In einigen Fällen wird die Stenose erst im Laufe des Wachstums innerhalb der ersten 10 Lebensmonate manifest, so dass bei sehr jungen Tieren noch kein Auskultationsbefund vorhanden ist.

Klinisches Bild: Charakteristisch ist ein systolisches Herzgeräusch linksseitig an der Herzbasis, das jedoch weit nach rechts, kraniodorsal und zur Herzspitze hin ausstrahlen kann. Ein systolisches Schwirren ist selten zu palpieren. Eine gleichzeitig vorliegende Mitralinsuffizienz ist auskultatorisch schlecht differenzierbar. Besteht auch eine höhergradige Aortenklappeninsuffizuienz, so ist linksseitig ein leises diastolisches Geräusch hörbar. Bei hochgradigen Stenosen erscheint die Pulswelle schwach und klein.

Klinische Symptome kommen eher selten vor. Symptomatische Tiere fallen meist durch ein Vorwärtsversagen des Herzens auf. Dies äußert sich in verminderter Belastbarkeit und Synkopen. In fortgeschrittenen Fällen kann sich eine kongestive Linksherzinsuffizienz mit einer Rückstauung in den kleinen Kreislauf entwickeln. Die betroffenen Tiere zeigen dann eine respiratorische Symptomatik mit Husten und Ruhedyspnoe. Dynamische Stenosen sind durch Herzgeräusche wechselnder Intensität gekennzeichnet. Dies tritt insbesondere während einer Veränderung der Herzfrequenz auf.

Röntgen: Die Thoraxröntgenaufnahme kann unauffällig sein oder abhängig vom Grad der Stenose eine variable linksventrikuläre Vergrößerung zeigen. Im Extremfall ist die kaudale Herzsilhouette ausgebeult, die Herzbasis scheint nach dorsal gedrängt, Trachea und Wirbelsäule verlaufen annähernd parallel.

Die poststenotische Dilatation der Aorta führt zu einer Verschattung im kranialen Mediastinum (Abb. 6.21), was besonders in der 12-Uhr-Position bei der dorsoventralen Projektion hervortritt (Abb. 6.22). Eine kongestive Linksherzinsuffizienz mit Mitralinsuffizienz führt zu gestauten Pulmonalvenen und schließlich zu einem Lungenödem.

EKG: Bei geringgradigen Stenosen ist ein unverändertes EKG zu erwarten, in schweren Fällen bestehen die Zeichen einer linksventrikulären Hypertrophie bis hin zu ventriku-

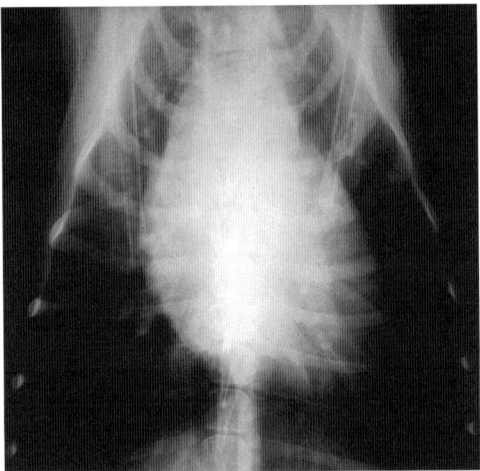

Abb. 6.22. Dorsoventrale Aufnahme zu der Aufnahme aus Abb.6.21: Die Ausbuchtung der Herzsilhoutte an der 12.00-h-Position (von der Wirbelsäule überlagert) repräsentiert die poststenotisch dilatierte Aorta.

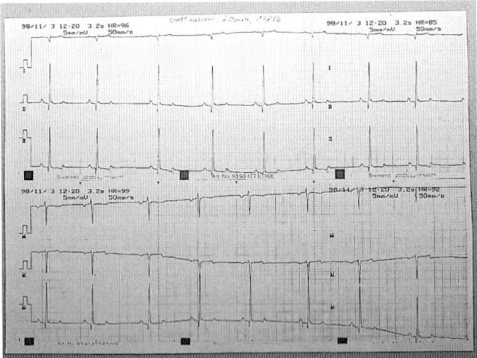

Abb. 6.23. EKG von einem sieben Monate alten Golden Retriever mit einer Aortenstenose (Ableitung I, II, III, aVr, aVl, aVf). Auffallend ist eine Hypervoltage; die R-Zackenhöhe beträgt annähernd 5 mV in Ableitung II (beachte 5 mm = 1 mV).

lären Extrasystolen und Tachyarrhythmien. Schwere Rhythmusstörungen führen vermutlich zum plötzlichen Herztod bei dieser Krankheit.

Der typische EKG-Befund ist eine Hypervoltage der R-Zacke in Ableitung II (> 2,5 mV bei kleinen Rassen, > 3 mV bei großen Rassen; Abb. 6.23) und in weiteren Ableitungen (I, III, aVl). Auch eine Verbreiterung des QRS-Komplexes (> 0,06 ms) ist möglich. Die ST-Strecke zeigt Anhebungen oder Senkungen, was auf eine Myokardhypoxie hindeutet. Die elektrische Herzachse bewegt sich im Referenzbereich, selten ist sie linksbetont (um 40°). Bei längerdauernder EKG-Aufzeichnung werden ventrikuläre Extrasystolen gefunden.

Echokardiographie: Die möglichen Befunde hängen von der Schwere der Stenose ab. Geringradige Stenosen bewirken nur eine milde linksventrikuläre Hypertrophie und sind morphologisch kaum prominent. Höhergradige Stenosen fallen durch eine mehr oder weniger starke Einengung des subvalvulären Bereiches in der linken Ausflussbahn auf (Abb. 6.24). Echoreiche Zubildungen werden dabei als bindegewebige Stenosen interpretiert. Sie sind ringförmig bis tunnelartig angelegt. Dagegen gehen muskuläre Stenosen vom ventrikulären Septum aus und besitzen eine ähnliche Echogenität wie das Myokard.

Die Hypertrophie des linksventrikulären Myokards kann variabel sein, bei schweren Stenosen erreicht sie bereits bei sehr jungen Tieren beachtliche Ausmaße. Begleitend kann eine Aorteninsuffizienz und eine Mitralinsuffizienz gefunden werden. Wie für die Pulmonalstenose beschrieben, ist zur Quantifizierung der Stenose die Doppler-echokardiographische Messung der maximalen Blutflussgeschwindigkeit über der Stenose notwendig. Die Einteilung des Schweregrades nach errechnetem Druckgradienten erfolgt in vergleichbarer Weise.

Diagnose: Ein systolisches linksseitiges Herzgeräusch an der Herzbasis mit den Zeichen einer linksventrikulären Hypertrophie und dem entsprechenden Signalement lassen die Verdachtsdiagnose Aortenstenose zu. Beweisend ist letztlich nur die echokardiographische Untersuchung. Da die Stenose erst im Laufe des Wachstums manifest werden kann, sollte bei sehr jungen Tieren mit geringgradigen Stenosen oder einem entsprechenden Verdacht unbedingt eine Nachuntersuchung nach einigen Monaten erfolgen.

Differentialdiagnose: Systolische, funktionelle Strömungsgeräusche sind beim Jungtier transienter Natur. Auch bei Fieber, Anämie und Veränderungen der Blutviskosität anderer Genese kommt es zu ähnlichen Strömungsgeräuschen.

Zur Differenzierung ist vor der echokardiographischen Untersuchung eine gründliche klinische und labordiagnostische Unter-

Spezielle Herzkrankheiten 333

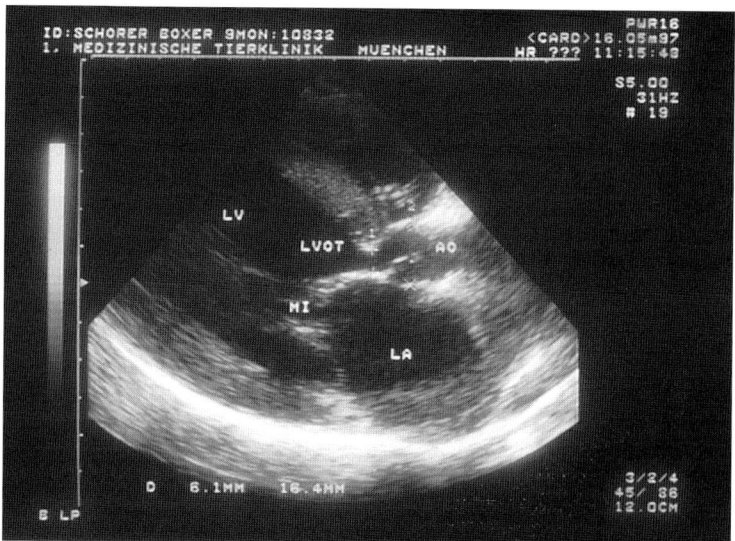

Abb. 6.24. Echokardiographischer Befund (rechter, parasternaler Längsschnitt) bei einem 9 Monate alten Boxer mit Subaortenstenose. Das Myokard des linken Ventrikels (LV) ist verdickt, der linke Vorhof (LA) ist deutlich dilatiert. Die Stenose ist vor der Aortenklappe als eine Einengung des Ausflußtraktes (rechts von „LVOT") durch vermehrt echogene Wandstrukturen zu erkennen.

suchung notwendig. Funktionelle Herzgeräusche werden echokardiographisch durch Ausschlussdiagnostik abgeklärt.

Eine Mitralinsuffizienz (beim Welpen durch Mitralisdysplasie) zeigt auskultatorisch einen anderen Klangcharakter (bandförmiges oder decrescendo Geräusch) und ein Punctum maximum nahe der linken Herzspitze (s. a. Differentialdiagnose zur Pulmonalstenose).

Therapie: Eine medikamentöse Behandlung der Folgeerscheinungen der Stenose wie Kongestion und Arrhythmien ist empirisch und variiert von Fall zu Fall. Möglicherweise bewirken β-Blocker eine Besserung bei muskulären Stenosen, da sowohl der Prozess der linksventrikulären Hypertrophie als auch Tachyarrhythmien günstig beeinflusst werden (Propranolol, 0,6–3(–6) mg/kg KM, 3-mal tgl. p. o.; Atenolol, 0,25–1 mg/kg KM, ein- bis zweimal tgl. p. o.).

Die Dilatation einer hochgradigen Aortenstenose durch einen Ballonkatheter ist in bestimmten Fällen Erfolg versprechend, wie beispielsweise bei einer schmalen, ringförmigen Stenose. Das Ziel ist eine Senkung des Druckgradienten in den Bereich von geringgradigen Stenosen. Häufig kommt es nach der Dilatation im Verlauf von Monaten wieder zu einer gewissen Restenosierung mit Werten, die zwischen dem Ausgangswert und dem Wert unmittelbar nach Dilatation liegen. Chirurgische Techniken sind kompliziert, teuer und stehen nicht routinemäßig zur Verfügung.

Prognose: Die Prognose ist bei leichten und mittelgradigen Stenosen gut. Hochgradige Stenosen mit klinischer Sympmatik haben ohne Therapie eine schlechte Prognose. Meist sterben die Tiere an akuten Arrhythmien noch vor dem dritten Lebensjahr. Ebenfalls schlecht ist die Prognose bei begleitender Mitralinsuffizienz mit kongestiver Herzinsuffizienz. Über die Langzeitprognose nach einmaliger oder mehrmaliger Ballondilatation hochgradiger Stenosen gibt es nur wenig Untersuchungen.

6.6.1.2.3 Ventrikelseptumdefekt, VSD

Definition: Meist im dünnen, basisnahen Teil des Kammerseptums sitzender Defekt. Der Defekt kommt isoliert oder mit multiplen Defekten kombiniert vor, z. B. als Teil der Fallotschen Tetralogie und Pentalogie. Der VSD ist eine häufige kardiale Missbildung der Katze.

Pathogenese: Bei physiologischen Druckverhältnissen fließt das Blut durch den Defekt vom linken in den rechten Ventrikel (Links-Rechts-Shunt). Die Größe des Defektes ist dabei proportional zum Shuntvolumen; große Volumina führen zu einer erheblichen Volumenüberlastung und moderaten Drucküberlastung des rechten Ventrikels, des pulmonalen Gefäßbetts und des linken Herzens.

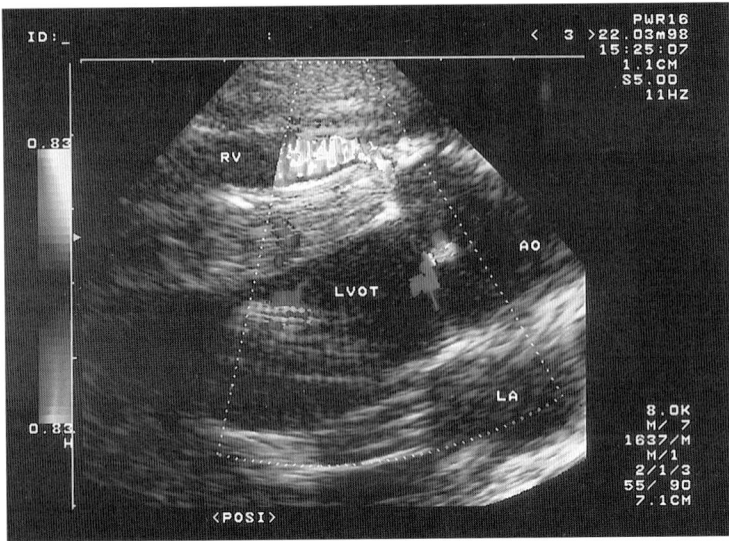

Abb. 6.25. Darstellung eines Ventrikelseptumdefektes mit Farb-Doppler (parasternaler Längsschnitt, rechts). Der turbulente Shuntfluss fließt vom linken Ventrikel (LVOT) durch den Defekt in den rechten Ventrikel (RV). Deutlich erkennbar ist das mosaikartig kodierte Farbmuster der Turbulenz.

Das linke Atrium und der linke Ventrikel zeigen somit eine Volumenüberlastung durch die Rückführung der Shuntfraktion über den kleinen Kreislauf ins linke Herz.

Bei sehr großen VSD kommt es frühzeitig zu einer Hypertonie im kleinen Kreislauf, vermutlich durch eine dauerhafte Pulmonalarterienwandveränderung. Die Folge ist eine Hypertrophie des rechten Ventrikels. Bei fortschreitender Steigerung des Widerstands entsteht ein Druckausgleich zwischen den Ventrikeln, wodurch ein gekreuzter Shunt entsteht (bidirektionaler Blutfluss). Im weiteren Verlauf kann sich der Shunt dann vollständig umkehren, bis ein Rechts-Links-Shunt vorliegt. Dieser Vorgang wird als Eisenmenger-Reaktion bezeichnet. Der Rechts-Links-Shunt zählt zu den zyanotischen Herzvitien, da eine „echte", zentrale Zyanose durch den Übertritt von nicht oxygeniertem Blut in den großen Kreislauf die Folge der Shuntumkehr ist.

Klinisches Bild: Ein Links-Rechts-Shunt führt zu einem prägnanten systolischen Herzgeräusch mit einem Punctum maximum auf der rechten Seite. Kleine Defekte führen oftmals zu lauteren Herzgeräuschen als große Defekte.

Die Symptomatik korreliert mit der Größe des Shuntvolumens. Bei Shuntumkehr fällt besonders bei körperlicher Aktivität eine ausgeprägte Zyanose der Schleimhäute auf. Labordiagnostisch fällt bei einer Shuntumkehr ein verminderter arterieller Sauerstoffpartialdruck (zirkulatorische Hypoxämie) und ein kompensatorisch erhöhter Hämatokritwert (Polyzythämie) auf.

Röntgen: Die Veränderungen variieren mit dem Grad des Defekts. Typischerweise ist eine Vergrößerung des rechten Ventrikels und der linken Herzanteile zu finden. Weiterhin fällt eine vermehrte Füllung der Pulmonalgefäße auf.

EKG: Die EKG-Befunde sind sehr variabel und reichen von einem unveränderten EKG bei kleinen VSD bis hin zu den Zeichen einer rechtsventrikulären Hypertrophie oder linksventrikulären Dilatation. Dabei sind sowohl Schenkel- und Überleitungsblockierungen als auch Extrasystolien beschrieben.

Echokardiographie: Mittelgroße bis große Defekte sind echokardiographisch bereits im 2-D-Bild leicht zu identifizieren. Kleine Defekte werden leicht übersehen oder mit Artefakten (Schallauslöschungen) verwechselt. Selten ist der Defekt durch eine dünne Membran verschlossen. Mit Hilfe des Farb-Dopplers kann das Vorliegen eines turbulenten Shuntflusses meist sicher dargestellt werden (Abb. 6.25).

Die Messung der Flussgeschwindigkeit mit Hilfe des CW- oder PW-Dopplers dient zur Berechnung der Druckverhältnisse zwischen den Ventrikeln nach der modifizierten Bernoulli-Gleichung (näheres s. bei Pulmonalstenose). Im linken Ventrikel besteht während der Systole ein Spitzendruck von etwa 120 mmHg, während im rechten Ventrikel nur ein Druck von etwa 20 mmHg aufgebaut wird. Dies entspricht einer Druckdifferenz von ca. 100 mmHg zwischen den beiden Ventrikeln. Nach der modifizierten Bernoulli-Gleichung ($\Delta P = 4V^2$) liegt die Shuntflussgeschwindigkeit V unter physiologischen Druckverhältnissen folglich bei etwa 5 m/s. Bei großen Defekten kommt es mit der Zeit zu einer Angleichung der systolischen Ventrikeldrücke und damit zu einer Verlangsamung oder gar Umkehrung des Shuntflusses. Dasselbe gilt für das gleichzeitige Vorliegen einer Pulmonalstenose oder eines pulmonalen Hypertonus (Fallotsche Tetralogie bzw. Eisenmenger-Komplex).

Die ventrikulären Veränderungen korrelieren mit der Größe des Defekts. Häufig zeigt der exzentrisch hypertrophierte rechte Ventrikel etwa die gleichen Dimensionen wie der dilatierte linke Ventrikel, so dass die Ventrikel ein spiegelsymmetrisches Bild abgeben. Das interventrikuläre Septum verläuft dabei abgeflacht und gerade, bedingt durch die rechtsventrikuläre Hypertonie.

Diagnose: Bei der klinischen Untersuchung ensteht der Verdacht durch das prägnante, raue systolische Herzgeräusch auf der rechten Seite. EKG und Röntgen liefern Hinweise auf die Rechtsherzvergrößerung. Große Defekte können echokardiographisch bereits im 2-D-Bild erkannt werden, zur Darstellung kleinerer Defekte empfiehlt sich die Doppler- und Farb-Doppler-Echokardiographie. In unklaren Fällen (gekreuzter Shunt, Druckausgleich) kann die Diagnose möglicherweise durch eine Kontrastechokardiographie oder Angiographie gestellt werden. Ein verminderter arterieller Sauerstoffpartialdruck (zirkulatorische Hypoxämie) und ein erhöhter Hämatokritwert (Polyzythämie) unterstützen den Verdacht auf einen Rechts-Links-Shunt.

Differentialdiagnose: Ein rechtsseitiges systolisches Herzgeräusch ensteht auch bei der Trikuspidaldysplasie. Diese lässt sich echokardiographisch leicht von den Verhältnissen beim VSD unterscheiden. Der rechte Ventrikel und das rechte Atrium zeigen bei einer hochgradigen Trikuspidaldysplasie eine ausgeprägte Dilatation, dabei Fehlen die VSD-typischen Linksherzbefunde.

Therapie: Therapeutisches Ziel bei einem Links-Rechts-Shunt ist eine Verkleinerung der Shuntfraktion. Dadurch wird die linksventrikuläre Volumenüberlastung vermindert.

Beschrieben ist eine chirurgische Teilligatur der Pulmonalarterie, um durch den entstehenden künstlichen pulmonalen Hypertonus die Shuntfraktion zu vermindern. Chirurgie am offenen Herzen mit einem Verschluss des VSD wird routinemäßig nicht durchgeführt und scheitert meist am technischen Aufwand.

Die medikamentöse Senkung des systemischen Blutdrucks mit Vasodilatatoren, wie etwa Amlodipin (Norvasc, 0,1–0,2 (–0,3) mg/kg KM, einmal tgl. p. o.) oder Dihydralazin (z. B. Nepresol, 0,5–2 mg/kg KM, zweimal tgl. p. o., einschleichend) bewirkt ebenfalls eine Verkleinerung der Shuntfraktion. Es kann auch versucht werden, die Folgeveränderungen (Linksherzinsuffizienz) und möglichen Arrhythmien zumindest über einen gewissen Zeitraum hinweg medikamentös zu beeinflussen.

Prognose: Die Prognose für kleine Defekte ist gut. In wenigen Fällen wurde hier auch ein spontaner Verschluss des Defektes beobachtet. Große Defekte mit einer Tendenz zur Shuntumkehr oder mit bereits bestehenden Rhythmusstörungen haben eine schlechte Prognose. Besteht eine deutliche Zyanose bereits in Ruhe, sollte die Euthanasie erwogen werden.

6.6.1.2.4 Atrialer Septumdefekt, ASD

Definition: Eine Verbindung zwischen dem linken und rechten Herzvorhof durch einen Defekt im Vorhofseptum. Man unterscheidet den unvollständigen Verschluss des embryonal zuerst angelegten Septum primum (Ostium-primum-Defekt im ventralen Teil des atrialen Septums) und den unvollständigen Verschluss des eigentlichen Foramen ovale durch das Septum secundum im zentralen Teil des Vorhofseptums (Ostium-secundum-Defekt, häufigere Form). Selten ist auch eine Pulmonalvene oder die Hohlvene an dem Defekt beteiligt (sog. Sinus-venosus-Defekte). Der ASD ist ein selten diagnostizierter Defekt des Hundes und der Katze, nicht zuletzt auch, weil er leicht übersehen wird.

Pathogenese: Unter physiologischen Druckverhältnissen bewirkt der ASD einen Links-Rechts-Shunt. Das Blut fließt (aufgrund der leichteren Dehnbarkeit und Füllung des rechten Herzens) vom linken Vorhof in den rechten Vorhof. Kleine Defekte spielen hämodynamisch keine Rolle. Die Folge bei größeren Defekten ist eine Volumenüberlastung des rechten Vorhofes, des rechten Ventrikels, des Pulmonalkreislaufs und des linken Vorhofes, nicht aber des linken Ventrikels. Der dabei etwa zwei- bis dreifach erhöhte Pulmonalfluss führt zu einer relativen Pulmonalstenose. Ein Rechts-Links-Shunt wird bei gleichzeitig vorliegenden Rechtsherzanomalien gesehen: Trikuspidalinsuffizienz, Fallotsche Trilogie (mit Pulmonalstenose), pulmonaler Hypertonus.

Klinisches Bild: Über der linken Herzbasis ist durch den erhöhten Pulmonalfluss (relative Pulmonalstenose) ein leises bis mittellautes Strömungsgeräusch auskultierbar. Dabei kann auch ein gespaltener 2. Herzton vorkommen, da die Pulmonalklappe zeitlich versetzt zur Aortenklappe schließt.

Röntgen und *EKG* zeigen bei großen Defekten die typischen Veränderungen einer rechtsventrikulären und biatrialen Dilatation. Im Röntgen gibt es zusätzlich Hinweise auf eine vermehrte pulmonale Perfusion.

Echokardiographie: Wie beim VSD ist der Shuntfluss am besten Doppler-echokardiographisch darzustellen. Bei alleiniger Auswertung des 2-D-Bildes führen Ausdünnungen und Artefakte (Echo-Dropouts) im Bereich des atrialen Septums zu einer Fehldiagnose. Andererseits sind vorhandene Defekte trotz Farb-Doppler-Echokardiographie nicht immer sicher darstellbar.

Bei älteren Tieren kann der rechte Ventrikel durch eine exzentrische Hypertrophie auffallen. Im Gegensatz zum VSD ist beim ASD der linke Ventrikel nicht volumenüberlastet, sondern eher noch verkleinert.

Diagnose: Eine sichere Diagnose ist nur Doppler-echokardiographisch möglich, im Zweifelsfalle auch erst nach einer Kontrastmitteluntersuchung.

Therapie: In einzelnen Fällen ist ein chirurgischer Verschluss beschrieben worden. Diese Maßnahme steht routinemäßig aber nicht zur Verfügung und sollte auch nur bei großen Defekten in Betracht gezogen werden. Zur Behandlung eines Rechtsherzversagens kann Metil-Digoxin oder auch das neuere Pimobendan in Kombination mit einem Diuretikum eingesetzt werden.

Humanmedizinisch wurden zum Verschluss von septalen Defekten auch katheter-geführte Einsätze (Double-umbrella closure) beschrieben, die aber keinen Eingang in die Tiermedizin gefunden haben.

Prognose: Kleine Defekte besitzen eine gute Prognose, auch mittelgroße bis große Defekte können lange kompensiert werden. Bei Rechts-Links-Shunts mit Zyanose ist die Prognose schlecht.

6.6.1.2.5 Kombinationsdefekt Fallotsche Tetralogie

Definition: Die Kombination eines großen VSD, einer Pulmonalstenose, einer rechtsventrikulären Hypertrophie und einer „reitenden", rechtsliegenden Aorta. Eine selten vorkommende Missbildung beim Hund, noch seltener bei der Katze.

Pathogenese: Ursächlich liegt der Anomalie eine embryonale Fehlentwicklung des Ursprungs der Pulmonalarterie, der Aorta und von basalen Septumanteilen zugrunde, die anatomisch eng benachbart liegen.

Die pathogenetisch bedeutenden Missbildungen sind der große VSD und die Pulmonalstenose. Das venöse Blut fließt dabei größtenteils unter Umgehung des stenosierten Pulmonalkreislaufes durch den Ventrikelseptumdefekt direkt in die Aorta. Diese Kombination führt zu einem Rechts-Links-Shunt mit Hypoxämie. Die rechtsventrikuläre Hypertrophie entsteht sekundär zu diesen beiden Missbildungen. Die Dextroposition der Aorta komplettiert die Tetralogie, spielt aber hämodynamisch keine Rolle.

Klinisches Bild: Auffallend ist eine Zyanose bereits in Ruhe oder unter Belastung. Bei der Auskultation steht das Geräusch der Pulmonalstenose an der kranialen, linken Herzbasis im Vordergund, das allerdings leise sein kann, da der Fluss durch die Stenose bei der Fallotschen Tetralogie geringer ist als bei einer alleinigen Pulmonalstenose. Die Pulsqualität ist dabei nicht verändert. Labordiagnostisch ist in schweren Fällen eine Polyzythämie und eine Hypoxämie feststellbar.

Röntgen und *EKG:* Diese Untersuchungen zeigen die typischen Veränderungen einer Rechtsherzhypertrophie (s. bei Pulmonalstenose).

Echokardiographie: Im 2-D-Bild ist der große Ventrikelseptumdefekt, die Hypertrophie des rechten Ventrikels und teilweise auch der nach rechts-kranial verlagerte Aortenursprung zu erkennen, der damit zu einem Teil über den rechten Ventrikel zu liegen kommt. Die Morphologie der Pulmonalstenose kann sich analog den Veränderungen einer isolierten Pulmonalstenose darstellen. Auch subvalvuläre, dynamische Stenoseformen sind dabei möglich.

Diagnose: Die Diagnose kann aufgrund der echokardiographischen Befunde gestellt werden. Die Dextroposition der Aorta kann variabel ausgeprägt sein, was im Einzelfall die Erkennung erschwert.

Therapie: Das therapeutische Ziel ist die Verbesserung der Zirkulation im kleinen Kreislauf, d.h. eine Verminderung des Rechts-Links-Shuntvolumens. Eine mögliche Maßnahme ist die Aufweitung der Pulmonalstenose, z. B. durch eine kathetergeführte Ballondilatation. Ebenfalls beschrieben ist eine chirurgisch gelegte Gefäßanastomose zwischen der Aorta oder einem aortennahen Gefäß des großen Kreislaufes mit der Pulmonalarterie (künstlicher Duktus Botalli).

Bei einer ausgeprägten Polyzythämie (Hämatokrit > 70 %) ist ein Aderlass indiziert. Das entnommene Blut muss dabei gleichzeitig durch kristalloide Infusionlösungen ersetzt werden. Jedoch darf der Hämatokrit nicht wesentlich unter einen Wert von 65 % fallen wegen der meist parallel bestehenden Hypoxämie.

Prognose: Die Prognose ist insgesamt schlecht. Sie ist bei nicht zyanotischen Fällen besser als bei Tieren, die bereits in Ruhe eine Zyanose zeigen. Die beschriebenen therapeutischen Maßnahmen wurden nur in Einzelfällen mit unterschiedlichem Erfolg angewendet.

6.6.1.2.6 Rechtsaorta

Bei dieser angeborenen Missbildung entwickelt sich die Aorta aus einer rechten Kiemenbogenarterie und verläuft dann rechts vom Ösophagus. Das Ligamentum arteriosum zieht von der rechtsgelegenen Aorta zur Pulmonalarterie und verursacht dadurch ein Abschnüren der dazwischenliegenden Speiseröhre, was eine irreversible Dilatation des oral gelegenen Teilstückes zur Folge hat. Es besteht dabei keine Einschränkung der kardialen Funktion.

Die betroffenen Tiere fallen bereits früh durch die Regurgitation von unverdautem Futter auf; die Symptomatik entspricht einem Megaösophagus. Röntgenologisch zeigt sich kranial des Herzens ein hochgradig dilatierter und futterbreigefüllter Ösophagusabschnitt. Der Verdacht entsteht durch das klinische Bild, die Diagnose lässt sich röntgenologisch, evtl. mit Hilfe eines Kontrastmittelschluckes stellen.

Die Therapie besteht aus der chirurgischen Durchtrennung des Ligamentum arteriosum (s. Lehrbücher der Chirurgie). Komplikationen entstehen bei einem patenten Duktus Botalli oder einem Duktusdivertikel, das dabei versehentlich geöffnet wird und zu starken Blutungen führt. Weiterhin leiden die Tiere häufig unter einer Aspirationspneumonie. Die Prognose bezüglich einer Normalisierung der Speiseröhrenfunktion ist auch nach einer chirurgischen Korrektur schlecht.

6.6.1.3 Krankheiten der Herzklappen

6.6.1.3.1 Primäre (dystrophische) AV-Klappeninsuffizienz beim Hund

Definition: Hauptsächlich bei älteren Vertretern der kleinen und Zwergrassen sehr häufig vorkommende dystrophische Veränderung der Atrioventrikularklappen (AV-Klappen). Häufiger ist die Mitral-, seltener die Trikuspidalklappe betroffen. Der Krankheitsverlauf ist meist langsam fortschreitend mit über Jahre hinweg gut kompensierter Herzfunktion. Synonym verwendet werden die Begriffe Mitralklappendokard(i)ose oder -fibrose.

Pathogenese: Bei den betroffenen Rassen verändert sich aus ungeklärter Ursache die Matrix der Herzklappe durch hyaline, amyloide Einlagerungen und Kollagenfaserneubildungen. Dies führt besonders im Randbereich der Klappensegel zu einer Verdickung und Verhärtung. Es kommt zu einem ungenügenden Klappenschluss mit der Folge eines systolischen Insuffizienzflusses zurück in den linken Vorhof (Regurgitation). Das retrograd fließende Blut bewirkt eine z. T. erhebliche Volumenüberlastung des linken Vorhofes (linksatriale Dilatation) und eine Stauung der Pulmonalvenen. Man geht davon aus, dass die Vergrößerung des linken Vorhofes eine pulmonale Kongestion und damit die Bildung eines Lungenödems vorerst verhindert. Der Verlust dieser Regurgitationsfraktion wird durch eine Steigerung der Pumpfunktion kompensiert (linksventrikuläre Dilatation und Hyperkontraktilität). Diese Kompensationsmechanismen können über Jahre hinweg eine ausreichende Herzfunktion aufrechterhalten. Bei sinkendem Herzzeitvolumen wird über eine renale Regulation (Renin-Angiotension-Aldosteron-System) der Blutdruck und das zirkulierende Blutvolumen erhöht, was letztlich die Mitralregurgitation erhöht und damit von der Klappeninsuffizienz zur Herzinsuffizienz führt. Hier ist der Angriffspunkt für die Therapie mit Angiotensin-Converting-Enzym-Hemmern (ACE-Hemmer).

In einzelnen Fällen führt der Abriss einer Sehnenfaser zu einer akuten Zunahme der Klappeninsuffizienz mit einem hochgradigen Lungenödem. Eine weitere Ursache für eine akute Dekompensation bei einem mitralinsuffizienten Patienten ist die Ruptur des dilatierten linken Atriums mit der Folge einer fatalen Herzbeuteltamponade.

Klinisches Bild: Die Symptomatik kann sehr variabel sein. Bei der Auskultation fällt das typische systolische Mitralregurgitationsgeräusch mit einem Punctum maximum an der linken Herzspitze auf. Es besteht im Allgemeinen keine Korrelation zwischen der Intensität des Geräusches und dem Grad der Insuffizienz. Das Mitralgeräusch „verschluckt" dabei den 2. Herzton, so dass nur ein einziges lang gezogenes, bandförmiges Geräusch zu hören ist. In frühen Stadien ist dies nicht selten der alleinige Befund bei der klinischen Untersuchung. Einen Sonderfall stellt ein systolisches Klickgeräusch dar, das vermutlich durch einen Mitralklappenprolaps hervorgerufen wird, ohne dass bereits eine Regurgitation besteht.

In fortgeschrittenen Krankheitsstadien ist ein dritter Herzton auskultierbar, der Ausdruck einer vermehrten ventrikulären Füllung ist. Bei der Palpation des Herzens kann dann auch ein systolisches Schwirren festzustellen sein.

Die Kombination einer Mitral- mit einer Trikuspidalinsuffizienz führt häufiger zu Aszites als eine alleinige Trikuspidalinsuffizienz. Da der rechte Ventrikel dabei gegen eine Stauungslunge mit einem erhöhten pulmonalen Widerstand arbeitet, erhöht sich auch der Rückfluss in den rechten Vorhof.

Abb. 6.26 (rechts oben). Laterolaterale Thoraxröntgenaufnahme eines 16jährigen Dackels mit fortgeschrittener Mitralinsuffizienz. Der linke Vorhof ist vergrößert, erkenntlich durch eine Ausbuchtung am kaudodorsalen Rand der Herzsilhoutte. Zusätzlich liegt ein Lungenödem im Bereich der Zwerchfellslappen vor, was sich durch eine alveoläre Verschattung mit Luftbronchogrammen darstellt.

Die respiratorischen Symptome reichen von vereinzeltem Husten bis hin zu einer hochgradigen Ruhedyspnoe. Die Auskultation der Lunge ergibt beim Vorliegen eines Lungenödems ein knisterndes Atemgeräusch. Neben dem Lungenödem führt auch der vergrößerte linke Vorhof durch eine mechanische Kompression der Stammbronchien zu Husten.

Eine akute Verschlechterung wird von folgenden kardialen und extrakardialen Ursachen verursacht: Sehnenfaser- oder Papillarmuskelabriss, zusätzliche Endocarditis valvularis, Beginn von Rhythmusstörungen (Vorhofflimmern), Vorhofwandruptur, Aufnahme stark salzhaltigen Futters, Verabreichung von Kortikosteroiden (Na^+-Retention), Hypertonie, Nierenversagen, begleitender Trachealkollaps.

Röntgen: Da besonders bei den kleinen Hunderassen physiologischerweise eine eher kugelige Herzsilhouette zu finden ist, gestaltet sich die korrekte Interpretation einer röntgenologischen rechts- oder linksventrikulären Vergrößerung häufig schwierig. Die Größe des linken Vorhofes ist dagegen röntgenologisch gut erkennbar und korreliert mit dem Grad der Insuffizienz. In fortgeschrittenen Fällen imponiert der vergrößerte linke Vorhof dann in der lateralen Aufnahmeebene als typische Erweiterung der Herzsilhouette an deren kaudodorsalem Rand. Es kann zusätzlich ein Lungenödem vorliegen, das sich beim Hund als sog. alveoläre Verschattung im Bereich des Lungenhilus mit den typischen Aerobronchogrammen darstellt. In der ventrodorsalen Ebene erkennt man häufig eine vermehrte Beteiligung des rechten Zwerchfelllappens. In schweren Fällen kann nahezu das gesamte Lungenfeld betroffen sein, nur die Randbereiche der Lunge bleiben beim kardialen Ödem gewöhnlich frei (Abb. 6.26-6.29).

EKG: Selbst schwere Mitralinsuffizienzen zeigen nicht zwingend EKG-Veränderungen.

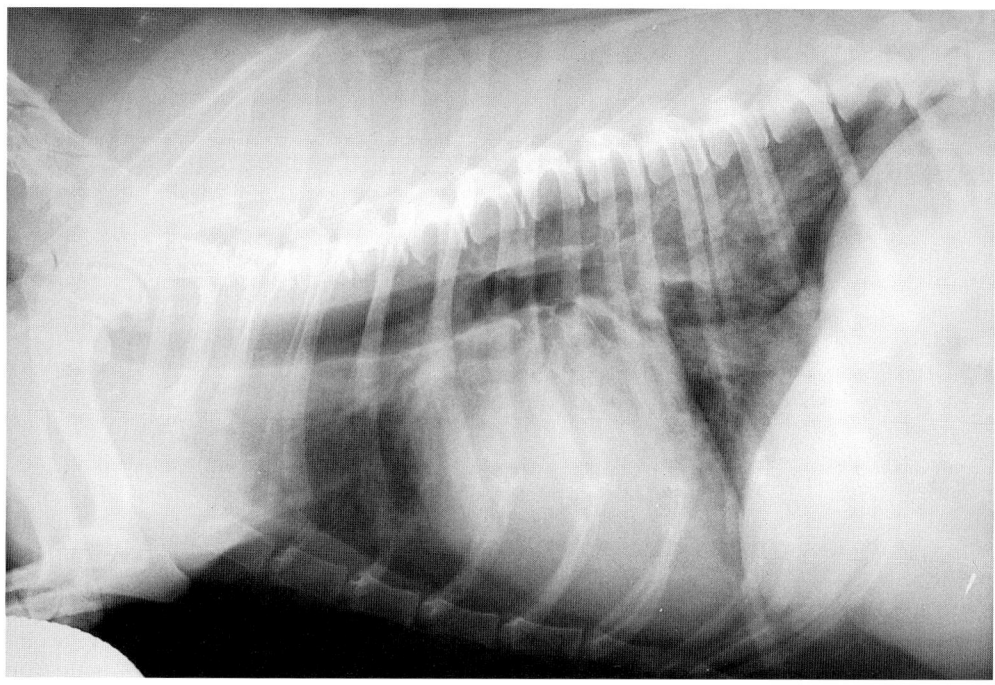

Abb. 6.27. Laterolaterale Thoraxröntgenaufnahme bei einem 11 Wochen alten Beagle-Welpen mit Mitralinsuffizienz und kardialem Lungenödem. Besonders in den Zwerchfellslappen besteht eine deutliche alveoläre Verschattung mit Luftbronchogrammen.

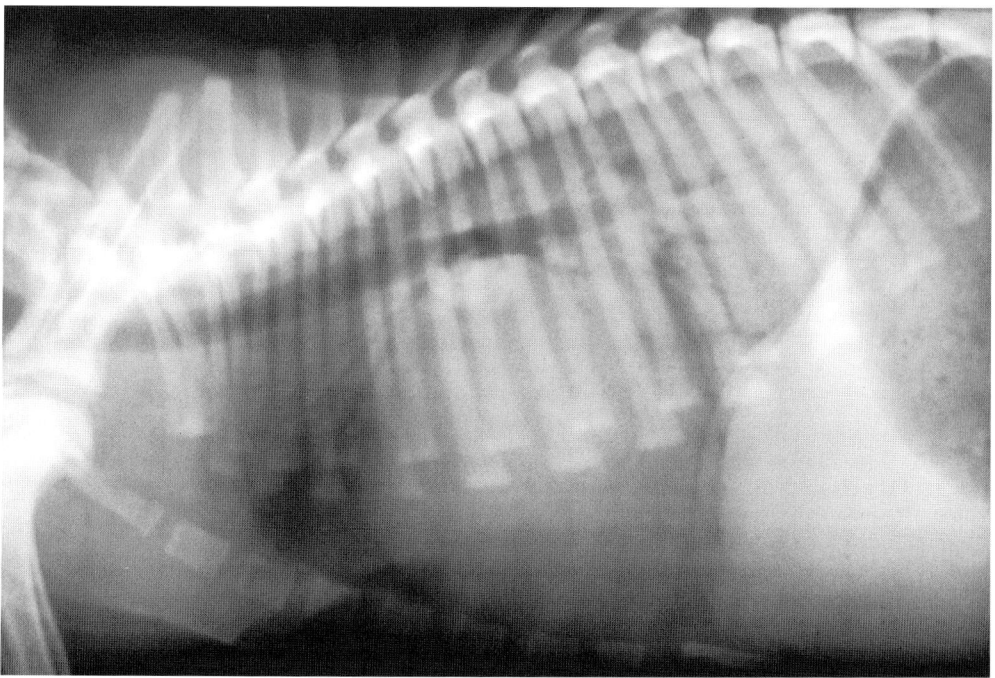

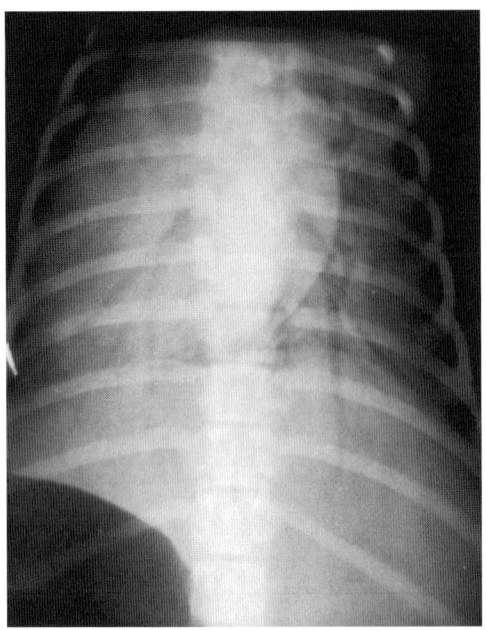

Abb. 6.28. Dorsoventrale Aufnahme des Hundes aus Abb. 6.20. Deutlich erkennbar sind die für ein Lungenödem charakteristischen Luftbronchogramme.

Häufig ist als Ausdruck der linken Vorhofvergrößerung eine verbreiterte P-Welle (> 0,04 ms, evtl. auch > 0,4 mV) zu finden. Gekerbte, geknüpfte oder erhöhte R-Zacken (> 2,5 mV bei kleinen Rassen) deuten auf eine linksventrikuläre Vergrößerung, eventuell auch auf Mikroinfarkte hin. Atriale Extrasystolen (Abb. 6.30) und selten auch Vorhofflimmern kommen bei fortgeschrittenen Krankheitsstadien vor und stellen somit die typischen Rhythmusstörungen bei einer Mitralinsuffizienz dar.

Echokardiographie: Die echokardiographische Untersuchung liefert Informationen über die Morphologie und Funktionalität der Herzkammern und des Klappenapparates. Damit kann der Stand der kardialen Kompensationsmechanismen beurteilt werden.

Wie auch bei der Beurteilung der Röntgenaufnahme ist in der Echokardiographie die Bestimmung der Größe des linken Atriums von großer Bedeutung. Dazu wird der atriale Durchmesser (LA) ins Verhältnis zum Aortendurchmesser (Ao) auf Höhe der Aorten-

Abb. 6.29. Beispiel für ein nichtkardiales Lungenödem: Auschnitt aus einem Thoraxröntgenbild von einem Hund mit einem Lungenödem nach Hitzschlag (nichtkardiales Lungenödem). Charakteristisch für ein Ödem sind die Luftbronchogramme, die alveoläre Verschattung reicht hier jedoch bis in die peripheren Lungenanteile, was gegen eine kardiale Genese spricht.

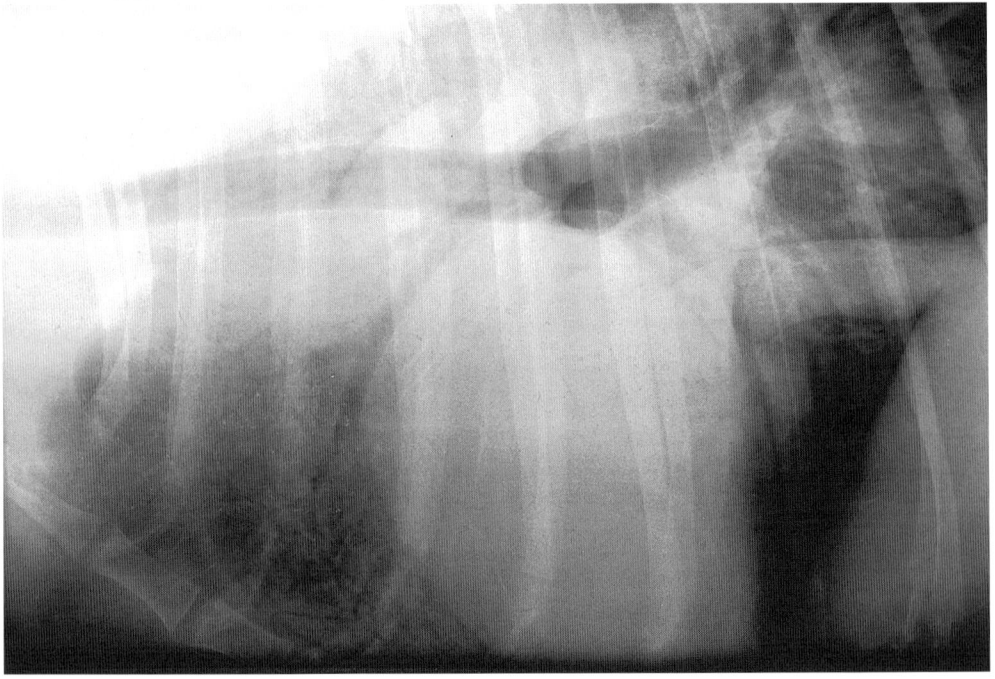

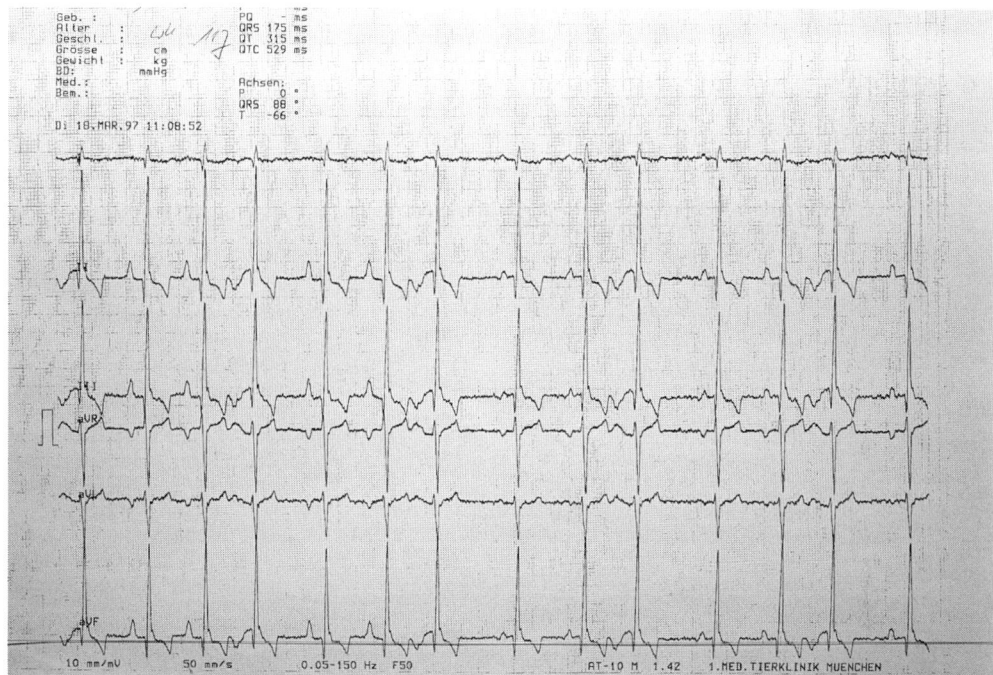

Abb. 6.30. Atriale Extrasystolen bei einem Hund mit Mitralinsuffizienz (Ableitungen I, II, III, aVr, aVl, aVf). Jede dritte Herzaktion tritt verfrüht auf; dabei fällt deren P-Welle mit der T-Welle der vorhergehenden Herzaktion zusammen.

klappe gesetzt. Der Quotient LA/Ao kann daher unabhängig von der Körpermasse interpretiert werden. Werden die Durchmesser im M-Mode im 5-Kammerblick gemessen, resultiert beim Herzgesunden ein Quotient im Bereich von 0,8–1,2. Hochgradige atriale Dilatationen äußern sich in Quotienten von 2–3 und größer.

Wird dagegen der maximale atriale Durchmesser im 2-D-Mode im 4-Kammerblick zur Bestimmung des Quotienten LA/Ao zugrunde gelegt, ergibt sich ein Bereich von 1,5–1,8 für herzgesunde Tiere. Werte > 2 werden als Vorhofvergrößerung interpretiert. Die letztgenannte Methode erfasst bei einigen Patienten die wahren Verhältnisse zuverlässiger. Bei einem Sehnenfaserabriss korreliert die Größe des Atriums nicht mit der hochgradigen klinischen Symptomatik, da noch keine Erweiterung stattgefunden hat. Stattdessen kann die abgerissene Sehnenfaser in einigen Fällen echokardiographisch erkannt werden.

Die Messung der linksventrikulären Parameter liefert weitere Hinweise auf den Grad der Kompensation. Eine Hyperkontraktilität mit FS-Werten zwischen 50–60 %, ein sägezahnartiges Bewegungsmuster und eine Dilatation sind die Zeichen linksventrikulärer Kompensation (Abb. 6.31).

Klappenveränderungen betreffen in der Regel deren Randbereich. Sie sind vermehrt echogen und wulstig aufgetrieben. Ein Prolaps der Mitralklappe äußert sich durch ein Vorwölben von Klappenanteilen in den linken Vorhof hinein.

Mit der Doppler-Untersuchung kann die Mitralregurgitation gemessen werden. Die Intensität des CW-Doppler-Signals gibt Hinweise auf den Grad der Insuffizienz. Anhand der Geschwindigkeit des Regurgitations-Jets kann mit Hilfe der modifizierten Bernoulli-Gleichung (näheres s. bei Pulmonalstenose) die Druckdifferenz zwischen Ventrikel und Vorhof errechnet werden. Ist zusätzlich der systolische Bludruck bekannt, so kann daraus auf den linksatrialen Druck geschlossen werden.

Mit der Farb-Doppler-Technik ist der Regurgitations-Jet in seinen zweidimensionalen

342 Kardiologie

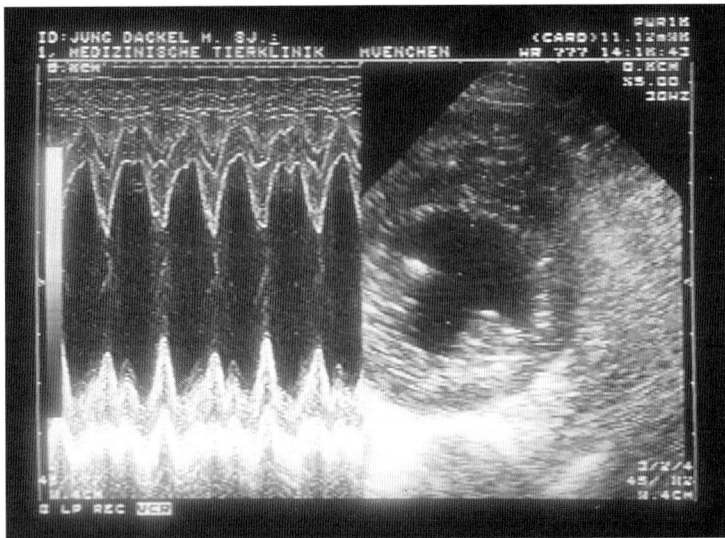

Abb. 6.31. Echokardiographische Darstellung des Motilitätsmusters des linken Ventrikels bei fortgeschrittener Mitralinsuffizienz. Im rechten Bild der Querschnitt durch den linken Ventrikel, links zeigt das zugehörige M-Mode-Bild eine erhöhte Kontraktilität des Myokards (schneller, „spitzer" Verlauf der Wandbewegung)

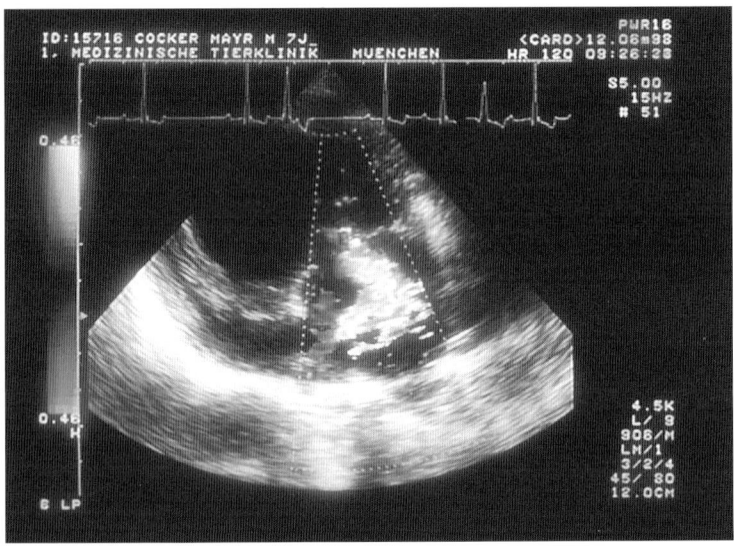

Abb. 6.32. Echokardiographische Darstellung einer mittelgradigen Mitralinsuffizienz mit Farb-Doppler, Anschallung von der linken Herzspitze (Ventrikel schallkopfnah). Im linken Vorhof stellt sich der turbulente Regurgitations-Jet in Form eines keilförmigen Mosaikfarbmusters dar.

Abmessungen darstellbar, wodurch eine semiquantitative Aussage über den Grad der Insuffizienz gemacht werden kann. Es wurden mehrere Methoden zur Quantifizierung eingeführt, die der Spezialliteratur vorbehalten bleiben sollen. Die Einteilung erfolgt in drei, teilweise auch vier Grade (keine oder physiologische, geringe, mäßige, schwere Insuffizienz; Abb. 6.32).
Diagnose: Die Auskultation des typischen Mitralinsuffizienzgeräusches bei entsprechendem Signalement ist in den meisten Fällen ausreichend zur Diagnose. Ein dritter Herzton kann als Hinweis auf ein fortgeschrittenes Stadium angesehen werden, während hingegen ein systolisches Klickgeräusch eine morphologisch veränderte, aber noch funktionelle AV-Klappe andeutet. Um jedoch das Stadium der Krankheit genauer zu bestimmen, ist zumindest eine Röntgenaufnahme, wenn möglich auch eine echokardiographische Untersuchung sinnvoll.
Differentialdiagnose: Es kommen alle sekundären AV-Klappeninsuffizienz in Frage. Bei

einer Endokarditis valvularis beispielsweise tritt das Geräusch plötzlich im Verlauf einer Septikämie auf. Herzgeräusche anderer Genese, wie etwa eine Ausflusstraktstenose oder ein Strömungsgeräusch bei Anämie, besitzen einen anderen Geräuschcharakter. Im Zweifelsfall muss deshalb eine gründliche klinische, labordiagnostische und echokardiographische Untersuchung durchgeführt werden.

Für das Symptom Husten kommt gerade bei den kleinen Hunderassen häufig auch ein Trachealkollaps in Frage. Grundsätzlich sollte bei Husten deshalb immer ein gründlicher Vorbericht über Art und Auftreten der Symptome erhoben und eine Röntgenaufnahme angefertigt werden, um eine primäre pulmonale Genese zu erkennnen.

Lungenödeme können auch infektiöser, toxischer oder neurogener Genese sein. Meist erhält man durch den Vorbericht und die klinische Untersuchung bereits Hinweise auf die Genese. Röntgenologisch zeigen diese Ödeme ein anderes Verteilungsmuster. Sie reichen bis weit in die Peripherie oder zeigen eine Tendenz zur Absenkung in ventrale Lungenbereiche (Abb. 6.29).

Therapie: Die Diskussion darüber, zu welchem Zeitpunkt mit einer Therapie begonnen werden sollte, ist nicht abgeschlossen. Außer Frage steht die Behandlung symptomatischer Patienten.

ACE-Hemmer und Furosemid sind zur Senkung der Vor- und Nachlast hier die Mittel der Wahl. Grundsätzlich sollte salzarmes Futter angeboten werden, oder zumindest keine salzigen Lebensmittel verfüttert werden (Schinken, Wurst).

Die für den Hund derzeit zugelassenen ACE-Hemmer werden in einer Dosierung von 0,5 mg/kg KM einmal tgl. p. o. verabreicht (Ausnahme Ramipril: 0,125–0,25 mg/kg KM einmal tgl. p.o.). Wenn möglich, sollte die Therapie einschleichend begonnen werden, z. B. 0,25 mg/kg KM für die ersten 3 Tage. Sofern kein Lungenödem vorliegt, kann der ACE-Hemmer als Monotherapeutikum gegeben werden. Die Furosemiddosis variiert je nach Symptomatik zwischen 1 mg/kg KM (nur jeden zweiten bis dritten Tag) bei sehr leichten Fällen und bis zu maximal 2–3 mg/kg KM 3-mal täglich p. o. für schwere Herzinsuffizienz.

Die Kombination von Furosemid mit anderen Diuretika, wie etwa Thiaziden (Hydrochlorothiazid, Esidrix, 2–4 mg/kg KM, zweimal tgl. p. o.), wird bei therapieresistentem Husten eingesetzt. Auch die topische Applikation von Nitratformulierungen mit einem zwölfstündigen therapiefreien Intervall ist in diesen Fällen möglich (Salbe, z.B Neos Nitro, oder Pflaster, z. B. Nitroderm; nach 12 h wieder abwaschen, Nitrattoleranz!). Günstig ist die Anwendung am Abend, um die nächtlichen Symptome zu mildern. Bei Aszites wird die Kombination von Furosemid (Dosis s. o.) mit Spironolacton (Aldactone, 2–4 mg/kg KM, 1-mal tgl. p. o.) empfohlen.

Umstritten ist die Gabe von Digitalis. Die klinische Besserung nach Digitalisgabe resultiert weniger aus dessen positiv inotroper Wirkung, sondern vielmehr bewirkt die Sensibilisierung der Barorezeptoren eine Blutdrucksenkung (sekundäre Effekte des Digitalis). In der Phase der linksventrikulären Hyperkinesie scheint dessen Nutzen deshalb gering zu sein, zumal die stattfindenden pathophysiologischen Mechanismen durch eine ACE-Hemmer-Gabe gezielter behandelt werden. Im weiteren Verlauf der Krankheit kann es zu einem linksventrikulären Versagen kommen. In diesen Fällen ist der Einsatz von Digitalis gerechtfertigt. Auch Vorhofextrasystolen oder Vorhofflimmern können durch Digitalisgabe günstig beeinflusst werden. Die empfohlene Dosierung für Metil-Digoxin ist 0,01 mg/kg KM, tgl. auf zweimal verteilt p. o. Von Bedeutung ist die Kontrolle des Serum-Digoxinspiegels etwa 10–14 Tage nach Beginn der Therapie, 8 h nach Tabletteneingabe. Der Spiegel sollte im Bereich von 1–2 ng/ml liegen. Neuere Untersuchungen deuten darauf hin, dass niedrige Serumspiegel die Gefahr des plötzlichen Herztodes vermindern. Die Nieren- und Elektrolytwerte müssen einige Tage nach Beginn der Therapie und später in mehrmonatigen Abständen überwacht werden.

In fortgeschrittenen Krankheitsstadien (NYHA Grad III oder IV) hat sich die zusätzliche Behandlung mit dem Inodilator Pimobendan (Vetmedin) als sinnvoll erwiesen. Die Dosierung ist 0,5 mg/kg KM auf zweimal tgl. p.o.

Da die Ätiologie des Hustens bei der Mitralinsuffizienz häufig durch eine mechanische Kompression der Bronchien durch den linken Vorhof bedingt ist, sind in diesen Fällen Antitussiva Erfolg versprechend (Codein-

Präparate, z. B. Dihydrocodein, 0,1–0,3 mg/kg KM, zwei- bis viermal tgl. p. o.). Ultima Ratio bei quälendem Reizhusten können Kortikosteroide sein. Die Dosis sollte vorsichtig gewählt werden wegen der Förderung von Ödemen durch die Na^+ und Wasser-Retention.

Die Notfalltherapie bei einem hochgradigen Lungenödem besteht aus Sauerstoff-Insufflation und der Gabe von Furosemid (Dimazon). Dieses kann in einer Dosis von bis zu 5 mg/kg KM stündlich wiederholt i. m. appliziert werden bis eine Besserung der Dyspnoe eintritt. Ergänzt wird die Therapie durch topische Nitratformulierungen wie Nitratpflaster (Nitroderm TTS 5, 1 Pflaster/mittelgroßer Hund, z. B. an die seitliche Thoraxwand geklebt) oder Nitratsalbe (NeosNitro, 1–2 cm Salbenstrang/Tier, wird an der Innenseite des äußeren Ohres aufgetragen). Belastende Manipulationen wie Röntgenaufnahmen oder das Legen von venösen Verweilkathetern sollten erst bei stabilisierten Patienten durchgeführt werden. Im Anschluss kann die Therapie mit Nitroprussid (1–3 µg/kg KM/min kontinuierlich i. v.) weitergeführt werden. Die intravenöse Gabe von Digitalis ist bei gleichzeitig bestehender linksventrikulärer Insuffizienz und bei supraventrikulären Tachyarrhythmien indiziert. Initial werden 0,01 mg/kg KM i. v. gegeben, und nach etwa 60 Minuten wird noch einmal die halbe Dosis (0,005 mg/kg KM i. v.) gegeben.

Bei Patienten, die vollkommen asymptomatisch sind und auch echokardiographisch keinerlei Kompensationszeichen aufweisen, stellt sich die Frage nach dem Therapieziel. Es ist bei der Mitralinsuffizienz bislang nicht erwiesen, dass der Krankheitsverlauf durch eine prophylaktische Gabe von ACE-Hemmern günstig beeinflusst wird. Möglicherweise kann durch die Messung des arteriellen Blutdrucks und dem Nachweis einer Hypertonie ein Hinweis auf den geeigneten Zeitpunkt zum Therapiebeginn erhalten werden.

Die Etablierung eines künstlichen Klappenersatzes beim Hund scheiterte bislang aus mehreren Gründen: Chirurgie am offenen Herzen erfordert eine Bypass-Zirkulation während des Eingriffes, die technisch schwierig zu realisieren ist. Hunde neigen trotz antikoagulativer Therapie zu ausgeprägter Thrombenbildung mit den entsprechenden Komplikationen nach der Implantation. Meist wird die Indikation nur bei Tieren mit fortgeschrittener AV-Klappeninsuffizienz und zugehörigen Sekundärveränderungen, wie Myokardversagen und Vorhofflimmern, gestellt. Diese Patienten würden aber den Eingriff nur schlecht tolerieren. Schließlich gibt es nur wenige Veterinärchirurgen, die über die notwendige Erfahrung verfügen.

Prognose: In frühen, asymptomatischen Stadien, aber auch bei mittelgradiger, therapiepflichtiger Mitralinsuffizienz ist die Prognose gut. Bei hochgradig dekompensierter Herzfunktion ist die Prognose, abhängig vom therapeutischen Erfolg, zweifelhaft. Bei einem Sehnenfaserabriss ist die Prognose trotz intensiver Therapie häufig infaust. Die Ruptur des Atriums ist nicht therapierbar und führt binnen kurzer Zeit zum Tode.

6.6.1.3.2 Sekundäre Klappeninsuffizienzen

Klappenendokarditis (Endocarditis valvularis)

Die Ansiedelung bakterieller Organismen auf den Klappensegeln führt zu Vegetationen, die ähnlich den degenerativen Veränderungen eine Insuffizienz bewirken. Als häufige Eintrittspforten für bakterielle Erreger gelten die Maulhöhle, der Urogenitaltrakt (Prostata beim Rüden!) und die Haut. Das plötzliche Auftreten eines Herzgeräusches im Zusammenhang mit einer bakteriellen Infektionskrankheit sind Hinweise auf eine Endokarditis.

Bei der echokardiographischen Untersuchung sind unregelmäßige Vegetationen, Verdickungen und eine vermehrte Echogenität der Herzklappen erkennbar. Daneben sind häufig Thromben und endokardiale Auflagerungen in den Herzkammern zu finden. Die Veränderungen an den Klappensegeln sind aber echokardiographisch nicht zuverlässig von denen einer dystrophischen Veränderung zu unterscheiden. Insbesondere bei Hunderassen, die nicht zu degenerativen Klappenveränderungen neigen, ist ein derartiger Ultraschallbefund immer verdächtig für eine Endokarditis.

Klappenringdehnung bei dilatativer Kardiomyopathie

Im Verlauf einer dilatativen Kardiomyopathie kommt es durch die zunehmende Dilatation zu einer Dehnung des fibrösen AV-Klappenringes. Die morphologisch unveränderten Klappensegel verlieren ihre Adaptation und werden insuffizient. Die Therapie dieses Teilaspektes der dilatativen Kardiomyopathie entspricht demjenigen der primären Mitralinsuffizienz

Mitral- und Trikuspidaldysplasie

Seltene angeborene Missbildung des Mitral- und/oder Trikuspidalklappenapparates beim Hund und bei der Katze. Die Klappensegel können fehlen, verkürzt, verwachsen oder verdickt sein oder auch verkürzte Sehnenfäden aufweisen.

Die Trikuspidaldysplasie scheint dabei bevorzugt bei großen Hunderassen vorzukommen. Das klinische Bild hängt vom Grad der resultierenden Klappeninsuffizienz ab und gleicht im Wesentlichen dem Bild wie bei den entsprechenden Endokardosen. Gelegentlich besteht begleitend eine Stenose. Die medikamentöse Therapie ist gleichfalls wie bei den erworbenen AV-Klappeninsuffizienzen.

Mitralstenose

Mitralstenosen sind selten diagnostizierte Veränderungen beim Hund. Es wird vermutet, dass eine Mitraldysplasie die zugrunde liegende Ursache ist. Bei der Katze kommen auch supravalvuläre Mitralstenosen vor.

Die ungenügend öffnende Mitralklappe obstruiert den diastolischen Bluteinstrom vom linken Atrium in den Ventrikel. Auskultatorisch resultiert daraus ein leises, diastolisches Herzgeräusch. Da die Stenose meist mit einer Klappeninsuffizienz vergesellschaftet ist, besteht auch ein systolisches Mitralgeräusch.

Die Einstromstenose führt zu einer Volumen- und Drucküberlastung des linken Vorhofes und zu einer verminderten Ventrikelfüllung.

Echokardiographisch sind die Klappensegel verdickt und weisen eine eingeschränkte Beweglichkeit auf. Der linke Vorhof ist vergrößert. Es sind erhöhte Einstromgeschwindigkeiten messbar (von 1,1 bis über 2 m/s) und die Zeitdauer des Einstroms ist verlängert. Dies äußert sich in einer verlängerten Klappenöffnungsphase und leicht turbulenten Flussprofilen. Die gleichzeitig vorliegende Mitralinsuffizienz bewirkt ebenfalls eine linksatriale Volumen- und Drucküberlastung, was die Geschwindigkeit und die Turbulenz des Mitraleinstroms dann noch erhöht.

Das therapeutische Ziel ist die Verhinderung eines Lungenödems. Furosemid ist das Medikament der Wahl. Eine begleitende Mitralinsuffizienz wird wie bei einer degenerativen Mitralklappenveränderung behandelt.

Semilunarklappeninsuffizienz

Eine Insuffizienz der Semilunarklappen (Aortenklappe, Pulmonalklappe) kommt beim Kleintier insgesamt selten vor. Am häufigsten wird eine Semilunarklappeninsuffizienz bei einer gleichzeitigen Stenose dieser Klappen oder im Rahmen einer Endokarditis diagnositiziert. Der Grad der Insuffizienz ist meist gering und spielt hämodynamisch und damit auch klinisch keine bedeutende Rolle. Ein zugehöriges diastolisches Herzgeräusch ist nur selten auskultierbar. Bei der Untersuchung mit empfindlichen Farb-Doppler-Ultraschallgeräten lassen sich regelmäßig auch bei herzgesunden Tieren geringgradige Semilunarklappeninsuffizienzen (sog. physiologische Insuffizienzen) nachweisen.

6.6.1.4 Kardiomyopathien

6.6.1.4.1 Dilatative Kardiomyopathie des Hundes, DCM

Definition: Meist primäre (idiopathische), in einigen Fällen auch carnitin- und taurinresponsive Kardiomyopathie des Hundes. Charakteristisch ist die Kontraktionsschwäche des Myokards und die Dilatation der Ventrikel, oftmals auch nur des linken Ventrikels.

Pathogenese: Vermutlich durch genetische Faktoren bedingt, kommt es zu einer verminderten Kontraktionskraft der Herzmuskelzellen. Durch eine erhöhte Vordehnung der Myofibrillen kann dieser Verlust an Kontraktionskraft teilweise kompensiert werden (Frank-Starling-Gesetz). Schließlich erreicht die Dilatation aber eine kritische Grenze, deren Überschreiten zu einer Dekompensation der Herzfunktion führt. Es kommt dann sowohl zu einem Vorwärtsversagen mit Leistungsinsuffizinez als auch zu einem Rückwärtsversagen mit stauungsbedingten Körperhöhlenergüssen und einem Lungenödem.

Üblicherweise sind große Hunderassen mit schlanker Thoraxform betroffen, mit einer Häufung bei den männlichen Tieren. Zu nennen sind vor allem der Dobermann, Irish und Gordon Setter, Irischer Wolfshund und andere Windhundrassen, aber auch Neufundländer, Deutsche Doggen, Boxer und Cocker Spaniels. Der Verlauf der Krankheit ist rassebedingt unterschiedlich. Während beispielsweise beim Dobermann ein eher rasches Fortschreiten beobachtet werden kann, wird die dilatative Kardiomyopathie beim Neufundländer über längere Zeit hinweg gut kompensiert.

Sekundäre Kardiomyopathien werden nach Noxen aller Art beobachtet, z.B. nach einer Sepsis, viralen Myokarditis, Chemotherapie mit Doxorubicin oder längerdauernden tachykarden Rhythmusstörungen. Auch die carnitin- und taurinresponsiven Formen werden als sekundär angesehen.

Klinisches Bild: Häufig ist der einzige klinische Hinweis auf eine kompensierte dilatative Kardiomyopathie eine kleine und schwache Pulswelle. Vorberichtlich besteht Husten und Leistungsinsuffizienz nur bei mäßiger bis starker Anstrengung, auch Synkopen kommen vor. Eventuell sind die Schleimhäute dann blass bis leicht zyanotisch. Im fortgeschrittenen Stadium sind häufig ein Mitralregurgitationsgeräusch, Tachyarrhythmien (Vorhofflimmern) und auch ein Lungenödem auskultierbar. Das Vorhofflimmern ergibt bei der Palpation und Auskultation eine typische unregelmäßige und ungleichmäßige Herztätigkeit, gleichzeitig besteht ein Pulsdefizit.

Ein Versagen des rechten Herzens führt häufig zu einem Thoraxerguss. Die Herztöne sind dann eher leise und bei der Thoraxperkussion ist eine Schalldämpfung feststellbar. Bei der Palpation des Abdomens ist in vielen Fällen dann auch ein stauungsbedingter Aszites feststellbar, bei der Adspektion des Halses fallen gestaute Jugularvenen auf.

In vielen Fällen dekompensieren die betroffenen Hunde, ohne dass vorher klinische Hinweise auf eine Herzkrankheit bestanden haben. In seltenen Fällen kommt es zum plötzlichen Herztod ohne vorherige Krankheitszeichen. Chronisch herzinsuffiziente Patienten sind kachektisch.

Röntgen: Je nach Grad der Dilatation fällt eine generalisierte Kardiomegalie auf. Die Herzsilhouette ist dabei kugelig-rund, ohne dass eine Erweiterung bestimmter einzelner Herzkammern auffällt. Liegt ein Lungenödem vor, so resultiert eine alveoläre Lungenzeichnung mit den typischen Aerobronchogrammen. Bei einem geringgradigen Lungenödem reduziert sich diese Zeichnung auf den Hilusbereich. Die Pulmonalvenen sind stauungsbedingt vergößert. Bei einer Rechtsherzbeteiligung ist röntgenologisch ein variabel ausgeprägter Thoraxerguss, eine Hepatomegalie und ein Aszites zu erkennen.

EKG: Auch bei der dilatativen Kardiomyopathie kann das EKG unauffällig sein. Oftmals äußert sich die Dilatation der Ventrikel in einem verlängerten QRS-Komplex (> 0,06 s). In der Frühphase der Krankheit können vereinzelte uniforme ventrikuläre Extrasystolen der einzige Hinweis auf die beginnende Kardiomyopathie sein. In fraglichen Fällen sollte das EKG deshalb über längere Zeit aufgezeichnet werden (10–20 Minuten). Die ventrikulären Extrasystolen nehmen im weiteren Verlauf dann an Häufigkeit zu, es kommt zu Douplets, Triplets, Salven oder zu multiformen Extrasystolen (Abb. 6.33). In einigen Fällen etabliert sich eine ventrikuläre Tachykardie (Abb. 6.34).

Bei einer Dilatation der Atrien kommt es häufig zu einem Vorhofflimmern. Charakteristisch für Vorhofflimmern sind eine fehlende P-Welle, ungleich große R-Zacken und RR-Intervalle (Abb. 6.35). In seltenen Fällen ist ein auch ein Rechts- oder Linksschenkelblock zu beobachten.

Echokardiographie: Die okkulten, subklinischen Stadien sind selbst echokardiographisch nur schwer von gesunden zu unterscheiden. Die linksventrikulären Parameter LVDs, LVDd, FS und EPSS bewegen sich an der jeweiligen Grenze des Referenzbereiches. Da bestimmte Hunderassen häufig betroffen sind, wurden von einigen Untersuchern rassespezifische Referenzbereiche festgelegt, bei deren Über- oder Unterschreiten eine Klassifizierung erfolgen kann.

Typischerweise liegen erhöhte enddiastolische und endsystolische ventrikuläre Durchmesser vor, die Kontraktilität (Fractional Shortening, FS) kann noch im Referenzbereich oder an dessen unterer Grenze liegen. Der EPSS-Wert ist dann meist auf Werte um 8–12 mm erhöht.

In fortgeschrittenen Fällen sind die echo-

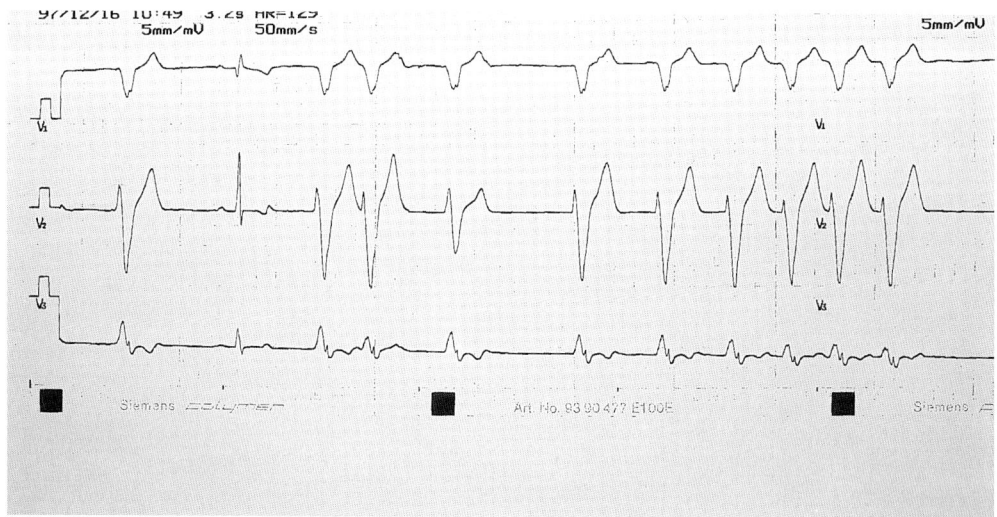

Abb. 6.33. EKG-Befund bei einem Hund mit dilatativer Kardiomyopathie (Ableitungen I, II, III). Das EKG zeigt eine einzelne ventrikuläre Extrasystole (1. Komplex von links), rechts daneben dann eine normale Herzaktion und anschließend eine ganze Salve von ventrikulären Extrasystolen.

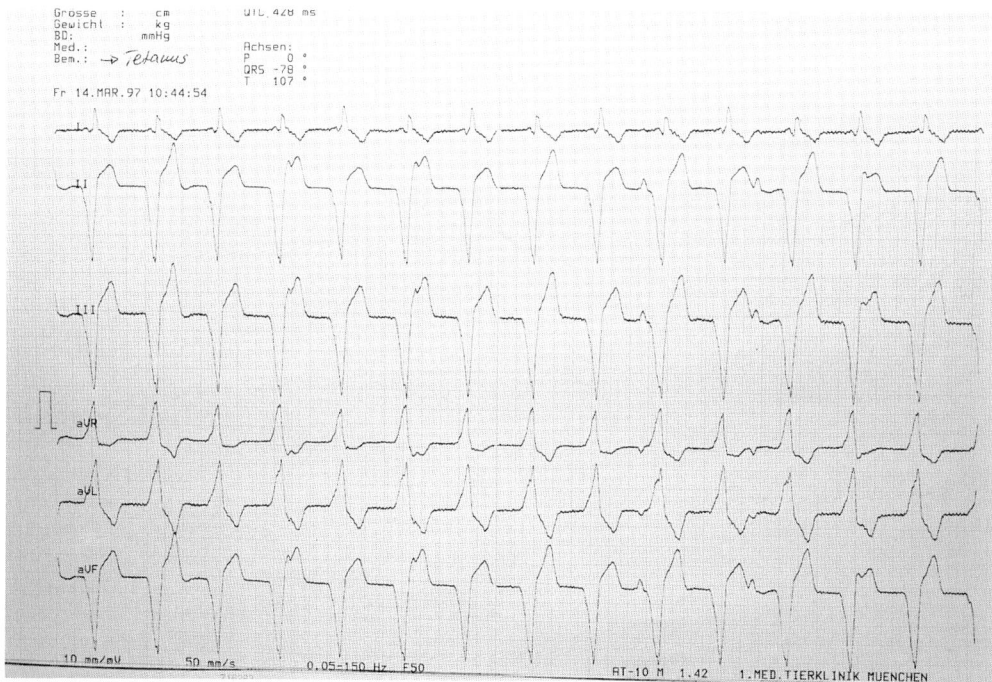

Abb. 6.34. Ventrikuläre Tachykardie bei einem Hund mit Tetanus (Ableitungen I, II, III, aVr, aVl, aVf). Die verbreiterten, tachykarden QRS-Komplexe bestimmen den Rhythmus. Daneben sind auch einzelne P-Wellen erkennbar, da der Sinusknoten im Hintergrund noch aktiv ist und die Vorhöfe depolarisiert.

kardiographischen Befunde dann eindeutig: Es besteht eine hochgradige Dilatation, oftmals sind beide Herzkammern und Vorhöfe betroffen, bei gleichzeitig stark verminderter Kontraktiliät. FS-Werte um 10 %, enddiastolische Ventrikeldurchmesser von 70–80 mm und EPSS-Werte um 20 mm sind keine Seltenheit (Abb. 6.36). Es existieren auch For-

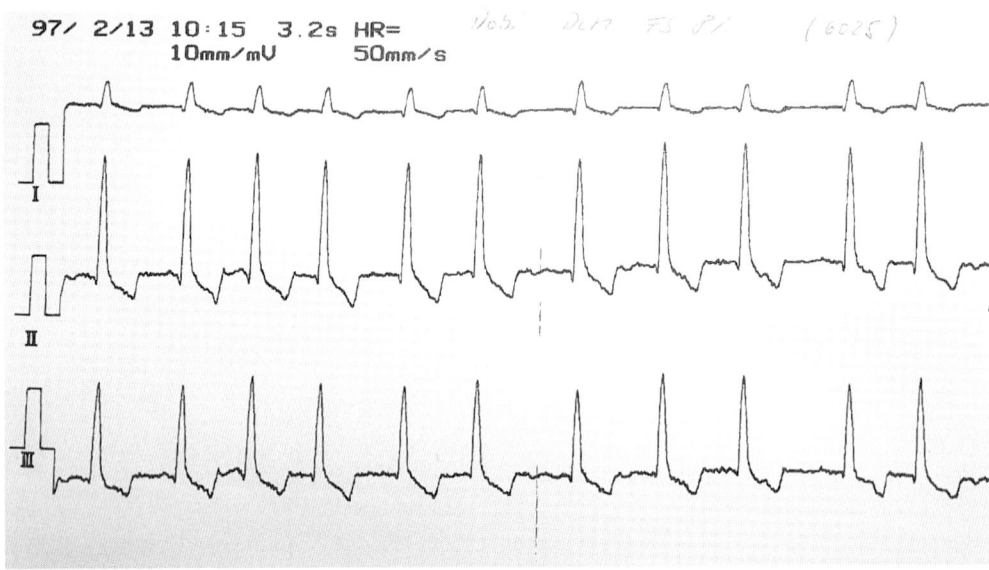

Abb. 6.35. EKG von einem Dobermann mit dilatativer Kardiomyopathie und Vorhofflimmern (Ableitungen I, II, III). Charakteristisch sind in allen Ableitungen fehlende P-Wellen, ungleiche RR-Intervalle und ungleiche R-Zackenvoltage.

men mit einer hauptsächlichen Beteiligung der Atrien bei weitgehend erhaltener ventrikulärer Funktion.

Diagnose: In den Frühstadien ist die Diagnose schwierig. Hinweise gibt das EKG, wenn einzelne ventrikuläre Extrasystolen bei den betroffenen Rassen gefunden werden. Sind in der Echokardiographie gleichzeitig grenzwertige linksventrikuläre Parameter messbar, so kann die Verdachtsdiagnose okkulte dilatative Kardiomyopathie gestellt werden.

Zeigen die prädisponierten Rassen bereits eine klinische Symptomatik, so kann die Diagnose zuverlässig durch eine echokardiographische Untersuchung gestellt werden.

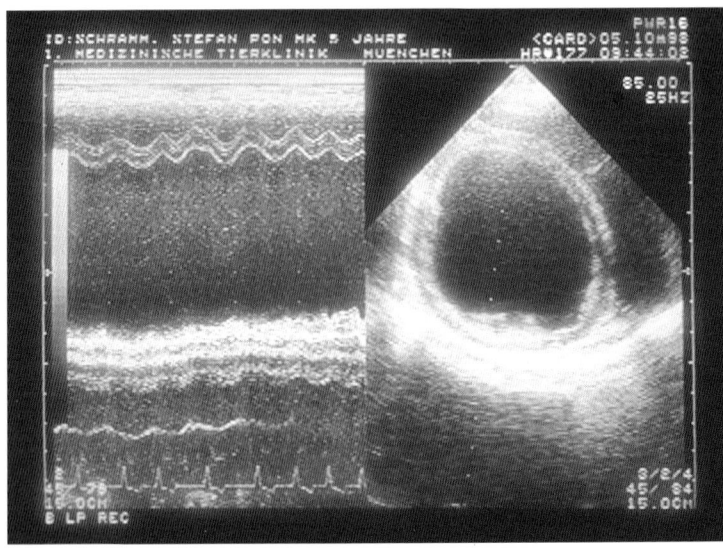

Abb. 6.36. Echokardiographisches Bild bei fortgeschrittener dilatativer Kardiomyopathie. Im rechten Bild der Querschnitt durch den linken Ventrikel, links das dazugehörige M-Mode-Bild. Die Kontraktilität des Myokards ist stark herabgesetzt (FS-Wert um 12%), der Durchmesser des linken Ventrikels ist erhöht.

Pathohistologisch ließ sich eine besondere Morphologie der Myofibrillen bei betroffenen Tieren nachweisen (sog. attenuated wavy fibers). Hieraus ergibt sich möglicherweise eine frühe Nachweismethode intra vitam durch eine Herzmuskelbiopsie.

Differentialdiagnose: Beim Vorliegen einer unspezifischen Leistungsschwäche oder Müdigkeit sollten hormonelle Unterfunktionen, wie etwa eine Hypothyreose oder ein Morbus Addison, ausgeschlossen werden. Leistungsschwäche und Dyspnoe bei größeren Hunderassen tritt auch bei einer Kehlkopflähmung oder bei schmerzhaften orthopädischen Krankheiten auf.

Eine röntgenologisch festgestellte generalisierte Kardiomegalie sollte sonographisch auf das Vorliegen eines Perikardergusses untersucht werden.

Herzgeräusche (Mitralgeräusche) können bei großen Hunderassen, die weniger zu degenerativen Klappenveränderungen neigen, auch durch eine Endokarditis bedingt sein. Die Morphologie der Herzklappen sollte in diesen Fällen echokardiographisch untersucht werden.

Therapie: Die Therapie richtet sich nach dem Krankheitsstadium und den Folgeveränderungen. Da klassischerweise ein Rückwärts- und Vorwärtsversagen vorliegt, werden grundsätzlich ACE-Hemmer, Digitalis und Furosemid eingesetzt (Dosierungen s. bei Therapie der Mitralinsuffizienz).

Bei einer subklinischen Kardiomyopathie mit grenzwertigen echokardiographischen Messwerten ohne kongestive Folgen ist die alleinige Gabe eines ACE-Hemmers denkbar. In humanmedizinischen Studien konnte nach ACE-Hemmer-Gabe eine verlängerte Überlebenszeit ermittelt werden.

Ein anderer Therapieansatz ist mit neueren Phosphodiesterasehemmern, wie beispielsweise Pimobendan, möglich. Pimobendan wirkt sowohl positiv inotrop als auch blutdrucksenkend. Die positiv inotope Wirkung soll dabei ohne einen erhöhten myokardialen Sauerstoffverbrauch vermittelt werden. Der Einsatz ist sowohl als Monotherapeutikum als auch in Kombinationen möglich (Dosis Pimobendan: Vetmedin, 0,5 mg/kg KM auf zweimal tgl. p.o.).

Bei gleichzeitigem Vorhofflimmern mit hoher Überleitungsrate (hohe resultierende Ventrikelfrequenz) wird 3 Tage nach Beginn der Digitalisapplikation zusätzlich ein ß-Blocker gegeben (Propranolol, 0,6–3(–6) mg/kg KM, 3-mal tgl. p. o.; Atenolol, 0,25–1 mg/kg KM, ein- bis zweimal tgl. p. o.). Bei kaum beeinträchtigter linksventrikulärer Funktion kann der ß-Blocker auch sofort gegeben werden; hierfür ist allerdings eine genaue echokardiographische Voruntersuchung notwendig. Das therapeutische Ziel bei Vorhofflimmern ist eine Senkung der resultierenden hohen Ventrikelfrequenz auf Werte unter 130/min. Zur Kontrolle des therapeutischen Erfolges sollte der Besitzer lernen, die Herzfrequenz zu bestimmen und Buch darüber führen. Alternativ kann auch Propafenon (Rytmonorm, 2 mg/kg KM, zwei- bis dreimal tgl. p. o.) eingesetzt werden.

Der Versuch einer chemischen Kardioversion des Vorhofflimmerns mit Chinidin oder Procainamid wird als wenig Erfolg versprechend angesehen. Ein Versuch kann unternommen werden, wenn bekannt ist, dass das Vorhofflimmern erst kurze Zeit besteht und keine ausgeprägte morphologische Veränderung des Herzens (Dilatation des linken Atriums) vorliegt.

Treten ventrikuläre Extrasystolen auf, so richtet sich die Behandlung nach deren Häufigkeit und Morphologie. Vereinzelte Extrasystolen sind nicht behandlungsbedürftig, sollten aber regelmäßig durch eine EKG-Untersuchung kontrolliert werden. Grundsätzlich ist bei hämodynamisch relevantem Auftreten der Extrasystolen eine Therapie indiziert. Dazu zählen Ereignisse wie salvenartige Extrasystolen oder eine bigeminale Rhythmik. Gute Erfahrungen bestehen dabei mit dem oralen Klasse-I-Antiarrhythmikum Mexiletin (Mexitil, 15–25 mg/kg KM auf dreimal tgl. p. o.). Bei Nichtansprechen auf eine Mexiletin-Therapie kann alternativ Propafenon (Rytmonorm, 2 mg/kg KM, zwei- bis dreimal tgl. p. o.) eingesetzt werden. Therapeutisches Ziel ist eine deutliche Verminderung der Häufigkeit der Extrasystolen. Da Antiarrhythmika meist eine kardiodepressive Wirkung besitzen, muss der erwünschte Nutzen gegen die möglichen Nebenwirkungen abgewogen werden. Infolgedessen sollte die Herzrhythmik des Patienten unmittelbar nach dem Beginn der antiarrhythmischen Therapie alle 1–2 Tage untersucht werden.

Die Behandlung des Lungenödems entspricht in schweren Fällen der Vorgehensweise wie bei der primären Mitralinsuffizienz (s. dort).

In akut dekompensierten Fällen ist die Behandlung mit den schnellwirkenden Katecholaminen Dopamin oder Dobutamin indiziert. Wegen der kurzen Halbwertszeit müssen diese Medikamente kontinuierlich appliziert werden. Dafür hat sich die kontinuierliche Infusion über eine Spritzenpumpe (z. B. Perfusomat, Fa. Braun) bewährt. Neben einer Steigerung der Kontraktionskraft am Herzen bewirken diese Medikamente auch eine bessere Durchblutung des Splanchnicus-Gebietes bei gleichzeitiger Vasokonstriktion im Bereich peripherer Organe (Haut, Muskulatur). Die Therapie muss nach intensivmedizinischen Maßstäben überwacht werden, insbesondere sollte auf das Auftreten von Rhythmusstörungen geachtet werden. Die Dosierung für das Dopamin (3–5 µg/kg KM/min kontinuierlich i. v.) sollte nicht überschritten werden, da bei höheren Dosierungen eine generelle Vasokonstriktion die Folge ist. Zur Senkung der Vorlast ist die Kombination mit Nitroprussid (1–3 µg/kg KM/min kontinuierlich i. v.) möglich.

L-Carnitin/Taurin-Substitution: Diese beiden Aminosäuren sind für den Stoffwechsel von Muskelzellen und Mitochondrien bedeutsam. Bei Amerikanischen Cocker Spaniels mit dilatativer Kardiomyopathie wurde eine Verbesserung der myokardialen Funktion nach Taurin- und Carnitin-Substitution beobachetet. Taurin wurde in einer Dosierung von 1 g/Tier/Tag verabreicht und L-Carnitin in einer Dosierung von 2 g/Tier/Tag, beide Dosen wurden auf zweimal verteilt gegeben. Das klinische Bild besserte sich nach vier- bis sechswöchiger Therapiedauer, so dass die begleitende medikamentöse Herztherapie ausgeschlichen werden konnte. Insbesondere das Taurin scheint bei dieser Rasse für die Verbesserung der Herzfunktion die entscheidende Aminosäure zu sein. Bei Boxern wurde eine familiäre carnitinresponsive Kardiomyopathie nachgewiesen. Inwieweit diese Erfahrungen auf deutsche Zuchtlinien übertragbar sind, ist unklar. Die beschriebenen Rassen scheinen eine Sonderstellung einzunehmen, was den hohen Prozentsatz an responsiven Tieren betrifft. Andere Rassen mit dilatativer Kardiomyopathie reagieren offenbar nicht in dieser Häufigkeit mit einer Verbesserung auf die Substitution mit Carnitin und/oder Taurin. Da der Carnitin-Plasmaspiegel bei Hunden mit dilatativer Kardiomyopathie üblicherweise nicht vermindert ist, kann auch nicht vorausgesagt werden, ob der gewünschte Therapieerfolg eintreten wird. Der relativ hohe Preis des L-Carnitin lässt eine Versuchsbehandlung in vielen Fällen nicht zu. Im Einzelfall sollte die Substitution zumindest für die ersten zwei Monate erwogen werden, um ein Ansprechen zu erkennen. L-Carnitin wird in einer Dosierung von 200 mg/kg KM auf zwei- bis dreimal tgl. verteilt gegeben.

Prognose: Die Prognose ist abhängig vom Stadium der Krankheit und dem Lebensalter zum Zeitpunkt der Erstdiagnose. Nach einer Untersuchung von Tidholm et al. (1996) an 189 Hunden mit dilatativer Kardiomyopathie beliebiger Krankheitsstadien lebten ein Jahr nach Erstdiagnose noch 17,5 % der Tiere, nach zwei Jahren noch 7,5 %. Ungünstige prognostische Faktoren waren vor allem ein Erstdiagnosealter unter 5 Jahren und das Vorliegen von Kongestionszeichen (Körperhöhlenergüsse und Lungenödeme).

Nach Untersuchungen an 66 Dobermann-Pinschern mit hochgradig dekompensierter dilatativer Kardiomyopathie in den USA ergab sich eine mittlere Überlebenszeit von 9,7 Wochen. Dabei lebten 5 Hunde (8 %) länger als 6 Monate und 2 Hunde (3 %) länger als 1 Jahr.

6.6.1.4.2 Hypertrophe Kardiomyopathie beim Hund

Die primäre hypertrophe Kardiomyopathie ist beim Hund sehr selten. Grundsätzlich bewirken alle Krankheiten, die zu einer Drucküberlastung der Ventrikel führen, eine sekundäre Hypertrophie des Myokards (Aortenstenose, Pulmonalstenose, pulmonaler oder systemischer Hypertonus). Eine gewisse klinische Bedeutung besitzt die sekundäre Hypertrophie des linken Ventrikels im Rahmen einer renalen Hypertonie. Dabei bestehen neben einer verminderten renalen Funktion auch begleitende Veränderungen des Augenhintergrundes (Retinablutungen, Ablatio retinae). Erst nach Ausschluss zugrunde liegender Ursachen kann von einer primären hypertrophen Kardiomyopathie gesprochen werden.

6.6.1.4.3 Kardiomyopathieformen der Katze

Die verschiedenen Formen der hypertrophen Kardiomyopathie können als primäre oder sekundäre Kardiomyopathien vorkommen. Dabei werden nach dem morphologisch-funktionellen Bild verschiedene Sonder- und Zwischenformen mit teilweise verschiedenen therapeutischen Konsequenzen definiert, deren Unterscheidung letztlich nur die echokardiographische Untersuchung ermöglicht.

Hypertrophe Kardiomyopathie
Hypertrophisch-obstruktive Kardiomyopathie
Restriktive Kardiomyopathie
Intermediäre Kardiomyopathie
Unklassifizierte Kardiomyopathie
Endomyokarditis
Dilatative Kardiomyopathie
(Die dilatative Kardiomyopathie der Katze gilt hauptsächlich als eine sekundäre Kardiomyopathieform, da sich die meisten Fälle als Taurin-responsiv erwiesen haben).

Definitionen: Für die hypertrophe Kardiomyopathie (HCM) ist eine generalisierte Verdickung meist des gesamten linksventrikulären Myokards mit einer Einengung des linksventrikulären Lumens (konzentrische Hypertrophie) kennzeichnend. Die Kontraktilität bleibt dabei erhalten. Bei der exzentrischen Hypertrophie führt die Verdickung der Wand nicht zu einer Einengung des Lumens. Diese Form kann beispielsweise sekundär bei einer Hyperthyreose entstehen.

Eine Sonderform ist die hypertrophisch-obstruktive Kardiomyopathie (HOCM), bei der eine fokale Hypertrophie des interventrikulären Septums eine Obstruktion des linken Ausflusstraktes bewirkt (infundibuläre Stenose).

Bei einer restriktiven Kardiomyopathie (auch endokardiale Fibrose) bewirkt eine endokardiale und subendokardiale Fibrose des linken Ventrikels die Störung der Relaxation und Kontraktion des Myokards. Einige Autoren verwenden den Begriff restriktive Kardiomyopathie auch im Sinne der unten erläuterten intermediären Kardiomyopathie.

Mit dem Begriff intermediäre Kardiomyopathie weden alle Formen beschrieben, die sowohl Kennzeichen einer Dilatation als auch einer Hypertrophie zeigen. Der linksventrikuläre Durchmesser ist erweitert, das Myokard aber leicht verdickt, die Kontraktilität ist erhalten oder bewegt sich im unteren Referenzbereich.

Unklassifizierte Kardiomyopathien repräsentieren Formen, die in keine der genannten Differenzierungen passen, wie beispielsweise regionale myokardiale Veränderungen. Von einigen Autoren wird der Begriff auch synonym mit der intermediären Kardiomyopathie gebraucht.

Bei der Endomyokarditis werden Infiltrationen von Entzündungszellen im Myokard gesehen; das linksventrikuläre Endokard ist dabei mit fibrinösen Belägen überzogen. Diese Form wird von einigen Autoren als Frühform der restriktiven Kardiomyopathie angesehen.

Pathogenese: Unabhängig von der Ätiologie (primär-hereditär oder sekundär) kommt es durch die Hypertrophie zu einer ungenügenden Füllung des linken Ventrikels. Die Folge ist ein diastolisches (Rückwärts-) Versagen mit einer Vergrößerung des linken Atriums und der Entstehung von Lungenödemen und Thoraxergüssen. Die zunehmende Dilatation des linken Atriums bildet bei der Katze auch die Grundlage für die Entstehung von Thromben mit der Folge einer arteriellen Thromboembolie.

Bei den sekundären Formen bewirkt der erhöhte Blutdruck oder eine direkte myokardiale Stimulation die Hypertrophie der Arbeitsmuskulatur. Im Falle der hypertrophisch-obstruktiven Kardiomyopathie bildet die Obstruktion des linksventrikulären Ausflusstraktes eine zusätzliche Ursache für die zunehmende Hypertrophie des Myokards, da gegen einen erhöhten Druckgradienten gearbeitet werden muss.

Klinisches Bild: In der Regel bleiben Kardiomyopathien bei Katzen lange Zeit unerkannt, da für die Besitzer nur in Ausnahmefällen die Möglichkeit besteht, eine Abnahme der körperlichen Belastbarkeit zu erkennen. Vorberichtlich sind die Tiere daher häufig unauffällig. Das erste Anzeichen einer Herzinsuffizienz ist eine erhöhte Ruheatemfrequenz durch die pulmonale Kongestion. Bei der klinischen Untersuchung fällt dann auskultatorisch entweder ein Galopprhythmus (3. Herzton) oder ein systolisches Herzgeräusch auf. Bei Aufregung ist eine Zunahme der Polypnoe bis hin zur Maulatmung zu beobachten. Husten kommt als Zeichen einer Herz-

352 Kardiologie

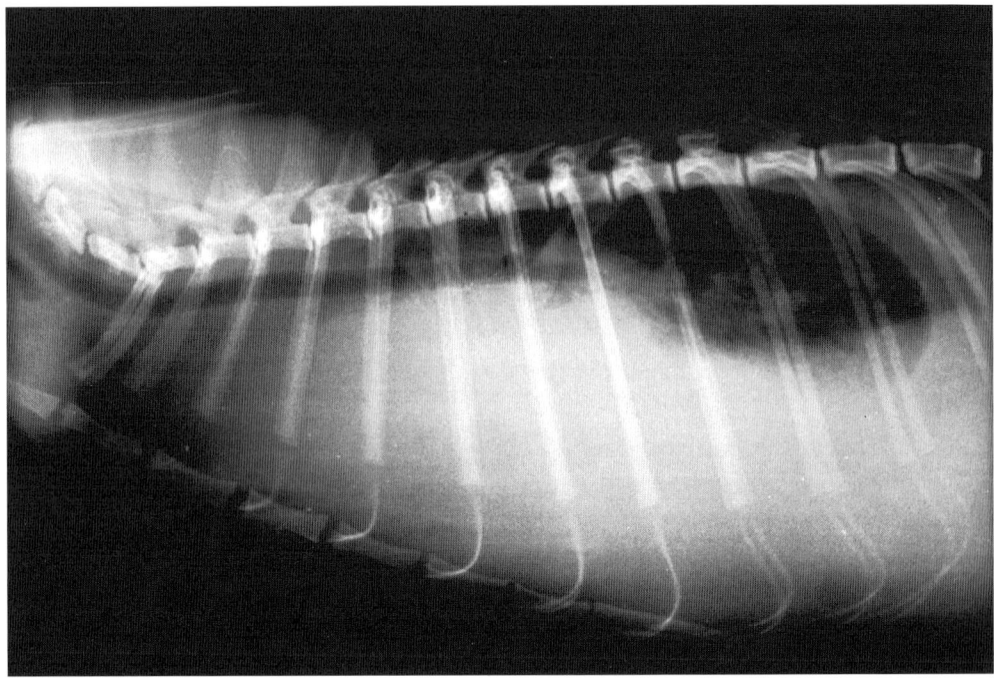

Abb. 6.37. Laterolaterale Thoraxröntgenaufnahme einer 2jährigen (!) Maine Coon Katze mit einem hochgradigen kardialen Thoraxerguss. Nahezu das gesamte Lungenfeld ist von Ergussflüssigkeit überlagert (Verschattung), lediglich der kaudodorsale Bereich bleibt frei (Aufhellung). Die Trachea ist nach dorsal verschoben, bedingt durch eine Kardiomegalie.

insuffizienz bei der Katze praktisch nicht vor.

Nicht selten kommt es zu Notfällen durch eine akute Dekompensation der Herzfunktion mit hochgradiger Dyspnoe durch ein Lungenödem oder einen Thoraxerguss.

Röntgen: Kardiomyopathien fallen röntgenologisch durch eine mehr oder weniger ausgeprägte Kardiomegalie auf. Die Herzsilhouette ist besonders in der dorsoventralen Ebene im Bereich der Vorhöfe vergrößert. In der lateralen Ebene wird eine Vergrößerung des linken Vorhofes dagegen meist unterrepräsentiert; in dieser Ebene fällt dagegen eher eine Vergrößerung der Herzkammern auf.

Bei einer dekompensierten kongestiven Herzinsuffizienz ist häufig ein Thoraxerguss und/oder ein Lungenödem erkennbar. Ein Thoraxerguss, d.h. die Ansammlung von Flüssigkeit in der Pleurahöhle, stellt sich als eine meist scharf begrenzte Verschattung zwischen den einzelnen Lungenlappen dar. Bei hochgradigen Ergüssen überlagert der Flüssigkeitsschatten dann annähernd das gesamte Lungenfeld (Abb. 6.37). Das Lungenödem der Katze zeigt anders als beim Hund ein unregelmäßiges, fleckförmiges Verteilungsmuster über die gesamte Lunge (Abb. 6.38 und 6.39). Es ist nicht bekannt, weshalb sich in einigen Fällen ein Thoraxerguss ausbildet, während andere Patienten ein Lungenödem entwickeln.

EKG: Typische Veränderungen sind eine Hypervoltage (R-Zacke > 0,9 mV), eine Linksachsenabweichung und ventrikuläre Extrasystolen. Auch ein linksanteriorer Faszikelblock oder ein AV-Block III. Grades (Abb. 6.40) kann ein Hinweis auf eine Kardiomyopathie sein. Selten ist auch bei der Katze ein Vorhofflimmern feststellbar. In vielen Fällen sind jedoch keine EKG-Veränderungen feststellbar.

Echokardiographie: Zur Diagnose einer Kardiomyopathie stellt die Echokardiographie die Methode der Wahl dar. Dabei können

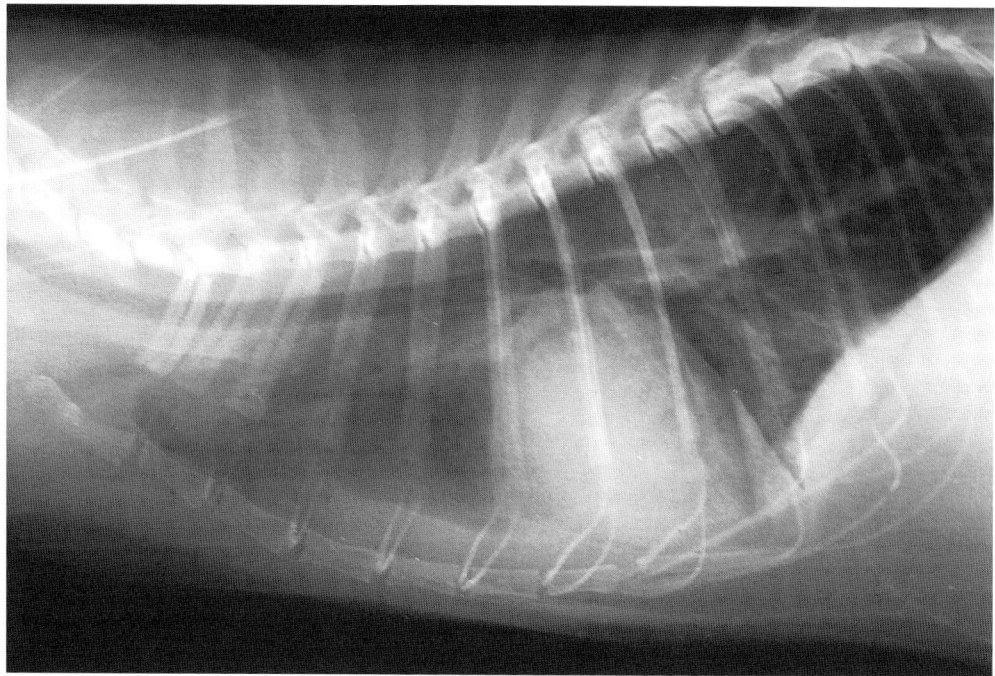

Abb. 6.38. Laterale Thoraxröntgenaufnahme einer Katze mit hypertropher Kardiomyopathie und kongestiver Herzinsuffizienz. Es besteht eine Kardiomegalie, in der Lunge zeigt sich eine alveoläre Verschattung mit unregelmäßiger fleckförmiger Verteilung (Lungenödem). Über dem Sternum ist zusätzlich ein ggr. Thoraxerguss zu erkennen.

auch die verschiedenen Unterformen zuverlässig voneinander differenziert werden.

Allen Kardiomyopathieformen gemeinsam ist eine diastolische Funktionsstörung des linken Ventrikels. Die verminderte Ventrikelfüllung bewirkt eine Rückstauung, wodurch der Vorhof an Größe zunimmt.

Die echokardiographische Untersuchung des linken Ventrikels beinhaltet die Messung der Wanddicke (interventrikuläres Septum, Hinterwand) und des Kammerdurchmessers. Diese Messungen werden sowohl in Diastole als auch in Systole vorgenommen.

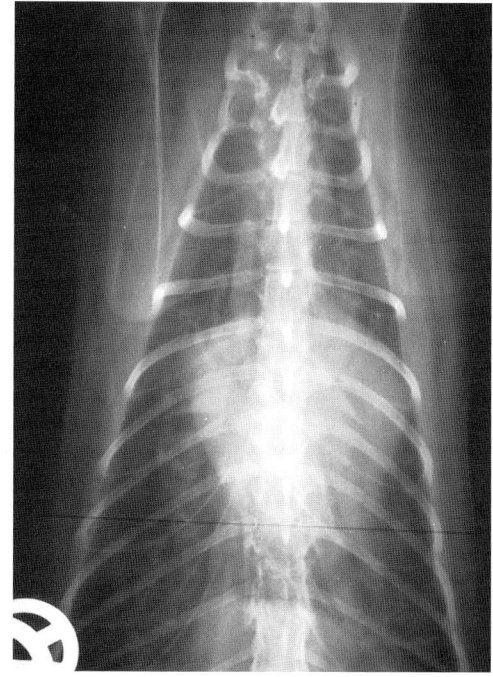

Abb. 6.39. Dieselbe Katze wie in Abb. 6.38 in einer dorsoventralen Röntgenaufnahme. Die Kardiomegalie tritt in dieser Ebene noch deutlicher hervor. Das alveoläre Verschattungsmuster (Luftbronchogramme) ist über der Herzsilhouette zu erkennen. Der Thoraxerguss sammelt sich in der Medianen und ist deshalb in dieser Ebene nicht zu sehen.

354 Kardiologie

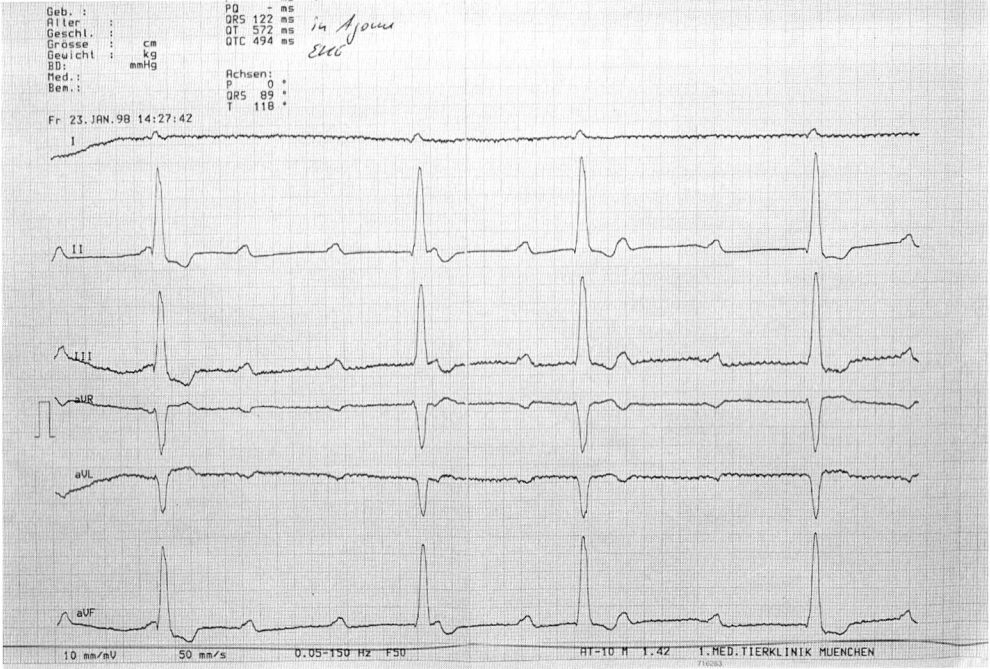

Abb. 6.40. AV-Block III. Grades bei einer Katze mit Hyperthyreose und hypertropher Kardiomyopathie (Ableitungen I, II, III, aVr, aVl, aVf). Die P-Wellen und die QRS-Komplexe stehen nicht miteinander in Verbindung, sondern laufen separat voneinander mit ihren jeweilgen Schlagfrequenzen.

Die klassische konzentrische hypertrophe Kardiomyopathie ist gekennzeichnet durch eine globale Zunahme der Myokarddicke. Eine Kammerwand in Systole von mehr als 7,5–8 mm Dicke wird dabei als hypertrophiert angesehen. Gleichzeitig kommt es zu einer diastolischen Einengung des linksventrikulären Durchmessers auf Werte von kleiner als 12 mm. In der Systole bewirkt die Hypertrophie der Kammerwände dann häufig ein völliges Verschwinden des Kammerlumens (Abb. 6.41). Echokardiographisch auffallend ist dabei eine ungenügende diastolische Relaxation des Myokards mit der Folge einer verminderten diastolischen Füllung. Die Kontraktilität ist unverändert oder erhöht.

Bei der exzentrischen Hypertrophie führt die zunehmende Myokarddicke nicht zu einer Einengung des Kammerlumens, sondern das Lumen bleibt in seinen Dimensionen erhalten. Auch die Kontraktiliät bewegt sich dabei im Referenzbereich.

Bei einer hypertrophisch-obstruktiven Kardiomyopathie besteht auskultatorisch ein systolisches Strömungsgeräusch. Die echokardiographische Untersuchung zeigt dann eine Hypertrophie des interventrikulären Septums mit einer Einengung des linken Ausflusstrakes. Dabei kommt es beim Austreiben des Blutes zu einer Flussbeschleunigung und Turbulenz. Diese Veränderungen der Strömung sind ebenfalls echokardiographisch durch die Doppler-Untersuchung nachweisbar.

In diesem Zusammenhang wird auch das Bewegungsmuster des septumständigen Mitralsegels im M-Mode untersucht. Durch die Flussbeschleunigung wird der Rand des septumständigen Mitralsegels während der Systole in den linken Ausflusstrakt hineingezogen (Venturi-Effekt). Dadurch entsteht eine so genannte systolische anteriore (septumwärts gerichtete) Bewegung des Klappensegels (sog. Systolic Anterior Movement, SAM). Dieser Mechanismus bewirkt sowohl eine Zunahme der Regurgitation in den linken Vorhof als auch zu eine zusätzliche Ver-

Spezielle Herzkrankheiten 355

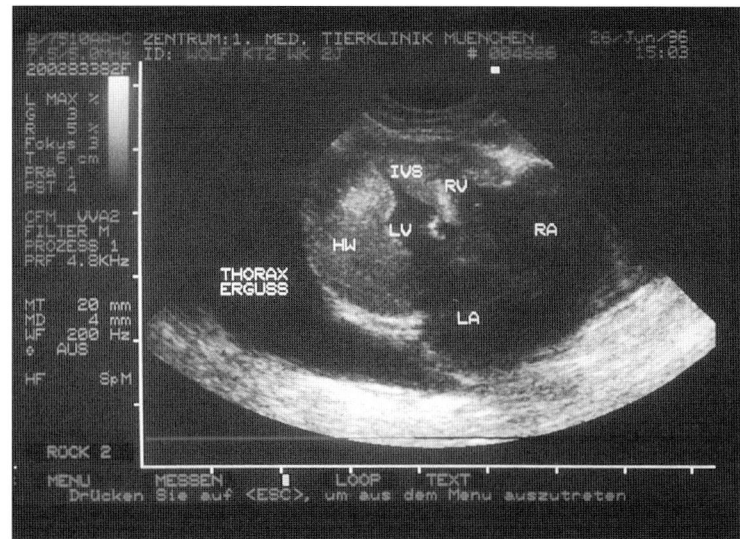

Abb. 6.41. Sonographisches Bild der Katze aus Abbildung 6.37 mit hypertropher Kardiomyopathie. Das Herz ist von Ergussflüssigkeit (Thoraxerguss) umgeben. Die Atrien (LA, RA) sind dilatiert und die Hinterwand des linken Ventrikels (HW) und das ventrikuläre Septum (IVS) sind hypertrophiert.

legung des linken Ausflusstraktes. Das übrige Myokard des linken Ventrikels kann dabei unauffällig sein oder beliebige Grade einer Hypertrophie aufweisen.

Die restriktive Kardiomyopathie ist gekennzeichnet durch eine bindegewebige Endokardveränderung, hauptsächlich im mittleren Abschnitt des linken Ventrikels. Dadurch kommt es zu einer sanduhrförmigen Deformierung des linken Ventrikels. Auch hier ist die Folge eine eingeschränkte diastolische Relaxation mit einer verminderten Füllung.

Eine intermediäre Kardiomyopathie weist die Charakteristika einer hypertrophen und einer dilatativen Kardiomyopathie auf. Die Ventrikel sind leicht dilatiert bei herabgesetzter Kontraktilität. Das Myokard ist dabei mäßig verdickt und erscheint unelastisch und rigide.

Schließlich gibt es eine Reihe von nicht klassifizierbaren Formen, bei denen ein Teil des Myokards rigide, verdickt und hypokontraktil erscheint, während ein anderer Teil eher dilatiert ist und dabei ein hyperkinetisches Motilitätsmuster aufweisen kann. In diesen Fällen muss anhand des echokardiographischen Bildes entschieden werden, ob ein Vorwärts- und/oder Rückwärtsversagen vorliegt und welche medikamentöse Therapie angepasst erscheint.

Diagnose: Das Vorliegen einer röntgenologischen Kardiomegalie im Zusammenhang mit dem Auskultationsbefund Galopprhythmus oder Herzgeräusch ergibt den hochgradigen Verdacht auf eine Kardiomyopathie. Beweisend ist nur die echokardiographische Untersuchung.

Differentialdiagnose: Bei der Katze wird weniger Leistungsschwäche, sondern eher Atemnot oder Polypnoe als klinisches Zeichen einer Herzinsuffizienz beobachtet. Insofern muss differentialdiagnostisch an pulmonale Krankheiten gedacht werden. In Frage kommen besonders das feline Asthma und nichtkardial bedingte Thoraxergüsse oder Lungenödeme. Bei freilaufenden Katzen muss auch ein Pneumothorax oder ein Thoraxtrauma ausgeschlossen werden. Husten ist selten ein Zeichen kardialer Dekompensation bei der Katze. Viel wahrscheinlicher ist in diesen Fällen eine Läsion im Bereich der oberen Atemwege, z. B. eine Laryngitis oder ein Fremdkörper.

Therapie: Bei der klassischen hypertrophen Kardiomyopathie werden β-Blocker (z. B. Atenolol, 6,25–12,5 mg/Katze, einmal tgl. p. o., evtl. auf 2 × verteilt besser) oder Diltiazem (1,75–2,5 mg/kg KM, dreimal tgl. p. o.) eingesetzt. Ziel ist eine Verbesserung der diastolischen Füllung. Besonders bei der hypertrophisch obstruktiven Form kann durch β-Blocker-Gabe eine günstige Beeinflussung der fokalen Septumhypertrophie bewirkt werden. Das Diltiazem scheint eher bei einer globalen Hypertrophie mit einem verminderten linksventrikulären Lumen indiziert zu sein. Zusätzlich wird bei allen Kardiomyopathieformen Furosemid (nach Wirkung, bis maximal dreimal 2mg/kg KM. p. o. tgl.) gegeben, um die Stauungserscheinungen zu behandeln.

Die Kombination mit ACE-Hemmern hat sich auch bei der Katze als vorteilhaft erwiesen. Zu empfehlen ist die Gabe von ACE-Hemmern besonders bei den intermediären Formen und immer dann, wenn eine Nachlastsenkung vorteilhaft erscheint. Dies ist der Fall bei einer Hypokontraktilität und/oder bei deutlicher Kongestion (linkes Atrium vergrößert). Die Dosierung erfolgt wie beim Hund, sollte aber auf zweimal täglich verteilt werden. Eine relative Kontraindikation für ACE-Hemmer stellen die obstruktiven Formen dar. Die hochgradige Vergrößerung des linken Atriums wird als Grundlage für die Entstehung von Thromben mit der Folge einer Embolie angesehen. Zur (unbewiesenen) Prophylaxe wird hier Acetylsalicylsäure (Aspirin) empfohlen, in einer Dosierung von 25 mg/kg KM alle 3 Tage p.o.

Bei Notfällen mit starker Atemnot durch einen hochgradigen Thoraxerguss ist die Drainage des Ergusses die wirkungsvollste Maßnahme zur Verbesserung der Atmung. Das Punktionsmaterial besteht aus einer handelsüblichen Punktionskanüle (Lumendurchmesser etwa 0,9 mm/20G), aus einer Heidelberger Verlängerung und einer 20-ml- oder besser 50-ml-Spritze. Die Punktion des Thorax sollte unter sonographischer Kontrolle durchgeführt werden. Eine günstige Stelle zur Punktion ist der Bereich zwischen Herzen und Zwerchfell; hier sammelt sich meist eine größere Menge Flüssigkeit. Die begleitende medikamentöse Therapie besteht aus der Insufflation von Sauerstoff, aus der Gabe von Furosemid (bis 5 mg/kg KM i. m.) und einer topischen Nitratformulierung (z. B. ½ Nitroderm TTS 5-Pflaster, für maximal 12 h an die seitliche Thoraxwand geklebt).

Grundsätzlich muss besonders bei den hypertrophen Kardiomyopathieformen immer nach zugrundeliegenden Ursachen gesucht werden (sekundäre Kardiomyopathien). Häufige Ursachen sind Hyperthyreose und Hypertonie. Selten ist ein STH-Überschuss die Ursache. Die Behandlung der Grundursache führt, besonders im Falle der Hyperthyreose, dann zu einer deutlichen Besserung der Herzfunktion.

Sind Rhythmusstörungen festzustellen, muss entschieden werden, ob eine Therapieindikation mit einem spezifischen Antiarrhythmikum besteht. Häufig verschwinden Rhythmusstörungen aber bereits wieder nach einer Senkung der Vor- und Nachlast. Bei schwer wiegenden oder progredienten tachykarden Rhythmusstörungen stellt sich speziell für die Katze das Problem, dass nur wenige Antiarrhythmika angewendet werden können. Zur oralen Erhaltungstherapie bieten sich hierfür β-Blocker an.

In seltenen Fällen sind auch bradykarde Rhythmusstörungen zu beobachten. Meist handelt es sich dann um einen AV-Block II oder III. Diese AV-Blockierungen werden oftmals erstaunlich gut kompensiert und führen lediglich zu leichtem Schwanken oder Schwindel. Bei deutlicher Symptomatik besteht theoretisch die Indikation zu einem Herzschrittmacher. Diese Maßnahme wirft jedoch bei der Katze wegen der Größenverhältnisse naturgemäß Probleme auf. In diesen Fällen kann durch eine vagolytische Therapie (z. B. mit Ipratropiumbromid, Itrop, 0,5 mg/kg KM auf zweimal tgl. p. o.) und/oder sympathomimetische Behandlung (z. B. mit Terbutalin, Bricanyl, 1,25 mg/Katze, zweimal tgl. p. o.) eine gewisse Verbesserung erzielt werden.

Prognose: In vielen Fällen führt die Behandlung zu einer guten Stabilisierung der Herzfunktion. Eine messbare Verbesssserung echokardiographischer Parameter nach einigen Monaten ist keine Seltenheit. Dies ist offenbar durch Umbauprozesse am Herzmuskel bedingt. In Fällen mit hochgradigen Anzeichen einer Kongestion (Thoraxerguss) bleiben die Therapieversuche häufig ohne den gewünschten Erfolg. Ebenfalls eine schlechte Prognose besteht bei Katzen mit hochgradig dilatierten Atrien wegen der Gefahr einer Thrombembolie und bei hämodynamisch relevanten und progredienten Rhythmusstörungen.

6.6.1.4.4 Dilatative Kardiomyopathie der Katze

Die dilatative Kardiomyopathie kommt bei der Katze inzwischen nur noch selten vor.

Die Häufigkeit der Krankheit hat stark abgenommen, nachdem 1986 ein erhöhter Bedarf der Katze (und damit ein Mangelangebot in den handelsüblichen Futtermitteln) an der Aminosäure Taurin als Ursache erkannt worden war (sekundäre Kardiomyopathie). Taurin ist eine Aminosäure, die in hoher Konzentration im Zytosol von Muskelzellen gefunden wird und für den Muskelstoffwechsel eine bedeutende Rolle spielt; es wird bei der Katze als essentielle Aminosäure angesehen. Insofern sollte bei betroffenen Tieren immer eine Fütterungsanamnese erhoben werden.

Die Befunde bei der dilatativen Kardiomyopathie der Katze entsprechen im Wesentlichen denen des Hundes (s. dort). Die Therapie besteht aus der Gabe von Furosemid, ACE-Hemmern und Metil-Digoxin. Die Digitalisdosierung sollte bei der Katze auf 0,007 mg/kg KM auf zweimal tgl. reduziert werden. Die Substitution mit Taurin erfolgt in einer Dosierung von 500 mg/Katze, auf zweimal tgl. verteilt. Eine Verbesserung der Herzfunktion ist nach einigen Wochen und vor allem dann zu erwarten, wenn bisher kein kommerzielles Katzenfutter angeboten wurde, sondern eine selbstgekochte oder vegetarische Diät.

6.6.1.5 Aortenthrombembolie bei der Katze

Definition: Durch Herzkrankheiten verursachte intrakardiale Thrombusbildung und die anschließende Abschwemmung eines Thrombus bis an die Aortenaufzweigung mit der Folge einer akuten Hinterhandischämie und Lähmung.

Pathogenese: Grundlage für die Thrombusentstehung stellt das stark dilatierte linke Atrium dar, wie es bei praktisch allen fortgeschrittenen Formen der felinen Kardiomyopathie vorkommt. Die Verlangsamung und Stase des Blutflusses im vergrößerten Vorhof im Zusammenhang mit kleinen Endokardläsionen wirkt vermutlich als der begünstigende Faktor. Der Thrombus wird mit dem Blutstrom abgeschwemmt und obstruiert als reitender Thrombus die Aorta vor der Aufzweigung. Die Folge ist eine Ischämie der Hintergliedmaßen mit akuten Lähmungserscheinungen. Durch Kollateralenbildung und Rekanalisierung des Thrombus kann sich die Symptomatik im Verlauf von Tagen bis Wochen langsam wieder bessern. Selten kommt es auch zu Nierenarterien- oder Mesenterialinfarkten mit fatalem Ausgang.

Klinisches Bild: Es besteht eine akute Hinterhandschwäche; dabei sind meist beide Hintergliedmaßen betroffen. Die Gliedmaßen fühlen sich kalt an, der Femoralispuls ist nicht oder nur ganz schwach zu tasten. Die Muskulatur ist verhärtet und spastisch, die Tiere zeigen Schmerzreaktionen in Form von Unruhe und spontanen Lautäußerungen. In seltenen Fällen kann eine Vordergliedmaße betroffen sein.

Bei der Auskultation des Herzens ist als Zeichen einer fortgeschrittenen Kardiomyopathie entweder ein Herzgeräusch oder ein Galopprhythmus zu hören.

Röntgen: Da die Ursache für die Thrombusentstehung ein dilatiertes linkes Atrium ist, sind die entsprechenden röntgenologischen Veränderungen der Herzsilhoutte feststellbar. Besonders in der dorsoventralen Projektionsrichtung fallen die vergrößerten Atrien auf.

EKG: Das EKG kann die für Kardiomyopathien typischen Veränderungen zeigen (s. dort)

Echokardiographie: Meist ist eine deutliche bis hochgradige Dilatation des linken Atriums mit variablen ventrikulären Befunden feststellbar. Dabei liegt der Quotient linkes Atrium/Aorta (LA/Ao, M-Mode-Messung) meist bei einem Wert von 2 oder größer. In einigen Fällen sind Thromben oder Thrombusteile im Vorhof oder der Kammer darstellbar, die sich frei im Lumen bewegen oder an endokardiale Strukturen angeheftet sind (Abb. 6.42).

Diagnose: Die Diagnose lässt sich im Falle der akuten Hinterhandschwäche leicht anhand des klinisches Bildes stellen. Typisch sind der akute Verlauf, der fehlenden Femoralispuls und die kühlen Gliedmaßen. Damit einher geht ein pathologischer Herzauskultationsbefund.

Schwieriger gestaltet sich die Diagnose bei Nieren- oder Mesenterialinfarkten oder wenn kleinere Gliedmaßenarterien verlegt werden.

Differentialdiagnose: Akut verlaufende Krankheiten der Wirbelsäule und des Rückenmarks kommen differentialdiagnostisch in Frage. Dabei ist aber der Femoralispuls

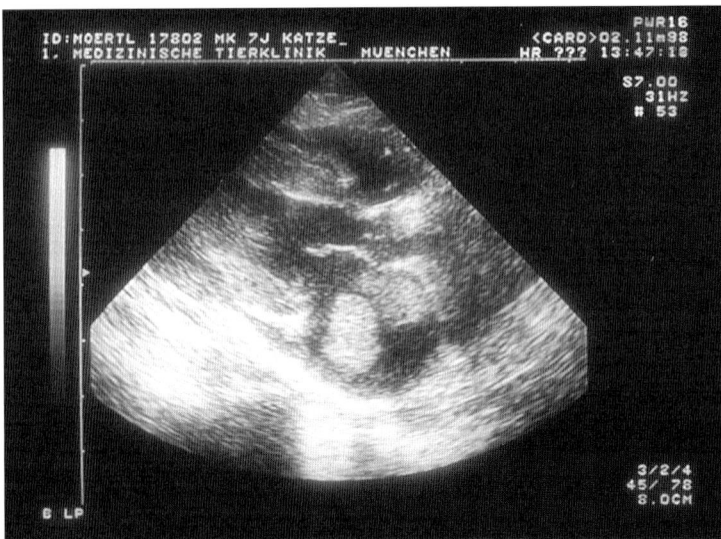

Abb. 6.42. Echokardiographisches Bild bei einer Katze mit Aortenthrombembolie im Rahmen einer intermediären Kardiomyopathie. Im stark dilatierten linken Atrium befinden sich noch Thromben.

gut tastbar, und die Gliedmaßen haben eine physiologische Temperatur.

Therapie: Die Therapie richtet sich nach der zugrunde liegenden Herzkrankheit und dem thrombembolischen Geschehen. Es kann versucht werden, ein weiteres Thrombuswachstum durch Heparingaben zu minimieren (200–250 IE/kg KM i. v., dann 100–200 IE/kg KM alle 6–8 h s. c., 2–4 Tage lang). Die Förderung der Perfusion über die Kollateralen kann durch vasodilatatorisch wirksame Präparate (Azepromazin, 0,05–0,1 mg/kg KM alle 8 h s. c.) verbessert werden.

Empirisch sind ebenfalls Versuche einer echten Thrombolyse mit Streptokinasepräparaten bei frisch aufgetretenen Thrombembolien (wenn Beginn < 8 h: 90.000 IE i. v. in der ersten Stunde, dann 45.000 IE während der nächsten 6 h i. v.). Eine bessere thrombolytische Wirksamkeit, insbesondere bei lokaler, intravasaler Applikation durch einen Katheter, soll durch TPA (Tissue Plasminogen Activator) erreicht werden. Dieses Präparat ist jedoch ungleich teurer als Streptokinase.

Auch die chirurgische Thrombektomie wurde beschrieben. Bei chirurgischem Vorgehen, wie auch bei erfolgreicher medikamentöser Thrombolyse, besteht die Gefahr eines Reperfusionssyndroms, das durch Azidose und Hyperkaliämie gekennzeichnet ist.

Da eine Ischämie der Gliedmaßen sehr schmerzhaft ist, sollte den betroffenen Tieren ein Schmerzmittel (z. B. Buprenorphin, Temgesic, Dosierungsempfehlung 0.005 bis 0,02 mg/kg KM i. m./i. v., alle 4 bis 12 h) verabreicht werden. Um einer Automutilation vorzubeugen, sollten die Gliedmaßen bandagiert werden.

Die Rezidivprophylaxe besteht aus der Gabe von Acetylsalicylsäure (25 mg/kg KM, alle 3 Tage p. o.) oder Warfarinpräparaten (0,06–0,1 mg/kg KM p. o., einmal tgl.; nur unter Kontrolle der Prothrombin-Zeit, diese sollte 1,5fach bis maximal 2,5fach verlängert sein; erst nach 2–3 Tagen wird eine effektive Gerinnungshemmung erreicht). Die prophylaktische Wirksamkeit dieser Therapie ist jedoch nicht gesichert.

Prognose: In vielen Fällen kann eine Reperfusion der Gliedmaßen und später auch eine Rekanalisierung des Thrombus erreicht werden. Die Rezidivrate ist jedoch außerordentlich hoch, so dass die Langzeitprognose schlecht ist. Bei häufigen Rezidiven oder ungenügender Besserung der Ischämie sollte die Euthanasie erwogen werden. Bei akutem Nierenversagen durch einen Verschluss der Arteria renalis ist die Prognose infaust.

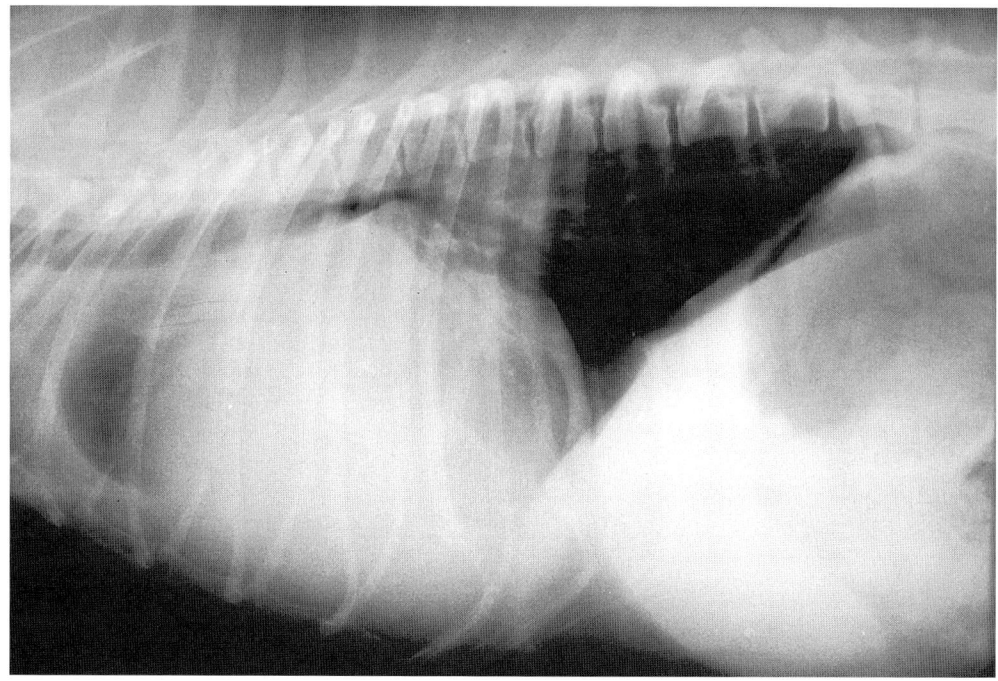

Abb. 6.43. Laterolaterale Thoraxröntgenaufnahme von einem 9jährigen Chihuahua mit einem hochgradigen Perikarderguss. Die Herzsilhoutte ist stark vergrößert und kugelförmig. Differentialdiagnostisch kommt auch eine Kardiomyopathie in Frage. Hierbei ist die Herzsilhoutte aber nicht derart kugelig vergrößert, sondern es treten eher die einzelnen Herzkammern hervor.

6.6.1.6 Krankheiten des Perikards

6.6.1.6.1 Perikarderguss

Definition: Eine Ansammlung von Flüssigkeit in der serösen Perikardhöhle wird als Perikarderguss bezeichnet. Die Qualität der Ergüsse reicht von reinem Blut bis zu serosanguinösen Ex- oder Transsudaten. Eitrige Perikarditiden sind beim Kleintier selten.

Pathogenese: Physiologischerweise befinden sich beim Hund je nach Körpergröße etwa 0,5–15 ml Flüssigkeit im Perikard. Ein Ungleichgewicht der resorptiven und sezernierenden Prozesse führt zu einer langsam zunehmenden Ansammlung von Flüssigkeit. Ursachen hierfür sind entzündlichen Reaktionen der serösen Häute oder Stauungsprozesse der abführenden Gefäße und Lymphbahnen. Akute Ergüsse entstehen dagegen durch Blutungen in den Perikardraum, z. B. durch rupturierte Gefäße von perikardassoziierten Tumoren und Metastasen oder bei einer Ruptur des linken Atriums bei chronischer Mitralinsuffizienz. Selten manifestieren sich Blutgerinnungsstörungen in dieser Lokalisation. Bei der Katze sind geringgradige Perikardergüsse im Rahmen von viralen Infektionskrankheiten zu finden.

Klinisches Bild: Geringgradige Perikardergüsse sind oft Nebenbefunde bei der echokardiographischen Untersuchung und können durch die klinische Untersuchung praktisch nicht erkannt werden. Bei zunehmenden Ergussvolumina zeigen die betroffenen Tiere dann Leistungsschwäche. Im weiteren Verlauf kommt es zu einer ergussbedingten Kompression des rechten Herzens mit der Folge einer Stauung in den großen Kreislauf. Bei der klinischen Untersuchung fallen dann gestaute Jugularvenen auf; häufig lässt sich ein Aszites palpieren. Die Pulswelle ist klein und schwach, die Herztöne sind leise und gedämpft.

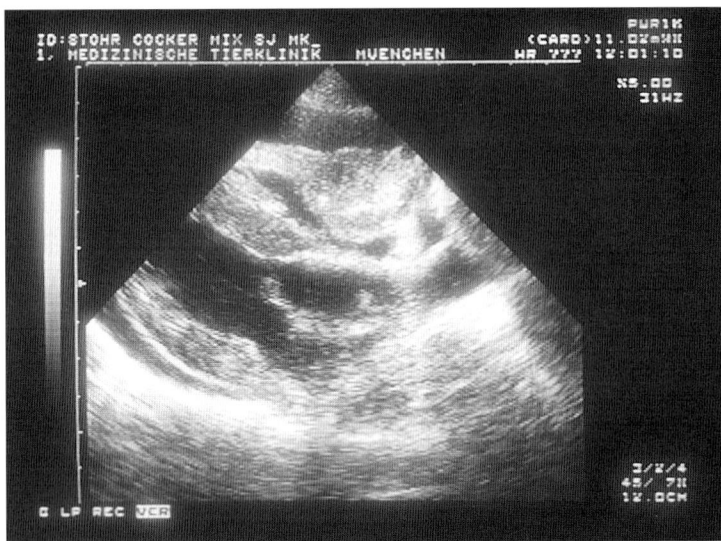

Abb. 6.44. Echokardiographisches Bild (parasternaler Längsschnitt, rechts) bei einem 8jährigen Cockermischling mit Perikarderguss und Hämangioendotheliom am rechten Herzvorhof. Der Perikarderguss stellt sich als echoarmer („schwarzer") Saum um das Herz dar, am rechten Vorhof (Bildmitte, oben) ist die etwa 2 cm große runde, inhomogene Umfangsvermehrung zu erkennen.

Bei hochgradigen und akuten Ergüssen bewirkt der erhöhte Druck im Perikard dann auch eine verminderte linksventrikuläre Füllung. In Folge kommt es zu einem Kreislaufkollaps mit kaum tastbarem Puls, blassen Schleimhäuten und Bewusstlosigkeit.

Röntgen: Die Herzsilhouette vergrößert sich mit zunehmendem Ergussvolumen. Die Differenzierung von einer globalen Kardiomegalie anderen Genese, wie etwa einer Kardiomyopathie, ist röntgenologisch nicht möglich. Die typische, kreisrunde bis kürbisähnliche Herzsilhouette entsteht erst bei hochgradigen Ergüssen und lässt dann eine spezifischere Interpretation zu. In vielen Fällen wird die Herzsilhouette durch einen Hydrothorax überlagert und macht somit deren Interpretation beinahe unmöglich. Eventuell kann der Verlauf der Trachea einen Hinweis auf die Herzgröße geben, wenn gleichzeitig ein Hydrothorax vorliegt (Abb. 6.43).

EKG: Folgende Hinweise auf einen Perikarderguss können sich im EKG finden: Der Ergussmantel erhöht die elektrische Impedanz, wodurch es in einzelnen Fällen zu einer Hypovoltage im EKG kommen kann. Pendelbewegungen des Herzens im Erguss führen zu einer wechselnden Höhe der R-Zacken. Da die Pendelbewegung meist synchron zur Herzfrequenz erfolgt, alternieren die R-Zacken von Schlag zu Schlag (sog. elektrischer Alternans).

Echokardiographie: Mittels der Ultraschalluntersuchung kann ein Perikarderguss schnell und unkompliziert diagnostiziert werden. Selbst unter ungünstigen Ultraschallbedingungen, wie etwa am stehenden, hechelnden oder kollabierten Tier, ist die Diagnose Perikarderguss zuverlässig möglich. Das Herz wird von einem mehr oder weniger breiten, echoarmen Flüssigkeitssaum umgeben. Bei hochgradigen Ergüssen ist das Herz dabei komprimiert, und die Ventrikel füllen sich diastolisch nur wenig. Der rechte Vorhof ist gefaltet und kollabiert vollständig während der Diastole. Bei gleichzeitig bestehendem Hydrothorax ist das beidseits von Flüssigkeit umgebene Perikard als echogene Linie im Erguss sichtbar.

Bei geringgradigem Ergussvolumen ist nur ein schmaler Flüssigkeitssaum zwischen Epikard und Perikard darstellbar. Hilfreich ist in diesen Fällen die Darstellung im M-Mode, da der Ergusssaum während der Systole um einige Millimeter zunimmt und dadurch kurzzeitig besser zu sehen ist.

Die Katze zeigt nur in seltenen Fällen hochgradige Perikardergüsse. Häufig sind bei dieser Spezies geringgradige, transiente Ergüsse zu beobachten, die möglicherweise im Zusammenhang mit Virusinfektionskrankheiten vorkommen. Auch bei einer Kardiomyopathie sind geringgradige, stauungsbedingte Perikardergüsse möglich. In einzelnen

Fällen ist bei malignen Lymphomen mit herznahen Lokalisationen ein Perikarderguss zu finden.

Gleichzeitig bietet die Echokardiographie die Möglichkeit einer ätiologischen Diagnose. Umfangsvermehrungen im Bereich des rechten Atriums oder der Herzbasis lassen sich sonographisch gut darstellen, sofern sie nicht von Lungengewebe verdeckt werden. Charakteristisch für die Morphologie von Tumoren ist eine gemischt-echogene Innenstruktur mit einer definierten, kapselähnlichen Begrenzung (Abb. 6.44).

Davon unterschieden werden müssen die bei Ergüssen häufig vorkommenden Fibrinauflagerungen auf dem Epikard und Perikard. Diese weisen eine homogene Echogenität ohne Innenstruktur oder äußere Kapsel auf.

Diagnose: Die klinische Untersuchung liefert Hinweise auf eine schlechte Kreislaufsituation; dabei sind besonders leise und gedämpfte Herztöne verdächtig für einen größeren Erguss. Auf einer Röntgenaufnahme kann ein Hydrothorax zwar sicher erkannt werden, jedoch bestehen Unsicherheiten bei der Interpretation einer Kardiomegalie. Die sonographische Untersuchung bietet die Möglichkeit der sicheren Differenzierung einer röntgenologisch gefundenen Kardiomegalie. Es besteht darüber hinaus die Möglichkeit einer ätiologischen Diagnose durch den sonographischen Befund einer herznahen Umfangsvermehrung. Durch eine sonographisch kontrollierte Punktion des Ergusses (Perikardiozentese) kann dieser labordiagnostisch und zytologisch untersucht werden. Der Wert dieser Untersuchung wird aber allgemein als gering eingeschätzt, da in der Mehrzahl der Fälle das Zellbild einer gemischten, chronisch-entzündlichen Reaktion gefunden wird.

Differentialdiagnose: Der klinische Befund von leisen, gedämpften Herztönen besteht auch bei einem Hydrothorax beliebiger Genese. Ein schwacher Puls und eine röntgenologische Kardiomegalie ist ebenfalls bei einer dilatativen Kardiomyopathie zu finden. Die Unterscheidung ist schnell und einfach durch eine sonographische Untersuchung möglich.

Therapie: Geringgradige Perikardergüsse sind hämodynamisch nicht relevant und sollten daher nicht punktiert werden. Sinnvoller ist hier eine engmaschige Kontrolle des Ergusses und die Therapie der Grundkrankheit, sofern diese gefunden werden kann. Dazu sollten labordiagnostische Untersuchungen auf das Vorliegen der wichtigsten Infektionskrankheiten unternommen werden.

Besonders bei der Katze deutet ein geringgradiger Perikarderguss auf das Vorliegen einer viralen Infektionskrankheit hin. Unter Umständen kann hier die Punktion und Untersuchung der Ergussflüssigkeit als diagnostische Hilfe (entzündliches Exsudat oder Transsudat) dienen. Beim Hund kommen ebenfalls eine ganze Reihe von Infektionskrankheiten ursächlich in Frage, wie etwa Borreliose, Ehrlichiose, Toxoplasmose.

Die hochgradigen Ergüsse, die eher beim Hund vorkommen, stellen meist eine Notfallsituation dar und müssen sofort durch eine Perikardiozentese entlastet werden. Diese sollte unter Ultraschallkontrolle erfolgen. Eine vollständige Drainage der Ergussflüssigkeit gelingt durch das Legen eines Perikardkatheters. Dabei besteht im Gegensatz zur Nadelpunktion auch nicht die Gefahr einer Myokardverletzung, während der Erguss abgezogen wird. Im Falle einer idiopathischen Perikarditis genügt zur Behandlung eine einmalige Perikardiozentese mit anschließender regelmäßiger Kontrolle, da der größere Teil der Fälle nicht rezidiviert. Bei rezidivierenden idiopathischen Perikardergüssen sollte unbedingt eine chirurgische Fenestration oder Amputation des Perikards durchgeführt werden. Die Flüssigkeit fließt dann in die Brusthöhle ab und wird resorbiert, so dass keine Herztamponade mehr entstehen kann. Ebenfalls beschrieben wurde der Einsatz eines Ballonkatheters zur Fenestration des Perikards. Über den Langzeiterfolg dieser wenig invasiven Technik gibt es derzeit noch kein Erkenntnisse beim Tier. Eigene Erfahrungen bestehen in einem Fall, bei dem es bereits nach einer Woche wieder zu einem Ergussrezidiv kam.

Die häufigste nichtidiopathische Ergussätiologie beim Hund sind herznahe Neoplasien. Hier sind besonders Hämangioendotheliome zu nennen, die bevorzugt am rechten Atrium lokalisiert sind. Beschrieben wurden Therapieversuche durch eine chirurgische Entfernung des Tumors; dabei muss häufig eine Teilresektion des Atriums oder des Herzohrs vorgenommen werden. Auf-

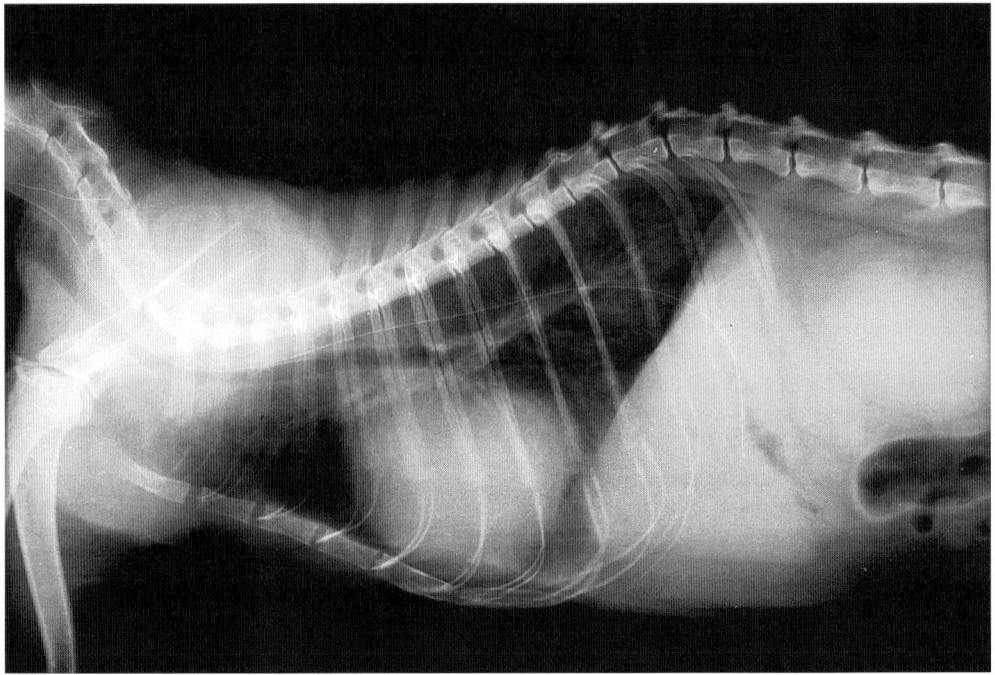

Abb. 6.45. Laterale Thoraxröntgenaufnahme einer Katze mit einer peritoneoperikardialen Hernie und vorgefallenen Leberanteilen. Auffallend ist die deformierte Herzsilhouette und die Verschattung zwischen Herzspitze und Zwerchfell.

grund der hohen Metastasierungsrate dieser Tumorart bleibt die Prognose trotzdem schlecht. Seltenere Neoplasien in dieser Lokalisation sind Chemodektome, Schilddrüsentumore und maligne Lymphome (s. dort).

6.6.1.6.2 Peritoneoperikardiale Hernie

Definition: Angeborene Missbildung, bei der die Perikardhöhle mit der Peritonealhöhle kommuniziert. Eine erworbene Form, bei der die offene Verbindung erst durch die Ruptur einer Membran entsteht, wird diskutiert.

Klinisches Bild: Art und Umfang der vorgefallenen Bauchorgane bestimmen das klinische Bild. Die Symptome betreffen den Verdauungsapparat und das Herz-Kreislaufsystem. Meist ist ein Teil der Leber zusammen mit Dünndarmdarmschlingen vorgefallen. Dabei kommt es durch die Kompression des Herzens zu Leistungsinsuffizienz. Die vorgefallenen Bauchorgane führen zu Anorexie, Vomitus und Diarrhoe. Gewöhnlich wird die Krankheit bei jungen Tieren unter einem Jahr manifest, jedoch gibt es auch Zufallsbefunde bei symptomfreien, älteren Tieren, die aus anderen Gründen untersucht werden.

Diagnose: Einen diagnostischen Hinweis liefert die *Thoraxröntgenaufnahme*: Die Herzsilhouette ist vergrößert und erscheint deformiert (Abb. 6.45). Verdächtig ist eine von der Herzspitze nach kaudal zum Zwerchfell ziehende Verschattung, die aber nicht regelmäßig vorhanden ist. Aufhellungen im Bereich des vergrößerten Herzschattens sind ein Hinweis auf vorgefallene, luftgefüllte Darmschlingen.

Der röntgenologische Verdacht sollte *sonographisch* erhärtet werden. Bei transthorakaler Untersuchung fallen in unmittelbarer Nachbarschaft zum Herzen leberartige und auch darmartige Strukturen auf, die bis vor das Herz reichen können. Um den Befund abzusichern, sollte die Darstellung auch von der abdominalen Seite her möglich sein. Dabei müssen Spiegelartefakte am Zwerchfell ausgeschlossen werden. Insbesondere die

Darstellung von zwei Gallenblasenechos ist hochverdächtig für einen Spiegelungsartefakt. In Zweifelsfällen kann eine Kontrastmittelpassage vorgenommen werden, die nur bei vorgefallenen Darmanteilen positiv verläuft. Eine zweite Möglichkeit stellt die Positiv-Kontrastuntersuchung der Peritonealhöhle dar. Hierbei tritt bei offenem Zwerchfell Kontrastmedium in die Brusthöhle über.

Differentialdiagnose: Größere Atelektasen der Lunge im kaudalen Bereich können röntgenologisch und thoraxsonographisch vorgefallenen Leberanteilen ähneln. Dabei bestehen aber vorberichtlich und klinisch meist Hinweise auf eine pulmonale Krankheit, und der abdominale Ultraschall liefert keine Hinweise auf vorgefallene Bauchorgane. Im Zweifelsfall können die oben erwähnten Kontrastuntersuchungen weiteren Aufschluss geben.

Therapie: Die chirurgische Versorgung ist die Therapie der Wahl. Die Prognose ist gut. Wird die Herniation als ein Nebenbefund angesehen, ist gerade bei älteren Tieren eine Therapie nicht unbedingt indiziert. Doch auch ein bereits langjährig bestehender Vorfall kann zu Beschwerden führen, so dass im Einzelfall je nach klinischer Symptomatik entschieden werden muss.

6.6.1.7 Dirofilariose (Herzwurmkrankheit)

Definition: Durch Stechmücken übertragene Filariose des Hundes mit der Filarienart *Dirofilaria immitis*. Die etwa 12–30 cm langen Adultwürmer (Makrofilarien) leben vorrangig in den Lungenarterien; deren Mikrofilarien (Larve 1) zirkulieren im peripheren Blut und werden durch Stechmücken aufgenommen und übertragen. Sehr selten kommt die Krankheit auch bei der Katze und anderen Tierarten vor.

Pathogenese: Nach Aufnahme der Mikrofilarien (Larve 1) aus dem peripheren Blut infizierter Tiere durch Stechmücken kommt es zur Entwicklung der infektiösen Form (Larve 3) in der Mücke. Diese Form wird durch den Saugakt auf ein Wirtstier übertragen, in welchem die Entwicklung zur Larve 5 und eine Wanderung zum rechten Ventrikel und den Lungenarterien innerhalb von etwa 4 Monaten erfolgt. Nach weiteren 3 Monaten erreichen die männlichen und weiblichen Würmer schließlich Geschlechtsreife, und es sind wieder Mikrofilarien (Larve 1) im peripheren Blut nachweisbar (Präpatenz etwa 190–270 Tage). Auch die Möglichkeit der transplazentaren Infektion ist beschrieben.

Endemisch ist *Dirofilaria immitis* praktisch weltweit in wärmeren Gegenden, da die Vektormücke auf milde Winter angewiesen ist. In Deutschland wird die Krankheit nur bei Hunden diagnostiziert, die in die endemischen Gebiete mitgenommen wurden oder von dort stammen. Praxisrelevant sind dabei vor allem die Länder Italien und Spanien (mit Kanarischen Inseln).

Pathogenetisch bedeutsam sind hauptsächlich die adulten Würmer, die durch ihre Anheftung an der Gefäßwand der Pulmonalarterien erhebliche Endothel- und Gefäßwandschäden verursachen. Die Folgen sind pulmonale Thrombembolien, perivaskuläre Entzündungen mit Beteiligung des Lungenparenchyms, Gefäßwandfibrose, pulmonaler Hochdruck und Minderperfusion der Lunge.

Der in Deutschland selten beobachtete Massenbefall führt zu einer Blockierung großer Lungenarterienstämme durch die Würmer selbst. In diesen Fällen ist auch der rechte Ventrikel und sogar die Vena cava caudalis besiedelt, was eine Stauung der Bauchorgane zur Folge hat. Ausnahmsweise kommt es durch aberrante Larven zu untypischen Besiedelungslokalisationen, wie den Arterien des großen Kreislaufs oder dem Auge. Die Patenz beträgt beim Hund etwa 5–7 Jahre.

Klinisches Bild: Das klinische Bild ist abhängig von der Befallsstärke und den individuellen Reaktionen des Wirtes. Die Mehrzahl der befallenen Tiere ist asymptomatisch. Die übrigen Patienten zeigen in der Regel Husten, Dyspnoe und Leistungsinsuffizienz. Vielfach treten die respiratorischen Symptome erst während verstärkter körperlicher Belastung auf. Selten kann ein Trikuspidalinsuffizienzgeräusch oder, sofern eine pulmonale Hypertension vorliegt, ein betonter (oder sogar gespaltener) zweiter Herzton auskultiert werden. Die Rektaltemperatur kann leicht erhöht sein, im Differentialblutbild besteht häufig eine Eosinophilie oder eine leichte Anämie. Ein Massenbefall führt wegen der Stauung der Hohlvene zu einer Lebervergrößerung und Aszites. Nur bei

364 Kardiologie

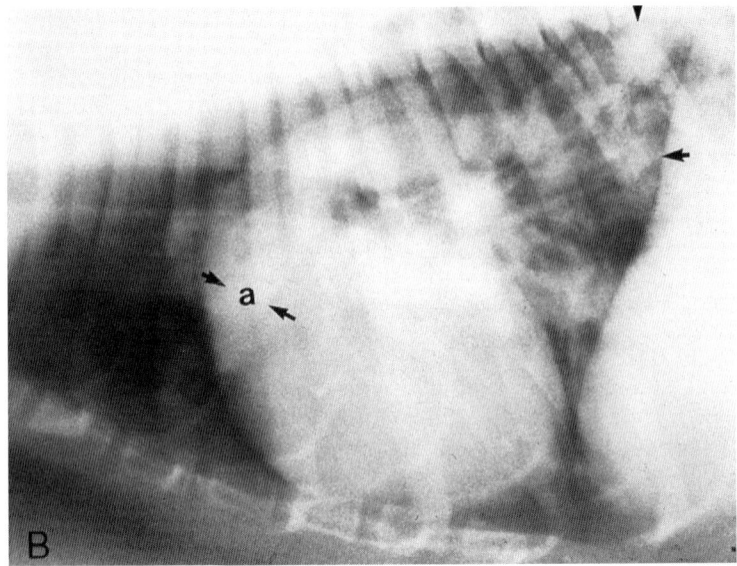

Abb. 6.46. Laterale Thoraxröntgenaufnahme eines Hundes mit einer Dirofilariose (Grad 3). Die Aufnahme zeigt verbreiterte Pulmonalarterien (→ a ←). Im kaudalen Lungenlappen sind die Folgen von multiplen Thrombembolien in Form von Verschattungen erkennbar (Pfeile). Foto: Dr. Clay A. Calvert.

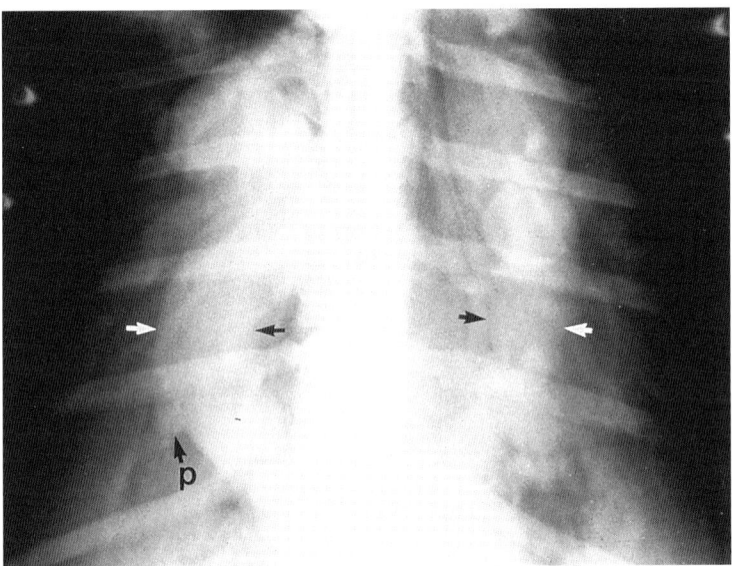

Abb. 6.47. Dorsoventrale Aufnahme zu Abb. 6.46. In beiden kaudalen Lungenlappen sind die verbreiterten Lungenarterien deutlich zu erkennen (jeweils von einem schwarzen und einem weißen Pfeil markiert). Foto: Dr. Clay A. Calvert.

schweren Krankheitsverläufen wird ein Rechtsherzversagen beobachtet.

Röntgen: Das Röntgenbild liefert bei dieser Krankheit wertvolle und charakteristische diagnostische Hinweise: Typische Veränderungen sind verbreiterte, teilweise auch gewundene Pulmonalarterien. Das Lungenparenchym zeigt einen interstitiellen Verschattungstyp in meist perivaskulären Lokalisationen oder mit fleckförmiger Verteilung.

Die Silhouette des rechten Herzens ist als Ausdruck eines Cor pulmonale vergrößert (Abb. 6.46 und 6.47).

Die röntgenologischen Veränderungen korrelieren in der Regel gut mit der klinischen Symptomatik. Sie sind reversibel nach Therapie und können deshalb auch zur Kontrolle des Therapieerfolges herangezogen werden.

Entsprechend den klinischen und röntge-

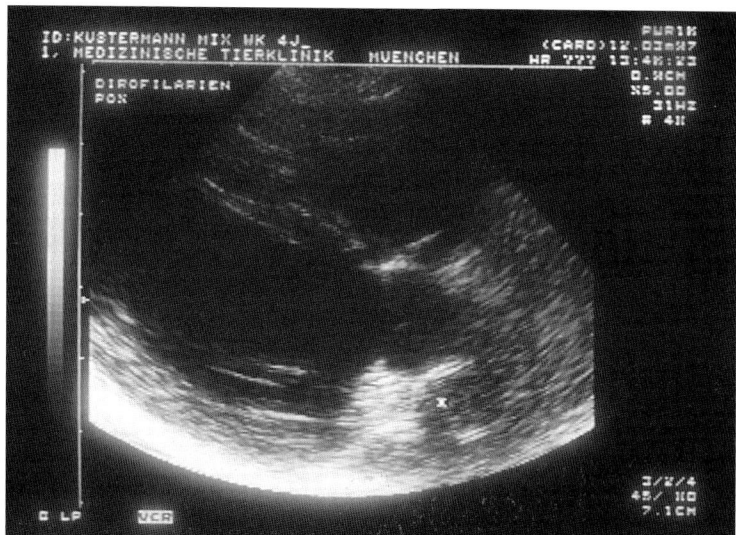

Abb. 6.48. Ultraschalluntersuchung eines Hundes mit Herzwurm.

nologischen Befunden erfolgt eine Einteilung in drei Schweregrade: Grad 1 definiert subklinische Fälle oder Tiere mit leichter Symptomatik, Grad 2 Tiere mit mittelgradiger Symptomatik und röntgenologischen Veränderungen und Grad 3 Fälle mit deutlichen Symptomen bereits in Ruhe.

EKG: Das EKG ist meist unauffällig, selten findet man die Zeichen einer rechtsventrikulären Hypertrophie. Die mittlere elektrische Achse ist dann nach rechts verschoben (> 100° beim Hund, > 160° bei der Katze, tiefe S-Zacken in Ableitung I, II, III, aVf; positiver Summenvektor in Ableitung aVr).

Echokardiographie: Die Adultwürmer können sonographisch nur dargestellt werden, wenn sie in den echokardiographisch einsehbaren Anteilen des Gefäßsystems lokalisiert sind (Vena cava, rechtes Atrium, rechter Ventrikel, Truncus pulmonalis). Eine Besiedelung des rechten Ventrikels bis zurück in die Vena cava tritt aber erst bei einem Massenbefall ein, so dass mit dieser Untersuchungstechnik eine Dirofilariose nicht ausgeschlossen werden kann. Die Würmer geben als typisches Echobild zwei kurze, parallele, echogene Linien, welche durch die Schallreflexionen der Wurmkutis entstehen.

Bei der echokardiographischen Untersuchung fällt darüber hinaus eine rechtsventrikuläre Vergrößerung auf, sofern ein pulmonaler Hypertonus besteht.

Diagnose: Hinweise auf das Vorliegen einer Dirofilariose geben der Vorbericht (Auslandsanamnese), das klinische Bild und besonders die Thoraxröntgenaufnahme. Die echokardiographische Untersuchung ist nur im positiven Fall beweisend. Die Diagnose eines Adultwurmbefalls wird durch den Nachweis von Adultwurm-Antigen im Blut gestellt. Diese ELISA-Tests besitzen eine besonders hohe Sensitivität für Antigen von geschlechtsreifen, weiblichen Würmern, so dass bereits der Befall mit nur wenigen (weiblichen) Würmern zu einem positiven Ergebnis führt. Eventuell kann über die Intensität der Farbreaktion eine semiquantitative Aussage über die Befallsstärke getroffen werden.

Mikrofilarien können im ausgestrichenen Nativblut direkt mikroskopisch oder verlässlicher durch ein Anreicherungsverfahren (sog. modifizierter Knott-Test) nachgewiesen werden. Die Artbestimmung der Mikrofilarien erfolgt morphologisch oder besser durch deren Färbeverhalten.

Als Sonderfall ist ein Befall mit wenigen, ausschließlich männlichen Würmern anzusehen. Dabei sind weder Mikrofilarien im Ausstrich zu finden, noch ist ein positives Antigentestergebnis zu erwarten. Umgekehrt ist es möglich, dass nach dem altersbedingten Absterben der Adultwürmer noch Mikrofilarien zirkulieren, ohne dass der Antigentest positiv ausfällt.

Differentialdiagnose: Bei chronischem Husten, insbesondere bei Anstrengung, muss ein Tracheal- oder Bronchialkollaps ausgeschlossen werden.

Eine Lungenembolie anderer Genese kann identische röntgenologische Befunde wie bei einer Dirofilariose ergeben. Zugrunde liegende Ursachen für eine Lungenembolie sind Hyperkoagulabilität, Gefäßwandschäden oder eine Blutstase (Virchow-Trias). Häufige Krankheiten sind hierfür Hyperkortizismus, Pankreatitis, Sepsis, Neoplasien, Glomerulopathien und Herzkrankheiten.

Bei einer rechtsventrikulären Hypertrophie mit Erstdiagnose im Jungtieralter kommt eine Pulmonalstenose oder auch ein angeborener pulmonaler Hypertonus in Frage.

Werden in einem Blutausstrich Mikrofilarien gefunden, so sollten differentialdiagnostisch die Mikrofilarien anderer Filarienarten (*Dirofilaria repens* oder *Dipetalonema reconditum*) in Betracht gezogen werden.

Therapie: Ziel der Therapie ist die Abtötung der Adultwürmer und der Mikrofilarien. Man unterscheidet deshalb aldutizid und mikrofilarizid wirksame Präparate. Die älteren, adultiziden Arsenpräparate (Thiacetarsamid) wirken teilweise stark hepatotoxisch und venenreizend. Die derzeit verwendeten Medikamente sind in Deutschland für Kleintiere nicht zugelassen, und es bedarf daher einer Aufklärung der Besitzer.

Das verträglichste Adultizid ist Melarsamine (in Italien als Immiticide, Merial). Das Präparat ist nicht auf dem deutschen Markt erhältlich und muss aus dem Ausland (z. B. Italien) bestellt werden.

Die Applikation erfolgt intramuskulär in die Lendenmuskulatur, wobei es zu lokalen Schwellungen und Schmerzreaktionen kommen kann. Der Hersteller empfiehlt abhängig von der geschätzten Befallsstärke verschiedene Therapieschemata: Bei geringgradiger Befallssymptomatik werden zweimal 2,5 mg/kg KM im Abstand von 24 h, bei hochgradigem Befall im Abstand von einem Monat gegeben.

Die mögliche Komplikation ist eine Embolie durch die abgestorbenen Würmer. Deshalb sollte die aldutizide Therapie durch die vorherige Gabe von Acetylsalizylsäure, 5 mg/kg KM eine Woche lang täglich p. o., vorbereitet werden. Einige Autoren empfehlen eine begleitende Therapie erst, wenn nach der Adultizidgabe respiratorische Symptome auftreten. Bis etwa 20 Tage nach der Therapie sollte auf Zeichen einer Lungenembolie geachtet und prophylaktische Maßnahmen befolgt werden. Diese Maßnahmen bestehen aus strenger Boxenruhe und eventuell Kortikosteroiden (Prednisolon, 1–2 mg/kg KM auf 1–2 × täglich p. o.) in Kombination mit Heparin (50–100 IE/kg KM, alle 6–8 h s. c.).

Bei Massenbefall mit Besiedelung der Hohlvene wird von einer medikamentösen Therapie abgeraten, da mit einer fatalen Embolie zu rechnen ist. Stattdessen ist die instrumentelle Entfernung der Würmer mit entsprechenden Zangen durch die Vena jugularis und per Ventrikulotomie beschrieben.

Zur Abtötung der Mikrofilarien wird Ivermectin in einer einmaligen Dosis von 0,05 mg/kg KM s. c. etwa 3–4 Wochen nach Abschluss der aldutiziden Therapie eingesetzt. Üblicherweise werden die für Großtiere zugelassenen Injektionsformulierungen des Ivomec auch bei Kleintieren angewandt. Eine Verdünnung des Präparates ist mit Propylenglykol möglich. Diese Dosis gilt für die Ivermectin-empfindlichen Collies und Collie-Verwandten, bei denen eine Dosierung von 0,1 mg/kg KM nicht überschritten werden sollte, noch als sicher. Alternativ kann Levamisol in einer Tagesdosis von 10 mg/kg KM, 6–12 Tage lang verwendet werden. Sind nach dem 7. Tag noch Mikrofilarien im Blutausstrich nachweisbar, wird die Therapie bis zum 12. Tag fortgesetzt.

Die *Prophylaxe* besteht aus einer prophylaktischen Therapie: Bei Auslandsreisen kann Ivermectin bis zu 30 Tage nach Exposition in einer Dosierung von 0,006–0,0012 mg/kg KM s. c. (oder p. o.) eingesetzt werden. Dauert der Aufenthalt in einem endemischen Gebiet länger als 30 Tage, muss die jeweilige Behandlung dort alle 30 Tage durchgeführt werden. Dazu kann die Injektionsform auch oral gegeben oder ein orales Präparat im Ausland besorgt werden.

6.6.1.8 Dirofilariose bei der Katze

Die Katze ist weniger empfänglich für eine Infektion und die Patenz der Adultwürmer ist mit 2–3 Jahren kürzer als beim Hund. Der Befallsgrad ist meist gering (nur 1–2 Würmer); häufig sind die Adultwürmer gleichgeschlechtlich. Die Diagnose ist deshalb schwierig, weil nur in etwa einem Fünftel der Fälle eine Mikrofilariämie nachweisbar ist, die zudem noch transient sein kann. Eventuell kann die Diagnose echokardiographisch gestellt werden.

Trotz des geringen Befallsgrades zeigen einzelne Tiere eine starke kardiorespiratorische Symptomatik, nicht selten verläuft die Krankheit bei der Katze aufgrund schwerer Lungenembolien tödlich. Auch ektopische Manifestationsorte sind häufiger als beim Hund.

Die symptomatische Behandlung steht dabei im Vordergrund. Eine adultizide Therapie sollte nur bei stabilen, wenig symptomatischen Tieren erwogen werden, da ein Absterben der Adultwürmer für die Katze aufgrund der Größenverhältnisse wesentlich belastender ist als für den Hund. Zur Prophylaxe kann wie beim Hund Ivermectin gegeben werden, allerdings wird eine Dosis von 0,024 mg/kg KM empfohlen.

7 Atmungsorgane
(W. Kraft)

7.1 Physiologie

Der Atemmuskulatur fehlt ein Eigenrhythmus, wie sie das Herz aufweist. Sie ist daher auf die Steuerung durch die Atemzentren angewiesen. Man kann drei verschiedene Atemzentren lokalisieren, deren Zusammenspiel für ein geordnetes Funktionieren der Atmung erforderlich ist:

1. Das **bulbäre Atemzentrum** kann eine Atem-Rhythmizität in Grenzen gewährleisten und beeinflusst sowohl die In- wie die Exspiration.
2. Das **Apneusiszentrum** befindet sich im unteren Bereich der Pons. Es unterliegt der Vagushemmung durch den Lungendehnungsreflex (s. u.). Es beeinflusst den inspiratorischen Teil des bulbären Atemzentrums, indem es die Inspiration verlängert.
3. Das **pneumotaktische Zentrum** befindet sich im oberen Ponsbereich. Es unterliegt thermischen Einflüssen; ferner bestehen Abhängigkeiten von der Kortex. Ein Antagonismus soll zum inspiratorischen Teil des bulbären Zentrums bestehen, Synergismus zum exspiratorischen Teil. Bei Zerstörung werden In- und Exspiration tiefer. Gleichzeitige Vaguszerstörung führt einen inspiratorischen Atemstillstand herbei.

Die Atemzentren werden neutral über die Chemorezeptoren im Glomus aorticum und G. caroticum angeregt, wenn die Sauerstoffspannung im Blut abnimmt (pO_2 < 70 mm Hg). Auf diese Weise werden Atemfrequenz und -tiefe gesteigert mit dem Ziel der besseren Alveolarventilation. Kohlendioxidsteigerung und pH-Senkung führen ebenfalls zu einer (peripheren) Aktivierung der Atemzentren über die Glomera, regen jedoch auch direkt (zentral) die Atemzentren an. In jedem Fall führen die Reize zu einer intrazellulären pH-Änderung, durch die die Aktivierung der Atemzentren erfolgt.

Die **Atemrhythmik** unterliegt offenbar der Steuerung durch den N. vagus. Durch die Dehnung der Lunge kommt es zur Vagusaktivierung, die die inspiratorischen Anteile der Atemzentren hemmt (Lungendehnungsreflex). Druckerhöhung in der Arteria pulmonalis führt zur Ventilationssteigerung, in der Aorta zur Ventilationsminderung.

Die Messung der **Lungenvolumina** ist in praxi kaum oder nicht durchführbar; die Kenntnis der Einteilung ist jedoch für die Pathogenese von Krankheiten des Atmungsapparates erforderlich.

Für den **Gasaustausch** ist die die Alveolen erreichende Luft wichtig. Beim Hecheln des Hundes erfolgt hauptsächlich die Belüftung der Atemwege (respiratorischer Totraum), wodurch weder die Abgabe von Kohlendioxid noch die Aufnahme von Sauerstoff wesentlich gesteigert werden. Anders liegen die Verhältnisse bei der Katze, die beim Hecheln auch die Alveolen ventiliert. Die dadurch erfolgende Erhöhung der Sauerstoffaufnahme und Kohlendioxidabgabe führt eine gefährliche respiratorische Alkalose herbei.

Der Gasaustausch in den Alveolen geschieht passiv, ist also von physikalischen Gesetzen abhängig. Dabei sind die Beschaffenheit und Dicke der zu durchwandernden Medien und die Gassättigung des intraalveolären Raums, selbstverständlich auch die Anzahl und Funktionsfähigkeit der Erythrozyten, von besonderer Bedeutung. Die Penetrationsstrecke der Gasmoleküle vom Alveolarraum bis zum Hämoglobinmolekül besteht aus der Alveolenwand (alveolokapilläre Membran aus Lipoproteinschicht [entspricht dem Surfactant, gebildet von Typ II-Alveozyten], Alveolarepithel, Basalmembran), Kapillarepithel, Blutplasma, Erythrozytenmembran. Der weit überwiegende Teil des diffundierten Sauerstoffs wird chemisch an Hämoglobin gebunden. Dabei ist die Transportkapazität eine Funktion von Sauerstoffpartialdruck pO_2 und Hämoglobinkonzentration. Es besteht aber nur im mittleren Teil der Bindungskurve eine Linearität, insgesamt resultiert eine S-förmig gekrümmte Kurve. Durch Abnahme der Wasserstoffionenkonzentration (Alkalose) und sinkende Temperatur verschlechtert sich das Sauerstoffbindungsvermögen, so dass die Sauerstoff-Bindungskurve gegen die Abszisse hin gekippt erscheint. Durch Abgabe des Sauerstoffs im Gewebe wird das Hämoglobin alkalisch.

Das nahezu ausschließlich dem Gewebestoffwechsel entstammende Kohlendioxid wird zum kleineren Teil in physikalischer Lösung in den Erythrozyten, zum Teil als Anhydrid an die NH_2-Gruppe des Hämoglobins gebunden. Der größte Teil wird mit Wasser zu Kohlensäure, wobei ein H^+-Atom frei wird. Dieses wird vom sauerstofffreien Hämoglobin neutralisiert. Für die Aufrechterhaltung eines optimalen pH-Wertes ist das Puffersystem HCO_3^-/H_2CO_3 von erheblicher Wichtigkeit. Diese Regulierung eines optimalen pH-Wertes lässt die Henderson-Hasselbalchsche Gleichung erkennen:

$$pH = pk'_1 \log \left(\frac{HCO_3^- \text{ [mmol/ Plasma]}}{0,0308 \cdot p_{CO2} \text{ [mm Hg]}} \right)$$

wobei pk'_1 die erste Dissoziationskonstante der Kohlensäure im Plasma bei 37 °C und pH von 7,40 den Wert von 6,10 annimmt. Der Faktor 0,0308 ist ein temperatur- und druckabhängiger Löslichkeitskoeffizient, p_{CO2} der Kohlendioxidpartialdruck in der Alveolarluft.

Normalerweise herrscht im arteriellen Blut des Gesunden ein p_{CO2} von 40 mm Hg und ein CO_2-Gehalt von 24 mmol/l. Daraus ergibt sich in der Klammer der o. a. Gleichung:

$$\frac{24 \text{ mmol/l}}{0,0308 \cdot 40 \text{ mm Hg}} = \frac{24}{1,2320} = 20$$

Es errechnet sich daraus ein pH-Wert im arteriellen Blut:

$pH = 6,10 + 1,30 = 7,40$

Hieraus folgt, dass durch Messung von zwei Werten der jeweils dritte errechnet werden kann. Daraus kann man die Säure-Basen-Situation im arteriellen Blut beurteilen. Bei gleichsinniger proportionaler Änderung von Zähler (CO_2-Gehalt) und Nenner (CO_2-Partikaldruck) bleibt der pH-Wert unverändert; die Störung ist „kompensiert". Bei Änderung des pH-Wertes wird sie „dekompensiert". Bei Erkrankungen des Respirationsapparates kann sich der Nenner ändern. Hypoventilation führt zur Vergrößerung des Nenners und damit zur Senkung des pH-Wertes; die Folge ist die respiratorische Azidose. Umgekehrt zieht Hyperventilation eine Verkleinerung des Nenners und damit eine respiratorische Alkalose nach sich. Im Falle dieser schnell auftretenden metabolischen Störungen werden von der Niere kompensatorische Maßnahmen durchgeführt, so dass die respiratorische Alkalose oder Azidose metabolisch abgepuffert wird. Diese Kompensationsmechanismen lassen sich aus pH-Wert, CO_2 und p_{CO2} allein nicht mehr abschätzen. Man nimmt hierzu den Begriff des „Standardbikarbonats" zu Hilfe.

Standardbikarbonat [mmol/l] = Konzentration von Bikarbonat im Plasma, bei 37 °C mit p_{CO2} von 40 mm Hg und mit Sauerstoff zur Vollsättigung äquilibriert.

Erhöhung des Standardbikarbonats ist gleichbedeutend mit metabolischer Alkalose, Erniedrigung mit metabolischer Azidose. Zusammen mit der Bestimmung des pH- oder des p_{CO2}-Wertes lässt sich erkennen, ob die metabolische Störung kompensiert oder dekompensiert ist.

7.2 Pathophysiologie

7.2.1 Definitionen

Dyspnoe (pnoe = Atem, Hauch; dys = Un-, Miss- [Wortteil])
Dyspnoe bedeutet Atemnot. Die beim Menschen subjektiv empfundene Dyspnoe kann beim Tier nur in höheren Graden als Steigerung der Atemarbeit objektiviert werden. Man kann Ruhe- und Arbeitsdyspnoe unterscheiden.
Hyperpnoe ist die normale Steigerung der Tiefe der Atemtätigkeit z. B. bei Bewegung. Die Steigerung der Atemtätigkeit ist dem Gasaustausch bei Hyperpnoe angepasst (adäquat).
Apnoe: Atemstillstand.
Tachypnoe (tachys = schnell): Beschleunigte Atmung, tritt bei erhöhtem Sauerstoffbedarf und -verbrauch (Fieber, Leistung, Erregung) oder vermindertem Sauerstoffangebot ein.

Hyperventilation ist die gesteigerte Atemtätigkeit, die dem Gasaustausch nicht angepasst (inadäquat) ist.

Hypoventilation ist die Verminderung der Ventilation, die dem Gasaustausch nicht angepasst ist. Der Bedarf an Sauerstoff ist also größer, als von der Atemtätigkeit zur Verfügung gestellt wird.

Alveoläre Hypo- bzw. **Hyperventilation** ist die Verminderung bzw. Erhöhung der Belüftung der den Gasaustausch bewerkstelligenden Alveolen; die Folgen sind Hyper- bzw. Hypokapnie.

Hypo-, Hyperkapnie ist die Senkung bzw. Erhöhung des alveolären p_{CO_2}.

Hyp-, Hyperoxämie ist die Senkung bzw. Erhöhung der Sauerstoffspannung im arteriellen Blut.

Hypoxie ist einerseits die Verminderung des Sauerstoffdruckes in der eingeatmeten Luft; andererseits wird die Abnahme der Sauerstoffversorgung des Gewebes ebenfalls als Hypoxie bezeichnet.

Zyanose ist die Blaufärbung der Schleimhäute durch Abnahme des HbO_2-Anteils am Blut (Reduktion des Hämoglobins). Eine deutliche Zyanose wird dann erkennbar, wenn das HbO_2 auf unter 5 g/dl absinkt.

Als **respiratorischer Totraum** werden die nicht dem Gasaustausch dienenden Atemwege zusammengefasst. Er wird beim Hund zum Wärmeaustausch genutzt.

Funktioneller Totraum ist der anatomische Totraum plus überventilierte oder unterperfundierte (d. h. funktionslose) Alveolen.

Diffusionsstörungen treten auf durch Vergrößerung der Diffusionswiderstände in der Gaspenetrationsstrecke oder Verminderung der Diffusionsoberfläche. Die Folge ist Hypoxämie des Pulmonalvenenblutes.

Lungenrestriktion ist die Verminderung des Lungenparenchyms; damit einher geht die Verminderung der gasaustauschfähigen Oberfläche.

Obstruktion nennt man die Erhöhung der Strömungswiderstände in den Atemwegen.

Allgemeine Pathophysiologie

Obstruktionen:

Es lassen sich drei Formen der Obstruktion oder Stenose unterscheiden:
1. *Inspiratorische Stenose* (z. B. Trachealkollaps des Halsteiles bei Zwerghundrassen; vergrößertes Velum palatinum; Stimmbandlähmung);
2. *Exspiratorische Stenose* (z. B. Trachealkollaps im Brustbereich oder Bronchialkollaps bei Zwerghundrassen);
3. *In- und exspiratorische („gemischte") Stenose* (z. B. Asthma bronchiale; Laryngo-, Bronchospasmus; chronische Bronchitis und Bronchiolitis; granulomatöse Tracheitis).

Chronische Obstruktionen oder Stenosen führen das klinische Krankheitsbild der chronischen obstruktiven Lungenkrankheiten oder Pneumopathien (COP), nicht ganz exakt chronische obstruktive Bronchitis (COB), oder chronic obstructive pulmonary disease (COPD) herbei. Die hinter dem Strömungswiderstand liegenden Alveolen werden während der Inspiration nicht vollständig entfaltet, bei Exspiration nicht ausreichend entleert, wodurch ein Teil der Luft hinter der Stenose „gefangen" wird (air trapping). Die Folge ist eine Druckerhöhung während der Exspiration, die sich auf die Bronchioli und bei ausreichendem Umfang stenosierter Gebiete auch auf die Bronchien fortleitet. Diese werden während der Exspiration komprimiert und dadurch exspiratorisch verengt. Während der Inspiration sorgen intrathorakale Druckabnahme und Lungenelastizität für die Entfaltung der Bronchien. Zusätzlich zu den veränderten Druckverhältnissen und der Hypoventilation stenosierter Bereiche kommen Verteilungsstörungen der Luft zwischen stenosierten und nicht stenosierten Bereichen zustande.

Die Folge der Verteilungsstörungen ist eine Hyperkapnie des Blutes aus den stenosierten und eine Hypokapnie aus den gesunden Abschnitten, die in etwa kompensiert, ja sogar bei stark hyperventilierten Bezirken überkompensiert sein kann. Der erniedrigte Sauerstoffdruck aus den obstruierten Bezirken kann in den gesunden jedoch nicht voll ausgeglichen werden, so dass eine Hypoxämie resultiert. Eine weitere Folge ist die regionale Vasokonstriktion in den Gefäßgebieten der hypoventilierten Bezirke, so dass das Blut in die normal oder hyperventilierten Gebiete umgeleitet wird. Erreichen die Gefäßkonstriktionen größere Ausmaße, so folgt eine Erhöhung des Gefäßwiderstandes im kleinen Kreislauf mit Hypertension und Erhöhung der Nachlast im rechten Herzen.

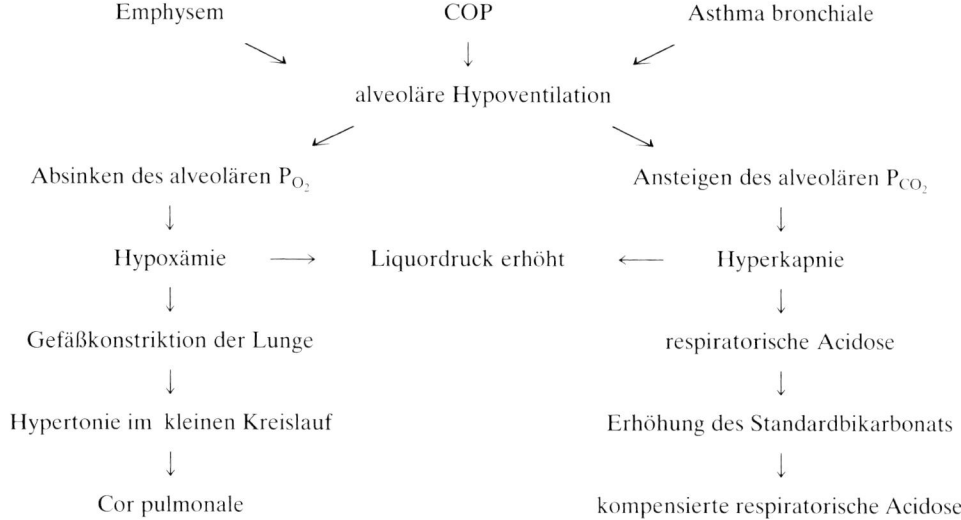

Pathophysiologie bei chronischer obstruktiver Pneumopathie.

Dies zieht Hypertrophie und/oder Dilatation nach sich (Cor pulmonale).

Bei fortgeschrittener und ausgedehnter Hypoventilation kommt schließlich eine Abnahme des alveolären p_{O_2} und Zunahme des p_{CO_2} zustande. Durch die arterielle Hypoxämie und Hyperkapnie wird eine verstärkte Gehirndurchblutung und Steigerung des Liquordruckes herbeigeführt. Die respiratorische Azidose durch Hyperkapnie wird durch Vermehrung des Standardbikarbonats kompensiert.

Mit steigender Zahl hypoventilierter Alveolen ist der Gasaustausch so stark behindert, dass eine arterielle Hyperkapnie mit Hypoxämie folgt (pulmonale Globalinsuffizienz). Diese Globalinsuffizienz kommt vor bei Stenosen der oberen Luftwege, akuten oder chronischen obstruktiven Lungenkrankheiten oder Asthma bronchiale.

Diffusionsstörungen treten hauptsächlich als Vergrößerung der Penetrationsstrecke des Gases zwischen ventiliertem Alveolarlumen und roten Blutkörperchen auf (Umfangsvermehrung des alveolokapillären Gewebes). Ursächlich kommen das interstitielle Lungenödem und Lungenfibrosen in Frage.
Emphysem COP Asthma bronchiale
alveoläre Hypoventilation
Absinken des alveolären p_{O_2} Ansteigen des alveolären p_{CO_2} Hypoxämie Liquordruck erhöht Hyperkapnie
Gefäßkonstriktion der Lunge respiratorische Azidose
Hypertonie im kleinen Kreislauf Erhöhung des Standardbikarbonats
Cor pulmonale kompensierte respiratorische Azidose

In fortgeschrittenen Stadien der Lungenfibrose kommen zu den Membranverdickungen Lungenschrumpfungen mit Restriktionen hinzu.

Die Obstruktion der tiefen Atemwege wird hauptsächlich bei Bronchiolitis chronica sowie beim Asthma bronchiale beobachtet (chronische obstruktive Lungenkrankheiten).

Zur Obstruktion führen:
1. Schleimhautveränderungen mit Produktion eines sehr viskösen Sekrets, das nicht entfernt wird (Dyskrinie);
2. Spasmen der Bronchen und/oder Bronchioli;
3. Kompression der Luftwege während der Exspiration durch positiven intrathorakalen und niedrigen intrabronchialen Druck vor den Stenosen infolge „air trapping".

Die Folgen erhöhter Strömungswiderstände zeigen sich als exspiratorische Dyspnoe, da Lungen- und Thoraxelastizität allein nicht ausreichen, um die vollständige Exspiration durchzuführen. Es muss daher die akzessorische Atemmuskulatur zu Hilfe genommen werden (zweiphasige Ausatmung). Dadurch wird der intrathorakale Druck erhöht. Diese Druckerhöhung führt eine weitere Verengung der Atemwege durch Kompression herbei. Bei der Bronchoskopie kann dies beobachtet werden: Während sich die Bronchien bei Inspiration relativ weiten, verengen sie sich bei Exspiration infolge des erhöhten exspiratorischen intrathorakalen Drucks (nicht zu verwechseln mit den kraniokaudalen Bewegungen der Atemwege während des Hechelns bei nicht genügend sedierten Hunden oder der oft sehr deutlich sichtbaren Herztätigkeit). Distal der Widerstände kommt zunächst eine noch reversible Dehnung der Luftwege und Alveolen zustande, die sich nach erfolgreicher spasmo- und sekretolytischer Therapie wieder zurückbildet (reversible Lungenblähung). Zum definitionsgemäß irreversiblen Emphysem wird die Lungenblähung durch Verlust von Alveolarsepten, Alveolen und Lungenkapillaren. Dies ist gleichbedeutend mit einer Verminderung respiratorischer Oberfläche. Bei Hunde und Katze kommt das Lungenemphysem ungleich seltener zur Beobachtung als etwa beim Pferd (Dämpfigkeit).

Restriktive Lungenparenchymkrankheiten gehen mit einer Verminderung der Sauerstoffdiffusionskapazität, Erhöhung der intrapulmonalen, venösen Zumischung, Erhöhung des Lungengefäßwiderstandes und damit Hypertonie im kleinen Kreislauf, Abnahme der Elastizität und Einschränkung der Vital- und Totalkapazität einher. Dadurch kann bei körperlicher Aktivität eine arterielle Hypoxämie bei normalem p_{CO_2} oder sogar leichter Hypokapnie auftreten.

Bronchopneumonien verändern die ventilatorischen Funktionen der Lunge nicht (!) außer bei gleichzeitiger diffuser interstitieller Erkrankung oder Emphysemausbildung. In der Regel besteht nur eine leichte Hypoxämie, da die intrapulmonale venöse Zumischung infolge Drosselung der Durchblutung nicht ventilierter Lungenteile gering ist.

Akute oder chronische Druckerhöhungen im Lungenkreislauf führen zu Anpassungsvorgängen im rechten Herzen, die als **Cor pulmonale** bezeichnet werden. Druckerhöhungen im kleinen Kreislauf werden durch Steigerung des Widerstandes in den Lungenblutgefäßen ausgelöst. Ihnen können folgende Ursachen zugrunde liegen: Lungengefäßengstellung bei alveolärer Hypoxie infolge alveolärer Hypoventilation bei chronischen obstruktiven Lungenerkrankungen, Asthma bronchiale, Erkrankungen der Atemzentren, Arbeit in großer Höhe (in Mitteleuropa wohl kaum von Bedeutung); Lungenparenchymerkrankungen mit Einschränkung der Gefäßkapazität infolge restriktiver Lungenerkrankungen bei diffuser interstitieller Pneumonie oder ausgedehntem Emphysem; Lungenembolien sind bei Hund und Katze selten Ursache eines Cor pulmonale.

Akute Blutungsanämien führen nicht infolge Abnahme der Erythrozytenzahl per se zur Hypoxie; vielmehr ist es die Hypovolämie, die eine Verminderung des Herzzeitvolumens und eine periphere Gefäßkonstriktion bedingt und damit periphere Hypoxie trotz Tachypnoe hervorruft.

Bei **chronischen Blutungsanämien** dagegen steht die Abnahme der Sauerstofftransportkapazität im Vordergrund. Das verminderte Sauerstoffangebot führt zu stärkerer Ausschöpfung des kapillaren Sauerstoffs im Gewebe. Trotzdem reicht in schweren Anämiefällen die Sauerstoffversorgung nicht voll aus, was sich insbesondere bei der Arbeit durch Hyperventilation und leichte Ermüdbarkeit bemerkbar macht.

Adipositas führt zur Verminderung von Vital- und Totalkapazität.

Metabolische Azidose, wie sie bei Diabetes mellitus oder Urämie vorkommt, führt zur Hyperventilation (Kußmaulsche Atmung).

Über die Lunge besteht ein direkter Kontakt des Organismus zur Außenwelt. Wären nicht besondere Sicherungsmechanismen eingeschaltet, so wäre das Individuum ständigen lebensbedrohenden Gefahren durch die Außenwelt ausgesetzt. Zu den Abwehreinrichtungen gehört die Luftfiltration, die schon in der Nase beginnt, in der die befeuchtende Schleimhautoberfläche durch die Nasenmuscheln stark vergrößert ist. Größere Teilchen (> 10 nm) werden entweder in Richtung Nasenöffnung oder Pharynx befördert und ausgeniest bzw. abgeschluckt. Die kleineren Partikel geraten bis in die tiefen Luftwege hinein, die mit Zilien besetzt und von Lipoprotein ausgekleidet sind. Durch die Neuproduktion von Lipoprotein in Alveozyten besteht ein ständiger Strom in Richtung auf den Kehlkopf zu, wodurch die Partikel hinausgeschwemmt und mit Hilfe der Zilien hinausbefördert werden. Der Lipoproteinfilm erhöht die Wirksamkeit der Zilien. Die Herausflimmerung von Partikeln, die bis zu den Bronchienaufteilungen gelangt sind, geschieht in erstaunlich kurzer Zeit (weniger als eine Stunde), wogegen tiefer gelangte Teilchen bis zu einem Tag benötigen. Die Terminalbronchiolen haben eine sehr viel langsamere Clearance, so dass sich hier Staubteilchen ansammeln können. Eine Störung dieser „Reinigungsfunktionen" führt zu einer längeren Verweildauer. Damit erhöht sich nicht nur die Gefahr der Infektion durch Mikroorganismen, sondern auch die Irritation durch Staubteilchen, Allergene und Schleim. Beeinflusst werden die Funktionen der Partikelentfernung durch entzündliche Vorgänge, Staub, reizende Gase einschließlich sehr kalter, heißer oder trockener Luft oder Inhalationsnarkotika. Dadurch werden die Zilienbewegung behindert und die Lipoproteinbildung vermindert. Bei chronischen Entzündungen ist die Schleimbildung gesteigert (Hyperkrinie). Die Zerstörung der zilienbesetzten Epithelien verhindert die ausreichende Entfernung des Schleimes, der sich durch Wasserresorption in der Konsistenz ändert und viskös wird (Dyskrinie). Dieser zähe Schleim bleibt liegen, da er nicht mehr ausgehustet werden kann, und führt eine weitere Gewebeschädigung herbei. Er sorgt für eine Verengung der Luftwege. Die fehlende Lipoproteinschicht (Surfactant) verhindert nicht mehr das Verkleben der Bronchioli, die daher kollabieren. Solange die tiefen Luftwege bei Exspiration kollabieren und bei Inspiration noch auseinander gerissen werden, wird auskultatorisch ein Krepitationsgeräusch (Knisterrasseln) gehört, das besonders bei forcierter Atmung provoziert wird.

Partikel, die kleiner als 5 nm sind, werden wie Bakterien phagozytiert. Für die Phagozytose sind Makrophagen zuständig, die sich aus Blutmonozyten herleiten und in die Alveolen auswandern. Eine Aktivierung erfolgt bei Lungeninfektionen. Nach der Phagozytose erfolgt entweder Entfernung in Richtung Oropharynx oder aber Rückwanderung durch das Alveolarepithel und Abtransport über die Lymphe. Bestimmte Keime, wie die Tuberkuloseerreger, können durch die Makrophagen nicht eliminiert werden, sondern werden durch sie im Organismus verbreitet.

Darüber hinaus bestehen örtliche humorale und zellvermittelte Abwehrfunktionen des Immunsystems, die Infektionen und Allergien verhindern.

7.3 Untersuchungsgang

Vorbericht

Die Anamnese umfasst die gleichen allgemeinen Fragen, wie sie auf Seite 18 ff. aufgeführt sind. Wichtig bei Atemwegserkrankungen ist die **Beachtung der Rasse** (auch bei Katzen), da hier Prädispositionen für Krankheiten des Respirationstrakts auszumachen sind. (Krankheiten der Nase bei brachyzephalen Rassen und Perserkatzen; Verlängerung des Gaumensegels bei Bulldoggen; Trachealkollaps bei Zwergrassen; Hypoplasie der Trachea bei Englischen Bulldoggen und Shar Pei.)

Das **Alter** ist von Bedeutung, da zahlreiche Infektionskrankheiten des Atemtrakts vorwiegend bei Jungtieren auftreten (Staupe, Zwingerhusten, Katzenschnupfen), andererseits Krankheiten, die sekundär die Atmungsorgane mit betreffen und eher bei älteren Tieren vorkommen (chronische Herzinsuffizienz, Urämie, Schilddrüsen-, Herzbasis-, Lungentumoren). Hierbei ist unbedingt nach **Impfungen** zu fragen. Es genügt nicht zu erfahren, dass das Tier geimpft ist, sondern womit und wann und wie oft. Erfahrungsgemäß herrschen z. T. die seltsamsten Impfpraktiken in manchen Zuchten; eine gewisse Skepsis ist auch gegenüber Impfpässen angebracht.

Nicht unwichtig kann die **Herkunft** des Tieres oder sein vorübergehender Aufenthalt im Ausland sein (Dirofilariose, Histoplasmose, Leishmaniose). Der kürzliche Kauf beim Züchter oder Händler oder die Übernahme aus dem Tierheim kann Hinweise auf Infektionskrankheiten geben. Auch die **Haltung** im Haus, Zwinger oder das Freilaufen zeigt Verletzungs- und Infektionsgefahren auf.

Vorausgegangene Krankheiten müssen erfragt werden (Traumen, Infektionskrankheiten, Tumorkrankheiten, Herzkrankheiten), ebenso **tierärztliche Maßnahmen** in Verbindung mit dieser oder früheren Krankheiten, auch diagnostische Maßnahmen und deren Ergebnisse. Wichtig ist besonders die vorausgegangene Gabe von Antibiotika, Sulfonamiden oder Kortikosteroiden, die nicht nur ein Krankheitsbild verändern, sondern evtl. diagnostische Maßnahmen zunächst unmöglich machen können.

Die Fragen nach dem aktuellen Krankheitsgeschehen umfassen **Dauer** und **Art** der bestehenden **Symptome**, ob sie langsam oder schleichend oder plötzlich begannen, welcher Art sie sind, ob sie gleichmäßig geblieben, sich verstärkt oder abgeschwächt haben oder ob der Krankheitsverlauf wechselnd ist. Auch der tageszeitliche Verlauf ist wichtig (Husten nur nachts, nur bei Bewegung, auch in Ruhe, beim Atmen kalter Luft); besteht Atemnot, bei üblicher Bewegung, auch in Ruhe? Besteht Leistungsschwäche? Zeigt das Tier Appetitlosigkeit und Abmagerung (oft Zeichen für Thoraxergüsse oder Stauung ins Splanchnikusgebiet)? Ging dem plötzlich einsetzenden, heftigen Hustenanfall ein Ausflug in ein Getreidefeld voraus (Ährenaspiration)?

Im Folgenden wird ein Anamneseformblatt für Erkrankungen des Respirationsapparates vorgestellt; es sei erneut ausdrücklich betont, dass solche Formblätter nur Richtlinien geben; sie dürfen nicht dazu verleiten, ein starres Schema in der Erhebung der Anamnese (und schon gar nicht der Diagnose oder der Durchführung der Therapie) zu übernehmen, ohne über den „Tellerrand" eines einzelnen Organes oder Organsystems hinauszusehen. Jede Krankheit ist ein „Individuum" und läuft nur in groben Umrissen gleich ab, zeigt aber immer wieder Variationen, die in jedem Falle beachtet und ggf. auch individuell behandelt werden müssen.

Es folgt nun die **klinische Untersuchung**. Auch hier gilt, dass sich der Tierarzt – bei Anerkennung aller notwendigen Spezialisierungen – kompromisslos vor der gedanklichen Einschränkung auf das Organsystem „Respirationstrakt" oder gar nur auf das Organ „Lunge" bei Symptomen wie Husten oder Atemnot hüten muss. Auch voreilige Festlegungen wie etwa: „Die Erkrankung betrifft vermutlich den Respirationstrakt" sollten besser unterbleiben. Die Erkrankung kann von Krankheiten anderer Organe ausgehen oder aber diese oder den ganzen Organismus sekundär beeinträchtigen. Eine Allgemeinuntersuchung muss also der speziellen Untersuchung des Respirationsapparates vorausgehen. Wie jedes diagnostische Vorgehen sollte auch die Untersuchung des Atmungstrakts einem rationalen – aber nicht starren – Schema folgen, damit kein diagnostischer Schritt vergessen wird und ggf. weitere, während der Untersuchung sich als erforderlich herausstellende Schritte, angeschlossen werden können.

Weitere Bemerkungen

Die übliche **Allgemeinuntersuchung** – Allgemeinbefinden, Verhalten, Ernährungs-, Pflegezustand, Körperhaltung, Atem-, Pulsfrequenz, Körpertemperatur – wird speziell auf folgende Systeme ausgedehnt:

Haut: Beachtet werden Umfangsvermehrungen der tief liegenden Körperregionen (Ödeme). Ebenso sind Entzündungen einschließlich Abszesse besonders am Thorax sowie Tumoren zu beachten. Die unpigmentierte Haut kann evtl. eine Zyanose erkennen lassen. Die **Milchdrüsen** sind auf Tumoren oder Entzündungen abzutasten. Die **Unterhaut** ist nicht nur auf Ödeme (s. o.), sondern auch auf Dehydratation zu untersuchen, die besonders häufig bei Katzen mit nicht mehr ganz frischen Symptomen des Katzenschnupfenkomplexes beobachtet wird. Die Größe der **Körperlymphknoten**, auch der Bauchlymphknoten, der Leber und Milz soll beachtet werden (Leukose). Die **Schleimhäute** geben Hinweise auf Sauerstoffmangel (Zyanose), Entzündung (Rötung), Ischämie/Anämie (Blässe) oder starke Blutfülle (injizierte Gefäße). Unbedingt wichtig ist die Untersuchung des **Kreislaufapparates**, da er einerseits durch zahlreiche Lungenkrankheiten sekundär betroffen ist, andererseits aber auch Kreislaufkrankheiten sekundär zur Schädigung des Respirationstraktes führen.

Schließlich erfolgt die **spezielle Untersuchung** des Respirationstraktes selbst. Wir beginnen – nach der Erhebung der Atemfrequenz während der Allgemeinuntersuchung – mit der Feststellung des **Atemtyps**, der normalerweise kostoabdominal ist, mit leichtem Überwiegen des abdominalen Anteils. Eine Verstärkung des abdominalen Anteils besteht oft bei Dyspnoe, wenn die akzessorische Atemmuskulatur zu Hilfe genommen wird. Dabei wird in fortgeschrittenen Fällen auch

**Beispiel eines Formblattes zur Erhebung der Anamnese
bei Erkrankungen des Respirationstraktes (s. auch S. 14/15)**

Rasse:

Alter:

Impfungen: Hund: S, H, L, T, P, Zh   aktiv ☐   passiv ☐

                Katze: T, P, Sch, Leu,   aktiv ☐   passiv ☐

                Wann:

Herkunft:

Wann gekauft:

Vorausgegangener Aufenthalt:

Haltungsumstände:

Vorausgegangene Krankheiten:

Vorausgegangene tierärztliche Maßnahmen:

                Antibiotika/Sulfonamide:

                Kortikosteroide:

                andere:

Art der Symptome:

     Husten: ja ☐   nein ☐

                einzeln ☐   anfallsweise ☐

                trocken ☐   feucht ☐

                hart ☐   quälend ☐   schwach ☐

                tags ☐   nachts ☐   dauernd ☐

                nach Belastung ☐   in Ruhe ☐

**Beispiel eines Formblattes zur Erhebung der Anamnese
bei Erkrankungen des Respirationstraktes** (s. auch S. 14/15) (Fortsetzung)

Atemnot: ja ☐   nein ☐

                nach normaler Bewegung ☐

                in Ruhe ☐

                bei Aufregung ☐

Leistungsschwäche   ja ☐   nein ☐

Appetitlosigkeit   ja ☐   nein ☐

Abmagerung   ja ☐   nein ☐

Ging der Krankheit ein besonderes Ereignis voraus?

                ja ☐   nein ☐

            Welches:

Weitere Bemerkungen:

die Brustmuskulatur verstärkt eingesetzt. Verminderte Elastizität der Lunge führt zu einem erhöhten Einsetzen der „Bauchpresse" in der Exspiration (Doppelschlägigkeit). Es wird auf die Tiefe der Atemzüge geachtet. Oberflächliches, vorsichtiges Atmen findet man bei schmerzhaften Prozessen, tiefes, schweres Atmen oft bei Herzinsuffizienz mit Stauung in die Lunge und bei Pleuraergüssen. Kußmaulsche Atmung wird bei Azidose beobachtet (alveoläre Hyperventilation zur respiratorischen Kompensation der metabolischen Übersäuerung). Die periodisch an- und abschwellende Atmung vom Cheyne-Stokes-Typ kommt durch Gehirnischämie meist infolge ungenügenden Herz-Zeit-Volumens zustande. Ebenfalls auf Herzinsuffizienz, aber auch auf Gehirnerkrankungen mit Beeinträchtigung der Atemzentren deutet die periodische Atmung hin mit initial tiefen und sich evtl. bis zu vorübergehendem Atemstillstand abflachenden Atemzügen.

Anhand von Atemfrequenz, -typ und -intensität lässt sich eine **Dyspnoe** objektiv recht gut erkennen. Zusätzlich kann – wichtig besonders bei langhaarigen Hunden und Katzen – durch Palpation des Thorax die Bewegung der Rippen festgestellt werden, die bei Dyspnoe nach außen gedreht werden. Schwere Dyspnoe ist von Auswärtsstellen der Ellbogen begleitet. Dyspnoische und geschwächte Tiere zeigen oft „Backenblasen". Außerdem wird bei Atemnot vielfach ein Erweitern und Verengen der Nasenöffnungen mit den Atemzügen beobachtet. Inspiratorische Dyspnoe wird bei Zwergrassen mit Trachealkollaps im Halsbereich, exspiratorische bei Kollaps des Brustteils der Trachea und der Bronchen gesehen.

Husten ist eines der häufigsten Symptome der Atemwegskrankheiten. Er tritt allerdings selbst bei Lungenkrankheiten keineswegs immer regelmäßig auf. So fehlt er bei interstitieller Pneumonie und Lungenfibrose fast immer. Husten kann plötzlich einsetzen bei Infektionskrankheiten wie Staupe, Zwingerhusten und Katzenschnupfen und ist dann oft mit fieberhaften Allgemeinstörungen verbunden, anfangs rau, trocken und schmerzhaft, bald jedoch feuchter werdend. Schlagartig einsetzende, schwere, laute Hustenanfälle ohne Allgemeinstörungen (zumindest anfangs), besonders nach Stöbern im Gebüsch oder in Getreideäckern, sprechen für intrabronchiale Fremdkörper. Zu bestimmten Jahreszeiten oder in bestimmter Umgebung vorkommende Hustenanfälle, evtl. mit Dyspnoe, sprechen für Allergien. Schwaches, meist feuchtes bis röchelndes Husten mit Dyspnoe und Zyanose kommt bei Lungenödem vor.

An der **Nase** wird auf Art und Menge von Ausfluss sowie Bewegungen der Nasenöffnungen geachtet, ferner ob die Atemluft beiden Nasenöffnungen gleichmäßig entströmt (ggf. bei In- und Exspiration jeweils ein Nasenloch zuhalten). Sistieren des Luftstroms aus einer Nasenöffnung kommt bei Obstruktionen apikal der Choanen vor. Die Atemluft riecht normalerweise artspezifisch. Der Geruch wird faulig-süßlich bei Lungengangrän, kariös bei Knochennekrose, oft urinös bei Urämie. Geruchsabweichungen können bei Erkrankungen an den Lefzen, in der Mundhöhle oder auch bei reiner Fleischfütterung vorkommen. Die Adspektion der Nasen- und Nasennebenhöhlengegend lässt Auftreibungen oder Einziehungen erkennen. Tumoren in den Nasenhöhlen können manchmal aus den Nasenöffnungen heraussehen oder den Schädel oder Gaumen vorwölben. Die Palpation der Nase zeigt normalerweise häutige bzw. knöcherne Konsistenz. Nachgiebigkeit wird bei Osteomalazie, Osteofibrose, Rachitis, Tumoren, Frakturen beobachtet. In manchen dieser Fälle besteht Schmerzhaftigkeit; sie wird auch bei Druck in die Nähe von Zahnfisteln und Zahnwurzelentzündungen sowie bei Sinusitis beobachtet.

Es schließen sich Adspektion der **Kehlkopfgegend** und deren Umgebung von außen (Umfangsvermehrungen bei Entzündungen, Abszessen, Tumoren, Speichelzysten und -steinen, Schilddrüsenvergrößerungen) sowie deren Palpation (Schmerzhaftigkeit, Wärme, Konsistenz, Verschieblichkeit, Zuordnung zu einem Organ) an. Durch leichten Druck auf Aryknorpel und Trachea wird Husten auszulösen versucht, außerdem die Konsistenz und Nachgiebigkeit der Luftröhrenringe geprüft. Die Adspektion des Rachenraums lässt außer evtl. Tonsillenveränderungen besonders Sekretbildungen erkennen. Außerdem lässt sich der weiche Gaumen und seine Lage zum Kehlkopf, seine Größe, Form und Beweglichkeit beurteilen, schließlich der Kehlkopf selbst adspizieren. Dies ist jedoch unter Narkose besser möglich.

Der **Thorax** wird bereits bei der Beobachtung der Atmung der Adspektion unterworfen. Dabei stellt man gleichzeitig fest, ob die Wölbung und Beatmung beidseitig gleichmäßig ist. Einseitige Vorwölbung ohne Teilnahme an der Atembewegung kommt bei einseitigem Pneumothorax vor. Die Palpation zeigt an, ob Schmerzhaftigkeit vorliegt, die generalisiert (trockene Pleuritis) oder lokalisiert sein kann (Rippenfraktur). Außerdem können bei langhaarigen Rassen Brustwölbung und Beatmung kontrolliert werden. Ferner gestattet die Palpation die Feststellung des Herzspitzenstoßes, seine Intensität und Lokalisation. Hochgradige Herzgeräusche lassen sich bereits anhand des Schwirrens ermitteln. Der Herzschlag schwächt sich bei Ergüssen in die Brusthöhle oder den Herzbeutel bis zum Verschwinden ab. Dies gilt aber auch für fette Tiere und – weniger ausgeprägt – für Hunde mit tiefem Thorax. Die Perkussion gibt Aufschluss, ob die Lunge ventiliert ist (voller Lungenschall). Sie wird i. d. R. als Finger-Finger-Perkussion durchgeführt. Eine Abkürzung erfährt der Perkussionsschall bei Verdichtungen der Lunge mit verminderter Ventilation (Ödem, Induration, Infiltration). Er wird leer bei Flüssigkeitsansammlungen in der Brusthöhle (jeweils in den tief liegenden Regionen der Brusthöhle unabhängig von der Stellung des Patienten; oft nur unsicher festzulegen), umfangreichen Neubildungen oder Verschwartungen (ortsstabil) und bei Verdichtungen von Teilen der Lunge. Oft besteht dorsal über den Verdichtungen ein überlauter Schall (vikarierendes Emphysem), der auch bei dem bei Hund und Katze seltenen Lungenemphysem meist randständig gehört werden kann.

Die Auskultation verlangt Ruhe in der Umgebung; auch der anwesende Besitzer sollte vorübergehend zum Schweigen gebracht werden. Es ist wichtig, die extrathorakalen Nebengeräusche zu erkennen (Reiben des Phonendoskops auf dem Haarkleid, besonders beim Zittern des Patienten). Auch werden erfahrungsgemäß nicht nur vom Anfänger Atemgeräusche oft als Herzgeräusche missgedeutet (Differenzierung: vorübergehendes Zuhalten von Mund und Nase). Es muss das gesamte Lungengebiet sorgfältig auskultiert werden. Bei der Katze wird die Erhebung eines verlässlichen Lungenauskultationsbefundes nicht selten durch anhaltendes Schnurren vereitelt; Massage des Kehlkopfes schafft nur vorübergehend Abhilfe. Der aufgeregte Hund hechelt bei der Untersuchung, wodurch ein rein bronchiales Atemgeräusch entsteht, dessen Qualität beachtet werden sollte. Um dann auch die Lungenventilation auskultieren zu können, muss der Hund durch Zuhalten der Mundspalte zur ruhigeren und tieferen Nasenatmung gezwungen werden, was allerdings ebenfalls nicht immer gelingt.

Das normale Atemgeräusch über der Lunge des großen Hundes ist das feine Vesikuläratmen. Je kleiner das Tier wird, umso deutlicher treten bronchiale Geräusche hinzu, so dass ein bronchovesikuläres Atemgeräusch resultiert, das auch das übliche Geräusch der gesunden Katze ist. Der bronchiale Anteil ist besonders deutlich über der Bifurkation zu hören (dorsal der Herzbasis im fünften Interkostalraum). Die beidseitige Auskultation bringt eine eventuelle Asymmetrie der Geräusche zutage (kein Atemgeräusch bei Neubildungen, Zwerchfellrupturen oder Pleuraverschwartungen – dabei leerer Perkussionsschall; bei Pneumothorax – dabei tympanischer Perkussionsschall). Raues bis scharfes Bronchovesikuläratmen kommt bei Erkrankungen der Trachea und der Bronchen mit Verengung des Lumens vor. Feuchte Rasselgeräusche werden ausgelöst durch Vermischung der Atemluft mit Sekret in den Bronchen; dieses Gemisch wird durch In- und Exspiration bewegt, wodurch Schaumblasen platzen. Es ist dabei erforderlich, dass die mit Schaum oder Flüssigkeit gefüllten Luftwege noch so weit ventiliert werden, dass die Luft noch bis in die tiefsten Luftwege gelangen kann. Andernfalls kann der Schaum nicht bewegt werden, und es können keine Rasselgeräusche entstehen. Dies ist der Grund, warum selbst (und gerade) bei schweren akuten Lungenödemen bisweilen keine Rasselgeräusche vernommen werden.

So genannte trockene Rasselgeräusche oder Knisterrasseln entsteht beim Kollabieren und Auseinanderreißen der Mikrobronchien bei Ex- und Inspiration. Schabegeräusche werden bei trockener Pleuritis gehört; sie entstehen durch Reiben der rauen Pleura pulmonalis auf der Pleura costalis bei der Atmung. Reines Bronchialatmen (Röhrenatmen) wird bei verdichtetem luftleeren Lungengewebe und nach Ventilation der Bronchen vernommen (Hepatisation). Stenosengeräusche (Hiemen und Giemen) rühren von verengten Luftwegen her. Es wird bei Asthma bronchiale und chronischen und akuten obstruktiven Lungenerkrankungen festgestellt.

Eine sehr wichtige Untersuchungsmethode des Respirationstraktes ist die **Röntgendiagnostik**. Sie ist für dieses Organsystem besonders gut geeignet, da hier das „negative Kontrastmedium" Luft eine gute Darstellung des Gewebes zulässt. Spezielle Probleme müssen der einschlägigen Fachliteratur vorbehalten bleiben (SUTER 1984). Hier können nur einige allgemeine Richtlinien angesprochen werden.

Die Belichtungszeit muss möglichst kurz gewählt werden (0,01 s), um eine Veratmung zu verhindern. Es sollten Kassetten mit Verstärkerfolie verwendet werden. Die Röntgenaufnahme sollte auf der Höhe der Inspiration durchgeführt werden. Es sollten mindestens zwei Röntgenaufnahmen hergestellt werden: eine ventrodorsal, eine Zweite laterolateral. In Rechtsseitenlage liegt das Herz dem Sternum an. Der rechte Zwerchfellpfeiler wird vor dem linken projiziert. Der rechte kraniale Lungenlappen liegt dorsal vom linken. In Linksseitenlage sind die Verhältnisse umgekehrt. Das Herz hebt sich in Linksseitenlage vom Sternum leicht ab. In den Seitenlagen befinden sich die Lungenarterien immer dorsal, die Venen ventral des Bronchus. Bei Rückenlage verlaufen die Arterien lateral, die Venen medial. Außerdem füllt sich der Lobus accessorius besser mit Luft als in Sternallage. Bei lateralem Strahlengang lassen sich die Aorta und die Vena cava caudalis gut verfolgen. Der Zentralstrahl sollte bei dorsoventralem Strahlengang in Höhe des Hinterrandes der Skapula senkrecht zu Wirbelsäule und Brustbein gerichtet sein. Bei lateralem Strahlengang trifft der Zentralstrahl in den fünften Interkostalraum.

Die Trachea kann bei lateralem Strahlengang gut verfolgt werden. Sie endet in Höhe der fünften Rippe oder im fünften Interkostalraum mit der Bifurkation. Neubildungen in der Trachea heben sich als runde bis vielgestaltige Verschattungen infolge des „Luftkontrastes" gut ab. Der Trachealkollaps im Halsteil wird bei Inspiration, im Brustteil bei Exspiration besonders deutlich gesehen. Die Bronchien stellen sich aufgrund der sie begleitenden Gefäße ein kurzes Stück weit dar. Intrabronchiale Fremdkörper erscheinen je nach Dichte selbst oder aufgrund der durch sie ausgelösten entzündlichen Infiltration. Bei Wandverdickung infolge chronischer Bronchitis, insbesondere also bei Kalzifikation, werden die Wände selbst sichtbar. In diesen Fällen stellen sich quer getroffene Bronchien auch höherer Ordnung als Ringe dar.

Die Dichte des Lungengewebes kann nur in einer guten Röntgenaufnahme beurteilt werden. Es gehört Übung zur Beurteilung der Dichte. Stärkere Aufhellung (auf dem Negativröntgenfilm Schwärzung) wird bei vermehrter, Verschattung (Hellfärbung) bei geringer Luftfüllung beobachtet. Wichtig ist dabei aber die tiefe Inspirationsstellung. Die Veränderungen können die gesamte Lunge, einen Flügel, einzelne Lappen oder Teile davon erfassen. Die Lokalisation wird durch Aufnahmen in zwei Ebenen festgestellt. Zu unterscheiden sind ferner Alveolar-, interstitielle und Gefäßzeichnung. Die **Alveolarzeichnung** zeigt sich als zarte diffuse bis kleinflächige, bisweilen bei Aerobronchogramm deutlich bis stecknadelkopfgroße strukturierte Verschattungen. In diesem letzten Falle lässt sich die Ursache der Verschattung in einer Pneumonie oder einem Alveolarödem suchen. Dagegen führen Tumoren eher zu einem Verschwinden der Bronchialzeichnung (Kompression). Auch Ergüsse in den Thorax oder Mediastinalödeme haben nicht die Ausbildung eines Aerobronchogramms zur Folge. Die Alveolarzeichnung wird ebenso beobachtet bei bakteriellen Pneumonien, Blutungen in die Lunge oder Blutaspiration sowie alveolärem Lungenödem (durch Linksherzinsuffizienz, Gehirntrauma, Ersticken, ANTU-Vergiftung).

Die stärkere **interstitielle Zeichnung** erscheint auf dem Röntgenbild als Verstärkung des feinstreifigen Interstitiums; es werden feinspinnengewebige bis wabige Strukturen sichtbar. Neben den senkrecht getroffenen Blutgefäßen, die sich als kreisrunde oder ovale Verschattungen darstellen und von denen das dazugehörige Blutgefäß als schwach gezeichneter Streifen abzugehen scheint, werden bei verstärkter interstitieller Zeichnung weitere rundliche bis vielgestaltige Verschattungen gesehen. Scharf gezeichnete und begrenzte dünne Streifenzeichnung deutet auf einen chronischen inaktiven, breitere, schlecht begrenzte, „verwaschene" streifige bis federwolkenartige Verschattung auf einen aktiven interstitiellen Prozess hin. Ältere Tiere, besonders reine Stubenhunde oder -katzen starker Raucher, haben häufig eine deutlichere Interstitialzeichnung durch Inhalation von Rauch- und Staubpartikeln. Interstitielle Zeichnung wird außerdem vereinzelt bei viralen Infektionskrankheiten gesehen (später oft in Alveolarzeichnung oder gemischte interstitielle/alveoläre Zeichnung übergehend), ferner bei mykotischen oder allergischen Pneumonien. Auch interstitielle Ödeme – oft Vorläufer der alveolären Ödeme – führen eine Verstärkung der interstitiellen Zeichnung herbei.

Eine verstärkte **Gefäßzeichnung** fällt als Vermehrung der dargestellten Anzahl der Gefäße auf, die sich bis in die Enden der Lunge erstrecken kann. Die normalerweise schon sichtbaren Blutgefäße sind verbreitert. Die Beurteilung einer verstärkten Gefäßzeichnung ist besonders in geringeren Graden oft recht subjektiv. Sie setzt Erfahrung und eine optimal belichtete und entwickelte Röntgenaufnahme voraus. Verstärkte Gefäßzeichnungen kommen vor bei Lungenkongestion unterschiedlicher Ursache (akute Infektionskrankheiten der Lunge, Linksherzinsuffizienz, Links-Rechts-Shunts). Eine Verringerung der Gefäßzeichnung, besonders aber eine Verschmälerung der Vena-cava-Zeichnung und Verkleinerung des Herzschattens, kommt vor bei Hypovolämie. Die seltenen Lungengefäßthrombosen zeigen sich – unsicher – wenn ein größeres Blutgefäß (Arterie) plötzlich abzubrechen scheint.

Eine **Blutuntersuchung** gibt bei Lungenkrankheiten, besonders akuten Entzündungen oder bei Verdacht auf Leukose, weiteren Aufschluss. Insbesondere lassen sich durch Verlaufsuntersuchungen prognostische Rückschlüsse ziehen. Neben dem Hämatokrit sollte das weiße Blutbild ermittelt werden (Leukozytose mit Neutrophilie und Linksverschiebung bei entzündlichen Erkrankungen der Lunge oder Pleura); die Blutkörperchensenkungsreaktion ist beschleunigt. In manchen Fällen von Leukose lassen sich anhand des Blutbildes wichtige Hinweise ermitteln. Bei der Katze mit entsprechendem Verdacht sollten die Tests auf Leukose nicht fehlen (s. d.). Eine aufschlussreiche, leider in praxi nur selten durchführbare Untersuchung ist die **Blutgasanalyse**. Sie ist bei Lungen- (und Herz-)Krankheiten nur im arteriellen Blut sinnvoll. Wir entnehmen arterielles Blut bei Hund und Katze an der Art. femoralis. Bestimmt werden Blut-pH-Wert, P_{CO_2}, P_{O_2}, Standardbicarbonat, Basenüberschuss.

Eine wesentliche Bereicherung erfuhr die Diagnostik durch die **Endoskopie**. Verwendet werden i. d. R. starre Endoskope mit Geradeaus-Blickrichtung. Für die Nase eignen sich Arthroskope der Humanmedizin mit einem Durchmesser von 2 bis 3 mm. Die zu rhinoskopierenden Patienten müssen reflexlos narkotisiert sein, da die Manipulation den Niesreflex auslöst und beim Niesen die feinen Instrumente einerseits die Nasenschleimhaut sofort verletzen, andererseits selbst irreversibel verbogen werden. Bei Hund und Katze bestehen drei Nasengänge, der dorsale, der mittlere und der ventrale, wobei der mittlere durch die weit nach vorn ragende mittlere Nasenmuschel in einen dorsalen und einen ventralen Schenkel geteilt wird. Man kann alle Nasengänge bei nicht zu kleinen Tieren der ganzen Länge nach untersuchen bis zu den kleinen Endoturbinalia am Siebbein. Bei brachyzephalen Rassen sind der Rhinoskopie enge Grenzen gesetzt. Der Ductus nasopharyngeus lässt sich mit einem beleuchteten Spiegelspatel, Pharynx respiratorius und Kehlkopf mit einem Laryngoskop, in der Größe der Rasse angepasst, untersuchen. Für die Adspektion der Kehlkopfhöhle, der Trachea und der Bronchien sind Bronchoskope unterschiedlicher Länge und Durchmesser erforderlich. Die Trachea ist queroval und von weißlich-rosaroter Schleimhaut ausgekleidet. Die Gefäße sind i. Allg. gut sichtbar. Die Knorpelspangen berühren sich dorsal nicht ganz. Bei dorsoventralem Kollaps senkt sich die häutige Verbindung zwischen den Knorpelspangenenden weit ins Lumen, das im Halsteil bei In-, im Brustteil bei Exspiration stark verengt wird. Endoskopisch lassen sich weiterhin Entzündungen, Schleimansammlungen und Neubildungen gut erkennen. Die Bifurcatio tracheae zeigt normalerweise ein scharfes Septum und weit geöffnete Hauptbronchien, deren Lumen sich bei der Atmung nicht verändert. Neubildungen oder Ödeme des Mediastinums führen ebenso wie „air trapping" zu oft erheblichen Verbreiterungen des Septums. Bei Druckerhöhung im Thorax während der Exspiration infolge air trapping bei obstruktiven Lungenerkrankungen erfolgt eine Verengung der Bronchiallumina bei Ex- und eine relative Erweiterung bei Inspiration.

Während der Bronchoskopie lassen sich Schleimproben oder Spülproben zur bakteriologischen und zytologischen und Biopsieproben zur histologischen Untersuchung entnehmen.

Eine weitere wichtige diagnostische Methode ist die Lungenbiopsie. Sie wird als Blindbiopsie im achten Interkostalraum etwas (1/2 bis 1 cm) oberhalb der Rippen-Rippenknorpel-Fuge durchgeführt oder gezielt unter Durchleuchtungskontrolle (Abszess, Tumor, Kaverne). Zur Biopsie können Biopsiegeräte nach Menghini oder auch – zur „Feine-Nadel-Biopsie" – normale Kanülen der Größen 1 bis 1,2 verwendet werden. Das Vorgehen gleicht dem bei Leber- oder Lymphknotenbiopsie (s. d.). Das gewonnene Material wird histologisch und/oder mikrobiologisch untersucht.

7.4 Spezielle Krankheiten der Atmungsorgane

7.4.1 Nase, Nasennebenhöhlen

7.4.1.1 Rhinitis

Definition: Akute oder chronische Entzündung der Nasenschleimhaut.

Ätiologie:

Viren: Beim Hund Staupe (Morbillivirus [Paramyxoviren]), Zwingerhustenkomplex (Canines Adenovirus 2 [CAV 2], Parainfluenza-Virus, oft Mischinfektionen, häufig kompliziert durch bakterielle Sekundärinfektionen wie *Bordetella bronchiseptica*; MAYR 1993), Herpesvirus canis. Bei der Katze felines Calicivirus, felines Herpesvirus (Rhinotracheitisvirus), Reoviren.
Bakterien: In der Regel Sekundärerreger (meist Staphylokokken, *Escherichia coli*, Pseudomonas); Primärerreger können *Bordetella bronchiseptica* und *Pasteurella multocida* sein.
Fungi: Häufiger beim Hund als bei der Katze auftretend. Am häufigsten kommen vor *Aspergillus fumigatus*, verschiedene Arten von Penicillium und *Cryptococcus neoformans*.
Parasiten: *Linguatula serrata*, *Pneumonyssus caninum*; GOTHE u. Mitarb. (1991) fanden bei einem Hund, der sich in Nepal aufgehalten hatte, drei Exemplare von *Myxobdella annandalei*, einer Egelart, in der Nasenhöhle. Sie erwähnen auch *Rhipicephalus sanguineus*, *Echinococcus granulosus*, *Ancylostoma caninum* und Dirofilarien als gelegentliche Parasiten im nasopharyngealen Bereich.
Allergien: Über ihre Inzidenz gehen die Meinungen auseinander. In Frage kommen besonders aerogen aufgenommene Agentien wie Hausstaub, Hausstaubmilbe, Pollen.
Gase: Rauchgase, heiße Luft.
Fremdkörper: In der Regel Pflanzenmaterial wie Grannen, Holzstücke, Halme, selten Steine, Sand; meist spontan inhaliert, bisweilen durch spielende Kinder („Steckdoseneffekt"), selten sadistisch eingebracht.
Regurgitation oder Erbrechen von Mageninhalt oder Futter. Häufig bei Spaltbildung (harter, weicher Gaumen) anzutreffen.
Zahnwurzelabszesse: Sie sind nicht selten Ursache für schwer beeinflussbare chronische Rhinitiden. Betroffen sein können besonders die Canini, aber auch Backenzähne. Auch nach deren Extraktion bleiben oft Verbindungen zwischen Mund- und Nasenhöhle, wodurch Futter eingekaut und massive Parodontitis und Rhinitis unterhalten werden.
Neoplasien: Benigne Polypen, Malignome (Plattenepithelkarzinom, Adenokarzinom, Chondro- oder Osteosarkom, Fibrosarkom, Lymphom).
Otitis media: Polypöse Veränderungen mit Hindurchwachsen des Polypen durch die Eustachische Röhre in den Pharynx; bakterielle Otitis media.
Pathogenese: Das auslösende Agens führt zur Schwellung der Schleimhaut mit vermehrter Bildung eines zunächst wässrigen, später durch Austritt von Leukozyten schleimig-eitrigen bis eitrigen Sekrets. Schwellung und Sekret erschweren die Atmung, der vorübergehende Verlust oder die Beeinträchtigung des Geruchsvermögens in Verbindung mit gestörtem Allgemeinbefinden führen zu In-

appetenz mit Anorexie. Die Krankheit wird häufig durch prädisponierende Faktoren (Erkältung mit vorübergehender Schleimhautischämie) begünstigt, kann aber auch ohne vorausgegangene Schädigung ausgelöst werden.

Klinisches Bild: Die Erkrankung verläuft akut oder chronisch. Die **Rhinitis acuta** (Koryza) wird vorwiegend durch Viren, Allergene oder Fremdkörper ausgelöst. Im Vordergrund stehen Niesen und zunächst seröser Nasenfluor. Die Schleimhautschwellung erschwert die Atmung und beeinträchtigt die Geruchsempfindung und damit den Appetit. Besonders Katzen verweigern Futter- und Wasseraufnahme, was wiederum sehr schnell Gewichtsverlust mit Dehydratation nach sich zieht. Die Krankheit kann im Stadium der **Rhinitis catarrhalis acuta** zur Abheilung kommen, wird aber – besonders durch Hinzutritt einer Infektion mit Eitererregern – nicht selten schleimig und eitrig (**Rh. mucosa** bzw. **purulenta**). Häufig verkrusten die Nasenöffnungen, was besonders den Hund zu forcierter In- und Exspiration zwingt; erst bei völlig verlegten oberen Atemwegen wird die Mundatmung durchgeführt. Niesen und der Versuch, die Atemwege durch Kratzen zu befreien, sowie entzündliche Erosionen größerer Blutgefäße können Blutungen provozieren. Die Krankheit kann im akuten Stadium abheilen, aber auch einen chronischen Verlauf nehmen und durch Erkrankungen der Nebenhöhlen, tieferen Luftwege oder Mundhöhle (Katze) kompliziert werden, insbesondere bei der Katze durch Anorexie und Dehydratation auch schwere Allgemeinsymptome hervorbringen.

Die **Rhinitis chronica** kann aus der akuten hervorgehen oder auch von Beginn an chronisch verlaufen. Unterschieden werden können eitrige, fibrinöse, atrophierende, granulomatöse oder polypöse (hypertrophierende) Rhinitiden. Auch hier kommt es durch Aufschlagen des Kopfes beim Niesen oder durch Befreiungsversuche mit den Pfoten sowie durch Erosionen zu Blutungen. Die Patienten verunreinigen oft monatelang mit eitrigen Auswürfen ihre Umgebung. Bei granulomatösen Rhinitiden treten die Granulome hin und wieder aus den Nasenlöchern hervor. Die Atmung kann erschwert, die Futteraufnahme beeinträchtigt sein. **Sinusitis**, die Entzündung der Nebenhöhlen (Stirnhöhlen, bei der Katze Keilbeinhöhle, bei beiden Tierarten Recessus maxillaris), kommt als Hydrops oder Empyem vor mit Schwellung oder Verklebung der Ausführungsgänge. Sie beeinträchtigt das Allgemeinbefinden, kann Fieber und offenbar Schmerzen hervorrufen. Komplikationen können durch lymphogene Fortleitung ins Gehirn auftreten.

Akute Rhinitis:
– Virale Infektion, Trauma, Fremdkörper.

Chronische Rhinitis:
– Zahnwurzelentzündung, Tumoren, Fremdkörper, Fungi, Parasiten, Spaltbildungen.

Unilateral:
– Fremdkörper, Tumoren (später bisweilen beidseitig), Zahnwurzelvereiterung (bisweilen bilateral, wenn beide Kieferhälften betroffen sind), Traumen, selten im Anfang von Infektionskrankheiten.

Bilateral:
– akute virale und chronische Rhinitis mit bakterieller Infektion, Allergie, Traumen mit Schädigung beider Nasenhöhlen, Tumoren mit Beeinträchtigung beider Nasenhöhlen.

Ausfluss:
– Serös: akute virale Rhinitis, Fremdkörper (anfangs), allergisch.
– Mukös, purulent: akute Rhinitis mit bakterieller (Sekundär-)Infektion, chronische Rhinitis, parasitäre oder mykotische Rhinitis, Zahnwurzelvereiterung, länger bestehender Fremdkörper, Tumorose.
– Hämorrhagisch: Tumoren, traumatisch, chronische infektiöse Rhinitiden, Aufschlagen des Kopfes beim Niesen; ferner bei Koagulopathien.
– Regurgitation (Futterbestandteile): Spaltenbildung im weichen oder harten Gaumen, Lähmung von Kehlkopf oder Ösophagus.

Diagnose: Wichtig ist der exakt aufgenommene Vorbericht, der die eventuell auslösende Ursachen aufzudecken vermag:
Fremdkörper: plötzliches anfallsartiges Niesen nach Stöbern in Wald, Wiese oder Getreidefeld, beim Spielen mit Kindern.

Trauma: Verkehrsunfall, Beißerei. Aufklären der Impfsituation. Einatmen heißer oder reizender Gase.

Die *klinische Untersuchung* muss berücksichtigen, ob Nasenausflüsse ein- oder beidseitig auftreten, welcher Qualität und Quantität sie sind, wie lange sie bestehen. Die Untersuchung muss sich auch auf die Umgebung der Nasenhöhlen erstrecken (ein- oder beidseitige Auftreibungen, äußere Verletzungen, Zusammenhangstrennungen oder Auftreibungen des Gaumens, Erkrankung der Zähne, evtl. des Kehlkopfs und des Ösophagus, Augenausfluss). Dabei muss auch auf Schmerzhaftigkeit und die Konsistenz geachtet werden (Palpation). Wichtig ist die Feststellung, ob Atemluft aus beiden Nasenöffnungen austritt (Lippen des Untersuchers anblasen lassen oder Wattebausch abwechselnd vor die Nasenöffnungen halten).

Die *Röntgenuntersuchung* wird laterolateral, ventrodorsal, dorsoventral mit in die Mundhöhle eingeschobener Kassette und frontal (in Richtung auf die Stirnhöhlen) durchgeführt. Dabei wird auf die Dichte geachtet (nimmt zu bei Flüssigkeitsansammlung einschließlich Blut und seröses und eitriges Sekret, ferner bei Fremdkörpern und Tumoren), ferner auf Einseitigkeit, Umfangsvermehrung, Rarifizierung der Knochen (Tumoren, Mykose, chronische Rhinitis, Zahnwurzelabszesse).

Endoskopische Untersuchungen können die örtliche Zuordnung, das Ausmaß und die Schwere der Veränderungen sichtbar machen. Außerdem gelingt es, Probenmaterial gezielt zu entnehmen (Bioptate zur zytologischen oder/und histologischen Untersuchung, Material zur virologischen, bakteriologischen und mykologischen sowie parasitologischen Untersuchung). Die Rhinoskopie sollte zuerst mit einem flexiblen Endoskop retrograd durch die Mundhöhle und danach mit einem starren Endoskop orthograd durchgeführt werden. Wichtig ist, dass die Tiere in reflexlose Narkose verbracht werden, da sonst durch den Niesreflex eine Verletzung der Schleimhaut mit erheblicher, die weitere Untersuchung unmöglich machender Blutung und eine Beschädigung des Endoskops erfolgen können. Die Beurteilung erfolgt nach anatomischer Form, Schleimhautfarbe, Gefäßzeichnung, Oberflächenbeschaffenheit, Auflagerungen, Läsionen und Defekten, Beurteilung des Sekrets nach Menge, Farbe, Viskosität und Beimengungen sowie nach Fremdkörpern (FISCHER u. Mitarb. 1992).

Die virologische, bakteriologische und ggf. mykologische Untersuchung ist bei akuten Rhinitiden nicht unbedingt erforderlich, jedoch besonders bei länger dauernden Krankheiten. Im Falle der bakteriologischen Untersuchung sollte dann immer ein Antibiogramm angefertigt werden.

Diagnose: Besonders wichtig ist ein gezielt aufgenommener Vorbericht (Allergene, reizende Substanzen). Klinisches Bild, Erregernachweis, Adspektion (Fremdkörper) und Röntgenuntersuchung können die Diagnose sichern. Sinusitis wird röntgenologisch nachgewiesen.

Differentialdiagnose: Epistaxis führt zu Nasenbluten ohne Entzündung, maligne Tumoren können granulomatöse Rhinitiden vortäuschen.

Prognose: Akute Rhinitiden bei Heilung der Grundkrankheit meist günstig, bei schwerer Rhinotracheitis felis zweifelhaft; chronische Rhinitiden ungünstig, wenn es nicht gelingt, die Ursache zu ermitteln und abzustellen.

Therapie: Geringgradige akute seröse Rhinitiden heilen spontan ab und bedürfen keiner Behandlung. Wichtig ist die Freihaltung der Nasenöffnungen. Das Nasensekret ist vorsichtig mit einem Wattebausch zu entfernen, der zur Beseitigung von verkrustetem Sekret in warme physiologische Kochsalzlösung getaucht wird. Die Umgebung der Nasenöffnungen wird mit Vaseline abgedeckt. Fremdkörper sind zu entfernen. Die Patienten sollen aus staubiger Umgebung herausgenommen werden, die Raumtemperatur sollte nicht über 20 °C, die Luftfeuchtigkeit nicht weniger als 50 %, besser 60 % betragen. Schleimhautabschwellende Mittel mindern die Sekretion und öffnen die Nasengänge und die Zugänge zu den Nebenhöhlen (Metazolinderivate: z. B. Nasivin, Otriven-Lsg. 0,05 %ig, auch als Spray). Mehrmals (drei- bis sechsmal) täglich sollte warme physiologische Kochsalzlösung tropfenweise in die Nase gegeben werden, damit die Schleimhaut feucht und vor Sekundärinfektionen bewahrt bleibt.

Im Einzelnen wird wie folgt vorgegangen:
- Bei **Gaumenspalten** ist der chirurgische Verschluss anzustreben.

- **Bakterielle Infektionen** sollen systemisch mit den aufgrund des Antibiogramms ermittelten wirksamen Antibiotika behandelt werden. Die örtliche Behandlung allein reicht nicht aus. Die Behandlung sollte mindestens 14 Tage, besser drei bis vier Wochen erfolgen.
- Bei **mykotischen Infektionen** eignet sich Thiabendazol, 10 mg/kg KM, zweimal täglich sechs Wochen lang. Auch Ketokonazol ist offenbar wirksam, ebenfalls 10 mg/kg KM, zweimal täglich, sechs Wochen lang. Die Leber sollte während dieser Behandlung überwacht werden (Enzymuntersuchung). Die Behandlung mit Amphotericin B ist aufwendig. Man gibt dreimal wöchentlich 0,5 bis 0,75 mg/kg KM im Dauertropf über mehrere Stunden. Dabei muss die Niere wegen dessen Nephrotoxizität überwacht werden (Urin-Protein, Serum-Kreatinin und -Harnstoff). Örtlich kann Lugolsche Lösung oder Jodkomplex mehrmals täglich eingebracht werden. Die tägliche örtliche Behandlung mit Fungiziden, unter Narkose retrograd durchzuführen, soll ebenfalls erfolgreich sein. Dazu muss der Patient in Narkose gelegt und intubiert werden. Das Antimykotikum wird durch den Arbeitskanal des Endoskops retrograd bei Kopftiefhaltung und mit Watte verschlossenen Nasenöffnungen eingebracht, so dass Nasenschleimhaut und Turbinalia gleichsam im Antimykotikum gebadet werden. Die lokale Behandlung der nasalen Aspergillose mit Enilkonazol jedoch führte beim Hund nicht zum Erfolg (BRAY u. Mitarb. 1998).
- **Allergische Rhinitiden** werden mit Prednisolon, 0,5 bis 1 mg/kg KM, zweimal täglich, nach Besserung Reduktion, behandelt. Auch die örtliche Behandlung mit Kortikosteroiden ist erfolgreich.
- **Fremdkörper** sind zu entfernen. In der Regel gelingt dies gut mittels Endoskopie. Es sollten bei länger bestehender Fremdkörperkrankheit mit stärkerer Eiterbildung eine antibiotische Therapie sowie Spülungen mit Antiseptika (Rivanol, Jodkomplexlösungen) angeschlossen werden.
- **Zahnwurzelabszesse** sind durch Zahnextraktion zu behandeln. Häufig bleibt eine Fistel zwischen Mund- und Nasenhöhle. In diesem Fall ist eine Lappentransplantation der Mundschleimhaut zur Deckung der Zahnfachöffnung durchzuführen.
- **Otitiden** werden nach Erregerbestimmung behandelt. Im Falle eines Polyps ist die chirurgische Exstirpation vorzunehmen.
- **Tumoren** sind chirurgisch zu entfernen. Eine Chemotherapie ist je nach Tumortyp durchzuführen.

Allgemeinmaßnahmen müssen bei länger dauernden Rhinitiden, zum Teil aber auch bei kurzzeitigem Bestehen, ergriffen werden.

Besonders die anorektische Katze muss künstlich ernährt (intravenös, per Magensonde) und mit Flüssigkeit versorgt werden (intravenöse DTI, subkutan). Dies sollte nach Möglichkeit ambulant erfolgen, da sich die in der gewohnten Umgebung belassenen Katzen erfahrungsgemäß besser erholen als hospitalisierte. Gegebenenfalls muss die Katze wiederholt am Tag einbestellt werden. Dagegen hat die häufig empfohlene Gabe von Vitaminen (A, C, D) nach eigener Erfahrung keine nachweisbare Abkürzung der Erkrankung erbracht. Lediglich Vitamin-B-Komplex ist bei anorektischen Katzen vorteilhaft; dies gilt besonders für Thiamin (0,5 bis 1,0 mg/kg). Sollten jedoch bereits ZNS-Symptome eingetreten sein, so ist eine Anfangsdosis von 10 bis 100 mg/Katze zu geben.

Die Behandlung wird unterstützt durch Inhalation mit schleimhautabschwellenden und antiphlogistischen Mitteln bei großer Teilchengröße. Auf die Verwendung von Ölen sollte verzichtet werden (Verklebung der Zilien). Gute Erfolge werden erzielt durch Spülung mit Jodkomplexlösungen (z. B. Betaisodona). Bei schleimig-degenerativer Rhinitis hilft allenfalls die chirurgische Intervention.

7.4.1.2 Epistaxis

Definition: Nasenbluten verschiedener Ursache.
Ätiologie: Traumen, häufig in Verbindung mit Rhinitis oder Fremdkörpern, Tumoren, Hämostasestörungen.
Klinisches Bild: Das Blut tritt meist ein-, seltener beidseitig aus, wird bisweilen abgeschluckt und führt in schweren Fällen zu Bluterbrechen oder Meläna, bisweilen auch zur Aspiration. Im Gegensatz zu Blutaustritten in den tieferen Luftwegen ist es kaum jemals schaumig.
Diagnose: Klinische Symptome, Rhinoskopie, Gerinnungsanalyse.

Differentialdiagnose: Wichtig ist die Erkennung der Ursache. Blutaustritte in die tieferen Luftwege, besonders Bronchien und Lunge, lassen das Blut schaumig werden, bei Lungenödemen treten blutiger Schaum oder auch blutige Flüssigkeit aus.

Prognose: Abhängig von der Ursache.

Therapie: Sie richtet sich nach der Grundkrankheit. Wichtig sind Ruhighalten des Patienten, möglichst in sitzender Stellung mit leichter Neigung der Nase nach unten (Abfluss des Blutes nach außen) sowie die Applikation von kalten Umschlägen ins Genick und auf die Nase. Die intranasale Gabe von Adrenalin o. Ä. sollte höchstens einmal wiederholt werden (Resorption!). Die Gabe von so genannten Hämostyptika hat wenig Sinn; wiederholte Gaben kleiner Mengen frischen Blutes scheinen eher wirksam zu sein. In lebensbedrohlichen Fällen muss außer einer Bluttransfusion die Tamponade der Nasenhöhle mit Thrombin-haltiger Gaze in Narkose erwogen werden.

Gute Sofortwirkungen erzielt man mit regenerierter oxidierter Zellulose auf Gazestreifen (Tabotamp), die tief in die betroffene Nasenhöhle eingebracht werden (Allgemeinnarkose oder örtliche Anästhesie erforderlich).

7.4.1.3 Tumoren

Tumoren der Nasen- und Nasennebenhöhlen kommen bei Hund und Katze relativ selten vor. In der überwiegenden Mehrzahl handelt es sich um Karzinome oder Sarkome, selten um Tumoren der Nervenenden, in der überwiegenden Mehrzahl um Adenokarzinome (MADEWELL u. Mitarb. 1989). Klinisch fallen meist einseitige Umfangsvermehrung im Bereich der Nase oder ihrer Nebenhöhlen, Niesen, in- und exspiratorisches Atemgeräusch, Epistaxis, eitriger, oft sehr übel riechender und missfarbener Nasenausfluss auf. Bisweilen wird durch Infiltration in die Umgebung Exophthalmus beobachtet, auch Lockerung von Zähnen kommt vor. Zur Diagnose werden Röntgenuntersuchung und Biopsie herangezogen. Differentialdiagnostisch kommen chronische Rhinitiden und Fremdkörper in Frage. Stenosierte Nasengänge brachyzephaler Hunde (und Perserkatzen), zu langer weicher Gaumen, Kehlkopflähmung und Luftröhrenkollaps führen ebenfalls zu Atemgeräuschen und -beschwerden. Prognostisch sind Nasentumoren vorsichtig bis ungünstig zu beurteilen, da Rezidive und Metastasen sehr häufig vorkommen. Therapeutisch ist die radikale Ausräumung des Tumors allein Erfolg versprechend, kommt aber häufig zu spät. Die anschließende Bestrahlung wird besonders in Amerika durchgeführt und soll zu langen Remissionen führen. Auch die immunrestaurative Therapie mit Levamisol (2,0 bis 2,5 mg/kg) ist empfohlen worden. Mit zytostatischer Therapie besteht dagegen wenig Erfahrung.

7.4.1.4 Zahnanomalien

Zahnwurzelentzündungen oder aberrante Zahnanlagen im Oberkiefer können einseitigen chronischen Nasenausfluss verursachen. Die Diagnose kann durch Röntgenuntersuchung einfach gestellt werden. Zahnfisteln brechen bisweilen auch nach außen auf und rufen umschriebene Umfangsvermehrungen im Oberkieferbereich bis zum Auge hervor. Sie dürfen nicht mit örtlichen Dermatitiden anderer Ursache verwechselt und damit falsch behandelt werden. Die Therapie besteht in der Extraktion des krankhaften Zahnes bzw. der Ausräumung der Zahnanlage.

7.4.1.5 „Rückwärtsniesen"

Unter dieser Bezeichnung ist beim Hund ein Phänomen bekannt, bei dem anfallsartig mehrfach hintereinander krampfhafte Inspirationen auftreten. Organische Veränderungen können dabei nicht festgestellt werden. Als Ursache wurden Spasmen im Ductus nasopharyngeus verdächtigt. Im Gegensatz zu Tumoren oder Fremdkörpern im Nasenbereich haben die erkrankten Hunde keinen Nasenausfluss, versuchen auch nicht, die Störung mit den Pfoten zu beseitigen. Allerdings wird das Phänomen auch bei Fremdkörpern, Sekret und Neubildungen im Nasen-Rachen-Raum beobachtet. Das Krankheitsbild hat dagegen eine gewisse Ähnlichkeit mit Anfallskrankheiten. Für diese Hypothese spricht auch das relativ gute Ansprechen auf Antiepileptika. Zwölf eigene Fälle wurden nach wochen- bis jahrelangem „Rückwärtsniesen" mit Phenobarbital in Dosen von 3, 6 oder 10 mg/kg Körpermasse behandelt, wonach in acht Fällen die „Anfälle" schlagartig verschwanden. Bei zwei Hunden kehrten die Anfälle nach plötzlichem Absetzen der Behandlung wieder, bei zwei weiteren nicht. Allerdings scheint die Krankheit nach unterschiedlicher Dauer auch spontan verschwinden zu können.

7.4.1.6 Obstruktionen der oberen Luftwege

Definition: Ständige oder vorwiegend bei forcierter Atmung auftretende Verengung der Luftwege mit Störung der Atmung.
Ätiologie: Verengung der Nasengänge bei brachyzephalen Rassen, zu langes oder „fleischiges" Velum palatinum (bei Akromegalie oder Hypothyreose), Schleimhautschwellung oder -entzündung des Kehlkopfs, Entzündung oder Lähmung der Stimmbänder, Kollabieren der Trachea; Tonsillenhypertrophie; Fremdkörper.
Pathogenese: Bei brachyzephalen Rassen werden sehr häufig Verengungen der Nasengänge durch starke Eindellung des Knorpels als Rassemerkmal beobachtet. Ebenfalls bei Brachyzephalen wird das überlange Velum palatinum angetroffen. Es legt sich über die Glottis und führt zu teilweisem Verschluss der Atemwege, was besonders inspiratorische Beschwerden mit z. T. erheblichen Stenosengeräuschen hervorbringt. Die Krankheit wird verstärkt durch eine infolge der forcierten Atmung auftretende ödematöse und entzündliche Umfangsvermehrung des weichen Gaumens. Bei Akromegalie ist die Verplumpung des Velum palatinum mit Atemstörung ein frühes Zeichen. Ebenso bei brachyzephalen, seltener auch bei „normalen" Hunden tritt durch die forcierte Atmung eine sackartige Einstülpung der Larynxschleimhaut mit Erschlaffung und Schwellung infolge des ständigen inspiratorischen Unterdruckes auf. Larynxlähmung wird bei größeren Rassen (Deutsche Dogge) hin und wieder, in einigen Fällen wiederholt, in Verbindung mit Leptomeningitis gesehen. Dagegen ist der Tracheakollaps eine recht häufige Erkrankung kleinster Rassen wie Yorkshire Terrier, Chihuahua, Toypudel. Die Trachea kollabiert entweder auf der gesamten Länge oder nur in Teilabschnitten in dorsoventraler Richtung, wobei die dorsale Wand bei Inspiration angesaugt wird und zu inspiratorischen Atembeschwerden führt. Lateraler Kollaps dagegen ist sehr selten.

Klinisches Bild: Im Vordergrund steht das mehr oder weniger starke, vorwiegend inspiratorische Atemgeräusch, das schniefend, schnarchend bis laut schnatternd oder röhrend oft weithin hörbar ist. Besonders bei Anstrengung oder Aufregung wird die Stenosierung deutlicher, so dass Atemnot mit Blaufärbung der Schleimhäute resultieren kann. Eine Blähung der Lunge, die zumindest anfangs reversibel ist, tritt hinzu. In der Röntgenaufnahme wird häufig Luft im Halsbereich des Ösophagus und über der Herzbasis beobachtet; auch im Magen befindet sich als Ausdruck der bei Atemnot angesaugten und abgeschluckten Luft eine ausgedehnte Luftblase.
Diagnose: Das klinische Bild ist meist eindeutig, die Lokalisation wird durch Adspektion (Rhino-, Laryngo-, Tracheoskopie) ermittelt.
Differentialdiagnose: In Frage kommen Tumoren, entzündliche Veränderungen, Fremdkörper, auch Herzdilatation mit Stenose der Trachea, ferner Strumen und Herzbasistumoren.
Prognose: Sofern eine operative Beseitigung der Stenose möglich ist (Gaumensegel, plastische Operation der Trachea), ist die Aussicht auf Beschwerdefreiheit günstig. Anderenfalls kann die Erkrankung in schweren Fällen außerordentlich quälend sein und Herz- und Lungenerkrankungen nach sich ziehen. Der Tracheakollaps endet bisweilen tödlich.
Therapie: Die Behandlung besteht im Versuch, durch plastische Operation die Atemwege zu erweitern oder offen zu halten. Am ehesten gelingt dies durch Erweiterung der Nasenöffnungen oder durch Kürzung des Velum palatinum. Bei Lähmung des Kehlkopfs wird eine plastische Operation mit Entfernung oder Verlötung der Stimmbänder durchgeführt. Der Tracheakollaps kann konservativ (Kortikosteroide und Bronchodilatatoren) oder – besonders in sehr stark ausgeprägten Fällen – sehr erfolgreich mit Blutgefäßdilatatoren, sog. Stents, durchgeführt werden (s. Kap. „Tracheakollaps").

In weniger schweren Fällen, besonders bei entzündlichen Veränderungen, kann man mit Ruhe und Kortikosteroiden (Prednisolon, 0,5 bis 1,0 mg/kg KM oder Dexamethason 0,07 bis 0,1 mg/kg KM) eine – wenigstens vorübergehende – Besserung erzielen. Auch die

Pinselung von Rachen und Kehlkopf mit Jodglycerin und das Besprühen mit abschwellenden Mitteln (z. B. Metazolin) kann Besserung bringen. Vergrößerte Tonsillen werden chirurgisch entfernt.

7.4.2 Kehlkopf

7.4.2.1 Laryngitis

Definition: Akute oder chronische Entzündung des Kehlkopfs meist in Verbindung mit entzündlichen Erkrankungen des gesamten oberen Respirationstrakts.

Ätiologie: Ständiges Miauen oder Bellen (ungewohnte Käfighaltung), virale Infektionskrankheiten (Infektiöse Panleukopenie der Katze, Katzenschnupfenkomplex, Zwingerhusten), reizende oder heiße Gase, Staub, Fremdkörper, Aspiration sauren Mageninhalts; Thalliumvergiftung; Trauma (Intubation).

Klinisches Bild: Lauter, kurzer und kräftiger Husten, sofort ausgelöst beim Einatmen kalter Luft oder Trinken kalten Wassers ist das auffallendste Symptom. Der Husten tritt bisweilen einzeln, meist aber anfallsweise auf. Das Allgemeinbefinden ist – außer bei fieberhafter Allgemeinerkrankung – nicht oder kaum gestört, die Tiere nehmen Futter auf, wovon allerdings wiederum Husten ausgelöst wird. Auch die leichte Palpation führt sofort zu Hustenanfällen. Vielfach werden Miauen und Bellen heiser. Besonders bei der Katze, aber auch beim Hund, kann nach lang anhaltender Lautäußerung die Stimme völlig wegbleiben. Ebenfalls bei der Katze werden nicht selten Laryngospasmen festgestellt. Laryngitiden mit gleichzeitiger Pharyngitis lösen oft Würge- und Brechreiz aus.

Diagnose: Die Diagnose wird anhand des klinischen Bildes gestellt, wobei die leichte Auslösbarkeit des Hustens durch kalte Luft oder Palpation des Kehlkopfes richtungsweisend ist. Die Adspektion (Laryngoskop) bringt Klarheit. Die Stimmbänder und ihre Umgebung sind gerötet und geschwollen, häufig mit glasigem bis eitrigem Sekret bedeckt. Auch die Epiglottis ist häufig mitbeteiligt. Chronische Laryngitiden kommen bei Hund und Katze vor und führen zu den Symptomen einer obstruktiven Erkrankung der Luftwege. Zugrunde liegen Proliferationen, die im Kehlkopf beidseitig auftreten. Die Ursache ist unbekannt. Die Diagnose kann durch Laryngoskopie, besonders gut mit einem Bronchoskop, gestellt werden.

Differentialdiagnose: Fremdkörper, Neubildungen, Bronchitiden.

Prognosen: Akute Laryngitiden günstig, chronische Laryngitiden ungünstig.

Therapie: Mit Abheilung der Grundkrankheit oder Beseitigung der Ursache klingen akute Laryngitiden meist spontan ab. Unterstützend wirken Inhalationen mit Antiphlogistika (Kamille) oder Sekretolytika. Der quälende trockene (!) Husten, der die Heilung beeinträchtigt, sollte mit zentralen Antitussiva (Codein), bei der Katze mit Phenobarbital (3 bis 6 mg/kg KM) bekämpft werden. Es ist darauf zu achten, dass sich die Patienten in nicht zu trockener (> 50 % rel. Luftfeuchtigkeit) und zu warmer oder zu kalter Umgebung aufhalten.

Chronische Laryngitiden sind meist sehr therapieresistent. Inhalation oder systemische Behandlung mit Kortikosteroiden über mindestens vier Wochen bringt Aussicht auf – oft nur vorübergehende – Besserung. Bei schwerer Atemnot muss chirurgisch interveniert werden. Im Übrigen entspricht die Therapie der der akuten Entzündung.

7.4.2.2 Tumoren des Kehlkopfs

Sie sind selten. Meist handelt es sich um Polypen, selten um Karzinome oder Lymphosarkome. Die Symptome bestehen in Husten, Heiserkeit, üblem Geruch der Atemluft bei zerfallendem Tumorgewebe, in- und exspiratorischer Dyspnoe, besonders bei Anstrengung. Die Diagnose wird durch Adspektion und Biopsie gestellt. Die Therapie ist chirurgisch.

7.4.2.3 Kehlkopfödem

Ätiologie: Trauma, Infektionskrankheiten, Allergie, heiße Gase.

Klinisches Bild: Im Vordergrund steht die schwere, nicht selten lebensbedrohliche Dyspnoe. Besonders die Inspiration lässt einen schweren Stridor erkennen, der sich auskultatorisch über dem Kehlkopf lokalisieren lässt, allerdings über die gesamten Atemwege fortgeleitet wird. Bei der Katze fällt die Mundatmung auf. Die Schleimhäute werden zyanotisch, die Patienten zeigen deutliche Angstzustände.

Diagnose: Das klinische Bild ist recht eindeutig. Die Diagnose kann durch Laryngoskopie untermauert werden, wobei die ödematös geschwollene, bisweilen auch gerötete Schleimhaut festgestellt wird.

Differentialdiagnose: In Frage kommen hauptsächlich Fremdkörper, die laryngoskopisch ermittelt werden können. Ferner muss bei Zwergrassen an den Trachealkollaps gedacht werden, der jedoch selten von Anfang an so schwer verläuft und eine längere Geschichte hat; die Diagnose erfolgt durch Röntgenuntersuchung und/oder Tracheoskopie. Kehlkopfkollaps (Laryngoskopie).

Prognose: Zweifelhaft.

Therapie: Schwere Fälle von Kehlkopfödem sind lebensbedrohlich und müssen wie Notfälle behandelt werden. Empfehlenswert ist die sofortige intravenöse Applikation von Kortikosteroiden (Prednisolon 5 mg/kg) sowie die Inhalation (Spray) einer 0,1‰igen Adrenalinlösung. Lebensbedrohliche Atemnot erfordert Tracheotomie und das Einsetzen eines Tracheotubus. Einatmen von mit Sauerstoff angereicherter Luft (Trichter, besser Sauerstoffzelt) verhindert oder behebt die Gefahr einer Hypoxämie. Die Inhalation reinen Sauerstoffs ist jedoch zu vermeiden.

In lebensbedrohlichen Fällen muss Adrenalin intravenös injiziert werden: 0,2 bis 1,0 ml der 1:10000 verdünnten Lösung.

7.4.2.4 Kehlkopfkollaps

Die selten bei kurzköpfigen Hunderassen vorkommende Krankheit, bei der Plica aryepiglottica (Hund) und Arytaenoid nach medioventral kollabieren, führt zu schwerer Dyspnoe, die besonders bei Inspiration ausgeprägt ist. Die **Diagnose** ist durch Laryngoskopie leicht zu stellen. Die **Behandlung** ist chirurgisch (Entfernung von Cartilago arytaenoidea und Plica aryepiglottica nach Tracheotomie).

7.4.2.5 Stimmbandlähmung

Definition: Ein- oder beidseitige, fast immer erworbene Lähmung der Stimmbänder mit Veränderung der Stimme und Atemstörung bei forcierter Atmung.

Ätiologie: Nervenlähmung des Nervus vagus (bzw. recurrens) infolge von Traumen.

Klinisches Bild: Bei reinen Stubenhunden und Katzen, die nie Lautäußerungen von sich geben, bleibt die Krankheit unbeobachtet, kommt in diesen Fällen auch sehr selten vor, da die Gelegenheit zu entsprechenden Traumen weitgehend fehlt. Gebrauchshunde jedoch erkranken öfter. Bei ihnen fällt die Veränderung der Stimme auf, die heiser wird, bei beidseitiger Lähmung auch völlig verschwindet (tonloses Bellen). Bei vollständiger, besonders beidseitiger Paralyse kommen inspiratorisches Atemgeräusch (Kehlkopfpfeifen des Pferdes) bis hin zu schwerer inspiratorischer Dyspnoe mit Hypoxämie – besonders in Bewegung – und Zyanose hinzu.

Diagnose: Das klinische Bild ist recht eindeutig. Es wird durch Laryngoskopie untermauert.

Differentialdiagnose: Laryngitis (die zusammen mit der Stimmbandlähmung vorkommen kann; durch Laryngoskopie ist die Differenzierung leicht möglich).

Prognose: Einseitige Lähmung nach stumpfem Trauma kann hin und wieder spontan abheilen. Bei Atrophie der Kehlkopfmuskeln ist jedoch nicht mit einer Spontanheilung zu rechnen. Dies gilt auch für die angeborenen Fälle (Husky). In diesen Fällen ist die chirurgische Intervention nötig.

Therapie: Zunächst abwarten. Bei Ausbleiben der Spontanheilung kann die Exstirpation der Stimmbandtaschen erforderlich werden.

7.4.2.6 Laryngospasmus

Der Laryngospasmus kommt bei der Katze wesentlich häufiger vor als beim Hund. Er wird durch Manipulation am Kehlkopf bei nicht ausreichender Anästhesie, durch Inhalation stark reizender Substanzen und Gase (ätherische Öle, Formalin, heiße Luft) sowie durch Organophosphate ausgelöst. Besonders bei der Katze kann dadurch eine schwere Dyspnoe verursacht werden, die lebensbedrohlich werden kann. Die Therapie besteht im Abstellen der Ursache und in der Behandlung der Grundkrankheit. Aufsprayen von Lokalanästhetika führt oft zu rascher Linderung. Insbesondere sollte bei Manipulationen am Kehlkopf auf eine reflexlose Narkose geachtet werden; dies gilt auch für endoskopische Maßnahmen.

7.4.3 Trachea

Die Luftröhre verbindet als flexibles Rohr den Kehlkopf mit den Bronchien und damit die oberen mit den tiefen Atemwegen. Ihr Halsteil reicht bis zum Brusteingang und ist gut zu palpieren. In der Brusthöhle verläuft sie innerhalb des Mediastinums und unterhalb des Ösophagus. Oberhalb der Herzbasis, auf Höhe des vierten bis fünften Interkostalraums, teilt sie sich in die Stammbronchien auf. Ihre Stütze erhält die Luftröhre durch die dorsal offenen Knorpelspangen. Untereinander verbunden sind die Trachealringe durch Bänder, dorsal die freien Enden durch den Musculus trachealis und durch Bindegewebe. Ausgekleidet ist die Trachea durch Schleimhaut aus hochprismatischem Flimmerepithel, zwischen dem Becherzellen liegen. Das Flimmerepithel in Verbindung mit dem Sekret hat die Aufgabe, durch die Atemluft inhalierte, kleine staubförmige Fremdkörper in Richtung auf den Kehlkopf hinauszuflimmern. Die Trachea hat damit eine Schutzfunktion, die durch Erkrankungen zusammenbrechen kann.

7.4.3.1 Angeborene Krankheiten

7.4.3.1.1 Hypoplasie der Trachea

Definition: Verengung der Trachea durch Verkürzung der Trachealringe.
Ätiologie: Die Krankheit ist offenbar erblich, da besonders brachyzephale Rassen betroffen sind und hierunter mit Abstand am häufigsten die Bulldoggen und der Shar Pei.
Pathophysiologie: Die Trachea ist durch die Enge nicht in der Lage, ausreichend Luft in die Lunge zu transportieren. Dies wird besonders bei vertiefter Atmung deutlich, wenn durch körperliche Leistung oder auch Erregung der Sauerstoffbedarf erhöht ist. Das Resultat sind Atembeschwerden besonders mit inspiratorischen Geräuschen. Durch die Behinderung der physiologischen Aufgaben der Luftröhre besteht eine Tendenz zu weiteren, besonders infektiösen Krankheiten der Atemwege.
Klinisches Bild: Die Krankheit kommt besonders häufig bei Bulldoggen zur Beobachtung. Aber auch andere brachyzephale Rassen können betroffen sein; HOSKINS (1995) findet Hypoplasien der Trachea auch vermehrt beim Chinesischen Shar Pei.

Typisch ist ein lautes, oft schon von weitem hörbares Stenosengeräusch, das sich bei der Auskultation über der Trachea lokalisieren lässt. Das Geräusch ist inspiratorisch meist lauter als exspiratorisch. Sowohl in der Ruhe als auch in der Bewegung kommt ein lauter, rauer, meist unproduktiver Husten zustande. Besonders bei Aufregung und in Bewegung erleidet der Hund – bei Katzen kommt die Krankheit offenbar nicht vor – Dyspnoe, die zu Hypoxie in Form von zyanotischen Schleimhäuten führen kann. In schweren Fällen kann Bewusstlosigkeit eintreten.
Diagnose: Atemgeräusche kommen gerade bei brachyzephalen Hunden und insbesondere bei Bulldoggen häufiger aus dem Bereich der Nase und des Atmungsrachens/Kehlkopfs. Sie können in die Trachea fortgeleitet sein und daher eine Stenose vortäuschen. Die Palpation ergibt eine „dünne" Trachea. Bei der endoskopischen Untersuchung fällt die Enge besonders auf: Das Endoskop kann das Lumen vollständig ausfüllen. Man muss in solchen Fällen bei der Untersuchung darauf achten, dass die freie Atmung erhalten bleibt. Die Endoskopie kann über die Ausdehnung der Krankheit Auskunft erteilen.
Differentialdiagnose: Bei brachyzephalen Rassen werden stenotische Atemgeräusche häufiger über dem Nasen-Kehlkopf-Bereich infolge von Verengungen der Nasengänge oder Verlängerung des Gaumensegels beobachtet. Die Diagnose kann durch Röntgen und besonders Endoskopie gestellt werden. In seltenen Fällen kommen beim Hund und offenbar noch seltener bei der Katze segmentale Stenosen der Luftröhre vor. Auch hier führen die Röntgenuntersuchung und die Endoskopie zur Diagnose. Fremdkörper und Neubildungen in der Trachea können zu ähnlichen Symptomen führen. Während bei Fremdkörpern die Symptome plötzlich einsetzen, führen Neubildungen zu einem langsamen Fortschreiten der Symptome.
Therapie: Eine chirurgische Korrektur ist nicht möglich. Man sollte das Tier vor Anstrengungen bewahren, Infektionskrankheiten sofort behandeln, insbesondere auch vermeiden, dass das Tier zu fett wird (Gewichtskontrolle). Vor allem aber sollte verhindert

werden, dass mit solchen Hunden gezüchtet wird.

7.4.3.1.2 Segmentale Stenose

Definition: Seltene Verengung eines oder weniger Knorpelringe, bei Hund und Katze vorkommend.
Ätiologie: Segmentale Hypoplasie (angeboren), bisweilen aber auch durch Traumen erworben.
Pathophysiologie: Sie entspricht dem unter „Hypoplasie der Trachea" Gesagten.
Klinisches Bild: Es entspricht weitgehend dem der Hypoplasie der Trachea: Atemnot, Zyanose, Husten. Während die angeborene Form von klein auf besteht, kommt die erworbene erst nach Eintritt des schädigenden Ereignisses zur Beobachtung.
Diagnose: Die Lokalisation kann häufig durch Palpation und Auskultation ermittelt werden. Sicherheit bringt die Röntgenuntersuchung, insbesondere aber die Endoskopie.
Therapie: Sofern die Krankheit auf wenige Ringe beschränkt ist, empfiehlt sich die chirurgische Exstirpation und die Verbindung der Trachealstümpfe.

7.4.3.2 Erworbene Krankheiten

7.4.3.2.1 Tracheitis

Definition: Entzündliche Reaktion der Trachealschleimhaut.
Ätiologie: Infektionskrankheiten: Staupe-, Zwingerhusten-, Katzenschnupfen-Viren, Mycoplasmen, Bordetellen, Parasiten.
Nichtinfektiös: Aspiration von infiziertem Sekret aus den entzündeten oberen Luftwegen, Aspiration von saurem Mageninhalt (bei Erbrechen), ständiges Husten oder Bellen, Inhalation von Staub, Rauch oder reizenden Gasen, Allergene, Trachealkollaps, iatrogen (Intubation, Endoskopie).
Klinisches Bild: Im Vordergrund steht der Husten, der meist trocken und sehr rau und laut ist, aber durch begleitende Krankheiten der tiefen und der oberen Luftwege auch produktiv sein kann. Er ist durch Druck auf die Trachea auslösbar. Allgemeinsymptome oder Fieber bestehen bei alleiniger Tracheitis nicht, ebenso werden keine Leukozytose (allenfalls als Ausdruck einer Stressreaktion, die zur Neurophilie führen kann) oder beschleunigte Blutkörperchensenkungsreaktion beobachtet.
Diagnose: Das klinische Bild des lauten, trockenen oder allenfalls mäßig feuchten, an der Trachea auszulösenden Hustens ohne Allgemeinstörungen, Fieber, Leukozytose, beschleunigte BSR spricht für unkomplizierte Tracheitis. Gesichert werden kann die Diagnose durch Endoskopie: Die Schleimhaut erscheint gerötet, die Gefäße treten deutlich hervor, die Schleimhaut ist in der Regel trockener als sonst, seltener wird eine stärkere Feuchtigkeit bemerkt. Die zytologische Untersuchung des Trachealsekrets, gewonnen nach Trachealspülung, ergibt je nach Ursache eine Vermehrung der Neutrophilen, der Eosinophilen oder es werden Flimmerepithelien, bisweilen degeneriert, gefunden. Phagozytierte Bakterien sprechen für eine (sekundäre) bakteriellen Infektion.
Therapie: Sofern trockener, quälender Husten besteht, die Schleimhaut trocken erscheint und keine Anzeichen einer bakteriellen Infektion bestehen, sind Antitussiva indiziert: Codein, 0,1–0,3(–2) mg/kg KM p. o., drei- bis viermal täglich. Es kann auch bei der Katze eingesetzt werden.

Sobald der Husten auch nur mäßig feucht ist, werden keine Antitussiva gegeben. In solchen Fällen werden gern Expektorantien gegeben, obwohl ihre Wirkung relativ gering ist: Acetylcystein, 5 mg/kg KM p. o., dreimal täglich; Bromhexin, 0,2–0,5 mg/kg KM p. o., zwei- bis dreimal täglich; Guaifenesin, 8–15 mg/kg KM p. o.; in Kombination mit Spasmolytika: 1–3 mg/kg KM p. o., drei- bis viermal täglich; Pipazetat, ca. 0,3 mg/kg KM p. o., dreimal täglich.

Gute Erfolge werden mit Inhalation erzielt. Man kann Antiphlogistika (Kamille) oder Natriumchlorid anwenden. Es wird eine große Teilchengröße gewählt.

Bei bakterieller Besiedelung wird eine bakteriologische Untersuchung mit Antibiogramm angefertigt und danach das Antibiotikum gewählt. Die Behandlung sollte mindestens eine, besser zwei Wochen durchgeführt werden.

7.4.3.2.2 Parasitosen

Ätiologie: *Filaroides osleri* o. a. Species, sehr selten *Crenosoma vulpis* oder *Capillaria*.

Pathophysiologie: Durch die Parasiten werden örtliche entzündliche bis granulomatöse Veränderungen hervorgerufen, die auch durch den mechanischen Reiz Husten auslösen.

Klinisches Bild: Es besteht ein trockener, selten produktiver (bakterielle Sekundärinfektion) Husten. Atemnot wird kaum einmal beobachtet.

Diagnose: Bei Filaroides-Infestation werden auf der Röntgenaufnahme direkt an der Bifurkation knötchenförmige Veränderungen sichtbar. Wesentlich besser gelingt der Nachweis durch die Bronchoskopie. Dabei werden oft mehrere Knötchen gesehen, die bisweilen gerötet sind. Häufig findet man in dem Schleimhautüberzug die Würmer. Bisweilen gelingt es, einen Wurm bei der Eiablage zu beobachten, wenn der das Hinterteil aus dem Knoten herausstreckt (BALLAUF und KRAFT 1992). Wenn man das Bioptat eines Knotens in warme physiologische Kochsalzlösung verbringt, kann man den Wurm selbst und bald zahlreiche ausgewanderte Larven im Mikroskop beobachten.

Therapie: Gegeben wird Thiabendazol, 70 mg/kg KM p. o., einmal täglich drei Tage lang, danach drei Wochen lang 35 mg/kg KM. Oder Levamisol, 7,5 mg/kg KM per os. Wirksam ist möglicherweise auch Ivermectin (0,2 mg/kg KM s. c.). RUBASH (1986) und PICKNEY u. Mitarb. (1988) verwendeten Albendazol, 50 mg/kg KM, zweimal täglich fünf Tage lang mit Wiederholung nach 21 Tagen, bzw. Fenbendazol, 50 mg/kg KM 14 Tage lang, bei wenigen Fällen von *Filaroides hirthi*.

7.4.3.2.3 Fremdkörper

Sie kommen in Form von Holzstückchen, Knochen, Steinen, Ähren und Angelhaken vor. Auch abgebissene Tracheotuben wurden gefunden. Kleinere Fremdkörper wandern i. Allg. in die tieferen Atemwege. Gleiches gilt auch für Eingüsse oder Aspiration von Flüssigkeiten. Das **klinische Bild** ist typisch: Direkt nach dem Eindringen des Fremdkörpers wird andauernder, lauter, trockener, quälender Husten beobachtet, je nach Größe auch Atemnot. **Diagnostisch** ist der Vorbericht wichtig: plötzliches Einsetzen des oben beschriebenen Hustens nach Stöbern im Getreidefeld, Stöckchenapportieren u. Ä. Die Röntgenaufnahme bringt nur dann weiter, wenn ein schattengebender Fremdkörper vorliegt. Wesentlich erfolgreicher ist die Endoskopie, mit der auch die **Therapie** durch Fremdkörperextraktion durchgeführt wird.

7.4.3.2.4 Tumoren

Sie kommen in der Trachea sehr selten vor. Beobachtet wurden maligne Lymphome, Osteosarkome, Chondrosarkome, Karzinome und Mastzelltumoren. ZIMMERMANN u. Mitarb. (1992) berichten von einem Adenokarzinom und einem Lymphosarkom bei Katzen, BALLAUF (1988) von einem Lymphosarkom. In den meisten Fällen führen sie infolge der Lumeneinengung zu klinischen Symptomen, selten durch Entzündung und Nekrose. Noch seltener kommt der Einbruch eines Tumors von außen durch Infiltration aus der Umgebung vor. Dagegen wird wesentlich häufiger eine Verdrängung und Einengung der Trachea durch einen extramuralen Tumor besonders im Brustteil, zum Teil aber auch im Halsteil (Lymphknoten, Schilddrüse) gesehen. **Klinisch** werden Husten und zunehmende Dyspnoe beobachtet. Der Husten ist meistens trocken, erst bei nekrotischem Zerfall wird er produktiv, die Atemluft riecht dann faulig. Die **Diagnose** wird durch Röntgenuntersuchung gestellt, in der die Deviation der Trachea, evtl. auch die Einengung des Lumens erkannt werden. Die Endoskopie leistet dann hervorragende diagnostische Hilfe, wenn der Tumor intramural entstanden ist, besonders wenn er ins Lumen eingebrochen ist. In diesen Fällen können eine Biopsie und histologische Untersuchung durchgeührt werden. Die **Therapie** ist oft sehr unbefriedigend. Wenn es gelingt, den Tumor vollständig zu entfernen und keine Metastasen bestehen, ist die Prognose nicht ungünstig. Im Übrigen kann je nach Art des Tumors eine chemotherapeutische Behandlung oder eine Bestrahlung durchgeführt werden.

7.4.3.2.5 Trachealkollaps

Definiton: Dorsoventrale Abflachung der Trachea im Halsteil oder/und im Brustteil, bisweilen auch die Stammbronchien erfassend.

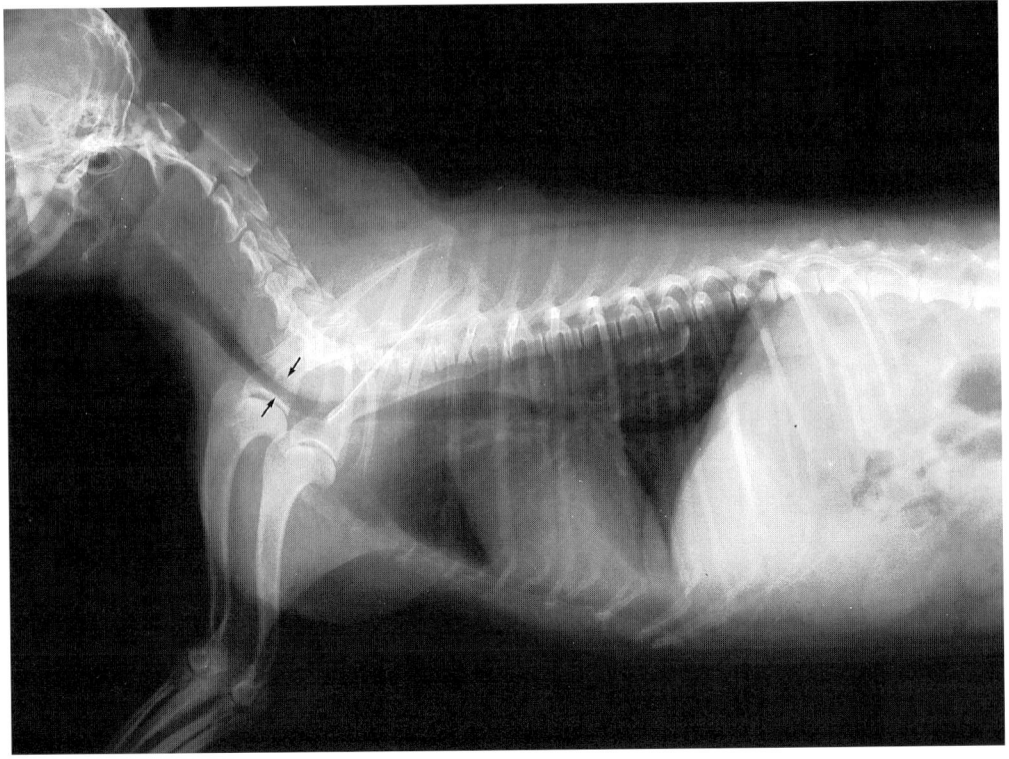

Abb. 7.1. Trachealkollaps bei einem Yorkshire Terrier.

Ätiologie: Die Ursache ist unbekannt. Eine erbliche Komponente ist hoch wahrscheinlich, da fast ausnahmslos Zwerghunderassen, sehr selten größere Rassen und offenbar nur ausnahmsweise die Katze erkranken. Da adipöse Tiere vorzugsweise erkranken, wurde eine allgemeine Gewebsschwäche durch Fetteinlagerung vermutet, ebenso eine Demineralisation der Knorpel. Auch chronische Entzündungen der Luftwege sollen ursächlich in Frage kommen, ferner Innervationsstörungen. Gegen eine rein hereditäre Ursache spricht die Tatsache, dass die Tiere erst in fortgeschrittenem Alter erkranken.

Pathophysiologie: Durch die Erschlaffung der dorsalen Verbindung der Trachealringe (Paries membranaceus) kommt es zu einem mehr oder weniger umfangreichen Einsinken des Daches der Luftröhre (Kollaps). Ist diese Anomalie auf den Halsteil der Trachea beschränkt, so kommt es zum Kollaps in der Inspirationsphase, da dann ein Unterdruck in der Trachea entsteht. Wenn der Kollaps auf den Brustteil beschränkt ist, tritt er exspiratorisch auf, da dann eine Erhöhung des intrathorakalen Drucks stattfindet; dies gilt auch für die Bronchien, wenn sie ins Krankheitsgeschehen einbezogen sind. Bei vollständigem Trachealkollaps besteht abwechselnd sowohl im Hals- als auch im Brustteil die Verengung. Vermutlich durch die dauernde Bewegung des kollabierten Teils der Trachea sowie durch die Sog- und Druckwirkung kommt sekundär sehr häufig eine Entzündung (Hyperämie) zustande.

Klinisches Bild: Erfasst werden in den weitaus meisten Fällen Zwergrassen (Zwergpudel, Yorkshire Terrier, Chihuahua) im Alter jenseits von sieben Jahren. Häufig, aber keineswegs immer sind die Hunde adipös. Typisch ist der trockene, oft anfallsartig auftretende Husten und die Dyspnoe bei Belastung: Begrüßung nach Hause kommender Personen, Ausführen, Leinenzug. Auch beim Aufnehmen von Futter und Wasser können die Symptome auftreten. Je nach Sitz der Krankheit wird die Dyspnoe besonders in- oder exspiratorisch oder in beiden Phasen festgestellt, wobei auch Stridorgeräusche auftreten können. Die Dyspnoe kann bis zur Zyanose führen. Bei längerem Bestehen kommt eine Rechtherzinsuffizienz hinzu.

Diagnose: Das klinische Bild ist außerordentlich typisch. Ist der Halsteil betroffen, so kann man in vielen Fällen das schlaffe Dach der Trachea durch Palpation gut feststellen. Bei der Auskultation der Trachea wird Stridor vernommen, der sich durch Druck auf die Trachea verstärken lässt. Die Röntgenuntersuchung macht die Einengung der Trachea sichtbar. In den meisten Fällen ist dies am Brusteingang erkennbar. Wenn der Sitz im Halsteil vermutet wird, sollte in der Inspirationsphase, im Brustteil in der Exspirationsphase jeweils seitlich geröntgt werden (ggf. zwei Aufnahmen). Diagnostisch sehr aufschlussreich ist wiederum die Endoskopie, die das Ausmaß und die Ausdehnung des Kollaps am besten erkennen lässt. Dabei sollte gleichzeitig eine Probe zur bakteriologischen Untersuchung entnommen werden, falls Anzeichen für eine Infektionskrankheit bestehen. Die Schleimhaut ist meistens hoch gerötet, die Blutgefäße sind sehr stark gefüllt.

Differentialdiagnose: Ausgeschlossen werden müssen Tumoren der Trachea oder ihrer Umgebung, Tracheitiden (die allerdings häufig mit dem Kollaps zusammen vorkommen), primäre Herzinsuffizienz und Lungenkrankheiten. Häufig liegen zusammen mit dem Trachealkollaps Hepatomegalien vor, die jedoch nicht ursächlich daran beteiligt sind (Leberverfettung bei allgemeiner Adipositas?).

Therapie: Wir ziehen in leichteren Fällen die konservative Therapie vor. Nur in schweren Fällen mit Atemnot schon in der Ruhe und extremem Trachealkollaps, oder wenn die konservative Therapie versagt, raten wir zur chirurgischen Behandlung.

Die konservative Therapie besteht in
- Regulierung des Körpergewichts, wenn eine Adipositas vorliegt
- Brustgeschirr statt Halsband
- Verminderung der körperlichen Aktivitäten bis zur Besserung
- Bei unproduktivem Husten werden Antitussiva gegeben: Codein 0,1 bis 0,3 mg/kg KM , drei- bis viermal täglich p. o.
- Kortikosteroide sollen das entzündliche Ödem beheben: Prednisolon 0,5 bis 1 mg/kg KM , zweimal täglich p. o., nach Besserung Reduktion auf die Hälfte, dann die noch wirksame Dosis ermitteln
- Bronchodilatatoren: Theophyllin, 5(-10) mg/kg KM p. o., zwei- bis dreimal täglich; Terbutalin, 0,03–0,05 mg/kg KM p. o., dreimal täglich.
- Antibiotika, wenn gleichzeitig eine bakterielle Infektion besteht.

Zusätzlich müssen eventuelle Herzinsuffizienzen behandelt werden.

Die chirurgische Intervention wurde früher durch Raffung der schlaffen Verbindung der Knorpel oder durch Einsetzen einer Plastikspirale durchgeführt. TECKENBROCK und v. PLETTENBERG (1993) implantieren Streifen aus porösem Polyäthylen, die sie um die Trachea legen und an den Knorpelspangen fixieren. Sehr gute Ergebnisse werden erzielt durch das Einsetzen eines in der Humanmedizin gebräuchlichen Gefäß-Stent (KÖSTLIN, pers. Mitt.).

7.4.4 Tiefe Luftwege und Lunge

Aus der Trachea gehen im Bronchialbaum die Stammbronchien zu den Lungenlappen hervor. Der linke kraniale Lungenlappen ist bei Hund und Katze zweigeteilt; entsprechend ist der linke kraniale Bronchus in einen kranialen und einen kaudalen Segmentbronchus geteilt. Nach hinten schließt sich der kaudale Lungenlappen an mit dem kaudalen Stammbronchus und dorsalen und ventralen Segmentbronchien. Auf der rechten Seite besteht nur ein einheitlicher Lobus cranialis, dahinter folgen der Lobus medius mit dem entsprechenden Bronchus und der Lobus caudalis mit dem kaudalen Bronchus. Medial und ventral liegt der Lobus accessorius mit dem Bronchus accessorius (NICKEL und WILCKENS 1987). Die anatomischen Verhältnisse sind wichtig für die endoskopische Untersuchung.

Jeder Bronchus wird von einer großen Arterie (aus dem Truncus pulmonalis des rechten Herzens stammend und CO_2-reiches Blut führend) und einer Vene, die sauerstoffangereichertes Blut aus dem Alveolargebiet ab- und dem linken Herzen zuführt. Wichtig für die Untersuchung (Röntgenuntersuchung) ist, dass bei laterolateraler Röntgenaufnahme die Arterie immer dorsal, die Vene ventral des zugehörenden Bronchus verläuft. Bei ventrodorsaler Lungenaufnahme liegen die Arterien lateral, die Venen medial.

7.4.4.1 Akute Bronchitis und Bronchiolitis

Definition: akute entzündliche Reaktion der Schleimhaut der Bronchien. Oft gleichzeitig mit Tracheitis (Tracheobronchitis) oder Pneumonie (Bronchopneumonie) einhergehend.

Ätiologie: Es kommen dieselben Erreger wie bei Tracheitis in Frage. Außerdem werden bisweilen bakterielle Ursachen gesehen, die selten primär, häufiger sekundär nach viralen Infektionen auftreten können. Bei der Katze werden Bronchitiden bisweilen in Verbindung mit der Immunsuppression durch FIV oder FeLV gesehen.

Pathogenese: Das infektiöse Agens gerät in den meisten Fällen per inhalationem, seltener durch Aspiration (Fremdmaterial, Sekret aus Sinusitiden, Rhinitiden, Pharyngitiden) oder durch Intubation in die Luftwege. Je nach Immunlage werden die Erreger eliminiert, oder sie gelangen in die Schleimhautzellen und vermehren sich. Letzteres tritt besonders bei Jungtieren, sehr alten Tieren, bei spontaner Immunsuppression infolge anderer Krankheiten, durch FeLV- oder FIV-Infektionen oder auch durch immunsuppressive Maßnahmen wie Kortikosteroid- oder Zytostatikabehandlung ein.

Klinisches Bild: Im Vordergrund steht Husten. Er ist im Allgemeinen im Anfang trocken, wird später feucht und produktiv. Bei Hund und Katze sieht man jedoch nur selten Auswurf, da er abgeschluckt wird. Dagegen kann eitriger Nasenausfluss beobachtet werden. Fieber ist in der Regel vorhanden. Dyspnoe kann hinzukommen. Bei der Auskultation wird Stridor gehört, bei Einbeziehung der Bronchioli ins Krankheitsgeschehen anfangs auch trockene, später feuchte Rasselgeräusche. Die Geräusche werden nach Atemhemmung deutlicher.

Diagnose: Wichtig ist die klinische Untersuchung, insbesondere die Auskultation. Die Röntgenaufnahme lässt die verdickten Bronchialwände als Ringe (im Querschnitt) oder „Eisenbahnschienen" (im Längsschnitt) erkennen (wichtig zum Ausschluss von Lungenkrankheiten). Die Bronchoskopie ergibt in der Regel stärkere Rötung und Schwellung der Schleimhaut sowie stärkere Gefäßzeichnung. Das Septum kann ödematös umfangsvermehrt sein. Im Bronchialsekret werden vermehrt Leukozyten, insbesondere neutrophile Granulozyten, gefunden, die oftmals Bakterien phagozytiert haben und degeneriert sein können. Man sollte immer eine bakteriologische Untersuchung mit Antibiogramm anfertigen.

Differentialdiagnose: Akute Pneumonie, Allergie (Trachealkollaps).

Therapie:

In den meisten Fällen heilt die akute Bronchitis auch ohne Therapie ab. Die Heilung kann jedoch medikamentös unterstützt werden.
- Bei eitrigem Sekret und Nachweis von Bakterien sind Antibiotika einzusetzen, am besten nach Antibiogramm.
- Antitussiva sind nur bei trockenem Husten ohne Sekret zu geben (Codein, 0,1 bis 0,3 [bis 1,0] mg/kg KM, drei- bis viermal täglich per os; Hydrocodon, 0,2 mg/kg, drei- bis sechsmal täglich)
- Bronchodilatatoren: Theophyllin, 5(-10) mg/kg KM p. o., zwei- bis dreimal täglich; Terbutalin, 0,03–0,05 mg/kg KM p. o., dreimal täglich.
- Bronchosekretolytika: Sie werden im Wert bezweifelt. Gegeben werden können Acetylcystein, 5 mg/kg KM p. o., dreimal täglich; Bromhexin, 0,2–0,5 mg/kg KM p. o., zwei- bis dreimal täglich; Guaifenesin, 8–15 mg/kg KM p. o.; in Kombination mit Spasmolytika: 1–3 mg/kg KM p. o., drei- bis viermal täglich; Pipazetat, ca. 0,3 mg/kg KM p. o., dreimal täglich. Auf keinen Fall sollen Sekretolytika zusammen mit Antitussiva gegeben werden (auch wenn es Arzneispezialitäten in dieser Kombination gibt).
- Günstig wirkt sich die Luftbefeuchtung aus. Man kann Inhalationen mit physiologischer Kochsalzlösung durchführen.

7.4.4.2 Chronische Bronchitis und Bronchiolitis

Definition: Länger als zwei Monate bestehende Bronchitis, mit Husten und vermehrter Sekretion einhergehende entzündliche Veränderungen der Bronchialschleimhaut ohne andere Krankheiten der Lunge, der oberen Atemwege oder des Herzens. (WHO-Definition: Husten mit Auswurf an den meisten Tagen, von mindestens je drei Monaten zweier aufeinander folgender Jahre.) Die chronische Bronchitis ist eine Form der chronischen obstruktiven Pneumopathie (s. d.).

Ätiologie: I. Allg. ist die auslösende Ursache nicht mehr zu ermitteln. In Frage kommen chronisch gewordene akute Bronchitiden durch die unter 7.4.3.2.1 aufgeführten Agentien (Viren, Bakterien, Parasiten), Folgen des Passivrauchens, Inhalation von Allergenen, Trachealkollaps, Folgen einer chronischen Herzinsuffizienz. Eine Infektion durch *Bordetella bronchiseptica* scheint einen besonders komplizierten Verlauf zu ergeben (GERHARDT u. Mitarb. 1997), kann möglicherweise auch selbst die chronische Bronchitis und Bronchiolitis primär hervorrufen.

Pathogenese: Das respiratorische Epithel der Bronchien enthält Flimmerepithel mit Becherzellen, in der Lamina propria mucosae finden sich gemischte Drüsen, die ein proteinreiches und glykoproteinhaltiges Sekret sezernieren. Es enthält Schleim, Immunglobuline, Lactoferrin und Glycoproteine. Es dient als Epithelschutz und verhindert das Haften und die Vermehrung von Bakterien und Viren (LIEBICH 1993). Durch die auslösenden Ursachen, insbesondere Allergene, Staub, Zigarettenrauch, sekundär bei Herzinsuffizienz, kommt es zur Störung dieser Funktionen. Es wird vermehrt schleimiges Sekret gebildet, dessen Konsistenz viskös ist. Bei ausreichender Dauer kann das Bild der chronischen obstruktiven Pneumopathie (COP, COPD) entstehen (s. d.).

Klinisches Bild: In der Regel erkranken mittelalte bis alte Tiere. Nicht selten besteht Adipositas. Charakteristisch ist mäßig produktiver, mindestens zwei Monate bestehender Husten, der durch körperliche Belastung ausgelöst oder verstärkt sein kann und unabhängig von der Tageszeit auftritt. Bei entsprechender Ausdehnung und der Bildung von sehr zähem Sekret in zahlreichen Bronchioli werden Atembeschwerden und Zyanose festgestellt. Die Leistungsfähigkeit ist meistens herabgesetzt.

GERHARDT u. Mitarb. (1997) berichten über fünf Hunde mit einer Infektion durch *Bordetella bronchiseptica*, die über Wochen und Monate Husten aufwiesen, der außerordentlich therapieresistent war.

Diagnose: Wichtig ist der längere Zeit bestehende Husten. Bei der Auskultation hört man insbesondere nach Atemhemmung oder medikamentöser Forcierung ein verstärktes bronchiales Atemgeräusch, bisweilen auch Krepitationsgeräusche (trockene Rasselgeräusche). Die Röntgenaufnahme ist in vielen Fällen unauffällig, bisweilen werden ringförmige Verdickungen der Trachealwände gefunden („Doughnuts"). Erweiterungen der Bronchien (Bronchiektasien) oder Emphyseme gehören zu den selteneren, fortgeschrittenen Fällen. Die Bronchoskopie zeigt häufig eine Verbreiterung des Septums, in fortgeschrittenen Fällen exspiratorisch eine Verengung der Bronchien (COP). Vielfach findet man ein sehr zähes Sekret in Bolusform oder „in Fetzen zerrissen", wenn gerade ein Hustenstoß vorausgegangen ist. Die Untersuchung des Bronchialsekrets ergibt eine erhöhte Viskosität, die das Absaugen erschwert. Bei der mikroskopischen Untersuchung werden neutrophile Granulozyten und Makrophagen (oft „schaumig", d. h. mit zahlreichen Vakuolen) gefunden. Bei bakteriellen Sekundärinfektionen können Bakterien phagozytiert sein. Ferner können degenerierte Epithelien gesehen werden. Eine bakterielle Untersuchung ergibt oft kein verwertbares Bakteriogramm (zahlreiche Spezies).

Differentialdiagnose: Ausgeschlossen werden müssen primäre Herzinsuffienzen (die allerdings sekundär zu Bronchitiden führen können und umgekehrt), Krankheiten der oberen und mittleren Luftwege (Pharynx, Larynx, Trachealkollaps), allergische Bronchitis (eosinophile Granulozyten, Lymphozyten, Plasmazellen im Sekret), Kompression durch vergrößerte Lymphknoten oder Schilddrüsen, Lungenkrankheiten (Röntgen).

Therapie: Wenn möglich, sollte die Ursache abgestellt werden (z. B. Abgabe des Patienten an Nichtraucher oder – rein theoretisch – Abstellen des Rauchens). Günstig wirkt sich die Befeuchtung der Atemluft aus (Zerstäuber), worauf auch NOLTE (1992) ausdrücklich hinweist. Weitere Maßnahmen sind:
– Bronchodilatatoren (s. „Akute Bronchitis").
– Kortikosteroide (Prednisolon, 0,5 bis 1,0 mg/kg, zweimal täglich p. o.; nicht bei primär infektiösen Bronchitiden).
– Sekretolytika (s. „Akute Bronchitis"). Die

Wirkung ist in der Regel nicht ausreichend. Bessere Sekretolyse wird durch Infusion von Kochsalzlösungen erzielt (s. „Chronische obstruktive Pneumopathie").
- Antibiotika werden bei bakterieller Infektion nach Antibiogramm gegeben. Sie müssen mindestens drei, besser vier Wochen angewandt werden.
- Auf keinen Fall sind Antitussiva zu geben.

7.4.4.3 Asthma bronchiale

Definition: Allergische Hypersensitivität der Bronchien und Bronchioli, mit Atembeschwerden und Husten einhergehend. Wird in der chronischen rezidivierenden Form ebenfalls zur COP gerechnet.

Ätiologie: Vermutet werden besonders Hausstaub und Hausstaubmilbe, Zigarettenrauch, Hausputzmittel, Sprays.

Pathogenese: Nach einer früheren Sensibilisierung mit Exprimierung von Antikörpern (IgE) auf den Mastzellen des Bronchialgewebes kommt es durch erneuten Kontakt zu einer Brückenbildung durch die Antikörper und zur Degranulation der Mastzellen, wodurch die Freisetzung von biogenen Aminen, insbesondere von Histamin, Kininen, Slow-reacting substances of anaphylaxis (SRSA), auch Serotonin und Heparin, zustande kommt. Insbesondere das Histamin und die SRSA bewirken eine Konstriktion der Bronchien, eine erhöhte Kapillarpermeabilität mit Austritt von Flüssigkeit und damit ein bronchiales und peribronchiales Ödem, ferner von Lymphozyten und eosinophilen Granulozyten ins Bindegewebe, so dass Prostaglandine und Lysozyme frei werden. Aus diesen pathogenetischen Vorgängen resultiert eine Bronchokonstriktion, die zu einer erheblichen Minderversorgung der Alveolen mit Atemluft führt, so dass sich CO_2 im Blut anreichert, das gleichzeitig an Sauerstoff verarmt (Hyperkapnie bei Hypoxämie). Dadurch wird das Atemzentrum angeregt, so dass zusätzlich zur Atembeschwerde eine Tachypnoe hinzukommt und das schwere Bild der Atemnot erklärlich wird.

Klinisches Bild: Das besonders bei der Katze nicht selten vorkommende, als Felines Asthma bronchiale oder als Feline allergische Bronchitis bezeichnete Krankheitsbild geht mit Dyspnoe oft hochgradigen Ausmaßes, Husten (häufiger beim Hund) und Zyanose einher. Es tritt oft anfallsartig auf (erneuter Kontakt mit dem Allergen?). Die Schweregrade sind sehr unterschiedlich. Besonders bei der Katze können sie so hochgradig sein, dass die Tiere erhebliche Atemnot mit Mundatmung, vorgestreckter Zunge und hochgradiger Zyanose, ängstlich aufgerissenen Augen und erweiterter Pupille zeigen und schließlich in Bewusstlosigkeit fallen.

Diagnose: Das oft schlagartige Auftreten der oben beschriebenen Symptome ist außerordentlich typisch für die Krankheit. Auskultatorisch werden Stridor und Krepitation vernommen. Die Perkussion ergibt häufig einen tympanischen Lungenschall (infolge Air trapping und Lungenblähung). Im Röntgenbild ist die Lunge erweitert, insbesondere der Magen und bisweilen auch der Darm und Teile des Ösophagus sind luftgefüllt durch Aerophagie infolge der Atemnot. Bei chronischem Verlauf können verdickte Bronchialwände (Ringbildung, sogenannte „Doughnuts", und „Eisenbahnschienenzeichnung"), eventuell auch verstärkte interstitielle Zeichnung gesehen werden. Häufig ist das Röntgenbild aber völlig unauffällig, insbesondere bei den ersten Episoden. Im Blutbild wird hin und wieder eine Eosinophilie festgestellt. Die zytologische Untersuchung des Tracheobronchialsekrets der unbehandelten Patienten dagegen ergibt eine hochgradige Eosinophilie, oft mit Lymphozyten und Plasmazellen.

Differentialdiagnose: Es kommen allenfalls akute entzündliche Erkrankungen der Bronchien/Bronchioli und der Lunge in Frage, ferner akutes Lungenödem, Pneumothorax oder Fremdkörper.

Therapie: Schwere Fälle sind als Notfälle anzusehen und als solche zu behandeln.
- Bronchodilatation: Theophyllin, 5 mg/kg KM langsam i. v., bei der Katze mit 1 mg/kg KM beginnen; Terbutalin, 0,03–0,05 mg/kg KM p. o., dreimal täglich.
- In hochgradigen Fällen: Adrenalin 0,1 bis 0,5 ml der 0,1 %igen Lösung s. c. Oder Isoproterenol 0,04–0,08 µg/kg/min in der Dauertropfinfusion oder von der einprozentigen Lösung 0,1 ml s. c.
- Kortikosteroide: Prednisolon 2 bis 5 mg/kg KM i. v.
- Sauerstoffbeatmung

Für die Dauerbehandlung werden Prednisolon oder Dexamethason und Bronchodilatatoren gegeben. Im akuten Anfall ist die alleinige Behandlung mit Kortikosteroiden wegen der verzögerten Wirkung nicht ausreichend.

7.4.4.4 Pickwick-Syndrom

Dieses beim Menschen bekannte Krankheitsbild wurde auch beim Hund beschrieben (SUTER u. Mitarb. 1975) und scheint auch bei der Katze vorzukommen. (Der Name geht auf eine Beschreibung des Syndroms beim Menschen im Roman „Die Pickwickier" von Charles Dickens zurück.) Befallen werden sehr fette Hunde (und Katzen) von Dyspnoe, Tachypnoe und Zyanosen. Die Alveolen werden dabei offenbar als Folge der Adipositas hypoventiliert. Bei Zwergrassen kommt die Krankheit zusammen mit dem Trachealkollaps vor. Beide Krankheiten führen zu erhöhtem intrathorakalen Druck. Total- und Vitalkapazität der Lunge sind herabgesetzt, ebenso die Compliance. **Klinisch** zeigen die Tiere außer Adipositas anfallsartige Dys- und Tachypnoe, Zyanose, erheblich gestörtes Allgemeinbefinden, auskultatorisch verschärftes Bronchialatmen bis zu deutlichen Stenosengeräuschen sowie – bei Zwergrassen – die Symptome des Trachealkollaps. **Röntgenologisch** werden ein verkleinertes Lungenfeld, eine schlecht belüftete Lunge mit deutlicher Zeichnung der Lappengrenzen und eine Verdickung der Brustwand (Adipositas) festgestellt. **Therapeutisch** steht die Verminderung der Körpermasse im Vordergrund, wobei nicht allein an Überfütterung als Ursache, sondern auch an endokrine Krankheiten gedacht werden sollte.

7.4.4.5 Bronchiektasie

Definition: Irreversible Erweiterung der Bronchien.
Ätiologie: Angeboren; erworben bei chronischen Erkrankungen der Luftwege.
Pathogenese: Durch chronische Entzündungen und Induration der Bronchien selbst und deren Umgebung wird ein Zug auf die Bronchialwände von außen ausgeübt. Sie dilatieren dadurch, und das Lumen erweitert sich. Im Innern sammelt sich besonders in ventralen Lungenbereichen Sekret an, während die dorsal liegenden Regionen luftgefüllt sind und eine Erhöhung des Residualvolumens bewirken. Bronchiektasien neigen zu sekundären Infektionen.
Klinisches Bild: Die Tiere leiden seit längerer Zeit an Symptomen vonseiten des Atmungsapparats. Insbesondere wird über länger bestehenden Husten berichtet. Zeitweilig tritt Besserung ein. Vielfach besteht Leistungsschwäche; körperliche Belastung führt zu Tachypnoe und Dyspnoe. Zwischendurch können akute Exazerbationen auftreten mit Fieber, Inappetenz, Dyspnoe. Eine Überlastung des rechten Herzens verursacht schließlich eine Rechtsherzinsuffizienz mit Dilatation. Die Auskultation ergibt im dorsalen Bereich verstärkt bronchiale Atemgeräusche, während ventral Stenosengeräusche oder auch Rasselgeräusche bis Knisterrasseln gehört werden können. Die Perkussion ergibt dorsal einen tympanischen, ventral einen abgekürzten Schall. In schweren Fällen kann eine Hypoxämie nachgewiesen werden.
Diagnose: Die oben beschriebenen Symptome in Verbindung mit einer Röntgenaufnahme führen zur Diagnose. Es lassen sich unschwer die erweiterten Bronchien erkennen, die sich besonders in den dorsalen Lungenbereichen wabenartig darstellen. Das Interstitium, insbesondere im ventralen Lungenteil, kann verdichtet sein.
Differentialdiagnose: Die Röntgenaufnahme ist in der Regel eindeutig.
Prognose: Quod restitutionem ungünstig, da irreversible Veränderungen bestehen. Sofern die Grundkrankheit erfolgreich behandelt werden kann und das Tier geschont wird, kann das Leben in nicht zu weit vorgeschrittenen Fällen erträglich sein. Oft kommt jedoch die Herzinsuffizienz komplizierend hinzu.
Therapie: Wichtig ist die Verhinderung sowie Behandlung von Sekundärinfektionen. Es werden bei den geringsten Anzeichen einer akuten Sekundärinfektion (Besitzeraufklärung!) Antibiotika angewandt. Das Tier ist keinen klimatischen Extremen (zu heiß, zu kalt, zu trocken, zu feucht) auszusetzen.
Erforderlichenfalls sind Umschläge anzulegen; Prießnitzumschläge fördern die Resorption von Sekret, verbieten sich aber bei stärkerer Herzinsuffizienz. Vorteilhaft ist auch die Bestrahlung mit Mikrowellen (20 Minuten, höhere Intensität). Die Inhalation von physiologischer Kochsalzlösung (Vernebler; Verdampfer sind ungeeignet)

sorgt für die Flüssighaltung des Sekrets und Feuchthaltung der Schleimhaut. Antitussiva sind kontraindiziert (außer bei Anfällen von Reizhusten). Diuretika haben ebenfalls einen nachteiligen Effekt, da sie zur Eintrocknung des Sekrets führen.

7.4.4.6 Lungenemphysem

Das beim Pferd so gefürchtete chronische irreversible Lungenemphysem kommt bei Hund und Katze seltener vor. Das Leiden kommt zustande durch chronische Krankheiten der Bronchioli und/oder des Lungenparenchyms. Durch Sekretmassen in den luftführenden Wegen, Spasmen oder Verklebung der Wände von Bronchioli (Fehlen des „Surfactant") kann die dahinter gefangene Luft nicht entweichen und wird bei jedem Atemzug gedehnt oder komprimiert. Dies erzeugt einen Druck auf das umgebende Gewebe, insbesondere die Bronchiolen und Bronchien, die während der Exspiration ebenfalls komprimiert werden. Die Folgen dieser Vorgänge sind Durchblutungsstörungen der Alveolenwände, Einschränkung der Elastizität, Fenestrierung und Konfluktion, so dass große Lufträume mit Erhöhung des Residualvolumens entstehen. Das chronische alveoläre Lungenemphysem ist irreversibel.

Klinisches Bild: Die klinischen Symptome sind nicht sehr pathognomonisch. Meist herrschen die Zeichen anderer chronischer Lungenkrankheiten so deutlich vor, dass das Emphysem kaum auffällt. Zudem sind schwere Atemstörungen (wie beim Pferd) nicht zu erwarten. Allerdings sollten Atembeschwerden besonders der exspiratorischen Phase bei tympanischem Randschall an Emphysem denken lassen. Röntgenologisch sind die Symptome eher diskret. Über emphysematösen Gegenden ist mit einer Aufhellung zu rechnen, die Lunge erscheint nach kaudal erweitert und die Zwerchfellskuppel abgeflacht. Bei ausgedehntem Emphysem ist die stark konturierte Herzsilhouette von der Brustwand abgehoben und aufgerichtet.

Therapie: Eine Restitution ist nicht möglich. Die bronchiolitischen und bronchospastischen Erscheinungen werden mit Bronchodilatatoren und Kortikosteroiden erfolgreich gebessert; die irreversiblen emphysematösen Veränderungen werden damit jedoch nicht beeinflusst. Das durch COP allergischer Genese entstandene Lungenemphysem lässt sich mit Prednisolon günstig beeinflussen: 5–8 Tage 2 × täglich 1–2 mg/kg KM, danach schrittweise reduzieren, bis die Erhaltungsdosis erreicht ist.

7.4.4.7 Atelektase

Unvollständige Entfaltung der Lunge kommt bei Welpen im Anschluss an die Geburt vor. Die erworbene Atelektase, besser als Lungenkollaps bezeichnet, kommt zustande durch Kompression von Lungenteilen (raumfordernde Prozesse in der Pleurahöhle), durch Obturation von Bronchien durch Sekretmassen oder Fremdkörper oder durch Verklebung von Bronchioli infolge chronischer Entzündung oder unter Anästhesie (Fehlen des „Surfactant"). Die distal gefangene Luft („air trapping") wird resorbiert, so dass das Lungengewebe kollabiert. Es erfolgt eine vermehrte Exsudation (SUTER u. ETTINGER 1975), und durch eine bakterielle Infektion kann eine Pneumonie ausgelöst werden. Die klinischen Symptome sind die der zugrunde liegenden Krankheit. Bei umfangreichen Atelektasen treten Zyanose, evtl. auch Abszesse auf. Die Diagnose kann aufgrund von seitlichen und ventrodorsalen Röntgenaufnahmen wahrscheinlich gemacht werden. Der kollabierte Lobus ist optisch dichter, scharf begrenzt, das Mediastinum nach der kranken Seite verschoben. Bronchopneumogramme fehlen im Gegensatz zu Pneumonien. Die Therapie muss die zugrunde liegende Krankheit berücksichtigen. Die Tiere sollen, sobald es die Grundkrankheit erlaubt, bewegt werden, um tiefe Atemzüge zu provozieren.

7.4.4.8 Fremdkörper

Die Krankheit kommt beim Hund und hier beim stöbernden Hund wesentlich häufiger als bei der Katze vor. **Klinisch** zeigen die Tiere plötzlich anhaltenden, quälenden, lauten Husten, oft mit Atemnot. Wenn nicht bald eingegriffen wird, kann der Husten produktiv werden, es wird zunächst eitriges, später gangränöses, faulig-süßlich riechendes Sekret ausgehustet. Ähnlich riecht die Atemluft. In solchen verschleppten Fällen verschlechtert sich das Allgemeinbefinden zuse-

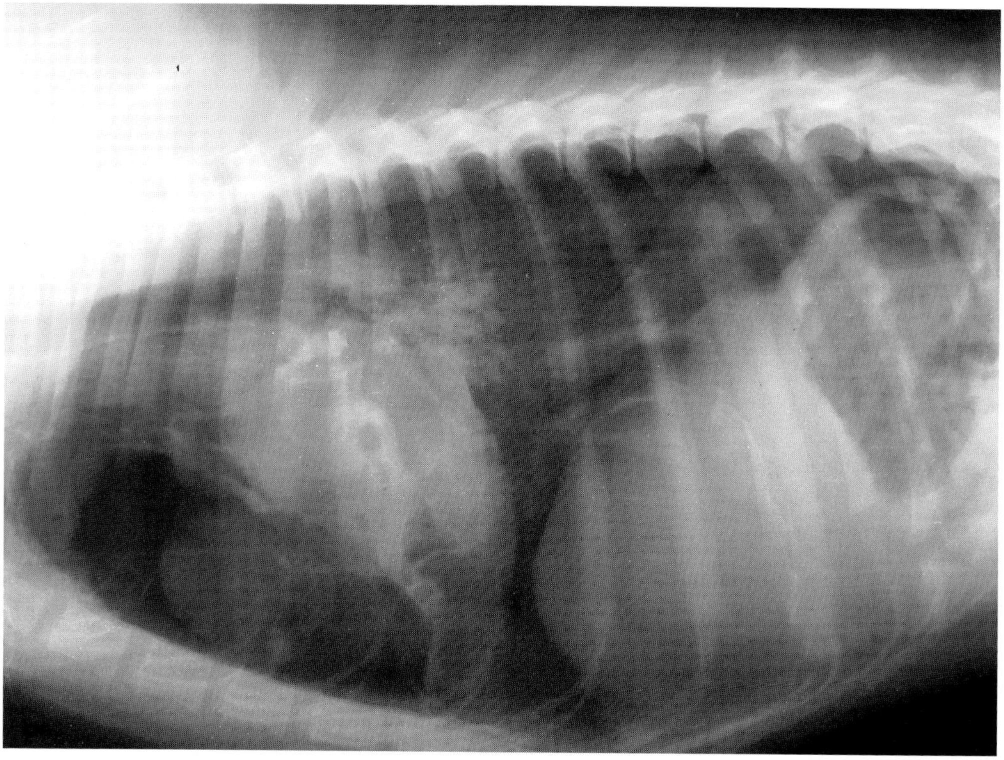

Abb. 7.2. Atelektase besonders des Mittellappens 4. 12.: Lungenemphysem.

hends, es treten Fieber und höchstgradige Neutrophilie auf.

Charakteristisch ist der Vorbericht: Die Tiere haben mit Gegenständen gespielt oder sind durch Unterholz oder ein Getreidefeld gelaufen. Dabei tritt der oben beschriebene Husten plötzlich auf.

Diagnose: Schattengebende Fremdkörper oder verschleppte Fälle können mit der Röntgenaufnahme diagnostiziert werden. Im Übrigen ist die Endoskopie Untersuchungsmethode der Wahl. Man orientiert sich an der Sekretstraße, die sich in der Regel bis zur Durchführung der Untersuchung bereits gebildet hat, und geht ihr nach, bis man den befallenen Bronchus erreicht hat.

Die **Entfernung** des noch nicht allzu lang vorher eingedrungenen Fremdkörpers macht in der Regel keine Schwierigkeiten. Wenn der Fremdkörper allerdings bereits in Auflösung begriffen ist, können Probleme bei der Entfernung der brüchigen Reste entstehen. Eine antibiotische Behandlung ist dann auf jeden Fall anzuraten.

7.4.4.9 Pneumonie

Definition: Entzündlicher Prozess des Lungenparenchyms unterschiedlicher Ursache, entweder in den Alveolen (alveoläre Pneumonie), den Bronchien/Bronchioli und zur

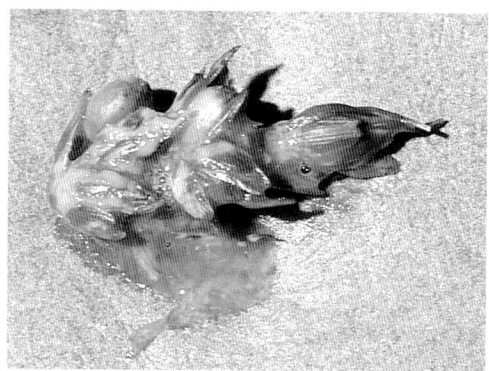

Abb. 7.3. Getreideähre nach Extraktion aus dem Bronchus eines Setters (s. die Röntgenaufnahme in Abb. 7.4).

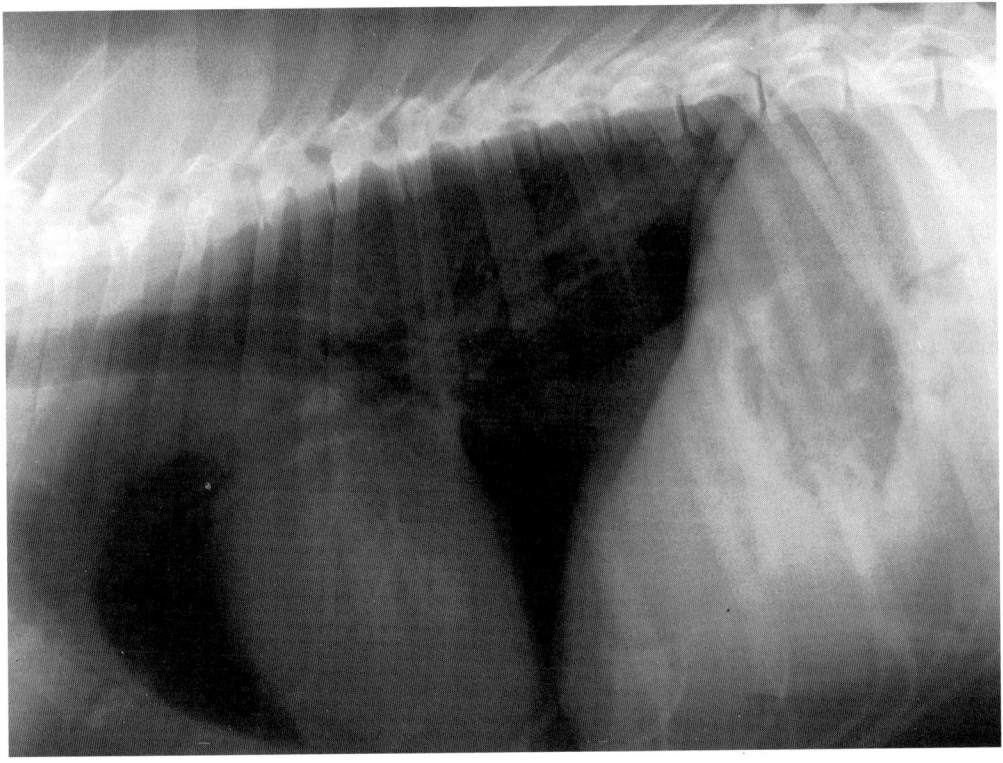

Abb. 7.4. Fremdkörper (Getreideähre) in einem Bronchus.

Bronchopneumonie oder im Interstitium beginnend und zur interstitiellen Pneumonie werdend. Man teilt ein in lobuläre oder Herdpneumonie, die ihren Ursprung wiederum in den Bronchioli nimmt, und lobäre Pneumonie, bei der ein oder mehrere Lungenlappen gleichzeitig erkranken.

Klinisch unterschieden werden (nach MCKIERNAN 1983):
Bronchopneumonie (katarrhalische, exsudative Pneumonie) durch Infektionen, Parasiten einschl. Toxoplasmen, Allergie; die Lungenlappen befinden sich in verschiedenen Krankheitsphasen;
lobäre Pneumonie (fibrinöse Pneumonie) durch Infektionen, Parasiten, Aspiration; der gesamte Lappen befindet sich im gleichen Stadium, oft besteht gleichzeitig Pleuritis;
interstitielle Pneumonie (diffus die gesamte Lunge erfassend) durch Infektionskrankheiten besonders viraler Genese, Sepsis, Parasiten, Urämie, Allergie, Toxine;
embolisch-thrombotische Pneumonie (besonders Zwerchfelllappen) durch Sepsis, Parasiten, Fettembolie, Gerinnungsstörungen, Herzinsuffizienz;
granulomatöse Pneumonie durch Infektionen, Parasiten, Fremdkörper, Aspiration (Mineralöl);
Aspirationspneumonie (Mittellappen und Lobus accessorius) durch Schlundlähmung, Bewusstlosigkeit, Fehlschlucken, Schlundkompression, fehlerhafte Eingabe von Arzneimitteln, Fremdkörperinhalation;
Atelektase (vorwiegend Mittellappen) durch vollständige Obstruktion eines Bronchus, Kompression der Lunge (Pleuritis, Tumoren, Pneumothorax);
Lungenabszess durch Infektionen, infizierte Embolie, Parasiten, Aspiration von Fremdkörpern, Obstruktion von Bronchien.
Lungengangrän durch Aspiration von Magensaft, fehlerhaftes Eingeben oder Aspiration gewebereizender Medikamente, perakute Infektionskrankheiten.

Ätiologie: Die mit Abstand häufigsten Ursachen sind viraler Art, die durch Bakterien kompliziert werden können. Prädisponierende Faktoren können zum Ausbruch der Krankheit beitragen. Dies sind insbesondere Stresszustände (Unterkühlung, Erkältung, körperliche Überanstrengung, mangelhafte Haltungszustände), andere, insbesondere chronische Krankheiten, FeLV-, FIV-Infektion, die durch die Immunsuppression die Infektionen begünstigen.

Infektiös:
Viren:
beim Hund:
– Paramyxoviren (Staupe des Hundes)
– Parainfluenzaviren
– Adenoviren (CAV2)
– canines Herpesvirus
– Reoviren 1 und 2
bei der Katze:
– Caliciviren
– Herpesviren
– Reoviren
andere infektiöse Agentien:
– Mykoplasmen
– Chlamydien
– Toxoplasmen
Mykosen:
– Aspergillen
– Kryptokokken
– (Kokzidioidomykose, Blastomykose, Histoplasmose spielen in Europa keine Rolle)
Nichtinfektiös:
– Fremdkörper
– Inhalation
– Einguss (Mineralöl, Medikamente)
Bakterien:
Staphylococcus intermedius
Staphylococcus aureus
Streptococcus pneumoniae
Streptococcus pyogenes
Bordetella bronchiseptica
Klebsiella pneumoniae
Pasteurella bronchiseptica
Pseudomonadaceae
Escherichia coli
Bacteroides spec.
Nocardien
Actinomyces
Mycobacterium tuberculosis
Mycobacterium bovis
(*Mycobacterium avium*)

Parasiten:
Filaroides osleri
Aelurostrongylus
Capillaria
Toxocara
– Allergie
– Urämie
– unbekannte Ursachen

Pathogenese: Die **Infektion** der sonst keimfreien Lunge erfolgt in den meisten Fällen aerogen (Bakterien) oder hämatogen (Viren) oder durch äußere Verwundung. Meistens entsteht zunächst eine virale Infektion, die ausheilen kann, in anderen Fällen aber durch eine bakterielle Sekundärinfektion kompliziert wird. Dabei kann eine Fortleitung aus Krankheiten der oberen Luftwege stattfinden. Besonders die forcierte Atmung bei Obstruktion der oberen Luftwege kann zur Inhalation infektiösen Sekrets in die tieferen Atemwege und die Lunge führen. Eine besondere Bedeutung kommt immunsuppressiven Maßnahmen (Kortikosteroid-, Zytostatikabehandlung) zu; auch die lange Behandlung mit Antibiotika und Kortikosteroiden kann ggf. zu mykotischen Infektionen führen.

Durch inhalierte **Fremdkörper**, auch durch diagnostische oder therapeutische Manipulationen, wie Endoskopie, Spülung, Inhalation infizierter Inhalate, können örtliche Störungen der Mikrobiologie hervorgerufen und Infektionen begünstigt werden. Die Infusion (pilz-)infizierter Lösungen führt zu einer generalisierten, in der Regel tödlichen interstitiellen Pneumonie.

Interstitielle Pneumonien sind auch die typischen Erscheinungsformen bei viralen Lungenentzündungen. Das Agens vermehrt sich in der Regel im lymphatischen Gewebe des Rachens, gelangt von dort in die Blutbahn, von wo aus es u. a. in die Lunge verschleppt wird und das interstitielle Gewebe infiziert. Auch Mykoplasmen gelangen hämatogen in die Lunge.

Infektiöse Pneumonien können begünstigt werden durch geringe körperliche Aktivität (Liegen, dadurch hypostatische Kongestion) und durch Herzinsuffizienz, wodurch es zu einer Druckerhöhung im kleinen Kreislauf kommt.

Parasitosen: Die Aufnahme von *Filaroides osleri* erfolgt durch Aufnahme von mit Larven infestiertem Kot erkrankter Hunde. Daher sind häufig mehrere Hunde einer Population erkrankt. Für Pneumozystis werden infizierte Nagetiere verantwortlich gemacht (Infektionsweg unklar). *Aelurostrongylus abstrusus* wird im ersten Larvenstadium fäkal ausgeschieden, von Zwischenwirten aufgenommen, die wiederum vom Endwirt Katze gefressen werden. *Toxocara canis* wird als embryonierte Eier oral übertragen, entwickeln sich im Darm, durchbohren die Darmwand und gelangen über den Blutstrom u. a. in die Lunge (Larva migrans), wo sie zu pneumonischen Veränderungen führen.

Die Toxoplasmose wird durch orale Aufnahme sporulierter Oozysten übertragen. Bei Befall der Lunge (oft neben gleichzeitiger Enzephalitis) werden Gewebsnekrosen und Entzündungen sowie Granulombildungen ausgelöst.

Aspirationspneumonien kommen durch forcierte Inspiration bei Verlegung der oberen Luftwege, durch Aspiration von Futter infolge Schlundkopf- oder Schlundlähmung, durch Einatmen von erbrochenem Mageninhalt (insbesondere bei Bewusstlosigkeit), iatrogen durch fehlerhafte Eingabe von Medikamenten zustande. Für die Krankheitsentstehung ausschlaggebend sind Menge, Infektionsgrad und pH-Wert (Magensaft!) des Aspirats. Die Aspiration löst beim wachen Tier sofort einen starken Hustenreiz aus, der das Material hinausbefördern soll. Gelangt es in die Tiefe der Atemwege und der Alveolen (tiefes Luftholen zwischen den Hustenstößen), dann kommt es sehr rasch zu einer Beschädigung der Alveolarwände mit Blutungen, Ödemen und Nekrose der Alveozyten und der Epithelzellen der Bronchioli. Der Surfactant* (s. Kap. „Chronische obstruktive Pneumopathie") bricht zusammen, so dass es zum Kollaps der Alveolen und Bronchioli kommt. Die Folge ist eine je nach Menge des Aspirats unterschiedlich umfangreiche Verkleinerung der respiratorischen Oberfläche. Vielfach kommen bakterielle Infektionen hinzu, die zu einem Lungengangrän führen. Hypoxämie/Hypoxie und Sepsis können den Tod zur Folge haben.

Zahlreiche Ursachen kann die **Eosinophile Infiltration** der Lunge haben. In vielen Fällen

liegt ein allergisches Geschehen vor. Die auch als Löffler-Syndrom** bezeichnete eosinophile Infiltration ist jedoch idiopathisch. In vielen Fällen dürfte eine parasitäre Infestation vorliegen. Unbekannt sind Ursachen und Pathogenese des Hypereosinophilensyndroms, der eosinophilen Angiitis und der eosinophilen Granulomatose (SUTER und LORD 1984). Die Wegener-Klinger-Granulomatose erfasst die Arterien und Venen und führt zu einer nekrotisierenden und granulomatösen Vaskulitis. In manchen Fällen gehen daraus Lymphome hervor (CRYSTAL 1988). Die Krankheit wurde auch beim Hund beschrieben (POSTORINO u. Mitarb. 1989; BERRY u. Mitarb. 1990).

Klinisches Bild: Häufig gehen die Symptome der Bronchitis vorweg (s. d.). Besonders bei viralen Infektionen kommt es durch die interstitielle Pneumonie jedoch direkt zu Atembeschwerden ohne Husten, bei alveolärer Pneumonie zu Husten. Es besteht Fieber meistens in Form der Febris continua. Das Allgemeinbefinden ist mehr oder weniger stark gestört, häufig bestehen Dyspnoe und Tachypnoe, ferner Anorexie. Die Tiere sind apathisch, liegen in schweren Fällen fest. Bei generalisierter Pneumonie kommt Zyanose hinzu. Katzen zeigen dann die typischen Symptome der Atemnot: kauernde Körperstellung, Mundatmung, Hecheln, ängstlich geweitete Pupillen.

Diagnose: Die Auskultation kann besonders bei interstitieller Pneumonie wenig aufschlussreich sein. Bei alveolärer Pneumonie wird verschärftes Vesikuläratmen gehört, bei Verdichtung des betroffenen Lungenlappens kommt es zum so genannten Röhrenatmen, einem lauten bronchialen Atemgeräusch. Feuchte Rasselgeräusche werden bei starker Sekretion mit dünnflüssigem Sekret gehört, bei Kollabieren der Alveolen und Bronchioli (Verlust des Surfactant) kommen dagegen trockene Rasselgeräusche (Knisterrasseln, Krepitation) zustande.

** Wilhelm Löffler, 1887–1972, Internist in Basel und Zürich

Abb. 7.5. Pneumonie, Lateralaufnahme.

Abb. 7.6. Pneumonie, Verlauf: Zur Zeit der Aufnahme des Patienten.

---

* surfactant: englisches Kunstwort aus SURFACE ACTIVE AGENT

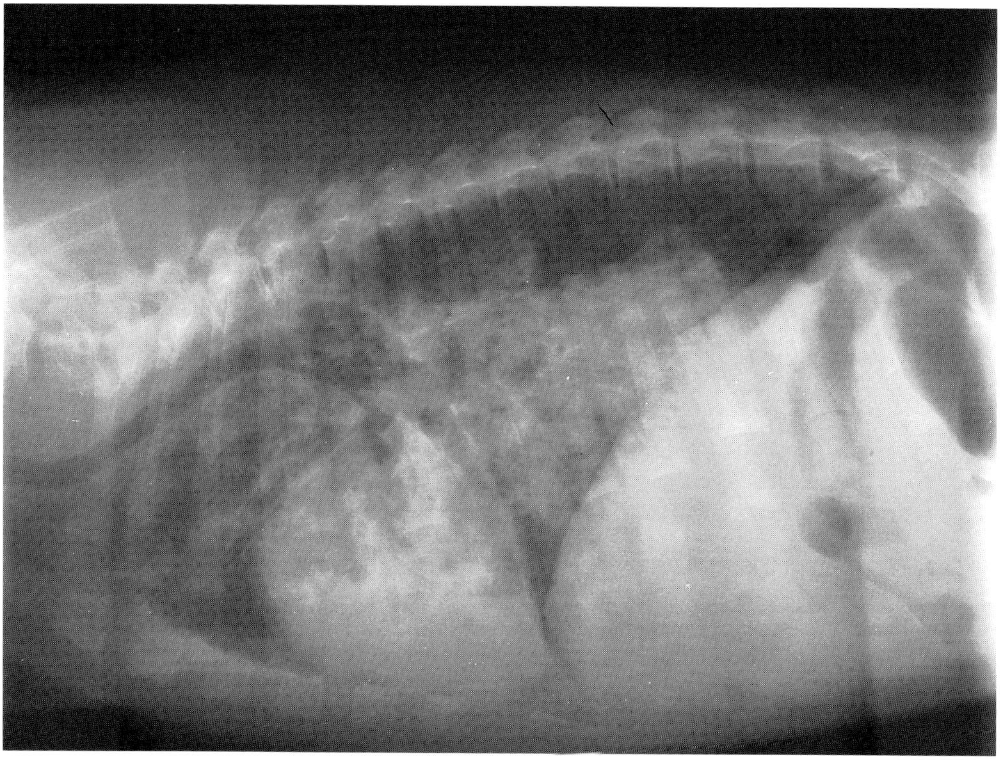

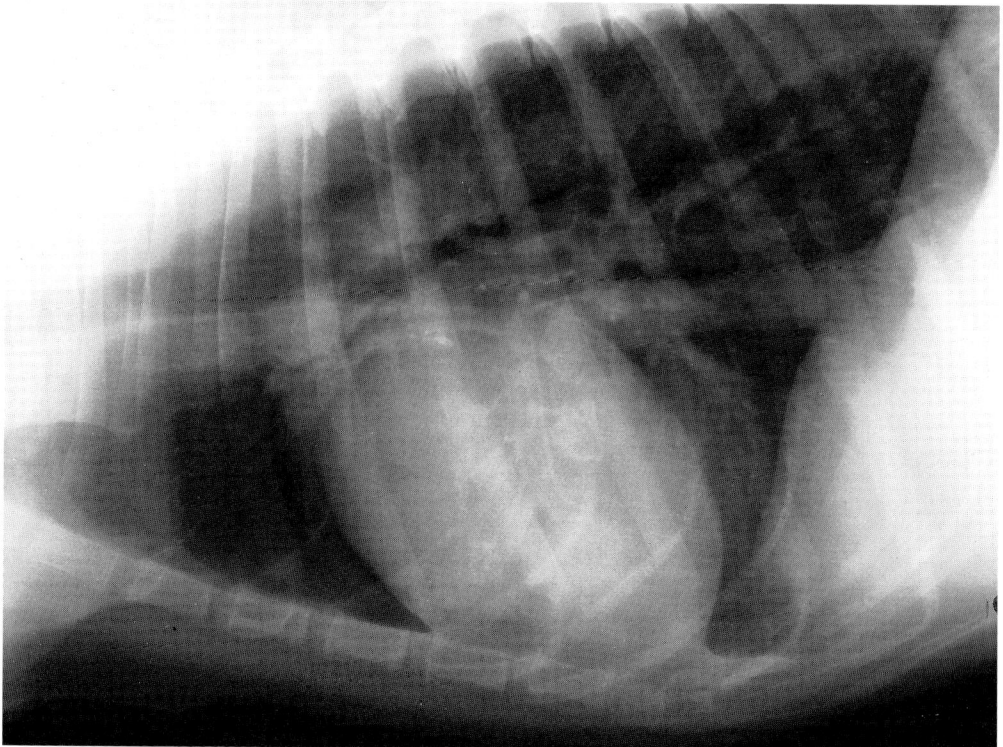

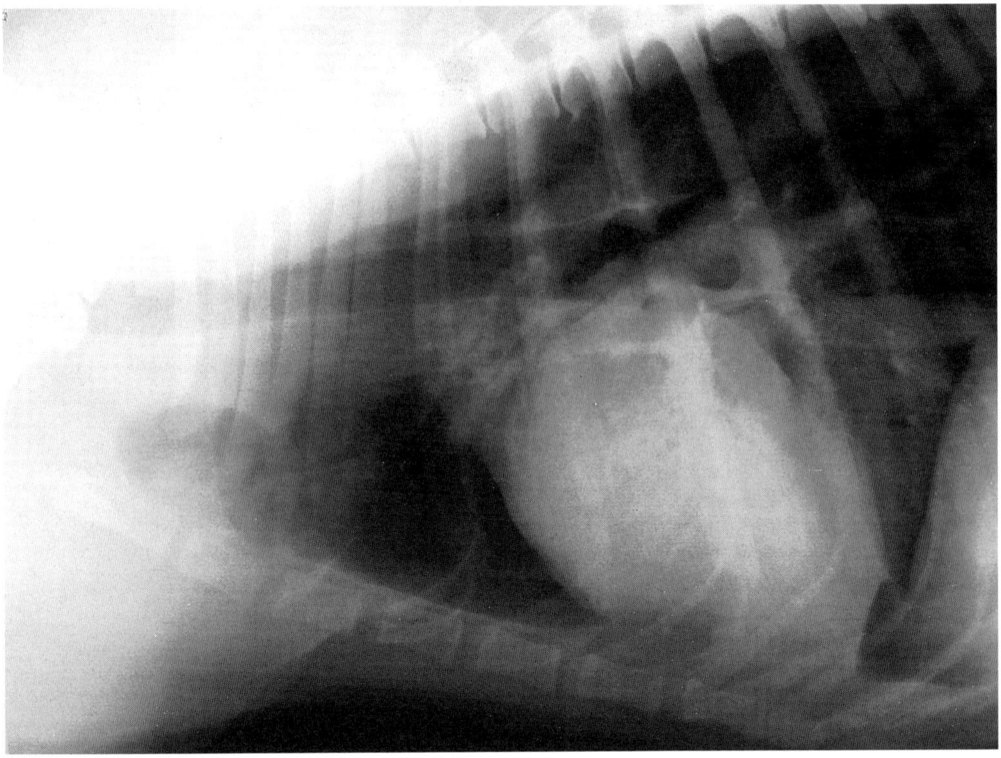

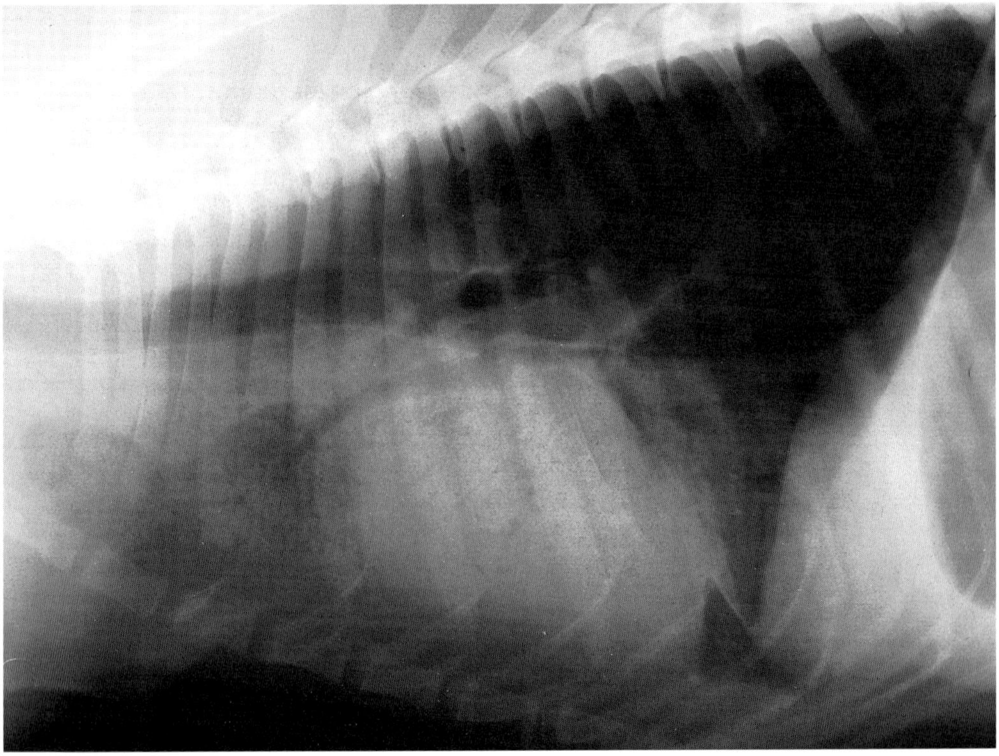

404 Atmungsorgane

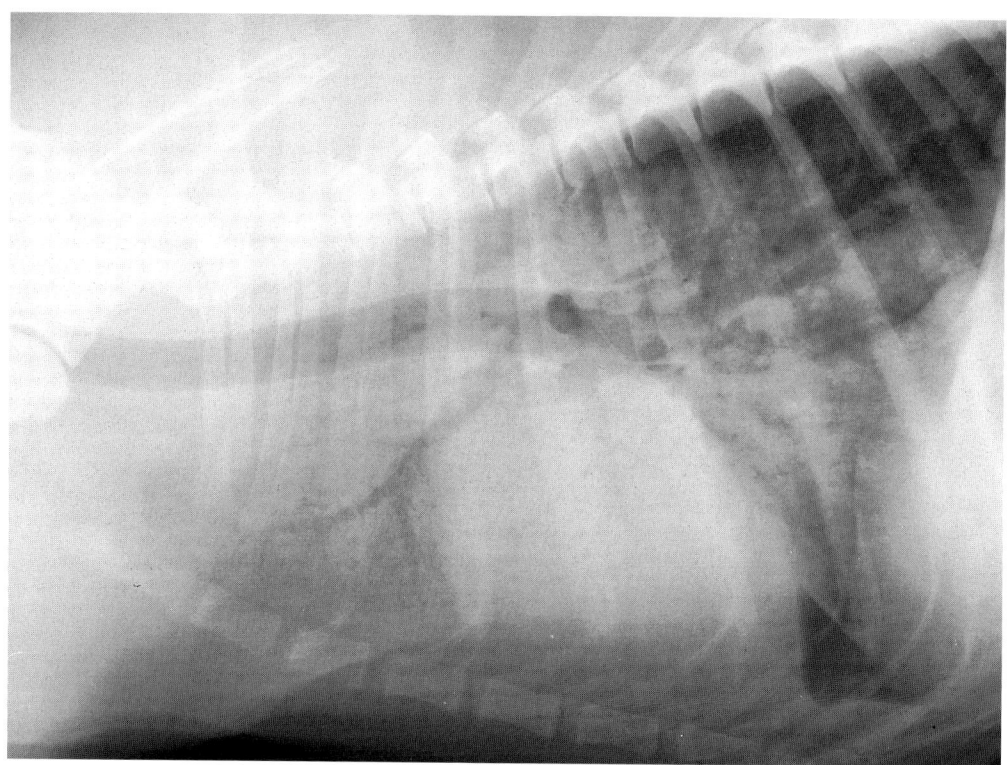

Abb. 7.7. (links oben): Nach 4 Stunden.

Abb. 7.8. (links unten): Nach einem Tag.

Abb. 7.9. (oben): Nach zwei Tagen.

Die Perkussion kann in den belüfteten Teilen der Lunge einen überlauten bis tympanischen Schall zutage bringen, oft mit Hinweisen auf eine Lungenerweiterung (Blähung). In den Bereichen, in den Verdichtungen (Flüssigkeit, Gewebe) bestehen, werden dagegen gedämpfte bis leere Schallqualitäten wahrgenommen.

Die Blutuntersuchung lässt eine Leukozytose mit Neutrophilie und Linksverschiebung erkennen. Die Blutkörperchensenkungsgeschwindigkeit ist stark beschleunigt. In schweren generalisierten Fällen sinkt der O_2-Partialdruck des arteriellen Blutes ab (Hypoxämie; normalerweise 85–95 mmHg), und CO_2 steigt bei sehr ausgeprägter Gasaustauschstörung an (Hyperkapnie; normalerweise 36–40 mmHg).

Wesentliche Aufschlüsse können Röntgenaufnahmen bringen. Sie sollten in zwei Ebenen, und zwar laterolateral und ventrodorsal, durchgeführt werden, bei Bedarf sind auch Schrägaufnahmen erforderlich. Dabei achtet man auf folgende Veränderungen:
- Feine streifige Zeichnung wird bei interstitieller Pneumonie festgestellt. Allerdings wird gerade in Anfangsstadien eine solche Zeichnung nicht selten vermisst, so dass sich zunächst keine deutlichen Hinweise ergeben. Die Veränderungen können generalisiert oder lobär auftreten.
- Alveoläre oder gemischt alveolär-bronchiale Zeichnung wird bei Bronchopneumonie gesehen.
- Lobäre Verdichtungen mit deutlichem Aerobronchogramm erscheinen bei lobärer Pneumonie.
- Scharf lobär begrenzte diffuse Verschattung (Konsolidierung), in späteren Fällen ohne Aerobronchogramm (Luftresorption), z. T. geringergradige Thoraxergüsse bei Lungenlappentorsion.
- Vorwiegend sind Mittellappen oder generell ventrale Lungenanteile, ein- oder beidseitig, betroffen mit alveolärer, bald auch interstitieller Zeichnung mit oder ohne Ae-

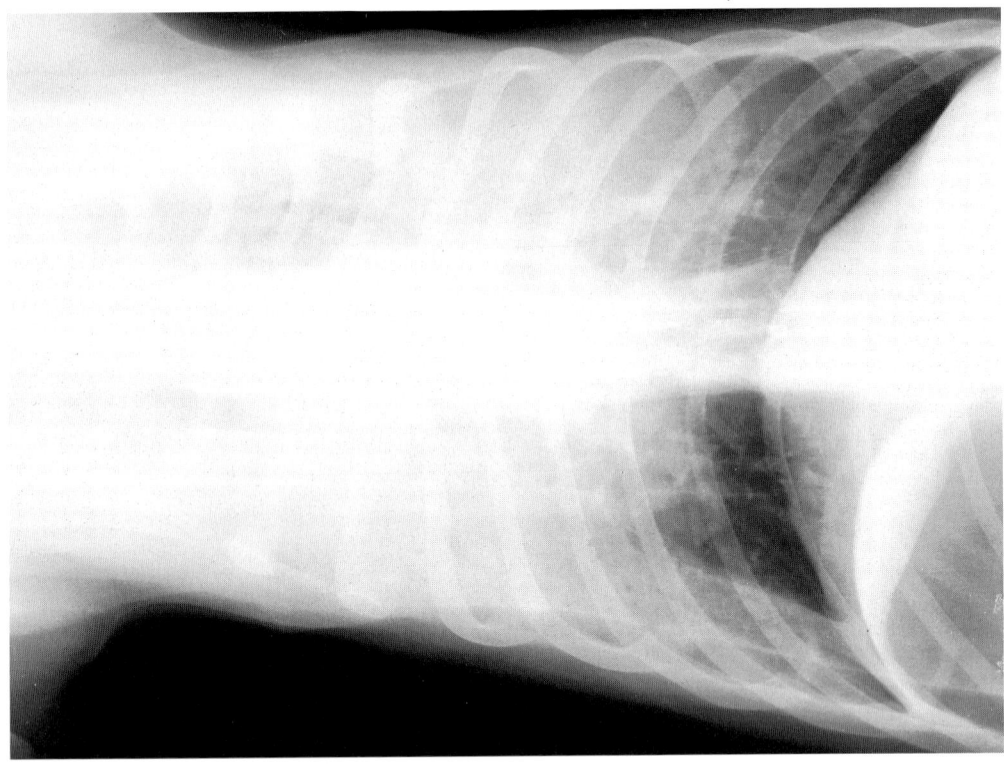

Abb. 7.10. Ventrodorsalaufnahme nach zwei Tagen.

robronchogramm bei Aspirationspneumonie.
- Perihiläre alveoläre (Hund) oder periphere alveoläre (Katze) oder gemischt alveolär-interstitielle Verschattung liegen beim kardialen Lungenödem vor. Beim toxischen Lungenödem bestehen generalisierte gemischte interstitiell-alveoläre Verschattungen.
- Alveoläre Verschattung wird bei Lungenblutungen infolge von Gerinnungsstörungen beobachtet.

Zytologische Untersuchungen des Bronchialsekrets sind sehr aufschlussreich. Man gewinnt es bei schwer kranken Tieren durch blindes Einführen eines Schlauches (Harnkatheter) oder unter Sichtkontrolle (Endoskopie, Laryngoskop) am sedierten Patienten unter örtlicher Anästhesie (Spray) des Rachenraums. Auch die transtracheale Gewinnung ist möglich, ebenso die Lungenbiopsie mit der feinen Nadel. Man findet bei bakterieller Pneumonie zum Teil degenerierte neutrophile Granulozyten mit phagozytierten Bakterien, bei Mykosen die Pilze, während bei rein viraler Pneumonie kein typisches zytologisches Bild besteht. Bei Fremdkörper-, Inhalations- oder Aspirationspneumonie wird Fremdkörpermaterial festgestellt. Bei Aspirationspneumonie werden außerdem degenerierte Epithelzellen beobachtet. Die Pneumonien des allergischen Formenkreises sowie des eosinophilen Komplexes fördern eosinophile Granulozyten zutage, bei Allergien auch Mastzellen. Im Falle von Lungentuberkulose werden im Bronchialsekret allenfalls bei „offener" Tuberkulose säurefeste Stäbchen im Ausstrich gefunden.

Unbedingt sollte eine Bakterienkultur mit Antibiogramm angelegt werden.

Therapie: Sie richtet sich nach der auslösenden Ursache. Bis zu deren endgültigem Erhalt geht man folgendermaßen vor:
- Brustwickel anlegen.
- Patienten in gut belüftetem, aber nicht kaltem und keinesfalls zugigem Raum unterbringen.

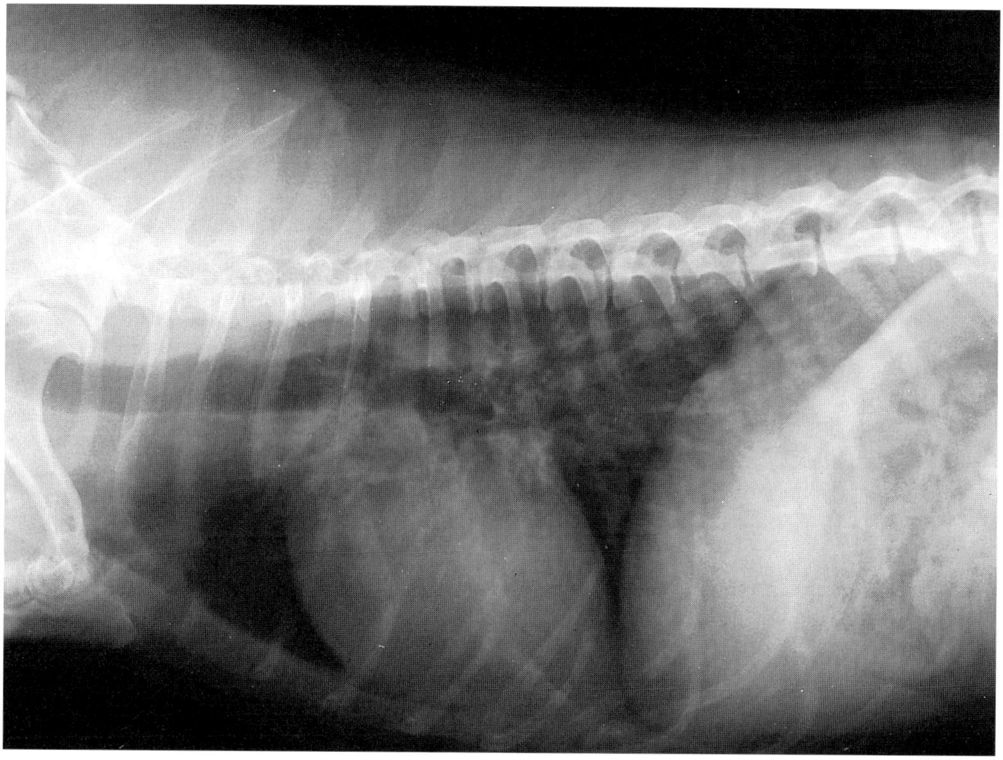

Abb. 7.11. Chronische interstitielle Pneumonie. Rechtsherzvergrößerung; Lateralaufnahme.

Abb. 7.12. Derselbe Fall wie in (Abb. 7.11): Ventrodorsalaufnahme.

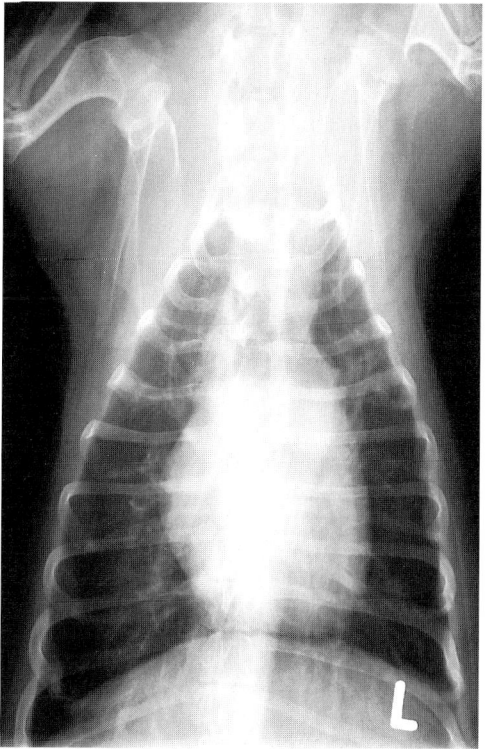

- mehrfach täglich kurz bewegen (zur besseren Belüftung der Lunge).
- zwei- bis dreimal pro Tag Beklopfen der Brustwand mit der flachen Hand.
- in schweren Fällen sauerstoffangereicherte Luft inhalieren lassen (Sauerstoff zur Befeuchtung durch Wasser leiten).
- Breitspektrumantibiotika (auch bei vermuteter viraler Pneumonie zur Prävention einer bakteriellen Sekundärinfektion).
- Bronchodilatatoren (s. Kap. „Akute Bronchitis und Bronchiolitis").
- Expektorantien.
- Inhalation (Kamille, Kochsalz; kleine Teilchengröße).

Nach Sicherung der ätiologischen Diagnose:

Bakterielle Pneumonie:
- Verfahren wie oben, gezielte Antibiose nach Antibiogramm durchführen, minde-

stens bis zwei, besser drei Wochen nach Abheilen der Symptome fortführen.
- Sulfadiazin, 30 bis 50 mg/kg KM p. o., zweimal täglich, 14 Tage lang. Oder:
- Trimethoprim-Sulfonamid, 15 bis 20 mg/kg KM p. o., dreimal täglich, 14 Tage lang.
- Clindamycin, 10 bis 15 mg/kg KM p. o., dreimal täglich.

Mykotische Pneumonie:
- Ketokonazol, 10 bis 20 mg/kg KM, sechs Wochen lang. Oder:
- Itrokonazol, 10 mg/kg KM, sechs Wochen lang. Oder:
- Flucytosin, 25–50 mg/kg KM p. o., drei- bis viermal täglich, mehrere Wochen bis 2 Monate

Parasitäre Pneumonie:
Wurmbefall: Anthelmintika:
- Thiabendazol, 70 mg/kg KM p. o., einmal täglich, 3 Tage lang (besonders bei Filaroides). Oder:
- Tetramisol, 2 mg/kg KM s. c., 3 Tage lang. Oder:
- Levamisol, 7,5 mg/kg KM p. o., zweimal täglich 10 Tage lang. Oder:
- Ivermectin, 0,2 mg/kg KM p. o. oder s. c. (nicht zugelassen! Aufklärungspflicht!)
Toxoplasmose:

Aspirations- und Fremdkörperpneumonie:
- Fremdkörperentfernung unter Endoskopiekontrolle
- keine Lavage (Tieferspülen der Fremdkörper)
- ggf. Sauerstoffbeatmung
- Antibiotika nach Antibiogramm

Allergische Pneumonie und Eosinophilenkomplex:
- Kortikosteroide: Prednisolon, 0,5 bis 1,0 mg/kg KM p. o., zweimal täglich. Bei umfangreichen Granulomen müssen, wie auch bei der Wegener-Klinger-Granulomatose, Zytostatika eingesetzt werden: Cyclophosphamid, 50 mg/m² KOF (1 bis 1,5 mg/kg KM), zunächst eine Woche jeden zweiten Tag, ggf. länger. Regelmäßige Leukozytenkontrolle!

7.4.4.10 Chronische obstruktive Pneumopathie (COP)

Synonyma: *Chronische obstruktive Lungenkrankheit (COL), Chronische obstruktive Bronchitis (COB), Chronic obstructive pulmonary disease (COPD).*

Definition: Zusammenfassung von chronischer Bronchitis, Lungenemphysem und chronischen Formen des Asthma bronchiale, denen gemeinsam die Chronizität, die Dyspnoe und die Obstruktion mit Behinderung des Gasaustauschs sind. Die Bezeichnung ist beim Pferd beliebt und weit verbreitet und wird dort weitgehend auf Heustauballergie zurückgeführt. Bei Hund und Katze werden ähnliche Krankheitsbilder gefunden, wenn auch ungleich seltener als beim Pferd.

Ätiologie: Verantwortlich zu machen sind ursprünglich einerseits eine Sensibilisierung gegenüber Umweltallergenen, andererseits chronische bakterielle Infektionen, ferner Inhalation von reizenden Substanzen (Zigarettenrauch, Luftverunreinigung).

Pathogenese: Die chronischen Pneumonien werden vielfach als Wegbereiter der allergischen Reaktionen angesehen. Allerdings können auch chronische Bronchitiden selbst zum Bild der COP führen. Unter der Bakterieneinwirkung werden Neutrophile angelockt. Ihre proteolytischen Fermente werden bei ihrem Zerfall frei und schädigen das Gewebe. Die allergische Komponente wird folgendermaßen erklärt: Durch eine vorausgegangene Sensibilisierung werden von aktivierten Lymphozyten Antikörper gegen das betreffende Antigen gebildet und auf der Oberfläche von Mastzellen fixiert. Bei erneutem Kontakt des Organismus mit dem Antigen wird auf den Antikörpern der Mastzellen des Respirationstrakts eine Brückenbildung hervorgerufen und damit eine Degranulation der Mastzellen ausgelöst. Die frei werdenden biogenen Amine, insbesondere Histamin und SRSA, führen eine Konstriktion der Bronchien und Bronchioli, eine erhöhte Kapillarpermeabilität und damit einen Austritt von Flüssigkeit und Blutzellen, ferner eine vermehrte Sekretion eines viskösen Sekrets (Dyskrinie) herbei. Später kommt es zur Bindegewebsvermehrung. Das Ergebnis ist eine Verlegung und Verengung der Bronchien und durch das interstitielle Ödem und die Bindegewebsvermehrung eine Verlängerung der

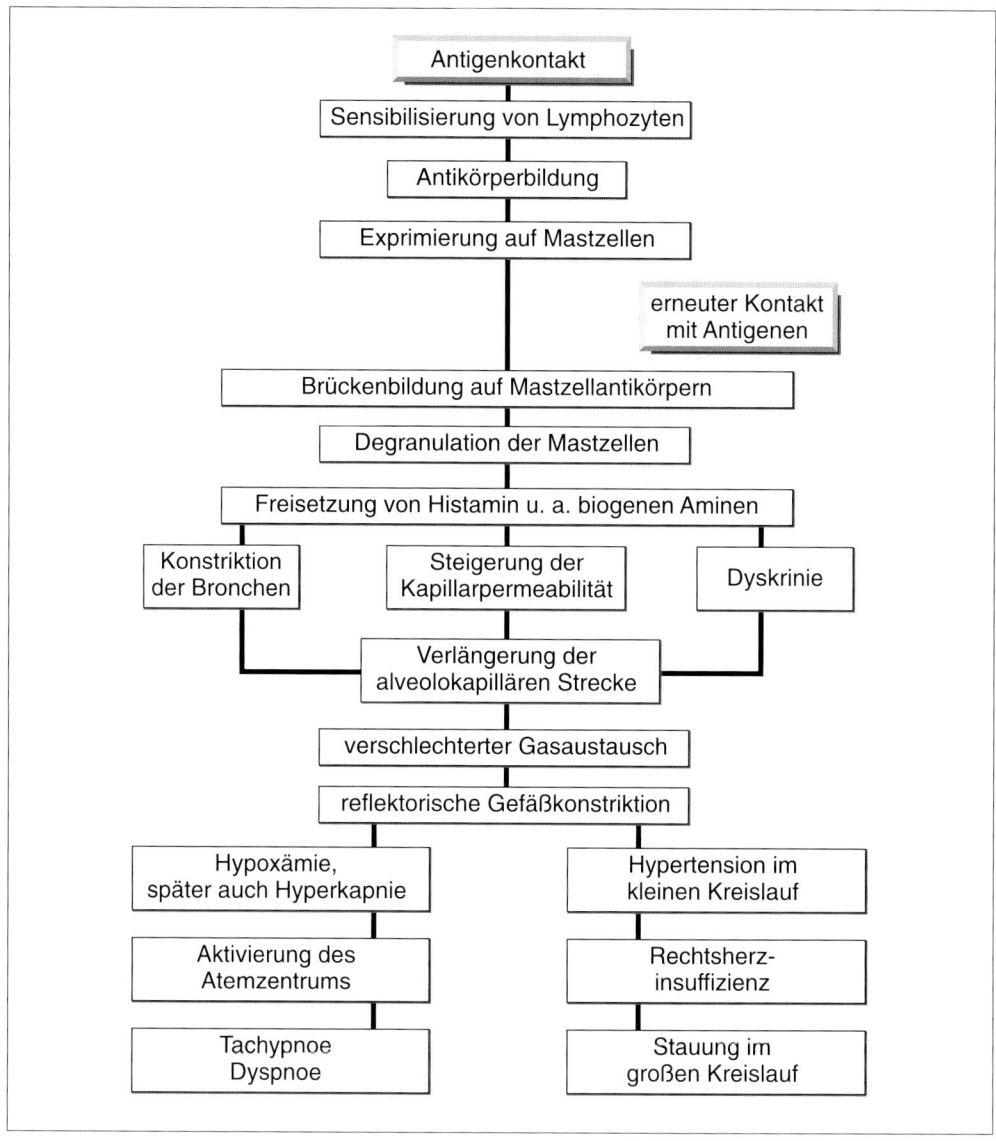

Strecke zwischen Alveole und Kapillaren. Diese Verlängerung der alveolokapillären Strecke bedeutet einen behinderten Gasaustausch, der zunächst den Sauerstoffeintritt stört, so dass anfangs der Sauerstoffpartialdruck (pO_2) im Blut absinkt; später erst steigt der pCO_2 an. Insbesondere das Absinken des pO_2 führt eine reflektorische Gefäßkonstriktion, bei längerer Dauer auch Sklerosierung, herbei, so dass die betroffenen Lungenteile nicht mehr ausreichend durchblutet werden. Sind von dieser Gefäßkonstriktion größere Teile der Lunge erfasst, so resultiert daraus ein Hochdruck im kleinen Kreislauf. Der intrakardiale Druck steigt im rechten Herzen an, das dadurch hypertrophiert oder/und dilatiert. Schließlich kommt eine Rechtsherzinsuffizienz zustande, so dass ein Rückstau im kleinen Kreislauf entsteht mit Stauungserscheinungen besonders im Splanchnikusgebiet (Hepatomegalie).

Eine besondere Bedeutung kommt dem Surfactant zu. Dabei handelt es sich um eine oberflächenaktive Substanz, bestehend aus

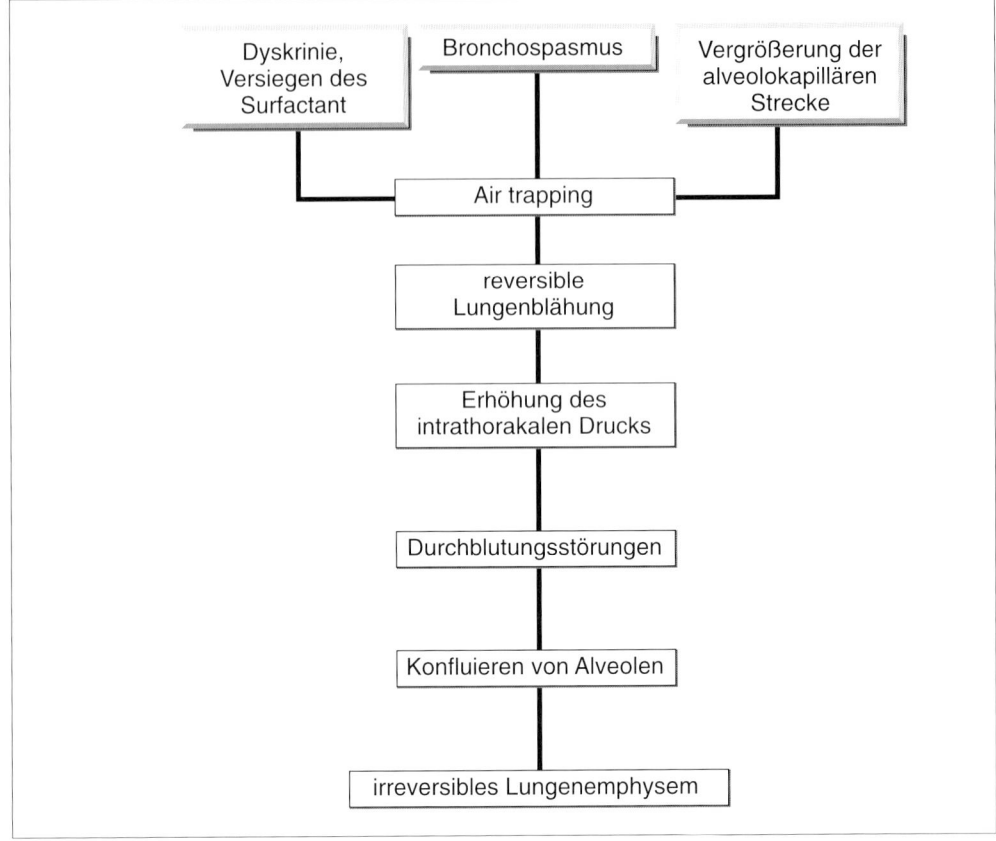

Lipiden, Proteinen und Kohlenhydraten, die von den Pneumozyten Typ II gebildet wird und für die Verhinderung des Zusammenklebens der Bronchioli- und Alveolarwände sorgt. Unter der Einwirkung der bakteriellen Entzündung wird der Surfactant zerstört, so dass die Wände der Alveolen und Bronchioli bei der Exspiration zusammenkleben, bei der Inspiration aber auseinander gerissen werden.

Durch die Verengung der Atemwege entsteht eine Ventilwirkung: Die Inspiration ist zwar behindert, geht aber noch besser vonstatten als die Exspiration. Die Folge ist eine Luftanreicherung jenseits der Verengungsstellen in den Atemwegen, also in den tiefen Bronchiolen und besonders den Alveolen, so dass die Luft darin gefangen wird (Air trapping). Dieser Vorgang wird bei jedem Atemzug verstärkt, so dass sich immer mehr Luft in den Alveolen sammelt. Hieraus entsteht eine zunächst noch reversible Lungenblähung. Durch den Druck und die verminderte Durchblutung kommt schließlich ein Einreißen der Alveolarwände und Zusammenfließen mehrerer Alveolen zustande, woraus ein nun irreversibles alveoläres Emphysem entsteht. Die Elastizität der Lunge nimmt stark ab.

Das Absinken des O_2-Partialdrucks ist mit einer Aktivierung des Atemzentrums verbunden. Dadurch werden – kompensatorisch – Atemtiefe und Frequenz gesteigert. Da die Lungenelastizität herabgesetzt ist, so dass sich die Lunge gegen den alveolären Widerstand nicht ausreichend kontrahieren und damit die Luft ausatmen kann, wird nun die akzessorische Atemmuskulatur zu Hilfe genommen. Durch diese pathophysiologischen Vorgänge kommt die gemischte Dyspnoe mit Überwiegen der exspiratorischen Atembeschwerden (Nachpressen) zustande.

Klinisches Bild: Es ist gekennzeichnet durch gemischte Dyspnoe mit Betonung der Exspiration (Nachpressen in der Exspirationsphase, „Doppelschlägigkeit"), Husten, mehr oder weniger starker Störung des Allgemeinbefindens und der Leistungsfähigkeit. Fieber besteht außer in Fällen mit akuter Exazerbation nicht. In fortgeschrittenen Fällen bestehen Atemnot mit Hecheln und (Katze) Mundatmung sowie Zyanose. Kardiomegalie und Hepatomegalie sind Zeichen der Rechtsherzinsuffizienz.

Diagnose: Das klinische Bild ist recht typisch. Bei der Auskultation werden häufig Knisterrasselgeräusche, oft Stridor gehört. Die Perkussion ergibt – nur bei größeren Hunden feststellbar – einen tympanischen Randschall; der Befund ist jedoch nicht so eindeutig wie beim Pferd. Die Röntgenaufnahme kann eine verstärkte bronchiale Zeichnung („Doughnuts", „Eisenbahnschieneneffekt") ergeben. Die Lunge ist meistens nach kaudal vergrößert und wenig strukturiert. Das Herz zeigt deutliche Anzeichen einer Rechtsherzvergrößerung (Cor pulmonale). Im arteriellen Blut wird ein Absinken des O_2-Partialdrucks oft weit unter 85 mmHg (Hypoxämie) gefunden. Erst im letzten Stadium wird eine Hyperkapnie festgestellt (Anstieg des CO_2-Partialdrucks auf über 40 mmHg). Es besteht eine respiratorische Azidose. Die endoskopische Untersuchung ergibt ein sehr zähes Sekret in Bolusform oder zerrissener Form. Die Bronchialöffnungen sind verengt, das Septum ist verbreitert. Infolge des erhöhten intrathorakalen Drucks, der im Ösophagus gemessen werden kann, verengen sich die Bronchialöffnungen bei jeder Exspiration und erweitern sich bei der Inspiration. Im Bronchialsekret werden Lymphozyten, Plasmazellen, Eosinophile, Mastzellen, Makrophagen, teilweise mit starker Vakuolenbildung (so genannte „schaumige Makrophagen") und degenerierte Epithelien gefunden, bisweilen auch Curschmann-Spiralen* als ausgehustete Ausgüsse der Bronchioli. Im Falle einer bakteriellen Infektion werden freie und besonders auch phagozytierte Bakterien gesehen sowie degenerierte Neutrophile.

Therapie: Sie hat folgende Ziele:
- Abstellen der Ursache (Zigarettenrauchen in der Umgebung des Hundes oder der Katze, keine Verwendung von Bodenpflegemitteln oder Sprays; oft ist die Ursache jedoch nicht zu ermitteln).
- Bei bakterieller Infektion Antibiotika oder Sulfonamide/Trimethoprim nach Antibiogramm.
- Kortikosteroide: Prednisolon, 0,5 bis 1,0 mg/kg KM, zweimal täglich; Dexamethason, 0,1 mg/kg KM, jeden zweiten Tag.
- Bronchodilatatoren: Theophyllin, 5(–10) mg/kg KM p. o., zwei- bis dreimal täglich; Terbutalin, 0,03–0,05 mg/kg KM p. o., dreimal täglich.
- Sekretolytika: Sie sind bei COP von zweifelhafter Wirkung, da sie kaum in der Lage sind, das zähe Sekret zu lösen, können aber unterstützend angewandt werden. Acetylcystein, 5 mg/kg KM p. o., dreimal täglich; Bromhexin, 0,2–0,5 mg/kg KM p. o., zwei- bis dreimal täglich; Guaifenesin, 8–15 mg/kg KM p. o.; in Kombination mit Spasmolytika: 1–3 mg/kg KM p. o., drei- bis viermal täglich; Pipazetat, ca. 0,3 mg/kg KM p. o., dreimal täglich.
- Kochsalzinfusion: Sie hat eine bessere Wirkung als die üblichen Sekretolytika. Infundiert werden 20 ml NaCl 0,9 %ige Lösung/kg KM möglichst rasch intravenös. Der Patient ist dabei unter Daueraufsicht zu halten und das Herz zu kontrollieren. Unter der Infusion tritt erhöhte Atemtätigkeit ein. Sobald Herzinsuffizienzzeichen manifest werden, ist die Infusion abzubrechen und Diuretika intravenös zu geben. Die Behandlung kann an drei aufeinander folgenden Tagen durchgeführt werden.
- Häufiger Aufenthalt im Freien mit körperlicher Bewegung ist zu empfehlen.

7.4.4.11 Akute respiratorische Insuffizienz

Synonyme: Akutes Lungenversagen, Schocklunge, Acute respiratory distress syndrome (ARDS), Shock lung syndrome.
Definition: Einschränkung der pulmonalen Mikrozirkulation mit respiratorischer Insuffizienz und Hypoxie, später auch Hyperkapnie.
Ätiologie: Kreislaufschock, Disseminierte intravasale Koagulation (Mikrothromben), Embolie (auch Fettembolie), Trauma, Sepsis,

---
* Hans Curschmann, 1846–1910, Internist in Leipzig

Aspiration, Rauchvergiftung, reizende Gase (einschließlich reinen Sauerstoffs!), Verbrennungen, Pankreatitis, Pankreasnekrose, Linksherzinsuffizienz, reanimierter Herzstillstand, zentrales oder peripheres Lungenödem.

Pathogenese: Die schädigenden Agentien sind sehr unterschiedlicher Art, die Krankheitsentstehung aber ist recht gleichförmig. Es kommt zu einer Freisetzung vasoaktiver Substanzen wie Histamin, LASA, Serotonin (Mastzellen), Leukozytenproteasen (Neutrophile) und Komplement, in deren Folge eine Schädigung der Lungenkapillaren mit Permeabilitätssteigerung eintritt. Daraus entwickelt sich ein zunächst interstitielles, dann alveoläres eiweißreiches Ödem. Es entstehen hyaline Membranen und Mikroatelektasen und schließlich Hyperplasie von Alveolarzellen. Ins Interstitium wandern Blutzellen aus, ferner Histiozyten. Es entsteht eine Fibrose. Insgesamt resultiert eine Behinderung des Gasaustauschs durch eine Verkleinerung der respiratorischen Oberfläche und eine Verlängerung der alveolokapillären Strecke, wodurch eine bisweilen so ausgeprägte Hypoxämie und Hyperkapnie auftreten kann, dass der Tod eintritt.

Klinisches Bild: Im Vordergrund stehen im Anschluss an das schädigende Ereignis Dyspnoe und Tachypnoe, zyanotische Schleimhäute, hochgradige Angstzustände, Unruhe. Die Tiere nehmen eine sitzende oder kauernde Stellung ein, mit abgestellten Vordergliedmaßen und Schultern. Auf Sauerstoffinhalation tritt häufig keine Besserung ein.

Diagnose: Charakteristisch ist das Entstehen der oben geschilderten Symptome sofort im Anschluss (selten, hauptsächlich beim zentralen Lungenödem) oder Stunden bis Tage nach dem schädigenden Ereignis. Das arterielle Blutgas zeigt eine deutliche Hypoxämie ($O_2 < 85$ mmHg), in schweren Stadien auch eine Hyperkapnie ($CO_2 > 40$ mmHg). Sofern keine Herzinsuffizienz vorliegt, bestehen im Röntgenbild die Zeichen des nichtkardiogenen Lungenödems: anfangs perivaskuläre diffuse Verschattungen, die konfluieren und generalisiert sein können.

Differentialdiagnose: Es kommt besonders das akute kardiale Lungenödem in Frage, ferner die akute Pneumonie, Lungentrauma.

Therapie: Eine nachgewiesenermaßen wirkungsvolle Therapie besteht nicht. Die Prognose ist ungünstig. Maßnahmen:

- In Brust-Bauch-Lage verbringen, Vorderteil leicht erhöht.
- Sofortige Beatmung mit sauerstoffangereicherter Luft (kein reiner Sauerstoff!).
- Hochdosierte Kortikosteroidapplikation: Prednisolon, 15 bis 30 mg/kg KM, einmal i. v., danach 1–2 mg/kg, zweimal täglich. Die Wirkung ist fraglich.
- Breitspektrumantibiotika.
- Falls Hämokonzentration besteht, vorsichtiger Ausgleich über den ganzen Tag.
- Heparin, 80 E/kg KM i. v. in der ersten Stunde, danach 30 bis 50 E/kg KM und Stunde in der Dauertropfinfusion (Wirkung umstritten).

7.4.4.12 Lungenlappentorsion

Definition: Drehung eines Lungenlappens um seine Längsachse.

Ätiologie: Unklar.

Pathogenese: Durch die Drehung des Lungenlappens werden der zugehörige Bronchus sowie die Arterie und die Vene stranguliert. In der Regel bleibt jedoch die Arterie teilweise durchgängig, so dass eine lobäre Blutfülle entsteht, venös nicht abgeführt werden kann. Dadurch vergrößert sich der Lobus, rundet sich ab, und es kommt zum Austritt von Blut (Hämothorax) oder blutiger Flüssigkeit. Der Bronchus enthält zunächst noch Luft, die jedoch im Laufe der Zeit resorbiert wird. Schließlich kann das Gewebe nekrotisch werden. Andererseits kann der torquierte Lobus durch Resorption von Flüssigkeit schrumpfen, bindegewebig organisiert werden, mit der Pleura verwachsen und revaskularisieren.

Klinisches Bild: Plötzlich auftretende Dyspnoe, Tachypnoe, Hämoptyse (Bluthusten), häufig auch Fieber und Leistungsinsuffizienz sind die charakteristischen Zeichen. Bisweilen tritt ein Kreislaufkollaps auf. Die Krankheit kommt wesentlich häufiger beim Hund als bei der Katze vor.

Diagnose: Bei der Auskultation ergeben sich keine verwertbaren Zeichen. Die Perkussion kann ventral einen leeren Schall hervorbringen, wenn ein umfangreicherer Erguss vorliegt. Sofern er punktiert werden kann, werden massenhaft Erythrozyten und Mesothelzellen, bei längerem Bestehen auch Leukozyten (Neutrophile) gefunden.

Die Röntgenaufnahme lässt mehr oder weniger deutlich Ergusszeichen erkennen, wenn die Krankheit schon einige Tage besteht. Wenn die Torsion erst kürzlich geschehen oder der Erguss entfernt worden ist, lässt sich die vollständige lobäre Konsolidierung (diffuse, weichteildichte Verschattung des betroffenen Lappens) gut erkennen. Anfangs besteht noch ein Aerobronchogramm mit Lageverschiebung des Bronchus; es ist später durch Resorption nicht mehr sichtbar. In Zweifelsfällen muss eine Probethorakotomie durchgeführt werden.

Differentialdiagnose: In Frage kommen besonders lobäre Pneumonien mit Verdichtung (Hepatisation) des Gewebes, ferner Tumoren und Ergüsse anderer Ursache.

Therapie:
- Entfernung der Flüssigkeit aus dem Thorakalspalt.
- Sauerstoffinsufflation.
- Bei Dehydratation Volumenausgleich.
- chirurgische Lobektomie.

7.4.4.13 Lungenembolie

Synonym: *Lungenthromboembolie.*
Definition: Verlegung einer großen zentralen oder mehrerer kleiner peripherer Lungenarterien.
Ätiologie: Endokarditis, Endokardose, Corda-tendinea-Abriss, Hyperadrenokortizismus, Amyloidose, Fettmobilisation durch Knochenbrüche, Quetschungen von Fettgewebe, Marknagelung (?), (Fettembolie), Arteriitis, Glomerulonephritis, Herzwurmkrankheit, intravenöse Injektion ungeeigneter Arzneiformen, idiopathisch.
Pathogenese: Durch Erkrankung der Gefäßintima entstehen Rauigkeiten, an denen Thrombozyten haften bleiben und einen Thrombus bilden. In anderen Fällen werden anderweitig, etwa im rechten Herzen, gebildete Thromben abgeschwemmt und bleiben in den Lungenarterien haften. Ähnliches gilt auch für abgestorbene Lungenwürmer. Auch durch abgesiedelte Tumorzellen können Embolien ausgelöst werden.

Durch die Gefäßverlegung kommt eine akute Hypertension im kleinen Kreislauf zustande. Die reflektorische Gefäßkonstriktion soll ebenfalls Lungenembolien auslösen. Erhöhte Gefährdungen bestehen bei Tieren, die festliegen oder geringe Bewegungsaktivität zeigen, bei denen mit einer Verlangsamung der Zirkulation gerechnet werden muss.

In jedem Fall kommt eine plötzliche Druckerhöhung im kleinen Kreislauf zustande, die zu einer akuten Überlastung des rechten Herzens führt. Es wird angenommen, dass die relativ lokalen Störungen zu generalisierten Erscheinungen führen, weil aus dem betroffenen Gebiet vasoaktive Substanzen freigesetzt werden, die eine ausgedehnte Wirkung zu entfalten vermögen.

Klinisches Bild: Geringgradige Fälle fallen kaum auf. In schweren Fällen besteht plötzlich auftretende und sich verschlimmernde Dyspnoe mit Husten, der bisweilen blutig sein kann. Die Tiere sind ängstlich und unruhig, stehen häufig auf und setzen sich wieder mit abgestellten Vordergliedmaßen. Zyanose kann hinzukommen.

Diagnose: Die Auskultation der Lunge ergibt kaum Veränderungen, evtl. durch die forcierte Atmung verstärkte bronchiale Atemgeräusche. Bisweilen wird ein gespaltener zweiter Herzton gehört. Die einzige einigermaßen verlässliche Untersuchung ist die Röntgendarstellung des Brustraums. Häufig wird ein plötzlicher Abbruch der Arterienzeichnung sichtbar, die periphere Gefäßzeichnung und die der zugehörigen Vene ist nicht mehr zu sehen. Es ist anamnestisch auf auslösende Ursachen (Injektionen, Tumoren, Traumen, Operationen, Herzwurmkrankheit) zu achten.

Differentialdiagnose: Akute Herzinsuffizienz, insbesondere Abriss von Cordae tendineae (Ultraschalluntersuchung), perakute Lungenkrankheiten, besonders große Fremdkörper, kommen differentialdiagnostisch in Frage.

Therapie:
- Sauerstoffbeatmung.
- Heparin, erste Stunde 80 bis 100 E/kg KM im Dauertropf, danach 50 E/kg KM und Stunde.
- Langzeitbehandlung: Azetylsalizylsäure, 0,5 bis 1 mg/kg KM p. o.
- Evtl. Streptokinaseinfusion (unsicher, bisweilen Unverträglichkeitsreaktionen): erste Stunde 20 000 bis 80 000 E/kg KM in der Dauertropfinfusion, danach 5000 bis 10 000 E/kg KM und Stunde als Erhaltungsdosis.
- Evtl. Thrombektomie (dann vorher keine antithrombotische Therapie).

Während der antithrombotischen Behandlung ist die Blutgerinnung zu überwachen: Bei Heparinbehandlung ist bereits in der ersten Stunde mit einer Verlängerung aller Globaluntersuchungen zu rechnen. Vitamin-K-Antagonisten benötigen zwei bis vier Tage bis zum Wirkungseintritt.

7.4.4.14 Akutes Lungenödem

Definition: Austritt von Blutflüssigkeit ins Interstitium (interstitielles Ödem) oder/und in die Alveolen (alveoläres Ödem).

Ätiologie: Die häufigste Form ist die durch Herzinsuffizienz hervorgerufene (kardiales Lungenödem). Neurogene Lungenödeme, auch als zentrale Lungenödeme bezeichnet, kommen bei Schädel-Gehirn-Traumen und bei akuten Enzephalitiden (Aujezkysche Krankheit) vor. Desweiteren führen bestimmte Gifte (Thioharnstoffe wie ANTU [a-Naphthylthioharnstoff], ferner Kampfgase), Rauchgase sowie Urämie zu Lungenödemen. Auch zu rasche Infusion saliner Lösungen kann ein Lungenödem herbeiführen.

Pathogenese: Das kardiale Lungenödem kommt durch Linksherzversagen und damit Rückstau des Blutes in den kleinen Kreislauf zustande. Dadurch steigt der hydrostatische Druck an, wodurch zunächst eiweißarme, später proteinreiche und schließlich erythrozytenhaltige Flüssigkeit „abgepresst" wird. Zunächst ist der Vorgang auf das Interstitium beschränkt, je nach Grad der Herzinsuffizienz kommt es jedoch dann zu einem alveolären Ödem.

Das zentrale oder neurogene, durch die massive Katecholaminsekretion hervorgerufene Lungenödem entsteht über die Aktivierung des Vasomotorenzentrums im Stammhirn. Dabei kommt es zu einer generalisierten Gefäßengstellung in der Peripherie, wodurch nahezu schlagartig eine Überlastung des kleinen Kreislaufs und damit der Lunge stattfindet, mit der Folge eines starken Flüssigkeitsaustritts in Interstitium und Alveolen.

Eine direkte toxische Schädigung der Alveolarkapillarmembran kommt durch Inhalation von Reizgasen u. Ä. zustande. Die zu rasche Infusion großer Mengen saliner Lösungen führt zum Hochdruck im kleinen Kreislauf und zum Austritt von Natriumionen ins Lungengewebe mit der Folge eines erhöhten hydrostatischen Drucks im Kapillargebiet einerseits und einer gleichzeitigen Erhöhung des osmotischen Drucks im Gewebe andererseits.

Durch Vermischen mit dem Surfactant und mit Luft wird das eiweißreiche Sekret schaumig, so dass sich sein Volumen erhöht und die Atemwege noch stärker verlegt werden.

Eine besondere Form stellt das hypoproteinämische Lungenödem dar. Es kommt zustande durch den verminderten onkotischen Druck im Blutserum, weshalb der hydrostatische Druck überwiegt und – nicht nur in der Lunge – Flüssigkeit aus dem Gefäßsystem austritt.

Klinisches Bild: Hochgradige Dyspnoe, röchelnder Husten, Zyanose und Tachykardie sind die Zeichen des akuten Lungenödems. Die Tiere zeigen große Unruhe und Angst. In sehr schweren Fällen tritt schaumige Flüssigkeit, die entweder weiß ist oder deutliche Rotfärbung zeigen kann, aus der Nase aus. Hinzu kommen die Symptome der Grundkrankheit. Die Krankheit ist sehr ernst zu nehmen. Die Tiere können bei zusätzlicher Aufregung, etwa bei der Untersuchung, sterben.

Diagnose: Der klinische Befund ist recht typisch für das akute Lungenödem, insbesondere wenn schaumiges Sekret aus Nase (und Mund) abläuft. Man soll dann aufgrund des Vorberichts und der klinischen Untersuchung nach der Ursache suchen. Auf keinen Fall soll das Tier auf den Rücken gelegt werden (etwa zur ventrodorsalen Lungenaufnahme, die entbehrlich ist).

Dagegen werden auskulatorisch bei interstitiellem Ödem kaum fassbare Befunde erhoben. Bei alveolärem Ödem bestehen häufig feuchte Rasselgeräusche und ein sehr feuchter, rasselnder Husten.

Wenn eine Röntgenuntersuchung gemacht werden soll, erkennt man insbesondere perihilär wolkige (alveoläre) Verdichtungen, bei toxischer Schädigung dagegen diffuse Verschattungen. Hinzu treten ggf. Herzvergrößerungen, die besonders das linke Herz erfassen. Bei der Katze werden zu Beginn häufig disseminierte alveoläre Verschattungen gefunden. Man sollte zur Diagnose und zur Therapieüberwachung ein EKG mitschreiben.

Differentialdiagnose: Abgesehen von den verschiedenen Ursachen des akuten Lungen-

Spezielle Krankheiten der Atmungsorgane 415

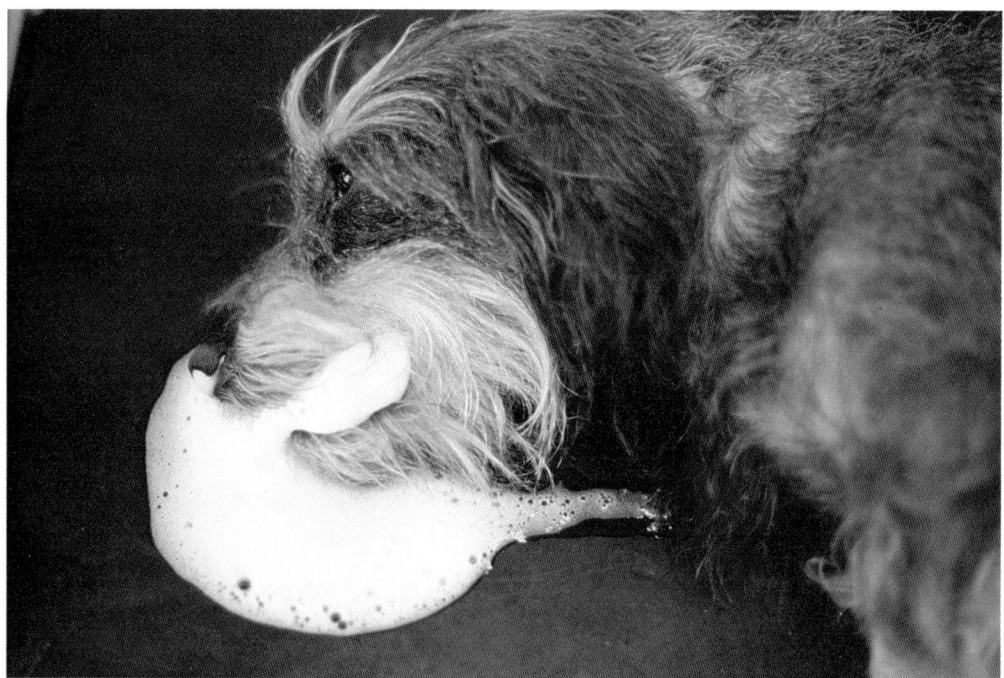

Abb. 7.13. Akutes Lungenödem; Hochheben der Nachhand führt zum Abfluss von Schaum aus Mund und Nase.

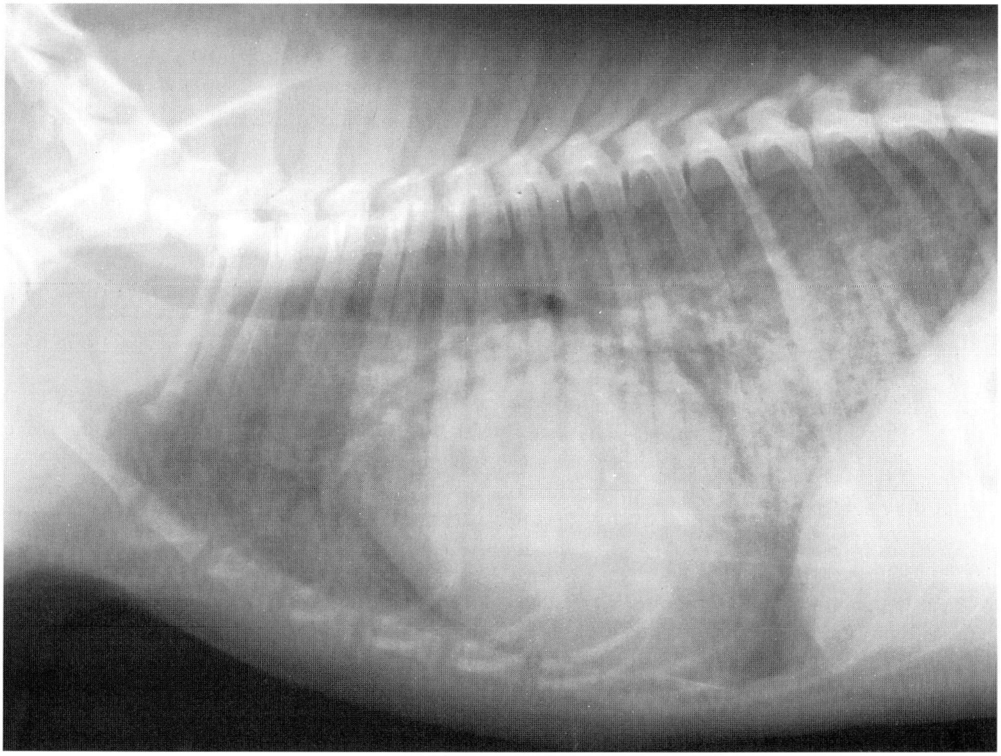

Abb. 7.14. Lungenödem; Differentialdiagnose: Pneumonie.

ödems kommen ähnliche Krankheitsbilder bei akuter Pneumonie, bei akutem Asthma-bronchiale-Anfall, bei der akuten respiratorischen Insuffizienz, bei Abriss von Cordae tendineae oder bei Herztamponade durch Herzruptur vor.

Therapie: Es handelt sich immer um Notfallsituationen, die sofort intensiv behandelt werden müssen.
– Beruhigung, Vermeidung von Aufregung, keine überflüssigen Untersuchungen.
– Sauerstoff zuführen (Katze: Narkosekäfig); Sauerstoff nicht rein atmen lassen, sondern mit Luft vermischt. Man sollte den Sauerstoff durch Trinkalkohol führen, wodurch man eine Herabsetzung der Oberflächenspannung der Schaumblasen in den Luftwegen und außerdem eine leichte Sedierung erreicht.
– Bronchodilatation: Aminophyllin, 0,5 bis 1,0 mg/kg KM langsam intravenös, später 5 mg/kg KM p. o.; kein Theophyllin.
– Ataraktika: Diazepam, 1 mg/kg KM i. v., Wiederholung bei Bedarf (i. a. nach 4 bis 6 Std.).

Oder: Phenobarbital, 3 bis 6 (bis 10) mg/kg KM, evtl. nach 12 Stunden wiederholen.

Oder: Acetylpromazin, 0,1 bis 0,25 mg/kg KM, bei Bedarf nach 4 bis 8 Std. wiederholen.
– Schleifendiuretika: Furosemid, 2 bis 5 mg/kg KM i. v.

Oder: Xipamid, 0,5 mg/kg KM i. v.

Spezielle Therapie:

Kardiogenes Lungenödem:
– Dopamin, 2 bis 10 µg/kg KM und Minute in der Dauertropfinfusion.
– ACE-Blocker: Captopril, 0,5 mg/kg KM; Enalapril, 0,5 mg/kg KM; Hydralazin, 0,5 bis 1 mg/kg KM.
– Herzglykoside (bei kongestiver Kardiomyopathie): Metil-Digoxin, 0,01 (Hund) bzw. 0,007 mg/kg KM (Katze) i. v., nach 12 Stunden wiederholen, nach drei Tagen nur noch einmal täglich (p. o.). UNGEMACH (1997) empfiehlt in Notfallsituationen folgendes Dosierungsschema: Gesamttagesdosis 0,03 bis 0,04 mg/kg KM. Davon initial 50 %, dann im Abstand von zwei Stunden je 25 % der Gesamtdosis.

Bei iatrogener Hyperinfusion:
– Massive Diurese: Furosemid, 2 bis 5 mg/kg KM i. v. Oder: Xipamid, 0,5 mg/kg KM intravenös. Evtl. Aderlass 10 bis 20 ml/kg KM, nur im äußersten Notfall (Proteinverlust!)

Erhöhte Kapillarpermeabilität:
– Diurese: Furosemid, 1 bis 2 mg/kg KM; Xipamid, 0,5 mg/kg KM i. v.
– Prednisolon, 2 bis 5 mg/kg KM i. v.
– Flunixin meglumin, 0,25 bis 1 mg/kg KM i. v., i. m.

Hypoproteinämie:
– Plasmatransfusion.
– Plasmaexpander, hohes Molekulargewicht (60 000 bis 70 000 Da), 15 bis 20 ml/kg KM.
– Behandlung der Grundkrankheit.

Neurogenes Lungenödem:
– α-Adrenolytika:
– Phentolamin, 1 mg/kg KM innerhalb 30 min in der Dauertropfinfusion. Oder:
– Phenoxybenzamin, 0,5 bis 2mg/kg KM langsam i. v. (längere Wirkung als Phentolamin).

Es schließt sich die Dauerbehandlung der eventuell zugrunde liegenden Krankheit an.

7.4.4.15 Lungentumoren

Definition: Primär in der Lunge selbst im Lungenparenchym, den Bronchien oder der Pleura entstandene oder durch Metastasierung sekundär die Lunge erfassende Neoplasien. Sie sind bei Hund und Katze nahezu ausnahmslos maligne. Metastasen sind wesentlich häufiger als Primärtumoren.

Ätiologie: Weitgehend unbekannt. Bei der Katze kommen im Rahmen einer FeLV-Infektion auch Lungentumoren zur Beobachtung.

Pathogenese: Solange die Tumoren klein sind, werden keine Symptome gefunden. In fortgeschrittenen Stadien werden je nach Sitz zunehmend Kompressionen der Bronchien bemerkt. Durch invasives Wachstum wird funktionsfähiges Lungengewebe durch Tumorgewebe ersetzt, wodurch eine zunehmende Behinderung des Gasaustauschs hervorgerufen wird. Die Folge ist eine Hypoxämie mit allgemeiner Hypoxie. Der Tumornekrosefaktor, der von aktivierten Makrophagen gebildet wird, bewirkt nicht nur einen nekrotischen Zerfall der Tumoren, sondern zieht auch schwere Allgemeinsymp-

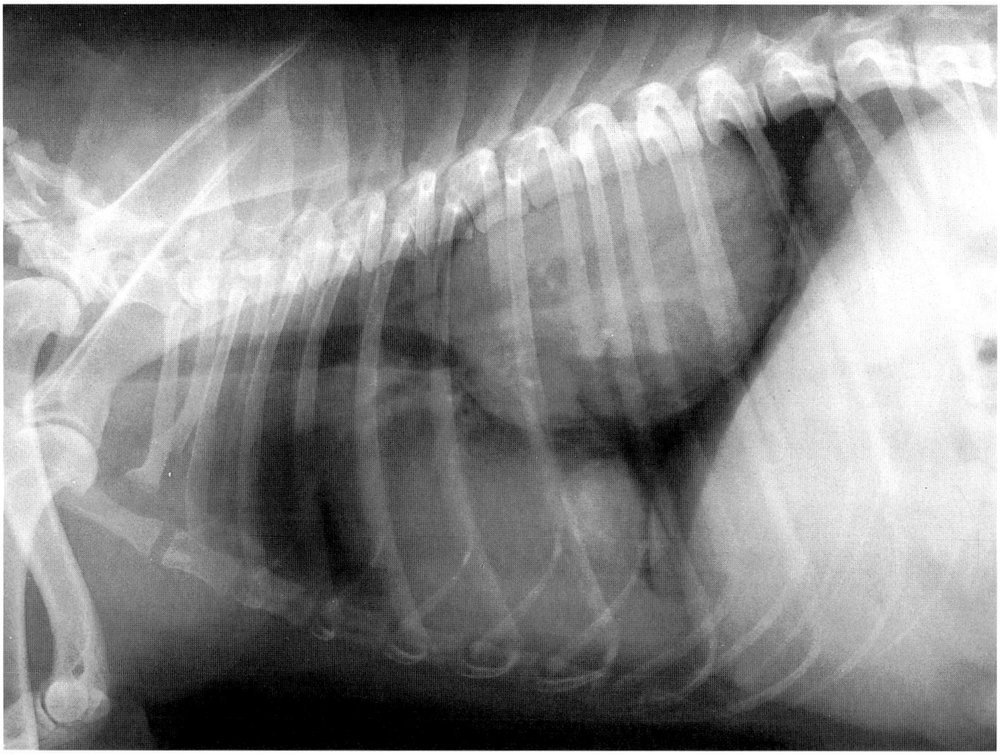

Spezielle Krankheiten der Atmungsorgane

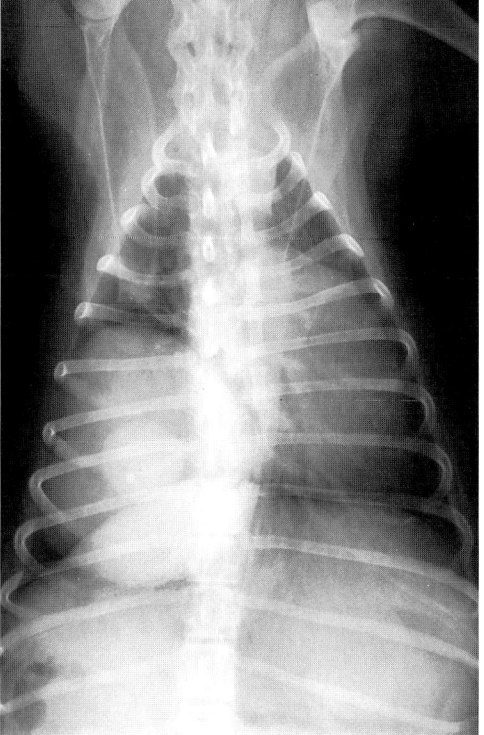

Abb. 7.15. oben. Lungentumor, Lateralaufnahme.

Abb. 7.16. links. Derselbe Fall wie in Abb. 7.15, Ventrodorsalaufnahme.

tome nach sich. Durch Kompression und vermehrte Sekretion, auch durch bakterielle Infektionen, wird ein produktiver Husten ausgelöst. Besonders Tumorkrankheiten, aber auch Abszesse und chronische infektiöse Prozesse der Lunge führen bisweilen zur Akropachie, einer hypertrophen Osteopathie mit symmetrischen periostalen Ossifikationen vorwiegend der Extremitätenknochen (WEDELL und HAIDER 1996).

Klinisches Bild: Es ist durch langsames Entstehen gekennzeichnet, weshalb die ersten Symptome häufig nicht ernst genommen werden. Daneben sind die Symptome abhängig vom Sitz des Tumors (peripher im Lungengewebe oder früher Einbruch in Bronchien, Entstehung in Bronchien oder an der Bifurkation), von der Größe (dem unterschiedlich raschen Wachstum), der Art des Tumors und von eventuellen Komplikatio-

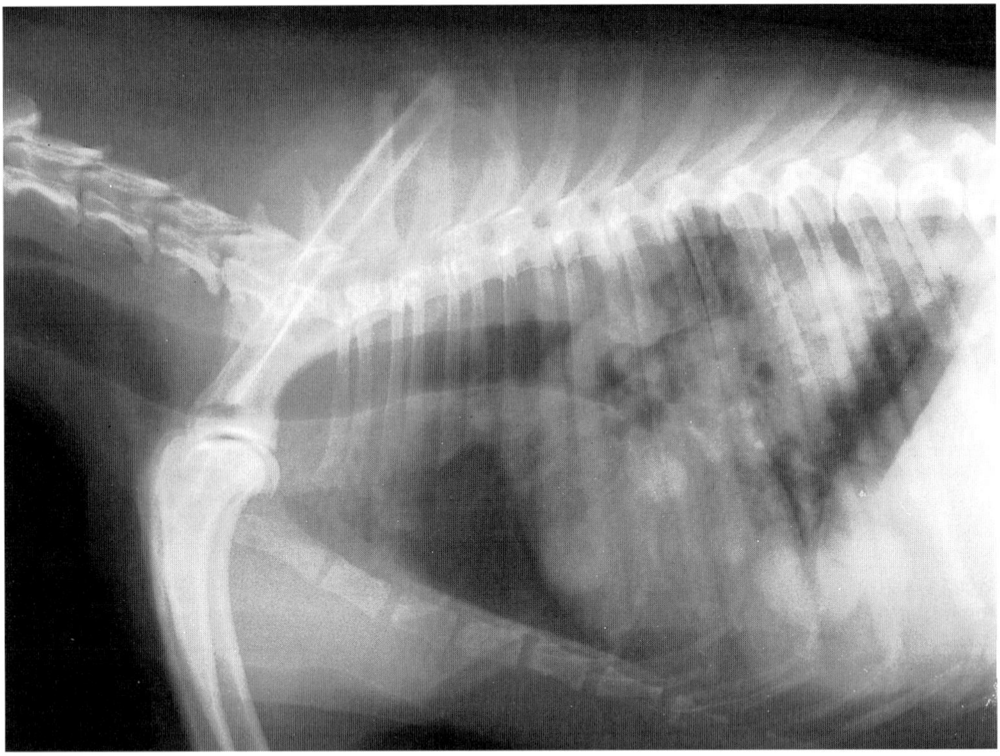

418 Atmungsorgane

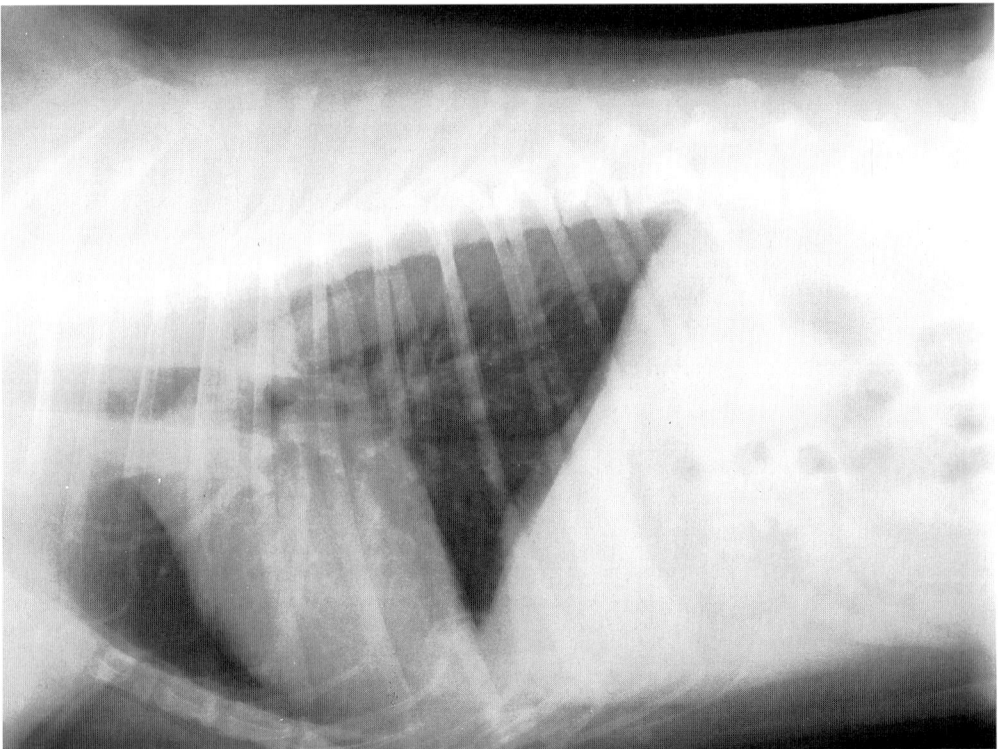

Spezielle Krankheiten der Atmungsorgane 419

Abb. 7.17. (links oben): Lungenkontrolle bei ausgedehnter Tumorose beider Gesäugeleisten: kein sicherer Hinweis auf Metastasen.

Abb. 7.18. (links unten): Derselbe Fall, ein halbes Jahr später: zunehmende Atemnot, Husten, Abmagerung, Bewegungsunlust, Röntgen: zahlreiche Lungenmetastasen.

nen durch Infektionskrankheiten oder Herzinsuffizienz, ferner durch die Art der Metastasierung.

Als erstes klinisches Symptom wird in der Regel Husten beobachtet. Er kann bei Gefäßarrosion blutig und bei bakterieller Infektion oder Gewebszerfall eitrig-putrid werden. Dyspnoe tritt meist erst dann auf, wenn der Tumor schon sehr groß geworden ist oder wenn zahlreiche Metastasen vorliegen. Aber auch dann ist gerade bei körperlich wenig aktiven Patienten die Atembeschwerde oft noch lange Zeit geringgradig, so dass sie vom Besitzer nicht recht wahrgenommen wird. Die Metastasen führen zu weiteren, je nach befallenem Organ spezifischen Symptomen (HEIDER u. Mitarb. 1997).

Als Allgemeinsymptome treten Anorexie, Abmagerung bis zur Kachexie, Fieber und Leistungsschwäche auf. In fortgeschrittenen Fällen oder wenn der Tumor von der Pleura ausgegangen ist, treten Thoraxergüsse hinzu.

Diagnose: Das sicherste Diagnostikum ist die Röntgenaufnahme der Lunge. Gefunden werden können: Einzelner solitärer Rundherd; multiple Rundherde; miliare kleine Rundherde; lobäre Konsolidierung ohne Aerobronchogramm (Obstruktion); schlecht abgegrenzte Verdichtungen (durch infiltratives Wachstum); örtliche Verdichtung und Ausbuchtung des Mediastinums.

Zur Differenzierung oder zum Nachweis bei unklarem Röntgenbefund leistet die zytologische Untersuchung des Bronchialsekrets, der Feine-Nadel-Biopsie oder aber die histologische Untersuchung eines Lungenbioptats gute Dienste. Es sei jedoch betont, dass

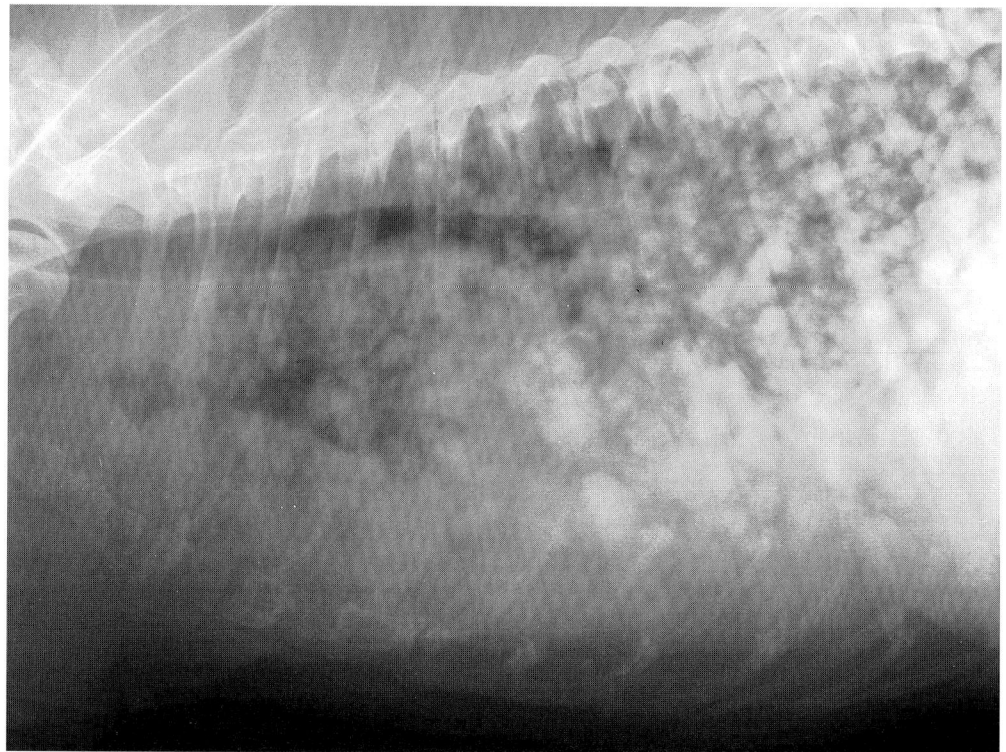

Abb. 7.19. Hodentumor mit Metastasierung in die Lunge.

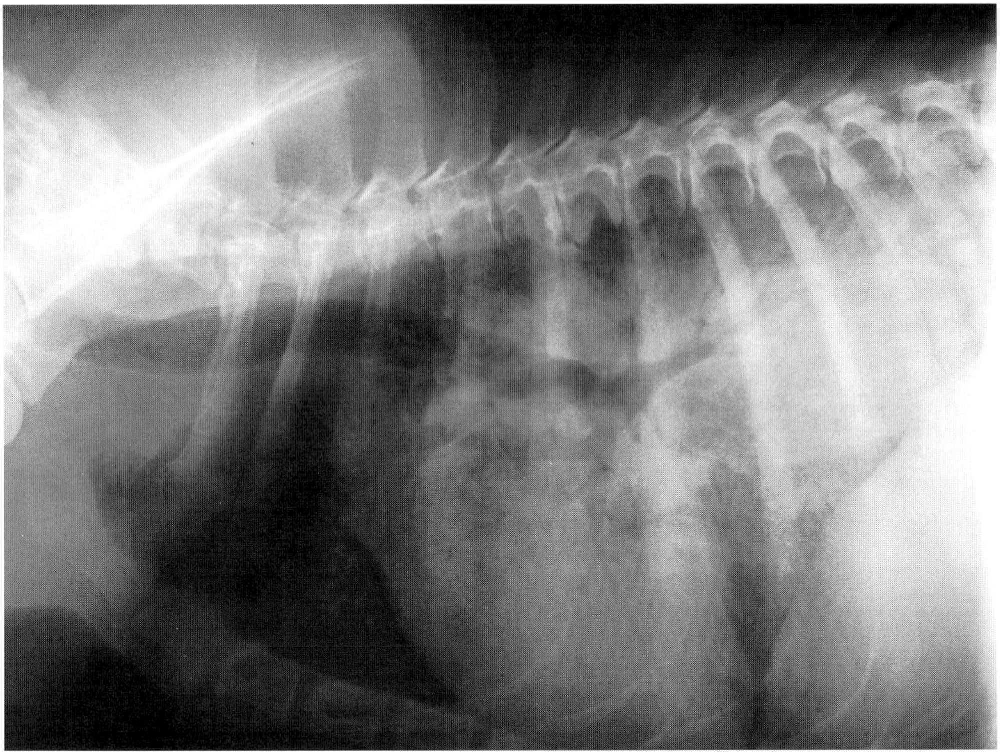

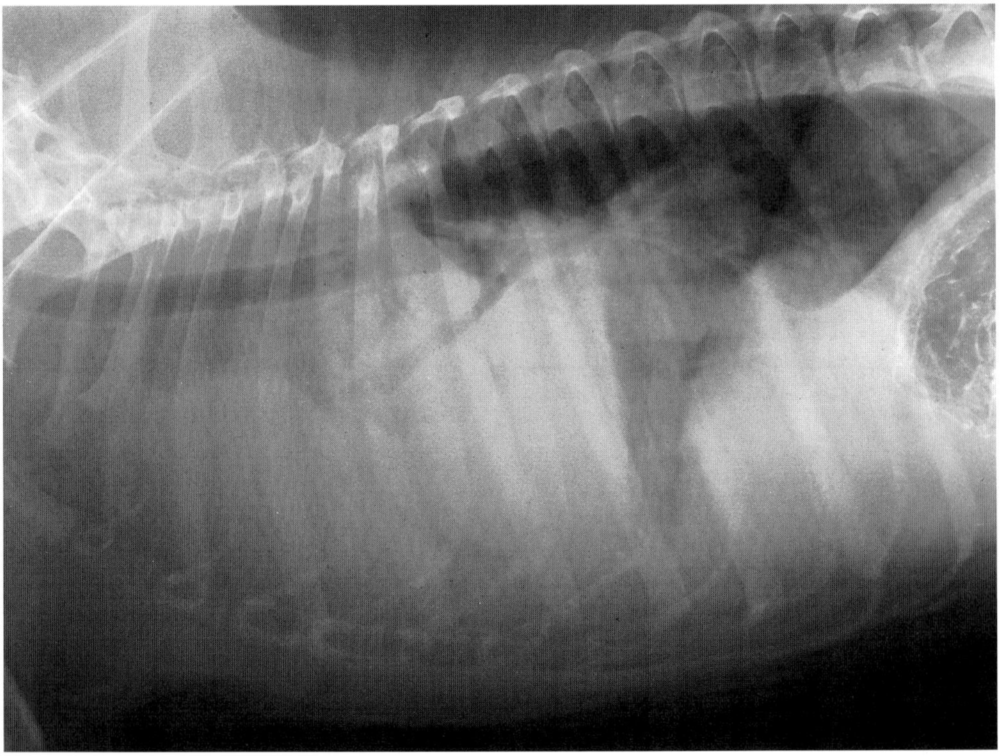

420 Atmungsorgane

nur der positive Nachweis von Tumorzellen Beweiskraft besitzt.
Therapie: Bei einem einzigen solitären lobären Tumor ist Therapie der Wahl die Lobektomie. Man sollte diese Maßnahme jedoch nur durchführen, wenn die verbleibenden Lungenanteile Gewähr für eine ausreichende Funktion bieten. Daher ist die Lunge vorher sorgfältig auf etwaige komplizierende Krankheiten zu untersuchen. Wenn bereits Metastasen in die regionalen Lymphknoten bestehen oder bei Brusthöhlenergüssen wird die Prognose zweifelhaft. In solchen Fällen sollten je nach Tumorart zytostatische Behandlungen angeschlossen werden (s. d.). Wenn jedoch Fernmetastasen bestehen, sollte man von der Lobektomie Abstand nehmen. In solchen Fällen muss entschieden werden, ob noch eine zytostatische Therapie durchgeführt werden soll.

7.4.5 Pleura

7.4.5.1 Pleuritis

Definition: Entzündungen des Brustfells.
Ätiologie: In der Regel Eintritt von Bakterien in den Pleuralraum durch äußere Verletzungen (Brustwand) oder Durchbrüche von bakteriellen Lungenkrankheiten, meistens von Abszessen, oder durch Fortleitung entzündlicher Prozesse aus benachbarten Organen. Sterile Pleuritiden werden bei Karzinomen der Pleura beobachtet. Bei Hund und Katze sind Pleuritiden in der Regel „nass", d. h. exsudativ. Häufige Erreger sind Streptokokken, Staphylokokken und – besonders bei Brustwandverletzungen – Nocardien (Nocardiose, fälschlich auch als Streptotrichose bezeichnet). Die heute kaum zu sehende granulomatöse Pleuritis wurde vorwiegend bei der Tuberkulose gesehen. Bei der Katze werden Pleuritiden häufig in Verbindung mit der FIP gesehen.
Pathogenese: Bei Verletzungen der Brustwand oder Einbruch von Lungenabszessen kommt eine Infektion der Pleura zustande, die zu einer akuten Entzündung führt. Dabei

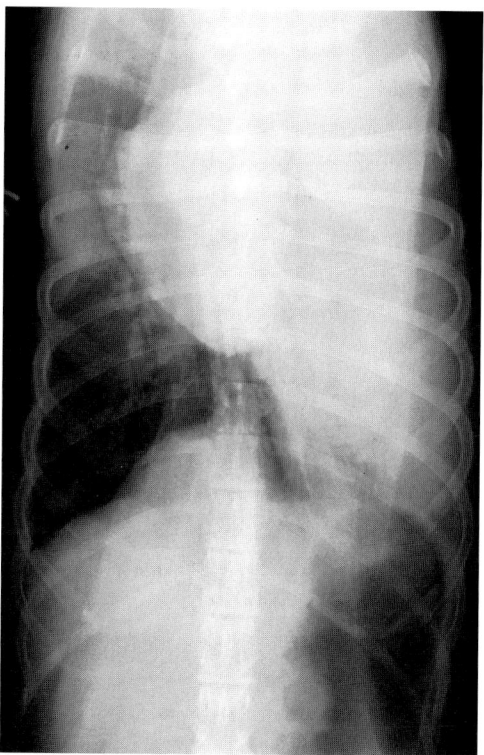

Abb. 7.22. Derselbe Fall wie in Abb. 7.21; Ventrodorsalaufnahme.

wird beim Fleischfresser fast immer ein eiweißreiches, zellreiches Exsudat gebildet, das zu einem Thoraxerguss führt. Bei der Nocardiose gehen in der Regel knotenartige, abszedierende Veränderungen der Haut voraus, die eine Tendenz zum Einbruch in die darunter liegenden Körperhöhlen zeigen. Häufig handelt es sich auch um Mischinfektionen anderer Bakterien. Charakteristisch sind die „Drusen", die im vollständig entleerten Exsudat nach Sedimentation gefunden und in denen die Erreger nachgewiesen werden können.
Klinisches Bild: Es bestehen je nach Menge des Ergusses mehr oder weniger starke Atembeschwerden. In der Regel ist das Allgemeinbefinden gestört. Fiebrige Temperaturerhöhungen erreichen mehr als 40 °C. Der Perkussionsschall ist am stehenden Tier ventral leer mit einer horizontalen Linie, die auch bei Wechsel der Körperstellung immer unten liegt und horizontal begrenzt bleibt. In diesem Bereich werden keine Atemgeräusche

Abb. 7.20. (links oben): Bronchialdrüsenkarzinom.

Abb. 7.21. (links unten): Primärtumor in der Lunge; Lateralaufnahme.

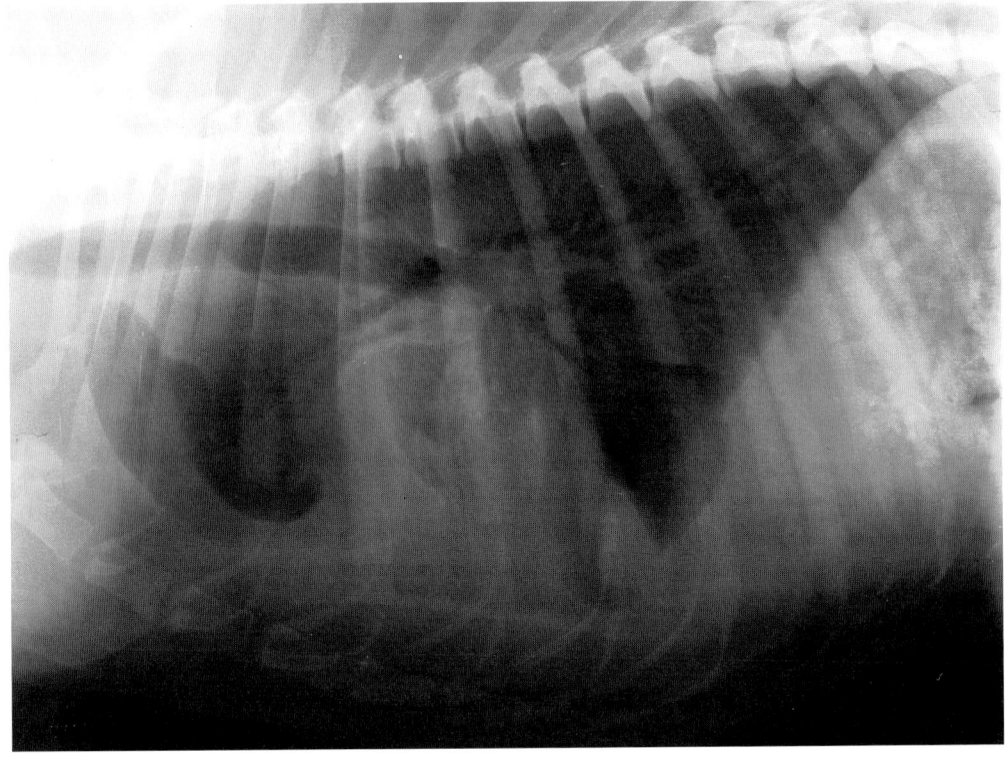

Abb. 7.23. Erguss in den Thorax, Verlauf; Punktat: eitriges Exsudat.

vernommen. Es besteht – außer in perakut verlaufenden Fällen – eine Leukozytose, oft mit Linksverschiebung, und eine beschleunigte Blutkörperchensenkungsreaktion.

Diagnose: Die Röntgenaufnahme zeigt die charakteristischen Ergusszeichen: jeweils unten liegende Teile der Brusthöhle sind verschattet, das sind bei laterolateralem Strahlengang im Liegen die Bereiche oberhalb des Brustbeins, wobei die Flüssigkeit zwischen die Lungenlappen fließt und die charakteristischen zeltförmigen Verschattungen hervorruft. Ferner befindet sich Flüssigkeit (Verschattung) im Dreieck zwischen Kaudallappen, Wirbelsäule und Zwerchfell. Bei der Ultraschalluntersuchung kann man die Flüssigkeit als „Schallfenster" erkennen; es finden sich zahlreiche punktförmige Echos darin.

Die Diagnose „Pleuritis" wird durch Punktion des Exsudats gestellt. Das Exsudat ist in der Regel leicht bis stark trüb, bisweilen eitrig oder blutig, viskös, fadenziehend, kann bei der bei Hund und Katze selteneren jauchigen Form übel riechen. Das spezifische Gewicht ist meistens hoch (> 1,020). Immer ist das Punktat eiweißreich (> 30 g/l). Die Rivaltaprobe ist positiv, ganz besonders stark bei FIP. Bei der Nocardiose und bei Krankheitsbildern, die der Nocardiose ähnlich sehen, werden im Sediment die so genannten Drusen gefunden. Außer bei FIP ist das Sediment sehr zellreich. Es werden massenhaft, zum Teil degenerierte, Neutrophile und Makrophagen gefunden, die häufig Bakterien phagozytiert haben. Ebenso werden Mesothelzellen in großer Menge gesehen. Die bakteriologische Untersuchung ergibt die Art des Erregers. Man sollte beim Vorliegen von Drusen auch diese zur Untersuchung einsenden. Im Falle von Pleuritis carcinomatosa können Karzinomzellen gefunden werden. Bei FIP ist das Exsudat gelb, das SG kann bis 1,050 betragen, Protein ist hoch (35 bis 100 g/l), vorwiegend werden Globuline (γ-Globuline) gefunden, dagegen nur geringe Mengen an Mesothelzellen, Erythrozyten und Leukozyten. Die Rivalta-Probe ist hoch

positiv. Gesichert werden kann die Diagnose am besten mit einer Untersuchung auf Antigen-Antikörper-Komplexe.
Differentialdiagnose: Es kommen alle Ergüsse der Brusthöhle in Frage: Transsudate, modifizierte Transsudate, Exsudate, Blutungen, chylöse und pseudochylöse Ergüsse.
Therapie:
– Brusthöhlendrainage: Man kann fertige Lavagekatheter, großlumige Harnkatheter mit seitlichen Öffnungen oder sterile(!) Meterware, die auf die geeignete Länge gekürzt und mit seitlichen Öffnungen versehen wird, verwenden. Sehr gut geeignet sind auch Heimlich-Ventile. Bei sehr kleinen Hunden und Katzen können auch große Venenkatheter eingesetzt werden. Das Exsudat wird mit einer Spritze abgesaugt. Man führt den Katheter so ein, dass die Einstichstelle durch die Haut örtlich versetzt über der Stelle liegt, an der die Brustwand durchstochen wird. Soll der Katheter liegen bleiben, so muss ein sauberer Brustverband angelegt werden.
– Brusthöhlenlavage: Über einen Katheter wird warme sterile Kochsalzlösung, bis 10 ml/kg KM, eingegeben. Wässrige Antibiotikalösungen sind hinzuzufügen wie bei parenteraler Dosierung (am besten nach Antibiogramm). Man kann Heparin beigeben, wenn Blutungen vorliegen (1000 E/l Infusionslösung). Streptokinase oder Trypsin werden zugefügt, wenn Adhäsionen und Fibrinausfällung befürchtet werden. Die Spülflüssigkeit bleibt eine Stunde im Thorax und wird dann abgesaugt. Die Prozedur kann – sterile Umstände vorausgesetzt – einige Tage wiederholt werden, wobei der Katheter unter Verband liegen bleibt. Der Patient ist bei der Lavage immer unter Kontrolle zu halten und die Spülung zu unterbrechen, wenn schwerere Atemnot eintritt.
– Falls Lungenabszesse vorliegen, ist die chirurgische Lobektomie durchzuführen.
– Systemisch werden Antibiotika nach Antibiogramm gegeben.
– Bei FIP ist eine sinnvolle Therapie nicht bekannt. Das Exsudat bildet sich nach Entfernung erneut.

7.4.5.2 Andere Pleuraergüsse

Definition: Sterile Flüssigkeitsansammlung in der Brusthöhle. Es werden unterschieden:
– Transsudat: klar, hell, wässrig, evtl. gering rötlich, SG < 1,015, Protein < 25 g/l, Rivaltaprobe negativ, zellarm.
– Modifiziertes Transsudat: blassgelb bis rötlich, klar, keine Gerinnung, SG < 1,030, Protein < 50 g/l, mehr Erythrozyten, Leukozyten, reaktive Mesothelzellen.
– Chylus: milchig weiß, hohes SG, massenhaft Lymphozyten, Chylomikronen, Trübung verschwindet bei Zugabe von Äther.
– Pseudochylus: Erythrozyten, Neutrophile, Mesothelien, Cholesterinsalze, keine Auflösung in Äther.
– Hämothorax: rot, deckfarben, bei frischen Blutungen Gerinnselbildung, SG 1,030 bis 1,045, Protein wie im Blutserum, massenhaft Erythrozyten, Leukozyten : Erythrozyten wie im Blut, je nach Ursache evtl. Tumorzellen.

Ätiologie:
– Transsudat: kongestive Herzinsuffizienz (Rechtsherz-, generalisierte Herzinsuffizienz), Lungenembolie, Hepatopathien, Niereninsuffizienz (Albuminverlust), Hypoproteinämie.
– Modifiziertes Transsudat: länger bestehendes Transsudat, Obstruktion von Blut- und Lymphgefäßen, Lungenlappentorsion, länger bestehende Herzinsuffizienz, Neoplasie, Hernia diaphragmatica mit Inkarzeration der Leber.
– Aseptisches Exsudat: Urämie, Pankreatitis, Neoplasien, Lungenlappentorsion, FIP.
– Septisches Exsudat: s. Pleuritis.
– Chylöse Flüssigkeit: Chylothorax durch Verletzung oder Bildungsstörungen des Ductus thoracicus, Kompression des Ductus thoracicus durch Tumoren, Thromboembolie des Ductus thoracicus, lymphatische Stauung.
– Pseudochylus: Neoplasie, Herzinsuffizienz bei Katzen, fettige Umwandlung lang bestehender Transsudate oder Exsudate.
– Blutige Ergüsse: Hämothorax bei Blutungen infolge von Verletzungen, Gerinnungsstörungen (auch iatrogene), Neoplasien, bisweilen bei Lungenlappentorsion; Perikardfensterung bei idiopathischem Hämoperikard.

Pathogenese: Normalerweise besteht ein Äquilibrium zwischen Austritt von Flüssigkeit aus Lymphgefäßen und Kapillaren und der Resorption, so dass nur wenige Milliliter freier Flüssigkeit in der Brusthöhle zu finden sind. Vermehrung des Volumens tritt auf bei
- erhöhtem hydrostatischen Druck im Blut- und Lymphsystem,
- vermindertem onkotischen Druck im Blut,
- vermindertem lymphatischen Abfluss im Venen- und Lymphsystem.

Durch die Raumforderung der Flüssigkeit kommt es zur Einengung der Lunge und damit zur Hypoventilation. Dadurch ist der Gasaustausch behindert, es kommen Hypoxämie und damit Hypoxie zustande.

Klinisches Bild: Symptome hängen besonders von der Menge des Ergusses ab. Bei geringer Menge werden überhaupt keine Symptome bemerkt und der Erguss als Zufallsbefund entdeckt. Bei größeren Mengen entstehen zunehmend Dyspnoe, die inbesondere bei Belastung zutage tritt, und später auch Zyanose. Katzen zeigen Maulatmung und Hecheln. Besteht der Erguss lange Zeit und werden insbesondere Proteine und Fette infolge eines Chylothorax verloren, so bestehen Anorexie, Abmagerung und bisweilen auch Dehydratation. Selten wird Husten beobachtet. Gleichzeitig mit dem Thoraxerguss kann ein Aszites vorliegen. Im übrigen stehen die Symptome der auslösenden Ursache im Vordergrund.

Diagnose: Das diagnostische Vorgehen entspricht dem bei Pleuritis. Am stehenden Tier ist ventral ein leerer Schall zu hören, der auch bei Verlagerung der Position des Patienten immer „unten" feststellbar ist. Die Röntgenaufnahme – in der Regel sind zum Nachweis des Ergusses nur laterolaterale Aufnahmen erforderlich – ergibt die typischen Ergusszeichen: zeltförmige, scharf begrenzte Verschattungen durch Eintritt der Flüssigkeit zwischen die Lungenlappen, unklare Herzsilhouette, scharf begrenzte Verschattung kaudodorsal. Wichtig ist die Thorakozentese und die makroskopische, mikroskopische und chemische Untersuchung des Punktats (s. unter Ätiologie).

Differentialdiagnose: Pleuritisches Exsudat, Tumorose, Zwerchfellhernie (bei denen zusätzlich aber auch Ergüsse vorliegen, die jedoch durch die Ergüsse übersehen werden können).

Therapie: Sie ist abhängig von der Ursache: Behandlung der kongestiven Herzinsuffizienz, der Lungenembolie, von Hepatopathien, der Niereninsuffizienz, der Hypoproteinämie, Pankreatitis, Neoplasien, Lungenlappentorsion, Verletzungen, Gerinnungsstörungen, Neoplasien, Lungenlappentorsion. Leserin und Leser seien auf die entsprechenden Kapitel verwiesen.

7.4.5.2.1 Hydrothorax

Die Ansammlung von reinen Transsudaten in der Brusthöhle kommt vor bei der Herzinsuffizienz (Erhöhung des hydrostatischen Drucks), Tumoren (venöse und lymphatische Abflussstörungen), Hypalbuminämie bei nephrotischem Syndrom, exsudativer Enteropathie, Hepatopathie (Verminderung des onkotischen Drucks). Durch langes Bestehen eines Hydrothorax kann (wie bei Aszites) eine Modifikation des Transsudats entstehen mit Steigerung des Proteingehalts und des Zellreichtums. Die klinischen Symptome sind die der Grundkrankheit, wozu mehr oder weniger starke Atembeschwerden kommen. Am stehenden Tier werden ventral Atemgeräusche vermisst, der Perkussionsschall ist leer, dorsal sind die Atemgeräusche verstärkt, die Perkussion überlaut. Röntgenologisch wird ebenfalls am stehenden Tier ein Flüssigkeitsspiegel nachgewiesen. Die Diagnose wird anhand des Punktats gestellt. Die Behandlung der Grundkrankheit steht im Vordergrund. Zusätzlich können Diuretika (Furosemid, 1 bis 2 mg/kg; Aldosteronantagonisten (z. B. Aldactone), 3 bis 6 mg/kg) gegeben werden. Eine instrumentelle Entfernung der Flüssigkeit empfiehlt sich nur bei Atemnot oder wenn die Ursache ein Tumor ist (Rezidive).

7.4.5.2.2 Hämothorax

Blutergüsse in die Brusthöhle kommen nach Traumen, bei Cumarinvergiftung und bei Gefäßrupturen (Hämangiomen, -endotheliomen, Aneurysmen) vor. Die klinischen Symptome sind ähnlich denen bei Hydrothorax, entstehen aber schneller. Zusätzlich können die Zeichen der Hypovolämie bestehen. Die Diagnose wird anhand des Punktats gestellt. Der Hämatokritwert, die Leukozytenzahl und das Protein im Punktat entsprechen bei frischen Blutungen denen des Blutes; es gerinnt jedoch nicht (Defibrinierung). Die Behandlung entspricht der der Grundkrankheit. Eine Entleerung ist wegen der schnellen Resorption nicht, allenfalls bei Atemnot, erforderlich.

7.4.5.2.3 Chylothorax

Der echte Chylothorax entsteht durch Zerreißung des Milchbrustgangs oder Alteration von Lymphgefäßen (Trauma, Tumoren). Die milchige Flüssigkeit enthält massenhaft Chylomikronen, große und kleine Lymphozyten, nur wenige Neutrophile und Erythrozyten. Eine als Pseudochylus bezeichnete Flüssigkeit ähnelt dem echten Chylus makroskopisch, sie enthält jedoch Cholesterinkristalle, Calciumphosphat u. a. Die Unterscheidung geschieht mit Äther und Sudan III (s. Fachbücher der Labordiagnostik). Der Pseudochylus ist bei der Katze ungleich häufiger als beim Hund und kommt bei Tumoren in der Brusthöhle (Lymphosarkomen), Kardiomyopathie, beim Hund eher bei Entzündungen und aus unbekannter Ursache (idiopathisch) vor. Die Behandlung des Chylothorax besteht in einer Woche Hungern bei parenteraler Ernährung. Danach wird eine fettarme, kohlenhydratreiche Diät gegeben. Dadurch können Spontanheilungen eintreten. Ist dies nicht der Fall, bleibt nur die Thorakotomie. Die Therapie des Pseudochylus richtet sich nach der Grundkrankheit.

7.4.5.3 Pneumothorax

Definition: Luftfüllung im Pleuralspalt einer oder beider Seiten. Offener oder posttraumatischer Pneumothorax: Eröffnung der Brustwand und Verbindung mit der Außenluft, die durch den negativen interthorakalen Druck bei der Inspiration angesaugt wird. Geschlossener Pneumothorax: keine Eröffnung der Brustwand, aber Verletzung der Pleura visceralis und Eindringen von Luft aus der Lunge in den Thorakalspalt.
Ätiologie: Äußere Brustwandverletzungen, Platzen von Emphysemen, Abszessen, Nekrosen, Tumoren, iatrogen.
Pathogenese: Besonders bei Inspiration entsteht ein gegenüber der Außenluft negativer Druck, so dass Luft angesaugt wird. Häufig verschließt sich bei Exspiration die Wunde, insbesondere wenn sie im Lungenparenchym vorliegt, so dass ein Ventileffekt entsteht. Durch den erhöhten Intrathorakaldruck und durch die Elastizität der Lunge kollabiert diese, so dass eine Atelektase des betroffenen Lungenflügels eintritt. Gleichzeitig mit der Hypoventilation kommt es zur reflektorischen Gefäßkonstriktion, so dass der betroffene Flügel geringergradig durchblutet wird. Der Druck im kleinen Kreislauf steigt an. Das Herzzeitvolumen ist vermindert.
Klinisches Bild: Es ist abhängig vom Ausmaß des Pneumothorax. Geringgradige Fälle erkennt man allenfalls an verstärkter Atmung und Leistungsinsuffizienz. Besteht jedoch ein umfangreicher Pneumothorax, dann werden Tachypnoe und Dyspnoe mit seitlich abgestellten Vordergliedmaßen, vorgestrecktem und häufig leicht gesenktem Kopf, Mundatmung, bisweilen Unruhe, Vermeidung von Hinlegen gesehen. Zyanose kann ebenfalls auftreten. Im schweren Fällen kann es zum Kreislaufschock kommen. Je nach zugrunde liegender Krankheit kommen deren Zeichen hinzu.

Bei Betrachtung des Patienten von hinten-oben fällt auf, dass die betroffene Thoraxhälfte deutlicher vorgewölbt ist als die gesunde und nicht an den Atemexkursionen teilnimmt.

Beidseitiger Pneumothorax führt unter Atemnot in der Regel rasch zum Tod, es sei denn, die Luftfüllung ist nicht sehr ausgeprägt. Dann besteht ebenfalls hochgradige Atemnot.
Diagnose: Neben der einseitigen Vorwölbung des Thorax und dem Verlust der Atembewegungen fällt der einseitige tympanische Schall als typisches Zeichen auf. Durch Adspektion und Palpation wird die Brustwand auf Wunden, auch auf Rippenbrüche, untersucht.

Typisch ist die Röntgenaufnahme. Laterolateralaufnahme: Der Herzschatten ist weit vom Sternum abgehoben (ist bei manchen Rassen mit tiefem Thorax jedoch in geringerem Ausmaß normal). Die Lungenlappen eines Flügels sind geschrumpft, wesentlich dichter als normal und von der Brustwand abgesetzt (Atelektasezeichen). Bei Emphysemen kann man die Bullae erkennen, meist in den Randbereichen.
Differentialdiagnose: Flüssigkeitsergüsse können durch Perkussion, Röntgen und Punk-

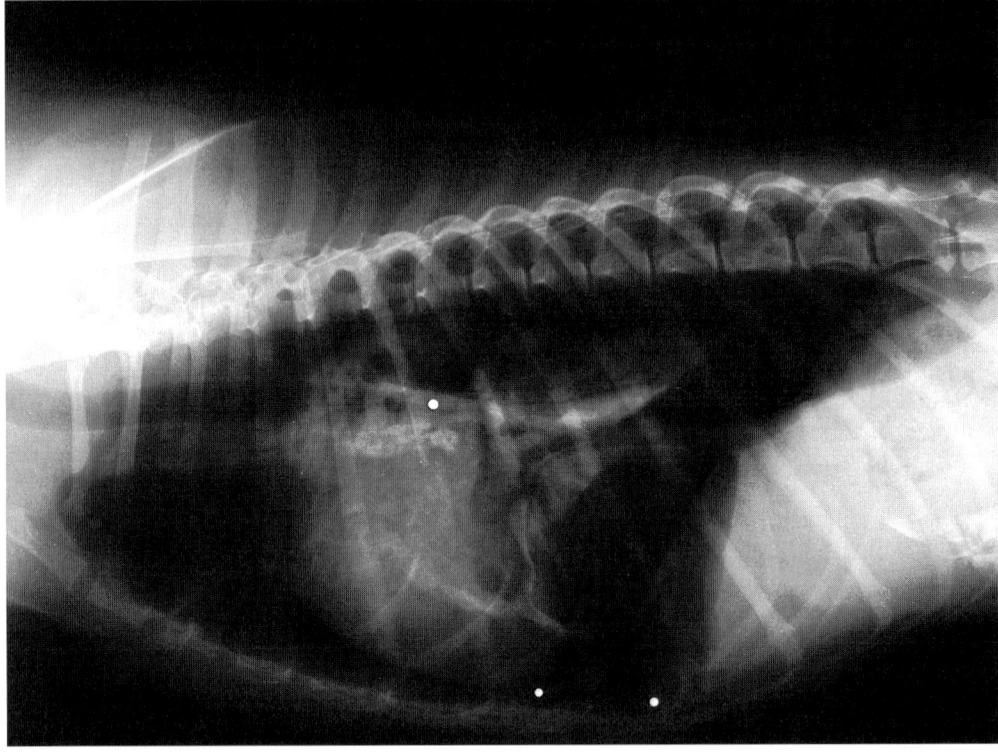

Abb. 7.24. Pneumothorax; → kollabierte Lunge, → Herz von Brustbein abgehoben.

tion ausgeschlossen werden. Gleiches gilt für Tumoren der Pleura oder für Zwerchfellhernien mit Vorfall von Baucheingeweide.
Therapie: Bei geringen Graden und ungestörtem Allgemeinbefinden kann auf die spontane Resorption der Luft gewartet werden. Die äußere Wunde ist zu versorgen und zu verschließen, im einfachsten Fall mittels Bandage. Käfigruhe ist empfehlenswert. Bestehen jedoch Allgemeinstörungen und ist ein vollständiger Kollaps eines Lungenflügels eingetreten, so sollte die Luft abgesaugt werden. Dies ist bei äußeren Wunden relativ einfach. Nach Wundversorgung wird ein Katheter (Plastikschlauch mit seitlichen Öffnungen) in die Thorakalhälfte eingeführt (Stelle der höchsten Vorwölbung, in der Regel in Höhe des achten oder neunten Interkostalraums) und die Luft mittels einer Wasserstrahlpumpe vorsichtig abgesaugt. Eine andere Methode ist die bronchiale Luftinsufflation des betroffenen Lungenflügels über einen Bronchotubus/Tracheotubus, bis die Lunge die betroffene Thoraxhälfte wieder vollständig ausfüllt, und der Verschluss der Wunde. Hierzu ist eine Narkose erforderlich, die bei Schockzuständen – wenn nicht dabei schon Bewusstlosigkeit eingetreten ist – problematisch sein kann. In schweren Fällen ist eine Sauerstoffinhalation erforderlich.

Bei geschlossenem Pneumothorax kann es günstig sein, wenn man zwei Tage bis zur Behandlung wartet, damit sich die innere Wunde spontan schließt. In diesem Fall ist absolute Käfigruhe erforderlich, Sauerstoffbeatmung kann nötig sein. Kommt es nicht zur Heilung, so muss chirurgisch vorgegangen werden.

7.4.5.4 Tumoren der Pleura und der Brustwand

Es kommen Mesotheliome, d. h. vom Mesothel ausgehende Tumoren in Form von Sarkomen, vor, die breitflächig über die Pleura wachsen. Besonders bei der Katze, aber auch

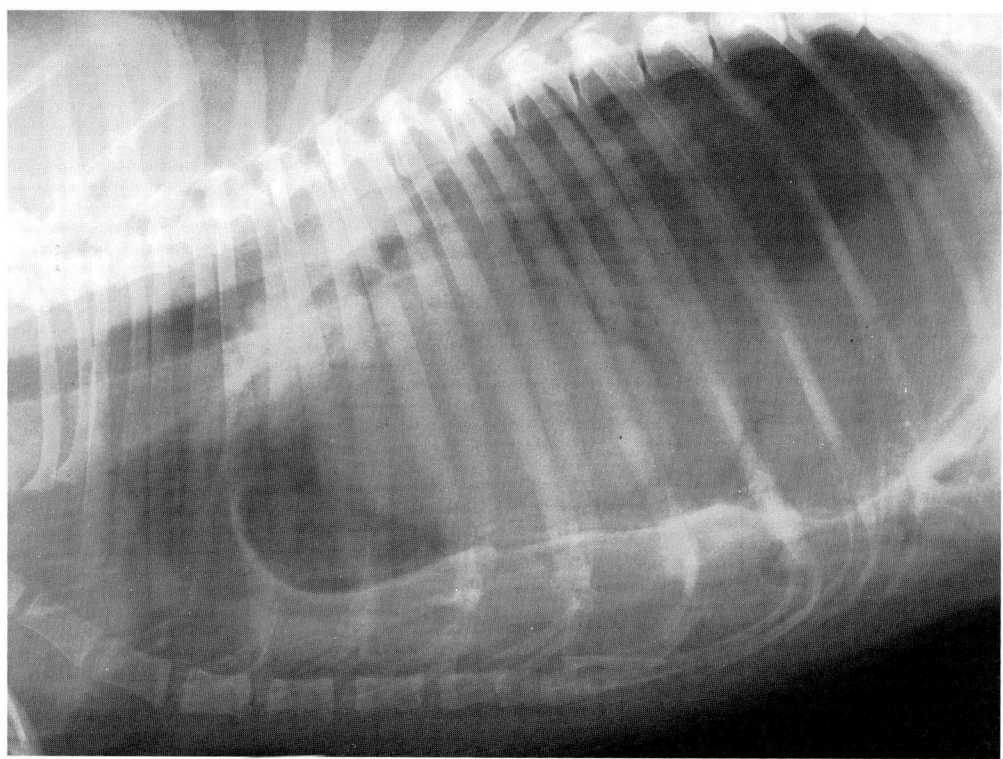

Abb. 7.25. oben. Zwerchfellruptur, ein halbes Jahr (!) nach einem Autounfall; Eintritt von Bauchorganen in den Thorax.

beim Hund werden Lymphome und Hämangioendotheliome gesehen. Thymome sind dagegen eine Seltenheit. KIRCHHOFF und WALTER (1996) fanden unter 3838 Katzen drei Thymome. Von den Rippen aus können Osteosarkome einbrechen. **Klinisch** fallen Atembeschwerden auf, die Palpation kann schmerzhaft sein, die Perkussion ist gedämpft bis leer. In fortgeschrittenen Fällen bestehen Anorexie und Kachexie. Die Röntgenaufnahme ergibt eine Verdickung der Wand, ebenso die Ultraschalluntersuchung. Häufig bestehen Ergüsse unterschiedlichen Ausmaßes und unterschiedlicher Art. Die Punktion und zytologische Untersuchung ergeben die **Diagnose**. **Therapeutisch** kommen zytostatische Behandlungen in Frage.

7.4.5.5 Zwerchfellhernie, Zwerchfellruptur

Definition: Zwerchfellhernie ist die angeborene oder erworbene Verlagerung von Baucheingeweiden infolge des Durchtritts von Bauchorganen durch das Zwerchfell in den Thorax, wobei ein echter Bruchsack bestehen oder fehlen kann. Unter Zwerchfellruptur versteht man die traumatisch bedingte Zerreißung des Zwerchfells, wobei ebenfalls Baucheingeweide in die Brusthöhle übertreten.

Ätiologie: Angeborene Schwachstelle bzw. Trauma (oft nach Autounfällen, Stürzen aus größerer Höhe, Tritten).

Pathogenese: Durch plötzliche Druckerhöhung im Abdomen versuchen die Baucheingeweide auszuweichen. Der geringste Widerstand wird ihnen in Richtung Brusthöhle entgegengesetzt, wenn die Glottis geöffnet ist und es zu einer sofortigen Druckentlastung infolge der entweichenden Luft aus der Lunge kommt. Dabei kann es zur Ruptur des Zwerchfells kommen. In der Folge können verschiedene Organe aus dem Bauchraum in den Thoraxraum übertreten: Magen-Darm mit der Folge von Störungen der Futteraufnahme, oft mit Erbrechen; Leberlappen, gefolgt von Thoraxergüssen; Milz.

Klinisches Bild: Angeborene Zwerchfellhernien bleiben oft lange Zeit unbemerkt und sind hin und wieder Zufallsbefunde. Bei Rupturen bestehen mehr oder weniger intensive Atembeschwerden. Sie werden noch vergrößert, wenn sich infolge des Lebervorfalls ein umfangreicherer Erguss bildet. Bei Vorfall des Magens und/oder von Darmteilen werden Dysphagie, Anorexie, Erbrechen beobachtet. Bei Lebervorfällen kann Ikterus entstehen.

Diagnose: Bei der Adspektion des Patienten von hinten-oben fallen eine einseitige Vorwölbung des Thorax, geringere Exkursionen der Brustwand bei der Atmung und ein „leerer" Bauch auf. Die Röntgenuntersuchung lässt Leberlappen oder gasgefüllte Darmteile im Brustraum erkennen. Bei Unsicherheit kann eine Kontrastaufnahme angeschlossen werden.

Therapie: Sie ist chirurgisch und besteht im Verschluss der Hernie nach Rücklagerung der Bauchorgane und Luftinsufflation in die Lunge.

7.4.6 Mediastinum

7.4.6.1 Mediastinitis

Definition: Entzündliche Reaktion des Mediastinums infolge des Eindringens von Bakterien (oder Pilzen).

Ätiologie: Durchgehende Verletzungen des Thorax; Wunden im intrathorakalen Teil von Ösophagus oder Trachea; selten hämatogen oder durch Fortleitung aus Lymphknoten oder Wirbeln.

Klinisches Bild: Es bestehen meist hochgradiges Fieber und gestörtes Allgemeinbefinden, ferner Dyspnoe, Schmerzhaftigkeit, Dysphagie, Anorexie. Bisweilen tritt eine Thrombosierung der vorderen Hohlvene auf, mit „Nilpferdkopf" infolge eines Stauungsödems, in das auch die Vordergliedmaßen einbezogen sein können. Hinzu kommen ggf. die Symptome der Grundkrankheit.

Diagnose: Die klassische klinische Untersuchung führt selten zur sicheren Diagnose. Dass eine hochgradige Entzündung im Brustraum vorliegt, kann man vermuten: Palpationsschmerz, verschärftes Atemgeräusch, Tachypnoe, die allerdings meist oberflächlich ist, Leukozytose mit Linksverschiebung oft hoher Grade, beschleunigte Blutkörperchensenkungsreaktion. Die Röntgenaufnahme führt eher zum Ziel: erweitertes präkardiales Mittelfell, meist homogene stärkere Verschattung. Die Untersuchung der Brustwand, Endoskopie der Trachea und des Ösophagus können Verletzungen, Fremdkörper, Perforationen, Abszesse sichtbar werden lassen. Durch Punktion und Feine-Nadel-Aspiration mit zytologischer und bakteriologischer Untersuchung kann man die endgültige Diagnose stellen.

Therapie: Antibiose nach Antibiogramm. Evtl. – bei Abszessbildung – ist die chirurgische Intervention erforderlich; sie ist in der Regel bei Ösophagusdurchbrüchen unumgänglich.

7.4.6.2 Pneumomediastinum

Definition: Gas (Luft) im Mediastinum.

Ätiologie: Halswunden, Tracheotomie, Wunden der Bronchien, Ösophaguswunden.

Klinisches Bild: In geringen Graden ist das Pneumomediastinum allenfalls ein Zufallsbefund beim Röntgen des Thorax wegen der zugrunde liegenden Krankheit. Die Luftansammlung ist vielfach nicht auf das Mediastinum beschränkt, sondern bildet auch umfangreiche Emphyseme unter der Haut, die puffig erscheint und zu einem unförmigen Auftreiben der Vorderbrust, oft auch der Seitenbrust und des Halses führt. In ausgedehnten Fällen von Pneumomediastinum kommt es infolge der Raumforderung zu Schluckbeschwerden, Anorexie, Regurgitation, gestörtem Allgemeinbefinden, letzteres besonders, wenn in der Folge eine Infektion (Mediastinitis) hinzukommt.

Diagnose: Das Pneumomediastinum ist auf der laterolateralen Röntgenaufnahme gut erkennbar. Im Mediastinum erfolgt eine „Kontrastdarstellung" der dort liegenden Organe, die normalerweise nicht sichtbar sind: Ösophagus, Trachea, Nerven und Blutgefäße. In manchen Fällen kann ein Pneumothorax hinzukommen.

Therapie: Die meisten Fälle heilen spontan durch Luftresorption ab. Im übrigen müssen die Wunden behandelt werden, was insbesondere für Ösophaguswunden wegen der drohenden Infektionsgefahr gilt. Dagegen

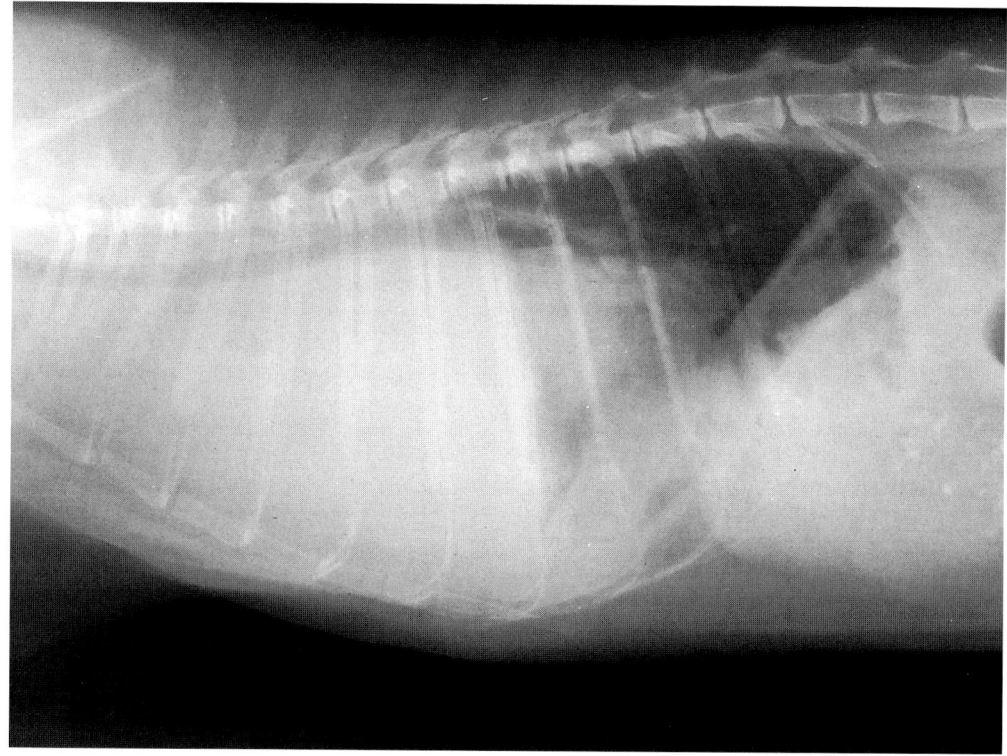

Abb. 7.26. Tumor im präkardialen Mittelfell (Lymphosarkom); Lateralaufnahme.

heilen kleinere Wunden der Trachea oder Bronchien i. Allg. spontan. Bei ihnen besteht auch kaum eine Infektionsgefahr. Bei äußeren oder Ösophaguswunden ist zusätzlich eine allgemeine Antibiose durchzuführen.

7.4.6.3 Umfangsvermehrungen im Mediastinum

Ätiologie: Tumoren, Abszesse, Granulome, Zysten.

Klinisches Bild: Häufig werden keine Symptome bemerkt; die Befunde fallen auf, wenn aus anderen Gründen – in der Regel ist es die zugrunde liegende Krankheit – Thoraxuntersuchungen durchgeführt werden. Werden die Umfangsvermehrung größer und komprimieren sie die Trachea, so kommt es zu Husten, auch zu Stridor. Bei Kompression des Ösophagus werden Dysphagie, Regurgitation, Anorexie beobachtet, häufig auch scheinbar vermehrtes Speicheln. Druck auf die Blutgefäße des Mediastinums führt zu Stauungen im Kopf- und Vordergliedmaßenbereich. Bei Abszessen werden Fieber und gestörtes Allgemeinbefinden gefunden.

Diagnose: Die klassische klinische Untersuchung ist nicht sehr typisch. Die Blutuntersuchung ergibt häufig eine Leukozytose, bei Abszessen eine erhebliche Neutrophilie mit Linksverschiebung, in den meisten Fällen von Umfangsvermehrungen ist die Blutkörperchensenkungsgeschwindigkeit erhöht. Die Diagnose lässt sich durch die Röntgenuntersuchung stellen. Es werden örtliche oder multiple oder generalisierte Umfangsvermehrung und Verdichtungen gefunden. Die Ultraschalluntersuchung kann im Einzelfall zwischen homogener Masse (Tumorverdacht) oder Hohlräumen (Zyste, Abszess) unterscheiden. Man sollte eine Feine-Nadel-Aspiration versuchen und eine zytologische, wenn möglich auch eine bakteriologische Untersuchung anstellen.

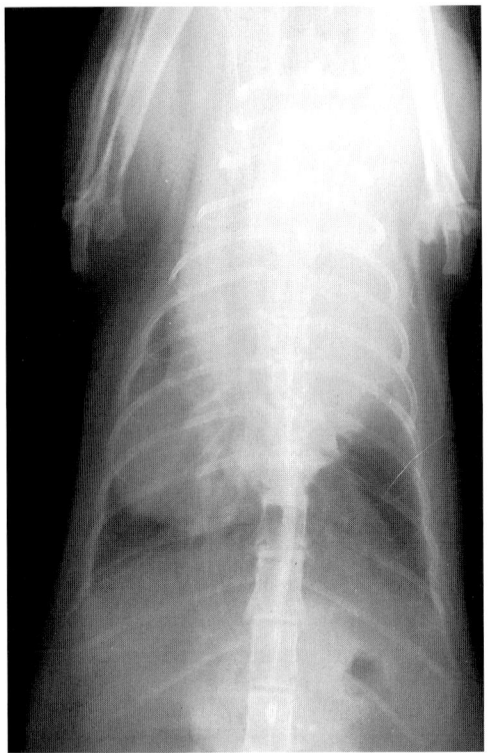 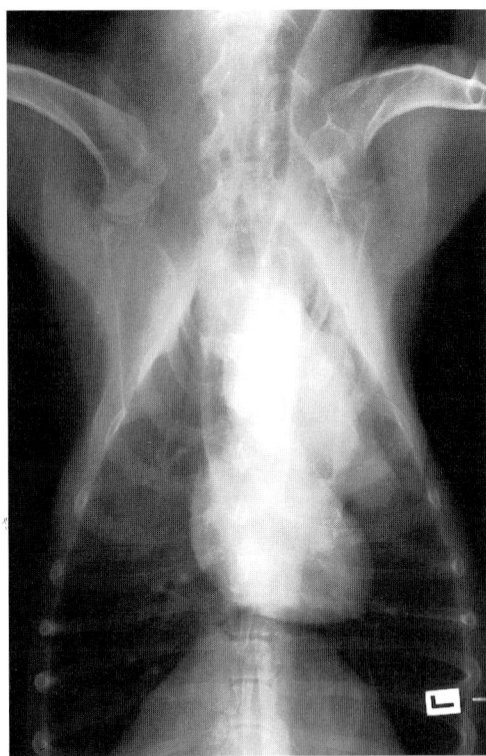

Abb. 7.27. Derselbe Fall wie in (Abb. 7.26). Ventrodorsalaufnahme.

Abb. 7.28. Thymustumor; Ventrodorsalaufnahme.

Therapie: Wenn Tumorverdacht besteht oder nicht ausgeschlossen werden kann und keine Allgemeinerkrankung vorliegt, ist die chirurgische Exstirpation Mittel der Wahl. Bei Zysten wäre, falls klinische Symptome bestehen, ebenfalls die chirurgische Intervention zu empfehlen. Bei Abszessen kann zunächst ein Versuch mit Antibiotika, am besten nach Antibiogramm, gemacht werden.

8 Digestionstrakt
(W. Kraft)

Die Krankheiten des Verdauungssystems umfassen die des Magen-Darm-Trakts, der Leber und des Pankreas. Im Folgenden werden zunächst nur die Krankheiten des Magen-Darm-Trakts abgehandelt. Da Patienten in die tierärztliche Praxis nicht mit fertigen Diagnosen („Meine Katze hat akute Pankreatitis"), sondern mit dem Bericht über Symptome („Erbrechen") vorgestellt werden, wird in einem allgemeinen Kapitel zunächst auf die häufig bei Gastrointestinalkrankheiten vorkommenden Symptome eingegangen.

8.1 Allgemeines

8.1.1 Inappetenz und Anorexie

Definition: Inappetenz (appetere = verlangen, greifen nach) bedeutet das Fehlen des Verlangens nach Nahrung, das Fehlen des Appetits. Hieraus folgt die Nahrungsverweigerung, die Anorexie (anorektein = appetitlos sein), das heute im Sinne von Nichtaufnehmen von Nahrung gebraucht wird. Anorexie kann veschiedene Ursachen haben: zum einen Inappetenz aus einem von zahlreichen Gründen, weiterhin Schluckbeschwerden, Schmerzen im Bereich der Mundhöhle, des Schlundkopfs, des Ösophagus.

Ursache: Die Gründe, warum ein Tier das Futter verweigert, können vielfältig sein. Da sich manche Ursachen der klinischen Untersuchung entziehen, ist die sorgfältige Aufnahme des Vorberichts von besonderer Bedeutung. Der Besitzer ist zu fragen, ob der Patient zwar zum Futternapf geht, dann aber – oft nach dem Versuch zur Futteraufnahme – wieder weggeht, insbesondere ob er etwa einen Bissen aufzunehmen versucht und ihn dann wieder fallen lässt oder mit den Vorderpfoten herauskratzt. In den meisten Fällen sind dann krankhafte Vorgänge im Bereich der Mundhöhle die Ursache. Bei Schlundkopfkrankheiten kommt lautes Räuspern hinzu, bisweilen auch Erbrechen,

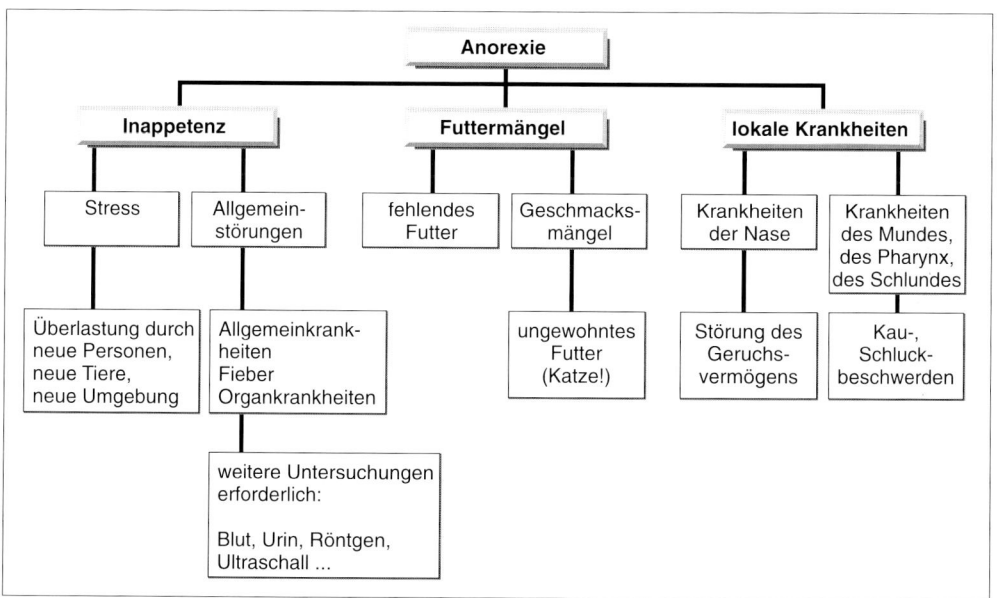

Abb. 8.1. Differenzierung des Symptoms Anorexie.

bei Schlundkrankheiten oft Regurgitation. Kaustörungen infolge von Zahnkrankheiten oder schmerzhaften Zahnfleischentzündungen sind besonders bei der Katze Ursachen für Anorexie. Bei Nervenlähmungen im Trigeminusbereich fällt das aufgenommene Futter aus der Mundhöhle heraus; außerdem besteht meist einseitig Salivation, die Lippen hängen herab, bei beidseitiger Lähmung hängt der Kiefer herunter und ist nicht aktiv zu schließen. Dagegen zeigen Tiere ohne Appetit kein Interesse am Futter, gehen nicht zum Futternapf, lassen sich auch nicht füttern, sondern wenden sich „angeekelt" ab.

Wichtig ist die Frage nach Veränderungen im Umfeld des Tieres: neue Wohnung, neue Lebenspartner, Geburt eines Kindes, neue Tiere als Hausgenossen. Futterwechsel spielt eine besondere Rolle bei Katzen, die häufig zu Nahrungsspezialisten werden und jegliche Futterumstellung mit Anorexie beantworten. Aber auch Hunde verweigern die Futteraufnahme, wenn von einem besser auf ein schlechter schmeckendes Futter umgestellt wird.

Entstehung: Während man früher ein Hungerzentrum im Thalamus und ein Sättigungszentrum im Hypothalamus postuliert hat, geht man heute davon aus, dass eine Reihe von nervalen und metabolischen Vorgängen sowohl im Gehirn als auch in der Peripherie Hungergefühl oder Sättigung auslösen. Während Hunger durch katabole Effekte auf die Fett-, Kohlenhydrat- und Proteinreserven bei Nahrungskarenz hervorgerufen wird, entsteht das Gefühl der Sättigung in der resorptiven Phase nach der Nahrungsaufnahme, wenn Energieträger resorbiert werden. Offensichtlich spielt aber auch die Magenfüllung selbst eine besondere Rolle, da auch energiearme Futter zum Sättigungsgefühl führen.

Gestört wird das Hungergefühl durch eine Reihe von Toxinen, die endogen entstehen oder exogen zugeführt werden. Dies trifft besonders für Entzündungsprodukte wie Zytokine und den Tumornekrosefaktor zu. Dabei soll die Induktion der Sekretion von Vasopressin im Hypothalamusbereich die Inappetenz auslösen. Darüber hinaus führen Magenüberladung, Magenkrankheiten und Leberfunktionsstörungen zu Inappetenz, ferner eine Reihe von Organkrankheiten und endokrinen Störungen.

Neben der mangelhaften Energieversorgung kann Anorexie zu schwer wiegenden Folgen führen. Dies gilt insbesondere für adipöse Katzen, bei denen unter Anorexie die Fettdepots mobilisiert und Lipide in die Blutbahn gelangen und in der Leber abgelagert werden.

Symptome und Diagnose: Auf die Formen der Futterverweigerung durch die unterschiedlichen Ursachen wurde bereits hingewiesen. Bei Anorexie muss daher in der Regel eine vollständige klinische, häufig auch labordiagnostische Untersuchung durchgeführt werden, um die Ursache zu finden und ggf. abzustellen. Begreiflicherweise sind Tiere, die längere Zeit die Nahrung verweigern, häufig abgemagert bis kachektisch. Allgemeinstörungen können auch durch die Nahrungsverweigerung hinzukommen. Oft entsteht ein intravasales Volumendefizit, so dass zusätzlich eine Dehydratation resultiert.

Wie schon erwähnt, ist die Anamnese von besonderer Bedeutung. Man muss sich dabei nach den äußeren Umständen, unter denen das Tier lebt, nach der Fütterung und evtl. Futterumstellung und nach dem Bild erkundigen, wie sich die Futterverweigerung darstellt: völlige Ignoranz des Futters oder Futteraufnahmeversuche (s. o.).

Es folgt die Untersuchung des Kopfbereichs durch Adspektion und, sofern sich hierbei Auffälligkeiten ergeben, durch neurologische Untersuchung der Kopfnerven (Lähmungen besonders des N. trigeminus) und der Schluckfähigkeit. Danach werden die Nase und die Mundhöhle untersucht. Man achte auf Nasenausfluss, Atembeschwerden, Mundschleimhautentzündung, Umfangsvermehrungen in der Mund- und Nasenhöhle, Zahnkrankheiten, Krankheiten des Pharynx einschließlich der Tonsillen. Wenn alle diese Ursachen ausscheiden, muss eine Gesamtuntersuchung durchgeführt werden, die praktisch alle inneren Organe umfasst und daher auch Laboruntersuchungen einschließt.

Behandlung: Je nach Befund wird eine gezielte Therapie der diagnostizierten Grundkrankheit durchgeführt. Wichtig ist, dass die Flüssigkeitsaufnahme gewährleistet ist. Wenn dies nicht der Fall ist, so muss für subkutane oder intravenöse Volumenzufuhr (Wasser, Elektrolyte, ggf. Plasmaexpander u. a.) gesorgt werden. Bei Kachexie muss, wenn die

Bitte mit Postkartenporto freimachen.

Antwort

Friedr. Vieweg & Sohn
Verlagsgesellschaft mbH
Buchleser-Service/Ho
Abraham-Lincoln-Str. 46

65189 Wiesbaden

Gleichzeitig bestelle ich:

Expl.	Autor und Titel	Preis
1	**Probeheft ATZ**	**kostenfrei**
1	**Probeheft MTZ**	**kostenfrei**
1	**Probeheft KFZ**	**kostenfrei**

Weitere Informationen finden Sie im Internet:
http://www.vieweg.de

Verlag Vieweg – Kompetenz in Sachen Technik
ATZ Automobiltechnische Zeitschrift
MTZ Motortechnische Zeitschrift

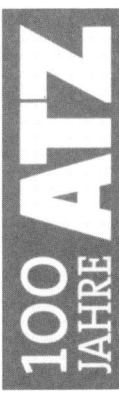

Die ganze Welt der Kraftfahrzeugtechnik

Ich interessiere mich für die Themen:

- ❏ Werkstoffwissenschaften (H6)
- ❏ Techn. Mechanik Ingenieurwesen (H6)
- ❏ Technische Thermodynamik (H6)
- ❏ Maschinenbau (H6)
- ❏ Elektrotechnik (H6)
- ❏ Kfz-Technik (H6)
- ❏ Umwelt-Techniken (H6)

Ich interessiere mich für folgende Produkte:

- ❏ Bücher
- ❏ Zeitschriften
- ❏ Computerunterstützte Lernprogramme/PC-Trainer
- ❏ CD-ROM/Anwender-Software
- ❏ Bitte informieren Sie mich über die angekreuzten Themen und Produkte.

vieweg

Ich wurde auf dieses Buch aufmerksam durch:

- ❏ Empfehlung des Buchhändlers
- ❏ Empfehlung Kollegen, Bekannte
- ❏ Buchbesprechung/Rezension
- ❏ Anzeige/Beilage
- ❏ Werbebrief

Ich bin:
- ❏ Dozent/in
- ❏ Lehrer/in
- ❏ Bibliothekar/in
- ❏ Sonst. _____
- ❏ Student/in
- ❏ Praktiker/in
- ❏ Schüler/in

an der:
- ❏ Uni/TH
- ❏ FH/HTL
- ❏ Fachsch. Technik
- ❏ Berufsschule
- ❏ Gymnasium
- ❏ Bibliothek
- ❏ Sonst. _____

Mein Spezialgebiet: _____

Bitte in Druckschrift ausfüllen. Danke!

Hochschule/Schule/Firma — Institut/Lehrstuhl/Abteilung

Vorname — Name/Titel

Straße/Nr. — PLZ/Ort

Telefon — Fax

Branche — Geburtsjahr

Funktion im Unternehmen — Anzahl der Mitarbeiter im Unternehmen

Wir speichern Ihre Adresse, Ihr Interessensgebiet unter Beachtung des Datenschutzgesetzes.

Grundkrankheit nicht dagegen spricht, parenteral Energie zugeführt werden. Es sei auf die entsprechenden Kapitel verwiesen. Medikamentös kann die Anorexie durch Benzodiazepine besonders bei der Katze, aber auch beim Hund behoben werden: Diazepam, Flurazepam oder Oxazepam, 0,05–0,1 mg/kg KM s. c., i. v. Auch die Anwendung von Cyproheptadin, einem Serotonin-Antagonisten und Antihistaminikum, ist erfolgreich: 2 bis 4 mg/Katze oder 5 bis 20 mg/Hund p. o. (Nebenwirkungen können Exzitationen und Erbrechen sein). Weiterer Appetitanreger: Cyanokobalamin (Vitamin B_{12}), 1 mg/Katze oder Hund s. c. oder i. v.

Parenterale Ernährung siehe Kapitel „8.1.6. Diarrhö, Durchfall".

8.1.2 Polyphagie

Definition: Vermehrte Futteraufnahme (polys = viel; phagein = essen).
Ursachen: Störung endo- oder exokriner Drüsen (Hyperadrenokortizismus, Hyperthyreose, Hyperinsulinismus, chronische Pankreasinsuffizienz), Malabsorptionssyndrom, Endoparasitosen, erhöhter Bedarf oder Verbrauch, schlechte Futterqualität (psychisch?).
Entstehung: Durch Überfunktion endokriner Drüsen kommt eine katabole Stoffwechsellage zustande, in der vermehrt Energie benötigt wird. Sie wird durch Polyphagie gedeckt. Darmkrankheiten, besonders des Dünndarms, können Digestions- und Absorptionsstörungen zur Folge haben und so zu einem Energiedefizit führen. Gleiches gilt für die chronische exokrine Pankreasinsuffizienz, bei der durch Maldigestion die Nahrungsbestandteile nicht verdaut und damit nicht nutzbar gemacht werden können. Ein erhöhter Bedarf und Verbrauch von Energie kommt bei erhöhter Arbeitsanforderung, hohem Bewegungsgrad und bei langem Aufenthalt in Kälte zustande. Ob bei Hund und Katze eine psychische Polyphagie besteht, ist unsicher. Zweifellos spielt Futterneid gegenüber einem anderen Hund oder einer Katze eine Rolle. Wesentlich häufiger dürfte es sich bei „unerklärlicher" Adipositas um Überfütterung mit gut schmeckenden „Leckerlis" zur Befriedigung der Besitzer/innen handeln.
Symptome und Diagnose: Die Tiere nehmen mehr Futter und Energie auf als früher und als ihrer Körpergröße entspricht (Futteranalyse; oftmals wegen Informationsproblemen durch den Besitzer schwierig und unzuverlässig). Wichtig ist die Feststellung, ob das Tier übergewichtig, normalgewichtig oder untergewichtig ist. Bei Gewichtszunahme kommen besonders Hyperadrenokortizismus und Diabetes mellitus in früheren Stadien in Frage. Auch Medikamente können zur Polyphagie führen, besonders Kortikosteroide und Antikonvulsiva. Pankreasinsuffizienz, Hyperthyreose, Diabetes mellitus in fortgeschrittenem Stadium, Hyperinsulinismus, Darmkrankheiten und Endoparasiten führen dagegen zu Gewichtsverlust. Wenn keine Gewichtszunahme besteht, könnte ein vermehrter Verbrauch durch Aufenthalt in Kälte oder verstärkte Leistung vorliegen.

Diagnostisch geht man daher so vor, dass man nach der Anamnese zunächst das Körpergewicht feststellt, die Futteranalyse durchführt und dann je nach Befund die weiteren Ursachen abzuklären versucht.
Behandlung: Bei erhöhter Leistung oder Aufenthalt in der Kälte und Normalgewicht wird keine Therapie durchgeführt. Im übrigen ist die Behandlung der Grundkrankheit geeignet, eine normale Futteraufnahme und ein adäquates Körpergewicht herzustellen. Durch Erhöhung der Volumenmenge durch schlechtverdauliche Nahrungsmittel (Kleie, Futterzellulose, je nach Futtermenge zwischen zwei und sechs Teelöffel) wird ein Sättigungsgefühl erzeugt, so dass die Tiere weniger Energie aufnehmen (siehe Kapitel 2, Ernährung).

8.1.3 Ptyalismus

Synonyma: *Hypersalivation, Sialorrhö.*
Definition: Gesteigerter Speichelfluss.
Ursachen: Krankheiten der Mundhöhle, der Speicheldrüsen, des Zentralnervensystems, bei Hepatoenzephalem Syndrom, durch Brechreiz, Gastritis, Futteraufnahme, besonders saure Futtermittel, medikamentös, in Nahrungserwartung (reflektorisch).
Entstehung: Durch die o. a. Ursachen wird das „Speichelzentrum" im Stammhirn aktiviert. Die Folge ist vermehrter Speichelfluss. Davon zu unterscheiden sind anatomische Veränderungen oder nervale Störungen

(Lähmungen), bei denen es trotz nichtvermehrter Speichelsekretion zum Abfließen des Speichels infolge Unfähigkeit des Lippenschlusses oder des Abschluckens kommt.

Symptome und Diagnose: Dem Patienten fließt vermehrt Speichel aus der Mundhöhle ab. Im Falle von Lähmungen des N. trigeminus besteht gleichzeitig Herabhängen der Lippen und Gefühllosigkeit.

Man sollte zunächst auf Lähmungserscheinungen (N. trigeminus) achten und, wenn diese nicht vorhanden sind, die Mund- und Rachenhöhle untersuchen auf Entzündungen, Neubildungen, Zahnanomalien, Verletzungen, Fremdkörper. Bestehen hier keine Veränderungen, palpiert man die Speicheldrüsen (bei krankhaftem Befund Röntgen, Ultraschalluntersuchung, Feine-Nadel-Biopsie), untersucht den Ösophagus (Röntgenleeraufnahme, ggf. auch mit Kontrastbrei, evtl. Ösophagoskopie), ebenso den Magen, schließlich die Leber (ALT, GLDH, AP, Ammoniak, Ammoniumchlorid-Belastungstest). Im Falle von Nervenlähmungen muss nach der Ursache gefahndet werden. Hierzu sind meistens Liquoruntersuchungen und CT erforderlich (s. Kap. 12, Neurologie). Bei beidseitiger Lähmung mit herabhängendem Unterkiefer muss auch an Tollwut gedacht werden.

Behandlung: Sie richtet sich nach der Grundkrankheit.

8.1.4 Regurgitation und Erbrechen

Definition: Als Regurgitation (gurgus = Schlund) bezeichnet man das Zurückströmen von Futter, das in den Ösophagus, aber noch nicht in den Magen gelangt ist. Erbrechen (Emesis, Vomitus) ist die retrograde Entleerung des Magens durch unwillkürliche, heftige Kontraktion des Pylorus und Antrums, des Zwerchfells und der Bauchmuskulatur; es ist mit Übelkeit und Hypersalivation verbunden.

Ursachen: Als Ursachen der *Regurgitation* kommen in Frage:
Ösophagusdilatation
Ösophagusobstruktion (intraluminal, intramural, extramural)
Ösophaguslähmungen
Ösophaguskrampf

Erbrechen hat zahlreiche Ursachen:
Magenkrankheiten:
  Gastritis
  Magenulzera
  Magentumoren
  Hypertrophie (besonders des Pylorus)
  Pylorospasmus
  Motilitätsstörungen, Dilatation
  Fremdkörper
  Hiatushernie
  Allergie, Futterunverträglichkeit
Dünndarmkrankheiten:
  Enteritis
  mechanischer Ileus
  paralytischer Ileus
  Invagination, Volvulus
  Parasitosen
Dickdarmkrankheiten:
  Kolitis
  Obstipation
  Tumorose
  Colon irritabile
Leberkrankheiten:
  Hepatitis contagiosa canis
  chronische Hepatitiden
  Leberzirrhose
  Leberlipidose
  Gallengangsobstruktion
  Gallengangsentzündung
Pankreaskrankheiten:
  akute Pankreatitis
  Tumoren des exokrinen Pankreas
  Zollinger-Ellison-Syndrom
Krankheiten der Harnorgane:
  renale, postrenale Urämie
  Konkremente
  Pyelonephritis
  Harnblasenruptur
Endokrinopathien:
  Diabetes mellitus, besonders Ketoazidose
  Hyperthyreose (selten)
  Hypoadrenokortizismus
Stoffwechselstörungen:
  Hyper-, Hypokaliämie
  Hyper-, Hypokalzämie
  Azidose
Toxine:
  Thallium, Blei, Seifenlauge
Medikamente:
  zahlreiche Substanzen
physiologisch:
  zu rasche Futteraufnahme (Hund)
  Fremdkörper (u. a. Haare)
  verdorbenes Futter

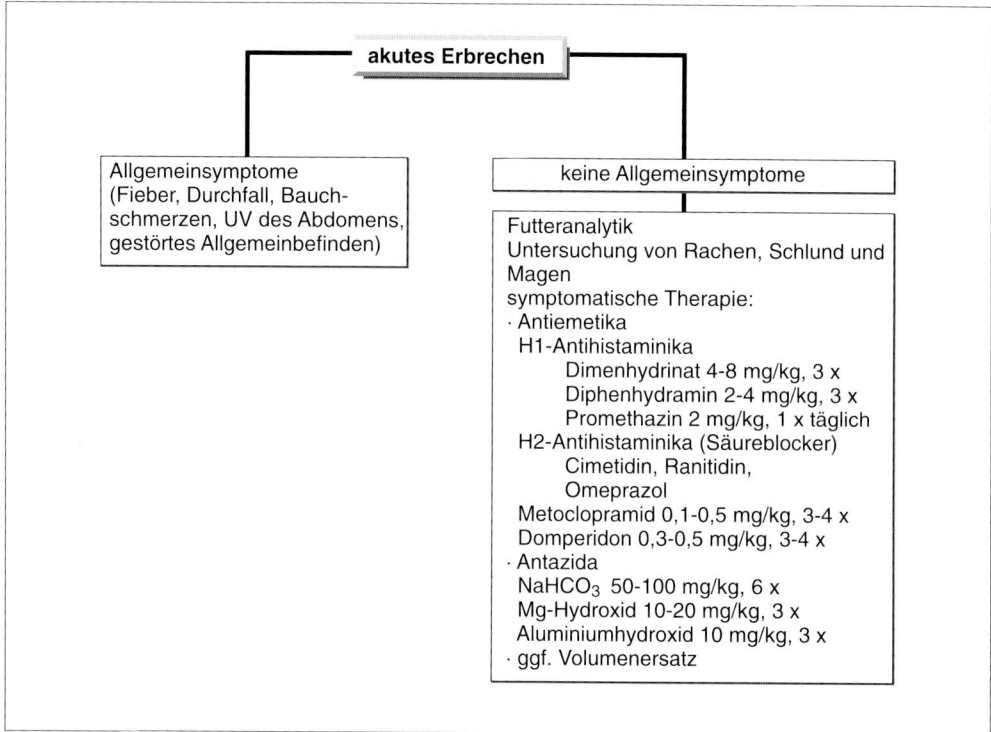

Abb. 8.2. Untersuchung und Behandlung bei akutem Erbrechen ohne Allgemeinstörungen.

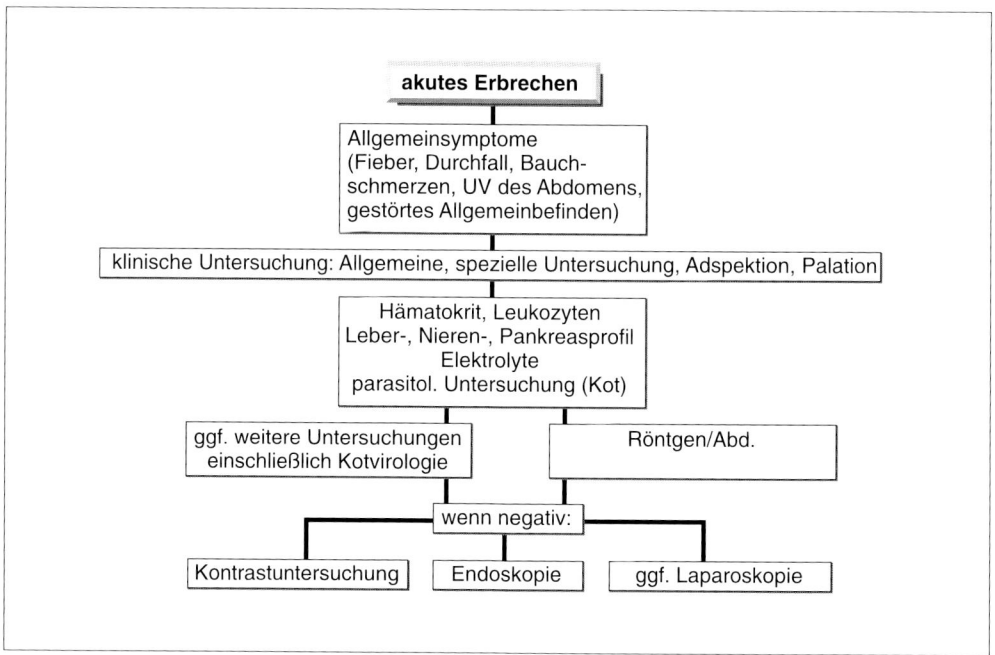

Abb. 8.3. Untersuchungsgang bei akutem Erbrechen mit Allgemeinsymptomen.

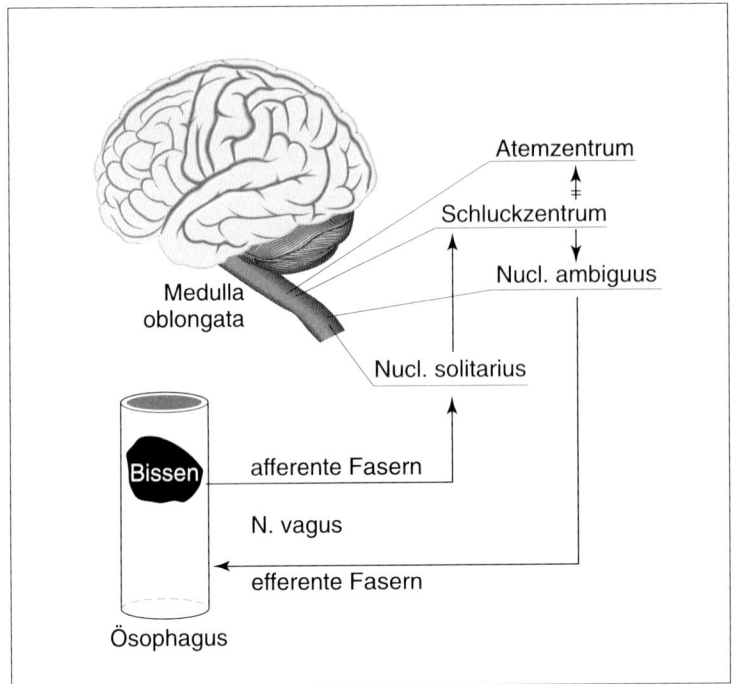

Abb. 8.4. Ablauf des Schluckreflexes beim gesunden Tier.

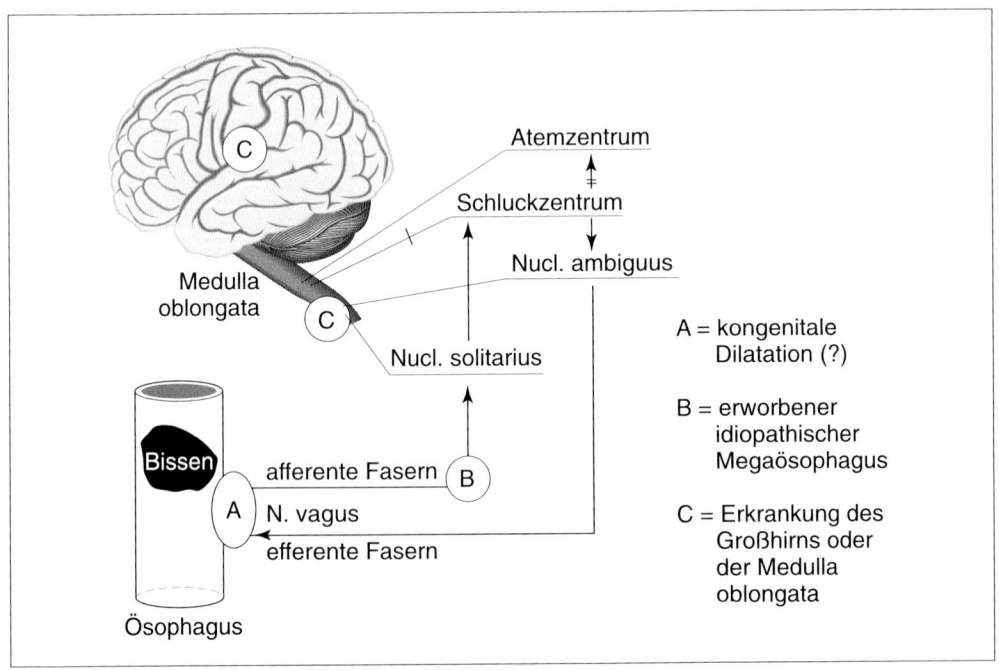

A = kongenitale Dilatation (?)

B = erworbener idiopathischer Megaösophagus

C = Erkrankung des Großhirns oder der Medulla oblongata

Abb. 8.5. Störung der Ösophagusmotilität.

Allgemeines 437

Folgen des Erbrechens I

gelegentliches Erbrechen: ohne Folgen
gehäuftes Erbrechen:
- Wasserverlust
- Elektrolytverlust (H$^+$, Na$^+$, Cl$^-$, K$^+$)
- Blut-Alkalose
- bei Dünndarmregurgitation: Azidose

Folgen des Erbrechens II

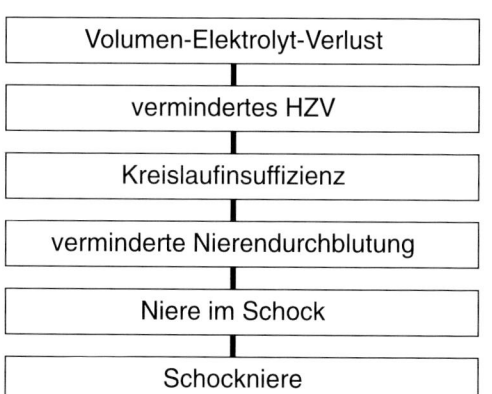

Folgen des Erbrechens III

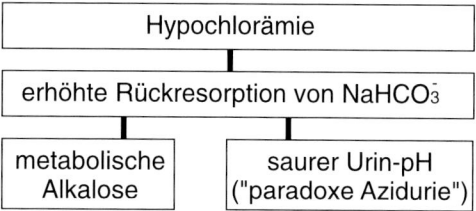

Entstehung: Aktivierung der peripheren Brechrezeptoren oder des Brechzentrums in der Medulla oblongata. Das Brechzentrum kann aktiviert werden durch Einflüsse vom Großhirn, dem autonomen Nervensystem, dem Vestibularapparat und der Chemorezeptoren-Trigger-Zone in den Ventrikeln. Gehemmt wird es durch das Antiemetische Zentrum. Der Ablauf ist immer gleich: Als erstes wird eine Hypersalivation ausgelöst. Danach erfolgt die Erschlaffung von Kardiasphinkter und Fundus des Magens und schließlich die Kontraktion von Antrum, Fundus und Bauchmuskulatur (s. Abb. 8.2–8.5).

Lokalisation von Erbrechen und Regurgitieren

	Pharynx und oberer Ösophagus	Ösophagus	Magen
Zeit des Futterauswurfs	sofort	verzögert, möglicherweise für Stunden	verzögert, möglicherweise für Stunden
Charakter des Futters	unverdaut	unverdaut, evtl. faulig	kann teilweise verdaut, gallevermischt sein, saurer pH
Anzahl der Schluckversuche pro einzelnem Bissen	mehrere	gewöhnlich einzeln	einzeln
Bissen sichtbar bei Passage des Halsteils des Ösophagus	nicht sichtbar	sichtbar, evtl. verlängert normal	sichtbar
Fähigkeit zu trinken	schlecht	häufig	normal
schmerzhaftes Schlingen	möglich		fehlt
zusätzliche Symptome	Dyspnoe, Husten	Dyspnoe, Husten	Würgen
erschwerende oder lindernde Faktoren	Nahrungskonsistenz	Bewegung, Nahrungskonsistenz	keine

Die **Folgen** des Erbrechens sind Wasserverlust, Elektrolytverlust (H^+, Na^+, K^+, Cl^-), Alkalose, falls nur Mageninhalt erbrochen wird, oder Azidose, wenn auch Dünndarminhalt verloren geht und infolge des Kreislaufversagens eine allgemeine Hypoxämie und Hypoxie entsteht, worauf der Stoffwechsel von aerob zu anaerob umgeschaltet wird und saure Stoffwechselprodukte anfallen, die nicht mehr ausgeschieden oder abgepuffert werden.

8.1.5 Dysphagie

Definition: Schluckstörung (dys- = Miss-, Un- [Wortteil]; phagein = essen). Man teilt sie ein in orale, pharyngeale und krikopharyngeale/ösophageale Dysphagie.
Ursachen: Trauma, Hydrozephalus, (SUTER und WATROUS 1980; WATROUS 1983) mit Lähmung des Musculus hypoglossus, entzündliche Veränderungen im Bereich der Mundhöhle. Myasthenia gravis, Polyneuropathie, Tonsillitis, Pharyngitis einschl. Abszesse, Tumoren. Achalasie, Ösophagusdilatation, -divertikel, Hiatushernie, Fremdkörper, Hypothyreose, Enzephalitis.

Entstehung
Orale Dysphagie: Durch Lähmungen oder schmerzhafte Zustände ist der Patient nicht in der Lage, den Bissen ordnungsgemäß aufzunehmen, zu kauen und in der Mundhöhle zu halten.
Pharyngeale Dysphagie: Schmerzhaftigkeit, Raumforderung oder Lähmung führen zu der Unfähigkeit, den Bissen abzuschlucken, so dass er im Pharynx liegen bleibt. Die Folgen sind Aspiration mit Husten und Aspirationspneumonie, Regurgitation über die Nase, Fallenlassen des Bissens.
Krikopharyngeale Dysphagie: Der Bissen kann zum Teil in den Ösophagus gelangen, bleibt aber dort liegen. Die übrigen Symptome gleichen denen der pharyngealen Dysphagie.
Symptome und Diagnose: Bei oraler Dysphagie sind die Tiere unfähig, das Futter in der Mundhöhle zu halten, es auf den Zungengrund zu bringen und den Schluckreflex auszulösen. Das Futter fällt aus der Mundhöhle heraus. Wasser wird „ungeschickt" aufgenommen, es fließt aus der Mundhöhle ab. Der häufige Versuch, Wasser zu trinken, gelingt nicht.

Bei pharyngealer Dysphagie werden zwar Futter und Wasser in die Mundhöhle aufgenommen, können aber nicht abgeschluckt werden. Dies gilt besonders für festes Futter, während Wasser oft noch passiv abfließt oder durch die Nase zurückläuft. Festes Futter wird dann häufig nach einiger Zeit eingespeichelt und wieder herausgebracht. Auch wenn keine systemischen Krankheiten vorliegen, magern die Tiere trotzdem ab, evtl. besteht auch Dehydratation. Häufig tritt eine Aspirationspneumonie hinzu. Bei systemischen Krankheiten kommen deren Symptome hinzu. Auch wenn die Tollwut z. Z. in unseren Gegenden die Ausnahme bei Haustieren darstellt, sollte man bei solchen Symptomen auch hieran denken.

Krikopharyngeale und ösophageale Dysphagie führen nach in der Regel ungestörter Futteraufnahme zum Liegenbleiben des Futters im Ösophagus. Oft werden bei Futteraufnahme jeweils mehrere vergebliche Schluckversuche unternommen, oft mit nach vorn gestrecktem oder nach ventral gebeugtem Kopf. Sofern keine Ösophagusdilatation oder ein Ventrikel die Ursache ist, wird der stark eingespeichelte Bissen oft bald nach der Aufnahme regurgitiert und ist unverdaut. Bei Dilatation kann er jedoch stundenlang im Ösophagus liegen bleiben und dann bakteriell infiziert sein. Er riecht dann unangenehm stechend bis faulig. Nach der Regurgitation erfolgt häufig ein erneuter Abschluckversuch. Auch bei dieser Form der Dysphagie kommen häufig Aspirationspneumonien vor.
Diagnose: Wichtig ist die Beobachtung der klinischen Symptome, die entsprechende Hinweise vermittelt. Die daraus sich ergebende Verdachtsdiagnose kann durch Röntgenuntersuchung erhärtet werden. Bei Ösophagusdilatation oder Fremdkörpern ergibt häufig schon die Leeraufnahme den Befund. Zur Bestätigung gibt man festes, mit Kontrastmittel gemischtes Futter ein und durchleuchtet oder röntgt. Dabei kann festgestellt werden, wo der Bissen liegen bleibt.
Behandlung: Es muss die zugrunde liegende Krankheit behandelt werden, wenn dies möglich ist. Sofern eine Therapie nicht möglich ist, sollen das Futter und das Trink-

wasser auf eine erhöhte Position gestellt werden, so dass bei Aufnahme die Schwerkraft zusätzlich ausgenutzt werden kann. Die Fremdkörper- (Aspirations-)Pneumonie muss zusätzlich therapiert werden (s. d.).

8.1.6 Diarrhö, Durchfall

Definition: Vermehrung der Menge, des Wassergehalts und der Häufigkeit des Absatzes der Fäzes mit oder ohne Störung der Darmmotilität.

Durchfall – Ätiologie
1. Parasitäre Darmerkrankungen
– Askariasis
– Ankylostomiasis
– Trichuriasis
– Kokzidiose
– Giardiose
2. Entzündliche Veränderungen
– Dünndarmentzündung
– Dickdarmentzündung (Kolitis)
– Allergische Enteropathien
– Eosinophile Gastroenteropathie
– Allergische Kolitiden
3. Infektionskrankheiten
Bakteriell
– *Escherichia coli*
– Salmonellose
– Yersiniose
– *Clostridium perfringens*
– Staphylokokkose
– Leptospirose
Viral
– Staupe
– Canine Parvovirusenteritis
– Feline Panleukopenie
– Canine Coronavirusenteritis
– Canine Reovirusenteritis
– Rickettsiosen
4. Funktionsstörungen
Alimentäres Überangebot
Malassimilationssyndrom
– Mangel an Pankreasfermenten
– Mangel an Galle
– Dünndarmerkrankungen
– Glukosemalabsorption
– Mangel an Disaccharidase, Laktase, Maltase u. a.
Motilitätsstörung
Exsudative Enteropathie
Medikamentös

5. Vergiftungen
– Schwermetalle
– Insektizide
6. Anatomische Veränderungen
Strikturen
– Angeboren
– Neoplasien
– Ulzera
– Posttraumatisch
– Peritonitisch
Infiltrativ
– Neoplastisch
– Leukotisch
– Histoplasmose
Obstruktionen
7. Zirkulationsstörungen

Ursachen: Entzündlich (Endoparasiten, Hakenwürmer, Spulwürmer, Peitschenwürmer, Kokzidien, Giardien), allergisch, infektiös (Staupe, canine und feline Parvoviren, Salmonellose, Histoplasmose u. a.), Vergiftungen (Schwermetalle, Insektizide, Endotoxine), funktionell, Malabsorption (Pankreasinsuffizienz, Gallensäuredefizit, Resorptionsstörung des Duodenums), nutritiv, medikamentös, Darmmotilitätsstörungen, Tumoren, exsudative Enteropathie, örtliche oder allgemeine Kreislaufstörung.

Durchfallentstehung
Prinzipiell müssen vier Formen der Durchfallentstehung unterschieden werden:
– Permeabilitätsstörungen
– Motilitätsstörungen
– Resorptionsstörungen
– Wasserretention im Darmlumen

Permeabilitätsstörungen kommen durch Erkrankung der Darmwand, besonders in Form von Entzündungen, mit erhöhter Sekretion von Wasser und Elektrolyten ins Darmlumen zustande. **Motilitätsstörungen** können in Form von Engstellung des Darms mit der Folge der Sturzpassage und damit verminderter Resorption oder als Darmlähmung ebenfalls mit verminderter Wasserresorption auftreten. Dagegen wird bei erhöhter Peristaltik eher vermehrt Wasser resorbiert, da die Ingesta verstärkt mit der resorptionsfähigen Darmwand in Berührung kommen. **Resorptionsstörungen** können durch umfangreiche Erkrankung der Darmwand entstehen. Die **Wasserretention im Darmlumen** kommt durch die Aufnahme hygroskopischer, wasserbindender Stoffe zustande.

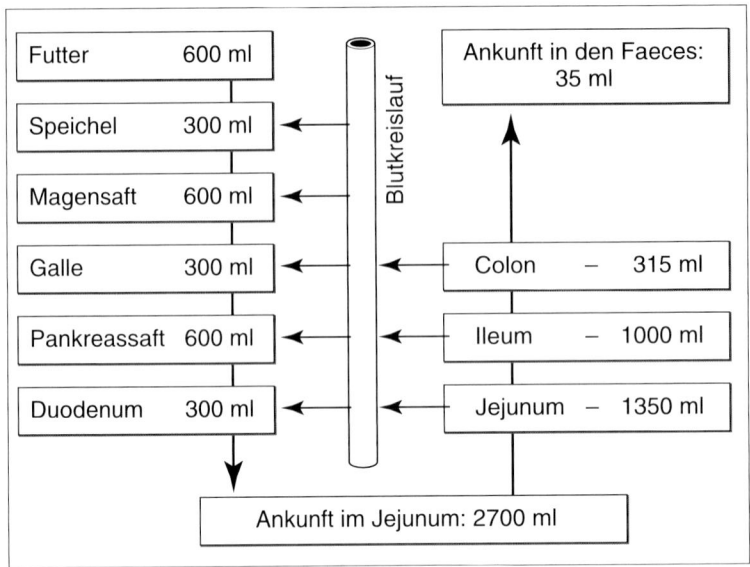

Abb. 8.6. Wasservolumen auf dem Weg durch den Intestinaltrakt bei einem ca. 20 kg schweren Hund (Näherungswerte).

Die Fäzes enthalten bei Dickdarm-Durchfall nur relativ wenig mehr Wasser als geformten Kot. Diese geringe Wassermenge reicht aber zur Erzeugung eines breiigen bis wässrigen Kots aus. Das normalerweise am Ende des Duodenums reichlich vorhandene Wasser wird zur Hälfte im Jejunum, das im Ileum ankommende zu drei Vierteln und das im Kolon ankommende zu weiteren neun Zehnteln resorbiert, so dass insgesamt nur noch 1 bis 2 % des Duodenalwassers im Kot erscheint. Zudem ist die Kolonresorption um ein Mehrfaches steigerungsfähig. Dies zeigt, dass das Kolon Störungen in vorderen Abschnitten zum Teil ausgleichen kann, dass andererseits Erkrankungen des Kolons leicht zu verminderter Flüssigkeitsresorption und damit zum Durchfall führen können.

Erhöhte Wassermengen im Kot treten auf
1. bei verminderter Resorption im Dünn- oder Dickdarm oder im gesamten Darm, oder

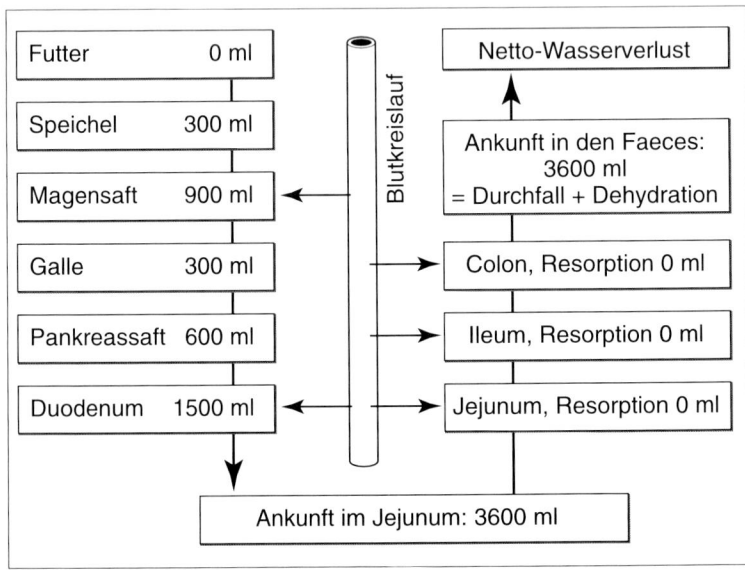

Abb. 8.7. Pathogenese des Durchfalls bei Gastroenterokolitis.

2. durch erhöhte Sekretion besonders im Dünndarm.

Osmotisch bedingte Durchfälle entstehen durch vermehrte Bindung von Flüssigkeit, entweder weil die osmotisch aktiven Substanzen vermehrt in der Nahrung angeboten und trotz normaler Funktion nicht ausreichend metabolisiert werden oder weil sie zwar in normaler Menge in den Darm gelangen, dort aber nicht ausreichend metabolisiert und/oder resorbiert werden. Ursachen sind die exokrine Pankreasinsuffizienz, der (seltene) Gallensäuremangel, Mangel an Duodenalenzymen, Resorptionsstörungen der Dünndarmwand. Osmotisch besonders aktiv sind Kohlenhydrate, die im Darm unter dem Einfluss von Bakterien zu Fettsäuren abgebaut werden, die wiederum osmotisch sehr viel Wasser binden und der Resorption entziehen. Auf dem osmotischen Effekt beruht auch der laxierende Effekt zahlreicher Abführmittel, etwa der Mittelsalze (Glaubersalz), die selbst nicht resorbiert werden, aber Wasser im Darm binden und so zu wässrigen Durchfällen führen. Bei osmotischem Durchfall, der durch Kohlenhydrate oder Fettsäuren ausgelöst wird, reagiert der Kot als Folge des Fettsäurenreichtums sauer.

Sekretorische Durchfälle treten in Erscheinung, wenn vermehrt Wasser und Elektrolyte aus dem Blut in den Darm gelangen.

Unter dem Einfluss von Bakterientoxinen wird vermehrt Wasser in den Darm sezerniert. Von besonderer Bedeutung ist hierbei das Enterotoxin von *Escherichia coli*, ferner das Toxin von *Salmonella* spec. Diese hitzelabilen Exotoxine heften sich an die Oberfläche der Darmepithelien und aktivieren bereits nach wenigen Minuten die intrazelluläre Adenylatzyklase. Diese wiederum wandelt ATP in 3,5-Adenosinmonophosphat (= cAMP) um. Die Konzentration von cAMP steigt dadurch im Enterozyten stark an. Es ist verantwortlich für die Erhöhung der Permeabilität der Zellmembran für Wasser. Die auf diese Weise ins Darmlumen verlorenen Flüssigkeitsmengen sind isotonisch und reich an Bikarbonat. Die Folge ist eine isotonische Dehydratation mit metabolischer Azidose.

Erhöhte Permeabilität der Darmschleimhaut wird auf eine Vergrößerung der Spalten zwischen den Enterozyten zurückgeführt. Die Ursachen dieser Vergrößerung können zum einen in lymphatisch-venösen Abflussstörungen und damit Erhöhung des hydrostatischen Drucks, zum andern in einer direkten Schädigung der Darmschleimhaut gesucht werden. Dabei ist die Größe dieser Spalten oder Poren von entscheidender Bedeutung, bis zu welcher Molekülgröße Substanzen verloren gehen. Bei geringer Vergrößerung der Poren werden Stoffe von der Größe etwa der Glukose ausgeschieden, bei deren stärkerer Vermehrung im Darm es zu Wasserretention im Darmlumen und damit zur osmotischen Diarrhö kommt. Bei stärkeren Vergrößerungen der Poren treten Moleküle von einigen zehntausend bis hunderttausend Dalton aus, so dass auch Proteine, und zwar sowohl Albumine als auch Globuline, verloren werden. Dies führt außer zu Durchfällen auch zu Hypalbuminämie, wodurch der onkotische Druck im Serum absinkt und Wasser in Gewebe und Körperhöhlen austritt. Dieses Krankheitsbild wird als Exsudative Enteropathie bezeichnet. In den schwersten Fällen der Porenschädigung können schließlich rote Blutzellen hindurchtreten, so dass hämorrhagische Durchfälle bestehen.

Motilitätsstörungen werden ebenfalls für Durchfälle verantwortlich gemacht. Es wird angenommen, dass eine erhöhte Peristaltik zu Durchfällen führen könne. Durch Parasympathomimetika lassen sich solche Diarrhöen durch Hypermotilität erzeugen. Andererseits werden aber auch Durchfälle bei Darmlähmungen gesehen. Möglicherweise ist hierfür die längere Verweildauer der Ingesta im Darm und die verlängerte Einwirkungsmöglichkeit der Darmbakterien verantwortlich.

Klinisches Bild: Gehäufter Absatz breiigen bis wässrigen, oft schleimigen oder blutigen, bisweilen fettigen Kots ist das typische Bild des Durchfalls. Die Kotmenge ist unterschiedlich stark erhöht. In jedem Fall besteht vermehrter Drang zur Defäkation. Dem Besitzer fällt die Flatulenz unangenehm auf. Je nach Grundkrankheit wird gleichzeitig Erbrechen beobachtet. Der Appetit kann erhöht oder vermindert sein, Durst ist im Allgemeinen erhöht. Bei Beteiligung des Dünndarms tritt sehr schnell Gewichtsverlust ein, das Leistungsvermögen ist eingeschränkt. Je nach Grundkrankheit besteht mehr oder weniger stark gestörtes Allgemeinbefinden. Bei

Tab. 8.1: Lokalisation des Durchfalls (nach STROMBECK)

	Dünndarm	Dickdarm
Funktionseinschränkung	üblicherweise Gewichtsverlust, seltener unkontrollierter Kotabsatz	Gewichtsverlust untypisch, häufiger unkontrollierter Kotabsatz
Beschaffenheit des Kots	weich, ungeformt, wässrig, möglicherweise Fetttropfen, unverdaute Nahrung, Meläna	weich bis geformt, häufig schleimig, bisweilen frisches Blut, keine unverdauten Nahrungsbestandteile normal oder vermehrt
Kotmenge	immer vermehrt	ständig erhöht
Häufigkeit des Absatzes	gewöhnlich erhöht	Stress und psychische Faktoren können wichtig sein
Auslösungsfaktor	von geringer Wichtigkeit	
Zusätzliche Symptome	Bauch aufgetrieben, Foetor ex ore, Polydipsie, Polyphagie, Erbrechen, Gewichtsverlust	Tenesmus, Juckreiz am After, Flatulenz

schweren akuten Durchfällen tritt rasch eine Hämokonzentration mit Dehydratation und nachfolgender Kreislaufinsuffizienz ein. Der Verlust von Bikarbonat zieht eine Azidose nach sich, der von Kalium eine Hypokaliämie, schließlich Hypokalie mit Störung der Muskelerregbarkeit (Zittern, Muskelschwäche, Herzmuskelschwäche, Darmatonie).

Diagnose und Differentialdiagnose: So einfach die Diagnose als solche zu stellen ist, so schwierig ist oft die lokale und ätiologische Zuordnung. Es wird auf die im Kap. „Untersuchungsgang" erwähnten diagnostischen Untersuchungen verwiesen. Die bakteriologische, z. T. auch die virologische Untersuchung gehören heute zu den Routinemethoden. Ähnliches gilt für Giftnachweise. Im Übrigen wird das gesamte Krankheitsbild zur Stellung der ätiologischen Diagnose herangezogen. Die Bestimmung des Serumeiweißes gibt Aufschluss über Verluste; die radiologische Eiweißbestimmung hat (noch) keine Verbreitung in der Tiermedizin gefunden. Von Interesse ist die Zuordnung des Krankheitsgeschehens zu Dünn- oder Dickdarm; es muss hier aber die Grundkrankheit Berücksichtigung finden (Beispiel: Gewichtsverluste werden vorzugsweise durch Dünndarm-, kaum durch Dickdarmerkrankungen provoziert – außer bei Systemerkrankungen wie Leukose, Tumorose und Tuberkulose mit gleichzeitigem Befall des Dickdarms).

Prognose: Abhängig von Art und Dauer und der zugrunde liegenden Erkrankung.

Behandlung: Die früher häufig durchgeführte Polypragmasie bei Durchfällen gehört der Vergangenheit an. Eingesetzt wurde eine große Zahl von Mitteln unterschiedlicher Wirkungsweise, bei denen die Hoffnung auf eine vorteilhafte Wirkung größer war als ihr nachgewiesener Nutzen. Jedenfalls waren die Einsatzgebiete oft viel zu breit und zu unkritisch angelegt. Dies trifft insbesondere für Adsorbentien, Adstringentien, Parasympatholytika und in vielen Fällen auch Antibiotika und Sulfonamide zu. Besonders Adsorbentien, Adstringentien und Parasympatholytika führen zwar zu einem Sistieren des Kotabsatzes, oft auch allein durch die intraluminale Wasserbindung zu einer Verfestigung des Chymus, ohne dass eine Heilung der Ursache eintritt, so dass die Behandlung mehr einer „Kotkosmetik" gleichkommt. Parasympatholytika sind – mit Ausnahme schwerer spastischer (Kolik-)Schmerzen – kontraindiziert.

Heute herrscht dagegen die Auffassung vor, dass Durchfall als krankhafte Veränderung der Kotkonsistenz so rasch wie möglich den Organismus verlassen und an der raschen Passage nicht gehindert werden sollte, um die entstandenen oder noch entstehenden toxischen Stoffwechselprodukte möglichst schnell zu entfernen. Durch die oben genann-

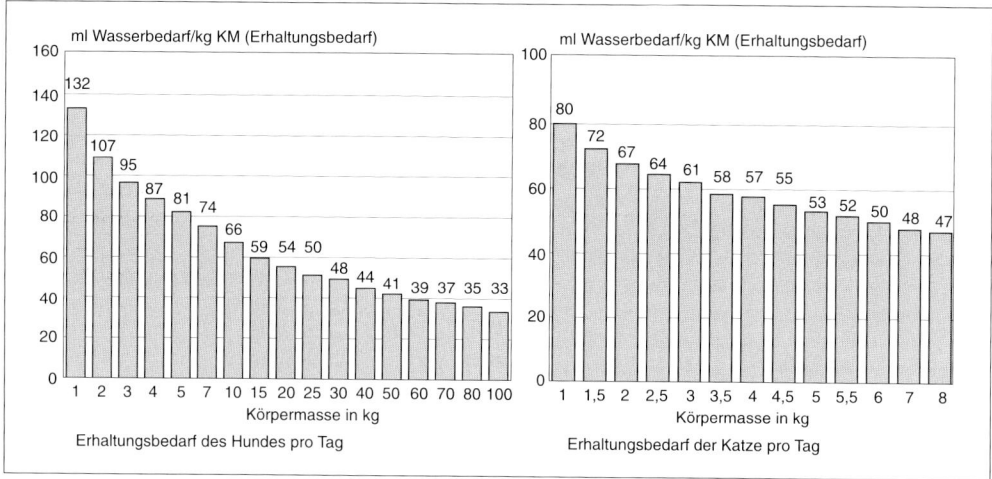

Abb. 8.8. Täglicher Erhaltungsbedarf von Hund und Katze bei fehlender oraler Wasseraufnahme.

ten Wirkstoffe wird eher das Gegenteil erreicht. Ihr Einsatz muss daher streng indiziert sein.

Da Durchfall, insbesondere wenn es sich um Dünndarmdurchfälle handelt, mit erheblichen Wasser-Elektrolyt-Verlusten und dadurch oft mit Störungen des Allgemeinbefindens bis hin zu Kreislaufschock, prärenaler Urämie, Hepatopathie, auch Pankreatitis einhergehen kann, wird – nach dem Versuch der Diagnose der Ursache – vor allem in der Volumensubstitution der therapeutische Ansatzpunkt gesucht. Man geht folgendermaßen vor:

1. Behandlung der Ursache
Sollte sie in einer primären bakteriellen Darminfektion zu suchen sein, so empfehlen sich – nach Antibiogramm – nichtresorbierbare Aminoglykosidantibiotika, Sulfonamide, auch Nitrofurane. Darmdesinfizientien, wie Akridinderivate oder Methenamin, können ebenfalls eingesetzt werden, bei der Katze jedoch keine Kresole und bei beiden Tierarten kein 8-Hydroxichinolen. Es sei jedoch darauf hingewiesen, dass antibiotische oder desinfizierende Maßnahmen kaum einmal nötig sind; sie können im Gegenteil durch Störung der Darmflora oder Schädigung der Darmwand von Nachteil sein.

2. Substitution von Wasser und Elektrolyten
Sie ist oft die erste, nicht selten lebensrettende Maßnahme bei gestörtem Allgemeinbefinden, insbesondere bei Kreislaufschock. Die Volumen- (Wasser-) Substitution setzt sich wie immer aus den drei Komponenten
  Erhaltungsbedarf
  Dehydratationsausgleich
  Substitution weiter verloren gehender Volumina
zusammen. Der tägliche Flüssigkeitsbedarf hängt von der Tierart (die Katze benötigt etwa ein Drittel weniger Wasser als der Hund) und von der Körpergröße ab (kleine Hunde/Katzen benötigen, relativ zur Körpermasse, mehr Volumen als große). Die Substitution weiter verloren gehender Volumina ist dann erforderlich, wenn trotz der eingeleiteten Therapie weiterhin Durchfall und Erbrechen bestehen bleiben. Im Einzelnen sieht die Volumensubstitution folgendermaßen aus:

– **Bedarfsdeckung**
Zur Substitution wird ein Teil Ringer-Laktat-Lösung + 1 Teil 5 %ige Glukoselösung verwandt.

– **Dehydratationsausgleich**
Er hängt ab vom Grad der Dehydratation. Wenn das bisherige Körpergewicht bekannt war, kann der Volumenverlust leicht durch erneutes Wiegen ermittelt werden. Im Übrigen muss es geschätzt werden:
  Die Art der Lösung richtet sich am besten nach dem Ionogramm (Bestimmung der Serumelektrolyte). Wenn dies zunächst nicht möglich ist, wird Ringer-Lösung verwandt. Besser ist jedoch die gezielte Substitution:

Tab. 8.2: Dehydratationsgrade

Grad (%)	< 5	um 5	6–9	10–12	> 12
Symptome	keine	leichte Verzögerung des Verstreichens einer Hautfalte	Hautfalte verstreicht verzögert, Bulbi leicht eingesunken, KFZ bis 4", Schleimhäute trockener, Allgemeinbefinden mgr. gestört	Hautfalte bleibt bestehen, Bulbi eingesunken, Schleimhäute trocken, KFZ dtl. verzögert, Kreislaufschock manifest (Pulsus celer et mollis)	Vollbild des irreversiblen Kreislaufschocks, Tod in Kürze zu erwarten

Aus: KRAFT, W.: Krankheiten der Niere. In: KRAFT, W., DÜRR, U. M.: Katzenkrankheiten, 4. Auflage

Tab. 8.3: Formen der Dehydratation und ihre Behandlung

	isotone Dehydratation	hypotone Dehydratation	hypertone Dehydratation
Verlust Wasser: Elektrolyten	1 : 1	1 : < 1	1 : > 1
Serum-Natrium [mmol/l]	unverändert 140 bis 155	vermindert < 140	erhöht > 155
Diagnose	klinisches Bild, Hkt, Protein, Elektrolyte (Na)		
Therapie	Ringer-Laktat-Glukose-Lsg. 1 : 1	Ringer-Lösung + NaCl-Lsg 0,9 %, Kalium 20 mmol/l Infusionslösung	Glukose-Lösung 5 %ig oder Ringer-Lsg : Glukose-Lsg. 1 : 2

– **Substitution weiter verloren gehender Volumina**

Die Menge weiter verloren gehender Volumina muss geschätzt werden. Im Allgemeinen richtet man sich nach der Tagesbedarfsmenge und gibt die Hälfte der dort ermittelten Menge in Form von Ringer-Lösung.

Häufig entsteht ein mehr oder weniger schwerer **Kaliumverlust** mit Hypokaliämie. Sie wird am besten nach dem Ausfall des Ionogramms substituiert:

3. Azidoseausgleich

In der Regel besteht bei Durchfall eine metabolische Azidose, die durch den Verlust an Bikarbonationen, aber auch durch die hypoxisch-azidotische Stoffwechselsituation infolge des Kreislaufinsuffizienz zustande kommt. Prinzipiell gilt, dass der Schweregrad der Azidose durch eine klinische Untersuchung allein nicht geschätzt werden kann, sondern durch Blutgasanalyse bestimmt werden muss. Man gleicht dann aus nach der Formel

erforderliches Bikarbonat [mmol/Tier] = -BE [mmol/l] × kg KM × 0,3

Die Infusion muss über den Tag verteilt im Dauertropf erfolgen, es darf auf keinen Fall versucht werden, die Azidose durch Injektion sofort auszugleichen.

Tab. 8.4: Kaliumsubstitution bei den verschiedenen Hypokaliämiegraden

	normal	leichte	mittlere	schwere Hypokaliämie
Serum-Kalium [mmol/l]	3,5–5,5	3,0–3,4	2,5–2,9	2,0–2,4
Substitution *[mmol/l Infusion]*	*0,5*	*2,0*	*3,0–4,0*	*4,0–6,0*

4. Orale Elektrolytsubstitution
Nach Besserung des Allgemeinbefindens kann die Substitution oral fortgeführt werden. Geeignet ist die WHO-Lösung, die auch selbst hergestellt werden kann:

Glukose	20,0 g
Kochsalz	3,5 g
Kaliumchlorid	1,5 g
Natriumchlorid	2,5 g
Wasser	ad 1000,0 ml

5. Kortikosteroide
Sie werden bei Kreislaufversagen oder bei allergischer Ursache gegeben. Dosierung: Prednisolon, bei Kreislaufversagen 15–30 mg/kg KM i. v., bei Allergie 0,5 bis 1 mg/kg KM zweimal täglich p. o.

6. Opioide
Sie stellen eine wertvolle Unterstützung zur Normalisierung der Darmperistaltik dar; daneben besteht eine antisekretorische Wirkung. Geeignet ist Loperamid, 0,04 mg/kg KM, bis zu viermal täglich p. o.

7. Parasympatholytika
Sie senken den Darmtonus und hemmen die Motilität. Die Verweildauer der Ingesta im Darm ist daher verlängert. Ihre Indikation ist auf spastische, kolikartige Zustände streng begrenzt. Ihr kritikloser Einsatz bei nicht durch Spasmen gekennzeichnete Darmkrankheiten ist daher nicht zu vertreten.

8. Adsorbentien
Für ihre Wirksamkeit bei Durchfällen konnte bisher kein Beweis erbracht werden (UNGEMACH 1997). Sofern jedoch Vergiftungen nachgewiesen oder vermutet werden, eignet sich Aktivkohle zur Bindung des Giftes. In solchen Fällen sind auf keinen Fall Parasympatholytika indiziert.

9. Adstringentien
Sie führen zur oberflächlichen Denaturierung von Proteinen und so zu einer Deckschicht auf den Epithelzellen, ohne sie selbst zu schädigen. Dadurch soll es zu Schleimhautschutz, Sekretionshemmung, Blutstillung, Verringerung der Resorption toxischer Substanzen und antimikrobieller Wirkung kommen. Der Nachweis dieser Wirkungen ist bei Durchfall bisher nicht gelungen (UNGEMACH 1997). Möglicherweise ist hiervon Wismutsalizylat auszunehmen. Im übrigen sind Adstringentien weitgehend als obsolet anzusehen.

10. Sulfasalazin
Die klinische Erfahrung zeigt, dass der Wirkstoff bei entzündlichen Dickdarmkrankheiten, die zu Durchfall führen, erfolgreich ist. Offenbar wirkt die Substanz antiinflammatorisch. Die Dosis ist beim Hund 20 bis 40 und bei der Katze 20 bis 30 mg/kg KM, zweimal täglich p. o. Bisweilen werden Nebenwirkungen festgestellt, die in Inappetenz, Erbrechen und Keratokonjunktivitis bestehen.

11. Olsalazin
Es ist besser verträglich als Sulfasalazin und wird beim Hund mit Kolitis in einer Dosis von 10–20 mg/kg KM, zweimal täglich p. o., gegeben.

12. Ernährung
Zunächst erhalten die Tiere 24 bis 48, eventuell sogar bis zu 72 Stunden kein Futter per os. Der Energiebedarf wird über einen Venenkatheter zugeführt. Er errechnet sich nach der Formel

benötigte Energie [in kJ] = $1,5 \times 290$ [kJ] $\times$ KM [kg]

benötigte Energie [in kcal] = $1,5 \times 70$ [kcal] $\times$ kg KM [kg]

Ein zentraler Venenkatheter ist erforderlich, wenn große Mengen konzentrierter Lösungen infundiert werden müssen; periphere Venen werden dadurch überfordert, und es wird eine Thrombophlebitis ausgelöst. Folgendes, von HASKINS (1990) mitgeteiltes Rezept hat sich insbesondere bei schweren Parvoenteritiden bewährt (KUFFER u. Mitarb. 1997):

50 %ige Dextroselösung	500 ml
8,5 %ige Aminosäurelösung (Intrafusin)	500 ml
20 %ige Lipidlösung (Intralipid)	250 ml
Kaliumphosphat	20 mmol

1 ml dieser Lösung enthält 5,04 kJ (1,2 kcal)

Kurzfristige Energiesubstitutionen geringerer Energiedichte können über periphere Venenkatheter erfolgen:

10 %ige Dextroselösung	400 ml
8,5 %ige Aminosäurelösung (Intrafusin)	200 ml
Ringerlaktatlösung	300 ml
20 %ige Lipidlösung (Intralipid)	100 ml
Kaliumphosphat	20 mmol

1 ml dieser Lösung enthält 1,42 kJ (0,337 kcal).

Die nach der Hungerperiode einsetzende Fütterung soll aus drei Teilen gekochtem Reis mit einem Teil Magerquark oder Hüttenkäse bestehen. Katzen verweigern diese Diät häufig. In solchen Fällen kann magere Fleischbrühe oder kleingeschnittenes Geflügelfleisch beigegeben werden.

WEBER und GÖBEL (1995) empfehlen bei chronischem Durchfall bei Hunden und Katzen eine orale *E.-coli*-Vakzine.

8.1.7 Obstipation

Synonyma: *Verstopfung, Konstipation* (im engl. Sprachgebrauch als constipation für Obstipation), *Obstructio (alvi)*. Unter *Tenesmus ani* (teneismos = erfolgloser Absatz) versteht man den schmerzhaften Drang zum Kotabsatz, unter *Dyschezie* (chezein = Kot absetzen) den gestörten Kotabsatz.
Definition: Verzögerte oder fehlende Entleerung verhärteter, trockener Kotmassen und Anschoppung in Kolon und Rektum.

Ursachen: Obstipation ist ein Symptom zahlreicher krankhafter Vorgänge, deren Ursache gesucht werden muss. In Frage kommen: Fremdmaterial (Haare, besonders bei Langhaarkatzen), Fremdkörper (Knochen, Sand, Steine, Holz, Textilien), diätetisch (Mangel an Ballaststoffen), Bewegungsarmut, keine Gelegenheit zum Kotabsatz (auch schmutziges „Katzenklo"), intraluminale, intramurale, extramurale Verlegung des Kolons (Fremdmaterial, Strikturen, Entzündung, Tumoren, Beckenbrüche, Hernien, Divertikel, Prostatahypertrophie, Verlegung des Anus durch kotverklebte Haare [Pseudokoprostase]), neuromuskuläre Störungen (Rückenmarksverletzungen, Lähmung des N. pelvicus, Key-Gaskell-Syndrom), schmerzhafte Entleerung, Dehydratation, Hypokaliämie, Hyperkalzämie, Hypothyreose, Hyperparathyreoidismus, zahlreiche Medikamente.
Entstehung: Durch längeres Liegenbleiben des Chymus im Kolon, aus welchem Grund auch immer, wird vermehrt Wasser resorbiert, der Kot wird trockener und fester, der Absatz dadurch immer mehr behindert. Durch die Anschoppung der Kotmassen wird der Darm, der darauf anfangs mit verstärkter Peristaltik reagiert, passiv gedehnt. Im weiteren Verlauf versiegt die Peristaltik, es kommt zur Darmlähmung und zur Dilatation. Dabei kann es vorkommen, dass in diesem Stadium Durchfall in geringeren Mengen abgesetzt wird. Dies kommt dadurch zustande, dass zwischen den harten Kotmassen und der maximal dilatierten Kolonwand flüssiger Chymus vorbeifließt oder dass infolge der vermehrten Sekretion infolge einer sekundären Entzündung vemehrt Wasser in den Darm ausgeschieden wird und den Durchfall vortäuscht. Durch langdauernde Obstipation wird neben der sekundären Kolitis eine Schädigung der glatten Muskulatur hervorgerufen, so dass eine restitutio ad integrum nicht mehr erfolgt.
Symptome und Diagnose: Anfangs versuchen die Patienten wiederholt, Kot abzusetzen, was jedoch – außer evtl. einigen Tropfen flüssigen Darminhalts – misslingt. Besonders Katzen zeigen dann häufig Schmerzhaftigkeit (Tenesmus ani). Bald erweitert sich der Bauch. Das Allgemeinbefinden ist – jedoch beeinflusst durch die Grundkrankheit – anfangs kaum gestört. Später können allgemeine Schwäche, Abmagerung (besonders

bei chronischer rezidivierender Obstipation), Dehydratation und Fieber hinzukommen.

Bei der Palpation des Abdomens fühlt man sofort die harten Kotmassen, die man über das Kolon in seiner ganzen Länge verfolgen kann. Mit der Röntgenaufnahme lassen sich die obstipierten Darmschlingen sichtbar machen, bei Beckenbrüchen oder anderen Beckenkrankheiten, bei Fremdkörpern, Tumoren und bei Prostatavergrößerung auch deren Ursachen. Die rektale Untersuchung lässt – außer den harten Kotmassen – Veränderungen erkennen, die im Bereich des Rektums vorliegen. Laboruntersuchungen sind anfangs meistens unauffällig, später werden häufig Zeichen der Dehydratation (Hämokonzentration, Hyperproteinämie), bisweilen allerdings auch Hypokaliämie, Hyperkalzämie, Hypothyreose entdeckt.

Behandlung: Auch hier steht die Behebung der Grundkrankheit im Vordergrund. Als erstes wird man jedoch die harten Kotmassen entfernen. Weiterhin sind etwaige Dehydratationen und Elektrolytimbalanzen auszugleichen. Dabei darf etwas mehr (bis zu 20 ml 0,9 %ige Kochsalzlösung/kg KM über den Tag verteilt) gegeben werden, um die Sekretion in den Darm anzuregen. Man versucht nun, die festen Kotmassen zu lösen, indem man zunächst warme physiologische Kochsalzlösung rektal infundiert. Gelingt dies nicht, führt man vorsichtig, ggf. unter Sedation, einen nicht zu starren Harnkatheter ein und infundiert erneut physiologische Kochsalzlösung. Unterstützt werden kann die Behandlung durch Infusion von Paraffinum liquidum. Die Lösung des Kotes kann durch Infusion von Natriumcitrat und Natriumaurylasulfoacetat (Microklist) erleichtert werden. Auch die orale Gabe von Paraffinum liquidum, 0,5–1 ml/kg, oder/und von Laktulose, 1 bis 2 ml/kg KM des 50 bis 60 %igen Sirups, unterstützt die Entleerung. Weitere Laxantien: Bisacodyl (Dulcolax), Hund 10 (bis 20) mg, kleiner Hund und Katze 5 mg p. o.; Docusat (Potsilo), 1 bis 5 mg p. o. Bei Pseudoobstipation genügt vielfach die Entfernung der verklebten Haar-Kot-Massen um den Anus herum.

Nach erfolgreicher Behandlung der Obstipation muss die Ernährung geregelt werden. Insbesondere muss auf ausreichend Ballaststoffe geachtet werden. Im einfachsten Fall gibt man Weizenkleie, je nach Größe des Patienten 2 bis 6 Teelöffel, ins Futter.

8.1.8 Incontinentia alvi*

Synonym: *Kotinkontinenz*.
Definition: Unvermögen, den Kot zurückzuhalten. Nervale Darminkontinenz: Krankheiten des Rückenmarks (Lähmung). Anatomische Insuffizienz: Erkrankung des Sphinkters.
Ursachen: Innervationsstörung von Rektum und Anus (Nn. pelvicus, hypogastricus, pudendalis, Sakralmarkerkrankung); Proktitis und Periproktitis, Verletzungen des Sphincters ani, Tumoren.
Entstehung: Normalerweise wird Kot bis zur Füllung im Rektum und Colon descendens gesammelt. Dabei kommt es zur Erweiterung des Lumens und zur Spannungserhöhung der Rektum- und Kolonwände. Die dortigen Pressorrezeptoren melden die Druckerhöhung ans Sakralmark, woraufhin zentrifugal eine Kontraktion der Rektalmuskulatur und eine Erschlaffung des inneren Sphinkters ausgelöst wird. Bei der Erweiterung des Rektums wird die Information zum Großhirn weitergeleitet, von wo aus die willkürliche Entleerung oder ihre Verzögerung gesteuert wird. Eine Unterbrechung dieser Nervenbahnen führt zu unwillkürlicher Entleerung.

Gestört werden kann die Entleerung auch durch entzündliche Vorgänge, ebenso durch infiltrative Tumorosen. Auch Durchbrüche der Analbeutel mit nachfolgender Vereiterung der Sphinkter sowie Perinealfisteln, wie sie bisweilen beim Deutschen Schäferhund auftreten, ebenso wie Verletzungen (auch iatrogene) können zur Inkontinenz führen.
Symptome und Diagnose: Der Kot, häufig breiig, schleimig oder flüssig, läuft aus dem nicht vollständig geschlossenen Anus heraus, ohne dass der Patient dies bemerkt und die charakteristische Stellung einnimmt. Besonders bei körperlichen Anstrengungen oder beim Husten können Fäzes unwillkürlich abgehen. In manchen Fällen besteht gleichzeitig Incontinentia urinae.

Die Diagnose der Ursache wird zunächst durch Vervollständigung des Vorberichts erleichtert. Wichtig ist die Frage, ob vorher bereits Durchfälle oder Krankheiten des

---
* alvus (lat.) Baucheingeweide

Anus bestanden haben oder ob Manipulationen durchgeführt worden sind. Die Adspektion der Analgegend und die rektale Untersuchung, bei denen auch auf anatomische Veränderungen geachtet werden muss, kann örtliche Ursachen aufdecken. Bei Innervationsstörungen steht der Anus m. o. w. stark offen und sind der Anal- und Schwanzreflex erloschen. Außerdem besteht Gefühllosigkeit (Prüfung mit Arterienklemme). Durch Feststellung des Sphinkterdruckes mit einem Ballonmanometer kann die Diagnose gesichert werden. **Differentialdiagnostisch** kommt Kolonobstipation in Frage mit Vorbeilaufen flüssigen Inhalts am harten Kot (s. d.).

Behandlung: Neurogene Störungen der Innervation können sich bisweilen regenerieren, wenn es gelingt, durch chirurgische Behandlung die Grundkrankheit (Bandscheibenvorfall, Tumor) zu kurieren. Auch Spontanheilungen werden beobachtet. Örtliche anatomische Veränderungen können ggf. ebenfalls chirurgisch korrigiert werden. Diätetisch kann durch eine Verminderung der Ballaststoffe die Häufigkeit des Kotabsatzes verringert werden. Medikamentös kann versucht werden, mit Opioiden eine Verbesserung der Peristaltik und des Sphinktertonus zu erzielen: Loperamid, 0,04 bis 0,08 (bis 0,16) mg/kg KM p. o.

8.1.9 Meläna, Hämatochezie

Definition: Meläna (melanos = schwarz) bedeutet Teerstuhl, Hämatochezie (aima = Blut, chezein = Kotabsetzen) blutiger Kot.

Ursachen: Meläna kommen vor bei Blutungen in den oberen Verdauungstrakt bis einschließlich zum Dünndarm. Dies können auch größere abgeschluckte Blutmengen sein. Okkultes Blut wird bei geringen Blutungen gefunden, wie sie auch bei die Darmwand verletzenden Endoparasiten vorkommen. Meläna und okkultes Blut werden bei folgenden Krankheiten gefunden:

Hämatochezie ist ein typisches Bild bei Krankheiten des Kolons: Kolitis, ulzeröse Dickdarmkrankheiten, Tumoren, Gerinnungsstörungen, Verletzungen, iatrogen.

Symptome und Diagnose: Bei Meläna wird ein schwarzer, breiig-salbiger bis flüssiger Kot abgesetzt. Die Grundkrankheit steht häufig im Vordergrund, wenn etwa eine umfangreiche Blutung wie bei Gerinnungsstörungen zu einer Hypovolämie/Anämie oder Teerstuhl mit wässrigem Durchfall bei Parvovirose oder Pankreasnekrose ein hochakutes Krankheitsbild verursacht haben. Tumorosen verlaufen langsamer und führen zu Kachexie, gestörtem Allgemeinbefinden und Leistungsschwäche, die durch die chronische Anämie verschlechtert wird. Entwicklungsstörungen, Leistungsschwäche, Abmagerung, okkultes Blut und Anämie sind die Symptome bei Endoparasitosen (besonders Hakenwurmkrankheit).

Dagegen ist das Allgemeinbefinden bei der für den Besitzer oft bedrohlicher erscheinenden Hämatochezie selten gestört, die Allgemeinwirkungen der zugrunde liegenden Krankheit (mit Ausnahme bei Malignomen, aber auch dann erst spät) weniger gravierend. Dem Kot, der gut geformt, aber auch breiig bis – eher selten – wässrig sein kann, ist Blut oft in Bahnen, bisweilen aber auch in Koagula beigegeben. Je nach Sitz kann Tenesmus ani bestehen. Im Falle des Colon irritabile wird gehäuft Kot abgesetzt, der anfangs gut geformt ist, dessen Konsistenz jedoch immer dünner und schleimiger wird, bis zum Schluss unter deutlichen Tenesmuszeichen nur noch Schleim und bisweilen Blut abgesetzt werden.

Die **Diagnose** wird durch gründliche Untersuchung gestellt. Dabei sind insbesondere auch der Vorbericht und etwaige Vorbehandlungen zu berücksichtigen. Mundhöhle und Nasenöffnungen sind auf Blutungen zu untersuchen. Die Blutuntersuchung zeigt das Ausmaß des Erythrozytenverlusts, wobei bei umfangreichen Blutungen anfangs keine Ver-

Gerinnungsstörungen	Urämie (Gastritis)	Jejunitis
Kreislaufschock	Gastritis	Invagination
kräftige Blutmahlzeit	Magenulzera, auch iatrogen	Volvulus
Nasenbluten	Magentumoren	Darmtumorose
Blutungen in die Mundhöhle	Duodenitis	Pankreasnekrose
Hämoptyse	Duodenalulzera	nichtsteroidale Antiphlogistika
Blutungen im Ösophagus	Duodenaltumoren	Kortikosteroide

änderungen des Hämatokrits bestehen. Erst nach einem bis zwei Tagen sinkt der Hämatokrit. Dann kann auch festgestellt werden, ob eine regenerative oder aregenerative Anämie vorliegt. In der Leukozytenschicht des Hämatokritröhrchens kann auf maligne Lymphozyten und Mastzellen untersucht werden (malignes Lymphom, Mastzelltumor mit Auswirkung auf den Magen). Die Untersuchung der Gerinnung soll eventuelle Hämostasestörungen aufdecken, die Untersuchung des Serums erfolgt auf Azotämie, Anzeichen für Leber- oder Pankreaserkrankung. Eine Kotuntersuchung auf Endoparasiten darf besonders beim Jungtier nicht vergessen werden.

Wenn man bisher keine Ursache der Meläna gefunden hat, wird nun eine endoskopische Untersuchung durchgeführt, die ggf. auch die Bronchoskopie einschließen soll. Man führt sie bis ins Duodenum durch und nimmt aus allen verändert erscheinenden Regionen, besonders des Magens, Bioptate.

Bei Hämatochezie erfolgt zunächst die rektale Untersuchung. Danach führt man eine Kolonoskopie durch und entnimmt ebenfalls an verändert erscheinenden Stellen Bioptate.

Behandlung: Sie richtet sich ausschließlich nach der Grundkrankheit und umfasst weiterhin symptomatische Maßnahmen: Volumensubstitution, Elektrolytsubstitution, Kaliumausgleich, Behandlung einer eventuellen Azidose.

8.1.10 Borborygmus, Flatulenz

Definition: Unter Borborygmus (borborygmos = Bauchknurren) werden brummende und knurrende Darmgeräusche (fälschlich auch Magenknurren genannt), unter Flatulenz (flatus = Wind, Blähung) der Abgang von Darmgasen verstanden.
Ursachen: Aerophagie, bakterieller Metabolismus von Nahrungsmitteln, Verdauungsprobleme (Maldigestion durch exokrine Pankreasinsuffizienz oder Enteropathien), iatrogen (Bikarbonatapplikation), weniger häufig Übergang von Blutgasen in den Darm.
Entstehung: Verschluckte Luft (Aerophagie), die besonders bei Atembeschwerden in den Magen-Darm-Trakt gerät, entspricht in ihrer Zusammensetzung der atmosphärischen Luft, wird durch Ruktus oder Flatus entfernt und ist geruchlos. Im Darm selbst entstehende Gase bestehen in der Hauptsache aus den geruchlosen Gasen Sauerstoff, Stickstoff, Wasserstoff, Kohlendioxid und Methan. Dagegen verbreiten Ammoniak, Schwefeldioxid, Indole, Katole, kurzkettige Fettsäuren und flüchtige Aminosäuren den charakteristischen Geruch, der je nach Zusammensetzung den individuellen, in der Regel von der Art der Nahrung bestimmten Haut-gout bereitet.

Die Darmgeräusche entstehen dadurch, dass Gase einen rascheren Durchgang durch den Darm aufweisen und bei der Vorwärtsbewegung infolge der Peristaltik durch flüssigen Darminhalt hindurchgleiten.
Symptome und Diagnose: Normalerweise werden bei Hund und Katze kaum Darmgeräusche vernommen. Befindet sich jedoch vermehrt Gas im Darm, dann können die Geräusche so stark werden, dass sich der Hund oder die Katze überrascht nach dem Bauch und die Besitzer (und Besucher) nach dem Hund oder der Katze umsehen. Entsprechend, nur ausgeprägter, ist die Reaktion bei der mit mehreren Sinnen wahrnehmbaren Flatulenz.

Man sollte zunächst nach Gründen der Aerophagie suchen. Dies sind insbesondere Atembeschwerden, bei sehr aufgeregten Hunden auch die Nervosität. Sodann sollte die Nahrung nach unverdaulichen Bestandteilen untersucht werden. Besonders rohe pflanzliche Nahrung wie Sojabohnen, ferner Ballaststoffe wie Kleie, führen häufig zu Flatulenz. Gleiches gilt für Fett im Übermaß. Laktose (Milch und Milchprodukte) bildet Darmgase, wenn das Tier nicht daran gewöhnt ist (Laktasemangel).

Zur Diagnose von Dünndarmkrankheiten oder chronischen Pankreasinsuffizienz bestimmt man Folsäure, Kobalamin, TLI im Blutserum und Chymotrypsin im Kot und untersucht den Duodenalinhalt (Duodenoskopie).
Behandlung: GUILFORD (1995) empfiehlt als Notfallbehandlung der Flatulenz die Lüftung des Raumes durch Öffnen der Fenster. Die Maßnahme kann als Mittel der Wahl zur Beseitigung der akuten Folgen empfohlen werden. Ist die Nahrungszusammensetzung die Ursache der Flatulenz, dann empfiehlt sich die Gabe hochverdaulicher, ballastarmer

Nahrungsmittel, wenn nicht andere Gründe, beispielsweise Dickdarmkrankheiten, dagegen sprechen. Liegen jedoch Krankheiten des Dünndarms oder exokrinen Pankreas vor, so werden diese behandelt (s. d.).

8.2 Spezielle Krankheiten des Digestionstrakts

8.2.1 Krankheiten der Mundhöhle

8.2.1.1 Angeborene Anomalien

Sie kommen in Form von Lippen- und Gaumenspalten vor. Brachyzephale Rassen sind ungleich häufiger als andere betroffen (GUNN 1985). Die *klinischen Symptome* äußern sich als Rhinitiden, Beschwerden bei der Futteraufnahme, insbesondere aber bei Gaumenspalten in Regurgitieren, das schon beim saugenden Welpen deutlich wird, wenn die Milch aus den Nasenöffnungen tritt. Durch Fehlschlucken wird Husten ausgelöst, ferner tritt Niesen auf. Schließlich kann es zu Aspirationspneumonie kommen.

Zur Behandlung von Gaumenspalten wird eine chrirurgische Vereinigung oder Deckung des Spalts angestrebt. Grundsätzlich sollte mit solchen Tieren nicht gezüchtet werden.

Inwieweit man Zahnfehlstellungen, Makroglossie oder Hyperplasie des weichen Gaumens den Anomalien oder aber den „rassespezifischen Eigenheiten" zuordnen will, bleibt wohl umstritten.

8.2.1.2 Stomatitis, Gingivitis, Glossitis

Definition: Entzündungen der Mundschleimhaut, des Zahnfleischrandes, der Zunge.
Ätiologie: Eine Vielzahl von Ursachen führt zu Entzündungen der Mundhöhle. Dies sind im Einzelnen:
Pathogenese: Die Schleimhaut der Mundhöhle gerät mit zahlreichen infektiösen und nicht infektiösen Agentien in ständigen Kontakt. Es bestehen daher zahlreiche Abwehrmechanismen, die den Ausbruch von Krankheiten verhindern sollen. Wenn sie überwunden werden, etwa durch Verletzung, Verbrennung, Immunsuppression, oder wenn toxische Stoffwechselprodukte oder Toxine über die Mundschleimhaut ausgeschieden werden, wenn durch langdauernde Antibiotika-, Kortikosteroid- oder Chemotherapie die örtlichen oder allgemeinen Abwehrfunktionen außer Kraft gesetzt werden, können ansonsten ubiquitäre Erreger pathogen werden. Einige virale Erreger verursachen per se Stomatitiden, oder sie wirken als Auslöser von Autoimmunreaktionen, wie dies bei der

Tab. 8.5: Ursachen von Stomatitiden

infektiös	Stoffwechsel	Immunkrankheiten	Trauma	toxisch
viral:	Urämie	Pemphiguskomplex	Fremdkörper	Thallium
Felines Herpesvirus	Diabetes mellitus	Bullöses	Verbrennungen	Blei
Felines Calicivirus	Hypothyreose	Pemphigoid	elektrische	medikamentös
FeLV	Hyperadreno-	Lupus	Schläge	(iatrogen)
FIV	kortizismus	erythematodes	Schlangenbisse	
(felines Parvovirus)	Hypopara-	toxische	Verätzungen	
Hundestaupe	thyreoidismus	Epidermolyse	Zahnstein	
bakteriell:				
Leptospira spec.				
Bac. fusiformis				
Spirochetae spec.				
Trichomonaden				
mykotisch:				
Candida albicans				

Spezielle Krankheiten des Digestionstrakts 451

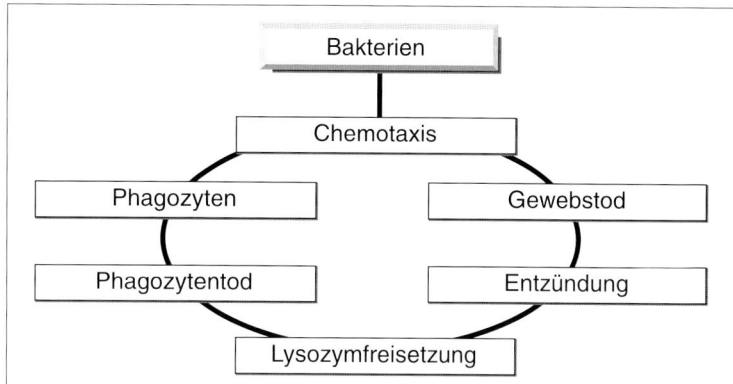

Abb. 8.9. Kreislauf der Stomatitis durch bakterielle Infektion.

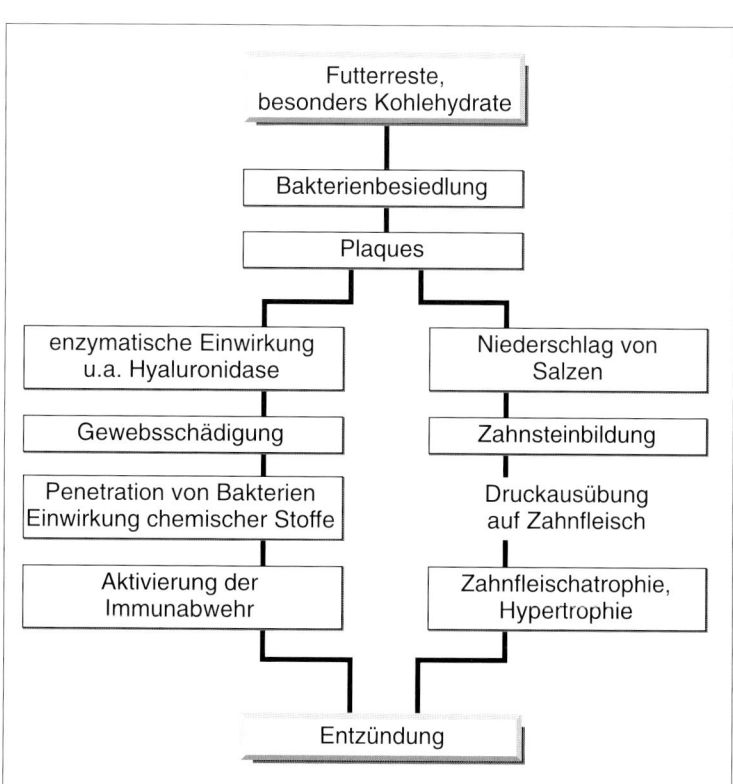

Abb. 8.10. Pathogenese der Entzündung durch Bildung von Bakterienplaques.

Calicivirusinfektion der Katze der Fall ist. Bakterien erregen in der Mehrzahl der Fälle sekundär Stomatitiden. BEELITZ u. Mitarb. (1992) fanden bei einem Viertel von Hunden mit Stomatitis Trichomonaden, während sie bei gesunden Hunden nur in einem von 56 Fällen nachgewiesen wurden.

Bei Urämie wird Harnstoff über die Schleimhaut des Digestionstrakts ausgeschieden. Er wird durch Urease-enthaltende Bakterien zu Ammoniak metabolisiert, der als Zellgift die Mundschleimhaut schädigt. Durch die allgemeine Immunsuppression können sich Bakterien vermehren und zu Entzündungen führen. Die Reparationsleistung der Schleimhaut, die sonst sehr effektiv ist, ist herabgesetzt. Hinzukommen können die bei Urämie vorkommenden Thrombozy-

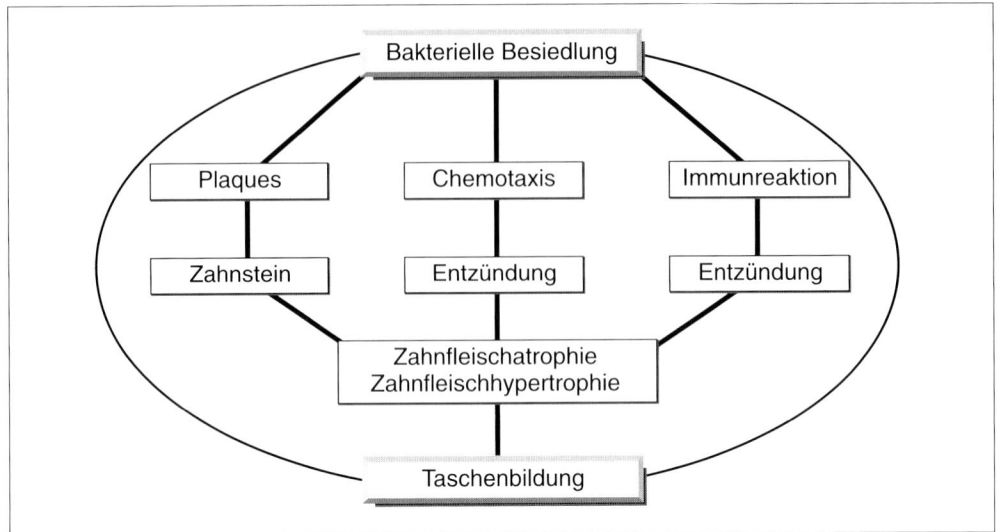

Abb. 8.11. Pathogenese der Parodontose durch Zahnstein, bakterielle Stomatitis und Immunreaktion.

topathien, so dass vermehrt Schleimhautblutungen auftreten.

Diabetes mellitus verursacht außer der allgemeinen Stoffwechselstörung auch durch die Ausscheidung von Glukose mit dem Speichel und die Bereitung eines optimalen Nährbodens eine starke Bakterienvermehrung.

Bei Autoimmunkrankheiten werden im Falle des Pemphigus Antikörper gegen die Glykokalyx, bei Bullösem Pemphigoid gegen die Basalmembran, bei Lupus erythematodes antinukleäre Antikörper gebildet (s. d.).

Die Katze leidet sehr häufig an einer chronischen rezidivierenden bis persistierenden Gingivitis, die außerordentlich weit verbreitet ist. Ältere Katzen über 12 Jahre zeigen diese Krankheit in über 40 % der Fälle (KRAFT 1997, 1998). Im entzündeten Gewebe kann man regelmäßig Caliciviren nachweisen. Es gibt Anzeichen, dass es sich dabei um eine Autoimmunkrankheit handelt.

Ebenfalls bei der Katze wird eine proliferative und ulzeröse Entzündung der Schleimhaut im Kieferwinkel gefunden. Im Bioptat werden Lymphozyten und Plasmazellen gesehen, weshalb diese Krankheit als lymphoplasmazytäre Stomatitis bezeichnet wird. Auch hierbei wird eine Immunreaktion angenommen.

Klinisches Bild: Sofern eine Allgemeinkrankheit vorliegt, stehen deren Symptome im Vordergrund. Weitgehend auf die Mundhöhle beschränkte Krankheiten führen zunächst noch nicht zu Allgemeinsymptomen. Hunde können selbst schwerere und ausgebreitete Stomatitiden oft erstaunlich lange ohne sichtbare Ausfallserscheinungen ertragen. Katzen dagegen verweigern schon eher die Nahrungsaufnahme, zeigen zwar Appetit, gehen zum Futternapf, lassen aber den ersten Bissen fallen und laufen oft fauchend davon. Bei beiden Tierarten kommt häufig eine Hypersalivation vor. Der Speichel kann klar sein, ist aber meistens blutig oder missfarben. Besonders bei Katzen führen Futteraufnahme- und besonders Kauversuche zu Blutungen aus der Mundhöhle. Durch die verringerte Futteraufnahme kommt es schließlich zur Abmagerung, auch zur Dehydratation. Fieber wird beobachtet, wenn eine Bakteriämie zustande kommt.

Die Untersuchung der Mundhöhle führt besonders bei Katzen infolge der Schmerzhaftigkeit häufig zu besonders starken Abwehrbewegungen. In solchen Fällen kann eine Sedierung erforderlich werden.

Durch **Infektionskrankheiten** ausgelöste Stomatitiden ergeben bisweilen recht typische Krankheitsbilder: Die Calici- und die Herpesvirusinfektion rufen im akuten Stadium vesikuläre bis ulzeröse Glossitiden hervor. Dabei gehen die Papillen verloren. Die Epithelverluste erscheinen oft wie ausgestanzt und sind vielfach von einem Wall begrenzt. Im chronischen Stadium werden durch Caliciviren Gingivitiden ausgelöst, die durch scharf begrenzte, wulstförmige und hochgerötete Schwellungen des Zahnfleischrandes auffallen. Durch Beißen oder Kauen kommen leicht Blutungen zustande. Vielfach wuchert die Schleimhaut, so dass die Zähne wie eingepackt in das gerötete Zahnfleisch erscheinen können. Häufig ulzerieren die Veränderungen.

Die **Stomatitis lymphoplasmacytaria** der Katze wird ebenfalls viralen Infektionen zugeschrieben. Dabei ist die Schleimhaut im Winkel zwischen Unter- und Oberkiefer hoch gerötet, proliferiert und oft von tiefen, eitrigen Ulzera durchsetzt. Die Veränderungen sind offensichtlich recht schmerzhaft. Bisweilen werden den betroffenen Tieren Zähne extrahiert in der Hoffnung, dass die Krankheit dann abheile. Dies ist jedoch nicht der Fall, da dann aus dem Zahnfach weitere Proliferationen herauswachsen. Das geht häufig so fort, bis die Katze keine Zähne mehr, aber eine generalisierte Stomatitis hat.

Bei der durch **Retroviren** begünstigten chronischen Stomatitis und Gingivitis werden Rötungen und Ulzera beobachtet (HARTMANN 1991, 1993, 1994, 1995, 1998). Es besteht ohne Behandlung keine Heilungstendenz.

Leptospirose ruft eine starke Rötung und bei Ikterus eine starke Gelbfärbung hervor. Oft werden Petechien und größere Blutungen, auch Schleimhaut-, besonders Zungenschleimhautnekrosen, gesehen. **Candida**-Infektionen kommen in der Regel als Sekundärinfektionen nach anderweitigen Schädigungen zustande. Es werden weißliche Auflagerungen, weißlich-trüber Ausfluss sowie Ulzera bemerkt.

Bei **urämischer Stomatitis** werden ein urinöser Mundgeruch sowie ulzeröse Mundhöhlenveränderungen festgestellt. Betroffen sind besonders die Innenseiten der Backen. Die Zunge kann im vorderen Teil, selten generell nekrotisch werden („braune Zunge"). Bei Diabetes mellitus bestehen neben dem „fruchtigen" bis stechenden Geruch Gingivitiden und Parodontitiden. Hyperadrenokortizismus begünstigt infektiöse, insbesondere bakterielle Stomatitiden. Dagegen werden bei Hypoparathyreoidismus Zungenulzera und Geschwüre der mukokutanen Übergänge beschrieben (BURROWS u. Mitarb. 1980).

Autoimmunkrankheiten kommen in Form des Pemphigus vulgaris mit einigen wenigen, nicht sehr in die Tiefe gehenden Ulzera an Lippen und Mundschleimhaut bis zu umfangreichen, tiefen Ulzera im gesamten Mundhöhlenbereich zur Beobachtung. Besonders an der Schleimhaut des harten Gaumens und der Zunge werden bisweilen erhebliche Läsionen beobachtet. Ganz ähnlich sehen die Veränderungen beim Bullösen Pemphigoid aus. Der Lupus erythematodes fällt durch Depigmentierung und Geschwürbildung des Nasenspiegels, der mukokutanen Übergänge (Lippen), besonders in den Mundwinkeln, und der Backenschleimhaut auf. Weniger häufig sind die Gingiven und die Zunge betroffen. Die toxische Epidermiolyse (Lyellsche Krankheit) kann die gesamte oder Teile der Mundschleimhaut erfassen und entsteht perakut („über Nacht") als nekrotisierende, zu tiefen Ulzera führende Läsionen.

Traumen können durch Fremdkörper (Steine-, Holzapportieren, besonders beim Hund, Knochen, Fischgräten, Angelhaken, Trachealringe oder Schlundabschnitte, die sich um die Zunge legen), durch Verletzungen (Beißereien, Autounfälle), Schlangenbisse, durch zu heißes Futter (fast nur beim Hund), Verbrennungen, Verätzungen durch Kalk, Säuren o. ä. ausgelöst werden. Besonders Jungtiere spielen häufig mit elektrischen Leitungen und beißen hinein. Die Folge ist neben dem elektrischen Schlag oft eine schwere örtliche Verbrennung. Eine besondere Bedeutung in der Auslösung von Gingivitiden spielt der Zahnstein, der gerade bei älteren Tieren sehr häufig vorkommt. Die Ablagerungen wachsen über das Zahnfleisch, führen zur Drucknekrose und durch die starke Bakterienbesiedlung zur Gingivitis. Oft wächst der Zahnstein auch unter das Zahnfleisch, so dass sich zwischen Zahnhals und Zahnfleisch Taschen bilden. Die Folgen sind Stomatitis, zunächst Proliferation, Ulkusbildung und schließlich Atrophie, so dass der Zahnhals freiliegt (Parodontose). Durch die permanente Einwirkung von Bakterientoxinen werden infolge der Antigen-Antikörper-Wirkung Fernwirkungen in Form von Immunreaktionen ausgelöst.

Schwermetalle führen zu Gingivitiden und Ulzera der Mundschleimhaut. Der häufig beschriebene Bleisaum wird jedoch bei Hund und Katze kaum beobachtet. Schwere Ulzera werden bei einer Thalliumvergiftung gesehen.

Diagnose: Die klinische Untersuchung, insbesondere die sorgfältige Adspektion, unterstützt im Einzelfall durch Palpation und ggf. Sondierung, führt zur deskriptiven Diagnose. Sie muss jedoch durch weitere Untersuchungen ergänzt werden. Das weiße Blutbild ergibt bei bakterieller Allgemeinreaktion eine Leukozytose mit Neutrophilie, oft mit Linksverschiebung. Lymphozytose mit pathologischen Zellen kommen bei lymphatischer Leukämie vor, Eosinophilie zum Teil bei eosinophilem Granulom. Im übrigen sind die Blutbefunde nicht pathognomonisch.

Serumuntersuchungen sollen auf Azotämie (Kreatinin, Harnstoff, anorganisches Phosphat), Diabetes mellitus (Blutglukose, falls erhöht auch Fruktosamin), Hyperadrenokortizismus, Schilddrüsenfunktionsstörungen (in dieser Reihenfolge) erfolgen. Bei Katzen werden auf FeLV-Antigene und FIV-Antikörper untersucht. Es sollte ein Abstrich zur bakteriologischen, ggf. auch zur virologischen Untersuchung entnommen werden. Bei Verdacht auf Autoimmunkrankheiten, Tumoren, bei Granulom- und unklarer Epulisbildung soll eine Biopsie für zytologische und, wenn das Ergebnis nicht eindeutig zu stellen ist, für histologische Untersuchungen durchgeführt werden.

Differentialdiagnose: In Frage kommen besonders Tumoren, Zahnfisteln, Verletzungen, Fremdkörper, ferner Sonderformen der Entzündung wie der Eosinophile Granulomkomplex.

Therapie: Sie erfolgt entsprechend der unter „Diagnose" erhaltenen ätiologischen Ursachen. Antibiotika sind bei bakteriellen Infektionen je nach Ausfall des Antibiogramms anzuwenden. Die Behandlung sollte lange genug erfolgen, d. h. mindestens 14 Tage, besser drei Wochen.

Geeignet sind:
- Entfernen etwaigen Zahnsteins oder Plaques
- Zahnbehandlung
- Korrektur von Zahnfleischtaschen
- Reinigung der Mundhöhle nach der Fütterung:
  Wasserstoffperoxidlösung 1 %ig — Hexetidin
  Kaliumpermanganatlösung 2 %ig — Aluminiumchlorat
  Chlorhexidinlösung 0,1 bis 0,2 %ig — Kamillentee
  Jodkomplexlösung (Povidon-Iod)
- Antibiotika, Chemotherapeutika nach Antibiogramm (die Anfertigung eines Antibiogramms vor Einleitung der Behandlung sollte eine Selbstveständlichkeit sein!):

Spiramycin	10–15 mg/kg	2 × täglich
Spiramycin + Metronidazol	10–15 mg/kg KM + 5–8 mg/kg	2 × täglich
Penicillin	20.000 E/kg	3 × täglich
Ampicillin	25 mg/kg	3 × täglich
Amoxicillin	10–20 mg/kg	2 × täglich
Clindamycin	5–10 mg/kg	2 × täglich
Tetrazykline	25 mg/kg	3 × täglich
Doxyzyklin	5–10 mg/kg	2 × täglich
Cefalexin	25 mg/kg	2 × täglich
Metronidazol	10–20 mg/kg KM	3 × täglich
Trimethoprim-Sulfonamid	30 mg/kg	2 × täglich
Gyrasehemmer (z. B. Enrofloxacin)	5(-10) mg/kg	2 × täglich

Spezielle Krankheiten des Digestionstrakts 455

– Korrektur der Nahrung: festere Nahrung nach Abklingen der akuten Entzündung, ggf. spezielle Futtermittel gegen Zahnstein

Lymphoplasmazytäre Stomatitis:
– Basistherapie wie oben, zusätzlich
– Abtragen größerer Proliferationen (Thermokauter)
– keine Zahnextraktion! (außer bei schwerer Zahnkrankheit)
– Kortikosteroide: Prednisolon, Beginn mit 1 bis 2 mg/kg KM, zweimal täglich, oder
– Triamcinolonacetonid, 2 (bis 3) mg/Katze, alle drei bis sechs Wochen
– nur bei vollständiger Therapieresistenz: Megestrolacetet, 2,5–5 mg/Katze p. o., 14 Tage lang zweimal pro Woche, danach einmal pro Woche

Autoimmunkrankheiten:
– Prednisolon, 1 bis 2 mg/kg KM, zweimal täglich, nach Besserung Reduktion
– Azathioprin, 0,5 bis 2,0 mg/kg KM, einmal täglich
– Kombination von Prednisolon + Azathioprin, dann jeweils die halbe Dosis
– Natriumaurothioglukonat, 5 bis 10 mg/Patient, einmal wöchentlich i. m.
– Triamcinolon-Haftsalbe örtlich

Mykosen:
– Ketokonazol, 10 bis 20 mg/kg KM
– Amphotericin B, 0,5 bis 0,75 mg/kg KM in der Dauertropfinfusion (Nierenüberwachung)
– örtlich Nystatin, Chlorhexidin oder Jodkomplexlösung (Povidon-Iod)

8.2.1.3 Zahnfleischblutungen

Definition: Sickerblutungen, meist aus den Zahnfächern; petechiale Blutungen.
Ätiologie: Traumen, Hämostasestörungen, Urämie (Thrombozytopathie), Verbrauchskoagulopathie (DIC), Ehrlichiose, Bissverletzungen (bei Tumoren oder Epulitiden).
Klinisches Bild: Sickerblutungen werden vom Besitzer oft nicht bemerkt. Sie fallen jedoch auf, wenn das Tier Blut oder „Kaffeesatz" erbricht oder Meläna zeigt. Bisweilen tropft aus der Mundhöhle Blut ab. In schweren Fällen kommen die Symptome der chronischen Blutungsanämie hinzu: anfangs regenerative, später hypochrome (Eisenmangel-) Anämie, Schwäche, selten auch Kreislaufinsuffizienz. Petechiale Blutungen werden hauptsächlich bei Thrombozytopenie und -pathien (oft im Verlauf der Urämie) gesehen. Auch bei DIC werden bisweilen Petechien oder auch – seltener – massive Blutungen in der Mundhöhle beobachtet.
Diagnose: Sorgfältige Adspektion der Mundhöhle. Die der Blutung benachbarten Zähne sind bisweilen mit einer schmierig-braunen Schicht bedeckt. Die petechialen Blutungen werden häufig in der Schleimhaut der Backen gesehen. Man sollte eine Blutgerinnungsanalyse, besonders Thrombozytenzählung durchführen, wenn möglich ein Thrombelastogramm anfertigen, sonst die Blutungszeit bestimmen. Wichtig ist ferner die Untersuchung auf Azotämie, ferner die Antikörperuntersuchung auf Ehrlichiose.
Therapie: Sie richtet sich nach der Ursache. Bei größeren örtlichen Blutungen werden Tamponaden (Zahnfach) angebracht oder mit Eisen-III-Chlorid touchiert. Gute Blutstillungen werden mit regenerierter oxidierter Zellulose auf Gazestreifen (Tabotamp) erzielt, die bei Blutungen aus Zahnfächern um den Zahnhals gewickelt oder in das Zahnfach eingebracht werden können. Eine Transfusion von frisch gewonnenem Blut bringt umfangreichere Blutungen in der Regel rasch zum Stehen.

8.2.1.4 Neoplasien

Definition: Gut- oder bösartige Neubildungen im Bereich der Mundhöhle. Als Epulis werden allgemein geschwulstartige Veränderungen der Mundschleimhaut bezeichnet.
Ätiologie: Mit Ausnahme der FeLV- bei der Katze und der Papillomvirus-induzierten Neoplasien beim Hund sind die Ursachen letztlich unbekannt. Prädisponierend wirken möglicherweise rezidivierende chronische Entzündungen und Irritationen, ferner Alter, Rasse und Pigmentation der Mundschleimhaut; ältere Tiere haben, mit Ausnahme des Fibrosarkoms der Katze, eine höhere Krankheitsrate, ferner sind Boxer, Cocker Spaniels, Pekinesen zum Teil auch Golden Retriever und Deutsche Schäferhunde häufiger betroffen als andere Rassen. Bei der Katze sind Tumoren der Mundhöhle insgesamt seltener, dann aber fast immer bösartig.
Pathogenese: Das Papillomvirus führt vorwiegend bei Junghunden zu Krankheitsbil-

dern. Die Inkubationszeit beträgt ca. einen Monat. Nach zwei bis drei Monaten hat sich eine Immunität entwickelt, die zur Spontanheilung mit lebenslanger Immunität führt. Bei einer FeLV-Infektion kommt es außer zu den sekundären entzündlichen Veränderungen infolge der Immunsuppression (HARTMANN 1995) bisweilen zu lymphatischen Infiltrationen in die Mundschleimhaut, die besonders auch die Tonsillen betreffen.

Die Entstehung der übrigen gut- oder bösartigen Tumoren ist unklar. Fibrinöse Epulitiden zeigen sich als harte Umfangsvermehrungen, die durch ihr oft blumenkohlartiges Aussehen ein Malignom vortäuschen können. Sie können so groß werden, dass sie Zähne überwuchern und bei der Futteraufnahme stören können. Beim Zubeißen entstehen häufig Verletzungen, so dass Blutungen und Infektionen die Folgen sind. Auch osteoides Gewebe kann in den Epulitiden auftreten, so dass eine knochenharte Konsistenz entsteht (WEIß 1988). Akanthomatöse Epulitiden haben eine Tendenz, in den Knochen lokal einzuwachsen. Der beim Hund nicht seltene Lefzentumor ist in der Regel, aber keineswegs immer, gutartig.

Maligne Melanome kommen nicht selten beim Hund vor. Sie sind häufig amelanotisch und metastasieren früh in die örtlichen Lymphknoten.

Die epithelialen Malignome sind Plattenepithelkarzinome, die besonders im Bereich des Zahnfleischs auftreten. Als Ursachen werden chronische Entzündungen und mechanische Störungen verantwortlich gemacht. Sie wachsen zwar langsam, haben eine Tendenz zur Infiltration und Destruktion des umgebenden Gewebes einschließlich der Alveolen und Kieferknochen (WEISS 1988). Häufig bestehen Ulzera. Metastasen in die örtlichen Lymphknoten kommen vor, ebenso Infiltration in die Nasen-, Nasennebenen- und Augenhöhle.

Klinisches Bild: Allen Tumoren gemeinsam ist, dass ihr Beginn oft nicht erkannt wird. Später führen sie je nach Größe, Sitz und Dignität zu Hypersalivation (Ptyalismus), Blutungen, Ausfluss bräunlich-missfarbenen Sekrets aus der Mundhöhle, Kaustörungen, üblem Mundgeruch durch Nekrose. Bei Malignomen können umfangreiche Zerstörungen des Gewebes auftreten, wie dies besonders bei Tumoren der Zunge der Fall ist.

1. Die **infektiöse Papillomatose** ist eine Krankheit der jungen Hunde. Die Papillome können vereinzelt oder zahlreich auftreten, sind meist hell, sitzen breit auf oder sind gestielt. Sie verschwinden in den meisten Fällen nach einigen Monaten spontan.
2. **Gutartige Epulitiden** befallen besonders die Unter-, weniger die Oberkiefer und sind in der Regel um die Zahnfächer lokalisiert. Sie können oft erhebliche Ausmaße annehmen und Zähne nahezu vollständig „einbacken". In der Regel sind sie derb bis hart, die Oberfläche ist höckrig, die Farbe entspricht der der Umgebung oder ist höher gerötet. Durch Kauverletzungen können Infektionen und Ulzera entstehen.
3. **Malignome** manifestieren sich beim Hund häufig in Form des malignen Melanoms. Sie sind, wie die meisten Malignome, Krankheiten der alten Tiere. Während die Hautmelanome meist gutartig sind, besteht in der Mundhöhle eine hohe Tendenz zur Malignität. Es können alle Gegenden der Mundschleimhaut betroffen sein, die Zunge und die Mandeln jedoch selten. Meistens sind sie pigmentiert; amelanotische Tumoren sind nicht selten.
4. **Karzinome** (Plattenepithel) kommen bei der Katze am häufigsten, beim Hund am zweithäufigsten von allen Malignomen im Bereich der Mundhöhle vor. Bei der Katze sind sie meistens am Zungenrand, beim Hund an den Gingiven lokalisiert. Besonders bösartig sind sie jedoch, wenn sie von den Tonsillen ausgehen. Häufig bestehen bereits Metastasen in die örtlichen Lymphknoten (Lnn. retropharyngeales mediales), wenn die Primärtumoren erkannt werden. Die Tumoren können sehr groß werden, ulzerieren, führen zu Mundausfluss, häufig mit Blutungen, Futteraufnahmestörungen, später zu Allgemeinstörungen mit Fieber, Abmagerung bis Kachexie, Atembeschwerden mit Stridor, Räuspern, Würgen und Brechreiz. Die Lymphknoten können außerordentlich groß werden. An den Gingiven imponieren sie durch Umfangsvermehrungen, die oft zerklüftet sind und nichtheilende Ulzera zeigen.
5. Recht häufig kommen bei Hund und Katze **Fibrosarkome** vor. Ihr bevorzugter

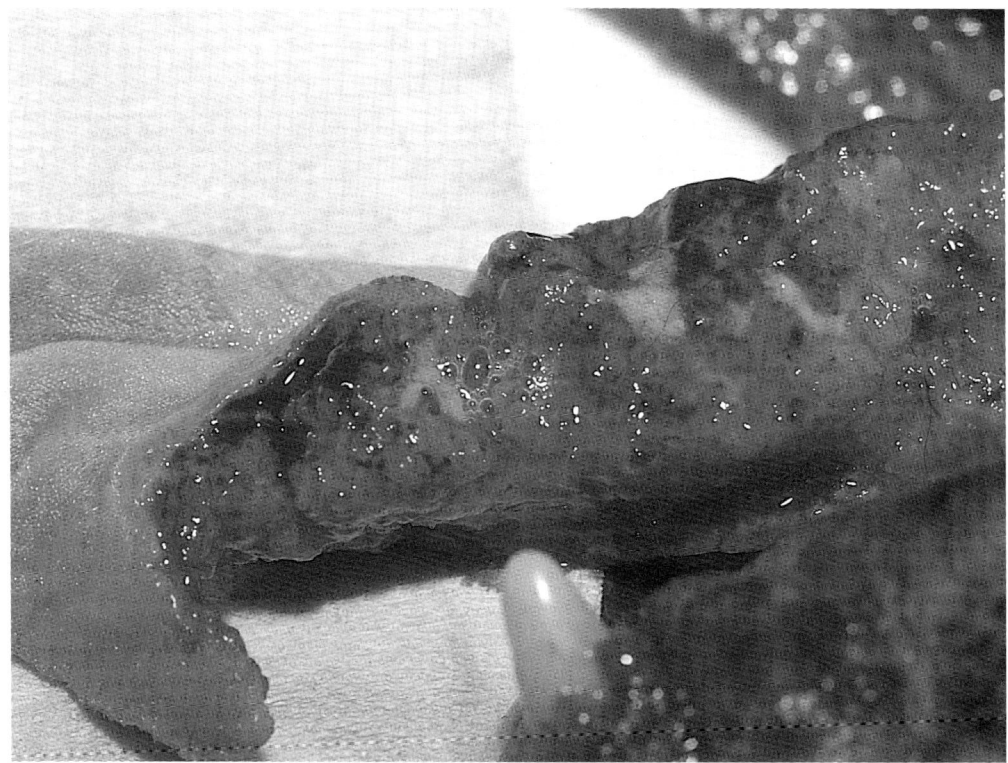

Abb. 8.12. Zungenkarzinom beim Hund.

Sitz sind die Gingiven. Sie werden vorzugsweise bei Hunden größerer Rassen beobachtet und können schon in jungen Jahren auftreten. Während manche Fibrosarkome erst spät metastasieren, werden bei anderen oft schon früh Lymphknotenbefälle gefunden.
Diagnose: Klinisches Bild in Verbindung mit zytologischer und histologischer Untersuchung. Bei Malignomen sollten auch die örtlichen Lymphknoten bioptiert werden, bevor man sich zu einer Tumorektomie entschließt. Ebenso sollte man die Lunge durch Röntgen auf Metastasen untersuchen.
Differentialdiagnose: Unterschieden werden müssen zytologisch und/oder histologisch die verschiedenen Formen der Neoplasien, insbesondere muss die Dignität festgestellt werden. Differentialdiagnostisch kommen besonders bei der Katze das Eosinophile Granulom, die lymphoplasmazytäre Stomatitis sowie die proliferativen Stomatitiden in Frage.

Therapie:
1. **Papillomatose**: Selbstlimitierend, eine Behandlung ist in den meisten Fällen nicht nötig. Größere Papillome können chirurgisch entfernt werden. Auch die Behandlung mit Autovakzinen ist möglich.
2. **Benigne Epulitiden**: Sie müssen nur entfernt werden, wenn sie zur Behinderung des Kauens oder des Mundschlusses führen oder wenn sich nichtheilende Ulzera entwickeln. Sie werden dann vollständig abgetragen. Rezidive können vorkommen.
3. **Melanome**: Die einzige Erfolg versprechende Therapie ist die frühzeitige radikale Entfernung im gesunden Bereich. Zum Teil wurde die Hemimandibulektomie mit gutem Erfolg durchgeführt.
4. **Plattenepithelkarzinome**: Die Tumorektomie ist Mittel der Wahl, wenn noch keine Metastasen vorliegen. Besonders die Tonsillektomie muss breitflächig durchgeführt werden. Auch dann ist die Prognose bei Tonsillentumoren schlecht. Es sollte,

458 Digestionstrakt

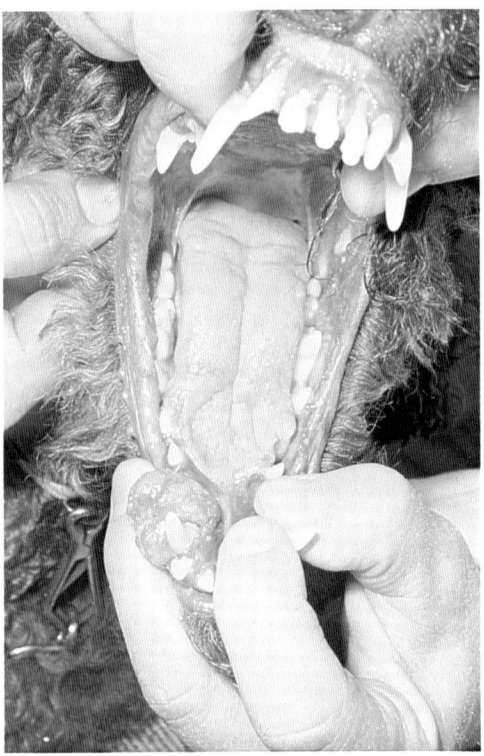

Abb. 8.13. Epulis carcinomatosa am rechten unteren Caninus.

wenn möglich, eine Radiotherapie angeschlossen werden
5. **Fibrosarkome**: Auch sie sind chirurgisch anzugehen. Sie sollen radiosensitiv sein, weshalb sich die Radiotherapie anbietet (BREWER und TURREL 1982).

8.2.1.5 Eosinophiles Granulom

Definition: Krankheitskomplex von ulzerösen und granulomatösen Veränderungen der Schleimhaut der Mundhöhle, der mukokutanen Übergänge (Lippen) und der Haut vorwiegend der Katze, selten auch des Hundes. Unterschieden werden nach SCOTT (1975):
1. **Eosinophiles Granulom** (im engeren Sinne): Granulomatöse, erythematöse Erhabenheiten meist an den ventralen Gegenden des Bauches, aber auch im Kopfbereich der Katze.
2. **Eosinophiles Ulkus** (rodent ulcer): Ulzeröse, harte Veränderungen an der Oberlippe, selten der Unterlippe, der Mundschleimhaut (besonders des Gaumens), auch der Haut der Katze.
3. **Lineares eosinophiles Granulom**: Haarlose, in Form einer oder mehrerer, oft parallel verlaufender Linien, geröteter oder in der Farbe der umgebenden Haut erscheinender, derber Veränderungen vorwiegend an der Innenfläche der Hintergliedmaßen, seltener in der oralen Schleimhaut auftretender Veänderungen, die bei der Katze, selten beim Hund, beobachtet werden.

Ätiopathogenese: Die Ursache ist unbekannt. Es wurde versucht, die Läsionen auf mechanische Störungen durch Belecken mit der rauen Katzenzunge zurückzuführen. Übertragungsversuche schlugen fehl. Beim Sibirischen Husky wurde die Krankheit öfter als bei anderen Hunderassen gefunden. Ob Autoimmunreaktionen eine Rolle spielen, ist spekulativ. Dafür sprechen allenfalls die eosinophilen Granulozyten, die in den Veränderungen gehäuft gefunden werden.

Klinisches Bild:
1. **Eosinophiles Granulom** (im engeren Sinn): Besonders am Bauch, aber auch im Kopfbereich zwischen Ohren und Augen (im Bereich der „Glatze"), hinter den Ohren, am Hals werden mehr oder weniger über die Umgebung erhabene, gerötete, oft von eingetrocknetem gelblichen Sekret (Krusten) bedeckte Veränderungen bemerkt. Bisweilen besteht Juckreiz, so dass zusätzlich Kratzdefekte beobachtet werden.
2. **Eosinophiles Ulkus**: Betroffen sind vorwiegend mittelalte Katzen. Die „klassischen" Veränderungen werden an den Oberlippen gefunden: Sie sind verdickt, erscheinen wie aufgetrieben, zeigen einen scharf begrenzten Wall mit eingesunkenem, kraterförmigem Zentrum, das Zelldetritus und eingetrockenetes gelbliches Sekret enthalten kann oder das das Granulationsgewebe sichtbar werden lässt. Ähnliche Veränderungen kommen häufig im Bereich der Mundhöhle vor, selten an der Unterlippe und in der Haut. Juckreiz scheint nicht zu bestehen. Die Palpation ergibt eine sehr derbe bis harte Konsistenz.
3. **Lineares eosinophiles Granulom**: Prädilektionsstelle sind die Innenseiten der Hinterschenkel der Katze, selten die Mundhöhle von Hund und Katze. Das lineare Granu-

lom stellt sich, wie der Name andeutet, als linienartige erhabene Veränderung dar, oft in der Mehrzahl parallel verlaufend in der Haut, ist gerötet oder erscheint in der Farbe der Umgebung, in der Mundhöhle bisweilen auch ulzerierend. Die Konsistenz ist ausgesprochen derb, nicht schmerzhaft, Juckreiz scheint nicht zu bestehen.

Diagnose: Im Falle des eosinophilen Ulkus im Bereich der Oberlippe oder des linearen Granuloms der Hintergliedmaßen ist bereits das klinische Bild so typisch, dass die Diagnose sehr sicher ist. Im übrigen sollte eine zytologische, evtl. auch histologische Untersuchung angeschlossen werden. Eine Bluteosinophilie besteht bei eosinophilem Ulkus selten, häufiger dagegen bei eosinophilem Granulom und bei linearem Granulom.

Differentialdiagnose: Es kommen besonders Tumoren, ferner chronische Dermatitiden und Stomatitiden, insbesondere die lymphoplasmazytäre Stomatitis, in Frage. Sie werden mittels zytologischer und/oder histologischer Untersuchung von Bioptaten ausgeschlossen.

Therapie: Bewährt hat sich die Behandlung mit Langzeitkortikosteroiden:
- Methylprednisolonacetat, dreimal je 20 mg/Katze im Abstand von zwei bis drei Wochen; oder
- Triamcinolonacetonid, 2 bis 3 mg/Katze je nach Wirkung alle drei bis sechs Wochen. Die Behandlung mit Kurzzeitkortikosteroiden, wie Prednisolon oder Dexamethason, erweist sich als nicht so effektiv.
- Megestrolacetat wurde eine Zeit lang als wirksamster Wirkstoff propagiert. Nachdem die Nebenwirkungen (Diabetes mellitus, Mammatumoren, Wesensveränderungen, Kontraindikation bei Zuchtkatzen) bekannt geworden waren, schlug die anfängliche Begeisterung ins Gegenteil um. Mit Sorgfalt und kontrolliert angewandt, hat der Wirkstoff, unter Kontrolle als Ultima Ratio angewandt, durchaus seine Berechtigung in Fällen, in denen mit Kortikosteroiden allein keine ausreichende Wirkung zu erzielen ist. Behandlungsschema: 2,5–5 mg/Katze p. o., 14 Tage lang zweimal pro Woche, danach einmal pro Woche. Es sollte auf Entwicklung von Polydipsie geachtet und die Blutglukose überwacht werden.

– Mit Cryotherapie können die Eosinophilen Ulzera behandelt werden (WILLEMSE 1980).

8.2.1.6 Fremdkörper

Fremdkörper (Nadeln, verkeilte Holz- und Metallstücke) werden besonders bei jüngeren Tieren gesehen. Auch bei älteren können über die Zähne eingeklemmte halbierte Röhrenknochen, die Zunge einschnürende Schlund-, Trachea- oder Blutgefäßringe, Bindfäden, eingespießte Angelhaken, Nähnadeln oder Ähnliches gefunden werden.

Klinisches Bild: Im Vordergrund stehen Abwehrbewegungen mit den Vorderpfoten, passiv nicht behebbarer unvollständiger Kieferschluss, ggf. Schmerzhaftigkeit und Salivation. Bindfäden um den Zungengrund werden erfahrungsgemäß oft übersehen. Bei oberflächlicher Untersuchung der Mundhöhle oder fehlender Symptomatik gibt erst die Laparotomie Aufschluss: Der Darm ist über dem geschluckten Teil des Fadens aufgereiht; bei Zug am Faden „nickt" der Patient mit dem Kopf. Die Zunge abschnürende Fremdkörper lassen den apikalen Teil unförmig anschwellen und schließlich nekrotisch werden.

Diagnose: Inspektion der Mundhöhle, wenn nötig röntgen.

Differentialdiagnose: Tollwut (Salivation, unvollständiger Mundschluss infolge Kieferlähmung), Lähmung anderer Genese, Kieferbrüche, Arthritis des Kiefergelenks, Insektenstiche.

Therapie: Entfernung des Fremdkörpers, Mundtoilette. Bei infizierten Verletzungen Antibiotika. Fremdkörperbedingte Zungennekrosen sind – je nach Zeitpunkt der Diagnose – nicht mehr sicher zu behandeln.

8.2.1.7 Spaltbildungen

Sie werden vorzugsweise bei kurzköpfigen Hunderassen gesehen (Lippen-, Kiefer-, Gaumenspalten). Dem Welpen läuft die Milch, später der Futterbrei aus der Nase ab. Werden die Tiere nicht frühzeitig eingeschläfert, treten Symptome vonseiten des Respirationstraktes hinzu (Rhinitis, Aspirationspneumonie). Eine Therapie erscheint sinnlos, außer bei kleinen Spalten des weichen Gau-

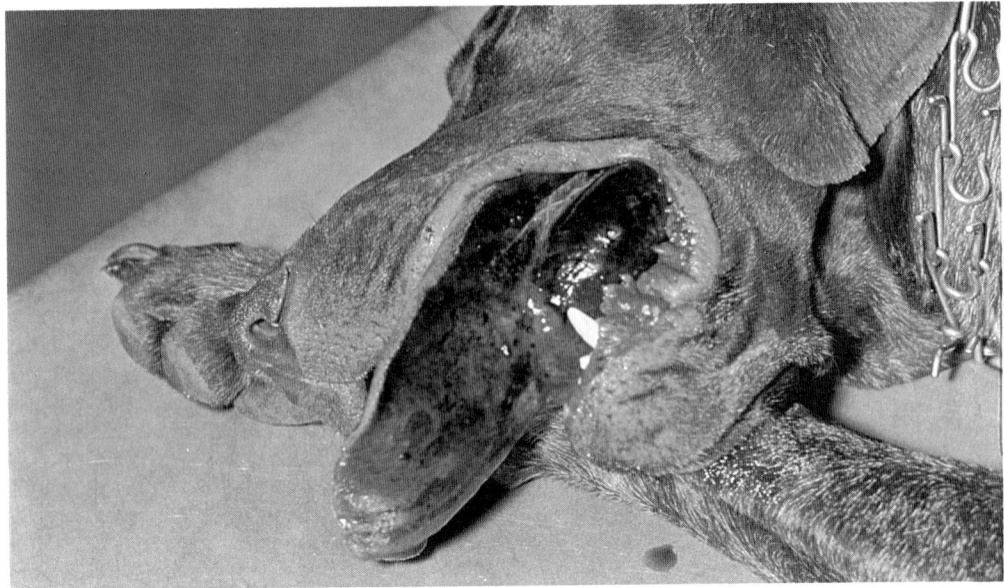
Abb. 8.14. Abschnürung der Zunge durch einen Knorpelring.

mens, wenn das Tier bereits einen festen Besitzer gefunden haben sollte (chirurgisch).

8.2.1.8 Tonsillitis

Definition: Entzündungen der Mandeln des Waldeyerschen Rachenrings.
Ätiologie: Viral (H. c. c., Staupe, Zwingerhusten, Katzenschnupfen, Panleukopenie), bakteriell, unbekannte Ursachen, Fremdkörper.
Pathogenese: Oral oder nasal aufgenommene Viren oder Bakterien treffen im Waldeyerschen Rachenring auf Abwehrorgane des Wirtes. Hier kann die Infektion bereits abgefangen werden, ohne dass Symptome auftreten. Andererseits kann je nach Virulenz des Erregers und lokaler Antikörpersituation eine akute Entzündung (Tonsillitis acuta) oder auch eine Generalisierung erfolgen.
Klinisches Bild: Abgesehen von weiteren Symptomen der Grundkrankheit treten mehr oder weniger stark gestörtes Allgemeinbefinden mit oder ohne Fieber auf, Futterverweigerung (Schmerzhaftigkeit), Räuspern, Hypersalivation, Schaben am Kopf, evtl. Erbrechen. Beim Hund treten die Mandeln mandarinenscheibenförmig aus der Tasche hervor und sind gerötet, bei der Katze bleiben sie meist verborgen; sie können durch digitale Massage freigelegt werden (Narkose). Häufig ist auch das umgebende Gewebe gerötet (Entzündung des weichen Gaumens, Pharyngitis). Im Rachen wird klarer bis schaumiger *(Tonsillitis catarrhalis)* oder eitriger Schleim *(T. purulenta)* gesehen; seltener sind beim Hund missfarbene, übel riechende Auflagerungen, nach deren Entfernung das zerklüftete, zerfallende, ebenfalls missfarbene Gewebe der Mandel zum Vorschein kommt *(Tonsillennekrose)*. In diesen Fällen ist das Allgemeinbefinden höchstgradig gestört (septischer Schock), nach anfänglich hohem Fieber werden später Untertemperaturen gemessen. Erbrechen, Durchfälle, Symptome vonseiten des Kreislaufs und des Respirationstraktes gehören zu diesem Krankheitsbild.

Labordiagnostisch werden beschleunigte BSR und je nach Grundkrankheit anfangs evtl. Leukopenien unterschiedlichen Ausmaßes (virale Infektionskrankheiten), später Leukozytosen gesehen; bei Tonsillennekrose kann die terminal auftretende Leukopenie zusammen mit den übrigen Symptomen das Bild der Parvovirusenteritis vortäuschen.

Akute Tonsillitiden können chronisch werden. In diesen Fällen schwächen sich die Symptome ab. Dem Besitzer fällt Räuspern („Würgen") auf. Nicht selten werden die

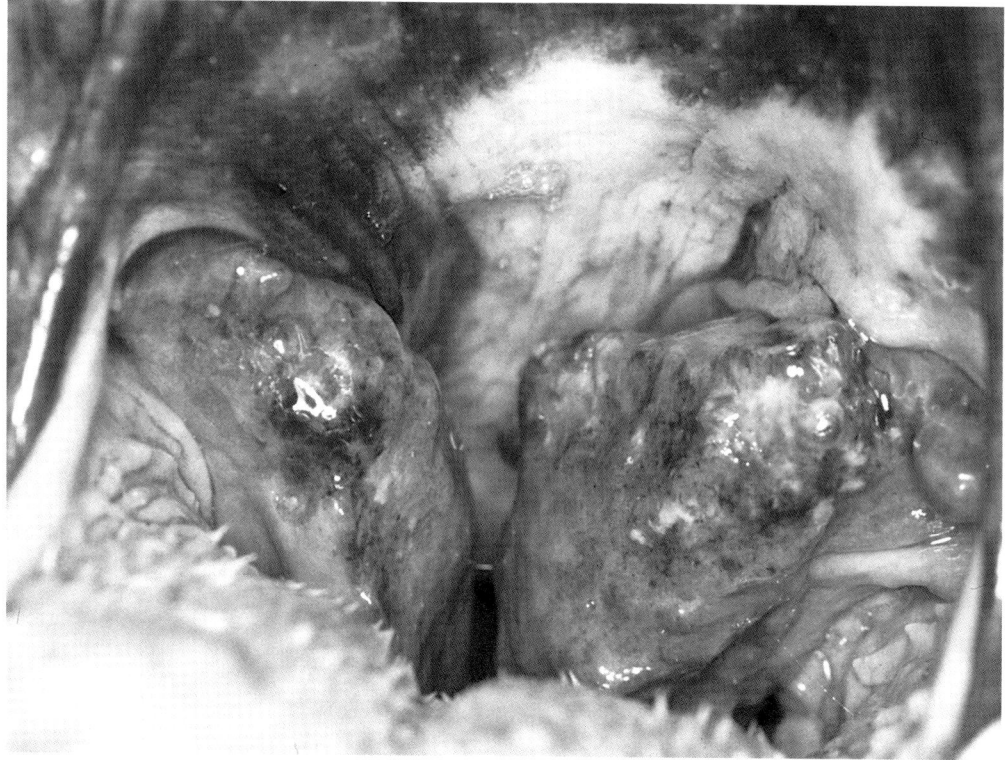

Abb. 8.15. Ulzerierende Tonsillentumoren.

Mandeln sehr groß und führen zu mechanischer Behinderung.
Diagnose: Adspektion Erregernachweis.
Differentialdiagnose: Es kommen die unter „Ätiologie" genannten Krankheiten in Frage. Ferner Tonsillentumoren, eingespießte Fremdkörper (einseitig).
Prognose: Abhängig von der Grundkrankheit. Akute Tonsillitis eher günstig, chronische zweifelhaft, akute Nekrose ungünstig.

Therapie:
1. Behandlung der Grundkrankheit.
2. Diät: weiche bis suppige Nahrung.
Häufig reichen diese Maßnahmen aus.
3. Unterstützend wirkt Wärme (Wolltuch).
4. Bei deutlich gestörtem Allgemeinbefinden, insbesondere bei Tonsillennekrose, Breitspektrumantibiotika (vorher BU einleiten, Ergebnis aber nicht abwarten, sondern Antibiotikum ggf. später wechseln). Tonsillektomie.
5. Ggf. Analgetika parenteral oder als Suppositorien.
6. Glukokortikoide nur bei Schocksymptomen, dann aber in hoher Dosis (kurzfristige Prednisolon 15 bis 30 mg/kg). Wirksamkeit umstritten!
7. Tonsillektomie bei chronischer oder häufig rezidivierender akuter Tonsillitis.

8.2.1.9 Tonsillentumoren

Beim Hund kommen Plattenepithelkarzinome verhältnismäßig häufig vor. Es bestehen die Symptome der chronischen Tonsillitis, die nicht selten übersehen werden. Die Tumoren metastasieren aber sehr frühzeitig in die örtlichen Lymphknoten, wo sie zu außerordentlich großen Tochtergeschwülsten führen. Diese fallen dem Besitzer häufig als erstes auf. Sie werden gern als Strumen fehldiagnostiziert (Unterschiede: Tonsillenmetastasen haben ihren Sitz in der Parotis-/Sublingualisgegend und sind kaum verschieblich;

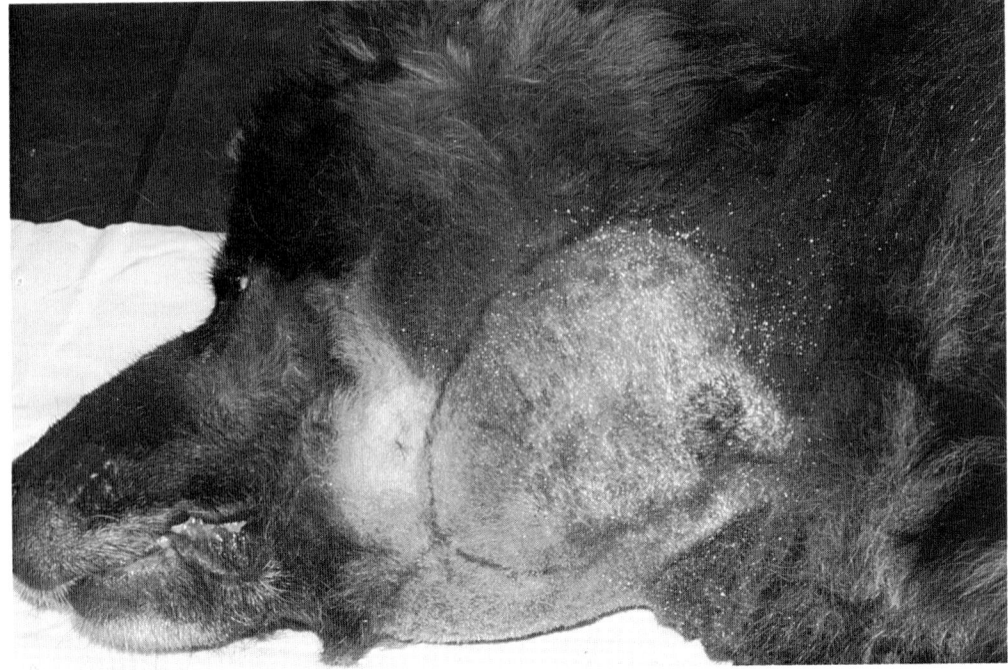

Abb. 8.16. Tonsillenkarzinom mit Metastasen in die regionalen Lymphknoten.

Strumen liegen seitlich im ventralen Halsbereich, sinken bei entsprechender Größe meist ab, häufig bis über die Mitte des Halses hinab, und bleiben lange verschieblich. Weiter kommen retropharyngeale Abszesse und Speicheldrüsenzysten in Frage). Die Tonsillen selbst sind knotig verändert; dies fällt besonders bei der Palpation der Tonsille auf. Es besteht die Tendenz zur Ulzeration. Die Prognose ist ungünstig. Eine Behandlung käme allenfalls bei frühzeitiger Entdeckung in Frage und besteht in Tonsillektomie. Im Verlaufe der Leukose werden ebenfalls umfangreiche Vergrößerungen beobachtet.

8.2.1.10 Retropharyngeale Abszesse

Diese bei Hund und Katze nicht seltene Krankheit geht meist auf eingespießte Fremdkörper zurück. Die Patienten zeigen Anorexie, Schluckbeschwerden, bisweilen äußerlich sichtbare Umfangsvermehrung über dem Kehlkopf, verbunden mit Palpationsschmerz. Fieber kann bestehen, desgleichen Leukozytose (Neutrophilie, z. T. mit Linksverschiebung). Auf dem Röntgenbild kann dorsal, zuweilen ventral des Kehlkopfes eine Verschattung vom Weichteiltyp gesehen werden, evtl. mit einem schattengebenden Fremdkörper. Zur Behandlung sind i. Allg. chirurgische Maßnahmen erforderlich.

8.2.1.11 Schluckbeschwerden

Eine Reihe unterschiedlicher Krankheiten kann zu diesem Symptom führen. Man darf sich also nicht mit der Feststellung der Schluckbeschwerden zufrieden geben, sondern muss versuchen, der Ursache auf die Spur zu kommen.
Folgende Gründe kommen in Betracht:
– Nervenlähmungen (Nn. trigeminus, vagus, glossopharyngeus) mit Lähmung der Zunge, des Unterkiefers, des Pharynx, des Schlundkopfes.
Ursächlich in Betracht kommen

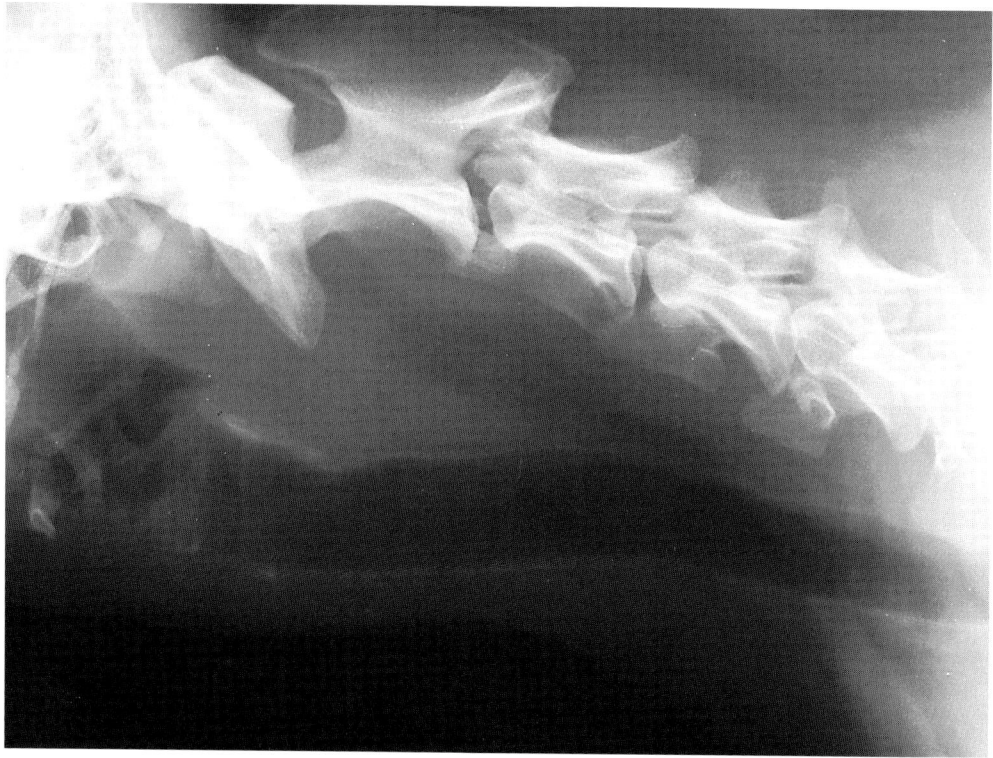

Abb. 8.17. Lymphknotenmetastasen bei einem Primärtumor (Karzinom) in den Tonsillen.

- Infektionskrankheiten (Staupe, Tollwut, selten Gehirnformen von FIP oder Leukose),
- Abszesse,
- Traumen; nicht selten ist die Krankheit idiopathisch,
- Muskelatrophie der Mm. temporalis und masseter (Myositis idiopathica s. eosinophilica),
- Arthropathie des Kiefergelenks,
- Fremdkörper,
- Gaumenverletzungen oder -missbildungen (Spalten),
- Tumoren,
- Entzündungen im Bereich der Mund- und Rachenhöhle.

Das **klinische Bild** zeigt sich – außer bei schweren Allgemeinerkrankungen – in zwar vorhandenem Appetit, aber der Unfähigkeit oder dem Verweigern des Abschluckens. Die Tiere nähern sich dem Futtern, beißen auch hinein, lassen es aber, in einem Teil der Fälle unter Schmerzäußerung, wieder fallen. Flüssiges wird bisweilen durch die Nase regurgitiert. Dabei wird Husten ausgelöst. Salivation besteht häufig. Bei Kieferlähmung hängt der Unterkiefer herab und kann nicht aktiv geschlossen werden, wohl aber passiv ohne Schmerzen. Zungenlähmung führt zum Heraushängen der Zunge; die Zungenreflexe sind erloschen. Wenn die Zunge nur einseitig gelähmt ist, wird sie nach der gesunden Seite gezogen; es werden einseitig Kräuselungen bemerkt. Fremdkörper bereiten Schmerz bei Palpation und passivem Bewegen des Kiefers, ebenso Kiefergelenkserkrankungen, Lähmungen des Schlundkopfes lassen sich mit Kontrastmittelpassage, zum Teil auch mit der Endoskopie darstellen.

Die **Behandlung** richtet sich nach der Ursache (s. entspr. Kap.).

8.2.2 Krankheiten der Speicheldrüsen

8.2.2.1 Anatomische und physiologische Grundlagen

Hund und Katze besitzen drei paarige Speicheldrüsen. Die **Glandula parotis** bedeckt hinter dem Ohrmuschelgrund den Dorsalrand der Gl. mandibularis, ferner den Nervus facialis, Arteria und Vena maxillaris interna und den Lymphonodus parotideus. Der Ductus parotideus mündet ins Vestibulum buccale beim Hund in Höhe des dritten, bei der Katze des zweiten Oberkieferbackenzahns (KÖNIG und LIEBICH, 1999). Die **Gl. mandibularis** liegt am Kaudalrand des Unterkiefers. Benachbart sind die Artt. maxillares externa und interna. Die Gl. mandibularis ist kaudodorsal des Mandibularlymphknotens leicht zu palpieren. Seitlich des Zungenbändchens mündet der Ductus mandibularis. Die **Gl. sublinguales** liegen medial am Unterkiefer; ihr Ductus sublingualis mündet seitlich des Ductus mandibularis.

Die *physiologische Funktion* des Speichels dient der Befeuchtung der Schleimhaut, beim Hund auch der Wärmeabgabe durch Verdunstung beim Hecheln, ferner der Verbesserung der Gleitfähigkeit des Futters. Dagegen besitzt der Speichel des Hundes und der Katze keine wesentliche digestive Wirkung aus Mangel an Verdauungsenzymen.

Die *Untersuchung* der Speicheldrüsen geschieht zunächst durch Adspektion der Speicheldrüsengegend, auch der Schleimhäute (auf Feuchtigkeit, die aber kaum einmal wegen primärer Speicheldrüsenkrankheiten herabgesetzt, eher schon vermehrt ist [z. B. Tollwut]) und der Ausführungsgänge, sodann durch Palpation der Drüsen selbst (Größe, Konsistenz, Wärme, Schmerzhaftigkeit, Verschieblichkeit). Auftupfen von verdünnter Essigsäurelösung in die Gegend der Ausführungsgänge und Geschmackspapillen führt zu verstärkter Sekretion, bisweilen in Spritzern. Die Gänge können röntgenographisch sichtbar gemacht werden, indem man mit einer Tränengangskanüle wässriges Kontrastmittel injiziert.

8.2.2.2 Sialadenitis

Definition: Entzündung der Glandula parotis (Parotitis) oder der übrigen Speicheldrüsen.
Ätiologie: Die bei Hund und besonders Katze seltene Krankheit wird durch Paramyxoviren oder im Verlauf der Tollwut durch Rhabdoviren ausgelöst. Auch Fremdkörper und perforierende Verletzungen mit bakterieller Infektion sind – selten – Ursachen einer Sialadenitis. Ebenso kann im Verlauf einer Sialozele sekundär eine Entzündung auftreten.
Klinisches Bild: Die betroffene Speicheldrüse schwillt an, wird derb, bei Palpation (und vermutlich auch spontan) sehr schmerzhaft, ist vermehrt warm. Bisweilen wird erhöhter Speichelfluss beobachtet (Hypersalivation). Fieber und Leukozytose (Neutrophilie) werden ebenfalls gefunden.
Diagnose: Das klinische Bild ist so typisch, dass es kaum verwechselt werden kann. Man kann einen Erregernachweis über den Speichel versuchen. Bei Tollwut kommen besonders die nervalen Symptome hinzu.
Differentialdiagnose: In Frage kommen Tumoren, Mukozelen (Sialozelen), Abszesse, Fremdkörper.
Therapie: Antibiotika je nach Antibiogramm. Besonders das über die Speicheldrüsen ausgeschiedene Spiramyzin (10–15 mg/kg KM i. m., s. c., p. o., zweimal täglich) ist zu empfehlen. Fremdkörper sind operativ zu entfernen, Abszesse zu spülen. Die Heilung von perforierenden Verletzungen oder Abszessen ist oft stark verzögert, da sich häufig Fisteln bilden. Nekrotisches Gewebe, insbesondere die nekrotische Speicheldrüse, ist zu entfernen.

Für die viralen Infektionen besteht keine ätiologische Therapie, bei Tollwutverdacht sind Therapieversuche verboten.

8.2.2.3 Sialozele

Synonyma: *Mukozele; Ranula, Speicheldrüsenzysten.*
Definition: Ansammlung von Speichel in den verlegten Ausführungsgängen.
Ätiologie: Verklebung des Ausführungsgangs, Fremdkörper, Trauma und Verwachsung, Tumoren, idiopathisch.
Pathogenese: Durch die Verlegung des Ausführungsgangs und die weiterbestehende Sekretion von Speichel sammelt sich das Sekret im Ausführungsgang an und erweitert diesen stark. Dabei entstehen wulstförmige Auftreibungen, die als Speicheldrüsenzysten oder Ranula bezeichnet werden.

Klinisches Bild: Je nach Sitz der Krankheit kommt es zu unterschiedlich lokalisierten Vorwölbungen hinter dem Kieferwinkel oder seitlich von der Zunge. Während die Mukozelen im Kehlgangs- und Halsbereich lediglich einen „Schönheitsfehler" darstellen, aber gerade deshalb dem Besitzer auffallen, können die seitlich der Zunge bestehenden Ranula zur Behinderung der Zungenbeweglichkeit, zu Verletzungen mit Blutungen und bakteriellen Infektionen bis hin zur Sepsis führen. Im Rachenbereich können Schluckbeschwerden auftreten. Die Umfangsvermehrungen fühlen sich teigig bis straff an. Sie sind i. Allg. schmerzlos.
Diagnose: Das klinische Bild ist typisch. In Zweifelsfällen bringt eine Punktion des schleimigen Sekrets Gewissheit.
Differentialdiagnose: In Frage kommen Abszesse, Hämatome, Zysten, kaum einmal Tumoren.
Therapie: Behandlungsmethode der Wahl ist die Entfernung der betreffenden Speicheldrüse.

8.2.2.4 Speichelsteine (Sialolithen)

Definition: Meist weiche Konkremente im Ausführungsgang der Parotis.
Ätiologie: Verdächtigt werden chronische Sialadenitiden. Möglich ist aber auch eine „idiopathische" Entstehung.
Pathogenese: Die aus Zellmaterial, Magnesium- und Kalziumkarbonat, zum Teil auch aus Kalziumphosphat bestehenden Steine verlegen den Ausführungsgang und führen so zur Obstruktion mit starker Schwellung der Drüse.
Klinisches Bild: Die betroffene Drüse schwillt an, die Palpation ist schmerzhaft, jedoch nicht vermehrt warm.
Diagnose: Eventuell kann das Konkrement palpiert, bisweilen auch auf dem Röntgenbild dargestellt werden.
Differentialdiagnose: Sialadenitis, Tumoren, Fremdkörper.
Therapie: Das Konkrement wird durch einen kleinen Einschnitt entfernt. Der Gang sollte nicht vernäht werden, sondern per secundam heilen.

8.2.2.5 Tumoren der Speicheldrüsen

Sie kommen selten in Form von Adenomen, Karzinomen und Adenokarzinomen, ferner als maligne Lymphome (Lymposarkome) vor. Die Tumoren metastasieren frünzeitig in die regionalen Lymphknoten und in die Lunge. **Klinisch** fallen die Vergrößerung der betroffenen Drüse und die derbe Konsistenz auf. Zur **Diagnose** sind die Biopsie (Feine-Nadel-Biopsie) und zytologische Untersuchung erforderlich. Die **Therapie** besteht in der vollständigen Entfernung der befallenen Drüse, was wegen der Infiltration in die Umgebung und die frühe Metastasierung oft nicht gelingt.

8.2.3 Krankheiten des Schlundes

8.2.3.1 Anatomie und physiologische Grundlagen

Der **Ösophagus** stellt die Verbindung zwischen Rachen und Magen her. Er hat die Form eines häutig-muskulösen Schlauches und lässt sich in einen Hals-, Brust- und Bauchteil unterteilen. Im Anfang des Halsteils liegt er dorsal der Luftröhre, im distalen Halsteil an der linken Halsseite. Der Brustteil verläuft im Mittelfell wieder dorsal auf der Luftröhre. Kranial der Bifurcatio tracheae liegt normalerweise links neben dem Ösophagus der Aortenbogen. Postkardial nimmt er seinen Verlauf ventral der Aorta in Richtung auf den Hiatus, vom Vagus begleitet. Im Zwerchfell verlässt er die Brusthöhle und erreicht im kurzen Bauchteil den Magen in der Kardia.

Die Wand der Speiseröhre ist dreischichtig: außen liegt die Bindegewebsschicht, es folgt die Muskelschicht, innen die Schleimhaut. Die Muskelschicht weist insofern tierartliche Besonderheiten auf, als sie beim Hund durchgehend quer gestreift ist, während bei der Katze nur die ersten beiden Drittel quer gestreifte Muskulatur aufweisen, der Rest aber glatt ist. Die aus der Pharynxmuskulatur hervorgehende **Ösophagusmuskulatur** weist zunächst einzelne selbständige Züge auf, die dann elliptische und im Mittelteil Spirallagen annehmen. Magenwärts besteht eine äußere Längs- und innere Kreisschicht (KÖNIG und LIEBICH 1999).

Der Schlund geht aus dem Rachen mit dem engen, aber dehnungsfähigen **Vestibulum oesophagi** hervor. Der Übergang wird als **Limen pharyngooesophageum** bezeichnet. Diese Grenze ist beim Hund deutlich, bei der Katze weniger gut erkennbar (Endoskopie). Der **obere Sphinkter** wird in der Hauptsache vom Musculus cricorpharyngeus gebildet. Kopfwärts ist die Schleimhaut blass, drüsenlos, engfaltig, im Ösophagus selbst dunkel, drüsenhaltig, grobfaltig. Die Kardia bildet den Eingang zum Magen. Hier befindet sich der **Kardiasphinkter**, der den Rückfluss des Mageninhalts normalerweise verhindert. Bei der Katze ist die Schleimhaut des distalen Teils des Ösophagus in Falten angeordnet, die endoskopisch gut zu erkennen sind und dem Röntgenkontrastbild ein typisches Fischgrätenmuster verleihen.

Die Aufgabe der Speiseröhre ist die Beförderung der Nahrung oder Flüssigkeit von der Rachenhöhle in den Magen, gelegentlich auch umgekehrt. Sie ist bei Hund und Katze sehr dehnungsfähig. Der **Schluckakt** wird zunächst willkürlich ausgelöst, läuft dann aber nach Ankommen des Bissens in der Rachenenge unwillkürlich ab. Nach willkürlicher Beförderung des Bissens in den Pharynx kontrahiert sich dieser reflektorisch in Richtung auf den Schlund und befördert so den Bissen in aboraler Richtung. In diesem Stadium sind Naso-, Oropharynx und Kehlkopf geschlossen. Gleichzeitig öffnet sich das Vestibulum oesophagi durch Erschlaffen des M. cricorpharyngeus. Es erfolgen nun wellenförmig nach aboral gerichtete unwillkürliche Kontraktionen der Ösophagusmuskulatur, die den Bissen weiter magenwärts befördern. Diese Vorgänge lassen sich anhand von Kontrastmitteldarstellungen mittels Durchleuchtung verfolgen. Nicht selten bleibt ein Rest vorübergehend im Schlund liegen. Er wird dann beim nächsten Abschlucken „mitgenommen" oder er löst selbst noch einmal einen sekundären Kontraktionsreflex aus. Diese **Peristaltik** lässt sich mit Röntgendarstellung gut erkennen und auch anhand der Endoskopie bei nicht zu tief narkotisierten Tieren auslösen. Das Eintreten in den Magen wird durch Lösen des Kardiasphinkters erreicht.

Diese Abläufe werden durch ein kompliziertes Zusammenspiel neuraler, mechanischer und hormoneller Systeme gesteuert. Über die afferenten Bahnen der Nn. glossopharyngeus und vagus wird das Schluckzentrum in der Medulla oblongata erreicht, wo die Umschaltung auf efferente Bahnen der Nn. trigeminus, facialis, hypoglossus und cervicales erfolgt. Die Peristaltik kann auch unmittelbar durch einen mechanischen Dehnungsreiz im Ösophagus selbst ausgelöst werden (sog. sekundäre Kontraktion).

8.2.3.2 Untersuchungsgang

Auch hier ist der **Vorbericht** von entscheidender Bedeutung. Berücksichtigt und erfragt werden müssen Abnormitäten der Futter- und Wasseraufnahme, evtl. Regurgitation (die vom Besitzer als „Erbrechen" bezeichnet wird), Zeit des „Erbrechens" und Aussehen des „Erbrochenen" (Verdauungsgrad, evtl. Fäulnis, Geruch, Schleimbeimengung oder -überzug), Schmerzäußerung beim Abschlucken, Abmagerung.

Die Untersuchung des Schlundes sollte mit der **Adspektion** beginnen und bei kurzhaarigen Rassen mit „trockenem" Hals die linke Halsseite besonders berücksichtigen. Obstipationen können hier bisweilen festgestellt werden. Wichtig ist die Beobachtung des Abschluckens. Man bietet dem Patienten feste und suppige Nahrung vom Boden aus an und achtet auf Abschlucken und evtl. Regurgitation (Nase). Tiere mit Lähmung des Schlundkopfes und/oder Schlundes versuchen, ständig Wasser zu trinken. Dabei läuft Speichel in das Trinkgefäß, der zusammen mit dem Trinkwasser zu einer schleimigen Masse verrührt, vom Hund durch das Schlappen der Zunge auch schaumig geschlagen wird. Sind hier auffällige Befunde zu beobachten, so sollte dieselbe Prozedur noch einmal versucht werden, nachdem das Futter auf einen erhöhten Platz gestellt worden ist, so dass sich der Patient aufrichten muss und die Schwerkraft beim Abschlucken hilft. Schmerzhafte Zustände im Bereich der Mundhöhle führen zum Versuch, das in die Mundhöhle gelangte Futter wieder loszuwerden und darf nicht mit Schluckstörungen verwechselt werden. Durch die **Palpation** können größere Fremdkörper im Halsteil ermittelt werden. Druck im Pharynxbereich führt zum Auslösen des Schluckreflexes.

Um Bewegungen des Schlundes beurteilen zu können, ist die Durchleuchtung erforderlich. Schwerere Bewegungsstörungen und Erweiterungen können – in der Regel mit Kontrastmittel – sichtbar gemacht werden, die Dynamik kann jedoch nur mittels **Durchleuchtung** beobachtet werden.

Der funktionsfähige Ösophagus kann ohne Inhalt röntgenologisch nicht dargestellt werden. Er wird sichtbar bei Luftfüllung (Lähmung, Narkose; Lufteinströmen bei Atemnot) oder bei Pneumomediastinum. Ebenso wird der Schlund bei Obturation durch schattengebende Fremdkörper oder Futter sichtbar. Zur **Darstellung mit Kontrastmitteln** sollte Bariumsulfat verwendet werden. Eine dickbreiige Konsistenz ermöglicht eine bessere Beobachtung des Funktionsablaufs. Wenn bereits Zeichen einer krikopharyngealen Lähmung evtl. mit Aspirationspneumonie vorliegen, sind dünnflüssige Aufschwemmungen vorziehen, da sie den Respirationstrakt besser verlassen können, wenn sie aspiriert werden.

Bei Verdacht auf perforierende Ösophagusläsionen sollen wasserlösliche Kontrastmittel angewandt werden (obwohl auch hier Bariumsulfat empfohlen worden ist). Dilatationen und ihre Lokalisation lassen sich leicht anhand einer Lateralaufnahme feststellen. Bei Strikturen jedoch sind mehrere Aufnahmen in Minutenabständen erforderlich, besser jedoch ist die Durchleuchtung anzuwenden. Dabei kann auch die Peristaltik exakt verfolgt werden. Dies gilt besonders für die Beobachtung der Sphinkterfunktionen.

Die Röntgenuntersuchung ergibt in der Regel keinen Befund bei Erkrankungen der Mukosa. Hier ist die **Ösophagoskopie** überlegen. Sie hat den Nachteil, dass sie nur unter Narkose durchgeführt werden kann. Angeschlossen werden kann die Gastroskopie, jedoch nicht, wenn weniger als 12 Stunden vorher Futter oder Kontrastmittel verabreicht worden waren. Vorteilhaft ist ein Gastroskop mit einem Durchmesser von 7 bis 12 mm und Geradeausoptik (mit einer 30-Grad-Optik lassen sich retrograd die Kardia und auch der Fundus besser betrachten). Nach Auslösen des Schluckreflexes wird der Schlund durch Luftinsufflation über den Arbeitskanal erweitert und das Endoskop langsam unter Sichtkontrolle vorgeschoben. Die normale Ösophagusschleimhaut ist hellgraurosa, feucht, glatt und glänzend; nach Entweichen der Luft verengt sich das Lumen, so dass Längsfalten entstehen.

Bei nicht zu tiefer Narkose werden sekundäre Peristaltikwellen durch das Gerät und die insufflierte Luft ausgelöst. Die Atembewegungen übertragen sich auf den Schlund, ebenso die Herzaktionen und Aortenpulsation. Deutlich stellt sich der Sphinkter der Kardia dar. Die Schleimhaut ist gegen die dunklere Magenschleimhaut scharf abgesetzt. Die Endoskopie versetzt den Untersucher in die Lage, Fremdkörper gleich während der Untersuchung zu entfernen, ohne den Ösophagus oder den Magen eröffnen zu müssen. Außerdem lassen sich die Schleimhaut direkt adspizieren und Schleimhautproben entnehmen.

Folgende Krankheitsgruppen können unterschieden werden:

Tab. 8.6: Krankheiten des Ösophagus

Motilitätsstörungen	Entzündungen	Degenerationen	Obstruktionen
angeborener Megaösophagus	Ösophagitis	Divertikel	intraluminal: Fremdkörper
erworbener Megaösophagus	Ösophagusfistel	Hiatushernie	intramural: Tumor Striktur
sekundärer Megaösophagus	Gastroösophagealer Reflux		Gefäßring Abszess
(feline) Dysautonomie			extramural: Mediastinal-, Lungentumor, -abszess Kardiomegalie

8.2.3.3 Ringbildung durch Rechtsaorta

Definition: Durch das Persistieren des rechten Aortenbogens wird der Ösophagus zwischen Herzbasis, rechtem Aortenbogen, linker Pulmonalarterie und dem Ligamentum arteriosum Botalli eingeschnürt.
Ätiologie: Es handelt sich um eine angeborene Entwicklungsanomalie.
Pathogenese: Durch die Einschnürung über der Herzbasis kann das abgeschluckte Futter nicht ordnungsgemäß weitertransportiert werden, so dass es im kranial des Herzens liegenden Teil des Ösophagus liegen bleibt. Dies führt zur Erweiterung des kranialen Ösophagusteiles (Ösophagusdilatation). Das Futter kann regurgitiert und dann aspiriert werden, so dass eine Aspirationspneumonie folgt. Andererseits kann bei längerem Bestehen sekundär eine Ösophagitis entstehen.
Klinisches Bild: Die ersten Symptome werden in der Regel nach dem Absetzen des Welpen und dem ersten Aufnehmen festeren Futters gesehen. Sie bestehen in der Regurgitation von gerade aufgenommenem Futter; später, wenn es bereits zu einer umfangreichen Dilatation gekommen ist, wird das Futter auch erst einige Stunden nach der Aufnahme regurgitiert. Der Appetit ist nicht gestört. Trotzdem bleiben die erkrankten Welpen in der Entwicklung zurück. Bei Aspiration von Futter können schwere Aspirationspneumonien mit sehr feuchtem Husten, Dyspnö, Fieber, Leukozytose und stark gestörtem Allgemeinbefinden auftreten.
Diagnose: Sie lässt sich leicht durch Röntgen (Leeraufnahme) stellen: Der Schlund ist kranial des Herzens stark („kropfartig") erweitert und mit Futter gefüllt. In Zweifelsfällen gibt man mit Kontrastmittel vermischtes Futter zu fressen und röntgt dann erneut. Der Bariumbrei sammelt sich dann kranial der Herzbasis im erweiterten Ösophagus, während kaudal allenfalls ein schmaler Streifen zu erkennen ist. Bei sekundärer Aspirationspneumonie werden alveoläre Verschattungen um die Herzbasis und in den tiefer gelegenen Lungenanteilen festgestellt.
Differentialdiagnose: Es kommt allenfalls ein Megaösophagus in seiner Gesamtheit in Frage.
Therapie: Das Ligamentum arteriosum Botalli wird nach beidseitiger Ligatur durchtrennt. Danach erholt sich der Ösophagus in den weitaus meisten Fällen, so dass eine vollständige Heilung erfolgt. Die Rechtsaorta gibt keinen weiteren Anlass zu Problemen.

8.2.3.4 Angeborener Megaösophagus

Definition: Die Dilatation des Schlundes auf seiner ganzen Länge kommt vor bei ösophagealer Hypomotilität oder idiopathischer Achalasie und führt zur Erweiterung des Ösophagus mit verzögertem Vorwärtstransport des abgeschluckten Futters.
Ätiologie: Offensichtlich besteht eine erbliche Grundlage, da einige Rassen besonders betroffen sind: Deutsche Dogge, Deutscher Schäferhund, Irischer Setter.
Pathogenese: Durch das Fehlen oder die gestörte Peristaltik bleibt das – in der Regel ungestört abgeschluckte – Futter im Ösophagus liegen, der sich erweitert. Es kommt zur Regurgitation von Futter, das, abhängig von der Zeitdauer, in der es im Ösophagus liegen geblieben ist, unverändert, stark schleimvermischt oder bakteriell verändert sein kann und entsprechend im Geruch variiert. Aspiration führt zur Aspirationspneumonie.
Klinisches Bild: Im Vordergrund steht die Regurgitation von unverdautem bis schleimigem, teils auch bakteriell zersetztem Futter, das, wenn es längere Zeit im Ösophagus liegen geblieben war, einen stechenden Geruch angenommen haben kann. Auch Wasser wird häufig regurgitiert. Die Tiere sind in der Regel in der Entwicklung gestört. Bei Aspirationspneumonie kommen die Symptome Husten, Atembeschwerden, Fieber, Leukozytose, Allgemeinstörung hinzu.
Diagnose: Die Diagnose „Megaösophagus" lässt sich i. Allg. leicht anhand eines Röntgenbildes stellen: Der normalerweise nicht sichtbare Schlund kann an der dorsalen und ventralen, weit voneinander entfernt im Mediastinum liegenden Wand erkannt werden, wenn er luft- oder futtergefüllt ist. Besonders im postkardialen Bereich ist er i. Allg. gut erkennbar. In Zweifelsfällen hilft die Kontrastmittelgabe. Wenn eine Achalasie vermutet wird (Engstellung des Ösophagus im Bereich des kaudalen Sphinkters), kann eine Druckmessung durchgeführt werden: Bei Achalasie ist der Druck erhöht, bei Chalasie (chalasis = Nachlassen) erniedrigt.

Endoskopische Untersuchungen sind in der Regel nicht erforderlich. Sie sind jedoch dann von Nutzen, wenn eine sekundäre Entzündung, ein Fremdkörper, eine Hiatushernie oder ein Tumor (ungewöhnlich beim Jungtier) als Ursache ausgeschlossen werden müssen.

Differentialdiagnose: In Frage kommen Fremdkörper, Rechtsaorta, Lähmungen durch Schwermetalle, Botulismus, Neuronopathie, Myotonie, Myasthenia gravis.

Therapie: Man soll den erkrankten Tieren Futter auf einen erhöhten Platz (etwa Schemel) stellen. Dabei muss probiert werden, welche Futterkonsistenz – suppig, breiig, fest – am besten abgeschluckt werden kann. Sofern eine Aspirationspneumonie eingetreten ist, müssen Breitspektrumantibiotika und Expektorantien gegeben werden. Bei Achalasie des kaudalen Sphinkters wurde eine plastische Operation empfohlen; wir selbst führen die Ballondilatation durch, wobei der Ballon unter endoskopischer Sichtkontrolle platziert wird.

Indikationen für medikamentöse Therapie sind:

Tab. 8.7: Krankheiten des Ösophagus: Therapie

Wirkungsweise	Generic name	Indikation
H2-Blocker	Cimetidin	Refluxösaophagitis, Fistel
	Ranitidin	Refluxösaophagitis, Fistel
Protonenblocker	Omeprazol	Refluxösaophagitis, Fistel
Antazida	Magnesiumhydroxid	Ösophagitis, Ösophagusfistel
	Aluminiumhydroxid	Ösophagitis, Ösophagusfistel
	Sucralfat	Ösophagitis, Ösophagusfistel
Dopaminantagonisten	Metoclopramid	Forcierung der orthograden Magenentleerung

Folgende Dosierungen werden angewandt:

Wirkungsweise	Generic name	H.N.	Dosis	Applikation
H2-Blocker	Cimetidin	Tagamet	5–10	3 × p.o.
	Ranitidin	Sostril	1–2	2 × p.o.
Protonenblocker	Omeprazol	Antra	0,5–2,0	1 × p.o.
Antazida	Magnesiumhydroxid	Maaloxan	10–20	alle 4–5 h p.o.
	Aluminiumhydroxid	Aludrox	10	alle 4–5 h p.o.
	Sucralfat	Ulcogant	20–30	3 × p.o.
Dopaminantagonisten	Metoclopramid	Paspertin	0,1–0,3	3 × p.o., i.v. i.m., s.c.

Tab. 8.8: Ursachen des sekundären Megaösophagus

neuromusk. Störungen	toxische Einflüsse	endokrine Störungen	verschiedene Ursachen
angeboren	Blei	M. Addison	Achalasie
erworben, idiopathisch	Thallium	Hypothyreose	Ösophagusfistel
Myasthenia gravis	Cholinesterase-	hypophysärer	Mediastinitis
Dysautonomie	blocker	Zwergwuchs	Thymom
Polymyositis	Acrylamid		Kachexie
Polyradikuloneuritis			
Vagustrauma			
Stammhirnläsion			
Botulismus			
Tetanus			
nervöse Staupe			
system. L. E.			

8.2.3.5 Erworbener Megaösophagus

Definition: Im späteren Lebensalter erworbene Hypomotilität und Erweiterung des Ösophagus meist auf seiner ganzen Länge.

Ätiologie: Eine ganze Reihe von Krankheiten können mit Ösophaguslähmungen einhergehen: Enzephalitiden, Meningitiden (nervöse Staupe, Tollwut), neuronale Speicherkrankheiten, autonome Polyganglionopathie (Feline Dysautonomie oder Key-Gaskell-Syndrom), Hydrozephalus, Polyneuronopathie, Hypothiaminose, Myasthenia gravis, Hypothyreose, Botulismus, Zeckenparalyse, Polymyositis, traumatisch, Neoplasien. In vielen Fällen ist die Ursache nicht zu ermitteln („idiopathisch"). Die Krankheit kommt beim Hund wesentlich häufiger vor als bei der Katze, wo sie eher zu den Ausnahmen zählt (KRAFT 1991; TRAUTZETTEL-MARKERT 1996; NOLTE 1996).

Pathogenese: Ausgelöst werden kann die Funktionsstörung durch Erkrankung und Funktionsbeeinträchtigung des oberen motorischen Neurons, wodurch eine schlaffe Lähmung des Ösophagus hervorgerufen wird. Sie entspricht einer Lähmung des Schluckzentrums. Auch eine Lähmung des unteren motorischen Zentrums führt zur Lähmung, ebenso eine Störung der neuromuskulären Umschaltung und der quer gestreiften oder glatten Muskulatur des Schlundes selbst. Die Folgen sind Erschlaffung des Ösophagus, Ansammlung von Futter in dem sackförmig erweiterten Organ, Versagen der Vorwärtsperistaltik, Vermehrung von Bakterien im Futterbrei und sekundäre Entzündung der Schleimhaut, schließlich der tieferen Schichten des Schlundes. Durch Aspiration des „überlaufenden" Futters besteht die Gefahr einer Aspirationspneumonie. Die bei Hypothyreose auftretende Schlundlähmung kommt durch die infolge des Hormonmangels auftretenden nervalen Störungen zustande.

Klinisches Bild: Dem Besitzer fällt die gestörte Futteraufnahme, die Regurgitation („Erbrechen") bisweilen sofort, oft aber verzögert nach Futteraufnahme auf. Das Futter ist unverdaut, oft stark mit Speichel vermischt; bei verzögerter Regurgitation kann durch bakterielle Zersetzung ein stechender Geruch zustande kommen. Selten ist eine Vermischung mit frischem Blut (Zeichen einer Ösophagitis). Folgen der erschwerten Futteraufnahme (Dysphagie) sind Anorexie, Gewichtsverlust, oft Dehydratation, bisweilen Aerophagie. Bei Aspirationspneumonie werden Fieber, oft hochgradig gestörtes Allgemeinbefinden, feuchter Husten, Leukozytose (Neutrophilie) bemerkt.

Abb. 8.18. rechts oben. Megaösophagus mit negativem Kontrast infolge Luft- oder Gasfüllung.

Abb. 8.19. rechts unten. Megaösophagus mit Kontrastmittel; ein Teil des Kontrastmittels ist in Magen und Dünndarm gelangt.

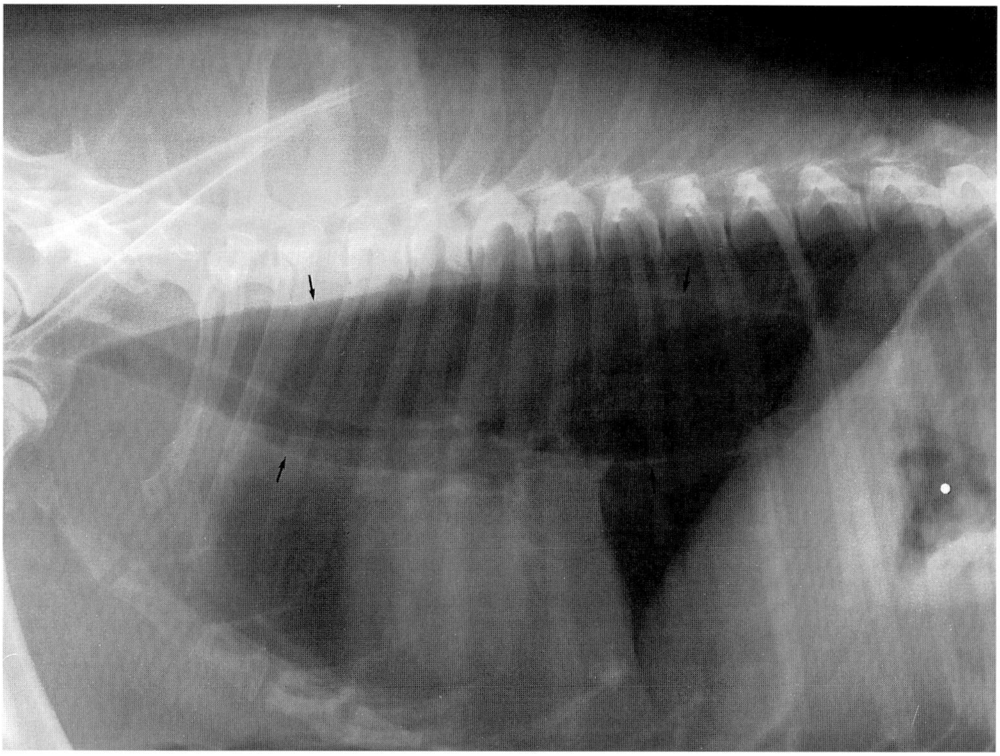

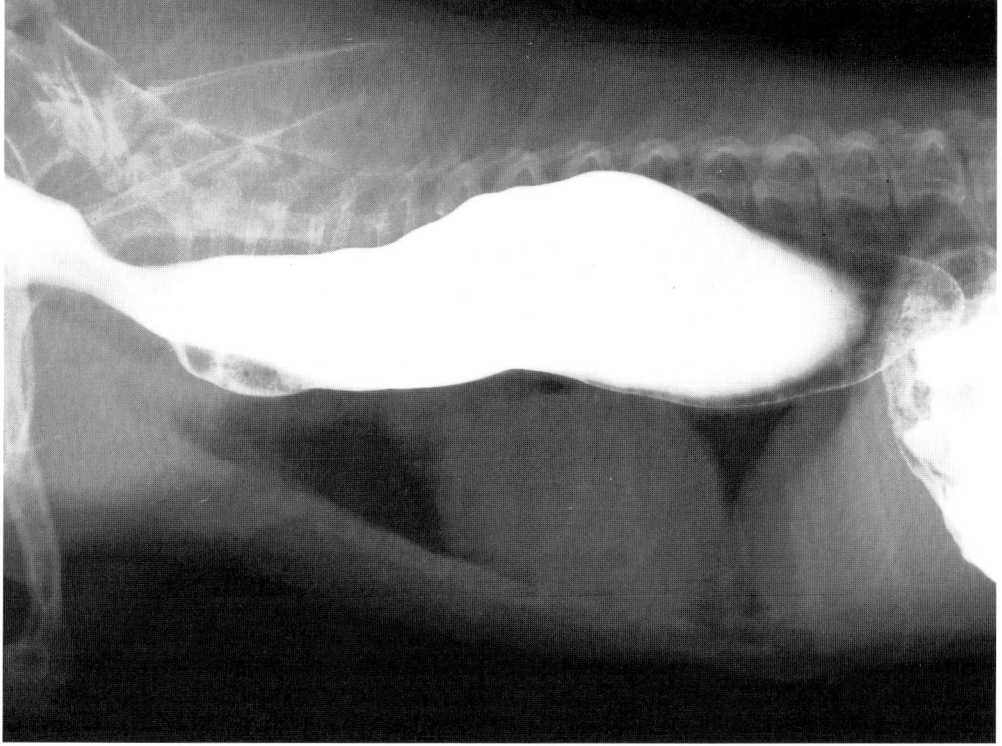

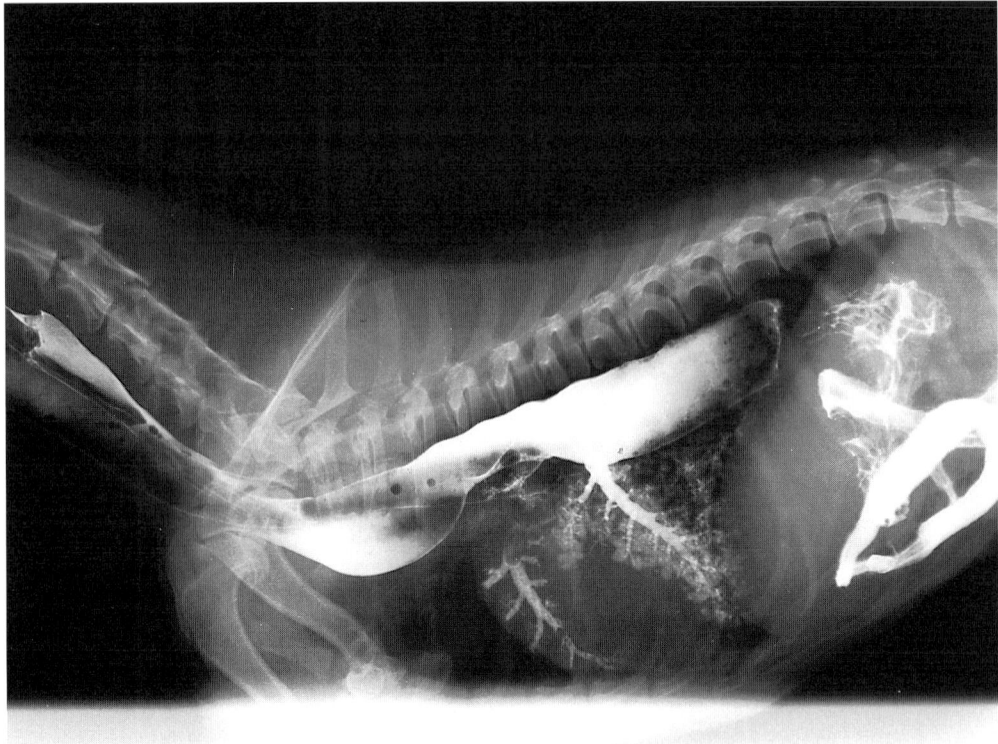

Abb. 8.20. Megaösophagus; Aspiration von Kontrastmittel.

In manchen Fällen kann man bei Hunden mit „trockenem" Hals und kurzer Behaarung den erweiterten Schlund an der linken Halsseite feststellen. Dabei werden bisweilen angedeutete Peristaltikwellen beobachtet.

Die Symptome der Grundkrankheit kommen hinzu.

Diagnose: Unbedingt ist eine Gesamtuntersuchung durchzuführen, um einer eventuellen Grundkrankheit auf die Spur zu kommen. Dabei sind inbesondere Untersuchungen des Kopf- und des peripheren Nervensystems durchzuführen. Schleimhauttrockenheit, Magen-Darm- und Blasenlähmungen kommen vor bei Polyneuronopathie. Eine Röntgenuntersuchung sollte von Hals, Thorax und Abdomen durchgeführt werden, um Aerophagie oder weitere Zeichen einer Polyneuronopathie zu erkennen. Durch Eingabe von Kontrastmittel kann der gestörte Abschluckvorgang und insbesondere eine eventuelle Achalasie des unteren ösophagealen Sphinkters beobachtet werden. Die Ösophagoskopie ist in den meisten Fällen entbehrlich; sie ermöglicht jedoch dann gute diagnostische Möglichkeiten, wenn örtliche Veränderungen im Ösophagus vermutet werden (Entzündungen, Strikturen, Tumoren, Achalasie, Perforation) und wenn gezielte Bioptate entnommen werden sollten.

Die Laboruntersuchung sollte, da die Ursachen sehr vielfältig sind, ein komplettes großes Blutbild, Harnstoff, Kreatinin, Leberenzyme, Gallensäuren und Ammoniak, die Elektrolyte, Kreatinkinase umfassen, außerdem eine Schilddrüsenuntersuchung. Wenn damit noch keine Diagnose möglich ist, wird eine Liquoruntersuchung erforderlich. Weiterhin kommen Untersuchungen auf Azetylcholinrezeptor-Antikörper, Toxoplasmose und Botulismus in Frage. Die Untersuchung auf Hypothiaminose besonders bei der Katze erfolgt am besten durch eine diagnostische Behandlung (10 bis 100 mg Thiamin i. m.). Schließlich sind elektromyographische Untersuchungen (Nervenleitgeschwindigkeit) durchzuführen.

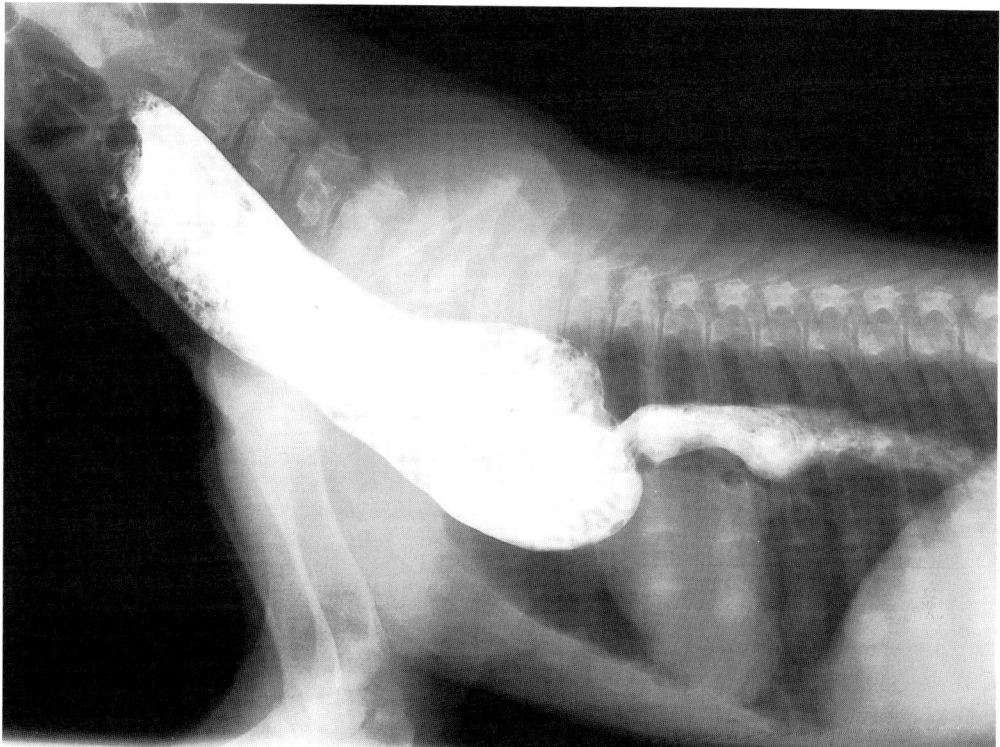

Abb. 8.21. Präkardiale Ösophagusstenose durch Rechtsaorta.

Zusammenfassung der Diagnostik:
- Allgemeinuntersuchung
- Spezielle Untersuchung:
  Gesamtuntersuchung einschließlich Labordiagnostik
  Blutbild, „Leberenzyme", Harnstoff, Kreatinin, Kreatinkinase, Cholinesterase. Schilddrüsen-, Nebennierenrindendiagnostik, Urinanalyse
- Röntgenuntersuchung ohne und mit Kontrastmittel
- ggf. Endoskopie (bei Verdacht auf Stenose)
- Wenn erforderlich
  toxikologische Untersuchung
  ANA
  elektromyographische Untersuchung
  Muskel-, Nervenbiopsie
  Gehirn-CT

Differentialdiagnose: Neben der Ermittlung der zahlreichen Ursachen kommen – bei jüngeren Tieren – angeborene Krankheiten, etwa Rechtsaorta, bei älteren extramurale Kompressionen (Tumoren), Ösophagitis, Pylorospasmen in Frage.

Therapie: Die Behandlung ist in vielen Fällen unbefriedigend. In den meisten Fällen muss man sich mit palliativen Maßnahmen begnügen:
- Fütterung von einem erhöhten Futterplatz aus,
- individuelle Einstellung der Futterkonsistenz,
- mehrmalige Fütterung kleiner Mengen pro Tag,
- Behandlung einer Aspirationspneumonie nach Entnahme einer Probe aus der Trachea/den Bronchien zur bakteriologischen Untersuchung mit Antibiogramm.
- Die Anlegung einer Ösophagussonde oder transabdominalen Magensonde kann für Wochen die Fütterung sichern, wenn Aussicht besteht, dass die Grundkrankheit heilbar ist. Es sei auf die entsprechenden Kapitel verwiesen. Die künstliche enterale Ernährung erfolgt am besten über eine

transkutane Magensonde oder perkutane Gastrostomie, PEG, wie sie von DEINERT (1997) beschrieben wurde.
- Bei Achalasie kann eine Dehnung durch einen Ballonkatheter gute Ergebnisse bringen.

8.2.3.6 Schlunddivertikel

Definition: Sackförmige Ausstülpung des Schlundes, häufiger beim Hund, nur ausnahmsweise bei der Katze vorkommend.

Ätiologie: Örtliche Gewebsschwäche, erhöhter intraluminaler Druck (Fremdkörper, örtliche Motilitätsstörung, extramurale Druckausübung).

Pathogenese: Durch die intraluminale, intra- oder extramurale Durckerhöhung kommt es zum Anschoppen von Futter kranial der Obstruktionsstelle. Dies führt zur Erweiterung des Schlundes mit Anschoppung von Futter. Die bakteriell infizierten Futtermassen in Verbindung mit der mechanischen Störung können Ösophagitiden (Diverticulitiden) nach sich ziehen und in seltenen Fällen zum Durchbruch mit Fistelbildung und Mediastinitis führen.

Klinisches Bild: Würgen und Regurgitation, Speichelfluss, Anorexie und Unruhe sind die klinischen Symptome des Ösophagusdivertikels. Bei Mediastinitis kommen hohe Fiebergrade, gestörtes Allgemeinbefinden und hochgradige Leukozytose mit Linksverschiebung, im Kreislaufschock und bei fulminanter Mediastinitis Leukopenie zustande. Ebenso können die Symptome einer Aspirationspneumonie beobachtet werden (feuchter Husten, Rasselgeräusche, übler Atemgeruch neben Allgemeinstörungen).

Diagnose: Die Diagnose wird mittels Röntgenuntersuchung gestellt. Bereits die Leeraufnahme lässt in den meisten Fällen eine deutliche Füllung und Erweiterung des Schlundes kranial der Obstruktionsstelle erkennen. Bei Mediastinitis fallen die Verbreiterung und stärkere Verschattung, bei Aspirationspenumonie die bronchoalveoläre Verschattung auf. Ganz sicher kann man das Divertikel nach einem Schluck Bariumsulfat erkennen. Eine endoskopische Untersuchung ist in der Regel nicht erforderlich.

Differentialdiagnose: Fremdkörper, Tumoren, Abszesse, Hiatushernie können ähnliche Symptome hervorbringen, andererseits aber auch Anlässe für Divertikel sein.

Therapie: Bei sehr großen Divertikeln kann die Resektion und Rekonstruktion der Ösophaguswand versucht werden. Sehr problematisch wird die Behandlung einer Mediastinitis bei gleichzeitigem Divertikel. Man sollte eine bakteriologische Untersuchung mit Anfertigung eines Antibiogramms durchführen, dann aber sofort – also noch vor Erhalt des Ergebnisses – eine Breitbandantibiose einleiten. Ähnliches gilt für die Aspirationspneumonie.

Bei geringgradigen Divertikeln kann die diätetische Behandlung versucht werden: Füttern von einem erhöhten Platz aus. Die am besten geeignete Konsistenz des Futters muss individuell ermittelt werden.

8.2.3.7 Ösophagitis

Definition: Oberflächliche oder tiefe bis ulzerierende oder perforierende Entzündung verschiedener Schichten des Schlundes.

Ätiologie: Infektiös (Felines Calicivirus, sehr selten *Candida* spec.), Verbrennungen durch zu heißes Futter, Aufnahme von Säuren oder Laugen, traumatisch (Fremdkörper, iatrogen durch defekte Sonden oder zu robustes Sondieren o. a. Maßnahmen), gastroösophagealer Reflux.

Pathogenese: Die Katze verbrennt sich kaum einmal durch Aufnahme zu heißen Futters; auch Verätzungen werden sehr selten gesehen. Beim Hund kommt dergleichen bisweilen vor, wenn mehrere Hunde aus Futterneid solche Stoffe schnell hinunterschlingen. Dabei entstehen oberflächliche Entzündungen bis hin zu tiefen Nekrosen mit Perforation und nachfolgender jauchiger Mediastinitis und Sepsis. In weniger ausgeprägten Fällen bildet sich Granulationsgewebe und im günstigen Fall Vernarbung, die allerdings zur Striktur führen kann. Ähnliche Veränderungen können insbesondere bei wiederholtem gastroösophagealen Reflux beobachtet werden. Hierbei ist es der saure Mageninhalt, der zur Selbstverdauung der Ösophaguswand Anlass geben kann.

Manipulationen mit ungeeigneten, insbesondere beschädigten Geräten oder bei deren zu robuster Handhabung führen dagegen zu streifigen Veränderungen oft über die ganze Länge des Ösophagus hinweg. Die Läsionen bleiben meistens oberflächlich. Perforationen sind bei Hund und Katze selten. Dagegen können stecken gebliebene Fremdkörper zu

Drucknekrose und schließlich zur Perforation mit allen Folgen, wie oben beschrieben, führen.

Klinisches Bild: Es ist fraglich, ob geringgradige Ösophagitiden klinische Symptome auslösen. Schwerere Fälle führen jedenfalls zu Hypersalivation, Anorexie und Regurgitation, und da in vielen Fällen auch die Wasseraufnahme eingeschränkt ist, kann eine Dehydratation hinzutreten. Die Tiere zeigen beim Abschlucken Schmerzreaktionen und verweigern nach dem ersten Abschlucken die weitere Futter- oder Wasseraufnahme. Aspiration von regurgitiertem Futter kann eine Aspirationspneumonie nach sich ziehen. Sobald ein Durchbruch ins Mediastinum erfolgt ist, ist das Allgemeinbefinden schwer gestört, es besteht oft hohes Fieber, Leukozytose mit Neutrophilie und meistens Linksverschiebung, die jedoch bei Kreislaufschock in Leukopenie umschlagen kann (Marginalisierung der neutrophilen Granulozyten).

Diagnose: Wichtig ist der Vorbericht, aus dem häufig schon hervorgeht, dass der Patient irgendwelche ätzenden Stoffe aufgenommen haben könnte. Die sorgfältige Untersuchung der Mundschleimhaut ergibt dann Entzündungszeichen. Auch gehäuftes Erbrechen muss an eine Ösophagitis als Folge des gastroösophagealen Reflux denken lassen. Die Palpation des Halsteils des Ösophagus ist oft schmerzhaft und kann bisweilen krampfartige Kontraktionen und Schluckbewegungen auslösen. Häufig besteht Ptyalismus.

Sicherheit bringt die Ösophagoskopie: streifenförmige Rötung der Schleimhaut über die gesamte Länge des Schlundes, Rötung besonders im Kardiabereich (nicht zu verwechseln mit der physiologischen, scharfbegrenzten Rotfärbung bei der Katze), dann häufig herabgesetzter Tonus des Sphinkters, bis hin zu Perforationen, aus denen sich ein rahmiges, oft missfarbenes Sekret aus dem Mediastinum in den Ösophagus entleert.

Differentialdiagnose: Ösophagusdilatation, Strikturen, Fremdkörper lassen sich mittels Röntgenuntersuchung und Ösophagoskopie gut ausschließen.

Therapie:
1. Auf keinen Fall Erbrechen auslösen.
2. Anfangs keine Ernährung per os. Nötigenfalls künstliche Ernährung durch zentralen Venenkatheter.
3. Ausreichende Flüssigkeitsversorgung durch intravenöse (evtl. subkutane) Elektrolyt-Glukose-Lösung.
4. Bei Alkaliverätzung wird die Eingabe von 1 %iger Essigsäurelösung empfohlen.
5. Bei Säureverätzung wird Milch, Magnesiumhydroxid, 20 bis 40 mg/kg KM, oder Natriumbikarbonat, 50 mg/kg KM, per os eingegeben.
6. Besonders bei Refluxösophagitis kann Omeprazol, 0,5 bis 1 mg/kg KM, einmal täglich per os gegeben werden.
7. Säureblocker, wie Ranitidin, 0,5 bis 2 mg/kg KM beim Hund, 2 bis 4 mg/kg KM bei der Katze, oder Cimetidin, 4 mg/kg KM, werden zwei- bis dreimal täglich per os gegeben.
8. Die orthograde Entleerung des Magens wird besonders bei Refluxösophagitis gefördert durch Metoclopramid, 0,1 bis 0,3 (bis 0,5) mg/kg KG, dreimal täglich per os.
9. Bei Mediastinitis werden Breitspektrumantibiotika gegeben, nachdem aus der Perforationswunde eine Probe zur bakteriologischen Untersuchung abgenommen wurde.

8.2.3.8 Fremdkörper

Sie kommen beim Hund wesentlich häufiger als bei der Katze vor. Die Prädilektionsstellen für „Hängenbleiben" von Fremdkörpern – in der Hauptsache Knochen, besonders Wirbel, Gräten, aber auch Holz, Steine, Angelhaken – sind der Brusteingang, die Herzbasis und die Kardia.

Das **klinische Bild** stellt sich als plötzlich auftretendes Regurgitieren, wiederholte, bisweilen geradezu anfallsartig auftretende Schluckbeschwerden, Anorexie dar.

Die **Diagnose** wird am besten durch Röntgenuntersuchung gestellt. Die meisten Fremdkörper sind sehr kontrastreich, so dass sie gut erkannt werden können. Nichtschattengebende Fremdkörper werden gut mittels Ösophagoskopie aufgefunden, wobei sie dann auch gleich entfernt werden können.

Therapie: In vielen Fällen gelingt die Extraktion unter endoskopischer Kontrolle. Bisweilen ist es jedoch nötig, den Fremdkörper in den Magen zu befördern und von dort über eine Gastrotomie zu entfernen. In seltenen Fällen muss eine Ösophagotomie durchgeführt werden.

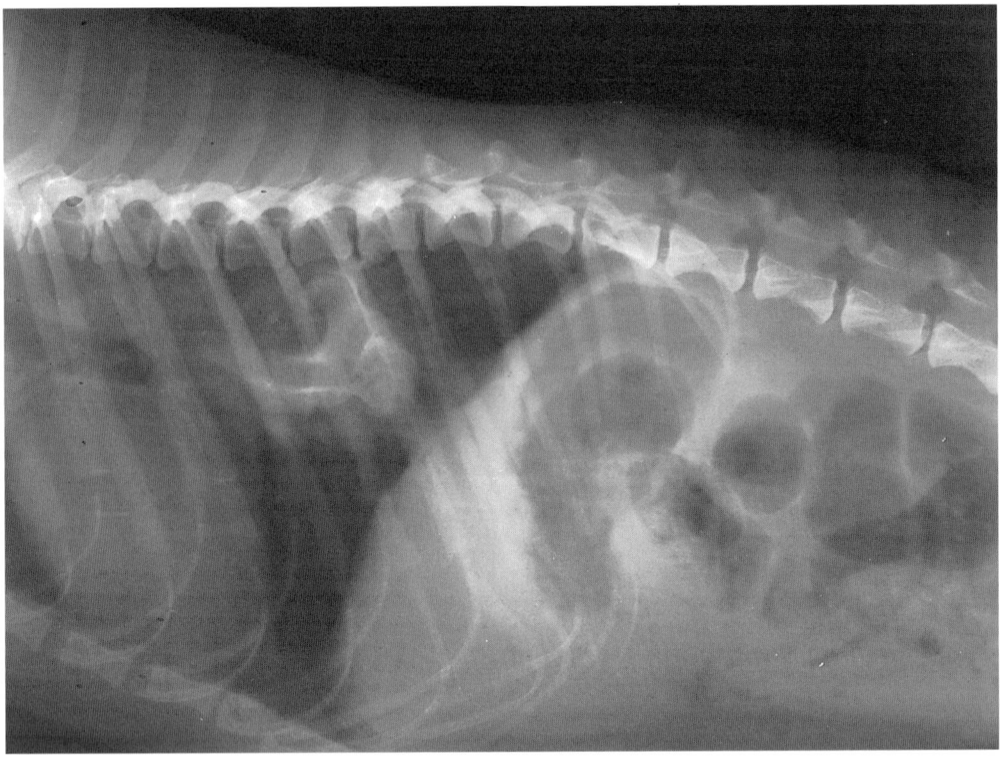

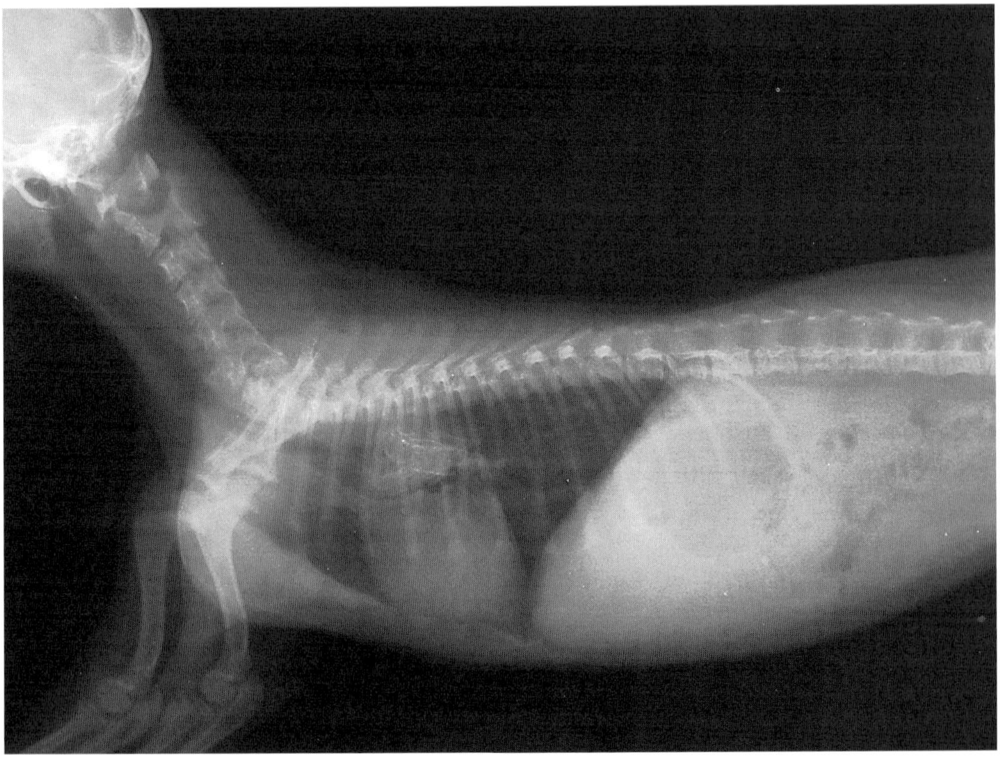

476 Digestionstrakt

Abb. 8.22. links oben. Fremdkörper (Wirbelknochen) im Ösophagus.

Abb. 8.23. links unten. Fremdkörper (Hühnerknochen) im Ösophagus.

Nach Entfernen des Fremdkörpers sollte man die Wand auf Perforation endoskopisch untersuchen. Besteht der Verdacht auf Perforation, so sind Nahrungskarenz (Fütterung über Gastrostomiesonde oder zentralen Venenkatheter) und Behandlung mit Breitspektrumantibiotika durchzuführen.

Bei längerem Bestehen der Fremdkörperkrankheit mit ösophagealer Fistelbildung sind eine Ösophagotomie und die Exstirpation des verletzten Abschnitts erforderlich.

8.2.3.9 Tumoren

Definition: Gut- oder bösartige Neubildungen der Ösophaguswand, insgesamt selten auftretend, primär oder sekundär, bei der Katze am häufigsten als malignes Lymphom.

Ätiologie: Gutartige Umfangsvermehrungen bestehen bei brachiogenen Zysten, Papillomen und Leiomyomen. Maligne Tumoren werden bei Lymphomatose und Karzinomatose, ferner bei Infiltration durch Tumoren angrenzender Organe (Thymome, Schilddrüsentumoren), Kompressionen durch Lymphknotentumoren, ebenfalls durch Thymome, Schilddrüsentumoren, Herzbasis- oder Lungentumoren gesehen.

Pathogenese: Die Tumoren hemmen zunächst den Futtertransport beim Abschlucken und führen zur Dysphagie. In fortgeschrittenen Fällen kommen Motilitätsstörungen des Schlundes mit der Folge von Regurgitation und Abmagerung hinzu. In sehr weit fortgeschrittenen Fällen intrathorakaler Massenzunahme kann eine Kompression der Vena cava cranialis eintreten.

Klinisches Bild: Die Krankheit ist oft lange Zeit symptomlos. Sobald eine stärkere mechanische Behinderung eintritt, ergeben sich Dysphagie, Regurgitation, evtl. eine palpierbare oder – bei schlanken, kurzhaarigen Hunden – sichtbare Umfangsvermehrung im Halsbereich. Abmagerung infolge der Dysphagie und Anorexie wird bei weitgehendem Verschluss des Ösophagus beobachtet. Sobald Futteraspiration besteht, treten die Symptome der Aspirationspneumonie hinzu. Bei Kompression der Vena cava cranialis bestehen venöse Stauungen der Vordergliedmaßen mit umfangreicher Schwellung. Je nach Ausbreitung der Tumorose ergeben sich allgemeine Schwäche und Abmagerung durch Tumorkachexie.

Diagnose: Der Vorbericht – „Erbrechen", schlechte Futteraufnahme – führt nicht selten in falsche Richtungen. Auch die klinische Untersuchung ergibt oft keine charakteristischen Symptome. Mit der Röntgenuntersuchung lässt sich bei intramuralen Tumoren häufig nur dann ein verwertbares Ergebnis erzielen, wenn entweder bereits ein Divertikel besteht oder wenn eine Kontrastuntersuchung des Schlundes durchgeführt wird. Umfangreichere Tumoren in der Umgebung des Schlundes lassen sich allerdings häufig gut darstellen. Mittels Ösophagoskopie lässt sich die Einengung in der Regel gut erkennen. Man sollte aber unbedingt eine Biopsie zur zytologischen oder histologischen Untersuchung durchführen.

Differentialdiagnose: In Frage kommen Fremdkörper, Refluxösophagitis, Hiatushernie, Megaösophagus, Ösophagusdivertikel (das auch durch den Tumor ausgelöst worden sein kann).

Therapie: Bei Malignomen besteht kaum eine Aussicht auf Heilung. Allenfalls kann eine Exstirpation des Tumors mit dem Schlundsegment durchgeführt werden, wenn der Tumor noch (weitgehend) auf den Schlund beschränkt ist. Bei Lymphomen bietet sich die Chemotherapie an. Benigne Tumoren können dagegen mit guter Aussicht auf Heilung exstirpiert werden.

8.2.3.10 Hiatushernie

Definition: Dislokation des Magens durch den Hiatus oesophageus z. T. mit Auswirkungen auf den Ösophagus.

Ätiopathogenese: Die Hernie kann angeboren oder erworben sein. Unterschieden werden paraösophageale Hernien, bei denen die Kardia an ihrem Ort verbleibt und Teile des Magens durch den Hiatus in den Brustraum vorfallen, ferner Hiatusgleithernien, wobei der kaudale Ösophagusabschnitt mit der

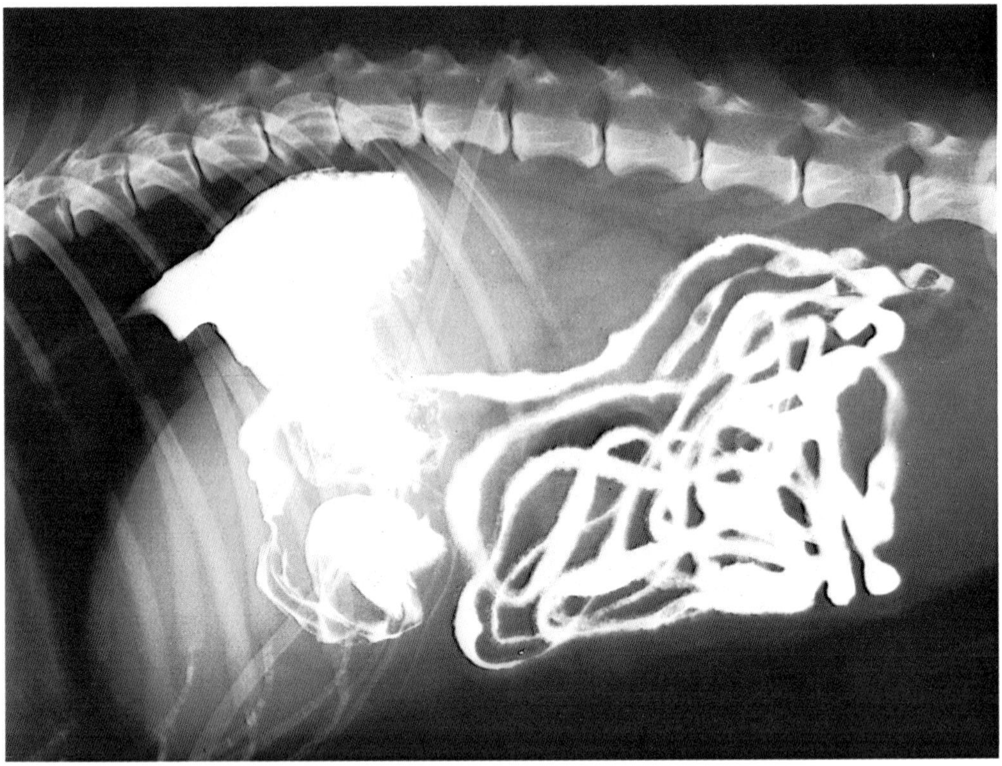

478　Digestionstrakt

Abb. 8.24. Hiatushernia einer Katze.

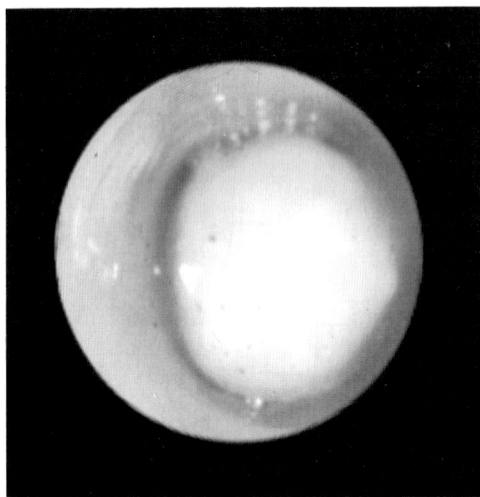

Abb. 8.25. Hiatushernia; endoskopisches Bild der in den Ösophagus eingetretenen Magenwand.

Kardia nach kranial verlagert wird, und schließlich eine Einstülpung der Magenwand in den Ösophagus hinein (gastroösophageale Invagination). Ursächlich liegt eine erworbene oder angeborene Erweiterung des Hiatus vor. Sowohl bei paraösophagealen als auch – seltener – bei gastroösophagealen Invaginationen können Inkarzerationen auftreten.

Klinisches Bild: Die Krankheit führt zu Störungen der Futteraufnahme mit offensichtlicher Übelkeit, Salivation, Erbrechen, bisweilen mit Blut vermischt, Atembeschwerden, bei längerem Bestehen auch zu Abmagerung. Die Röntgenaufnahme zeigt in einem Teil der Fälle einen gasgefüllten Kaudalabschnitt des Schlundes. Evtl. kann das Intussuszept des Magens hinter dem gasgefüllten Ösophagus gesehen werden als weichteildichter Schatten. Die Röntgenkontrastaufnahme kann die Lokalisation wesentlich erleichtern. Allerdings ist der Magenvorfall zeitweise nicht zu sehen. Der Rückfluss von saurem Mageninhalt führt in der Regel zu einer Refluxösophagitis.

Diagnose: Röntgenaufnahme lateral, ohne und mit Kontrastmittel. In manchen Fällen kann die Hernie mittels Endoskopie sehr gut festgestellt werden.

Differentialdiagnose: Alle Krankheiten, die zum Erbrechen führen s. Seite 434.
Prognose: Gleithernien sind i. Allg. weniger problematisch. Periösophageale Hernien können zur Inkarzeration mit Nekrose und tödlichem Ausgang führen. Gastroösophageale Invaginationen größeren Ausmaßes können die Atemtätigkeit so stark beeinträchtigen, dass der Tod eintreten kann.
Therapie: Die Behandlung ist chirurgisch und besteht in der Reposition des Magens und der Verengung des Hiatus.

8.2.3.11 Chalasie, Achalasie, Gastroösophagealer Reflux

Definition: Unter Chalasie versteht man die Erschlaffung (griechisch: chalao = ich erschlaffe), unter Achalasie den Spasmus des oberen oder unteren Ösophagussphinkters. Annähernd synonym gebraucht werden Begriffe wie krikopharyngeale bzw. Kardialähmung, Kardiospasmus sowie Megaösophagus (s. d.), Ösophagusdilatation. Gemeinsam liegen diesen klinischen Zuständen Motilitätsstörungen zugrunde. Unter gastroösophagealem Reflux versteht man den Eintritt des Magensaftes in den Ösophagus durch die erschlaffte Kardia.
Ätiologie: Innervationsstörungen mit Atrophie oder Hypertrophie des oberen oder unteren Sphinkters.
Pathogenese: Die Tonusstörungen kommen beim kranialen Sphinkter offenbar wesentlich seltener vor als beim kaudalen. Während man jedoch früher annahm, das nur die Sphinkteren selbst betroffen seien, geht man heute davon aus, dass auch angrenzende Teile des Pharynx bzw. des Ösophagus betroffen sind (s. auch Kap. Motorische Störungen). Bisher deuten noch keine Druckmessungen in der Kardia auf das Vorkommen eines Kardiospasmus beim Hund hin; im endoskopischen Bild können jedoch bisweilen offensichtlich spastische und hypertrophische Verengungen nachgewiesen werden.
Klinisches Bild: Motorische Störungen, die eine Lähmung des unteren Sphinkters und des Ösophagus nach sich ziehen, führen dann zum Regurgitieren, wenn der Ösophagus angeschoppt ist mit Futter. Häufiger kommt jedoch ein ösophagealer Reflux zustande, wenn der Sphincter cardiae gelähmt und die Kardia offen steht. Durch den Rückfluss sauren Mageninhalts wird eine Entzündung ausgelöst, die zu schmerzhaftem Abschlucken und Erbrechen Anlass gibt. Bisweilen werden Blutspuren im Erbrochenen festgestellt. Der pH-Wert des Erbrochenen ist niedrig. Besonders durch den Schmerz beim Abschlucken besteht Anorexie. Das Nahrungsdefizit bedingt einen Gewichtsverlust. In seltenen Fällen kann die Refluxösophagitis zum Ulcus oesophagi führen, der durchbrechen und eine tödliche Mediastinitis mit Verbluten auslösen kann.

Bei der Achalasie ist die Kardia verengt. Es kommt zum Rückstau des Futters im Ösophagus, der sich erweitert. Das Futter wird regurgitiert. Auch hierbei kann Gewichtsverlust eintreten. Das regurgitierte Futter ist schleimüberzogen, nicht verdaut, häufig missfarben, stechend riechend und hat eine alkalische Reaktion. Eine Ösophagitis kommt hierbei nicht vor.
Diagnose: Vorbericht, Röntgen ohne und mit Kontrastmittel. Die Endoskopie gibt sehr gute Hinweise auf das Vorliegen einer Chalasie oder Achalasie.
Differentialdiagnose: In Frage kommen alle Krankheiten, die zum Erbrechen (s. d.) oder Regurgitieren führen, insbesondere Megaösophagus, Schlunddivertikel, intraluminale, intra- oder extramurale Obturationen, ferner Hiatushernie oder Magenkrankheiten.
Prognose: Die Prognose der Chalasie ist ungünstig, da die Ursache in der Regel nicht zu beheben ist. Die der Achalasie ist günstiger, wenn es gelingt, die Verengung des Sphinkters durch Dehnung oder chirurgisch zu behandeln.
Therapie: Die Ösophagitis kann durch zweistündlich zu applizierende Antazida (Natriumbikarbonat 100 mg/kg, Aluminiumhydroxid) behandelt werden. Durch die Gabe von Histamin-2-Rezeptorenblockern (Cimetidin, 10 mg/kg) wird die Säuresekretion gehemmt. Bei Achalasie kann mit Spasmolytika eine Besserung erzielt werden. Meist reicht dies jedoch nicht aus, so dass eine Dehnung oder Operation erforderlich wird.

Der Tonus des unteren Sphinkters (Kardiasphinkter) kann auf folgende Weise beeinflusst werden:
1. Erhöhung des Tonus:
   Metoclopramid, dreimal täglich 0,1 bis 0,3 (bis 0,5) mg/kg

Bethanechol, dreimal täglich 5 bis 15 mg/Hd, 1 bis 3 mg/Katze
proteinreiches Futter
2. Verminderung des Tonus:
Atropin, einmal täglich 0,04 bis 0,08 mg/kg
Diazepam, zweimal täglich 0,2 bis 0,5 mg/kg; fettreiches Futter

8.2.4 Krankheiten des Magens

8.2.4.1 Anatomische und physiologische Grundlagen

Anatomie

Der Ösophagus geht mit der den Schließmuskel enthaltenden **Kardia** in den Magen über. Mit der **großen Kurvatur** liegt dieser im Bereich der linken Thoraxwand, während die **kleine Kurvatur** mit der für die Endoskopie wichtigen **Incisura angularis** nach rechts gelegen ist. Der Magen liegt bei Hund und Katze im Thorakalbereich der Bauchhöhle kaudal der Leber an deren Viszeralseite.

In der Gegend der Incisura angularis ist der Processus papillaris der Leber zu suchen. Links und dorsal der Kardia befindet sich der **Magenfundus**, dem sich nach ventral das **Korpus** anschließt. Dieser sehr dehnbar Magenabschnitt füllt sich als erstes mit Nahrung und dehnt sich zunächst in kaudodorsaler, schließlich auch in ventraler Richtung aus und kann bei sehr starker Füllung über den hinteren Rippenrand hervortreten und palpatorisch erfasst werden. Dies trifft ganz besonders für hochgradigen Meteorismus zu. Es folgt nach ventral, unterhalb der Incisura angularis liegend und nach rechts in Richtung auf den **Pylorus** weisend, das Antrum. Den Übergang des Magens in das Duodenum stellt der Pylorus dar.

An der Curvatura major ist der Magen über sein Gekröse mit dem Netz verbunden. Er wird von Serosa umkleidet, die, von der großen Kurvatur kommend, den Magen beidseitig umschließt und sich an der kleinen Kurvatur vereinigt. Von hier aus gehen Verbindungen zu den benachbarten Organen in den Ligg. hepatogastricum, hepatoduodenale und gastrophrenicum.

Die Muskelschicht des Magens besteht aus einer äußeren Längs- und einer inneren Ringmuskellage sowie einer Schrägmuskelschicht. Die Ringmuskelschicht ist am Magenausgang besonders kräftig und bildet hier den Schließmuskel des Pylorus.

Die Magenschleimhaut kann auch bei Hund und Katze in die schmale Kardiadrüsenschleimhaut, in die Fundusdrüsenschleimhaut und in die Pylorusdrüsenschleimhaut unterteilt werden. Die ringförmige Kardiadrüsenschicht enthält seröse Drüsen und ist reich an lymphoretikulärem Gewebe. Den größten Anteil hat die Fundusdrüsenschicht, in der Pepsinogen und Salzsäure gebildet werden.

Vier Zelltypen können unterschiedlich werden: **Hauptzellen, Parietalzellen, Schleimdrüsenzellen** und **silberaffine Zellen**. Die Hauptzellen sind am Grunde der Drüsenschläuche am zahlreichsten und produzieren Pepsinogen. Die Parietalzellen liegen im mittleren Teil der Drüsenschläuche und sezernieren Salzsäure. Schleimproduzierende Zellen finden sich am Ausgang der Drüsenschläuche. Die silberaffinen Zellen sind über den gesamten Drüsenschlauch verteilt und enthalten Serotonin und Gastrin (G-Zellen). Die Pylorusdrüsenregion erstreckt sich über Antrum und Pylorus und besteht außer aus Schleimdrüsen auch aus Gastrin-enthaltenden Zellen.

Die Blutversorgung erfolgt über die **Arteria coeliaca**, besonders deren als A. gastrica sin. bekannten Teil, die venöse Versorgung über die **Vena portae**. Der Magen wird von **Nervus vagus** und vom **N. sympathicus** innerviert und enthält Anteile des **Meißnerschen** und **Auerbachschen Plexus**.

Physiologie

Der Magen hat die Aufgaben der Nahrungsspeicherung, Mischung mit dem Magensaft und Vorverdauung sowie der fraktionierten Weitergabe an den Darm. Es wurde berichtet, dass der Magen des Hundes 100 bis 250 ml pro kg KM fasse (ELLENBERGER und BAUM 1943).

Der **Magensaft** hat die Aufgabe, die mit der Nahrung aufgenommenen Bakterien zu dezimieren, die Eiweißverdauung einzuleiten und die Resorption von Eisen, Kalzium und Vitamin B_{12} im Darm vorzubereiten. Er enthält **Pepsinogen**, das in den **Hauptzellen** gebildet und durch die Salzsäure in aktives **Pepsin** überführt wird; in der Folge aktiviert Pepsin weiteres Pepsinogen autokatalytisch.

Pepsin spaltet Protein in Polypeptide. Es hat ein Wirkungsoptimum bei pH 2. Sobald der Mageninhalt in das Duodenum gerät, wird Pepsin durch den steigenden pH-Wert inaktiviert.

Von den **Parietalzellen** wird **Salzsäure** gegen einen sehr großen Konzentrationsgradienten sezerniert. Hierfür werden erhebliche Energien benötigt. In die Parietalzelle wird CO_2 aus dem Blut aufgenommen, zum Teil auch in der Zelle durch deren Stoffwechselfunktionen gebildet. Durch die zelluläre Karboanhydrase wird H_2CO_3 synthetisiert (zu geringerem Teil auch ohne Enzymeinwirkung). Durch Dissoziation werden aus Kohlensäure Wasserstoff- und Bikarbonationen abgespalten. Während die Säureionen ins Magenlumen gelangen, werden die Bikarbonationen ans Blut abgegeben, dessen pH-Wert während der Magensaftsekretion ansteigt. Der pH-Wert des Mageninhalts steigt nach der Futteraufnahme an, erreicht aber nach wenigen Stunden Werte um 1 und darunter (KAMUF 1989). Die Sekretion der Magensäure wird durch **Gastrin** und **Histamin 2** gesteigert.

Auch Chloridionen werden energieverbrauchend von den Partietalzellen aus dem Blutserum ins Mageninnere transportiert. Ihre Magensaftkonzentration beträgt 165 mmol/l, während die Säureionenkonzentration 160 mmol/l aufweist.

Neben Salzsäure werden Kalium und Natrium in den Magen sezerniert. Kaliumionen stammen offensichtlich zunächst hauptsächlich aus den Parietalzellen und werden erst später auch dem Blutserum entzogen. Die Magensaftkonzentration ist mit 10 bis 20 mmol/l deutlich größer als im Blut. Die Sekretion von Natriumionen, denen Wasser ins Magenlumen folgt, ist negativ korreliert mit der Säuresekretion.

Dem von den Hauptzellen sezernierten Schleim kommt Schutzfunktion für die Magenschleimhaut zu.

Sehr kompliziert ist die nervale und humorale Steuerung der Magenfunktionen. Sie kann in drei Phasen eingeteilt werden. Die erste Phase entspricht einer reflektorischen Erregung, die durch Erwartung, Geruch, Geschmack und Großhirnareale an den N. vagus weitergeleitet und dem Magen übermittelt wird. Auf diese Weise werden die Gastrin-sezernierenden Zellen, die Haupt- und die Parietalzellen aktiviert. Dies führt zu einer parasympathisch gesteuerten Sekretion von Gastrin, Salzsäure und Pepsin.

Über den N. vagus werden Signale zur Sekretion von Magensäure weitergeleitet, wenn der Blutglukosespiegel abfällt. Bei Ausfall der Vagusfunktion wie auch nach Vagotomie versagt die hypoglykämisch bedingte Sekretionsanregung weitgehend. Hyperglykämie führt dagegen zum Versiegen der Säuresekretion.

Die Dehnung des Antrums und des Korpus nach Nahrungsaufnahme wirkt als **Stimulus** für die **Gastrinsekretion**. Diese Reaktion entspricht einem Reflex, der sowohl vagal als auch durch intramurale Nervenbahnen vermittelt wird. Gastrinabhängig ist die Sekretionsanregung durch chemische Substanzen wie l-Aminosäuren (besonders Serin, Glycin und Alanin), ferner Fleisch (als potenter Proteinträger), Gallensäuren und Propionsäure sowie Antazida. Sowohl unter der Wirkung des vagalen Acetylcholins als auch der chemischen Agentien werden die silberaffinen G-Zellen der Magenmukosa hauptsächlich des Antrums veranlasst, Gastrin zu sezernieren. Dies führt zur Erhöhung der Säuresekretion. Bei ausreichender Säureproduktion, d. h. also bei absinkendem pH-Wert im Magen (unter 3), wird die Gastrinsekretion gehemmt. Die Sekretionshemmung tritt auch ein durch Kalzitonin, Sekretin und Lokalanästhetika. Durch Parasympatholytika wird zwar die Säuresekretion, nicht jedoch die Gastrinsekretion gestört. Vagusunabhängige Stimuli gehen auch vom futterbreigefüllten Dünndarm aus, während von distalen Teilen des Darms inhibitorische Reflexe ausgehen.

Gastrin wird bei Hund und Katze in den G-Zellen des Antrums sowie in einem Teil des Duodenums produziert. Wie oben erwähnt, unterliegt seine Sekretion einem Rückkopplungsmechanismus: Fütterung – Dehnung des Antrums – Gastrinsekretion – Säuresekretion – Senkung des pH-Wertes – Hemmung der Gastrinsekretion. Gastrin erreicht beim Hund nach der Fütterung Werte bis etwa 160 pg/ml und kann in dieser Konzentration die Durchblutung der Magenschleimhaut sowie die Sekretion von Magensäure und Pepsinogen erhöhen. Das Hormon wird hauptsächlich über die Niere ausgeschieden (Hypergastrinämie bei Niereninsuffizienz), zu geringerem Teil auch in der Leber metabolisiert.

Sekretin ist ein dem Glukagon verwandtes Polypeptid, das in der Dünndarmschleimhaut gebildet wird und Auswirkungen auf den Magen hat. Es steigert die Trypsin-, Wasser- und Bikarbonatsekretion des exokrinen Pankreas sowie die Insulinsekretion der Langerhansschen Inseln. Außerdem werden Pepsinogen- und Gallesekretion erhöht. Gesteigert wird außerdem der Tonus des Pylorussphinkters, während die Magenmotilität herabgesetzt wird. Dies führt zu einer langsameren Entleerung des Magens. Während beim Hund die Gastrin-induzierte Magensäuresekretion gehemmt wird, scheint dies bei der Katze nicht der Fall zu sein.

Ein weiteres magenwirksames Hormon, **Cholezystokinin**, wird in höchster Konzentration in der Schleimhaut des Dünndarms, besonders des Jejunums, gefunden. Es hemmt die Magenmotilität. Im Pankreas werden die Verdauungsenzyme gesteigert, ebenso die Insulinsekretion. In der Leber erhöht es den Gallefluss und die Kontraktion der Gallenblase.

In den folgenden Übersichten werden die wichtigsten Funktionen der drei Hormone zusammengefasst.

Wirkungen des Gastrins
– *Stimulation* der Sekretion von Salzsäure, Pepsinogen, Pankreasenzymen, Insulin, Kalzitonin;
– *Stimulation* der glatten Muskulatur in der Cardia, im Magen, Dünndarm, der Gallenblase;
– *Hemmung* der glatten Muskulatur im Pylorus;
– *Stimulation* der Wasser-Elektrolyt-Sekretion in Magen, Dünndarm, Leber, Pankreas.

Wirkungen des Sekretins
– *Stimulation* der Sekretion von Pepsinogen,
– *Stimulation* des Pylorussphinkters,
– *Hemmung* von Gastrin (Hund),
– *Hemmung* der Magenmotilität.

Wirkungen des Cholezystokinins
– *Stimulation* von Pyloruskontraktion, Darmmotilität, exokrinem Pankreas, Insulinsekretion, Gallenblasenkontraktion, Gallefluss;
– *Hemmung* von Magenmotilität, Flüssigkeitsresorption im Dünndarm.

In den Parietalzellen wird ein Mukoprotein, der Intrinsic Factor, produziert. Dieser Faktor bindet Vitamin B_{12}, bevor es im Darm resorbiert werden kann. Bei chronischer atrophischer Gastritis des Menschen kommt es zu einem Versiegen des Intrinsic Factors. Hieraus resultiert das Krankheitsbild der Perniziösen Anämie. Weder beim Hund noch bei der Katze spielt dieses Krankheitsbild eine Rolle.

8.2.4.2 Untersuchungsgang

Vorbericht

Die Symptome von Krankheiten des Magens sind in den meisten Fällen sehr wenig pathognomonisch, d. h. sie können bei einer Vielzahl von Krankheiten in sehr ähnlicher Form auftreten. Wichtig sind die Fragen nach der Länge der bestehenden Symptome. Häufig wird Anorexie beobachtet. Dabei ist die Unterscheidung, ob die Futteraufnahme unterbleibt, weil schmerzhafte Zustände zugrunde liegen (Unterbrechung der Futteraufnahme bei offenbar vorhandenem Appetit: Erkrankung der proximalen Teile des Verdauungstrakts) oder weil Appetitmangel besteht (keine Anstalten zur Futteraufnahme) von Bedeutung. Erbrechen ist ein häufiges, aber ebenfalls keineswegs pathognomonisches Zeichen einer Magenerkrankung. Wichtig ist die Unterscheidung von Regurgitation und Erbrechen sowie der Zeitpunkt des Erbrechens im Tagesverlauf und in Abhängigkeit von der Nahrungs- oder Wasseraufnahme. Der Besitzer ist außerdem nach Farbe und Beschaffenheit des Erbrochenen zu befragen. Von besonderer Bedeutung ist die Häufigkeit des Vomitus, ferner ob sich das Allgemeinbefinden verändert hat, ob gesteigerter Durst beobachtet worden und ob Gewichtsverlust (Abmagerung, Dehydratation) eingetreten ist. Von Wichtigkeit ist ferner die Frage, ob Durchfall vorliegt, wie, wann und wogegen der Patient geimpft ist; bei weiblichen Tieren, wann die letzte Läufigkeit gewesen ist. In manchen Fällen berichtet der Tierhalter von „Magenknurren". Nicht vergessen werden sollte die Frage nach den Fütterungsgewohnheiten: Wann, wie oft und was verfüttert wird, ob kürzlich Änderungen in der Fütterung eingetreten sind, ferner ob der Patient Gelegenheit gehabt haben kann, Fremdkörper (Alter des Tieres!) oder Gift aufzunehmen (Angaben über Letzteres mit der gehörigen Skepsis zur Kenntnis nehmen). Beachtet werden müssen medikamentöse Behandlungen, besonders solche, die über längere Zeit durchgeführt worden sind mit Wirkstoffen, die bekanntermaßen zu Schleimhautreizungen führen.

STROMBECK und GUILFORD (1991) geben für die Katze 17, für den Hund nicht weniger als 41 Wirkstoffe und Wirkstoffkombinationen an, die zum Erbrechen führen können. Die wichtigsten sind Acetylsalicylsäure, Aminophyllin, Amoxicillin, Ampicillin, Bethnechol, Cephalexin, Chloramphenicol, Dichlorophen, Dichlorvos, Diethylcarbamazin, Digoxin, Dithiazinjodid, Ibuprofen, Levamisol, Lincomycin, Mebendazol, Meclofen, Neostigmin, Nitrofurantoin, Phenylbutazon, Phenytoin, Piperazin, Praziquantel, Primidon, Pyrantelpamoat, Pyrostigmin, Tetracycline, Thiacetarsamid, Toluene, Triamcinolon, Trimethoprim-Sulfadiacin.

Untersuchung

Patienten, bei denen Magen-(Darm-)Krankheiten vermutet werden, müssen einer gründlichen allgemeinen und speziellen Untersuchung unterzogen werden; zu unspezifisch sind die Symptome, als dass sie von vornherein sofort dem Magen zugeordnet werden können. Bei einer Behandlung auf Verdacht, oft noch mit wenig wirksamen Medikamenten, könnten sonst wichtige Erkrankungen anderer Organe oder Stoffwechselkrankheiten übersehen werden.

Die **Allgemeinuntersuchung** muss das Verhalten, den Ernährungszustand, die körperliche Entwicklung und Bemuskelung sowie Atmung, Temperatur und Pulsfrequenz berücksichtigen. Von besonderer Bedeutung ist der **Hydratationsgrad**. Die **spezielle Untersuchung** muss nahezu alle Organsysteme umfassen. Speziell beim Gastrointestinaltrakt soll man sich nicht nur auf die Bauchorgane beschränken, sondern bereits mit der Untersuchung der Mundhöhle beginnen. Die „Füllung" des Abdomens ist zu beachten, ferner ob evtl. Vorwölbungen im hinteren Thorax-/vorderen Bauchbereich bestehen. Es sei noch einmal betont, dass der leere oder „normal" gefüllte Magen des Hundes und der Katze vollständig innerhalb des Thorax liegt, so dass er nicht der Palpation zugänglich ist. Erst sehr starke Magenfüllung mit Futter, Flüssigkeit oder besonders Gas (etwa bei Torsio ventriculi) lässt den Magen hinter den Rippenbogen hervortreten. Schmerzhaftigkeit bei der Palpation ist selten mit Sicherheit dem Magen zuzuordnen. Auskultatorisch lassen sich bei leerem Magen kaum Geräusche vernehmen. Laute Peristaltik, evtl. mit spastischen Geräuschen verbunden, deuten auf eine akute Magen-(Darm-)Krankheit hin. Unbedingt sind die übrigen Bauchorgane zu palpieren, insbesondere der Darm, die Leber und die Pankreasgegend, bei weiblichen Tieren auch die Gebärmutter, bei Rüden die Prostata. Eine **rektale Untersuchung** darf nicht unterbleiben, ferner muss der Kot untersucht werden (Meläna bei Magen- oder Dünndarmblutungen).

Labordiagnostische Untersuchungen sind hauptsächlich erforderlich, um anderweitige Ursachen einer Magen-Darm-Erkrankung oder deren Folgen zu erkennen und zu behandeln. Die Zählung der Leukozyten kann Hinweise auf das Vorliegen einer viralen Infektionskrankheit (Leukopenie bei Parvovirose des Hundes, besonders aber der Katze) erteilen. Sie sollte daher bei schwerem akuten Erbrechen und Durchfall nicht unterbleiben. Eine Leukozytose wird bei bakteriellen Infektionskrankheiten, Endoparasitose mit Allgemeinstörung, Azidose, generell bei Entleerung des marginalen Leukozytenpools (Blutdrucksteigerung) gesehen. Leicht zu bestimmen und sehr aussagekräftig ist der Hämatokrit, unterstützt durch eine Bestimmung des Serum-Proteins. Beide sind erhöht bei größeren Verlusten von Flüssigkeit und damit auch Elektrolyten infolge starken Erbrechens und Durchfalls. Die beiden Merkmale zeigen damit recht empfindlich den Dehydratationsgrad des Patienten an. Man muss dabei jedoch folgende Einschränkungen berücksichtigen:

1. Welpen haben einen bis zur Hälfte (erste Lebenswochen) niedrigeren Hämatokritwert als erwachsene Hunde (und wahrscheinlich auch Katzen); auch der Serum-Proteinwert ist bei Welpen niedriger als bei Erwachsenen.
2. Eine vorausgegangene Anämie wird durch

Dehydratation und damit Hämokonzentration scheinbar normalisiert, so dass beim dehydrierten anämischen Patienten ein normaler Hämatokritwert erscheint.
3. Verlust von Erythrozyten und/oder Protein in den Magen-Darm-Trakt kann den Hämatokrit- und Serum-Proteinwert ebenfalls beeinflussen.

Das Differentialblutbild eines Patienten mit akuter Gastroenteropathie kann den damit verbundenen Stress widerspiegeln: Leukozytose mit relativer und absoluter Neutrophilie bei mindestens relativer Lymphozytopenie und relativer und absoluter Eosinopenie. Relative, meist auch absolute Lymphozytose kann bei chronischer Gastroenteropathie vorliegen und zeigt dann ein Überwiegen der „Widerstandsphase" (SELYE) an. Eine absolute Lymphozytose kann allerdings auch Hinweis auf eine maligne Hämoblastose (Lymphatische Leukämie) sein. Eosinophilie im akuten oder chronischen Zustand einer Gastroenteropathie deutet auf Endoparasitosen, Eosinophile Gastro(Entero)pathie oder Nahrungsmittelallergie hin, in Verbindung mit einer Lymphozytose (bei meist nur relativer Neutropenie) und Hyperkaliämie sowie Hyponatriämie auf Nebennierenrindeninsuffizienz (M. Addison). Die Abwesenheit dieser Veränderungen des Differentialblutbildes schließt diese Krankheiten jedoch nicht vollständig aus. Gastroenteropathien können mit erheblichen Blutverlusten einhergehen. Anfangs resultiert hieraus eine Hypovolämie ohne Veränderung von Hämatokrit oder Erythrozyten-Differentialbild, wenn der Blutverlust sehr groß ist. In der zweiten Phase folgt ein Absinken des Hämatokrit, ohne dass die Erythrozyten selbst sich verändern. Schließlich wird durch verstärkte Regeneration ein Anstieg „unreifer" Erythrozyten (Makrozyten, Normoblasten, polychromatischer Normozyten, vor allem aber Retikulozyten) beobachtet. Chronische Blutungsanämien ziehen dagegen durch Eisenverlust eine mikrozytäre hypochrome Anämie nach sich.

Ob weitere labordiagnostische Maßnahmen ergriffen werden müssen, entscheidet die klinische Untersuchung. Insbesondere wenn der Verdacht auf weitere Organkrankheiten nicht anderweitig ausgeschlossen werden kann, müssen weitergehende Untersuchungen angestellt werden. Diese umfassen die so genannten „Leberwerte" (beim Hund ALT, GLDH und AP, ggf. – bei Ikterus – Bilirubin, bei der Katze ALT und GLDH, ggf. ebenfalls Bilirubin als Suchtests, denen erforderlichenfalls weitere Untersuchungen folgen müssen), Serum-Harnstoff und – besser – Serum-Kreatinin sowie eine Harnanalyse, besonders Protein, spezifisches Gewicht und Harnsediment, zur Erkennung einer Erkrankung des Harnapparates, ferner Blutglukose, ggf. auch Harnglukose und Azetonkörper zur Erkennung einer Störung des Glukose-Fett-Stoffwechsels.

Eine akute Pankreatitis, die ebenfalls sehr häufig zu Erbrechen führt und mit Vorderbauchpalpationsschmerz einhergeht, kann beim Hund in 85 bis 90 % der Fälle durch die Bestimmung von cTLI, α-Amylase und Lipase, bei der Katze durch Untersuchung auf fTLI (Feline Trypsin-like Immunoreactivity), zusätzlich durch Ultraschalluntersuchung des Pankreas nachgewiesen werden.

Wertvolle Dienste leistet die Bestimmung der Serum-Elektrolyte einschließlich der Blutgasanalyse. Ständiges Erbrechen führt zum Verlust von Natrium, Kalium, Chlorid und besonders Säureionen, so dass eine Hyponatriämie, Hypokaliämie und Hypochlorämie folgen kann (aber keineswegs immer folgen muss) bei gleichzeitiger metabolischer Alkalose. Die Alkalose tritt besonders dann auf, wenn nur Magensaft, jedoch keine nennenswerten Mengen von Dünndarminhalt verloren gehen. Dies kommt besonders bei funktionellen oder anatomischen Pylorusverschlüssen vor. Wird dagegen Dünndarmsaft in größeren Mengen in den Magen hinein regurgitiert und mit dem Erbrochenen oder auch bei Durchfällen verloren, so kommt es sowohl zum Verlust von Säure- als auch von Basenionen, so dass beide im Blut erniedrigt sind, der Basenüberschuss (BE) jedoch ausgeglichen erscheint. Durch die durch das Erbrechen hervorgerufene Hypovolämie oder auch durch die Grundkrankheit selbst kann ein Kreislaufversagen mit der Folge einer metabolischen Azidose erfolgen. Die Vorgänge können sich also gegenseitig stark beeinflussen, weshalb die Laborergebnisse unter Zugrundelegung der klinischen Befunde interpretiert werden müssen.

Außerdem wird fast immer gleichzeitig eine große Menge von Bikarbonat mit Gallen- und Pankreasflüssigkeit verloren, so dass die Pufferkapazität im Blut vermindert ist. Da die Resorption im Darm gestört ist, geht Bikarbonat mit dem meist auftretenden Durchfall verloren. Gleichzeitig wird Bikarbonat in der Niere im Austausch zu Chloriden vermehrt rückresorbiert, wodurch die Hypochlorämie verstärkt wird. Kaliumionen werden mit Darminhalt und besonders über die Nieren verstärkt ausgeschieden.

Eine Hyperkaliämie bei gleichzeitiger Hyponatriämie ist sehr verdächtig für das Vorliegen eines Hypokortisolismus (Morbus Addison), der ebenfalls zum Erbrechen führt. Er wird durch Untersuchung von Serum-Kortisol und einen ACTH-Stimulationstest nachgewiesen (s. d.). Wertvolle Hilfe leistet die **Kotuntersuchung** auf Endoparasiten, die im Falle von Gastropathien in Verbindung mit Durchfällen zu den ersten Untersuchungsmaßnahmen besonders bei Jungtieren gehören sollte. Sofern nicht schon die grobsinnliche Untersuchung Aufschluss gibt (Meläna), soll eine Untersuchung auf okkultes Blut vorgenommen werden. Dazu ist allerdings die mindestens dreitägige Fütterung einer fleischlosen Diät erforderlich (bei der Katze bisweilen problematisch).

Der beim Menschen häufig durchgeführten Untersuchung des Magensaftes sind bei Hund und besonders Katze enge Grenzen gesetzt. Die Bestimmung des pH-Wertes im Erbrochenen lässt die Differenzierung Erbrechen (pH sauer) und Regurgitation (pH alkalisch) zu. Die Magensondierung erfordert großen Zeitaufwand und muss beim Hund oft, bei der Katze immer in Narkose durchgeführt werden. Dadurch wird die Sekretion des Magensaftes, je nach Narkotikum, erheblich positiv oder negativ beeinflusst (KUENTZLE 1983). Die mikroskopische Untersuchung des Magensaftes wird beim Hund und bei der Katze noch nicht regelmäßig durchgeführt. Es können bei Gastritiden und Ulzera Erythrozyten und Leukozyten, ferner Bakterien oder Parasiteneier (Ollulanus) und natürlich Futterbestandteile festgestellt werden.

Helicobacter spec. werden am besten durch **Gastroskopie** und Entnahme eines Bioptats oder einer Bürstenprobe untersucht. Der Erreger lässt sich durch Ausstrichtechnik und – sofern er Urease bildet – durch entsprechende Lösungen (beispielsweise Iatrox-Test) nachweisen. Neuerdings wird auch die Untersuchung mittels Atemgasanalyse durchgeführt.

Die **Röntgenuntersuchung** des Magens wie auch der übrigen Bauchorgane erfolgt als Übersichtsaufnahme i. d. R. zunächst in Rechtsseitenlage. Wenn möglich sollte der Patient vorher 12 Stunden gehungert haben. Der Magen wird beurteilt nach Größe, Form, Inhalt und Lokalisation. Lokalisation und Form sind abhängig auch von extragastralen Veränderungen. Der normale Magen liegt im intrathorakalen Teil der Bauchhöhle annähernd senkrecht mit leichter Richtungsänderung nach kaudoventral. Besonders die vergrößerte Leber lässt die ventral liegenden Anteile des Magens – Antrum und Pylorus – nach kaudal ausweichen, so dass der Magen in ventrokaudale Schräglage gerät. Auch intramurale raumfordernde Prozesse verändern die Lage und die Größe des Magens. In Rechtsseitenlage geröntgte Hunde und Katzen zeigen häufig eine Gasblase im Korpus (Aufhellung) und Flüssigkeit im Antrum (Verschattung); Linksseitenlage dagegen lässt das Gas ins Antrum aufsteigen. Der Pylorus erscheint häufig als kreisrunde Verschattung und darf nicht mit einem Fremdkörper oder Tumor verwechselt werden. Fremdkörper werden in der Leeraufnahme gesehen, wenn sie schattengebend sind, während kontrastarme Fremdkörper der Entdeckung entgehen. Vermehrte Flüssigkeits- oder Gasfüllungen lassen sich leicht erkennen. Die in der Leeraufnahme oft deutlich sichtbare Schleimhautfaltenbildung ist nicht immer ein krankhaftes Zeichen.

Um die Schleimhaut exakt darstellen zu können, sind Kontrastuntersuchungen erforderlich. Man unterscheidet **Negativ-, Positiv- und Doppelkontrastdarstellungen**. Zur Darstellung mit *negativem Kontrast* verwendet man als Medium Luft oder Kohlendioxid. Die Applikation erfolgt über eine Magensonde. Der Magen wird nun mäßig aufgeblasen (50 bis 400 ml Luft oder Gas). Auf diese Weise stellen sich intraluminale Fremdkörper leichter dar. Außerdem lässt sich die Magenwand, ihre Dicke und Struktur besser beurteilen.

Für die *positive Kontrastdarstellung* wird in der Regel Bariumsulfatbrei verwendet. Er gewährleistet eine gute Schleimhautdarstellung, sollte allerdings nicht verwendet werden, wenn perforierende Zusammenhangstrennungen im Magen-Darm-Trakt erwartet werden. ROOT u. Mitarb. (1969) empfehlen 8 bis 12 ml/kg KM bei kleinen Hunden und Katzen, während große Hunde 5 bis 7 ml/kg KM erhalten sollen. Die erste Röntgenaufnahme wird nach Füllung mit dem Kontrastmittel durchgeführt. Danach erfolgt am besten eine kontinuierliche Aufzeichnung, oder es müssen Serienaufnahmen gemacht werden. Normalerweise füllt sich das Duodenum etwa 5 bis 15 Minuten nach der Kontrastmittelgabe. Die Entleerung des Magens sollte nach einer bis vier Stunden beendet sein; durch Aufregung wie auch durch Anticholinergika kann die Entleerung verzögert sein. Acepromazin soll die Magenentleerung dagegen nicht beeinflussen (ZONTINE 1973). Im Übrigen spricht eine verzögerte Entleerung (keinerlei Weitergabe des Inhalts länger als 30 bis 45 Minuten) für Motalitätsstörungen oder, bei völlig sistierender Weitergabe des Inhalts in das Duodenum, für Obstruktionen des Pylorus oder Rückstauung aus dem Darm (Ileus). Mit Hilfe der Kontrastdarstellung lässt sich die Motilität des Magens gut beobachten. Hierzu ist allerdings die kontinuierliche Aufzeichnung erforderlich.

Unter *Doppelkontrastdarstellung* versteht man das Beibringen sowohl eines positiven (Bariumsulfatbrei, 30%ig) als auch eines negativen Kontrastmediums (Luft oder Kohlendioxid). Hierzu wird 1 ml Bariumsulfatbrei pro Kilogramm Körpergewicht gegeben und der Patient über den Rücken gerollt, so dass das Medium die gesamte Magenschleimhaut auskleiden kann. Danach erfolgt Insufflation mit Luft oder Gas über die Magensonde. Mit der Doppelkontrastdarstellung kann man Fremdkörper, auch solche, die keinen Röntgenkontrast ergeben, gut erkennen. Außerdem eignet sich die Methode gut zur Darstellung der Magenwand und der Schleimhaut sowie von Schleimhautdefekten (Haften des Kontrastmittels), Ulzera und Tumoren.

Eine wertvolle Bereicherung erfuhr die Diagnostik von Magenkrankheiten durch die Einführung von **flexiblen Gastroskopen**. Für die Kleintiermedizin eignen sich Geräte von 60 bis 120 cm Länge, einem Durchmesser von 5 bis 11 mm mit Geradeausoptik. Das Gerät sollte unbedingt einen Arbeitskanal zur Entnahme von Biopsieproben oder zytologischen Proben sowie zur Durchführung von Spülproben enthalten. Eine wesentliche Erleichterung bei der Durchführung bieten Endoskope mit einer steuerbaren Beweglichkeit der Spitze in allen Richtungen, wobei in einer Richtung eine Beugung um mindestens 180° möglich sein soll. Beim Kauf sollte man sich vergewissern, dass das „Raster" nicht zu grob ist und keine Faserbrüche oder blinde Flecken enthält (evtl. Wassereinbruch).

Zur **Endoskopie** müssen die Tiere grundsätzlich in Narkose gelegt werden. Man führt das Endoskop unter Luftinsufflation in den Magen ein, dessen Lumen leicht aufgeblasen wird. Mit der Geradeausoptik erkennt man bald das Antrum an der stärkeren Faltenbildung in Richtung auf den Pylorus. Liegt der Patient in Brustlage, so findet man das Antrum, indem man die Optik leicht nach links, also gegen die rechte Körperwand des Patienten, dreht. Weitere Biegung des Endoskops nach links und schließlich retrograd macht die Incisura angularis sichtbar, und Endoskopstellung bei 180° lässt schließlich die Kardia und damit das Endoskop selbst sichtbar werden. Dreht man das Endoskop nach rechts, so wird bei Brustlage des Patienten die Curvatura major mit der Schleimhaut des Korpus und des Fundus sichtbar. In Rückenlage gestalten sich die Verhältnisse umgekehrt; dabei sind Antrum und Pylorus meist besser sichtbar, da Magensaft und Futterreste dann in den Fundus absinken.

Den besten Einblick in Antrum und Pylorus erhält man in Linksseitenlage. Antrum und Pylorus befinden sich dann oben. In dieser Lage kann man das Gerät auch am besten in das Duodenum weiterschieben.

In den weitaus meisten Fällen erscheint die Magenschleimhaut unauffällig. Zahl und Größe der Schleimhautfalten hängen wesentlich vom Füllungszustand des Magens ab. Man blase beim Verdacht auf verstärkte Faltenbildung den Magen etwas stärker auf; normale Falten verstreichen dann weitgehend. Erosionen lassen sich endoskopisch gut erkennen, besonders gut Ulzera. Auch Wandverdickungen infolge tumoröser oder leukotischer Infiltration können gut diagnostiziert werden. Fremdkörper liegen häufig im Antrum vor dem Pylorus, wo sie festgehalten werden. Es ist daher bei Verdacht erforderlich, möglichst bis vor den Pylorus vorzudringen. Eventuell ist ein Parasympatholytikum nötig. Umfangsvermehrungen des Pylorus und der Kardia können besonders gut während der peristaltischen Kontraktionen beobachtet werden.

Mit Hilfe der **Gastroskopie** lassen sich sehr gut Biopsien durchführen. Man sollte mindestens je eine Probe aus jedem Magenabschnitt entnehmen (Fundus, Korpus, Antrum und Pylorus), besser mehrere. Mehrere Proben müssen in jedem Falle aus verdächtigen Abschnitten gewonnen werden. Bei Ulzera, die malignomverdächtig sind, nimmt man die Proben vom Rande der Veränderung, keineswegs aber aus dem wesentlich dramatischer veränderten Zentrum, das lediglich Zelltrümmer und Eiterzellen enthält. Die Biopsieproben werden sofort in Fixationsmittel überführt und an eine Untersuchungsstelle gesandt. Für die Entfernung von Fremdkörpern dürfen Biopsiezangen nicht verwendet werden; hierfür sind spezielle Fasszangen erforderlich, die zum Endoskop passen müssen.

Auf die Entnahme von Proben und die Untersuchung auf Helicobacter sowie auf die Problematik der Interpretation wurde bereits hingewiesen.

8.2.4.3 Gastritis acuta

Definition: Akute, d. h. kurzzeitig bestehende, Entzündung der Magenschleimhaut. Die akute Gastritis kann per se im Magen selbst ihren Ursprung nehmen (primäre Gastritis) oder Folge einer Reihe extragastraler Primärkrankheiten sein (sekundäre Gastritis).

Ätiologie:

Primäre Gastritis:
Infektionserreger
    Staupe
    Parvovirose
    Helicobacter (?)
Endotoxine
Enterotoxine
Mykotoxine
zahlreiche Exotoxine
    Pflanzentoxine
    Chemikalien
    Medikamente
Fremdkörper
Allergene

Sekundäre Gastritis:
Urämie
akute und chronische Hepatopathien
Hyperadrenokortizismus
Kreislaufversagen
Stresszustände
disseminierte intravasale Koagulation
Dünndarmobstruktion
akute Pankreatitis, Pankreasnekrose
bakterielle Infektionserreger
    Candida (äußerst selten)
    Streptokokken
    Enterobacter
    Bacteroides
    Actinomycetes

Definition: Akute Entzündung der Magenschleimhaut einschließlich katarrhalischer Entzündung und ödematöser Schwellung unterschiedlicher Ätiologie.

Ätiologie: *Primäre Gastritis:* Hierbei wirkt das ursächliche Agens direkt auf die Magenschleimhaut ein. In die Gruppe der auslösenden Faktoren einer primären Gastritis gehören Infektionserreger (*Parvovirus felis, P. canis*, Staupeviren, möglicherweise andere Viren; Streptokokken, Corynebakterien, Enterobakterien, Bakteroides, Spirochäten; Candida, Actinomyces), Bakterientoxine (Enterotoxine), Fremdkörper, chemische Agentien (Blei, Thallium, Pflanzengifte), Medikamente (Acetylsalicylsäure, Digitalisglykoside, Phenylbutazon, Indomethazin, Kortikosteroide, Zytostatika), Allergene (Futter), orale Aufnahme von Schnee, zu heißer Nahrung, Säuren oder Laugen.

Sekundäre Gastritis: Bei zahlreichen Allgemeinkrankheiten kommen in deren Verlauf Gastritiden zur Entwicklung: Urämie, Hepatopathie, Hyperadrenokortizismus, Kreislaufschock, Stress.

Pathogenese: Die wichtigste Barriere gegen die Rückdiffusion und Schädigung der Magenschleimhaut besteht in der Mukosazellschicht, während die den Mukosazellen aufliegende Schleimschicht nur geringgradige Pufferkapazität aufweist und von der Säure leicht zu penetrieren ist. Wenn die intakte Mukosa durch eines oder mehrere der o. a. Agentien geschädigt wird, fällt die Diffusionssperre für die Säureionen weg. Damit kann die Salzsäure in die Zellen penetrieren, so dass sie sehr rasch zerstört werden. Es folgt die Degranulation der in Lamina propria und Submukosa enthaltenen Mastzellen, so dass deren biogene Amine, besonders Histamin, freigesetzt werden. Dies führt zur Hyperämie und Permeabilitätssteigerung der Blutgefäße mit nachfolgendem Ödem. Damit ist die Gastritis manifest. Die Arrosion von Blutgefäßen durch den Magensaft lässt Blut ins Magenlumen austreten, so dass die Gastritis blutig werden kann (Gastritis haemorrhagica acuta). Der Blutfarbstoff kann als Meläna bei stärkeren und als okkultes Blut bei geringeren Blutungen im Kot nachgewiesen werden. Schwere Blutungen können einen hämorrhagischen Kreislaufschock nach sich ziehen, der zu einer Schleimhautischämie des Magen-Darm-Trakts führt und eine weitere Selbstschädigung der Schleimhaut verursacht. Weiter werden durch die ins Gewebe gelangte Säure Nerven erregt, wodurch spastische Kontraktionen der Magenmuskulatur ausgelöst werden (Magenspasmen, Magenkrämpfe).

Durch den stark sauren pH-Wert des Magens können sich oral aufgenommene Bakterien nicht vermehren. Es kann allenfalls zu einer sekundären Besiedlung nach andersartiger Vorschädigung kommen. Viren dagegen führen über eine Generalisierung u. a. auch zur Infektion des Magens und damit zur Gastritis. Toxine wirken örtlich; dies gilt auch für Medikamente. Gut untersucht ist die schädigende Wirkung der Salicylate. Sie dringen im sauren pH-Wert des Hundemageninhalts, nicht dissoziiert, schnell in die Mukosazellen ein. Im höheren intrazellulären pH dissoziieren sie und können die Zelle nicht mehr verlassen; es resultieren steigende Zellkonzentrationen, Kristallisation in feinen spitzen Kristallen, Verletzung der Zelle und Nekrose. Über eine erhöhte Rückdiffusion von Wasserstoffionen wird Histamin frei, das wiederum über eine Vagusstimulation zu erhöhter Motilität und Magensaftsekretion führt. Unter der Magensafteinwirkung werden tiefere Schichten einschließlich der Blutgefäße zerstört, wodurch Blutungen entstehen. Auch andersartige ständige Stimulation der Säureproduktion (Hyperazidität), wie sie bei hohem Histaminspiegel (Mastzelltumoren) oder Gastrinüberschuss (Zollinger-Ellison-Syndrom) vorkommt, kann zu Gastritiden führen. Durch Reflux von Duodenalinhalt, in dem die Gallensäuren als Detergentien am aktivsten sind, werden ebenfalls Gastritiden ausgelöst. Dabei spielt die Entkleidung der Schleimhaut vom schützenden Schleim, wie sie nach Ischämien des Magen-Darm-Kanals etwa infolge Schocks auftritt, eine wichtige prädisponierende Rolle. Die lokalen Ischämien selbst, die sowohl durch örtliche Kreislaufstörungen als auch unter Einwirkung des Sympathikus und der Katecholamine entstehen, führen ebenfalls zur Schleimhautnekrose mit den Folgen, die aus der Selbstverdauung resultieren.

Pathogenese: Bei Nierenkrankheiten mit Azotämie wird Harnstoff in den Magen ausgeschieden, wo er von der Urease der Mukosazellen, bei Regurgitation von bakterienhaltigem Darminhalt auch von der Bakterienurease zu Ammoniak gespalten wird. Ammoniak wirkt als starkes Zellgift. Die Gastritis wird gefördert durch die bei chronischer Niereninsuffizienz vorkommende sekundäre Hypergastrinämie – die Nieren metabolisieren normalerweise Gastrin; bei Niereninsuffizienz ist es daher erhöht. Durch die Hypergastrinämie wird vermehrt Magensaft sezerniert. Zusammen mit dem aus dem Harnstoff gebildeten Ammoniak schädigt es die Magenschleimhaut.

Zusätzlich kommt es bei chronischer Niereninsuffizienz zum sekundären Hyperparathyreoidismus mit Hyperphosphatämie und bisweilen zumindest zeitweilig zur Hyperkalzämie (Erhöhung des ionisierten Kalziums). Dabei kann sich Kalziumphosphat bilden. Es diffundiert ins Interstitium, wo es den pH-Wert ansteigen lässt. Bei höherem pH fällt es aus. Dies führt zur Mineralisation des Gewebes, die auch in anderen Organen als dem Magen (besonders der Lunge) gefunden wird.

Akute und chronische Hepatopathien verursachen auf unterschiedliche Weise Gastritiden. Bei akuten Leberkrankheiten – beim Hund selten, aber immer noch häufiger als bei der Katze auftretend – kommt es durch disseminierte intravasale Gerinnung und daraus resultierender Verbrauchskoagulopathie zu Magenblutungen, die oft schwer zu beherrschen sind. Seltener bei akuten Hepatopathien ist der Mangel an Gerinnungsfaktoren auf Synthesestörungen zurückzuführen. Dies ist öfter bei chronischer Hepatopathie in fortgeschrittenen Stadien der Fall. Die chronisch kranke Leber ist darüber hinaus nicht in der Lage, Histamin und Gastrin ausreichend dem Portalblut zu entziehen. Damit werden weitere Faktoren zur Entstehung von Gastritiden im Blut vermehrt angetroffen.

Allgemeine Infektionskrankheiten und Sepsis führen zur Hyperazidität durch den Einfluss von Endotoxinen und Katecholaminen, die durch das Stressphänomen freigesetzt werden. Dadurch kommt es zur Gefäßkonstriktion im Splanchnikusgebiet, wodurch die Blutzirkulation beeinträchtigt wird und unter der durch die Ischämie entstehenden Hypoxie eine Freisetzung von Histamin eine örtliche Gefäßerweiterung sowie eine erhöhte Kapillarpermeabilität mit Ödem, Blutung und Proteinverlust entsteht.

Klinisches Bild: Primäres Symptom der akuten Gastritis ist das Erbrechen, das durch Futter- oder Wasseraufnahme ausgelöst werden kann. Oft aber wird jedes Futter, nicht aber Wasser, verweigert. In diesen Fällen treten Würgebewegungen seltener auf; dabei wird Schleim mit Duodenalinhalt, nicht selten mit Blutspuren, ausgewürgt. Das Allgemeinbefinden ist nur in schweren Fällen gestört. Schmerzreaktionen sind unsicher. Oft werden Speicheln, Zittern, Polydipsie, selten Fieber beobachtet. Als Folgen treten die Symptome der Hämokonzentration mit Elektrolytverschiebungen (besonders metabolische Alkalose) auf.

Durch die intravasalen Volumenverluste kommen Dehydratationen unterschiedlicher Grade zustande, die selbst zu Kreislaufinsuffizienz führen können.

Bei Magenblutungen ist das Erbrochene beim Hund und wahrscheinlich auch bei der Katze dann blutig, wenn es auf den nüchternen Magen erfolgt, da beim Hund (und der Katze?) bei leerem Magen kein Magensaft sezerniert wird. Dagegen ist es „kaffeesatzartig", also denaturiert, wenn der Vomitus nach Futteraufnahme geschieht.

Diagnose: Die klinischen Symptome allein reichen in der Regel nicht für eine sichere Diagnose aus. Allerdings ist eine endgültige Sicherung in leichten Fällen auch nicht erforderlich. Die Palpation des Magens ist wegen dessen intrathorakaler Lage nur unvollkommen möglich. Röntgenologisch lassen sich Fremdkörper, mit Kontrastmitteln bisweilen Ulzera darstellen. Labordiagnostisch werden andere Organkrankheiten (Leber, Pankreas, Niere) ausgeschlossen. Von Bedeutung für die Folgen dauernden Erbrechens sind Hämatokrit, Leukozytenzahl, BSR, Elektrolythaushalt, Blutgasanalyse. Wertvolle Dienste kann in Zweifelsfällen die Gastroskopie mit Biopsie leisten. Sonst muss man sich mit der Verdachtsdiagnose begnügen.

Differentialdiagnose: Es kommen alle zum Erbrechen führenden Krankheiten in Frage (siehe Ätiologie des Erbrechens).

Prognose: Sie ist ganz wesentlich abhängig von der Beeinflussbarkeit der Grundkrankheit. Primäre akute Gastritiden sind im Allgemeinen günstig zu beurteilen und heilen mit der Grundkrankheit oder nach Abstellen der Ursache spontan ab.

Therapie

Akute primäre Gastritiden sind oftmals selbstlimitierend und heilen spontan nach Beseitigung der Ursache. In schweren Fällen ist jedoch eine Behandlung erforderlich. Dies gilt auch für viele sekundäre Gastritiden. Folgende Maßnahmen sind durchzuführen:

1. Diätetik: 24 bis 48 Stunden hungern lassen. Dadurch werden die Magensäureresektion herabgesetzt, das Erbrechen vermindert, die Motilität und der duodenogastrale Reflux vermindert. Die Eingabe von Eisstückchen kann vorteilhaft sein; häufig belecken sie zumindest Hunde auch spontan. Im folgenden werden mehrmals täglich kleine Portionen rohfaserarmer (epithelschonender, sekretions- und motilitätshemmender), kohlenhydratreicher (sekretionshemmender) Nahrung verabreicht. Am besten geeignet ist gekochter Reis, dem fünf bis zehn Prozent Traubenzucker (kein Rohrzucker) zugefügt wird. Fleisch soll wegen der sekretionsfördernden Wirkung vermieden werden, was aber besonders bei Katzen schwierig sein kann. Besser als Fleisch sind dann Milchprodukte geeignet, die die Magensaftsekretion nicht so stark anregen. Kommerzielle Diäten sind ebenfalls möglich. Nach einigen Tagen ist dann langsam, also in kleinen Portionen, auf normale Nahrung umzustellen.

Bei Allergien ist eine so genannte „Verdrängungsdiät" anzuwenden: Man gibt vier bis sechs Wochen lang gekochten Reis (ein Teil) mit einem Eiweißträger (drei Teile), den der Patient bisher noch nicht erhalten halten; man muss sich dabei auf den Vorbericht stützen. Früher war als Proteinquelle häufig

Schaffleisch geeignet; seit einiger Zeit wird aber gerade Schaffleisch als angeblich „gering allergenes" Futtermittel häufig gefüttert. Seither bestehen auch Allergien gegen Schaffleisch. Wenn innerhalb des Probefütterungszeitraums keine Symptome aufgetreten sind, kann jeweils eine Woche das frühere Futter probeweise gegeben werden, um die Allergie nachzuweisen.

2. Parasympatholytika *(Anticholinergika)* setzen die Motorik und das Erbrechen herab und vermindern die Magensaftsekretion. Sie dürfen nicht gegeben werden, solange sich noch Futter im Magen befindet, da dann der Sekretionsreiz nur verlängert würde und andererseits das keimhaltige Futter verlängert im Magen liegen bliebe. Auch bei leerem Magen sollten Parasympatholytika nur kurzfristig und dann besser nicht per os, sondern intravenös oder rektal gegeben werden. Sie sind dann sinnvoll einzusetzen, wenn trotz diätetischer Maßnahmen schmerzhafte Spasmen auftreten. Ihr Wert bei gleichzeitiger Enteritis ist fraglich. Wirkstoff: Butylscopolamin, 0,5 bis 0,8 (bis 2,0) mg/kg KM, dreimal täglich. Besser geeignet zu sein scheint Pirenzepin, das nur geringgradige sympatholytische Eigenschaften aufweist (UNGEMACH 1997). Die vorläufige Dosis beträgt zweimal täglich je 0,5 mg/kg KM p. o.

3. Prostaglandinhemmer: Prostaglandine vermindern die Magensäuresekretion durch Hemmung der Adenylatzyklase-Aktivität und dadurch der cAMP-Produktion. Gibt man Prostaglandinanaloga, wie Misoprostol, so wird die Magensaftsekretion vermindert. Dosis: 2 bis 5 µg/kg KM p. o., dreimal täglich.

4. H_2-Antagonisten: Histaminanaloga vom H_2-Typ hemmen die H_2-Rezeptoren und vermindern so die Säuresekretion. Geeignet sind Cimetidin, 5 bis 10 mg/kg KM, drei- bis viermal täglich p. o., oder Ranitidin, beim Hund 0,2 bis 2, bei der Katze 2 bis 4 mg/kg KM p. o., zwei- bis dreimal täglich, oder Famotidin, 0,5 mg/kg KM p. o., zweimal täglich, oder Omeprazol (Hemmung der Protonenpumpe), 0,5–1 mg/kg KM p. o., einmal täglich.

5. Antazida: Sie sind nur wirksam, wenn eine Hyperazidität besteht oder wenn die Magensäure wegen einer akuten Gastritis oder eines Ulkus abgepuffert und der pH-Wert erhöht werden soll. Sie müssen in der Regel mehrfach am Tag gegeben werden, anderfalls entsteht durch Anregung der Gastrinsekretion der gegenteilige Effekt. Geeignet sind Natriumbikarbonat, 50 mg/kg KM p. o., drei- bis sechsmal täglich; Aluminiumhydroxid, 10 mg/kg KM dreimal täglich p. o., Magnesiumaluminiumsilikat, Aluminiumhydrogenkarbonat, 10 mg/kg KM p. o., dreimal täglich, Natriumbikarbonat, 50–100 mg/kg KM p. o., sechsmal täglich, Magnesiumhydroxid, 10–20 mg/kg KM p. o., drei- bis viermal täglich, Sucralfat, 20–40 mg/kg KM p. o., zweimal täglich.

6. Wasser-Elektrolyt-Substitution: Durch das Erbrechen werden besonders Chlor-, Kalium- und Säureionen, weniger Natriumionen verloren. Durch vermehrtes Trinken von – elektrolytarmem – Wasser kommt dann auch eine Natriumverdünnung zustande. Im Blutserum lassen sich am besten Verschiebungen von Chlor, Natrium und H^+ beurteilen, Kalium dagegen sehr ungenau, da sich das weitaus meiste Kalium intrazellulär befindet und daher das Serum-Kalium nur ungenau die Gesamtsituation darzustellen vermag. Wenn besonders Magensaft verloren gegangen ist, wird 0,9 %ige Kochsalzlösung je nach Dehydratationsgrad gegeben. Der Lösung sollte man 5 mmol K/l Infusionslösung hinzugeben. Im übrigen richtet sich die Substitution nach den Serum-Elektrolyten. Dies gilt insbesondere auch für den Säure-Basen-Haushalt. Siehe auch Kap. 8.1.6. „Durchfall".

7. Antibiotika: Bei akuten Gastritiden sind sie, besonders wenn der pH-Wert des Magensafts sauer reagiert – außer womöglich bei Helicobacter-Infektionen –, sinnlos. Wenn jedoch durch Hypazidität oder/und Aufstieg von Darminhalt eine bakterielle Besiedlung besteht oder eine Sepsis vorliegt, sind Antibiotika zu geben. Geeignet sind Aminoglykoside, Chloramphenicol, Breitspektrumpenicilline, ferner Trimethoprim-Sulfonamide. Am sichersten ist die Gabe nach Antibiogramm.

8. Kortikosteroide: Sie sind wirksam bei allergischen Gastritiden. Auch bei Schocksymptomatik werden sie kurzfristig in hohen Dosen gegeben (Prednisolon 15 bis 30 mg/kg KM parenteral, am besten intravenös, eventuell intramuskulär, jedoch nicht subkutan oder per os). Im übrigen werden durch Kortikosteroide die Magensäuresekretion und die Ulkusbereitschaft gefördert, weshalb sie bei akuten Gastritiden nur streng indiziert gegeben werden sollen.

9. Dopamin-D2-Antagonisten: Sie hemmen in der Area postrema die Dopamin-D2-Triggerzone und erhöhen im oberen Gastrointestinaltrakt die Motilität. Am häufigsten verwendet wird Metoclopramid, 0,1–0,3 (-0,5) mg/kg KM i. v., i. m., s. c., p. o., dreimal täglich, ferner Domperidon, 0,3–0,5 mg/kg KM i. v., i. m., p. o., dreimal täglich.

10. Karminativa: Sie sind entbehrlich.

8.2.4.4 Gastritis chronica

Definition: Chronische Gastritiden können eingeteilt werden in oberflächliche und tiefe, ferner in atrophische, hypertrophische, eosinophile, hämorrhagische und ulzeröse, weiterhin in exsudative. Die Übergänge sind häufig fließend. In der Humanmedizin werden als Gastritis A die auf Korpus und Fundus beschränkten allergischen Reaktionen, als Gastritis B die durch Helicobacter verursachten Entzündungen und als Typ C die Refluxgastritis bezeichnet. Intra vitam (und offensichtlich auch post mortem) werden chronische Gastritiden bei Hund und Katze nur selten exakt diagnostiziert, d. h. durch histologische Untersuchung eines Bioptats, so dass über das gesicherte Krankheitsbild überraschend wenig bekannt ist.

Ätiologie: Die Ursachen chronischer Gastritiden bleiben häufig unklar. Verdächtigt werden genetische Faktoren, Nieren-, Leber- und Pankreaskrankheiten, Allergien einschließlich Autoimmunopathien, wobei chronische Gastritiden durch Sensibilisierung gegen Magensaft experimentell ausgelöst werden konnten, ferner duodenogastraler Reflux, ein längere Zeit im Magen liegender Fremdkörper (einschließlich Haarballen). Seit einigen Jahren werden *Helicobacter* spec. auch bei Hund und Katze als Ursachen diskutiert.

Pathogenese: Durch experimentelle Untersuchungen konnte nachgewiesen werden, dass der Hund gegenüber Magensaft, der parenteral zugeführt wird, sensibilisiert werden kann (KROHN und FINLAYSON 1973). Ob die Sensibilisierung auch spontan vorkommt, ist nicht bekannt. Auch die exsudative Gastropathie wird offensichtlich durch immunmediierte Vorgänge ausgelöst. Nahrungsallergene vermögen Immunopathien nach dem Arthus-Phänomen auszulösen. Durch erneute Aufnahme des Allergens nach der Sensibilisierung kommt es zur Bildung von Immunkomplexen, der Aktivierung von Komplement und Infiltration durch neutrophile Granulozyten und Mastzellen, aus denen infolge der Phagozytose der Immunkomplexe Entzündungsmediatoren und lysosomale Enzyme freigesetzt werden. Die Folgen sind entzündliche Ödeme, Hyperämien, Hämorrhagien und Ulzera.

Hepatopathien und Nephropathien führen zum Teil durch die verminderte Verstoffwechselung und Ausscheidung von Histamin und Gastrin, möglicherweise auch durch Blutdruckerhöhungen im Splanchnikusgebiet, zu chronischen Gastritiden. Mastzelltumoren produzieren vermehrt Histamin. Dieses führt durch Gastrinhypersekretion zur Hyperazidität mit der Folge von Gastritiden und Magenulzera.

Die Regurgitation von Dünndarminhalt in den Magen scheint in geringen Mengen beim Hund (und möglicherweise auch bei der Katze) physiologisch zu sein; die Menge erhöht sich nach der Futteraufnahme (und offenbar auch bei der Endoskopie nach Luftinsufflation in den Magen). Unter dem Einfluss des alkalischen, gallehaltigen Duodenalsafts kommt eine chemische Schädigung der Magenschleimhaut zustande. Das außerdem im Duodenalsaft enthaltene Lysolezithin löst die Zellmembranen auf. Die normalerweise geringen Refluxmengen werden durch den sauren Magensaft neutralisiert. Sind die Mengen jedoch erhöht oder besteht eine Sekretionsstörung im Magen, so reicht die Pufferkapazität nicht aus, und die oben beschriebenen Schädigungen der Magenschleimhaut können manifest werden. Diese Rückflüsse müssen daher durch Behandlung der Peristaltik beeinflusst werden.

Die Pathogenese der *Helicobacter-Infektion* ist bei Hund und Katze noch nicht gesichert. Bei beiden Tierarten wurden 13 verschiedene Arten nachgewiesen, darunter recht häufig *H. heilmannii* und *H. felis* (JENKINS und BASSET 1997). Wird der Erreger per os aufgenommen, so kann er kurzfristig im sauren Magenmilieu überleben. Er dringt dann in die Magenschleimhaut ein. Dazu muss er mit Hilfe seiner Beweglichkeit den Magenschleim durchwandern und heftet sich dann an der Magenschleimhaut an. Um in der sauren Umgebung zu überleben, bildet er mit Hilfe der Urease aus Harnstoff Bikarbonat und Ammoniak, die den sauren Magensaft neutralisieren. Dabei besteht eine besondere Vorliebe für die Schleimhaut des Antrums, von wo aus auch die übrigen Magenregionen erfasst werden können. Hier entsteht eine – möglicherweise zumindest teilweise autoimmune, teilweise auf die Bakterienurease und -zytotoxine zurückzuführende – Gastritis mit lymphatischen und plasmazellulären Infiltraten in der Lamina propria, zum Teil auch begleitet von eosinophilen Granulozyten. YAMASAKI u. Mitarb. (1998) fanden jedoch keine Unterschiede in der Prävalenz des Befalls mit Spirillen im Magen klinisch auffälliger und klinisch unauffälliger Hunde und Katzen.

Bei *chronischer atrophischer Gastritis* wird vermindert Magensaft sezerniert. Es kommt zur Infiltration durch Entzündungszellen und Lymphozyten. Die Mukosa und die versorgenden Blutgefäße sind dünner, die Mukosa- und die Drüsenzellen flacher. Die Folgen sind verminderte Sekretion vorwiegend von Salzsäure und Pepsin. Beide sind jedoch nicht essentiell für die Verdauungsvorgänge, so dass keineswegs eine Verdauungsinsuffizienz größeren Ausmaßes resultiert, wie früher angenommen wurde; eine Substitution aus diesem Grund ist daher nicht erforderlich. Dagegen kann unter dem Säuremangel die Bakterien- und Pilzflora in Magen (und dann auch im Dünndarm) überhand nehmen, so dass hieraus infektiöse Entzündungen resultieren können. Eine Vitamin-B_{12}-Mangelanämie (perniziöse Anämie), wie sie beim Menschen vorkommt, wird bei Hund und Katze jedoch nicht beobachtet. Die beim Menschen mit Achlorhydrie gehäuft auftretenden Magenkarzinome werden ebenfalls nicht vermehrt gesehen.

Die *chronische hypertrophische (und hyperplastische) Gastritis* soll teilweise eine erbliche Komponente aufweisen; dafür sprechen Rassedispositionen, die etwa für den Basenji, Zwergpudel, Shi Tzu und Lhasa apso nachgewiesen sind. Auch die chronische Applikation von Azetylsalizylsäure führt zur Hypertrophie. Entleerungsstörungen des Magens, Fremdkörper einschließlich der bei Langhaarkatzen nicht selten anzutreffenden Pilobezoare vermögen über den Füllungsreiz zu vermehrter Gastrinsekretion führen. Dadurch wird neben verstärkter Magensaftsekretion ein Wachstumsreiz auf die Schleimhaut ausgelöst. Bei der hypertrophischen und hyperplastischen Form der chronischen kommt es zur Verdickung der Schleimhaut mit erheblicher Faltenbildung, die bei der endoskopischen Luftinsufflation nur unvollständig verstreicht. Während bei der Hypertrophie die einzelnen Zellen vergrößert, ihre Zahl aber nicht vermehrt ist, wird bei der Hyperplasie eine Vermehrung der Zellzahl beobachtet. Die Formen können nur histologisch voneinander getrennt werden. Die Veränderungen werden besonders im Pylorusbereich gefunden. Diese Umfangsvermehrungen können zur Einengung des Pylorus und damit zur sekundären Überfüllung des Magens führen, wodurch wiederum der Füllungsreiz ausgelöst und damit erneut vermehrt Gastrin sezerniert wird.

Die *eosinophile Gastritis* dürfte zumindest in einem Teil der Fälle allergischen Ursprungs sein, wobei sowohl Nahrungs- als auch Parasitenantigene in Frage kommen. In manchen Fällen sind die Veränderungen allerdings örtlich im Magen in Form von balkenförmigen Umfangsvermehrungen anzutreffen, deren Ursache unklar ist.

Die *hämorrhagischen Gastritiden* können als Folge einer chronischen Niereninsuffizienz entstehen. Dabei wird Harnstoff vermehrt in den Magen-Darm-Kanal ausgeschieden und durch Urease in Ammoniak umgewandelt. Ammoniak führt als Zellgift zu den hämorrhagischen Veränderungen im Magen, wobei durch die sekundäre Hypergastrinämie noch weitere pathogenetische Faktoren hinzukommen. Weiterhin werden hämorrhagische Gastritiden als Folge von disseminierter intravasaler Gerinnung sowie von örtlich schädigenden Substanzen (etwa Salizylate) ausgelöst. Hämorrhagien müssen jedoch auch an Tumoren und Ulzera anderer Genese, etwa durch Kortikosteroide, denken lassen.

Klinisches Bild: Im Vordergrund stehen unregelmäßiges Erbrechen, Anorexie (Inappetenz), Gewichtsverlust, der teilweise auf Dehydratation zurückzuführen ist, aregenerative (jedoch nicht perniziöse) Anämie. Die Symptome können alle gleichzeitig auftreten, meistens werden sie jedoch nur einzeln beobachtet. Das Erbrochene ist oft wässrig, hat

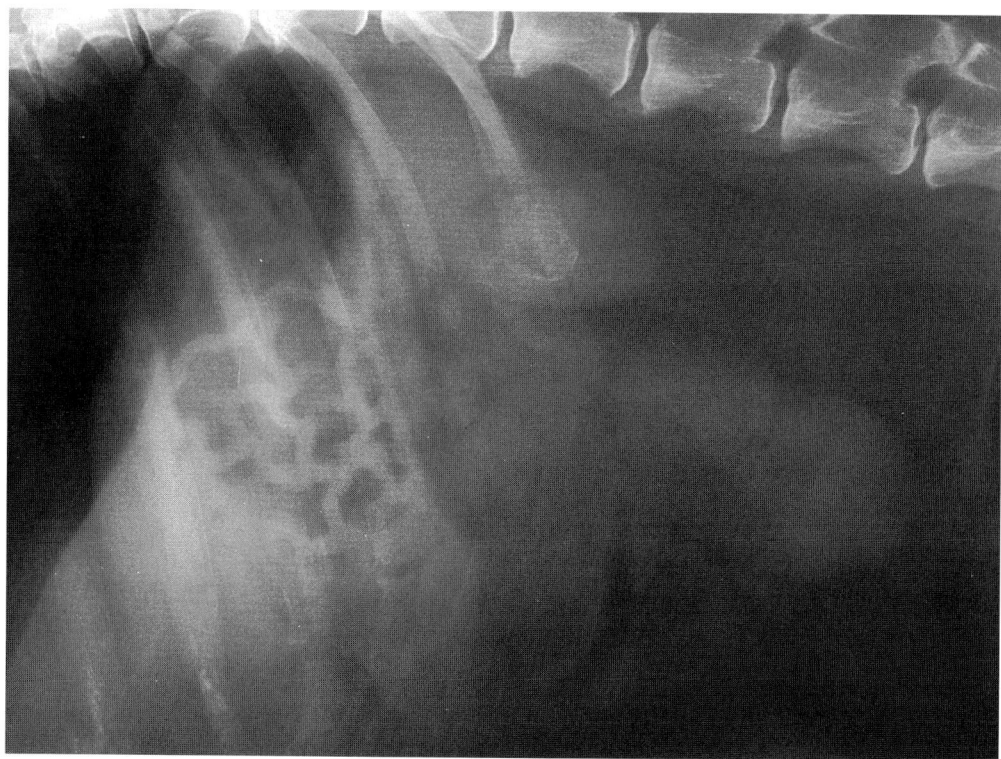

Abb. 8.39. Befund wie bei Magenschleimhauthypertrophie (→), muss durch Biopsie abgesichert werden! → rechte Niere; → linke Niere: Pendelniere (Zufallsbefund).

bei atrophischer Gastritis einen pH-Wert von über 3, ist bei duodenalem Reflux gelblich. Tritt es nach der Futteraufnahme auf, so fällt häufig die schlechte Verdauung auf. Hämatemesis wird selten gesehen, häufiger schon Meläna bei Magenblutungen.

Die Krankheit wird klinisch – wie auch die akute Gastritis – häufig vermutet, jedoch selten exakt diagnostiziert. Bei der Sektion soll sie öfter übersehen werden, da makroskopische Veränderungen nicht auffällig sind. Die Dunkelziffer scheint daher relativ groß zu sein.

Inwieweit Helicobacter-Infektionen bei Hund und Katze zu klinischen Symptomen führen, wird noch kontrovers diskutiert. Nach eigenen Beobachtungen scheint ein Teil der Infektionsfälle mit, ein anderer ohne Symptome einherzugehen; inwieweit die Symptome jedoch tatsächlich auf die Helicobacter-Infektion zurückzuführen sind, ist Gegenstand von Diskussionen. Eine zweifelhafte Sprache sprechen Beobachtungen, nach denen bei erfolgreicher Behandlung der Infektion auch die Symptome in vielen, jedoch nicht allen Fällen verschwinden. Die der Helicobacter-Infektion zugeschriebenen Symptome sind chronisches Erbrechen, Durchfall, Anorexie, Gewichtsverlust, bisweilen Fieber.

Diagnose: Die klinischen Symptome – besonders intermittierendes Erbrechen, Anorexie – weisen zwar die Richtung, sind aber keineswegs pathognomonisch. Gleiches gilt für labordiagnostische Untersuchungsergebnisse. Unregelmäßig gefunden werden Hämokonzentration und Hyperproteinämie bei Dehydratation (öfter bei akuter Gastritis), häufiger hingegen aregenerative (oder bei massiven Blutungen auch regenerative) Anämien und bei exsudativer Gastropathie Hypoproteinämie, wobei alle Elektrophoresefraktionen betroffen sind. Eosinophilie kann, muss aber nicht bei eosinophiler Gastritis (Gastroenteritis) vorliegen, ist aber keineswegs pathognostisch. Leukozytose mit Neutrophilie ist eher Ausdruck des der chronischen Gastritis anzulastenden Stressphänomens als Ausdruck dieser selbst. Bei den o. a. Symptomen ist eine Untersuchung auf Leber-, Pankreas- und Nierenkrankheiten durchzuführen: Bestimmung von ALT, GLDH, AP, Gallensäuren; α-Amylase, Lipase, fTLI bei der Katze bzw. cTLI beim Hund; Kreatinin, Harnstoff, Urinuntersuchung. Grundsätzlich sollten auch die Serum-Elektrolyte untersucht werden, insbesondere Chloride, Natrium, Kalium und die Blutgase (Tendenz zu Hypochlorämie, -naträmie und -kaliämie sowie bei Erbrechen reinen Magensafts zu metabolischer Alkalose, bei Dehydratation mit Kreislaufinsuffizienz jedoch metabolische Azidose), ferner Protein, das bei exsudativer Gastro(entero-)pathie vermindert ist.

Um eine chronische Gastritis wirklich diagnostizieren zu können, ist die Gastroskopie mit histologischer Untersuchung von Bioptaten erforderlich. Das endoskopische Bild selbst ist jedoch in den meisten Fällen unauffällig. Nicht selten werden allerdings Verdickungen der Schleimhaut besonders im Pylorusbereich anhand umfangreicher Faltenbildungen gesehen. Die atrophische Gastritis stellt sich als blasse, reliefarme Schleimhaut dar, deren Blutgefäße deutlich sichtbar hervortreten. In manchen Fällen werden fleckförmige Rötungen, oberflächliche Erosionen und festanhaftendes Sekret vorgefunden. Bisweilen finden sich spritzerhafte Blutungen, die braun verfärbt sein können, in der Schleimhaut. Im Falle von tiefen Ulzera werden wallartig umgebene tiefe Krater mit Detritus und bisweilen Blutungen vorgefunden.

Endgültig gesichert werden kann die Diagnose durch die histologische Untersuchung von Bioptaten, die aus veränderten Stellen, aber auch aus anderen Regionen des Magens entnommen werden müssen. Man sollte mindestens ein Bioptat, besser jedoch drei Proben aus jeder Magenregion entnehmen (Fundus, Korpus, Antrum, Pylorus), aus veränderten Stellen wenn möglich bis zu fünf. An diesen Bioptaten wird auch die Untersuchung auf *Helicobacter* spec. durchgeführt. Sicherer hierfür scheint jedoch die zytologische Untersuchung von Bürstenproben zu sein. Man „bürstet" dazu an mehreren Stellen des Magens, insbesondere jedoch im Antrum-Pylorus-Bereich, die Schleimhaut, streicht die Bürste auf einem Objektträger aus und färbt den getrockneten Objektträger nach Pappenheim oder Wright. Die Spirillen erscheinen dann als korkenzieherartige Gebilde. Auch die Untersuchung mittels Urease-Schnelltests (Iatrox-Test) ist im positiven Falle beweisend für eine Besiedlung mit Spirillenarten. Nicht alle bilden jedoch Urease, so dass das negative Testergebnis nicht beweisend ist. Da jedoch eine Reihe anderer Schraubenbakterien vorkommen, die man morphologisch nicht von Helicobacter-Spezies unterscheiden kann, sollte man die Differenzierung anstreben; leider wird sie in Europa bisher nur sehr zögerlich aufgegriffen.

Differentialdiagnose: Eine Differenzierung von primärer und sekundärer Gastritis muss wegen der prognostischen und therapeutischen Konsequenzen erfolgen. Zu beachten sind besonders solche Krankheiten, die ebenfalls zu Erbrechen, Anorexie und Gewichtsverlusten führen. Hierzu gehören bei der Katze auch chronisch verlaufende Infektionskrankheiten wie FIP und der Leukosekomplex, während die akuten viralen Infektionskrankheiten allenfalls als Differentialdiagnose der akuten Gastritis in Frage kommen. Berücksichtigt werden müssen ferner Darmkrankheiten, insbesondere mit unvollständigen Obstruktionen einhergehende wie Tumorosen, ferner Leber-, Pankreas- und Nierenkrankheiten. Auch endokrine Störungen, wie Hyper- oder Hypoadrenokortizismus, Diabetes mellitus, selten Hyperthyreose, Herz-Kreislauf-Insuffizienz sowie Enzephalopathien mit Aktivierung des Brechzentrums (Traumen, Blutungen, Narben, Tumoren, chronische Entzündungen) können gastritische Veränderungen vortäuschen.

Therapie: Die ideale Behandlung bestünde in der Abstellung der Ursache. Leider ist dies in vielen Fällen nicht möglich, da sie unbekannt bleibt. Die Therapie muss daher häufig symptomatisch sein. Wenn bereits umfangreiche anatomische und funktionelle Veränderungen eingetreten sind, ist die Prognose quoad restitutionem ad integrum oft genug eher ungünstig. Andererseits kann durch sinnvolle Behandlung oft eine Beschwerdefreiheit erzielt werden. Man sollte den Patientenbesitzer hierüber gleich zu Beginn ein-

gehend aufklären. Folgende therapeutische Möglichkeiten sind gegeben:
1. Diät: Eine lange Zeit propagierte „Magendiät" bei chronischer Gastritis wird heute abgelehnt. Liegen jedoch Hinweise für eine Futtermittelallergie vor, so sollte die Ursache herausgefunden werden. Man führt dies mit Hilfe der Verdrängungsdiät durch (s. Kap. „Akute Gastritis"). Nachdem die Diät vier, besser sechs Wochen gegeben worden ist, kann man das gewohnte und weitere Futtersorten jeweils eine Woche anbieten. Treten die Symptome erneut auf, so kann man davon ausgehen, dass dieses Futter Allergene enthält und sollte es künftig vermeiden. Bei allen Diäten ist darauf zu achten, dass das Nährstoff-, Mineral- und Vitaminangebot ausreichend ist (s. Kap. „Ernährung"). Vermieden werden sollten jedoch Futtermittel, die zahlreiche verschiedene Bestandteile enthalten. Bestehen Allergien gegenüber solchen Futtermitteln, so ist die Eliminationsdiät außerordentlich schwierig zusammenzustellen.
2. Kortikosteroide: Sie sind in der Lage, eine allergische Gastritis einschließlich der eosinophilen Gastritis günstig zu beeinflussen und unterstützen die o. a. Diät. Andererseits sind Futtermittelallergien durch Kortikosteroide wesentlich weniger zuverlässig zu heilen als allergische Hautentzündungen. Auch treten die Symptome erneut auf, wenn die Kortikosteroide abgesetzt und die allergene Fütterung nicht abgestellt wird. Die Dosis beträgt für Prednisolon 0,5–1 mg/kg, zweimal täglich. Die Behandlung ist nach der Reduktion auf die Erhaltungsdosis (0,2 bis 0,5 mg/kg, einmal täglich bis jeden zweiten Tag) bis zum Verschwinden der Symptome fortzusetzen. Bei Magenulzera dürfen Kortikosteroide wegen deren ulzerogener Potenz nicht angewandt werden.
3. Resektion: Granulomatöse Veränderungen oder umfangreiche Hypertrophien/Hyperplasien können, ebenso wie umfangreiche Ulzera, ggf. chirurgisch oder endoskopisch entfernt werden.
4. Antazida: Sie haben nur einen Sinn bei nachgewiesener Hyperazidität (Mastzelltumoren, Gastrinome). Im übrigen sind sie kontraindiziert. Dazu stehen zahlreiche Antazida zur Verfügung, die an verschiedenen Stellen angreifen (s. Kap. „Akute Gastritis").

5. Dopamin-D2-Antagonisten: Sie sind gut geeignet, die orthograde Magenentleerung zu fördern. Angewandt werden können Metoclopramid, 0,1–0,3 (- 0,5) mg/kg KM p. o., dreimal täglich, oder Domperidon, 0,3–0,5 mg/kg KM p. o., dreimal täglich.
Behandlung der Helicobacter-Infektion: Es ist nach wie vor fraglich, welchen Krankheitswert eine Helicobacter-Infektion bei Hund und Katze besitzt. Die Infektion kommt häufig bei Tieren vor, die keine Symptome vonseiten den Magens zeigen. Andererseits werden oft massenhaft *Helicobacter* spec. bei chronischen Gastritiden gefunden. Wir haben uns daher entschlossen, im Falle klinischer Symptome die Helicobacter-Infektion zu behandeln und haben damit in vielen, aber nicht allen Fällen ein Verschwinden dieser Symptome beobachten können. Die Behandlung folgt einer „Behandlungstrias" mit Wismutcitrat (zweimal täglich 10 mg/kg KM p. o.), Metronidazol (Hund: 10–20 mg/kg KM p. o., dreimal täglich; Katze: 15 bis 25 mg/kg KM p. o., einmal täglich) und Amoxicillin (10–20 mg/kg KM p. o., zweimal täglich). KUFFER (1998) wendet folgendes System an:

Hund:

Metronidazol	2 × 15 mg/kg	(10 Tage)
Wismut	2 × 10 mg/kg	(28 Tage)
Ranitidin	1 × 2 mg/kg	(28 Tage)
Amoxicillin	2 × 20 mg/kg	(14 Tage)

Katze:

1 × 15 mg/kg	(10 Tage)
2 × 10 mg/kg	(28 Tage)
1 × 2 mg/kg	(28 Tage)
2 × 20 mg/kg	(14 Tage)

Die Infiltration durch Lymphozyten und Plasmazellen in die Lamina propria könnte in Zukuft ein anderes oder zusätzliches Therapiekonzept erforderlich machen.

8.2.4.5 Hypergastrinämie

Definition: Erhöhter Gastrin-Blutspiegel (Referenzbereiche beim nüchternen Hund 23 bis 190, bei der Katze 28 bis 135 pg/ml; MIDDLETON und WATSON 1983; GABBERT u. Mitarb. 1984).
Ätiologie: Primär: Gastrinom; atrophische Gastritis mit verminderter Antwort auf Gas-

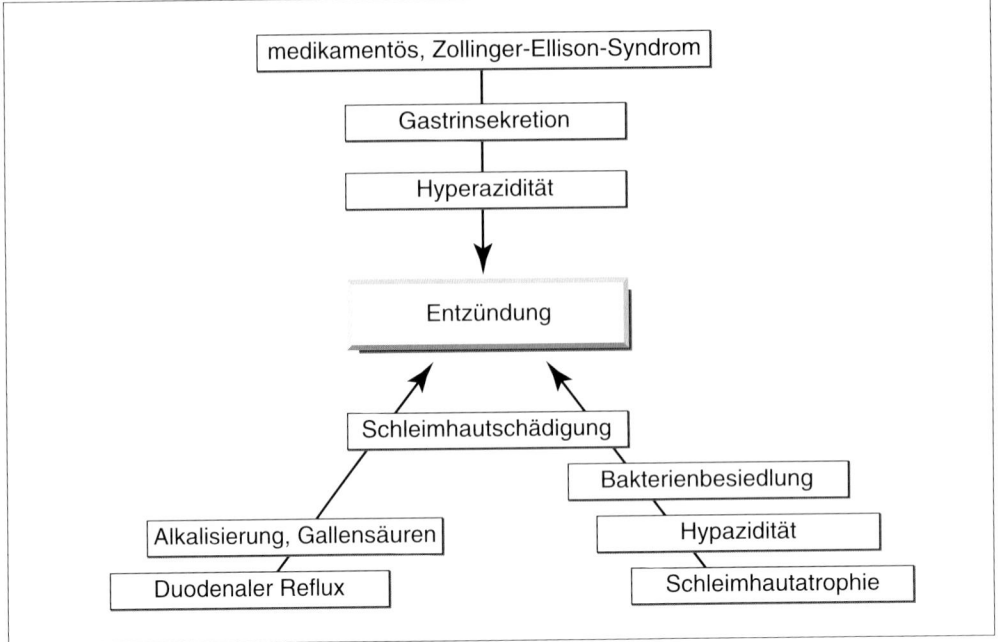

Abb. 8.40. Pathogenese gastritischer Veränderungen.

trin infolge herabgesetzter Magensaftsekretion (fehlender Feed-back), G-Zellhyperplasie bei hypertrophischer Gastritis, Mastzelltumoren. Sekundär: Niereninsuffizienz (verminderte Gastrinclearance); Hepatopathie (Anstieg der Serum-Gallensäuren führt zur Gastrinsekretion; Histaminanstieg durch verminderten Abbau in der Leber steigert ebenfalls die Gastrinsekretion).

Pathogenese: Gastrin ist ein Gewebshormon, das als Oligopeptid in der Schleimhaut des Antrums gebildet wird. Eine Reihe von Faktoren beeinflussen die Gastrinsekretion: Sie wird gesteigert durch Vagotonie, pH-Anstieg des Mageninhalts über 2,5, Dehnung des Antrums; Alkohol, Koffein und Histamin regen die Sekretion ebenfalls an. Gastrin wird in das Blut sezerniert. Im Fundus regt es durch Aktivierung der Belegzellen die Salzsäuresekretion an. Es führt außerdem eine Tonisierung des Sphinkters der Kardia herbei und steigert die Peristaltik im Antrum. Außerdem wird die Pankreas- und Gallesekretion gefördert. Eine Hemmung der Gastrinsekretion wird durch Übersäuerung des Magens in Form einer Autoregulation, durch Sekretin und durch Enterogastron hervorgerufen.

Primär erhöhte Gastrinsekretion (Hypergastrinämie) kommt bei dem seltenen *Zollinger-Ellison-Syndrom*[*], bei G-Zellhyperplasie, bei medikamentös ausgelöster Überproduktion durch Alkohol, Koffein oder Histamin oder durch verminderten Abbau bei Niereninsuffizienz zustande. Hepatopathien wirken auf zwei Weisen, nämlich durch die gastrinsteigernde Retention von Gallensäuren im Blut und durch den verminderten Abbau von Histamin.

Die Folgen einer Hypergastrinämie bestehen aus vermehrter Sekretion von Magensäure (Hyperchlorhydrie) mit Hypertrophie der Magenschleimhaut, Ulkusbildung und verzögerter Magenpassage (woraus erneut ein erhöhter Sekretionsreiz resultiert).

Klinisches Bild: Im Vordergrund steht Erbrechen. Das Erbrochene ist in der Regel angedaut, der pH-Wert steht tief. Sobald Ul-

---

[*] Edwin H. Ellison, Chirurg, Ohio (USA) 1918–1970; Robert M. Zollinger, Chirurg, Ohio (USA) * 1903; Zollinger-Ellison-Syndrom: Durch benigne oder maligne Tumoren des Inselapparates des Pankreas hervorgerufene Hyperchlorhydrie. Die Tumoren bilden Gastrin (Gastrinom), nicht dagegen Insulin.

zera aufgetreten sind, wird kaffeesatzartig verändertes Blut gefunden; ferner bestehen Meläna. Hinzu kommen die übrigen Symptome der Grundkrankheit.

Diagnose: Die Diagnose wird gesichert durch Gastroskopie und histologische Untersuchung von Bioptaten, die atrophische, hypertrophische, ulzeröse, ödematöse oder/und hämorrhagische Veränderungen erkennen lassen. Der pH-Wert des Magensafts ist bei Hund und Katze normalerweise schon so niedrig, dass er zur Diagnose nicht viel beitragen kann.

Differentialdiagnose: In Frage kommen akute Gastritiden, Motilitätsstörungen, Tumoren, Fremdkörper oder andere Passagehindernisse.

Therapie:
1. Behandlung der Ursache (soweit möglich)
2. H_2-Rezeptoren-Hemmer: Cimetidin (5 bis 10 mg/kg KM p. o., dreimal täglich), Ranitidin (Hund: 0,5–2 mg/kg KM p. o., zwei- bis dreimal täglich; Katze: 2 bis 4 mg/kg KM p. o., zweimal täglich), Famotidin (0,5 mg/kg KM p. o., zweimal täglich)
3. Diät: Reich an Kohlenhydraten, arm an Protein und Fetten; bei Verdacht auf eine allergische Komponente „Eliminationsdiät" unter Zugrundelegung des Ernährungsvorberichts (s. Seite 68).

8.2.4.6 Ulcus ventriculi

Definition: Oberflächliche oder tiefe, akute bis chronische Defekte mindestens bis in die Lamina propria mucosae, bisweilen tiefer in die Lamina muscularis mucosae oder die Tela submucosa reichend. Bei Einbeziehung der Tunica muscularis besteht die Gefahr des Durchbruchs durch die Tunica serosa in die Bauchhöhle.

Ätiologie: Ursachen, die zu einer akuten oder chronischen Gastritis führen, kommen als Ulzerogene in Frage. Ebenfalls können Magengeschwüre durch sämtliche Zustände, die eine vermehrte Sekretion von Magensaft bewirken, ausgelöst werden; dies sind insbesondere Mastzelltumoren, Gastrinome, chronische Fremdkörper im Magen (Haarballen), möglicherweise auch Helicobacter. Eine Reihe von Toxinen und Wirkstoffen führen ebenfalls zu Ulzera: nichtsteroidale Antiphlogistika (Phenylbutazon, Indomethazin, Naproxon, Flunixin u. a.), Azetylsalizylsäure, Kortikosteroide, vermutlich auch Blei. Weitere Ursachen sind Durchblutungsstörungen infolge von Kreislaufschock, Hypotension, Sepsis und durch Stresssituationen, ferner duodenogastraler Reflux, Niereninsuffizienz (Urämie), Hepatopathien, Hyper- oder Hypoadrenokortizismus.

Pathogenese: Die Entstehung eines Ulkus ist ähnlich wie die der Auslösung einer Gastritis. Die Wirkung der nichtsteroidalen Antiphlogistika beruht auf einer Hemmung der Cyclooxigenase 1, wodurch die Prostaglandinsynthese vermindert wird. Erwünscht ist dagegen die Hemmung der Cyclooxigenase 2, die nur im Bereich der Entzündung vorkommt. Man bemüht sich daher, in neueren Antiphlogistika eine stärkere Affinität zur Cyclooxigenase 2 zu erzielen. Bei Behandlung mit nichtsteroidalen Antiphlogistika kann im Kot sehr rasch okkultes Blut nachgewiesen werden. Bei Ulzera mit starker Blutung werden jedoch Meläna erheblichen Ausmaßes festgestellt. Wenn die Blutungen größere Ausmaße erreichen oder lange Zeit als Sickerblutungen bestehen, werden Anämien beobachtet. Ulzera, die in die Bauchhöhle durchbrechen, lösen akute Peritonitiden bis zu akuten Kreislaufschocks aus.

Lokale oder allgemeine Kreislaufstörungen (Kreislaufschock, Hypotension, Sepsis, Stress mit der Folge von sympathischer Vasokonstriktion und vermehrter Kortisolsekretion) führen zur Ischämie des Magens und damit zur Hypoxie. Durch hypoxische Zustände kommt es zur Degranulation von Mastzellen und damit einerseits zu Permeabilitätsstörungen der Kapillaren mit Erweiterung, Ödemen und Austritt von Protein, andererseits zur vermehrten Sekretion von Magensekret mit der Folge der Selbstverdauung der geschädigten Magenwand.

Niereninsuffizienz mit Urämie führt auf zwei Wegen zu Magenentzündungen und zum Ulkus: zum einen durch die sekundäre renale Hypergastrinämie mit der Folge vermehrter Magensäuresekretion und zum andern durch die Ausscheidung von Harnstoff und seine Umwandlung in Ammoniak durch Urease.

Leberkrankheiten verursachen ebenfalls Hypergastrinämien, wodurch wiederum Gastritiden und Ulzera provoziert werden können. Möglicherweise sind aber auch Durchblutungsstörungen und bisher unbekannte Vorgänge beteiligt.

Beim Hypokortisolismus, der mit einer Hyponatriämie einhergeht, nehmen das Blutvolumen und damit u. a. die Magendurchblutung ab; die Vorgänge sind gekoppelt mit einem durch die Hyponatriämie hervorgerufenen Hypoaldosteronismus. Hinzukommen können die bei Hypoaldosteronismus häufig bestehende Urämie und ihre nachteiligen Folgen auf den Magen (s. o.).

Hyperadrenokortizismus (M. Cushing oder auch iatrogen) zieht durch die ulzerogene Wirkung bisweilen Magenulzera nach sich, die oft symptomlos bleiben, jedoch eine Tendenz zur Perforation aufweisen.

Mastzelltumoren (sog. „Mastozytome") erzeugen bei massiver Degranulation eine akute Hyperhistaminämie, wodurch es einerseits zu Durchblutungsstörungen mit Hypoxien, andererseits zur Hypergastrinämie mit der Folge der vermehrten Magensaftsekretion und damit zur Magenwandschädigung und zur Selbstverdauung mit Ulkusbildung kommt.

Das beim Hund in Einzelfällen beschriebene Zollinger-Ellison-Syndrom, dem ein benigner oder maligner Pankreastumor zugrunde liegt, der nicht vermehrt Insulin, sondern Gastrin sezerniert und damit zur vermehrten Sekretion von Magensaft führt, ist wie beim Menschen zumindest potentiell in der Lage, Magenulzera hervorzurufen.

Klinisches Bild: Wechselnde Futteraufnahme bis zur Anorexie, Erbrechen, bisweilen von reinem Blut (Hämatemesis) oder von mit denaturiertem Blut vermischtem Futter („kaffeesatzähnlich"), bisweilen Meläna oder zumindest okkultem Blut im Kot sind häufige Symptome. Bei umfangreichen akuten oder bei chronischen Sickerblutungen kommen Symptome der Hypovolämie bzw. der chronischen aplastischen Blutungsanämie hinzu. Durch anhaltendes Erbrechen kann eine Dehydratation verstärkt werden. Die Palpation des Vorderbauchs ist oft schmerzhaft, wobei die exakte Lokalisation (Pankreas, Duodenum oder Gallenblase kommen ebenfalls in Frage) problematisch ist. Der Durchbruch eines Magenulkus führt häufig zu lebensbedrohlichen Schockzuständen oder zu Peritonitiden. Besonders tückisch sind in Verbin-

Pathogenese des Magenulkus

1. Mastozytose

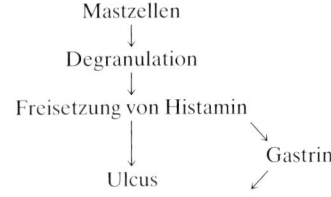

2. Magentumoren

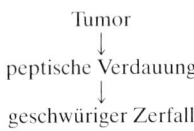

Tumor
↓
peptische Verdauung
↓
geschwüriger Zerfall

3. Streßulkus

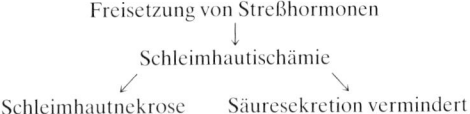

Überwindung:

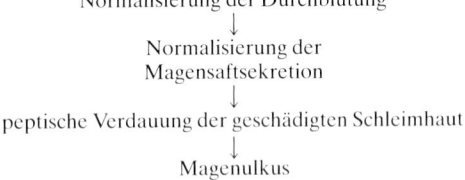

Normalisierung der Durchblutung
↓
Normalisierung der Magensaftsekretion
↓
peptische Verdauung der geschädigten Schleimhaut
↓
Magenulkus

Abb. 8.41. Pathogenese des Magenulkus.

dung mit Hyperkortisolismus entstandene Ulzera, da sie häufig kaum Symptome hervorbringen und beim Durchbruch plötzlich zum Tode in wenigen Stunden führen.

Diagnose: Hämatemesis, Erbrechen denaturierten („kaffeesatzartigen") Blutes, wechselnde Futteraufnahme, Vorderbauchschmerzen, Anämie, Meläna oder okkultes Blut im Kot müssen an Magenulzera denken lassen, insbesondere wenn aus dem Vorbericht entsprechende Prädispositionen hervorgehen. Die Röntgenuntersuchung mit Barium-Luft-Doppelkontrast kann die Diagnose erhärten.

Eine sichere Maßnahme stellt die gastroskopische Untersuchung des Magens dar, die sich auf alle Abteilungen, insbesondere aber auf Antrum und Pylorus, wenn möglich auch das Duodenum erstrecken soll. Es lassen sich die verschiedenen Stadien der Ulkusbildung erkennen: Zeichen der Ischämie (Post-Stress-Stadium mit zyanotischen bis erosiven Flecken), oberflächliche Läsionen, wallumschlossene eingesenkte Krater verschiedener Tiefe mit oberflächlichen Verschorfungen bis zu Zelldetritus und Blutaustritten im Zentrum.

Ulzera sind bisweilen in zerfallenden, nekrotischen Tumoren zu finden. Es sollte daher immer eine Biopsie und histologische Untersuchung durchgeführt werden. Man entnimmt die Proben von den Rändern, nicht aus dem Zentrum (in dem sich nur detritisches Material findet), und sollte eine so genannte Tiefenbiopsie durchführen, d. h. mehrmals an derselben Stelle Proben entnehmen, um in der Tiefe des Gewebes eventuell neoplastische Veränderungen feststellen zu können.

Differentialdiagnose: Es kommen insbesondere ulzerierende Tumoren in Frage, ferner Duodenalulzera. Ähnliche Symptome werden auch bei akuter Pankreatitis gefunden.

Therapie:
1. Nach Möglichkeit Abstellen der Ursache.
2. Bei Kreislaufinsuffizienz oder Dehydratation Infusion von Vollelektrolytlösungen, Plasmaexpandern, Albuminlösungen oder Plasma, bei Blutungsanämie von Vollblut.
3. Bei Durchbrüchen evtl. chirurgische Exstirpation. Sie empfiehlt sich auch bei starker Vernarbung oder ausgedehnten sehr tiefen Ulzera. Breitspektrumantibiotika bei Durchbrüchen.
4. Spülung des Magens mit Eiswasser und Eingeben/Einbringen von Eiswürfeln.
5. Keine Fütterung! Bei Hund und Katze (?) versiegt während des Hungerns die Magensaftsekretion. Parenterale Ernährung (zentraler Venenkatheter).
6. Antazida vermindern die weitere Sekretion des ulzerogenen Magensaftes. Örtlich wirksame Antazida müssen mehrfach am Tag gegeben werden, da durch die Erhöhung des Magen-pH-Wertes eine verstärkte Bildung von Gastrin und damit von Magensaft provoziert wird (Rebound-Effekt). Es sind die im Kapitel „Akute Gastritis" genannten Substanzen anzuwenden.
7. H_2-Hemmer wie Cimetidin, Ranitidin oder Omeprazol sollten ebenfalls angewandt werden (Dosierung s. Kap. „Akute Gastritis").
8. Sehr günstig wirkt Sucralfat, das das Ulkus abdeckt. Da es die Resorption anderer oral gegebener Wirkstoffe hemmen kann, sollte es einige Stunden versetzt gegenüber anderen Medikamenten gegeben werden. Dosierung: 20–40 mg/kg KM p. o., zweimal täglich.
9. Nach Abklingen der akuten Symptome (i. a. nach 24 bis 48 Stunden) Glukoselösungen eingeben, später auf Kohlenhydratdiät (Reis, möglichst kein Protein, notfalls etwas Hühnerbrühe beimischen) übergehen. Vollnahrung erst nach Abheilen (i. a. nach zwei Wochen) geben.

8.2.4.7 Motilitätsstörungen

Definition: In erster Linie mit verminderter Peristaltik bis hin zur Atonie, kaum einmal mit erhöhter Peristaltik einhergehende Störungen.

Ätiologie:
1. Nervale Störungen, die den Sympathikus oder den Parasympathikus betreffen:
   Schmerzzustände jeglicher Art
   Bauchtrauma
   Bauchoperationen
   Rückenmarkstraumen einschließlich -operationen
   Vaguslähmungen
2. Entzündungen im Magen-Darm-Bereich:
   Akute Gastritis, Gastroenteritis (Parvovirose, Coronavirose)
   Chronische Gastritiden
3. Magendrehung
4. Stoffwechselstörungen:
   Urämie
   Hepatopathie
   Diabetes mellitus (?)
   Hypothyreose
   Azidosen
   Hypokaliämie
   Hypokalzämie

5. Medikamentös:
   Parasympatholytika (Anticholinergika)
   Narkotika
6. Idiopathisch

Pathogenese: Jeglicher Sympathikotonus führt zu einer Hypomotilität des Magens und des Darms. Dies gilt insbesondere für Stresssituationen und Bauchtraumen einschließlich Operationen im Bauchraum. Gleiches gilt für Lähmungen des Sympathikus, seien sie traumatischer oder medikamentöser Art. Dieselbe Ursache kann bei schmerzhaften Zuständen im Magen selbst zugrunde liegen. Dagegen können tiefe chronische Gastritiden zu einer Innervationsstörung des Magens selbst führen, wenn der Schrittmacher der Magenperistaltik, der sich im Korpus im Bereich der großen Kurvatur befindet, gestört ist. Hypokaliämien und Hypokalzämien führen durch verminderte Kontraktionsfähigkeit der glatten Muskulatur zur Hypoperistaltik.

Durch die Motilitätsstörung wird eine Futterretention hervorgerufen. Sie ist einerseits Anlass zu vermehrter Gastrin- und damit Magensaftsekretion mit der potentiellen Folge einer Hypertrophie, führt andererseits aber auch zu gehäuftem Erbrechen, wodurch ein Verlust von Mageninhalt einschließlich von Natrium, Kalium, Chloriden, Säureionen und Wasser resultiert. Die Folgen sind hypotone Dehydratation und metabolische Alkalose, die jedoch bei gleichzeitigem Reflux aus dem Duodenum und Verlust von Basen maskiert sein kann.

Normalerweise ist der Magen des Hundes und der Katze sechs bis acht Stunden nach Futteraufnahme entleert. Wenn nach acht Stunden immer noch Futter (oder Kontrastmittel) im Magen enthalten ist, spricht man von Retention, die auf eine anatomische Stenose oder aber auf eine Motilitätsstörung deutet.

Klinisches Bild: Anorexie, Erbrechen, Störung des Allgemeinbefindens, bei längerer Dauer auch Abmagerung, sind die klinischen Symptome bei Hypomotilität. Hinzukommen können bei wiederholtem Erbrechen und Verlust von Wasser und Elektrolyten, Zeichen der hypotonen Dehydratation und der Alkalose mit allgemeiner Schwäche. Häufig tritt dann auch eine Darmatonie auf. Bei längerem Verweilen des Futters im Magen wird oft übel riechender Ruktus bemerkt. Das Erbrochene riecht ebenfalls häufig sehr übel, wenn gleichzeitig eine Achlorhydrie vorliegt. Symptome bei Torsio ventriculi s. d.

Diagnose: Die klinischen Symptome, besonders das Erbrechen längere Zeit nach Futteraufnahme, deuten auf die Funktionsstörung hin, insbesondere wenn gleichzeitig Krankheiten der oben beschriebenen Art vorliegen.

Labordiagnostisch sind die Folgen zu erkennen:
– Hämokonzentration infolge des Erbrechens
– eventuell Hyperproteinämie
– Hypokaliämie, Hypokalzämie, Hyponatriämie, Hypochlorämie können vorkommen, sind aber bisweilen durch die Hämokonzentration nicht sicher erkennbar
– metabolische Alkalose, wenn nur Magensaft verloren geht
– Azotämie bei renaler oder prärenaler Urämie (Ursache oder Folge der Motilitätsstörung; die prärenale Urämie verbessert sich nach konsequenter Infusionsbehandlung und Behebung der Ursache)
– Erhöhung der „Leberenzyme" und der Gallensäuren, wenn Hepatopathien die Ursache sind

Die Röntgenleeruntersuchung ergibt bisweilen einen erweiterten, gas- oder flüssigkeitsgefüllten Magen; nicht selten wird aber auf der Leeraufnahme kein Hinweis erhalten. Die übliche Kontrastdarstellung mit flüssiger Bariumsulfataufschwemmung führt ebenfalls nur selten zur Diagnose, da das flüssige Medium relativ rasch durch den Pylorus passiv in den Darm abfließen kann. Geeigneter ist das Vermischen von Futter mit Bariumsulfat. Wenn es sich nach acht Stunden noch immer im Magen befindet, kann die Diagnose als gesichert gelten, wenn keine Stenose des Pylorus vorliegt.

Die gastroskopische Untersuchung ist nur angezeigt, wenn der Verdacht auf eine chronische (oder akute) Gastritis oder eine Pylorusstenose vorliegt.

Differentialdiagnose: In erster Linie kommen Pylorusstenosen in Frage.

Therapie: Mittel der Wahl ist Metoclopramid, das in einer Dosis von 0,1 bis 0,3 (bis 0,5) mg/kg KM dreimal täglich p. o. gegeben wird. Es sollte etwa eine halbe Stunde vor

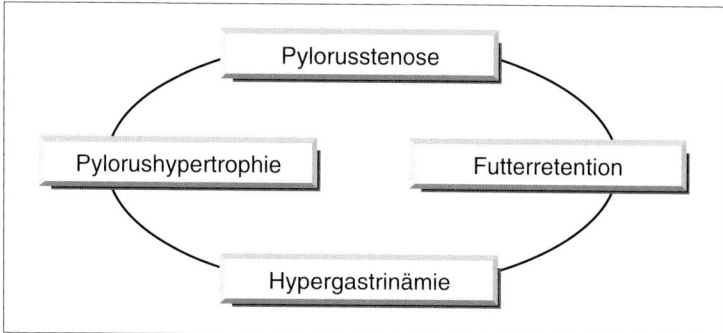

Abb. 8.42. Pathogenese der Pylorusstenose.

der Fütterung verabreicht werden. Das Tier soll dreimal am Tag mit kleinen Futtermengen versorgt werden. Die Nahrung sollte suppig bis breiig sein, viele Kohlenhydrate (am besten Reis) und wenig Fette und Protein enthalten. Entsprechende Fertigfuttermittel können angewandt werden.

Bei Dehydratation ist auf Volumenausgleich zu achten. Die Art der Infusionslösung richtet sich nach dem Laborergebnis. Wenn eine Alkalose besteht, sollte der Kochsalzanteil erhöht werden. Soweit möglich, muss die Grundkrankheit behandelt werden.

8.2.4.8 Pylorusstenose, Pylorospasmus

Definition: Mechanische oder funktionelle Einengung des Pylorus mit Behinderung der Passage des Mageninhalts.

Ätiologie:
1. Intraluminal: Fremdkörper einschließlich Pilobezoare (Langhaarkatzen); Schleimhautpolypen, -hypertrophie, -hyperplasie.
2. Intramural: Chronische hypertrophe Gastritis, chronische granulomatöse Gastritis, Narben, Ulzera, Tumoren.

Pathogenese: Offenbar besteht für Pylorusstenosen eine Rasseprädisposition, da besonders Boxer und Siamkatzen betroffen sind (PEARSON u. Mitarb. 1974). Wahrscheinlich wird eine Hypertrophie auf die glatte Muskulatur des Magens durch Gastrin ausgelöst. Die Hypergastrinämie kann einerseits durch Gastrinome hervorgerufen werden, andererseits kann eine verzögerte Entleerung des Antrums oder Fremdkörper zu einer vermehrten Sekretion Anlass geben. Auf diese Weise kann ein Circulus vitiosus entstehen:
In vielen Fällen bleibt die Ursache unbekannt („idiopathisch").

Klinisches Bild: Die Krankheit kann schon bei Jungtieren auftreten (angeborene Stenose); hierbei sind offenbar brachyzephale Hunde (Boxer) und Siamkatzen prädisponiert. Bei erworbener Funktionsstörung wird die Krankheit bei mittelalten und besonders bei alten Tieren gefunden.

Ein typisches, wenn auch nicht pathognomonisches Zeichen ist Erbrechen, das unterschiedlich lang nach der Nahrungsaufnahme erfolgen kann, je nach Dauer des Aufenthalts im Magen unverdaut oder angedaut ist, aber praktisch nie Galle enthält. Das Erbrechen erfolgt oft explosionsartig. Charakteristisch ist das lange Bestehen des Erbrechens. Futteraufnahme und Appetit sind in der Regel nicht beeinträchtigt. Abmagerung kann bestehen, wenn die Menge des in den Darm abgegebenen Futters dauernd vermindert ist. Besonders in solchen Fällen kann auch Dehydratation mit Alkalose, Hyponatriämie, -kaliämie und -chlorämie auftreten.

Diagnose: Leitsymptom ist der unregelmäßig, aber meistens seit langer Zeit immer nach der Futteraufnahme eintretende Vomitus und sein je nach Verweildauer unterschiedlicher Verdauungszustand, dem die Gallebeimischung fehlt. In der Regel bestehen keine wesentlich abweichenden Laborbefunde; erst in schweren Fällen entstehen Verminderung von Natrium, Kalium, Chloriden und Säureionen sowie Zeichen der Dehydratation. Wenn Gastrin bestimmt werden kann, ist dies oft vermehrt. Das Röntgenbild ergibt eine Verzögerung der Entleerung des Magens (> 8 Stunden), was besser als mit der Leeraufnahme festgestellt werden kann, wenn man Futter mit Bariumsulfat vermischt; bisweilen scheitert jedoch der Nachweis durch vorzeitiges Erbrechen. Mit Leer- und nachfolgender Kontrastuntersuchung lassen sich

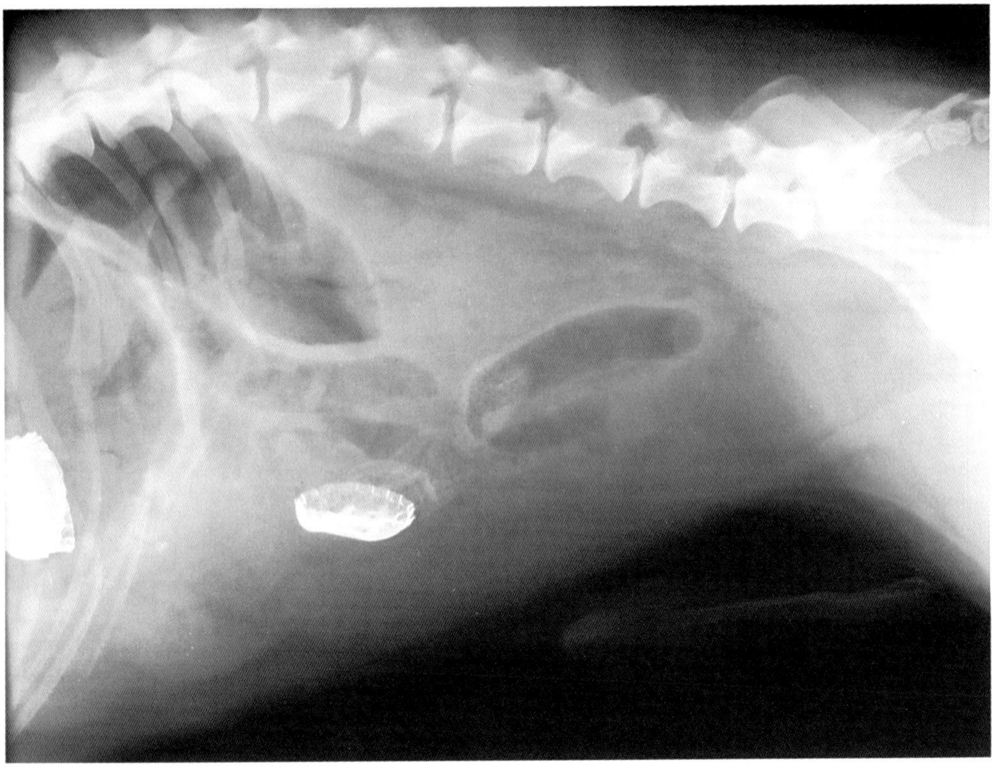

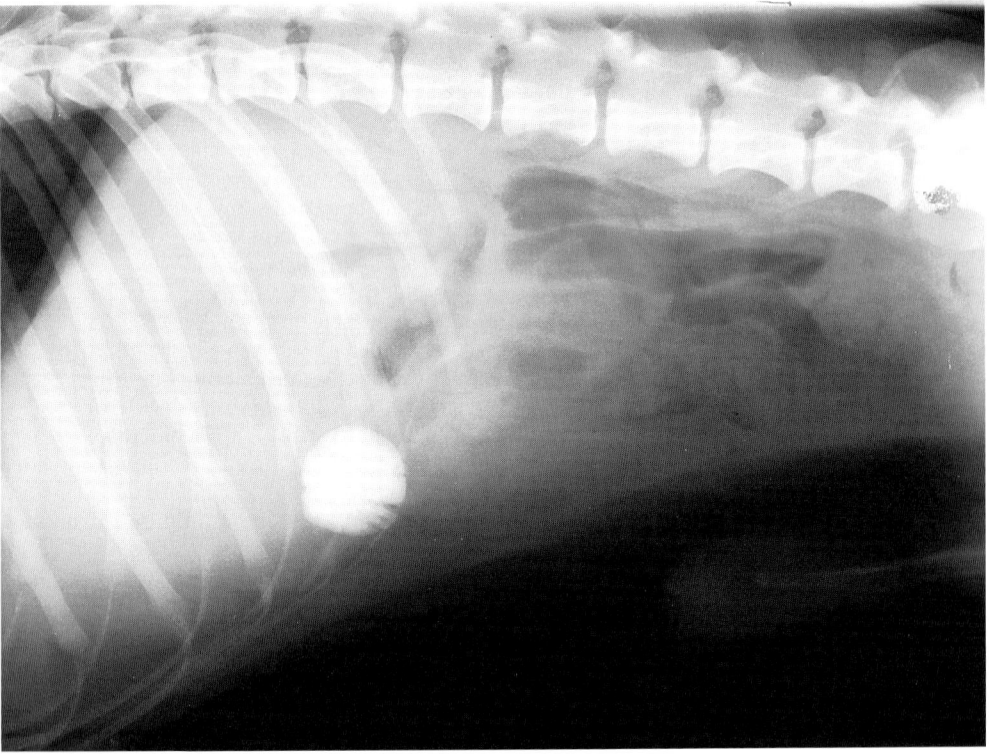

Abb. 8.43. Mehrere Kronkorken im Magen und Darm eines kleinen Münsterländers.

Abb. 8.44. Fremdkörper im Pylorus.

auch Fremdkörper gut nachweisen, was mittels Ultraschalluntersuchung – wie auch im Darm – nur anhand der sekundären Folgeerscheinungen bisweilen möglich ist (KRAMER und GERWIG 1996).

Die Gastroskopie ermöglicht die direkte Feststellung der Umfangsvermehrung im Bereich des Magenausgangs. Dabei lässt sich häufig auch die Ursache (Fremdkörper, Pilobezoar, Ulkus) erkennen und zum Teil beheben. Man sollte in Zweifelsfällen immer eine Biopsie der veränderten Gegend durchführen, die auch als Tiefenbiopsie durchzuführen ist. Eine Bürstenprobe ermöglicht den Nachweis einer Helicobacter-Infektion, wobei jedoch deren Dignität nicht gesichert ist.

Differentialdiagnose: In Frage kommen chronische Gastritiden, Tumoren, Magendilatationen, selten dagegen extramurale Veränderungen wie Pankreastumoren oder -abszesse.

Therapie: Bei Hypertrophie ist die chirurgische Intervention erforderlich, insbesondere wenn die Krankheit weit fortgeschritten ist und zu weitgehender Einengung des Lumens geführt hat. In weniger weit fortgeschrittenen Fällen und postoperativ wird Metoclopramid (0,1 bis 0,3 bis zu 0,5 mg/kg, bei der Katze die Hälfte, dreimal täglich jeweils eine halbe Stunde vor der Fütterung) gegeben.

8.2.4.9 Akute Magendilatation, Torsio ventriculi

Definition: Erweiterung des Magens, verbunden mit einer Magendrehung (Torsio ventriculi), die, von ventral aus betrachtet, rechtsherum erfolgt, wobei je nach Grad der Drehung ein teilweiser oder vollständiger Verschluss von Ösophagus und Pylorus zustande kommt.

Ätiologie: Am häufigsten sind große und Riesenrassen (Deutscher Schäferhund, Dobermann, Setter, Bernhardiner und Deutsche Dogge) betroffen; kleine Rassen erkranken selten, Katzen nur ausnahmsweise. Prädispositionen bestehen außerdem für männliche Tiere, Untergewicht, einmal tägliche Fütterung, rasche Futteraufnahme und ein „furchtsames Temperament" (GLICKMAN u. Mitarb. 1997). Das Lumen der Bauchhöhle spielt zweifellos eine entscheidende Rolle, ebenso das Abwärtsgehen insbesondere nach ausgiebiger Futter- oder Wasseraufnahme. Möglicherweise spielen auch Motilitätsstörungen besonders der Sphinkter eine Rolle.

Pathogenese: Häufig geht der eigentlichen Torsion eine Erweiterung des Magens voraus, sei es infolge vermehrter Wasser- oder Futteraufnahme, sei es weil eine Funktionsstörung mit Hypomotilität oder Atonie durch Kohlendioxid- oder anderer Gasbildung oder Aerophagie zu einer vermehrten Gasfüllung geführt hat. Dies ist bei Hypoadrenokortizismus (M. Addison) häufig der Fall. Andererseits kann durch erhöhte Flüssigkeitssekretion oder Reflux von Darminhalt ebenfalls eine stärkere Füllung zustande kommen. Die Entleerung des gefüllten Magens kann durch eine verminderte Öffnung des Pylorus infolge Obstruktion durch Fremdkörper, Tumor oder Hypertrophie verzögert oder verhindert sein. Störungen der Magenmotilität werden auch durch Narkosen ausgelöst. In Verbindung mit unvorsichtigem Handhaben des Patienten (Wälzen über den Rücken) kann eine Torsion hervorgerufen werden.

Bei der Torsion erfolgt die Drehung in Uhrzeigerrichtung. Dabei werden der Pylorus und das Duodenum nach ventral und links verlagert, die Milz gerät nach rechts und ventral, bisweilen zwischen Magen und Leber, dreht sich ebenfalls und erfährt eine Vergrößerung infolge der passiven Hyperämie. Der Magen selbst gast zunehmend auf, so dass die Dilatation wesentlich verstärkt wird und der Magen weit über den Rippenbogen nach kaudal reicht.

Die gefährlichsten Folgen sind hämodynamischer Art. Der Rückfluss zum Herzen ist verlangsamt infolge der Kompression von Vena cava caudalis und Vena portae. Das Herzzeitvolumen vermindert sich, der arterielle Blutdruck sinkt. Durch die Stauung im venösen Bereich der Bauchorgane werden in Verbindung mit der Magentorsion toxische Stoffwechselprodukte ins Kreislaufsystem abgegeben, es entstehen Hypoxie und Thromboseneigung. Durch die Vermehrung von Darmbakterien und ihren Einbruch ins Gefäßsystem erfolgt schließlich ein Endotoxinschock mit weiterem Absinken des Blutdruck, disseminierter intravasaler Gerinnung und Verbrauchskoagulopathie. Folge ist eine metabolische Azidose. Hinzu kommt die Beeinträchtigung der Herzaktionen und insbesondere der Lungenbelüftung durch den Zwerchfellhochstand infolge der extremen Dilatation des Magens. Dadurch kommt eine Hypoxämie zustande, die zu einer Komplikation der metabolischen durch eine respiratorische Azidose führt. Überlagert werden kann die Azidose durch eine metabolische Alkalose, die durch die Elektrolyt-Säure-Wasser-Verluste in das Magenlumen zustande kommt. Sofern dem Patienten Zeit genug bleibt, kann eine prärenale Urämie hinzutreten. Schließlich endet die Krankheit unbehandelt (häufig auch trotz Therapie) in ischämischer und hypokaliämischer Herzinsuffizienz und Kreislaufversagen mit dem Tod.

Klinisches Bild: Die nicht durch Torsion komplizierte Dilatation führt zu Anorexie, oft schwallartigem Erbrechen und Übelkeit. Dramatisch ist der Verlauf bei Torsion. Dem Besitzer fällt jedoch direkt nach deren Eintritt oft überhaupt nicht Besorgniserregendes auf. Rasch entsteht jedoch eine Auftreibung des vorderen Abdomens, das Tier zeigt Unruhe, Tachy- und Dyspnoe. In diesem Stadium können die Patienten oft noch selbst in die tierärztliche Praxis gehen. Das Allgemeinbefinden verschlechtert sich jedoch geradezu zusehends. Der Bauch nimmt rasch an Umfang zu, die Palpation ist schmerzhaft, es besteht ein charakteristisch tympanischer Perkussionsschall. Die Tiere sind unruhig, laufen hin und her, hecheln. Die Diagnose ist bei diesen Befunden kaum zu verfehlen. In weiter fortgeschrittenen Fällen kann die vergrößerte Milz palpiert werden, die Schleimhäute werden hochrot, später blass, schließlich bläulich bis schmutzig-braun, die Kapillarfüllungszeit überschreitet zwei, später vier Sekunden, der Puls ist anfangs pochend, akzelleriert, wird später schwach bis unfühlbar. In diesem Stadium zeigt der Patient Tachypnoe und nicht zuletzt wegen des Zwerchfellhochstandes Dyspnoe. Innerhalb weniger Stunden entwickelt sich ein akutes Kreislaufversagen. Der Tod tritt innerhalb des ersten Tages ein.

Diagnose: Das klinische Bild ist recht typisch, so dass sich häufig schon durch telefonische Schilderung der Symptome durch den Besitzer eine Verdachtsdiagnose ergibt, die damit ein sofortiges Handeln ermöglicht und die Einbestellung in die Praxis erforderlich macht. Typisch ist insbesondere die rasche Umfangsvermehrung des Bauches und der tympanische Perkussionsschall. Charakteristisch ist das rasche Fortschreiten bis zum Kreislaufversagen. Das Einführen einer Magensonde ist bei alleiniger Dilatation gut möglich, bei Torsio jedoch in der Regel unmöglich. Es darf nicht mit Gewalt versucht werden. Sofort nach Legen eines Venenkatheters und Beginn der Volumensubstitution soll geröntgt werden. Dabei findet sich der stark dilatierte gas-, oft flüssigkeits- oder futtergefüllte Magen. Bei Torsion verläuft in das Duodenum in der Lateralaufnahme quer in kraniokaudaler oder schräg ventrodorsaler Richtung über den Magen. Der Milzschatten befindet sich dabei oft zwischen dem dilatierten Magen und der Leber.

Wichtig ist die Untersuchung der Kreislaufsituation. Rasch treten Symptome des Kreislaufversagens ein mit anfangs geröteten, später blassen bis lividen oder schmutzigbraunen Verfärbungen der Schleimhäute, anfangs Pulsus durus, später mollis.

Wesentlich weniger dramatisch verläuft eine nicht durch Drehung komplizierte Dilatation. Sie lässt sich leicht durch Röntgenuntersuchung erkennen.

Die Laboruntersuchung ergibt anfangs eine Leukozytose mit Neutrophilie (Blutdruckerhöhung), sehr bald aber häufig eine Leukopenie (Kreislaufschock). Es können Hypochlorämie, -natriämie und -kaliämie sowie metabolische, später gemischt metabolische und respiratorische Azidose, selten Alkalose auftreten. Bei Magendilatation sollten, wenn der Verdacht auf einen Hypoadrenokortizismus besteht, eine Untersuchung auf Kalium (Hyperkaliämie), Natrium (Hyponatriämie; Verhältnis Natrium zu Kalium > 27:1) durchgeführt sowie ein ACTH-Stimulationstest durchgeführt werden.

Differentialdiagnose: Die einfache Magendilatation muss von der Torsion unterschieden werden. Dabei bestehen insbesondere wesentlich geringere Allgemeinsymptome, die Verlagerungen von Duodenum und Milz im Röntgenbild fehlen, die Kardia ist für Magensonden durchgängig. In anderen Fällen liegt ein Hypoadrenokortizismus zugrunde.

Spezielle Krankheiten des Digestionstrakts 505

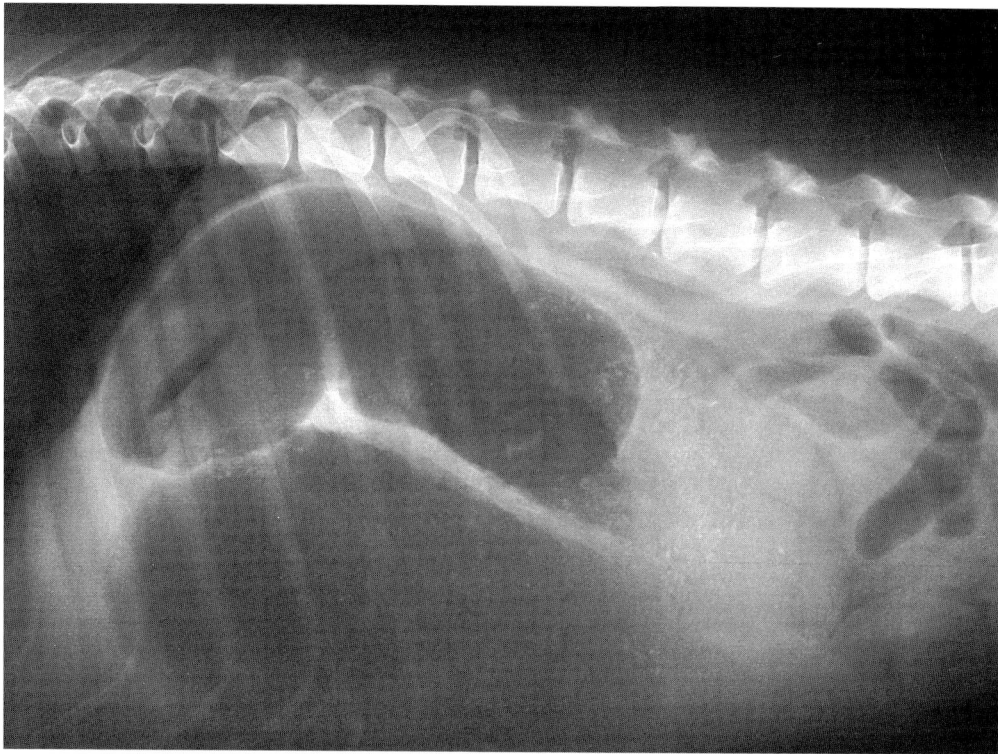

Abb. 8.45. Torsio ventriculi.

Bei „isolierter" Milztorsion bestehen keine Symptome vonseiten des Magens. Die Milz ist als wurstförmiges Gebilde tastbar und auf dem Röntgenbild sichtbar. Bei Zwerchfellruptur finden sich Bauchorgane in der Brusthöhle (Röntgenuntersuchung).
Therapie: Die unkomplizierte Dilatation wird durch Sondierung des Magens und Ablassen des Gases, ggf. Spülung mit Entfernung der Flüssigkeit oder Futtermassen behandelt. Danach ist die zugrunde liegende Krankheit zu behandeln.

Torsio ventriculi ist als Notfall anzusehen und unverzüglich zu behandeln. Dabei ist eine Kreislaufstabilisierung sofort vorzunehmen. Man geht folgendermaßen vor:
1. Sauerstoffbeatmung.
2. Legen einer Venenverweilkanüle, am besten in die Vena jugularis.
3. Vollelektrolytlösung: 80 bis 100 ml/kg KM und Stunde, zentraler Venendruck sollte zwischen 0 und 5 cm Wasser liegen.
4. Bilanzierte Elektrolytlösungen nach Erhalt des Ionogramms.
5. Ausgleich einer Azidose (Alkalose) mit Natriumbikarbonat (Kochsalzlösung).
6. Kortikosteroide: Prednisolon in der „Schockdosis" 15–30 mg/kg KM intravenös.
7. Flunixinmeglumin (gegen Endotoxinschock): 1 mg/kg KM intravenös.
8. Wenn möglich, Druckentlastung des Magens durch Einführen einer Sonde (Länge entspricht der Entfernung Nase bis letzte Rippe); Ablassen von Gas oder Flüssigkeit, ggf. Spülung mit warmer physiologischer Kochsalzlösung. Wenn das Einführen einer Sonde unmöglich ist:
9. Punktion des Magens transabdominal mit einem Trokar, evtl. an mehreren Stellen; nach der Entlastung kann eine Magensonde häufig eingeführt werden.
10. Nach diesen Maßnahmen wird bei Torsio die chirurgische Therapie durchgeführt (s. Band II).

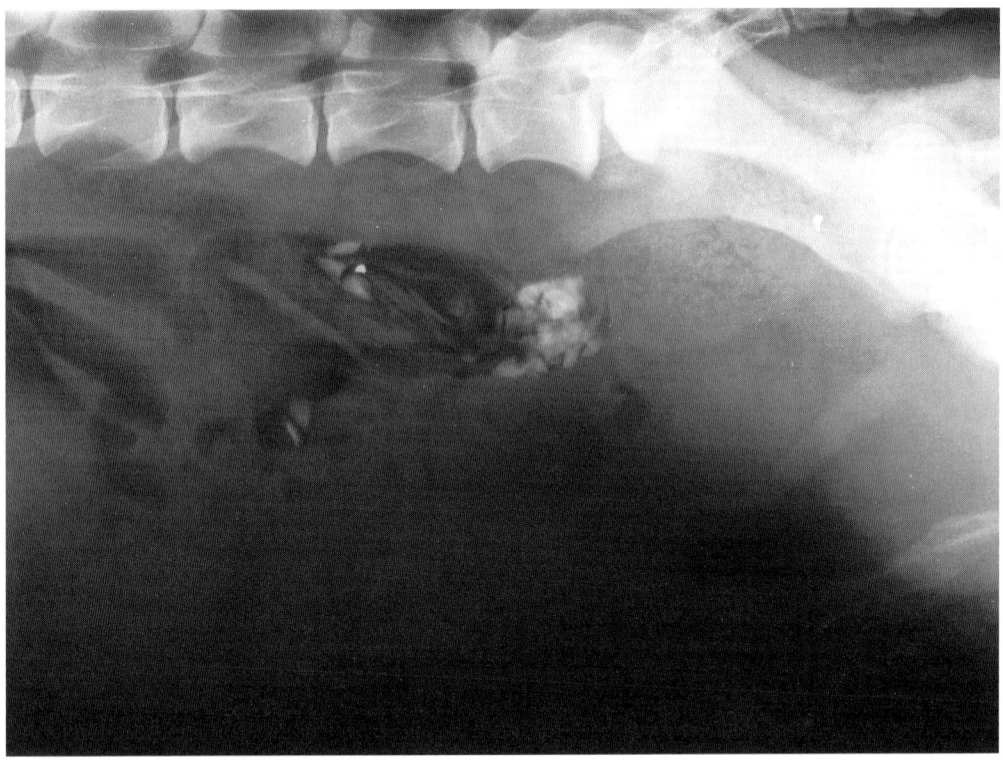

Abb. 8.46. Koprostase, Knochensplitter und Leder im Darmlumen.

8.2.4.10 Akute Magenüberladung

Definition: Plötzliche, durch vermehrten Inhalt (Futter, Gas) auftretende Erweiterung des Magens.
Ätiologie: Akute Überfütterung (Junghunde), Gasbildung, Torsio ventriculi, unbekannte Ursache.
Pathogenese: Akute Magenüberladungen werden hauptsächlich bei im Verband gehaltenen Junghunden infolge Futterneids gesehen. Der akuten Überladung folgt Erbrechen und vollständige Heilung. Vermehrte Gasbildung kann durch Abschlucken größerer Mengen Speichels und Reaktion mit der Salzsäure des Magens entstehen. Das Gas wird entweder durch Rülpsen oder über den Darm entfernt. Gase können sich weiterhin durch Bakterienbesiedlung des Magens bei hohem pH-Wert bilden. Durch Verschluss der Ausgänge nach Magendrehung kommt eine sehr schnell fortschreitende Magenblähung zustande. Bisweilen jedoch bleibt die Pathogenese der Dilatation unklar. Es werden besonders große Hunderassen – wie auch von der Torsio – befallen, so dass möglicherweise ähnliche Pathogenitätsmechanismen vorliegen. Täglich nur einmalige Fütterung scheint die Erkrankung zu fördern.
Klinisches Bild: Bei Junghunden (seltener Katzen) kann eine Magenüberladung nach Futteraufnahme an der Umfangsvermehrung des Abdomens erkannt werden. Die Tiere würgen nicht selten das überhastet aufgenommene, kaum verdaute und mit Schleim vermischte Futter bald aus und verschlingen es erneut.

Dramatisch gestaltet sich die Entstehung infolge Torsio ventriculi (siehe dort, Band 2).

Gas- und Flüssigkeitsansammlung ohne Magentorsio rezidivieren häufig, führen zu Rülpsen mit Abgang übelriechender Gase und können bei ständigen Rezidiven zu Anorexie und Gewichtsverlust führen. Sehr selten (außer Torsio) können akute Magendilatationen Kreislaufinsuffizienz nach sich ziehen.

Diagnose: Vorbericht, klassische Untersuchungsmethoden, besonders Perkussion, Röntgen.
Differentialdiagnose: Entzündliche Erkrankungen des Magens, Pylorusstenose, Torsio ventriculi.
Prognose: Magenüberladung günstig, rezidivierende Gasbildung zweifelhaft, Torsio ventriculi zweifelhaft bis ungünstig.
Therapie: Starke Gasfüllung wird durch Einführen einer Magensonde behoben (die Länge errechnet sich aus der Entfernung Nasenspitze–Xiphoid). Dies ist oft auch dann schwierig, wenn keine Drehung des Magens vorliegt. In diesen Fällen wird eine dünnere Sonde (Duodenalsonde) verwendet. Sofern auch dies misslingt, wird die Punktion durchgeführt. Bei Bakterienbesiedlung werden Antibiotika angewandt (Penicillin, Kanamycin).

Die überhastete Futteraufnahme kann durch getrennte Futterplätze und Gabe mehrerer kleiner Mengen pro Tag verhindert werden.

8.2.4.11 Magentumoren

Definition: Primäre oder sekundäre Neubildungen des Magens, bei Hund und Katze relativ selten vorkommend. Benigne Tumoren: Leiomyome, adenomatöse Polypen, eosinophile Granulome. Maligne Tumoren: Adenokarzinome, maligne Lymphome (Lymphosarkome), andere Sarkome; sekundär als Metastasen anderweitig lokalisierter Primärtumoren sind selten.
Ätiologie: Meistens unbekannt. In einigen Fällen von malignen Lymphomen der Katze durch das FeLV ausgelöst. ALBERS u. Mitarb. (1998) fanden ein multipel metastasierendes, serotoninsezernierendes Karzinoid im Magen eines Hundes.
Pathogenese: Die Entstehung ist – mit Ausnahme der FeLV-induzierten Tumoren – weitgehend unklar. Offenbar besteht eine Prädisposition bei atrophischer Gastritis, was zumindest für den Menschen zutrifft. Ob der Helicobacter-Infektion bei Hund und Katze eine ursächliche Bedeutung zukommt, ist unklar. Klinische Symptome werden ausgelöst durch die Beeinflussung der örtlichen Motilität, durch die Behinderung der Pyloruspassage, durch ulzeröse Einschmelzungen mit blutigem Erbrechen oder Meläna, ferner durch die häufige Metastasenbildung mit nachfolgenden Symptomen vonseiten der Leber, der Lunge, bisweilen der Nebennieren und der regionalen Lymphknoten.
Klinisches Bild: Betroffen sind – mit Ausnahme der durch FeLV induzierten Lymphome – fast ausschließlich alte Tiere. Die Symptome werden oft erst im fortgeschrittenen Stadium bemerkt. Sie bestehen in Erbrechen von Futter, verzögerter oder schließlich unterbrochener Magenpassage, Magendilatation, Meläna und/oder Erbrechen von frischem Blut oder kaffeesatzartig denaturiertem Blut, Anorexie und Gewichtsverlust, schließlich von arengernativer, normozytärer, normochromer Anämie. Später kommen Symptome vonseiten der durch Metastasen befallenen Organe hinzu.
Diagnose: Chronisches Erbrechen, Hämatemesis, Meläna über längere Zeit, ferner Abmagerung, Gewichtsverlust und aregenerative Anämie müssen auch an einen Magentumor denken lassen. Die Röntgen-Leeraufnahme führt in der Regel nicht weiter, es sei denn man sucht nach Metastasen. Die Kontraststudie – am geeignetsten ist die Doppelkontrastuntersuchung – kann die verzögerte Passage, verminderte Peristaltik und die örtliche Verdünnung des Kontrastmediums durch Blutung oder vermehrte Sekretion darstellen. Die beste Untersuchungsmöglichkeit bietet die Gastroskopie, die den soliden Tumor, die Induration der Wand mit verminderter Peristaltik, Starrheit der Wand oder den ulzerösen Zerfall erkennen lässt. Dabei sollte unbedingt an mehreren Stellen eine Tiefenbiopsie mit nachfolgender histologischer Untersuchung durchgeführt werden.
Differentialdiagnose: In Frage kommen alle Krankheiten, die mit chronischem Erbrechen einhergehen, insbesondere chronische Gastritiden, benigne Geschwüre, Fremdkörper, auch Krankheiten anderer Organe, insbesondere der Niere, der Leber, des Darms mit Rückstau in den Magen und – mit Einschränkung – des Pankreas.
Therapie: Therapie der Wahl ist die Resektion des betroffenen Magenteils, notfalls auch des gesamten Magens (Gastrektomie). Bei gutartigen Tumoren kann die gastroskopiegeführte Schlingenexstirpation durchgeführt werden. Im Falle einer eosinophilen Gastritis lassen sich mit Kortikosteroiden, beim Hund evtl. in Verbindung mit Azathioprin, gute Erfolge erzielen. Bei malignen

Lymphomen empfiehlt sich die Chemotherapie (s. d.).

8.2.5 Krankheiten des Darms

8.2.5.1 Anatomische Grundlagen

Die Länge des Darmes wird beim Hund mit dem Fünffachen der Körperlänge angegeben, was einer absoluten Länge von – rassespezifisch unterschiedlich – 2,0 bis 5,7 m (7,0), bei der Katze von 1,0 bis 1,8 m entspricht. Das **Duodenum** verläuft in Höhe des neunten Brustwirbels nach rechts dorsal, geht in die **Pars descendens duodeni** über, die mit dem rechten Schenkel der Bauchspeicheldrüse verbunden ist; diese anatomischen Verhältnisse sind für Ultraschall- und Röntgenuntersuchungen bedeutungsvoll. In Höhe des fünften bis sechsten Lendenwirbels hinter der rechten Niere erfolgt eine Biegung nach links um das Caecum und die kraniale Gekrösewurzel. Die wieder nach kranial führende **Pars ascendens duodeni** geht in das **Jejunum** über, das an der vorderen Gekrösewurzel befestigt ist. Aus dem sehr langen Jejunum geht das kurze **Ileum** hervor, das in Höhe des ersten bis zweiten Lendenwirbels in den Dickdarm mündet. Das **Caecum** liegt rechts von der Wirbelsäule in Höhe des vierten bis sechsten Lendenwirbels und ist beckenwärts gerichtet. Bei der Katze ist dieser Darmabschnitt sehr klein. Im Gegensatz zum Pferd treffen die Bezeichnungen **Colon ascendens**, **transversum** und **descendens** sehr gut die tatsächliche anatomische Situation. Das Colon ascendens verlässt das Caecum in Höhe des zweiten Lendenwirbels. Es liegt der dorsalen Bauchwand an und wird lateral von der Pars descendens duodeni begleitet. In Höhe des 12. Brustwirbels geht es in das Colon transversum über, das zwischen Magen und vorderer Gekrösewurzel nach links verläuft und in das Colon descendens übergeht. Dieses verläuft zunächst links, dann sich langsam der Medianen annähernd nach kaudal und mündet in Höhe des siebten Lendenwirbels in das kurze **Rektum**, das wiederum im sehr kurzen **Anus** mit dem mukokutanen Übergang endet.

Wie der Magen besteht auch der Darm aus drei Schichten, der **Tunica mucosa**, **muscularis** und **serosa**. Die Schleimhaut des Dünndarms erreicht durch das Ausbilden von Darmzotten (Villi intestinales) eine erhebliche Vergrößerung ihrer Oberfläche. Sie sind von einschichtigem Zylinderepithel bedeckt. Dieses Epithel sorgt einerseits für das Verschließen des Körperinneren gegenüber der Außenwelt, ist andererseits aber verantwortlich für die Resorption der Nahrungsbestandteile und damit für die Ernährung. Es enthält schleimsezernierende **Becherzellen**, die besonders im Dickdarm vermehrt auftreten. Die Epithelregeneration findet in den **Lieberkühnschen Krypten** statt, aus denen heraus die Epithelzellen in Richtung auf die Zottenspitzen wachsen.

Die Tunica muscularis weist eine innere Ring- und äußere Längsschicht auf. Außerdem besitzt die Schleimhaut selbst noch eine eigene Schicht glatter Muskulatur, die die Schleimhautzotten bewegt und damit die Resorption fördert.

Wichtig für die Immunabwehr ist der Lymphapparat, der im Darm sehr ausgeprägt ist. Neben zahlreichen Einzellymphknötchen kommen in der dem Ansatz des Aufhängerapparates gegenüber liegenden Seite des Darms die **Peyerschen Platten** vor. Sie dienen der Infektabwehr. Das lymphatische Gewebe des Darms ist so reichlich vorhanden, dass man den Darm geradezu als lymphatisches Organ bezeichnen kann. Nach der Geburt und mit Aufnahme von nicht keimfreiem Futter kommt es zur B-Lymphozytenproliferation in den Peyerschen Platten. Von hier aus erreichen Precurserzellen über den Ductus thoracicus den gesamten Organismus und gelangen dabei erneut auch in den Darm. Dabei werden sie in die Lage versetzt, IgA zu bilden. Dieses Immunglobulin dient der lokalen Immunität und ist wichtig bei der Infektabwehr gegenüber Bakterien und Viren.

Die Blutversorgung des Darmes erfolgt über die **Arteriae mesentericae cranialis** et **caudalis**, ferner **A. coeliaca** und (Teile des Mastdarms) **A. hypogastrica**. Mit Ausnahme des Rektums wird das venöse Blut vollständig über die **Vena portae** der Leber zugeführt. Die Lymphgefäße münden in zahlreiche Lymphknoten.

Für die Darmtätigkeit von entscheidender Bedeutung ist das autonome Nervensystem, das in seinem parasympathischen Anteil die Motilität fördert, im sympathischen hemmt. Der **Parasympathikus** wird hauptsächlich vom X. Gehirnnerven, dem **N. vagus**, versorgt, ferner vom sakralen Anteil des Parasympathikus, dessen Fasern zunächst zum **Ganglion hypogastricum** und dann zum Darm ziehen. Der **Sympathikus** führt zum Darm über den großen Bauchknoten, **Ganglion coeliacum** et **mesentericum craniale**, ferner das **Ganglion mesentericum caudale** und über vertebrale **Lendenganglien**. (SCHUMMER und WILKENS 1982; LIEBICH 1993)

Physiologie

Die Bewegungen des Darmes werden von der äußeren Längs- und innen Ringmuskelschicht bewerkstelligt. Sie dienen der Durchmischung des Inhalts mit den Verdauungssekreten, Berührung der resorptiven Teile der Darmwand mit dem Inhalt, Transport des Inhalts und der Unterstützung des intramuralen Blut- und Lymphkreislaufs. Die Bewegungen sind recht kompliziert. Am Dünndarm unterscheidet man drei Bewegungsarten, eine **rhythmische Segmentierung**, ferner **Pendelbewegungen** und schließlich die eigentliche **Peristaltik**. Die Segmentierung erfolgt recht häufig und dient der ständigen Zerteilung des Inhalts in kleine Abschnitte, wodurch besonders die **Durchmischung** und Oberflächenberührung und damit **Verdauung** und **Resorption** gefördert werden. Der Durchmischung dienen auch die Pendelbewegungen, während die Peristaltik der Fortbewegung des Inhalts dient. Die Darmbewegungen werden wesentlich durch den **Volumenreiz** des Inhaltes ausgelöst, allerdings ist hierzu ein bestimmter **Tonus** der Darmwand erforderlich, da bei völlig erschlafftem Darm keine Kontraktionen ausgelöst werden können. Am Dickdarm können die gleichen Bewegungen beobachtet werden wie am Dünndarm, wozu noch antiperistaltische Bewegungen kommen; sie dienen der Erhöhung der Verweildauer des Chymus im Darm und fördern auf diese Weise die Resorption besonders von Wasser. Neben der **Wasserresorption** besteht die Aufgabe des Dickdarms in der Hauptsache in der Sammlung der Nahrungsendprodukte.

Die Hauptaufgabe des Darmes besteht in der **Verdauung** und **Resorption** der Nahrungsbestandteile und **Ausscheidung** unverdaulicher Produkte. Bereits im Magen wird die Verdauung unter dem Einfluss des Pepsins eingeleitet. Hier werden Proteine bevorzugt an den Stellen gespalten, an denen zwei hydrophobe Aminosäuren (Phe, Leu, Tyr) aufeinander treffen. Es werden so Polypeptide gebildet. Im Duodenum wird durch Abpuffern der Magensäure die Wirkung des Pepsins irreversibel unterbrochen. Es erfolgt eine Vermischung mit dem aus **Pankreassekret**, **Galle** und **Duodenalsekret** gebildeten Darmsaft. Das Pankreassekret besteht neben Wasser und Bikarbonat und anderen Elektrolyten geringerer Menge aus den Proteasen **Trypsinogen**, **Chymotrypsinogen**, **Elastase** und den **Prokarboxipeptidasen**. Sie werden als inaktive Vorstufen sezerniert und in das Duodenum ausgeschieden. Hier wird Trypsinogen durch die duodenale **Enterokinase** zu **Trypsin** aktiviert, das einerseits weiteres Trypsinogen in aktives Trypsin, andererseits Chymotrypsinogen in aktives **Chymotrypsin** umwandelt. Die Wirkung dieser Proteasen ist am stärksten in schwach alkalischem Milieu. Sie zerlegen mit unterschiedlichen Angriffspunkten die Polypeptide weiter bis zu Aminosäuren, die dann resorbiert werden können.

Ein weiteres Pankreasferment ist die **Lipase**, die für die Fettverdauung erforderlich ist. Nachdem Fette aus dem Magen in das Duodenum übergetreten sind, werden sie vom alkalischen Duodenalsaft in Seifen überführt und unter Mitwirkung von Gallensäuren emulgiert, so dass die Pankreaslipase optimal wirksam werden kann. Sie spaltet die Fette in Di- und Monoglyceride und Fettsäuren.

Die **Pankreasamylase** bewirkt die Verdauung von Glykogen und Stärke in Maltose, Maltriose und Dextrine. Die im Bürstensaum der Darmepithelien lokalisierten Verdauungsenzyme **Maltase**, **Laktase** und **Saccharase** spalten Disaccharide. Die dabei anfallende Glukose wird resorbiert. Die Disaccharidverdauung kann bei Dünndarmentzündungen schwer gestört werden.

Eine weitere sehr wesentliche Aufgabe des Darmes ist die Wasserresorption. Bei einem mittelgroßen Hund ergeben sich dabei nach STROMBECK die folgenden Sekretions- und Resorptionsverhältnisse: Das Kolon hat eine recht große Resorptionsreservekapazität. Es kann bis zum Dreifachen des Normalen resorbieren. Hieraus geht hervor, dass Dünndarmenteritiden ohne Mitbeteiligung des

Dickdarms nicht unausweichlich zu Durchfällen führen müssen; allerdings ist normal geformter Kot trotz Dünndarmenteritis, also erhöhten Flüssigkeitsangebotes im Dickdarm, bei Hund und Katze wesentlich seltener als etwa beim Pferd.

8.2.5.2 Untersuchungsgang

Eine besondere Bedeutung kommt auch bei der Untersuchung des Darmes der **Anamnese** zu. Die Fragen müssen sich erstrecken auf das Vorliegen von Erbrechen, Durchfall, Futteraufnahme, welche Art Futter gegeben wird, ob Gewichtsverlust eingetreten ist und ob eine Störung des Allgemeinbefindens mit oder ohne Leistungsabfall besteht, insbesondere aber auch wie lange diese Symptome festgestellt und ob im Verlaufe der Krankheit Änderungen der einzelnen Symptome beobachtet wurden. Die Art eines etwaigen Erbrechens lässt man sich exakt schildern: Zeitpunkt am Tage, Abhängigkeit vom Zeitpunkt der Fütterung oder der Art des Futters, evtl. Zeichen, die eher für Regurgitation sprechen; wie sieht das Erbrochene aus (Futter, unverdaut, angedaut, schleimig, Dünndarminhalt, wässrig, blutig, Blutstreifen; wie Kaffeesatz); bestehen Zeichen vonseiten des Respirationstrakts, die für eine Futteraspiration sprechen; liegt Polydipsie vor. Ebenso verfährt man mit dem Fragen nach den Darmausscheidungen: Häufigkeit des Absatzes, Formung, ist der Kot durchgehend gleich geformt/ungeformt, oder ist die Anfangsportion geformt, während die folgenden Portionen breiiger, wässrig oder schleimig werden und nimmt dann die Absatzfrequenz zu, bestehen Farbveränderungen und, wenn ja, welche (Schwarzfärbung, Blutbeimengung in Streifen aufgelagert oder zur Gänze blutig, ockerfarben bis grau, weiß o. a.; unbedingt Fütterung erfragen!), besteht besonders übler Geruch, ist der Kot schleimüberzogen, liegen Besonderheiten beim Kotabsatz vor (Tenesmus, Zeichen für Koprostase, explosionsartiges Absetzen). Unbedingt wichtig ist die Frage nach Vorbehandlungen (dabei keine Beurteilung abgeben! Das Krankheitsbild könnte sich inzwischen geändert oder der Tierhalter Gründe für gezielte [Des-]Information haben). Insbesondere ist nach den letzten Wurmbehandlungen und nach Art und Zeit der Impfung(en) zu fragen. Bei mehreren Tieren im Bestand erkundigt man sich nach deren Gesundheitszustand.

Die **Untersuchung** muss dann intensiv durchgeführt werden, wenn das Allgemeinbefinden stärker gestört ist, Zeichen einer Dehydratation bestehen, Verdacht auf Ileus vorliegt oder wenn die Krankheit länger als zwei Wochen besteht (keine Selbstheilung zu erwarten). Kürzer bestehende Durchfälle ohne Störung des Allgemeinbefindens, Fieber, Dehydratation, Erbrechen und pathologischer Palpationsbefund erfordern nicht sofort eine intensive und damit auch kostspielige Untersuchung.

Die Untersuchung erstreckt sich auf den gesamten Magen-Darm-Trakt, beginnend mit der Adspektion der Mundhöhle, Rachenhöhle, des Abdomens und des Anus. Sodann wird die Bauchhöhle palpiert und auf Lage, Größe, Konsistenz der Organe sowie auf abnorme Umfangsvermehrungen und ihre Lage, Beweglichkeit, Form, Konsistenz, Schmerzhaftigkeit und Beziehung zu anderen Organen geachtet. Man beschränkt sich dabei nicht nur auf den Magen – soweit er durch Umfangsvermehrung überhaupt zu ertasten ist – und Darm, sondern schließt alle palpierbaren Bauchorgane ein. Dazu sollte man sich ein festes Schema aneignen, um einerseits durch ständige Übung sich die physiologischen Verhältnisse einzuprägen, andererseits um nichts zu vergessen. Ventral hinter dem Rippenbogen kann die vergrößerte Leber, dahinter die Milz palpiert werden. Der Magen tritt nur bei erheblicher Größenzunahme hinter dem Rippenbogen hervor. Bei nicht zu fetten Hunden kann man unter der Wirbelsäule die linke, bei der Katze beide Nieren palpieren. Die Harnblase liegt vor dem Beckeneingang; umfangreichere Vergrößerungen der Prostata können bei Vorlagerung in die Bauchhöhle zwischen Blase und Becken ertastet werden. Dazwischen liegt der Darm, der sich wie ein „leerer Fahrradschlauch" darstellt. Fester Inhalt im Kolon lässt sich bei nicht zu fetten Tieren gut ermitteln; gegenüber Tumoren und den meisten Fremdkörpern kann Kot i. d. R. anhand seiner Teilungsfähigkeit durch Druckausübung und Beobachtung der Lageveränderung infolge der Peristaltik unterschieden werden. Stark gespannte Darmschlingen können an ihrer Rigidität erkannt werden. Invaginationen erscheinen als strangartige, fleischige, bisweilen schmerzhafte Wülste. Stärkere Gasfüllung führt zu glucksendem Palpationsgeräusch. Die Auskultation ergibt beim gesunden Hund und der gesunden Katze kaum Magen-Darm-Geräusche. Deutliche Geräusche deuten auf Hyperperistaltik hin.

Zur Untersuchung gehört die rektale Exploration. Man achtet auf die Umgebung des Anus, insbesondere Ausfluss, Verklebungen, Umfangsvermehrungen, Zusammenhangstrennungen, ferner ob der Anus offen steht oder geschlossen ist. Schließlich wird rektalisiert, wobei man den längsten Finger der Hand benutzen sollte (Schutz durch Fingerling oder besser dünnen Handschuh!). Man achtet auf Spannung des Schließmuskels, Schmerzhaftigkeit (viele Hunde und auch manche Katzen schreien auch bei vorsichtigster Untersuchung sozusagen „prophylaktisch"), Beschaffenheit der Schleimhaut, Weite des Darmrohres, Art und Beschaffenheit des Inhalts, Vorliegen evtl. Aussackungen des Darms und tastet auch die Prostata ab, da sie Kotabsatzbeschwerden hervorrufen kann. Nicht vergessen darf man bei krankhaftem Kotabsatz die Beachtung evtl. neurologischer Ausfallserscheinungen im Lumbosakralbereich (Lähmung der After-Schwanz-Region, evtl. auch der Nachhand).

Labordiagnostisch werden folgende Untersuchungen je nach Befunden herangezogen: Hämatokrit (Anstieg spricht für Hämokonzentration durch Dehydrierung, Abfall in Verbindung mit Meläna für chronische Blutungen im oberen Bereich des Verdauungskanals einschließlich des Dünndarms, in Verbindung mit Blutspuren für Blutungen im Dickdarmbereich); Leukozytenzahl; Serum-Harnstoff und -Kreatinin (chronische Niereninsuffizienz; prärenales Nierenversagen); Leberenzyme (ALT, GLDH, Hund auch AP), evtl. Bilirubin (Leberkrankheiten; Hämolyse); Blutglukose; Serum-Protein; wesentlichen Einblick in das Wasser-Elektrolyt-Gleichgewicht bietet die Bestimmung von Serum-Natrium, -Kalium und -Chlorid sowie von Blut-pH und Basenexzess. Eine Untersuchung des Urins sollte mindestens auf Spezifisches Gewicht, Protein, Blut(-Farbstoff), Bilirubin und auch Urobilinogen erfolgen. Eine auch schon bei wenige Tage bestehendem Durchfall besonders bei Jungtieren durchzuführende Untersuchung sollte die Kotuntersuchung auf Endoparasiten sein. Bei längeren Durchfällen sollte auf okkultes Blut untersucht werden. Bei Verdacht auf Malassimilationssyndrom (Massenstühle, Polyphagie, Gewichtsverlust) sollte als Suchtest auf Muskelfasern, Fett und Stärke untersucht werden nach Möglichkeit nach dreitägiger Fütterung der Probekost (s. Fachbücher zur Labordiagnostik). Spezifischere Tests bestehen in der Anwendung des PABA-Tests und der Chymotrypsinbestimmung im Kot. Der D-Xylose-Test wird zur Differenzierung eines Malassimilationssyndroms in Maldigestions- und Malabsorptionssyndrom durchgeführt. Allerdings ist der Test nicht nur abhängig von einer intakten Resorptionsfähigkeit des Darms, sondern auch von anderen Faktoren wie verzögerter Magenentleerung oder bakteriellem Abbau der Xylose sowie Niereninsuffizienz (verzögerte Ausscheidung). Die Beurteilung von PABA-, Chymotrypsin- und Xylose-Test bei der Katze sollte noch mit Vorsicht erfolgen, da hierzu noch verlässliche Beurteilungskriterien fehlen.

Sehr zuverlässige Tests stehen mit der Bestimmung von Kobalamin (Vitamin B_{12}) und Folsäure zur Untersuchung auf Dünndarmkrankheiten sowie mit der Bestimmung der caninen und der felinen Trypsin-like Immunoreactivity (cTLI, fTLI) zur Verfügung.

Der **Laktose-Toleranz-Test** (LTT) wird angewendet zur Untersuchung der Funktionsfähigkeit der Bürstensaumepithelien des Dünndarms, hier speziell der Laktase, die die Laktose in Laktulose und Glukose spaltet. Nach Gabe von 2,0 g Laktose/kg KM p. o. wird die Blutglukose im Abstand von 15 min bis 120 min, jedoch mindestens 0, 15, 30, 60, 90 und 120 min nach Gabe gemessen. Der Glukosespiegel erreicht nach 15 bis 30 min einen Wert zwischen 12 und 67 mg/dl. Allerdings ist auch der LTT von extraintestinalen und anderen intestinalen Faktoren abhängig wie verzögerter Magenentleerung, Resorptionsstörungen für Glukose, bakterieller Metabolisierung und Störung des Glukosestoffwechsels.

Untersuchungen mit radioaktiv markiertem Protein oder Fettsäuren sind zwar sehr hilfreich, bleiben aber wenigen entsprechend eingerichteten Spezialinstitutionen vorbehalten.

Eine sehr wichtige Untersuchungsmethode

des Darms besteht in der **Röntgendiagnostik**. Bevor eine Untersuchung mit Kontrastmitteln durchgeführt wird, müssen alle anderen Untersuchungen (besonders auch eine evtl. nötige Endoskopie) abgeschlossen sein. Zunächst wird daher eine Leeraufnahme angefertigt. Obstruktionen des Darmes, die nicht mehr ganz frisch sind, zeigen sich an Motilitätsstörungen und zunehmender Füllung des proximalen Darmanteils mit Gas oder/und Flüssigkeit. Ganz frische, d. h. erst wenige Stunden bestehende Obstruktionen sind dagegen sehr symptomarm und können zu Fehldiagnosen Anlass geben. Schattengebende Fremdkörper können leicht erkannt werden, sind aber evtl. durch Kotmassen im Kolon überlagert. Andere Ursachen für Obstruktionen wie Tumoren, Invaginationen, Inkarzerationen (Zwerchfell), Adhäsionen, können bisweilen an der Gasfüllung der proximalen Darmteile erkannt werden; meist ist jedoch eine Kontrastdarstellung erfolgreicher. Eine weitere Ursache für eine Obstruktion ist der paralytische Ileus, der durch Intoxikationen (Blei, Thallium), Fieber, Urämie, Kreislaufinsuffizienz, Hypokaliämie, Erkrankungen des N. vagus und Peritonitis ausgelöst werden kann.

Für die Kontrastdarstellung müssen entweder radiographische Aufzeichnungen oder Serienaufnahmen gemacht werden. JONES (1986) gibt folgende Indikationen für Kontrastuntersuchungen des Magen-Darm-Trakts:
1. Veränderungen von Weite, Form oder Lage des Magens oder Darms, die nicht ausreichend durch die normale Röntgenaufnahme zu klären sind.
2. Jede vermutete vollständige oder partielle Obstruktion des Flusses von Magen- oder Darminhalt.
3. Fremdkörper, die anhand der Röntgenaufnahme oder der klinischen Untersuchung festgestellt worden sind.
4. Nähere Untersuchung der Schleimhaut des Magen-Darm-Trakts, wenn spezifische Krankheitssymptome vorliegen, deren Natur durch Leer-Röntgenaufnahmen nicht ermittelt werden kann.

Soweit möglich sollte der Patient nüchtern sein und keine Sedation oder Narkose vorgenommen worden sein (Ausnahme: Acetylpromazin). Die Leeraufnahme wird in zwei Ebenen, dorsoventral oder ventrodorsal und laterolateral, rechts anliegend, vorgenommen. Als Kontrastmedium wird i. d. R. Bariumsulfat verwendet, nicht jedoch bei vermuteten Zusammenhangstrennungen (Dosis: 8 bis 12 ml/kg KM der 30 %igen Aufschwemmung). Das Eingeben geschieht am besten mittels Magensonde und Spritze (keine Verluste, keine Kontamination des Haarkleides). Aufnahmen erfolgen sofort (Magen) und mindestens 15, 30, 60 min und 2 und 3 Stunden nach Gabe.

Der Dickdarm kann leicht anhand seiner Füllung mit Gas oder Kot erkannt werden. Eine gute Darstellungsmöglichkeit besteht in der rektalen Eingabe von Kontrastmittel. Dazu sollte der Darm leer sein (24 Stunden hungern, gleichzeitig Eingabe von Paraffinum liquidum, 1 ml/kg KM p. o.; ca. 6 Stunden vor Kontrastmittelgabe Einlauf mit kaltem Wasser).

Die Darstellung des Kolons erfolgt als positive Kontrastaufnahme sowie als Doppelkontrast. Dazu wird nach rektaler Füllung des Kolons mit Bariumsulfatbrei oder jodhaltigen Kontrastmitteln (Dosis etwa 16 bis 20 ml/kg) und Röntgenaufnahme das Kontrastmittel wieder entfernt und das Kolon mit Luft gefüllt (Rechtslage des Patienten) und erneut geröntgt.

Die **Endoskopie** kann mit flexiblen Instrumenten am nüchternen und im übrigen wie zum Röntgen vorbereiteten Patienten vorgenommen werden. Die **Duodenoskopie** muss in Narkose erfolgen, die **Rektoskopie** kann beim Hund in den meisten Fällen, bei der Katze (fast) nie ohne Narkose durchgeführt werden. Für die Beurteilung des Colon descendens genügt ein starres Endoskop, zur Untersuchung von Colon transversum und Colon ascendens ist ein flexibles Endoskop erforderlich; in letzteren beiden Fällen muss das Tier allerdings in Narkose liegen. Vorteile der Endoskopie bestehen in der guten Beurteilungsmöglichkeit der Schleimhaut (Falten, Umfangsvermehrungen, Auflagerungen, Blutungen, Abszesse, Obturationen) und der Gelegenheit, gezielt Biopsien durchzuführen. Wir verwenden hierfür starre oder flexible Biopsiezangen der Humanmedizin, die jedoch z. T. so groß sind, dass sie nur mit Vorsicht beim Hund und der Katze eingesetzt werden können, um Perforationen zu vermeiden (KRAFT 1993). Eine sehr wesentliche Bereicherung der Untersuchung der

Bauchorgane wurde durch Einführung der **Ultraschalldiagnostik** erzielt. Gut geeignet sind Schallköpfe mit hoher Frequenz (5 MHz und höher). Wenn möglich, sollte der Patient länger als zwölf Stunden gefastet haben. Er wird auf den Rücken in ein spezielles Polster gelegt. Bei dichtem und langem Haarkleid muss geschoren werden. Es wird Alkohol und/oder Kontaktgel aufgetragen (Letzteres nicht bei Punktionen von Bauchorganen) und der Schallkopf systematisch über das Abdomen geführt. Dazu sollte man sich ein Schema angewöhnen, um alle Bauchgegenden und alle Organe zu untersuchen. Wir beginnen vorn im Bereich der Gallenblase, untersuchen Leber, Magen, Duodenum und Pankreas, gehen dann nach rechts (auf die linke Seite des Abdomens), untersuchen die Milz und die linke Niere, dabei die Dichten der Organe vergleichend, die linke Nebenniere und achten in jedem Bereich auf den Darm. Es folgt die Untersuchung der Harnblase, der Prostata bzw. des Uterus, der Blutgefäße. Dann wird die rechte Körperseite (in Rückenlage also links) untersucht, wiederum mit Darm, rechter Niere und Nebenniere und rechtem Leberlappen. Normalerweise werden im vorderen Darmbereich vier bis fünf, im mittleren Darmbereich eine bis zwei peristaltische Wellen pro Minute erkannt. Bei akuter Enteritis wird oft Dauerperistaltik gesehen; vermehrt ist sie auch kurz nach Futteraufnahme. Dann befindet sich häufig auch Gas im Darm, das weitere Untersuchungen unmöglich macht. Verdickungen der Darmwand werden bei Enteritiden gesehen. Dabei bleibt die Schichtung jedoch erhalten. Sie geht verloren bei tumorösen Prozessen, bei denen die Darmwand verdickt, echoreicher oder echoärmer (abhängig vom Wassergehalt) erscheint. Die Verdickung kann örtlich begrenzt oder ausgedehnt sein. Die Darmlymphknoten können sowohl bei Entzündungen als auch bei Neoplasien mit Metastasierung vergrößert sein.

Mit der Ultraschalluntersuchung können häufig Fremdkörper dargestellt werden. Sehr gut gelingt die Diagnose von Invaginationen: Im Querschnitt erscheint die Invagination als „zwiebelschalenförmiges", d. h. als konzentrisches, aus zahlreichen Lagen bestehendes Gebilde, im Längsschnitt verdoppeln sich die Darmschichten, das Segment erscheint insgesamt stark verdickt.

Gut darstellbar ist fremder, in der Regel flüssiger Bauchhöhleninhalt, der sich zuerst zwischen den rechten Leberlappen und dem Zwerchfell darstellt. Bei reinem Transsudat ist die Flüssigkeit echoleer; sobald Zellerhöhungen auftreten, verstärken sich „aufblitzende" Echos in der Flüssigkeit.

8.2.5.3 Symptom „Durchfall"

Definition: Vermehrung der Menge, des Wassergehaltes und der Häufigkeit des Absatzes der Fäzes mit oder ohne Störung der Darmmotilität.

Durchfall – Ätiologie

1. Parasitäre Darmerkrankungen
1.1 Askariasen
1.2 Ankylostomiasis
1.3 Trichuriasis
1.4 Kokzidose
1.5 Giardiose
2. Entzündliche Veränderungen
2.1 Dünndarmentzündung
2.2 Dickdarmentzündung (Kolitis)
2.3 Allergische Enterophathien
2.3.1 Eosinophile Gastroenteropathie
2.3.2 Allergische Kolitiden
3. Infektionskrankheiten
3.1 Bakteriell
3.1.1 *E. coli*
3.1.2 Salmonellose
3.1.3 Yersiniose
3.1.4 *Clostridium perfringens*
3.1.5 Staphylokokkose
3.1.6 Leptospirose
3.2 Viral
3.2.1 Staupe
3.2.2 Kanine Parvovirusenteritis
3.2.3 Feline Panleukopenie
3.2.4 Kanine Coronavirusenteritis
3.2.5 Kanine Reovirusenteritis
3.3 Rickettsiosen
4. Funktionsstörungen
4.1 Alimentäres Überangebot
4.2 Malassimilationssyndrom
4.2.1 Mangel an Pankreasfermenten
4.2.2 Mangel an Galle
4.2.3 Dünndarmerkrankungen
4.2.3.1 Glukosemalabsorption
4.2.3.2 Mangel an Disaccharidase, Laktase, Maltase u. a.
4.3 Motilitätsstörung

Durchfall – Ätiologie (Fortsetzung)

4.4 Exsudative Enteropathie
4.5 Medikamentös
5. Vergiftungen
5.1 Schwermetalle
5.2 Insektizide
6. Anatomische Veränderungen
6.1 Strikturen
6.1.1 Angeboren
6.1.2 Neoplasien
6.1.3 Ulzera
6.1.4 Posttraumatisch
6.1.5 Perionitisch
6.2 Infiltrativ
6.2.1 Leukotisch
6.2.2 Histoplasmose
6.3 Obstruktionen
7. Zirkulationsstörungen

Ätiologie: Entzündliche (Endoparasiten, Hakenwürmer, Spulwürmer, Peitschenwürmer, Kokzidien, Giardien), allergisch, infektiös (Staupe, canine und feline Parvoviren, Salmonellose, Histoplasmose u. a.), Vergiftungen (Schwermetalle, Insektizide, Endotoxine), funktionell, Malabsorption (Pankreasinsuffizienz, Gallensäuredefizit, Resorptionsstörungen des Duodenums), nutritiv, medikamentös, Darmmotilitätsstörungen, Tumoren, exsudative Enteropathie, örtliche oder allgemeine Kreislaufstörungen.

Pathogenese: Die Fäzes enthalten bei Durchfall nur relativ wenig mehr Wasser als geformter Kot. Diese geringe Wassermenge reicht aber zur Erzeugung eines breiigen bis wässrigen Kots aus. Das normalerweise am Ende des Duodenums reichlich vorhandene Wasser wird zur Hälfte im Jejunum, das im Ileum ankommende zu drei Vierteln und das im Colon ankommende zu weiteren neun Zehnteln resorbiert, so dass insgesamt nur noch 1 bis 2% des Duodenalwassers im Kot erscheint. Zudem ist die Colonresorption um ein Mehrfaches steigerungsfähig. Dies zeigt, dass das Colon Störungen in vorderen Abschnitten zum Teil ausgleichen kann, dass andererseits Erkrankungen des Colons leicht zu verminderter Flüssigkeitsresorption und damit zum Durchfall führen können.

Erhöhte Wassermengen im Kot treten auf

1. bei verminderter Resorption im Dünn- oder Dickdarm oder im gesamten Darm,
2. durch erhöhte Sekretion besonders im Dünndarm.

Osmotisch bedingte Durchfälle entstehen durch vermehrte Bindung von Flüssigkeit, entweder weil die osmotisch aktiven Substanzen vermehrt in der Nahrung angeboten und trotz normaler Funktion nicht ausreichend metabolisiert werden, oder weil sie zwar in normaler Menge in den Darm gelangen, dort aber nicht ausreichend metabolisiert und/oder resorbiert werden. Ursachen sind die exokrine Pankreasinsuffizienz, der (seltene) Gallensäuremangel, Mangel an Duodenalenzymen, Resorptionsstörungen der Dünndarmwand. Osmotisch besondes aktiv sind Kohlenhydrate, die im Darm unter dem Einfluss von Bakterien zu Fettsäuren abgebaut werden, die wiederum osmotisch sehr viel Wasser binden und der Resorption entziehen. Auf dem osmotischen Effekt beruht auch der laxierende Effekt zahlreicher Abführmittel, etwa der Mittelsalze (Glaubersalz), die selbst nicht resorbiert werden, aber Wasser im Darm binden und so zu wässrigen Durchfällen führen. Bei osmotischem Durchfall, der durch Kohlenhydrate oder Fettsäuren ausgelöst wird, reagiert der Kot als Folge des Fettsäurereichtums sauer.

Sekrotische Durchfälle treten in Erscheinung, wenn vermehrt Wasser und Elektrolyte aus dem Blut in den Darm gelangen. Unter dem Einfluss von Bakterientoxinen wird vermehrt Wasser in den Darm sezerniert. Von besonderer Bedeutung hierbei ist das Enterotoxin von *Escherichia coli*, ferner das Toxin von *Salmonella* spec. Diese hitzelabilen Exotoxine heften sich an die Oberfläche der Darmephithelien und aktivieren bereits nach wenigen Minuten die intrazelluläre Adenylatzyklase. Diese wiederum wandelt ATP in 3,5-Adenosinmonophosphat (= cAMP) um. Die Konzentration von cAMP steigt dadurch im Enterozyten stark an. Es ist verantwortlich für die Erhöhung der Permeabilität der Zellmembran für Wasser. Die auf diese Weise ins Darmlumen verlorenen Flüssigkeitsmengen sind isotonisch und reich an Bicarbonat. Die Folge davon ist eine isotonische Dehydratation mit metabolischer Azidose.

Erhöhte Permeabilität der Darmschleimhaut wird auf eine Vergrößerung der Spalten zwischen den Enterozyten zurückgeführt. Die Ursachen dieser Vergrößerung können zum einen in lymphatisch-venösen Abflussstörungen und damit Erhöhung des hydrostatischen Drucks, zum anderen in einer direkten Schädigung der Darmschleimhaut gesucht werden. Dabei ist die Größe dieser Spalten oder Poren von entscheidender Bedeutung, bis zu welcher Molekülgröße Substanzen verloren gehen. Bei geringer Vergrößerung der Poren werden Stoffe von der Größe etwa der Glukose ausgeschieden, bei deren stärkerer Vermehrung im Darm es zu Wasserretention im Darmlumen und damit zur osmotischen Diarrhö kommt. Bei stärkeren Vergrößerungen der Poren treten Moleküle von einigen zehntausend bis hunderttausend Dalton aus, so dass auch Protein, und zwar sowohl Albumine als auch Globuline, veloren werden. Dies führt außer zu Durchfällen auch zu Hypalbuminämie, wodurch der onkotische Druck im Serum absinkt und Wasser in Gewebe und Körperhöhlen austritt. Dieses Krankheitsbild wird als Exsudative Enteropathie bezeichnet. In den schwersten Fällen der Porenschädigung können schließlich rote Blutzellen hindurchtreten, so dass hömorrhagische Durchfälle bestehen.

Motilitätsstörungen werden ebenfalls für Durchfälle verantwortlich gemacht. Es wird angenommen, dass eine erhöhte Peristaltik zu Durchfällen führen könne. Durch Parasympathomimetika lassen sich solche Diarrhöen durch Hypermotilität erzeugen. Andererseits werden aber auch Durchfälle bei Darmlähmungen gesehen. Möglicherweise ist hierfür die längere Verweildauer der Ingesta im Darm und die verlängerte Einwirkungsmöglichkeit der Darmbakterien verantwortlich.

Klinisches Bild: Gehäufter Absatz breiigen bis wässrigen, oft schleimigen oder blutigen, bisweilen fettigen Kots ist das typische Bild des Durchfalls. Die Kotmenge ist unterschiedlich stark erhöht. In jedem Fall besteht vermehrter Drang zur Defäkation. Dem Besitzer fällt die Flatulenz unangnehm auf. Je nach Grundkrankheit wird gleichzeitig Erbrechen beobachtet. Der Appetit kann erhöht oder vermindert sein, Durst ist im Allgemeinen erhöht. Bei Beteiligung des Dünndarms tritt schnell Gewichtsverlust ein, das Leistungsvermögen ist eingeschränkt. Je nach Grundkrankheit besteht ein mehr oder weniger stark gestörtes Allgemeinbefinden. Bei schweren akuten Durchfällen tritt rasch eine Hämokonzentration mit Dehydratation und nachfolgender Kreislaufinsuffizienz ein. Der Verlust von Bicarbonat zieht eine Acidose nach sich, der von Kalium eine Hypokaliämie, schließlich Hypokalie mit Störung der Muskelerregbarkeit (Zittern, Muskelschwäche, Herzmuskelschwäche, Darmatonie).

Definition und Differentialdiagnose: So einfach die Diagnose als solche zu stellen ist, so schwierig ist oft die lokale und ätiologische Zuordnung. Es wird auf die im Kapitel „Untersuchungsgang" erwähnten diagnostischen Untersuchungen verwiesen. Die bakteriologische, z.T. auch die virologische Untersuchung gehören heute zu den Routinemethoden. Ähnliches gilt für Giftnachweise. Im Übrigen wird das gesamte Krankheitsbild zur Stellung der ätiologischen Diagnose herangezogen. Die Bestimmung des Serumeiweißes gibt Aufschluss über Verluste; die radiologische Eiweißbestimmung hat (noch) keine Verbreitung in der Tiermedizin gefunden. Von Interesse ist die Zuordnung des Krankheitsgeschehens des Dünn- oder Dickdarms; es muss hier aber die Grundkrankheit Berücksichtigung finden (Beispiel: Gewichtsverluste werden vorzugsweise durch Dünndarm- kaum durch Dickdarmerkrankungen provoziert – außer bei Systemerkrankungen wie Leukosen, Tumorosen und Tuberkulose mit gleichzeitigem Befall des Dickdarms).

Zum Problem der lokalen Zuordnung siehe die Übersicht.

Prognose: Abhängig von der Dauer und der zugrunde liegenden Erkrankung.

Therapie: Sie hängt weitestgehend von der Grundkrankheit ab (siehe einzelne Kapitel). Bei akuten Durchfällen:

1. Diätetische Maßnahmen: 24 bis 36 Stunden Hungern, danach Diät Magerquark (ein Teil) plus gekochter Reis (drei Teile), mehrfach täglich füttern. Nach Abklingen der Durchfälle vorsichtiges Zufüttern von Fleisch (Geflügel, Schaf).
2. Ausgleich des Flüssigkeits- und Elektrolytverlustes: Vollelektrolyt- oder Ringerlösung (sehr chloridreich!) als Dauertropfinfusion

   Tagesbasisbedarf 35 ml/kg KM;
   leichte Exsikkose (bis 5 %), 40 bis 60 ml/kg KM;
   mittlere Exsikkose (5 bis 10 %), 60 bis 80 ml/kg KM;

Lokalisation des Durchfalls (nach STROMBECK)		
	Dünndarm	**Dickdarm**
Funktionseinschränkung	üblicherweise Gewichtsverlust, seltener unkontrollierter Kotabsatz	Gewichtsverlust untypisch, häufiger unkontrollierter Kotabsatz
Beschaffenheit des Kots	weich, ungeformt, wässrig, möglicherweise Fetttropfen, unverdaute Nahrung, Meläna	weich bis geformt, häufig schleimig, bisweilen frisches Blut, keine unverdauten Nahrungsbestandteile
Kotmenge	immer vermehrt	normal oder vermehrt
Häufigkeit des Absatzes	gewöhnlich erhöht	ständig erhöht
Auslösungsfaktor	von geringer Wichtigkeit	Stress und psychische Faktoren können wichtig sein
Zusätzliche Symptome	Bauch aufgetrieben, Foetor ex ore, Polydipsie, Polyphagie, Erbrechen, Gewichtsverlust	Tenesmus, Juckreiz am After, Flatulenz

schwere Exsikkose (über 10%), 80 bis 120 ml/kg KM.
Bei Acidose: Natriumbicarbonatlösung.
Dosis:
Bedarf (in mval): = − BE × 0,3 × kg KM
Als Faustregel: 1 bis 2 ml $NaHCO_3$-Lsg. 5%/kg, mehrfach täglich.
Kaliumsubstition (ca. 0,3 mmol/kg, als Dauertropfinfusion).
Nicht dürsten lassen!
Die früher bisweilen empfohlene Gabe von ungesüßtem Tee – welcher auch immer – sollte der Vergangenheit angehören; die Resorption von Wasser im Darm wird dadurch in keiner Weise gefördert. Günstig wirken sich dagegen Elektolyt-Glukose-Lösungen (sog. WHO-Lösungen) aus:

Glukose	20,0 g
Kochsalz	3,5 g
Kaliumchlorid	1,5 g
Natriumbicarbonat	2,5 g
Wasser	ad 1 000,0 ml

Fertigprodukte befinden sich im Handel (z. B. Elotrans).
3. Wenn nötig (Fieber, Leukozytose, Leukopenie, virale oder bakterielle Infektionskrankheit, Schock), Antibiotika (Penicillin, ggf. Ampicillin, Kanamycin). Der Einsatz von Antibiotika geschieht aber, wie die tägliche Erfahrung zeigt, zu häufig und unkontrolliert. Auf keinen Fall sollten sie bei banalen Durchfällen gegeben werden. Auch Antibiotika, die nicht resorbiert werden oder in den Darm ausgeschieden werden (Zerfall von gramnegativen Keimen mit Freiwerden der Endotoxine), sollten nur bei strenger Indikation gegeben werden, sind aber fast immer entbehrlich, evtl. sogar schädlich.
4. Kortikosteroide bei Immunopathien, im Schock, sofern es die Grundkrankheit erlaubt.
5. Spasmolytika (Parasympathikolytika) bei Spasmen, sonst von eher zweifelhaftem Wert.
6. Adsorbentien: Carbo med., Kaolin, Aluminiumsilikat zur Toxinbindung (Wirkung fraglich; die Anwendungwird kaum noch propagiert).
7. Adstringentien: Gerbsäurepräparate eignen sich bei Enteritiden ohne größere Resorptionsstörung. Bei Schleimhautverlust mit der Gefahr stärkerer Resorption ist Vorsicht geboten wegen der Hepatotoxizität.

Tab. 8.9: Ätiologie der akuten Enteritis

viral:	*mykotisch:*	*toxisch:*
canines Parvovirus	Candida albicans	Thallium
felines Parvovirus	Histoplasma	Blei
Coronaviren	*protozoär:*	Arsen
Rotaviren	Kokzidien	Organophosphate
Reoviren	Toxoplasmen	*allergisch*
FeLV	Giardien	*Futterunverträglichkeit:*
Staupevirus	*parasitär:*	häufig bei
Herpesviren	*Toxocara canis*	Milch
bakteriell:	*Toxocara cati*	roher Leber
Escherichia coli	*Toxascaris leonina*	Milz
Salmonellen	*Ancylostoma caninum*	Pferdefleisch
Clostr. perfringens	*Uncinaria stenocephala*	Süßigkeiten
Yersinien	*Trichuris vulpis*	Schnee
Bacillus piliformis	*Strongyloides stercoralis*	Streusalz
Campylobacter jejuni		
Shigellen		
Staphylokokken		

8.2.5.4 Enteritis acuta

Definition: Katarrhalische, hämorrhagische, ulzeröse oder granulomatöse Entzündung des gesamten Dünndarms oder einzelner Abschnitte: Duodenitis, Jejunitis, Ileitis. Häufig ist die Enteritis mit einer gleichzeitigen Entzündung des Magens (Gastroenteritis) oder des Kolons (Enterokolitis) verbunden.

Ätiologie: Eine Reihe infektiöser und nichtinfektiöser Ursachen kommen in Frage:

Pathogenese:
1. **Viral:** Eine Reihe von Viren sind im Darm von Hund und Katze nachgewiesen worden. Bei einigen ist die Rolle als Krankheitserreger zweifelsfrei nachgewiesen, in anderen Fällen steht der Nachweis der Pathogenität noch aus oder ist unsicher (Adenoviren, Coxsackievirus). Bei der Katze kommt als Ursache für Enteritiden außerdem das Feline Leukosevirus in Betracht.

Das feline Parvovirus (FPV) war über viele Jahrzehnte das einzige pathogene Parvovirus und war nicht auf den Hund übertragbar. Ende der 1970er-Jahre gelangte eine Mutation (canines Parvovirus, CPV) zum Hund und führte dort zu ähnlichen Symptomen. Dieses, als CPV-2 bezeichnete Virus, das nur für den Hund, nicht aber für die Katze pathogen war, wurde inzwischen vollständig verdrängt durch CPV-2a und CPV-2b. Beide sind sowohl für den Hund als auch für die Katze pathogen (TRUYEN u. Mitarb. 1995, 1996). Dagegen ist das ebenfalls zu den Parvoviren gehörende feline Minute-Virus für die Katze apathogen.

Die Parvoviren infizieren und vermehren sich in schnell sich reproduzierenden Zellen (Knochenmark, lymphatisches Gewebe, Darmepithel), bei Feten auch im Kleinhirn. Im Darm werden die Zellen der Krypten befallen. Ihr Untergang führt zur Zottennekrose. Offensichtlich spielt die Anwesenheit der normalen Darmflora eine besondere Rolle in der Entstehung schwerer Verläufe, da bei keimfrei aufgezogenen Katzen die Infektion weniger häufig tödlich verläuft. Durch die Zottenatrophie wird die Resorption erheblich beeinträchtigt, es kommt zu Exsudation und Blutungen in das Darmlumen, so dass hochgradige wässrige bis blutige Durchfälle entstehen. Die hämorrhagischen Durchfälle in Verbindung mit erheblichen Wasser- und Elektrolytverlusten (besonders Bikarbonat, Kalium, Chloriden und Natrium) führen zu iso- bis hypotonen Dehydratationen und metabolischen Azidosen erheblichen Ausmaßes mit der Folge eines hypovolämischen Kreislaufschocks. Der

Befall und die Zerstörung der hämatopoetischen Zellen sind die Ursache der typischen Leukopenie, die sowohl die lymphatischen als auch die mononukleären Zellen, wenn auch in unterschiedlich starken Graden, betrifft. Dadurch werden sowohl die Immunantwort auf bakterielle und weitere virale Infektionen als auch die Abwehr bakterieller Infektionen behindert, so dass weitere Infektionskrankheiten die Folgen sein können. Hinzu kommt, dass durch die erheblichen funktionellen und anatomischen Veränderungen im Bereich des Dünn-, aber auch des Dickdarms eine Vermehrung von gramnegativen Darmbakterien eintreten kann. Deren Endotoxine, aber auch sie selbst, vermögen infolge der Darmwandschädigung in die Blutbahn zu gelangen, so dass zusätzlich eine Endotoxämie mit der Folge des Endotoxinschocks und eine Bakteriämie ausgelöst werden können. Durch die aus dem multifaktoriellen Kreislaufversagen resultierende Blutstase führt dann zur disseminierten intravasalen Gerinnung und damit zur Verbrauchskoagulopathie mit Thrombozytopenie und Absinken der Gerinnungsfaktoren (HOFFMANN 1973, 1976; KRAFT 1975; KRAFT u. Mitarb. 1980). Bei der Katze führt die Infektion in utero zu einem Befall der Welpen besonders des Kleinhirns und damit zu einer Form der zerebellaren Ataxie. Interessanterweise erkranken an caniner Parvovirose offensichtlich überdurchschnittlich häufig Deutsche Schäferhunde und Rottweiler, wie BAATZ (1992) und KUFFER u. Mitarb. (1997) in verschiedenen Kollektiven feststellten.

In Frankreich und Amerika ist die Parvovirose beim Hund erst seit 1978 bekannt und wird seit 1979 auch in Deutschland (KRAFT u. Mitarb. 1980) beobachtet. Es wird als gesichert angenommen, dass der Erreger ein mutiertes Virus darstellt, das nunmehr nach erneuter Veränderung wiederum den Wirt Katze „zurückgewonnen" hat (TRUYEN 1996). Hauptangriffspunkte des Virus beim Hund sind lympho- und leukopoetische Zellen sowie das Darmepithel, wo die Krypten befallen werden. Es entsteht ebenso wie bei der Katze eine hämorrhagische Enteritis. Darüber hinaus wird beim jungen Welpen (unter drei Monaten) das Myokard erfasst, so dass eine oft lebensbedrohliche Myokarditis vorliegt. Eine Verbrauchskoagulopathie mit hochgradiger Thrombozytopenie, wie sie bei der Katze sehr häufig zu beobachten ist und ein prognostisch ungünstiges Zeichen darstellt, wird beim Hund nur ausnahmsweise beobachtet.

Während die Parvoviren zu einer Zottennekrose durch Befall der Krypten führt, befallen Coronaviren vorzugsweise die Enterozyten im Zottenbereich, wogegen die Rotaviren lediglich die Zottenspitzen erfassen. Zwar kann auch hierbei eine Verkürzung der Zotten und Zottenatrophie vorkommen, sie sind aber in der Regel weniger folgenreich als bei der Parvovirose. Entsprechend milder als bei Parvovirose sind die klinischen Verläufe, zumal die übrigen Erscheinungen, wie Leukopenie und Verbrauchskoagulopathie nie oder nur ausnahmsweise auftreten. Auch bei diesen Infektionskrankheiten kommt es zum Verlust von Volumen und Elektrolyten. Bei Coronavirose können ebenfalls Hämatochezie und Meläna bestehen, die bei Rotavirosen kaum einmal beobachtet werden.

Die Hundestaupe war in Deutschland lange Zeit kaum noch zu sehen. Seit Beginn der 1990er-Jahre ist jedoch eine deutliche Zunahme zu beobachten. Zum einen wurden zumindest im Einzugsbereich der Münchener Tierkliniken gehäuft Hunde beobachtet, die aus Osteuropa eingeführt worden waren und an Staupe erkrankten, zum andern ist eine gewisse Nachlässigkeit im Impfverhalten zu beobachten. Das Virus wird in der Regel per inhalationem oder oral übertragen und gelangt in das lymphatische Gewebe des Rachenrings und in die Lymphknoten der Bronchen. Hier kommt es zur örtlichen Vermehrung in mononukleären Zellen und ab dem dritten bis vierten Tag p. i. zur Virämie, von wo aus zahlreiche Organe und Gewebe befallen werden. Ab dem siebten Tag wird die Lamina propria des Darmes erfasst. Es entsteht eine in der Regel katarrhalische, seltener hämorrhagische Diarrhö.

Das canine Herpesvirus ruft bei Welpen in den ersten Lebenstagen eine generalisierte Virämie mit tödlichem Ausgang hervor (Welpensterben). Dabei wird nach oronasaler Infektion eine lokale Vermehrung in Tonsillen und respiratorischen Schleimhäuten beobachtet, wo es zu örtlichen Nekrosen kommt. Von dort aus wird eine Virämie ausgelöst; zahlreiche Organe werden befallen, u. a. der Darm, der hämorrhagisch erkrankt.

Das feline Leukämievirus (Leukosevirus,

FeLV) befällt wie das Parvovirus in seltenen Fällen die Lieberkühnschen Krypten und löst damit eine Zottenatrophie aus. Die Folgen sind verminderte Wasserresorption, vermehrter Wassereinstrom ins Darmlumen und damit profuse Durchfälle, die längere Zeit andauern. Das Krankheitsbild erinnert an die Parvovirose, weshalb es auch als „panleukopenieähnliches Syndrom" bezeichnet wurde.

2. Bakteriell: Eine Vielzahl von Bakterien kommt transient im Darm vor, ohne irgendwelche klinischen Symptome hervorzurufen. Erst wenn sich solche pathogenen Keime fest ansiedeln und vermehren, werden Krankheitssymptome ausgelöst. Die Vermehrung wird durch eine Reihe von Faktoren gehemmt (STROMBECK und GUILFORD 1991):
– vermehrungsfähige normale Darmflora
– bakterielle Interaktionen, die nur die normale Darmflora begünstigen
– Produktion von Bakteriziden durch die normale Darmflora
– Produktion bakterizider und bakteriostatischer Substanzen durch die Magen-Darm-Sekrete (Salzsäure, Galle, Pankreassekrete)
– Darmperistaltik und rasche Beförderung des infizierten Inhalts nach außen
– vollständige Verdauung und Resorption des Futters und Verhinderung des Bakterienwachstums
– Sekretion von Immunglobulinen

Sobald sich einer oder mehrere dieser Faktoren ändern, kann es zur Vermehrung pathogener und auch primär apathogener Keime kommen, wodurch „Krankheit" hervorgerufen wird. Ausgelöst werden können solche Faktorenänderung durch plötzlichen Nahrungswechsel, Nahrungsunverträglichkeit, Nahrungsallergie, verdorbene (d. h. stark kontaminierte oder mit toxischen bakteriellen Stoffwechselprodukten angereicherte) Nahrung, Stress jeglicher Art, virale Infektionskrankheiten, Darmparasiten, Antibiotikabehandlung (besonders durch solche Antibiotika, die per os gegeben und nicht resorbiert werden, oder solche, die in den Darm ausgeschieden werden, beispielsweise Tetrazykline). Im Übrigen sei auf das Kapitel „Durchfall" verwiesen.

Man muss unterscheiden zwischen Agentien, die sich an die Darmschleimhaut nur oberflächlich anheften, nicht in die Schleimhaut eindringen oder sie penetrieren, aber durch die ausgeschiedenen Enterotoxine zu einer massiven Störung der Sekretions- und Resorptionsverhältnisse führen, solchen, die die Enterozyten selbst befallen, und jenen, die in die Submukosa gelangen.

Die nur oberflächlich anhaftenden Bakterien wirken über ihre Enterotoxine. Die Enterotoxine, die besonders von gramnegativen Keimen gebildet werden, sind säurelabil, so dass sie normalerweise bei oraler Aufnahme zerstört werden. Sobald jedoch die Magensekretion in irgendeiner Weise beeinträchtigt ist oder die Bakterien retrograd in den Dünndarm hinaufwandern, können die Enterotoxine zu schweren Störungen führen, indem sie sich an spezielle Rezeptoren der Enterozyten anheften, von wo aus sie das Adenylatcyclase-cAMP-System aktivieren. Die cAMP verhindert die Resorption von Natrium und Chlorid und erhöht die Kalium- und Chloridsekretion. Die Folge ist eine Retention und stark erhöhte Sekretion auch von Wasser, so dass einerseits die Fäzes einen erheblich erhöhten Wassergehalt erhalten und damit Durchfall entsteht, andererseits ein massiver Volumen- und Elektrolytverlust im Intravasalraum mit der Folge schwerer akuter Dehydratation und Kreislaufinsuffizienz ensteht. Der Grad der Dehydratation kann – außer durch die klinische Untersuchung insbesondere auch durch Bestimmung von Hämatokrit und Serum-Protein geschätzt werden. Die so entstandenen Durchfälle sind wässrig, kaum einmal blutig; erst wenn durch Schleimhautnekrose infolge der durch die Kreislaufinsuffizienz hervorgerufenen Darmwandhypoxie die Schleimhaut nekrotisch wird, können auch – dann allerdings schwere – Meläna oder blutige Durchfälle die Folgen sein. Bakterien, die solche Reaktionen auslösen, sind besonders *Escherichia coli, Salmonellen, Campylobacter jejuni, Shigellen, Clostridium perfringens, Staphylokokken, Pseudomonas aeruginosa, Yersinia enterocolitica*, ferner *Klebsiella pneumoniae*, beim Menschen *Vibrio cholerae*.

Einige dieser Bakterien vermögen auch die Schleimhautzellen selbst zu befallen, also in die Enterozyten hineinzugelangen. Dabei werden diese infizierten Zellen häufig zerstört. Dadurch, ferner infolge der Enterotoxinwirkung und durch vermehrte örtliche Synthese von Prostaglandinen kommt eine schwere Diarrhö zustande. Durch die Zerstörung der Enterozyten und Öffnung der tight junctions werden nunmehr nicht nur Wasser und Elektrolyte ausgeschieden, sondern auch Protein und schließlich auch Blutzellen, so dass ein blutiger oder schwarzer Durchfall ausgeschieden wird. Auch hierbei entsteht eine starke Dehydratation, die jedoch anhand des Hämatokrit- und Proteinspiegels nur ungenau zu schätzen ist, da eben auch Protein und Blutzellen verloren werden. Bakterien, die auf diese Weise pathogen wirken, sind besonders einige Stämme von *E. coli*, Shigellen, Salmonellen, Campylobacter und Yersinia.

Bakterien, die die Enterozyten selbst penetrieren können, vermögen dann in die Submukosa und von dort fakultativ auch in den Blutkreislauf zu gelangen, wenn durch die schwere örtliche Schädigung die lokale Abwehrfunktion darniederliegt oder wenn durch allgemeine Schädigung des Immunsystems keine Verhinderung der Penetration möglich ist. Sobald die Submukosa infiziert ist, werden Neutrophile, später auch Makrophagen chemotaktisch angezogen, worauf eine massive Enteritis entsteht. Von dort aus kann der Blutkreislauf infiziert werden, was inbesondere für einige Salmonellen zutrifft, die sich in Makrophagen vermehren und durch sie verbreitet werden können. Erreger, die diese Form der Enteritis auslösen, sind wiederum einige Stämme von *E. coli*, ferner Salmonellen, Yersinia sowie einige Pilze.

Salmonellosen als klinische Krankheit einer durch *Salmonella typhimurium* hervorgerufenen Infektion sind bei Hund und Katze im Gegensatz etwa zum Pferd sehr selten. Dagegen sollen Salmonellenausscheider ungleich häufiger sein, wobei aber offensichtlich erhebliche regionale Unterschiede bestehen. Salmonellen vermögen durch ihr Enterotoxin zu schweren Diarrhöen zu führen; andererseits können sie aber auch die Darmwand selbst infizieren und damit eine Enteritis im eigentlichen Sinne hervorrufen. Durch das Vordringen in den Blutkreislauf werden schließlich schwere Septikämien mit Verschleppung in zahlreiche Organe (Leber, Milz, Nieren, Lunge, Gehirn, Gelenke) ausgelöst. Salmonellen können als Endotoxinproduzierende gramnegative Bakterien Endotoxinschocks mit disseminierter intravasaler Gerinnung und Verbrauchskoagulopathie hervorrufen.

Escherichia coli vermag ebenfalls durch sein Enterotoxin die Wassersekretion in den Darm hinein außerordentlich stark zu erhöhen und damit zu Diarrhöen mit isotoner Dehydratation zu führen. Daneben kann das Bakterium die Enterozyten selbst infizieren und zu schweren Enteritiden und schließlich Septikämien mit Endotoxinschock, Dehydratation, Azidose, disseminierter intravasaler Koagulation und Verbrauchskoagulopathie Anlass geben. Es ist sehr schwierig, Coli-Enteritiden einwandfrei als solche intra vitam zu diagnostizieren, da *E. coli* bekanntlich ein normaler Darmbewohner von Hund und Katze darstellt. Die verschiedenen Serotypen können nicht mit Sicherheit als pathogen oder apathogen unterschieden werden.

Campylobacter konnte sowohl bei an Enteritis erkrankten als auch bei gesunden Hunden und Katzen gefunden werden. Experimentell konnten bei Hunden Jejunitiden, Ileitiden und Kolitiden ausgelöst werden. Möglicherweise ist die Infektionskrankheit eine Anthropozoonose. Der Erreger kann offenbar die Darmmukosa selbst infizieren, führt aber, soweit bisher bekannt, anscheinend nur zu leichteren Enteritiden.

Ob *Shigella* spec. wirklich krankmachende Eigenschaften im Darm von Hund und Katze hat, ist offensichtlich noch nicht endgültig geklärt. Ähnliches gilt für *Clostridium perfringens*, das zwar bei hämorrhagischen und nekrotitisierenden Enteritiden isoliert werden konnte, wobei aber die Ursache nicht einwandfrei festzustellen war.

Sehr selten sind offenbar Infektionskrankheiten durch *Yersinia enterocolitica*, obwohl der Hund und besonders die Katze sich leicht an Nagetieren infizieren könnten. In ebenfalls seltenen Fällen konnte *Y. pestis* als Erreger einer schweren Enteritis und Allgemeininfektion bei der Katze sowohl im Westen der USA als auch in Südafrika ermittelt werden.

Eine nicht ganz so seltene Infektionskrankheit wird unter dem Namen „Tyzzer's disease" von *Bacillus piliformis* ausgelöst. Die Hunde und Katzen erkranken in der Regel nur als Jungtiere. Bakterienreservoire sind Nagetiere. Der Erreger befällt die Enterozyten, ruft eine hämorrhagische Enteritis hervor und kann über den Portalkreislauf die Leber erreichen, wo er zu Nekrosen führt.

Campylobacter jejuni kann besonders bei Junghunden zu Gastroenteritiden führen. Allerdings wird der Erreger auch bei klinisch gesunden Hunden gefunden, weshalb die Bedeutung der Infektion kontrovers diskutiert wird. *C. uppsaliensis* ist eine thermotolerante Art und soll ähnliche Symptome hervorbringen. BURNENS u. Mitarb. (1992) fanden bei 35 % der von ihnen untersuchten Hunden und bei 24 % der Katzen eine der beiden Arten. Durchfallkranke junge Hunde waren mit 44 % wesentlich häufiger als gesunde infiziert (20 %). MALIK und LOVE (1989) halten den Keim allenfalls für fakultativ pathogen.

3. **Mykosen:** Sie können, wie Canididiasis, entweder zu einer oberflächlichen oder zu einer tiefen Infektion des gesamten Darmes führen, wie es bei Histoplasmose der Fall ist. Normalerweise vermögen Pilze keine Enteritis auszulösen. Erst bei örtlicher oder allgemeiner Immunschwäche (lange Kortikosteroidbehandlung, Zytostatika, FeLV- oder FIV-Infektion) oder massiver Störung der Darmflora (darmgängige Antibiotika oder Chemotherapeutika) können Mykosen manifest werden.

4. **Candida albicans** befällt die Darmschleimhaut oberflächlich, während *Aspergillus* spec. in die Schleimhaut hineinwächst und sich bis in die Submukosa ausbreitet. *Histoplasma capsulatum*, der Erreger der Histoplasmose, wird in Erde angetroffen, die durch Guano von Vögeln gedüngt ist. In den meisten Fällen von Histoplasmose sind die Atemwege betroffen (Inhalation des Staubes); wie die „seltene" Infektion des Magen-Darm-Trakts zustande kommt, ist nicht ganz klar. Denkbar ist eine hämatogene Verschleppung oder eine orale Aufnahme des Erregers. Die Krankheit kann akut verlaufen, meist persistiert sie jedoch über längere Zeit.

5. **Protozoen:** Ursachen für Krankheiten können eine Reihe von Erregern sein: Cryptosporidien, Sarcocystidae, Hammondia, Cystoisospora (Isospora), Toxoplasma. Die meisten dieser Protozoen befallen die Enterozyten des distalen Dünndarms. Es kommt jedoch eher selten zur Ausbildung von klinischen Symptomen; hiervon sind besonders Jungtiere oder geschwächte Hunde und Katzen betroffen. Möglicherweise bestehen jedoch auch Virulenzunterschiede zwischen einzelnen Stämmen.

Giardien werden durch oralen Kontakt mit infizierten Fäzes aufgenommen. Die Zysten der Erreger können unter günstigen Bedingungen wochenlang im Kot persistieren. Nach der oralen Aufnahme gelangt der Erreger in den Dünndarm, wo er sich oberflächlich an die Enterozyten anheftet. Er führt zu akuter bis chronischer Diarrhö und zur Malassimilation, ferner zur Zerstörung des Bürstensaums, zur Hyperplasie der Krypten und Atrophie der Zotten.

Toxoplasmen werden über infiziertes rohes Fleisch aufgenommen. Bei der Katze führen sie einen enteroepithelialen Zyklus durch und haben eine Präpatenz von drei Tagen bis zu mehreren Wochen. Danach entwickeln sich Oozysten, die ausgeschieden werden, im Kot nach 24 bis 96 Stunden sporulieren und erst dann infektiös werden. Beim Hund kommt keine Oozystenbildung und damit auch keine Infektiosität zustande. Durch die Schädigung der Darmschleimhaut wird in seltenen Fällen Durchfall ausgelöst. Toxoplasmen können in den Blutkreislauf gelangen und von dort zahlreiche Organe befallen.

6. **Parasitär:** Besonders bei Jungtieren mit akuten oder chronischen Durchfällen muss immer eine Infektion mit Endoparasiten ausgeschlossen werden. Bei Katzen sind die Infektionen mit Kokzidien wegen der Ausscheidung von Toxoplasmen von besonderem Interesse, während beim Hund, seltener bei der Katze, der Befall durch *Toxocara canis* bzw. *T. cati* wegen der Infektionsgefahr für den Menschen im Vordergrund steht. Die Infektion mit *Askariden* erfolgt transplazentar *(T. canis)*, galaktogen *(T. canis* et *cati)* oder per os *(T. canis, catis, Toxascaris leonina)*. Die pränatale Infektion geschieht durch Aktivierung der in die Uteruswand eingewanderten und hier ein Wartestadium durchlaufenden Larven von *T. canis*. Um den 42. Tag der Trächtigkeit wandert die dritte Larve in den Fetus ein und gerät in die fetale Lunge, von wo aus sie postnatal ausgehustet und abgeschluckt wird. Nach drei Wochen, unter günstigen Bedingungen früher, ist der Wurm im Dünndarm ausgewachsen und produziert Eier. Der galaktogene Weg wird postnatal beschritten. Die in der Milchdrüse ruhende Larve III wird mit der Laktation aktiviert und mit dem Saugakt aufgenommen. Diese Larve gerät sofort in den Darm und entwickelt sich zum adulten Wurm. Der dritte

Weg verläuft über die Aufnahme embryonierter Eier durch Koprophagie oder infizierte Nahrung, Ablecken o. Ä. Bei Welpen schlüpft die Larve im Darm aus, bohrt sich durch die Darmwand und macht eine Wanderung über die Leber in die Lunge mit, von wo sie ausgehustet, abgeschluckt und in den Darm befördert wird. Bei älteren Hunden bleibt die Larve III im Gewebe stecken, u. a. in der Milchdrüse und im Uterus, von wo aus die galaktogene bzw. intrauterine Übertragung stattfindet. – Bei *T. cati* (s. *mystax*) ist der intrauterine Weg nicht bekannt, während der galaktogene und orale vorkommt. – Die Infektion durch *T. leonina* erfolgt durch Aufnahme der embryonierten Eier. Die Larve bohrt sich lediglich noch in die Darmwand ein, macht aber keine somatische Wanderung mehr mit. Klinische Symptome werden zum einen durch die Ansammlung von Würmern im Darmlumen, zum anderen durch die somatische Wanderung verursacht. Es können Obturationen vorkommen, andererseits werden durch Schleimhautläsionen Enteritiden des Dünndarms und Hämorrhagien ausgelöst. Durch die somatische Wanderung kommen granulomatöse und fibrinöse Entzündungen zustande, wobei besonders die Leber und die Lunge betroffen sind.

An *Hakenwürmern* kann sowohl der Hund als auch die Katze erkranken. *Ancylostoma braziliense* und *Uncinaria stenocephala* befallen beide Tierarten, während *A. tubaeforme* nur die Katze, *A. caninum* dagegen nur den Hund infizieren. Die Eier geraten auf die Erde. Bei Wärme und Feuchtigkeit schlüpfen die Larven und werden infektiös. Per os aufgenommen werden die Larven von *A. caninum* und *A. tubaeforme* sowie von *U. stenocephala*. Sie wandern in die Darmschleimhaut ein. *A. caninum* und *A. tubaeforme* zerstören dabei die Mukosa und die Darmzotten. Die Parasiten saugen große Mengen Blut. Dabei können schwere Blutverluste und durch die Schleimhautläsionen Malabsorption auftreten. *A. braziliense* und *U. stenocephala* saugen dagegen kein Blut; sie führen über die Schädigung der Darmschleimhaut zu Flüssigkeits- und Proteinverlusten. Die Larve von *A. braziliense* durchwandert die intakte Haut und kann dabei eine schwere Dermatitis vorwiegend in den ventralen Körperregionen (Beine, Unterbauch, Unterbrust) auslösen. Über die Lunge gerät die Larve in den Magen und Darm, wo sie sich zum adulten Wurm entwickelt. Eine galaktogene Übertragung kann von der Mutter auf die Welpen bei *A. caninum* vorkommen, während die pränatale Übertragung selten ist.

Peitschenwürmer (Trichuris vulpis, T. campanula) erregen meistens beim Junghund, nicht selten aber auch bei älteren und selbst alten Hunden eine Typhlitis und Kolitis, wobei aber der Befall nicht immer zu klinischen Symptomen führen muss. Es werden die Symptome der akuten, häufiger aber chronischen Kolitis beobachtet. Die Infektion erfolgt über die Aufnahme infizierten Futters.

Coccidia spec. können bei Hunde- und Katzenwelpen schwere Durchfälle verursachen, obwohl sie in den meisten Fällen keine Symptome nach sich ziehen. Innerhalb der Enterozyten machen sie eine Vermehrungsphase durch Schizogonie durch, wobei die Zottenspitzen bevorzugt werden; daher sind die Symptome in der Regel mild.

Giardiose, ausgelöst durch *Giardia canis* beim Hund bzw. selten durch *G. cati* bei der Katze, ruft bei Jungtieren Enteritiden hervor. Die Erreger heften sich an den Bürstensaum der Enterozyten des Dünndarms an. Die krankmachende Wirkung geht offenbar hauptsächlich von einer Funktionsbeeinträchtigung der Darmschleimhaut und einer davon ausgelösten Dysbakterie aus.

Wie groß die Infestationsrate zumindest bei Katzen im süddeutschen Raum noch immer ist, zeigte eine Untersuchung von BEELITZ u. Mitarb. (1992). Bei 70 Katzenwürfen aus bäuerlicher Umgebung wurden nicht weniger als neun Parasitenarten nachgewiesen, nämlich 77,1 % mit *Toxocara cati*, 1,4 % mit Hakenwürmern, je 10 % mit *Capillaria* und *Hydatigera taeniaeformis*, 67,1 % mit *Isospora felis*, 48,6 % mit *Isospora rivolta*, 4,3 % mit *Cryptosporidium parvum* und 1,4 % mit Giardien. Wesentlich geringer war die Befallshäufigkeit bei ausschließlich in Wohnungen gehaltenen Katzen, die aber ebenfalls recht häufig Parasitenträger waren.

7. Vergiftungen mit exogenen Giften führen meist sekundär zu Enteritiden. *Thallium* ruft eine Vagusneuritis hervor und führt so zu einer Funktionsstörung des Darms, so dass der Weitertransport der Ingesta unterbrochen wird und Darmbakterien sich stark vermehren können; außerdem wird Thallium über den enterohepatischen Kreislauf immer

wieder in den Darm ausgeschieden und erneut resorbiert, so dass durch eine Anreicherung in den Enterozyten eine direkte Schädigung denkbar ist.
8. Allergische Durchfälle werden besonders häufig beim Hund, zunehmend aber auch bei der Katze durch Futtermittel ausgelöst. In den meisten Fällen scheint der Dickdarm betroffen zu sein (Colitis mucosa, Colon irritabile); in den meisten Fällen entwickelt sich eine chronische Krankheit.
9. Futterunverträglichkeit: In manchen Fällen kommen individuelle Unverträglichkeiten gegenüber verschiedenen Futtermitteln zustande. Insbesondere bei plötzlicher Umstellung treten vorübergehend Durchfälle auf, die jedoch häufig nicht enteritischer Natur sind, sondern auf ungewohnte Nahrungsmittel zurückzuführen sind, die nicht ausreichend verdaut werden können. Dies gilt besonders für Milch und Milchprodukte, für die bei erwachsenen Tieren keine Laktase zur Verfügung steht. Sekundär kann durch bakterielle Überwucherung eine Enteritis ausgelöst werden. Ähnliches gilt für ungewohnte Süßigkeiten. Bei der Aufnahme von Streusalz führt der hygroskopische Effekt zum Durchfall.

Ätiologie und Pathogenese: In vielen Fällen bleiben *Ätiologie* und *Pathogenese* im Dunkeln. In praxi werden nicht selten akute, zum Teil hämorrhagische Durchfälle beobachtet, die oft gleichzeitig mit Erbrechen einhergehen, bei denen die Suche nach der Ursache völlig ergebnislos verläuft. Einige Autoren rechnen diese akuten Enteritiden den allergischen und anaphylaktischen Krankheiten zu und führen sie auf Reaktionen gegenüber Bakterienendotoxinen zurück. Tatsächlich können Enteritiden durch „darmwirksame", d. h. die Darmflora stark beeinträchtigende Antibiotika, die per os gegeben oder nach parenteraler Gabe in den Darm ausgeschieden werden (z. B. Tetracycline), ausgelöst werden. Andere Autoren lasten diese hämorrhagischen Enteritiden immunpathogenen Ursachen an.

In letzter Zeit werden Autoimmunkrankheiten vermehrt als Ursache für Darmentzündungen diskutiert; dies gilt besonders für Kolitiden. Antikörper gegen Kolonepithel können nach Injektionen von Kolonepithelextrakten nachgewiesen werden; unter deren Einwirkung kommt eine schwere hämorrhagische Kolitis zustande, daneben Hepatitiden, Cholangitiden, Nephritiden. Diese Vorgänge werden auch unter natürlichen Bedingungen vermutet, wobei als auslösender Faktor besonders Darmbakterien beschuldigt werden. Die Folge der Immunreaktion sind Entzündung, Nekrose und hämorrhagische Durchfälle (hämorrhagische Kolitis, Enterokolitis, Gastroenteritis). Die als eosinophile Gastroenteropathien bekannten Krankheiten sind wahrscheinlich durch Parasiten- oder Futterantigene bedingt.

Schwere Enteritiden werden durch mehr oder weniger alle Arten des Schocks ausgelöst. Unter Einwirkung von Katecholaminen werden die Arteriolen und Venolen des Splanchnikusgebiets enggestellt; hieraus folgt eine Ischämie mit Hypoxie, Azidose und Zelluntergang der Schleimhaut. Die reaktive und reparative Weitstellung der Gefäße führt dann zu schweren Hämorrhagien in den Darm mit stark blutigen Durchfällen.

Enteritiden können des Weiteren durch alle Arten des Malassimilationssyndroms sowie durch unphysiologische Ernährung ausgelöst werden. Exsudative Enteropathien entstehen durch Permeabilitätsstörungen des Darmepithels unterschiedlicher Genese (siehe dort).

Klinisches Bild: Die Symptomatologie wird erheblich von der Grundkrankheit beeinflusst. Abgesehen davon steht der Durchfall im Vordergrund, der beim einfachen Darmkatarrh lediglich in der Konsistenzveränderung besteht, bei hämorrhagischer Entzündung des Dünndarms als Meläna (Teerstuhl) abgesetzt wird, bei hämorrhagischer Kolitis bereits makroskopisch mit mehr oder weniger frischem Blut versetzt ist. Als Colitis mucosa bzw. fibrinosa werden Dickdarmentzündungen bezeichnet, in deren Folge schleimige bzw. fibrinhaltige Fäzes abgesetzt werden.

Akute Enteritiden führen zu den im Kapitel „Durchfall" beschriebenen Krankheitsbildern (siehe dort). Bei Proktitis und Kolitis werden schon beim Thermometrieren Hinweise auf die Kotbeschaffenheit und evtl. Beimengung von Schleim, Fibrin oder Blut erhalten, bei Proktitis auch Schmerzhaftigkeit bemerkt. Die Körpertemperatur kann normal, erhöht oder subnormal sein. Oft fällt das eingezogene, gespannte Abdomen als Ausdruck von Bauchschmerz auf. Bei der Palpation werden gespannte Darmschlingen festgestellt.

Beachtung finden müssen außer der Diagnose der Grundkrankheit insbesondere die durch Wasser-, Elektrolyt-, ggf. Blut- und Proteinverlust sowie Toxinresorption eingetretenen Störungen des Kreislaufs sowie die Auswirkungen auf andere Organe.

Die Symptome der **Infektiösen Panleukopenie** der Katze bestehen aus Fieber oft weit über 40 °C, hochgradig gestörtem Allgemeinbefinden, Anorexie, Erbrechen und i. d. R. erst gegen Ende des ersten bis zweiten Krankheitstages auftretendem Durchfall, der wässrig ist und sehr schnell blutig werden kann (*Laryngo-Enteritis infectiosa*). Die Katzen dehydrieren sehr rasch. Es kommt zum Kreislaufschock (hypovolämischer und Endotoxinschock), in dessen Verlauf disseminierte intravasale Gerinnung und Verbrauchskoagulopathie entstehen. Als charakteristisch, keineswegs aber pathognomonisch, werden oft außerordentlich schwere Leukopenien gesehen, die alle Zellen des weißen Blutbildes betreffen, häufig aber die neutrophilen Granulozyten relativ noch stärker beeinträchtigen als die Lymphozyten (relative Lymphozytose bei absoluter Lymphozytopenie und Agranulozytose). In schweren Verlaufsformen vermindern sich besonders auch die Thrombozyten (Thrombozytopenie) im Zuge einer Verbrauchskoagulopathie. Die Krankheit verläuft besonders bei Jungtieren perakut und führt in wenigen Stunden zum Tode, während sie bei älteren Individuen eher akut verläuft.

Die *Parvovirus-Enteritis des Hundes* oder **canine Parvovirose** manifestiert sich beim Welpen unter drei Monaten als Myokarditis, bei älteren, aber z. T. auch bei jüngeren Hunden als schwere akute Enteritis mit profusen, explosionsartig abgesetzten Durchfällen, die anfangs wässrig, aber schon sehr bald wie bei der Katze blutig werden (Meläna, reines Blut). Das Allgemeinbefinden ist sehr stark gestört, die Hunde verweigern das Futter, erbrechen, haben Fieber oft über 40 °C. Durch Erbrechen und Durchfall werden unterschiedliche, besonders bei Junghunden jedoch oft sehr hohe Grade von Dehydratation ausgelöst, die zu Hypovolämie und Kreislaufversagen führen. Eine Leukopenie ist nicht so häufig zu finden wie bei der Katze und hält offenbar nur kurze Zeit an. Thrombozytopenien werden nur ausnahmsweise gesehen, wie auch Verbrauchskoagulopathien seltener aufzutreten scheinen als bei der Katze.

Die **Coronavirus-Enteritis des Hundes** manifestiert sich in plötzlichen profusen meist wässrigen, in einem Teil der Fälle aber auch blutigen Durchfällen. Das Allgemeinbefinden ist gestört, es besteht Anorexie. Die Dehydratation erreicht weniger häufig so starke Ausmaße wie bei Parvovirose, kann aber in Einzelfällen ebenfalls höchstgradig werden (besonders bei sehr jungen oder anderweitig geschwächten Tieren) und dann rasch zum Tode führen. Eine Leukopenie ist untypisch.

An **Coronavirus-Enteritis der Katze** erkranken Jungkatzen bis zu einem halben Jahr; selten werden Katzen bis zu einem Jahr klinisch krank. Es wird eine meist harmlose wässrige Diarrhöe ausgelöst, die sich selbst limitiert. Höhergradige Exsikkosen sind selten. Die Krankheit ist hoch kontagiös, so dass meist der gesamte Wurf betroffen ist, es kommen jedoch auch klinisch stumme Infektionen vor. Das Coronavirus kann mutieren und dann FIP auslösen.

Über **Rotavirus-Enteritiden** ist bei Hund und Katze noch wenig bekannt. In der Literatur werden bisher nur wenige Fälle beschrieben, die ausschließlich Junghunde betrafen und die wässrigen Durchfall aufwiesen. Ein drei Tage alter Welpe starb. In eigenen Fällen von Enteritiden wurden wiederholt Rotaviren nachgewiesen. Es ist anzunehmen, aber nicht exakt zu beweisen, dass sie ursächlich mit der Krankheit in Zusammenhang stehen. Im Vordergrund standen wässrige Durchfälle mit milder Dehydratation.

Die **Staupe des Hundes** verläuft in einer gastrointestinalen Form als Teil einer katarrhalischen Staupe, die die Konjunktiven und den Respirationstrakt meistens gleichzeitig befällt. Charakteristisch sind der eitrige Augen- und Nasenausfluss, Husten, Erbrechen, Durchfall, der meist breiig bis schleimig oder wässrig ist, Anorexie, Mandelentzündung, verbunden mit unterschiedlich hohen Fiebergraden, die im typischen Falle zweigipflig sind. Hautsymptome in Gestalt des Staupeexanthems an Bauch, selten Innenflächen der Ohren, nervale Symptome (Lähmungen, klonische Krämpfe, Krampfanfälle, Koma) können nach acht Tagen bis vier Wochen hinzutreten, ebenso die Hartballenkrankheit. Seit die Impfungen in weitem Maße angewandt werden, verläuft die Staupe jedoch nicht mehr so typisch.

Die **Leukose der Katze** kann eine Verlaufsform annehmen, die der Panleukopenie der Katze sehr ähnlich ist und daher als „Panleukopenieähnliches Syndrom" bezeichnet wird; dieses FeLV-assoziierte Krankheitsbild verläuft allerdings protrahierter als die Panleukopenie.

Die Katzen zeigen Durchfälle, die auch blutig werden können, magern ab, werden exsikkotisch und können erhöhte Temperatur haben. Das Krankheitsgeschehen zieht sich über längere Zeit als die infektiöse Panleukopenie hin, es können jedoch auch akute Verläufe bestehen. Eine Leukopenie kann ebenfalls vorliegen. Oft werden außer den Darmsymptomen und der Leukopenie noch weitere Symptome einer FeLV-assoziierten Krankheit gesehen.

Hin und wieder werden bei FIV-infizierten Katzen akute Durchfälle beobachtet.

Salmonellosen als klinische Krankheit kommen bei Hund und Katze ungleich seltener vor als Dauerausscheider gefunden werden. Meistens erkranken Jungtiere oder geschwächte Individuen. Die Symptome bestehen in hohem Fieber bis über 41 °C, allgemeiner Schwäche, Depression des Allgemeinbefindens, Anorexie und Durchfällen, die wässrig sind, in den meisten Fällen wegen der Schleimhautnekrosen jedoch blutig werden. In manchen Fällen beschränkt sich die Krankheit nicht auf den Darm selbst; es werden vielmehr über Septikämien noch andere Organe betroffen. So können abszedierende Hepatitiden beobachtet werden, ferner Pneumonien, Erkrankungen des zentralen Nervensystems und Arthritiden. Die Krankheit kann sich nach einigen Tagen selbst limitieren, wenn sie im septikämischen Stadium oder wegen schwerer Organläsionen nicht zum Tode geführt hat, kann aber auch in ein subakutes bis chronisches Stadium eintreten und dann zu wochenlangen Durchfällen führen. Im Blut wird in einem Teil der Fälle eine Leukozytose mit Neutrophilie und Linksverschiebung, in anderen jedoch, wahrscheinlich als Ausdruck des Endotoxinschocks, Leukopenie und Lymphozytopenie sowie Thrombozytopenie gesehen. Die Tiere entwickeln die Zeichen einer Verbrauchskoagulopathie mit petechialen Hämorrhagien und Nachblutungen an den Venenpunktionsstellen.

Zu ganz ähnlichen Symptomen können **Coli-Enteritiden** führen. Während durch die Exotoxine (Enterotoxin) lediglich profuse wässrige Durchfälle mit Wasser-Elektrolyt-Verlusten und daraus folgender Dehydration und allgemeiner Schwäche entstehen, kommt es bei Invasion der Schleimhaut zu schweren blutigen Enteritiden mit Hypovolämie bis zum hypovolämischen und Endotoxinschock. Der Verlust von Puffersubstanzen führt eine metabolische Azidose herbei, die noch verstärkt wird durch die unvollständige Verstoffwechselung der Milchsäure (Laktatazidose). Während zu Beginn der Krankheit meist eine Leukozytose festgestellt werden kann, entsteht unter der Hämostase durch Erhöhung des marginalen Leukozytenpools eine Leukopenie, die zur Verwechslung mit viralen Infektionskrankheiten, insbesondere den Parvovirosen, Anlass geben kann. Die Symptome der Verbrauchskoagulopathie können hinzukommen: hämorrhagische Diathese, Thrombozytopenie, pathologische PTT- und Quickwerte, Erhöhung von Fibrin- und Fibrinogenspaltprodukten.

Beim Hund wurden Enteritiden in Verbindung mit dem Nachweis von *Campylobacter* festgestellt und auch experimentell erzeugt. Die Symptome sind Apathie, Anorexie, wässriger bis schleimiger, selten blutiger Durchfall, der jedoch i. d. R. geringgradig war und zu mildem Tenesmus ani führte. Es handelt sich offenbar um eine Krankheit, die allenfalls Jungtiere befällt.

Eine sehr selten den Hund betreffende Enteritis wird in Verbindung mit der **Yersiniose**, ausgelöst durch *Y. enterocolitica*, beobachtet. Die Tiere zeigen keinen Appetitverlust, die Symptome beschränken sich auf den Dickdarm und bestehen in wechselnder Kotkonsistenz von normal bis schleimig-wässrig, zeitweise auch blutig.

Die **Tyzzersche Krankheit** kann Hunde und Katzen befallen, wurde im eigenen Material aber fast ausschließlich bei Katzen und auch da sehr selten festgestellt. Erkranken können sowohl Welpen als auch Erwachsene, wobei vorgeschädigte und immunsupprimierte Tiere offenbar stärker gefährdet sind. Die Tiere weisen ein stark reduziertes Allgemeinbefinden auf, haben Fieber, blutige

Durchfälle mit Tenesmus ani, ferner Erbrechen und Anorexie. Die Leberenzyme sind als Ausdruck einer nekrotisierenden Hepatitis meistens erhöht.

Darmmykosen sind selten und werden noch am ehesten nach langdauernder Antibiotika- und Kortikosteroidtherapie beobachtet. Die Infektionen führen meistens zu länger andauernden Krankheitsbildern. **Candidiasis** stellt sich mit Erbrechen, seltener Durchfällen, Anorexie, Malassimilation dar; Ähnliches gilt für die **Aspergillose**. Die Krankheiten gehen meistens tödlich aus. Auch die **Histoplasmose** verläuft eher als chronische Krankheit mit Anorexie, Durchfällen und Abmagerung. Gleichzeitig können Lungenaffektionen festgestellt werden. Bei der Palpation des Abdomens fällt eine Vergrößerung von Darmlymphknoten, ferner der Leber und der Milz auf.

Endoparasitosen sind in den meisten Fällen Krankheiten der Jungtiere und Welpen. Eine massive **Askariasis** kann in Form von Wurmknäueln zu Obturationen des Darms und damit zu den Symptomen des Darmileus führen. Weniger starke Befälle äußern sich in Abmagerung, schleimigen bis breiigen Durchfällen, evtl. Meläna, kolikartigen Schmerzen und einem aufgetriebenen Abdomen („Wurmbauch"). Nicht ausgewachsene Jungtiere bleiben in der Entwicklung zurück. Das Haarkleid erscheint trocken, glanzlos und struppig. Die Schleimhäute können als Ausdruck einer aplastischen Anämie blass werden. Durch Perforation der Darmwand können sich Peritonitiden entwickeln. Askariden, die eine Lungenwanderung durchführen, können schwere granulomatöse und eosinophile Pneumonien hervorrufen.

Hakenwurmkrankheiten werden ebenfalls von schlechter körperlicher Entwicklung, Abmagerung und Diarrhöen begleitet, die schleimig bis teerig (Meläna) sind. Die Schleimhäute sind blass, es besteht eine aplastische Anämie. Durch Proteinverlust wird eine Hypoproteinämie mit der Tendenz zur Ödembildung festgestellt. Schwere Befälle können tödlich enden. Infolge des Eindringens von Larven durch die intakte Haut werden schwere erythematöse Dermatitiden ausgelöst, die bevorzugt die unteren Körperregionen (Unterbrust, Unterbauch, Beine) betreffen.

Trichuriasis ist eine Krankheit des Dickdarms (Kolitis), die die Tendenz zur Chronizität aufweist. Die Tiere verlieren an Gewicht trotz normalen Appetits. Durchfälle sind unterschiedlich in ihrer Intensität, schwere Diarrhöen führen zu Dehydratation. Endoskopisch fallen im Kolon stärkere Schleimsekretion, evtl. Hämorrhagien, bisweilen auch die Peitschenwürmer selbst auf.

Die klinischen Symptome der **Kokzidiose** zeigen unterschiedlich ausgeprägte Symptome der Kolitis mit breiigen, schleimigen bis wässrigen, z. T. auch blutigen Durchfällen. Bei **Toxoplasmose** kommen häufig noch Symptome anderer Organe hinzu wie Pneumonien und/oder Enzephalitiden (sehr selten).

Die **Giardiose** kann akut oder chronisch verlaufen und kommt meistens in Verbindung mit anderen Krankheiten oder allgemeinem Stress vor. Es werden Durchfälle unterschiedlicher Art ausgelöst, die auch blutig werden können. Die Malabsorption führt zu Massenstühlen.

Durchfälle durch **Vergiftungen** mit exogenen Giften sind mit den für das betreffende Gift typischen weiteren Symptomen vergesellschaftet (s. Kap. Vergiftungen).

Die **akute (idiopathische) hämorrhagische Enteritis** ist ein Krankheitsbild, dessen Ätiologie oft unklar bleibt, d. h. es kann keiner der im Abschnitt Ätiologie genannten Faktoren als auslösendes Agens ermittelt werden. Die Krankheit setzt schlagartig mit schweren hämorrhagischen Durchfällen ein, vielfach begleitet von Erbrechen. Rasch verschlechtert sich das Allgemeinbefinden. Anfangs besteht noch keine Dehydratation, es können sich jedoch schnell Hypovolämie und die Zeichen des Kreislaufschocks (Endotoxinschock?) einstellen und eine Exsikkose entstehen. Die rektal gemessene Temperatur ist meist normal bis leicht erniedrigt. Als Ausdruck der Dehydratation besteht eine Hämokonzentration (erhöhter Hämatokritwert), die Leukozytenzahl bleibt jedoch normal, kann aber im Terminalstadium des Schocks absinken.

Akute Kolitiden treten in Form von plötzlichen schleimigen bis wässrigen und rasch blutig werdenden Durchfällen nach Fütterung von speziellen Futtermitteln oder nach Stresssituationen (Wiedersehen des Besitzers nach Klinikaufenthalten o. Ä.) auf. Die Kotanfangsportion ist meistens noch normal, wird gegen Ende schleimiger und bei wiederholtem Kotabsatz rein schleimig, wässrig oder blutig. Tenesmus ani kommt meistens hinzu.

Diagnose: Das klinische Bild, in dessen Vordergrund das Symptom des Durchfalls steht, deutet auf eine Erkrankung des Darmes hin. Von großer Wichtigkeit für die Stellung der exakten Diagnose einer Enteritis ist der Vorbericht, der insbesondere auch Hinweise auf den Sitz der Krankheit (Dünndarm oder Dickdarm oder beides) gibt. Wichtig ist die Feststellung, ob Allgemeinstörungen vorliegen, insbesondere ob eine Dehydratation mit Kreislaufinsuffizienz eingetreten ist. Von besonderer Bedeutung ist der Erregernachweis bei infektiösen Enteritiden (speziell bei Coronaviren und FeLV der Katze). Dies gilt für parasitäre, protozoäre und bakterielle Enteritiden, aber auch für virale. Hierzu sind Untersuchungen der Fäzes erforderlich. Bei fiebriger Allgemeinreaktion sollten bakteriologische Blutuntersuchungen mit Antibiogramm durchgeführt werden, bevor antibiotische Behandlungen eingeleitet werden.

Unabhängig von der Ätiologie sind folgende Untersuchungen erforderlich:
- Feststellung des Dehydratationsgrades: Hautturgor, Bulbusturgor, Feuchtigkeit der Schleimhaut, Hämatokrit, Serum-Protein
- weißes Blutbild
- Messung der Körperinnentemperatur
- bei Verdacht auf Bakteriämie Blutprobe zur bakteriologischen Untersuchung
- Feststellung der Kreislaufsituation: Pulsfrequenz, Pulsqualität, Gefäßfüllung und -spannung, kapilläre Wiederfüllungszeit
- parasitäre, virale, evtl. bakteriologische Kotuntersuchung
- Blutgasanalyse
- Elektrolyt-, Leberenzym-, Harnstoff-, Kreatinin-, α-Amylase (Hund), Lipase (Hund)
- Ultraschalluntersuchung des gesamten Bauchraums
- Röntgenuntersuchung bei Verdacht auf Fremdkörper, Tumorose, Pankreatitis, Erguss (Differentialdiagnose)
- ggf. Endoskopie des Magens, des Duodenums und des Kolon, dabei ggf. Entnahme von Biopsieproben, im Dünndarm auch Proben zur bakteriologischen Untersuchung
- bei Verdacht auf Vergiftung Toxinnachweis

Differentialdiagnose: Es kommen alle Krankheiten in Frage, die zum Symptom Durchfall führen (s. d.).

Therapie:
1. Behandlung der Grundkrankheit. Dies ist bei viralen Infektionskrankheiten kaum möglich. Bei bakteriellen Infektionskrankheiten, die nur auf den Darm beschränkt sind, erübrigen sich in den meisten Fällen Antibiotika; sie sind nur bei Bakteriämie sinnvoll. Vielmehr sollte man versuchen mit Laktulose eine Keimverdünnung im Darm zu erreichen. Beschrieben wird die Gabe von Wismutzitrat in einer Dosis von 10 mg/kg KM, zweimal täglich p. o.

Protozoen: Metronidazol, Hund: 10 bis 20 mg/kg KM, dreimal täglich p. o., Katze: 15 bis 25 mg/kg KM, einmal täglich p. o.; Formosulfathiazol, 0,2 mg/kg KM p. o.; Furazolidon, 4 mg/kg KM, zweimal täglich p. o.; Nitrofurantoin, 3 bis 5 mg/kg, zweimal täglich p. o.; Trimethoprim + Sulfadiazin, 30 mg/kg KM bezogen auf Sulfonamid, zweimal täglich p. o.; Sulfadimethoxin, erster Tag. 50 mg/kg, danach 20 bis 40 mg/KM KG einmal täglich p. o.

2. Dysbakterie erfordert eine konsequente Antibiotikabehandlung. Geeignet sind besonders nichtresorbierbare Antibiotika. Siehe Kapitel 8.2.5.11. „Dysbakterie des Dünndarms".

Wurmbefall: Fenbendazol, 50 mg/kg KM p. o., einmal täglich drei Tage lang; Mebendazol, 20 bis 22 mg/kg KM p. o., einmal täglich, 3 bis 5 Tage lang; Piperazin (Askariden), 50 bis 100 mg/kg KM p. o.; Pyrantelpamoat, Hund: 14,5 mg/kg KM (= 5 mg/kg KM der Base) p. o., einmalig, Katze: 57,7 mg/kg KM (= 20 mg/kg KM der Base) p. o., einmalig.

3. Wichtigste Maßnahme ist – neben der Behandlung der Grundkrankheit – die ausreichende **Versorgung mit Flüssigkeit und Elektrolyten**, wie im Kapitel „Durchfall" beschrieben. Die Menge richtet sich wiederum nach den drei Komponenten

Bedarfsdeckung
Dehydratationsausgleich
Substitution weiter verlorengehender Volumina

Da die Tiere häufig neben dem Durchfall

auch Erbrechen zeigen, muss die Substitution anfangs parenteral erfolgen. Die tägliche Wasserbedarfsmenge wird anhand des Diagramms im Kapitel „Durchfall" ermittelt. Als Faustregel für den Dehydratationsausgleich gilt
leichte Dehydratation (um 5 % Verlust) 40–60 ml/kg KM und Tag
mittlere Dehydratation (6–9 % Verlust) 60–80 ml/kg KM und Tag
schwere Dehydratation (10–12 % Verlust) 80–120 ml/kg KM und Tag
Exakt berechnet werden kann die Menge für den Dehydratationsausgleich durch die Formel

Körpermasse [kg] × Dehydratationsgrad [%] × 0,01 = Bedarf [l]

Während der tägliche Bedarf je zur Hälfte aus Ringer-(Laktat-)Lösung und 5 %iger Glukoselösung gedeckt wird, wird der Dehydratationsausgleich bei isotoner Dehydratation mit Ringer-Lösung, bei hypertoner Dehydratation unter Zusatz von Glukoselösung und bei hypotoner Dehydratation mit erhöhtem Anteil von Kochsalzlösung oder – besser – bilanziert nach dem Ausfall der Elektrolytuntersuchung durchgeführt.

Häufig besteht bei Durchfall ein Verlust von Kaliumionen. Aus diesem Grund sollte bilanziert, mindestens aber 20 mmol K^+ pro Liter Infusionslösung zugefügt und über den Tag verteilt gegeben werden. Als Faustregel gilt, dass pro Stunde nicht mehr als 0,5 mmol K^+/kg KM infundiert werden sollte. Im übrigen wird die Kaliummenge nach dem Ionogramm (Tab. im Kapitel „Durchfall") berechnet.

4. Azidose: Häufig besteht eine metabolische Azidose, die nach der Formel

− BE [mmol/l] × kg KM × 0,3 = benötigte Menge an Bikarbonationen [mmol/Patient]

ausgeglichen wird. Der Ausgleich muss langsam erfolgen, d. h. die Infusion muss über den Tag verteilt werden. Prinzipiell kann der Azidosegrad nicht geschätzt werden. Ist eine Blutgasanalyse jedoch nicht möglich, so kann man sich notfalls mit folgenden Anhaltswerten behelfen:
4,2 %ige Bikarbonatlösung 1–2 ml/kg KM
8,4 %ige Bikarbonatlösung 0,5 bis 1 ml/kg KM jeweils mehrfach am Tag (bis zu viermal) langsam intravenös im Dauertropf zu geben.

5. Sofern eine schwere hämorrhagische Enteritis zur Hypovolämie bei gleichzeitiger Anämie geführt hat, kann man eine **Vollblutübertragung** durchführen. Wenn kein Blut zur Transfusion zur Verfügung steht, genügen **Plasmaexpander**: Dextrane 60000–70000 Dalton, 10 bis 20 ml/kg KM. Sie sollen zusammen mit der zwei- bis dreifachen Menge an Elektrolytlösungen gegeben werden. ARNOLD u. Mitarb. (1995) empfehlen 7 ml/kg KM Dextranlösung + 15 ml/kg KM Ringer-Laktat-Lösung. Dextrane niedererer Molekulargewichts (35000–40000 Dalton) werden angewandt, wenn etwa bei Kreislaufversagen mit disseminierter intravasaler Gerinnung die Durchblutung der peripheren Blutgefäße gefördert werden soll. Es dürfen jedoch nur bis zu 10, höchstens 15 ml/kg KM infundiert werden.

6. Diätetik: Zu Beginn der Krankheit gilt Nahrungskarenz. Sie ist möglichst bis zur Wiederherstellung normaler Schleimhautverhältnisse, mindestens jedoch 24 bis 48 Stunden, durchzuführen. Die Energieversorgung ist – notdürftig – mit Glukoseinfusion (2 g/kg KM und Stunde) in der Dauertropfinfusion zu gewährleisten. Die vollständige parenterale Ernährung über einen zentralen Venenkatheter ist bei akuten Enteritiden in der Regel nicht erforderlich. Glukoseinfusionen sollten erst nach oder bei gleichzeitigem Ausgleich einer Azidose durchgeführt werden.

Sobald kein Erbrechen mehr auftritt, können gekochter Reis (drei Teile) + Hüttenkäse oder Magerquark (ein Teil) gefüttert werden, mehrmals täglich in kleinen Portionen. Die Katze verweigert solches Futter häufig. In diesen Fällen kann etwas gekochter Fisch oder Hühnerfleisch zugegeben werden. Nach Abheilen der akuten Symptome (etwa nach einer Woche) kann langsam das gewohnte Futter beigegeben werden.

7. Leukopenie: Die bei viralen Infektionskrankheiten auftretende Leukopenie kann erfolgreich durch Filgrastim behandelt werden: 5 bis 10 µg/kg KM, an zwei bis drei aufeinander folgenden Tagen subkutan oder intramuskulär (KRAFT und KUFFER 1995; KUFFER u. Mitarb. 1997).

8. Antibiotika: Sie sollten dann gegeben werden, wenn eine Sepsis eingetreten ist (s. jedoch „Dysbakterie"). Dabei richtet man sich nach dem Antibiogramm. Ob es sinnvoll ist, Antibiotika bei viralen Enteritiden gewissermaßen prophylaktisch zu applizieren, ist umstritten. Bis zum Erhalt des Antibiogramms werden Breitspektrumantibiotika gegeben werden, jedoch nicht per os und möglichst keine, die in den Darm ausgeschieden werden (Tetrazykline). Antibiotika, die im Darm selbst wirksam werden, führen zum Absterben von gramnegativen Bakterien und damit zur Freisetzung von Endotoxinen.

9. Laktulose: Sie führt im hinteren Dünndarm- und Dickdarmbereich zur Verdünnung der Bakterienflora und ist dann in der Wirkung den Antibiotika überlegen. Gegeben werden 2 ml der 50- bis 60%igen Lösung/kg KM mehrmals täglich p. o.

10. Kortikosteroide: Ihr Wert ist – außer bei eosinophiler (meist chronischer) und mit Einschränkung bei allergischer Gastroenterokolitis – fraglich. Bei Allergien werden dann antiallergische Dosen (0,5–1 mg/kg, zweimal täglich) gegeben. Dem (letztlich nicht gesicherten) günstigen Einfluss bei Schockzuständen (Anti-Endorphinwirkung, Membranstabilisierung, periphere Durchblutungsförderung) stehen die Immunsuppression und die Leberbelastung gegenüber, die jedoch bei der kurzfristigen Gabe nicht ins Gewicht fallen. Die „Schockdosis" beträgt einmalig 15 bis 30 mg/kg KM intravenös.

11. Opioide: Sie normalisieren die Darmmotilität und reduzieren die Sekretion. Loperamid, 0,04 bis 0,08 mg/kg KM p. o.

12. Anticholinergika werden nur angewandt, wenn spastische Kontraktionen mit kolikartigen Schmerzen bestehen. Im Übrigen sind sie kontraindiziert. Gegeben werden kann etwa Scopolamin, 0,03 mg/kg KM s. c., alle 6 Stunden.

13. Adsorbentien: Sie sind allenfalls bei Intoxikationen indiziert in Form von Carbo medicinalis, 0,5 bis 1 mg/kg KM in Kapseln oder Suspension p. o.

14. Es wird gegeben bei – der heute kaum noch anzutreffenden – Thalliumvergiftung in einer Dosis von 100 bis 400 mg/kg KM, drei- bis viermal täglich p. o.

15. Adstringentien: Sie sind als obsolet anzusehen.

8.2.5.5 Akute hämorrhagische Gastroenteritis

Definition: Akute bis perakute hämorrhagische bis nekrotisierende Entzündung des Magens und Darms beim Hund.

Ätiologie: Unbekannt. Es wurde eine Verbindung zu *Clostridium perfringens* vermutet.

Pathogenese: Das klinische Bild ähnelt dem des Schweines und Pferdes und wurde als Endotoxinschock, zum Teil auch als Enterotoxämie interpretiert.

Klinisches Bild: Die Krankheit beginnt in der Regel schlagartig ohne Vorzeichen mit stark gestörtem Allgemeinbefinden, blutigen Durchfällen, die oft bei der Untersuchung mit dem Fieberthermometer erkannt werden, Fieber, Erbrechen mit Hämatemesis, Anorexie. Die Tiere entwickeln rasch einen Kreislaufschock mit Dehydratation. Die Palpation des Bauches ist schmerzhaft.

Diagnose: Das klinische Bild ist recht typisch. Ausgeschlossen werden müssen jedoch hauptsächlich virale Enteritiden. Die Dehydratation ist an den trockenen Schleimhäuten und dem hohen Hämatokrit (> 70%) erkennbar. Das Kreislaufversagen zeigt sich an hoher Pulsfrequenz, weichem Puls, verlängerter Kapillarfüllungszeit. Häufig liegt eine schwere metabolische Azidose, oft auch Elektrolytverschiebungen vor. Die Leberenzyme können leicht bis mittelgradig erhöht sein. Im Kot werden weder Parasiten(eier) noch Viren entdeckt.

Differentialdiagnose: Auszuschließen sind virale Infektionskrankheiten, insbesondere Parvo- und Coronavirose, bakterielle Enteritiden (Salmonellen), akute Pankreatitis/Pankreasnekrose, Endotoxinschock anderer Ursache.

Therapie:
1. Sofortige Volumensubstitution (s. Kap. Durchfall).
2. Elektrolytausgleich.
3. Azidosebehandlung.
4. Ob Antibiotika sinnvoll sind, ist fraglich. U. E. sind sie eher kontraindiziert, da bei der Anwendung bakterizider Antibiotika eine verstärkte Freisetzung von Endotoxin zu befürchten ist, während bakteriostatische Antibiotika wegen der gestörten Abwehrfunktionen wenig erfolgreich sind.
5. Kortikosteroide werden bei Schockzustän-

den empfohlen („Schockdosis"): 15 bis 30 mg/kg KM parenteral, am besten i. v.
6. Keine Styptika!

8.2.5.6 Enteritis, Enterocolitis chronica

Definition: Uneinheitliche Gruppe chronischer, d. h. langsam entstehender und längere Zeit (Wochen bis Monate) bestehender entzündlicher Krankheiten des Dünndarms oder des gesamten Darms, oft zusammen mit Gastritis auftretend. Chronische Enteritiden und Enterokolitiden können katarrhalisch, mukös, hämorrhagisch, ulzerös oder granulomatös verlaufen.

Ätiologie: Viren sind in der Regel nicht die Erreger chronischer Verlaufsformen. Allerdings können sie als Verursacher akuter Enteritiden Wegbereiter für chronische Verläufe sein. Ursachen sind chronische bakterielle Infektionen wie Salmonellosen, Mycobakterien, ferner Candidiasis, Histoplasmen, Parasiten (Askariden, Peitschenwürmer, Hakenwürmer), Giardien, ferner Allergene, Urämie, Pankreasinsuffizienz, Malassimilationssyndrom, idiopathisch.

Pathogenese: Die Krankheitsentstehung wurde zum Teil schon im Kap. „Enteritis acuta" beschrieben (s. d.; s. auch folgende Kapitel).

Die *Tuberkulose* stellt heute eine große Rarität in Mitteleuropa dar und wird kaum noch festgestellt. Infektionen des Darmes erfolgen über die Aufnahme infizierten Futters oder durch Abschlucken infizierten Sputums. Die Krankheit wurde früher häufiger bei der Katze als beim Hund gesehen. Meistens heilt die Schleimhautentzündung wieder spontan ab, während die zugehörenden Lymphknoten verändert bleiben (unvollständiger Primärkomplex). Die Folge kann eine m. o. w. ausgebreitete Darmfunktionsstörung mit Malassimilation (Malabsorption) sein, sofern nicht bei umfangreicherer Schleimhautentzündung die Symptome der Enteritis hinzukommen, die hämorrhagisch sein kann.

Die *Ursache* der *Gastritis, Enteritis, Colitis (Gastroenteritis) eosinophilica* wird zum Teil in einer *Nahungsmittelallergie* gesehen; zum anderen werden auch *Endoparasiten* verantwortlich gemacht. In nicht seltenen Fällen bleibt die Ätiologie und damit auch die Pathogenese unbekannt, was etwa für die Colitis eosinophilica zutrifft. Wird das Allergen mit der Nahrung zugeführt, so kann bei wiederholter Exposition eine Reaktion vom Soforttyp ausgelöst werden. Das resorbierte Antigen veranlasst die Bildung von IgE, das an Mastzellen gebunden wird, die sich bei erneutem Kontakt mit dem Antigen degranulieren und ihre biogenen Amine, besonders Histamin, freisetzen. Dieses sorgt durch eine Gefäßweitstellung für Entzündung und durch die Vergrößerung der Gefäßporen infolge Abkugelung der Endothelzellen für Austritt von Flüssigkeit (entzündliches Ödem) und schließlich auch von Protein, wodurch eine exsudative Enteropathie entstehen kann. Durch Chemotaxis werden Eosinophile angezogen. Sie behindern die Degranulation der Mastzellen und phagozytieren auch die frei gewordenen Granula. Dadurch wird der akut entzündliche Prozess abgemildert und in einen chronischen überführt. Es wird angenommen, dass eosinophile Gastroenteritiden auch als Folge einer Immunreaktion vom Arthus-Typ entstehen können. Bei Parasitenlarven fungieren diese oder ihre Stoffwechselprodukte als Allergene, so dass die Pathogenese vergleichbar ist.

Das *Malassimiliationssyndrom* kann unterteilt werden in das *Maldigestions-* und das *Malabsorptionssyndrom*, abhängig davon, ob die Verdauung im Darmlumen infolge unzureichenden enzymatischen Nahrungsaufschlusses defizitär oder aber die Resorptionsleistung des Darmes insuffizient ist. Das Maldigestionssyndrom geht auf eine Gallensekretionsstörung, chronische Pankreas- oder Dünndarminsuffizienz zurück, während das Malabsorptionssyndrom verschiedene Ursachen haben kann, die alle dahin führen, dass die Nahrungsbestandteile aus dem Darmlumen nicht ausreichend resorbiert werden können (s. Kap. Malassimiliationssyndrom). Eine Enteritis kann sich durch Bakterienüberwucherung einstellen.

Die *Exsudativen Enteropathien* haben den Verlust von Protein aus dem Gefäßsystem (Blutplasma) ins Darmlumen gemeinsam, wobei die Ursachen sehr unterschiedlich sein können (s. Kap. Exsudative Enteropathie). Exsudative Enteropathien können entzündlicher oder nichtentzündlicher Natur sein.

Durch das im Kolon dann reichlich vorhandene Protein kommt eine Bakterienüberwucherung zustande, die eine Entzündung nach sich ziehen kann.

Ulcus duodeni kommt bei Hund und Katze selten vor; es bleibt meistens unerkannt, kann aber nach Durchbrüchen offensichtlich in Verbindung mit körperlicher und psychischer Belastung (Stressulkus) zu plötzlichen Todesfällen führen.

Eine Reihe von chronischen Enteritiden, besonders von chronischen Kolitiden, wird z. Z. weder von der Ätiologie noch von der Pathogenese her ausreichend verstanden. Verdächtigt werden allergische Reaktionen, psychische Einflüsse, Rasseprädispositionen.

Klinisches Bild: Das auffallendste Symptom chronischer Enteritiden, besonders der Kolitiden und Proktitiden, ist der ständig vorhandene oder häufig wiederkehrende Durchfall, oft verbunden mit verstärktem Drang zum Kotabsatz, wobei nur wenig dünnbreiiger, bei gleichzeitiger Kolitis auch schleimiger oder blutiger Kot abgesetzt wird. Bei Kolitis der letzten Abschnitte des Colon descendens ist meist nur die Endportion besonders dünnflüssig bis schleimig oder blutig, vielfach besteht es nur aus Schleim oder Blut. Es kommt vor, dass die Patienten nach der Aufnahme in eine Klinik trotz vorher schwerer Symptome plötzlich normalen Kot absetzen. Allgemeinsymptome treten erst in fortgeschrittenen Fällen besonders bei Dünndarmkrankheiten auf: Exsikkose, Abmagerung, Anorexie. Rektal wird bei Proktitis erhöhte Schmerzhaftigkeit, Schwellung, bisweilen Spannung des Mastdarms festgestellt. Rektoskopische und röntgenologische Befunde siehe unten.

Im Falle der Mitbeteiligung des Magens und bei starkem Duodenalreflux tritt Erbrechen hinzu. Das klinische Bild bei Enteritis ist schwerer als bei Kolitis. Abmagerung, evtl. Anorexie, Dehydratation, Leistungsschwäche werden beobachtet. Der Kot ist dünnbreiig bis flüssig, bisweilen teerfarben (Dünndarm) oder blutig (Dickdarm), die Menge erhöht. Wenn der gesamte Darm oder auch nur der Dünndarm betroffen ist, bestehen die Symptome der Malabsorption: Abmagerung, Leistungsverlust, in schweren Fällen Dehydratation; das Allgemeinbefinden ist bei langdauernder Enteritis gestört. Die Kotmenge ist vermehrt, der Kot selbst breiig bis wässrig, er kann unverdaute Nahrungsbestandteile, eventuell Fetttropfen enthalten; Meläna entstehen, wenn im Dünndarm (oder auch proximal des Dünndarms) Blutungen aufgetreten sind. Der Palpationsbefund ist meistens relativ unauffällig, manche Hunden und Katzen äußern Schmerzhaftigkeit bei der Palpation, die erhöhte Bauchdeckenspannung; aufgekrümmter Rücken und spontane Schmerzäußerungen deuten ebenfalls darauf hin, dass Bauchschmerz besteht. Die Palpation lässt in einem Teil der Fälle rigide Darmschlingen erkennen. Die normalerweise bei Hund und Katze wenig ausgeprägten peristaltischen Darmgeräusche können so laut werden, dass der Besitzer davon gestört wird. Plötzliche Verschlechterungen des Allgemeinbefindens mit den Zeichen einer akuten Kreislaufinsuffizienz, in einem Teil der Fälle mit deutlichen Schmerzäußerungen bei Palpation, treten bei akuter Pankreatitis oder durchbrechenden Duodenalgeschwüren auf. Es können – sofern die Krankheit noch lang genug anhält – verstärkt Teerstühle und Blutungsanämie sowie Peritonitis hinzukommen.

Chronische Dickdarmentzündungen sind weniger als Dünndarmentzündungen von Störungen des Allgemeinbefindens und Leistungsverlust gekennzeichnet. Gewichtsverlust ist nicht typisch. Die Patienten leiden unter Tenesmus ani, d. h. es besteht gehäufter Drang zum Kotabsatz, der besonders bei gleichzeitiger Proktitis schmerzhaft ist. Im Falle chronischer Kolitis wird die Anfangsportion in vielen Fällen normal abgesetzt, der Kot wird jedoch immer weicher, oft schleimig, bisweilen blutig oder doch zumindest mit Blutstreifen überzogen. Unverdaute Nahrung ist typisch für Dünndarm-, Pankreas-, seltener Leberkrankheiten, aber gehört nicht zum Bild der Dickdarmentzündung. Juckreiz am Anus und Flatulenz können hinzukommen. Die Palpation des Rektums ergibt in einem Teil der Fälle eine verdickte Kolonwand. Bei der rektalen Untersuchung werden besonders bei Proktitis Schmerzhaftigkeit und Spasmus des Sphinkters ani festgestellt. Die mit Durchfall verbundenen chronischen Dickdarmentzündungen werden vielfach durch äußere Einflüsse verstärkt. Offenbar spielen hier psychische Einflüsse eine erhebliche Rolle.

Diagnose: Das Auftreten der o. a. Symptome muss den Verdacht auf eine chronische Enteritis aufkommen lassen; allerdings werden ähnliche Symptome auch von anderen Organ- und Allgemeinerkrankungen ausgelöst

(z. B. Herzinsuffizienz, Niereninsuffizienz Hepatopathie, exokrine Pankreasinsuffizienz, z. T. bei akuter Pankreatitis, Tumorose, FeLV-assoziierte Krankheiten, chronische Infektionskrankheiten). Es ist daher eine Allgemeinuntersuchung, die besonders die o. a. Leiden berücksichtigt, unumgänglich, wenn eine Darmerkrankung nicht oder nicht allein für die Symptome verantwortlich ist. Die klinische Untersuchung muss die Lokalisation der Krankheit im Darm einzugrenzen suchen. Sie muss den Ernährungszustand, den Hydratationsgrad, den Kotabsatz und die Kotbeschaffenheit berücksichtigen. Eine der vorrangigsten Maßnahmen ist die Untersuchung auf Endoparasiten (Flotationsmethode). Anhand des Hämatokritwertes kann eine Hämokonzentration nachgewiesen werden, anhand des Serum-Proteins ebenfalls eine Hämokonzentration oder aber eine Hypoproteinämie, wobei im Falle der exsudativen Enteropathie Serum-Albumin in etwa dem gleichen Verhältnis wie Serum-Globulin abnimmt. Das weiße Blutbild gibt Anhaltspunkte zur Chronizität (Lymphozytose) oder auch zur Art der Darmerkrankung (Eosinophilie bei eosinophiler Gastroenteritis); in Schockzuständen (perforiertes Ulkus) nimmt die Gesamtleukozytenzahl fast schlagartig ab. Zum Ausschluss der Beteiligung von Leber und Niere werden die sog. Leberenzyme sowie Serum-Harnstoff und Serum-Kreatinin bestimmt. Blutgase und Elektrolyte sind bei chronischer Enteritis und besonders bei Kolitis seltener als bei akuter Enteritis deutlich verändert. Zur genaueren Eingrenzung können Funktionsproben durchgeführt werden: Schmidtsche Probekost und nachfolgende Bestimmung von Fett, Stärke und Muskelfasern im Kot; Chymotrypsinbestimmung; PABA-Test; Xylose-, Laktosetest; Kobalamin, Folsäure; cTLI bzw. FTLI. Die bakteriologische Untersuchung ist – mit Ausnahme des Nachweises von spezifischen Krankheitserregern – meistens schwer zu interpretieren. Jedoch kann der endoskopisch gewonnene Duodenalinhalt gut bakteriologisch beurteilt werden.

Röntgenaufnahmen werden sowohl in Form von Leer- als auch Kontrastaufnahmen des Dünndarms hergestellt. Es müssen meistens mehrere Aufnahmen in Serie angefertigt werden. Die Leeraufnahme zeigt bei schon einige Stunden bestehenden Obstruktionen, die auch funktioneller Art sein können, zunehmenden Meteorismus der proximalen Darmschlingen an. Die Kontrastaufnahme ermöglicht die Beurteilung der Dicke der Darmwand – auch lokalisierte Umfangsvermehrungen können damit festgestellt werden –, ferner von Ulzera anhand von Aussparungen, von vermehrter Sekretion in Regionen von Entzündungen (Verdünnung des Kontrastmediums), von Lagefixationen (z. B. des Duodenums bei Pankreatitis). Kontrastaufnahmen dürfen erst durchgeführt werden, wenn Leeraufnahmen, Endoskopie oder Sonographie ausgeführt worden sind. Die Untersuchung des Rektums erfolgt mittels retrograder Kontrastmitteleingabe. Auch hier sprechen Füllungsdefekte für lokale oder auch generalisierte Infiltrationen oder Ulzerationen der Schleimhaut.

Schleimhautverdickungen treten auf bei Entzündungen oder Tumoren, Verdünnungen des Mediums bei verstärkter Sekretion.

Eine wesentliche Bereicherung der Diagnostik von Darmerkrankungen wurde mit der Einführung der *Endoskopie* erreicht. Während die Duodenoskopie noch nicht häufig durchgeführt wird und auch nicht in jedem Falle gelingt, ist die Rektoskopie und die gezielte Biopsie heute aus der Fachpraxis oder der Klinik nicht mehr wegzudenken. Es muss jedoch hervorgehoben werden, dass zur Beurteilung eine große Erfahrung sowohl des Endoskopikers als auch des Histologen erforderlich ist. Die gesunde Darmschleimhaut erscheint rosa, glatt, glänzend, feucht, die Gefäße sind gut sichtbar, es werden bisweilen feste Kotbestandteile gesehen, die während der Manipulation nach kaudal befördert werden. Bei chronischer Enteritis oder Kolitis kann die Gefäßzeichnung als Symptom einer chronischen Ödembildung der Schleimhaut verschwinden. Verstärkte Rötung und Gefäßzeichnung werden bei akuten Schüben gesehen. Die Schleimhaut kann ihre Glätte verlieren und matt und wie granuliert erscheinen. Örtliche oder generalisierte Umfangsvermehrungen können ebenfalls festgestellt werden; diese feinen Unebenheiten werden bei längerem Bestehen rauer oder gröber. Bei muköser Enteritis wird ein zäher Schleimbelag gefunden, der sich während der Untersuchung verstärken kann. Die ulzeröse Kolitis zeigt sich als winzige, gerötete, punktförmige Veränderung; große Ulzera mit typisch wallartigem Rand sind dagegen seltener.

Die *Endoskopie* sollte unbedingt durch die *Gewebsentnahme* vervollständigt werden. Man bioptiert an mehreren Stellen, wobei im Falle größerer Läsionen Gewebe vom Übergang ins Gesunde entnommen werden sollte.

Differentialdiagnose: Intra- und extramurale Obstruktionen und Strikturen, Tumoren, leukotische Infiltrate.

Prognose: Zweifelhaft bis eher ungünstig, bei FIP infaust.

Therapie: Die Behandlung ist oft spekulativ, artet nicht selten in Polypragmasie aus und verleitet durch vorübergehende Besserungen in besonderer Weise zum Selbstbetrug (Betätigungsfeld der immer noch beliebten „Okkult-Therapien"). In jedem Falle ist, wenn die Ursache zu ermitteln ist, eine ätiologische Therapie anzustreben (s. die einzelnen Kapitel). Allgemeine Maßnahmen:

1. Gerade bei chronischen Kolitiden soll so weit wie möglich die Ursache abgeklärt und ätiologisch behandelt werden. Es sei auf die entsprechenden Kapitel, auch auf die Behandlung akuter Enteritiden, in diesem Zusammenhang verwiesen.
2. Sofern eine Dehydratation eingetreten ist, muss diese als erste nach den Grundsätzen der Substitution des Erhaltungsbedarfs, Dehydratationsausgleichs und Ausgleichs zusätzlicher Volumenverluste substituiert werden. Ebenso sind eine etwaige Azidose oder Elektrolytimbalanz vorrangig zu behandeln.
3. Sodann sind diätetische Maßnahmen zu ergreifen. Wenn eine Futtermittelallergie nicht auszuschließen ist, muss mindestens vier, besser sechs Wochen eine Zusammenstellung von Futtermitteln erfolgen, die bisher noch nie gegeben worden waren. Sollte eine Futtermittelallergie (weitgehend) auszuschließen sein, gibt man bei Enteritis zunächst ein ballastarmes Futter, bestehend aus Reis und Hüttenkäse oder Magerquark im Verhältnis 3:1. Wenn die Dünndarmentzündung abgeklungen ist, zu erkennen am verbesserten Allgemeinbefinden, der Verringerung des Durchfalls und der Dehydratation, der ungestörten Futteraufnahme, dann sollen Ballaststoffe in Form von Weizenkleie (2 bis 6 Teelöffel in jedes Futter) oder Zellulose beigefüttert werden. Nun können auch Fütterungsversuche mit den früher verabreichten Futtern durchgeführt werden, indem man alle acht Tage eines der zu untersuchenden Futtermittel beifüttert.
4. Kortikosteroide sind bei Futtermittelallergien oft nicht befriedigend wirksam. Sie sind jedoch bei eosinophilen Enteritiden, Gastroenteritiden und/oder Enterokolitiden erfolgreich. Man gibt Prednisolon in einer Dosis von 0,5 bis 1,0 mg/kg KM, zweimal täglich p. o., oder Dexamethason, 0,1 mg/kg KM, einmal täglich bis jeden zweiten Tag p. o.
5. Sulfasalazin oder Olsalazin sind erfolgreich, wenn gleichzeitig eine Kolitis besteht.
6. Von einer Antibiotikumtherapie ist auf längere Sicht kein Erfolg zu erwarten. Kurzfristig kann allerdings – offenbar durch die Keimverdünnung – eine Besserung erzielt werden. Die ein- bis zweitägige Hungerperiode und anschließende proteinarme Diät führt jedoch zu einem gleichen Effekt. Salmonellendauerausscheider dürfen nicht mit Antibiotika behandelt werden. Bei Kolitiden kann man mit der kurzfristigen Gabe von Laktulosesirup eine gute Entleerung und Bakterienverdünnung im hinteren Dünndarm- und gesamten Dickdarmbereich erzielen, auch wenn dadurch der Durchfall vorübergehend verstärkt wird.

8.2.5.7 Malassimilationssyndrom

Definition: Zusammenfassender Oberbegriff für Funktionsstörungen im Dünndarmbereich. Unterschieden werden: *Maldigestionssyndrom* und *Malabsorptionssyndrom*. Das Maldigestionssyndrom umfasst Krankheiten, die mit einer Verminderung der pankreatischen Verdauungsenzyme, digestiver Dünndarmenzyme oder Gallensäuren im Darm einhergehen; unter dem Malabsorptionssyndrom wird die Behinderung der Resorption (engl: absorption) der Nahrungsendprodukte infolge einer Störung des Transports in der Darmschleimhaut zusammengefasst.

Ätiologie: *Ursachen des Maldigestionssyndroms:* Exokrine Pankreasinsuffizienz (chronische Pankreatitis, Pankreasatrophie);

Hypergastrinismus (chronische Urämie, Mastzellentumor, Zollinger-Ellison-Syndrom);

Gallensäuremangel (Leberzirrhose, Gallengangsobstruktion); Mangel digestiver Dünndarmenzyme (Mangel an Disaccharidasen, Dipeptidadsen, Enterokinase).

Ursachen des Malabsorptionssyndroms: Lymphangiektasie; Dünndarmenteritis, d. h. Mangel an Bürstensaumenzymen (Parvorirose des Hundes und der Katze, Coronavirose des Hundes und der Katze, Rotavirose, bakterielle Enteritiden, Giardiose, Kokzidiose, besonders chronische Enteritiden); Infiltration der Dünndarmwand, besonders der Lamina propria (eosinophile Enteritis, lymphoplasmazytäre Enteritis, Amyloidose, Histoplasmose, Leukose, Karzinomatose).

Pathogenese: Die normale „Assimilation" von Nahrungsmitteln kann in folgendes Schema eingeordnet werden (CASPARY 1978):

intraluminale Phase:
sekretorische Phase (beherrscht von Verdauungsfermenten meist pankreatischen Ursprungs);
biliäre Phase (Einfluss der Gallensäuren auf die Mizellenbildung);

intestinale Phase:
Oberflächenphase (Disaccharidspaltung, Transport);
zelluläre Phase (u. a. Reveresterung der Fettsäuren, Chylomikronenbildung);
Abtransport (u. a. Lymphabfluss).

Der sekretorische Teil der Intraluminalphase ist am häufigsten gestört infolge mehr oder weniger vollständigen Ausfalls der Pankreasfermente bei chronischer Pankreatitis und Pankreasatrophie. Lipasedefizit verhindert die ausreichende Fettverdauung, Amylasemangel die Kohlenhydratverdauung, Trypsin- und Chymotrypsin-(-trypsinogen-) mangel behindern die Eiweißverdauung. Durch Fehlen von Gallensäuren kann in der biliären Phase keine Aktivierung der Lipase stattfinden; des Weiteren werden keine Mizellen aus Monoglyceriden und Fettsäuren gebildet, was die Fettresorption erheblich beeinträchtigt. Das Gallensäurendefizit im Darm spielt bei den Haustieren in der Pathogenese des Maldigestionssyndroms allerdings nicht annähernd die gleiche Rolle wie beim Menschen.

In der intestinalen Phase findet die Verdauung der Disaccharide, die Aktivierung der Pankreasenzyme sowie der Transport der Digestionsendprodukte statt. Durch angeborene oder erworbene Mängel an Disaccharidasen (Maltase, Laktase, Sucrase) entsteht eine Maldigestion der betreffenden Disaccharide; Ursachen sind akute und chronische Enteritiden, eosinophile Enteritis, medikamentöse Beeinträchtigung (besonders Neomycin, auch Kanamycin); die beim Menschen bekannten angeborenen Enzymedefizite sind beim Tier fraglich.

Größerflächige Epitheldefekte, wie sie etwa bei Parvovirusinfektionen, Intoxikationen mit Zellgiften, Endoparasiten, bösartigen Tumoren auftreten, ziehen einen Verlust der resorptiven Kapazität nach sich. Weitere, beim Menschen bekannte Störungen der Transportmechanismen sind bei Hund und Katze noch nicht ausreichend erforscht. Dagegen ist bekannt, dass Kreislaufstörungen infolge Herzinsuffizienz oder chronische Hepatopathie über Steigerung des venösen Blutdrucks im Splanchnikusgebiet zur Transportinsuffizienz, Lymphotarkomatore der Darmlymphknoten zu Lymphstauung führen.

Maldigestion und Malabsorption veranlassen eine Überlastung des mittleren und hinteren Dünndarms und vor allem des Dickdarms mit osmotisch wirksamen Nahrungsbestandteilen und Bruchstücken. Die Folgen sind erhöhter Wassergehalt, übermäßiges Bakterienwachstum und Anreicherung des Kots mit unverdauten Futterbestandteilen.

Klinisches Bild: Charakteristisch ist die Trias: Abmagerung/Entwicklungsstörung – Polyphagie – Massenstühle. Während die viralen Infektionskrankheiten ganz im Zeichen der schweren akuten Enteritis mit meist schweren Allgemeinstörungen stehen, mit deren Abheilung auch die Malassimilation verschwindet, sind die Leitsymptome des chronischen Malassimilationssyndroms Gewichtsverlust, Polyphagie, Massenstühle, die je nach Genese des Malassimilationssyndroms sehr fettreich sein können, und häufig üble Flatulenz. Schon dem Besitzer fällt die erhöhte Darmtätigkeit auf („Magenknurren"). Dehydratation und Polydipsie können hinzukommen. Das Allgemeinbefinden ist zumindest anfangs kaum gestört. Jungtiere zeigen Entwicklungsstörungen und bleiben im Größenwachstum zurück (Kümmerer).

Diagnose: Die im Verlaufe der akuten infektiösen Enteritiden auftretende Malassimilation bedarf keiner speziellen Diagnostik, da sie mit Abheilung der Grundkrankheit i. Allg. abklingt; sofern dies nicht der Fall ist und Durchfälle und Abmagerung auch nach Abheilung der akuten Symptome weiter bestehen bleiben, geht man diagnostisch vor wie bei chronischer Malassimilation.

Im Vordergrund stehen die Leitsymptome Polyphagie, Durchfälle und Abmagerung. Folgende weitere Untersuchungen sollten – abhängig vom klinischen Untersuchungsbefund – dann eingeleitet werden:
- Kotuntersuchungen (Endoparasiten einschließlich Lamblien, virologisch, bakteriologisch; Fett, Stärke und Muskelfasern nach dreitägiger Probekost; Chymotrypsin; Blutfarbstoff);
- Blutuntersuchung (rotes und weißes Blutbild, Leberenzyme und Bilirubin, Blut-Glukose, Serum-Protein und Elektropherogramm, Serum-Kalzium, -Harnstoff, -Kreatinin, evtl. α-Amylase und Lipase, cTLI oder fTLI, Kobalamin, Folsäure, bei der Katze evtl. Test auf FeLV);
- Harnuntersuchung (besonders Bilirubin und Urobilinogen, Protein);
- weitergehende Untersuchungen (Xylose-, Laktosetoleranztest, PABA-Test, Röntgen ohne und mit Kontrast, Dünndarmbiopsie u. a.).

Differentialdiagnose: Akute und chronische Enteritiden, Endoparasitosen, exsudative Enteropathie, leukotische oder Tumorinfiltrate, Futterunverträglichkeiten. Das Malassimilationssyndrom ist jeweils nach seiner Ursache abzuklären (s. Ätiologie).

Therapie: Nach Stellung der exakten Diagnose kann mehr oder weniger gezielt behandelt werden. Es sei noch einmal betont, dass vor Beginn einer polypragmatischen Therapie die Ursache des Syndroms geklärt werden muss.
1. Exokrine Pankreasinsuffizienz: Erforderlich ist eine auf die Insuffizienz abgestimmte Diät (s. Kap. „Diätetik"). Medikamentös angewandt werden Pankreasenzympräparate. Sie werden in Form von Pulvern gegeben, wobei als Richtlinie ein Teelöffel pro 10 Kilogramm Körpermasse dienen kann. Sie sollten nicht in Form von Tabletten angewandt, sondern dem Futter beigemengt werden. Die Frage, ob das Futter eine oder vier Stunden vor Fütterung mit dem Fermentpräparat vorinkubiert oder ob es unmittelbar vor der Fütterung beigegeben werden sollte, wird unterschiedlich diskutiert. Wir führen die einstündige Vorinkubation durch, da bei Beigabe direkt vor der Fütterung ein Großteil des Ferments im sauren Magenmilieu inaktiviert wird. Durch die Vorinkubation können dagegen die Verdauungsvorgänge bereits eingeleitet werden. Die Verdauung wird durch Beigabe von Bikarbonat nicht wesentlich verbessert; durch die Erhöhung des pH-Wertes wird im Gegenteil die Magensaftsekretion noch angeregt, wodurch der pH-Wert gesenkt wird.
Cimetidin oder Ranitidin senken die Salzsäuresekretion im Magen. Sie sind daher bei exokriner Pankreasinsuffizienz zu empfehlen (5 bis 10 mg/kg KM bzw. 0,5 bis 2 mg/kg, zwei- bis dreimal täglich p. o.).
Bei bakterieller Überwucherung des Dünndarms, die besonders bei längerem Bestehen des Malassimilationssyndroms durch exokrine Pankreasinsuffizienz vorkommt, sollten nichtresorbierbare Antibiotika p. o. gegeben werden, wie Neomycin.
2. Gallensäurendefizit: Es bleibt lediglich die Behandlung der Ursache (chirurgische Behebung einer Gallengangsobstruktion). Die Behandlung mit Choleretika ist nicht sinnvoll, bei anatomischem Verschluss des Gallengangs ist sie kontraindiziert. Ob Gallenextrakte, meist in Verbindung mit Pankreasfermenten, sinnvoll sind, ist fraglich. Man sollte bei solchen Patienten den Fettgehalt des Futters stark reduzieren.
3. Insuffizienz der Dünndarmsekretion: Die Enterokinase ist erforderlich zur Aktivierung der pankreatischen Proenzyme (Trypsinogen zu Trypsin) im Dünndarm. Bei mangelhafter Bereitstellung (Hinweise werden erhalten durch Ausschluss der exokrinen Pankreasinsuffizienz und durch Dünndarmbiopsie) können Proteasen substituiert werden.
4. Giardiose: Metronidazol, fünf bis acht Tage zweimal täglich 30 mg/kg KM (Hund) oder dreimal täglich 10 bis 20 mg/kg KM (Hund) bzw. einmal täglich 15 bis 25 mg/kg KM (Katze).
5. Kokzidiose: Sulfadimethoxin, acht bis zehn Tage 20 bis 40 mg/kg KM, einmal

täglich per os. Oder: Formosulfathiazol, einmal täglich 0,2 mg/kg KM.
6. Eosinophile (Gastro-)Enteropathie: Eliminationsdiät (s. Seite 86); Kortikosteroide: Prednisolon 0,5 bis 1,0 mg/kg KM, zweimal täglich p. o.
7. Gluteninduziertes Malassimilationssyndrom: Vermeidung von Kohlenhydraten.
8. Malabsorptionssyndrom durch Kreislaufinsuffizienz: Behandlung der zugrunde liegenden Ursache (Herzinsuffizienz, Hepatopathie).

8.2.5.8 Exsudative Enteropathie

Synonyma: *Eiweißverlustsyndrom, eiweißverlierende Gastroenteropathie, Gordon-Syndrom, engl. protein-losing enteropathy, exsudative enteropathy.*
Definition: Enteraler Proteinverlust als Symptom verschiedener Krankheiten mit der Folge einer Hypoproteinämie bei gleichmäßigem Verlust aller Proteinfraktionen.

Ätiologie:
akute Enteritiden
   virale Infektionskrankheiten
   bakterielle Infektionskrankheiten
   protozoäre Infektionskrankheiten
   Endoparasitosen
   akute Ulzerationen
chronische Enteritiden
   chronische Dünndarm- oder Dickdarmentzündungen („chronic inflammatory bowel disease")
   chronische Magen-Darm-Ulzerationen
Neoplasien einschließlich lymphatischer Infiltrate
periphere Kreislaufstörungen
   Lymphangiektasie
   Lymphgefäßstauung (Tumorose, granulomatöse Stauung)
Herzinsuffizienz (Rechtsherzinsuffizienz mit venöser Stauung)
Immunogen
   Nahrungsmittelallergie
   eosinophile Gastroenteritis
   lymphoplasmazytäre Enteritis
   gluteninduzierte Enteropathie
   systemischer Lupus erythematodes

Pathogenese: Wie aus den Ursachen des Krankheitssyndroms hervorgeht, lassen sich zum einen Krankheiten des Magen-Darm-Trakts selbst, zum andern extraintestinale Krankheiten als Ursache erkennen. Die Mukosa das Darms fungiert als semipermeable Membran, die den Einstrom von Wasser und Elektrolyten in Richtung vom Darmlumen in die Blut- und Lymphgefäße kontrolliert. Dabei spielen tight junctions und das cAMP-Adenylatzyklase-System eine wesentliche Rolle. Bei zahlreichen Krankheiten kommt eine Störung dieser Systeme, insbesondere der tight junctions, zustande, so dass die Schleimhaut für größere Moleküle aus dem Lymphgefäß- und dem Kapillarsystem in Richtung auf den Darm durchlässig wird. Die erhöhte Permeabilität kann entweder durch Krankheit der Darmschleimhaut selbst oder durch Druckerhöhung im venösen oder lymphatischen System oder aber durch Erweiterung der lokalen Lymphgefäße (Lymphangiektasie) ausgelöst werden. Dabei werden sowohl Albumin als auch Globulin einschließlich von Immunglobulinen verloren, so dass das Elektropherogramm kaum verändert, das Gesamt-Serumprotein aber vermindert ist.

Durch die Hypoproteinämie, insbesondere die Hypalbuminämie, kommt eine Verminderung des onkotischen Drucks zustande. Dadurch besteht eine Tendenz zur Ödembildung. Außerdem folgt durch den erhöhten Proteingehalt des Chymus eine Bakterienüberwucherung (Dysbakterie), die sekundär zur Entstehung oder Verschlimmerung einer Enteritis mit weiterer Maldigestion und Malabsorption beiträgt. Die Erhöhung der Wasserbindung infolge der mangelnden Resorption hygroskopischer Substanzen führt zum Durchfall.

Beim Lundenhund wird eine erbliche exsudative Enteropathie mit Verdickung der Mukosa sowie Vergröberung und Verkürzung der Mikrovilli in Duodenum und Jejunum beschrieben. In der Lamina propria finden sich vermehrt Plasmazellen und Wasser. Die Lymphgefäße der Submukosa sind erweitert.
Klinisches Bild: Die Leitsymptome der exsudativen Enteropathie sind
– Dünndarmdurchfälle
– Steatorrhoe
– in chronischen Fällen Abmagerung
– Hypoalbuminämie und Hypoglobulinämie
– Eiweißmangelödeme (Gliedmaßen, Körperhöhlen)

– Lymphopenie, Hypocholesterinämie, Hypokalzämie

Hinzu kommen die Symptome der Grundkrankheit. Eine Häufung der Lymphangiektasie wurde von SHERDING beim Yorkshireterrier beobachtet; bei Lundenhund und Basenji wird eine Erblichkeit vermutet (CAMPBELL u. Mitarb. 1968; FLESJA und YRI 1977; BREITSCHWERDT u. Mitarb. 1984).

Diagnose und Differentialdiagnose: Das klinische Bild in Verbindung mit den Laborergebnissen, insbesondere unter Ausschluss anderer mit Hypoproteinämie einhergehender Krankheiten (Unterernährung, Hepatopathie, Verbrennungen) führt zur Diagnose der exsudativen Enteropathie. Es muss jedoch das Ziel sein, die spezielle Ursache aufzudecken. Es ist daher besonders auf die Herzfunktion zu achten. Wenn Unsicherheiten bezüglich des Albumin-Globulin-Verhältnisses bestehen, muss der Urin auf vermehrten Eiweißverlust (Protein, U-P/C) mit der Folge einer Hypalbuminämie untersucht werden. Bei Leberkrankheiten sind meistens Albumin vermindert und die Gamma-Globuline vermehrt. Pankreasfunktionsproben (Chymotrypsin, TLI) sind indiziert, wenn Fettdurchfälle beobachtet werden. Ferner sind bakteriologische und parasitologische Untersuchungen des Kots, wenn möglich auch des Dünndarminhalts (Duodenoskopie), durchzuführen. Ödeme der Unterhaut und der Körperhöhlen entstehen, wenn Serum-Albumin die Marke von 15 g/l unterschreitet; wenn jedoch gleichzeitig ein erhöhter Venendruck vorliegt, kann schon bei höheren Serum-Albuminwerten durch synchronen Anstieg des hydrostatischen und Abfall des onkotischen Drucks eine Ödementstehung vorkommen.

Eine sehr gute diagnostische Methode zur Differenzierung der exsudativen Enteropathien ist die Endoskopie, verbunden mit der Biopsie und histologischen Untersuchung. Die Darmschleimhaut erscheint bei Lymphangiektasie wie granuliert, bisweilen werden auch stecknadelkopfgroße, mit milchiger Flüssigkeit gefüllte Bläschen gesehen. Die Veränderungen können auch über Laparotomie und Darmbiopsie festgestellt werden. Dezente Veränderungen können jedoch nur histologisch gesehen werden.

Therapie:
1. Diät: Die Fütterung muss hochenergetisch, kohlenhydratreich, proteinreich, ballastarm und fettarm sein. Geeignet sind Reis und Hüttenkäse unter der Voraussetzung, dass keine Unverträglich oder Allergie gegenüber diesen Futterarten besteht. Die Fettversorgung soll über mittel- bis kurzkettige Fettsäuren erfolgen. Geeignet sind MTC-Öl (Ceres-Speiseöl, Ceres-MTC, 1 bis 2 ml/kg KM. Je nach Körpergröße des Hundes müssen 55 (Riesenrassen) bis 88 (Zwergrassen, Katzen) kcal oder 231 bis 370 J/kg KM gegeben werden.
2. Bei gleichzeitiger eosinophiler Gastroenteritis werden Kortikosteroide gegeben: Prednisolon zweimal täglich 0,5–1 mg/kg.
3. Chirurgische Versorgung kommt bei operablen Tumoren in Frage.
4. Bei malignen Lymphomen kann zytostatische Behandlung durchgeführt werden (s. d.).

8.2.5.9 Chronische idiopathische Darmentzündungen

Ätiologie: Es handelt sich um einen klinischen Krankheitsbegriff, der zahlreiche mehr oder weniger exakt definierbare Krankheiten umfasst und denen die chronische Störung im Bereich der Lamina propria des Dünn- und/oder Dickdarms gemeinsam ist.

Zum Krankheitsbild der chronischen idiopathischen Darmentzündungen gehören die lymphoplasmazytäre Enteritis, Gastroenteritis, Colitis (EGC), die eosinophile EGC, die eosinophilen Granulome, der gastroenterale Anteil des eosinophilen Syndroms, die histiozytäre Kolitis, granulomatöse Enteritis und Kolitis, die eitrige Kolitis,

Ätiologie: Die Ursachen der idiopathischen Darmentzündungen sind, wie die Bezeichnung andeutet, letztlich unbekannt. Als begünstigend verdächtigt werden Immunreaktionen auf Bakterien, Nahrungsmittel, Parasiten, Autoimmunreaktionen, Störungen des lymphatischen Gewebes des Darms, Ischämien, psychische Einflüsse, genetische Faktoren u. a.

Pathogenetisch wird eine Hypersensitivität gegenüber Antigenen im Darmlumen oder/und in der Darmwand, welche auch immer dies sein mögen, angenommen. Nicht zuletzt die klinischen Bilder sowie die histologischen Befunde sprechen hierfür. Wahrscheinlich kommen mehrere Faktoren zusammen, die gemeinsam zum Ausbrechen der Krankheit führen. Im Ergebnis kommt es zu einer entzündlichen Erkrankung der Darmschleimhaut mit Unterbrechung der tight junctions zwischen den Zellen. Dadurch wird die Resorption von Wasser und Elektrolyten behindert und andererseits die Sekretion ins Darmlumen erhöht. Weiterhin wird die Segmentation des Darms durch die Peristaltik gestört, so dass der Chymus nicht ausreichend durchmischt und mit der Darmschleimhaut in Kontakt gebracht wird. Eher kommt eine Kontraktion des gesamten Darmrohrs zustande, so dass das Lumen enger gestellt und der Chymus nach Art einer Sturzpassage hindurchgeschleust wird. Die Folge ist einerseits eine Erhöhung des Wasser-Elektrolyt-Gehalts im Darminhalt, eine verminderte Verweildauer, erhöhter Anteil unverdauter Nährstoffe, die wiederum den Wassergehalt ansteigen lassen und zu einer Bakterienvermehrung führen können; andererseits werden diese Stoffe dem Organismus vorenthalten, so dass eine Verarmung an Wasser, Elektrolyten einschließlich Bikarbonat und Nährstoffen mit Dehydratation, Azidose und bei ausreichender Dauer Abmagerung zustande kommt. Schließlich kann die Hypovolämie zum Kreislaufversagen führen, dem zusätzlich eine metabolische Azidose folgt. Diese Vorgänge, insbesondere auch die Schädigung der Darmschleimhaut selbst, führen zu einem Eindringen von Antigenen und Toxinen, schließlich auch von Darmkeimen (besonders *E. coli*) in die Blutbahn, woraus sich eine Sensibilisierung und ein Endotoxinschock entwickeln.

Klinisches Bild: Das Krankheitsbild ist gekennzeichnet durch länger anhaltenden Durchfall, der je nach Lokalisation im Dünn- oder Dickdarm mit oder ohne Anorexie, Dehydratation und Abmagerung. Weiter werden Flatulenz, Palpationsschmerz, Meteorismus, Borborygmus, Tenesmus ani festgestellt. Bei Erkrankung des Dickdarms bestehen schleimig-blutiger Kot und Tenesmus ani. Im weiteren Verlauf, wenn es nicht gelingt, die Krankheit erfolgreich zu behandeln, kommen Dehydratation und schließlich Kreislaufinsuffizienz hinzu. Nicht selten werden extraintestinale Symptome zusätzlich beobachtet: Polyarthritis, Spondylitis, Gerinnungsstörungen (Lungenembolie), Hepatopathie, entzündliche Hautkrankheiten, autoimmunhämolytische Anämie, Cholangitis, Amyloidose (STROMBECK und GUILFORD 1991).

Die Krankheitssymptome sind unspezifisch und werden auch bei besser definierten Krankheiten des Darms beobachtet, deren Ursachen bekannt sind. Es sollte daher immer versucht werden, durch diagnostische Verfahren das möglichst exakte Krankheitsbild zu erfahren, um eine ursächliche Therapie durchführen zu können.

Diagnose: Die Diagnose erfolgt auf dem Ausschlussweg. Es werden folgende Untersuchungen durchgeführt:
– Kotuntersuchung (virologisch, bakteriologisch, parasitologisch: Ausschluss von Coronaviren, Parvoviren, Salmonellen, pathogenen Colistämmen, Campylobacter, Yersinien, Mykobakterien, Askardien, Trichuris, Hakenwürmern, Giardien, ggf. Entamöben)
– Untersuchung des Duodenalsafts (quantitative Bestimmung von Bakterien; Dysbakterie)
– Serum-Folsäure und -Kobalamin (Dysbakterie)
– Untersuchung von Leber und Pankreas (Mangel an Gallensäuren im Darm und chronische Pankreasinsuffizienz)
– Katze: FeLV- und FIV-Untersuchung
– Hyperthyreose (besonders Katze)
– Röntgen- und Ultraschalluntersuchung (Fremdkörper, Tumoren, Darmwand- und Lymphknotenumfangsvermehrungen)
– Futteranalyse
– Endoskopie mit Gewinnung von Bioptaten zur histologischen Untersuchung

Wenn keine spezielle andere Krankheit zugrunde gelegt werden kann, ist die Diagnose einer „chronischen idiopathischen Darmkrankheit" berechtigt. Eine Verlaufskontrolle, wenn auch nicht Zuordnung zu einer bestimmten Darmkrankheit, wird durch die Bestimmung der Lysozymaktivität im Kot ermöglicht (FISCHER u. Mitarb. 1993).

Therapie: Die Behandlung der chronischen idiopathischen Darmkrankheiten ist oftmals unbefriedigend. Häufig kann nicht sofort die für den individuellen Fall richtige Therapie gefunden werden. Dies liegt nicht zuletzt an der nicht festzulegenden Ursache. Der typische Verlauf des Krankheitskomplexes ist die häufige Wiederkehr der Symptome, besonders wenn die Therapie unterbrochen wird oder Diätfehler erfolgen. Die Besitzer sind auf diese Tatsachen vor Behandlungsbeginn (schon aus Selbstschutzgründen von Tierärztin und Tierarzt) hinzuweisen und vorzubereiten.

1. Volumensubstitution: Sie ist die wichtigste, oft lebenerhaltende Anfangsmaßnahme besonders bei akuten Schüben. Man geht dabei wiederum nach den drei Komponenten Erhaltungsbedarf – Dehydratationsausgleich – Ersatz zusätzlicher Verluste vor. Auf die Mengenerrechnung und die Art der Substituenten wurde bereits hingewiesen (s. Kap. 8.1.6. Durchfall).

2. Ernährung: Das Futter muss leicht verdaulich und bei Dünndarmkrankheiten ballastarm sein. Je mehr unverdauliche oder unverdaute Bestandteile in hintere Abschnitte des Dünndarms und in den Dickdarm gelangen, umso stärker erfolgt die Bakterienvermehrung, umso mehr Wasser bleibt im Chymus erhalten und führt so zum Durchfall. Eine vollständige Darmentleerung und Ruhigstellung ist die beste Methode in schweren Fällen, besonders wenn bereits Allgemeinsymptome oder gar Kreislaufschocks eingetreten sind. In diesen Fällen ist die parenterale Ernährung vorzuziehen. Kurzfristige parenterale Ernährung kann über einen peripheren Venenkatheter mittels Lösungen geringerer Energiedichte vorgenommen werden. Wenn jedoch bereits ein schweres Defizit besteht, sollte man einen zentralen Venenkatheter (ZVK) legen, um dem Patienten Lösungen höherer Energiedichte zuführen zu können. Zur Berechnung der Menge und Art der Infusionslösung s. Kap. 8.1.6 Durchfall.

Sobald sich die klinischen Symptome gebessert haben, insbesondere wenn der Durchfall sistiert, zu erkennen am Ausbleiben des Kotabsatzes, kann mit der oralen Futtergabe begonnen werden. Das Futter muss anfangs ballastarm sein. Am besten werden Reis oder gekochte Kartoffeln mit Hüttenkäse gegeben; bei der Katze muss zur besseren Palatibilität magere Fleischbrühe oder geschnittenes Geflügelfleisch zugegeben werden. Bei idiopathischer Kolitis ist dagegen rohfaserreiche Nahrung vorzuziehen. Einzelheiten s. Kap. Ernährung.

3. Antibiotika und bakteriostatische Chemotherapeutika haben ihre Berechtigung bei bakterieller Überwucherung (Dysbakterie; s. d.) des Dünndarms. Neomycin, 10 (bis 20) mg/kg KM, dreimal täglich p. o. Tylosin, 10 mg/kg KM, zwei- bis dreimal täglich p. o. Sulfonamid-Trimethoprim, 30 mg/kg KM, zweimal täglich p. o. Metronidazol s. u.

4. Kortikosteroide: Sie sind in den meisten Fällen zweifellos von Vorteil besonders als Anfangstherapie. Prednisolon wird in der immunsuppressiven Dosis von zweimal täglich 0,5 bis 1 mg/kg KM p. o. gegeben. Bei Katzen mit dem Eosinophilen-Komplex ist die doppelte Dosis einzusetzen.

5. Azathioprin: Es kann in therapieresistenten Fällen beim Hund zur Anwendung kommen, wenn eine immunogene Komponente vermutet wird oder nachgewiesen ist. Die Dosis ist 0,5–2 mg/kg, einmal täglich p. o. Bei gleichzeitiger Anwendung von Prednisolon können die Mengen jeweils halbiert werden, wodurch die Nebenwirkungen reduziert werden.

6. Cyclophosphamid: Es hat den Vorteil der selteneren Applikation, kann aber stärkere Nebenwirkungen entfalten (Leukopenie; Hund: hämorrhagische Zystitis) und ist mit noch größerer Vorsicht zu handhaben als Azathioprin. Es wird in einer Dosierung von 1 mg/kg KM (besser: 50 mg/m^2 KOF) verabreicht. Es wird nur viermal pro Woche gegeben. Leukozytenkontrolle ist alle acht Tage erforderlich.

7. Metronidazol: Es wirkt immunsuppressiv und antibakteriell und wird nur in Kombination mit den o. a. Wirkstoffen angewandt, da allein keine ausreichende Wirkung eintritt. Dosis: Hund 10 bis 20 mg/kg KM p. o., dreimal, Katze 15 bis 25 mg/kg, einmal täglich.

8. Opiate: Eine günstige Wirkung wird bei Motilitätsstörungen erzielt. Sei sollten jedoch nicht angewandt werden, wenn hämorrhagisch-nekrotischer Darminhalt vorliegt, um dessen rasche Entfernung nicht zu behindern. Loperamid (Imodium), 0,04 bis 0,08 mg/KM, dreimal täglich p. o., oder Diphenoxylat (Reasec), 0,05 bis 0,1 mg/kg KM, dreimal täglich p. o.

9. Antiemetika: Metoclopramid eignet sich besonders bei gleichzeitigem Erbrechen, indem es für eine orthograde Magenentleerung sorgt. Dosis: 0,1 bis 0,3 (bis 0,5) mg/kg KM, dreimal täglich p. o. Cisaprid ist ebenso geeignet (0,2 bis 0,5 mg/kg KM p. o., zwei- bis dreimal täglich).

10. Salizylschwefelsäure: Sulfasalazin ist gut geeignet bei chronischen Entzündungen des hinteren Dünndarms und des Dickdarms. Es wird in einer Dosis von 20 bis 40 (Katze: bis 30) mg/kg, zwei- bis dreimal täglich p. o., später 10–15 mg/kg, gegeben. Weniger Nebenwirkungen sind zu befürchten durch Olsalazin, 10 bis 20 mg/kg KM, zweimal täglich p. o.

8.2.5.10 Eosinophile Enteritis, Gastroenteritis, Kolitis

Definition: Chronische Entzündung des Dünndarms (Enteritis), des Dünndarms und Magens (Gastroenteritis) oder des Kolons (Kolitis) mit Infiltration der Darmwand durch Entzündungszellen, wobei die Eosinophilen vorherrschen. Die Krankheit kommt beim Hund in der Regel als Gastroenteritis, bei der Katze häufiger als Enterokolitis zur Beobachtung oder kann Teil des Eosinophilen Syndroms sein (HENDRICKS 1981).

Ätiologie: Die Ursache ist letztlich unbekannt. Es wird angenommen, dass es sich in einem Teil der Fälle zumindest bei Gastritiden und Enteritiden, weniger bei Kolitiden, um eine Typ-I-Hypersensitivität gegenüber Nahrungsmittelantigenen einschließlich der Futterzusätze handele. Auch Parasitenantigene und eine Reaktion auf Darmbakterien werden vermutet. Ob Medikamente bei Hund und Katze eine Rolle spielen, ist unbekannt, obgleich man mit Cholinergika, die bei Hypermotilität des Darms (oder auch ohne exakte Indikation) eingesetzt werden, ulzeröse Kolitiden beim Hund ausgelöst hat.

Pathogenese: Da die Ätiologie weitgehend unklar ist, trifft dies auch für die Entstehung der Krankheit zu. Es wird angenommen, dass die Infiltration der Darmwand durch Entzündungszellen mit Überwiegen der eosinophilen Granulozyten einer Immunreaktion anzulasten ist. Die Infiltrationen führen zu einer erheblichen Verdickung der Darmwand. Dadurch wird die Funktion der Darmwand beeinträchtigt; es kommt zu einer verminderten Resorptionsleistung und durch die Dickenzunahme zu einer Hemmung der Peristaltik mit Verzögerung des Weitertransports des Chymus. Durch erhöhte Sekretion einschließlich größerer Moleküle ins Darmlumen hinein kommt eine Exsudation zustande, so dass die eosinophile (Gastro-)Enteritis als eine Form der exsudativen Enteropathien aufgefasst werden kann.

Klinisches Bild: Bei Lokalisation im Magen wird klinisch Erbrechen (Gastritis, Gastroenteritis) beobachtet. Es kann blutig werden oder „kaffeesatzartig" aussehen. Ständiges Erbrechen führt zu einem Verlust von Wasser und Elektrolyten, so dass eine Dehydratation oft erheblicher Ausmaße mit der Folge des hypovolämischen Schocks entsteht. Meistens werden sowohl Magen- als auch Darminhalt verloren; die Folge ist in der Regel – kompliziert durch die Hypovolämie – eine Azidose mit gleichzeitiger Hyponatriämie, Hypochlorämie, vielfach auch Hypokaliämie.

Durchfall ist das Zeichen bei Enteritis und Kolitis. Während jedoch bei Kolitis die Allgemeinsymptome gering bleiben, können bei Enteritiden erhebliche Dehydratationen mit Elektrolytverlusten und Kreislaufinsuffizienz die Folgen sein. Bei (Gastro-)Enteritis werden häufig Meläna beobachtet, während bei Kolitiden eher blutige Beimengungen zu sehen sind. Gewichtsverluste durch Verlust an Körpermasse deuten auf eine Erkrankung des Dünndarms hin; sie sind besonders schwer bei Katzen, während sie bei Hunden eher geringer ausgeprägt sind.

Bei der Palpation fallen die verdickten Darmschlingen auf. Sie können auch durch die Sonographie sichtbar gemacht werden.

Diagnose: Wie bemerkt, kann die Palpation verdickte Darmschlingen ergeben. In der Ultraschalluntersuchung findet man verdickte Darmwände. Die Röntgenuntersuchung ist nur hinweisend, wenn Kontrastmitteldarstellungen Verdickungen der Darmwände aufzeigen. In der Leeraufnahme kann man verdickte Darmwände nicht sicher erkennen (die scheinbaren Verdickungen sind häufig auf flüssigen Darminhalt zurückzuführen).

Die Blutuntersuchung bringt nur selten weiter; das Blut fungiert als „Durchgangsweg" für die Eosinophilen auf ihrem Weg vom Knochenmark zum Erfolgsorgan Darm. Sie sind daher im Blut keineswegs immer vermehrt. In manchen Fällen können sie jedoch die Zahl 1000/μl deutlich überschreiten; aber auch dann ist ihre Zuordnung zur aktuellen Darmkrankheit nicht sicher. Häufig findet man eine Hypoproteinämie, die alle Proteinfraktionen umfasst.

Die sicherste Diagnostik wird mit Hilfe

der Endoskopie und Biopsie durchgeführt, sofern Magen, Duodenum oder Kolon betroffen sind. Bei Erkrankung des Jejunums muss in der Regel die Probelaparotomie mit Biopsie durchgeführt werden. Bei der perforierenden Biopsie, die dann nötig ist, muss jedoch beachtet werden, dass bei eosinophiler Enteritis eine Nahtdehiszenz eintreten kann.

Differentialdiagnose: Es kommen insbesondere die lymphozytär-plasmazytäre, die histiozytäre, die granulomatöse und ulzeröse Enteritis/Kolitis in Frage, ferner Infiltrationen durch Malignome einschließlich des Lymphosarkoms.

Therapie:
1. **Diät:** Es sollte eine Diät gegeben werden, die wenig allergische Potenz hat; geeignet sind solche Futtermittel, die der Patient bisher noch nicht erhalten hat. Man muss daher eine sorgfältige Fütterungsanamnese erheben. Allerdings reicht die Diät allein zur Behebung der klinischen Symptome nicht aus.
2. **Immunsuppressive Therapie:** Prednisolon, 0,5 bis 1 mg/kg, bei der Katze auch die doppelte Menge, zweimal täglich.
   Azathioprin, 0,5 bis 2,0 mg/kg KM; bei Kombination mit Prednisolon kann von jedem Wirkstoff die Hälfte ausreichen.
3. Bei Nachweis von Endoparasitosen sind diese zu behandeln.

8.2.5.11 Lympho-plasmazytäre Enteritis

Synonyma: *Lymphozytär-plasmazelluläre Enteritis, lymphatisch-plasmazelluläre Enteritis.*
Definition: Chronische idiopathische, durch vorwiegend Lymphozyten- und Plasmazellinfiltration gekennzeichnete Entzündung des Dünndarms.
Ätiologie: Unbekannt.
Pathogenese: Sie dürfte weitgehend der der eosinophilen Enteritis entsprechen. Es wird diskutiert, ob eine vorausgegangene Schädigung des Darms zu einer Permeabilitätserhöhung für Antigene aus dem Lumen oder ob die Darmkrankheit selbst zu einer Antigenbildung führt. Außerdem werden zahlreiche andere Faktoren pathogenetisch ins Spiel gebracht, wie psychische, erbliche, biochemische Schleimhautdefekte, Darmpathogene, welche auch immer das sein mögen (STROMBECK und GUILFORD 1991). Die Überlegungen zu Ätiologie und Pathogenese dieser Krankheiten des idiopathischen Enteritiskomplexes bleiben derzeit noch weitgehend spekulativ. Die Infiltration durch Lymphozyten und Plasmazellen legt, wie bei der eosinophilen Enteritis die durch eosinophile Granulozyten, eine allergische Genese nahe, so dass die lympho-plasmazytäre wie auch die eosinophile Enteritis jeweils eine Form des Komplexes der chronischen idiopathischen Darmentzündungen darstellen dürfte.

Klinisches Bild: Beim Hund steht der Dünndarmdurchfall im Vordergrund, während bei der Katze am häufigsten Erbrechen beobachtet wird; bei beiden Tierarten findet sich jedoch auch, wenn auch weniger ausgeprägt, das jeweils andere Symptom. Das Erbrochene enthält oft Dünndarminhalt (ist schleimig-gelb) durch Duodenalreflux. Blutiges Erbrechen ist nicht typisch für die Krankheit. In den meisten Fällen ist die Futteraufnahme vermindert.

Der Durchfall ist in der Regel wässrig, er kann Fett und andere unverdaute Nahrungsbestandteile enthalten.

Die Folgen der langdauernden Wasser-Elektrolyt-Verluste – die Krankheit besteht meist über Wochen bis Monate – sind Dehydratation, ohne dass sich dies im Hämogramm niederschlägt (gleichzeitige Tendenz zur aregenerativen Anämie). Das Plasmaprotein ist unverändert oder – eher beim Hund als bei der Katze – vermindert, wobei die γ-Globuline vermehrt, die übrigen Globuline und Albumin vermindert sind. Die neutrophilen Granulozyten sind als Ausdruck der chronischen Entzündung häufig erheblich vermehrt (bis 50000/μl).

Diagnose: Weder das klinische Bild noch die o. a. Laboruntersuchungsergebnisse, noch die Kotuntersuchung – es werden Fetttropfen, selten dagegen Muskelfasern oder Stärke gefunden – ist pathognomonisch. Auch die Untersuchung auf Folsäure und Kobalamin, die wechselhafte Ergebnisse bringen, sind in diesem Fall unzuverlässig. Der Xylose-Test zeigt in den meisten Fällen eine verminderte Resorptionsfähigkeit der Darmschleimhaut.

In der Röntgenaufnahme werden oft erweiterte, flüssigkeitsgefüllte, zum Teil auch gasgefüllte Dünndarmschlingen gesehen (in letzterem Fall nicht zu verwechseln mit „verdickter Darmwand"). Diese kann eher durch die Ultraschalluntersuchung erkannt werden. Dabei können auch vergrößerte Darmlymphknoten gesehen werden, die allerdings bei lympho-plasmazytärer Enteritis selten größere Ausmaße erreichen.

Eine definitive Diagnose kann durch die Biopsie gestellt werden. Sie kann unter Endoskopiekontrolle oder durch Laparotomie erfolgen. Die Duodenoskopie ergibt entweder eine unauffällig erscheinende Schleimhaut, oder sie ist verdickt (weniger elastisch), hat ein granuliertes Aussehen und ist vulnerabel. Jeweils mehrere Bioptate sollten sowohl aus dem Duodenum als auch aus dem Magen entnommen werden.

Differentialdiagnose: Bei der Katze wird häufig die Diagnose „Pilobezoar" im Magen irrtümlich gestellt. Allerdings kann die Haarballenkrankheit auch mit der lympho-plasmazytären Enteritis/Gastroenteritis verbunden sein. Neoplasien des Magenausgangs sind bei der Katze hauptsächlich in Form leukotischer Infiltrate, beim Hund eher als Karzinome in Erwägung zu ziehen. Dabei gelangen jedoch Dünndarminhalte im Erbrochenen in der Regel nicht zur Beobachtung. Im übrigen kommen alle anderen Formen des Komplexes der chronischen idiopathischen Darmentzündungen sowie die exsudative Enteropathie und auch das Malassimilationssyndrom in Frage. Beim Hund ermöglicht der BT-PABA-/Xylose-Test eine Unterscheidung zwischen Maldigestion und Malabsorption; diese Unterscheidung gelingt bei der Katze nicht (FISCHER und KRAFT 1993).

Therapie:
1. **Diät:** Es ist die „Dünndarmdiät" anzuwenden, das heißt also hochverdauliches Futter mit möglichst geringem Rohfaseranteil. Gegeben werden können gekochter Reis oder Kartoffeln, Hüttenkäse, Joghurt, Magerquark, ferner entsprechende Fertigfutter. Fleisch sollte – wenn möglich auch bei der Katze – vermieden werden.
2. **Kortikosteroide:** Prednisolon 0,5 bis 1 mg/kg KM, zweimal täglich p. o. Die volle Dosis muss 8, in manchen Fällen 14 Tage bis zur Besserung des Durchfalls oder/und des Erbrechens gegeben und dann schrittweise auf die Hälfte bis ein Viertel reduziert werden. Man gibt es schließlich jeden zweiten Tag in der gerade noch wirksamen Dosis (meist 0,5 mg/kg KM) einmal täglich.
3. **Antibiotika, Chemotherapeutika:** Sie können in den ersten Tagen wirksam sein, wenn bereits eine bakterielle Überwucherung des Dünndarms stattgefunden hat. Neomycin, 10 (bis 20) mg/kg KM, dreimal täglich p. o. Oder Tylosin, 10 mg/kg KM, zwei- bis dreimal täglich p. o. Auch Metronidazol kann gegeben werden: Hund 10 bis 20 mg/kg KM, dreimal täglich p. o., bei der Katze 15 bis 25 mg/kg KM, einmal täglich.
4. **Vitamin B_1 (Thiamin):** Es sollte mindestens bei der Katze bei länger anhaltenden Enteritiden gegeben werden. Zu Beginn gibt man 100 mg/Katze und reduziert dann auf 2 mg/kg KM.

8.2.5.12 Enteritis granulomatosa

Definition: Seltene, chronische entzündliche Krankheit des Magen-Darm-Traktes, offensichtlich überwiegend bei jungen Rüden vorkommend. Ätiologie und Pathogenese sind unbekannt.

Klinisches Bild: Im Vordergrund stehen Durchfall, Gewichtsverlust, z. T. auch hypoproteinämische Ödeme und Aszites. Bei der Palpation erscheint die Darmwand umfangsvermehrt; evtl. können vergrößerte Lymphknoten palpiert werden.

Diagnose: Biopsie. Die Diagnose kann nur durch Entnahme von Gewebsproben aller Darmwandschichten gesichert werden; es ist alos eine Laparotomie durchzuführen.

Differentialdiagnose: Gastroenteritis eosinophilica, lymphoplasmozytäre Enteritis.

Prognose: Ungünstig.

Therapie: Bei lokalisiertem Prozess kann eine Resektion duchgeführt werden. Versucht werden können ferner Kortikosteroide (Prednisolon, 2 mg/kg KM) und Azathioprin, 0,5 bis 2,0 mg/kg KM. Beim Menschen wird außerdem Salazosulfapyridin (z. B. Azulfidin) angewandt.

8.2.5.13 Dysbakterie des Dünndarms

Synonym: *Bacterial overgrowth*.

Definition: Überhandnehmen von Bakterien im Dünndarm, die dort normalerweise nicht oder allenfalls in geringer Zahl vorkommen. Die englische Bezeichnung trifft das Krank-

heitsbild, das eigentlich einen Befund darstellt, besser.
Ätiologie: Durch Störung bis zum Fehlen der gastrointestinalen Motilität vermögen Darmbakterien aus den hinteren Darmabschnitten aufzusteigen und den Dünndarm zu infizieren. Dies kommt insbesondere auch bei funktionellen und mechanischen Ileusformen vor. Weiterhin werden lokale, d. h. Dünndarm-, oder allgemeine Störungen der Immunität verantwortlich gemacht. Das Malassimilationssyndrom führt zur Anreicherung nichtverdauter und nichtresorbierter Nahrungsbestandteile im gesamten Darmbereich mit der Folge unkontrollierter Bakterienvermehrung.

Hauptsächlich beteiligt sind Stämme von *E. coli*, Clostridien, Enterobacter, Kokken und Laktobazillen.
Pathogenese: Zunächst werden keine wesentlichen morphologischen Veränderungen an der Darmschleimhaut gesehen (ABRAMS 1977). Eine wesentliche Rolle spielen die Gallensäuren. Mit Ausnahme von *E. coli* hydrolysieren die im Übermaß vorhandenen Bakterien die Gallensäuren, worauf sie nicht mehr wasser-, sondern fettlöslich sind. Während die intakten Gallensäuren erst im Ileum resorbiert werden, werden die fettlöslichen dekonjugierten Gallensäuren bereits im Jejunum resorbiert und führen zum Anstieg im Blutserum. Sie fehlen im Darmlumen, wo sie nicht zur Fettverdauung beitragen können. Das Ergebnis ist eine massive Steatorrhoe. Darüber hinaus führt die dabei entstehende Deoxicholsäure zu einer vermehrten Wassersekretion in Richtung des Darmlumens.

Während die von den Bakterien produzierten kurzkettigen Fettsäuren Essig-, Propion- und Buttersäure die Resorption von Wasser begünstigen, verhindern die mittel- und die langkettigen Fettsäuren, die ebenfalls von den Bakterien gebildet werden, die Wasserresorption und regen sogar die Sekretion an, so dass insgesamt eine Nettovermehrung des Wassergehalts im Darm resultiert.

Die Bakterienüberwucherung hat auf die Kohlenhydratverdauung keinen Einfluss mit Folgen einer Diarrhoe, solange die Bürstensaumenzyme nicht beeinträchtigt sind. Dagegen degradieren Bakterien das Nahrungsprotein, so dass eine negative Stickstoffbilanz entsteht. Bei ausreichender Dauer und Schwere können so Abmagerung und Hypoproteinämie die Folgen sein. Unter dem Einfluss der Bakterien kommt eine verminderte Resorption von Vitaminen, insbesondere Folsäure und Kobalamin, zustande. Sie sind im Blutserum vermindert. Diese Tatsache macht man sich in der Diagnostik von Dysbakterien zunutze.
Klinisches Bild: Im Vordergrund steht der rezidivierende Durchfall, der wochenlang anhalten kann. Steatorrhoe kann bestehen, die Pankreasfunktion ist jedoch uneingeschränkt. Die Krankheit kann mit Dehydratation und mit Verlust an Körpermasse einhergehen (negative Stickstoffbilanz). Erbrechen wird bei Passagehindernissen als Ursache der Dysbakterie gesehen.
Diagnose: Die bakteriologische Kotuntersuchung ist wenig oder nicht aussagekräftig. Besser geeignet ist die bakteriologische Untersuchung des endoskopisch gewonnenen Dünndarmsafts. Es sollten jedoch außer den aeroben auch die anaeroben Keime untersucht werden – was durch Untersuchungsinstitute selten genug angeboten wird. Gut geeignet ist die Untersuchung auf Kobalamin und Folsäure im Blutserum. Sie sind bei Dysbakterie vermindert (s. Laborfachbücher).
Therapie: Zunächst sollte versucht werden, die Ursache zu beseitigen. Dies sind insbesondere Passagehindernisse. Sollte eine Pankreasinsuffizienz ursächlich zugrunde liegen, wäre die Substitutionstherapie erforderlich.

Günstig ist die zweitägige Nahrungskarenz und die Entleerung des Darms. Den Dickdarm kann man mit Laktulose gut entleeren (2 ml/kg KM des 60%igen Sirups). Der Dünndarm entleert sich dann spontan in den Dickdarm. Auf diese Weise wird ein Verdünnungseffekt gegenüber den Bakterien erzielt.

Um die Bakterienüberwucherung direkt zu bekämpfen, werden zwei Wochen lang Antibiotika gegeben. Da die Darmschleimhaut nicht wesentlich gestört und kein Endotoxinschock zu befürchten ist, besteht keine Kontraindikation. Geeignet sind Neomycin, 10 (bis 20) mg/kg KM, dreimal täglich p. o., Tylosin, 10 mg/kg KM, zwei- bis dreimal täglich p. o., Tetrazykline, 20 bis 25 mg/kg KM, dreimal täglich p. o., Ampicillin, 25 bis 35 mg/kg KM, dreimal täglich p. o. Auch Metronidazol kann gegeben werden: Hund 10 bis 20 mg/kg KM, dreimal täglich p. o., bei der Katze 15 bis 25 mg/kg KM, einmal täglich.

Falls Dehydratation besteht, muss sie

durch Infusionen ausgeglichen werden. Dagegen ist eine künstliche Ernährung in der Regel nicht erforderlich.

8.2.5.14 Ulcus duodeni

Definition: Im Duodenum vorkommende, teilweise mit Magenulzera kombinierte, selten im Jejunum lokalisierte Epitheldefekte mit bisweilen in tiefere Schichten reichenden Läsionen.

Ätiologie: Mastzelltumoren (sog. „Mastozytose", STOCKHAUS u. Mitarb. 1996; ANDREWS 1987; FEINMEHL u. Mitarb. 1992), Zollinger-Ellison-Syndrom, Hepatopathie, Niereninsuffizienz, medikamentös (steroidale und nichtsteroidale Antiphlogistika, besonders Kortikosteroide, Azetylsalizylsäure, Phenylbutazon, Indomethazin, Flunixin), neoplastisch, Stress, idiopathisch.

Pathogenese: Beim Mastzelltumor und dem Zollinger-Ellison-Syndrom liegt eine primäre, bei Niereninsuffizienz und Hepatopathie eine sekundäre Hypergastrinämie vor. Durch Degranulation von Mastzellen wird massiv Histamin freigesetzt, das die Gastrinsekretion anregt, beim Zollinger-Ellison-Syndrom erfolgt durch den Pankreastumor eine starke Gastrinsekretion.

Nichtsteroidale Antiphlogistika hemmen die Prostaglandine der Darmschleimhaut. Den Prostaglandinen wird ein schleimhautprotektiver Effekt zugeschrieben, der durch die Wirkung der nichtsteroidalen Antiphlogistika wegfällt. Durch die Kortikosteroide wird die Muzinsekretion herabgesetzt und auf diese Weise ein ulzerogener Effekt ausgelöst. Dies ist wohl auch mindestens teilweise die Ursache bei Stresssituationen, bei denen noch die Gefäßkonstriktion durch Adrenalin hinzukommt. Die Hypergastrinämie bei Leber- und Nierenkrankheiten kommt durch die verminderte Verstoffwechselung bzw. Ausscheidung zustande.

Klinisches Bild: Typische Symptome sind
– Hämatemesis, häufig in Form von kaffeesatzartig denaturiertem Blut
– Durchfall mit Meläna oder okkultem Blut
– Anorexie
– anfangs regenerative, bei längerem Bestehen aregenerative Anämie mit blassen Schleimhäuten
– gestörtes Allgemeinbefinden
– Polydipsie, selten Polyurie
– Dehydratation, Abmagerung
– Vorderbauchschmerz
– bei Perforation Peritonitis

Diagnose: Verdächtig bei Vorliegen der oben beschriebenen klinischen Symptome sind Meläna oder okkultes Blut und/oder Hämatemesis. Man sollte den Kot auf Blut untersuchen, am besten nach dreitägiger fleischfreier Diät und bei negativer parasitologischer Untersuchung. Hinzu kommt die Anämie, oft verbunden mit einer deutlichen Leukozytose mit Neutrophilie. Gleichzeitig besteht häufig eine Hypoproteinämie (durch exsudative Enteropathie). Erhöhte Gastrinspiegel (über 160 pg/ml) werden bei Gastrinomen gefunden.

Unbedingt ist auf eventuelle Grundkrankheiten zu untersuchen: Mastzelltumoren, Leber-, Nierenkrankheiten, Hyperadrenokortizismus, vorausgegangene Behandlung mit steroidalen oder nichtsteroidalen Antiphlogistika. Röntgenuntersuchungen bringen allenfalls weiter, wenn man Kontrastmittel eingibt. An der Stelle des Ulkus kann eine Verdünnung des Mediums beobachtet werden. Wesentlich sicherer kann die Diagnose mit Hilfe der Duodenoskopie gestellt werden. Man kann die Schleimhautläsionen leicht erkennen und sollte aus den Randbereichen Bioptate entnehmen und histologisch untersuchen lassen.

Bei perforiertem Ulkus bestehen schwere Schmerzhaftigkeit, hochgradig gestörtes Allgemeinbefinden, akute Blutungsanämie/Hypovolämie, Pneumoperitonäum oder exsudative Peritonitis. Ein Kreislaufschock stellt sich sehr bald ein.

Differentialdiagnose: In Frage kommen Neoplasien einschließlich maligner Lymphome, Darmparasiten, hämorrhagische Enteritiden, Magenulzera.

Therapie:
1. **Diät:** Nahrungskarenz mindestens 48 Stunden, Ernährung über zentralen Venenkatheter (s. Kap. 8.1.6 „Durchfall"). Danach beginnen mit ballast-, fett- und proteinarmer Diät.
2. **H_2-Rezeptor-Antagonisten:** Cimetidin, 5 bis 10 mg/kg KM, dreimal täglich; Ranitidin, 0,5 bis 2 mg/kg, zwei- bis dreimal täglich; Famotidin, 0,5 mg/kg KM, zweimal täglich; Omeprazol, 0,5 bis 1 mg/kg KM, einmal täglich p. o.

3. **Anticholinergika:** Sie können in Verbindung mit H$_2$-Antagonisten kurzfristig gegeben werden, da durch die Kombination eine stärkere Sekretionshemmung hervorgerufen wird. Scopolamin, 0,03 mg/kg KM.
4. **Sucralfat,** 20–40 mg/kg KM, zweimal täglich p. o.
5. Bei Perforation ist die **chirurgische Intervention** angezeigt.

8.2.5.15 Colitis chronica

Definition: Chronische Kolitiden umfassen chronische infektiöse(?), parasitäre, idiopathische, granulomatöse, lymphoplasmazytäre, eosinophile, ulzeröse, histozytäre Entzündungen des Dickdarms. Sekundäre Kolitiden werden durch andere Grundkrankheiten ausgelöst, wie Urämie, Tumoren, Obstipationen. Das unter dem Namen „Colon irritabile" bekannte Krankheitsbild gehört primär nicht zu den entzündlichen Kolonkrankheiten.

Ätiologie: Sie ist weitgehend unbekannt. Vermutet werden:
Colitis infectiosa: Pseudomons?, *E. coli?*, Histoplasmen;
Colitis parasitaria: Peitschenwürmer, Hakenwürmer, Giardia, *Entamoeba histolytica* (nicht in Mitteleuropa);
Colitis idiopathica: keine Ursache festzulegen;
Colitis granulomatosa: unbekannt;
Colitis lymphoplasmocytarica: möglicherweise allergisch;
Colitis eosinophilica: möglicherweise allergisch;
sekundäre Kolitiden: Urämie, chronische Pankreasinsuffizienz;
Colitis ulcerosa histocytarica: unbekannt, möglicherweise genetische Prädisposition (Boxer).

Pathogenese: *Colitis infectiosa, parasitaria, lymphoplasmocytarica, eosinophilica* s. Kapitel Enteritis acuta.

Die Pathogenese der *Colitis idiopathica* dürfte nicht einheitlich sein, wie auch die Ätiologie möglicherweise vielgestaltig ist. Es wird angenommen, dass es sich um eine Gruppe von Krankheiten handelt, deren auslösende Ursache(n) möglicherweise schon lange zurückliegen und bereits verschwunden sein können; die Krankheit besteht aber noch fort und unterhält sich gewissermaßen aus sich selbst heraus. Dabei sind sowohl das klinische Bild als auch der pathologisch-anatomische und histologische Befund identisch, gleichgültig welche Ursache ursprünglich zugrunde gelegen haben mag. Es wird vermutet, dass zu oder nach der/den auslösenden Ursache(n) zusätzlich individuelle Faktoren hinzukommen (genetisch, allergisch, psychisch).

Sekundäre Kolitiden: Bei Urämie wird Harnstoff u. a. über die Kolonschleimhaut in den Darm ausgeschieden, wo er von Urease-produzierenden Bakterien in Ammoniak umgewandelt wird. Dieses starke Zellgift führt zu einer Entzündung der Kolonschleimhaut. – Durch die anatomische Nähe des Querkolons zum Pankreas kann jenes bei chronischer Pankreatitis miterkranken; außerdem führt das erhöhte Angebot an Fetten und Proteinen im Dickdarm zu einer starken Bakterienvermehrung und einer erheblichen Wasserbindung, so dass in Verbindung mit Schleimhautschädigungen chronische Durchfälle zustande kommen.

Histiozytäre Colitis ulcerosa: Die histiozytäre ulzeröse Kolitis wird wesentlich seltener nachgewiesen, als sie vermutet worden ist. Sie wird fast ausschließlich beim Boxer beobachtet; ihr liegen offensichtlich hereditäre Ursachen zugrunde.

Unspezifische ulzeröse Kolitiden können im Verlaufe anderer Kolitiden vorkommen (infektiöse, idiopathische, urämische, granulomatöse Kolitis).

Klinisches Bild: Die Leitsymptome chronischer Kolitiden sind
– wechselnder Durchfall
– Kotbeschaffenheit breiig, wässrig und/oder häufig schleimig
– bisweilen Beimengung oder Überzug von frischem Blut
– fibrinöser Überzug möglich
– gehäufter Kotabsatz
– Kotmenge kaum oder gering vermehrt
– Kotabsatz gehäuft, Tenesmus ani, Juckreiz am Anus
– Allgemeinstörungen sind untypisch für chronische Kolitiden

Die **parasitären Kolitiden** einschließlich der *Typhlitiden* werden durch Peitschen- oder Hakenwürmer ausgelöst. Bei Peitschenwurmbefall (Trichuriasis) besteht ein schleimiger Durchfall, selten Tenesmus ani, bisweilen kommt Beißen in die Flanken als Ausdruck einer schmerzhaften Typhlitis zur Beobachtung. Geringer Befall führt zu keinerlei Symptomen, während schwere Infektionen Dehydratationen, Abmagerung und Kümmern hervorrufen können. Im Übrigen ist die kinische Untersuchung wenig auffällig. – **Hakenwürmer** befallen vorzugsweise den Dünndarm, können aber auch Kolitiden hervorrufen. Dabei besteht Abmagerung, es wird schleimiger Kot abgesetzt, dem okkultes (Dünndarm) oder frisches Blut (Kolitis) beigemischt sein kann. Im Blut wird neben einer Anämie häufig eine Eosinophilie festgestellt. Der Rektalbefund ist wenig auffällig, rektoskopisch kann eine hochgerötete Schleimhaut, bisweilen mit Ulzera, festgestellt werden.

Auch die Giardiose ist vorzugsweise eine Krankheit des Dünndarms; bisweilen werden durch Giardien jedoch auch ulzeröse Kolitiden hervorgerufen, die gelegentlich zum Rektumprolaps führen.

Die **chronische idiopathische Kolitis** gehört zu den häufigsten chronischen Kolitisformen des Hundes und ist auch bei der Katze verhältnismäßig häufig anzutreffen. Die Diagnose sollte jedoch nicht gestellt werden, bevor die diagnostischen Maßnahmen keinen Anhaltspunkt für eine spezielle Ursache und damit andersartige Kolitis ergeben haben. Oft ist bereits der Vorbericht typisch: Der Besitzer berichtet vom Kotdrang (Tenesmus ani) und häufigem Kotabsatz und von schleimigem Kot sowie häufig von zahlreichen Therapieversuchen, die nicht oder nur vorübergehend zum Erfolg geführt haben. (Vielfach wird auch über vorübergehende „Erfolge" nach der Anwendung heute moderner „Okkulttherapeutika" berichtet, die aber nur kurze Zeit vorgehalten hätten.) Der Kot ist von unterschiedlicher Konsistenz, meistens breiig bis dickflüssig, Schleimbeimengungen sind typisch, aber nicht dauernd nachweisbar, Blutspuren können vorhanden sein. Die Frequenz des Kotabsatzes ist deutlich erhöht, Tenesmus kommt häufig vor. In manchen Fällen wird mehrfach wöchentlich Erbrechen beobachtet. Die klassische klinische Untersuchung ist wenig aufschlussreich. In schweren, lang andauernden Fällen können Abmagerung und Dehydratation vorliegen; diese Symptome sind jedoch nicht typisch für eine Kolitis, rotes und weißes Blutbild sind meistens unauffällig, es können jedoch geringgradige hypochrome Anämien und Linksverschiebungen vorkommen. Die übrigen Laborbefunde sind ebenfalls in der Regel ohne besonderen Befund. Kolonoskopisch lässt sich die verdickte Schleimhaut anhand des Verschwindens der feinen Schleimhautgefäße und der helleren Schleimhautfärbung erkennen. Die Schleimhaut kann trocken oder von Schleim wechselnder Konsistenz bedeckt sein; auch Rötungen mit stärkerer Gefäßzeichnung als Ausdruck einer entzündlichen Hyperämie kommen vor, wobei infolge der Manipulation sehr schnell allerdings ungefährliche Blutungen ausgelöst werden können. Bisweilen werden Ulzera gesehen. Der endoskopische Befund ist also vielgestaltig je nach Krankheitsstadium; er kann innerhalb kurzer Zeit wechseln.

Die nicht sehr häufige **Colitis granulomatosa** geht mit gehäuftem Kotabsatz, Tenesmus ani, häufig blutigem Kot einher und führt zu Gewichtsverlust, der durch verminderte Futteraufnahme verstärkt wird. Das Allgemeinbefinden ist meistens gestört, es können fieberhafte Temperaturerhöhungen gemessen werden, häufig besteht Dehydratation. Bei der Palpation können umfangsvermehrte Darmschlingen palpiert werden. Wenn der Krankheitsprozess den hinteren Abschnitt des Colon descendens erfasst hat, kann man rektal die Rauigkeit und Lumenverengung palpieren.

Die **lymphoplasmazytäre Kolitis** der Katze führt zu breiigen Durchfällen, die kaum einmal blutig sind. Der Kotabsatz ist gehäuft. Bei der Bauchpalpation lassen sich die umfangsvermehrten derben Darmschlingen nachweisen.

Die **eosinophile Kolitis** ist meistens Teil einer auf den gesamten Magen-Darm-Trakt sich erstreckenden Krankheit (Gastroenteritis eosinophilica), so dass sich die Magen-Darm-Symptome in der Regel überschneiden. Im übrigen bestehen die Zeichen der chronischen Kolitis, wozu in einem Teil der Fälle eine Bluteosinophilie kommt.

Bei **urämischer Kolitis** stehen die Symptome der Urämie im Vordergrund; zusätzlich bestehen Durchfälle, die besonders übel riechend sind und blutig sein können. Rektoskopisch erscheint die Schleimhaut bisweilen missfarben und kann zahlreiche Ulzera aufweisen.

Die **chronische Pankreasinsuffizienz** führt

zu den charakteristischen Fettstühlen; im Einzelfall bestehen Kolitiden, die zu Blutbeimengungen Anlass geben können.

Die fast ausschließlich beim jungen Boxer vorkommende *histiozytäre ulzeröse Kolitis* führt in den weitaus meisten Fällen zu blutigen Durchfällen und Tenesmus ani, wobei das Allgemeinbefinden allenfalls in Spätstadien gestört ist. Mit Ausnahme einer eventuell verdickten Rektumschleimhaut lässt sich mittels der klassischen Untersuchung kein besonderer Befund erheben. Auch die Blutuntersuchung ist meistens unauffällig, es können jedoch auch leichte hypochrome Anämien vorliegen. Rektoskopisch lässt sich die hyperämische bis ulzeröse Veränderung der Schleimhaut allerdings leicht nachweisen.

Diagnose: Durchfall, häufig von wechselnder Konsistenz, bisweilen von Schleim oder frischem Blut überzogen, Tenesmus seu/et pruritus ani bei meistens vorhandener Futteraufnahme und nur in schweren Stadien auftretenden nennenswerten Gewichtsverlust oder Störung des Allgemeinbefindens kommen bei Kolitis vor, sind aber nicht pathognomonisch.

Infektiöse Kolitiden gehen häufig mit Fieber, deutlicher gestörtem Allgemeinbefinden und, da es sich vielfach um Allgemeinerkrankungen handelt, auch mit Blutbildveränderungen (Leukozytose mit Neutrophilie und Linksverschiebung) sowie beschleunigter Blutkörperchensenkungsgeschwindigkeit einher. Wichtig ist die bakteriologische Kotuntersuchung, bei Histoplasmose die Biopsie.

Parasitäre Kolitiden werden durch Nachweis der Geschlechtsprodukte im Kot diagnostiziert.

Die Diagnose der *idiopathischen Kolitis* lässt sich anhand der klinischen Symptome allein nicht stellen. Es sind vielmehr auf dem Ausschlussverfahren die anderen Formen der Kolitis auszuschließen (wiederholte Kotuntersuchung, Blutuntersuchung selten auffällig, allenfalls leichte hypochrome Anämie, Leukozytose mit geringerer Linksverschiebung, bakteriologische Untersuchung unauffällig). Die Röntgenleeraufnahme ergibt kaum deutlichere Zeichen. Die Kontrastaufnahme (retrograd) kann Füllungsdefekte, auch Veränderungen in der Kolonlänge ergeben. Wesentlich aufschlussreicher ist die Koloskopie. Folgende Befunde sprechen für eine Colitis idiopathica chronica: ödematöse Schleimhaut mit Verschwinden der Blutgefäßzeichnung; Umfangsvermehrung der Mukosa mit Hellfärbung, glänzend und feucht oder von zähem Schleim bedeckt oder trocken und leichter oder stärker aufgeraut bis granulomatös; Rötung der Schleimhaut bei heftiger Entzündung, dann auch stärkere Gefäßzeichnung (Hyperämie) und deutliche Neigung zu Blutungen bei der Endoskopie; häufig zahlreiche kleine Ulzera. Biopsien an verschiedenen Stellen sollten durchgeführt werden.

Die seltene *Colitis granulomatosa* kann neben den stärkeren Blutverlusten, dem meist weichen Kot und Tenesmus ani mit Gewichtsverlust, Anorexie auch mit Erbrechen, Dehydratation und fieberhaften Körpertemperaturen einhergehen. Das Blutbild weist eine hypochrome Anämie, Leukozytose mit Linksverschiebung, evtl. Eosinophilie und Hypoproteinämie auf. Bei der rektalen Untersuchung kann im Falle der Ausdehnung bis zum Rektum eine Lumenverengung mit Rauigkeiten der Schleimhaut palpiert werden. Die Koloskopie lässt die granulomatösen Veränderungen sichtbar werden. Die Schleimhaut ist meistens gerötet, blutet leicht, es können sich Ulzera finden (Cave! Verwechslung mit malignen Tumoren). Der Darm erscheint unelastisch und kann durch Luftinsufflation nur unvollständig erweitert werden. Wichtige Maßnahmen sind Biopsie und histologische Untersuchung.

Colitis eosinophilica und *C. lymphoplasmacytarica* lassen sich am besten durch Biopsie und histologische Untersuchung diagnostizieren. In vielen Fällen ist bei eosinophiler Enteritis auch eine Bluteosinophilie nachweisbar.

Bei *urämischer Kolitis* führen die Serumuntersuchung (Harnstoff, Kreatinin), bei *Kolitis durch chronische Pankreasinsuffizienz* die Pankreasfunktionsuntersuchung (Fett, Muskelfasern, Stärke im Kot nach Probekost, Chymotrypsinbestimmung, PABA-Test) bei entsprechendem klinischen Bild zur Diagnose.

Die *ulzerösen Kolitiden* lassen sich am besten durch Kolonoskopie und Biopsie feststellen.

Differentialdiagnose: Dünndarmentzündungen (Vorbericht, klinische Untersuchung einschl. Funktionsprüfungen); Tumoren

(Biopsie); Colon irritabile (Endoskopie und Biopsie).
Prognose: Infektiöse Kolitis relativ günstig; parasitäre Kolitis günstig; idiopathische Kolitis zweifelhaft bis günstig, allerdings sprechen manche Patienten auf keinerlei Therapie oder Diät an; Colitis granulomatosa ungünstig; Colitis lymphoplasmacytarica zweifelhaft; Colitis eosinophilica günstig; sekundäre Kolitiden zweifelhaft bis relativ günstig (Urämie vorübergehend); Colitis ulcerosa je nach Grundkrankheit günstig bis zweifelhaft, beim Boxer ungünstig.
Therapie: Die Therapie chronischer Kolitiden ist in den letzten Jahren verbessert worden, weist aber immer noch Probleme auf, die zum Teil noch nicht gelöst sind. Die Besitzer sind daher vor Aufnahme der Behandlung auf die Schwierigkeiten und die fragliche Prognose hinzuweisen.
Folgende Maßnahmen werden getroffen:
1. Diät: Es sollte Nassfutter mt hohem Ballastanteil gegeben werden. Das Futter kann selbst gemacht oder kommerziell sein, zu jeder Fütterung sollten 2 bis 4 (bis 6) Teelöffel Weizenkleie oder Zellulose gegeben werden. Die Fütterung sollte mindestens dreimal täglich in kleinen Portionen erfolgen.
2. Entzündungshemmung: Sulfasalazin, Hund 20 bis 40, Katze 20 bis 30 mg/kg KM, zweimal täglich p. o., oder Olsalazin, Hund 10 bis 20 mg/kg KM, zweimal täglich p. o., sind in Verbindung mit ballastreicher Diät die wichtigsten und erfolgreichsten Maßnahmen. Auch die örtliche Anwendung als Klysma ist recht günstig. Nach drei bis fünf Wochen kann die Dosis von Sulfasalazin auf 10 bis 15 mg/kg, bei Olsalazin auf 5 bis 10 mg/kg KM reduziert werden. Oft muss wochen- und monatelang therapiert werden. Bei Sulfasalazin können jedoch Nebenwirkungen in Form von Erbrechen, Leukopenie, hämolytischer Anämie, Hepatopathie und Keratitis auftreten. In diesen Fällen ist das Medikament abzusetzen. Olsalazin scheint weniger Nebenwirkungen zu provozieren.
3. Bei infektiöser Ursache, insbesondere bei Giardiose, empfiehlt sich Metronidazol, Hund 10 bis 20 mg/kg KM, dreimal täglich p. o., Katze 15 bis 25 mg/kg KM, einmal täglich. Oder:
Tylosin, Hund 20 bis 40 mg/kg KM, zweimal täglich p. o., Katze 5 bis 10 mg/kg KM, zweimal täglich p. o.

4. Kortikosteroide haben in manchen Fällen günstige Effekte, auch bei ulzerösen Formen der chronischen Kolitis. Gegeben wird Prednisolon, 0,5 bis 1 mg/kg KM, drei bis fünf Tage zweimal täglich p. o., dann die gleiche Zeit 0,25 bis 0,5 mg/kg KM, ebenfalls zweimal täglich, schließlich 0,25 bis 0,5 mg/kg KM, einmal täglich, zwei Wochen lang, danach je nach klinischem Bild noch zwei bis vier Wochen jeden zweiten Tag die letzte Dosis. Eine ulzeröse Kolitis muss dann jedoch engmaschig überwacht werden.
5. Immunsuppression: Sie kann in Verbindung mit Kortikosteroiden, dann jeweils die halbe Dosis, oder allein durchgeführt werden: Azathioprin, 0,5 bis 2 mg/kg KM, einmal täglich p. o. Die Behandlung sollte jedoch nur bei Erfolglosigkeit der übrigen Therapiemaßnahmen durchgeführt werden.
Bei den einzelnen Krankheitsbildern werden folgende spezielle Maßnahmen getroffen:
Histoplasmose: Amphotericin B, 1. Tag 0,5 mg/kg, 2. Tag 0,75 mg/kg, vom 3. Tag an 1,0 mg/kg KM Dauertropfinfusion über Stunden. Nephrotoxisch! Wöchentliche, besser zweimal wöchentliche Nierenkontrolle!

Auch Ketokonazol in hoher Dosis soll wirksam sein (10 mg/kg, dreimal täglich).
Hakenwurm-, Peitschenwurmkolitis: Mebendazol, 10 bis 20 mg/kg; Fenbendazol, 30 mg/kg; Pyrantelpamoat (z. B. Banminth), Hund 10 mg/kg, Katze 20 bis 30 mg/kg.
Giardiose: Metronidazol (z. B. Clont), 10–20 (bis 30) mg/kg, zweimal täglich 5 Tage lang.

Colitis idiopathica:
1. Diät: Die Meinungen gehen auseinander. Unseres Erachtens wird am ehesten eine Besserung mit einer fleischlosen Diät, der einige (1–5) Teelöffel Weizenkleie als Ballaststoffe zugesetzt werden, erreicht; allerdings trifft dies keineswegs in allen Fällen zu, so dass ggf. verschiedene Diäten versucht werden müssen.
Am geeignetsten erscheint uns die mindestens dreimal tägliche Fütterung eines Gemisches aus drei Teilen Reis mit einem Teil Hüttenkäse. Andere Autoren empfehlen dagegen eine Diät auf Fleischbasis, der einige Teelöffel Kleie zugegeben werden sollen. Zweifellos kann damit in einigen Fällen ein besserer Erfolg erzielt werden; es sollte dann möglichst mit Schaffleisch begonnen werden. Der Besitzer

sollte unbedingt durch ein informierendes Gespräch auf die Problematik hingewiesen werden.
2. Salazosulfapyridin (z. B. Azulfidine), 20 bis 40 mg/kg, dreimal täglich, mindestens zwei bis vier Wochen lang, ggf. länger möglich.
3. Spasmolytika sind nur angezeigt, wenn kolikartige Schmerzen und Tenesmus vorliegen (Butylscopolamin, z. B. Buscopan).
4. Kortikosteroide können nicht generell empfohlen werden, sollten aber in sonst therapie-resistenten Fällen versucht werden (oral: Prednisolon 0,5 bis 2 mg/kg, zweimal täglich; auch die rektale Anwendung ergibt bisweilen gute Ergebnisse, z. B. Phoscortil klys).

Colitis granulomatosa:
1. Kortikosteroide: Prednisolon, 0,5 bis 2,0 mg/kg, zweimal täglich.
2. Chemotherapeutika: Salazosulfapyridin, 20 bis 40 mg/kg, dreimal täglich.
3. Bei umschriebenen Veränderungen chirurgische Exstirpation (Rezidive häufig).

Colitis lymphoplasmacytarica:
1. Diät (Reis mit Hüttenkäse; Reis mit Schaffleisch).
2. Kortikosteroide: Prednisolon 0,5 bis 2,0 mg/kg, zweimal täglich.

Colitis eosinophilica:
1. Kortikosteroide: Prednisolon, 0,5 bis 2,0 mg/kg, zweimal täglich, nach Wirkungseintritt Verminderung der Dosis, Erhaltungsdosis über mehrere Wochen geben.
2. Diät: Reis mit Hüttenkäse oder Reis mit Schaffleisch.

Sekundäre Kolitiden: Im Vordergrund steht die Behandlung der Grundkrankheit.
Colitis ulcerosa: Die Behandlung richtet sich nach der jeweiligen Grundkrankheit und Art der Kolitis. *Histiocytäre C. u.* des Boxers: Versuch mit Salazosulfapyridin und Kortikosteroiden.

8.2.5.16 „Colon irritabile"

Definition: Funktionelle Dickdarmstörung mit schleimigem Durchfall und hin und wieder Obstipation sowie spastischen Koliken.

Ätiologie: Verdächtigt werden psychische Stressfaktoren. Auch allergische Reaktionen (Nahrungsallergene) werden diskutiert.
Pathogenese: Der Ablauf wird noch nicht voll verstanden. Offenbar unter psychischer Erregung kommt eine Sympathikotonie zustande; die Darmsegmentation wird verhindert, die Fließgeschwindigkeit erhöht. Andererseits wird im Kolon vermehrt Schleim gebildet und weniger Flüssigkeit resorbiert.
Klinisches Bild: Der erste Kot ist in der Regel unauffällig. Der Patient stellt sich danach noch mehrfach zum Kotabsatz an, wobei der Darminhalt zunehmend weicher und schleimiger wird; z. T. wird auch reiner Schleim, gelegentlich mit Blut vermischt, abgesetzt. Zuweilen werden Schmerzäußerungen vernommen (Tenesmus), eindeutige Koliken sind jedoch selten. Das Krankheitsbild tritt keineswegs kontinuierlich auf; es wechseln vielmehr Tage mit unauffälligem Kot und oft längere Zeitspannen mit krankhaftem Befund ab. Dabei spielen die äußeren Umstände zumindest insoweit eine Rolle, als sich die Symptomatologie unter psychischen und physischen Stresszuständen stärker ausprägt. Dem Kliniker fällt das Krankheitsbild bei Abholung eines hospitalisierten Patienten oft unangenehm auf: Der vorher unauffällige Patient setzt nach Erblicken des Besitzers plötzlich oder kurze Zeit darauf schleimigen bis flüssigen Durchfall ab. In manchen Fällen können auch bestimmte Futtersorten das Krankheitsbild offenbar provozieren, womit es in die Nähe des allergischen Formenkreises gelangen dürfte; gegen diese Vermutung spricht aber die in einigen Fällen fehlende Beeinflussbarkeit durch Immunsuppressiva, auch werden in der Biopsieprobe vielfach keine eosinophilen Granulozyten gefunden.
Diagnose: Die Diagnose ist anhand der Anamnese und des klinischen Bildes unter Ausschluss anderer Krankheiten (Enteritiden, besonders auch Enteritis eosinophilica) zu stellen, ggf. auch bei negativem histologischen Befund. Wichtigste diagnostische Maßnahme ist u. E. die Koloskopie.

In vielen Fällen lässt sich das Rektoskop aber nur unter Mühen einführen, da die Schleimhaut umfangsvermehrt und die glatte Muskulatur spastisch kontrahiert sein kann. Die Kolonschleimhaut erscheint stark durchsaftet, gerötet, blutet jedoch nur selten und ist auch kaum verletzbar, vorsichtige Mani-

pulation vorausgesetzt. Schleimhautulzera sind untypisch. In den meisten Fällen befindet sich viel Schleim im Kolon, der sowohl die Wand auskleidet, als auch in das Lumen hineinreicht und der während der Untersuchung zuzunehmen scheint. Die Biopsieprobe ergibt einen in aller Regel unauffälligen Befund, der jedenfalls keine Hinweise auf Entzündung oder Allergie zulässt.
Differentialdiagnose: Chronische Enteritis, (Gastro-)Enteritis eosinophilica, Endoparasitosen, Malassimilationssyndrom.
Prognose: Zweifelhaft, Neigung zum Rezidiv.
Therapie: Während die Krankheit früher nur schwer und unsicher, oft genug erfolglos zu behandeln versucht wurde, sind in den letzten Jahren wesentliche Fortschritte erzielt worden.
1. Diät: Man gibt mehrmals täglich Feuchtfutter, dem man 2 bis 4 (bis 6) Teelöffel Weizenkleie oder Zellulose je nach Größe des Hundes (oder der Katze, die die Kleie aber kaum, besser jedoch die Zellulose annimmt) zugibt.
2. Sulfasalazin, 20 bis 40 (Katze bis 30) mg/kg KM, zweimal täglich p. o., nach drei bis fünf Wochen Reduktion auf 10 bis 15 mg/kg. Die örtliche Anwendung als Klysma ist selten erforderlich. Oder: Olsalazin 10 bis 20 mg/kg KM, zweimal täglich p. o., später auf 5 bis 10 mg/kg KM reduzieren.
3. Prednisolon, 0,5 bis 1 mg/kg KM, fünf bis sieben Tage zweimal täglich p. o., danach Reduktion der Dosis jeweils über fünf bis sieben Tage, später Applikation jeden zweiten Tag. Bei akuten Anlässen können Kortikosteroide und Sulfasalazin auch rektal als Klysma gegeben werden.
4. Antibiotika oder Immunsuppressiva mußten kaum einmal gegeben werden. Mit Diazepam, Tranquillzern oder/und Anticholinergika haben wir keine guten Erfolge gesehen.

8.2.5.17 Flatulenz

Gasansammlung im Darm kommt zustande durch abgeschluckte Luft, diffundiertes Gas aus dem Blut und bakterielle Einwirkung auf unvollständig verdautes Futter. Letzteres ist vor allem der Fall bei Erkrankungen, die zum Malassimilationssyndrom führen. Eine weitere Quelle ist der Neutralisationsvorgang des in das Duodenum gelangten sauren Mageninhalts. Normalerweise werden Gase durch Ruktus aus dem Magen, durch Flatus oder Resorption aus dem Darm entfernt. Sehr übel riechende Flatulenz fällt bei verschiedenen Formen des Malassimilationssyndroms auf. Ihre Ursache ist entsprechend zu ermitteln und zu behandeln (s. d.).

8.2.5.18 Obstipatio coli

Definition: Übermäßig verlängerte Passagezeiten und Anschoppung meist verhärteter Kotmassen im Kolon.
Ätiologie: Unverdauliche Futterbestandteile in großen Mengen (Knochen, Haare, Einstreu), zu geringe Mengen an Ballaststoffen, Darmlähmungen, Passagehindernisse (Prostatavergrößerungen, Tumoren, Strikturen, Perinealhernien, Fremdkörper, Skeletterkrankungen im Beckenbereich), schmerzhafte Prozesse im Analbereich.
Pathogenese: Durch Passagehindernisse werden rein mechanische Entleerungsstörungen hervorgerufen, von denen sich die Futtermassen ansammeln und infolge der Wasserresorption eindicken und verhärten. Dies führt zu einer anfänglich verstärkten Tonisierung, später zu einer Dilatation. Schmerzhafte Zustände im Analbereich lösen Angstzustände vor dem Kotabsatz aus, der dadurch verhindert wird. Die angestauten Kotmassen trocknen wiederum ein. Ansammlungen großer Mengen unverdaulicher oder schwer verdaulicher Futterbestandteile führen zu mechanischer Darmentleerungsstörung. Dabei scheint sowohl dem Alter als auch mangelnder Bewegung (reine Stubenkatzen sind gehäuft betroffen) eine gewisse prädisponierende Rolle zuzukommen. Bei der Hirschsprungschen Krankheit fungiert das kontrahierte Darmsegment als Passagehindernis, während die kranial davon liegenden Darmteile dilatieren und verstopfen. Eine Obstipation durch weiche Kotmassen nach anfänglichem Durchfall wird durch Darmlähmung bei bestimmten Vergiftungen (Thallium) beobachtet.
Klinisches Bild: Dem Besitzer fällt der fehlende Kotabsatz auf, der sich im Einzelfall über viele Tage hinstrecken kann. In den meisten, aber nicht allen Fällen wird von gehäuften erfolglosen Versuchen des Kotabsatzes berichtet, wobei zum Teil geringe

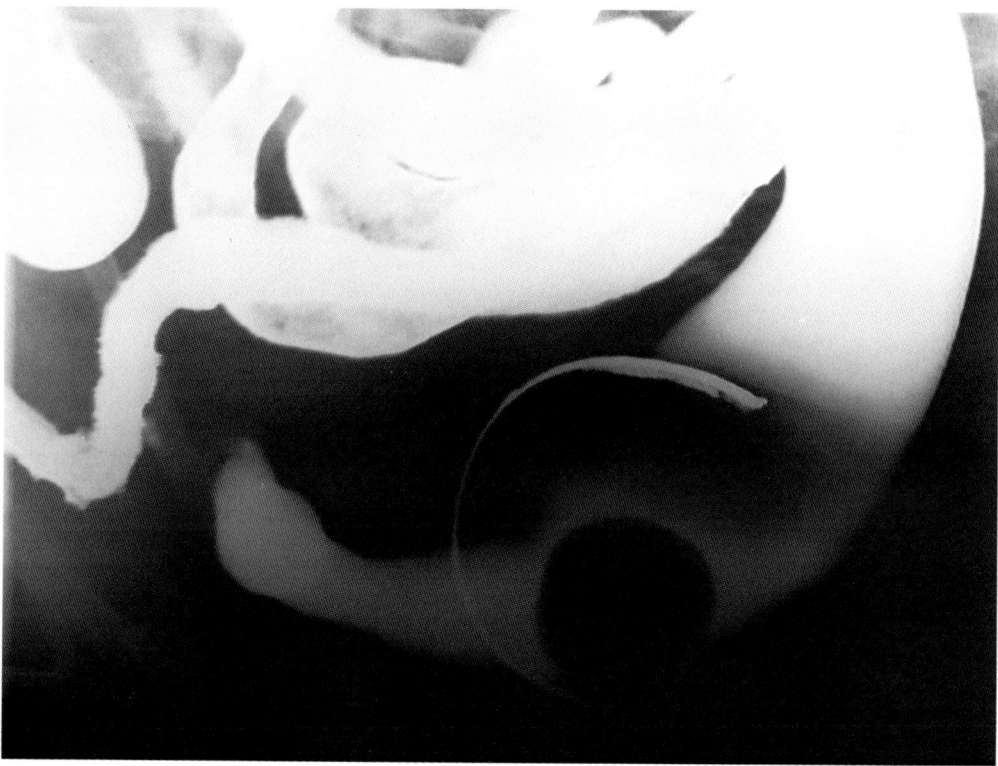

Abb. 8.58. Unvollständiger Ileus des Darms (Kastanie), dargestellt als Aussparung in der Kontrastmittelpassage. Sekundäre Dermatonie.

Mengen von Schleim, Blut oder breiig-flüssigem Kot abgesetzt werden können (Verwechslungsgefahr Durchfall und Tenesmus ani). In lange bestehenden Fällen kommen Apathie, Anorexie und Erbrechen hinzu. Durch den daraus folgenden Wasserverlust dehydrieren die Patienten. Der Bauch kann aufgetrieben sein. Durch die Palpation des Abdomens lassen sich verhärtete Kotmassen im Kolon leicht ermitteln. Ebenso gibt die rektale Untersuchung Aufschluss über Menge und Beschaffenheit des Kotes sowie eventuelle Passagehindernisse einschließlich Perinealhernien.
Diagnose: Sie ist leicht anhand der klinischen Untersuchung, ggf. unterstützt durch die Röntgenuntersuchung des Abdomens, zu stellen.
Differentialdiagnose: Wichtig ist die Erkennung der Ursache, wobei die Gruppen Fütterungsfehler, Passagehindernis, Innervationsstörung, schmerzhafte Zustände und Vergiftung differenziert werden müssen.

Therapie:
1. Rektal: Zunächst ist die vorsichtige Aufweichung und Entfernung des verhärteten Kotes anzustreben. Im einfachsten Falle kann warmes Wasser als Einlauf angewandt werden, das jedoch besonders bei der Katze zur Hämolyse führen kann, weshalb besser physiologische Kochsalzlösung gegeben werden sollte. Dabei ist so schonend wie möglich vorzugehen, da durch zu robustes Infundieren die Darmschleimhaut schwer geschädigt werden kann. Durch rektale Applikation von Mineralöl (Paraffinum liquidum) oder aber eines kommerziellen Gleitmittels kann die Entfernung und Aufweichung erleichtert werden. Es kann versucht werden, die Substanzen mittels eines weichen (!) Harnkatheters in oder zwischen die Fäzes einzubringen. Auch kommerzielle Produkte sind anwendbar (z. B. Microklist); die geringen Mengen dringen jedoch bei schwereren Obstipationen nur wenig ein. Bei sehr hartem Kot, besonders bei Knochenkot, kann die manuelle Ent-

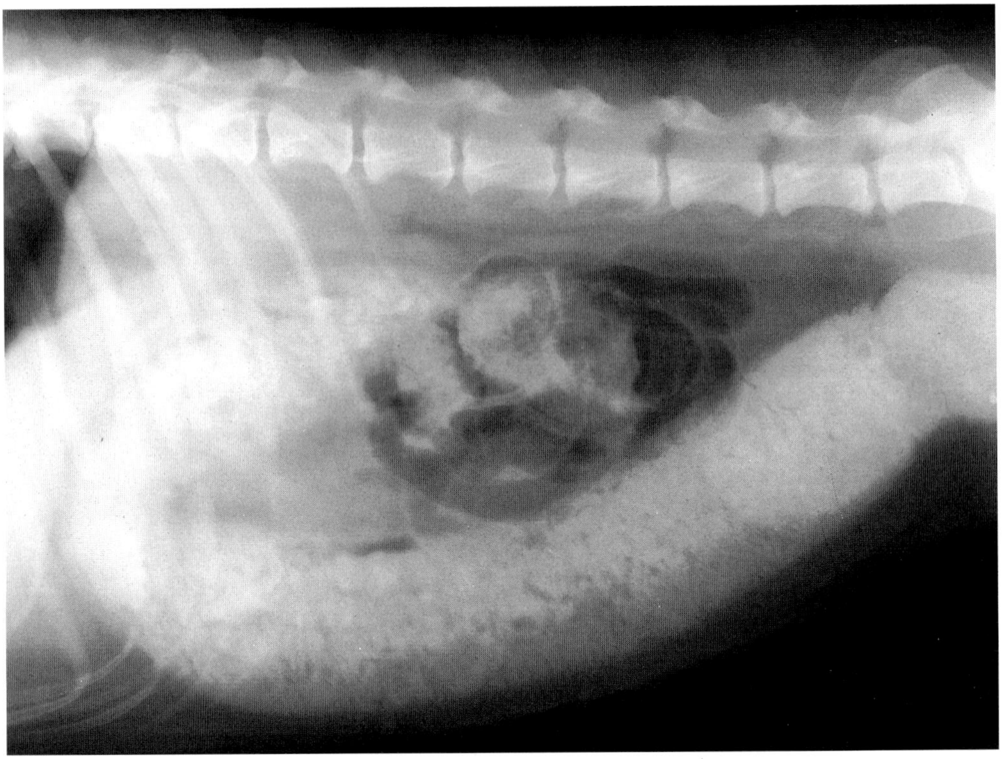

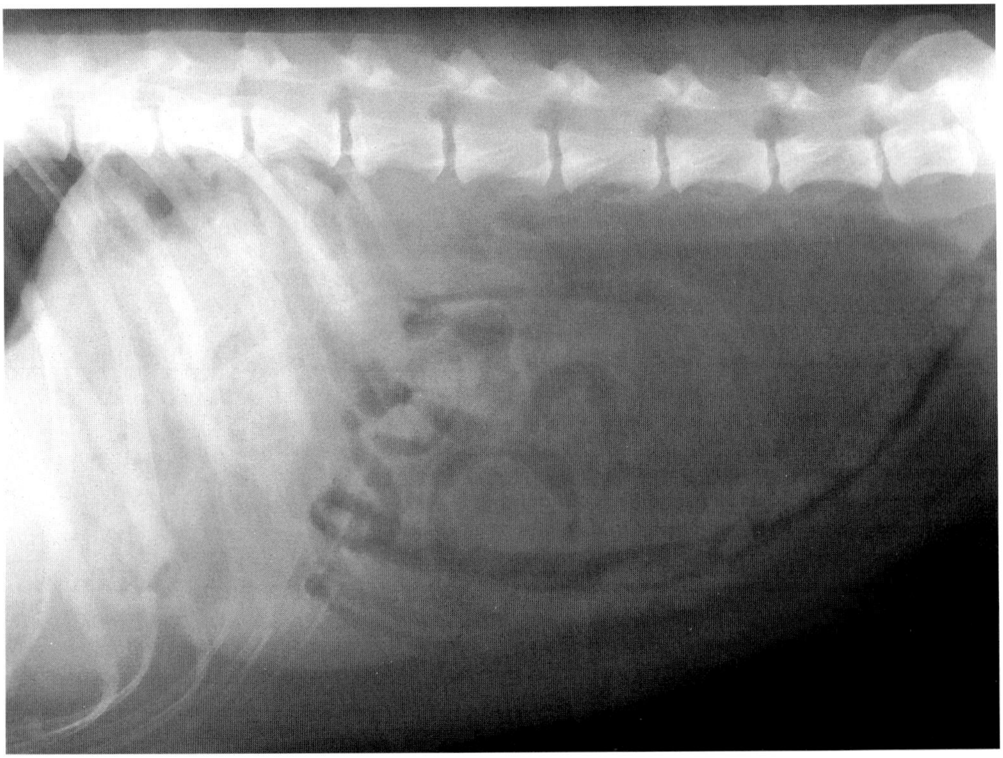

552 Digestionstrakt

Abb. 8.59. Megakolon mit hochgradiger Obstipation und Ventrallage.

Abb. 8.60. Derselbe Fall wie in Abb. 8.59 nach Freispülung; hochgradige Wandverdickung.

fernung mit einer Welpengeburtszange erforderlich sein.
2. **Oral:** Die Aufweichung und Entfernung der Kotmassen können durch Eingabe milder Abführmittel erleichtert werden. Paraffinum liquidum, mehrmals täglich 2 bis 20 ml, Glaubersalz, 0,5 bis 1,0 g/kg KM in 5- bis 7 %iger Lösung (Magensonde) oder Bisacodyl (z. B. Dulcolax), ein die Darmmotilität anregendes Mittel, 5 bis 20 mg pro Tier, können gegeben werden.
3. Da häufig Dehydratation besteht, sollten **saline Lösungen** als Dauertropfinfusion appliziert werden. Sie haben auch den Vorteil, dass durch Ausscheidung von Flüssigkeit in den Darm die eingetrockneten Kotmassen aufgeweicht werden können (Dosis abhängig vom Dehydratationsgrad: 40 bis 120 mg/kg KM über Stunden).
4. Behandlung der Grundkrankheit.
5. **Prophylaxe:** Regulierung der Fütterung, d. h. Eliminierung von Knochen; suppiges Futter, dem 2 bis 5 Esslöffel Kleie pro 0,5 kg Futter zugegeben werden. Keine reine Fleisch- oder Innereienfütterung! Unter Berücksichtigung dieser Diät sind Arzneimittel meistens überflüssig. Ggf. können 5 bis 20 mg Bisacodyl gegeben werden.
6. Für ausreichend Bewegung und Abwechslung (Katzen!) sorgen; Langhaarkatzen sorgfältig kämmen.

8.2.5.19 Megakolon

Definition: Abnorme Erweiterung und Verlängerung des Kolons unterschiedlicher Ursache.
Ätiologie: Angeborenes Fehlen intramuraler Ganglienzellen des Auerbachschen und Meissnerschen Plexus (Hirschsprungsche Krankheit); erworbene Erweiterung durch Passagehindernisse, schmerzhafte Darmentleerung, Kolitis, Obstipation, Pseudoobstipation (Verklebung des Anus mit Kot und Haaren), Tumoren, Perinealhernien, Strikturen, Fremdkörper.

Pathogenese: Das Megacolon congenitum (Hirschsprung) ist sehr selten; die Erweiterung entsteht proximal des aganglionären Darmsegments. Das enggestellte Segment wird hervorgerufen durch Dauereinwirkung von Acetylcholin infolge des extramuralen Parasympathikus, ohne dass der Kontraktion durch das intramurale Nervensystem gegengesteuert werden kann. Häufiger ist das durch ein mechanisches Passagehindernis auftretende erworbene Megakolon des erwachsenen Hundes oder der Katze. Es wird in den meisten Fällen durch Fütterungsfehler (Knochen) ausgelöst, beim Rüden auch durch Prostatahyperplasie. Hin und wieder wird beim erwachsenen Tier ein Megakolon ohne erkennbare Ursache festgestellt (idiopathisch).
Klinisches Bild: Obstipation ist das auffallende Zeichen. In fortgeschrittenen Fällen komplizieren Erbrechen und Inappetenz das Bild. Nicht selten aber besteht Durchfall, wobei flüssige Fäzes an dem oft sehr festen Kot im Megakolon vorbeifließen und das Hindernis überwinden. Rektal kann ggf. das Hindernis oder der angeschoppte Kot palpiert werden. Das Röntgenbild zeigt das dilatierte, auch nach kranial verlängerte Kolon. Obstipationen stellen sich ebenfalls deutlich dar.
Diagnose: Palpation und Röntgen des Abdomens, rektale Untersuchung.
Differentialdiagnose: Darmlähmung anderer Genese (ZNS-Erkrankungen, Blei-, Thalliumvergiftung).
Prognose: Megacolon congenitum ungünstig; erworbenes Megakolon durch Obstipation im Allgemeinen günstig, beim idopathischen Megakolon aber ungünstig.
Therapie: Die Resektion des aganglionären Segments ist die einzige Erfolg versprechende Therapie bei Megacolon congenitum. Im Übrigen ist die Beseitigung des Hindernisses (chirurgisch bei anatomischen Hindernissen, hohe Einläufe mit Gleitmitteln bei Obstipation, Prostatabehandlung) und Umstellung der Fütterung zu erstreben (keine Knochenfütterung, Gabe von Gleitmitteln, Laxantien, Kleie, Zellulose).

8.2.5.20 Tumoren

Neoplasien des Darms sind bei Hund und Katze selten im Vergleich zum Menschen. Am häufigsten werden Leiomyome und Lei-

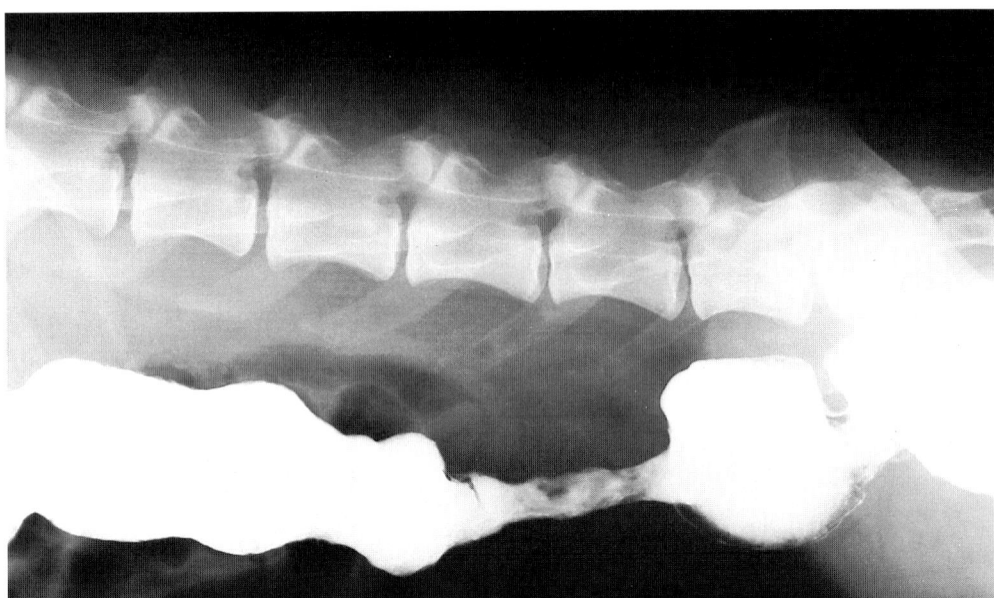

Abb. 8.61. Stenosierendes Kolonkarzinom: retrograde Füllung mit Kontrastmittel.

omyosarkome, Hämangiosarkome und Karzinome gesehen, wobei letztere besonders im Rektum des Hundes auftreten. Klinisch bleiben die Tumoren lange Zeit unerkannt. Der Verdacht kann aufkommen bei blutigem Kot, Durchfällen, Kotabsatzbeschwerden, Gewichtsverlust, Anorexie, bisweilen bei Malabsorptionssyndrom oder exsudativer Enteropathie, Anämie, subfebrilen Temperaturen, beschleunigter BSR, Leukozytose.

Tumoren der Perianaldrüsen sind beim alten männlichen Hund nicht selten. Histologisch liegen meist Adenome oder Adenokarzinome vor. Es wird vermutet, dass sie androgenabhängig sind. Sie kommen solitär oder multipel vor.

Zur Diagnose von Darmtumoren wird Kot nach dreitägiger fleischloser Ernährung und Blut untersucht. Bei großen Tumoren können Palpation und Röntgenuntersuchung, bei Infiltration der Darmwand die Passageverfolgung eines Kontrastmittels Aufschluss geben, bei Kolontumoren der retrograde Kontrastmitteleinlauf. Die Laparotomie, bei Kolontumoren die Kolonoskopie in Verbindung mit Biopsie sichern die Diagnose. Rektumtumoren werden rektoskopisch diagnostiziert. Differentialdiagnostisch kommen alle chronischen Erkrankungen des Magen-Darm-Trakts und seiner Drüsen in Frage. Die Therapie ist am erfolgreichsten in Form totaler Exstirpation oder Resektion. Bei malignen Tumoren sollten die regionalen Lymphknoten mit entfernt werden. Bei fortgeschrittener inoperabler Tumorose kommen allenfalls palliative Maßnahmen (oder Euthanasie) in Frage. Bei Tumoren der Perianaldrüsen kann die Kryotomie angewandt werden. In Anbetracht der sehr wahrscheinlichen Androgenabhängigkeit sollte kastriert werden. Zur Behandlung mit Zytostatika s. Kap. Onkologie.

8.2.5.21 Proktitis, Periproktitis

Definition: Entzündung des Rektums bzw. seiner Umgebung.
Ätiologie: Gleiche Ursachen wie Kolitiden, ferner mechanische Ursachen durch Koprostase oder aber diagnostische oder therapeuti-

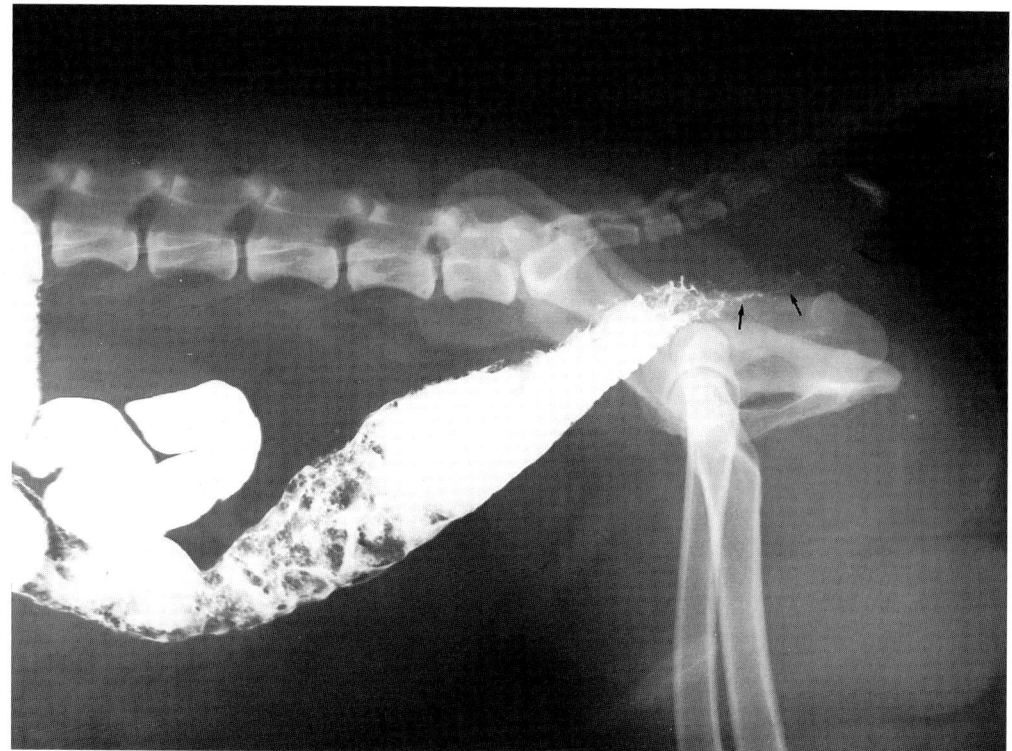

Abb. 8.62. Stenosierendes Rektumkarzinom.

sche Manipulationen, im Gefolge von Entzündungen der Analbeutel, Perinealhernien.
Klinisches Bild: Dem Besitzer fällt der oft mit Schmerzäußerungen einhergehende erschwerte Kotabsatz auf (Tenesmus ani). Manipulationen wie Fiebermessen oder rektale Untersuchung stoßen auf Abwehr. Der After ist gerötet, oft besteht Juckreiz.
Therapie: Die Abstellung der Ursache ist die wichtigste Maßnahme. Im Übrigen wird die diätetische und medikamentöse Behandlung durchgeführt wie bei Kolitiden. Daneben besteht die Möglichkeit, durch rektale Applikation Medikamente direkt örtlich anzuwenden. Sie müssen mehrmals täglich, immer aber nach jedem Kotabsatz gegeben werden (Isochinolin, z. B. Isochinolsalbe gegen Juckreiz; Kombinationen mit Kortikosteroiden, z. B. Procto-Celestan, -Jellin, Scheriproct; Kombinationen von Kortikosteroiden mit Adstringentien, z. B. Phoscortil klys).

8.2.5.22 Entzündung der Analbeutel

Sie kommt sehr häufig beim Hund, selten auch bei der Katze vor. Es werden Beißen ins Hinterteil und Rutschen auf dem Anus („Schlitten fahren") beobachtet. Bei der Untersuchung fallen die beiderseitige Vorwölbung und pralle Füllung, evtl. Schmerzhaftigkeit auf. Palpatorisch lassen sich die gefüllten Analbeutel beiderseits des Anus feststellen (4- und 8-Uhr-Stellung). Therapeutisch ist die wiederholte manuelle Entleerung durchzuführen. Häufig sind die Ausführungsgänge durch pastöse Sekretmassen verstopft. Eine Spülung mit Antiphlogistika (Kamille), Desinfizientien (Rivanol) oder Adstringentien ist günstig (Knopfkanüle). In chronischen Fällen wird die operative Entfernung durchgeführt.

8.2.5.23 Perianalfisteln

Sie werden sehr häufig beim Deutschen Schäferhund gesehen. Klinisch fällt Juckreiz

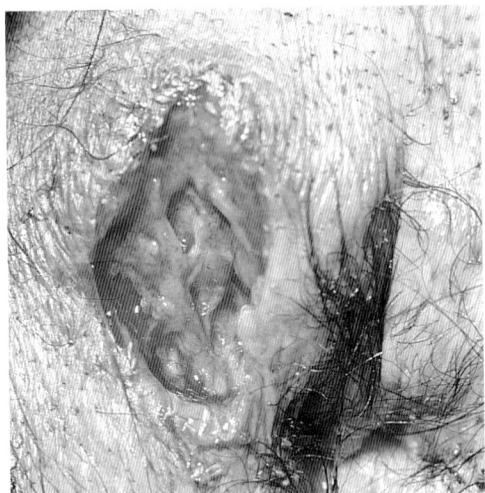

Abb. 8.63. Fisteln der Analbeutel.

mit „Schlitten fahren" auf, häufig bewegen sich die Patienten in fast sitzender Stellung unter Schmerzäußerung. Oft bestehen Kotabsatzbeschwerden mit Obstipation. Die Untersuchung ergibt schon durch Hochheben der Rute Schmerzhaftigkeit. Die Fisteln liegen seitlich, oft aber rund um den Anus. In vielen Fällen ergibt die Untersuchung von Rektum und Kolon gleichzeitig eine Proktitis und Kolitis.

Die Krankheit hat Ähnlichkeit mit der „Schäferhundpyodermie", deren Lokalisation am häufigsten im Bereich von Oberschenkel und Kruppe gesehen wird und für die dieselbe Pathogenese angenommen wird.

Therapeutisch werden mit m. o. w. gutem Erfolg Prednisolon und Azathioprin angewandt: 2 bis 5 mg/kg KM, zweimal täglich, bzw. 1 bis 2 mg/kg, einmal täglich. Bei Kombination beider Wirkstoffe erfolgt deren Halbierung. Günstigere Erfolge werden erzielt durch L-Asparaginase, das allerdings sehr teuer ist.

8.2.6 Bauchhöhle

8.2.6.1 Peritonitis

Definition: Entzündung eines Teils oder der gesamten Bauchhöhle.

Ätiologie: Mikroorganismen (Viren, Bakterien, Pilze), Parasiten, sterile Entzündungen bei Ergüssen von Harn oder Gallenflüssigkeit, Tumoren, bei Pankreatitis, bei perforierten Magen- oder Duodenalulzera.

Pathogenese: Perforation der Bauchwand oder von Bauchorganen (einschließlich durch Operationen) können zum Eindringen von Bakterien in die Bauchhöhle führen, die dort ein ideales Nährmedium vorfinden und zur Entzündung führen. Bei der Katze ist das Virus der Felinen Infektiösen Peritonitis die z. Z. häufigste Ursache von Peritoniden (s. d.). Durch Fortleitung von Entzündungen der inneren Organe, besonders bei Durchbruch von Ulzera, bei Fremdkörperperforationen, inkarzerierten Hernien oder Volvulus, können ebenfalls Bakterien in die Bauchhöhle gelangen. Gallengangs- oder -blasenperforationen führen sterile Peritoniden schweren Verlaufs herbei durch die Einwirkung der Gallensäuren auf das Peritoneum; ebenfalls schwere Verläufe nehmen urinöse Peritoniden und durch Pankreatitiden ausgelöste Bauchfellentzündungen.

Urinöse Peritoniden werden durch Harnblasenrisse, sehr selten durch Abszesse oder Tumoren ausgelöst, ferner durch perforierende Verletzungen der Harnröhre oder der Harnleiter. Während geringe Mengen vollständig resorbiert werden, verursachen größere und über längere Zeit in die Bauchhöhle gelangte Harnmengen entzündliche Reaktionen, die steril sind, wenn keine bakterielle Infektion der Harnorgane vorlag. Der sich in die Bauchhöhle ergießende sterile Harn wird dort durch unterschiedlich rasche Resorption seiner Bestandteile verändert. Das kleine Harnstoffmolekül wird wesentlich rascher resorbiert als das größere Kreatininmolekül. Auf diese Weise reichert sich Kreatinin im Bauchhöhlenerguss stärker an als Harnstoff, dessen Konzentration der im Blutserum entspricht, während die Kreatininkonzentration das Zweifache übersteigen kann. Ob sich eine Azotämie entwickelt, hängt davon ab, ob eine noch einigermaßen ungestörte Harnentleerung stattfindet, ob bereits eine Vorschädigung der Nieren vorlag oder ob sich eine Dehydratation und prä- oder postrenale Azotämie entwickelt.

Peritoniden durch akute Pankreatitis/ Pankreasnekrose kommen zustande durch Austritt von Verdauungsenzymen und vasoaktiven Aminen (Kallikrein-Bradykinin) in die Bauchhöhle. In leichteren Fällen entste-

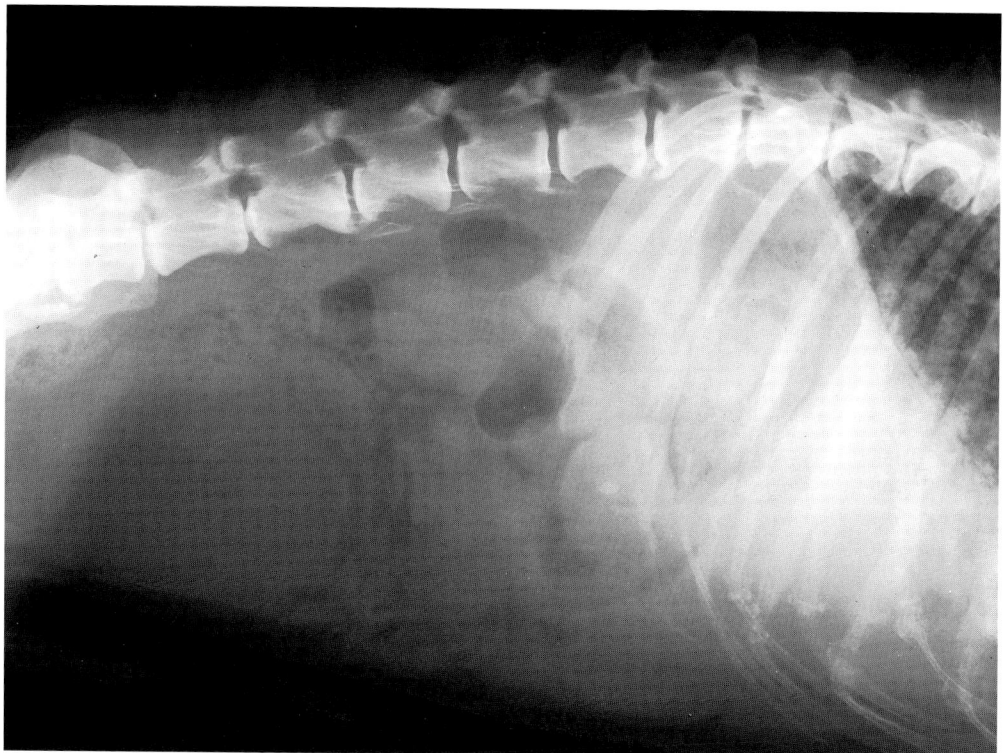

Abb. 8.64. Miliare Tumoren im Abdomen eines Deutschen Schäferhundes, sonographisch gesichert, Verdacht auf Hämangioendotheliom.

hen so örtliche, bei Pankreasnekrose generalisierte Peritonitiden.

HIRSCHBERGER u. Mitarb. (1995) untersuchten die Ursache der Körperhöhlenergüsse von 197 Katzen. 41 % wurden durch FIP, 24 % durch Malignome, 14 % durch Herzinsuffizienz und 12 % durch purulente Senositiden hervorgerufen.

Klinisches Bild: Das Allgemeinbefinden ist in der Regel gestört, wobei besonders schwere Störungen bei eitrigen, galligen oder urinösen sowie pankreatischen Peritonitiden bestehen. Langsamer ist der Verlauf bei FIP, bei der erst in Spätstadien schwere Allgemeinstörungen auftreten. In den meisten Fällen wird Fieber beobachtet. Jedoch ist die Schmerzhaftigkeit nicht so deutlich ausgeprägt wie beim Menschen. Sie kann jedoch durch die Schmerzhaftigkeit der Grundkrankheiten (Pankreatitis, Cholangitis) verstärkt werden. In der Regel besteht eine hochgradige Leukozytose mit Linksverschiebung, bei perakuten Verläufen mit schweren eitrigen Ergüssen oder bei Kreislaufschock allerdings werden Leukopenien gesehen. Der Bauch ist m. o. w. aufgetrieben, palpatorisch lässt sich die Flüssigkeit ermitteln. Sowohl mit der Röntgen- als auch mit der Ultraschalluntersuchung kann der Flüssigkeitserguss gut nachgewiesen werden. Die wichtigste diagnostische Maßnahme ist die Untersuchung des Punktats: Bei der FIP ist es fast durchsichtig, farblos bis bernsteingelb, fadenziehend, es entsteht rasch ein Fibringerinnsel; bei den übrigen Peritonitiden ist das Punktat m. o. w. trüb, rötlich bis schmutzig braunrot, in allen Fällen sehr proteinreich, hat ein hohes spezifisches Gewicht (Dichte) und enthält zahlreiche weiße Blutzellen, wobei FIP rundkernige, sonst segmentkernige Leukozyten vorherrschen. Bei bakteriell infiziertem Bauchfell werden Bakterien gefunden. Bei galligem Erguss werden Galle, bei urinöser Peritonitis Urinbestandteile nachgewiesen.

Diagnose: Sie lässt sich in typischen Fällen

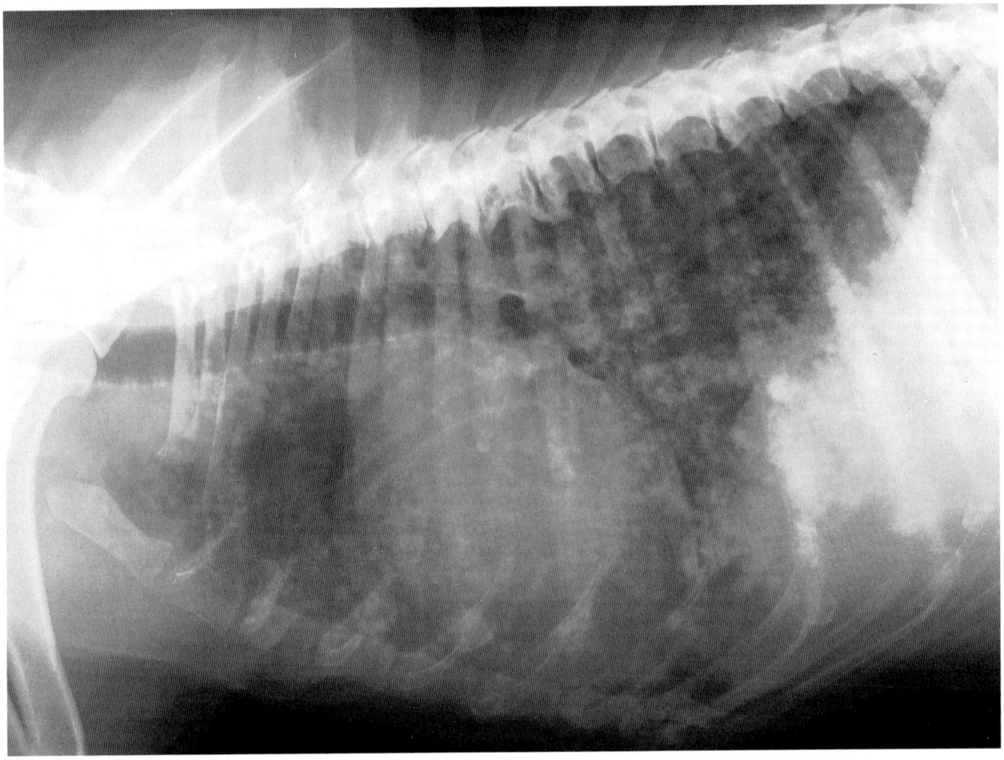

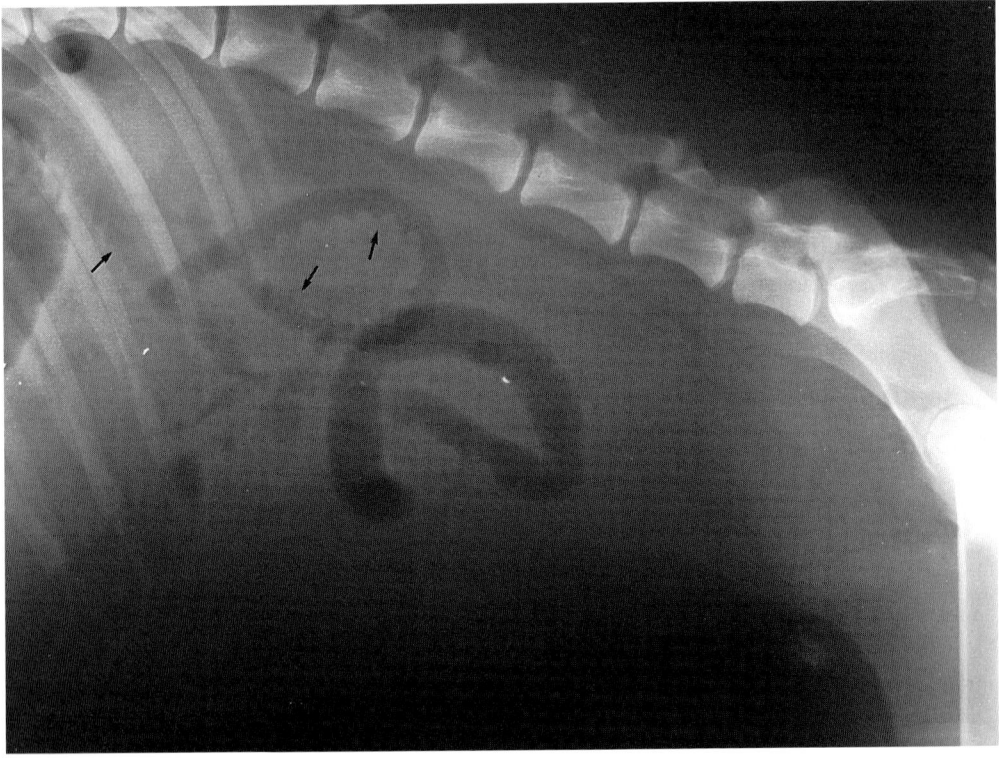

Abb. 8.65. Derselbe Fall wie in Abb. 8.64; Miliare Lungenmetastasen.

Abb. 8.66. Bauchhöhlenerguss mit Zeichen einer Peritonitis; Punktion; Urinerguss (Harnblasenruptur).

leicht anhand des klinischen Befundes und der labordiagnostischen Untersuchung des Punktats stellen.

Beurteilt werden Farbe, Transparenz, Spezifisches Gewicht, Proteingehalt, zytologische und bakteriologische, evtl. auch virologische (FIP) Untersuchungsergebnisse. Mit Ausnahme von FIP-Ergüssen, die fast klar, meist gelblich bis bernsteingelb sind, pflegen peritonitische Ergüsse trüb, gelbbraun bis rötlich bis rahmig-eitrig zu sein, alle haben ein hohes Spezifisches Gewicht (> 1,025), der Proteingehalt übersteigt 30 g/l, bei FIP oft wesentlich höher als 35 g/l. Der Albumin-Globulin-Quotient von < 0,6 ist spezifisch für einen entzündlichen Prozess (HIRSCHBERGER u. Mitarb. 1995). Dagegen kann bei einem Quotienten von ≥ 0,8 eine FIP fast sicher ausgeschlossen werden. Die Rivalta-Probe ist bei Peritonitiden positiv, bei FIP hochgradig positiv, indem sich Tropfen in der Essigsäurelösung abkugeln, in toto zu Boden sinken oder als abgekugelter Tropfen an der Oberfläche hängen bleiben. HIRSCHBERGER u. Mitarb. (1995) erachten die Rivalta-Probe als hochsensitiv für FIP; 100 % der FIP-Ergüsse waren Rivalta-positiv, während bei purulenter Serositis die Hälfte, bei Malignomen 20 % und bei Herzinsuffizienz keine Probe Rivalta-positiv war. Dagegen kann der Antikörpertiter allein irreführend sein. Sicher ist der Nachweis von Coronaviren im Punktat.

Die zytologische Untersuchung von Körperhöhlenpunktaten hat in den letzten Jahren eine erhebliche Bedeutung erlangt. Bestimmt wird die Zellzahl, die Differenzierung der im gefärbten Ausstrich zu erkennenden Zellen, insbesondere ihre Beurteilung nach Malignitätskriterien (HIRSCHBERGER 1995). Näheres s. Fachbücher der Labordiagnostik.

Bei Verdacht auf Harnblasenruptur werden Harnstoff und Kreatinin untersucht und mit den Serumergebnissen verglichen: Bei Harnblasenruptur entspricht der Harnstoffwert dem des Serums, während der Kreatininwert das Zweifache oder mehr beträgt. Durch ortho- oder retrograde Harnblasendarstellung lässt sich die Leckage leicht erkennen. Bei Gallenblasenverletzung werden Gallensäuren und Bilirubin bestimmt. Sie sind bei galliger Peritonitis erhöht; außerdem erhält man Hinweise durch die Ultraschalluntersuchung und die Röntgenkontrastaufnahme.

Wichtig ist die bakteriologische Untersuchung. In der Regel wird eine Monokultur von Bakterien gefunden, selten Mischinfektionen. In der zytologischen Untersuchung findet man bei bakteriellen Peritonitiden massenhaft Neutrophile, die zum Teil degeneriert oder pyknotisch sind; man findet zahlreiche Zellen, die Bakterien phagozytiert haben. Daneben werden massenhaft Mesothelzellen gefunden.

Bei Malignomen können in einem kleineren Teil der Fälle neoplastische Zellen gefunden werden. Karzinomzellen können jedoch häufig nicht von Mesothelzellen unterschieden werden, so dass nur der positive zytologische Befund beweisend für Neoplasien ist.

Differentialdiagnose: Blutungen können durch Gerinnungsstörungen, Traumen und Organ- oder Gefäßrupturen, aber auch durch Rupturen von Neoplasien, insbesondere von Hämangioendotheliomen, ausgelöst werden. Frisch ausgetretenes Blut hat einen Hämatokritwert wie Blut im Kreislaufsystem; gleiches gilt für den Proteingehalt. Bei etwas länger zurückliegenden Blutungen sinkt der Proteingehalt und der Hämatokrit durch Einstrom von Wasser um etwa 10 %. Neutrophile Granulozyten- und Thrombozytenzahlen entsprechen zunächst denen im Blut. Später verändert sich das Blut stärker; insbesondere verändert sich die Zahl der Neutrophilen, und die Blutplättchen verschwinden, der Überstand des Zentrifugats wird rötlich durch Hämolyse.

Bei Hydrops ascites liegt eine klare, farblose, eiweiß- und zellarme Ergussflüssigkeit vor, die Rivaltaprobe ist negativ, die wenigen Zellen bestehen überwiegend aus Mesothelzellen, je nach Blutanteil werden aber – gerade bei modifiziertem Transsudat – vermehrt Erythrozyten und auch Leukozyten sowie vermehrt Mesothelzellen angetroffen.

Sehr starke Umfangsvermehrungen des Abdomens kommen seltener bei Peritoniti-

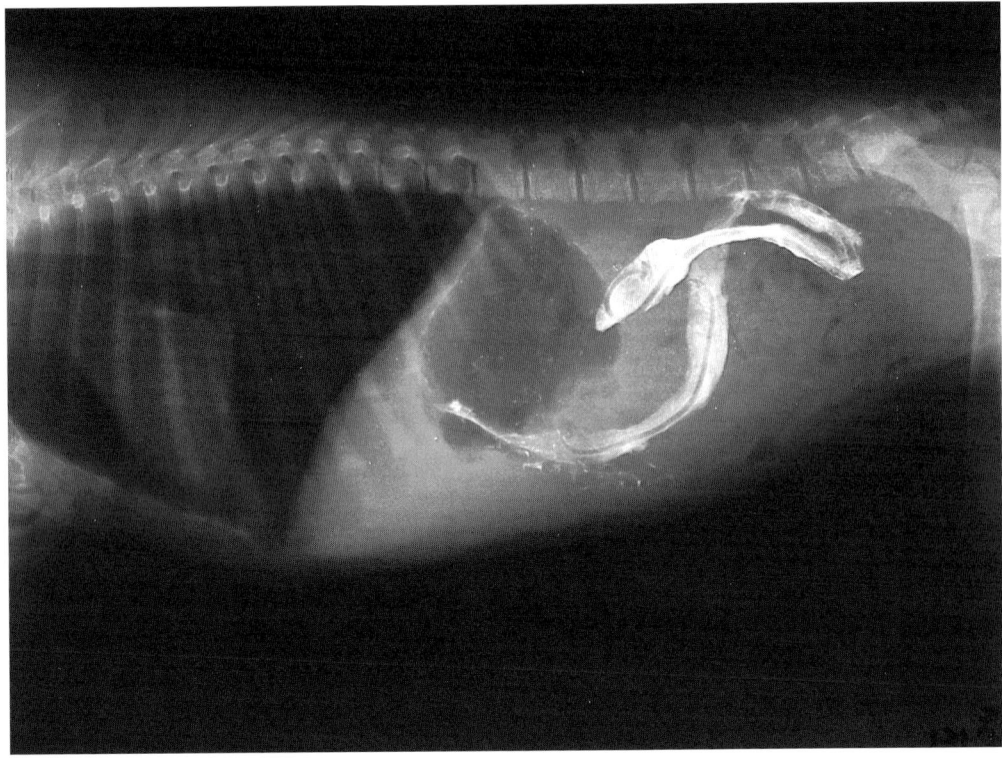

Abb. 8.67. Peritonitis → Askariden im Darmlumen → Dehydratationszeichen.

den mit Ausnahme bei FIP vor; sie sind vielmehr bei Hydrops ascites anzutreffen. Auch bei umfangreichen Tumoren (Milz, Leber, Lymphknoten, Niere) können starke Umfangsvermehrungen beobachtet werden. Sie können leicht durch Palpation, Röntgen und Ultraschalluntersuchung differenziert werden. Auch Gravidität soll schon mit Peritonitis verwechselt worden sein.

Therapie: Im Vordergrund steht die Behandlung der Ursache. Im Falle von Kreislaufinsuffizienz muss jedoch vorher eine Volumensubstitution durchgeführt werden. Bakterielle Peritonitiden sind mit intravenöser Injektion von Breitspektrumantibiotika (Ampicillin, 25 mg/kg, + Gentamicin, 4 mg/kg KM, Cephalosporine, Doxycyclin o. a.) oder Enrofloxacin, 5 mg/kg KM, zu behandeln. Nach Erhalt des Antibiogramms ist das Antibiotikum ggf. zu wechseln. Fremdkörper- oder Ulkusperforationen sind chirurgisch zu behandeln. Danach sind eine Drainage und eine Lavage mit warmer Ringerlösung durchzuführen, wobei je nach Ionogramm ein Elektrolytausgleich durchgeführt werden muss (häufig besteht oder entsteht eine Hypokaliämie). Bei wiederholt erforderlicher Lavage muss mit einer Hypoproteinämie gerechnet werden. In solchen Fällen werden Plasmaexpander (hohes Molekulargewicht, 10 bis 20 mg/kg KM in der Dauertropfinfusion), Albuminlösungen oder am besten Plasma oder Vollblut infundiert. Da außerdem nicht selten eine metabolische Azidose vorliegt, ist diese ebenfalls je nach Ausfall der Blutgasanalyse zu therapieren. Eine erfolgreiche Behandlung der Felinen Infektiösen Peritonitis ist nicht bekannt.

Bei Ruptur von Gallengängen, Gallenblase, Harnblase oder harnabführenden Wegen ist ein Verschluss anzustreben. Auch in diesen Fällen wird eine Lavage durchgeführt. Bei Neoplasien kann je nach zugrunde liegender Tumorart die Chemotherapie durchgeführt werden. Peritonitiden durch Pankreatitis werden durch Behandlung der Entzündung der Bauchspeicheldrüse therapiert (s. d.).

Spezielle Krankheiten des Digestionstrakts 561

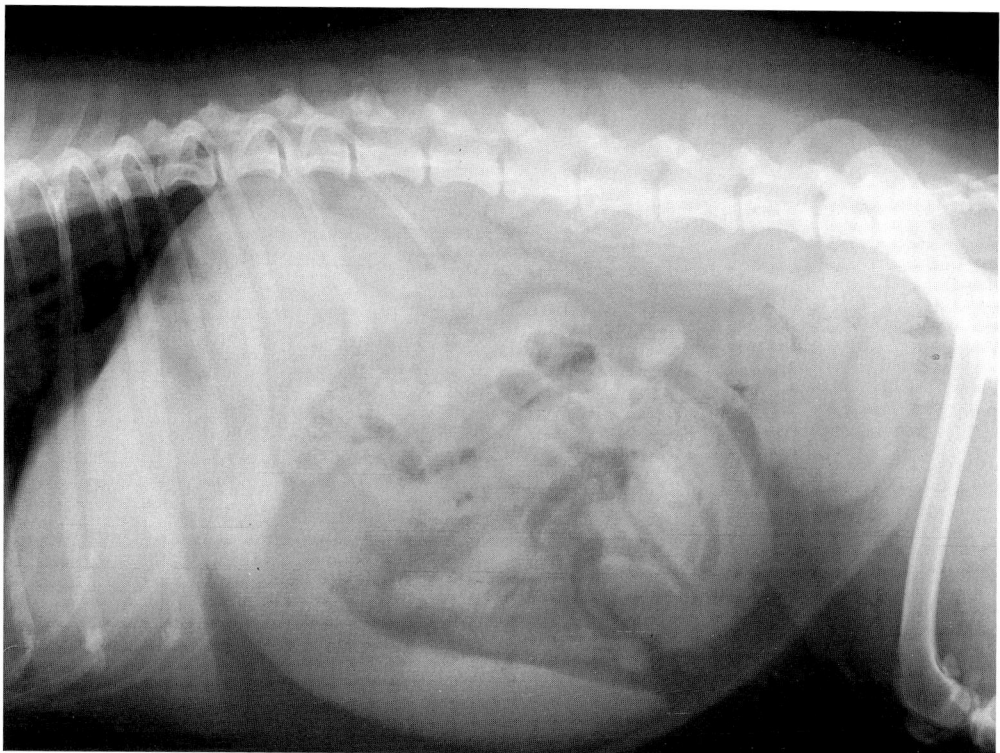

Abb. 8.68. Splenomegalie.

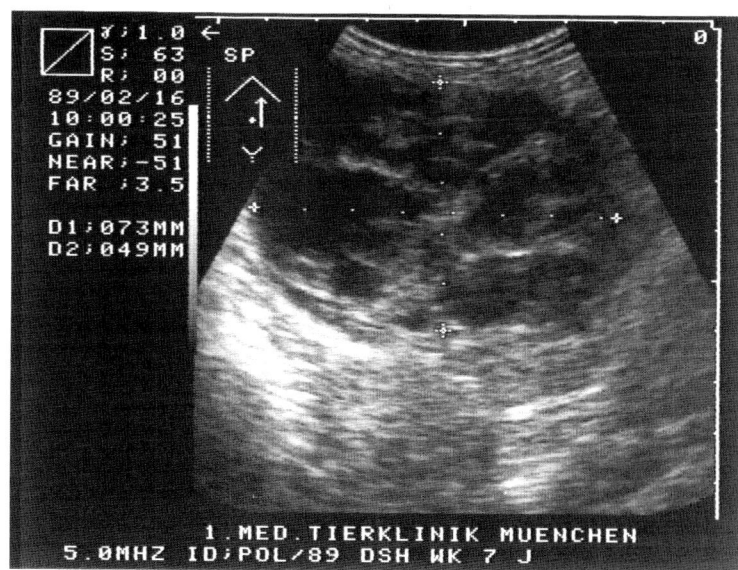

Abb. 8.69. Kavernöse Veränderungen in der Milz. Sektion: Metastasierendes Hämangioendothliom. → Peritonäum.

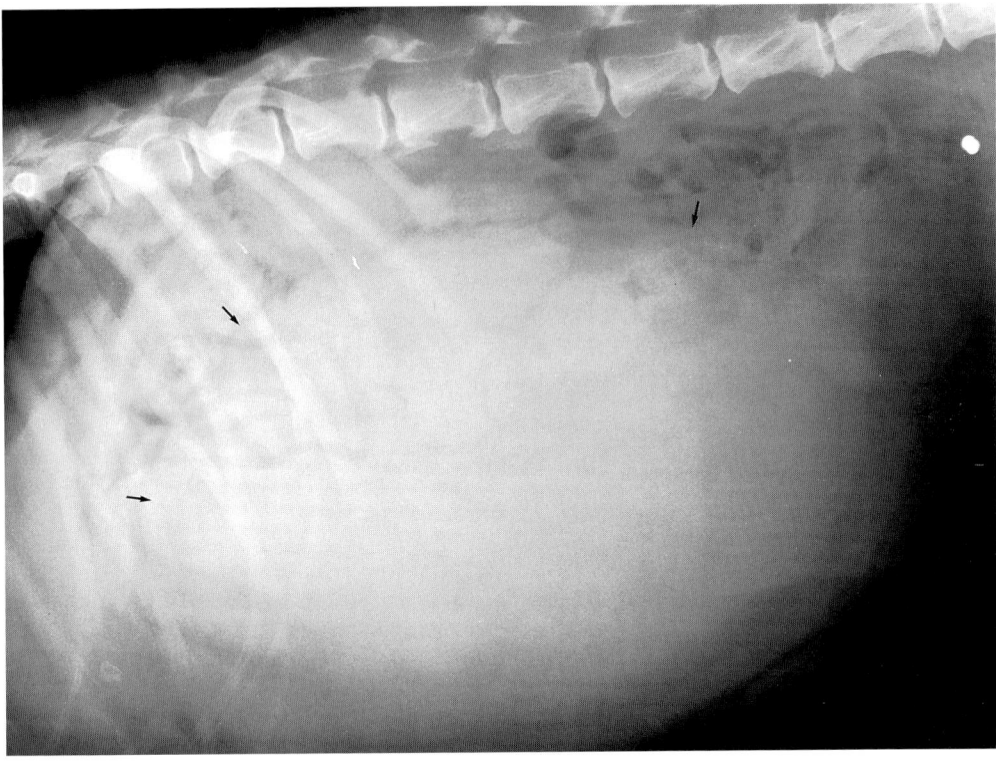

Abb. 8.70. Milztumor, ca. 5 kg.

8.2.6.2 Hämoperitonäum

Der Bluterguss in die Bauchhöhle findet nach stumpfen oder scharfen Traumen statt. Außerdem kommen Gerinnungsstörungen, insbesondere nach Cumarinaufnahme, ferner Tumoren, besonders Hämangioendotheliome, in Frage. Starke Blutungen können auch bei umfangreichen Organkrankheiten (Tumoren, Speicherkrankheiten der Leber) auftreten. Die *klinischen Symptome* werden durch den Blutverlust bestimmt und entsprechen denen einer akuten Blutungsanämie (akuter hypovolämischer Schock). Zusätzlich wird eine in der Regel nicht sehr ausgeprägte Bauchumfangsvermehrung festgestellt. Flüssigkeitszeichen lassen sich röntgenographisch und sonographisch nachweisen. Durch Allgemeinuntersuchung einschließlich Labor-, Röntgen- und Ultraschalluntersuchung, evtl. durch Probelaparotomie wird die Ursache ermittelt.

8.2.6.3 Hydrops ascites

Im weiteren Sinne wird hierunter der Erguss jeglicher Flüssigkeit ins Abdomen verstanden, im engeren Sinne jedoch nur Flüssigkeitsergüsse, die nicht auf entzündlicher Basis beruhen oder durch Organrupturen entstanden sind. Der Aszites ist keine Krankheit, sondern ein Symptom, das bei unterschiedlichen Grundkrankheiten auftreten kann: kongestive Herzinsuffizienz, venöse Stauung (Leber, Vena cava, Vena portae), Hypoproteinämie, Tumoren.

Klinisches Bild: Dem Besitzer fällt in hochgradigen Fällen der zunehmende Bauchumfang auf. Der Palpationsbefund lässt das typische Ballotieren erkennen. Röntgenaufnahme und besonders Sonogramm können selbst kleine freie Flüssigkeitsmengen sichtbar machen. Besonders durch das Sonogramm lässt sich vielfach auch die Ursache ermitteln. Sofern eine kongestive Herzinsuffizienz zugrunde liegt, ist diese leicht anhand der klinischen Untersuchung zu ermitteln.

Leberkrankheiten werden auch durch Labordiagnostik, ebenso Hypoproteinämien erkannt (weitere Differentialdiagnose erforderlich!). Eine wesentliche diagnostische Maßnahme ist die Untersuchung des Punktats (s. Fachbücher der Labordiagnostik).

Die **Therapie** richtet sich nach der Grundkrankheit. In der Regel ist es nicht das Ziel, die gesamte Flüssigkeitsmenge zu entfernen, da auf diese Weise große Mengen an Wasser, Protein und Elektrolyten verloren gehen. Größere Mengen wird man nur entnehmen, wenn durch Zwerchfellhochstand die Brusthöhlenorgane stark eingeschränkt sind oder auf andere Weise keine Entwässerung zu erzielen ist.

Sofern die Grundkrankheit nicht dagegen spricht, erhalten die Tiere eine kochsalzarme, proteinreiche Diät. Bei Hypoproteinämie (Albumin << 25 g/l) werden Plasma, Plasmaexpander oder Albuminlösung infundiert. Diuretika werden in Form von Furosemid, 2 mg/kg KM, gegeben.

9 Leber
(W. Kraft)

9.1 Anatomische Grundlagen

Bei Hund und Katze liegt die Leber fast vollständig im intrathorakalen Teil der Bauchhöhle und ragt nur mit dem **Lobus sinister lat.** ventral über den Rippenrand nach kaudal hervor. Auf der linken Seite liegen die Lobus sinister lat. und med. rechts die **Lobus dexter** lat. und med., mehr mittelständig der **Lobus quadratus** sowie nach rechts reichend der **Processus caudatus** und nach links der **Processus papillaris**. Dorsal und etwas rechts von der Medianen treten die V. cava caud., zwischen Proc. caudatus und papillaris die V. portae in die Leber ein und hindurch. Der Ösophagus liegt in der Impressio oesophagea dorsal am Lob. sin. lat. Die Gallenblase befindet sich rechts von der V. portae in Höhe des achten Interkostalraumes zwischen den Lob. quadratus und dexter med. Die **anatomische Einheit** ist das **Leberläppchen**. Es wird von interlobulärem Bindegewebe (**Glissonsche Kapsel**) umschlossen. Von hier aus dringen feine Einstülpungen ins Innere der Läppchen, in denen die **Sinusoide** verlaufen. In die Sinusoide ergießt sich das Blut aus der **Vena portae** und der **Arteria hepatica**, das die Hepatozyten umspült. Es gelangt schließlich ins Läppchenzentrum, wo es sich in der Zentralvene sammelt und über die **Vv. hepaticae** an der Zwerchfellseite abgeleitet und direkt der V. cava caud. zugeführt wird. Das Endothel der Sinusoide ist von der Oberfläche der Hepatozyten durch den **Disseschen Raum** getrennt. Durch Poren gelangen Blutbestandteile über den Disseschen Raum an die Oberfläche der Hepatozyten, die durch Mikrovilli vergrößert ist. Diesen kommt wesentliche Bedeutung bei der Aufnahme der Blutbestandteile in die zu einreihigen Zellbalken angeordneten **Hepatozyten** zu, andererseits bei der Abgabe der Galle an der der sinusoidalen Membran gegenüberliegenden kanalikulären Membran. An dieser Seite bildet die Hepatozytenmembran Einstülpungen aus, aus denen sich zusammen mit jenen der benachbarten Hepatozyten die Gallenkanalikuli formen, die also nicht von Endothel ausgekleidet sind. An der Läppchenperipherie gehen die Kanalikuli in epithelausgekleidete Gallengänge (**Ductus biliferi**) über, die im interlobulären Bindegewebe verlaufen. Sie streben der Leberpforte zu, laufen im **Ductus hepaticus** zusammen und münden in die Gallenblase. Der aus der Gallenblase abgehende **Ductus cysticus** vereinigt sich mit dem Ductus hepaticus zum **Ductus choledochus**, der 2,5 bis 6 cm vom Pylorus entfernt an der Papilla duodeni in den Zwölffingerdarm mündet; dieser Ort kann für die Duodenoskopie interessant sein. Die Katze weist öfters eine Verdoppelung der Gallenblase auf. Ihr Duct. choledochus mündet zusammen mit dem Duct. pancreaticus major auf der Pap. duodeni. Dem RES zugerechnet werden die für die Infektabwehr wichtigen **Kupfferschen Sternzellen**, die der Kapillarwand anliegen oder ins Gefäßlumen hineinragen. Im Embryonalstadium wird ein Großteil des Blutes um die Leber herum direkt in den Kreislauf geleitet (portosystemischer Shunt), da die Leber noch nicht voll funktionsfähig ist und über die V. portae noch keine Verdauungsprodukte zugeführt werden.

Als **funktionelle Einheit** der Leber kann das **Glissonsche Dreieck** mit A. hepatica, der V. portae, dem Gallengang sowie den Sinusoiden mit den Zentralvenen und den zugehörigen Leberzellbalken aufgefasst werden.

Das den Sinusoiden zugeführte Blut besteht zum weit überwiegenden Teil aus sauerstoffarmem, nährstoff- und schadstoffreichem Portalvenenblut, das aus den Darmvenen entstammt. Nur geringe arterielle Anteile werden durch die A. hepatica herangeführt. Die periportalen Hepatozyten werden noch vom sauerstoffreichsten Blut umflossen; sie sind relativ arm an Mitochondrien (und damit auch arm an mitochondrialen, dagegen reich an zytoplasmatischen Enzymen). Je weiter das sinusoidale Blut in Richtung Zentralvene fließt, umso ärmer wird es an Sauerstoff; umgekehrt sind die perizentralen Hepatozyten reicher an Mitochondrien.

9.2 Physiologie

Die Leber erhält die für ihre Funktion nötigen Substanzen hauptsächlich mit dem Blut der V. portae zugeführt. Das Organ spielt eine besondere Rolle in der **Proteinsynthese**. Das gesamte Albumin wird in der Leber gebildet. Darüber hinaus werden folgende Eiweißkörper synthetisiert: α- und β-Globuline, Lipoproteine, die Gerinnungsfaktoren I (Fibrinogen), II (Prothrombin), III, V, VIII, IX, X und XI, Ceruloplasmin, Transferrin, hormontransportierende Proteine. Die Leber ist ein zentraler Ort der **Kohlenhydrathomöostase**. Die in die Leber nach der Verdauung und Resorption gelangten Monosaccharide werden in die Hepatozyten aufgenommen, zu Glykogen synthetisiert und in dieser Form gespeichert. Bei Bedarf wird Glykogen zu Glukose abgebaut und ins Blut abgegeben. Darüber hinaus wird Glukose durch Glukoneogenese aus Nichtkohlenhydraten gebildet (s. Kap. Diabetes mellitus). Im **Lipidstoffwechsel** spielt die Leber eine Rolle durch Bildung der Lipoproteine, mit denen die Lipide transportiert werden können. Aus Cholesterin werden die **Gallensäuren** synthetisiert, die an der kanalikulären Seite der Hepatozyten in die Gallenkanalikuli zusammen mit Gallenfarbstoff abgegeben werden und die im Dünndarm mit dem Nahrungsfett Mizellen bilden, wodurch die Verdauung und Resorption von Fett möglich wird. Außerdem werden mit der Galle Wasser und Elektrolyte, besonders Bikarbonat (wodurch die Galleflüssigkeit alkalisch wird), Toxine (z. B. Thallium), Farbstoffe (Indocyaningrün, Bromsulfophthalein u. a.) und Medikamente ausgeschieden. Der Leber kommt zentrale Bedeutung in der **Entgiftung** und Verstoffwechselung von Substanzen zu, die andernfalls vom Magen-Darm-Trakt direkt in den Kreislauf und damit in den gesamten Organismus und die lebenswichtigen Organe, besonders das Nervensystem, die Nieren und das Herz, gelangen würden. Die gesunde Leber filtert die so genannten Komastoffe aus dem Portalblut heraus und metabolisiert sie (kurzkettige Fettsäuren, aromatische Aminosäuren, Mercaptan, Ammoniak). Durch Bildung von ungiftigem Harnstoff im Citronensäurezyklus wird das aus dem Eiweißabbau im Darm reichlich anfallende und im Portalblut hochkonzentrierte Ammoniak detoxifiziert und über die Niere ausgeschieden. Die dem RES zuzurechnenden Sternzellen phagozytieren Mikroorganismen und Toxine und verhindern so deren Eindringen in den Organismus. Außerdem werden in der Leber zahlreiche Hormone metabolisiert, so dass dadurch eine krankhafte Anreicherung vermieden wird.

9.3 Pathophysiologie

Die Ursachen für Leberfunktionsstörungen können angeborene Fehlbildungen, Infektionen, Toxine einschließlich Medikamente, Durchblutungsstörungen mit Hypoxie, Immunopathien, Verletzungen, Tumoren, Hormonstörungen oder Falschernährung sein. Die über das Blut herangeführten schädigenden Einflüsse erfassen die funktionellen Einheiten. Rückstauungen der Vv. hepaticae beeinträchtigen die Läppchenzentren (zentrilobuläre Veränderungen). Im Schema nach RAPPOPORT (1975) kann die funktionelle Einheit parazentral gestört sein, wenn der schädigende Einfluss über einen Ast des Glissonschen Dreiecks in die funktionelle Einheit gerät. Periportale Veränderungen zeigen sich beidseitig eines Gefäßastes des Glissonschen Dreiecks, so dass bei generalisierten Störungen alle Periportalräume der Leber betroffen sind (periportale Nekrosen, Verfettungen usw.). Die perizentralen Störungen betreffen die Läppchenzentren, d. h. die Teile der Leberläppchen, die am weitesten vom (sauerstoffarmen) Portalblut beim Eintritt aus dem Glissonschen Dreieck in die Sinus entfernt sind. Bei einem Absinken des Sauerstoff- und Nährstoffgehalts im Portalblut kommt es damit perizentral am ehesten zu Hepatozytenschäden.

Die zu Krankheitssymptomen führenden Ausfallserscheinungen der Leberfunktionen erstrecken sich auf Störungen der Syntheseleistung, des Katabolismus, der Zirkulation und/oder der Membranintegration des Hepatozyten. Schwere generalisierte Leberkrankheiten führen zu einer **Störung des Kohlenhydratstoffwechsels**. Normalerweise bewegt sich die Blutglukose zwischen 65 und 100 mg/dl, bei der Katze können bis 125 mg/dl vorkommen (bei Stresshyperglykämie wesentlich höhere Werte). Bei generalisierter Hepatopathie werden Hypo-, selten Hyperglykämien beobachtet. Hypoglykämien werden besonders im Zustand des Hungerns gesehen, wenn die Leber nicht in der Lage gewesen ist, genügend Glykogen zu speichern oder/und die Gluconeogenese aus Aminosäuren infolge Mangels an für die Gluconeogenese erforderlichen Enzyme ausbleibt. Andererseits kommt es bei Hepatopathien bisweilen zu einer herabgesetzten Hormonmetabolisierung, so dass Katecholamine, Glukokortikoide, Insulin und Glucagon erhöht sind. Der Nettoeffekt kann in einer Hyperglykämie resultieren, die besonders nach Futteraufnahme erfolgen kann. Insgesamt bleiben messbare Entgleisungen des Glukosespiegels bei Leberkrankheiten jedoch selten. Durch angeborenen Mangel an Glukose-6-Phosphatase (katalysiert die Hydrolyse von Glukose-6-Phosphat aus Glykogen zu Glukose) kommt es zur Anreicherung der Leber an Glykogen, wodurch eine Form der Glykogenspeicherkrankheit und eine Hypoglykämie ausgelöst werden. Mangel an Amylo-1,6-Glukosidase vermindert die Bildung von Glykogen zu Glukose-6-Phosphat. Auch ein Mangel an α-Glukosidase führt zur Glykogenanreicherung.

Störungen der Proteinsynthese fallen besonders beim Albumin auf, dessen Mangel zum Absinken des kolloid-osmotischen Druckes und damit zur Ausbildung von Ödemen führt. Allerdings sind die meisten Hypoalbuminämien auf andere Krankheiten als Hepatopathien zurückzuführen (Exsudative Enteropathien, Malassimilationssyndrom, Nephrotisches Syndrom).

Auch die α- und β-Globuline werden in der Leber synthetisiert. Sie werden jedoch noch später beeinträchtigt als Albumin. Auch das in der Leber gebildete *Fibrinogen* erniedrigt sich im Blutplasma erst bei generalisierten chronischen und schwersten akuten Hepatopathien, weshalb es bei Hund und Katze kein sehr geeignetes Diagnostikum einer Hepatopathie darstellt. Eher ist es vermindert bei Verbrauchskoagulopathien, die mit oder ohne Beteiligung der Leber zustande kommen können. Auch zahlreiche andere Gerinnungsfaktoren werden in der Leber gebildet (s. o.). Ein Defizit bei Leberkrankheiten kann auftreten durch verminderte Synthese, erhöhten Verbrauch (Verbrauchskoagulopathie), Hyperfibrinolyse und anderen extrahepatischen Einflüssen. Nur bei schwersten akuten Hepatopathien (etwa bei Hepatitis contagiosa canis) kommt es zu einem nennenswerten Abfall besonders der kurzlebigen Faktoren VII und VIII, wobei auch hier außer der Synthesestörung der erhöhte Verbrauch durch DIC verantwortlich ist.

Prinzipiell können alle Syntheseleistungen des Proteinstoffwechsel besonders bei generalisierter (chronischer) Hepatopathie beeinträchtigt sein: Plasmaproteine (Albumin, α- und β-Globuline) mit Ausnahme der Immunglobuline (γ-Globuline, die häufig ansteigen, da aus dem Darm ankommende Antigene in der Leber nicht abgefangen werden und dadurch die Antikörperbildung anregen), Gerinnungsfaktoren I, II, V, VII, IX, X, XI, XII und XIII, Harnstoffsynthese aus Ammoniak, Kreatinin. Der Katabolismus von Plasmaproteinen und die Metabolisierung von Aminosäuren sind behindert. Dies macht sich besonders durch Anstieg der aromatischen Aminosäuren bemerkbar, während die Synthese von verzweigtkettigen Aminosäuren (Seitenkettenaminosäuren) vermindert ist.

Die **Störung der Lipoproteinsynthese** wird am häufigsten durch Leberkrankheiten verursacht. Andererseits können durch Leberkrankheiten abnorme Apolipoproteine gebildet werden, die die Fähigkeit, Lipoproteine zu synthetisieren, verloren haben. Dadurch wird der Rückkoppelungseffekt auf die Lipoproteinlipase verhindert und die Fähigkeit der Veresterung von Cholesterin verloren. Dies führt zu einem Anstieg des unveresterten Cholesterins zuungunsten des veresterten. Im Blut führen diese Vorgänge zu einer Hyperlipämie und zum Anstieg des unveresterten Cholesterins (diagnostisch von gewisser Bedeutung).

Komplizierte, noch nicht vollständig bekannte Vorgänge führen zum **Hepatoenzephalen Syndrom** (syn.: Hepatoenzephalopathie, Leberausfallskoma). Zugrunde liegen metabolische Störungen des Gehirns. Gestört ist die Blut-Gehirn-Schranke, verbunden mit dem Eintritt von Metaboliten in die Neuronen. Einbezogen sind der Aminosäurenstoffwechsel, Fettsäuren, Neurotoxine.

Die Serum-Aminosäurenmuster verändern sich bei Leberkrankheiten und bei portosystemischen Shunts. Die nur in der Leber metabolisierten aromatischen Aminosäuren sowie Methionin sind bei Hepatopathien im Blut erhöht. Dagegen vermindern sich die verzweigtkettigen Aminosäuren, die für den Muskelstoffwechsel als Energielieferanten bedeutungsvoll sind und extrahepatisch metabolisiert werden. Ihr Abbau wird durch Insulin, Glucagon und Katecholamine beeinflusst. Diese Hormone können bei Hepatopathien als Folge verminderten Abbaus und der durch Ammoniak verstärkten Sekretion erhöht sein (STROMBECK u. Mitarb. 1981). Es kommt zu einer stärkeren Glucagon- als Insulinsekretion mit dem Erfolg, dass die Glukoneogenese angeregt wird. Die dazu erforderlichen Aminosäuren werden aus dem katabolen Effekt auf körpereigenes Protein gewonnen, so dass insgesamt eine Erhöhung der Aminosäuren im Blutserum erscheint, die nicht durch die geschädigte Leber metabolisiert werden. Gleichzeitig wird jedoch Alanin durch Glucagon abgesenkt. Wie auch andere verzweigtkettige Aminosäuren wird es auch durch Katecholamine vermindert. Das Verhältnis Seitenketten- zu aromatischen Aminosäuren sinkt bis auf ein Drittel.

Ammoniak entstammt dem Einfluss bakterieller Urease im Darm nach proteinreicher Nahrung. Es gelangt mit dem Blutkreislauf in die Leber, wo es normalerweise zu Harnstoff entgiftet wird. Bei Hepatopathien gelingt diese Verstoffwechselung nur unvollständig, so dass sich Ammoniak im Blut anreichert und u. a. ins Gehirn transportiert wird. Dort kann es die Blut-Hirn-Schranke problemlos überwinden und gelangt in die Neuronen. Wie die intrazelluläre Wirkung zu erklären ist, konnte noch nicht vollständig aufgedeckt werden. Offensichtlich spielt Ammoniak eine wesentliche, aber keineswegs die einzige Rolle bei der Entstehung der Hepatoenzephalopathie. Zwar kann mit Ammoniakinfusion ein Koma ausgelöst werden, aber durch den Ammoniumchloridbelastungstest allein, bei dem erhebliche Ammoniakanstiege im Blut hervorgerufen werden können, können keine Symptome provoziert werden. Verdächtigt werden Interaktionen mit Glutamat, das unter Ammoniakeinwirkung zu Glutamin umgeformt wird unter Verbrauch von Energie aus ATP. Möglicherweise spielt auch die Bildung toxischer Stoffwechselprodukte im Gehirn eine Rolle. Vermutet werden Erhöhungen von Glutamat, Glutamin, GABA und α-Ketoglutarat.

Eine Verstärkung der Wirkung von Ammoniak wird durch Merkaptane und durch kurzkettige Fettsäuren erreicht. Beide stammen aus dem Gastrointestinaltrakt, wo Methyl-Merkaptan unter Einwirkung von Bakterien auf schwefelhaltige Aminosäuren, insbesondere Methionin (cave „Leberschutztherapie"!), gebildet wird. Es ist ein potenter Komastoff, den die gesunde Leber metabolisiert; bei Hepatopathie besteht zusätzlich durch die Einwirkung von Ammoniak und kurzkettigen Fettsäuren die Tendenz zu deren Erhöhung. Diese kurzkettigen Fettsäuren entstehen ebenfalls im Darm durch Bakterien, die Kohlenhydrate metabolisieren.

Durch die Stoffwechselstörungen werden die Neurotransmitter beeinflusst. Noradrenalin und Dopamin sind vermindert, Serotonin, das aus Tryptophan gebildet wird, ist erhöht. Hieraus und aus der Anreicherung von Oktopamin und Phenyläthanolamin, die als falsche Transmitter fungieren, erklären sich die Bewusstseinstrübungen.

Die klinischen Symptome des Hepatoenzephalen Syndroms bestehen in verminderter Futteraufnahme bis Anorexie. Allerdings setzen die ersten Symptome so schleichend ein, dass sie vom Besitzer oft unbemerkt bleiben. Die Tiere werden dann weniger aktiv, schließlich apathisch, vermeiden Anstrengungen, es treten Verhaltensänderungen auf (Mürrischkeit, selten Bissigkeit, die Tiere „wollen in Ruhe gelassen werden"), häufig werden Erbrechen, Durchfälle, Gewichtsverlust beobachtet. Das Bewusstsein ist eingeschränkt, bis schließlich das hepatische Koma eintritt. Andererseits können Krampfanfälle, Ataxien und Muskelzuckungen beobachtet werden.

Bei der **Störung des** *Vitaminstoffwechsels* sind die Resorption und Speicherung von Vitamin K sowie die Speicherung der Vitamine A und D vermindert, allerdings führt dies selten zu klinischen Symptomen.

Nahezu alles **Vitamin A**, das im Organismus gefunden wird, ist in den Kupfferschen Sternzellen und in den Hepatozyten gespeichert. Es wird in die Blutbahn abgegeben, von wo aus es zur Retina gelangt und dort an ein spezielles α_1-Globulin gebunden wird, das ebenfalls in der Leber synthetisiert wird. Eine Abnahme von Vitamin A erfolgt bei chronischen Leberkrankheiten, ebenso bei Hyperkortisolismus. Eine Defizienz kommt jedoch selbst bei langdauernden chronischen Leberkrankheiten kaum vor. Dagegen ist die Vitamin-A-Hypervitaminose häufiger anzutreffen. Sie ist ausschließlich ernährungsbedingt (ausschließliche Leberfütterung) oder iatrogener Natur. Eine längerfristige Gabe von wesentlich mehr als 1,5 mg/kg KM (400 IE) kann eine Hypervitaminose auslösen. Begünstigt wird die Hypervitaminose durch Niereninsuffizienz und Proteinmangel in der Nahrung. Zusätzlich besteht ein synergistischer toxischer Effekt bei Leberschädigungen durch weitere Toxine. Die Folgen, die an der Leber aus einer A-Hypervitamiose resultieren, sind besonders Hepatozytenuntergang mit Fibrose, die sich klinisch als Hepatomegalie, Portaldruckerhöhung, Aszites äußern. Zusätzlich kommen Skelettveränderungen (Hals-Brustwirbelsäule) vor.

Vitamin D wird außer in der Leber auch in anderen Organen gespeichert. In der Leber wird es zu 25-Hydroxicholecalciferol hydrolysiert und, an Transportprotein gebunden, in die Nieren transportiert, wo eine weitere Hydrolysierung an Stelle 1 zu 1,25-Dihydroxicholecalciferol (Calcitriol) erfolgt. Durch Fettmalabsorption, heute kaum noch durch alimentäre Mängel, kann ein Vitamin-D-Mangel resultieren. Posthepatische Hepatopathien, die zu einem Gallensäuremangel im Darm führen, können Ursache einer solchen – bei Kleintieren seltenen – Vitamin-D-Hypovitaminose sein. Wesentlich häufiger ist (war?) die iatrogene Hypervitaminose, die zu Verkalkungen zahlreicher Organe, besonders der Niere, führt.

Vitamin E wird ebenfalls außer in der Leber in weiteren Organen gespeichert. Es verhindert die Lipidperoxidation. Ein Mangel tritt hauptsächlich durch Fütterungsfehler auf (Fischkonserven, Bratfisch; KIENZLE 1996), besonders bei Oxidation (Ranzigwerden) von Fettsäuren.

Vitamin K wird nur in geringen Mengen in der Leber gespeichert. Bei Fettmalabsorption im Darm, etwa durch Gallensäurenmangel, wo Vitamin K durch den Bakterienmetabolismus synthetisiert wird, kommt daher sehr rasch eine Vitamin-K-Hypovitaminose mit der Folge der Synthesestörung Vitamin-K-abhängiger Gerinnungsfaktoren zustande. Bei Leberkrankheiten kommt dagegen erst spät eine Störung der Speicherfähigkeit von Vitamin K vor; wesentlich früher wird die Synthese der Gerinnungsfaktoren durch die Hepatozyten eingestellt.

Vitamine des B-Komplexes werden im Dünndarm resorbiert. In den Hepatozyten werden sie phosphoryliert und dienen als Coenzyme. Bei Nahrungsmangel allein entsteht normalerweise keine Defizienz; wenn jedoch ein erhöhter Verbrauch oder Metabolismus vorliegt oder aber eine Mangelernährung mit Vitamin B-, insbesondere mit Thiamindefizit besteht, kann eine Vitamin-B-, besonders Thiaminhypovitaminose auftreten und zu schweren nervalen Störungen führen. Dies trifft insbesondere bei Katzen zu, die im Hungerzustand, verbunden mit anderen, oft fiebrigen Krankheiten, zu Thiaminmangelkrankheiten neigen.

Die **katabolen Eigenschaften** der Leber umfassen die Konjugation von Substanzen, die damit meistens entgiftet und in einen ausscheidungsfähigen Zustand versetzt werden. Das *Bilirubin* entsteht als eisenfreies Abbauprodukt des Hämoglobins im RES, besonders in der Milz. Es gelangt, an Albumin als Carrier gebunden, in die Leber, wo es an der sinusoidalen Seite vom Albumin abgespalten und in die Hepatozyten aufgenommen wird. Hier wird das vorher lipidlösliche primäre **Bilirubin** enzymatisch an Glucuronsäure gebunden, so dass es wasserlöslich und an der kanalikulären Seite des Hepatozyten ausgeschieden wird (sekundäres oder glukuronidiertes Bilirubin). Bei Auftreten großer Mengen primären Bilirubins, insbesondere bei gleichzeitiger Hypalbuminämie, Azidose, Vermehrung von freien Fettsäuren und organischen Anionen, wird nicht alles primäre Bilirubin an Albumimin gebunden, so dass einiges frei bleibt und leicht die Zellen penetrieren kann. Es kann auf diese Weise, wie besonders auch beim Neugeborenen, auch die Nervenzellen penetrieren und hier schwere Störungen hervorrufen (sog. **Kernikterus**). Eine Erhöhung des primären Bilirubins kommt außer bei vermehrtem Erythrozytenzerfall (hämolytische Anämie) auch bei Hepatopathien durch „Regurgitation" ins Blut und Dekonjugierung vor. Die Erhöhung des sekundären Bilirubins im Blut erfolgt durch Überlastung der Ausscheidungskapazität, durch schwere Hepatozytenschäden an der kanalikulären Seite oder durch Verschluss intra- oder extrahepatischer Gallengänge.

Ähnlich wie Bilirubin werden die zur Diagnostik verwendeten Farbstoffe aufgenommen und ausgeschieden.

Das **Urobilinogen** entsteht im Darm aus dem in das Duodenum ausgeschiedenen Bilirubin, das dort dekonjugiert und unter Einfluss der Darmbakterien zu Urobilinogen umgewandelt wird. Es wird in tieferen Darmabschnitten zum Teil resorbiert und über die Niere ausgeschieden, zum Teil aber gelangt es wieder in die Leber. Bei Fehlen von Bilirubin im Darm wird kein Urobilinogen gebildet, resorbiert und mit dem Harn ausgeschieden, so dass seine Abwesenheit bei gleichzeitigem **Ikterus** für einen Gallengangsverschluss spricht.

Gallensäuren entstehen in der Leber als Endprodukt des Cholesterinstoffwechsels, dessen einzigen wesentlichen Eliminationsweg sie darstellen. Sie werden in den Darm ausgeschieden, wo sie entscheidend in der Fettverdauung mitwirken (Emulgierung durch Mizellenbildung). Mit dem Kot wird ein Teil der Gallensäuren ausgeschieden, ein anderer Teil wird resorbiert und gelangt erneut in die Leber. Durch größere Mengen an Ballaststoffen wird der Anteil mit dem Kot ausgeschiedener Gallensäuren vergrößert. Damit steigt auch die Syntheserate an. Die Gallensäuren sind starke Detergenzien und damit zelltoxisch.

Bei **Leberzirrhose** wird die Synthese von Cholat eingeschränkt, dagegen kaum von Chenodeoxicholat. Trotzdem ist die Gesamt-Gallensäurenkonzentration im Blutserum erhöht. Dies kommt zustande durch die verminderte Aufnahmefähigkeit der Gallensäuren durch die Hepatozyten aus dem sinusoidalen Blut, ebenso die herabgesetzte Sekretion an der kanalikulären Seite (intrahepatische Cholestase). Im Darm kann dann eine Fettverdauungsstörung auftreten. Ebenso steigen die Serumgallensäuren verständlicherweise bei posthepatischer Cholestase an. Erhöhungen der Serumgallensäuren werden auch bei portosystemischem Shunt gefunden, da ein Teil der in den Darm gelangten Gallensäuren resorbiert, über die Vena portae normalerweise der Leber zugeführt, beim Shunt jedoch „um die Leber herumgeführt" und dem großen Kreislauf direkt zugeleitet werden. Ähnliches gilt für Leberfibrose und -zirrhose, wenn durch den infolge der Fibrose und insbesondere der Zirrhose entstandenen architektonischen Umbau der Leber eine direkte Verbindung zwischen Portalblut und der Zentralvene das Portalblut intrahepatisch direkt in die Vena hepatica abgeführt wird und keine ausreichende Gelegenheit erhält, mit der sinusoidalen Seite der Hepatozyten in Kontakt zu treten. Außerdem kann durch Vermehrung von Darmbakterien (Dysbakterie, bacterial overgrowth) eine beschleunigte Dekonjugierung von Gallensäuren im Darm erfolgen, die dann leichter resorbiert werden und zum Anstieg im Serum führen.

Es bestehen also folgende Ursachen für eine Erhöhung der Gallensäuren im Blutserum:
- Leberfibrose
- posthepatische Obstruktion
- extra- oder intrahepatischer portosystemischer Shunt
- verstärkte bakterielle Dekonjugation im Darm (Dysbakterie)

Die Bestimmung der Serumgallensäuren hat sich einen festen Platz in der Labordiagnostik von Leberkrankheiten erobert. RUFER und GRÜNBAUM (1997) berichten von einem Stimulationstest mit Ceruletid, der besser standardisierbar sei als die postprandiale Bestimmung der Serum-Gallensäuren.

Fremdstoffe, die als pharmakologische Wirkstoffe oder aber als Toxine die Leber erreichen, werden hier besonders im mikrosomalen Anteil der Hepatozyten metabolisiert und damit entgiftet und ausgeschieden. Bei Leberkrankheiten wird diese Metabolisation behindert, so dass sich Medikamente und Toxine im Organismus anreichern können. Andererseits können Wirkstoffe hepatotoxisch sein und so die Leber direkt schädigen.

Das **Retikuloendotheliale System** (RES) der Leber, hauptsächlich repräsentiert von den Kupfferschen Sternzellen, ist zuständig für die Eliminierung von Toxinen einschließ-

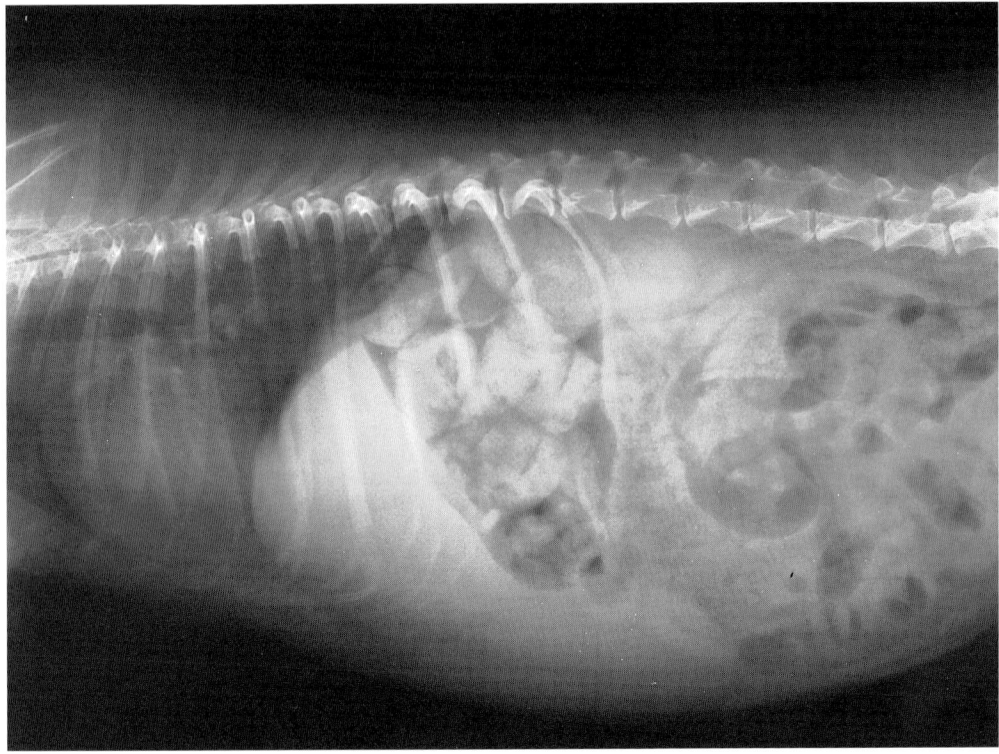

Abb. 9.1.: Hepatomegalie bei Herzinsuffizienz.

lich Endotoxinen, Fibrin und Fibrinogenspaltprodukten, Krankheitserregern, Antigenen, Hämoglobin u. a. Eine Beeinträchtigung des RES wird von Durchblutungsstörungen (Schock), bakteriellen oder viralen Infektionskrankheiten, Immunsuppression oder Autoimmunkrankheiten ausgelöst.

Die **Kreislaufverhältnisse** der Leber werden bestimmt durch das Blut der A. hepatica und das der V. portae. Das venöse Portalblut versorgt die Leber mit der Hälfte des benötigten Sauerstoffs, die andere Hälfte wird vom arteriellen Blut zugefügt. Bei Abnahme des Portalblutflusses kann der arterielle Anteil bis zum Doppelten steigen, was jedoch beim Hund nicht ausreicht und zu Leberzellnekrose und Zusammenbruch der RES-Funktionen führt. Eine Erhöhung des Portalblutdrucks kann prä-, intra- oder posthepatische Ursachen haben. Prähepatische Ursachen betreffen arteriovenöse Shunts, erhöhte Widerstände oder angeborene Anomalitäten. Intrahepatische Ursachen sind sinusoidal oder postsinusoidal lokalisiert und betreffen Fettleber, Hepatitis, Gallengangsobstruktion, Fibrose, Tumoren, Thrombose. Posthepatische Ursachen sind Herzinsuffizienz, Perikarditis oder Lebervenenobstruktion. Durch die Hypertension wird der hydrostatische Druck der Kapillaren erhöht, der den onkotischen Druck übersteigt, so dass Flüssigkeit in die Bauchhöhle abgepresst wird und ein Aszites entsteht. Dies wird noch verstärkt durch mangelhafte Albuminsynthese infolge der Hepatopathie.

Gesteuert wird der Blutfluss durch humorale und neuronale Regulierung sowie durch Autoregulation der Gefäße des Splanchnikusgebiets. Eine Erhöhung des Blutdrucks kann entstehen durch intrahepatische Verengung des Kreislaufsystems (etwa bei Zirrhose) oder als Folge einer Herabsetzung des Leberblutflusses durch portosystemischen Shunt. Normalerweise beträgt der Blutdruck in der Portalvene 6 bis 10 mm Hg. Eine Erhöhung kann stattfinden bei Vermehrung der Blutmenge in der Vena portae sowie beim Anstieg des Strömungswiderstands gegenüber dem portalen oder dem intrahepatischen Blutfluss, selten bei Hypertension durch tumoröse Kompression, akute Pankreatitis, Thrombose oder Fibrose der Vena portae, ebenso bei arteriovenösen Fisteln. Eine posthepatische Erhöhung des Blutdruck kommt häufig zustande bei Hypertension in der Vena hepatica infolge von Rechtsherzinsuffizienz.

Intrahepatische Druckerhöhungen kommen präsinusoidal, sinusoidal oder postsinusoidal zustande. Präsinusoidale Hypertension ist die Folge von Hepatitiden, Fibrose, Neoplasien, selten bei Kupferintoxikation. Sie führt zur Splenomegalie und kann zur Ausbildung eines portosystemischen Shunts führen (Druckerhöhung in der Vena portae und Ableitung des Blutes durch Eröffnung der portosystemischen Verbindung). Die sinusoidale Hypertension wird durch Hepatozytenvergrößerung (Schwellung bei Entzündung, Kollagenspeicherung), ferner durch Bindegewebe (Fibrose, Zirrhose) hervorgerufen. Außer einer Splenomegalie wird bei sinusoidaler Hypertension auch ein Aszites beobachtet. Postsinusoidale Hypertension wird ausgelöst durch Behinderung des venösen Abflusses etwa bei chronischer Hepatopathie und besonders Zirrhose, durch Gallenstau und Druckerhöhung in der Zentralvene. Tumoren können eine solche Druckerhöhung durch Abflussstörung bewirken. Auch hierbei treten Splenomegalie, Aszites und Shuntbildung auf.

Aszites entsteht auf verschiedene Weise: durch Erhöhung des Portaldrucks infolge des prä-, intra- oder postsinusoidalen Hochdrucks; durch Hypoalbuminämie infolge Synthesestörung in der Leber; durch hepatogenen sekundären Hyperaldosteronismus. Durch Störungen der Synthese u. a. des Albumins kommen Absenkungen des kolloidosmotischen Drucks zustande, die zu einem Wasserverlust aus dem intravasalen Raum ins Interstitium führen. Mit einem Absinken des Serumalbumins auf unter 1,5 g/dl (15 g/l) ist der kritische Punkt erreicht. Die Ergüsse können prinzipiell überall im Körper vorkommen. In Verbindung mit der Erhöhung des hydrostatischen Venendrucks durch die Leberkrankheit kommt es jedoch im Portalbereich zu einer Hypertension, so dass sich abgesunkener intravasaler hydrostatischer Druck und erhöhter Kapillardruck potenzieren. Auf diese Weise ist die Entstehung des (Hydrops) Aszites erklärlich. Dieses Wasser geht als Volumen dem Kreislauf verloren. Die Folge ist ein vermindertes Herzzeitvolumen. Dies führt zu einer Minderdurchblutung einiger primär weniger lebenswichtiger Kreislaufgebiete aus dem Blutkreislauf, u. a. des Splanchnikusgebiets und der Nieren. In der Niere wird die Sekretion von Aldosteron, im Gehirn die von ADH angeregt. Außerdem werden die Wirkungen von Katecholaminen verstärkt. Die Konsequenz ist eine Natriumkonzentration bei gleichzeitigem Kaliumverlust sowie eine verminderte Wasserausscheidung durch Herabsetzung der glomerulären Filtrationsrate. Hinzu kommt die verlangsamte Metabolisierung von Aldosteron bei Leberkrankheiten (hepatogener sekundärer Hyperaldosteronismus). Dadurch wird vermehrt Natrium in der Niere retiniert und verstärkt Kalium ausgeschieden.

Die geringere Filtrationsrate in Verbindung mit der relativ hohen Natriumkonzentration an der Macula densa des juxtaglomerulären Apparats regt die Sekretion von Renin an. Dadurch wird die Umwandlung von Angiotensinogen zu Angiotensin I und durch das Angiotensin converting Enzym zu Angiotensin II katalysiert und weiteres Aldosteron sezerniert. Insgesamt resultieren daraus eine Erhöhung des Blutdrucks und eine Ausweitung der Wassermenge.

Auf die intravasale Volumenerhöhung reagiert der Organismus normalerweise durch vermehrte Sekretion des Atrialen natriuretischen Peptids oder Faktors (ANP oder ANF), das die Rückresorption von Natrium im proximalen Tubulus verhindert. Bei Aszites funktioniert die Hemmung der Natriumrückresorption durch ANP jedoch nicht ausreichend. Die Folge ist eine Retention von Natrium und Wasser. VOLLMAR und REUSCH (1991) fanden bei Nierenversagen und Herzinsuffizienz erhöhte, bei Cushing-Syndrom leicht erniedrigte Werte von ANP.

Aus diesen pathophysiologischen Vorgängen erklärt sich das so genannte **Hepatorenale Syndrom**. Man versteht darunter das infolge von Leberkrankheiten auftretende akute oligurische Nierenversagen. Zugrunde liegen die o. a. pathophysiologischen Vorgänge, die zu einer Verminderung der Nierendurchblutung (Wirkung von Renin, Angiotensin, ADH, Katecholamine) mit Herabsetzung der glomerulären Filtrationsrate führen.

Eine Zirkulationsstörung wird durch **portosystemische Shunts** ausgelöst. Sie können angeboren oder erworben sein. Angeborene Shunts kommen zustande durch Offenbleiben des fetalen Ductus venosus, durch den nach der Geburt Blut von der V. portae in die Lebervene oder die V. cava caud. unter Umgehung der Leber geleitet wird. Weiterhin kommen große intrahepatische portokavale Shunts, Verbindungen zwischen V. cava und V. azygos und splenorenale oder mesenteriale Verbindungen vor. Die Folgen sind mangelhafte Verstoffwechselung der aus dem Splanchnikusgebiet herangeführten neurotoxisch wirkenden Stoffwechselprodukte der Verdauung und Auslösung eines hepatoenzephalen Syndroms.

Durch Leberkrankheiten wird die **Integrationsfähigkeit** der Hepatozyten vermindert. Die Folge ist Austritt von Zellbestandteilen. Freigesetzt werden intrazelluläre Enzyme, die im Blutserum erscheinen und diagnostisch bedeutungsvoll sind, ferner antigene Substanzen, die zu einer vermehrten Antikörpersynthese führen.

Es gibt kein klinisches Symptom, das absolut pathognostisch für eine Lebererkrankung ist. Dies gilt einschließlich Ikterus und Lebervergrößerung. Die Symptome, die bei Lebererkrankungen auftreten können, sind vieldeutig:

Leistungsschwäche,
Gewichtsverlust,
Entwicklungsstörungen,
Fieber,
Schmerzhaftigkeit im Vorderbauch,
Ikterus,
Anorexie,
Erbrechen,
Durchfall,
Kot- und Urinfarbveränderungen,
Hepatomegalie,
Verkleinerung der Leber,
Splenomegalie,
Aszites,
Polydipsie,
Polyurie,
Apathie,
Koma,
Krampfanfälle,
hämorrhagische Diathese.

Symptomlosigkeit ist anfangs häufig. Den beim Menschen zu findenden Pruritus haben wir selbst bei hohen Gallensäurewerten nicht beobachtet.

9.4 Diagnostische Verfahren

9.4.1 Labordiagnostik

Die Untersuchung der Leber ist ohne Labordiagnostik nicht ausreichend (siehe Lehrbücher der Labordiagnostik). Die Laborergebnisse zeigen an, ob die Leber erkrankt ist oder nicht; sie allein sind jedoch meist nicht ausreichend, eine endgültige Diagnose zu stellen. Sie geben Hinweise, ob weitergehende diagnostische Maßnahmen erforderlich sind (Ultraschall, Röntgen, Biopsie) und gestatten eine Überwachung der Therapie.

Die **Maßnahmen der Labordiagnostik** können wie folgt gegliedert werden:

1. **Leberenzyme:** ALT (früher GPT), GLDH, AP (bei der Katze nur in schweren Fällen erhöht); weniger häufig erhöht: AST (früher GOT), GGT (bei der Katze kaum erhöht).
2. **Gallenfarbstoffe:** Serum-Bilirubin, Urin-Bilirubin, Urin-Urobilinogen.
3. **Lipide:** Cholesterin, gesamtes und verestertes, Serum-Gallensäuren.
4. **Proteine:** Albumin, Globuline, Gerinnungsfaktoren; Aminosäuren, aromatische und verzweigtkettige.
5. **Ammoniak**
6. **Belastungstests:** Ammoniumtoleranztest (ATT), Gallensäurenbestimmung postprandial.

Den Tests kommt unterschiedliche Wertigkeit und Indikation zu. (Siehe einzelne Kapitel sowie Lehrbücher der Labordiagnostik.)

Die **Alanin-Aminotransferase** (ALT, ALAT, früher GPT) reagiert bei Hund und Katze annähernd leberspezifisch, d.h. ihre Aktivität ist nahezu ausschließlich bei Leberkrankheiten erhöht. Sie ist ausschließlich im Zytoplasma zu finden. Die ALT-Aktivität im Serum erhöht sich daher besonders stark bei Leberzellnekrosen, aber auch schon bei leichteren Schäden der Hepatozyten, die nur zur Membrandesintegration geführt haben und potentiell reversibel sind. Die stärksten Aktivitätssteigerungen werden bei akuten Hepatitiden und Nekrose der Hepatozyten gefunden, während bei chronischen Krankheiten geringere Aktivitätserhöhungen nachgewiesen werden. Nur geringe oder keine Anstiege sind bei portosystemischen Shunts zu finden. Ebenso werden nur geringe Aktivitätserhöhungen bei steroidinduzierter Hepatopathie (Hyperadrenokortizismus) mit Ausnahme der AP und ihres hitzestabilen Isoenzyms und bei Lipidose, unterschiedlich starke Anstiege bei Hyperthyreose und Diabetes mellitus gesehen.

Die **Aspartat-Aminotransferase** (AST, ASAT, früher GOT) kommt in zahlreichen Organen vor, besonders in quer gestreifter Muskulatur, bei deren Schädigung sie bei Hund und Katze am stärksten erhöht ist. Im Hepatozyten findet sie sich sowohl im Zytosol als auch an die Mitochondrien gebunden (bilokulär). Bei der Katze steigen die Aktivitäten im Blutserum im Falle akuter Hepatopathien oft stärker an als die der ALT. Wegen ihrer fehlenden Organspezifität eignet sie sich jedoch nur mit Einschränkung zur der Leberdiagnostik.

Die **Sorbit-Dehydrogenase** (SDH) ist ein leberspezifisches, an das Zytosol gebundenes Enzym. Es ist gut geeignet zur Diagnose einer akuten Leberzellschädigung. Die Aktivität bleibt jedoch nur kurz erhöht. Heute wird das Enzym kaum noch bestimmt.

Glutamat-Dehydrogenase (GLDH) ist an die Mitochondrien gebunden (monolokuläres Enzym) und ist weitgehend leberspezifisch, da sie praktisch nur bei Leberkrankheiten erhöht ist. Die höchsten Aktivitäten finden sich im zentrilobulären Bereich der Leberläppchen. Bei sekundären Hepatopathien, die zu einer Schädigung des zentrilobulären Läppchenbereichs führen, ist sie daher am stärksten erhöht (Gallestauung, Hypoxämie, kongestive Herzinsuffizienz). Bisweilen werden geringe Aktivitätsanstiege bis 15 IU/l ohne diagnostischen Wert festgestellt.

Die **Alkalische Phosphatase** (AP, SAP, ALP) besteht aus zahlreichen Isoenzymen, die jeweils mehr oder weniger stark organspezifisch sind. Außer an membranösen Strukturen der Leber und der Gallengänge kommt sie im Dünndarm, in den Osteoblasten, der Plazenta und den Nieren vor. Mit Ausnahme der Dünndarm-AP können alle übrigen Isoenzyme zur Aktivitätssteigerung im Serum führen. Allerdings sind die meisten Aktivitätssteigerungen im Blutserum auf die Leber-, Galle- oder Knochen-AP (letztere mit gewisser Einschränkung bei der Katze) zurückzuführen. Besonders bei Gallestauungen kommt eine Steigerung zustande. Bei Steroidhepatopathie, iatrogen oder spontan, kommt ebenfalls eine oft erhebliche Steigerung der AP-Aktivität zustande. Das so induzierte Isoenzym ist jedoch im Gegensatz zu den übrigen AP-Isoenzymen hitzestabil (65 °C), so dass es sich sehr gut zur Diagnose und insbesondere Überwachung einer Therapie des Hyperadrenokortizismus eignet (TESKE u. Mitarb. 1989). Bei Katzen steigt die AP nur geringer an als beim Hund; als „Suchenzym" ist sie daher eher ungeeignet. Wenn jedoch stärkere (über das Dreifache) Aktivitätssteigerungen zustande kommen, deutet dies auf eine schwere, möglicherweise cholestatische Hepatopathie hin. Zum Teil dürfte die geringere Aktivitätssteigerung an der im Vergleich zum Hund vielfach geringeren Halbwertszeit der Leber-AP liegen (Hund drei Tage, Katze sechs Stunden). Differentialdiagnostisch kommen bei AP-Erhöhungen außer primären Leberkrankheiten sekundäre Hepatopathien (Diabetes mellitus, Hyperthyreose, Hyperadrenokortizismus), Knochenkrankheiten, Pyometra, Nephropathien, selten Enteritiden in Frage; bei Jungtieren ist das Enzym infolge des Knochenwachstums und der damit verbundenen Osteoblastentätigkeit ebenfalls erhöht.

Die **γ-Glutamyltransferase** (γ-GT, GGT, früher γ-Glutamyltranspeptidase) wird in der Leber synthetisiert. Sie hat dort ähnliche Lokalisationen wie die AP (membrangebunden), ist aber leberspezifischer, obgleich sie auch in der Niere, im Pankreas und im Dünndarm vorkommt; ihre höchsten Aktivitäten entfaltet sie jedoch bei Leberkrankheiten, besonders bei posthepatischer Cholestase, auch bei Steatose, ferner nach Induktion durch Barbiturate oder Kortikosteroide. Das Enzym reagiert – ähnlich wie die AP – träger als die Transaminasen, steigt nicht so hoch an wie die AP und ist bei der Katze wesentlich weniger zuverlässig als die AP, da es selbst bei schweren Hepatopathien selten erhöht ist.

Serum-Bilirubin ist erhöht bei massiver Hämolyse (prähepatischer Ikterus), bei verminderter Aufnahme und/oder Abgabe durch die Hepatozyten ([intra-]hepatischer Ikterus) oder bei herabgesetzter Ausscheidung durch die Galle (posthepatischer Ikterus). Bilirubin entsteht aus Hämoglobin, das vom Eisen befreit ist und im RES zu Bilirubin I (primäres, fettlösliches, wasserunlösliches B.) metabolisiert, an Transportalbumin gebunden und zur sinusoidalen Seite des Hepatozyten durch den Blutstrom transportiert wird. Dort wird es in den Hepatozyten aufgenommen, nachdem das Protein abgespalten worden ist, wird intrahepatozellulär an Glukuronsäure konjugiert und damit zu wasserlöslichem sekundären Bilirubin oder Bilirubin II. Dieses wird an der kanalikulären Seite des Hepatozyten aus diesem über die Mikrovilli ausgeschleust und gelangt über die Galle in den Darm, wo es dekonjugiert und u. a. zu Urobilinogen abgebaut wird. Dieses wird entweder weiter bis zu Sterkobilin verstoffwechselt, oder es wird resorbiert und wiederum der Leber zugeführt oder aber über die Niere ausgeschieden, worauf es im Urin nachgewiesen werden kann.

Die Nierenschwelle für Bilirubin ist beim Hund sehr niedrig und offenbar wechselnd, während sie bei der Katze höher liegt. Beim Hund kann daher Bilirubin im Urin auch im Falle ungestörter Leberfunktion in wechselnder Menge nachgewiesen werden, während dies bei der Katze nicht der Fall ist. Bei Erhöhung im Blutserum wird das wasserlösliche Bilirubin II im Urin vermehrt gefunden. Urobilinogen wird im Urin normalerweise in unterschiedlicher Konzentration nachgewiesen. Wenn jedoch ein posthepatischer Ikterus vorliegt und damit kein Bilirubin in den Darm gelangt, dann kann kein Urobilinogen gebildet, resorbiert und mit dem Urin ausgeschieden werden und es wird im Urin nicht nachgewiesen bei gleichzeitig vermehrtem Urin-Bilirubin. Damit ist die gleichzeitige Bestimmung von Serum- und Urin-Bilirubin sowie Urin-Urobilinogen ein wertvolles Diagnostikum zur Ermittlung posthepatischer Verschlüsse. Allerdings wird die kanalikuläre Sekretion von Bilirubin und damit die Entstehung von Urobilinogen in terminalen Formen von Hepatopathien (Leberzirrhose) ebenfalls erheblich gestört.

Dagegen ist die Differenzierung von Gesamt- und sekundärem Bilirubin im Blut nur von untergeordneter diagnostischer Bedeutung. Zwar ist primäres Bilirubin bei Hämolyse meist stärker erhöht als bei hepatischem oder posthepatischem Ikterus; bei letzteren Formen gelangt jedoch ein großer Teil des sekundären Bilirubins durch „Regurgitation" wieder in die Blutbahn, wo ein Teil zu primärem Bilirubin dekonjugiert wird, so dass die Differenzierung unsicher wird.

Von den **Serum-Lipiden** werden Gesamt-Cholesterin und verestertes Cholesterin gemessen. Gesamt-Cholesterin steigt bei Gallengangsverschlüssen an; gleiches gilt jedoch auch für zahlreiche andere Krankheiten (Hypothyreose, Diabetes mellitus, Hyperadrenokortizismus, Glomerulopathien). Bei Hepatopathien sinkt gleichzeitig das veresterte Cholesterin ab. Größere Bedeutung hat die Cholesterinbestimmung zur Diagnose von Leberkrankheiten heute nicht mehr. Gleiches gilt für die Triglyzeride.

Die **Gallensäuren** werden in der Leber aus Cholesterin synthetisiert und in den Darm ausgeschieden. Ein Teil wird dort resorbiert und gelangt ins Blut, von wo sie erneut von der Leber resorbiert werden. Bei Leberkrankheiten kann diese Resorption gestört, bei Gallengangsverschluss die Ausscheidung gestört sein, bei portosystemischem Shunt kommen die Serum-Gallensäuren nicht ausreichend mit den Hepatozyten in Kontakt. Bei allen drei Krankheiten kommt daher eine Serum-Gallensäurenerhöhung zustande. Dies zeigt, dass Serum-Gallensäuren nicht pathognomonisch etwa für portosystemische Shunts sind. Sensitivität und Spezifität der Serum-Gallensäuren variieren sehr stark mit der Festlegung des Referenzbereichs, bei dem erhebliche Unterschiede mitgeteilt werden: sie variieren von 0 bis 5, bis 15,5 und bis 20 µmol/l bei gesunden nüchternen Hunden und Katzen. Die Unterschiede dürften auch durch extrahepatische Einflüsse (Resorption im Ileum) zustande kommen. Nach Fütterung einer fett- (cholesterin-) reichen Nahrung (Fleisch, Eigelb) ergeben sich erhebliche Steigerungen der Serum-Gallensäuren. Aber auch hiermit lassen sich Sensitivität und Spezifität nicht verbessern.

Die **Proteine** werden weniger zur Diagnose von Hepatopathien als zur Feststellung von deren Folgen bestimmt. Die wichtigsten in der Leber synthetisierten Proteine sind Albumin, α- und β-Globuline, die Gerinnungsfaktoren der Prothrombinreihe und das Fibrinogen; sie sind bei Leberkrankheiten daher vermindert. Die γ-Globuline als Träger der Immunglobuline sind als Reaktion auf bei Hepatopathien vermehrt in die Blutbahn gelangende Antigene häufig erhöht.

Zusätzlich kann man die wichtigsten **Aminosäuren** bestimmen und die verzweigtkettigen zu den aromatischen ins Verhältnis setzen. Der Quotient sinkt besonders bei hepatoenzephalem Syndrom. Die Untersuchung wird jedoch in praxi selten durchgeführt.

Ammoniak wird im Darm unter Bakterien-Urease-Einfluss gebildet, resorbiert, über den Portalkreislauf zur Leber transportiert und dort zu Harnstoff entgiftet und über die Nieren ausgeschieden. Die Katze weist im Portalblut mehr als doppelt so viel Ammoniak auf wie der Hund (ca. 800 bzw. 350 µg/dl). Erhöhungen von Serum-Ammoniak kommen dann zustande, wenn eine generalisierte Leberkrankheit besteht oder wenn durch einen portosystemischen Shunt das ammoniakreiche Portalblut um die Leber herumgeschleust wird und direkt in den Kreislauf gelangt; außerdem steigt Ammoniak postprandial besonders nach einer proteinreichen Nahrung kurzfristig an (das Maximum wird nach ca. zwei Stunden erreicht). Werte innerhalb des Referenzbereichs (bis 100 µg/dl) schließen eine Leberkrankheit nicht aus. Eine wesentliche Verbesserung der Sensitivität wird durch den Ammoniumchloridbelastungstest erreicht: 100 mg/kg KM Ammoniumchlorid wird per os (Magensonde) verabreicht und vorher sowie 30 min nachher Plasma-Ammoniak gemessen. Bei Lebergesunden kommt kaum ein Anstieg über 100 (120) µg/dl vor, bei portosystemischem Shunt oder bei Hepatopathien mit hepatoenzephalem Syndrom steigen die Ammoniakwerte ganz erheblich über 120 µg/dl an. Wichtig ist, dass die Blutprobe sofort nach Entnahme eisgekült und das Serum möglichst sofort abzentrifugiert werden. Eine Verstärkung der neurologischen Symptome durch den Test ist nicht zu befürchten.

Die Farbstofftests (Bromsulfophthalein-, Indocyaningrüntest) werden heute nur noch selten durchgeführt. Dabei ist der Indocyaningrüntest den Bromsulfophthaleintest wegen der besseren Verträglichkeit vorzuziehen (KRAFT u. Mitarb. 1991). Er ist allerdings apparateaufwendiger, und der Farbstoff ist nur begrenzt haltbar.

9.4.2 Ultraschalldiagnostik

Die **Sonographie der Leber** ist eine wertvolle Bereicherung der klinischen Untersuchung. Sie ergänzt in vielfacher Hinsicht die Röntgenuntersuchung und sollte zur Routinediagnostik gehören. **Indikationen** sind
– Größenveränderungen (Hepatomegalie, Mikrohepathie)
– Aufdeckung von generalisierten oder fokalen Strukturveränderungen
– Bauchschmerz
– Ikterus
– Aszites
– Verdacht auf Gefäßanomalien (portosystemische Shunts, intra- oder extrahepatisch)
– unklares Fieber mit gastrointestinalen Störungen bei erhöhten Leberenzymen
– Metastasensuche
– Untersuchung der Gallenblase, ihres Inhalts (sludge) und der Gallengänge
– Biopsie unter Ultraschallkontrolle
– Verlaufsuntersuchungen

Immer werden dabei auch zumindest die angrenzenden Organe (Pankreas, Duodenum, Magenausgang) untersucht.

Der Untersucher/die Untersucherin muss sich zunächst an gesunden Befunden orientieren und dabei ein gewisses Maß an Erfahrung sammeln. Man achte auf die Form, Größe (gegenüber der Röntgenuntersuchung nur unsicher feststellbar), Ränder, insbesondere aber die Echogenität (Dichte) und Homogenität des Lebergewebes, seine Gefäße, die Lage, Größe und den Inhalt der Gallenblase und den Gallengang. Das Lebergewebe hat eine mittlere Dichte. Sie wird verglichen mit der Milz und der Nierenrinde (in dieser Reihenfolge nimmt die Dichte normalerweise ab). Die Leberränder sind rund und scharf, nicht höckrig. Man achte auf diffuse und auf umschriebene runde bis ovale Veränderungen der Echogenität. Gefäße stellen sich ebenfalls als runde bis ovale und längliche, echoarme bis echoleere Gebilde dar; von Parenchymveränderungen lassen sie sich durch Drehen des Schallkopfes um 90° unterscheiden: Gefäße lassen sich dann in ihrer Länge erkennen, sie lassen sich „strecken", während Parenchymveränderungen ihre Form mehr oder weniger behalten. Die Leberarterie ist schmal, hat eine dickere Wand, ist aber wegen ihrer Enge schlecht darstellbar. Die Vena portae liegt ventral der Vena hepatica. Die Portalvene ist von der Lebervene durch ihre dicke Wand leicht zu unterscheiden. Portosystemische Shunts lassen sich häufig gut darstellen. Mit Doppler-Ultraschall kann die Strömungsrichtung des Blutes verfolgt werden.

Diffuse Parenchymveränderungen lassen sich oft nur unsicher erkennen. Man kann sie am ehesten noch durch Vergleich mit Milz und Nierenrinde feststellen. Dagegen kann man umschriebene Veränderungen leicht erkennen. Sie können echogener, echoärmer oder gemischt echogen/hypoechogen sein, ohne dass man daraus in jedem Fall auf die zugrunde liegende Veränderung sicher schließen kann (primäre oder sekundäre Neoplasien, Lymphome, Hyperplasien, Fettinfiltrationen, Steroidleber, Regenerationsknoten). Hypoechogen sind alle mit vermehrtem Flüssigkeitsgehalt einhergehenden Veränderungen (Zysten, Hämatome, Hepatitiden, besonders akute, Angiektasien, Hämangioendotheliome, Abszesse). Diffuse Hyperechogenität liegt vor bei Fibrose, Zirrhose, Lipidose, Steroidleber, meist auch beim Lymphom.

Die Gallengänge können innerhalb des Leberparenchyms nicht von der Lebervene unterschieden werden. Besser lässt sich der Ductus cysticus erkennen, der gemeinsam mit der Vena portae verläuft. Er ist bei der Katze normalerweise gewundener als beim Hund. Bei posthepatischer Cholestase ist er erweitert und länger zu verfolgen. Die Gallenblase stellt sich rechts von der Mittel als echofreie Blase dar. Diffuse Verdichtungen im Lumen („sludge") werden bei fastenden Patienten ohne pathologischen Wert, bisweilen aber auch bei Obstruktionen des Gallengangs gesehen, wobei dann in der Regel auch ein Ikterus besteht und die Leberenzyme, besonders AP und – beim Hund – γ-GT erhöht sind. Gallensteine erscheinen als echodichte Gebilde mit Schallauslöschung. Sie kommen bei Hund und Katze sehr selten vor. Im Gegensatz zu Verkalkungen der Gallenblasenwand wandern Gallensteine bei Verlagerung des Patienten jeweils zum tiefsten Punkt. Mikrolithe erscheinen über das Lebergewebe verteilt. Dagegen lassen sich Konkremente im Gallengang in der Regel schlecht darstellen. Die Gallenblasenwand kann verdickt sein (Reihenfolge: echodichte – echoarme – echodichte Schicht), wenn eine Cholezystitis oder Cholangiohepatitis, ein Ödem oder eine Fibrose vorliegt. Neoplasien ragen in das Lumen hinein; in solchen Fällen kann man die Blutgefäße erkennen, am besten mit Doppler-Ultraschall. Beim Hund stellt man bisweilen strauchartige Verzweigungen von Polypen fest.

9.4.3 Röntgenuntersuchung

Die *Röntgenuntersuchung* zeigt umfangreichere Vergrößerungen einzelner Leberlappen oder der gesamten Leber an. Bedeutendere Verkleinerungen sind ebenfalls zu erkennen. Wichtig ist die Diagnostik von Gefäßverlaufsstörungen im Sinne der portosystemischen Shunts. Sie werden mit Hilfe der **Angiographie** ermittelt, die in Narkose durchgeführt wird. Eine ausführliche Beschreibung der Methode geben GREVEL u. Mitarb. (1987). Unterschieden werden: Arteriographie (A. coeliaca; A. hepatica); Portographie (über die V. jejunalis, V. mesenterica cran. als Splenographie); Lebervenenangiographie. Die speziellen Techniken können den Arbeiten von SCHMIDT, S. u. Mitarb. (1980 a, b) und GREVEL u. Mitarb. (1987) entnommen werden.

9.4.4 Leberbiopsie

Eine heute nicht mehr wegzudenkende Untersuchungsmethode steht in der *Leberbiopsie* zur Verfügung, die jedoch eines in der Beurteilung von Bioptaten versierten Pathologen bedarf. Vor der Durchführung muss überlegt werden, welcher Krankheitsverdacht vorliegt und entsprechend das Fixationsmittel mit dem Pathologen vereinbart werden. Folgende **Indikationen** für eine Leberbiopsie bestehen:
1. Krankhaft erhöhte Leberenzymwerte über mehrere Wochen, wenn die Ursache nicht anderweitig abgeklärt werden kann.
2. Hepatomegalie, wenn die Ursache nicht anderweitig abgeklärt werden kann (z. B. kongestive Herzinsuffizienz, Hyperarenokortizismus, Hyperthyreose).
3. Echodichte oder -arme Rundschatten.
4. Evtl. Leberverkleinerung außer portosystemischen Shunts.

5. Verlaufs- und Therapiekontrolle.
Kontraindikationen sind Gerinnungsstörung, Peritonitis, stark ausgeprägter Aszites, bei transthorakaler Biopsie Pleuritis, Hydro- oder Hämothorax oder -perikard, Gefäßtumorose, Verdacht auf Leberabszesse.

Technik der Leberbiopsie

Geräte:
Biopsiebesteck nach MENGHINI (geringe Läsionen, bei Zirrhose oder Fibrose bisweilen nur wenig Gewebe zu gewinnen; Einmaltestbestecke im Handel); Biopsiebesteck nach VIM-SILVERMAN (erhebliche Läsionen der Leber oder anderer Bauch- oder Brustorgane, bei Zirrhose oder Fibrose in jedem Falle ausreichendes Gewebe; dieses Besteck wird von uns kaum benutzt); Biopsiebesteck (Tru-cut) für die ultraschallkontrollierte Biopsie als sicherste Methode.

Vorbereitung des Patienten:
Zwölf Stunden fasten lassen; Analyse der Hämostase, wenn Hinweise für Hämostasestörungen bestehen (PTT; Thrombozytenzahl); eine Stunde vor der Biopsie Eingabe von 5 bis 20 ml Pflanzenöl, evtl. mit einem Eigelb (zur Kontraktion der Gallenblase); Röntgen (Feststellung der ungefähren Lebergröße); chirurgische Vorbereitung der Haut; örtliche Anästhesie, bei Katzen vielfach Narkose erforderlich.

Methodik:
1. **Biopsie unter Sichtkontrolle** (Laparotomie oder Laparoskopie; *Vorteil:* gezielte Biopsie möglich, keine Biopsie anderer Organe, insbesondere der Gallenblase; *Nachteile:* Narkose und chirurgisches Vorgehen erforderlich, wesentlich größere Belastung des Patienten, großer Zeitaufwand).
Sonographie (oft keine Narkose erforderlich, rasche und sichere Methode, gezielte Biopsie).
2. **Blindbiopsie** (= perkutane Biopsie; *Vorteile:* wesentlich rascher als mit Laparotomie oder -skopie durchführbar, geringe Patientenbelastung, geringer Aufwand; *Nachteil:* ungezielte Biopsie, etwas größere Verletzungsgefahr, bei etwas Übung zu vernachlässigen).
3. Die Methode der Wahl stellt heute die **ultraschallkontrollierte und -geführte Biopsie** dar. Hiermit können bei generalisierter Leberveränderung und selbst bei kleinen Herden gezielte Bioptate entnommen werden. Bei normal großer Leber und bei Hepatomegalie geht man i. Allg. transabdominal, bei Mikrohepathie transthorakal (von rechts) ein; bei Mikrohepathie ist jedoch die Verletzungsgefahr der Lunge oder anderer Organe geringer, wenn die laparoskopische Methode oder die Laparotomie durchgeführt wird. Der narkotisierte oder sedierte Patient wird so auf die Seite gelegt, dass die veränderte Leberstelle nach oben zu liegen kommt; bei diffuser Hepatopathie geht man links ein, es wird also die rechte Seitenlage gewählt. Man verwendet am besten automatische Biopsiebestecke, passend für den Schallkopf.
4. Die **Feine-Nadel-Biopsie** zur Anfertigung eines zytologischen Präparats wird in ähnlicher Weise durchgeführt. Hierbei ist eine Sedation oder gar Narkose i. Allg. zu vermeiden. Die Aussagekraft ist allerdings eingeschränkter als bei der histologischen Untersuchung.

Durchführung:
1. **Transthorakal** (geeignet besonders bei kleiner Leber): 6. bis 8. Interkostalraum, dorsal der Rippenfuge, rechte Seite, Scheren, Desinfektion, Lokalanästhesie, Hautperforation (Stilett), mit der aufgesetzten Kanüle senkrecht perforieren, Spritze aspirieren, dann Richtung auf Zwerchfell ändern, schnelles (!) Vorstoßen in die Leber durch das Zwerchfell und Zurückziehen, Ausspritzen des Gewebesäulchens in das Fixationsmittel.
2. **Transabdominal** (geeignet besonders bei Hepatomegalie): rechtsseitige Lagerung, Inzision mit Stilett linksseitig zwischen Rippenbogen und Xiphoid, sonst wie transthorakale Biopsie. Diese Technik wird von uns bevorzugt.

Komplikationen:
Verletzungen der Gallenblase führt häufig zum Schock oder eines Gallengangs (dann Laparotomie nötig); Blutung (meist harmlos); Biopsie eines anderen Organs (fast immer harmlos); Infektion und Peritonitis bzw. Pleuritis oder Pneumothorax (selbst nie beobachtet).
Die Verletzung anderer Organe kommt bei ultraschallkontrollierter Biopsie praktisch nicht mehr vor. Bei Verdacht auf große Hä-

matome oder Abszesse sollte keine Biopsie durchgeführt werden. Gleiches gilt auch für Hämangioendotheliome; dabei wird in der Regel nur Blut erhalten, ohne dass eine sichere Diagnose gestellt werden kann, während die Verschleppung von Tumorzellen und schwere Blutungen provoziert werden können.

9.5 Akute Leberkrankheiten

9.5.1 Akute Hepatopathie, Akute Hepatitis, Akutes Leberversagen

Ätiologie: Hauptursachen von Leberkrankheiten des Hundes und der Katze sind:
– infektiös
– toxisch
– traumatisch
– systemisch

Viral:
Canines Adenovirus 1 (CAV1)
Felines FIP-Coronavirus
Canines Herpesvirus

Bakteriell:
Leptospira interrogans serovar. *icterohaemorrhagiae, canicola*
Bacillus piliformis
Eitererreger (Staphylokokken, Streptokokken, *E. coli*, Salmonellen, Nocardien, Clostridien)

Toxoplasma gondii

Organ-, Stoffwechselkrankheiten:
Herz-, Kreislaufinsuffizienz
Akute Pankreatitis
Diabetes mellitus
Hyperadrenokortizismus
Hyperthyreose
akute Enteritis
Feline Lipidose
Akute hämolytische Anämie
Bauchtraumen (auch iatrogen)
Leberlappentorsion

Toxine, Wirkstoffe:
Ektotoxine:
Aflatoxine
Tetrachlorkohlenstoff
(Schwer-)Metalle (Thallium, Cadmium, Kupfer, Eisen, Blei, Selen, Mangan)
Pilzgifte (Knollenblätterpilz)
Rodentizide (Zinkphosphid)
Teer
Dioxin
Dimethylnitrosamin
Methanol
Phenole

Medikamente:
Acetaminophen
Acepromazin
Anabolika
Azetylsalizylsäure
Azathioprin
Amoxicillin
Carbamacin
Clindamycin
Enrofloxacin
Fenbendazol
Fluran (Methoxi-)
Glukocorticoide
Griseofulvin
Halothan
Itraconazol
Ivermectin
Ketoconazol
Ketaminhydrochlord
Mebendazol
Methimazol
Methotrexat
Oxibendazol
Phenazopyridin
Phenobarbital
Phenytoin
Phenylbutazon
Primidon
Propylthiouracil
Sulfadiazin + Trimethoprim
Tetrazykline
Thiazetarsamid
Tolbutamin
Trimethoprim

idiopathisch

Viele dieser Ursachen können auch chronische Hepatopathien nach sich ziehen. Häufig werden als primäre Hepatopathien solche bezeichnet, in deren Verlauf die Leber als erstes Organ oder idiopathisch, als sekundäre solche, die als Folgen anderer Organ- oder Stoffwechselfunktionskrankheiten entstanden sind.

Pathogenese: Das Canine Adenovirus 1 der H. c. c. dringt bei Hunden ohne Antikörper nach dem virämischen Stadium in die Kupfferschen Sternzellen ein, wo es sich vermehrt. Durch Produktion eines Fremdproteins und Freisetzung lysosomaler Enzyme werden die Kupfferschen Sternzellen geschädigt. Sie entlassen Virionen in die Disseschen Räume, von wo aus die Hepatozyten selbst befallen werden. Virale Hepatitiden sind generalisiert. Dagegen treten bakterielle Hepatitiden herdförmig auf und sind meist symptomarm. Die Bakterien können hämatogen (Nabelvene, V. portae, A. hepatica) oder cholangiogen in die Leber gelangen. Hepatotoxine einschließlich Endotoxine können die Leber durch Beeinträchtigung der Stoffwechselfunktionen oder durch Schädigung von Membranen beeinflussen.

Medikamentös bedingte Nekrosen kommen vorwiegend bei Langzeitanwendung vor (Antikonvulsiva, Sulfonamide, Antibiotika, Antiarrhythmika, Tannin u. a.). Akute Pankreatitiden wirken auf zweierlei Weise leberschädigend: Pankreas-Enzyme, besonders Trypsin, ferner Phospholipase A, Lysolezithin und Bradykinin gelangen bei akuten Pankreatitiden vermehrt über das Portalblut in die Leber, wo sie ihre gewebeschädigende Wirkung entfalten. Gleichzeitig werden vasoaktive Substanzen aus dem Pankreas entlassen, die zu einer Störung der Lebermikrozirkulation führen. Dies wiederum zieht ein verlängertes Verweilen der proteolytischen Pankreasenzyme in der Leber nach sich. Es kommt zur zentrilobulären Nekrose. Chronische Krankheiten des Digestionstrakts, vorab des Colons, können auf mehreren Wegen leberschädigend wirken: Bakterientoxine oder Nahrungsallergene können vermehrt ins Portalblut und damit in die Leber gelangen; Antikörper gegen Kolonepithelantigene können auch in der Leber gebildet werden, reagieren mit den Hepatozyten und rufen Entzündungen und Nekrosen hervor. Schwere Anämien und Ischämien (Schock, Thrombose, Herzinsuffizienz) führen infolge Sauerstoffmangels zu Nekrosen besonders im Bereich der Zentralvene.

Sehr häufig werden Leberreaktionen im Verlauf des Cushing-Syndroms oder iatrogener Kortikosteroidbehandlung gesehen. Sie kommen zustande durch die kortikosteroidinduzierte Akkumulation von Glykogen in den Hepatozyten mit reversibler Vakuolenbildung. Es resultiert daraus eine Hepatomegalie. Das Phänomen wird als steroidinduzierte Hepatopathie oder Steroidleber bezeichnet. Klinische Symptome sind damit nur in Ausnahmefällen verbunden. Die Steroidhepatopathie ist reversibel; sie bildet sich zurück bei ausreichender Behandlung des Cushing-Syndroms oder nach Absetzen der Kortikosteroidtherapie.

Bei Steroidhepatopathie erhöhen sich die Alkalische Phosphatase und – weniger ausgeprägt – die GGT, während die Transaminasen nicht oder nur geringgradig erhöht sind. In vielen Fällen kommt lediglich eine Steigerung der AP zustande, ohne dass Hepatomegalie und Glykogenspeicherung auftreten. Beides, Glykogenspeicherung und Enzymaktivitätssteigerung, sind individuell unterschiedlich ausgeprägt und können völlig fehlen. Die AP-Aktivität sagt zunächst noch nichts über deren Ursache aus. Die Messung der AP in auf 65 °C erhitztem Serum lässt jedoch die Differenzierung der Kortikosteroid-induzierten von anderweitig erhöhter AP zu (TESKE u. Mitarb. 1989). Endoskopisch erscheint die Leber vergrößert, blasser und etwas brüchiger (Biopsie).

Bei der Katze führt weder der iatrogene noch der spontane Hyperkortisolismus zu Veränderungen der Leber oder zur Enzymaktivitätssteigerung.

Eine bekannte Reaktion der Leber erfolgt unter Therapie mit Antikonvulsiva (Phenobarbital, Primidon, Phenytoin). Besonders unter Primidon-Behandlung kommen bisweilen Veränderungen vor, die auch zu klinischen Folgeerscheinungen führen können. Es ist nicht sicher, ob die Substanz selbst oder ihre Metaboliten (Phenobarbital und Phenyläthylmalonamid) oder ihre Kombinationen hepatotoxisch wirken. Die Behandlung besonders mit Primidon, aber auch mit Phenytoin, seltener mit Phenobarbital, führt sehr rasch zu oft massiven Leberenzymanstiegen. Es kommen außerdem intrahepatische Cholestasen und Zirrhosen vor. Klinische Zeichen sind Apathie, Anorexie, Gewichtsverlust, Erbrechen, Ataxie, Ikterus, Aszites und Koagulopathien. In solchen Fällen sollte versucht werden, das Mittel zu wechseln. Man sollte von Primidon oder Phenytoin auf Phenobarbital oder auf Kaliumbromid umstellen.

Klinisches Bild: Es ist wenig spezifisch und variiert relativ wenig zwischen dem idiopathi-

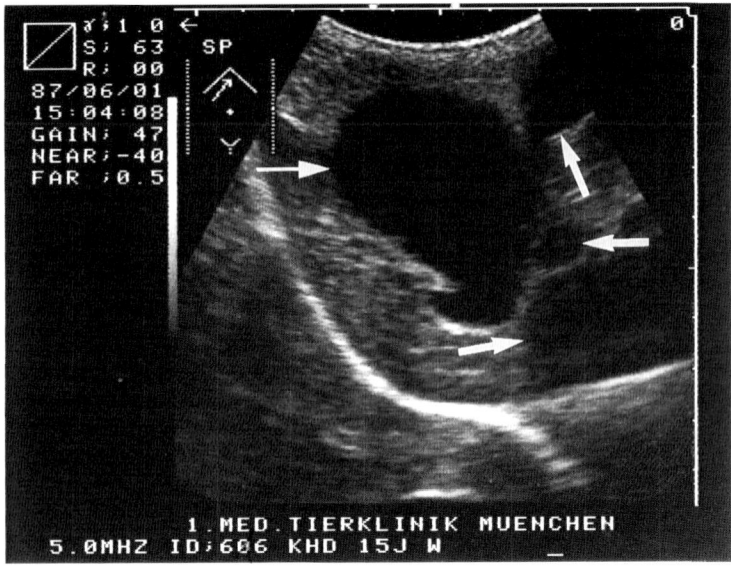

Abb. 9.2.: Einschmelzungsherde im Leberparenchym (dicke Pfeile). Gallenblase (dünner Pfeil). Sektion: Eitrig nekrotisierende Hepatitis.

schen akuten Leberversagen und den durch erkennbare Ursachen hervorgerufenen Hepatopathien. Bei den durch andere Organkrankheiten oder Funktionsstörungen sekundär ausgelösten Leberversagen kommen die Symptome der Grundkrankheit hinzu. Am häufigsten werden Apathie, Anorexie, Erbrechen, selten bis zur Hämatemesis, Durchfall, bisweilen Hämorrhagien, meist in Form petechialer Blutungen in Haut und Schleimhaut, zum Teil Ikterus beobachtet, der allerdings bisweilen höchste Grade erreichen kann. In milden Fällen zeigt er sich jedoch eher am gelben Blutserum und dem erhöhten Bilirubin im Serum und Urin. Die Leber selbst ist palpatorisch nicht verändert oder vergrößert. Schmerzhaftigkeit besteht nur, wenn die Leberkapsel durch akute Dehnung infolge akuter Leberschwellung gedehnt wird oder aber durch Gallenblasenentzündung. Bei generalisiertem Leberversagen entsteht rasch ein hepatoenzephales Syndrom.

Die Symptome bei der durch das **Canine Adenovirus** 1 (CAV1) ausgelösten Hepatitis contagiosa canis (H. c. c.) können von klinisch inapparent bis zu höchstgradiger, schließlich letal ausgehender Symptomatik mit Hinfälligkeit, Apathie, Fieber, das sich bei sorgfältigem Messen als triphasisch darstellt, ferner Anorexie, Erbrechen, Durchfall, oft höchstgradigem Vorderbauchschmerz reichen (s. d.). Zwar werden hin und wieder Virusausscheider gefunden; klinische Symptome gehören heute jedoch zu den absoluten Seltenheiten (vermutlich durch die langjährige Impfpraxis).

Bei der Infektion durch das **canine Herpesvirus**, das besonders Welpen innerhalb der ersten vier Lebenswochen erfasst, kann der Tod scheinbar ohne vorausgegangene Symptome eintreten (plötzlicher Welpentod), oder es werden kurzzeitig perakute Krankheitsbilder wie Erbrechen, Anorexie, Durchfälle und Blutungen bemerkt. Neben weiteren Organläsionen bestehen die Symptome der akuten Lebernekrose. Die Tiere sterben in der Regel innerhalb weniger Stunden bis Tage.

Das **Coronavirus** der FIP kann neben zahlreichen weiteren Organkrankheiten auch zu Hepatitiden führen. Meist bestehen neben Aszites schwere Formen des Ikterus, verbunden mit Apathie, Anorexie, evtl. Durchfällen und Umfangsvermehrungen der Leber.

Die **Leptospirose** wird in den letzten Jahrzehnten ebenfalls wesentlich seltener gesehen. Neben der Leber können besonders Symptome vonseiten der Nieren (Urämie) und des Blutes (Hämolyse, hochgradige Leukozytose) gefunden werden. Charakteristisch ist das schlagartig einsetzende Erbrechen, das einen hohen Ileus vortäuschen kann. Die Leber ist vergrößert, es besteht anfangs hohes Fieber, gegen Ende Untertemperatur. Die Leberenzyme steigen außerordentlich hoch an, es entsteht rasch ein massiver Ikterus mit

Bilirubinwerten zwischen 10 und 40 mg/dl und eine Leukozytose (20000 bis 40000/µl) mit Neutrophilie und Linksverschiebung. Weiteres s. Kap. Infektionskrankheiten.

Bakterielle Hepatitiden führen häufig zu Abszessen, werden jedoch selten bei Hund und Katze beobachtet. Bei Welpen kommen sie gelegentlich als Konsequenz einer Omphalophlebitis vor, bei älteren in Form von hämatogener oder lymphogener Aussaat. Die Symptome sind unspezifisch und bestehen in Fieber, Anorexie, Apathie und Erbrechen. Bei Ruptur kommt es zu Peritonitis, oft verbunden mit Kreislaufschock. Die Leberenzyme sind oft unverändert, in anderen Fällen kommt besonders eine AP-Erhöhung vor. Im Ultraschallbild sind Abszesse im Allgemeinen gut erkennbar.

Die **Tyzzersche Krankheit**, ausgelöst durch *Bac. piliformis*, führt außer zu multifokalen Leberabszessen auch zu nekrotisierender Ileitis. Die seltene Krankheit wird besonders bei immungeschwächten Katzen und Hunden beobachtet. Die Symptome sind wiederum unspezifisch und entsprechen denen der übrigen akuten Hepatopathien.

Toxoplasmose kann neben Symptomen vonseiten der Lunge, des Nervensystems, der Augen, der Milz und des lymphatischen Systems auch zu akuten Hepatitiden mit akutem Leberversagen führen. Die Symptome sind wiederum unspezifisch und bestehen in Fieber, hochgradiger Apathie, Vorderbauchschmerz (akute Leberschwellung), Ikterus, bisweilen Peritonitis.

Bei **Torsion eines Leberlappens** werden kaum fassbare Symptome gefunden, wenn der Lappen unvollständig gedreht ist. Wenn jedoch eine vollständige Drehung, evtl. mit Abszedierung, besteht, werden Vorderbauchschmerz, Apathie, evtl. Fieber, blutiger Aszites, bei aufgebrochenem Abszess auch Peritonitis mit Kreislaufschock beobachtet.

Diagnose: Unbedingt wichtig ist die exakte klinische Untersuchung. Obwohl Lebersymptome nicht pathognomonisch sind, werden dabei doch die auch für die Therapie wichtigen Symptome aufgedeckt und insbesondere Hinweise auf die Folgen der Krankheit und auf ihre Ursache – primäre, sekundäre Hepatopathie – erhalten. Aus diesem Grund ist auch der Vorbericht wichtig, der auch Vorbehandlungen berücksichtigen muss.

Bei akuten Hepatopathien steigen in der Regel die „Leberenzyme" sehr rasch an. Dies gilt insbesondere für die ALT und für die GLDH, während die AP etwas verzögert ansteigt. Sie können als „Suchenzyme" bezeichnet werden. Man versucht, über Diagnoseprogramme zunächst festzustellen, ob die Leber erkrankt ist, welche Ursachen vorliegen und welche Auswirkungen bestehen. Man hat dazu Suchprogramme, Ergänzungsprogramme und Programme bei besonderen Fragestellungen erarbeitet (KRAFT und DÜRR 1997, modifiziert), die sich für Hund und Katze folgendermaßen darstellen:

Tab. 9.1: Suchprogramm:

	Hund	Katze
ALT	+	+
GLDH	+	+
AP	+	
Serum-Gallensäuren	+	+
Urin-Bilirubin	+	

Ergänzungsprogramm:

	Hund	Katze
Blutbild	+	+
Blutgasanalyse	+	+
Serum-Elektrolyte	+	+
Serum-Bilirubin	+	+
Urin-Bilirubin	+	
Serum-Ammoniak		

Programm bei besonderen Fragestellungen:

	Hund	Katze
Ammoniumchlorid-belastungstest	+	+
Serum-Protein	+	+
Albumin/Globulin-Verhältnis	+	+
Elektrophorese	+	+
Gerinnungsanalyse	+	+
Blut-Glukose	+	+
Serum-Kortisol	+	(+)
ACTH-Stimulationstest	+	
Dexamethason-Suppressionstest	+	
Serum-Thyroxin	+	+
α-Amylase, Lipase	+	
(c bzw. f) TLI	+	+

Die **Röntgenuntersuchung** wird zur Größen- und Formbestimmung der Leber durchgeführt, zur Feststellung von lokalen Umfangsvermehrungen, ferner von Flüssigkeitsansammlungen in der Bauchhöhle und der Brusthöhle sowie zur Größen- und Formbestimmung des Herzens. Kontrastaufnahmen des Duodenums können bei Verdacht auf akute Pankreatitis durchgeführt werden.

Wenn möglich, sollte man eine **Ultraschalluntersuchung** der Leber durchführen (s. S. 575 ff.). Sie ist eine sehr wertvolle Bereicherung der Diagnostik und kann außer der Leber selbst auch Struktur- und Größenveränderungen anderer Organe sichtbar machen. Sie ist oft die einzige Methode, einen Abszess sichtbar zu machen. Dabei wird eine m. o. w. runde, scharf begrenzte hypoechogene Zone gefunden, in deren Höhle punktförmige Echos aufblitzen.

Zur endgültigen Sicherung der Diagnose ist eine **Biopsie mit histologischer oder zytologischer Untersuchung** des Bioptats anzuraten. Sollten bei der Ultraschalluntersuchung jedoch Hinweise auf Abszesse vorliegen, so sollte man allenfalls eine Lobektomie und eine bakteriologische Untersuchung erwägen. Bei Verdacht auf bakterielle Infektion kann eine bakteriologische Blutuntersuchung (vor Einleitung einer antibiotischen Therapie!) die Diagnose sichern.

Prognose: Bei umschriebener Nekrose günstig, sonst ungünstig.

Therapie: Eine Behandlung bei umschriebenen Entzündungen und Nekrosen kommt kaum in Betracht, da die Krankheit meist unerkannt bleibt. Ansonsten steht die Behandlung der Grundkrankheit im Vordergrund (Bakteriämien, Kolitiden, Pankreatitiden, Fütterung, Toxine, Medikamente). Letzteres gilt auch für generalisierte akute Entzündungen und Nekrosen, sofern die Ursache bekannt ist. Damit sind die kausalen therapeutischen Möglichkeiten schon weitgehend erschöpft. Zur Verbesserung der Blutzirkulation eignen sich Dextrane (MG 35 000 bis 40 000), solange noch keine Koagulationsstörungen aufgetreten sind. In diesem Fall werden kaliumarme saline Lösungen mit 5%iger Glukose vorgezogen. Bikarbonat wird zur Behandlung der Azidose verwendet. Heparin, 30 bis 50 E/kg und h im Dauertropf, kann zur Verhinderung einer DIC eingesetzt werden. Vasoaktive Substanzen sollen allenfalls nach Korrektur einer Hypovolämie gegeben werden (α-Blocker).

Glukokortioide in hoher Dosierung sollen membranstabilisierend wirken (Prednisolon, 5 bis 8 mg/kg KM oder mehr, intravenös); sie sind nicht indiziert bei akuten viralen und bakteriellen Hepatitiden. Es muss aber bedacht werden, dass Kortikosteroide zu einer Erhöhung der Serum-Enzymaktivitäten und damit zu einer scheinbaren Verschlechterung führen.

Carbo medicinalis, 0,5 bis 1,0 g/kg, soll Toxine im Darm binden und deren Resorption verhüten. Um die adsorbierten Toxine rasch aus dem Darm hinauszubefördern und ihre erneute Resorption infolge der Verlangsamung der Fließgeschwindigkeit durch die Kohle zu verhindern, sollten leichte Abführmittel gegeben werden (Glaubersalz, 0,5 g/kg, 5%ige Lösung p. o.; Paraffinum liq., 2 bis 20 ml, Bisacodyl, 5 bis 20 mg). Nichtlebertoxische Breitspektrumantibiotika (Ampicillin, 100 mg/kg, auf 3 bis 4 × tägl. verteilt) sollen Sekundärinfektionen verhindern.

Sofern der Patient Futter aufnimmt, soll möglichst Diät angeboten werden (s. Seite 72 f.).

Die „Leberschutztherapie" ist offenbar unwirksam; jedenfalls konnte ihre Wirksamkeit bisher nicht nachgewiesen werden, einige hierunter fallende Substanzen (z. B. Methionin) können sogar toxisch werden.

9.6 Chronische Lebererkrankungen

9.6.1 Chronische Hepatitis

Synonyma: Mehr oder weniger synonym gebraucht werden, wenn auch teilweise anatomische oder histologische, insbesondere graduelle Unterschiede bestehen: *Chronische aktive Hepatitis, unspezifische reaktive H., chronische persistierende H., chronische aggressive H., chronische Hepatopathie, Leberfibrose, Leberzirrhose* u. v. a. Zum Teil werden auch ätiologische Gesichtspunkte in die Bezeichnung einbezogen (toxische H., Arzneimittel-H.). Die Zahl ist groß, unübersichtlich und trägt nicht zur Klarheit bei. Da für den Kliniker die Symptomatik, Diagnostik und Therapiemöglichkeiten im Vordergrund des Interesses stehen, wird im folgenden Kapitel bei klinisch weitgehend ähnlichen Krankheiten, die allenfalls verschiedene Stadien repräsentieren, von „chronischer Hepatitis" gesprochen; Sonderformen werden getrennt dargestellt.

Definition: Gering-, mittel- bis hochgradige Entzündung mit Infiltration durch Plasmazellen, Lymphozyten, Makrophagen und neutrophile Granulozyten und Nekrose von Hepatozyten um das Portalsystem oder aber durchgehend vom Portalvenenbereich bis zur Zentralvene. Histologisch kann man ferner periportale und lobuläre Hepatitiden unterscheiden. Beim Menschen wird die chronische persistierende Hepatitis als milde, nicht progressive Entzündung als Folge der Virusinfektion von der chronischen aktiven Hepatitis unterschieden. Beim Hund scheint die chronische persistierende Hepatitis nicht vorzukommen; ob die chronische aktive Hepatitis des Menschen mit der chronischen Hepatitis des Hundes vergleichbar ist, ist fraglich. Durch Ersatz der nekrotisch gewordenen Hepatozyten durch Bindegewebe kommt zunächst die Leberfibrose, durch architektonischen Umbau des Leberläppchen und Ausbildung von Regeneratknoten die Leberzirrhose zustande. Bei der Katze werden vergleichbare Krankheitsbilder nicht gefunden, zumindest wird darüber nicht berichtet.

Ätiologie: Die Ursachen der chronischen Hepatitis sind denen der akuten ähnlich (s. d.). Ob jedoch die viralen und bakteriellen Infektionen (durch CAV1, Leptospiren, *Bacillus piliformis*) eine ätiologische Bedeutung in der Entstehung der chronischen Hepatitis besitzen, ist fraglich geworden. Neuerdings wird ein bisher unklassifiziertes Virus als Ursache diskutiert. JOHNSEN (1995) berichtet von familiär gehäuftem Auftreten chronischer Hepatitiden außer beim Bedlington Terrier mit seiner familiären Kupfervergiftung außerdem beim Cocker Spaniel, Dobermann, Labrador Retriever, Skye Terrier, Pudel und West Highland White Terrier.

Pathogenese: Bisher wurde angenommen, dass ähnliche immunologische Vorgänge wie beim Menschen so auch beim Hund bestünden, in die auch chronische Infektionen durch das Canine Adenovirus 1 (CAV1) einbezogen wurden. Es wurde analogisiert, dass die ersten entzündlichen Reaktionen im Glissonschen Dreieck in der Umgebung der Zentralvene ausgehen, dort beschränkt bleiben („chronische persistierende Hepatitis") oder von dort aus durch Nekrose von Hepatozyten weiterschreiten („chronische aktive oder aggressive Hepatitis"). Ob diese Vorgänge beim Hund tatsächlich so ablaufen, ist fraglich geworden. Auch ist es fraglich, ob Infektionen durch das CAV1 tatsächlich zu chronischer Hepatitis führen.

Letztlich ist die Pathogenese der chronischen Hepatitis weitgehend unklar, wenn man von einigen Toxinen absieht. Dies gilt begreiflicherweise besonders für die idiopathische chronische Hepatitis. Bei den familiären Hepatitiden spielt die Kupfervergiftung eine Rolle. Dies gilt nicht nur für den Bedlington Terrier, sondern auch für die übrigen gefährdeten Rassen. Beim englischen und amerikanischen Cocker Spaniel wird als Ursache ein a_1-Antitrypsin vermutet (SEVELIUS und JONSSEN 1993, zit. nach JOHNSEN 1995).

Durch die degenerativen und nekrotisierenden Prozesse gehen Hepatozyten unter, die teilweise durch Hepatozyten, zum Teil aber auch durch Bindegewebe ersetzt werden. Dabei geht die Anordnung in Leberzellbalken und Leberläppchen verloren, so dass eine ungeordnete Architektur vorherrscht. Dadurch kann die Versorgung insbesondere der zentrilobulären Anteile der Hepatozyten nicht mehr gewährleistet werden, so dass es dort zum weiteren Zelluntergang kommt; die Zentralvenen benachbarter Läppchen kommen in Kontakt und verbinden sich. Sofern keine Regeneration zustande kommt, kollabieren die Gitterfasern. Die Läppchenstruktur geht verloren. Durch Verbindung der Sinus mit der Zentralvene kommen intrahepatische Shunts zustande. Das vom Darm über die Portalvene der Leber zugeführte Blut kommt nicht mehr ausreichend mit den Hepatozyten in Kontakt, so dass die früher beschriebenen schweren Stoffwechselstörungen die Folgen sind.

Klinisches Bild: Chronische Krankheiten der Leber können lange Zeit asymptomatisch bleiben. Sie haben jedoch die Tendenz fortzuschreiten und führen dann zu Symptomen, die wenig pathognomonisch sind. Hinzu kommt, dass Leberbeteiligungen häufig sekundär im Verlauf anderer Krankheiten vorkommen, deren Symptome dann oft im Vordergrund stehen. Andererseits können chronische Hepatitiden zu einer Reihe von Folgeerscheinungen führen wie Aszites, Hepatoenzephalem Syndrom, Hepatorenalem Syndrom, Ödemen, Magen-Dünndarm-Ulzera, Gerinnungsstörungen.

Häufige Symptome sind:
– Anorexie
– Erbrechen
– Durchfall
– Leistungsschwäche
– Polydipsie
– Polyurie
– Ikterus
– hämorrhagische Diathese

Weitere mögliche Symptome sind:
– Fieber
– Apathie
– Somnolenz
– Koma
– Hepatoenzephalopathie
– Vorderbauchschmerz
– Verbrauchskoagulopathie

Im Blutserum können folgende Befunde erhoben werden, die aber – wie auch die klinischen Symptome – nicht alle gleichzeitig vorhanden sein müssen:
– Gerinnungsfaktorenmangel
– Elektrolytverschiebungen (Hyperkaliämie)
– Hyperenzymämie
– Hyperbilirubinämie
– Gallensäurenerhöhung
– Hyperammonämie

Die geringe Spezifität der Symptome erfordert daher eine intensive diagnostische Aufarbeitung.

Diagnose: Man geht ähnlich vor wie bei akuter Hepatitis. Die klinische Untersuchung muss alle Organe und Funktionen einbeziehen, die zu Leberkrankheiten führen können, es ist also eine **Gesamtuntersuchung** erforderlich. Dies schließt auch die sonographische und ggf. röntgenologische Untersuchung der Bauchorgane und des Herzens ein. Man achte insbesondere auf
– Allgemeinbefinden einschließlich kürzlich aufgetretener Störungen des Verhaltens
– Ernährungszustand
– Körperinnentemperatur
– Pulsfrequenz
– Futter- und Wasseraufnahme
– Hydratationsgrad
– Schleimhautfarbe und -feuchte
– periphere und innere Lymphknoten (Palpation und Ultraschalluntersuchung)
– Zirkulationsapparat (Rechtsherzinsuffizienz führt zu Hepatomegalie, Kreislaufschock zu Leberzellnekrose, chronische Kreislaufinsuffizienz zu zentrilobulärer Hepatopathie)
– Digestionsapparat (chronische Magen-Darm-Krankheiten können Hepatitiden/Hepatopathien zur Folge haben)
– Untersuchung der Leber selbst (Palpation, Sonographie, evtl. Röntgen, Beurteilung nach Größe, Lage, Form der Leberlappen, Konsistenz, Schmerzhaftigkeit, Struktur [Echogenität], Verlauf und Größe der Gefäße, Größe, Form, Inhalt und Wandstruktur der Gallenblase)
– Untersuchung des Pankreas (Palpation der Vorderbauchregion, Ultraschalluntersuchung, achten auf Größe und Echogenität, dabei auch auf Schmerzhaftigkeit achten)
– Untersuchung des Bauchhöhleninhalts (Ergusszeichen)
– Untersuchung von endokrinem Pankreas, Nebennieren, Schilddrüse
– Untersuchung des zentralen Nervensystems (bei Verdacht auf hepatoenzephalem Syndrom)

Sodann werden **Laboruntersuchungen** vorgenommen. Man sollte mindestens die „Leberenzyme" ALT, GLDH und AP untersuchen, wenn möglich auch Serum-Gallensäuren. Bei Erkrankungen des Leberparenchyms sind die Leberenzyme in der Regel erhöht; sie können bei chronischen Hepatitiden jedoch vorübergehend unverändert sein. Meistens sind auch die Serum-Gallensäuren erhöht. Bei portosystemischem Shunt sind die Enzyme in der Regel unverändert oder nur leicht erhöht; dabei sind jedoch die Serum-Gallensäuren meistens erhöht. Bei Ikterus oder Gelbfärbung des Serums sollte Bilirubin bestimmt werden. Es folgen nun weitere Laboruntersuchungen, die die Auswirkungen der nun als wahrscheinlich anzusehenden Leberkrankheit aufdecken sollen. Dies sind besonders Blutbild, Blutgasanalyse, Serum-Elektrolyte. Bei dem klinischen Verdacht auf hepatoenzephales Syndrom wird Serum-Ammoniak untersucht. Sollte es nicht erhöht sein (< 100 µg/dl), so ist bei weiter bestehendem Verdacht ein Ammoniumchlorid-Belastungstest durchzuführen: 100 mg/kg KM Ammoniumchlorid werden mit der Magensonde eingegeben, vor- und exakt 30 min nachher wird erneut Serum-Ammoniak bestimmt. Bei einem 30-Minuten-Wert von über 120 µg/dl kann von einer Hepatoenzephalopathie ausgegangen werden.

Wenn die Leberkrankheit als gewiss angenommen werden kann, erfolgen weitere **spezielle Laboruntersuchungen:** Serum-Protein und Feststellung des Albumin-Globulin-Verhältnisses (insbesondere bei Bauchhöhlenerguss), Gerinnungsanalyse. Während diese Untersuchungen zur Feststellung weiterer Auswirkungen der Hepatopathie und vor weitergehenden Untersuchungen, wie Biopsien, erforderlich sind, sollen bei entsprechenden Hinweisen durch die klinische Untersuchung die folgenden Maßnahmen durchgeführt werden, wenn die Leberkrankheit sekundär im Gefolge anderer Grundkrankheiten aufgetreten sein kann. Je nach klinischem Befund werden untersucht:

– **Verdacht auf Diabetes mellitus:** Blut- (Urin-) Glukose, ggf. mit Fruktosamin (Katze)
– **Verdacht auf Hyperkortisolismus:** AP vor und nach Erwärmung des Serums auf 65 °C, Kortisolbestimmung, ACTH-Stimulations- und LDDS-Test
– **Verdacht auf Hyperthyreose:** Bestimmung von Thyroxin
– **Verdacht auf Pankreatitis:** Bestimmung von α-Amylase, Lipase und cTLI.

Die Laboruntersuchungen sind dann – sofern noch nicht geschehen – zu ergänzen durch gezielte klinische Untersuchung der als erkrankt befundenen Organe. Niemals verlasse man sich allein auf Laboruntersuchungsergebnisse! Sie stellen *einen* Befund unter mehreren dar, der zwar exakt quantifizierbar, aber auch von äußeren Umständen beeinflussbar ist.

Bei Bauchhöhlenergüssen wird dieser punktiert und chemisch sowie zytologisch untersucht.

Als wichtige Maßnahme zur Erfassung der geweblichen Veränderungen kann die histologische oder zytologische Untersuchung eines Bioptats angesehen werden. Sie sollte bei allen chronischen Hepatopathien durchgeführt werden, für die keine extrahepatische Ursache gefunden werden kann. Während früher die Blindbiopsie durchgeführt wurde, wird heute fast nur noch ultraschallkontrolliert bioptiert. Diese Biopsie sozusagen unter Sichtkontrolle hat den Vorteil, dass auch kleine Herde gezielt untersucht werden und versehentliche Verletzungen etwa der Gallenblase oder größerer Gefäße vermieden werden können.

Differentialdiagnose: Außer den schon erwähnten extrahepatischen Ursachen einer sekundären Hepatopathie kommen Tumoren, Speicherkrankheiten, Cholangiohepatitis, Kupferkrankheit, Leberlipidose, portosystemische Shunts, chronische Vergiftungen durch zahlreiche exogene Toxine (s. bei akuter Hepatitis), ferner Enzephalopathien bei hepatoenzephalem Syndrom in Frage.

Prognose: Die Krankheit ist unheilbar. Jedoch kann unter Therapie – Endstadiumhepatitiden ausgenommen – ein durchaus akzeptables Befinden ermöglicht werden.

Therapie: Körperliche Anstrengungen sind zu vermeiden, ebenso Unterkühlungen oder Überhitzung. Die medikamentöse Behandlung umfasst folgenden Maßnahmenkatalog:
1. Behandlung der Ursache
2. Behandlung von Wasser-Elektrolyt-Imbalanzen
3. Azidose-Alkalose-Ausgleich
4. Diätetik
5. Behandlung der Entzündung
6. Choleretika
7. Behandlung des Hepatoenzephalen Syndroms
8. Behandlung des Aszites
9. Behandlung von Koagulopathien
10. Behandlung der Fibrose
11. Behandlung von Infektionen
12. Behandlung gastrointestinaler Ulzera

Ad 1: Behandlung der Ursache:
Vermeidung von Toxinexpositionen und von hepatotoxischen Therapiemaßnahmen; Behandlung bakterieller Infektionen (z.B. Tyzzersche Krankheit [*Bac. piliformis*]: Tetracyclin, dreimal täglich 25 mg/kg KG; Trematodenbefall (selten) Trematoden: Praziquantel (Droncit) 5 mg/kg KG zweimal täglich, 2 Tage lang
Hepatitis contagiosa canis (Canines Adenovirus 1):
  Hochimmunserum (Wirkung fraglich)
  Volumen-Elektrolyt-Glukose-Substitution
  Azidoseausgleich
  Heparin
  Analgetika

Nahrungskarenz
Wärmeapplikation

Behandlung anderer, der Hepatopathie möglicherweise zugrunde liegenden Organkrankheiten (Diabetes mellitus, Cushing-Syndrom, Pankreatitis, Hyperthyreose, Gastroenteritis, Herzinsuffizienz)

Ad 2: Behandlung von Wasser-Elektrolyt-Imbalanzen nach den Richtlinien:
– Bedarfssubstitution
– Dehydratationsausgleich
– Substitution zusätzlich verlorenen Volumens (s. Seite 444)

Substitution von Kalium bei Hypokaliämie, Insulin und 5%ige Glukoselösung (1 E/kg KM + 3 g Glukose/kg KM) bei Hyperkaliämie.

Ad 3: Azidose-Alkalose-Ausgleich:
Azidose:
– BE × 0,3 × kg KM = mmol Bikarbonat
Alkalose:
+ BE × 0,3 × kg KM = mmol Ammoniumchlorid oder Natriumchlorid

Ad 4: Diätetik:
Ausreichende Energieversorgung ist sehr wichtig bei chronischer Hepatitis. Die Proteinmenge richtet sich nach der Höhe des Blut-Ammoniak-Spiegels. Als absolutes Minimum gilt 1,0 g biologisch hochwertiges Eiweiß (Wertigkeit > 70) pro 80 kJ (rund 20 kcal/kg). Sofern Serum-Ammoniak nicht erhöht ist, sollte die Proteinmenge gesteigert werden. Geeignet sind Ei, Milch und Milchprodukte, Sojabohnenprodukte. Fleisch, Geflügel und Fisch haben zwar Eiweiß hoher biologischer Wertigkeit, sind aber nicht so leicht verdaulich, führen zu stärkerer Bakterienvermehrung im Darm und damit zu stärkerem Ammoniakanfall, außerdem zur Erhöhung der aromatischen Aminosäuren; sie sollten daher bei Hyperammonämie und bei Hepatoenzephalem Syndrom eingeschränkt werden zugunsten von Milchprodukten. Fehlende Energie sollte durch Kohlenhydrate ergänzt werden. Der früher übliche Quarkexzess wird nicht mehr empfohlen. Geeignet ist dagegen eine Fütterung von Magerquark und gekochtem Reis im Verhältnis von 1:3. Fett ist einzuschränken. Auf jeden Fall soll die Nahrungsmenge auf mehrmals täglich verteilt werden.

Eine Verminderung der Darmflora durch orale Gabe von Antibiotika ist in akuten Exazerbationen und besonders bei Hepatoenzephalem Syndrom durchaus sinnvoll, jedoch in der Regel nur wenige Tage wirksam. Über längere Zeit kann Lactulose zu einer Laxierung und Bakterienverarmung des hinteren Darmbereichs angewandt werden (0,5–2 ml/kg KM des 65%igen Sirups, zwei- bis dreimal täglich p. o.).

Zu warnen ist vor der unkritischen Gabe von Aminosäuren. Dies gilt besonders für Präparate mit aromatischen Aminosäuren und für Methionin bei drohendem oder manifestem Hepatoenzephalen Syndrom (unter Bakterieneinwirkung entsteht aus Methionin im Darm der „Komastoff" Mercaptan).

Ad 5: Behandlung der Entzündung:
Wenn keine Infektionskrankheit vorliegt (Biopsie!) und der Verdacht auf Immunkrankheit vorliegt:
Prednisolon, 1–2 mg/kg KM, ausschleichend bis 0,5 mg/kg KM jeden zweiten Tag
In Kombination mit Azathioprin: Azathioprin, 1 mg/kg KM + Prednisolon, 0,5 bis 1 mg/kg KM. Regelmäßige Kontrolle erforderlich!

Ad 6: Choleretika: Bei posthepatischer Cholestase (Cholangitis, Cholangiohepatitis) erst nach Behebung der posthepatischen Cholestase!
Gallensäuren:
Dehydrocholsäure (Decholin), 10–20 mg/kg KM
Ursodeoxicholat (Ursochol), 10–15 mg/kg KM
Chenodeoxicholsäure (Chenofalk), 10–15 mg/kg KM

Ad 7: Bei Hepatoenzephalopathie:
1. Behandlung der Dehydratation
2. Behandlung der Alkalose
3. Behandlung der Hypokaliämie
4. Behandlung der Hämorrhagien
5. Behandlung von Infektionen
6. leicht verdauliches Futter, keine Ballaststoffe
   Lactulose, 1–2 ml/kg KM, alle 8 Stunden p. o.
   Neomycin, 20 mg/kg KM, alle 8 Stunden p. o.
   Metronidazol, 15 mg/kg KM, alle 12 Stunden p. o.
   Lactulose-Klistier: 3 Teile Lactulose + 7 Teile Wasser,

davon 25 ml/kg KM rektal, nach 20 bis 30 min entfernen

Bei Krampfanfällen:
Versuch mit Diazepam, 0,5 mg/kg KM i. v.
Wenn erfolglos: Phenobarbital, 2 mg/kg KM i. v.

Bei Gehirnödem (Verdacht!):
Mannit, 1–2 g/kg KM i. v. (DTI)
Furosemid, 1–2 mg/kg KM i. v.

Ad 8: Behandlung des Aszites
Käfig-, Boxenruhe (→ Verbesserung der Nierendurchblutung)
Natriumreduktion (0,1 bis 0,3% der Trockenmasse, kein Ei, keine Schokolade, bei Fertigfuttern auf Natriumgehalt achten)
Schleifendiuretika: Furosemid, 1–2 mg/kg KM
Aldosteronantagonisten: Spironolacton, 2–4 mg/kg KM
Osmodiuretika: Mannitol, 1,5 g/kg KM und Tag, bis 0,3 g/kg KM und Std. in der Dauertropfinfusion

Ad 9: Behandlung von Koagulopathien
Vitamin-K-Mangel:
Vitamin K, anfangs 5 mg/kg KM oder mehr, Dauerbehandlung 1 mg/kg KM
Synthesestörung:
Plasma- (Blut-)Transfusion, 5 ml/kg KM
Verbrauchskoagulopathie:
Heparin, 50 (bis 100) E/kg KM und erste Stunde, danach 30 bis 50 E/kg KM und Stunde

Ad 10: Behandlung bakterieller Infektionen (s. auch unter Punkt 1)
Antibiotika oder Chemotherapeutika nach Antibiogramm (Blut, Leber [Galle])
mögliche Antibiotika:
Amoxicillin, 10–20 mg/kg KM
Cephazolin (Elzogram), 25–50 mg/kg KM
Enrofloxacin, 5 mg/kg KM
Kanamycin, 15 bis 25 mg/kg KM
Gentamicin, 3 bis 4 mg/kg KM
Cave! Nicht anwenden:
Cephalexin
Tetrazykline
Chloramphenicol
Sulfonamide
Makrolidantibiotika (Erythromycin, Tylosin, Spiramycin)

Ad 11: Behandlung gastrointestinaler Ulzera
H_2-Antagonisten:
Famotidin (Pepdul), 0,5 mg/kg, 1 × täglich
Ranitidin (Sostril), 0,5 mg/kg, 2 × täglich
Cimetidin (Tagamet), 5 bis 10 mg/kg, 3 × tgl.
Sucralfat (Ulcogant), 20 bis 40 mg/kg, 3 × täglich

Ad 12: Behandlung der Fibrose: Sie ist beim Hund noch wenig erprobt, und es bestehen bei dieser Tierart geringe klinische Erfahrungen. Versucht werden kann Colchicin, 0,03 mg/kg KM (Nebenwirkungen: Erbrechen, blutiger Durchfall); D-Penicillamin ist nicht erfolgreich
Zinkacetat: 200 mg/Hund (Ziel: Serum-Zn 100 µg/dl) (Zn nötig für Immunantwort, Proteinmetabolismus, Stabilisierung der Lysosomenmembran)

Wenig Aussicht auf Erfolg verspricht die „Leberschutztherapie". Glukose jedoch ist zumindest nicht schädlich (außer bei Diabetes mellitus). Laevulose sollte jedoch wegen des erheblichen Verbrauchs lebenswichtiger energiereicher Phosphate (ATP) nicht gegeben werden. Sollen Aminosäuren angewandt werden, so ist darauf zu achten, dass das Verhältnis von verzweigtkettigen Aminosäuren (besonders Leucin, Isoleucin, Valin) zu aromatischen Aminosäuren (besonders Tyrosin und Phenylalanin) hoch ist. Leberhydrolysate oder ähnliches sollten der Vergangenheit angehören.

9.6.2 Chronische Kupfervergiftung

Definition: Kupferakkumulation besonders in den Hepatozyten.
Ätiologie: Autosomal rezessiv vererbbare Krankheit mit Akkumulation von Kupfer, selten erworbene Kupfervergiftung durch zu große Mengen in der Nahrung.
Pathogenese: Zugrunde liegt eine Transportstörung des Kupfers infolge einer Ceruloplasminanomalie. Im Darm wird vermehrt Kupfer resorbiert, weniger an Ceruloplasmin, dagegen vermehrt locker an andere Proteine gebunden, so dass es leichter in die Zellen besonders der Leber diffundieren kann. Die Anreicherung führt zur Zelldege-

neration, die in der Leber im Endstadium in die Zirrhose mündet.

Klinisches Bild: Es erkranken fast ausschließlich Bedlington-Terrier, wesentlich seltener Dobermann und West Highland White Terrier. Etwa zwei Drittel aller Hunde der Bedlington-Rasse zeigt histologisch, weniger auch biochemisch auffällige Befunde, wobei jedoch nur ein Teil der Tiere klinisch irgendwann im Leben erkrankt. Es können im Wesentlichen drei Krankheitsformen unterschieden werden:

1. Akute Episoden von Anorexie, Erbrechen, Schwäche, Apathie und Dehydratation bei Hunden unter sechs Jahren. Die Hunde dieser Gruppe zeigen klinisch, morphologisch und biochemisch das Bild des akuten Leberversagens mit Apathie, Anorexie, Erbrechen, Ikterus, oft Hepatomegalie.
2. Hunde über sechs Jahre zeigen über Wochen und Monate unspezifische Symptome wie Anorexie, Gewichtsverlust, Erbrechen, Durchfall. Schließlich entwickelt sich ein Ikterus, ferner Aszites, Kachexie und Hepatoenzephalopathie. Histologisch liegt das Bild der Leberzirrhose vor.
3. Die dritte Krankheitsform zeichnet sich durch akute hämolytische Anämie mit Ikterus und hepatozellulärer Nekrose aus. Diese Form kommt auch als Endstadium der zirrhotischen Form (2) vor.

Schließlich kann man noch eine vierte, klinisch inapparente Form definieren, bei der zwar eine Kupferakkumulation in den Hepatozyten festgestellt werden kann, bei der es jedoch nicht zu klinischen Symptomen kommt. Die ALT, GLDH und AP können erhöht sein.

Diagnose: Klinisch kranke Tiere zeigen eine Erhöhung der Leberenzyme (ALT, GLDH, OCT, AP) und der Serum-Gallensäuren, im Falle des Ikterus auch hauptsächlich des sekundären Bilirubins, zum Teil aber auch beträchtliche Anstiege des primären Bilirubins, selbst wenn keine eindeutige Hämolyse vorliegt. Die Farbstofftests sind auch bei nichtikterischen Tieren i. d. R. erhöht. Oft bestehen leichte Hypoglykämie und Hyperammonämie sowie Hypoalbuminämie. Bei der klinisch inapparenten Form findet sich häufig bereits eine ALT-Erhöhung. Beweisend ist die semiquantitative Kupferbestimmung in den durch Biopsie gewonnenen Hepatozyten.

Werte von über 500 ppm Lebergewebe gelten als verdächtig, über 1200 ppm als positiv. RÖCKEN u. Mitarb. (1991) beschreiben eine Leberzirrhose mit Kupferspeicherung von 1910 µg/g Trockenmasse bei einem Dobermann. Dagegen sind Kupfer- oder Ceruloplasminspiegel im Blut allein nicht aussagekräftig.

Differentialdiagnose: Akutes Leberversagen, chronische Hepatitis, Leberzirrhose, Steroidhepatopathie, medikamentöse oder toxische Hepatopathie, Cholangiohepatitis, Hämolysen anderer Ursachen.

Prognose: Fortgeschrittene Fälle der unter (2) und (3) beschriebenen Formen ungünstig, bei frühzeitigem Erkennen und konsequenter Diät wesentlich günstiger.

Therapie:
1. **Diät:** Kupferarme Futtersorten; geeignet sind alle Milch- und Getreideprodukte. Die Reis-Hüttenkäse-Diät eignet sich sehr gut. Stark eingeschränkt werden soll Fleisch. Auch Dosennahrung enthält meistens sehr viel Kupfer.
2. **Medikamentös:** D-Penicillamin (Metalcaptase), 150 bis 300 mg. p. o., ½ Stunde vor jeder Fütterung. Kaliumsulfid (Heye), 10 bis 15 mg ins Futter geben.

Prednisolon wird empfohlen zur Membranstabilisation (zweimal täglich 0,5 mg/kg KM)

Von der Applikation von Vitamin C (Ascorbinsäure), 500 bis 1000 mg/Hund, erwartet man sich eine raschere Ausscheidung von Kupfer über die Niere.

Zur *Prophylaxe* sind unbedingt züchterische Maßnahmen zu empfehlen.

9.7 Sonstige Leberkrankheiten

9.7.1 Hepatitis granulomatosa

Ätiologie: Infektiös (FIP, bakteriell, Histoplasmen, Larva migrans visceralis), Immunopathien, medikamentös.

Klinisches Bild: Die Symptome der Grundkrankheit (FIP) stehen im Vordergrund. Hinzu kommen die Befunde der chronischen

Hepatopathie, die aber bei umschriebenen Veränderungen durchaus auch fehlen können. Besonders bei der Katze mit FIP wird die vergrößerte derbe Leber palpabel.
Diagnose: Vorbericht (Medikamente), Beobachtung der Grundkrankheit (FIP); im Zweifel Biopsie.
Differentialdiagnose: Alle anderen Formen chronischer Hepatopathien.
Prognose: Abhängig von der Grundkrankheit.
Therapie: Sie richtet sich vorwiegend nach der Grundkrankheit. Sofern es diese gestattet, kann ein Versuch mit Glukokortikoiden *(Prednisolon, 0,5 bis 2,0 mg/kg KM täglich (Hund morgens, Katze abends)*) gemacht werden; Gleiches gilt für die Anwendung von Immunsuppressiva (Azathioprin, z. B. Imurek, 2 mg/kg). Die bisherigen Erfahrungen sind nicht sehr ermutigend, besonders bei FIP (siehe dort).

9.7.2 Steroidhepatopathie

Definition: Durch Kortikosteroide ausgelöste vakuoläre Hepatopathie mit Umfangsvermehrung (Hepatomegalie) durch Einlagerung von Glykogen.
Ätiologie: Behandlung mit Kortikosteroiden, Megestrolazetat (Katze), Cushing-Syndrom. Die Behandlungsdauer und die Dosis führt individuell unterschiedlich rasch zur Steroidhepatopathie. Sogar die örtliche Behandlung kann histologisch nachweisbare Leberveränderungen nach sich ziehen (ROBERTS u. Mitarb. 1984).
Pathogenese: Der exakte Weg der Vakuolenentstehung und Glykogeneinlagerung ist noch nicht bekannt. Histologisch nachweisbare Veränderungen können bereits nach wenigen Tagen entstehen (BADYLAK und VAN VLEET 1981). Durch die Glykogeneinlagerung kommt eine Vergrößerung des Organs zustande. Gleichzeitig steigen die Enzymaktivitäten von ALT und besonders AP an. Im letzteren Falle wird ein hitzelabiles Isoenzym aktiviert (TESKE u. Mitarb. 1989).
Klinisches Bild: Mit Ausnahme der Lebervergrößerung und der Enzymaktivitätsanstiege werden allenfalls die dem Hyperkortisolismus zuzuschreibenden Symptome, wie Polydipsie, Polyurie, Polyphagie, Gewichtszunahme (Stammfettsucht), Haarverluste und Hautveränderungen, beobachtet, die jedoch bei kurzfristiger oder geringgradiger Dosis ebenfalls weitgehend fehlen können. Die Glykogeneinlagerung führt nicht zu Symptomen.
Diagnose: Wichtig sind Vorbericht (Kortikosteroidbehandlung) und die Untersuchung auf Hyperadrenokortizismus. Enzymanstiege der AP können durch die Bestimmung des hitzestabilen Isoenzyms leicht dem Hyperadrenokortizismus zugewiesen werden. Eine Leberbiopsie ist praktisch nicht erforderlich.
Differentialdiagnose: Es kommt allenfalls die Glykogenspeicherkrankheit in Frage, bei der die Untersuchung auf Hyperadrenokortizismus negativ verläuft.
Therapie: Eine besondere Behandlung ist nicht nötig. Nach Absetzen des Kortikosteroids oder seine mögliche Verminderung ist die Hepatomegalie reversibel. Falls die Kortikosteroidbehandlung nicht abgesetzt werden darf, ergeben sich vonseiten der Leber keine weiteren Folgen. Eine Verminderung des Glykogens kann durch Applikation jeden zweiten Tag erreicht werden. Wenn das Cushing-Syndrom erfolgreich behandelt wird, reduziert sich die Steroidhepatopathie ebenfalls.

9.7.3 Leberlipidose

Definition: Ansammlung von Lipiden in der Leber, die besonders häufig bei der Katze, aber auch beim Hund vorkommt und zu schweren Stoffwechselstörungen der Leber führt und tödlich enden kann.
Ätiologie: Hungerzustände besonders bei adipösen Tieren, vorwiegend bei der Katze, Proteinmangel in der Nahrung (besonders bei der Katze), Gastroenteropathien, Pankreatitis, Diabetes mellitus, Hyperthyreose, Neoplasien, Anämien, eine Reihe von Wirkstoffen und Toxinen (Alkohol, Antimon, L-Asparaginase, Dimethylhydrazin, Methotrexat, Bromide, Phosphorverbindungen, Tetrazykline, Thallium, Warfarin u. a.), idiopathisch (besonders bei der Katze).
Pathogenese: Die Krankheit kommt bei der Katze wesentlich häufiger vor als beim Hund. Bei adipösen Tieren, aber auch bei normalgewichtigen, kommt es in Hungerzuständen zur Fettmobilisation und zur Ablagerung in den Hepatozyten. Während bei

Tab. 9.2: Fette der Leber bei gesunden und kranken Katzen (nach HAK u. Mitarb. 1997)

	Trigly-ceride (mg/g)	Phospho-lipide (mg/g)	Gesamt-Cholesterin (µg/g)	freies Cholesterin (µg/g)	Cholesterin-ester (µg/g)
Lipidose	338 ± 38	15,1 ± 2,7	939 ± 250	434 ± 41	505 ± 240
Kontrollgruppe	9,9 ± 1,0	18,75 ± 2,13	519 ± 63	489 ± 53	30 ± 11

Normalgewichtigen jedoch in der Regel weniger oder keine klinischen Symptome auftreten, können diese bei Adipösen rascher entstehen und äußerst schwer verlaufen.

Bei adipösen Tieren besteht eine Erhöhung der Fettsäuren im Plasma, die eine Hyperglykämie zur Folge haben, wodurch eine vermehrte Sekretion von Insulin hervorgerufen wird. Dieses verhindert die weitere Freisetzung von Fettsäuren aus den Fettdepots. Bei Lipidose besteht offensichtlich ein relativer Hypoinsulinismus, vermutlich weil die Insulinrezeptoren vermindert sind oder weniger auf Insulin ansprechen (Insulinresistenz). Die Folge ist eine weitere Freisetzung von Fettsäuren. Der absolute Insulinmangel ist der Grund der Lipidose bei Typ-I-Diabetes mellitus.

Möglicherweise spielen auch Stresszustände eine Rolle, die auch während des Hungerns auftreten oder die die Ursache der Nahrungsverweigerung sein können. Kortisol, das im Stress vermehrt sezerniert wird, aktiviert die Triglyzeridlipase in Fettgewebe, so dass wiederum Fettsäuren frei werden. Unter dem gleichzeitigen relativen Insulinmangel oder der Insulinresistenz und dem Energiedefizit werden die Fettsäuren nicht metabolisiert, sondern in der Leber abgelagert.

Die idiopathische Lipidose der Katze wird pathogenetisch noch nicht voll verstanden. Verdächtigt werden Futtermittel, die überreich an Kohlenhydraten und damit dem Fleischfresser nicht angemessen sind. Da die idiopathische Lipidose häufig therapieresistent ist, werden noch andere ursächliche Faktoren vermutet, beispielsweise virale Infektionen, was jedoch kaum über das Stadium der Spekulation hinausreicht. Jedenfalls entsteht die Lipidose häufig bei Tieren, die an andersartigen Krankheiten leiden.

Die bei gastrointestinalen Krankheiten auftretende Leberlipidose, die auch den Hund erfassen kann, wird resorbierten Toxinen, besonders Endotoxin, angelastet, die zu einer Kreislaufinsuffizienz und damit zur Hypoxie der Leber führen. Hinzu kommt das kalorische Defizit durch die Malassimilation, so dass wiederum Stressphänomene und Mobilisierung von Fettsäuren entstehen. Ein ähnlicher Mechanismus dürfte der akuten Pankreatitis zugrunde liegen, bei der außerdem noch die direkte Leberschädigung durch das in die Blutbahn abgegebene Trypsin hinzukommt.

Die bei Hyperthyreose zu findende Lipidose beruht auf einer Fettsäuremobilisation durch Thyroxin aus den Fettdepots. Wirkstoffe und exogene Gifte führen häufig über eine Beeinflussung der Mitochondrien zu einem Sauerstoffdefizit und damit zur Lipidose. Tetrazykline rufen bei langer Anwendung und hoher Dosis eine Störung der Lipoproteinsynthese und eine Fettsekretionsstörung der Hepatozyten hervor.

Die Fettzusammensetzung der Leber unterscheidet sich bei gesunden Katzen gegenüber Lipidose ganz erheblich, wie die Zusammenstellung von HALL u. Mitarb. (1997) in Tabelle 9.2 zeigt.

Klinisches Bild: Bei sekundär nach anderen Krankheiten entstandener Lipidose wird diese oft übersehen, da die Symptome der Grundkrankheit im Vordergrund stehen. Man sollte jedoch gerade bei mehrere Tage hungernden Hunden und besonders adipösen Katzen unbedingt an diese Komplikation denken. Bei idiopathischer Lipidose steht diese im Vordergrund.

Die Symptome der Lipidose selbst bestehen aus Futterverweigerung, Apathie, Bewegungsunlust. Hinzukommen können Erbrechen, Durchfall, Ikterus. Katzen verlieren rasch an Gewicht. Allerdings sind sie bei Vorstellung in der Praxis häufig immer noch adipös, oder sie haben nun ein scheinbar normales Gewicht. Dabei ist aber dann die Haut häufig „zu weit", d. h. es bestehen ausgedehnte Hautfalten. In fortgeschrittenen Fällen kommen Enzephalopathien vor, die einerseits einem Hepatoenzephalen Syndrom, andererseits einem Thiaminmangel zuzuschreiben sind.

Die Schleimhäute können blass oder verwaschen erscheinen. Die Tiere haben eine aregenerative, normozytäre, normochrome Anämie. Dabei besteht eine (Stress-) Neutrophilie. Erhöht sind ALT, AST, GLDH, AP und Bilirubin, ferner Serum-Gallensäuren. Durch den Stresszustand wird nicht selten eine deutliche Hyperglykämie festgestellt. In seltenen Fällen besteht eine leicht milchige Trübung des Serums. Die Triglyzeride und Cholesterin sind erhöht.

Diagnose: Das klinische Bild in Verbindung mit dem Vorbericht (andere Grundkrankheit, Vorbehandlung, Adipositas und Hungern) muss an die Leberlipidose besonders bei Katzen denken lassen. Die Bestimmung der Leberenzyme, ganz besonders der AP, zeigt die Erkrankung der Leber an, Bilirubin ist erhöht, die erhöhten Serum-Gallensäuren erhärten die Diagnose. Bei Hepatoenzephalopathie ist außerdem Serum-Ammoniak erhöht, oder der Ammoniumchloridtoleranztest fällt positiv aus. Die Leber ist palpatorisch, in der Ultraschall- und Röntgenuntersuchung vergrößert, in der Sonographie erscheint die Leberstruktur verändert, in der Regel echoärmer.

Die Diagnose wird gesichert durch die Biopsie und zytologische (und histologische) Untersuchung.

Differentialdiagnose: In Frage kommen alle Krankheiten, die unter „Ätiologie" genannt worden sind, die Auslöser der Lipidose sein und diese überdecken können, ferner Steroidleber, Cholangitis, Lebertumoren einschließlich der Leukämie, FIP-Leber, akutes Leberversagen anderer Ursache.

Prognose: Ungünstig, besonders bei idiopathischer Lipidose. Durch intensive therapeutische Maßnahmen hat sie sich jedoch verbessert.

Therapie: Es sind sofort Intensivmaßnahmen zu ergreifen, die folgendermaßen durchgeführt werden:
1. Flüssigkeits-Elektrolyt-Substitution, am besten nach Bestimmung der Elektrolyte. Es werden zu gleichen Teilen Ringer- und 5%ige Glukoselösung je nach Dehydratationsgrad gegeben. Da häufig eine Hyperkaliämie besteht, ist auch aus diesem Grund eine Insulin-Therapie, wenn sie nicht schon wegen eines Diabetes mellitus durchgeführt werden muss, indiziert. Man gibt 1 E Alt-Insulin pro 2 bis 3 g Glukose im Dauertropf.
2. Versuch der Appetitanregung und Diät: Diazepam, 0,05 bis 0,1 mg/kg KM i. v. (es wird in der Leber metabolisiert, daher mit Vorsicht anwenden). Oder Cyproheptadin (Penitol), ca. 0,1 mg/kg KM (vorläufig). Künstliche enterale Ernährung am besten über eine transkutane Magensonde (perkutane Gastrostomie, PEG; DEINERT 1997). Da häufig Erbrechen besteht und größere Mengen gegeben werden müssen, eignet sie sich besser als die Ösophagussonde. Gegeben werden Diäten, die wenig Fett enthalten. Geeignet sind gekochter Reis, Kartoffelbrei, Ei, Hüttenkäse. Auch Nierendiät kann gegeben werden, ebenso Babynahrung. Erforderlich sind bei der Katze 330 bis 420 kJ/kg KM, beim Hund je nach Größe 210 bis 300 kJ/kg KM (kleine Hunde die höhere, größere die niedrigere Dosis). Die exakte Berechnung ergibt sich bei der Katze wie folgt: Täglicher Erhaltungsenergiebedarf der Katze:
$1,4 \times 30$ (kg KM) + 70 = Energiebedarf in kcal
(Beispiel 5 kg Katze: $1,4 \times 30 \times 5 + 70 = 280$ kcal oder ca. 1120 kJ)
Protein-Kohlenhydrat-reich, fettarm
Geeignet sind Hühnerbrühe mit Reisschleim und Magerquark
Feline Prescription p/d oder c/d + Wasser.
3. Erbrechen: Metoclopramid, 0,1 bis 0,3 (bis 0,5), zwei- bis dreimal täglich s. c., p. o.
4. Dauertropfinfusion: physiologische Kochsalzlösung, nach Elektrolytausgleich 1 Teil Ringer + 1 Teil 5%ige Glukoselösung
5. Arginin, 1 g/kg KM
6. Taurin, 500 mg/kg KM
7. Thiamin, anfangs 50 bis 100 mg/Katze, danach 0,5 bis 2 mg/kg KM und Tag.
8. Vitamin E (a-Tocopherol): 5 mg/kg KM p. o.
9. Bei weiterem Energiedefizit: Glukoselösung 10–25%ig, 2 g/kg KM und h, DTI

Tab. 9.3: Beispiel einer Sondennahrung für Katzen mit Leberlipidose
(aus: KIENZLE E., Ernährung und Diätetik. In: KRAFT W., DÜRR, u. M., Katzenkrankheiten
4. Aufl.)

Zutaten	Rezept A (in %)	Rezept B (in %)
eingedickte Fleischbrühe	42	0
Milch	7	7
Eigelb	9	9
Magerquark	24	49
Wasser	0	10
gekochte Kartoffeln (Brei)	15	18
Nachtkerzenöl, Schmalz, notfalls Speiseöl	3	7

10. 1 E Insulin/2–3 g Glukose in der DTI
11. Disseminierte intravasale Gerinnung/ Verbrauchskoagulopathie: Heparin, erste Stunde 100 U/kg KM, danach 30–50 U/kg KM und Stunde in der Dauertropfinfusion (DTI)
12. Laxantia: Lactulose-Sirup, 1 bis 2 ml/kg KM des 65%igen Sirups.
13. Metronidazol, 15 bis 30 mg/kg KM, zweimal täglich.
    frühzeitig Ernährung sicherstellen: Valium, 0,1–0,25 mg/kg;
    ggf. künstliche Ernährung über Magensonde

Ob Methionin von Vorteil ist, ist zweifelhaft; wegen der Gefahr eines Hepatoenzephalen Syndroms sollte es m. E. vermieden werden. Unbedingt kontraindiziert sind Kortikosteroide, da sie über eine Aktivierung der Triglyzeridlipase zu einer weiteren Fettsäuremobilisation beitragen und die Insulinresistenz fördern.

9.7.4 Lebertumoren

Definition: Primär in der Leber entstandene benigne oder maligne Neoblastome oder sekundär durch Metastasierung oder im Gefolge von malignen Systemkrankheiten.

Gallengangstumoren kommen vereinzelt beim Hund vor und führen zum Obturationsikterus (posthepatischer Ikterus). Sie haben eine Tendenz zu starker Infiltration und verlaufen sehr bösartig. Ebenfalls beim Hund werden bisweilen polypenartige Wucherungen in der Gallenblase als sonographische Zufallsbefunde gesehen.

Ätiologie: Felines Leukosevirus; im Übrigen ist die Ätiologie unklar oder hypothetisch (Viren, Umweltfaktoren, Toxine wie Aflatoxin, Nitrosamine u. a. Kanzerogene).

Pathogenese: Sie ist weitgehend unklar. Unterschieden werden bei den – seltenen – primären Lebertumoren hepatozelluläre, mesenchymale und cholangiozelluläre. Häufig werden Sustanzen in der Leber selbst erst durch Metabolisierung gegiftet, wodurch außer der Kanzerogenität viel häufiger ein akut hepatozytotoxischer Effekt entsteht. Die Kanzerogene reagieren mit RNS, DNS, Zellproteinen und Polysacchariden mit dem Effekt einer chronischen Zellschädigung mit schließlich unkontrollierter Proliferation.

Wesentlich häufiger als primäre Lebertumoren kommen Metastasen vor. Die Primärtumoren können in den Milchdrüsen, Blutgefäßen der Milz, dem Pankreas, den Knochen oder der Lunge sitzen. Infiltration bei malignen Lymphomen sind häufig.

Klinisches Bild: Die Symptomatologie ist – wie häufig bei chronischen Leberkrankheiten – unspezifisch: Apathie, Inappetenz, Erbrechen, Polydipsie, Leistungsschwäche. Im Allgemeinen fällt eine Umfangsvermehrung des Abdomens (Hepatomegalie) bei allgemeiner Abmagerung auf. Aszites kann vorkommen, selten jedoch bei malignem Lymphem. Bei der Katze eher als beim Hund findet sich ein Ikterus. Fieber tritt besonders bei feliner Leukämie auf, übernormale Temperaturen aber auch bei anderen Lebertumoren.

Abb. 9.3: Lebertumor.

Abb. 9.4: Hepatomegalie (Neoplasie); Magen (→) und Milz (→) weit nach kaudal verdrängt.

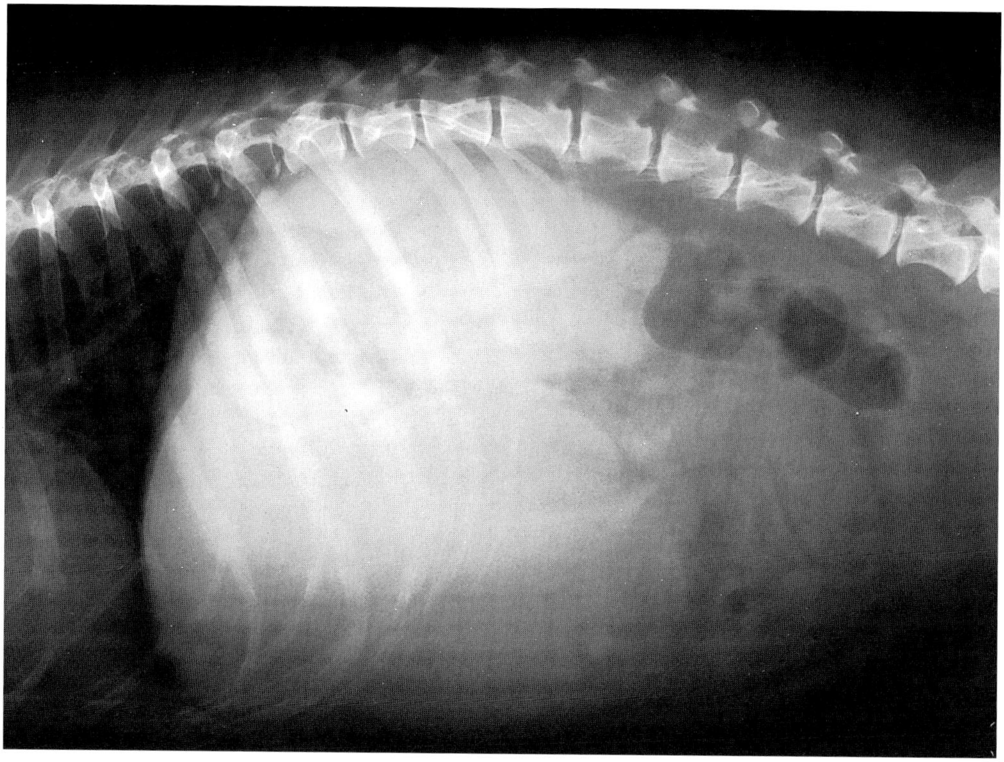

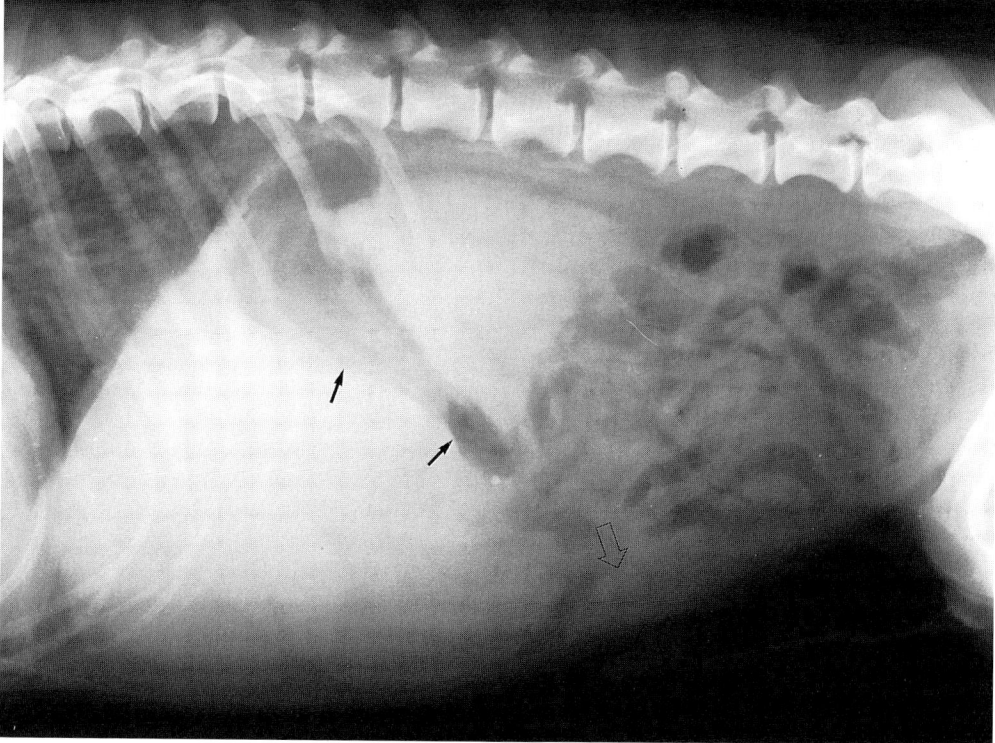

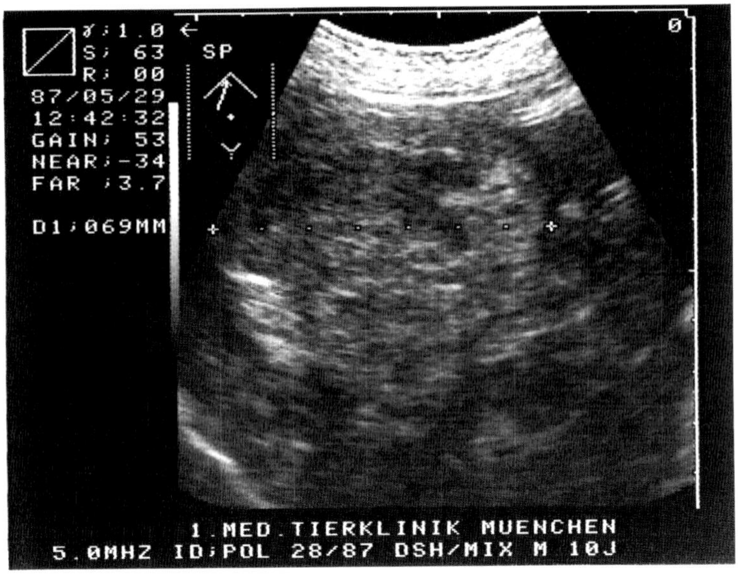

594 Leber

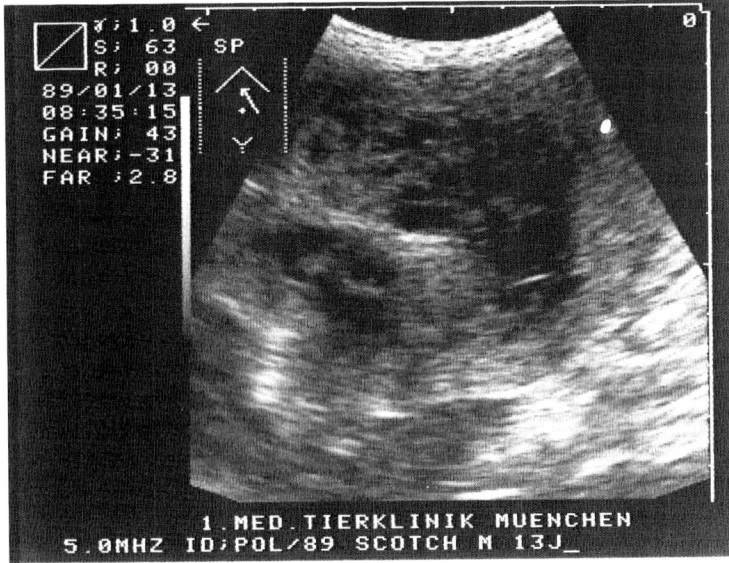

Abb. 9.5: Ultraschallbild eines Lebertumors

Abb. 9.6: Kavernöser Tumor in der Leber (Sektion: Hämangioendotheliom).

Beim Hund steigen die „Cholestase-anzeigenden" Enzyme nur in weit fortgeschrittenen Fällen im Allgemeinen hoch bis sehr hoch an. Die Werte der AP können dann mehrere Tausend U/l betragen; weniger empfindlich, dann aber organspezifischer, reagiert die γ-GT. Auch bei der Katze steigt in fortgeschrittenen Fällen die AP, aber nur ausnahmsweise die γ-GT an.

Auch die ALT (GPT) ist meist erhöht, aber nicht in gleicher Häufigkeit wie die AP.

Weniger aussagekräftig sind Bilirubin und BSP-Test. Nicht selten wird eine mäßige Hypoproteinämie festgestellt.

Diagnose: Eine sichere Diagnose ist nur durch die Biopsie möglich. Sofern die Leber nicht in toto vergrößert ist (Hepatom neben normalem Lebergewebe), sollte sie unter Ultraschall- oder Sichtkontrolle durchgeführt werden.

Differentialdiagnose: Ausgeschlossen werden müssen alle Leiden, die ebenfalls mit Hepato-

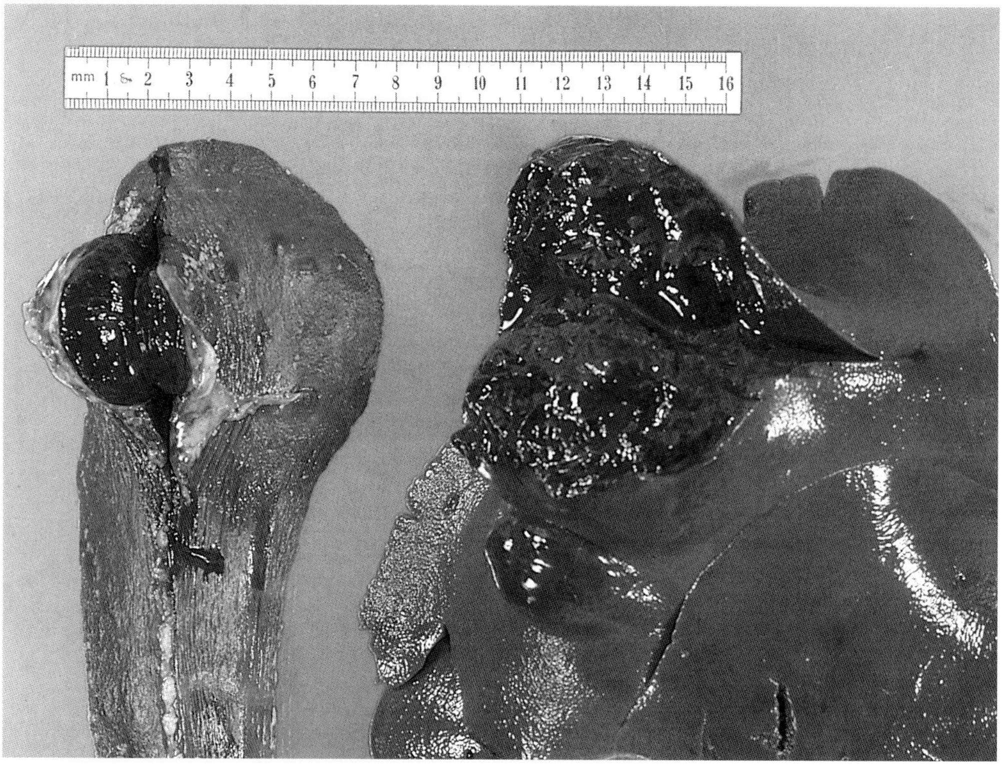

Sonstige Leberkrankheiten 595

Abb. 9.7: Sektionsbefund der Leber und Milz desselben Falles wie in (S 1): Metastasierendes Hämangioendotheliom (Foto: T. Hänichen, Tierpathologisches Institut, München).

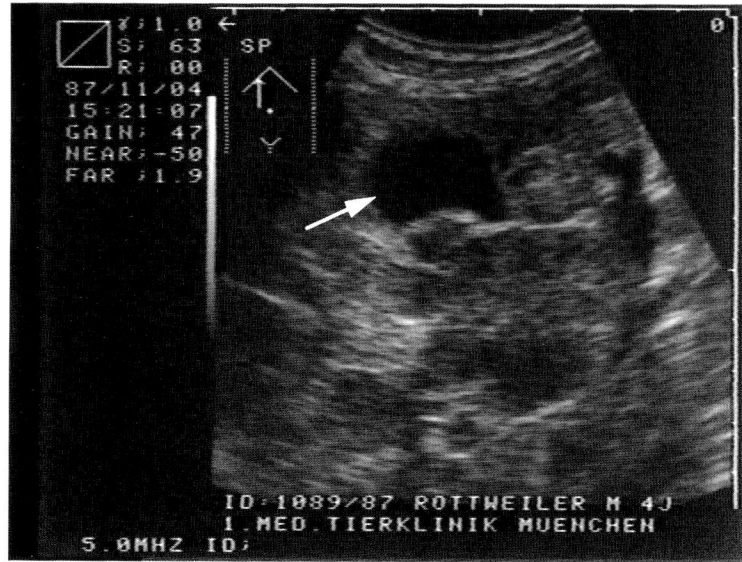

Abb. 9.8: Metastasierender Lebertumor, eingeengte Gallenblase (Pfeil). Sektion: Gallengangskarzinom.

megalie, Knotenbildung und labordiagnostischen Veränderungen einhergehen: Blutstauung, Zirrhose, Glykogenspeicherkrankheit.
Prognose: Infaust bei Metastasenleber oder Generalisierung; zweifelhaft bei Befall eines Leberlappens.
Therapie: Malignes Lymphom siehe dort. Bei Befall eines Lobus kann die Lobektomie durchgeführt werden.

Bei umschriebenen Tumoren des Gallengangs kann in seltenen Fällen eine Totalexstirpation mit nachfolgender Anastomosierung der Gallenblase mit dem Duodenum durchgeführt werden; in der Regel ist die Behandlung jedoch wegen des hohen Malignitätsgrades aussichtslos.

Eine generalisierte Tumorose sollte nicht behandelt werden. Chemotherapie siehe Kap. „Internistische Onkologie".

9.7.5 Cholangitis, Cholangiohepatitis

Definition: Entzündung der Gallengänge und des benachbarten Lebergewebes vorwiegend bei der Katze, selten auch beim Hund vorkommend, bisweilen auch die Gallenblase erfassend (Cholezystitis) (ZAWIE und GARVEY 1984; LUCKE und DAVIS 1984; CORNELIUS 1985; FORRESTER u. Mitarb. 1992). Die weitaus meisten Erkenntnisse beruhen auf dem Vorkommen der Krankheit bei der Katze. Der Krankheitskomplex kann in vier voneinander nicht scharf zu trennende Formen unterteilt werden: Cholangitis, Cholangiohepatitis, biliäre Zirrhose und Cholezystitis.
Ätiopathogenese: Die Ursache ist nach wie vor unbekannt. Wie immer in solchen Fällen wird ein Ursachenkomplex vermutet. Für unterschiedliche Ursachen sprechen aber auch die Befunde: In manchen Fällen werden Infiltrate durch neutrophile Granulozyten gefunden, so dass eine bakterielle Infektion vorliegen dürfte. Ob sie jedoch die eigentliche Ursache oder sekundär nach einer anderen wegbereitenden Krankheit entsteht, ist unklar. Meistens wird in solchen Fällen E. coli gefunden, dessen Herkunftsort im Dünndarm vermutet wird (ZAWIE und GARVEY 1984). Wenn dies richtig ist, dürfte eine Überwucherung des Dünndarms durch Bakterien die Primärursache sein (wobei auch diese Dysbakterie wieder weitere Ursachen hat). Auch die Infektion des Gallengangssystem vom Darm aus bedarf weiterer prädisponierender Faktoren wie etwa eines Gallenstaus.

In anderen Fällen werden lymphatische und plasmazelluläre Infiltrationen gefunden, während neutrophile Granulozyten in den Hintergrund treten. Dabei besteht eine Tendenz zur Hypertrophie der Gallengänge und zur Fibrose im periportalen Bereich. Als Ursache werden immunmediierte Prozesse, möglicherweise Autoimmunkrankheiten, vermutet. LUCKE und DAVIES (1984) finden eine Rasseprädisposition bei Perserkatzen. Das gleichzeitige Vorkommen von Pankreatitiden, die jedoch klinisch inapparent sind, dürfte auf die Nähe der Ausführungsgänge zurückzuführen sein. ROTHE (1996) berichtet bei einer weiblichen kastrierten Kartäuserkatze über eine Cholangiektasie infolge chronisch-proliferativer Fibrose und papillomatöser Epithelwucherung der Ductus hepaticus und choledochus. Die Symptome waren zunehmender Bauchumfang, Inappetenz, Gewichtsverlust und Trägheit. EICHELBERGER (1996) berichtet von multiplen Gallengangszysten bei einer Perserkatze mit erheblicher Raumforderung und Verdrängung der übrigen Bauchorgane.
Klinisches Bild: Während die eitrige (neutrophile) Cholangiohepatitis eher akuten bis akut-rezidivierenden Charakter hat, verläuft die lymphoplasmazytäre Form chronisch. Im ersten Fall bestehen Fieber, Anorexie, Apathie, Erbrechen, Gewichtsverlust und Dehydratation, häufig auch Ikterus. Palpationsschmerz kann hinzutreten. Das Krankheitsbild kann fortschreiten bis zum akuten Leberversagen (s. d.).

Das klinische Bild der chronisch verlaufenden lymphozytär-plasmazytären Form ist milder, geht mit Gewichtsverlust, selten Erbrechen und Hepatomegalie einher und kann zwischenzeitlich klinisch inappetent sein. Im weiteren Verlauf werden jedoch Ikterus und Aszites gesehen, in seltenen Fällen kann auch diese Form zu Leberversagen führen.
Diagnose: Die klinische Untersuchung – Berichte über Gewichtsverlust, Anorexie, Ikterus, Hepatomegalie, eventuell Vorderbauchpalpationsschmerz, Aszites – in Verbindung mit Labor- und Ultraschallbefunden ist relativ sicher. Das Blutbild zeigt besonders bei der eitrigen Form eine oft erhebliche Neutrophilie mit Linksverschiebung. Die ALT

und GLDH sind stark erhöht, auch die AP kann für die Verhältnisse bei der Katze ebenfalls erheblich erhöht sein. Es besteht eine Erhöhung des Bilirubins sowohl im Serum als auch im Urin, ebenso sind die Serum-Gallensäuren in der Regel erheblich angestiegen. Während Albumin allenfalls in chronischen Fällen und auch dann nur leicht vermindert ist, findet man regelmäßig eine oft erhebliche Hypergammaglobulinämie. Eine Hyperammonämie ist dagegen eher die Ausnahme und allenfalls bei akutem Leberversagen zu finden. Der Aszites stellt sich als Transsudat oder modifiziertes Transsudat dar; Exsudate sind untypisch, auch bei der eitrigen Form.

In der sonographischen Untersuchung stellen sich die Gallengänge als umfangsvermehrt dar, insbesondere die Wände sind verdickt (Doppelschichten), gleiches kann für die Gallenblase in erheblichem Umfang bei Cholezystitis gelten, wobei in der Regel auch „Sludge" in erheblicher Menge zu finden ist. Es sollte eine bakteriologische Untersuchung des Galleninhalts (perkutane Punktion der Gallenblase unter Ultraschallkontrolle) durchgeführt werden. Eine bakteriologische Untersuchung des Blutes führt jedoch in der Regel nicht weiter.

Differentialdiagnose: In Frage kommen FIP (Hypergammaglobulinämie, aber typisches Exsudat, Erreger-, Antigen-Antikörper-Komplex-Nachweis), Tumoren (zytologische, ggf. histologische Untersuchung), auch die Leberlipidose kann ähnlich verlaufen (es besteht dann jedoch erhebliche Fettinfiltration in die Hepatozyten [Bioptat]).

Prognose: Zweifelhaft. Die fortgeschrittenen Fälle mit Sklerosierung der Gallengänge sind sehr therapieresistent.

Therapie:
1. Breitspektrumantibiotika, wenn möglich nach Antibiogramm (Blut, Leber [Galle]); wenn dies nicht möglich ist, empfehlen sich die u. a. Therapeutika. Wenn möglich, sollte auf Tetracycline wegen ihrer Hepatotoxizität verzichtet werden. Auch Chloramphenicol ist weniger empfehlenswert, da die hepatische Metabolisierung beeinträchtigt sein kann.
Mögliche Antibiotika:
Ampicillin, 10 bis 20 (25) mg/kg KM, dreimal täglich
Amoxicillin, 5 bis 10 mg/kg, zweimal täglich
Cephazolin (Elzogram), 25 bis 50 mg/kg, dreimal täglich, o. a. Cefalosporine
Enrofloxazin, 5 mg/kg, zweimal täglich
Kanamycin, 15 bis 25 mg/kg, zwei- bis dreimal täglich
Gentamicin, 3 bis 4 mg/kg, zweimal täglich p. o.
Metronidazol, 10 bis 20 mg/kg, zweimal täglich p. o.
2. Diät:
Frühzeitig Ernährung sicherstellen: Appetitanregung: Valium, 0,05 bis 0,1 mg/kg. Oder Cyproheptadin (Peritol), ca. 0,1 mg/kg KM (vorläufig).
Ggf. künstliche Ernährung über transkutane Magensonde (PEG-tube) oder Nasen-Magen-Sonde oder transkutane Ösophagussonde. Gegeben wird eine erhöhte Protein-, aber verminderte Fettration. Benötigte Energie: 100 kcal/kg KM (ca. 400 kJ/KM)
3. Choleretika: Sie dürfen erst angewandt werden, wenn die Gallengänge passierbar sind.
Gallensäuren:
Dehydrocholsäure, 10–20 mg/kg KM
Ursodeoxicholat (Ursochol), 10–15 mg/kg KM
Chenodeoxicholsäure (Chenofalk), 10–15 mg/kg KM

Cave Kortikosteroide! Sie werden zwar mit erheblicher Einschränkung von JOHNSEN (1995) empfohlen; sie weist jedoch auch darauf hin, dass Kortikosteroide katabol wirken, was bei dem meist schlechten Zustand der Katzen – die ja hauptsächlich betroffen sind – zu einer weiteren Abnahme des Körpergewichts beiträgt. Bei bakterieller Infektion sind sie kontraindiziert.

9.7.6 Cholelithiasis, Choledocholithiasis

Definition: Konkremente in Gallenblase bzw. Gallengang
Ätiologie: Verdächtigt werden Gallestau (Entzündung oder Tumoren der Gallengänge oder der Gallenblase, also auch in Zusammenhang mit Cholangitis, Cholangiohepatitis vorkommend), ferner Änderung der Zusammensetzung der Galle, wobei die Fütterung eine Rolle spielen soll (experimentell zu

erzeugen durch hohe Kohlenhydratanteile und niedrige Anteile an tierischen Fetten und Proteinen). Gesichert ist die Ursache spontan vorkommender Gallensteine bei Hund und Katze nicht.

Pathophysiologie: Sie wird so wenig verstanden wie die Ätiologie. Es können gemischte und Pigmentsteine gefunden werden, wobei die Ersten hauptsächlich aus anorganischem Material wie Kalzium, Magnesium, Oxalat, aber auch Cholesterin und Bilirubin, die Letzten aus Konzentraten von Bilirubin bestehen. Klinische Symptome entstehen in der Regel erst, wenn das Konkrement in den Gallengang wandert, diesen verlegt und zum Gallestau führt. Selten kommt es zur Perforation von Gallenblase oder Gallengang. Dann entsteht eine gallige Peritonitis.

Klinisches Bild: Konkremente in der Gallenblase führen i. Allg. nicht zu Symptomen; sie sind vielmehr als Zufallsbefunde bei der Ultraschalluntersuchung zu betrachten. Wenn es dagegen zur Gallengangsobstruktion kommt, werden Allgemeinsymptome wie Apathie, Erbrechen, Durchfall mit erhöhtem Fettanteil (Salbenkot), Dehydratation, Ikterus und Vorderbauchpalpationsschmerz beobachtet. Falls die Ursache in einer entzündlichen Erkrankung der Gallengänge und der Leber begründet ist, kann Fieber hinzukommen.

Diagnose: Das klinische Bild, insbesondere Ikterus und Vorderbauchschmerz, die Ultraschalluntersuchung mit Darstellung der Konkremente und Schallauslöschung, sowie die Laboruntersuchungsergebnisse Hyperbilirubinämie (hoher Anteil sekundären Bilirubins), starke Aktivitätssteigerung der Serum-AP, beim Hund auch der γ-GT, geringergradiger Anstieg der ALT und GLDH, Gallensäurenanstieg, ferner Leukozytose mit Linksverschiebung sind typisch für eine posthepatische Cholestase infolge von Konkrementen. Ein vollständiger Verschluss lässt Bilirubin im Serum und im Urin stark ansteigen, während das Urin-Urobilinogen negativ wird. Auf der Röntgenaufnahme wird das Konkrement nicht immer sichtbar, da die Röntgendichte nicht sehr groß ist. Bisweilen lässt sich das Passagehindernis durch Cholezystographie darstellen, wobei jedoch die Ursache nicht sicher zu ermitteln ist. Durch die Probelaparotomie lässt sich das Konkrement in der Regel feststellen und auch sofort entfernen.

Differentialdiagnose: Es kommen alle hepatischen und posthepatischen Formen des Ikterus, weniger der hämolytische Ikterus in Frage. Insbesondere bei anderweitiger Verlegung des Gallengangs, etwa durch Tumorose, hochgradige entzündliche Schwellung oder durch Einwanderung von Endoparasiten, werden vollständig gleichartige Laborbefunde erhoben; bisweilen lässt sich die Ursache jedoch sonographisch abklären.

Therapie: Steine, die sich in der Gallenblase befinden, müssen nicht unbedingt entfernt werden. Wenn es richtig ist, dass Futter, das reich an Kohlenhydraten, aber arm an tierischem Protein und Fett ist, Gallensteinbildung auszulösen vermag, dann sollte eine entgegengesetzte Diät gefüttert werden; man sollte jedoch weniger tierisches Fett geben, da es reich an Cholesterin, einem Bestandteil der Gallensteine, ist.

Sobald eine Obstruktion der Gallengänge vorliegt, muss chirurgisch interveniert werden. Dabei ist die ausreichende Volumenversorgung durch Dauertropfinfusion sicherzustellen. Bei Cholezystitis, Cholangitis oder Cholangiohepatitis sollten Antibiotika zusätzlich gegeben werden (s. d.).

9.7.7 Portosystemische Shunts

Definition: Funktionsfähige Verbindung der Vena portae zum großen Kreislauf unter Umgehung der Leber mit der Folge einer Hepatoenzephalopathie.

Ätiologie: Es können angeborene und erworbene Shunts unterschieden werden. Die angeborenen kommen durch die Umgehung der Leber durch das Blut, das vom Gastrointestinaltrakt und von der Nabelvene kommt und direkt in den großen Kreislauf gelangt. Dieser Ductus venosus schließt sich normalerweise in den ersten Tagen nach der Geburt. Bleibt er offen, so können verschiedene Gefäßverlaufsanomalien die Folge sein:
– persistierender Ductus venosus
– portokavale Verbindung (Shunt)
– periphere portosystemische Kollateralen (splenorenale oder mesenteriale)
– Verbindung der V. cava zur V. azygos unter Umgehung der vollständig angelegten V. cava
– Verbindung der V. cava zur V. azygos bei fehlender V. cava

Erworbene Shunts entstehen durch Druckerhöhung in der V. portae. Deren Ursachen sind Leberfibrose oder -zirrhose. Durch die Druckerhöhung kommt eine Öffnung der Kollateralen zustande, so dass der Druck abnehmen kann. Meistens bestehen bei dieser Form zahlreiche Shunts.

Pathogenese: Sowohl bei erworbenen als auch bei angeborenen Shunts ist das Ergebnis die Minderdurchblutung der Leber und die direkte Bluteinspeisung in den großen Kreislauf unter Umgehung der Leber. Die aus dem Magen-Darm-Milz-Gebiet kommenden Venen, deren Blut normalerweise der Leber zugeführt wird, wo seine Bestandteile metabolisiert werden, führen nun die aus dem Splanchnikusgebiet kommenden, der Verdauung und der Darmresorption entstammenden Substanzen direkt in den großen Kreislauf. Am besten bekannt ist das unter Bakterieneinwirkung entstandene, aus der Proteinverdauung herrührende Ammoniak. Es entsteht unter Einwirkung der Bakterienurease im Darm (distales Jejunum, Ileum, Colon), wird resorbiert, normalerweise in der Leber zu Harnstoff entgiftet und über die Nieren ausgeschieden. Die Folge ist ein Abfall des Serum-Harnstoffspiegels. Bei portosystemischem Shunt gerät Ammoniak in den großen Kreislauf und u. a. ins Gehirn. Wie schon bei der chronischen Hepatitis erwähnt, ist auch beim portosystemischen Shunt das Verhältnis von verzweigtkettigen zu aromatischen Aminosäuren zugunsten der aromatischen Aminosäuren verändert, da diese nicht in der Leber metabolisiert werden; darüber hinaus werden die Seitenkettenaminosäuren durch die Erhöhung der Katecholamine, von Glucagon und Insulin in der Peripherie rascher als bei Gesunden metabolisiert. Normalerweise beträgt das Verhältnis verzweigtkettiger zu aromatischen Aminosäuren 3:1 bis 4:1. Bei portosystemischem Shunt (wie auch bei chronischer Hepatopathie) fällt es ab auf Werte unter 2:1 bis fast 1:1. Aus schwefelhaltigen Aminosäuren (besonders Methionin) wird der Komastoff Mercaptan gebildet. Durch den Anstieg von Ammonium und Harnsäure wird Ammoniumurat mit dem Urin ausgeschieden.

Außerdem kann die Leber toxische Stoffe, die aus dem Darm in die Blutbahn gelangen, nicht mehr entgiften. Auch sie geraten in den großen Kreislauf und u. a. in das Zentralnervensystem. Antigene, die mit der Nahrung in den Darm gelangen und dort resorbiert werden, werden ebenfalls um die Leber herumgeführt. Die Folge ist eine verstärkte Bildung von Immunglobulinen, die sich in der Elektrophorese als Erhöhung der γ-Globuline niederschlagen.

Durch fehlende Wachstumsreize, die normalerweise über das Blut der Leber zugeführt werden und in der Hauptsache aus dem Darm und dem Pankreas (Insulin, „insulin-like growth factor") stammen, bleibt das Organ in der Größe zurück. Neben den Verdauungsprodukten sind dies vorab Insulin und Glucagon. Es folgt das typische Bild der Mikrohepathie.

Auch der Glukosestoffwechsel ist gestört. Beim fastenden Tier mit portosystemischem Shunt ist der Glukosespiegel geringgradig niedriger und der Insulinspiegel höher als beim gesunden. Nach der Futteraufnahme steigt sowohl der Glukose- als auch der Insulinspiegel über die Werte bei Gesunden. Cholesterin und Triglyzeride nehmen im Blut ab. Kurzkettige Fettsäuren, die der Bakterieneinwirkung aus dem Darm entstammen, nehmen im Blut zu.

Als Folgen der Summe dieser Stoffwechselentgleisungen entstehen beim Jungtier Entwicklungsstörungen (Kümmern) sowie das Hepatoenzephale Syndrom.

Klinisches Bild: Jungtiere mit angeborenem portosystemischen Shunt zeigen Entwicklungsstörungen, die etwa ab dem vierten Lebensmonat sichtbar werden. Sie bleiben klein, das Haarkleid ist oft stumpf. Häufig wird eine Hypersalivation beobachtet. Es bestehen Polydipsie und Polyurie. Die auffälligsten Symptome sind die des Hepatoenzephalen Syndroms mit Apathie, Abstumpfen, Stupor, Pressen des Kopfes gegen eine Wand oder in die Ecke, Verhaltensstörungen, zeitweisem Sehverlust, Ataxie bis zu Krampfanfällen und schließlich zum Koma. Charakteristischerweise können die Symptome vor der Futteraufnahme wesentlich schwächer oder unmerkbar werden, während sie sich nach der Fütterung, insbesondere nach protein- und fettreicher Nahrung verstärken. Bisweilen werden Entzündungen der Harnwege, zum Teil auch Konkrementbildungen (Uratsteine) gesehen.

Diagnose: Der Vorbericht und der Untersuchungsbefund sind häufig sehr typisch. Ganz besonders die Verstärkung der Symptome nach der Fütterung und ihre weitgehende Abmilderung längere Zeit nach der Futteraufnahme oder gar nach Nahrungsentzug sind sehr charakteristisch. Im Röntgen- und Ultraschallbild fällt die Mikrohepatopathie auf.

Die Laboruntersuchung ergibt folgende Befunde:
- ALT, GLDH und AP sind weitgehend unverändert, in wenigen Fällen leicht erhöht
- Es besteht ein sehr niedriger Serum-Harnstoffwert
- Blutzucker und Albumin sind leicht bis mittelgradig vermindert
- Ammoniak ist nach Futteraufnahme in der Regel erhöht, längere Zeit nach dem Füttern kann es jedoch innerhalb des Referenzbereichs liegen
- Der Ammoniumchloridtoleranztest ist in jedem Fall erhöht
- Serum-Gallensäuren sind meistens erhöht, insbesondere nach cholesterinreicher Probefütterung
- Im Urin finden sich Ammoniumbiuratkristalle

Die endgültige Diagnose wird durch Röntgenkonstrastuntersuchung gestellt (Portographie). In den meisten Fällen gibt man das Kontrastmittel nach Laparotomie in eine Jejunalvene und führt eine Serie von Röntgenaufnahmen durch. Auf diese Weise kann der exakte Ort des Shunts festgestellt werden. Auch mit der Ultraschalluntersuchung lassen sich die anomalen Verläufe der erweiterten Gefäße feststellen. Besonders mit Doppler-Sonographie erkennt man gut die Flussrichtung des Blutes und die Turbulenzen.

Differentialdiagnose: Es kommen sämtliche anderen Ursachen eines Kümmerns und eines Hepatoenzephalen Syndroms einschließlich der Epilepsie in Frage. Dies sind hypophysärer Zwergwuchs, angeborene Hypothyreose, Hypoglykämie, idiopathische Epilepsie, Enzephalitis, Staupe, Hydrozephalus, Hepatitis, Leberzirrhose.

Therapie:
1. Sofortmaßnahmen: Flüssigkeitssubstitution (Anregung der Diurese und Ausscheidung der Komastoffe) mit 1:1 Ringer-Lösung und 5%iger, bei Hypoglykämie 20%iger Glukose-Lösung. Man gibt bis 100 ml/kg KM über mehrere Stunden. Bei Hypokaliämie gleichzeitig Kaliumsubstitution (s. Tab. 9.4).
Einlauf mit warmem Wasser oder mit Lactulose (3 Teile) + Wasser (7 Teile).
Applikation von Lactulose-Sirup 1 bis 2 ml/kg KM p. o.
Neomycin, 10 bis 20 mg/kg KM, dreimal täglich p. o.
2. Weitere Therapie:
Diät: Verminderung des Proteinangebots, insbesondere von Fleisch, Erhöhung des Kohlenhydratanteils (s. Ernährung und Diätetik).
Lactulose-Sirup, 0,5 bis 2 ml/kg KM, zwei- bis dreimal täglich p. o.
Nach Besserung des Allgemeinbefindens wenn möglich operativer Verschluss des Shunts (s. Band II).

Alle Medikamente, die in der Leber verstoffwechselt werden, müssen mit Vorsicht angewandt werden. Dies sind insbesondere Sedativa, Tranquillizer, Antiepileptika, Narkotika. Diuretika müssen vorsichtig dosiert werden, da leicht eine Dehydratation ausgelöst werden kann. Glukokortikoide wirken katabol und können auf diese Weise eine Hyperammoniämie provozieren; außerdem begünstigen sie Magenulzera. Auf jeden Fall ist Methionin zu vermeiden, ebenso die Infusion von Aminosäurenpräparaten, die aromatische Aminosäuren enthalten.

Beim operativen Verschluss darf der Pfortaderdruck nach Shunt-Verschluss nicht über 15 cm Wasser (11 mm Hg) ansteigen (GREVEL u. Mitarb. 1987). Mit Ameroidringen kann ein selbständiger Verschluss des Gefäßes innerhalb von 30 Tagen erzielt werden.

Tab. 9.4: Kaliumsubstitution

	normal	leichte	mittlere	schwere Hypokaliämie
Serum-Kalium [mmol/l]	3,5–5,5	3,0–3,4	2,5–2,9	2,0–2,4
Substitution [mmol/l Infusion]	*5*	*20*	*30–40*	*40–60*

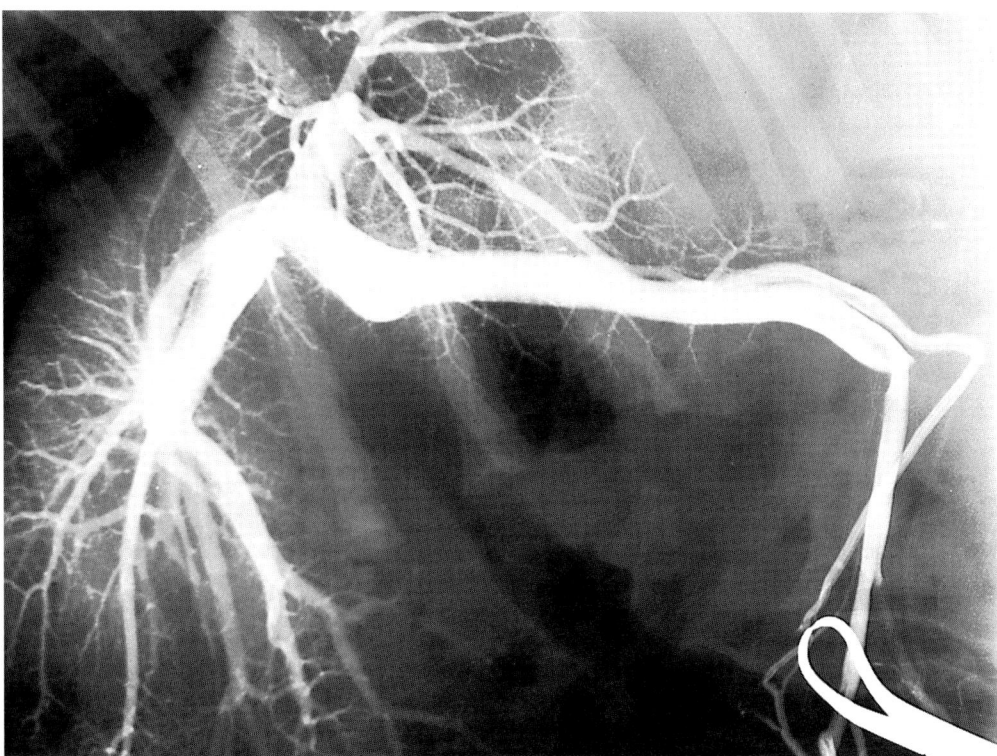

Abb. 9.9: Portosystemischer Shunt

10 Pankreas
(W. Kraft)

10.1 Anatomische Grundlagen

Beim Hund besitzt die Bauchspeicheldrüse ein kurzes Mittelstück, das im Bogen der **Pars cranialis duodeni** liegt und von dem die beiden Schenkel abgehen. Der rechte Schenkel verläuft mit der **Pars descendens duodeni** in Richtung auf das Caecum, der linke Schenkel am Pylorus des Magens in Richtung Leber, Colon transversum und rechte Niere. Der Hund besitzt einen oder zwei Ausführungsgänge des Pankreas in das Duodenum. Im Falle zweier Ausführungsgänge mündet der erste als **Ductus pancreaticus major** zusammen mit dem Gallengang auf der **Papilla duodeni**, der zweite, **Duct. pancr. minor s. accessorius**, der immer stärker als der Duct. pancr. major (!) ist, auf der **Papilla accessoria** ins Duodenum. Sofern nur ein Ausführungsgang vorliegt, wird er vom Duct. pancr. acc. gestellt. Bei der Katze ist das Pankreas ähnlich gestaltet wie beim Hund, der stärkste Gang ist jedoch der auf der Pap. duodeni mündende Duct. pancreaticus major, während der akzessorische Gang nur in einem Teil der Fälle vorhanden ist. Die gemeinsame Mündung des großen Pankreasganges mit dem Duct. choledochus bei der Katze ist wichtig für die Pathogenese von Leberkrankheiten gemeinsam mit Erkrankungen des Pankreas. Die Blutversorgung geschieht arteriell über die A. mesenterica cran. und die A. coeliaca. Die Venen führen das Blut in die Pfortader ab. Die Innervation erfolgt über den Parasympathikus (N. vagus), der die Funktion steigert, und über den Sympathikus, der sie hemmt. Beide Anteile sind für die Schmerzempfindung maßgebend, die bei akuten Pankreatitiden ein wesentliches Symptom darstellt.

10.2 Physiologie

Das Pankreas ist eine zusammengesetzte Drüse, die sowohl inkretorische als auch exkretorische Anteile aufweist. Der exkretorische Anteil ist für die Verdauung von entscheidender Bedeutung. Der hier gebildete **Pankreassaft** ist leicht alkalisch durch große Mengen an Natriumbikarbonat, enthält aber auch Chloride und Kalium. Die **Enzyme** bestehen aus **Proteasen** (Trypsinogen, Chymotrypsinogen, Elastase, Procarboxipeptidasen A und B), einer **Lipase** und der α-**Amylase**. Die Proteasen werden in inaktiver Vorstufe sezerniert und im Duodenum von der Enterokinase aktiviert. Dabei aktiviert das Trypsin weitere Trypsinogen- und Chymotrypsinogenmoleküle zu aktivem Trypsin und Chymotrypsin. Sie führen die im Magen eingeleitete **Proteinspaltung** fort, indem Trypsin Peptidverbindungen, die Lysin und Arginin enthalten, weiter zerlegt, während Chymotrypsin nur Tyrosin- und Phenylalaninverbindungen metabolisiert. Die Wirkung wird nur im alkalischen Milieu aufrechterhalten; saurer pH-Wert inaktiviert dagegen die Pankreasfermente irreversibel. Die Carboxipeptidasen enthalten Zink und spalten endständige Aminosäuren von Polypeptiden ab, wobei Unterschiede in aromatischen und Seitenkettenaminosäuren bestehen. Die **Pankreaslipase** verdaut Fette in deutlich alkalischem Milieu. Infolge des hohen Bikarbonatgehaltes im Duodenum werden Lipide zu Seifen umgewandelt, die zusammen mit den Gallensäuren die Fette emulgieren (Mizellenbildung) und dadurch angreifbar für die Lipase machen. Sie spalten die Fette zu Di- und Monoglyceriden und Fettsäuren. Die **Pankreasamylase** spaltet Glykogen und Stärke in Maltose, Maltriose und Grenzdextrine.

Die Pankreassekretion wird sowohl humoral als auch nerval gesteuert. Bei Abfall des pH-Wertes im Dünndarm nach Eintritt von Mageninhalt wird vom Duodenum reflektorisch Sekretin freigesetzt, das das Pankreas zur Sekretion eines stark alkalischen Sekretes anregt. Das gleichfalls im Duodenum freigesetzte Pankreozymin-Cholezystokinin erhöht die Fermentkonzentration im Pankreassekret. Daneben ist die Futterzusammensetzung wichtig für die Sekretionsanregung. Neben dieser humoralen Sekretionsanregung wird das Pankreas von parasympathischen Fasern des N. vagus in seiner Funktion gesteigert, während sympathische Nerven für eine Hemmung sorgen.

10.3 Einteilung der Pankreaskrankheiten

1. Krankheiten des endokrinen Pankreas:
   Diabetes mellitus
   Hyperinsulinismus (Insulinom)
2. Krankheiten des exokrinen Pankreas:
   akute Pankreatitis
   ödematöse oder interstitielle (geringgradig)
   nekrotisierend-hämorrhagische oder autodigestive Pankreatitis
   chronische Pankreatitis
   chronische Pankreasinsuffizienz (Pankreasatrophie)
   Pankreastumoren

10.4 Untersuchungsgang

Die Untersuchung des Pankreas hängt sehr stark davon ab, welche Art der Krankheit erwartet werden muss, ob nämlich eine akute Pankreatitis oder eine chronische Insuffizienz oder aber ob Tumoren vorliegen können. Der Vorbericht ist daher von entscheidender Bedeutung. Während bei der akuten Entzündung unspezifische Symptome, wie Anorexie, Erbrechen, Durchfall, Apathie und mehr oder weniger schwere Allgemeinstörungen, bestehen, werden bei chronischer exokriner Pankreasinsuffizienz Symptome des Maldigestions-/Malassimilationssyndroms mit Polyphagie, Abmagerung und Massenstühlen, im Falle des Auftretens bei Jungtieren Entwicklungsstörungen (Kümmern) gesehen. Auf diese Symptome richtet sich die Gesamtuntersuchung. Bei Schmerzhaftigkeit im Vorderbauchbereich nehmen die Tiere oft eine „Gebetsstellung" ein, d. h. die Vordergliedmaßen sind ausgestreckt, und das Sternum kommt auf dem Boden zu liegen. Die Palpation des Vorderbauchs ist häufig sehr schmerzhaft. Bisweilen kann man eine unklare Masse im Vorderbauch palpieren (ödematöses Pankreas).

Folgende Untersuchungsverfahren werden angewandt:

Tab. 10.1: Untersuchungsverfahren bei Verdacht auf akute Pankreatitis oder auf chronische Pankreasinsuffizienz

akute Pankreatitis	chronische exokrine Pankreasinsuffizienz
Allgemeinuntersuchung	Allgemeinuntersuchung
Palpation	
Sonographie des Vorderbauchs	
Röntgen des Vorderbauchs	
Labordiagnostik: besonders	Labordiagostik: besonders
Leukozyten, Differentialblutbild	TLI
α-Amylase (Hund)	Kot-PABA
Lipase (Hund)	Kot-Chymotrypsin
TLI	Kot: Fett, Stärke, Muskelfasern
Glukose	
Blutgasanalyse	
Elektrolyte (Serum)	
Harnstoff, Kreatinin	
ALT, GLDH, AP	
(Laparoskopie, Laparotomie, Biopsie)	(Laparoskopie, Laparotomie, Biopsie)

SPILLMANN (1996) empfiehlt, stets mehrere Untersuchungsverfahren anzuwenden, da sowohl falschpositive als auch falschnegative Ergebnisse vorkommen. Er gibt der Chymotrypsin-Bestimmung und dem Ceruletid-Test den Vorzug.

10.5 Krankheiten des exokrinen Pankreas

10.5.1 Akute Pankreatitis, Pankreasnekrose

Definition: Akute oder chronische, bisweilen rezidivierende Entzündung des Pankreas unterschiedlicher Schweregrade (s. Einteilung der Pankreaskrankheiten).

Ätiologie:

Oft unbekannt. **Mögliche Ursachen sind:**
– Reflux von Dünndarminhalt in das Pankreas
– Aktivierung der Pankreasenzyme innerhalb des Pankreas
– Obstruktion der Ductus panreatici
– Medikamente (verdächtigt werden Thiaziddiuretika, Furosemid, Azathioprin, Sulfonamide, Tetrazykline, H_2-Antagonisten, Cholinesterasehemmer)
– autoimmun?
– idiopathisch

Begünstigende oder auch selbst auslösende Faktoren können sein

– mittleres bis höheres Alter
– Adipositas
– fettes Futter, Bewegungsarmut
– Hyperlipämie
– Glukokortikosteroidtherapie (Hund, hohe Dosen)
– Cushing-Syndrom
– Ischämie (Kreislaufschock, besonders Hypovolämie, Sympathikotonus, Gefäßkonstriktion)
– Cholezystitis, Cholangitis oder Cholangiohepatitis (lymphogen, gemeinsame Mündung des Duct. pancr. major und des Duct. choledochus auf der Papilla duodeni)
– Trauma (Operation, Biopsie?)

Protektive Faktoren:

– Speicherung der Enzyme in inaktiver Form (Chymotrypsinogen, Trypsinogen)
– bei Übertritt aktivierter Enzyme in den Kreislauf sofortige Denaturierung durch Protease-Inhibitoren (α_1-Antitrypsin, α_2-Makroglobulin)
– Schleimfilm auf dem Epithel des Duct. pancreaticus
– ständiger Sekretfluss in Richtung Duodenum
– wirksame Sphinkter in den Pankreasgängen
– optimale Durchblutung und Lymphdrainage

Pathophysiologie: Unabhängig von der Ursache wird angenommen, dass die die Krankheit auslösende Ursache in einer intrapankreatischen Aktivierung der Verdauungsenzyme zu suchen sei. Diese Aktivierung soll innerhalb der Azinuszellen stattfinden. Dabei spielen lysosomale Proteasen eine Rolle, die Trypsinogen zu Trypsin aktivieren, möglicherweise auch Komplement. Damit wird eine ständig weiter fortschreitende Aktivierung der Pankreaszymogene eingeleitet. Diese Aktivierung findet besonders bei Störung der Sekretion von Zymogenen und lysosomalen Proteasen statt. Eine Rolle dürften freie Radikale spielen, die normalerweise durch Orgotein (Superoxiddismutase) und Katalase unschädlich gemacht werden. Diese freien Radikale führen zu einer Peroxidation der Lipide in den Zellmembranen und damit zu deren Schädigung, woraus eine Permeabilitätsstörung mit Ödembildung resultiert.

Die Pankreaszellmembran ist normalerweise stabiler als die anderer Zellen, die Membranstabilität kann jedoch im Gefolge von fettreicher Nahrung beeinträchtigt werden, möglicherweise weil die Lipidstruktur der Zellmembran beeinflusst wird. Ist sie jedoch geschädigt, so können die in den Granula der Acinuszellen vorhandenen Zymogene (inaktive Enzymvorstufen) aktiviert werden. Vermutet wird besonders die Aktivierung von Trypsinogen zu Trypsin mit nachfolgender Aktivierung weiterer proteolytischer Enzyme schon im Pankreas oder seinen Ausführungsgängen. Diese Aktivierung ist möglich durch Enterokinase, Gallensäuren oder Kalziumionen. Die akuten Pankreatitiden beginnen als interstitielle Entzündungen. Es wird daher vermutet, dass das zu Trypsin aktivierte Trypsinogen zunächst Proelastase zu Elastase und Prophospholipase A zu Phospholipase A aktiviert. Die Elastase verdaut elastische Fasern der Pankreasarteriolen, so dass neben Flüssigkeit (Ödem) nun auch weitere Blutbestandteile (Blut, Gerinnungsfaktoren) austreten können, wodurch eine hämorrhagische und thrombosierende Entzündung entsteht. Außerdem wird das interstitielle Bindegewebe gestört (interstitielle Pankreatitis). Phospholipase A katalysiert Lecithin zu Lysolecithin und Kephalin zu Lysokephalin. Die Folge ist eine Selbstverdauung des Organs. Durch Freisetzung prokoagulatorischer Substanzen, hämorrhagische Diathese, Flüssigkeitsverluste in den Magen-Darm-Trakt und Erbrechen werden Schocksymptome ausgelöst. Hinzu kommen Elektrolytverschiebungen, besonders Kaliumverluste mit pH-Steigerung (Alkalose). Durch Trypsin wird Kallikreinogen zu Kallikrein aktiviert, das wiederum Bradykininogen zu Bradykinin aktiviert. Dieses führt zu ausgeprägter Vasodilatation mit Blutdruckabfall und Kreislaufschock. Es ist mitverantwortlich für einen Leukozytenaustritt ins Pankreasgewebe und für die ausgeprägten Schmerzreaktionen bei akuten Pankreasnekrosen. Die bei akuter Pankreatitis oder Pankreasnekrose vermehrt im Blutserum nachweisbaren Pankreasenzyme Amylase und Lipase gelangen im Rückstau des Sekrets infolge Ödematisierung in die Lymphgefäße. Die sehr häufig anzutreffende Gasfüllung des Duodenums oder auch des gesamten Darms kommt durch Motilitätsstörung zustande (Spasmen und Atonien in verschiedenen Darmabschnitten; lokale Peritonitiden; Elektrolyt-, insbesondere Kaliumverschiebung). Außer lokalen oder generalisierten Peritonitiden werden durch Freisetzung prokoagulatorischer Substanzen und besonders proteolytischer Enzyme disseminierte intravasale Gerinnungen ausgelöst. Proteolytische Enzyme, vasoaktive Substanzen und Toxine könnten auch für die häufigen kardialen Symptome verantwortlich sein. Gleiches gilt als Ursache für die pulmonalen Erscheinungen. Die Kreislaufstörung kann zu renaler Ischämie und damit zum akuten Nierenversagen führen. Nicht selten wird Hyperglykämie beobachtet, deren Ursache vorwiegend in einer vermehrten Glucagonproduktion gesehen wird.

Klinisches Bild: Die klinischen Symptome sind wenig pathognomonisch. Man kann eine akute Pankreatitis von einer chronischen Form unterscheiden, wobei die chronische Pankreatitis häufig durch akute Schübe kompliziert ist. Beide Formen können entweder mit milden oder aber mit sehr schweren Krankheitsbildern einhergehen. Sie entsprechen dann jeweils der ödematösen bzw. der hämorrhagisch-nekrotisierenden Form. Die ödematöse Form wird häufig übersehen, da die Krankheitssymptome eher einer Enteritis als einer Pankreatitis zugeschrieben werden. Von pathologisch-anatomischen Untersuchungen (BANGERTER 1997) ist jedoch bekannt, dass die akute Pankreatitis häufiger vorkommt, als klinischerseits vermutet (oder gar diagnostiziert) wird. Häufige Symptome der *akuten ödematösen Pankreatitis* sind
- Adipositas
- plötzliches Erbrechen
- Apathie
- Vorderbauchschmerzen
- Dehydratation

Vorausgegangen ist häufig die Aufnahme fetten Futters. Sofern keine Allgemeinstörungen hinzukommen, kann die Krankheit in diesem Stadium spontan heilen.

Dagegen ist das Bild der *akuten hämorrhagisch-nekrotisierenden Pankreatitis* ungleich schwerer, geht mit massiven Allgemeinsymptomen einher und endet sehr häufig tödlich. Ihre Symptome, die allerdings in milderer Form auch bei der ödematösen Form auftreten können, sind
- Fieber
- Durchfall
- Polydipsie
- Tachypnoe, Dyspnoe
- Hypoxämie, Zyanose
- Tachykardie
- Ikterus
- Azotämie
- Meteorismus
- hämorrhagische Diathese, Verbrauchskoagulopathie

Ganz besonders fällt der Palpationsschmerz im Vorderbauch auf. Dabei kann man bisweilen unsicher einen Masseneffekt ertasten. Häufig ist die Untersuchung jedoch so schmerzhaft, dass dies nicht gelingt.

Beim Bild der hämorrhagisch-nekrotisierenden Pankreatitis kommen zahlreiche Allgemeinsymptome hinzu (multiples Organversagen):
– akutes Leberversagen mit Hepatoenzephalem Syndrom
– Pneumonie; akute Niereninsuffizienz; Gerinnungsstörungen
– hämorrhagische Enteritis
– akutes Kreislaufversagen.

Die Krankheit endet in den weitaus meisten Fällen tödlich. In vielen, jedoch nicht allen Fällen sind die Langerhansschen Inseln ins Krankheitsgeschehen einbezogen. In diesen Fällen besteht ein Diabetes mellitus, der zum Teil die Abheilung der akuten Pankreatitis überdauert und permanent bestehen bleibt.

Bei der Katze kommen prinzipiell ähnliche Symptome vor. Sie ist, wie die Untersuchungen von BANGERTER (1997) beweisen, bei dieser Tierart ebenso anzutreffen wie beim Hund. Klinische Symptome der akuten Pankreatitis bei der Katze sind hauptsächlich
– Apathie
– Anorexie
– Erbrechen
– Ikterus (häufiger als beim Hund)
– Fieber
– Tachykardie
– Tachypnoe
– Hypoxämie
– Vorderbauchschmerz
– Polydipsie, Urämie

Meistens ist die Symptomatik geringergradig ausgeprägt als beim Hund. Allerdings erkranken bei der Katze auch normalgewichtige Tiere häufiger.

Unklar ist, ob die ödematöse Pankreatitis sich zur hämorrhagisch-nekrotischen Form entwickeln kann.

Diagnose: Zur Diagnostik der akuten Pankreatitis ist eine sinnvolle Kombination von Untersuchungen erforderlich, allen voran die klinische Untersuchung in Verbindung mit der Anamnese, die die o. a. Ursachen, begünstigende Umstände und Symptome aufdeckt. Wichtig ist besonders die Feststellung des Vorderbauchschmerzes, der bei der Palpation sowie bei der Sonographie auffällt. Labordiagnostisch werden beim Hund Erhöhungen der α-Amylase und besonders der Lipase gefunden. Anstiege der Enzyme müssen jedoch mindestens um das Dreifache der oberen Referenzbereichsgrenze erfolgen (> 4950 bzw. 900 IU/l), bevor man mit einiger Sicherheit auf eine akute Pankreatitis schließen kann. Bei der leichtgradigen ödematösen Form kann dieser Anstieg sehr kurz, oft nur einen bis wenige Tage, dauern. Bei der schweren hämorrhagisch-nekrotisierenden Pankreatitis sind die Enzymaktivitäten nicht selten um das Zehn- bis Zwanzigfache und mehr erhöht. Andererseits bleibt ein Anstieg in etwa 10 % der Fälle aus. Bei der Katze sind diese beiden Enzyme völlig unzuverlässig. Der – speziesspezifische – TLI-Test fällt bei akuter Pankreatitis kurzfristig hoch aus. Bei der Katze liegen wenige Informationen vor.

Während man früher zur Sichtbarmachung des umfangsvermehrten Pankreas auf aufwendige Röntgenkontraststudien angewiesen war, kann das Organ nunmehr recht gut mittels Ultraschalluntersuchung dargestellt werden. Ein Hindernis ist das oft gasgefüllte Duodenum. Sollte dies der Fall sein, kann man den Patienten auf die rechte Seite an die Tischkante lagern, um das geblähte Duodenum nach oben, d. h. also nach links, aufsteigen zu lassen. Man schallt dann von unten, d. h. von der rechten Seite aus. Das Duodenum stellt sich als quer durch die Bauchhöhle verlaufender Darmteil dar, dessen Wände zwei- bis dreimal so dick wie die übrigen Dünndarmteile erscheinen. Dem Duodenum anliegend oder zwischen Duodenum und Magen wird dann das Pankreas erkannt, das meist eine geringere Echogenität als normal aufweist und stark vergrößert erscheint. Oft stellen sich auch die Zeichen einer Peritonitis dar.

Röntgenographisch kann die Gasfüllung des Duodenums oder auch des gesamten Dünndarms im dorsoventralen Strahlengang festgestellt werden. Das gasgefüllte Duodenum erscheint dann weit außen rechts an der Bauchwand. Bei gleichzeitiger Peritonitis besteht ein diffuser, dichter Untergrund. Veränderungen des Pankreas selbst sind undeutlich zu erkennen: erhöhte Dichte und Verbreiterung im Vorderbauchbereich rechts. An wiederholten Röntgenaufnahmen mit Kontrastmittel lässt sich feststellen, dass das Duodenum unbeweglich am gleichen Ort liegen bleibt und keine Peristaltik aufweist. Dabei können ggf. auch Unregelmäßigkeiten der Duodenalwand bis zu ziehharmonikaartigen

Aufreihungen wie bei Enteritis oder Peritonitis gesehen werden. Eine verstärkte Sekretion stellt sich als örtliche Verdünnung des Kontrastmittels dar.

Man sollte nicht versäumen, weitere labordiagnostische Untersuchungen anzustellen. Dies betrifft besonders die Leukozyten, die meist eine erhebliche Neutrophilie mit Linksverschiebung zeigen. Die weiteren Auswirkungen der akuten Pankreatitis betreffen die Leber (oft massive Anstiege der ALT, GLDH und auch der AP und – beim Hund – der γ-GT). Häufig wird besonders bei den schweren Verlaugsformen rasch ein ausgeprägter Ikterus mit starker Bilirubinerhöhung gefunden. Anstiege von Harnstoff und Kreatinin im Serum zeigen die Mitbeteiligung der Nieren an. In der Regel entsteht – wiederum bei der schweren Verlaufsform – rasch eine metabolische Azidose, meistens gleichzeitig eine Hyperkaliämie (durch Zelluntergang) und Hypokalzämie, ferner eine Hyperglykämie (infolge Glucagonfreisetzung bei vermindertem Insulin). In anderen Fällen finden sich durch Erbrechen und Durchfall schwere Hyponatriämien, Hypochlorämien und Hypokaliämien. Hämokonzentrationen sind als Ausdruck des Kreislaufschocks anzusehen, wie sie, häufig in Verbindung mit Disseminierter intravasaler Gerinnung (DIC), bei der schweren Form auftreten.

Die Laparotomie oder Laparoskopie mit Biopsie und histologischer/zytologischer Untersuchung ist ein recht erheblicher Eingriff, der besonders bei der schweren Verlaufsform zu einer erheblichen Belastung des Organismus führt. Auch soll durch die Manipulation am Pankreas eine schwerer Verlauf provoziert werden. Dies kann jedoch nicht bestätigt werden. Jedenfalls gibt die Biopsie endgültige diagnostische Sicherheit.

Differentialdiagnose: Akute Hepatitis (H. c. c.), akutes Leberversagen, akute Cholangiohepatitis, akute Gastroenteritis einschließlich der viralen Formen, Fremdkörper im Darm, Vergiftungen, eitrige, gallige oder urämische Peritonitis, Schocks anderer Genese (M. Addison, Enterotoxämie, Endotoxämie).

Prognose: Die akute ödematöse Form ist in den meisten Fällen selbstlimitierend. Die akute hämorrhagisch-nekrotisierende Form ist nach wie vor als äußerst ernst zu bezeichnen und endet sehr häufig tödlich.

Therapie: Die ödematöse Form der Pankreatitis ist oft nur eine vorübergehende Erscheinung, die ohne Therapie abheilt. Da jedoch nicht bekannt ist, ob sich ggf. daraus eine hämorrhagisch-nekrotisierende Pankreatitis entwickeln kann, sollte sie u. E. aggressiv behandelt werden, insbesondere wenn die Erhöhung der „Pankreasenzyme" beim Hund länger als einen Tag anhält, wenn sonographisch eine deutliche Verbreiterung des Pankreasechos und eine Strukturveränderung festgestellt werden kann und wenn Allgemeinsymptome auftreten. Man geht folgendermaßen vor:

1. **Diät:** Keinerlei Fütterung, keine Flüssigkeit per os, möglichst auch keine Medikamente per os. Erst zwei Tage nach Aufhören des Erbrechens und nach Normalisierung der „Pankreasenzyme" (Hund) Beginn mit mehrmals täglicher Gabe kleiner Mengen von kohlenhydratreichem (Reis, Nudeln, Kartoffeln), protein- und fettarmem Futter (Verhinderung der Anregung der Pankreassekretion). Wenn die Fütterung länger als drei Tage unterbrochen bleiben muss, sollte ein zentraler Venenkatheter gelegt und eine fettarme, glukosereiche Lösungen (50 %ige Glukoselösung) infundiert werden.
2. **Volumenausgleich:** Bilanzierte, d. h. von den Serum-Elektrolyten abhängige Dauertropfinfusion von Ringer-Lösung. Die Infusion kann in leichtgradigen Fällen ohne Kreislaufversagen subkutan, muss in den schweren Verlaufsformen mit Allgemeinsymptomen und insbesondere bei Kreislaufversagen aber intravenös erfolgen.
3. Ausgleich von Hyponatriämie, Hypochlorämie, Hypokaliämie und Hypokalzämie durch **bilanzierte Substitution.**
4. **Bei Hyperkaliämie:** Applikation von Insulin + Glukoselösung (1 U Insulin auf 3 g Glukose).
5. **Azidoseausgleich** ($-BE \times kg\,KM \times 0,3$ = benötigte Bikarbonationen/Patient)
6. **Antiemetika:** Phenothiazine erst nach Volumensubstitution. 0,5 mg/kg KM, dreimal täglich intramuskulär oder intravenös, höchstens zwei Tage lang.
7. **Zur Enzymhemmung:** *Aprotinin* (Trasylol), 5000 bis 8000 E/kg KM (Wirksamkeit unbewiesen).

8. **Analgetika:** Meperidin, Hund: 2 bis 10, Katze 1 bis 4 mg/kg KM intramuskulär oder intravenös. Bei Narkotika besteht die Gefahr des Spasmus des Ductus pancreaticus.
9. **Hemmung der Sauerstoffradikale:** Selen, 0,1 mg/kg KM (entsprechend 0,3 mg Natriumselenit/kg KM) (KRAFT u. Mitarb. 1995).
10. **Verbrauchskoagulopathie:** Heparin, Anfangsdosis (erste Stunde) 100 E/kg KM, danach 30 bis 50 E/kg und Stunde in der Dauertropfinfusion.
11. **Hemmung der Lipolyse** und Verhinderung der Fettnekrose: Alt-Insulin, 0,5 E/kg KM pro vier Stunden in der Dauertropfinfusion (mit Glukose, 3 g/1 U Insulin).
12. **Hemmung der Sekretinwirkung:** Glucagon, 0,3 mg/kg KM als Dauertropfinfusion.
13. **Antibiotika** allenfalls bei Sepsisgefahr. Dann Breitspektrumantibiotika parenteral. Nichtresorbierbare Antibiotika sind wegen der oralen Applikationsform nicht unproblematisch.
14. **Sympathikolytika** (Anticholinergika) sollten wegen der daraus folgenden Darmträgheit bis hin zum funktionellen Ileus nicht gegeben werden. Ob insbesondere die niedrigdosierte Atropingabe (0,02 mg/kg KM) (zur Unterdrückung der Pankreassekretion) sinnvoll ist, ist umstritten. Kortikosteroide sollen allenfalls im Schock kurzfristig, dann aber in hoher Dosierung angewandt werden (Prednisolon, 15 bis 30 mg/kg KM i. v.).

10.5.2 Chronische Erkrankungen des Pankreas

10.5.2.1 Chronische (rezidivierende) Pankreatitis

Die **Ätiologie** ist unbekannt. Offensichtlich führt ein Teil der Fälle von akuter Pankreatitis zu Rezidiven. Dabei treten Fettnekrosen und Pankreasödeme auf, schließlich wird Kalk eingelagert und das Pankreasgewebe zunehmend durch Bindegewebe ersetzt. Das **klinische Bild** der akuten Schübe entspricht dem der akuten Pankreatitis (s. d.). Im weiteren Verlauf der Krankheit treten die Symptome der chronischen exokrinen Pankreasinsuffizienz, in einem großen Teil der Fälle auch Diabetes mellitus auf. Die **Diagnose** im akuten Schub entspricht der der akuten Pankreasnekrose. Im Röntgenbild kann man häufig Verkalkungen im Pankreasgebiet sowie eine eigentümliche Starre und Konstriktion des Duodenums erkennen. Die **Therapie** folgt der der akuten Pankreasnekrose oder der chronischen Pankreasatrophie, evtl. kombiniert mit der des Diabetes mellitus.

10.5.2.2 Chronische Pankreasatrophie, Chronische Pankreasinsuffizienz

Definition: Angeborenes oder erworbenes Maldigestionssyndrom infolge Insuffizienz der exokrinen Pankreasfunktion.
Ätiologie: Hereditär bei Zuchtlinien des Deutschen Schäferhundes; erworben als Folge der chronischen rezidivierenden Pankreatitis. Die chronische Pankreatitis ist bei der älteren Katze die Ursache der allerdings seltenen chronischen Pankreasinsuffizienz bei dieser Tierart.
Pathogenese: Auch sie ist weitgehend unbekannt. Durch Verminderung des Drüsengewebes kommt eine Insuffizienz der exokrinen Leistung zustande. Dadurch wird die gesamte Verdauung schwer beeinträchtigt: Durch Fehlen von Lipase wird die Fettverdauung gestört; es entsteht einerseits eine Steatorrhoe, andererseits werden die Triglyceride durch Lipasen der Kolonbakterien hydrolysiert; freie Fettsäuren werden gebildet, die die Darmschleimhaut schädigen und die Wasserresorption behindern. Die Kohlenhydratverdauung wird durch fehlende Amylase gestört. Die Einwirkung der im Dünndarm erscheinenden Bakterien auf Gallensäuren und Schleimhaut verstärkt die Resorptionsstörung. Dagegen wird die Eiweißverdauung erst bei weit fortgeschrittener Insuffizienz deutlich beeinträchtigt (Muskelfasern im Kot). Die Pankreasproteasen führen normalerweise die durch Pepsin bereits eingeleitete Eiweißverdauung fort. Allerdings führt die Dünndarmbesiedlung durch Bakterien zu Eiweißfäulnis mit Erhöhung des Ammoniaks.
Klinisches Bild: Die chronische Pankreasatrophie ist eine der häufigsten Ursachen des Malassimilationssyndroms, speziell der Maldigestion. Die hervorstechendsten Symptome sind Polyphagie, Massenstühle mit Steator-

rhoe, Gewichtsverlust bis zur Kachexie. Den Besitzer stört vor allem die häufige, übelst riechende Flatulenz. Der Kot ist meist grau bis ockerfarben und von salbiger Konsistenz. Während das Allgemeinbefinden erst spät gestört ist, erscheint das Haarkleid stumpf, oft zu lang; Hautfalten verstreichen verzögert. Sofern die Atrophie in der Wachstumsphase beginnt, werden schwere Entwicklungsstörungen bis zu Zwergwuchs beobachtet.

Diagnose: Wichtige Hinweise gibt das klinische Bild:
– Polyphagie
– Abmagerung
– Massenstühle, Steatorrhoe
– bei Jungtieren Entwicklungsstörungen (Kümmern)

Folgende labordiagnostische Maßnahmen werden durchgeführt:
– Chymotrypsinbestimmung im Kot (REUSCH 1988): An drei verschiedenen Tagen wird Chymotrypsin bestimmt. Wenn es an allen drei Tagen unter 1 U/g Kot beträgt, liegt mit hoher Wahrscheinlichkeit eine exokrine Pankreasinsuffizienz vor. Werte unter 5 U/g sind fraglich.
– PABA-Test (FREUDIGER 1972): Para-Aminobenzoesäure (PABA) wird, an ein Peptid gekoppelt, per os gegeben. Bei Anwesenheit von Chymotrypsin wird der Peptidanteil verdaut, so dass PABA frei wird und resorbiert werden kann. Sie kann im Blut (oder Urin) bestimmt werden. Bei Pankreasinsuffizienz steigt der Serum-Wert nicht über 300 µg/dl. Bei der Katze ist der Test unbrauchbar.
– Prüfung der Serumtrübung nach Fütterung einer fettreichen Nahrung: Eine bis zwei Stunden nach Aufnahme einer fettreichen Nahrung klärt sich bei normaler Pankreasfunktion das Serum auf, bleibt bei exokriner Pankreasinsuffizienz jedoch trüb.
– Bestimmung von Eiweiß (Muskelfasern), Fett und Stärke im Kot nach dreitägiger Probefütterung (Schmidtsche Probekost; s. Fachbücher der Labordiagnostik).
– Eine wesentliche Verbesserung hat die Diagnostik durch Bestimmung der caninen oder felinen „Trypsin-like immunoreactivity" (cTLI, fTLI) erfahren. Sie steigt im Blut bei akuter Pankreatitis erheblich über den Referenzbereich von 5 µg/ml an. Fraglich ist der Bereich zwischen 2,5 und 5 µg/ml und bleibt bei exokriner Pankreasinsuffizienz unter 2,5 µg/dl. Die Werte gelten für den RIA. Bei Messung mit ELISA gilt als negativ ein Wert unter 2,1 und als positiv über 6,4 µg/ml (SPILLMANN u. Mitarb. Im Druck)

Differentialdiagnose: In Frage kommen alle zum Komplex des Malassimilationssyndroms führenden Krankheiten (s. dort), ferner exsudative Enteropathie, Darmtumorose, lymphoplasmazelluläre Enteritis, eosinophile Enteritis, bei der Katze, selten beim Hund, auch Hyperthyreose.

Prognose: Quoad restitutionem ungünstig; unter ständiger Substitutionstherapie quoad vitam günstig.

Therapie: Ziele sind die Substitution der Pankreasfermente und die Wiederherstellung einer ausgeglichenen Energiebilanz. Man gibt eine fettarme Diät, der man 1 bis 2 Teelöffel Pankreasfermentpulver zusetzt. Die Frage, ob vorinkubiert werden soll und, wenn ja, wie lange, wird kontrovers diskutiert. Wir inkubieren etwa eine Stunde vor Fütterung bei Zimmertemperatur vor. Bei nicht ausreichender Wirkung der Substitutionstherapie und Diätfütterung wird Cimetidin, 5 bis 10 mg/kg KM, 30 min vor der Fütterung p. o., gegeben. Da bei exokriner Pankreasinsuffizienz häufig eine Überwucherung des Dünndarms durch Bakterien besteht (Dysbakterie), sollte anfangs eine fünftägige Behandlung mit darmwirksamen Antibiotika oder Chemotherapeutika eingeleitet werden: Tetrazykline, dreimal täglich 25 mg/kg KM; Tylosin, 10–20 (-40) mg/kg KM i.m., zweimal täglich p. o., Katze die halbe Dosis; Metronidazol, Hund: 10–20 mg/kg KM, dreimal täglich p. o., Katze: 15 bis 25 mg/kg KM, einmal täglich p. o. Da bisweilen Vitaminmängel bestehen, sollten fettlösliche Vitamine zu Anfang substituiert werden, bei der Katze außerdem Thiamin.

Als geeignet hat sich folgende Diät nach MUNDT und Mitarb. (1982) erwiesen (s. Tab. 10.2, S. 610).

MEYER (1983) empfiehlt folgende Diäten, die ebenfalls gut anwendbar sind (s. Tab. 10.3, S. 610).

Siehe auch Kap. „Ernährung".

Tab. 10.2: Gesamtfuttermenge 59 bis 60 g/kg

Zusammensetzung:
Quark	58%
Öl	10%
Traubenzucker	12,6%
Eigelb	2,5%
Wasser	11%
Mineralstoffmischung	1,7%
Natriumbicarbonat	2,35%
Pankreasferment (z. B. Pankreatin)	1,05%

Tab. 10.3: Rationsvorschläge für Hunde mit einer Pankreasinsuffizienz (% Frischsubstanz)

Komponenten		I	II
Speisequark, mager		50	59
Vollei		12,5	
Eigelb			3
Zucker (Saccharose)		5	
Pankreas, frisch[1]		7	
Weizenflocken		12,5	
Hefe		5	
Maiskeimöl		4	10
Traubenzucker			13,5
Na-Bicarbonat		2,0	2,6
Cholinchlorid			0,1
Wasser			10,7
Pankreatin[2]			1,1
Kochsalz			0,3
vitam. Mineralfutter		2,0	0,4

in 100 g FS sind enthalten:

verd. Energie	MJ	0,80	0,91
verd. Rohprotein	g	13,0	9,3
g verd. Rohprotein pro 1 MJ verd. Energie		16,3	10,2
Rohfett	g	6,8	11,3

[1] vom Rind, gekuttert schon vor dem Füttern zusetzen
[2] Firma Merck

10.5.3 Pankreastumoren

Benigne oder maligne Neoplastome des Pankreas. Sie kommen vor als Adenome oder noduläre Hyperplasie oder als Adenokarzinome, die vom Ductus pancreaticus oder vom Drüsengewebe ausgehen können. Sofern sie aus dem Inselorgan hervorgehen (Insulinom), resultiert ein Hyperinsulinismus mit Hypoglykämie, bei Adenomen der glucagonsezernierenden A-Zellen der Langerhansschen Inseln eine Hyperglykämie (s. Kap. Endokrinologie). Primäre Pankreastumoren kommen selten vor, sekundäre auf der Basis eines anderweitigen Malignoms sind sehr selten. Gastrinsezernierende Adenome wurden auch bei Hund und Katze beschrieben. Sie führen zum Zollinger-Ellison-Syndrom (s. d.).

Die benignen Tumoren des exokrinen Pankreas haben in der Regel keine klinischen Folgen. Das sehr seltene Zollinger-Ellison-Syndrom führt über eine vermehrte Gastrinsekretion zur Hyperazidität des Magens, zu Magengeschwüren und zur Pylorushypertrophie. Die Pankreasmalignome metastasieren außerordentlich früh, so dass in den meisten Fällen bereits Metastasen in die örtlichen Lymphknoten, ferner in Magen, Duodenum und Leber, vorliegen, bevor klinische Symptome auftreten.

Die **klinischen Symptome** bestehen in Erbrechen, Anorexie, Dehydratation, in weiter fortgeschrittenen Fällen in Abnahme der Körpermasse mit zunehmender Kachexie. Ferner bestehen Fieber und oft Aszites. Je nach Lokalisation der Metastasen kommen Ikterus, Palpationsschmerz und Ileus hinzu.

Die **Diagnose** wird durch die klinische Untersuchung unter Zuhilfenahme sonographischer, labordiagnostischer und laparoskopischer oder laparotomischer Untersuchungen mit Biopsie gestellt. Nur selten ist der Tumor bei Ausbrechen der Symptome so groß, dass er bereits ertastet werden kann. Mit Hilfe der Sonographie kann man ihn – und gegebenenfalls seine Metastasen – aber häufig erkennen. Labordiagnostische Untersuchungen ergeben unspezifische Resultate; bisweilen sind α-Amylase und Lipase erhöht, ebenso TLI, bei Lebermetastasen hauptsächlich die alkalische Phosphatase. Sicherheit bringt die Laparoskopie oder Laparotomie (vorzuziehen), die, soweit noch keine Metastasen bestehen, gleich eine Radikalexstirpation möglich macht. Die **Prognose** ist jedoch schlecht, da, wie oben bemerkt, in der Regel sehr frühzeitig Metastasen bestehen.

11 Harnorgane
(W. Kraft)

11.1 Anatomische Grundlagen

Die **Nieren** liegen beim Hund nicht in gleicher Höhe: Während die rechte Niere zum Teil intrathorakal liegt und kranial die 12. Rippe, nach kaudal den zweiten oder den kranialen Rand des dritten Lendenwirbels erreichen kann, befindet sich die linke Niere mehr kaudal unterhalb des zweiten und dritten Lendenwirbels. Die linke Niere ist beweglicher aufgehängt und sinkt daher meistens weiter nach ventral. Bei der Katze sind beide im Intraabdominalbereich unterhalb des ersten bis vierten (rechte Niere) bzw. zweiten bis fünften Lendenwirbels (linke Niere) fast auf gleicher Höhe lokalisiert. Sie sind in eine Fettkapsel **retroperitoneal** eingelagert, deren Umfang vom Ernährungszustand abhängt und die für die Sichtbarkeit auf dem Röntgenbild entscheidend ist. Im Querschnitt lassen sich **Zona corticalis**, **subcorticalis** und **medullaris** gut unterscheiden. Die **Nierenpapille** ist als gemeinsame Papille (P. communis) ausgebildet, der seitlich Pseudopapillen zugeordnet sind. Die Papille begrenzt das Nierenbecken, das einen zentralen Hohlraum und seitliche Recessus aufweist.

Die funktionelle Einheit ist das **Nephron**. Es besteht aus dem Malpighischen Körperchen, welche das **Glomerulum**, gespeist von der **A. renalis**, enthält und von der **Bowmanschen Kapsel** umschlossen ist. Dazwischen liegt der Spaltraum, der sich am Harnpol öffnet und in das **Hauptstück** des Nephrons überleitet. Dieses besteht aus der **Pars convoluta** und der anschließenden kurzen **Pars recta** und ist von bürstensaumbesetztem kubischen Epithel ausgekleidet. Die Pars recta leitet in die haarnadelförmige **Henlesche Schleife** mit dem dünnen absteigenden und dem breiten aufsteigenden Schenkel über. Der aufsteigende Schleifenschenkel berührt an den **Macula densa** im Bereiche des **Juxtaglomerulären Apparates** noch einmal sein eigenes Glomerulum. Der aufsteigende Henle-Ast geht nun in das kurze Schaltstück über und mündet mit dem Zwischenstück ins Sammelrohr. Mehrere dieser epithelausgekleideten Sammelrohre vereinigen sich zu immer größeren Sammelrohren, die schließlich als **Ductus papillares** auf der Nierenpapille ins Nierenbecken münden. Gegenüber dem Hund sind die tiefer liegenden Nephrone der Katze vergleichsweise länger, ein Umstand, der für die unterschiedliche Harnkonzentrierungsfähigkeit von Bedeutung sein soll.

Die **Blutversorgung** erfolgt über die weitlumige **Arteria renalis**. Nach verschiedenen Aufzweigungen gelangt das arterielle Blut am Gefäßpol des malpighischen Körperchens im **Vas afferens** ins Glomerulum und wird im **Vas efferens** (als arterielles Blut!) wieder abgeführt. Es versorgt in einem zweiten Kapillargeflecht die Rindenkanälchen. Somit sind also zwei arterielle Kapillargebiete in Serie geschaltet. Aus relativ dicken Vasa efferentia stammen die **Vasa recta** ab, die eine wichtige Rolle beim noch zu behandelnden Harnkonzentrierungsvorgang nach dem **Gegenstromprinzip** spielen. Das venöse Blut wird in der **Vena renalis** gesammelt, die es in die kaudale Hohlvene ableitet.

Der **Harnleiter**, ein häutig-muskulöser, mit mehrschichtigem polygonalen Epithel ausgekleideter Schlauch übernimmt den im Nierenbecken gesammelten Harn und leitet ihn der Harnblase zu, wo er von dorsal an der Grenze zwischen Collum und Corpus deren Wand durchdringt.

Die **Harnblase** wird in Scheitel, Körper und Hals eingeteilt. Sie liegt in leerem Zustand in der Beckenhöhle, kann sich außerordentlich stark dehnen und im Extremfall beim Hund, nicht dagegen bei der Katze, bis fast in die Gegend des Processus xiphoideus reichen. Im Bereich des Abdomens ist sie von Bauchfell, im Becken von Bindegewebe umhüllt, es folgt eine dreischichtige Muskelschicht, die z. T. den M. sphincter vesicae bildet, nach innen gefolgt von Schleimhaut, die aus einer umfangreichen Submukosa und dem Übergangsepithel besteht.

Die **Harnröhre** weist geschlechtsspezifische Unterschiede auf. Sie beginnt am Harnblasenhals im Orificium urethrae internum und mündet bei weiblichen Tieren auf der Grenze zwischen Scheide und Scheidenvorhof im Orificium urethrae externum. Sie ist von einer Ringmuskulatur umhüllt. Beim Rüden und Kater nimmt die Harnröhre die Geschlechtsprodukte auf, ist ebenfalls von Übergangsepithel ausgekleidet und führt beim Rüden um den Sitzbeinausschnitt herum nach kranioventral und ist vom Harnröhrenschwellkörper begleitet. Im distalen Abschnitt liegt der Penisknochen der Harnröhre an und begrenzt weitgehend deren Ausdehnungsfähigkeit (Prädilektionsstelle für Obturationen durch Konkremente). Beim Kater ist der hintere Harnröhrenteil nach kaudal gerichtet und wird im distalen Teil vom etwa 0,5 cm langen Os penis begleitet. Engstellen des Harnröhrenlumens befinden sich in Höhe der Prostata, knapp 1 cm proximal der Penisspitze selbst (Prädilektionsstellen für Obturationen beim so genannten Felinen Urologischen Syndrom).

11.2 Physiologie

Die Nieren sind **Kontrollorgane** für den **Flüssigkeits-** und den **Elektrolythaushalt** einschließlich des **Säure-Basen-Gleichgewichts**. Im Glomerulum wird durch Ultrafiltration der Primärharn gebildet. Er enthält keine korpuskulären Blutbestandteile und ist fast frei von Eiweiß. Dagegen sind niedermolekulare Stoffe wie Harnstoff und Glukose etwa in gleicher Konzentration wie im Blutplasma enthalten. Der Durchtritt von Wasser und löslichen Stoffen erfolgt durch Poren an der Glomerulummembran, deren Weite und elektrische Ladung für die Größe und Zahl der durchtretenden Moleküle verantwortlich ist. An der Innenseite sind die Glomerulumkapillaren mit einem gefensterten, relativ großporigen Endothel ausgekleidet, das die Blutkörperchen zurückhält. Es folgt das Filter der Basalmembran, das aus einem dreidimensionalen kollagenen Fasernetz besteht und dessen Spalten eng genug sind, die größeren Proteinmoleküle zurückzuhalten. Außen liegen den Kapillaren die Epithelien der Bowmanschen Kapsel auf, die Fußfortsätze aussenden. Zwischen diesen Fortsätzen bleiben die feinstmaschigen Spalten frei, die als Filtrationsschlitze dienen und nur noch Moleküle von einem Molekulargewicht von unter 5000 Dalton ungehindert hindurchtreten lassen; darüber liegende Moleküle werden zunehmend behindert, so dass schließlich für Moleküle größer als 68 000 Dalton keine Durchlässigkeit mehr besteht. Bei einer unveränderten Ausscheidung des Primärharns würde der Organismus in kurzer Zeit an Wasser und Elektrolyten verarmen. Bereits im proximalen Tubulus wird jedoch der größte Teil des Wassers und des Natriums rückresorbiert. Die Rückresorption verläuft hier isoosmotisch, so dass das Verhältnis Wasser zu Natriumionen unverändert bleibt und dem des Ultrafiltrates entspricht. Dieser Transport ist sauerstoff- und energieverbrauchend. Die Kaliumausscheidung ist beeinflussbar vom Serum-Kalium-Spiegel. Der größte Teil des glomerulär filtrierten Kaliums wird bereits im proximalen Tubulus resorbiert. Die im Endharn auftretende Kaliummenge wird aber im distalen Tubulus festgelegt: Bei Kaliummangel wird verstärkt Kalium rückresorbiert, bei Hypokaliämie dagegen vermehrt Kalium sezerniert. Die Filtration des Kalziums hängt vom freien Serum-Kalzium ab. Das proteingebundene Serum-Kalzium entzieht sich völlig der Filtration. Im Tubulus werden die filtrierten Kalziumionen isotonisch rückresorbiert (wie auch das Natrium). Die im Ultrafiltrat auftretende Glukose wird im proximalen Tubulus bis zu einer bestimmten, individuell etwas abweichenden Höhe annähernd vollständig rückresorbiert. Bei Erhöhung der Blut-Glukose auf ca. 160 bis 200 mg/dl, bei der Katze auf 300 mg/dl und darüber, erfolgt die Rückresorption nicht mehr vollständig, so dass Glukose im Endharn erscheint. Ebenfalls im proximalen Tubulus wird anorganisches Phosphat rückresorbiert. Es bestehen Ähnlichkeiten zur Glukoserückresorption, wobei im Falle des anorganischen Phosphats die Nierenschwelle jedoch im Bereich der physiologischerweise vorkommenden (also „normalen") Serum-Phosphat-Spiegel liegt. Damit ist die Niere an der Regulation des Serum-Phosphats im Gegensatz zur Blut-Glukose auch unter normalen Bedingungen beteiligt. Auch für Sulfat liegt die Nierenschwelle niedrig, so dass es bei Serumwerten über 1,0 bis 1,5 mmol/l ausgeschieden und der Serumspiegel damit von der Niere kontrolliert wird. Das im Primärharn erscheinende Bicarbonat wird vorwiegend im proximalen Tubulus normalerweise fast vollständig rückresorbiert. Die Rückresorption wird beeinflusst vom arteriellen pCO_2: Steigt dieser an, so wird die Rückresorption erhöht. Damit gewinnt die Niere bedeutenden Einfluss auf den Säure-Basen-Haushalt. Die Bicarbonatresorption stellt sich folgendermaßen dar: Durch die Tubuluszellen werden H-Ionen in den Harn sezerniert im Austausch zu Na-Ionen, die resorbiert werden. Im Tubulusharn besteht ein Gleichgewicht zwischen H- und Bicarbonat-Ionen einerseits und Kohlensäure andererseits, die in Wasser und Kohlendioxid zerfällt. Das Kohlendioxid diffundiert in die Tubuluszelle und verbindet sich mit Wasser wieder zu Kohlensäure unter enzymatischer Beschleunigung durch die Karboanhydrase. Die Kohlensäure zerfällt wieder in Bicarbonat und Wasserstoffionen. Letztere werden sezerniert, während Bicarbonat ins Interstitium und ins Blut gelangt.

Eine wesentliche Bedeutung bei der Resorption von Wasser und Natrium spielt das **Gegenstromprinzip**, das nach folgendem Schema abläuft: Der absteigende Schenkel der Henle-Schleife gelangt in immer hypertonere interstitielle Gebiete. Dadurch kann Wasser aus dem Tubulusharn ins Interstitium abgesaugt werden. Der aufsteigende Ast der Henle-Schleife gelangt dagegen wieder in ein weniger stark hypertones Gebiet; es wird zwar noch Natrium, weniger dagegen Wasser aus dem Tubulus herausgepumpt. Die Natriumresorption erfolgt unter Vermittlung von ADH und Anregung des cAMP-Adenylatcyclase-Systems. Dadurch wird der Tubulusharn bis zum distalen Konvolut hypoton. Hier fließt wieder vermehrt Wasser ins Interstitium ab. Der dadurch isoton werdende Harn gelangt ins Sammelrohr, wo er erneut in immer hypertonere Bereiche gerät, so dass Wasser abgesaugt, aber auch Natrium aktiv resorbiert wird, wodurch die hypertone Umgebung des Interstitiums aufrecht erhalten wird. Das in den Vasa recta enthaltene Blut durchläuft den umgekehrten Weg: es gelangt aus einer hypotonen Umgebung am aufsteigenden Schenkel der Henle-Schleife in eine hypertonere und sodann am absteigenden Schenkel in umgekehrter Richtung wiederum in eine hypotone Gegend des Interstitiums. Es wird zunächst verstärkt Natrium aufgenommen, so dass eine Bluthypertonie entsteht. Dadurch wird die Wasseraufnahme erleichtert, die besonders aus den Sammelrohren und dem absteigenden Henle-Schenkel erfolgt.

Die Wasserresorption der distalen Tubuli und Sammelrohre wird vom **Antidiuretischen Hormon** (ADH) beeinflusst, indem es die Tubulusepithelien für Wasser durchlässiger werden lässt. Damit werden unter ADH-Einfluss – einen ausreichenden osmotischen Gradienten vorausgesetzt – der Wasserabstrom aus dem Tubulus-Sammelrohr-System und damit die Harnkonzentration gesteigert. Diese Konzentration kann beim Hund bis zu einem Spezifischen Gewicht von 1,060, bei der Katze bis 1,080 führen. Die speziesspezifischen Unterschiede werden den bei der Katze relativ längeren Henleschen Schleifen der tieferen (marknahen) Nephrone zugeschrieben. Beim Fehlen von ADH wird zwar die Wasserresorption, nicht jedoch die Natriumresorption im Distaltubulus herabgesetzt. Dadurch wird die Salzkonzentration im Harn vermindert bei absoluter Vermehrung der Harnmenge, das spezifische Gewicht sinkt auf Werte unter denen des Plasmawassers und des Primärharns und erreicht Werte um 1,001 bis 1,006 (Katze bis 1,009). Dieser Zustand wird als Hyposthenurie bezeichnet.

Im juxtaglomerulären Raum berührt der Tubulus sein Glomerulum. Hier sind die Tubulusepithelien spezialisiert in den Maculadensa-Zellen. Sie reagieren auf die Konzentration der im Tubulusharn enthaltenen Natriumionen. Erhöht sich die Natriumkonzentration, so wird im juxtaglomerulären Raum die **Reninsekretion** angeregt. Das dabei in die Blutbahn gelangende Renin aktiviert das in der Leber gebildete Angiotensinogen zu Angiotensin I, das vom Angiotensin Converting Enzyme (ACE) zu Angiotensin II aktiviert wird. Dieses Hormon führt durch Blutgefäßengstellung zu einer erheblichen Blutdruckerhöhung. Unter anderem werden auch die Vasa afferentia der Niere enggestellt, so dass die Glomerula geringer durchblutet werden und so die Primärharnmenge abnimmt. Unter Angiotensin II wird die Aldosteronsekretion in der Nebennierenrinde gesteigert. Dieses Hormon fördert die tubuläre Rückresorption von Natrium und Wasser (und außerdem die Sekretion von Kalium), so dass nunmehr weniger Natrium an den Macula densa ankommt und damit die Reninproduktion herabgesetzt und die Nierendurchblutung wieder gesteigert werden.

Die Niere kann darüber hinaus als **endokrine Drüse** angesehen werden. In den visceralen Epithelzellen der Glomerula wird **Erythropoetin** gebildet, das für die Erythropoese notwendig ist. Außerdem wird in der Niere das für den Kalziumstoffwechsel erforderliche **1,25-Dihydroxicholecalciferol** (= Calcitriol) aus dem aus Vitamin D in der Leber synthetisierten 25-Hydroxicholecalciferol gebildet. Es steigert die Kalziumresorption im Darm und steuert zusammen mit Parathormon den Kalzium-Phosphor-Metabolismus des Knochens und Blutserums.

11.3 Pathophysiologie

Eine verminderte Durchblutung der Niere, wie sie bei Kreislaufinsuffizienz gleich welcher Ursache vorkommt, führt zu einer Abnahme der Glomerulumfiltrationsrate (GFR). Damit wird die Primärharnmenge vermindert. Bei einem unter 70 mm/Hg fallenden Blutdruck hört die glomeruläre Filtration schließlich ganz auf, und es entsteht das Bild der Anurie. Die Folge ist ein Anstieg der harnpflichtigen Substanzen, i. Allg. repräsentiert durch die Höhe von Serum-Harnstoff oder – besser – Kreatinin. Der Anstieg dieser harnpflichtigen Substanzen im Blut wird als **Azotämie** bezeichnet und stellt keine Krankheit oder Diagnose dar, sondern einen Laborbefund; er zeigt das klinische Syndrom der Urämie an. Krankhafte **Minderdurchblutung** (Ischämie) der Niere kann ausgelöst werden durch
- **Kreislaufschock** (hypovolämisch, kardiogen, neurogen, allergisch-anaphylaktisch, endotoxämisch),
- **Herzinsuffizienz,**
- **Thromboembolie,**
- **Dehydratation,**
- **Hypoadrenokortizismus** (M. Addison).

Dieses mit Oligurie/Anurie einhergehende Bild einer prärenalen Azotämie verläuft zunächst mit keinerlei krankhaften Veränderungen an der Niere selbst („Niere im Schock"). Die Harnkonzentration ist zunächst hoch und führt bei einer stark herabgesetzten Urinmenge zu einem spezifischen Gewicht, das beim Hund bei 1,030 oder höher, bei der Katze bei 1,035 oder höher liegt. Die hohe Natriumkonzentration des Tubulusharns regt die Natriumrezeptoren der Macula densa an und führt im juxtaglomerulären Raum zu einer Freisetzung von Renin, das Angiotensinogen zu Angiotensin I und – über ACE – zu Angiotensin II aktiviert. Damit erfolgt eine Gefäßkontraktion u.a. der Vasa afferentia, so dass die Glomerula noch stärker ungenügend durchblutet werden, außerdem zur Aldosteronsekretion in der NNR, wodurch Wasser und Natrium vermehrt rückresorbiert werden. Durch die Ischämie und die weitere Kontraktion der Vasa afferentia wird auch das Nierenparenchym zunehmend ischämisch und damit hypoxisch. Dies zieht eine hypoxische Schädigung der für Sauerstoffmangel sehr empfindlichen Tubulusepithelien nach sich, so dass deren Funktionen beeinflusst werden. Die Niere verliert ihre Fähigkeit der Rückresorption. Es liegt das Bild der „Schockniere" vor mit Verminderung des Glomerulumfiltrats, Störung der tubulären Rückresorption, natriumabhängiger Aktivierung des juxtaglomerulären Apparates und Gefäßkontraktion (Vas afferens) mit der Folge der Nierenischämie, dem Anstieg harnpflichtiger Stoffe (prärenale Azotämie) und dem Syndrom der Urämie. Mit Heilung der auslösenden Ursache und mit der Tubulusregeneration und Wiedererlangung der Natriumresorptionsfähigkeit gerät weniger Natrium bis zum Macula-densa-Bereich, wodurch die Gefäßkonstriktion der Vasa afferentia aufgehoben und die Bildung des Glomerulumfiltrats gesteigert werden. Antagonistisch wirken die im Nierenmark gebildeten Lipidhormone, von denen das Prostaglandin E_2 das effektivste ist. Es führt besonders an den Vasa efferentia zu einer Erweiterung und damit zu besserer Durchblutung. Die Folge ist eine Erhöhung der Wasser- und Natriumausscheidung. Beim akuten Nierenversagen wird offenbar ein Ungleichgewicht zwischen dem zur Vasokonstriktion führenden Natrium-Renin-Angiotensin-System und dem medullären Antagonistensystem ausgelöst. Ziel der Umschaltung vom selektiven tubulären Wasser-

Elektrolyt- auf den unselektiven glomerulären Konservierungsmechanismus ist das Einsparen von intravasalem Volumen und Elektrolyten; dies geht auf Kosten der Anreicherung harnpflichtiger Substanzen im Blut.

Vom prärenalen **Nierenversagen**, dem – wie erwähnt – ursächlich keinerlei Nierenkrankheiten zugrunde liegen, das aber sekundär infolge der Ischämie und Hypoxie zu organischen Nierenschädigungen führen kann, sind die **primären Nierenkrankheiten** zu unterscheiden, die als Folge primärer nierenorganischer Schädigungen zu renalen Funktionsstörungen führen. Für das Verständnis der Pathophysiologie einer renalen Azotämie oder Urämie spielt es keine entscheidende Rolle, ob die Krankheit akut oder chronisch verläuft. Bei Hund und Katze sind chronisch verlaufende Nierenkrankheiten ungleich häufiger anzutreffen als akute. Wenn ein Teil des Nephrons – gleichgültig an welcher Stelle – irreversibel erkrankt ist und untergeht, folgt der Untergang des gesamten betroffenen Nephrons. Eine Regeneration eines einmal untergegangenen Nephrons ist nach der Geburt nicht mehr möglich. Klinisch manifeste Krankheitssymptome treten auf, wenn mehr als zwei Drittel bis drei Viertel der Nephrone funktionsgestört sind. Mit der Abnahme der Zahl intakter Glomeruli vermindert sich die Gesamtmenge des Glomerulumfiltrats. Zunächst ist die Restfunktion noch ausreichend, die harnpflichtigen Stoffe unter normalen Bedingungen auszuscheiden. Es liegt zwar das Bild der eingeschränkten Leistungsbreite vor, eine Retention harnpflichtiger Stoffe entsteht jedoch noch nicht. Erst bei weiterem Absinken der GFR tritt eine Azotämie – Erhöhung der harnpflichtigen Substanzen im Blut – auf. Trotz der Herabsetzung der GFR und damit der Primärharnmenge kommt eine Erhöhung der Endharnmenge zustande. Dieses scheinbare Paradoxon beruht auf der gleichzeitig verminderten Rückresorptionsfähigkeit im Tubulussystem. Hierfür sind mindestens zwei Mechanismen verantwortlich:
1. Abnahme der Anzahl funktionstüchtiger Nephrone mit Beeinträchtigungen der Salzkonzentration im Markbereich und damit Störung des Gegenstromsystems und
2. Verminderung der tubulären Rückresorption infolge erhöhter Konzentration harnpflichtiger Stoffe im Primärharn der verbliebenen Nephrone; dadurch wird die Rückresorption von Wasser im Tubulussystem behindert.

Im Weiteren kommt als dritte Ursache der Polyurie eine verminderte Ansprechbarkeit der Tubulusepithelien gegenüber dem ADH hinzu, so dass insgesamt eine Zwangspolyurie trotz verminderter GFR resultiert. Dabei vermindert sich gleichzeitig die Konzentrationsfähigkeit, so dass das spezifische Gewicht des Endharns dem des Primärharns sich immer mehr annähert. Es entsteht so die Isosthenurie, d. h. der Harn erhält ein spezifisches Gewicht unter 1,030 (Hund) bzw. 1,035 (Katze) und schließlich zwischen 1,008 und 1,012 (bei der Katze bis 1,015). Bei weiterem Fortschreiten der Krankheit mit weiterer Abnahme der Nephronenzahl vermindert sich die Primärharnmenge schließlich so weit, dass eine „normale" Harnmenge (¾ bis 2 ml/kg KM und Stunde) vorgetäuscht wird (Pseudonormalurie). Im Endstadium wird diese unterschritten, es entwickeln sich eine Oligurie und terminale Anurie.

Durch die Ausscheidungsbehinderung harnpflichtiger Stoffe werden diese im Blut vermehrt angetroffen. In der Regel werden stellvertretend für alle harnpflichtigen Substanzen in der klinischen Chemie Harnstoff und Kreatinin gemessen. Das Ansteigen der harnpflichtigen Stoffe im Blut bezeichnet man als **Azotämie**. Der Begriff der Azotämie bezeichnet also letztlich einen Laborbefund unabhängig von seiner Ursache. Ein Anstieg von Harnstoff kann durch vermehrte Bildung in der Leber (aus der Entgiftung von Ammoniak nach Nahrungsaufnahme, besonders Fleischfütterung, oder aus dem Abbau körpereigenen Proteins resultierend) oder durch prärenale, renale oder postrenale Störungen verursacht sein. Kreatinin entstammt dem Muskelstoffwechsel. Azotämie ist also keineswegs identisch mit Urämie oder gar Nierenkrankheit.

Urämie ist ein klinisches Syndrom. Es geht mit Azotämie einher. Die Ursachen können prärenal, renal oder postrenal sein. Durch die Ausscheidungsstörung sammeln sich die harnpflichtigen Stoffwechselprodukte des Protein- und Nukleoproteinstoffwechsels im Blut an. Hierzu zählen besonders Substanzen wie Phosphorsäure, Schwefelsäure, Kalium-

und Wasserstoffionen. Diese Stoffwechselabbauprodukte können als urämische Toxine zusammengefasst werden. Ihre Wirkung beruht hauptsächlich auf der Behinderung enzymatischer Prozesse, in die praktisch sämtliche Körperzellen einbezogen sind. Hinzu kommen die Störungen des Wasserhaushalts sowie die Behinderung der Ausscheidung bestimmter Enzyme mit dem Harn (z. B. Gastrin), andererseits aber auch die verminderte Synthese von Hormonen in der Niere selbst (z. B. 1,25-Dihydroxicholecalciferol). Die Urämie kann also als die klinische Manifestation der Störung des Wasser-Elektrolyt-Haushalts einschließlich des Säuren-Basen-Gleichgewichts, der Ansammlung toxischer harnpflichtiger Stoffwechselprodukte, Synthesestörung renaler Hormone und Verminderung der Elimination nichtrenaler Enzyme aufgefasst werden.

Die Folgen der Urämie sind außerordentlich vielfältig. Durch die Beeinträchtigung der Wasserrückresorption bei renaler Urämie, verstärkt durch Erbrechen, Durchfall oder fehlerhaftes Dürstenlassen, kommt eine m. o. w. schwere **Dehydratation** zustande, die zu einer Kreislaufinsuffizienz und damit zu einer prärenalen Komplikation einer renalen Urämie führen kann. Andererseits kann eine Dehydratation Ursache der Urämie sein (prärenale Urämie). Mit der Hydratationsstörung sollte theoretisch eine Störung des **Natriums** einhergehen. Allerdings ist der Serum-Natrium-Spiegel bei Urämie nicht selten völlig unverändert. Wahrscheinlich hängt der früher postulierte Natriumverlust von der Menge des Harns (Poly-, Oligurie), der Lokalisation einer krankhaften Veränderung in der Niere (Nephron), von der Zahl der betroffenen Nephrone, von der Ursache einer prärenalen Urämie (z. B. Hyponatriämie bei Morbus Addison) sowie von der Fütterung ab.

Kalium wird bei Nierengesunden im Glomerulum filtriert und im proximalen Tubulus rückresorbiert; im distalen Tubulus wird es erneut in das Tubuluslumen sezerniert. Der Grad der Kaliumausscheidung über die Nieren hängt vom Kaliumspiegel des Blutserums ab. Obgleich das weitaus meiste Kalium intrazellulär lokalisiert ist, haben schon geringe Änderungen des intravasalen Kaliums erhebliche Auswirkungen besonders auf die Herzmuskelfunktion. Bei Nierenkrankheiten mit Urämie kommt es erst bei schwersten Schäden, bei chronischen Nephropathien erst im oligurischen Endstadium, zu Hyperkaliämien. Soweit eine ausreichende Flüssigkeitsausscheidung gewährleistet ist, bleibt der Kaliumspiegel im Blutserum normal. Bei Polyurie findet man dagegen keine Hyperkaliämie. Die Tubuli können Kalium bei ausreichender Wasserausscheidung genügend sezernieren. Dies ist selbst dann noch der Fall, wenn ausgeprägte Hyponatriämie und Hyperphosphatämie vorliegen. Die im oligo-anurischen Stadium einer Niereninsuffizienz auftretende Hyperkaliämie führt durch die Beeinträchtigung der Herzfunktion zum Tode. Herzfunktionsstörungen werden beobachtet bei sich rasch entwickelnden Kaliumwerten von über 6 mmol/l; erreichen die Werte 10 mmol/l und mehr, so kann der Tod eintreten. Eine Hyperkaliämie wird aggraviert, wenn gleichzeitig eine Azidose besteht.

Die Höhe des **Kalziums** im Serum ist eng mit der des **Phosphats** verbunden und wird wesentlich beeinflusst vom **Parathormon** und vom **1,25-Dihydroxicholecalciferol** (1,25-D). Das 1,25-D ist das hormonell aktive Prinzip des Vitamins D. Mit der Nahrung aufgenommenes Vitamin D wird im Darm als Prohormon resorbiert und in der Leber zu dem immer noch als Prohormon aufzufassenden 25-Hydroxicholecalciferol hydroxiliert. Dieses gelangt in die Niere und wird bei intakter Nierenfunktion in das hormonell aktive 1,25-D weiter hydroxiliert. Für diese Hydroxilierung scheint das in den Nierentubulusepithelien vorhandene Phosphat ausschlaggebend zu sein. Das bei chronischer Niereninsuffizienz nicht mehr sezernierte 1,25-D führt zu einer verminderten Kalziumresorption im Darm. Die Folge ist ein Absinken des Serum-Kalziums. Dieser zur hypokalzämischen Tetanie führende Zustand wird durch eine Aktivierung der Parathyreoiden ausgeglichen. Die vermehrte Sekretion von Parathormon führt zur Mobilisation von Kalzium aus dem Skelettsystem. Damit wird zwar die Kalziumhomöostase wiederhergestellt; da aber gleichzeitig Phosphat mobilisiert wird, erhöht sich dieses im Serum. Gleichzeitig wird eine Osteofibrose ausgelöst, bei der das Skelett seine Festigkeit verliert. Dieses Syndrom der verminderten 1,25-D-Sekretion, der vermehrten Sekretion von Parathormon, Osteofibrose, Hyperphosphatämie bei der

Tendenz zu Hypokalzämie wird unter dem Begriff des **renalen sekundären Hyperparathyreoidismus** zusammengefasst. Die Erhöhung des Parathormons im Blut führt in der Niere außerdem zu einer Abnahme der Bicarbonatrückresorption, weshalb die renale metabolische Azidose noch verstärkt wird. Außerdem wird unter seinem Einfluss Natrium weniger rückresorbiert, desgleichen Aminosäuren. Es soll außerdem die Weichteilkalzifikation begünstigen und einen myelofibrotischen Effekt aufweisen. Die bei Urämie zu beobachtenden neuromuskulären Störungen sollen zumindest teilweise auf den Hyperparathyreoidismus zurückzuführen sein. Wesentlich seltener als die Hypokalzämie kommt eine **Hyperkalzämie** zur Beobachtung. Die Ursache ist nicht ganz geklärt. Eine Reihe von Möglichkeiten kommen in Betracht, darunter eine Überproduktion von Parathormon, verminderte renale Clearance des Parathormons, verminderte glomeruläre Filtration von Kalzium.

Neben dem 1,25-Dihydroxicholecalciferol wird in der Niere als weiteres Hormon das **Erythropoetin** gebildet. Der Ort der Synthese sind die viszeralen Epithelzellen der Glomeruli. Bei der Katze soll Erythropoetin außerdem in den Carotiskörperchen gebildet werden. Das Hormon stimuliert die Knochenmarksstammzellen des roten Blutzellsystems. Sein Ausfall bei chronischer Niereninsuffizienz führt zu einer aregenerativen Anämie. Außerdem ist das Knochenmark bei Urämie durch Erythropoetin weniger aktivierbar. Die bei Urämie auftretende aregenerative Anämie ist nicht nur auf Erythropoetinmangel zurückzuführen. Weitere Ursachen sind die Urämietoxine, die die Zellproliferation hemmen, Verkürzung der Lebenszeit der Erythrozyten, Eisenmangel durch verminderte Resorption im Darm, eventuell auch Eisenverlust durch chronischen Blutverlust, Myelofibrose durch Hyperparathyreoidismus. Diese Ursachen sind die Gründe dafür, dass auch bei der Katze mit ihrer möglicherweise extrarenalen Erythropoetinsynthese Anämien bei Urämie vorkommen.

Die **Leukozyten** sind nicht selten erhöht. Die Ursache wird in der vermehrten Bereitstellung von Kortikosteroiden bei Urämie gesehen. Dieser **Hyperkortisolismus** führt zu einer Resistenzminderung gegenüber Infektionskrankheiten, so dass häufiger Infektionskrankheiten beobachtet werden. Die Leukozyten sind dann noch stärker vermehrt; dabei wird beim Hund eine Neutrophilie mit Lymphozytopenie, bei der Katze eine Vermehrung beider Zelltypen gefunden.

Das **Hämostasesystem** wird ebenfalls, wenn auch weniger auffallend, betroffen. Während die Thrombozytenzahl nicht verändert ist, ist ihre Funktion durch Mangel an Blättchenfaktor 3, verminderte Adhäsionsfähigkeit, Herabsetzung der Aggregationsfähigkeit und verminderte Prothrombinverwertung beeinträchtigt. Diese Funktionsstörung führt zu chronischen Blutverlusten über den Intestinaltrakt, die sich zu blutigem Durchfall und Hämatemesis ausweiten können.

Die häufigsten Blutungsursachen dürften jedoch in einer direkten urämischen Schädigung der Magenschleimhaut zu suchen sein

Die bei Urämie vermehrte Ausscheidung von Harnstoff über die Schleimhäute führt unter dem Einfluss ureasebildender Bakterien zu einer lokalen Anreicherung von Ammoniak. Dieses starke Zellgift ist die Ursache von Erosionen bis zu Ulzera im **Magen-Darm-Trakt**. Offensichtlich spielt aber auch die Herabsetzung der Resistenz (s. o.) eine Rolle in der Entstehung der Gastrointestinalulzera, die bis zu schweren Magenblutungen mit Hämatemesis führen können. Hinzu kommt die verminderte Speichelsekretion bei dehydrierten Patienten, die in Verbindung mit der Hyperventilation infolge der metabolischen Azidose (Kußmaulsche Atmung) zu einer Austrocknung der Schleimhäute führt. Durch Stimulation des Brechzentrums durch die „Urämietoxine" oder auch Akkumulation von zu hoch dosierten und unzureichend ausgeschiedenen pharmakologischen Wirkstoffen sowie durch die urämische Gastritis wird häufig Erbrechen ausgelöst, das wiederum den Wasser-Elektrolyt-Verlust verstärkt. Die Gastritis wird gewöhnlich der lokalen Vermehrung von Ammoniak infolge der Harnstoffausscheidung und damit der direkten Magenschleimhautschädigung angelastet. Außerdem wird durch die verminderte Clearance des Gastrins in der Niere eine Hypergastrinämie hervorgerufen, die über eine vermehrte Säuresekretion die Schleimhaut schädigt. Der bei Urämie entstehende **Foetor** (uraemicus) **ex ore** kommt durch die Ausatmung des Ammoniaks sowie anderer flüchtiger Substanzen zustande.

Weniger häufig als Erbrechen kommen Durchfälle vor. Meläna können bisweilen auftreten. Ihre Ursache wird ebenfalls der Wirkung des Ammoniaks zugeschrieben, andererseits auch den Gerinnungsstörungen (Thrombozytopathie). Außerdem soll der Darm des urämischen Patienten gegenüber Infektionen und Pankreasenzymen empfindlicher reagieren als der des Gesunden.

Das **Herz-Kreislauf-System** ist bei Urämie ebenfalls beeinträchtigt. Vermutlich durch die Natriumretention und die Aktivierung des Renin-Angiotensin-Systems, ferner durch die verminderte Synthese des medullären Prostaglandins ist die auch beim Hund (und der Katze) zu beobachtende **Hypertension** für die Linksherzhypertrophie verantwortlich ist, die bei chronischer Urämie oft zu sehen ist. **Herzinsuffizienz** wird als Folge der im oligurischen Stadium auftretenden Hyperkaliämie beobachtet. Gefunden werden Herzblöcke, Arrhythmien, Erregungsrückbildungsstörungen (überhöhtes T), Verschwinden der P-Zacke und Bradykardie.

Am **Respirationstrakt** fällt die tiefe Atmung (Kussmaul) als Folge der Azidose und auch der Anämie auf. Nicht seltener werden Pneumonien durch verminderte Resistenz gegenüber Infektionskrankheiten beobachtet, ferner Kalkablagerungen (Bimssteinlunge) im Verlaufe des Hyperparathyreoidismus. Auch Lungenödeme kommen vor.

Störungen vonseiten des **Nervensystems** sind relativ häufig zu beobachten. Sie werden bei akuter Urämie öfter bemerkt als bei chronischer. Verantwortlich gemacht wird außer der Azidos der Hyperparathyreoidismus. Bei Hypokalzämie werden tetanische Krämpfe ausgelöst, sie sind jedoch sehr selten.

Es ist bekannt, dass urämische Patienten im fortgeschrittenen Studium gegenüber Infektionen gefährdeter sind als gesunde. Dies liegt offensichtlich zum einen am Hyperkortisolismus, der zu einer **Immunsuppression** mit Lymphozytopenie (bei Neutrophilie) führt; zum anderen sollen die Bildung von Immunglobulin vermindert und die Funktion der Neutrophilen gestört sein.

11.4 Untersuchungsgang

Entscheidende Bedeutung ist auch hier der **Anamnese** beizumessen, die Aufschluss über die Dauer der Krankheit, über Begleitsymptome (Gewichtsverlust, Leistungsinsuffizienz, Erbrechen, Durchfall), besonders aber über veränderte Getränkeaufnahmegewohnheiten und vermehrten Harnabsatz, auch nachts, gibt. Oft wird berichtet, dass das Tier plötzlich nicht mehr stubenrein sei. Es sollte unbedingt erfragt werden, ob etwa als Folge dieser Stubenreinheit eine Einschränkung der Wasseraufnahme durchgeführt worden ist. Auch über die Art der Fütterung sollten Erkundigungen eingeholt werden. Vorausgegangene Krankheiten sind zu erfragen; das akute Nierenversagen wird im Anschluss an Kreislaufinsuffizienz beobachtet; chronische Nierenkrankheiten werden bisweilen in Verbindung mit anderen auslösenden Krankheiten gesehen.

Der Untersuchungsgang beschränkt sich nicht nur auf Niere und harnableitende Wege, sondern muss gerade wegen der generalisierten Symptome alle Organsymptome einschließen. Da diese Symptome jedoch selten pathognostisch sind, reicht die klassische klinische Untersuchung nicht aus. Die Diagnose bei Erkrankungen der Niere und auch der Harnwege ist auf die **Labordiagnose** angewiesen. Als erstes ist eine physikalische (spezifisches Gewicht, Osmolalität), chemische (Protein, Hämoglobin/Erythrozyten) und mikroskopische (Sediment), ggf. auch eine bakteriologische Untersuchung durchzuführen. Viel diskutiert worden ist über die Art der Uringewinnung. Das Auffangen des spontan abgesetzten Urins hat den Vorteil der einfachen Gewinnung und ist zugleich für den Patienten am wenigsten invasiv. Durch Fraktionierung („Dreigläserprobe") kann der Ort der Erkrankung näherungsweise bestimmt werden (s. Fachbücher der Labordiagnostik). Nachteilig ist die zwangsläufige Verschmutzung, was insbesondere für notwendig werdende bakteriologische Untersuchungen problematisch ist. Dies wird durch Katheterisierung vermieden. Allerdings werden mit dem Katheter trotz der (unbedingt erforderlichen!) strengen Sauberkeit immer Bakterien in die Harnwege eingeschleppt, die besonders bei Vorschädigung

Tab. 11.1: Arten der Harngewinnung

	Vorteil	Nachteil
Spontanurin	* gibt Auskunft über alle Bereiche der harnbereitenden und -abführenden Organe * ist meist leicht zu gewinnen * Portionen geben Hinweise auf Krankheitslokalisation	* Kontamination durch Bakterien in allen Bereichen der Harnwege und beim Auffangen möglich * Gewinnung nicht immer möglich
Uringewinnung durch Massage	* bei Blasen- und Sphinkterlähmung leicht zu gewinnen * keine instrumentellen Maßnahmen erforderlich * keine Harnblasenkontamination	* bei der Katze nur unter oft erheblicher Gegenwehr möglich * Pressen des Harns ins Nierenbekken, damit Infektion möglich * Blasenverletzung möglich
Katheterurin	* Gewinnung reinen Blasenurins möglich * sterile Gewinnung, bakteriologische Untersuchung * Sondierung der Harnwege	* Mikroverletzungen der Harnwege * Einschleppen von Krankheitserregern * bei weiblichen Katzen schwierig
Zystozenteseurin	* Harn absolut steril zu gewinnen * Gewinnung reinen Blasenurins * schonendste Art der instrumentellen Harngewinnung	* bisweilen erhöhte Erythrozytenzahl im Urin * Besitzer muss von der Maßnahme überzeugt werden

zur manifesten Infektionskrankheit führen können. Außerdem stört das Katheterisieren die Harnröhrenfunktion. Mit dem Katheterisieren kann selektiv Blasenurin gewonnen und mit spontan abgesetztem Urin verglichen werden. Damit lassen sich Krankheiten der abführenden Wege besser lokalisieren. Indikation zum Katheterisieren besteht heute nur noch in der Behandlung von Harnröhrenobstipationen und zum direkten Einbringen von Medikamenten in die Harnblase. Die saubersten Proben lassen sich mittels der transabdominalen Punktion der Harnblase (unter Ultraschallkontrolle) gewinnen. Dazu muss die Haut sorgfältig gereinigt werden. Wichtig ist, dass die Kanüle in schräger kaudodorsaler Richtung eingeführt wird; bei senkrecht zur Bauchdecke eingeführter Kanüle kann sich die Blasenwand während der Kontraktion verletzen. Es zeigt sich jedoch immer wieder, dass diese zwar für die Harnblase schonendste, da sterilste Methode in praxi auf Widerstände stößt, da sie der Tierhalter als „verletzend" empfindet. Man sollte sich dennoch nicht von dieser – nach der Gewinnung des Spontanurins – schonendsten Methode der Harngewinnung abhalten lassen, dem Besitzer die Vorteile und die in den allermeisten Fällen Ungefährlichkeit erklären und sich von der mit wenig Schmerz verbundenen Methode („wie bei der Blutentnahme") abhalten lassen.

Besonders bei der Katze lässt sich Urin durch Ausmassieren (in Wirklichkeit ist ein erheblicher Druck auf die Blase erforderlich) gewinnen. Dabei muss berücksichtigt werden, dass durch den hohen Druck Harn zurück ins Nierenbecken fließt; bei bakterieller Besiedelung der Harnblase kann dadurch eine Pyelitis ausgelöst werden. Auch kann der erforderliche erhebliche Druck bei vorgeschädigter Harnblase zu Verletzungen bis hin zur Ruptur der Harnblase führen. Man sollte sich dieser Methode daher heute möglichst nicht mehr bedienen.

Die Untersuchung der Nieren muss durch die Bestimmung von Harnstoff und Kreatinin vervollständigt werden. Das Tier soll 12 Stunden gehungert haben (Harnstoff steigt nach einer proteinreichen Nahrung

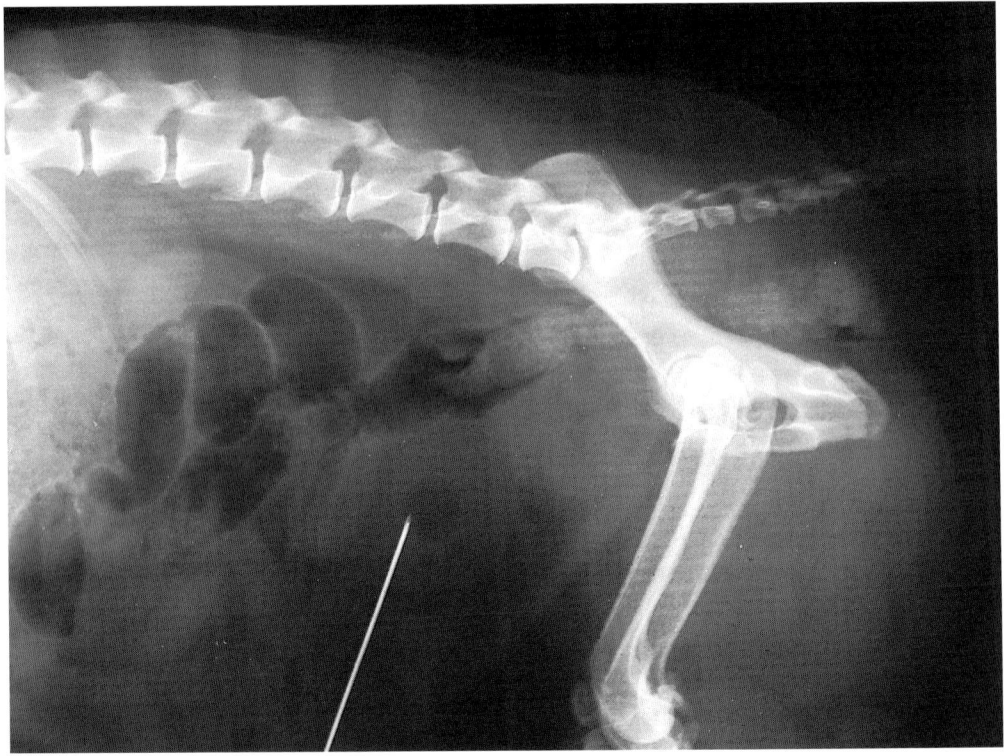

Abb. 11.1: Zystozentese, Verlauf der Kanüle; Prostatavergrößerung.

an). In frühen Stadien chronischer Nephropathien sind diese harnpflichtigen Stoffe noch nicht erhöht. Von Bedeutung ist der Hämatokrit sowie die Prüfung der Regenerationsfähigkeit der Erythrozyten (Retikulozytenfärbung), die bei chronischen Nephropathien vermindert ist. Die Leukozyten sind bei akuten und chronischen Nephropathien unabhängig von der Ursache oft erhöht. Eine Bestimmung des Serum-Phosphats und -Kaliums sowie des -Natriums gibt Aufschluss über notwendige therapeutische und diätetische Maßnahmen. Dies gilt besonders auch für den Blut-pH-Wert und den Basenüberschuss.

Von den Funktionsprüfungen hat der Konzentrationstest weiteren Eingang in die Praxis gefunden. Nach Dürsten ist eine gesunde Niere in der Lage, den Harn ausreichend zu konzentrieren. Bei Einschränkung der Konzentrationsfähigkeit bleibt das spezifische Gewicht des Harns ständig niedrig (Katze < 1,035, Hund < 1,030). Im Endstadium wird Isosthenurie erreicht, das spezifische Gewicht bleibt unveränderlich zwischen 1,008 und 1,012 (1,015). (Weitere Funktionsprüfungen s. Fachbücher der Labordiagnostik.)

Wesentliche Bedeutung kommt auch der **Röntgenuntersuchung** zu. Zunächst wird eine laterale Leeraufnahme angefertigt. Dazu muss der Darm leer sein, das Tier sollte 12 Stunden nüchtern sein. Die Röntgenleeraufnahme kann helfen, den Ort der Krankheit zu lokalisieren und besonders bei postrenaler Urämie eine Abflussstörung nachzuweisen. Ferner ergeben sich Anhaltspunkte über die Größe der Nieren (Schrumpfnieren, Nephromegalie), Konkremente, vesikourethralen Reflux, ektopische Ureteren, Blasendivertikel, Tumoren (SUTER). Beurteilt werden soll, ob eine oder beide Nieren gut dargestellt werden können, was bei adipösen Tieren leichter als bei mageren gelingt. Wichtig ist ihre Größe. SUTER gibt sie beim Hund mit 2 1/2 bis 3 1/2 Längen des zweiten Lendenwirbels an, für die Katze mit 2,4 bis 3,0 mal L 2. Ferner muss geachtet werden auf

Massen in der Umgebung der Nieren (Tumoren, Ovar, kryptorchide Hoden). Außerdem wird auf die Größe und Füllung der Harnblase geachtet. Bei Ruptur oder im Schock (Anurie) stellt sie sich nicht dar. Ihre Lage zu Becken, Prostata bzw. Uterus wird registriert, ferner ihre Form (Blasenscheitel), Dicke und Gleichmäßigkeit der Wand, Art des Inhalts (Konkremente, Gasblasen, Inhomogenität).

Eine sehr nützliche Methode ist die **Urographie**, die auf verschiedene Weise durchgeführt wird:
1. Zystographie retrograd mit negativem Kontrast (Luft);
2. Zystographie retrograd mit positivem Kontrast;

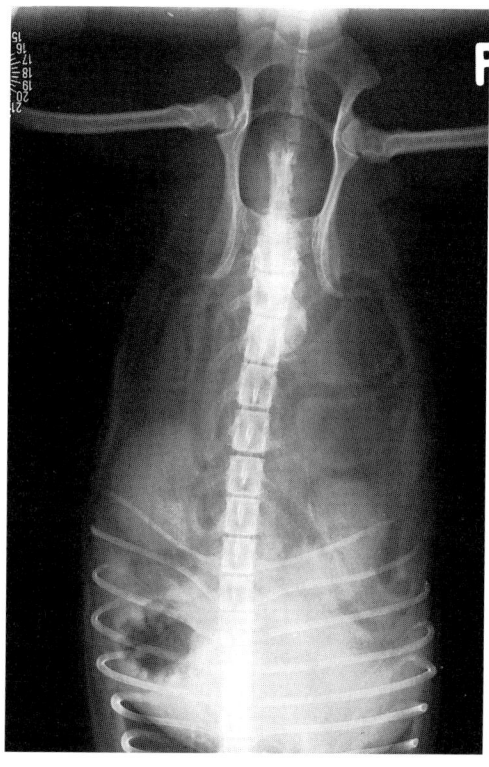

Abb. 11.2 a rechts: Urographie: eine Minute nach i. v. Applikation des Kontrastmittels; v/d.

Abb. 11.2 b, unten: Eine Minute nach Applikation, l/l.

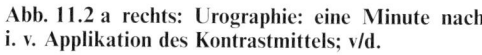

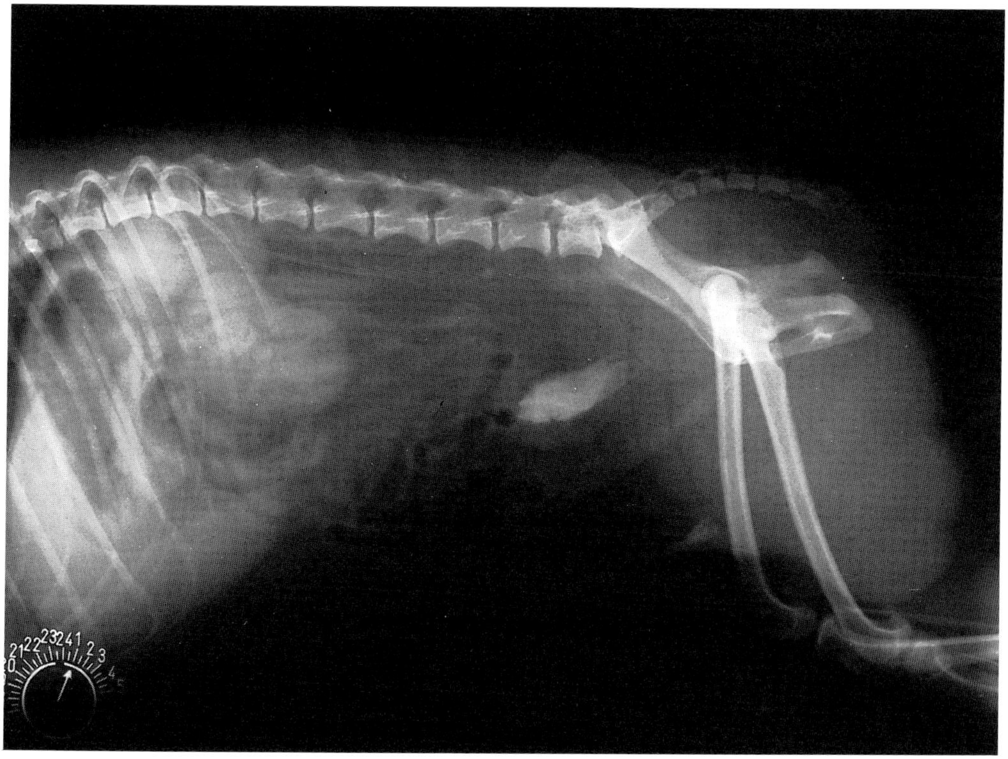

622 Harnorgane

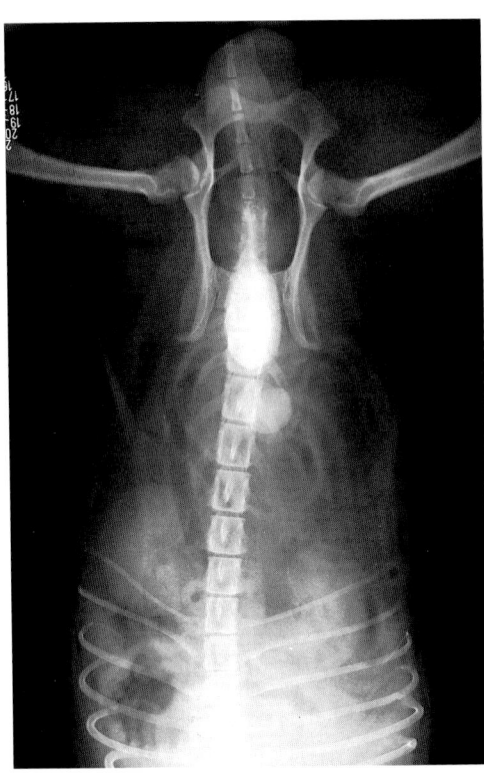

3. Doppelkontrastzystographie;
4. Urographie intravenös.

Indikationen für eine Zystographie sind nach SUTER:
- Darstellung der Harnblase bei Unsichtbarkeit in der Leeraufnahme;
- therapieresistente Hämaturie;
- Harndrang, Tenesmus, Harnabsatzstörung;
- Harnröhrensteine;
- Identifizierung der Harnblase bei Prostatazysten;
- Verhältnis von Harnblasenhalsgegend zu Blase, Prostata, Zervix oder Vagina zur Abklärung bei Inkontinenz;
- Feststellung von Reflux in die Niere.

Abb. 11.2 c, links: Vier Minuten nach Applikation, v/d.

Abb. 11.2 d, unten: Vier Minuten nach Applikation, l/l.

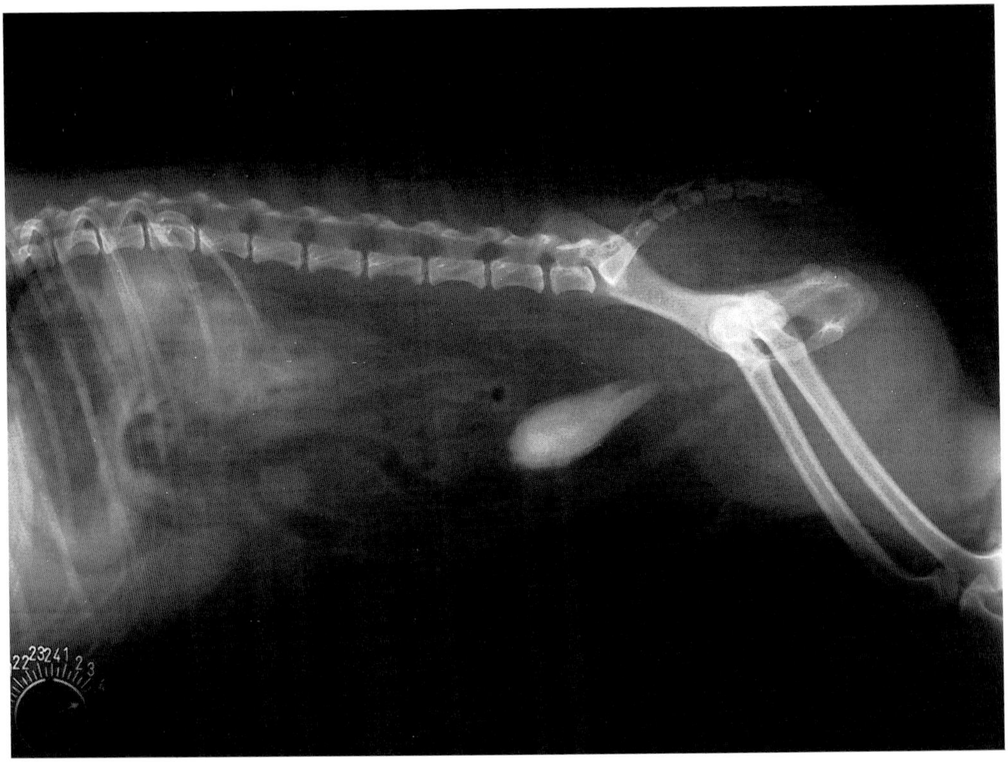

Zur **Durchführung** werden 20 bis 50 (100) ml Luft über einen Katheter (steril!) mit der Spritze injiziert. Zur Darstellung mit Positivkontrast kann 50%iges jodhaltiges Kontrastmittel in gleicher Menge appliziert werden. Mit Doppelkontraststudien lässt sich die Schleimhaut besonders gut darstellen. Man appliziert zunächst das jodhaltige Kontrastmittel (z. B. Urografin) und gibt Luft hinterher.

Die intravenöse Urographie gestattet eine Beurteilung der Nierenfunktion, der Nierenbecken, Harnleiter sowie auch der Blase und Urethra. Man lässt die Patienten 12 Stunden hungern und klistiert zwei Stunden vor der Untersuchung. Das Kontrastmittel (z. B. Urographin 76%), 0,5 ml/kg KM, wird intra-

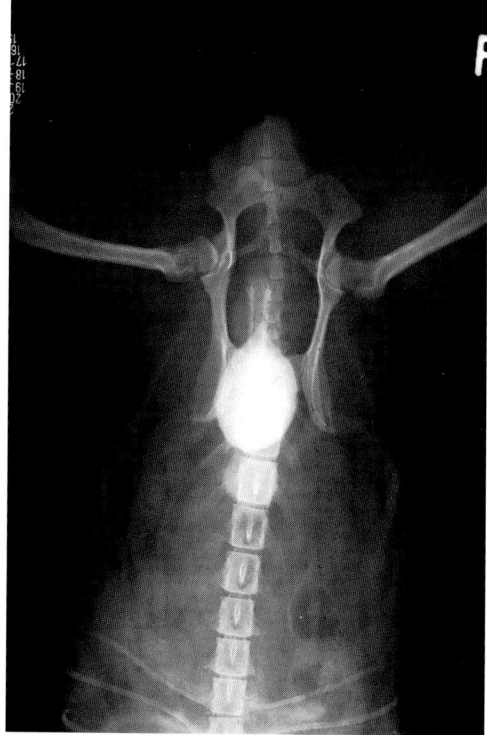

Abb. 11.2 e, rechts: 15 Minuten nach Applikation, v/d.

Abb. 11.2 f, unten: 15 Minuten nach Applikation, l/l.

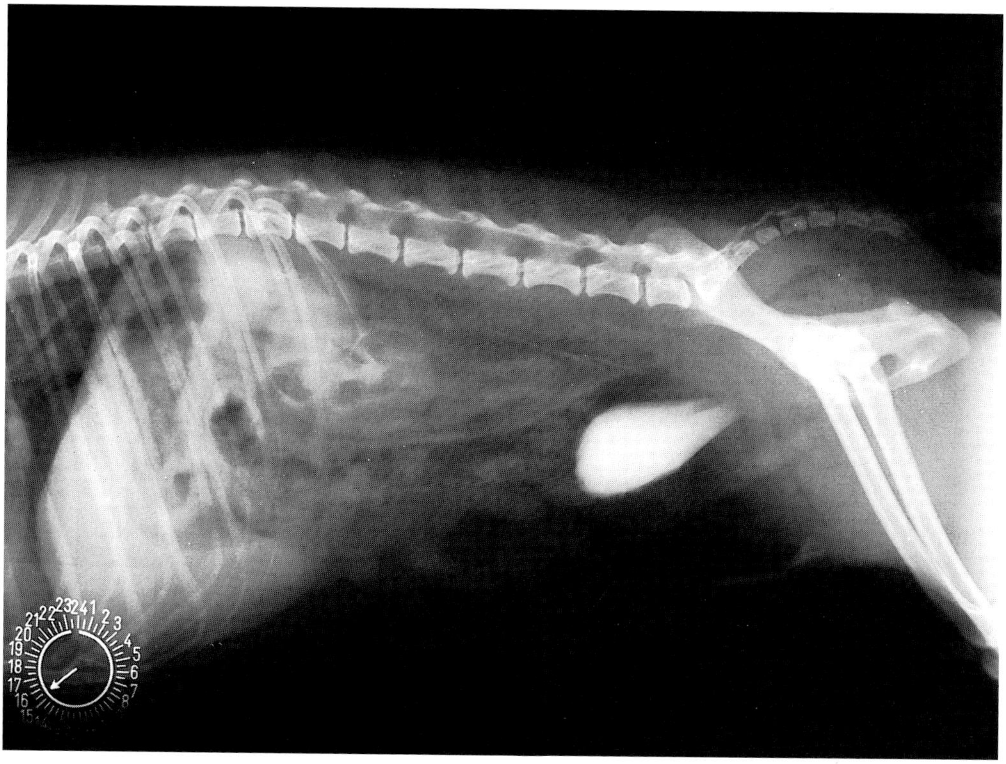

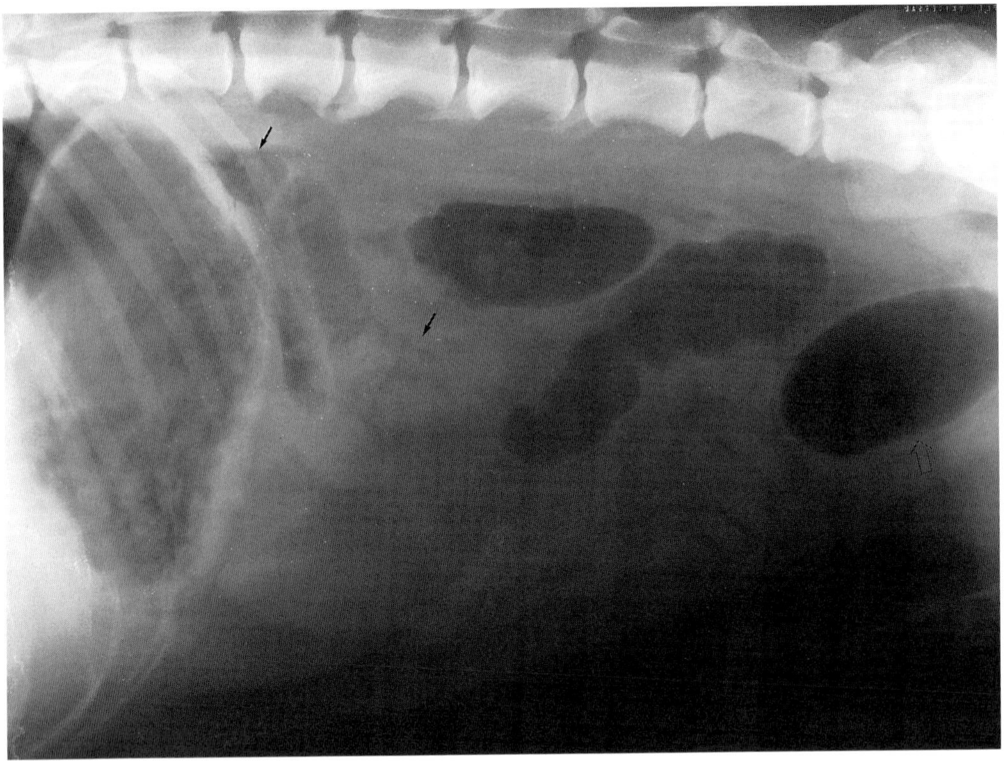

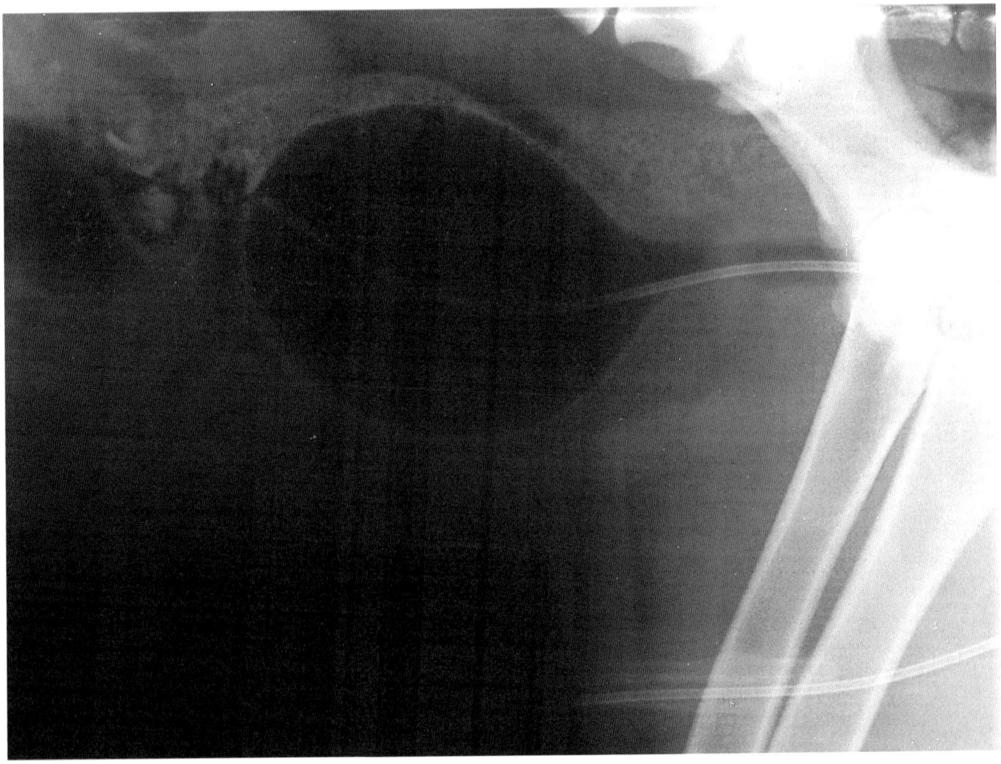

624 Harnorgane

Abb. 11.3: links oben. Kontrastmitteldarstellung von Harnblase (→) und Nierenbecken (→).

Abb. 11.4 links unten: Darstellung der Harnblase mit negativem Kontrastmittel; Blasenhals weit, Prostata vergrößert.

venös injiziert. Ventrodorsale und laterolaterale Aufnahmen werden sofort, 5, 10, 15 und 30 min später hergestellt.

Ein bedeutender Fortschritt in der Nierendiagnostik wurde durch das nichtinvasive Verfahren der **Ultraschalluntersuchung** erreicht. Die Untersuchung wird in Rückenlage durchgeführt. Die linke Niere des Hundes ist leicht hinter der Milz auffindbar; die rechte liegt intrathorakal hinter der Leber. Beide Nieren der Katze liegen etwa in gleicher Höhe hinter dem Rippenbogen. Die sonographisch gemessene Länge der Nieren variiert in Abhängigkeit von der Größe des Hundes; bei der Katze bewegt sie sich zwischen 3,0 und 4,3 cm (WALTER u. Mitarb. 1987). Man beurteilt weiterhin die Lage der Nieren, ihre Form, Oberfläche, die Kapsel und etwaige subkapsuläre Ergüsse. Sehr gut lassen sich Nierenrinde und Mark unterscheiden. Die Rinde ist echoärmer als Leber und Milz. Die linke Niere kann direkt mit der Milz, die rechte mit der Leber auf einem Bildausschnitt verglichen werden. Das Mark ist deutlich echoärmer als die Rinde (höherer Wassergehalt). Veränderungen können diffus oder fokal bis multifokal sein; sie können echoärmer oder echogener sein. Umschriebene rundliche Echos sind häufig bei Tumoren anzutreffen. Annähernd anechoisch sind Zysten (Zystenniere); sie können allerdings, wenn sie etwas echoreicher sind, von Lymphomen vorgetäuscht werden. Das Nierenbecken wird darstellbar bei Hydronephrose und die Niere kugelige Gestalt annimmt und sehr groß werden kann, wobei Mark und Rinde immer weiter an den Rand des schließlich sackförmigen Organs gedrängt werden. Dabei lässt sich auch der erweiterte Harnlei-

Abb. 11.5: Prostatazyste, gut sichtbar bei Blasendarstellung mit negativem Kontrastmittel.

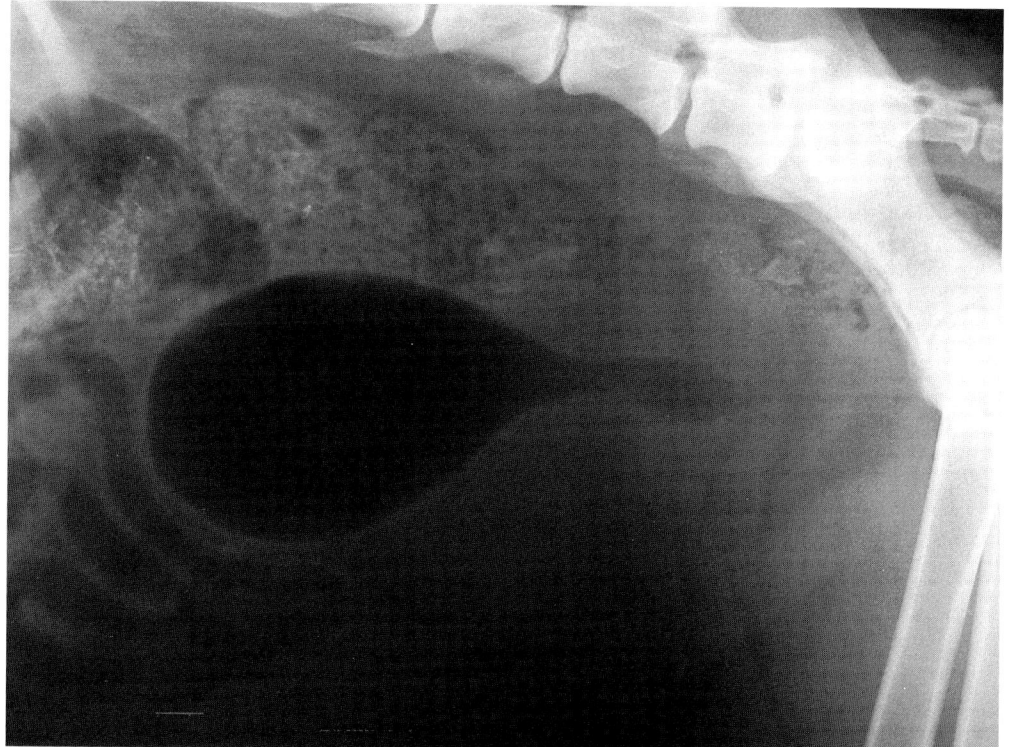

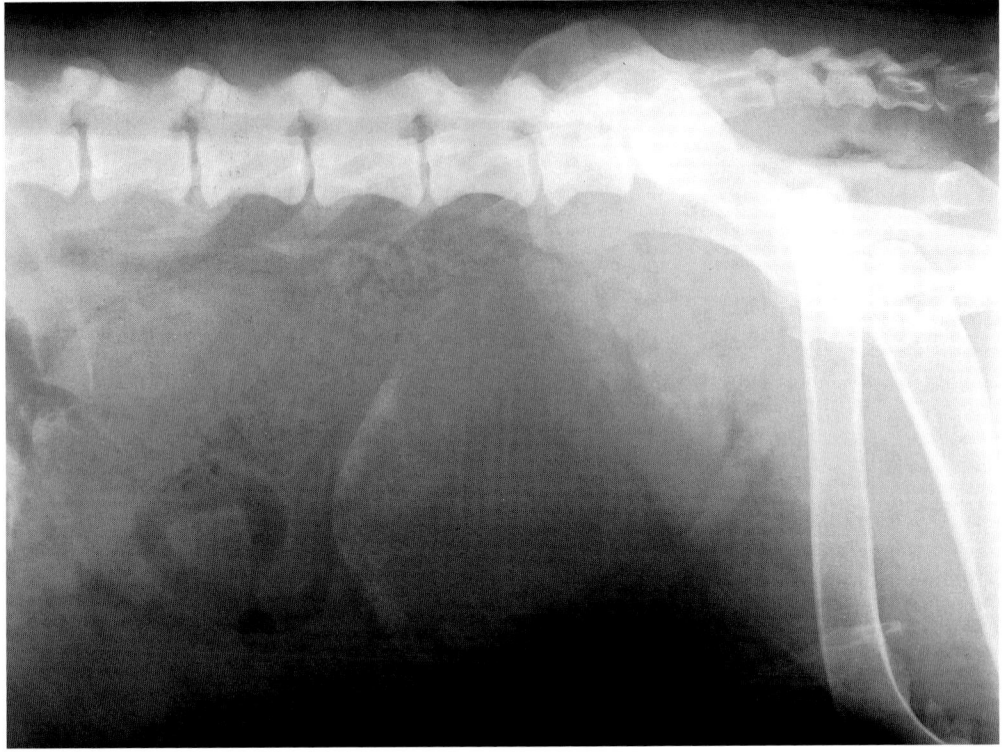

Abb. 11.6: Prostatazyste.

ter verfolgen. Subkapsuläre Ergüsse lassen sich deutlich darstellen, subkapsuläre Blutungen werden bei Traumen und häufig nach Nierenbiopsien gesehen. Gemischte, unruhige Echogenität wird beobachtet bei Hämatomen und Abszessen. Bei Schrumpfniere erscheint die Niere kleiner, die Oberfläche ist höckrig, die Rinde echodichter. Allerdings können diese Veränderungen erst in späten Stadien festgestellt werden; selbst fortgeschrittene Stadien chronischer Niereninsuffizienz mit deutlichen Urämiesymptomen können sonographisch nicht verifiziert werden. Verkalkungen werden dagegen leicht an der hochgradigen Echogenität und der Schallauslöschung erkannt.

Die **Nierenbiopsie** sollte immer dann durchgeführt werden, wenn durch die histologische oder (bei Tumorverdacht) zytologische Untersuchung eine Sicherung der Diagnose mit Einfluss auf das weitere Vorgehen erwartet wird. Besonders zur Diagnose der Ursache einer großen Proteinurie sollte eine Stanzbiopsie, zur Tumordiagnostik kann eine Feine-Nadel-Biopsie durchgeführt werden. Ebenso kann die Untersuchung zur Differenzierung eines akuten von einem chronischen Nierenversagen wichtig werden, wobei dann auch das akute Nierenversagen näher definiert werden kann. Kontraindikation besteht bei Hydronephrose, Vorsicht geboten ist bei Abszessverdacht.

Die Biopsie kann perkutan und blind, unter Ultraschallkontrolle gezielt, durch „Schlüssellochlaparotomie", Laparoskopie und Laparotomie durchgeführt werden. Bei Katzen kann wegen der guten Fixierbarkeit die Blindbiopsie leicht durchgeführt werden, während besonders die mobile linke Niere des Hundes leicht ausweicht. Gezielte Biopsien sind durch die Methoden mit Sichtkontrolle einschließlich der Sonographie möglich. Die Biopsie wird in der Regel in Narkose durchgeführt, nachdem man sich davon überzeugt hat, dass keine Gerinnungsstörung vorliegt. Ebenso sollte der Hämatokrit vor der Biopsie und – bei entsprechender klinischer Symptomatik – nach der Untersuchung gemessen werden. Verwendet wird in der Regel eine Vim-Silverman- oder Tru-cut-Kanüle, die im Fall der sonographisch geführten Biopsie auf den Schallkopf aufgesetzt werden kann. Man führt die Stichrichtung so, dass möglichst nur die Rinde bioptiert wird. Zu vermeiden ist die Verletzung des Marks, da dadurch längere – wenn auch in der Regel harmlose – Blutungen ins Nierenbecken entstehen. Dazu führt man die Kanüle flach tangential durch die Niere. Vermieden werden müssen Verletzungen des Nierenbeckens, des Harnleiters und der großen Gefäße. Daher sollte man die Stichrichtung auf der dem Nierenbecken abgewandten, also lateralen Seite führen. Nach der Biopsie kann man bei Laparotomie den Stichkanal einige Minuten mit dem Finger komprimieren. Das Präparat wird mit physiologischer Kochsalzlösung direkt in Formalinlösung oder Michels-Reagenz gespült. Sollte sich nach der Operation herausstellen, dass eine nicht zum Stehen kommende Blutung entstanden ist (was sehr selten vorkommt), so kann zunächst eine geringe Menge (5 ml/kg KM) Frischblut transfundiert und der Bauch bandagiert werden. Sollte auch dann die Blutung nicht zum Stehen kommen, so ist die Versorgung der Wunde über eine Laparotomie erforderlich.

11.5 Krankheiten der Harnorgane

11.5.1 Akutes Nierenversagen

Synonyma: *Akute Niereninsuffizienz, Schockniere.*
Definition: Plötzliches Versagen der exkretorischen Nierenfunktion als Folge einer akuten Nierenschädigung mit Herabsetzung der glomerulären Filtrationsrate und Azotämie. Man muss unterscheiden zwischen akutem Nierenversagen, das fakultativ reversibel ist, und chronischer Niereninsuffizienz, die progressiv verläuft.
Ätiologie: Es können drei Ätiologiegruppen unterschieden werden:
1. Kreislaufversagen
2. toxisch
3. entzündlich (akute Nephritis)

Das akute Nierenversagen kann durch die in der folgenden Tabelle aufgeführten Ursachen ausgelöst werden.

Das akute Nierenversagen wird keinesfalls immer durch die genannten Ursachen ausgelöst; dies trifft ganz besonders für die Medikamente zu. Die weitaus häufigsten Ursachen sind die durch Kreislaufversagen hervorgerufenen.
Pathogenese: Unterschieden werden:
– **Initial-** oder **Schädigungsstadium;**
– **oligurische** oder **anurische Phase;**
– **polyurische** (diuretische) **Phase;**
– **Stadium der funktionellen Wiederherstellung.**

Das Entstehen der Oligurie nach initialer Schädigung ist noch nicht restlos geklärt. Mechanische Ursachen, wie Verlegung der Tubuli durch Zylinder oder erhöhten interstitiellen Druck, werden heute ausgeschlossen. Die Theorie der unselektierten Rückdiffusion des Glomerulumfiltrats nimmt folgenden pathophysiologischen Vorgang an: Die Drosselung des Glomerulumharns soll bei verminderter Resorption von Kochsalz im aufsteigenden Schenkel der Henleschen Schleife die frühdistale Natriumkonzentration ansteigen lassen, die bei Minderdurchblutung der Niere Werte wie im Plasma erreicht. Dadurch soll über den juxtaglomerulären Raum unter Aktivierung des Renin-Angiotensin-Systems eine Konstriktion der afferenten Arteriolen mit weiterer Durchblutungsstörung der Glomerula hervorgerufen werden. Dies wiederum löst eine zunehmende Verminderung der Harnproduktion aus. Neuere Untersuchungen machen es wahrscheinlich, dass außerdem Gewebshormone und deren Ausfall an der Entstehung des akuten Nierenversagens maßgeblich beteiligt sind: Hormone wie Prostaglandin (E_2) steigern Natrium- und Wasserexkretion und fördern die Durchblutung der Niere.

Bei akutem Nierenversagen werden diese Gewebshormone weniger produziert, weshalb eine verminderte Durchblutung der Glomerula infolge Engstellung der Vasa afferentia ausgelöst wird. Gleichzeitig werden weniger Natrium und Wasser ausgeschieden. Bei einem Absinken des Blutdruckes unter 70 mm Hg wird kein Urin mehr produziert. Die Ischämie schreitet, subkapsulär beginnend, in Richtung Zentrum fort, wobei aber das Mark weiter durchblutet bleibt. Bei

Tab. 11.2: Ätiologie des akuten Nierenversagens

Kreislaufversagen	toxisch	entzündlich

hypovolämisch
  Blutverlust
  Wasserverlust
septisch
neurogen
anaphylaktisch
kardiogen
  Arrhythmien
  Herzstillstand
  Herzbeuteltamponade
thrombotisch-embolisch
hämolytisch, myolytisch
Addison-Krise
	endogene Toxine:
	  Leberversagen
	  akute Pankreasnekrose
	  akute Enteritis
	  Ileus
	  Peritonitis
	  Pyometra
	  Hämolyse
	  Myolyse
	  Endotoxinämie
	  paraneoplastisch
	exogene Toxine:
	  Anilin
	  Glykol
	  Kresol
	  Lysol
	  Methanol
	  Naphthol
	  Phenol
	  Phosphor
	  Organophosphate
	  Schwermetalle
	  Tetrachlorkohlenstoff
	Medikamente:
	  Antibiotika
	  Amphotericin B
	  Bacitracin
	  Cephalosporine
	  Colistin
	  Aminoglykoside
	  Tetrazykline
	  Polymyxin
	  Sulfonamide
	  Barbiturate
	  Atebrin
	  BAL
	nichtsteroidale
	  Antiphlogistika
	  Azetaminophen
	  Azetylsalizylsäure
	  Aminopyrin
	  Ibuprofen
	  Phenylbutazon
	ferner:
	  Fluran
	  Zytostatika
	  Goldsalze
	  Aurothioglukonat
	  Schwermetalle
	  Schlangengifte
		infektiös:
		  Leptospirose
		  Pyelonephritis
		autoimmun:
		  Lupus erythematodes
		  Glomerulonephritis
		  Amyloidose
		  Vaskulitis

durch Hypovolämie ausgelöster kortikaler Ischämie lässt sich mit α-Blockern eine Besserung der Ischämie bewirken. Die kortikale Ischämie im Schock führt im Stadium der Schädigung zur Herabsetzung des Glomerulumfiltrats, wofür man den Begriff **„Niere im Schock"** geprägt hat. Durch die Ischämie und die erhöhte Gerinnungsbereitschaft (disseminierte intravasale Gerinnung) entsteht eine Hypoxie, die eine Schädigung der hypoxieempfindlichen Tubulusepithelien auslöst, die bis zur Nekrose fortschreiten kann, zunächst aber reversibel ist. Damit wird besonders die hypoxieempfindliche Natriumrückresorption gestört, weshalb die Natriumkonzentration im frühdistalen Tubulus und damit im Bereich der Macula densa erhöht ist. Dies aber aktiviert die Natriumrezeptoren der Macula densa, wodurch das Renin-Angiotensin-System angeregt wird. Die nunmehr durch Angiotensin II ausgelöste weitere Kontraktion der Vasa afferentia führt eine intrarenal bedingte Ischämie herbei, die nun einem Circulus vitiosus unterliegt und das zweite Stadium des akuten Nierenversagens einleitet. Dieses Stadium wird nun als **Schockniere** bezeichnet.

Der Vorgang ist interpretiert worden als Umschaltung von der selektiven Rückresorption der Tubuli auf die unselektive Drosselung der Glomerulumharnproduktion zur Verhinderung besonders von Wasser- und Natriumverlust, allerdings unter Inkaufnahme der Retention von harnpflichtigen Stoffen. Dadurch kann das Stadium der Oligo-Anurie zur Azotämie und zum Syndrom der Urämie und damit zum Tode führen. Allgemein gilt, dass bei zirkulatorischer Ursache der verminderte Filtrationsdruck, bei Toxinen und Autoimmunkrankheiten die Schädigung der Glomerula zur Oligurie führen.

Sofern dieses Stadium überwunden wird, folgt die polyurische Phase, in der der distale Tubulus teilweise unbeeinflussbar durch das antidiuretische Hormon wird. Hieraus resultiert, unterstützt durch die verminderte Natriumrückresorption im proximalen Tubulus, die Diurese, in deren Anfangsstadium die Azotämie und das klinische Bild der Urämie noch fortbestehen können. Schließlich folgt im Stadium der funktionellen Wiederherstellung die Normalisierung auch der Rückresorptionsfähigkeit und damit die Ausheilung.

Bisweilen kommt nach einem überstandenen akuten Nierenversagen mit Schockniere keine Restitutio ad integrum mehr zustande. Vielmehr bleibt ein Stadium der chronisch eingeschränkten Leistungsbreite mit Konzentrationsinsuffizienz zurück. Siehe auch Kap. 11.3 „Pathophysiologie".

Klinisches Bild: Als vorteilhaft hat sich die Einteilung des klinischen Bildes und des Verlaufs in die o. a. vier Stadien erwiesen. Danach ergeben sich folgende Symptome und Befunde (s. Tab. 11.3, S. 630).

Im Initialstadium der Schädigung steht die auslösende Ursache in der Regel so sehr im Vordergrund, dass das erste und einzige Symptom des akuten Nierenversagens, nämlich die beginnende Oligurie, in der Regel übersehen wird. Wenn im zweiten Stadium die Grundkrankheit ausreichend behandelt ist, aber die Oligurie manifest wurde, müssen prärenale Ursachen wie Dehydratation oder postrenale Ursachen, wie Verlegungen oder Rupturen der harnabführenden Wege, ausgeschlossen werden. Während der Ausschluss der postrenalen Oligo- oder Anurie in der Regel ohne Schwierigkeiten gelingt, ist die Differenzierung zwischen prärenaler und renaler Oligo-Anurie oft schwierig. Bewährt hat sich hier die Bestimmung des Harnstoffs in Urin und Serum und die Bildung des Urin/Serum-Quotienten

prärenal	< 20:1
renal (früh)	< 15:1
renal (spät)	< 5:1

Klinisch manifeste Symptome der Urämie treten im frühen oligurischen Stadium noch kaum auf. Es kann aber im Serum eine ständig steigende Harnstoff- und Kreatininkonzentration festgestellt werden (Azotämie). Die Leukozytenzahlen steigen oft deutlich an. Es entsteht schließlich eine zunehmende Azidose mit den Symptomen der Urämie.

Sofern das anurische Stadium überstanden wird, setzt mit vermehrtem Harnfluss die Phase der Polyurie ein, während der urämische Symptome noch einige Zeit bestehen können. Den Abschluss des akuten Nierenversagens bildet schließlich die Phase der funktionellen Wiederherstellung.

Diagnose: Wichtig ist die Beobachtung der Harnproduktion im Anfangsstadium bei Zuständen, die zum akuten Nierenversagen führen können, bei Hund und Katze insbeson-

Tab. 11.3: Stadien des akuten Nierenversagens

Stadium	Dauer	Symptome	Urinmenge	Laborbefunde
I. Schädigung	Stunden bis Tage	Symptome der Grundkrankheit	> 1 ml/kg KM pro Stunde, beginnende Oligurie	unauffällig
II. Oligurie, Anurie	ca. 1 Woche	weiter Symptome der Grundkrankheit, Oligurie/Anurie, oft Hypotonie (ú 70 mmHg), später bisw. Hypertonie, evtl. Zunahme der KM durch Infusionen, Nierenschwellung, Palpationsschmerz, zusätzlich Symptome der Urämie: Erbrechen, evtl. Durchfall, fibrilläres Zucken, Apathie bis Somnolenz, Krampfzustände	< 0,5 (< 0,25) ml/kg KM pro Stunde	Hyper-, später Isosthenurie, Proteinurie, Zylindrurie, Azotämie, Hyperkaliämie, Azidose
III. Polyurie	1 bis 3 Wochen	vermehrter Harnabsatz, Gefahr der Dehydratation, Symptome der Grundkrankheit i. Allg. abgeklungen, Infektionsgefahr der Harnorgane	>> 2 ml/kg KM pro Stunde	Hyposthenurie, anfangs noch Azotämie, Hypokaliämie,
IV. funktionelle Wiederherstellung	Wochen bis Monate	unauffällig	1–2 ml/kg KM pro Stunde (normal)	bisweilen persistierend Isosthenurie, sonst unauffällig

dere Schockzustände etwa in Verbindung mit größeren Blutverlusten, schweren Infektionskrankheiten, Unfällen oder größeren Operationen. Urinmengen unter 0,5 ml/kg KM pro Stunde und Ausschluss postrenaler Ursachen sprechen für akutes Nierenversagen, insbesondere wenn die vorher erwähnten Urin-Serum-Quotienten des Harnstoffs entsprechend ausfallen. Im Übrigen sind im Stadium der Oligurie Harnbefunde weitgehend unauffällig. Für akutes Nierenversagen spricht ein hohes spezifisches Gewicht bei gleichzeitiger Azotämie. Beim Hund steigt das spezifische Gewicht über 1,030, bei der Katze über 1,035. Diese Werte werden bei chronischer Niereninsuffizienz mit Azotämie nicht mehr erreicht (Ausnahme: sehr große Proteinurie). Sobald bei chronischer Niereninsuffizienz eine deutliche Azotämie auftritt, kann davon ausgegangen werden, dass mehr als drei Viertel der Nephrone funktionell ausgefallen sind; in diesem Falle wäre aber eine Isosthenurie eingetreten (spezifisches Gewicht zwischen 1,008 und 1,012). Dies gilt besonders, wenn gleichzeitig eine (terminale) Oligo-Anurie vorliegt. Eine diagnostische Volumensubstitution führt bei prärenalem Nierenversagen im Schädigungsstadium zu einer sofortigen Diurese mit Abfall von Serum-Harnstoff und -Kreatinin; dies ist jedoch bei der Schockniere nicht mehr der Fall. Es besteht allerdings insofern ein besonderes diagnostisches Problem, als primäre chronische Nephropathien nicht selten eine sekundäre prärenale Komponente haben (Verminderung der Nierendurchblutung

Tab. 11.4–11.5: Differentialdiagnose prärenale, renale, postrenale Azotämie: Anamnese und klinische Befunde

	prärenal	renal	postrenal
Polydipsie, Polyurie	–	+ (chronisch)	–
Oligurie, Anurie	+	–/+ (Endstadium)	+
Hypothermie	–/+	+ (bisweilen)	–
Fieber	–	+ (bisweilen), sonst -	–
Toxinexposition	möglich	möglich	–
Palpation schmerzhaft	–	+ (bisw. akut), sonst -	+/–
Blutdruck	oft erniedrigt (Schock), bisweilen normal	erhöht	alles möglich, meist normal
Sonographie	unverändert	verändert (meistens)	Niere unverändert oder Becken dilatiert
Röntgen/Kontrast	unverändert	Ausscheidung verlangsamt	Nierenbecken dilatiert oder Leckage
Szintigraphie	unverändert oder leicht vermindert	erheblich vermindert	unverändert oder vermindert (Blase)
Bauchhöhlenerguss	–	–	bei Ruptur +
Harnblasenfüllung	gering	unverändert	leer bei Ruptur, hochgradig bei Obstruktion

durch Hypovolämie, Herzinsuffizienz o. a.). Eine reversible Azotämie entsteht auch bei Glomerulonephritis und Hypoproteinämie. Durch die Glomerulopathie wird die Zurückhaltung der Proteine an der Glomerulummembran nicht mehr aufrechterhalten. Die Folge ist eine Hyperproteinurie mit Hypalbuminämie und Ödembildung. Dies führt zu einer Verminderung des Glomerulumfiltrats, in schweren Fällen mit Azotämie, Oligurie bei Hyperproteinurie und Hypalbuminämie sind dafür diagnostisch wichtig. Im Serum werden Anstiege von Kreatinin und Harnstoff festgestellt. Besonders alarmierend ist die Erhöhung des Serum-Kaliums. Außer bei sehr starkem und ständigem Erbrechen entsteht eine Azidose. Im polyurischen Stadium steigt die Harnmenge stark an, das spezifische Gewicht sinkt ab auf Werte um 1,010 oder darunter. In diesem Stadium können Hyponatriämie, Hypokaliämie und Exsikkose auftreten.

Differentialdiagnose: Auszuscheiden sind akute und chronisch entzündlich-degenerative Nephropathien, im polyurischen Stadium Diabetes insipidus, mit dem das polyurische Stadium die Reaktionslosigkeit der Tubuli auf ADH gemeinsam hat. Azotämie wird außerdem beobachtet bei akuter Pankreatitis (TLI-Anstieg, α-Amylase und Lipase auf mehr als das Dreifache erhöht) und bei Morbus Addison (Hypoaldosteronismus, Hypoadrenokortizismus; Kortisol vermindert, Hyperkaliämie, Hyponatriämie und -chlorämie, Urin: niedriges spezifisches Gewicht).

Prognose: Das akute Nierenversagen ist besonders im Stadium der Oligurie immer eine

Tab. 11.4: Differentialdiagnose akuter und chronischer Niereninsuffizienz: Klinische Befunde

	akut	chronisch
Polydipsie, Polyurie	–	+
Oligurie, Anurie	+/–	terminal +
Hypothermie	–	+
Fieber	+/–	–
Nephrotoxinexposition	+	–
Palpation schmerzhaft	+/–	–
Blutdruck	zu Beginn herabgesetzt, normal oder (meist nach einigen Tagen) erhöht	zunehmend erhöht
Sonographie	echodichter	erst im Endstadium zunehmend verändert in Form und Dichte
Röntgen (Urographie)	keine oder verlängerte Ausscheidung	verminderte Ausscheidung
Szintigraphie	verminderte Aktivität	verminderte Aktivität

ernste Erkrankung, die einer medikamentösen Beeinflussung schwer zugänglich ist, die Prognose ist damit zweifelhaft. Eher günstig ist die Prognose bei konsequenter Therapie im Initialstadium.

Therapie: Das akute Nierenversagen ist als Notfallsituation anzusehen und entsprechend konsequent zu behandeln. Folgende Maßnahmen sind durchzuführen:
1. Volumenersatz
2. Diureseanregung
3. Vasodilatatoren
4. Behandlung der Hyperkaliämie
5. Behandlung der Hypokaliämie
6. Behandlung der Azidose
7. Dialyse
8. Therapie des Erbrechens
9. parenterale Ernährung
10. Antibiose

Ad 1. Volumensubstitution:
Man geht auch hier wieder nach den Grundsätzen
– Erhaltungsbedarf
– Dehydratationsausgleich
– Ausgleich zusätzlich verlorener Volumina
vor. Die Substitution muss sofort nach Eintritt des schädigenden Ereignisses konsequent durchgeführt werden. Sofern die Diurese nicht zustande kommt, sind nach Ausgleich einer etwaigen Dehydratation nur noch der Tagesbedarf zu geben und zusätzliche Verluste auszugleichen. Man sollte den Patienten täglich wiegen, um eine Überhydratation, aber auch eine Unterversorgung zu vermeiden. Einzelheiten s. Seite 444.

Ad 2. Diureseanregung:
Sie darf erst nach Volumenausgleich vorgenommen werden:
1,5 g Mannitol/kg KM, davon bis zu 0,5 g/kg KM in 15 Minuten, danach den Rest bis zur vollen Stunde. Nach 15 Minuten soll Diurese einsetzen.
Furosemid, 2 bis 5 mg/kg KM oder
Xipamid, 0,1 bis 0,5 mg/kg KM i. v.

Ad 3. Vasodilatation:
Dopamin, 2–5 (bis 10) µg/kg KM pro Minute als Dauertropfinfusion.

Ad 4. Behandlung der Hyperkaliämie:
Hyperkaliämie wird im oligurischen Stadium gefunden. Man gibt 2 g Glukose/kg KM in Form 5%iger Glukose-Lsg + Alt-Insulin 1 E auf 3 g Glukose in der Dauertropfinfusion.

Tab. 11.5: Differentialdiagnose akuter und chronischer Niereninsuffizienz: Laborbefunde

	akut	chronisch
Serum-Kreatinin	erhöht	erhöht
Serum-Harnstoff	erhöht	erhöht
Azotämie nach Beginn der Volumensubstitution	kaum verändert (prärenaler Anteil ausgeglichen)	kaum verändert (prärenaler Anteil ausgeglichen)
Hämatokrit	unverändert	zunehmend erniedrigt
Anämie	–	aregenerativ
Serum-Phosphat	erhöht	erhöht
Serum-Kalium	erhöht oder normal	vermindert oder normal, terminal erhöht
Serum-Kalzium	vermindert oder normal	anfangs bisw. erhöht, sonst normal oder vermindert
Azidose	++ bis +++	+ bis ++ (bisw. +++)
spezifisches Gewicht/Urin	< 1,035	1,035, Isosthenurie (1,008 bis 1,012)
Proteinurie	+ bis ++	– bis +
„Nierenepithelien"	– bis ++	– bis (+)
Harnzylinder	– bis ++	– bis (+)
Histologie (Bioptat)	verändert	verändert

Ad 5. Behandlung der Hypokaliämie:
Dazu muss der Serum-Kalium-Gehalt bekannt sein. Hypokaliämie tritt im polyurischen, nicht dagegen im oligurischen Stadium auf. Man bestimmt das Serum-Kalium und gibt Kaliumionen in folgender Menge zu je einem Liter kaliumfreier Infusionslösung (wenn schon, wie beispielsweise in Ringer-Lösung, bereits Kalium enthalten ist, muss diese Menge von der Gesamtsubstitutionsmenge subtrahiert werden):
– Normokaliämie (Serum-Kalium 3,5–5,5 mmol/l): 5 mmol pro Liter Infusionslösung; bei längerer Infusion und im polyurischen Stadium bis 20 mmol
– geringgradige Hypokaliämie (3,0–3,4 mmol/l): 20 mmol pro Liter Infusionslösung
– mittelgradige Hypokaliämie (2,5–2,9 mmol/l): 30 mmol pro Liter Infusionslösung
– hochgradige Hypokaliämie (2,0–2,4 mmol/l): 40 mmol pro Liter Infusionslösung
– höchstgradige Hypokaliämie (< 2,0 mmol/l): 60 mmol pro Liter Infusionslösung

Man soll nie mehr als 0,5 mmol K^+ pro kg KM und Stunde infundieren. Besonders bei der Behandlung der hochgradigen Hypokaliämien ist eine Überwachung der Herzfunktion erforderlich. Dazu kontrolliert man die Herzfrequenz und führt am besten eine Langzeit-EKG-Überwachung durch. Bei drohender Hyperkaliämie besteht eine Tendenz zu Bradykardie, Überhöhung der T-Welle (zeltförmiges T) und Verbreiterung des QRS-Komplexes.

Ad 6. Azidosebehandlung:
Sie richtet sich nach dem negativen Basenüberschuss (-BE), exakter also nach dem Säureüberschuss, und erfolgt nach der Formel

−BE × kg KM × 0,3 = erforderliche Menge an Pufferionen (Natriumbicarbonat oder Trometamol [= TRIS-Puffer]) pro Patient.

Während Bicarbonat nur den Extrazellulärraum erreicht, vermag Trometamol auch den Intrazellulärraum abzupuffern. Die Behandlung muss über den ganzen Tag verteilt erfolgen. Besonders bei der Verwendung von TRIS-Puffer ist sorgsam auf die exakt errechnete Menge zu achten.

Ad 7. Dialyse:
Sie erfolgt bei Hund und Katze als Peritonealdialyse und kann bei sonst therapieresistenter Anurie lebensrettend sein, bis die Diurese wieder einsetzt. Man gibt gleiche Mengen an 5 %iger Glukoselösung und Ringer-Lösung – steril! – zusammen und infundiert über spezielle Dialysegeräte, wie sie in der Humanmedizin Verwendung finden, oder über einen großkalibrigen Venenkatheter (Braunüle), an dem man zusätzlich seitliche Öffnungen angebracht hat, 20 bis 40 ml/kg KM in die Bauchhöhle. Wenn man die Dialysegeräte verwenden will, muss man sie bei Katzen und bei kleinen Hunden kürzen. Die Katheter bleiben unter Verband liegen. Man belässt die Lösung ca. 30 Minuten in der Bauchhöhle und entfernt sie dann. Diese Prozedur wiederholt man mehrmals am Tag. Wenn Untertemperatur besteht, kann die Lösung auf 40 °C, bei Fieber > 40 °C auf 30 °C gebracht werden. Der Erfolg der Dialyse ist zum einen am Harnstoff- und Kreatiningehalt der rückgewonnenen Dialyselösung, andererseits am sinkenden Spiegel der harnpflichtigen Stoffe im Blut zu erkennen.

Ad 8. Therapie des Erbrechens:
Cimetidin, 5 bis 10 mg/kg KM, zwei bis dreimal täglich i. v.; oder:
Ranitidin, 2 mg/kg KM, zweimal täglich i. v.; oder:
(Omeprazol, 0,5 mg/kg KM, einmal täglich i. v.[1])
Sucralfat, 20–40 mg/kg KM, zweimal täglich p. o.; oder:
Misoprostol, 2–5 µg/kg KM, dreimal täglich p. o.
Metoclopramid, 0,1 bis 0,3 (bis 0,5) mg/kg KM, dreimal täglich i. v.

---

[1] Die Behandlung mit parenteral anzuwendenden H_2-Hemmern ist im Anfangsstadium wegen des Erbrechens vorzuziehen.

Ad 9. Parenterale Ernährung:
Im Hungerzustand entsteht bei akutem Nierenversagen leicht eine katabole Stoffwechselsituation. Sie soll unbedingt vermieden werden. Da andererseits per os aufgenommenes Futter häufig erbrochen oder aber wegen Anorexie gar nicht erst aufgenommen wird, muss meistens eine parenterale Energiesubstitution stattfinden. Man gibt über einen peripheren oder zentralen Venenkatheter 25 %ige Glukoselösung und Aminosäurenpräparte in einer Dosis von 300 mg/kg KM.

Ad 10. Antibiose:
Bei akutem Nierenversagen kommen sehr häufig bakterielle Infektionen hinzu. Es sollten daher nierengängige, jedoch die Niere nicht noch weiter schädigende Antibiotika angewandt werden. Nicht verwendet werden sollten Polypeptidantibiotika (Colistin, Polymyxin B, Bacitracin, Tyrothricin), Aminoglykosidantibiotika (Streptomycin, Kanamycin, Gentamicin, Neomycin) und Gyrasehemmer (Enrofloxacin, Sarafloxacin, Enoxacin, Ciprofloxacin). Geeignet sind alle Penicilline, Tetracycline, Chloramphenicol, Cefalexine. Sie sollten jedoch in der niedrigsten Dosierung gegeben werden.

Prophylaxe: Wenn immer möglich sollte versucht werden, das Entstehen eines akuten Nierenversagens zu verhindern. Dies ist besonders bei vorauszusehenden, potentiell zum Nierenversagen führenden Ereignissen, wie chirurgischen Interventionen oder bekannte häufige Nebenwirkungen von Arzneimitteln, wie bei Amphotericin B, Gentamicin oder einigen Zytostatika (besonders Cisplatin), gut möglich. Ist das schädigende Ereignis bereits eingetreten, so sollte alles versucht werden, dass sich das Nierenversagen nicht über das Stadium I hinaus entwickelt. Folgende Maßnahmen werden getroffen:

– Erhalt eines ausreichenden Intravasalvolumens durch Dauertropfinfusion von Ringer-Lösung, 25 ml/kg KM und Stunde Mannitol, 1 bis 2 g/kg KM, bis 0,3 g/kg KM und Stunde
– Dopamin, 2 bis 5 µg/kg KM in der Minute (Dauertropfinfusion)

11.5.2 Chronische Niereninsuffizienz

Definition: Progressive Einschränkung der Fähigkeit zur Regulierung des Wasser- und

Elektrolythaushalts und des Säure-Basen-Gleichgewichts sowie zur Ausscheidung harnpflichtiger Endprodukte des Eiweißstoffwechsels. Die chronische Niereninsuffizienz als klinischer Begriff beschreibt irreversible funktionelle Leistungseinschränkung mit verschiedenen möglichen Ursachen.

Bei Hund und Katze bleibt die Ursache in vielen, vielleicht den meisten Fällen unbekannt (idiopathisch). Folgendes kommt ätiologisch in Frage:

Angeborene Krankheiten:
– Rindenhypoplasie
– Zystenniere
Infektionskrankheiten:
– Pyelonephritis
– FIP
– Leptospirose?
Autoimmunkrankheiten:
– Lupus erythematodes
– Glomerulonephritis
Toxine:
– s. akutes Nierenversagen
Gefäßkrankheiten:
– Polyarteriitis nodosa
Kreislaufstörungen:
– Thrombose der Nierenarterie
– Disseminierte intravasale Gerinnung
Diabetische Glomerulopathie
Amyloidose
Neoplasien:
– Nierentumoren (renales Adenokarzinom)
– malignes Lymphom
– Nierenmetastasen
idiopathisch
chronische interstitielle Nephritis

Ätiologie: KESSEL (1978) nennt für den Menschen 15 mögliche Ursachen. Bei Hund und Katze können vorwiegend chronische Glomerulopathien, Pyelonephritis, diffuse chronische interstitielle Nephritis, Schrumpfniere, Nierenrindenhypoplasie, Tumoren (Leukose), Amyloidose und Gefäßerkrankungen zu einer progressiven Verringerung funktionsfähiger Nephrone führen.

Pathogenese: Durch Funktionsausfall einer zunehmenden Anzahl von Nephronen wird zunächst die Menge des **Primärharns** eingeschränkt noch ohne Retention der harnpflichtigen Stoffe. In den intakten Nephronen steigt die ausgeschiedene Harnmenge an. Die tubuläre Rückresorption ist vermindert. Es resultiert eine „Zwangspolyurie" mit eingeschränktem Konzentrationsvermögen infolge einer osmotischen Diurese. Erst bei Absinken des gesamten Glomerulumfiltrats auf ein Viertel infolge fortschreitenden Untergangs weiterer Nephrone steigen die harnpflichtigen Substanzen im Serum, gemessen als Harnstoff und Kreatinin. Die Konzentrationsfähigkeit nimmt weiter ab, die Dichte des Harns erreicht die des Primärharns (1,008 bis 1,012; Isosthenurie). Bei weiterer Abnahme funktionsfähiger Nephrone wird eine Verminderung des Harnvolumens („Pseudonormalurie") erreicht bei gleichzeitiger weiterer Verringerung der im Harn ausgeschiedenen harnpflichtigen Substanzen, die dadurch im Blut ansteigen. Schließlich werden im Endstadium subnormale Urinmengen produziert (terminale Oligurie).

Die Vorgänge ziehen zunehmend schwere Entgleisungen des gesamten Stoffwechsels nach sich und führen zu dem klinischen Syndrom der Urämie. Die verminderte Rückresorption des Natriums und sein Verlust mit dem Harn ergeben bei ungenügender Zufuhr (kochsalzfreie Ernährung) Hyponatriämie und Exsikkose, die durch Trinkwasserrestriktion – etwa zur Verhinderung nächtlicher Störungen – verschlimmert wird. Umgekehrt kann eine übermäßige Kochsalzzufuhr nicht durch vermehrte Ausscheidung kompensiert werden, woraus Hypernatriämie und Hyperhydratation mit Ödembildung folgen. Die Hyperkaliämie als Ausdruck distal-tubulärer Ausscheidungsinsuffizienz und gleichzeitiger Verminderung der glomerulären Filtration des Kaliums ist im Gegensatz zum akuten Nierenversagen ein Spätsymptom. Durch Verringerung der H-Ionen und durch die verminderte Reabsorption von Bicarbonat entsteht eine Azidose, die die Symptome einer Hyperkaliämie verstärkt. In fortgeschrittenen Stadien nimmt die Phosphatausscheidung ab, was zu einer Hyperphosphatämie von bisweilen erheblichen Ausmaßen führen kann (20 mg/dl und mehr). Gleichzeitig besteht eine verminderte Kalziumresorption aus dem Darm mit Hypokalzämie. Zugrunde liegt eine zunehmend geringe Fähigkeit der Niere, 1,25-Dihydroxicholecalciferol (Calcitriol) zu sezernieren. Die Folge ist ein renaler sekundärer Hyperparathyreoidismus mit mehr oder weniger ausgedehnter Osteodystrophie, beim Hund mit Erhöhung der alkalischen Phosphatase.

Der bei chronischer Niereninsuffizienz verminderten Sekretion von Calciferol, der daraus resultierenden Hypokalzämie und dem Hyperparathyreoidismus mit vermehrter Sekretion von Parathormon wird heute eine Schlüsselstellung in der Progression der chronischen Niereninsuffizienz zugeschrieben. Die Calcitriolsekretion wird bereits in frühen Stadien der chronischen Niereninsuffizienz gehemmt. Zugrunde liegt eine Störung der 1α-Hydroxilase durch die verstärkte Phosphatretention in der Niere. 1α-Hydroxilase katalysiert die Hydroxylierung von 25-Hydroxicholecalciferol zu 1α,25-Dihydroxicholecalciferol (= Calcitriol). Calcitriol hemmt die Sekretion von Parathormon. Wenn Calcitriol im Blutserum absinkt, wird die Resorption von Kalzium im Darm gehemmt. Die Folge ist eine Hypokalzämie. Unter dem Einfluss von Parathormon wird nun Kalzium zusammen mit Phosphat aus dem Skelett mobilisiert. Damit kann der Serum-Kalziumspiegel aufrecht erhalten, ja sogar in seltenen Fällen übertroffen werden (Hyperkalzämie). Infolge der verminderten glomerulären Filtration von Phosphat bei chronischer Niereninsuffizienz steigt dieses im Blutserum an (Hyperphosphatämie). Durch die Wirkung des Parathormons kommt eine Entkalkung des Skeletts zustande (osteorenales Syndrom). Bei Hund und Katze kommt es besonders im Welpen- und Jungtieralter zu klinischer Manifestation des osteorenalen Syndroms. Dabei sind besonders die Knochen des Schädels betroffen. Es wird eine massive Entkalkung mit Bindegewebsvermehrung festgestellt. Der Schädel wird unförmig, die Knochen regelrecht weich, was sich besonders im Kieferbereich manifestiert. Der Unterkiefer verformt sich erheblich und erhält eine gummiartige Konsistenz, im Englischen treffend mit „Rubber jaw" bezeichnet. Im weiteren Verlauf des Hyperparathyreoidismus kommt beim erwachsenen Tier eine relative Refrakterität des Skeletts gegenüber dem Parathormon zustande, so dass dieses weiter ansteigt, auch wenn Serum-Kalzium im Referenzbereich oder sogar darüber liegt. Ursächlich liegt diesem Phänomen wiederum der Mangel an Calcitriol zugrunde. Während das Skelett eine Tendenz zur Entkalkung zeigt, kommt es in mehreren Organen zu vermehrter Kalkablagerung, wovon besonders die Lunge („Bimssteinlunge"), die Nieren selbst, Blutgefäße, besonders Arterien, der Magen und das Myokard betroffen sind.

Seit Jahrzehnten ist man auf der Suche nach dem „urämischen Toxin". Theorien wurden aufgestellt und wieder verworfen. Zurzeit wird dem Parathormon (PTH) besondere Aufmerksamkeit geschenkt. Unter seinem Einfluss wird Kalzium vermehrt in Zellen aufgenommen, die Rezeptoren für PTH besitzen. Durch die intrazelluläre Kalziumanreicherung werden kalziumabhängige Enzyme aktiviert, die zu Störungen des Zellstoffwechsels und schließlich zum Zelltod führen. PTH wird verantwortlich gemacht für toxische Effekte auf das zentrale Nervensystem, wodurch die Beeinträchtigung des Bewusstseins bei Urämie infolge chronischer Niereninsuffizienz hervorgerufen werden soll. Ferner soll es am verminderten mitochondrialen Energiestoffwechsel beteiligt sein und in Verbindung mit vermehrter Kalkablagerung auf diese Weise zur herabgesetzten Kontraktionsfähigkeit des Herz- und Skelettmuskelfasern führen. Die fortschreitende Nephrokalzinose lässt die chronische Niereninsuffizienz weiter fortschreiten. Insgesamt führt die chronische Niereninsuffizienz zur Aktivierung der Nebennierenrindenhormone und damit zur erhöhten Infektanfälligkeit; durch den Hyperparathyreoidismus soll die Immundefizienz begünstigt werden. Ferner soll PTH einen hemmenden Effekt auf Insulin haben, so dass eine Tendenz zur Hyperglykämie besteht; die Folgen sind verminderter Appetit und die bei Urämie oft zu findende Anorexie mit Energiedefizit und Gewichtsverlust.

Die therapeutische Konsequenz muss also gegen die toxische Wirkung des PTH gerichtet sein. Da es durch Calcitriol gehemmt wird, wäre hier ein sinnvoller Therapieansatz zu suchen.

Die besonders bei der Katze hin und wieder zu beobachtende Glukosurie und Hyperglykämie (FREUDIGER 1968) wird einerseits als Ausdruck eines Stresssyndroms gedeutet, andererseits als periphere Glukoseintoleranz. Durch die Störungen des Kalzium- und Kalium-Spiegels werden Herzinsuffizienzen und Arrhythmien ausgelöst; die Kreislaufstörung wird verschärft durch die gleichzeitige Anämie und die periphere Kreislaufinsuffizienz infolge Azidose. Die Anämie kommt zustande hauptsächlich durch einen absoluten

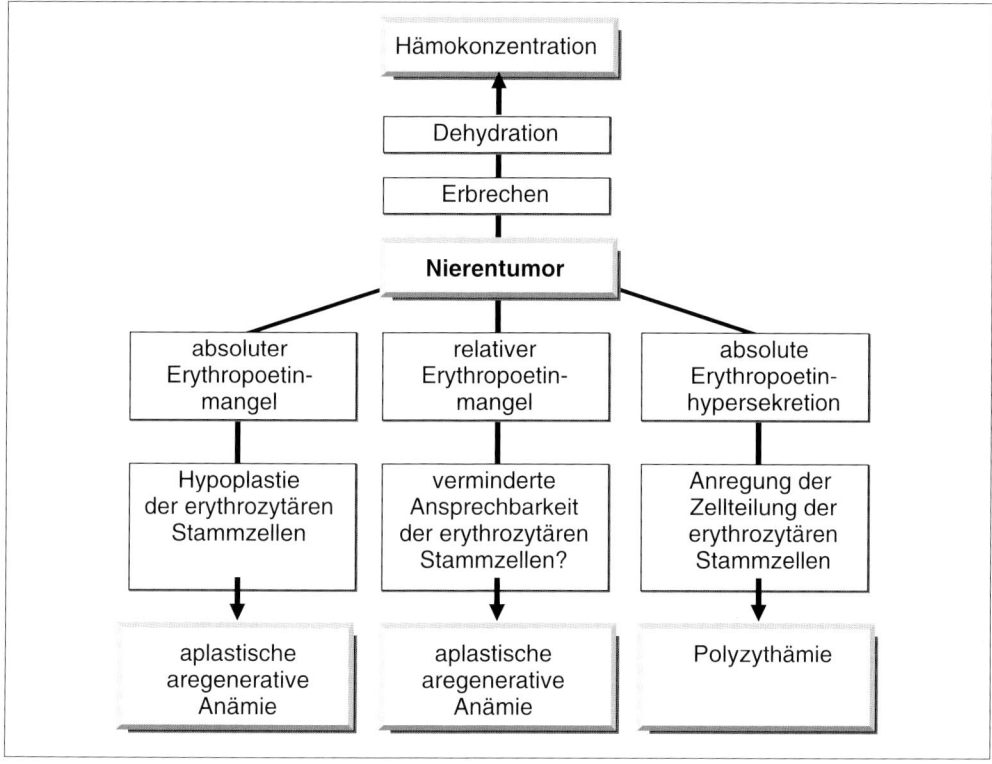

Abb. 11.7: **Erythropoetinspiegel bei Nierenkrankheiten.**

oder relativen Erythropoetinmangel. In manchen Fällen besteht ein gegenüber Gesunden sogar leicht erhöhtes Serum-Erythropoetin; im Vergleich zu Anämien anderer Ursache liegt das Serum-Erythropoetin bei an chronischer Niereninsuffizienz Leidenden jedoch niedriger. Der niedrige Erythropoetinspiegel wird auf dreierlei Weise erklärt: Durch die Verringerung der Nierenmasse vermindert sich die Sekretionskapazität der Niere; die Niere reagiert auf Hypoxie weniger sensibel; der Erythropoetinmetabolismus ist erhöht, so dass es rascher abgebaut wird (HOCKING 1987; CHANDRA u. Mitarb. 1988; KING u. Mitarb. 1992). Abgesehen von den Bildungsstörungen ist außerdem die Lebensdauer der Erythrozyten herabgesetzt. Es besteht also eine aplastische Anämie mit geringen Regenerationszeichen und mit Neigung zur Hämolyse. Renal bedingte Anämien sind bei Urämie infolge chronischer Niereninsuffizienz sehr häufig anzutreffen. Eine gleichzeitige Thrombozytopenie und -pathie steigern die Blutungsbereitschaft. Störungen des ZNS werden durch das PTH, die Azidose und durch toxische Stoffwechselprodukte (Indikan, Phenole, Kresole) ausgelöst. Hinzu können Symptome eines Gehirnödems kommen.

Klinisches Bild: Beim Menschen läßt sich die chronische Niereninsuffizienz in folgende Stadien nach SARRE einteilen, die auch auf Hund und Katze anwendbar sind, wenn auch oft nicht sicher zu trennen sind:

Stadium I
Latenzstadium
Bestehende und progressive Nierenkrankheit bei noch völlig ausreichender Nierenfunktion

Stadium IIa
volle Kompensation
geringgradig eingeschränkte glomeruläre Filtrationsrate,
geringgradig eingeschränktes Konzentrationsvermögen,
geringgradig eingeschränkte Leistungsbreite,
keine Azotämie (Harnstoff und Kreatinin nicht erhöht)

**Stadium IIb
kompensierte Retention**
mäßige Niereninsuffizienz mit ständiger gering- bis mittelgradiger Azotämie (Harnstoff- und Kreatininerhöhung),
erste klinische Zeichen einer Urämie

**Stadium III
dekompensierte Retention**
fortgeschrittene Niereninsuffizienz mit Azotämie,
zunehmende klinische Urämiezeichen

**Stadium IV
Vollbild der Urämie**
terminale Niereninsuffizienz („end stage kidney") mit Zusammenbruch der exkretorischen und endokrinen Nierenfunktion, im Coma uraemicum endend

Im **Stadium I** bestehen noch keinerlei klinische Symptome. Das Konzentrationsvermögen ist erhalten, die Ausscheidung harnpflichtiger Stoffe ist unbeeinträchtigt, die Niere als endokrines Organ ist funktionsfähig. Die Krankheit wird allenfalls bei der histologischen (elektronenmikroskopischen) Untersuchung eines Nierenbioptats zufällig entdeckt. Auch im **Stadium IIa** werden noch keine klinischen Symptome bemerkt. Das Spezifische Harngewicht erreicht nicht mehr die für den Hund und die Katze charakteristische Mindestkonzentration von 1,030 bzw. 1,035 im Konzentrationsversuch, die Einschränkung der glomerulären Filtrationsrate lässt sich anhand von Clearance-Untersuchungen (PAH-Inulin) erkennen.

Im **Stadium IIb** werden dagegen bereits die ersten Anzeichen der beginnenden Urämie gefunden: geringere Leistungsfähigkeit, erhöhtes Schlafbedürfnis, bisweilen Inappetenz, beginnende Polydipsie und Polyurie, die aber vom Besitzer bisweilen noch nicht bemerkt werden. Phasen der klinischen Auffälligkeit wechseln mit unauffälligen Zeiten ab. Da die betroffenen Tiere meistens schon älter sind, neigen die Besitzer dazu, die Situation falsch einzuschätzen und die Symptome dem Alter zuzuschreiben. Labordiagnostisch werden ständig erhöhte Harnstoff- und Kreatininwerte gefunden, das spezifische Gewicht des Harns tendiert in Richtung Isosthenurie. Eine große Proteinurie mit deutlichem Anstieg des U-P/C findet man vorwiegend bei Glomerulopathien als Ursache der chronischen Niereninsuffizienz; in den meisten Fällen werden jedoch nur gering erhöhte Mengen an Protein (Albumin) im Urin gefunden (HÖRAUF 1992; REUSCH 1993). Die Serum-Elektrolytwerte sind noch unverändert oder weichen nur gering von den Referenzbereichen ab (Natrium kann leicht vermindert sein, Kalzium ist meist unverändert, bisweilen leicht vermindert, selten erhöht, Phosphat ist allenfalls geringgradig erhöht). Es bestehen bereits Zeichen einer aregenerativen Anämie (Verminderung von Erythrozytenzahl, Hämatokrit und Hämoglobin, Retikulozytenzahl unter 30.000/µl).

Im **Stadium III** der dekompensierten Insuffizienz bestehen manifeste Urämiezeichen mit schwer gestörtem Allgemeinbefinden, Lebhaftigkeit und Leistungsvermögen sind weiter eingeschränkt, die Tiere leiden unter Erbrechen und Durchfall, es bestehen auffallende Polydipsie und Polyurie, ferner Dehydratation, Anorexie, Abmagerung, oft Schleimhautulzera, Schleimhautblässe, Foetor urinosus ex ore, schließlich allgemeine Schwäche und Bewegungsunlust. Besonders beim Junghund kann es zu ausgedehnten Symptomen vonseiten des Skelettsystems kommen, die zu unförmigen Auftreibungen des Kopfes und „Weichwerden" des Kiefers („rubber jaw") führen. Die verminderte Abwehrbereitschaft prädestiniert zu Infektionskrankheiten. Der Blutdruck steigt bisweilen stark an. SANDER u. Mitarb. (1998) fanden bei Katzen mit chronischer Nephropathie Werte zwischen 120 und 280 mm Hg. Als empfehlenswert sehen sie die Doppler-Methode an. Neben dem Skelettsystem erkranken zahlreiche andere Organe, insbesondere die Lunge, die durch die Einlagerung von Kalk weniger elastisch wird und pneumonisch erkranken kann, das Herz infolge des Bluthochdrucks und ebenfalls wegen der Kalkeinlagerung, wobei es zu Arrhythmien, niedriger P-Welle, verbreitertem QRS-Komplex und zeltförmigem T kommt, weiterhin das Nervensystem mit Somnolenz, Gleichgewichtsstörungen, Ataxie, fibrillären Zuckungen, und der Magen-Darm-Trakt, der besonders an urämischer Gastritis mit Erbrechen, häufig von kaffeesatzartigem Mageninhalt (Blutungen), erkrankt. Seltener wird das hepatorenale Syndrom beobachtet. Im Labor ergeben sich deutlich erhöhte Harnstoff- und Kreatininwerte (>150 bzw.

>8 mg/dl), Hyperphosphatämie, metabolische Azidose, Veränderungen der Elektrolyte in Form von Hyponatriämie, Hypochlorämie, bisweilen beginnende Hyperkaliämie, aregenerative aplastische Anämie. Kalzium kann leicht vermindert, unverändert, in sehr seltenen Fällen erhöht sein. Das spezifische Gewicht des Harns liegt ständig zwischen 1,008 und 1,012 (bis 1,015).

Im **Stadium IV** sind die Symptome des Stadiums III noch verstärkt. Es entspricht dem terminalen Stadium der chronischen Niereninsuffizienz. Die Tiere sind hochgradig apathisch, wollen kaum noch aufstehen, Erbrechen, sind anorektisch. Schwere Schleimhautveränderungen, in manchen Fällen mit Nekrosen einhergehend („braune Zunge"), führen neben dem urämischen zu fauligem Maulgeruch. Harnstoff-, Kreatinin- und Phosphatwerte steigen weiter an (> 200, 12 bzw. oft über 20 mg/dl); es kommt zu oft hochgradigen Hyperkaliämien, die die bestehende Herzinsuffizienz verstärken. Die Polyurie geht bei gleich bleibend niedrigem Spezifischen Gewicht zunächst in „Pseudonormalurie", dann in Oligurie über und endet schließlich ca. 24 Stunden vor dem Tod mit Anurie. Die meisten Hunde und Katzen erreichen dieses Endstadium glücklicherweise nicht, da sie vorher euthanasiert werden.

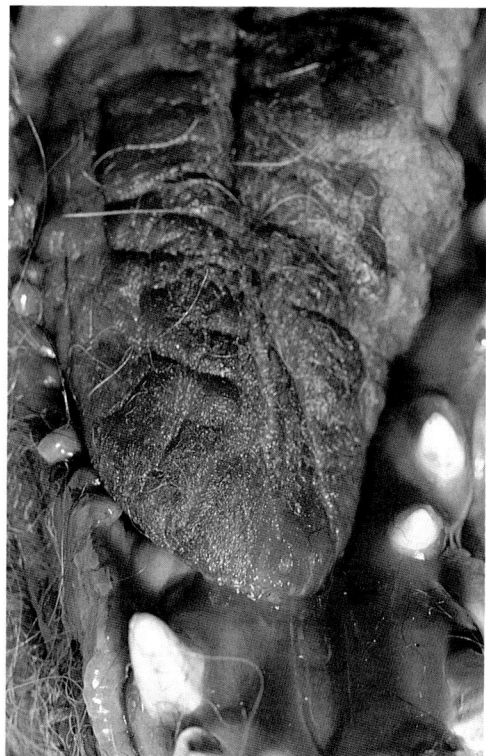

Abb. 11.8: Zungenverfärbung bei Urämie.

Diagnose: Die „klassischen" klinischen Untersuchungsmethoden sind geeignet, die Folgen der Niereninsuffizienz aufzudecken. Sie sollten unbedingt durchgeführt werden. Eine Allgemeinuntersuchung ist daher auf jeden Fall erforderlich. Besonderes Augenmerk sollte gerichtet werden auf
- **Allgemeinbefinden**
- **Hydratationsgrad**
- **Ernährungszustand**
- **Anämiezeichen (blasse Schleimhäute)**
- **Schleimhautulzera, -farbveränderungen**

Das Stadium I der chronischen Niereninsuffizienz ist allenfalls durch Nierenbiopsie zu diagnostizieren. Die Fragestellung ergibt sich in praxi kaum. Im Stadium IIa lässt sich die verminderte Leistungsbreite mittels Konzentrationsversuchs und PAH-Inulin-Clearance feststellen. Dieses Stadium wird daher allenfalls bei eingehenderen Vorsorgeuntersuchungen bemerkt.

Dagegen fallen ab dem Stadium IIb, spätestens aber ab Stadium III, schon klinische Symptome auf, die den Besitzer in die Tierarztpraxis führen. Man sollte nach der klinischen Untersuchung, die in Verbindung mit dem Vorbericht den Verdacht auf eine chronische Niereninsuffizienz ergibt, oder im Rahmen der Vorsorgeuntersuchung besonders bei älteren Tieren oder bei Jungtieren der gefährdeten Rassen folgendermaßen vorgehen:
- Blutuntersuchung (rotes und weißes Blutbild, bei Anämie auch Retikulozyten)
- Serum-Kreatinin
- Serum-Harnstoff
- Urin-Spezifisches Gewicht
- Urin-Protein
- Urin: Verhältnis Protein zu Kreatinin (U-P/C)

Das **spezifische Gewicht** (Dichte) des Urins ist ein sensitiver Gradmesser für die Nierenfunktion. Eine einmalige Bestimmung ist jedoch nur dann aussagekräftig, wenn sie – ohne dass eine Glukosurie oder große Proteinurie besteht – über der tierartspezifischen Dichte liegt (Hypersthenurie; Hund ≥ 1,030, Katze ≥ 1,035). In diesen Fällen kann von

erhaltener Konzentrationsfähigkeit ausgegangen werden. Niederere Werte können vorübergehend zustande kommen, wenn größere Flüssgikeitsmengen aufgenommen worden sind. Falls dann Zweifel an der Konzentrationsfähigkeit bestehen, kann ein **Konzentrationsversuch** angeschlossen werden. Es sind verschiedene Methoden beschrieben worden. Für Praxisverhältnisse genügt folgendes Verfahren:
– **17 Uhr**: Wegnahme von Getränken, dürsten lassen
Fütterung von Trockenfutter
– **8 Uhr des folgenden Tags**: Blase möglichst vollständig entleeren und Feststellung der Dichte. Liegt sie über 1,030 bzw. 1,035, dann kann der Versuch abgebrochen werden. Wenn nicht, wird er weitergeführt bis um
– **10 Uhr**: Harngewinnung, Messung der Dichte. Liegt sie nun über 1,030 bzw. 1,035, gilt die Konzentrationsfähigkeit als bewiesen. Falls nicht, liegt eine Konzentrationsschwäche vor.
– Die **Harnmenge** sollte ebenfalls bestimmt werden. Sie nimmt, Konzentrationsfähigkeit vorausgesetzt, kontinuierlich im Durstversuch ab, während das spezifische Gewicht ansteigt.

Auf jeden Fall muss ein dürstender Patient klinisch überwacht und die Körpermasse beobachtet werden. Sobald 5 % der Körpermasse verloren werden (was hauptsächlich auf Kosten des Körperwassers geht), muss der Konzentrationsversuch abgebrochen werden.

Erhöhungen des Harnstoffs sind nicht nierenspezifisch; sie kommen auch nach Futteraufnahme (proteinreich) und bei Abbau körpereigenen Gewebes vor. Wesentlich spezifischer ist der Kreatininspiegel. Eine gewisse Abhängigkeit besteht jedoch von der Bemuskelung, als gut bemuskelte Tiere wegen der Herkunft aus dem Muskelstoffwechsel höhere Werte aufweisen. Sie fallen jedoch nicht sehr ins Gewicht. Aus gleichem Grund sind die Kreatininwerte bei erwachsenen Hunden und Katzen etwas höher als bei Welpen (KRAFT u. Mitarb. 1996b).

Sofern Harnstoff- und Kreatininerhöhungen und Veränderungen der Urindichte festgestellt werden, sollten Phosphat, Blutgase (Basenüberschuss) und die übrigen Elektrolyte, also Natrium, Kalium, Kalzium und Chloride, bestimmt werden. Sie ergeben nicht nur Aussagen über die Nierenfunktion, sondern sind auch wichtig für den Therapieplan. Zu beachten ist, dass anorganisches Phosphat bei Welpen physiologischerweise bis zum Dreifachen erhöht ist. In manchen Fällen chronischer Niereninsuffizienz besteht auch eine Glukosurie, die nicht mit Diabetes mellitus zu verwechseln ist (Bestimmung von Blutglukose, bei der Katze ggf. auch Fruktosamin).

Röntgen- und Ultraschalluntersuchungen ergeben erst in weit fortgeschrittenen Stadien (Schrumpfniere) auffallende Befunde. Allenfalls kann man in der Ultraschalluntersuchung eine verdichtete Rinde erkennen. Die Ausscheidungsszintigraphie und die Urographie ergeben verzögerte Werte. Eine wertvolle Bereicherung der Diagnostik ist besonders bei großer Proteinurie die Biopsie und histologische Untersuchung des Bioptats.

Im übrigen sind bei nachgewiesener renaler Azotämie alle Organsysteme zu untersuchen, die von der chronischen Niereninsuffizienz sekundär betroffen sein können; dies sind besonders
– die Haut
– das Herz-Kreislauf-System (Pulsfrequenz und -qualität, Auskultation des Herzens, EKG, Sonographie, Blutdruckmessung)
– die Lunge (Atemfrequenz und -typ, Auskultation, Röntgen)
– das Magen-Darm-System (Adspektion der Mundhöhle, ggf. bakteriologische Untersuchung mit Antibiogramm bei ulzerösen Veränderungen; bei blutigem Erbrechen ggf. Gastroskopie)
– das Nervensystem
– das Skelettsystem (insbesondere bei Jungtieren, wobei der Kopf besonders untersucht werden muss)
– die Leber (hepatorenales Syndrom)

Differentialdiagnose: Wichtig zu unterscheiden ist das akute Nierenversagen (s. d.) sowie postrenale Ursachen einer Urämie, die jedoch in beiden Fällen wesentlich rascher verlaufen. Allerdings sind diesbezügliche Vorberichte bisweilen irreführend. Über die differentialdiagnostischen Möglichkeiten s. Kap. 11.5.1 „Akutes Nierenversagen". Proteinbeimengungen zum Harn können durch Krankheiten der Geschlechtsorgane vorkommen. Die bei der chronischen Niereninsuffizienz bisweilen vorkommende Glukosurie kann

Krankheiten der Harnorgane 641

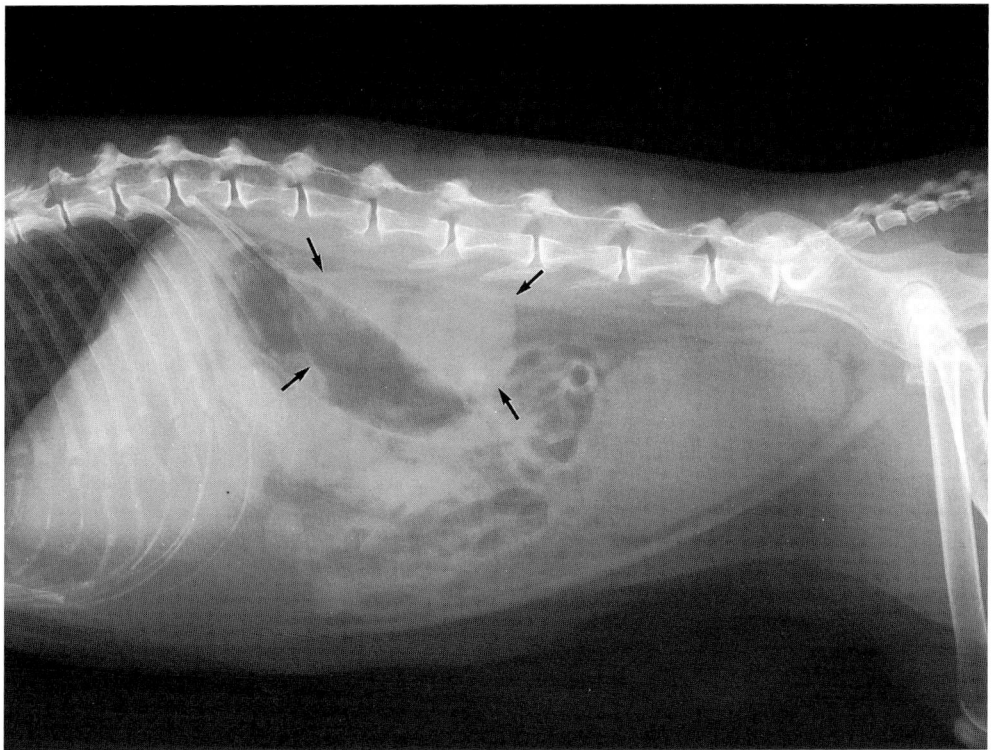

Abb. 11.9: Beidseitige Schrumpfnieren bei einer 14-jährigen Katze.

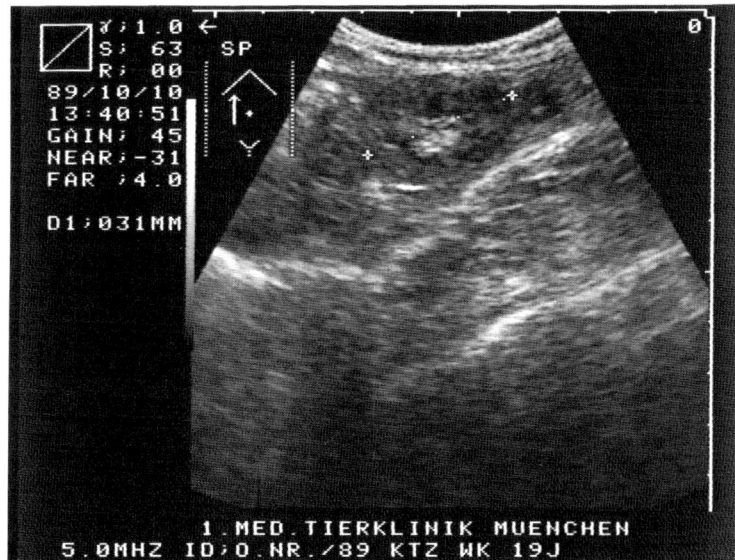

Abb. 11.10: Schwer abgrenzbare kleine Niere bei einer 15-jährigen Katze (Schrumpfniere).

642 Harnorgane

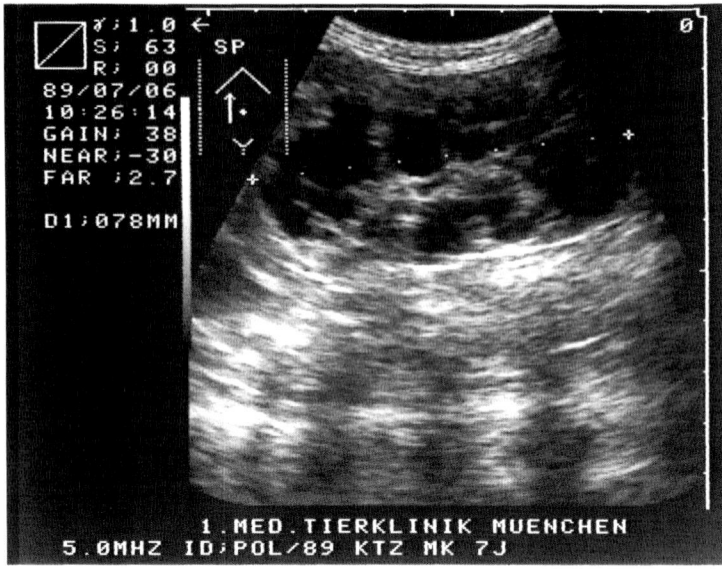

Abb. 11.11: Zystenniere bei der Katze.

durch Bestimmung von Blutglukose (und bei der Katze durch Fruktosaminbestimmung) richtig zugeordnet werden. Nierentumoren lassen sich durch Röntgen und Ultraschalluntersuchung, ferner durch Biopsie und histologische oder zytologische Untersuchung des Bioptats erkennen. Differentialdiagnostisch kommen dabei besonders Lymphome in Frage.

Prognose: Sie ist immer quoad restitutionem ungünstig bis infaust; durch geeignete Maßnahmen kann jedoch in den beiden ersten Stadien und mit Einschränkung auch im dritten Stadium eine Besserung und z. T. weitgehende Beschwerdefreiheit erzielt werden. Ein weit verbreiteter Irrtum besteht in einer prognostischen Überschätzung der Höhe von Serum-Harnstoff- oder -Kreatininwerten. Selbst schwere Azotämien lassen sich oft genug bei verständnisvoller Therapie über längere (nicht vorhersehbare) Zeit gut beherrschen. Eher ungünstig zu beurteilen ist ein stark erhöhter Phosphat- oder gar Kaliumwert. Zumindest die Hyperphosphatämie kann aber ebenfalls heute oft noch lange unter Kontrolle gehalten werden.

Therapie: Nachdem die Diagnose der chronischen Niereninsuffizienz gestellt worden ist, müssen folgende Fragen beantwortet werden:
– Ist die Krankheit glomerulär, tubulär, interstitiell oder generalisiert?
– Ist die Krankheit reversibel oder irreversibel?
– Kann die Krankheit behandelt werden?
– In welchem Stadium befindet sich die Krankheit?
– Welche Auswirkungen bestehen auf den Organismus?
– Können diese Auswirkungen behandelt werden?
– Ist der Besitzer/die Besitzerin kooperativ? (Intellekt, Akzeptanz, finanziell)

Wenn eine Behandlung durchgeführt werden soll, muss ein durchdachter Therapieplan durchgeführt und mit dem Tierhalter durchgesprochen werden. Der Plan umfasst:
– Flüssigkeits-Elektrolyt-Ausgleich
– Azidose-Behandlung
– Behandlung der Hyperphosphatämie
– Diätetik
– Therapie gastrointestinaler Blutungen
– Therapie der Anämie
– Therapie des Hyperparathyreoidismus
– Therapie der Hypertonie
– ggf. Immunsuppression

Eine kausale Therapie ist allenfalls bei bakteriellen Infektionskrankheiten möglich. Antibiotika und Chemotherapeutika sollten nur nach dem Ergebnis des Antibiogramms konsequent und langfristig angewandt werden. Es muss allerdings berücksichtigt werden, dass Antibiotika über die Niere ausgeschieden werden und bei Ausscheidungsinsuffizienz im Organismus kumulieren und damit ggf. toxisch werden können. Bekanntermaßen nephrotoxische Antibiotika müssen vermieden werden (s. Seite 675). Nach Verabreichung der Dosis plena geht man im Folgenden bei geringergradiger Niereninsuffizienz auf die Hälfte, bei schwerer Azotämie (Harnstoff über 150, Kreatinin über 5 bis 8 mg/dl) auf ein Viertel der sonst erforderlichen Dosis zurück; bei Besserung der Azotämie wird dann die nächst höhere Dosisstufe gewählt. Immunpathogene Vorgänge sind nur in Einzelfällen ätiologisch behandelbar. Im Übrigen besteht nur die Möglichkeit einer symptomatischen Therapie, die bei konsequenter Anwendung allerdings in vielen Fällen, über längere Zeit, ein für den Hund oder die Katze völlig oder doch weitgehend beschwerdefreies Leben ermöglicht.

1. **Vermeidung von Stress:** Da Belastungen jeglicher Art zu einer Veränderung der Kreislaufverhältnisse führen, wird die Niere zwangsläufig in dieses Geschehen mit einbezogen. Damit kann eine Niereninsuffizienz verschlechtert werden. Die Leistung des Patienten muss seiner aktuellen Leistungsfähigkeit angepasst werden; Überanstrengung ist zu vermeiden; Hungern ist ebenso zu verhindern (Abbau körpereigenen Proteins) wie Überfütterung (Überflutung mit nierenpflichtigen Stoffwechselprodukten); der Patient sollte dreimal täglich gefüttert werden. **Streng vermieden werden muss Dürsten!** Dies gilt auch, wenn die Stubenreinheit infolge Polyurie verloren gegangen ist. Liegt dem Besitzer am Weiterleben seines Patienten, so muss er die Polyurie einkalkulieren und das Tier spät abends und früh morgens ausführen oder ihm eine Möglichkeit verschaffen, nachts Urin abzusetzen. Ebenso sind psychische Belastungen zu vermeiden. Die Tiere sind daher nach einer evtl. unumgänglichen einleitenden stationären Therapie möglichst nicht zu hospitalisieren, sondern als poliklinische Patienten zu behandeln und man sollte sie auch dann möglichst nicht im Wartezimmer lange warten lassen.

2. **Diät:** Es hat sich in den letzten Jahren, gerade auch anhand der beim Menschen gesammelten Erfahrungen, herausgestellt, dass auch bei Hund und Katze diätetische Maßnahmen von entscheidender, wenn auch keineswegs alleiniger Wichtigkeit in der Langzeittherapie chronischer Niereninsuffizienz sind. Die Nahrung muss, wie oben erwähnt, auf mehrmals täglich verteilt werden. Sie ist grundsätzlich individuell festzulegen; eine schematische Dosierung für alle Patienten ist nicht möglich. Die diätetischen Maßnahmen sind anhand von klinischen Befunden, insbesondere von Laborbefunden, zu überprüfen. Serum-Harnstoff- und -Proteinwert sind hierbei besonders wichtig. Offensichtlich haben Hunde und Katzen mit chronischer Nephropathie einen größeren Bedarf an hochwertigem Protein als gesunde Tiere (POLZIN und OSBORNE 1981). Trotzdem muss die Gesamtproteinmenge bei Urämie reduziert werden. Es wird empfohlen, Tieren mit gering- bis mittelgradiger chronischer polyurischer Nephropathie eine tägliche Dosis von 2,0 bis 2,2 g hochwertigen Proteins pro Kilogramm Körpermasse zu füttern. In hochgradigen Fällen erfolgt beim Hund eine weitere Reduktion auf 1,3 g/kg KM. Fertigprodukte befinden sich in Form von Dosenfuttern auf dem Markt (z. B. prescription diet k/d oder mit weiter erniedrigtem Proteingehalt u/d). Sie haben sich gut bewährt, werden aber von kranken Tieren oft nicht gern genommen; in den meisten Fällen kann eine leichte Erwärmung die Geschmacklichkeit verbessern. Die Futterration ist unbedingt anhand regelmäßiger (zwei- bis dreiwöchiger) Untersuchungen zu kontrollieren. Dabei sind zu prüfen:
– Körpergewicht
– Zeichen der Anämie,
– Serum-Harnstoff und -Kreatinin,
– Serum-Protein,
– Blut-pH-Wert und Basenüberschuss,
– Serum-Phosphat und -Kalium.

Wenn das Körpergewicht abgenommen und eine Hypoproteinämie sich verstärkt hat oder entstanden ist, muss die Proteinration erhöht werden. Wenn dagegen die Azotämie einen höheren Grad erreicht hat, wird die Eiweißgabe vermindert. Oft sind gerade in Spätstadien Kompromisse erforderlich. Die Dosis von 1,3 g/kg KM sollte jedoch nicht wesentlich unterschritten werden; früher empfohlene Werte von unter 1 g/kg KM können allenfalls kurzfristig angewandt werden, längerfristig führen sie zu Hypalbuminämie und damit zu Ödembereitschaft und der Gefahr einer prärenalen Komplikation der primär renalen Urämie.

Der American National Research Council

Tab. 11.6: Futtermischungen für Hunde mit Niereninsuffizienz (% Frischesubstanz (nach MEYER 1983)

Mischung Variante		Ia extrem	Milch/Kart.-Püree/Speiseöl Ib proteinarm	Ic mäßig	IIa extrem	Schweinefl./Kart./Speiseöl IIb proteinarm	IIc mäßig	IIIa extrem	Vollei/Kart./Speiseöl IIIb proteinarm	IIIc mäßig
Kartoffeln, gedämpft		–	–	–	53,6	66,8	71,4	50,6	62,6	66,6
Kartoffel-Püree, lufttrocken		15,5	20,8	25,2	–	–	–	–	–	–
Schweinefleisch, fett		–	–	–	20,9	23,6	24,8	–	–	–
Vollei		–	–	12,7	–	–	–	18,2	20,5	21,5
Vollmilch		61,6	58,5	53,0	–	–	–	–	–	–
Speiseöl/Schmalz		19,6	11,2	7,3	20,8	6,7	1,5	26,7	14,1	9,7
vitam. Mineralstoffmischung[1]		2,6	2,0	1,6	3,6	2,4	1,9	3,5	2,3	1,8
Na-Dihydrogenphosphat[2]		0,8	0,5	0,3	1,0	0,5	0,4	0,9	0,5	0,3
in 100 g FS sind enthalten:										
verd. Energie	MJ	1,17	0,96	0,89	1,36	0,92	0,76	1,28	0,86	0,71
verd. Rohprotein	g	3,01	3,69	4,73	3,53	3,92	4,13	3,31	3,66	3,85
g verd. Rohprotein pro 1 MJ verd. Energie		2,6	4,1	5,3	2,6	4,3	5,4	2,6	4,3	5,4

[1] Vitamin-Mineralstoffmischung (phosphorfrei)
In 1 kg sind enthalten:
NaCL 145,8 g
MgO 22,9 g
CaCO₃ 330,4 g
K₂SO₄ 114,9 g
FeSO₄ + 7 H₂O 7,72 g
CuSO₄ + 5 H₂O 1,03 g
MnSO₄ + 4 H₂O 0,51 g
ZnSO₄ + 7 H₂O 5,57 g
KJ 0,012 g
Vitaminmischung* (Rovimix-356) 6,44 g
Weizennachmehl 354,20 g

*Vitaminmischung, 1 g enthält:
Vitamin A 30000 IE
Vitamin D₃ 3000 IE
Vitamin E 120 mg
Vitamin B₁ 6 mg
Vitamin B₂ 6 mg
Ca-D-Pantothenat 15 mg
Nikotinsäure 60 mg
Vitamin B₆ 5 mg
Vitamin B₁₂ 0,09 mg
Askorbinsäure 100 mg
Biotin 0,5 mg
Vitamin K₃ 6 mg

[2] Phosphoraufnahme: 60 mg/kg LM

Quelle: APEL 1981

empfiehlt für urämische Hunde eine tägliche Gabe von 70 bis 110 kcal/kg KM; kleine Hunde erhalten die höheren, größere die niedrigeren Dosen. Dabei sollen 1,32 g/kg KM aus Fetten bestehen. Für die Katze gibt es keine Empfehlungen; man sollte sich an den höheren Werten orientieren, wobei aber der Fettanteil nicht ausreichen dürfte.

Wenn die kommerziell erhältlichen Futter nicht genommen werden oder die Nahrung vom Besitzer selbst hergestellt werden soll, empfehlen sich die von MEYER (1983) angegebenen Rezepte (siehe Tabelle 11.6 und Kap. 2 „Ernährung und Diätetik").

3. Wasser-, Elektrolytregulierung: Der Wasserbedarf muss auf jeden Fall gedeckt werden können; Dürsten ist zu vermeiden.

Man geht in der üblichen Weise der Wasser-Elektrolyt-Substitution vor (s. Seite 444).

Zur Dauerbehandlung zu Hause empfiehlt es sich, die Nahrung leicht zu salzen. Dies hat außer der Natrium- und Chlorsubstitution (Erbrechen!) den weiteren positiven Effekt der vermehrten Flüssigkeitsaufnahme. Kochsalzexzesse sind jedoch wegen des eingeschränkten Natriumausscheidungsvermögens und der Gefahr der Hyperchlorämie zu vermeiden. Vorsicht ist am Platze bei kaliumhaltigen (K-Penicillin) und katabol wirkenden Medikamenten (Kortikosteroide).

Natrium in Form von Kochsalz wurde in früheren Zeiten als kontraindiziert bei chronischer Nephropathie angesehen; damit wurde aber die Gefahr der Auslösung einer prärenalen Urämie verstärkt. Man neigt daher heute dazu, kleine Mengen von Natrium in Form von Kochsalz zu empfehlen. Genaue Untersuchungen zur Dosis sind nicht vorhanden. In den kommerziellen Futtern (prescription diet) sind Natriummengen enthalten, die bei Fütterung von 70 kcal/kg KM eine Natriumaufnahme von 35 mg/kg KM gewährleisten.

4. Kalzium sollte nur bei nachgewiesener Hypokalzämie gegeben werden. Wenn bereits eine Hyperphosphatämie besteht, ist Vorsicht bei der Kalziumsubstitution am Platze, da es leicht zu einer Kalzinose kommen kann, u. a. zu einer Kalkeinlagerung in der Niere (Nephrokalzinose). Die Kalziumgabe ist besonders in den seltenen Fällen renaler Hyperkalzämie zu vermeiden. Zu beachten bei der Beurteilung des Serum-Kalziumspiegels ist außerdem die Albuminhöhe im Serum: Bei Hypalbuminämie liegt ein höherer Anteil des Kalziums ionisiert vor. Man kann die „wahre" Kalziummenge berechnen nach der Formel:

Korrigiertes („wahres") Serum-Ca = gemessenes Serum-Ca × 4 − Serum-Albumin (Ca in mmol/l; Albumin in g/dl).

Kalzium kann in Form von Kalziumkarbonat in einer Dosis von 100 mg/kg KM gegeben werden.

Auf die Gabe Vitamin D sollte nicht verzichtet werden. Es muss allerdings im Darm resorbiert und in der Niere in 1,25-D umgewandelt werden. Dies und die Wirkung auf den Kalzium-Phosphat-Stoffwechsel, insbesondere die Wirkung auf Skelett und Nieren, kann beim Nierenkranken nicht recht abgesehen werden. Dosis: 30 bis 50 E/kg KM.

5. Hypokaliämie: Sie wird in Notfallsituationen durch Dauertropfinfusion vorgenommen, wobei die im Kap. „Akutes Nierenversagen" genannten Dosen gegeben werden. Bei chronischer Niereninsuffizienz, die bei der Katze häufiger zur Hypokaliämie führt, genügt in der Regel die orale Applikationsform. Man gibt es in Form von Kaliumglukonat in einer Dosis von 0,5 bis 1 mmol/kg KM.

6. Hyperkaliämie: Sie kommt zu Ende des Stadiums III und im Stadium IV der chronischen Niereninsuffizienz vor, kann aber schon früher auftreten, wenn zur renalen Form durch Erbrechen, Durchfall oder unsachgemäße Behandlung ein prärenaler Anteil durch akutes Kreislaufversagen hinzukommt. Man infundiert dann 5%ige Glukose-Lösung mit 1 E Alt-Insulin/3 g Glukose.

7. Azidoseausgleich: Wenn der Basenüberschuss im venösen Blut minus 5 mmol/l, im arteriellen Blut minus 2,5 mmol/l unterschreitet, muss eine Azidosebehandlung durchgeführt werden. Man infundiert Natriumbicarbonat oder TRIS-Puffer nach der Berechnung

−BE × kg KM × 0,3 = benötigte Menge Puffer [mmol/Patient].

8. Phosphorsenkende Mittel haben einen festen Platz in der Behandlung chronisch Nierenkranker. Die Hyperphosphatämie kann durch Reduzierung des Anteils tierischen Proteins, Verbesserung der Nierentätigkeit durch Volumenausgleich und schließlich durch phosphatbindende Substanzen behandelt werden. Im Vordergrund steht Aluminiumhydroxid, das am besten als Pulver ins Futter, aber auch als Tabletten (nicht geschmacksverändernd) gegeben werden kann. Die Dosis beträgt 10 bis 30 mg/kg KM in jedes Futter (z. B. Antiphosphat Gry).

9. Calcitriol: Seit die Zusammenhänge der urämischen Stoffwechselentgleisung mit dem renalen sekundären Hyperparathyreoidismus und dem Überschuss an Parathormon erkannt sind, beginnt sich die Behandlung mit Calcitriol langsam zu etablieren. Man gibt 0,0015–0,003 µg/kg KM, einmal täglich per os. Da die Spezialitäten auf den Menschen zugeschnitten sind, muss bei der Umwidmung eine Verdünnung in kleinere Einheiten erfolgen. Die Behandlung wird zwei bis vier Wochen lang durchgeführt und ist vorteilhaft auch bei Normokalzämie. Bei Hypokalzämie wird gleichzeitig Kalziumkarbonat, 100 mg/kg KM, später weniger (50 mg/kg KM), gegeben.

10. Aregenerative Anämie: Erythropoetin führt zu einem Anstieg der Erythrozyten durch Aktivierung der Stammzellen im Knochenmark. Allerdings besteht eine Artspezifität, so dass in etwa einem Viertel der behandelten Hunde und Katzen keine Wirkung eintritt. Daher sollte es nur in hohen Graden aregenerativer Anämie Anwendung finden. Die Dosierungsempfehlungen sind unterschiedlich. In der Münchener Klinik wird es nach folgendem Schema gegeben: 1. Woche 2 × 50 E/kg KM, 2. Woche 2 × 75 E/kg, ab 3. Woche 2 × 100 E/kg.

11. Hypertonie: Während früher die Hypertonie als notwendig für die Nierendurchblutung bei chronischer Niereninsuffizienz erachtet wurde, nimmt man heute eher das Gegenteil an, dass sie nämlich eher schädlich für die insuffiziente Niere, zumindest aber nicht erforderlich zur ausreichenden Durchblutung und Harnbildung sei. Hypertension belastet außerdem zum einen das Herz, zum andern kann sie zu multiplen Schäden am Auge führen. Man ist daher bemüht, den hohen arteriellen Blutdruck zu senken. Er sollte ≤ 160 mmHg betragen. Man verwendet hierzu ACE-Hemmer (Enalapril, Benazepril o.a.) und beginnt mit der halben Dosis 0,25 mg/kg, ein- bis zweimal täglich p. o. Nach 14 Tagen kann die Dosis erhöht werden (bis 0,5 mg/kg KM, zweimal täglich p. o.). Ein sehr potentes Mittel zur Blutdrucksenkung ist Amlodipin, Dosis beim Hund: 0,05–0,1 mg/kg KM, bei der Katze: 0,1–0,2 mg/kg KM (nach HENIK und SNYDER 1997: 0,17 mg/kg KM), einmal täglich p. o.

12. Anabolika werden gegeben bei aregenerativer Anämie und bei Hypoproteinämie; sie haben auch einen positiven Effekt auf die renale Osteofibrose. Geeignet ist Nandrolon (z. B. Laurabolin), einmal wöchentlich 1 bis 1,5 mg/kg KM. Eine Wirkung setzt erst nach Wochen ein.

13. Immunsuppressiva: Die Glomerulopathie als Ursache der chronischen Niereninsuffizienz wird in der Hauptsache auf Immunreaktionen zurückgeführt. Kortikosteroide, evtl. in Verbindung mit Immunsuppressiva, wie Azathioprin, sind daher indiziert. Sie sollten jedoch nur angewandt werden, wenn die Krankheit durch Biopsie nachgewiesen ist.

Gegeben werden immunsuppressive Dosen: Prednisolon, 2 bis 5 mg/kg KM, zweimal täglich. Bei gleichzeitiger Gabe von Azathioprin, 0,5 bis 2 mg/kg KM, einmal täglich, kann die Prednisolondosis halbiert werden.

14. Peritonealdialyse: Die Behandlung hat die Entfernung der ungenügend über die Niere ausgeschiedenen harnpflichtigen Stoffe zum Ziel. Sie kann bei chronischer Niereninsuffizienz natürlich nur jeweils vorübergehend Besserung bringen. Sie ist von Wert in Fällen mit unklarem Vorbericht, wenn differentialdiagnostisch ein akutes Nierenversagen nicht auszuschließen ist. Hämodialyse oder gar Nierentransplantationen sind bei Hund und Katze allenfalls von akademischem Interesse.

Eine Forcierung der Diurese kann mit Furosemid erzielt werden, ihr Wert ist aber gering (außer bei Hyperhydratation), da lediglich Wasser, Natrium und auch Kalium ausgeschieden werden, nicht jedoch vermehrt stickstoffhaltige Substanzen.

15. Appetitanregung: Patienten mit Urämie leiden häufig unter Inappetenz. Sie wird noch verstärkt, wenn „Nierendiäten" gefüttert werden, was besonders für Katzen zutrifft. Zur Geschmacksverbesserung kann dem Futter Butter, wenig Knoblauch, wenig Fleischbrühe oder Fischbrühe beigegeben werden. Erwärmen erhöht die Schmackhaftigkeit. Pharmakologisch kann die Appetitanregung zum einen durch Anabolika (s. d.), bei Behandlung von Glomerulopathien durch Kortikosteroide, sonst mit Diazepam (Valium), 0,05–0,1 mg/kg KM p. o., s. c., i. v., versucht werden. Bei Niereninsuffizienz ist die Appetitanregung jedoch auch mit Diazepam oft nicht sehr erfolgreich. Eine weitere Möglichkeit der Appetitanregung besteht in der Gabe von Cyproheptadin.

11.5.3 Nephrotisches Syndrom

11.5.3.1 Glomerulopathie

Synonyma: *Glomerulitis, Glomerulonephritis, Glomerulonephrose* (veralteter Begriff); *Nephrotisches Syndrom.*
Definition: Unter Nephrotischem Syndrom versteht man die glomerulären Verluste von Albumin mit großer Proteinurie, Hypoalbuminämie, Hypercholesterinämie und Ödembildung. Glomerulopathie: Das Nephrotische Syndrom ist nicht identisch mit dem aus der Pathologie stammenden Begriff der Nephrose. Glomerulopathie ist die entzündliche bis degenerative Krankheit des Glomerulums.
Ätiologie: Zugrunde liegt eine Antigen-Antikörper-Reaktion, wobei in seltenen Fällen die Antikörper gegen Antigene auf der glomerulären Basalmembran gerichtet sind. Die Immunglobuline und Komplement werden auf der Basalmembran abgelagert. Wesentlich häufiger kommen Ablagerungen zirkulierender Antikörperkomplexe vor, bei denen die Antikörperreaktion gegen andere Antigene gerichtet sind: ANA bei Lupus erythematodes, Antikörper gegen FIP, FeLV, Viren des Respirationstrakts der Katze, gegen bakterielle Infektionen, gegen *Dirofilaria immitis* u. a. Infektionserreger. Möglicherweise spielen auch familiäre Veranlagungen eine Rolle (Ross 1986), wie eine Häufung bei Katzenfamilien und beim Dobermann gezeigt hat. Aber auch bei Tumoren und zahlreichen Stoffwechselkrankheiten wurde die Glomerulopathie beobachtet.

Infektionskrankheiten:
FeLV-Infektion
Feline Infektiöse Peritonitis (FIP)
Katzenschnupfenkomplex
Hepatitis contagiosa canis
Ehrlichiose
Leishmaniose
Dirofilariose
Borelliose
Bakteriämie
Endokarditis
familiär (erblich?)
idiopathisch
entzündlich:
Pyometra
Polyarthritis
Prostatitis
Pankreatitis
Lupus erythematodes
Dermatitis (Katze)
neoplastisch
hormonell:
Hyperadrenokortizismus
(iatrogen oder spontan)
Diabetes mellitus (fraglich)

Pathogenese: Antikörper werden gegen Bestandteile der Glomerulummembran gebildet, wie dies etwa bei systemischem Lupus erythematodes oder bei autoimmuner Glomerulopathie der Fall ist. Es wird Komplement aktiviert, das zusammen mit neutrophilen Granulozyten die Glomerulummembran schädigt.

In einer zweiten, wesentlich häufiger vorkommenden Form geraten zirkulierende Immunkomplexe auf dem Blutweg ins glomeruläre Filter, wo sie deponiert werden und Komplement aktivieren. Dieses zieht chemotaktisch Neutrophile an. Aus den Neutrophilen werden freie Sauerstoffradikale und lysosomale Enzyme freigesetzt, wodurch eine Schädigung des Glomerulums ausgelöst wird. Die Krankheit kommt öfter vor, als man früher gedacht hat.

Durch die Vorgänge werden bioaktive Mediatoren stimuliert, besonders Zytokine, Prostaglandine, Thromboxane, Leukotriene, Eikosanoide. Thromboxan führt zur Thrombozytenaggregation und zieht neutrophile Granulozyten chemotaktisch an. Die Anlockung von Neutrophilen erfolgt auch durch Leukotriene, die außerdem zu einer Proliferation der Bindegewebszellen führen. Beide, Thromboxan und Leukotriene, veranlassen Gefäßkonstriktion und Kontraktion der Bindegewebszellen in den Kapillarschleifen der Glomerula. Dadurch kommt eine Ischämie mit nachfolgender Hypoxie zustande. Dem ist die Wirkung der Prostaglandine entgegengerichtet. In dem geschädigten Gewebe werden außerdem Tumornekrosefaktor, Interleukin 1, epidermaler und Thrombozyten-Wachstumsfaktor gebildet, die insgesamt zu Bindegewebsproliferation, Adhäsion von Entzündungszellen, Thrombozytenaggregation, Fibrinablagerung, erhöhter Gefäßpermeabilität und Koagulation führen.

Im Glomerulum werden durch diese Vorgänge eine Verdickung der Basalmembran und eine Zellproliferation bewirkt, woraus eine erhöhte glomeruläre Permeabilität resultiert, so dass auch größere Moleküle hindurchtreten können. Dies führt zur Proteinurie mit Verlust hauptsächlich von Albumin, das so dem Kreislauf verloren geht. Die Folge ist eine Hypoalbuminämie mit Abfall des intravasalen onkotischen Drucks. Dadurch kann Wasser nicht im intravasalen Raum gehalten werden. Es entstehen Ödeme. Wenn die Glomerulitis längere Zeit bestehen bleibt, kommt eine Hyalinisierung und schließlich Sklerose zustande, wodurch mononukleäre Zellen und Neutrophile angelockt werden, die das Nephron infiltrieren. Dieser Zustand ist irreversibel, das Glomerulum geht unter. Sobald ein Teil des Nephrons zugrunde geht, fällt das gesamte Nephron in der Funktion aus. Mit zunehmendem Ausfall von Nephronen sinkt schließlich der Primärharn ab. Die noch intakten Nephrone übernehmen zunächst noch durch verstärkte Funktion die Aufgaben der Niere. Aus der Glomerulitis entsteht eine Form der chronischen Niereninsuffizienz.

Die Hypercholesterinämie und die Hyperlipidämie werden als Folge verminderter Utilisation und vermehrter Synthese in der Leber aufgefasst. Die Synthesesteigerung wird durch die gleichzeitig erhöhte Synthese von Albumin als Folge der Hypoalbuminämie hervorgerufen.

Klinisches Bild: Es entspricht dem der chronischen Niereninsuffizienz: Polydipsie, Polyurie, Gewichtsverlust, Dehydratation, Leistungsinsuffizienz, Erbrechen, Schleimhautulzera, Foetor ex ore, stumpfes Haarkleid. Bisweilen können erhöhte Temperaturen gemessen werden (beim Chinesischen Shar Pei). In manchen Fällen werden Ödeme, besonders Aszites und Hydrothorax, gefunden. Schließlich entsteht das Endbild der Urämie.

In seltenen Fällen werden beim Hund Atemnot (Emboli, Bimssteinlunge) gefunden. Durch Bluthochdruck können plötzliche Blindheit (Netzhautablösung) auftreten. Im Anfangsstadium bleibt die Krankheit jedoch lange Zeit symptomlos; sie wird zufällig bei einer Routineuntersuchung durch die große Proteinurie entdeckt. In anderen Fällen steht das Bild der Grundkrankheit im Vordergrund: FIP, FeLV-assoziierte Krankheiten einschließlich tumoröser Formen, Lupus erythematodes, chronische Eiterherde.

Häufig fällt dem Besitzer erst die zunehmende Umfangsvermehrung des Abdomens bei gleichzeitiger Abmagerung auf (birnenförmiger Querschnitt des Abdomens). Die klinische und insbesondere die sonograhische Untersuchung ergibt dann Flüssigkeitsergüsse in die Bauchhöhle, auch in die Brusthöhle, seltener ins Gewebe.

Diagnose: Charakteristisch, wenn auch nicht pathognomonisch, ist die große Proteinurie. Sie kann allerdings durch Polydipsie/Polyurie und damit „Verdünnung" des Urins verschleiert werden. Wertvolle diagnostische Dienste leistet dann das Verhältnis des Urin-Protein zum Urin-Kreatinin (U-P/C). Es beträgt bei Glomerulopathie in der Regel über 2,0 (HÖRAUF 1992; HÖRAUF u. Mitarb. 1990). Die Befunde können postrenale Proteinurie nicht von renaler unterscheiden. Hyaline Zylinder kommen in geringer Zahl auch beim gesunden Tier vor. Weitere Befunde im Urin sind untypisch für Glomerulitis.

Wesentlich für die Diagnose – und die Eingrenzung der Herkunft des Proteins – ist die Bestimmung des Serum-Proteins und die Proteindifferenzierung. Gesamt-Protein vermindert sich zu Lasten des Albumins. Albuminwerte unter 1,5 g/dl (15 g/l) werden häufig angetroffen; bei Werten unter 1,0 g/dl (10 g/l) bestehen in der Regel gleichzeitig Ödeme. Mit Hilfe der SDS-Page kann das Urin-Proteinmuster aufgetrennt werden, womit Hinweise auf die Lokalisation (HÖRAUF 1990, 1992; REUSCH 1993; LEOPOLD-TEMMLER und NOLTE 1995) für die Prognose (MEYER-LINDENBERG u. Mitarb. 1996) erhalten werden.

Eine Hypercholesterinämie ist ein häufiger Befund bei Glomerulopathie. Die Harnstoff- und Kreatininwerte sind erhöht. Es kann eine metabolische Azidose bestehen.

Eine endgültige Diagnose, die auch andere Ursachen auszuschließen vermag, ist durch Nierenbiopsie und histologische Untersuchung möglich.

Differentialdiagnose: In Frage kommt als einzige andere renale Ursache einer großen Proteinurie und Hypoalbuminämie die Amyloidose, die letztlich nur durch die Biopsie ausgeschlossen werden kann.

Postrenale Proteinurien werden gefunden bei entzündlichen und tumorösen Krankheiten der harnabführenden Wege. Dabei werden aber auch Leukozyten, Erythrozyten, Epithelien und Bakterien angetroffen. Der Harn-pH wird meist alkalisch. Dabei liegen dann Struvitkristalle vor.

Andere – extrarenale – Ursachen für Hypoalbuminämie sind chronische Hepatopathien und Mangelernährung (heute kaum noch vorkommend), sowohl Hypoalbuminämie als auch Hypoglobulinämie bestehen bei exsudativer Enteropathie (proteinlosing enteropathy), chronischen Blutverlusten und Verbrennungen.

Therapie: Neben der symptomatischen Behandlung der chronischen Niereninsuffizienz, die in Wasser-Elektrolyt-Substitution, Ausgleich der metabolischen Azidose, eventueller Behandlung der Hyperkaliämie und der Hyperphosphatämie besteht (s. Kap. „Chronische Niereninsuffizienz") werden Immunsuppressiva eingesetzt. Man muss sich dabei jedoch im Klaren sein, dass man damit eine zugrunde liegende Infektionskrankheit begünstigen kann. Außerdem kann die Langzeitbehandlung mit Kortikosteroiden zu einer stärkeren Thromboseneigung führen. Aus diesen Gründen ist die generelle Empfehlung zum Einsatz von Kortikosteroiden oder auch anderen immunsuppressiv wirkenden Therapeutika nicht unumstritten. Am wenigsten problematisch ist sie bei autoimmuner Glomerulonephritis. Man gibt Prednisolon, zweimal täglich 0,5 bis 1 (2) mg/kg KM, und reduziert nach etwa einer Woche. Geeignet ist auch Cyclophosphamid, vier Tage pro Woche einmal täglich 1 bis 1,5 mg/kg KM, oder Azathioprin, einmal täglich 0,5 bis 2 mg/kg KM, oder Cyclosporin, einmal täglich 15 mg/kg KM.

Auch die Anwendung von nichtsteroidalen Antiphlogistika in niedriger Dosis ist empfohlen worden. Im Vordergrund steht dabei die Azetylsalizylsäure, die in einer Dosis von 0,5 mg/kg KM, einmal täglich, gegeben werden soll. Sie soll in dieser Dosis auch die Plättchenaggregation herabsetzen. NOLTE bestreitet jedoch diese Wirkung bei dieser Dosis. Andere Angaben belaufen sich auf zweimal wöchentlich 25 mg.

Kochsalz soll wegen des hypertensiven Effekts der Natrium-Wasser-Retention vermindert werden. Dazu kann man selbst gemachtes Futter ohne Kochsalzzusatz oder Fertigfutter geben. Die Hypertension kann mit ACE-Hemmern (Enalapril, Benazepril, Quinapril zweimal täglich 0,25 bis 0,5 mg/kg KM) behandelt werden. Dabei soll auch die Proteinurie gemildert werden.

11.5.3.2 Nierenamyloidose

Definition: Unter Amyloid (amylon = Stärkemehl) versteht man nicht, wie der Name andeuten könnte, ein Kohlenhydrat, sondern einen Protein-Polysaccharid-Komplex, der sich mit Kongorot anfärbt. Es wird hauptsächlich im Mesangium der Glomerula abgelagert und führt zu chronischer Glomerulopathie.

Ätiologie: Primäre, Immunglobulin-assoziierte Amyloidose wird bei Tieren selten beschrieben. In der Regel handelt es sich um sekundäre Formen, die als Folgen von entzündlichen oder neoplastischen Krankheiten (Pyometra, Abszesse, Dirofilariose, Tuberkulose, systemischer Lupus erythematodes, Lymphome, Myelome) auftreten.

Pathogenese: Beim Hund, bei dem die Nierenamyloidose häufiger als bei der Katze vorkommt, wird Amyloid im Mesangium abgelagert. Bei der Katze wird es dagegen eher im Interstitium gefunden. Folgen der Amyloidose sind erhöhte Permeabilität der Glomerula für Protein (Albumin), woraus eine große Proteinurie mit Hypoalbuminämie, Ödemen und Hypercholesterinämie resultiert. Beim Fortschreiten der Krankheit gehen wie bei der Glomerulopathie zunehmend Nephrone unter, so dass letztlich ein chronisches Nierenversagen mit Urämie entsteht.

Klinisches Bild: Es entspricht dem der chronischen Niereninsuffizienz und besonders dem der chronischen Glomerulopathie (s. d.).

Diagnose: Sie wird durchgeführt wie bei der Glomerulopathie:

Beachten der klinischen Symptome:
- Polydipsie
- Polyurie
- Gewichtsverlust
- Dehydratation
- Leistungsinsuffizienz
- Erbrechen
- Schleimhautulzera
- Foetor ex ore
- stumpfes Haarkleid
- hypoalbuminämische Ödeme

Labordiagnostik:
- große Proteinurie (Albuminurie)
- hohes U-P/C (>2)
- Hypoproteinämie
- Hypoalbuminämie
- Hypercholesterinämie
- Normoglobulinämie
- Azotämie mit Harnstoff-, Kreatinin-, Phosphaterhöhung, z. T. metabolische Azidose, Elektrolytverschiebungen

Ultraschalluntersuchung:
- wenig aufschlussreich, Nierenrinde oft schmäler, echodichter

Biopsie, histologische Untersuchung
- sie ist die beweisende Untersuchungsmethode

Differentialdiagnose: Besonders chronische Glomerulopathie kommt in Frage, die durch die histologische Untersuchung eines Bioptats ausgeschlossen werden kann. Im übrigen gilt das unter Kap. „Glomerulopathie" Beschriebene.

Prognose: Die Krankheit hat progressiven Charakter und ist nicht heilbar. Unter Therapie kann eine Lebensverlängerung unter durchaus akzeptablen Bedingungen erzielt werden.

Therapie: Sie entspricht derjenigen der chronischen Niereninsuffizienz und der chronischen Glomerulopathie.

11.5.4 Pyelonephritis

Definition: Akute oder chronische bakterielle interstitielle Nephritis einschließlich des Nierenbeckens (pyelos = Becken, Trog; nephros = Niere) vorwiegend beim Hund, vermutlich wesentlich seltener bei der Katze vorkommend.

Ätiologie: *E. coli, Staphylococcus aureus, Staph. intermedius, Proteus mirabilis, Klebsiella pneumoniae, Pseudomonas aeruginosa, Enterobacter, Pasteurella.*

Pathogenese: Die Bakterien erreichen meistens aszendierend bei Blaseninfektionen das Nierenbecken und von dort aus das Nierenparenchym. Gefährdet sind Patienten mit bakteriellen Zystitiden, bei denen Abflussstörungen zu erhöhtem Druck in der Harnblase mit Rückstau in die Niere führen; ebenso ist das Ausmassieren der Harnblase – früher häufig bei der Katze zur Harngewinnung geübt – geeignet, den Blasenharn ins Nierenbecken zurückzupressen. Selten dagegen sind hämatogene Infektionen. Prädisponierende Faktoren sind Diabetes mellitus, Hyperadrenokortizismus, ferner Traumen und Manipulationen an der Harnblase (Katheterisieren).

Es können sich herdförmige Pyelonephritiden bis hin zu Nierenabszessen und generalisierten akuten oder chronischen Entzündungen des Nierenparenchyms anschließen. Je nach Ausbreitung können Pyelonephritiden symptomlos, mit akuten fiebrigen Allgemeinsymptomen bis zum septischen Schock verlaufen. Bei Chronizität entstehen die Symptome der chronischen Niereninsuffizienz.

Klinisches Bild: Je nach Ausdehnung der Entzündung kann die Krankheit ohne für den Besitzer erkennbare Symptome verlaufen, oder es entstehen akute bis chronische Verläufe. Bei der **akuten Pyelonephritis** sind die Symptome durch fiebrige, mehr oder weniger stark ausgeprägte Allgemeinstörungen mit Apathie, vorsichtiger Bewegung bei bisweilen aufgekrümmtem Rücken, schmerzhafter Palpation der Nieren (unsicher) zu beobachten. Im Falle generalisierter Pyelonephritis können akute Urämien mit schwer gestörtem Allgemeinbefinden, Erbrechen, Azotämie, Azidose, Benommenheit bis zum urämischen Koma vorkommen. In manchen Fällen entsteht eine Bakteriämie mit Sepsis bis hin zum Kreislaufschock. Bei der Katze, insbesondere beim Kater, kann das vorherrschende Bild die akute Harnröhrenobstruktion („Felines Urologisches Syndrom" oder FUS) sein, die sich in der Folge als Pyelonephritis komplizieren kann.

Bei chronischer Pyelonephritis werden dagegen zu Anfang unauffälligere und unspezifische Symptome ohne stärkere Allgemeinstörungen beobachtet. Fieber besteht in der Regel nicht. Die Krankheit entwickelt sich meist schleichend, selten dagegen aus einer akuten Pyelonephritis. Das Symptomenbild ist eher uncharakteristisch: wechselhafte Beeinträchtigung des Allgemeinbefindens, mangelnder Appetit, geringere Lebhaftigkeit, Polydipsie und Polyurie. Bisweilen ging auch einer chronischen Pyelitis bei der Katze eine Harnröhrenobstruktion voraus.

Diagnose: Während das klinische Bild vieldeutig ist, sind positive Harnbefunde recht typisch, während negative Befunde des Urinsediments eine (chronische) Pyelonephritis nicht sicher auszuschließen vermögen:
- Das spezifische Gewicht ist bei akuter Pyelonephritis eher hoch bis wechselnd, bei chronischer Pyelonephritis niedrig bis hin zur Isosthenurie.
- Bei akuter Pyelonephritis werden massenhaft Leukozyten (Pyurie), bei chronischer Pyelonephritis dagegen weniger zahlreiche Leukozyten gefunden.
- Es besteht eine Bakteriurie, die in vielen Fällen – besonders bei akuter Pyelonephritis – im Nativharn, sonst bei der bakteriologischen Untersuchung nachzuweisen sind. Der Harn sollte durch Zystozentese gewonnen werden; weniger geeignet ist Katheterharn. $>10^3$, bei Katheterisierung $>10^5$ Bakterien/ml Urin gelten als positiv im Sinne einer Infektion. Es soll auf jeden Fall ein Antibiogramm angefertigt werden.
- Charakteristisch sind Harnzylinder, die besonders bei akuter Pyelonephritis als Leukozytenzylinder auffallen.
- In der Regel besteht eine geringe bis mäßige Proteinurie.

Blutbefunde zeigen
- Leukozytose bei Neutrophilie, oft mit Linksverschiebung, bei akuter Pyelonephritis.
- Aregenerative Anämie bei chronischer Pyelonephritis.
- Beschleunigte Blutkörperchensenkungsreaktion.
- Bei generalisierter akuter und bei chronischer (immer generalisierter) Pyelonephritis bestehen Azotämie (Harnstoff-, Kreatininerhöhung), Hyperphosphatämie.

Die Sonographie ergibt, wenn überhaupt, unspezifische Symptome wie leichte Vergrößerung der Nieren, wechselnde Echogenität der Nierenrinde.

Die sicherste Diagnose wird durch die histologische Untersuchung eines Nierenbioptats gestellt.

Differentialdiagnose: In Frage kommen akute Nephritiden durch Leptospirose, chronische Glomerulopathien, chronische interstitielle Nephritiden anderer Ursache, Harnkonkremente, Zystitiden, Prostatitiden, „Felines urologisches Syndrom" der Katze.

Therapie:
1. Beseitigung einer eventuell auslösenden Ursache (Harnsteine, Obstruktion der Harnröhre, Behandlung von Eiterherden).
2. Örtliche Wärmeapplikation durch Wolltücherumschläge.
3. Konsequente Antibiose nach Antibiogramm. Sie muss mindestens vier, besser sechs Wochen durchgehalten werden. Drei bis fünf Tage und 14 Tage nach Einleitung der Antibiose sollte eine erneute bakteriologische Untersuchung durchgeführt werden. Wenn keine Bakterien wachsen, dann wird das gewählte Antibiotikum beibehalten. Wenn Bakterienwachstum besteht, muss ein erneutes Antibiogramm angefertigt werden.
   Es wird diskutiert, ob bei chronischer Pyelonephritis eine Langzeitantibiose – auf ein Viertel verringerte Dosis über Monate hinweg – durchgeführt werden soll. Nach eigenem Therapieschema sollte in Fällen chronischer Pyelonephritis lieber eine vierwöchige antibiotische Behandlung mit voller Dosis und danach gegebenenfalls ein Antibiotikawechsel erfolgen, der sich wiederum nach dem Antibiogramm richtet. Geeignete Antibiotika/Chemotherapeutika und ihre Dosierung bei normaler Nierenfunktion s. Kap. „Zystitis".
4. Während bei Infektionskrankheiten der Harnwege eher ein konzentrierter Urin erwünscht ist, gilt dies für Infektionen der Niere nicht. Die Diurese sollte bei bakterieller Infektion forciert werden. Sofern keine Hypernatriämie oder Hypertonie besteht, kann man etwas Kochsalz ins Futter geben; weniger problematisch sind Diuretika, wie Furosemid, 1 bis 2 mg/kg KM, einmal täglich oder auf zweimal täglich verteilt. Damit erreicht man ein

Ausschwemmen der Bakterien aus dem Nierengewebe.
5. Bei chronischer Niereninsuffizienz mit Urämie wird, wie dort beschrieben, verfahren.

11.5.5 Nierenpapillennekrose

Definition: Im Verlaufe nichteitriger toxischer Tubulopathien auftretende Nekrose der Nierenpapille.
Ätiologie: Beim Menschen war die Papillitis necroticans eine früher selten beobachtete Komplikation bei Pyelonephritis. Sie wurde bei älteren Diabetikern und bei obstruktiven Uropathien gefunden. Seit dem zunehmenden Abusus von Analgetika hat die Erkrankungsrate beim Menschen stark zugenommen. Beim Hund ist die Ätiologie bisher ungeklärt. WANKE (1985) stellte bei mehreren seiner Fälle einen erhöhten Arsengehalt in der Niere fest.
Pathogenese: Unbekannt.
Klinisches Bild: Offensichtlich erkranken vorwiegend Jungtiere. Es bestehen die Symptome der akuten Urämie. Das Allgemeinbefinden ist gestört, die Hunde sind teilnahmslos, geschwächt, das Sensorium kann gestört sein. Die Körpertemperatur kann normal, erhöht oder – im Endstadium – erniedrigt sein. Die Futteraufnahme sistiert; häufig besteht Durchfall. In einem Teil der eigenen Fälle wurde Polydipsie beobachtet. Labordiagnostisch konnten zum Teil schwere Hämokonzentrationen festgestellt werden. Die Leukozytenwerte sind meistens erhöht. Typisch ist die Azotämie (Harnstoff bis über 500 mg/dl, Kreatinin bis 10 mg/dl). Meistens wurde eine renale metabolische Azidose beobachtet (BE bis –15 mmol/l). Auffallend sind die bisweilen hochgradige Hypochlorämie, in einigen Fällen die ebenfalls hochgradige Hyperkaliämie sowie die fast immer stark ausgeprägte Hyperphosphatämie (bis 28,1 mg/dl). Der Urin zeigte häufig eine Isosthenurie.
Diagnose: Sie ist intra vitam nicht absolut sicher zu stellen. Erforderlich ist die Bestimmung von Harnstoff und Kreatinin. Ob eine Ausscheidungsurographie die isolierte Nierenpapille (wie beim Menschen) sichtbar werden lässt, kann derzeit noch nicht endgültig beantwortet werden. Wertvolle Dienste leistet die Sonographie.

Differentialdiagnose: Leptospirose (Titerpaar), Ethylenglykolvergiftung (Oxalaturie).
Prognose: Ungünstig. Von den eigenen Fällen starben etwa zwei Drittel im akuten Stadium.
Therapie:
1. Bilanzierte **Flüssigkeitssubstitution**. Sie richtet sich nach dem am Alter und der Körpermasse orientierten Bedarf und dem Dehydratationsgrad (s. Seite 444). Dabei ist auf die Harnmenge zu achten, die nach Ausgleich einer Dehydratation gemessen werden muss.
2. Bilanzierte **Elektrolytsubstitution** am besten nach Ionogramm. Sofern dies nicht zu erstellen ist, ist darauf zu achten, dass zumindest anfangs auf keinen Fall Kalium gegeben werden darf. Dagegen ist auf die Substitution von Chlorionen Wert zu legen.
3. Azidoseausgleich sollte nach Bestimmung des Basenüberschusses (BE) nach exakter Berechnung mit Tris-Puffer erfolgen. Sofern die Bestimmung des BE nicht möglich ist, darf nur mit Bicarbonat ausgeglichen werden.
4. Sofern eine **hypertone Dehydratation** vorliegt, wird der Wassersatz mit 5- (bis 10) %iger Glukoselösung vorgenommen.
5. Die **Nahrung** ist anfangs proteinarm zu gestalten. Sie sollte vorwiegend aus Kohlenhydraten (Reis) mit Fetten (Margarine, Öl) bestehen.
Bei Hyperphosphatämie wird Aluminiumhydroxid (z. B. Antiphosphat), 10 bis 30 mg/kg KM, dreimal täglich in Futter gegeben. Ganz erhebliche Fortschritte hat die Ultraschalluntersuchung gebracht. Man kann leicht die Erweiterung des oder der Nierenbecken feststellen und kann besonders auch den Grad der Nierenparenchymschädigung abschätzen. Bei einseitiger länger bestehender Hydronephrose erscheint die betroffene Niere als flüssigkeitsgefülltes sackförmiges Gebilde, an dessen Rand das atrophische Nierenparenchym halbmondförmig lokalisiert ist. Meistens kann man den erweiterten Harnleiter bis zur Obstruktionsstelle verfolgen.
6. **Antibiotika** sind allenfalls bei drohenden oder manifesten Infektionen zu geben. Dabei ist auf die verminderte Ausscheidungskapazität der Niere zu achten. Man

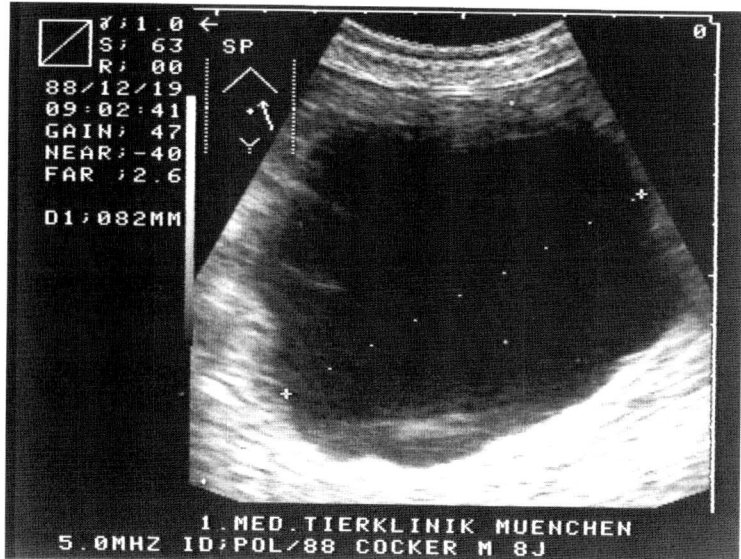

Abb. 11.12: Massiv erweitertes, flüssigkeitsgefülltes Nierenbecken: Hydronephrose (Hund).

reduziert die Dosis auf die Hälfte bis ein Viertel (Ampicillin, 50 bis 25 mg/kg).

11.5.6 Hydronephrose

Definition: Fortschreitende Erweiterung des Nierenbeckens mit Druckatrophie des Parenchyms.
Ätiologie: Obstruktion des oder der Ureteren oder des distalen Harnweges.
Pathogenese: Die Verlegung des Harnweges führt zur Drucksteigerung im Nierenbecken. Die Nierenkapsel verhindert weitgehend die Vergrößerung des Organs. Dadurch kommt durch Druck auf die Nierengefäße eine Ischämie zustande, die wiederum eine Druckatrophie und Nekrose des Nierenparenchyms nach sich zieht. Zuerst gehen die Tubuli, zuletzt die Glomerula zugrunde. Die Niere wird irreversibel geschädigt und erscheint bei langer Dauer und Obstruktion nur eines Ureters schließlich als uringefüllter Sack.
Klinisches Bild: Die ersten Symptome stellen sich im Falle der Verlegung der distalen Harnwege als Blasenüberfüllung (Harnröhrensteine, FUS) und Dysurie dar. In diesen Fällen treten – anfangs reversibel, bei längerer Dauer irreversibel – Schädigungen beider Nieren in Gestalt der postrenalen Urämie auf. Nicht selten kommt eine komplizierende bakterielle Infektion mit Fieber hinzu. Bei Obstruktion nur eines Ureters bleiben die urämischen Symptome aus. Das Tier zeigt evtl. unspezifische Störungen des Allgemeinbefindens.
Diagnose: Sie wird durch Röntgen, bei Verdacht auf einseitige Hydronephrose als i. v.-Pyelogramm gestellt. Ganz erhebliche Fortschritte hat die Ultraschalluntersuchung gebracht. Man kann leicht die Erweiterung des oder der Nierenbecken feststellen und kann besonders auch den Grad der Nierenparenchymschädigung abschätzen. Bei einseitiger länger bestehender Hydronephrose erscheint die betroffene Niere als flüssigkeitsgefülltes sackförmiges Gebilde, an dessen Rand das atrophische Nierenparenchym halbmondförmig lokalisiert ist. Meistens kann man den erweiterten Harnleiter bis zur Obstruktionsstelle verfolgen.
Differentialdiagnose: Nierentumoren, Leukose.
Prognose: Kurzfristige Druckerhöhung (wenige Tage bis höchstens eine Woche) ist völlig reversibel, bei längerer Dauer treten irreversible Schäden auf, die, wenn sie einseitig sind, ohne dauernde Folgen für den Patienten bleiben; bei beidseitigem Auftreten jedoch ist die Prognose ungünstig bis infaust.
Therapie:
1. Behebung der Ursache (Steine, FUS).
2. Chemotherapie oder Antibiotika.

3. Einseitige irreversible Hydronephrose wird durch Nephrektomie behandelt. Bei beidseitiger Hydronephrose käme nur die Nierentransplantation in Frage.

11.5.7 Parasitosen

Dioctophyma renale (Riesenpalisadenwurm): Der bis 1 m lange Wurm tritt selten im Nierenbecken und der Blase des Hundes nach Aufnahme roher Fische auf. Er kann zu hämorrhagischer bis eitriger Pyelitis, Hydronephrose und Zystitis Anlass geben. Außerhalb der Niere können die Organismen in Bauch- und Brusthöhle auftreten und Aszites bzw. Hydrothorax auslösen. Die Diagnose kann anhand der bisweilen vergrößerten Nieren in Verbindung mit Wurmeiern im Urin gestellt werden. Differentialdiagnostisch kommen Zysten, Tumoren, Leukose, Hydronephrose anderer Genese in Betracht. Die **Therapie** besteht in chirurgischer Entfernung durch Nephrotomie, ggf. Nephrektomie.

Capillaria plica: Ebenfalls in Nierenbecken und Blase des Hundes vorkommend, verursacht der Parasit nur selten Symptome. Die Infektion geschieht über Regenwürmer. Die **Diagnose** ist meist ein Zufallsbefund, wenn die Wurmeier im Urinsediment gefunden werden. Eine Behandlung ist unbekannt, die Krankheit limitiert sich aber selbst.

11.5.8 Nierenzysten, Zystenniere

Definition: Vorwiegend bei der Katze, bisweilen auch beim Hund vorkommende, insgesamt jedoch relativ seltene vereinzelte Zysten (Nierenzysten) oder meist bilaterale, zahlreiche klein- oder großblasige Zysten mit Atrophie des dazwischenliegenden Gewebes (Zystenniere). Die Zysten können intrarenal, subkapsulär oder ektokapsulär liegen. Epithelauskleidung ist vorhanden (echte Zysten) oder kann fehlen (Pseudozysten).
Ätiologie: Sie ist unbekannt. Bei der Katze ist die Krankheit erblich und kommt ausschließlich bei männlichen Tieren vor. Während beidseitige Zystennieren, die schon zur Geburt vorliegen, bald ad exitum führen, werden Nierenzysten oder einseitige Zystennieren in der Regel erst bei älteren Katzen bemerkt. Retentionszysten (erworbene, sekundäre Zysten) werden in der Folge von Narbengewebe und bei Schrumpfnieren gefunden. Bei der Katze werden bisweilen polyzystische Veränderungen gefunden; so beschreiben SKRODZKI u. Mitarb. (1992) bei einer Perserkatze Zysten in Leber, Niere, Pankreas und Bronchialdrüsen.
Pathogenese: Die Entstehung ist unbekannt. Vermutet worden ist die krankhafte Erweiterung von Nierenkanälchen und Glomerula mit Stauung des Harns und Erweiterung. Vereinzelte Zysten führen nicht zu klinischen Symptomen; auch einseitige Zystennieren bleiben symptomlos. Bei generalisierter beidseitiger Zystenniere kommt es jedoch postpartal zur Urämie.

In seltenen Fällen wird eine vermehrte Bildung von Erythropoetin gesehen, die zur Polyzythämie führt.
Klinisches Bild: Die Zysten können so groß werden, dass das Organ stark an Ausdehnung zunimmt und so schon vom Besitzer bemerkt wird. Die Palpation ist nicht schmerzhaft. Sie ergibt ein höckeriges, sich prall anfühlendes Organ. Symptome der Urämie treten auf bei beidseitiger Zystenniere. Sie entsprechen denen der chronischen Niereninsuffizienz (s. d.). Selten wird eine Polyzythämie angetroffen.
Diagnose: Die Palpation ergibt ein vergrößertes, meist höckriges, pralles Organ, das nicht schmerzhaft ist. Häufig ist der Palpationsbefund bei einzelnen Zysten jedoch unsicher oder unauffällig. Gesichert werden kann die Diagnose leicht durch die Ultraschalluntersuchung: Die Zysten erscheinen als echoarme oder -leere rundliche, durch Drehen des Schallkopfes nicht „streckbare" und im Doppler-Echogramm keine Strömung anzeigende, in der Rinde oder subkapsulär lokalisierte Gebilde. Bei der Punktion einer solchen Zyste ergibt sich eine zellarme, proteinarme, transsudatähnliche Flüssigkeit. Eine Azotämie besteht dann, wenn eine generalisierte Zystenniere beiderseits vorliegt. Bei erhöhtem Hämatokrit/erhöhter Erythrozytenzahl sollte Erythropoetin bestimmt werden, das dann erhöht ist. Dabei handelt es sich um eine echte Polyzythämie infolge der Erythropoetinhypersekretion.
Differentialdiagnose: Nierentumoren, primär oder sekundär. Hydronephrose. Andere raumfordernde Prozesse in der Nierengegend

können i. Allg. leicht durch Ultraschalluntersuchung ausgeschlossen werden.
Therapie: Einzelne Nierenzysten können punktiert und die Zystenkapsel entfernt werden. Einseitige Zystennieren können nephrektomiert werden. Bei beidseitigen Zystennieren mit Urämie ist keine (sinnvolle) Therapie möglich (allenfalls Nierentransplantation).

11.5.9 Nierentumoren

Definition: Seltener benigne, meist maligne primäre oder sekundäre Neoplasien, bei der Katze überwiegend Lymphosarkome, seltener – sehr bösartig verlaufende – Karzinome, beim Hund Adenokarzinome oder auch embryonale Nephroblastome. Sekundäre (metastatische) Tumoren werden häufiger als primäre Nierenneoblastome beobachtet. Es sind besonders Lymphome, Mastzelltumoren, Hämangioendotheliome (-sarkome), Osteosarkome, die in die Niere metastasieren. Primäre Nierentumoren kommen sowohl beim Hund als auch bei der Katze selten vor (FRESE 1978; THEILEN und MADEWELL 1987; DAHME und WEISS 1988; v. BOMHARD 1996).
Ätiologie: In manchen Fällen des malignen Lymphoms der Katze kann das feline Leukämievirus ursächlich beteiligt sein; in anderen Fällen und bei den übrigen Tumorarten ist die Ursache nach wie vor unbekannt.
Pathogenese: Nierentumorosen sind in wenigen Fällen beim Hund, kaum bei der Katze gutartig. Das Nephroblastom, ein meistens, aber nicht immer gutartiger Mischtumor mit Wucherung von epithelialen und mesenchymalen Zellen (WEISS 1988), kommt als angeborene Krankheit beim Junghund vor. Das maligne Nephroblastom kann früh metastasieren. Die übrigen Tumoren sind Krankheiten mittelalter bis älterer Tiere. Das Nierenkarzinom des Hundes verläuft außerordentlich bösartig, bricht häufig in die Nierengefäße und die kaudale Hohlvene ein und führt frühzeitig zu Lungenmetastasen. Bei der Katze kommen besonders im Verlauf der Erkrankung an Leukämie/malignem Lymphom durch das FeLV (seltener) oder ohne dessen Beteiligung (häufiger) Nierentumoren zur Beobachtung.

Sofern beide Nieren betroffen sind, kann das klinische Syndrom der Urämie entstehen.

Nierentumoren können eine vermehrte, normale oder verminderte Sekretion von Erythropoetin aufweisen. Bei Hypersekretion kommt eine Polyzythämie, bei Versiegen der Erythropoetinsekretion dagegen eine aregenerative Anämie zustande.
Klinisches Bild: Lange Zeit werden keine klinischen Symptome beobachtet. Später kommt es zu unspezifischen Krankheitszeichen wie Inappetenz, Gewichtsverlust, Umfangsvermehrung des Bauches in der Nierengegend, die nicht selten bereits vom Besitzer/der Besitzerin bemerkt wird, bei gleichzeitiger Abmagerung. Sofern beide Nieren betroffen sind, können die Zeichen der chronischen Niereninsuffizienz entstehen, besonders Polydipsie und Polyurie, ferner Erbrechen und Anorexie. Bei Metastasen in die Lunge, die häufig schon so frühzeitig auftreten, dass sie die ersten Krankheitszeichen auslösen, bestehen Husten und zunehmende Dyspnoe mit Blaufärbung der Schleimhäute. Die Atemnot wird durch Aufregung und Anstrengung verstärkt. Selten kommen dagegen Lahmheitssymptome der Nachhand durch massive Obstruktion der Vena cava caudalis vor.

Je nach Erythropoetinsekretion wird in seltenen Fällen eine echte Polyzythämie – nicht zu verwechseln mit Hämokonzentration – gefunden; oder es besteht eine aplastische aregenerative Anämie.
Diagnose: Sie erfolgt durch Palpation der Bauchorgane, bei der die Nieren beide oder solitär vergrößert erscheinen. Deren Konsistenz kann derber sein (besonders bei Karzinomen). Der Befund wird durch Röntgenuntersuchung (ventrodorsal) bestätigt. Dabei sollte auch die Lunge durch Röntgen (laterolateral und ventrodorsal) untersucht werden. Weiteren Aufschluss ergibt die Ultraschalluntersuchung, die insbesondere zwischen Flüssigkeitsfüllung und solidem Gewebe unterscheiden kann. Häufig bei Nierentumoren findet man jedoch subkapsuläre Flüssigkeitsergüsse, die ähnlich denen von Zysten sind, aber meist den gesamten subkapsulären Raum erfassen.

Labordiagnostisch sollte abgeklärt werden, ob eine Azotämie vorliegt. Ebenso sollte untersucht werden, ob eine Hämokonzentration, eine echte Polyzythämie oder eine Anämie besteht. Bei Hämokonzentration ist häufig auch das Protein erhöht (das allerdings besonders bei der Katze auch aus anderen Gründen erhöht sein kann [etwa bei FIP]). Bei Hämokonzentration (Pseudopolyzythämie) ist Erythropoetin nicht, bei echter Polyzythämie dagegen deutlich erhöht. Bei Anämie liegt, wenn sie auf das Versiegen der Erythropoetinsekretion zurückgeht, keine Erhöhung des Serum-Erythropoetins vor; bei einem „relativen" Mangel an Erythropoetin – zurückzuführen auf möglicherweise verminderter Ansprechbarkeit der Knochenmarksstammzellen auf Erythropoetin – kann es im Serum normal oder sogar leicht erhöht sein.

Die Urinbefunde sind sehr unterschiedlich. Sie können völlig unauffällig sein, in anderen Fällen werden vermehrt Protein (Albumin), bisweilen eine geringe bis mittelgradige Hämaturie, selten Tumorzellen gefunden.

Die endgültige Diagnose wird anhand der histologischen Untersuchung eines Bioptats gestellt.

Differentialdiagnose: Zu differenzieren sind innerhalb der Diagnose „Nierentumor" benigne von malignen Neoplasien und innerhalb der letzteren Lymphome von anderen Tumoren. Ferner müssen andere raumfordernde Prozesse der Niere, wie Nierenzysten und Zystennieren, Hydronephrose, Abszesse, und extrarenale, in der Nierengegend auftretende Umfangsvermehrungen, etwa der Nebennieren oder von Lymphknoten, unterschieden werden.

Prognose: Sie ist günstig bei einseitigem benignen Tumor, zweifelhaft, wenn es gelingt, einen einseitigen malignen Tumor, bei dem noch keine Metastasen sichtbar sind, durch Nephrektomie zu entfernen; auch später können noch Metastasen auftreten; vorübergehend eher günstig, auf längere Sicht jedoch ungünstig bei malignem Lymphom, infaust bei beidseitiger Tumorose oder Metastasen.

Therapie: Einseitige Nierentumoren werden durch Nephrektomie behandelt; dies gilt jedoch nicht für Lymphosarkome, die chemotherapeutisch therapiert werden (s. d.). Sofern bereits Metastasen, besonders in der Lunge, bestehen oder beide Nieren – mit Ausnahme bei Lymphosarkomen – betroffen sind, sollte keine Behandlung mehr durchgeführt werden.

11.5.10 Urolithiasis

Definition: Steinbildung im Bereich des Nierenbeckens oder der harnabführenden Organe.

Ätiopathogenese: Erforderlich zur Bildung von kristallinen Konkrementen ist ein sehr konzentrierter, gesättigter Harn, ein für die jeweilige Steinbildung günstiger pH-Wert, möglicherweise Fehlen kristallhemmender Faktoren und eventuell auch organische Substanzen. Zunächst kann sich ein Kristallisationskern bilden, um den sich dann weitere Kristalle konzentrieren. Nach der Kristallisationstheorie, die einen übersättigten Harn annimmt, ist ein solcher Kristallisationskern nicht nötig, da sich im hochkonzentrierten Milieu bereits um einen Kristall weitere Salzkristalle anlagern können. Sofern diese anfangs noch kleinen Kristalle nicht ausgeschieden werden, wachsen sie weiter, so dass dann keine oder nur eine erschwerte Ausscheidung möglich ist.

Die Frage ist, wie die Übersättigung zustande kommt. Mehrere Möglichkeiten sind denkbar: erhöhte Filtration im Glomerulum oder Sekretion im Tubulus oder verminderte Rückresorption von Salzen, verminderte Wasseraufnahme und damit erhöhte Rückresorption von Wasser im Tubulus mit der Folge einer erhöhten Konzentration des Sekundärharns, dabei das Erreichen eines für die jeweilige Steinbildung optimalen Urin-pH-Wertes. Mit dieser Theorie lässt sich die Bildung von Magnesium-Ammonium-Phosphat- (= Struvit-), Urat-, Zystin- und auch Kalziumoxalatsteinen erklären.

Die Theorie des Entstehens von Urolithen auf der Grundlage eines Kristallisationskerns beruht auf dem Vorliegen von organischem Material wie Zellen des Harntrakts und Zelldetritus, Blutzellen (Erythrozyten, neutrophile Granulozyten bei Entzündungen) oder Bakterien. Tatsächlich enthalten Steine bisweilen geringe Menge organischen Materials. Es ist allerdings nicht sicher, ob dieses organische Material als Entstehungsgrundlage, also als Kristallisationskern, anzusehen ist oder ob es erst während des Steinwachstums angelagert wurde.

In manchen Fällen, bei manchen Steinarten, sind extrarenale innere oder äußere Einflüsse begünstigend, wie entzündliche Infektionskrankheiten im Falle von Struvitsteinen, Stoffwechselstörungen bei Urat- oder Zystinsteinen oder Intoxikationen, wie in manchen Fällen von Oxalatsteinen.

Die **Entstehung** der einzelnen Konkrementformen wird wie folgt gesehen:

– **Struvitsteine** („Tripelphosphatsteine", Magnesium-Ammonium-Phosphat-Steine):
Sie werden bei der Katze fast ausschließlich, beim Hund in der überwiegenden Zahl der Fälle von Harnsteinen gefunden. Ihr Entstehen beruht in den meisten Fällen auf dem Vorliegen einer bakteriellen Harnwegsinfektion, wobei besonders *Proteus vulgaris*, Staphylokokken, Klebsiellen, *Pseudomonas aeruginosa*, selten dagegen *E. coli* beteiligt sind (obwohl *E. coli* sehr häufig für Zystitiden verantwortlich ist). Die involvierten Bakterien bilden Urease, die den Harnstoff unter Ammoniakbildung spaltet. Dadurch wird der beim physiologisch mit tierischem Eiweiß (Fleisch) ernährten Fleischfresser saure Harn bis in alkalische pH-Bereiche (>7) erhöht und ermöglicht dann die Bildung der „sargdeckelförmigen" Magnesium-Ammonium-Phosphat- (Struvit-) Kristalle. Außerdem steigt die Konzentration an PO_4-Ionen an, so dass sich Apatitkristalle, in der Hauptsache also Kalziumphosphat [$Ca_3(PO_4)_2$], bilden können. Die Bezeichnung „Tripelphosphat" ist nicht ganz korrekt, da der Name neben dem Anion Phosphat drei Kationen, nämlich Magnesium, Ammonium und Kalzium, beinhaltet; Kalzium aber kommt im Magnesium-Ammonium-Phosphat nicht vor. Struvitsteine wurden wegen der häufig mit bakteriellen Infektionen einhergehenden Entstehung auch als „Entzündungssteine" bezeichnet. In manchen Fällen fehlt allerdings die bakterielle Besiedlung. Das Entstehen der Kristalle unter sterilen Kautelen ist unklar. Möglicherweise spielt eine unphysiologische Ernährung (vom Besitzer erzwungene „vegetarische" Ernährung) mit der Folge eines pH-Anstiegs eine Rolle. Struvitsteine können im Nierenbecken und in der Harnblase entstehen. ZENTEK u. Mitarb. (1995) fordern, dass Diätfuttermittel zur Struvitsteinverhütung ein Kationen- zu Anionen-Verhältnis unter 195 und zur Behandlung von bis zu –305 mmol/kg Trockensubstanz haben solle.

– **Zystinsteine** entstehen als Folge einer angeborenen Zystinstoffwechselstörung. Dabei sind die Tubulusepithelien nicht in der Lage, den Transport von Zystin zu gewährleisten, so dass keine Rückresorption stattfindet. Normalerweise werden geringe Mengen von Zystin im Harn gefunden, die glomerulär filtriert und tubulär rückresorbiert werden. Bei mangelhafter Rückresorption, wie sie vorzugsweise, aber keineswegs ausschließlich beim Dackel vorkommt, besteht eine Zystinurie, wobei die Bildung von Steinen überwiegend bei männlichen Tieren beobachtet wird. Zystin ist umso unlöslicher, je saurer der Urin ist, umso löslicher, je alkalischer er ist.

– **Uratsteine** werden sehr häufig beim Dalmatiner, wesentlich seltener bei anderen Hunderassen und bei Katzen gefunden. Harnsäure wird aus Purinen gebildet, die sowohl mit der Nahrung aufgenommen als auch endogen produziert werden. Sie werden zu Harnsäure abgebaut, die normalerweise in die Hepatozyten transportiert und hier durch Vermittlung der Urikase zu Allantoin metabolisiert und in der Niere mit dem Urin ausgeschieden wird. Im Gegensatz zu der schlecht löslichen Harnsäure ist Allantoin leicht löslich. Harnsäure kann als Urat auskristallisieren. Im Gegensatz zu früheren Annahmen, dass der Dalmatiner einen Urikasemangel aufweise, ist es der Arbeitsgruppe um GIESECKE (1985) gelungen nachzuweisen, dass die Urikaseaktivität auch beim Dalmatiner unverändert ist; vielmehr ist der Verlust des Transportenzyms für Harnsäure in der Hepatozytenmembran für die Stoffwechselanomalie verantwortlich.

– **Oxalatsteine** kommen bei Hund und Katze selten vor. Oxalat wird in Gemüse gefunden, aber schlecht im Darm resorbiert. Endogen wird Oxalsäure in der Leber aus Ascorbinsäure und Glyoxylsäure, einem Glyzinprodukt, synthetisiert. Durch Aufnahme von Frostschutzmittel (Ethylenglykol) kommt daher eine stark vermehrte Produktion zustande. Nach Ausscheidung der Oxalsäure in der Niere verbindet sich die Oxalsäure mit Kalzium zu Kalziumoxalat. Begünstigt wird die Steinbildung durch hohe Konzentrationen an Oxalat und Kalzium im Urin. Der genaue Pathogenitätsmechanismus ist jedoch nicht bekannt.

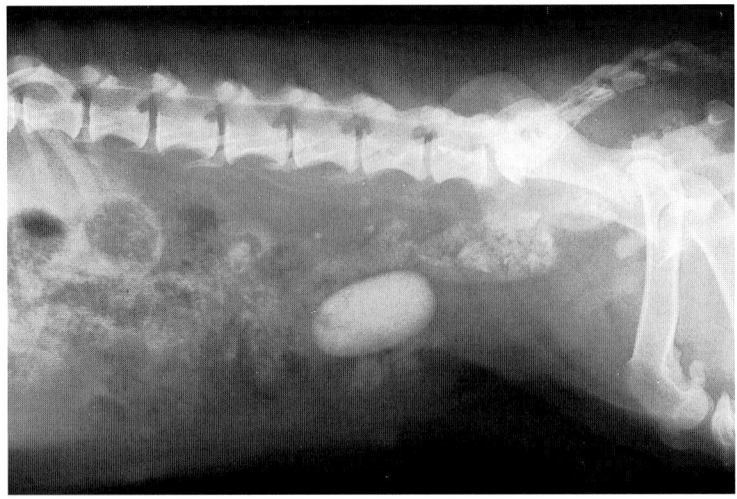

Abb. 11.13: Urolithiasis.

- **Silikatsteine** wurden wiederholt beim Hund gefunden, wobei insbesondere weibliche Deutsche Schäferhunde betroffen waren. Möglicherweise spielt die Fütterung eine Rolle, wobei aber die genaueren Umstände unbekannt sind. Silizium ist in Pflanzen reichlich vertreten.
- **Apatitsteine** (tertiäres Kalziumphosphat, $Ca_3[PO_4]_2$) kommen in reiner Form selten vor; vielmehr werden sie als Kombinationssteine mit Struvit gefunden. Wenn sie rein nachgewiesen werden, sollte an Störungen des Kalzium-Phosphat-Stoffwechsels (primärer Hyperparathyreoidismus, Überschuss an Kalzium und Phosphat in der Nahrung, Applikation großer Kalziummengen bei renaler Hyperphosphatämie) oder andere Stoffwechselstörungen (renale tubuläre Azidose) gedacht werden.

Die Folgen der Konkrementbildung sind überwiegend mechanisch bedingt. Sie sind abhängig von Sitz, Größe, Oberfläche und Zahl der Steine. Durch Reiben an der Schleimhaut werden vor allem von rauen und scharfkantigen Steinen Läsionen und Entzündungen verursacht. Verschlüsse eines Ureters führen bei längerem Bestehen zur Hydronephrose, bei Verschluss der Urethra zu Blasendilatation mit der Gefahr der Phlegmone und Ruptur und nachfolgender postrenaler Urämie. Bei beidseitiger Stauung der Harnleiter und Hydronephrose entsteht ebenfalls eine postrenale Urämie. Nicht selten werden bei Urolithiasis bakterielle Infektionen gesehen.

Klinisches Bild: Selbst große Steine können lange Zeit unerkannt bleiben. Im Übrigen sind die Symptome von Lage, Größe, Zahl und Oberfläche der Konkremente abhängig. Blasensteine führen häufig zu Dysurie mit terminaler Hämaturie; die Störung wird daher vom Besitzer nicht selten beim ersten Schnee entdeckt (Rotfärbung der Endportion). Nierenbeckensteine führen zur Hämaturie des Gesamtharns. Kleine Harnröhrensteine rufen besonders beim Rüden Pollakisurie, Hämaturie der Anfangsportion, gegebenenfalls auch völlige Verlegung der Harnröhre und häufigen erfolglosen Versuch des Harnabsatzes hervor.

Einseitige Steine im Nierenbecken oder Harnleiter führen bei totaler Obstruktion zur Druckerhöhung und damit zur Hydronephrose. Beidseitige Obstruktion zieht eine akute postrenale Urämie nach sich. Länger bestehende Urolithiasis der Harnblase kann eine mechanische Schädigung der Harnblasenschleimhaut bewirken, die im Falle einer gleichzeitigen bakteriellen Infektion (häufig bei Struvitsteinen) eine chronische Zystitis begünstigt. Schließlich kann eine Druckatrophie der Blasenwand mit Perforation, Erguss des Urins in die Bauchhöhle und Peritonitis entstehen. Konkremente in der Harnröhre

Abb. 11.14: Nierenbeckensteine.

Abb. 11.15: Nierenbeckensteine mit erheblicher Atrophie des Nierenparenchyms; Lateralaufnahme.

Krankheiten der Harnorgane 659

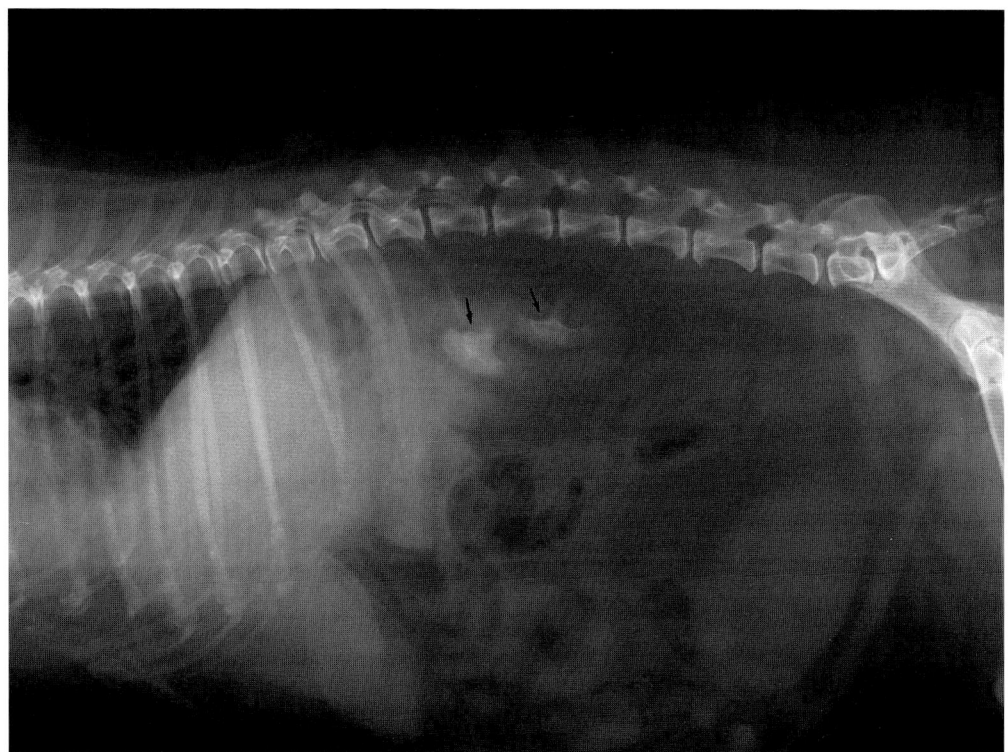

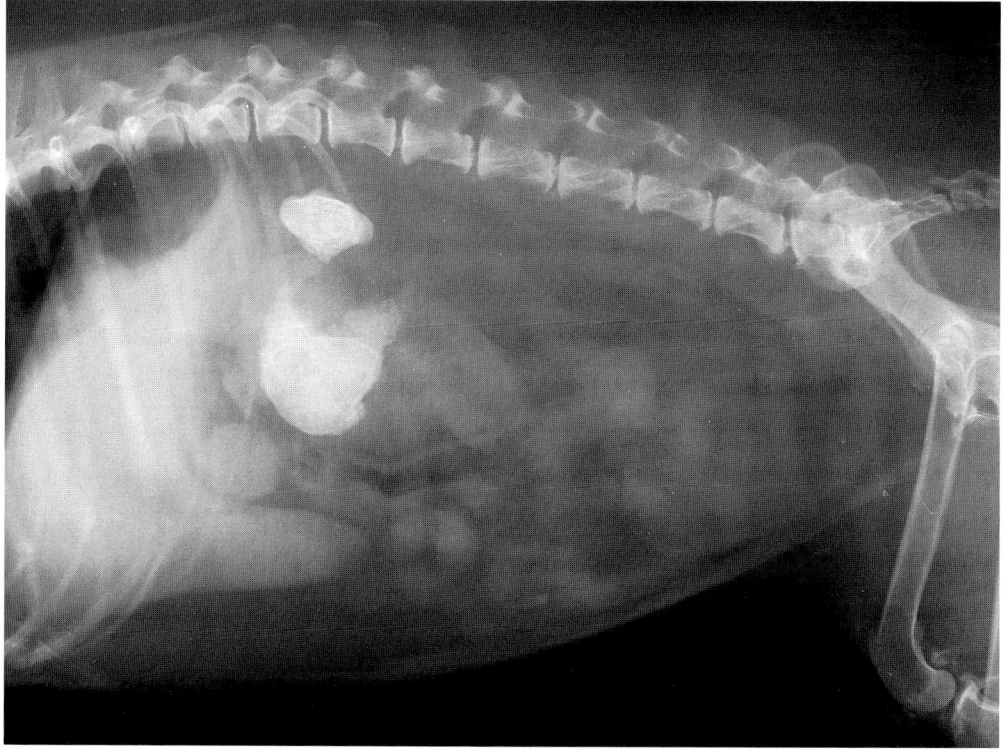

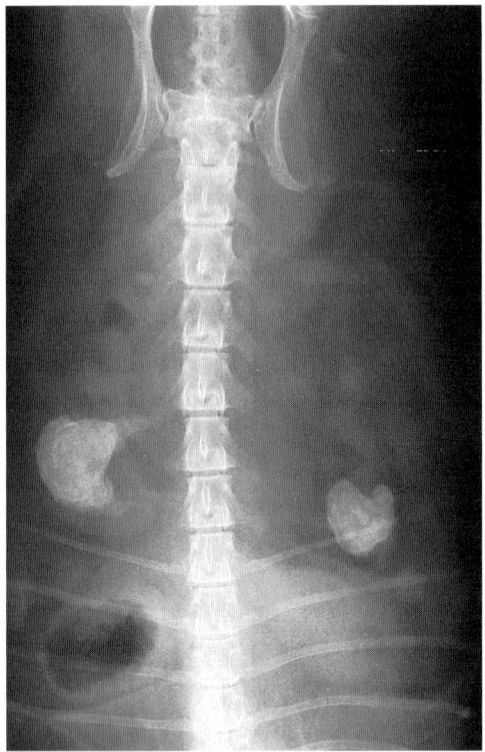

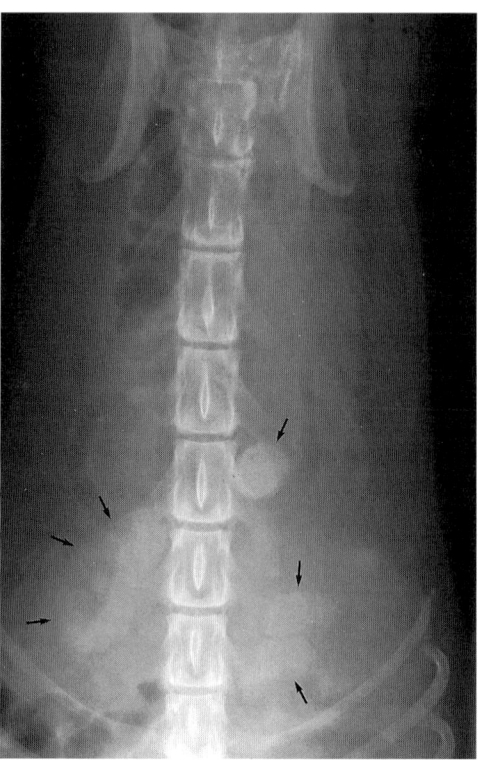

kommen beim Rüden und beim Kater nicht selten vor. Sitz ist besonders der Harnröhrenabschnitt vor dem Penisknochen. Es kommt dabei zu abruptem Verschluss der Harnröhre mit Rückstau in die Blase. Besonders auffällig ist der schmerzhafte Harndrang; die Tiere versuchen ständig. Harn abzusetzen, wobei unter Schmerzäußerungen allenfalls wenige Tropfen oft blutigen Urins abgesetzt werden. Auch in diesem Fälle entwickelt sich rasch eine Hydronephrose mit Urämie. Durch Aszendieren von Bakterien aus der Harnblase in die Niere können Pyelitiden und Pyelonephritiden entstehen.

Diagnose: Verdächtig für Harnblasensteine ist terminale Hämaturie, für Urethraobstruktion ständiger erfolgloser und schmerzhafter Versuch des Harnabsatzes bei stark gefüllter Blase. Große Harnblasensteine können oft durch Palpation festgestellt werden. Klarheit ergibt die röntgenologische Untersuchung; sofern eine Leeraufnahme noch nicht eindeutig zum Erfolg führt, wird eine Aufnahme mit negativem Kontrast (Luft, Kohlendioxid) und schließlich mit negativem und positivem Kontrastmittel (Doppelkontrast) angeschlossen. Bei der Katze dringen gasförmige Kontrastmittel häufig bis ins Nierenbecken vor, so dass sich Steine auch hier darstellen. Da Luftaufstieg ins Nierenbecken evtl. zur Embolie Anlass geben kann, sollte besser Kohlendioxid verwendet werden. Zur Therapie und Prophylaxe kann die Kenntnis der Art der Steine wichtig sein (siehe hierzu Fachbücher der Labordiagnostik). Die Harnsteinanalyse kann mittels Testsets im eigenen Praxislabor durchgeführt oder in ein externes Labor gegeben werden.

Differentialdiagnose: Hämaturien treten bei traumatischen und entzündlichen Krankheiten der Harnorgane auf. Beim Sitz der Krankheit proximal der Harnblase ist der Gesamturin erythrozytenhaltig; die ersten Tropfen des Urins werden besonders bei Erkrankungen der Harnröhre und der Prostata

Abb. 11.16, oben: Derselbe Fall wie in Abb. 11.15; Ventrolateralaufnahme.

Abb. 11.17, unten: Konkremente in den Nierenbekken und im rechten Harnleiter; Ventrodorsalaufnahme.

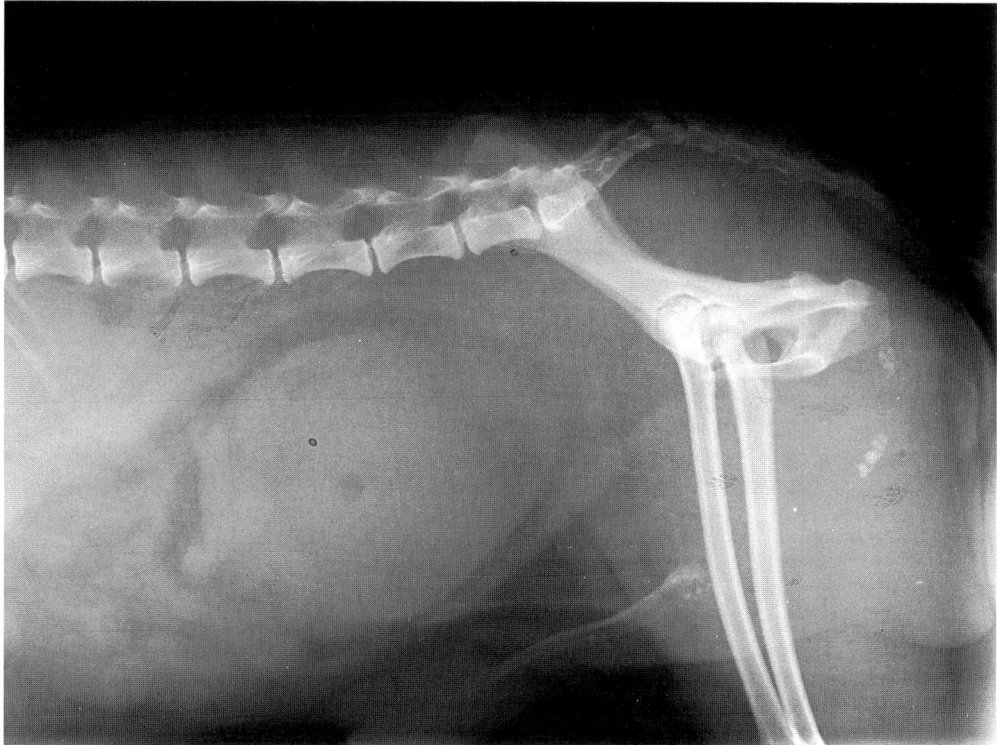
Abb. 11.18: Harnröhrenkonkremente.

bluthaltig. Harnabsatzbeschwerden lassen auch an neurogene (Rückenmarksschäden, Tollwut, nervöse Staupe) und ebenfalls an traumatische Ursachen (Blasen-, Harnröhrenverletzungen, Folgen der Hysterektomie) denken. Bei der Röntgenuntersuchung können Nephrokalzinosen, verkalkte Darmlymphknoten oder Nebennieren, Tumoren, Knochenkot zur Verwechslung mit Harnsteinen führen. Wichtig ist die Differenzierung der Harnsteine wegen der therapeutischen und prophylaktischen Konsequenzen.

Prognose: Sie ist abhängig vom Sitz der Konkremente. Ein totaler Verschluss der Harnröhre führt schon bald zu schweren Harnröhren- und Blasenschäden und evtl. zu beidseitiger Druckerhöhung im Nierenbecken mit tödlicher Urämie. Die Urolithiasis neigt zur Rezidivierung.

Therapie: Ziel ist die Entfernung der Konkremente, insbesondere wenn eine Verlegung der Urethra oder eines oder beider Ureteren besteht oder aber eine Drucknekrose des Nierengewebes infolge eines großen Nierenbeckensteines droht. Kleine Harnblasensteine können bei weiblichen Tieren spontan abgehen. Eine meist nur vorübergehende Behebung einer lebensbedrohenden Harnröhrenobstruktion kann mit einer Zurückverlagerung der Konkremente in die Harnblase erzielt werden. Hierzu werden mit einem Harnkatheter 0,5 bis 2,0 ml eines Oberflächen-Anästhetikums in der Harnröhre appliziert und danach unter mäßigem Druck sterile warme physiologische Kochsalzlösung. Ein vorher intravenös verabreichtes Spasmolytikum (Butylscopolamin, 0,5 bis 0,8 mg/kg KM) erleichtert die Manipulation. Harnröhrensteine können außerdem durch Ultraschall zertrümmert werden (Zusatz zum Ultraschallgerät für die Zahnsteinentfernung). Bei all diesen Manipulationen ist besonders auf die Verhinderung bakterieller Sekundärinfektionen zu achten. Wenn die Entfernung durch o. g. Maßnahmen nicht gelingt, ist die Steinentfernung chirurgisch vorzunehmen. In jedem Falle ist auf die Funktion der Nieren und der Harnblase zu achten (Kontrolle von Serumharnstoff und -kreatinin, Urinmenge).

Ziele der konservativen Behandlung sind:
1. Erhöhung der Urinmenge und damit Verdünnung der Harnkonzentration;
2. Erhöhung der Löslichkeit der Salze;
3. Verminderung der Salzmenge;
4. Verhinderung der Bildung von Kristallisationskernen;
5. Behandlung einer evtl. Infektion.

Die **Erhöhung der Urinmenge** kann durch die Zufütterung von Kochsalz zur Steigerung des Durstes bewerkstelligt werden. Zu beachten ist, dass kommerzielle Diäten zur Auflösung von Steinen bereits Kochsalz in höherer Konzentration enthalten. Die täglich erforderliche Menge beträgt ca. 0,25 bis 1,0 g/kg KM. Den Patienten muss ständig Trinkwasser zur Verfügung stehen. Das Futter soll suppig hergestellt werden; Trockenfutter ist zu vermeiden. Die ausreichende Verdünnung des Harns lässt sich gut am spezifischen Gewicht kontrollieren, das 1,025 unterschreiten soll. Die Diurese kann rasch verstärkt werden durch parenterale Gabe von (hypotoner) Elektrolytlösung. Sie lässt sich verstärken durch Furosemid (z. B. Dimazon), 1 mg/kg.

Die **Erhöhung der Salzlöslichkeit** lässt sich am besten über eine pH-Wert-Änderung erreichen. Die Löslichkeit ist abhängig von der Art des Steines, weshalb unbedingt eine Analyse durchgeführt werden muss. Eine Ansäuerung kann erreicht werden mit Ammoniumchlorid, das in einer Dosis von 50 bis 100 mg/kg KM, dreimal täglich, gegeben werden muss. Auch mit Methionin, 150–300 mg/kg KM p. o., oder Ascorbinsäure, 100–500 (bis 1000) mg/Hund, 100–200 mg/Katze, kann eine Ansäuerung durchgeführt werden.

Eine Alkalisierung wird mit Natriumbicarbonat erreicht (50 mg/kg). Der Erfolg wird durch anfangs mehrmals tägliche Messung des Harn-pH-Wertes festgestellt.

Eine **Verminderung der Salzmenge** wird durch diätetische Maßnahmen erzielt. Sie werden bei den einzelnen Harnsteinen besprochen.

Die **Verhinderung der Bildung von Kristallisationskernen** besteht neben der Harnverdünnung hauptsächlich in der Behandlung einer Entzündung. In den weitaus meisten Fällen liegt dabei eine bakterielle Infektion der Harnwege zugrunde. Es sollte daher unbedingt eine bakteriologische Untersuchung mit Anfertigung eines Antibiogramms vor Einleitung einer antibiotischen Therapie durchgeführt und dann gezielt behandelt werden. Dabei ist darauf zu achten, dass das gewählte Antibiotikum einen ausreichenden Harnspiegel ermöglicht. Die Behandlung ist lange genug durchzuführen, d. h. mindestens vier, bei chronischen Entzündungen, wie sie der Urolithiasis oft zugrunde liegen, mindestens sechs Wochen lang. Während der Behandlung ist der Harn wiederholt (mindestens zweimal) auf Bakterien zu untersuchen; im Anschluss an die antibiotische Therapie soll nach einer fünftägigen Pause erneut eine bakteriologische Untersuchung durchgeführt werden.

Da bei schwereren Veränderungen der Nieren oder/und der Harnblase und bei intensiver Manipulation an einer obturierten Harnröhre immer mit Komplikationen durch bakterielle Infektionen gerechnet werden muss, ist die prophylaktische Behandlung mit Breitspektrumantibiotika oder/und Chemotherapeutika indiziert und vom klinischen Standpunkt aus zu verantworten. Der **konservativen Behandlung** von Harnsteinen sind relativ enge Grenzen gezogen. Sie ist abhängig von der Art des Steines.

Magnesiumammoniumphosphat (Struvit):
1. Ansäuern des Urins: Zur Vermeidung weiterer Kristallisation und zur Auflösung vorhandener Struvitsteine ist das Mittel der Wahl das **Ansäuern des Urins** mittels Ammoniumchlorid (erste Wahl), Vitamin C (Ascorbinsäure) oder Methionin. Anzustreben ist ein pH-Wert <6,5. Auf diese Weise gelingt es in vielen Fällen, die Auflösung der Steine zu erzielen. Bei Obstruktion der Harnröhre oder eines oder gar beider Harnleiter darf natürlich nicht auf die Auflösung gewartet werden. Die Ansäuerung darf nicht durchgeführt werden, solange eine Urämie besteht, da dann bereits häufig eine metabolische Azidose vorliegt.
2. Anfertigung eines **Antibiogramms** und gezielte Behandlung mit einem **Antibiotikum**. Die Behandlung muss mindestens vier Wochen über die Auflösung der Harnsteine hinaus fortgesetzt werden. Zwischenzeitliche bakteriologische Kontrollen sollen durchgeführt werden.

3. Die **Diät** soll mäßig eiweißarm sein, ein Überwiegen pflanzlicher Bestandteile muss wegen des Alkalisierungseffektes vermindert werden. Fleisch soll gekocht und die Brühe verworfen werden (Mg-reich). MEYER (1983) empfiehlt Diäten, wie sie auch für Niereninsuffizienzen angewandt werden können (siehe Tabelle Seite 74).
Kommerzielle Diäten stehen zur Verfügung. Wichtig ist, dass dem Patienten keinerlei Zusatznahrung gegeben wird.
4. Regelmäßige Kontrolle des **pH-Wertes** im Urin. Wenn trotz Diät kein pH-Wert unter 7 erreicht wird, muss er angesäuert werden. Geeignet ist Ammoniumchlorid (z. B. Ammonchlor), 50 bis 100 mg/kg, auf dreimal täglich verteilt.
5. Anregung der **Diurese**, falls unter der Diät keine ausreichende Harnverdünnung zustande kommt (spezifisches Gewicht < 1,025). Nahrung leicht salzen oder Furosemid, 1 mg/kg.
6. Auflösung mit **Walpoles Puffer**. Die Lösung (0,2 molare Essigsäure, 57 ml, + 0,2 molare Natriumazetatlösung, 43 ml; z. B. Urofree) wird über einen Harnkatheter in Urethra bzw. Blase gegeben. Im Übrigen ist die Katheterisierung zu vermeiden.

Zystin: Wirksam möglicherweise, aber ungesichert, sind Harnverdünnung, Alkalisierung (Natriumbicarbonat, 50 bis 100 mg/kg), D-Penicillamin (z. B. Metalcaptase, 10 bis 15 mg/kg).

Urat:
1. Diät: Verminderung des Purins in der Nahrung; relativ wenig Purin ist in pflanzlichen Produkten enthalten.
2. Alkalisierung: Natriumbicarbonat, 50 bis 100 mg/kg.
Erwünscht ist ein pH-Wert von 6,5 bis 7,0. Geeignet zur Steinauflösung ist auch Kaliumhydrogencarbonat mit Zitrat (U-ralyt); Dosierung nach Wirkung.
3. Harnverdünnung: Leichtes Salzen; Furosemid, 1 mg/kg.
4. Xanthinoxidaseblocker: Allopurinol (z. B. Foligan), 30 mg/kg KM auf zweimal täglich verteilt; nach vier Wochen Reduktion auf 10 mg/kg. Lebenslange Applikation ist erforderlich.

Kalziumoxalat: Keine wirksame konservative Therapie bekannt.
Zu empfehlen ist eine Erhöhung der Harnmenge, um eine Verdünnung der Kalzium- und Oxalatmengen zu erzielen. Man gibt Furosemid, 1 mg/kg KM, ein- bis zweimal täglich, oder Hydrochlorothiazid, 0,5 bis 2 mg/kg KM, ein- bis zweimal täglich.

Silikat: Keine wirksame konservative Therapie bekannt.

Apatit (Kalziumphosphat): Behandlung einer evtl. Grundkrankheit und Einstellung des Kalzium-Phosphor-Verhältnisses. Versuch mit Harnansäuerung und -verdünnung.

Prophylaxe: Da einmal an Urolithiasis erkrankte Hunde und Katzen zu Rezidiven neigen, kann versucht werden, durch prophylaktische Maßnahmen eine Neuerkrankung zu verhindern. Dazu ist die Steinanalyse-Voraussetzung. Beim Kater kann als Ursache der Urethraobstruktion im Allgemeinen Struvit vorausgesetzt werden. Drei Möglichkeiten der Beeinflussung bestehen:
1. Harnverdünnung,
2. Eliminationsnahrung,
3. pH-Einstellung.

Besonders die Eliminationsnahrung ist beim Hund einfacher durchzuführen als bei der Katze mit ihrer hochgradigen Nahrungsspezialisierung.

Harnverdünnung: Steinkranke Tiere müssen immer genügend Wasser zur Verfügung haben. Durch Zugabe von Kochsalz zum Futter kann der Durst gesteigert werden. Futter sollte durch Beimengung von Wasser suppig gehalten werden. Wenn Diuretika gegeben werden, ist auf einen Ausgleich des Kaliumverlusts zu achten; es empfiehlt sich, das Diuretikum in jedem Fall 1 bis 2 Tage pro Woche (übers Wochenende) abzusetzen (Furosemid, 1 mg/kg KM p. o.).

Eliminationsnahrung: Kalziumoxalatsteine (Whewellit): Kalzium und oxalarme, magnesiumreiche Nahrung (Magnesium erhöht die Löslichkeit und vermindert die Kalziumresorption). Bei der für Hund und Katze in Frage kommenden Nahrung ist Folgendes zu beachten:

Kalziumreich: Milch, Milchprodukte.
Kalziumarm: Getreide (Haferflocken, Reis), Getreideprodukte (Brot), Muskelfleisch, Fette tierischen Ursprungs.
Oxalatreich: Kartoffeln, Schokolade, Gemüse.
Magnesiumreich ist rohes Muskelfleisch. Vitamin B_6 vermindert die renale Oxalatausscheidung. Mit Ionenaustauschern kann ver-

sucht werden, Kalziumionen im Darm zu binden; ob dies Auswirkungen auf das Skelett hat, ist unbekannt.

Uratsteine (Ammoniumurat): Harnsäure fällt bei Konzentrationen über 6,4 mg/100 ml aus (PETERS u. Mitarb. 1946). Diese Konzentration wird beim Menschen bei Aufnahme von etwa 2 bis 3 g Ribonucleinsäure pro Tag erreicht (GRIEBSCH u. Mitarb. 1970). Entsprechend der Pathophysiologie wäre eine Reduzierung des Proteins (Purin) in der Nahrung zu empfehlen. Vermieden werden sollten besonders Leber und Nieren. Geeignet ist dagegen pflanzliches Eiweiß.
1. Allopurinol (Foligan), 2 × tägl. je 15 mg/kg, nach vier Wochen Reduktion auf 2 × tägl. je 5 mg/kg.
2. **pH-Einstellung** zwischen 6,5 und 7,0 mit $NaHCO_3$ messerspitzenweise (100 mg/kg).
3. Methode der Wahl ist die Einstellung eines Urin-pH um 6,8 bis 7,4 und tägliche Gabe von Vitamin C.

Magnesiumammoniumphosphat-(Struvit-), Tripelphosphat-)Steine:
1. Magnesiumarmes Futter: gekochtes Muskelfleisch ohne Brühe, Milch aus Milchpulver, Quark, gekochter Reis, Ei oder Fertigfutter.
2. Ansäuerung des Harns: pH ≥ 6,0, Ammoniumchlorid, mehrmals tägl. 50 mg/kg.
3. Harnverdünnung.
4. Bei Rezidiven operatives Vorgehen (Penisamputation, Prothese).

Zystinsteine:
1. Diät nicht sehr effektiv.
2. Medikamentös: D-Penicillamin, 2 × tägl. 15 mg/kg, lebenslang.

11.5.11 Urethraobstruktion der Katze

Synonym: *Felines urologisches Syndrom (FUS)* (veraltet).
Definition: Verlegung der Harnröhre der Katze (des Katers) durch Pfröpfe hauptsächlich organischen Materials, vermischt mit Kristallen, mit nachfolgender Blasendilatation und schließlich Rückstau in die Niere. Der alte Begriff des FUS war recht unscharf und umfasste Symptome der Dysfunktion des unteren Harntrakts einschließlich Zystitis, Urethritis, obstruktive Krankheiten. Man neigt heute dazu, die einzelnen Krankheiten auch unter ätiologischen und therapeutischen Gesichtspunkten wieder getrennt zu betrachten.

Ätiologie: OSBORNE u. Mitarb. (1992) halten Infektionen und Kristallbildung in unterschiedlichen Anteilen für die auslösende Ursache.

Ursachen der infektiösen Entzündungen sind verschiedene Bakterienarten. Auch Viren wurden verantwortlich gemacht (FABRICANT 1984; OSBORNE 1992). Als weitere auslösende Ursachen werden Trockenfutter, hereditäre Faktoren und Kastration genannt. Mit großer Wahrscheinlichkeit spielt jedoch die Kastration keine ausschlaggebende Rolle: Die Krankheit wird auch bei intakten Katern gesehen. Das Überwiegen kastrierter Kater rührt vermutlich aus der absolut größeren Zahl kastrierter als unkastrierter Kater. Ob bakterielle Ursachen eine besondere Rolle spielen, kann vermutet werden. Sie werden bei der Katze – wohl wegen des höher konzentrierten Harns – insgesamt seltener als beim Hund gesehen. Sehr fraglich ist die virale Genese.

Möglicherweise kommen mehrere Ursachen zusammen, wobei der Entzündung und der Kristallbildung eine besondere Bedeutung zukommt.

Pathogenese: Noch immer ist sehr viel hypothetisch. Nach der Auffassung von OSBORNE u. Mitarb. (1992) führt die Entzündung der Harnblase und der Harnröhre zur Bildung von Entzündungsprodukten, zur Hämaturie und Dysurie. Eine Kristallurie, hauptsächlich Struvit, seltener Oxalat, Kalziumphosphat u. a. kann zur Kristallisation ebenfalls mit Hämaturie und Dysurie führen. Durch das Zusammentreffen von Zelldetritus (organisches Material) und Kristallen (anorganisch) entstehen Pfröpfe, die die Harnröhre des Katers verlegt. Bei der Kätzin kommen solche Detritus-Kristall-Kompositionen ebenfalls vor; sie führen jedoch kaum zur Verlegung der Harnröhre.

Begünstigt wird die Pfropfbildung durch anatomische Veränderungen der Harnröhre infolge von Entzündungen, Urolithiasis, extraurethralen Kompressionen (Beckenbrüche, Tumoren) oder Traumen der Harnröhre selbst (auch iatrogen durch Katheterisieren).

Durch die akute Verlegung der Harnröhre kommt es zur Dilatation der Harnblase und zum Rückstau in die Nierenbecken, so dass recht schnell eine postrenale Urämie (s. d.) die Folge sein kann.

Klinisches Bild: Die Kater zeigen die Symptome der Stranguria. Charakteristisch ist der häufig wiederholte, aber weitgehend oder vollständig erfolglose Versuch, Urin abzusetzen. Die Tiere suchen das „Katzenklo" auf, nehmen die Stellung zum Urinieren ein, pressen häufig unter lautem Klagen, ohne dass Urin abgeht. Bisweilen werden wenige Tropfen Urin, blutiger Urin oder reines Blut abgesetzt. Sofern eine vollständige Harnverhaltung besteht, entwickeln sich nach zwei bis drei Tagen die Symptome der (postrenalen) Urämie, die dann zunehmend im Vordergrund stehen: Apathie, Erbrechen, Anorexie, Dehydratation, Foetor urinosus. GRÜNBAUM und BÜNEMANN (1994) fanden das Krankheitsbild vorwiegend bei mittelalten, in der Wohnung gehaltenen männlichen Perserkatzen und Europäisch Kurzhaar. In der weit überwiegenden Zahl ihrer Fälle (>85%) lag gleichzeitig mit „FUS" eine Zystitis vor.

Die erheblichen Elektrolytverschiebungen führen zur urämischen Azidose mit Hyperventilation (Kußmaulsche Atmung). Durch die Hyperkaliämie wird eine zunehmende Herzschwäche mit Bradykardie ausgelöst. Das Erbrechen führt zur Hypovolämie und zum Natrium- und Chloridverlust. Innerhalb weniger Tage (in der Regel zwischen drei und fünf Tagen) entwickelt sich ein Kreislaufschock.

Schließlich fallen die Tiere in ein urämisches Koma. Die Penisspitze wird blau und schließlich missfarben. Aus dem Orificium urethrae externum tritt spontan oder nach leichter Massage sandartiges Material aus. Druck auf das Abdomen ist schmerzhaft. Die Blase fühlt sich prall und hart an, so dass die Fehldiagnose „Bauchtumor" immer wieder vorkommt. Labordiagnostisch lässt sich die Azotämie leicht nachweisen.

Diagnose: Vorbericht und klinische Untersuchung bringen die Diagnose i. Allg. an den Tag. Insbesondere die sorgfältige Untersuchung des Penis, evtl. mit dem Versuch zu katheterisieren (strenge Asepsis!) macht die Diagnose einfach.

Auf jeden Fall soll auf die Größe der Harnblase (Palpation, Röntgen, Sonographie) und auf eine eventuelle Stauung des Nierenbeckens geachtet werden (Sonographie, evtl. Ausscheidungsurographie). Laboruntersuchungen sind erforderlich, um die Auswirkungen zu erkennen und ggf. zu behandeln. Dabei sind neben Serum-Kreatinin und -Harnstoff besonders die Blutgase (Basenüberschuss) und die Elektrolyte von Bedeutung. Die Hämokonzentration kann durch Bestimmung des Hämatokritwertes und des Serum-Proteins abgeschätzt werden.

Im Urin der Harnblase (Zystozentese) werden unterschiedliche Befunde ermittelt. In manchen Fällen ist der Blasenurin weitgehend unauffällig, in den meisten bestehen jedoch (primäre oder sekundäre) Anzeichen einer Zystitis (meist alkalischer Harn, Protein unterschiedlich erhöht, vereinzelt bis massenhaft Erythrozyten und Leukozyten, bisweilen Kristalle und Bakterien).

Differentialdiagnose: In Frage kommen allenfalls Rupturen der harnabführenden Wege, Urolithiasis mit Obturation, kaum renale oder prärenale Urämie; die Erfahrung zeigt, dass die übervolle Harnblase mit Bauchtumoren verwechselt werden kann, was bei einigermaßen sorgfältigen Untersuchen ausgeschlossen sein sollte. Möglich ist auch die Obturation beider Harnleiter oder der Urethra in Verbindung mit Bauchoperationen.

Prognose: Zweifelhaft; die Krankheit neigt zur Rezidivierung.

Therapie:

1. **Akute Obstruktion:** Versuch des Ausmassierens. Der Penis wird vorsichtig um die Längsachse massiert. In vielen Fällen lassen sich die Massen mindestens zum Teil aus der Harnröhre entfernen. Mit einer an der Spitze offenen Kopfkanüle oder einem an der Spitze abgeschnittenen Harnkatheter geht man vorsichtig in die Harnröhre ein und spült mit warmer physiologischer Kochsalzlösung oder Walpoles Puffer. Die Katzen müssen dazu in vielen Fällen vorher in Narkose gelegt werden. Die Behandlung wird erleichtert durch vorherige Gabe eines Parasympathikolytikums intravenös und durch Oberflächenanästhesie der Harnröhrenschleimhaut.

Im Falle bereits manifester Urämie sollte man die Versuche zur Freispülung der Harnröhre nicht zu lange ausdehnen, sondern zur Punktion der Harnblase schreiten. Dabei muss die Kanüle (Nr. 2) am besten unter Sonographiekontrolle vorsichtig in kaudodorsaler Richtung vorgeschoben werden. Zu rasches Einstechen kann – theoretisch – zur Blasenruptur führen. Nach Blasenentleerung wird die Harnröhre weiter behandelt. Falls dies nicht erfolgreich ist, muss die Penisamputation als Ultima Ratio erwogen werden (s. Band 2).

2. **Weiteres Vorgehen:** Es lässt sich kaum vermeiden, dass durch die Manipulation am Penis und das Hineinspülen in die Harnblase Bakterien in die Harnwege gelangen. Zwar ist die Katze relativ unempfindlich gegenüber bakteriellen Infektionen der Harnwege; die Situation ändert sich aber durch die Vorschädigung sowie durch die Manipulation. Es sollten daher nierengängige Breitspektrumantibiotika (Ampicillin, dreimal täglich 25 mg/kg KM) gegeben werden.

Vor der Antibiotikaapplikation soll eine bakteriologische Untersuchung mit Antibiogramm durchgeführt und nach Erhalt das Antibiotikum oder Chemotherapeutikum ggf. gewechselt werden.

Es ist unbedingt darauf zu achten, das eine evtl. gestörte Elektrolyt-Wasser-Homöostase ausgeglichen wird. Dies gilt besonders für dehydrierte Tiere.

Zunächst ist mit isotonischen, kaliumfreien Lösungen auszugleichen. Besteht danach eine Oligo-Anurie weiter, werden „Nierenstarter" (Mannitlösung, 2 g/kg) gegeben. Eine Erweiterung der Nierengefäße kann mit Dopamin (2 bis 10 μg/kg KM und Minute im Dauertropf) versucht werden.

Weitere Maßnahmen s. Kap. „Postrenale Urämie".

3. **Prophylaktische Maßnahmen:** Sie sind besonders diätetischer Art. Von den Bestandteilen der Struvitanteile lassen sich Magnesium und auch Phosphat (Komplexbildung mit Aluminiumhydroxid) vermindern. Der Magnesiumanteil soll sich vermindern lassen durch Kochen des Fleisches und Abgießen der Brühe. Im Handel befinden sich kommerziell hergestellte Diäten, die sich gut zur Prophylaxe eignen.

Es muss darauf geachtet werden, dass die Katze immer ausreichend Wasser aufnimmt. Dies lässt sich durch Beimischen von Wasser zum Futter und Kochsalz und/oder Furosemid (1 mg/kg) erreichen. Bei Fütterung kommerzieller Diäten ist dies oft nicht nötig. Gleiches gilt für die Ansäuerung des Harns. Der Tierhalter kann den Harn-pH-Wert selbst überwachen und ggf. mit Ammoniumchlorid verändern.

11.5.12 Postrenale Urämie

Definition: Durch Obstruktion oder Verletzung der harnabführenden Wege (Ureteren, Harnblase, Harnröhre) ausgelöste Urämie.

Ätiologie: Obstruierende Konkremente in beiden Ureteren, am Blasenausgang oder in der Harnröhre, Verletzung eines Nierenbeckens, Abriss eines Ureters, Ruptur, hochgradige nekrotisierende Entzündung oder perforierender Tumor der Harnblase, iatrogen durch Perforation der Harnblase oder Harnröhre, iatrogen durch Abbinden der Harnleitermündungen oder der Harnröhre (bei der Ovariohysterektomie), Tumoren der Anhangsorgane (Prostata), Urachusfistel.

Pathogenese: Im Falle der Obstruktion beider Ureteren, des Blasenausgangs oder der Harnröhre kommt ein Rückstau des Urins in die Nierenbecken mit mäßiger Erweiterung zustande. Durch den Druck auf das Nierenparenchym wird eine Ischämie hervorgerufen und die glomeruläre Filtration und Rückresorption und somit die weitere Harnausscheidung behindert, so dass es zum „postrenalen Nierenversagen" kommt. Bei Leckage infolge Erkrankung der harnabführenden Wege gelangt Urin in die Bauchhöhle, bei Perforation der Harnröhre ins retroperitoneale Gewebe oder auch in die Unterhaut, wo seine chemischen Bestandteile resorbiert und die Symptome der Urämie ausgelöst werden. Bereits einen Tag nach vollständiger Obstruktion kann eine Azotämie nachgewiesen werden. Es entsteht dann sehr rasch eine zunehmende Azotämie mit Erhöhung von Harnstoff, Kreatinin, Phosphat, Kalium und Magnesium; eine metabolische Azidose gehört ebenfalls zum Bild der postrenalen Urämie. Sofern durch einseitige Ureterobstruktion nur eine Niere betroffen ist, entsteht keine Urämie. Die betreffende Niere kann sich vollständig regenerieren, sofern die Obstruktion nicht länger als höchstens eine Woche gedauert hat. Selbst bei zweiwöchiger Dauer kann sich ein Teil der Nephrone noch regenerieren.

Rupturen der Harnblase durch Traumen (Verkehrsunfälle) kommen bei männlichen Tieren wesentlich häufiger vor als bei weiblichen. Bei Obstruktionen der Urethra („Felines urologisches Syndrom" der Katze, Konkremente vor dem Penisknochen des Rüden) kann sich der Druck in die Harnblase und retrograd ins Nierenbecken so stark erhöhen, dass ebenfalls eine postrenale Urämie ausgelöst wird, besonders wenn es infolge der Druckerhöhung etwa bei vorgeschädigter Harnblase zur Ruptur oder bei Drucknekrose durch das Konkrement in der Harnröhre zur Perforation kommt.

Klinisches Bild: Es wird das Bild der akuten Urämie ausgelöst. Da kein Harn ausgeschieden wird, kann evtl. eine Verwechselung mit einem akuten (prärenalen) Nierenversagen vorkommen, besonders wenn ein schädigendes Ereignis (etwa Unfall oder Bauchoperation) vorausgegangen ist. Allerdings kann das klinische Bild durch eine prärenale Urämie kompliziert sein. Im Fall der Harnröhrenobstruktion erweitert sich die Harnblase zunehmend, das Tier macht vergebliche Harnabsatzversuche (Tenesmus vesicae). Bei beidseitiger Ureterenobstruktion kommt eine mäßige Erweiterung des Nierenbeckens zur Beobachtung, allerdings nicht so stark wie bei einseitiger Obstruktion. Bei Erguss des Harns in die Bauchhöhle bleibt die Harnblase ständig leer, während sich in der Bauchhöhle Ergusszeichen einstellen.

Die Symptome sind in jedem Fall die der akuten Urämie:
– zunehmend gestörtes Allgemeinbefinden
– bisweilen Fieber (urämische Peritonitis), später Untertemperatur
– Erbrechen
– Herzinsuffizienz mit Arrhythmie (Hyperkaliämie)
– Apathie bis Somnolenz, zuletzt Koma

Diagnose: An eine postrenale Urämie durch Obstruktion muss gedacht werden, wenn nach vorausgegangener Operation im hinteren Bauchbereich (Ovariohysterektomie, Harnblasen-, auch Mastdarmoperation) eine Anurie auftritt, ferner bei Konkrementen sowie bei der Obstruktion der Harnröhre des Katers (sog. „FUS"). Nach vorausgegangenem Trauma, schwerer Harnblasenentzündung – die Besitzer berichten dann von schon vorher blutigem Urin – oder bei Blasentumoren sollte an eine Ruptur gedacht werden.

– Bei Rupturen bleibt die Harnblase leer, die Bauchhöhle zeigt Ergusszeichen (Röntgen, Ultraschall).
– Bei Obstruktion beider Ureteren bleibt die Harnblase ebenfalls dauernd leer, Ergusszeichen bestehen nicht, mit der Ultraschalluntersuchung können die erweiterten Ureteren und Nierenbecken erkannt werden.
– Bei Obstruktion der Harnröhre steigen Füllungsgrad der Harnröhre und Erweiterung der Nierenbecken an; Ergusszeichen in der Bauchhöhle bestehen (bis zur Ruptur) nicht.
– Bei Leckage der Harnröhre stellt man sulzige Ergüsse in die Umgebung der Ruptur fest.

In Zweifelsfällen wird eine Ausscheidungsurographie (Leckage des Nierenbeckens oder Ureters) oder retrograde Urographie durchgeführt. Bei urinösen Bauchhöhlenergüssen kann der Harnstoff gleich hoch wie im Serum sein; Kreatinin im Erguss ist dagegen höher als im Serum. Im Blut wird jedenfalls eine Azotämie festgestellt.

Differentialdiagnose: Besonders nach Traumen einschließlich chirurgischer Eingriffe kommt eine prärenale Urämie (akutes Nierenversagen) in Frage. Auch entzündlich-infektiöse Ursachen können zum akuten Nierenversagen führen. Im Falle eines akuten Nierenversagens besteht jedoch eher die Tendenz zur Oligurie, bei postrenaler Urämie zu Anurie; falls bei postrenaler Urämie Urin gewonnen werden kann, ist er i. Allg. wesentlich reicher an Erythrozyten als bei prärenaler Urämie; dies gilt ganz besonders für Verletzungen, bei denen eine große Hämaturie bestehen kann. Bei Obstruktion der Harnröhre werden wiederholt Harnabsatzversuche beobachtet. Bei chronischer Niereninsuffizienz kommt allenfalls das Stadium IV der oligurisch-anurischen Phase in Frage, wobei jedoch eine längere Krankheitsgeschichte unschwer die ursächliche Krankheit aufdeckt.

Prognose: Einseitige Ureterobstruktion bleibt oft lebenslang unentdeckt. Zwar erweitert sich dann das Nierenbecken sackförmig, und das Nierenparenchym atrophiert. Die Diagnose ist jedoch oft ein Zufallsbefund, ohne dass klinische Symptome beobachtet werden oder in Zukunft zu erwarten sind. Falls die Obstruktion jedoch rechtzeitig entdeckt und behoben wird, kann sich das Nierenparenchym vollständig wiederherstellen, wenn das Hindernis innerhalb weniger Tage bis hin zu acht Tagen beseitigt wird. Selbst nach 14 Tagen ist noch eine Teilrestitution zu erwarten. Darüber hinaus jedoch besteht keine Hoffnung auf Wiederherstellung der Nierenfunktion. Beidseitige Obstruktion führt innerhalb weniger Tage zum Tod im Stadium der Urämie. Ähnlich verhält es sich mit Rupturen. Sofern kein Urin mehr den Körper verlassen kann, führt die postrenale Urämie ebenfalls in wenigen Tagen unter dem Bild der Urämie und der Peritonitis zum Tode. Wenn jedoch noch Restausscheidungsmöglichkeiten bestehen, etwa weil nur ein Harnleiter defekt ist oder weil eine Leckage besteht, stehen die Entzündungserscheinungen im Vordergrund, wobei sich das Krankheitsbild länger hinziehen kann.

Therapie: Sie besteht in der möglichst sofortigen Beseitigung des Hindernisses bei Obstruktionen oder der chirurgischen Behebung der Ruptur. Es soll eine Elektrolyt-Wasser-Glukose-Infusion angeschlossen werden, um die Ausscheidung harnpflichtiger Stoffe aus der Niere zu erleichtern und zu beschleunigen und Krankheitsprodukte aus den Harnwegen zu entfernen (besonders bei Konkrementen und Zelldebris). Diuretika erhöhen Wasseraufnahme und -ausscheidung (Schleifendiuretika [Furosemid, 1 mg/kg KM, Xipamid, 0,1 mg/kg KM] oder Osmodiuretia [Mannit, 1,5 g/kg KM]). Dabei muss die Harnausscheidung beobachtet werden: Bei längerem Druck auf das Nierenparenchym beider Nieren kann eine Oligurie auftreten. In solchen Fällen ist die Volumensubstitution auf den Tagesbedarf zu reduzieren, bis die Diurese wieder voll eingesetzt hat. Falls die Diurese bei zu langem Bestehen der Ursache einer postrenalen Urämie nicht ausreichend zustande kommt und die Azotämie bestehen bleibt, kann eine Peritonealdialyse durchgeführt werden.

Eine Verbesserung der Nierendurchblutung und Förderung der Harnproduktion kann durch Dopamin, 2 bis 5 (bis 10) µg/kg KM und Minute im Dauertropf, erreicht werden.

Bei Hyperkaliämie wird neben 5 %iger Glukoselösung 1 E Alt-Insulin pro 3 g Glukose in der Dauertropfinfusion gegeben. Wichtig ist der Ausgleich einer Azidose nach der bekannten Formel. Die Einstellung des pH-Wertes hängt von der Art eventueller Harnsteine als Ursache der postrenalen Urämie ab. Wenn keine Konkremente vorliegen, soll ein saurer pH-Wert (<6,5) eingestellt werden. Dazu gibt man Ammoniumchlorid, zweimal täglich 50 bis 100 mg/kg KM, Methionin, 150–300 mg/kg KM p. o., oder Ascorbinsäure, 100–500 (bis 1000) mg/Hund, 100–200 mg/Katze.

Häufig sind postrenale Urämien mit bakteriellen Infektionen verbunden. Man sollte daher ein Antibiogramm anfertigen und sofort mit der Behandlung mit einem nierengängigen Antibiotikum/Chemotherapeutikum beginnen, das nach Erhalt des Antibiogramms ggf. gewechselt werden muss.

11.5.13 Zystitis

Synonym: *Urozystitis*.
Definition: Infektiöse oder sterile Entzündung der Harnblase. In der Regel geht der Entzündung eine anderweitige, prädisponierende Schädigung voraus. Die Entzündung kann sich auf die Harnblase beschränken, oft aber auch andere Teile der Harnwege erfassen. Man kann dann, oft klinisch nicht eindeutig abgrenzbar, unterscheiden zwischen Pyelitis (mit der eine Pyelonephritis verbunden sein kann; s.d.), Ureteritis und Urethritis. Nicht selten sind gleichzeitig die Geschlechtsorgane, besonders die Prostata bzw. die Scheide, betroffen (Prostatitis, Kolpitis).

Man kann zahlreiche Formen der Zystitis, je nach morphologischen, histologischen, ätiologischen Gesichtspunkten, unterscheiden: akut – chronisch; infektiös – nichtinfektiös; katarrhalisch, hämorrhagisch, fibrinös, ulzerös, phlegmonös, diphtheroid, nekrotisierend, emphysematös; follikulär, hyperplastisch, polypös.

Unter **Bakteriurie** versteht man das Auftreten von Bakterien im Urin. Es ist nicht gleichbedeutend mit Harnwegsinfektionskrankheit. Eine Bakteriurie kann durch äußere Kontamination des gewonnenen Harns, ferner durch Beimengung von Bakterien aus dem Geschlechtstrakt erfolgen. Eine große Zahl von Bakterien ($>10^3$ bei Zystozenteseurin, $>10^5$ Bakterien/ml bei Katheterisierung) gilt als sicher für eine Infektion. Der Spontanurin ist beim Hund und erst recht bei der Katze für eine bakteriologische Untersuchung kaum zu verwerten. Bei Zystitiden oder Infektionskrankheiten der übrigen Harnorgane liegt in der Regel nur eine Bakterienart („Reinkultur"), selten zwei oder drei, vor; wenn mehrere Arten gefunden werden, besteht der Verdacht der Kontamination, möglicherweise auch der iatrogenen Infektion (Katheterisieren).

Als **Pyurie** (Eiterharn) bezeichnet man das massenhafte Auftreten von neutrophilen Granulozyten, oft degeneriert oder pyknotisch, mit phagozytierten Bakterien, im Urin. Der Harn nimmt dabei eine schlierige Konsistenz an und kann trüb sein.

Ätiologie: Wenn auch in den meisten Fällen eine bakterielle Infektion die Ursache von Zystitiden und weiteren Harnwegsentzündungen ist, kommen die entzündlichen Krankheiten der Harnwege doch bisweilen auch steril vor. Im einzelnen sind folgende Krankheitsursachen zu finden:

infektiös:
bakteriell
– *Escherichia coli*
– *Staphylococcus* spec.
– *Streptococcus* spec.
– Pasteurellen
– *Pseudomonas aeruginosa*
– *Proteus vulgaris*
– *Klebsiella pneumoniae*
– *Enterobacteriaceae*

Mycoplasmen (sekundär)
Candida albicans (sekundär)

nichtinfektiös oder begünstigend:
– Harnkonkremente
– Urethraobstruktion der Katze
– Abflussstörungen
– Harnröhrenlähmung
– Immunsuppression einschließlich
– FeLV- oder FIV-Infektion
– Traumen
– iatrogen (Katheterisierung)
– Glukosurie (nachfolgend Infektion)
– Cyclophosphamid-Therapie

Pathophysiologie und Pathogenese: Der Organismus besitzt eine Reihe von Schutzmechanismen zur Verhinderung von bakteriellen Infektionen. Werden sie gestört, so können bakterielle Besiedlungen entstehen. Diese Mechanismen sind in den einzelnen Abschnitten der Harnwege nicht in jedem Falle identisch. Sind beispielsweise das Nierenbecken und die Niere infiziert, so limitiert eine Erhöhung der Harnmenge die Infektion. Findet die Infektion dagegen in der Harnblase statt, so wird sie durch eine Erhöhung der Harnmenge und der damit verbundenen Verdünnung des Harns begünstigt, durch Konzentrationssteigerung selbst bei Verminderung der Menge dagegen erschwert.

Der normale **Harnabsatz** ist ein wichtiger Faktor zur Verhinderung des Aufstiegs von Bakterien in die Harnblase und darüber hinaus. Es kommt dabei zu einem Auswaschen der Bakterien aus dem Endteil der Harnröhre. Eine Aszendierung von Bakterien wird erleichtert durch Störung der Miktion (vermindertes Urinvolumen, Offenstehen der Urethra durch Lähmung oder anatomische Veränderungen, Obstruktionen, Verhinderung des Harnabsatzes durch zu seltenes Ausführen, unvollständiges Entleeren der Blase). Hinzu kommen spezielle anatomische Strukturen der Urethra, die sich bei männlichen und weiblichen Tieren zum Teil unterscheiden (Zone hohen Druckes in der Mitte der Urethra und Weite der Harnröhre; Ausbildung von Mikrofalten in den proximalen, dagegen von Mikrovilli in den distalen Abschnitten, Bakterizidie des Prostatasekrets bzw. eines Sekrets der Harnröhre bei weiblichen Tieren). Störung dieser anatomischen Strukturen und ihrer Funktionen durch Verletzungen – die auch iatrogen durch zu robuste Manipulationen oder plastische Operationen bis hin zum künstlichen „Penis" ausgelöst werden können – oder Entzündungen führen zur Schwächung der Bakterienabwehr. Sofern sich Bakterien an die Harnröhren- und Blasenschleimhaut angeheftet haben und in sie eingedrungen sind, scheinen örtlich **Antikörper** wirksam zu werden (IgA). Ob – wie beim Menschen – auch IgG und IgM im Urin des Hundes und der Katze eine protektive Rolle spielen, ist bisher unbekannt. Durch Immunsuppression oder Traumen der Harnröhre und der Harnblase werden diese protektiven Mechanismen gestört, so dass bakterielle Infektionskrankheiten begünstigt werden. Beim Menschen sorgt eine dünne Mukoproteinschicht für einen mechanischen Schutz der Schleimhaut. Die unveränderte Blasenschleimhaut hat darüber hinaus offenbar bakterizide Eigenschaften. Sobald Bakterien jedoch in die tieferen Schleimhautschichten eingedrungen sind, sind diesen Fähigkeiten Grenzen gesetzt. Dann kommt die phagozytierende Eigenschaft von neutrophilen Granulozyten und Makrophagen zur Wirkung.

Die normale **Exfoliation** führt zu einer ständigen Erneuerung der oberflächlichen Zellschichten, so dass sie mit den auf ihnen angehefteten Bakterien abgestoßen werden.

Der Urin ist für manche Bakterien unter bestimmten Voraussetzungen ein gutes Nährmedium; dies gilt besonders für den verdünnten Urin mit wenig Säureanteilen. Dagegen wirkt ein konzentrierter und saurer (oder wie beim Pflanzenfresser stark alkalischer) Urin bakterizid. Wird die Harnmenge infolge von Krankheiten oder iatrogen (beim Menschen auch durch Trinkgewohnheiten) verdünnt oder ändert sich der pH-Wert durch Abnahme von organischen Säuren, so werden Infektionen begünstigt.

Klinisches Bild: Charakteristisch für Zystitiden und Urethritiden sind Pollakisurie (pollakis = oft, häufig; häufiger Absatz jeweils geringer Harnmengen; nicht zu verwechseln mit dem Markieren des Rüden), Strangurie (Harnzwang mit brennendem Gefühl beim Harnabsatz) und Dysurie (dys- = Wortteil un-, miss-; erschwerter Harnabsatz). Die Tiere stellen sich wiederholt zum Harnabsatz an, es kommen nur wenige Tropfen, die oft unter deutlichen Schmerzäußerungen abgesetzt werden. Katzen fliehen zum Teil unter Schreien oder Fauchen aus dem „Katzenklo". Die letzten Tropfen (Terminalurin) können blutig sein (Zeichen für Lokalisation in der Harnblase). Ist die Anfangsportion blutig (meist nur mikroskopisch festzustellen, wenn es gelingt, in der „Drei-Gläser-Probe" verschiedene Harnfraktionen aufzufangen), so spricht dies für eine Lokalisation in der Harnröhre einschließlich der Geschlechtsorgane. Die Krankheit soll nach Lehrbuchmeinung besonders im Winter entdeckt werden, da der Besitzer die Hämaturie angeblich im ersten Schnee bemerken soll. Allgemeinsymptome fehlen zunächst meistens, es sei denn, die Krankheit wäre kompliziert oder ausgelöst durch Lähmungen, Verletzungen, Obstruktionen oder generalisierte Pyelonephritis. Die Palpation der Harnblase kann bei akuter Zystitis schmerzhaft, die Harnblasenwand gespannt und umfangsvermehrt sein, der Füllungszustand ist aber meist gering (durch die Pollakisurie). Veränderungen des Allgemeinbefindens treten erst bei starken Schmerzen oder bei Bakteriurie oder Nierenkrankheiten auf. Dabei werden dann Fieber, Leistungsschwäche, Leukozytose (Neutrophilie, evtl. mit Linksverschiebung), beschleunigte Blutkörperchensenkungsgeschwindigkeit, in schweren Verläufen Azotämie festgestellt. Im Harn können Protein, Erythrozyten, Leukozyten, vermehrt bis massenhaft Übergangs- und/oder Plattenepithelien gefunden werden. Der pH-Wert ist in den meisten Fällen alkalisch. Oft werden dann Struvitkristalle gesehen. Besonders deutlich sind alle diese Symptome bei akuter Zystitis; bei chronischen Entzündungen sind sie insgesamt schwächer ausgeprägt.

Cyclophosphamid kann nach seiner Aktivierung in der Leber zu schweren ödematösen und hämorrhagischen Zystitiden mit Schleimhautulzera, Nekrose der kleinen Blutgefäße und der glatten Muskeln führen. Ebenso kann das Nierenbecken betroffen sein.

Bei Cyclophosphamidbehandlung kommt es in seltenen Fällen zu einer besonders schweren hämorrhagisch-nekrotisierenden Entzündung der Blase. Die Tiere setzen dann nahezu reines Blut ab.

FREISTEDT u. Mitarb. (1996) fanden bei einer vier Monate alten Katze als Ursache einer therapieresistenten Zystitis beidseitig Ureterocelen, die chirurgisch behoben wurden.

Sobald Nierenbecken und Nierenparenchym ins Entzündungsgeschehen einbezogen sind, ist mit deutlichen Allgemeinsymptomen zu rechnen. Sie bestehen in Fieber, Abgeschlagenheit, Leistungsschwäche, Anorexie, die Palpation der Nieren kann schmerzhaft sein. Wenn eine akute Nierenentzündung mit akutem Nierenversagen eingetreten ist, treten die Symptome der akuten Urämie hinzu: Erbrechen, Apathie bis zum Koma, Foetor urinosus ex ore, Dehydratation, metabolische Azidose, Azotämie. Bei chronischer Entzündung der Niere bestehen die Symptome der chronischen Niereninsuffizienz und Urämie (s. d.). Am auffälligsten für die Besitzer sind anfangs Polydipsie und Polyurie. Im Urin werden neben Übergangsepithelien auch Rundepithelien („Nierenepithelien"), Zylindrurie (Leukozytenzylinder, auch hyaline, Epithel- und granulierte Zylinder) gefunden. Der Palpationsbefund bei chronischer Pyelonephritis ist unsicher.

Diagnose: Klassische Untersuchungsmethode bei Verdacht auf Zystitis oder/und Entzündung der übrigen Harnwege ist die

1. Urinanalyse. Es gibt verschiedene Möglichkeiten der Uringewinnung. Welche davon man wählt, hängt von der Indikation unter Abwägung der Vor- und Nachteile ab; siehe Tabelle 11.1.

Wenn man Harnblasenurin zur bakteriologischen Untersuchung steril gewinnen will, ist die Zystozentesemethode die geeignetste. Der Harn wird außerdem nicht verunreinigt oder verfälscht durch Beimengungen aus der Urethra und den Geschlechtsorganen, so dass bei Zystozenteseurin etwa Bakterien, Leukozyten oder Erythrozyten, die im Urin gefunden werden, sicher aus der Harnblase, den Harnleitern oder der Niere stammen. Allerdings werden durch die Perforation der Blasenwand häufig Erythrozyten gefunden.
Spontanurin hat immer den Nachteil, dass er von außen, durch Präputium oder Scheide oder durch die Geschlechtsorgane kontaminiert sein kann. Darüber hinaus ist er etwa bei der Katze und bei vielen Hunden nicht sicher zu gewinnen.

Die früher bei der Katze häufig geübte Massage der Harnblase – in Wirklichkeit handelt es sich um sehr intensive Druckausübung – führt zum Hinaufpressen des fakultativ infizierten Blasenharns ins Nierenbecken und damit zur Infektion. Außerdem kann durch die Druckausübung bei vorgeschädigter Harnblase eine schwere Verletzung bis hin zur Ruptur provoziert werden. Die Abwehr durch die Katze spricht dafür, dass ihr die Methode äußerst unangenehm ist. Sie sollte heute allenfalls noch in Ausnahmefällen, wenn sich etwa die Zystozentese verbietet, durchgeführt werden.
Katheterurin hat den Vorteil, dass man auch damit direkt Blasenurin gewinnen und die Punktion der Harnblase vermeiden kann. Nachteilig ist allerdings das Hineinschleppen von Bakterien in die evtl. vorgeschädigte Harnblase, die damit zum geradezu idealen Nährboden wird. Auch die Abwehrmechanismen der Harnröhre selbst werden durch die Manipulation geschädigt. Die Katheterisierung der Harnblase gilt daher als wesentlich weniger schonend als die Zystozentese. Sie hat fast ausschließlich ihre Indikation, wenn die Harnröhre selbst sondiert werden soll.

Die **Zystozentese** ist die Methode der Wahl bei allen Indikationen zur Gewinnung und Untersuchung von Blasenurin: bakteriologische Untersuchung bei Nieren-, Nierenbecken-, Ureteren- und Blasenkrankheiten; chemische und physikalische Untersuchung des nicht durch die Harnröhre und Geschlechtsorgane kontaminierten Urins; Anfertigung eines nicht durch Bestandteile der unteren Harnwege und Geschlechtsorgane verfälschten Sediments.

Durch Vergleich der Befunde des Blasenurins und des spontan abgesetzten Urins kann die Zuordnung etwaiger krankhafter Prozesse leicht erfolgen.

Je nach **Befund** lässt sich die Diagnose stellen:
– das spezifische Gewicht hängt von der Konzentrationsfähigkeit der Niere ab, wird aber durch Glukosurie (renal, iatrogen oder diabetisch) und durch Proteinurie (prärenal, renal oder postrenal) nach oben verändert
– der pH-Wert des Fleischfresserharns ist unter physiologischen Bedingungen sauer; bei pflanzlicher Nahrung und bei bakterieller Infektion wird er alkalisch
– positiver Nitritbefund spricht für bakterielle Infektion, jedoch nur bei nitratspaltenden Bakterien und nach Fütterung nitrathaltiger (pflanzlicher) Nahrung
– Protein kann durch prä-, intra- oder postrenale Ursache positiv sein
– Glukosurie ist meist diabetogen, bisweilen iatrogen (Glukoseinfusion, auch Fütterung von Süßigkeiten), selten nephrogen
– Ketonurie ist die Folge von Glukose- und Fettverwertungsstörungen hauptsächlich bei Diabetes mellitus
– Bilirubin findet sich im Urin als sekundäres Bilirubin bei Hyperbilirubinämie; primäres Bilirubin kann allerdings bei Nierenblutungen vorkommen
– Urobilinogen vermittelt Aussagen über die Leber-Gallen-Funktion, nicht über die der Nieren
– Hämaturie kann von Hämoglobinurie/Myoglobinurie durch das Sediment unterschieden werden: bei Hämaturie findet man im Sediment Erythrozyten oder Erythrozytenschatten, bei Hämoglobinurie/Myoglobinurie fehlen diese. Hämoglobinurie kann von Myoglobinurie durch photometrische Untersuchung unterschieden werden
– vermehrte Erythrozyten kommen vor bei Traumen (auch durch Zystozentese), Blu-

tungen bei Entzündungen, Ulzera, Konkrementen, Tumoren
– jegliche Zylindrurie geht auf Nierenkrankheit zurück

Wesentliche Aussagen vermag das **Sediment** zu erbringen. Man unterscheidet
organische Bestandteile:
– Erythrozyten (Entzündung, Ulzera, Traumen, Konkremente, iatrogen einschließlich Zystozentese)
– Leukozyten (Neutrophile bei eitrigen Entzündungen, bisweilen bei Tumoren)
– Rundepithelien (aus den Nierentubuli oder als Übergangsepithelien aus tiefen Schichten der Harnblase stammend)
– Übergangsepithelien (aus der Harnblase, möglicherweise auch aus dem Nierenbecken stammend)
– Plattenepithelien (aus der Harnröhre, den Geschlechtsorganen, der Scheide oder dem Präputium stammend)
– Harnzylinder (immer aus den Nierentubuli stammend; vereinzelt hyaline Zylinder sind physiologisch, alle anderen Formen als krankhaft zu bewerten)
– Tumorzellen werden auch bei Tumorose nur selten im Sediment gefunden
– Bakterien sprechen für eine Infektion; man sollte dann eine bakteriologische Untersuchung und ein Antibiogramm durchführen.

anorganische Bestandteile:
– Kristalle (Struvit bei infektiösen Entzündungen der harnabführenden Wege, besonders der Blase; andere Kristalle bei endogenen Stoffwechselstörungen, zum Teil bei Intoxikationen)

Näheres, siehe Fachbücher der Labordiagnostik.

2. Die Blutuntersuchung ist durchzuführen, wenn der Eindruck einer Allgemeinreaktion als Folge der Zystitis besteht. Man untersucht die Leukozytenzahl, bei Leukozytose auch das Differentialblutbild. Bei floriden Entzündungen mit Auswirkung (Fortleitung) auf die benachbarten Organe, besonders das Bauchfell, besteht eine oft massive Leukozytose mit Neutrophilie und Linksverschiebung; ebenfalls besteht eine beschleunigte Blutkörperchensenkungsreaktion. Beide Befunde werden auch bei fortgeschrittener Tumorose gefunden. Der Hämatokrit sinkt ab bei längere Zeit bestehenden Blutverlusten. Dabei können anfangs Regenerationszeichen (Polychromasie, Retikulozytenvermehrung, Normoblasten) vorliegen, die später verschwinden können (aregenerative Anämie). Eine Azotämie entsteht bei Mitbeteiligung beider Nieren oder aber bei tief gehenden Entzündungen. In solchen Fällen müssen auch Blutgasanalyse und Elektrolytbestimmungen durchgeführt werden.

3. Die Röntgenuntersuchung ist erforderlich, wenn prädisponierende Faktoren, wie Harnsteine, anatomische Veränderungen oder Tumoren, ausgeschlossen werden müssen. Man sollte laterolaterale und – besonders zur Nierendarstellung – auch eine ventrodorsale Aufnahme durchführen. Zur Feststellung der Nierenfunktion und zur Untersuchung der Harnblasenwand ist eine Ausscheidungsurographie durchführbar. Speziell zur Untersuchung der Harnblase bieten sich retrograde Kontrastaufnahmen, ggf. mit Doppelkontrast, an. Bei Zystitiden werden häufig Blasenwandverdickungen und -unregelmäßigkeiten bemerkt. Gleiches gilt jedoch auch für Blasenwandtumoren.

4. Eine wesentliche Bereicherung erfuhr die Diagnostik auch hierbei durch die **Ultraschalluntersuchung.** Sie ist allerdings nur bei gefüllter Harnblase aussagekräftig. Man beurteilt den Inhalt, der annähernd bis vollständig echofrei ist. Vermehrte Echos werden bei organischen Bestandteilen im Blasenharn (Zellen einschließlich Erythrozyten, Leukozyten, Bakterien sowie Zelldetritus) bemerkt; bei Kristallen werden scharfe Echos gesehen, die bei einiger Größe Schallauslöschungen nach sich ziehen. Die Blasenwand ist bei annähernd leerer Blase gleichmäßig dick, bei gefüllter Blase dagegen dünn und glatt. Bei chronischer Zystitis kann auch bei gefüllter Blase eine Wandverdickung gesehen werden, die unruhig sein kann. Gleiches gilt für Ulzera. Tumoren sind meist im Bereich des Blasenausgangs zu finden und imponieren als raumfordernde, den Blasenausgang verengende Prozesse. Bei der Untersuchung der Harnblase sollten auch die inneren Geschlechtsorgane (Prostata, Uterus) sonographiert werden; sie sind nicht selten Sitz der Primärkrankheit, in deren Folge – besonders bei Prostatitis – die Harnorgane sekundär erkranken können.

Durch die Ultraschalluntersuchung kann auf schonendste Art die Zystozentese durchgeführt und kontrolliert werden. Auch lassen

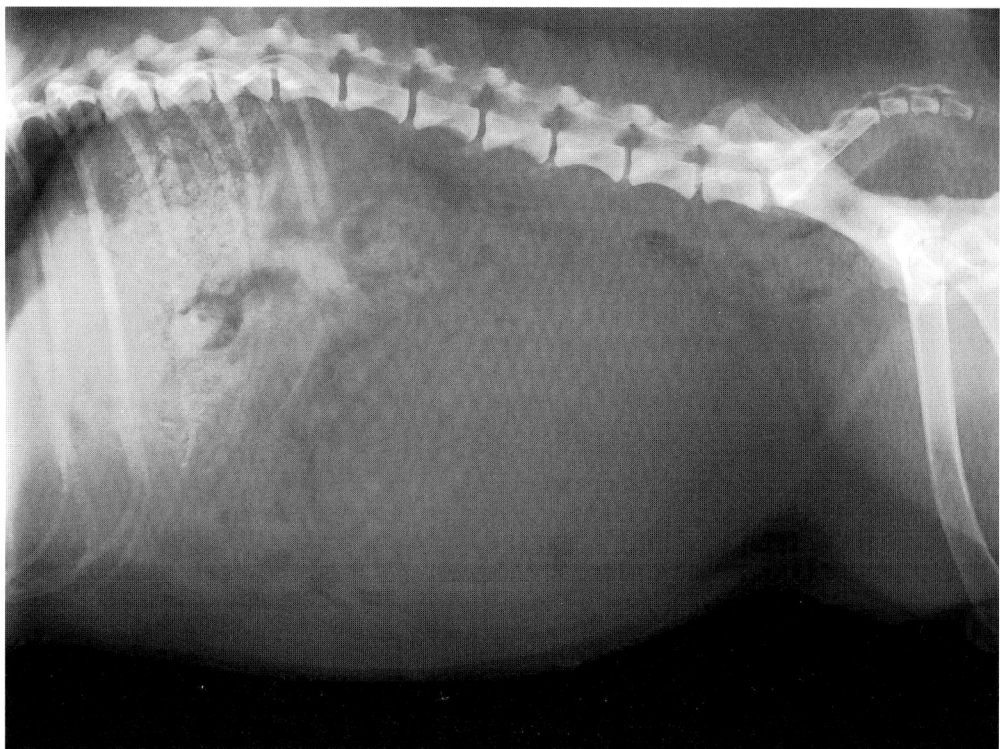

Abb. 11.19: Blasendilatation mit Verdrängung des Mastdarms.

sich Umfangsvermehrungen gezielt bioptieren.

Die Zystoskopie kann sehr wertvolle Hilfe leisten. Sie kann bei Hündinnen mittels starrem, bei Hündinnen und größeren Rüden mit einem dünnen flexiblen und bei Hund und Katze gleich welcher Größe durch perkutane Zystoskopie durchgeführt werden (KRAFT 1993; BLOCK u. Mitarb. 1996).

Differentialdiagnose: Wichtig ist Unterscheidung steriler und infektiöser Entzündungen. Weiterhin soll versucht werden, den exakten Sitz der Entzündung innerhalb der Harn- oder Geschlechtsorgane zu ermitteln. Ausgeschlossen werden müssen Konkremente und Tumoren.

Prognose: Akute infektiöse und unkomplizierte Entzündungen der Harnwege limitieren sich vielfach selbst. Im Übrigen sind akute Entzündungen unter Behandlung günstig, bei Komplikationen zweifelhaft, chronische in jedem Falle zweifelhaft bis ungünstig zu beurteilen.

Therapie: Die vielfach noch festzustellende Unterschätzung einer ausreichend konsequenten Therapie bei Entzündungen der Harnwege geht parallel mit der bisweilen zu oberflächlichen diagnostischen Aufarbeitung. Die Behandlung muss die Schonung und Unterstützung der körpereigenen Abwehrmechanismen berücksichtigen; insbesondere muss deren Störung vermieden werden.

1. **Allgemeiner Maßnahmen:** Vermeidung von Stresszuständen (körperliche Belastung durch Leistungssport o. a., Unterkühlung, Durchnässung). Wärmeapplikation (Wolltuch, Kurz-, Mikrowelle).

2. **Antibiose:** Sie soll erst nach Anfertigung eines Antibiogramms begonnen werden. Ist bereits vorher eine chemotherapeutische Behandlung vorgenommen worden, so muss diese, wenn sie erfolglos war, fünf Tage vor Einleitung eines Antibiogramms unterbrochen werden. Bei der Wahl des Chemotherapeutikums muss man sich leiten lassen

– von seiner Wirksamkeit im vorliegenden Fall;

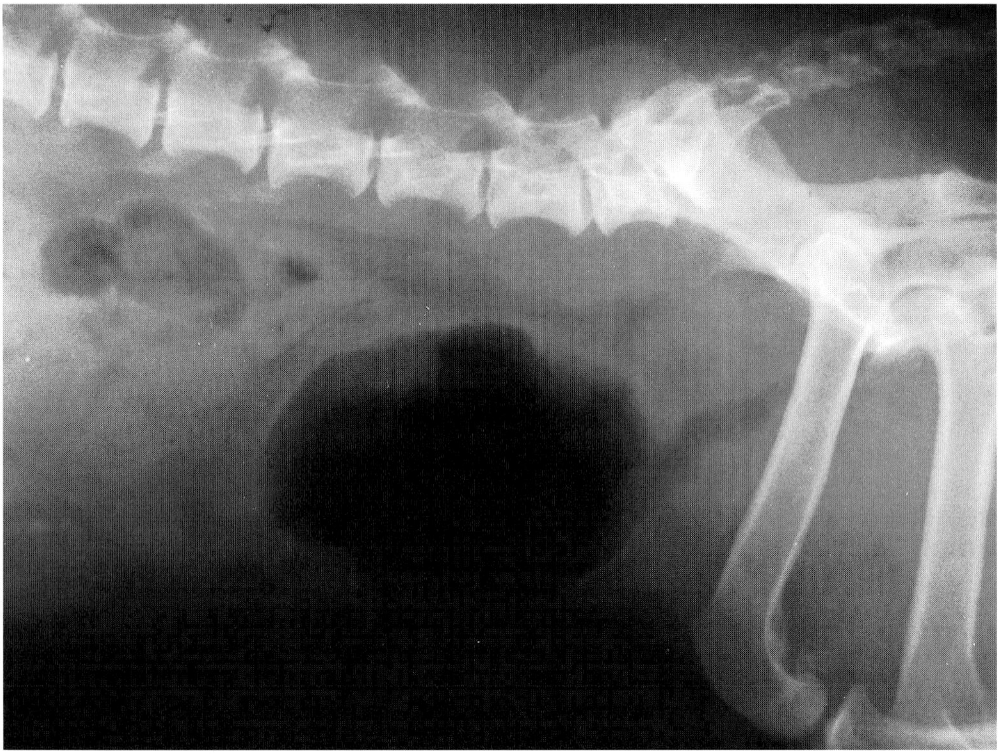

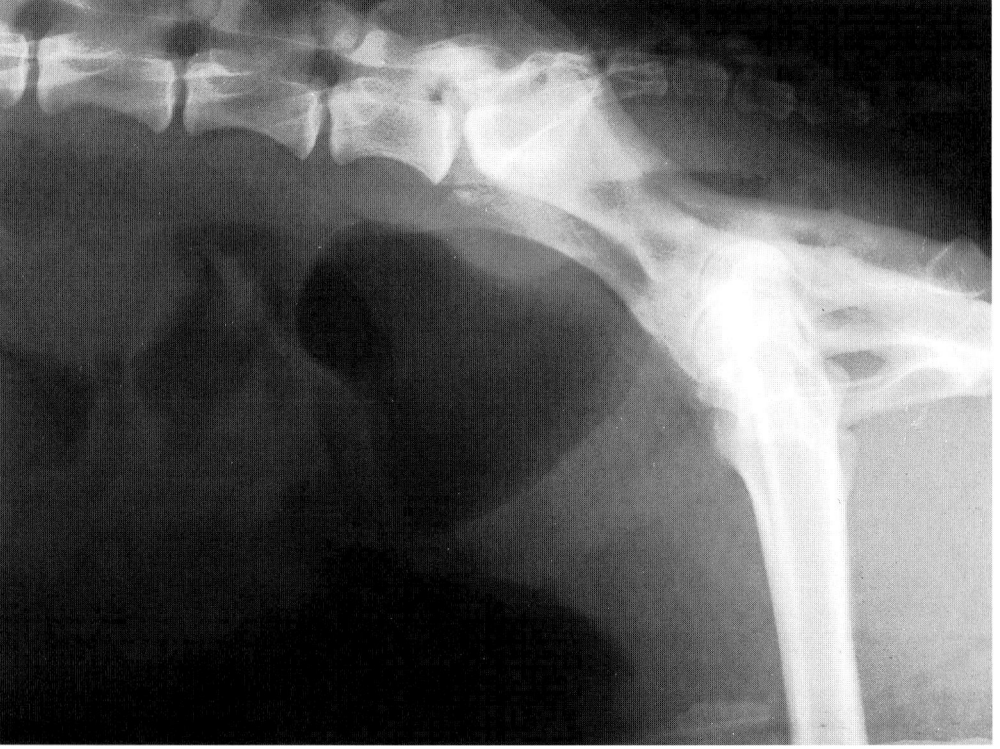

Abb. 11.20: Chronische polypöse Zystitis.

Abb. 11.21: Chronische hypertrophische Zystitis.

– von der Ausscheidung über die Niere;
– von der pH-Abhängigkeit;
– von seinen Nebenwirkungen (Nephrotoxizität);
– von seiner auch durch den Tierhalter durchzuführenden Applizierbarkeit.

Von besonderer Wichtigkeit ist die ausreichend lange Behandlung mit Chemotherapeutika. Es ist absolut falsch, schon kurz nach Verschwinden der Symptome mit der Behandlung aufzuhören; unter Antibiotikabehandlung kann schon nach wenigen Tagen ein Verschwinden der Symptome beobachtet werden, die aber nach zu früher Therapieunterbrechung sofort wieder beginnen. Die Behandlung muss bei akuten Infektionen drei bis vier, bei chronischen vier bis sechs Wochen lang durchgeführt werden. Die Besitzer müssen hierüber aufgeklärt werden. Die meisten „therapieresistenten" Infektionen der Harnwege begannen als zu kurz behandelte akute Infektionskrankheiten.

Nach fünf Tagen ist ein Urinsediment anzufertigen und auf Bakterien zu untersuchen. Sind dann immer noch Bakterien vorhanden, so ist das Antibiotikum zu wechseln. Eine weitere Untersuchung ist nach 14 Tagen und fünf Tage nach Absetzen der Therapie durchzuführen. Im Übrigen ist das ständige Wechseln der Chemotherapeutika oder Antibiotika unbedingt zu unterlassen!

3. **Harnansäuerung:** Sofern der Urin alkalisch ist und allein durch die Nahrung (tierisches Protein) nicht ausreichend angesäuert werden kann oder wenn der Fütterung von Fleisch andere Gründe entgegenstehen (Urämie, Uratsteine), so empfiehlt sich die Ansäuerung, obgleich die Wirkung nie einwandfrei nachgewiesen wurde. Geeignet sind
– Ammoniumchlorid, 50 bis 100 mg/kg;
– DL-Methionin;
– Vitamin C (nur geringes Absinken des Urin-pH-Wertes unter 7).

4. **Harnantiseptika:** Ihre Wirkung ist fraglich.
– Nitrofurantoin, 5 mg/kg;
– Methenamin, 30 mg/kg, auf 3 × tägl. verteilt.

5. **Diuretika:** Sie sind nur anzuwenden, wenn der proximale Harntrakt, besonders die Niere, betroffen ist. Bei Erkrankung des distalen Harntrakts, besonders der Blase, ist keine Verdünnung durchzuführen, da dies die Bakterizidie des Harn vermindert. Furosemid, 1 mg/kg.

Tab. 11.7: Antibiotika

Antibiotikum, Chemotherapeutikum	Einzeldosis/kg KM	Häufigkeit der Anwendung der Einzeldosis pro Tag	nephrotoxisch
Penicillin	20.000 E	3–4 ×	–
Ampicillin	10–25 mg	3 ×	–
Amoxicillin	5–10 (- 20) mg	2 ×	–
Cephalexin	25 mg	2 ×	–
Chloramphenicol	25–50 mg	Katze 2 ×, Hund 3 ×	–
Clindamycin	5–7 mg	2 ×	–
Doxycyclin	2,5–5 (- 10) mg	2 ×	–
Enrofloxacin	2,5 (- 5) mg	2 ×	–
Gentamicin	3–4 mg	2 ×	ja
Kanamycin	5–10 mg	3–4 ×	ja
Neomycin	10 mg	3 ×	ja
Tetracycline	20–25 mg	3 ×	ja
Trimethoprim-Sulfonamid	15–30 mg	2–3 ×	ja
Amphotericin B	0,5–0,75 (–1) mg	Dauertropfinfusion	ja

6. **Spasmoanalgetika:** Sie empfehlen sich bei Strangurie. Geeignet sind Scopolamin, Phenazopyridin, Propanthelinbromid.

11.5.14 Harnblasentumoren

Die Harnblase wird beim Hund gegenüber dem Menschen seltener, bei der Katze – mit Ausnahme des malignen Lymphoms – nur ausnahmsweise von (dann allerdings meist malignen) Tumoren befallen. Häufig ist der Blasenausgang betroffen. Die Ursache der unterschiedlichen Krankheitsinzidenz soll im unterschiedlichen Stoffwechsel des kanzerogenen Tryptophans begründet sein.

Sie treten meist, aber keineswegs ausschließlich, bei Tieren in der zweiten Lebenshälfte auf, und zwar fast immer als Primärtumoren. Die klinischen Symptome sind denen der chronischen Zystitis sehr ähnlich und bestehen in nicht dauerhaft zu beeinflussender Hämaturie, Tenesmus, gelegentlich auch Incontinentia urinae. Bei der Untersuchung kann neben gelegentlich vorkommender Anämie der Tumor oft palpiert werden, auch befallene Lymphknoten fallen auf. Das Harnsediment gleicht dem der chronischen Zystitis, evtl. mit akutem Schub, bisweilen finden sich jedoch Tumorzellen. Weitere Klarheit kann die Röntgendiagnostik bringen.

Häufig ergibt schon die Leeraufnahme erste Hinweise. Durch die anschließende Luftkontrastaufnahme lassen sich die Raumforderung und ihre Oberflächengestaltung besser abgrenzen, auch gegenüber dem evtl. gasgefüllten Kolon.

Sehr gute Hinweise werden durch die Sonographie erhalten. Sie zeigt nicht nur die Oberfläche, den Umfang der Neubildung und ihre innere Struktur sowie die Verbindung zu anderen Organen und eventuelle Lymphknotenmetastasen, sondern ermöglicht auch die transabdominale Biopsie, deren zytologische Untersuchung i. Allg. endgültig Klarheit ergibt. Allerdings neigen Harnblasentumoren selten zur Metastasierung. STOCKHAUS und WERNER (1996) untersuchen zum Tumorzellnachweis das Harnsediment des Spontanurins oder der Spülflüssigkeit nach einer Harnblasenspülung, der eventuell Chymotrypsin beigegeben werden kann.

Differentialdiagnostisch kommen Neubildungen in der Umgebung der Harnblase, besonders Prostatahypertrophie und -tumoren, ferner chronische proliferative Zystitiden in Frage.

Die Behandlung besteht in der möglichst radikalen Entfernung. Die Prognose ist nicht so schlecht, wenn der Tumor auf die Blasenwand beschränkt bleibt, da erst sehr spät mit Metastasen gerechnet werden muss. Dagegen sind Lokalisationen am Blasenhals wegen der operationstechnisch schlechten Exzidierbarkeit ungünstiger zu beurteilen.

11.5.15 Harninkontinenz

Synonym: *Incontientia urinae*.
Definition: Unwillkürlicher Abgang von Urin.
Ätiopathogenese: Es können zwei große ätiologische Gruppen unterschieden werden: neurogene und nichtneurogene Ursachen.

neurogen
– Störung des oberen motorischen Neurons
– Störung der Pyramidenbahn

nichtneurogen
– Ureterektopie
– Urachusfistel
– Harnröhrenfistel
– chronische Zystitis
– Tumoren der Harnröhre
  oder des Blasenausgangs
– Verletzungen der Harnröhre
  oder des Blasensphinkters
– Ovariektomie der Hündin (hormonell)

Bei Erkrankung des oberen motorischen Neurons oder der Pyramidenbahn besteht keine willentliche Kontrolle über die Harnentleerung. Solange das untere motorische Neuron intakt ist, wird bei Blasenfüllung der Entleerungsreflex aktiviert, so dass sich die Blase häufiger kontrahiert und entleert. Die Folge ist gehäufter Urinabgang, ohne dass der Patient dies verhindern kann. Eine vollständige Blasenentleerung erfolgt dabei jedoch nicht.

Die Erkrankung des unteren motorischen Neurons oder des Reflexbogens führen zur Lähmung des Detrusors und damit zur

Überfüllung der Harnblase („Überlaufblase"). Sobald der intravesikale Druck die Sphinkterkapazität übersteigt, öffnet sich der Schließmuskel, und Urin fließt ab, jedoch ebenfalls ohne dass sich die Harnblase völlig entleert.

Nichtneurogene Ursachen können angeboren sein, wie die Ektopie eines oder beider Ureteren. Dabei mündet der Ureter jenseits des Sphinkters der Harnblase, so dass diese nicht oder nur teilweise mit Urin gefüllt wird, der Urin aber unwillkürlich aus der Harnröhre abläuft. Andere angeborene, aber wesentlich seltenere Anomalien, die zu Inkontinenz führen, sind Urachusfistel, Divertikel oder Fisteln der Harnröhre. Diese Art der Inkontinenz tritt bei Jungtieren auf.

Durch chronische, aber auch akute Entzündung der Harnblase und der Harnröhre wird ein ständiger Reiz zum Harnabsatz ausgelöst, der einen dauernden Harndrang mit mehr oder weniger unwillkürlichem Abgang nach sich zieht. Die Blase füllt sich nicht sehr stark, da zwischenzeitlich wieder der Harnabsatz provoziert wird.

Ein besonderes Problem bei der Hündin stellt die nach der Ovariektomie auftretende Inkontinenz dar. Während man früher annahm, dass allein der Östrogenmangel die Krankheit verursacht und durch Hormonsubstitution behoben werde, ist man nun der Meinung, dass es sich um ein multifaktorielles Geschehen handele. Zweifellos ist jedoch der Östrogenmangel die auslösende Ursache. Andere Ursachen – oder solche, die Inkontinenz bei Östrogenmangel begünstigen – können Adipositas, besonders lange Harnröhre und Körpergröße (Rasse) sein. Bei Fettleibigkeit kann das retroperitoneale Fettgewebe des Beckens das Peritonäum in die Bauchhöhle vordrängen und Druck auf die Harnblase, nicht dagegen auf den Sphinkter ausüben. Dadurch kommt eine Tendenz zur unkontrollierten Entleerung zustande. BLENDINGER u. Mitarb. (1995) teilen die Ursachen der Harninkontinenz ein in solche nach Kastration (Sphinkterinkontinenz, Operationskomplikationen) und solche, die unabhängig von der Kastration entstehen (neurologisch und nichtneurologisch).

Sehr selten wird Inkontinenz bei Rüden nach der Kastration bemerkt. Ob hier ein ursächlicher Zusammenhang besteht, ist fraglich. Man sollte dann in jedem Fall nach anderen Ursachen suchen. In zwei eigenen Fällen wurde Inkontinenz bei Rüden festgestellt, die am Feminisierungssyndrom gelitten hatten und aus diesem Grund kastriert worden waren.

Klinisches Bild: Der Patient ist nicht in der Lage, den Urinabsatz willentlich zu verhindern, so dass der Urin tropfenweise abgeht und sich im Liegen eine Urinlache hinter dem Hund bildet. Bei entzündlichen Krankheiten der Harnblase und der Harnröhre wird gehäuft plötzliche Unruhe festgestellt, da der Patient starken Harndrang verspürt und ihn – etwa in der Wohnung – unterdrücken möchte.

Durch den fehlenden Abschluss der Harnblase gegenüber der Außenwelt und die Störung der Abwehrfunktionen der Harnröhre selbst können Bakterien in die Harnblase gelangen und sekundär zu Entzündungen führen.

BLENDINGER u. Mitarb. (1995) stellten bei Hündinnen, die eine Harninkontinenz nach Kastration entwickelten, eine Rasseprädisposition bei Riesenschnauzern, Irish Settern, Boxern und Bobtails fest.

Diagnose: Es sollte eine vollständige Untersuchung durchgeführt werden. Besonders wichtig ist die neurologische Untersuchung, die Erkrankungen des oberen oder unteren motorischen Neurons oder des Rückenmarks aufdecken muss. Die Harnblase lässt sich auf leichten Druck entleeren, ohne dass größerer Widerstand zu spüren ist. Die Untersuchung der Harnblase und der Harnröhre wird mittels Urinuntersuchung, Ultraschall und Röntgen (Leeraufnahme, negative, positive und doppelte Kontrastaufnahme) durchgeführt. Bei ovariektomierten Hündinnen ist die Wahrscheinlichkeit, dass der Östrogenmangel die Ursache ist, jedoch am wahrscheinlichsten. Die Ovariektomie kann dabei Monate, ja sogar Jahre zurückliegen.

Eine mittelbare Methode zur Bestimmung des Sphinkterdrucks ist durch das Katheterisieren gegeben. Normalerweise besteht ein deutlicher Widerstand beim Hineinschieben des Katheters durch die Harnröhre in die Harnblase. Bei fehlendem Sphinktertonus lässt sich der Katheter widerstandslos in die Harnblase schieben („man fällt in die Blase hinein"). Ebenso kann der Entleerungsreflex der Harnblase gemessen werden. Man füllt dazu die Harnblase über einen Katheter und

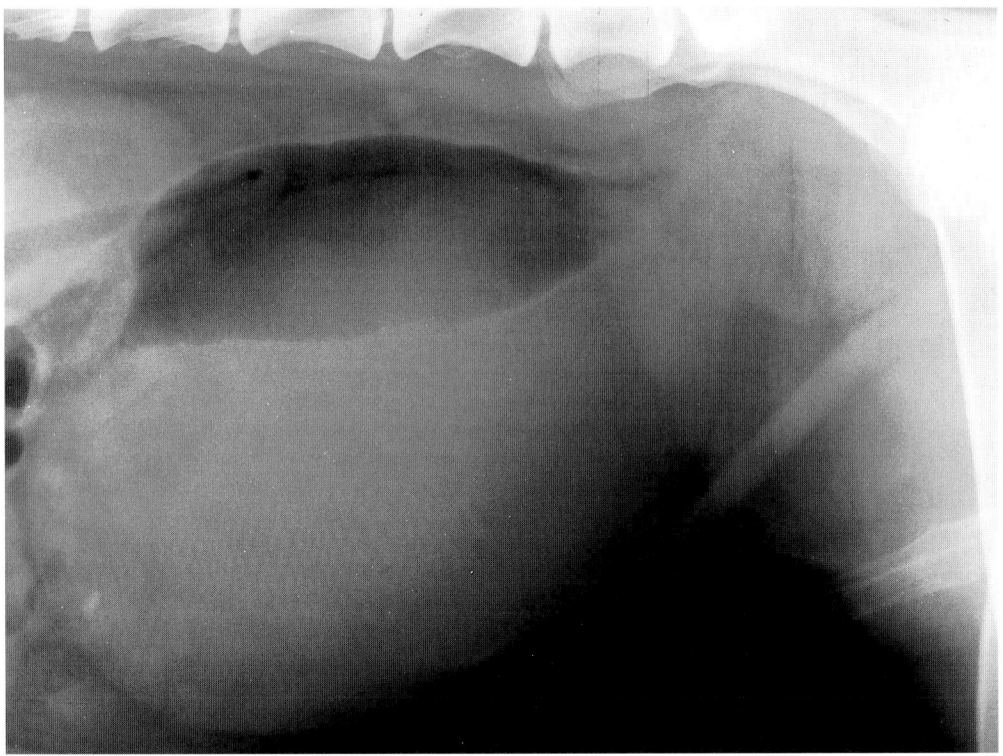

Abb. 11.22: Blasendilatation, Prostatavergrößerung.

bestimmt die – größenabhängige – Menge, bei der es zum spontanen Entleeren kommt. Bei Detrusorlähmung dehnt sich die Blase wesentlich weiter, bis eine – passive – Entleerung zustandekommt (Überlaufblase).

Therapie:
1. Bei der Erkrankung des oberen motorischen Neurons oder der Pyramidenbahn, die zu überdehnter Harnblase bei erhöhtem Sphinktertonus führt, muss durch Harnblasenkatheter eine ständige Entleerung gewährleistet werden. Meistens kommt es dabei jedoch zu aufsteigender Zystitis; man muss daher außerordentlich sauber vorgehen. Wenn es zur Infektion der Harnblase gekommen ist, müssen Antibiotika nach Antibiogramm angewandt werden. Ein Versuch mit Phenoxibenzamin, 0,2 bis 1 mg/kg KM, zweimal täglich p. o., ist bisweilen erfolgreich.
2. Eine Erkrankung des unteren motorischen Neurons als Ursache einer Inkontinenz widersteht in der Regel jedem Behandlungsversuch, wenn es nicht gelingt, die Ursache rechtzeitig zu beseitigen. Man muss sich darauf beschränken, die Folgen so gering wie möglich zu halten (falls es dem Besitzer überhaupt zugemutet werden kann, ein so erkranktes Tier zu halten). Dazu gehört, dass die Harnblase mindestens dreimal täglich ausmassiert werden muss, was dem Besitzer beigebracht werden kann. Infektiöse Entzündungen müssen mit Antibiotika behandelt werden. Es ist darauf zu achten, dass der Harn sauer bleibt (Ammoniumchlorid, 50 mg/kg, dreimal täglich p. o.). Versuche mit Bethanechol, 3 bis 15 mg/Hund, 1 bis 3 mg/Katze, dreimal täglich p. o., bleiben meistens wirkungslos.
3. Inkontinenz nach Ovariektomie: Estradialbenzoat, 0,01 mg/kg KM s. c., einmal pro Woche. BLENDINGER u. Mitarb. (1995) empfehlen Ephedrin, 1,2 bis 1,7 mg/kg KM oder Phenylpropanolamin, zweimal täglich 1,5 mg/kg KM und die schrittweise Reduzierung bis zur gerade noch aufrechtzuerhaltenden Kontinenz. Beim kastrierten Rüden: Testosteron, 2 mg/kg KM i. m., drei Tage lang, danach alle 1 bis 4 Wochen. In manchen Fällen

lässt sich mit Phenoxibenzamin eine Heilung erzielen.

4. Anatomische Anomalien, Verletzungen, Tumoren: chirurgische Korrektur, soweit möglich. Die Prognose bei Ektopie der Ureteren ist jedoch nicht sehr günstig (WIEGAND u. Mitarb. 1996).

5. Entzündungen: Antibiose nach Antibiogramm.

11.5.16 Tumoren der Urethra

Sie sind selten und können ähnliche Symptome wie Zystitis und Urethritis hervorrufen, die sich aber über längere Zeit hinziehen. Die Diagnose ist nur als Verdachtsdiagnose nach Ausschluss anderer Möglichkeiten zu stellen; bei größeren Hündinnen ist die Zystoskopie möglich. Die Sicherung der Diagnose ist im Übrigen allenfalls durch operative Freilegung möglich, während der auch die Entfernung des Tumors versucht werden kann.

12 Neurologie
(A. Tipold)

12.1 Anatomische Grundlagen

Das Wissen um anatomische Grundlagen ist essentiell in der klinischen Neurologie, um Funktionsausfälle besser verstehen zu können. Die Anatomie wird kurz gefasst zum besseren Verständnis bei den Kapiteln der neurologischen Untersuchung und Lokalisation erklärt. Die Pathophysiologie wird bei den einzelnen Krankheitskategorien beschrieben. In den ersten beiden Kapiteln sollen nur einige Hinweise zur Neuroanatomie und Neurophysiologie erwähnt werden, die in der Klinik ihre Anwendung finden. Hier verdienen das so genannte „untere" und das „obere" motorische Neuronsystem Erwähnung. Das **untere motorische Neuronsystem** (UMN) besteht aus dem efferenten Neuron, das das zentrale Nervensystem (ZNS) mit einem Muskel oder einer Drüse verbindet. Das heißt, jede Aktivität im ZNS wird über das UMN weitergeleitet. Erst dann kann als Antwort eine Bewegung oder Sekretion entstehen. Die Nervenzellen für das UMN liegen in der grauen Substanz des Rückenmarkes und in den Kernen der Kopfnerven im Hirnstamm. Die Axone laufen in den peripheren Nerven bzw. in den Kopfnerven. Das Nervensystem ist segmental organisiert. Jedes Rückenmarkssegment wird von einem Paar Spinalnerven verlassen, die eine dorsale (sensorische) und eine ventrale (motorische) Wurzel haben. Jede Muskelgruppe, die von einem Spinalnerven versorgt wird, wird Myotom genannt. Die Region der Haut, die von einem Spinalnerven versorgt wird, heißt Dermatom. Die Überprüfung der Sensibilität im Bereich dieser Dermatome kann bei der Lokalisation von Läsionen im Nervensystem und bei der Prognose hilfreich sein. Das Gehirn hat nicht eine strikte segmentale Einteilung, jedoch können auch hier anatomisch und funktionell unterschiedliche Regionen festgestellt werden. Die Symptome im Bereich des UMN können folgendermaßen sein:

- abgeschwächte bzw. abwesende Reflexe (Hypo-, Areflexie):
  spinale Reflexe sind nur von der Muskulatur, den spinalen Nerven und der grauen Substanz des Rückenmarkes abhängig und damit eine Funktion des UMN
- Parese (unvollständige Lähmung) bzw. Paralyse (vollständige Lähmung)
- herabgesetzter oder aufgehobener Muskeltonus, rasch einsetzende Muskelatrophie (neurogen)

Im Unterschied zum UMN ist das **obere motorische Neuronsystem** (OMN) viel komplexer und hauptsächlich für die Haltung und Bewegung zuständig. Im Prinzip kontrolliert das OMN das UMN. Die Nervenzellen sind im Kortex, den Basalganglien und im Hirnstamm lokalisiert. Das Großhirn hat beim Tier nicht dieselbe Bedeutung für den Gang, wie dies beim Menschen der Fall ist. Motorische Zentren des UMN für das so genannte „spinal walking" befinden sich in der Zervikal- und in der Lumbalschwellung des Rückenmarkes. Diese Zentren werden kontrolliert und gesteuert durch Bewegungszentren in Mittelhirn und Pons. Folgende absteigende Bahnen geben eine Verbindung zum Rückenmark: retikulospinale und vestibulospinale Bahnen haben ihre Hauptfunktion in der Aufrechterhaltung des Muskeltonus und einer physiologischen Haltung. Rubrospinale und kortikospinale Bahnen sind für die Initiation der Bewegung nötig. Um eine ungestörte Verbindung zwischen den Zentren im Gehirn und im Rückenmark zu haben, sind neben den absteigenden Bahnen auch aufsteigende nötig: sensorische Bahnen, die die Information von Propriozeption und Schmerzempfindung weiterleiten. Symptome bei Läsionen im Bereich des OMN können folgendermaßen sein:

- komplexe Bewegungsstörung
- abnormale Haltungs- und Stellreaktionen
- normale Reflexe, Hyperreflexie oder abnormale Reflextätigkeit (z. B. gekreuzter Extensor-Flexor-Reflex)
- erhöhter Muskeltonus (Spastizität)

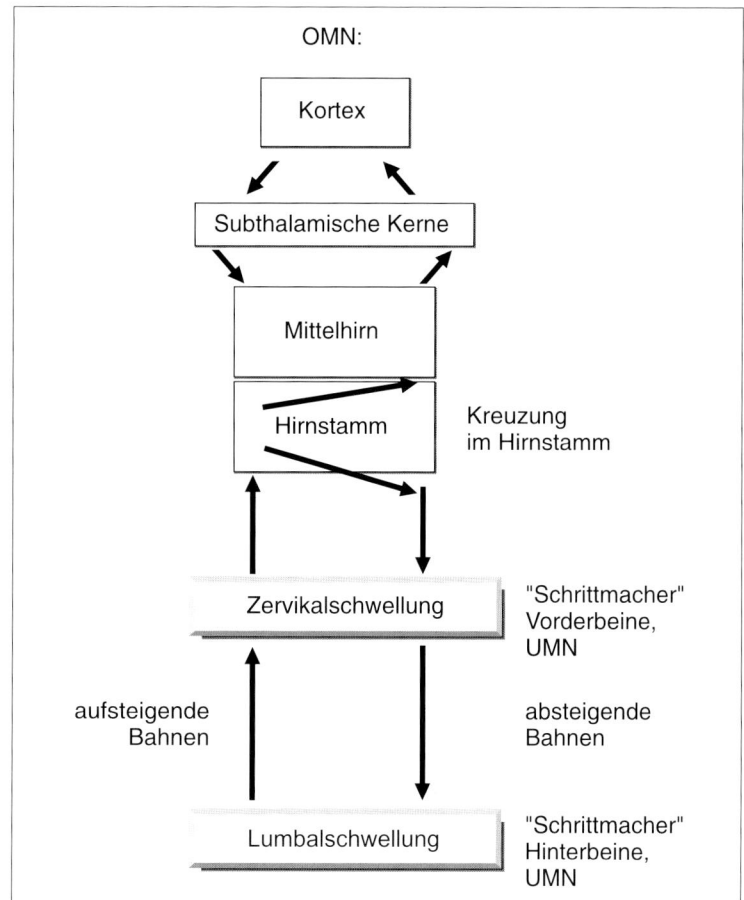

Abb. 12.1. Oberes und unteres motorisches Neuronsystem, vereinfacht dargestellt.

– Reizerscheinungen (z. B. Krampfanfälle, Zwangsbewegungen)

12.2 Pathophysiologie

Störungen der Erregungsleitung in Nervenfasern entstehen bei verschiedenen Krankheitsprozessen des peripheren und zentralen Nervensystems. Einige Pathomechanismen, die bei mehreren Krankheiten ähnlich sind, sollen kurz zusammengefasst werden. Erkrankung und/oder Verletzung des Axons kann unabhängig von der Ursache zu dessen Degeneration und zu Erregungsleitungsausfall führen. Die komplette Zerstörung von Axonen hat Proliferation von Schwann-Zellen und Einwanderung von Makrophagen zur Folge. Eine Wallersche Degeneration entsteht. Das heißt, distal der Schädigung degeneriert das Axon. Eine unvollständige Schädigung von Axonen kann die Erregungsleitung verlangsamen oder aber auch pathologisch steigern. Ist nur die Markscheide verändert, wird die Erregungsleitung verlangsamt oder auch blockiert. Es besteht die Möglichkeit, dass im peripheren Nervensystem (PNS) geschädigte oder degenerierte Axone entlang der Leitschienen des Neurilemms regenerieren, bzw. eine „Wiederbemarkung" eintritt, falls die anliegende Schwann-Zelle nicht irreversibel geschädigt ist. Bei Ausfall von Axonen im peripheren Nervensystem kommt es zu Muskelschwäche und vermindertem Muskeltonus, was proportional zur Anzahl der geschädigten Axone erfolgt. Eine Muskelatrophie entsteht relativ rasch (1–2 Wochen), gleichgültig, ob das Neuron vollständig zerstört oder nur die Leitung blockiert ist. Zusätzlich kommt es zu

Sensibilitätsstörungen. Die meisten Nerven sind gemischt, das heißt sie enthalten motorische und sensible Nervenfasern. Axondegeneration, Leitungsverlangsamung und -block werden im Anschluss an die neurologische Untersuchung mit Hilfe von elektrophysiologischen Techniken festgestellt (Elektromyogramm, Messung der Nervenleitungsgeschwindigkeit).

Im Unterschied zum peripheren Nervensystem haben Leitungsbahnen im ZNS nur eine beschränkte Fähigkeit zur Regeneration und Wiederbemarkung. Wie im PNS wird eine Wallersche Degeneration auch bei Schädigung der auf- und absteigenden langen Bahnen gesehen, was zu den oben beschriebenen klinischen Symptomen einer OMN-Störung führen kann. Entmarkung wird auch in der weißen Substanz des ZNS gefunden (z. B. bei Hundestaupe). Die wichtigsten Veränderungen von Neuronen, den bedeutendsten Zellen des Nervensystems, sind degenerative Läsionen. Zum Beispiel wird sekundär nach einer Axonschädigung eine zentrale Chromatolyse beobachtet. Das bedeutet eine metabolische Veränderung der Nervenzelle. Je nach Schweregrad der Läsion kann sich das Neuron erholen oder es kommt zum Zelltod. Eine charakteristische akute Veränderung ist die ischämische Nekrose. Das Neuron wird kleiner und azidophil, der Kern pyknotisch. Ursprünglich wurde sie bei Ischämie gesehen, tritt jedoch auch in anderen Krankheitskategorien auf. Dies führte zum Konzept der Exzitotoxizität. Exzitatorische Neurotransmitter schädigen nach einem exzessiven Stimulus die Neuronen, vor allem solche, die Glutamat als Transmitter verwenden. Ein Überschuss an Glutamat wird oft bei Hypoxie oder Hypoglykämie gesehen. Die Neuronen werden infolge eines rezeptorvermittelten Kalziumeinstroms geschädigt. Exzitotoxizität tritt bei Ischämie, Hypoglykämie, Thiamindefizit, einigen Vergiftungen und im Anschluss an Krampfanfälle auf. Eine Nekrose von Neuronen mit Neuronophagie wird meist bei entzündlich/infektiösen Krankheitsbildern gesehen und ist vor allem eine Antwort der Mikroglia. Vakuolenbildung im Zytoplasma von Nervenzellen erfolgt in den akuten Stadien der verschiedensten Störungen. Auch Einlagerung von Pigmenten oder anderem Material führt zu Degeneration der Neuronen (Speicherkrankheiten). Neurologische Ausfallserscheinungen in der Klinik können nicht mit einer dieser spezifischen Schädigungen erklärt werden, sondern hängen davon ab, wie viele Neuronen bzw. an welchem Ort sie funktionsunfähig werden.

12.3 Neurologische Untersuchung

Die neurologische Untersuchung wird nach Erheben des Signalementes und der Anamnese im Anschluss an die allgemeine Untersuchung durchgeführt. Mit Hilfe der Allgemeinuntersuchung wird vor allem festgestellt, ob das Nervensystem sekundär zu einer Störung anderer Organsysteme oder primär erkrankt ist. Spezialuntersuchungsgänge, wie die orthopädische Untersuchung oder Abklärung von Augenerkrankungen sollten nicht vergessen werden. Die neurologische Untersuchung wiederum dient der Feststellung, ob ein neurologisches Problem überhaupt vorhanden ist. Sollte dies der Fall sein, kann mit dieser Technik eine anatomische Lokalisation der Läsion festgehalten werden, die dann erst mit verschiedenen Spezialuntersuchungen auf deren Ursache abgeklärt werden muss. Es ist wichtig, die Läsion im Nervensystem zuerst zu lokalisieren, da jede Region aufgrund ihrer Funktion, Anatomie, Biochemie und topographischen Lage bis zu einem gewissen Grad spezifische Störungen hat. Dies bedingt, dass die neurologische Untersuchung die Basis und das wichtigste Werkzeug der klinischen Neurologie ist. Innerhalb von 10–15 Minuten kann bereits viel Information über den Patienten erworben werden.

Signalement

Die neurologische Untersuchung beginnt mit der Erhebung des Signalementes. Dies ist bei der Erstellung einer Differentialdiagnose von Bedeutung. Neben altersabhängigen Erkrankungen (z. B. Missbildungen: neurologische Symptome treten meist bei Jungtieren auf; die steril eitrige Meningitis-Arteriitis kommt gehäuft beim jungen adulten Hund vor), gibt es auch Krankheiten, die rassenspezifisch sind (z. B. multisystemische Neurondegeneration des Cocker Spaniels), bzw. Krankheiten, bei denen zumindest eine Rassenprädisposition in Betracht gezogen werden muss (z. B. Diskusprolaps beim Dackel, degenerative Myelopathie beim Deutschen Schäferhund). Geschlechtsprädispositionen sind selten.

Vorbericht
Der Vorbericht muss besonders gründlich erhoben werden und wird Fragen nach der Haltung, der Fütterung, dem Impfstatus und vor allem nach dem Verlauf der Erkrankung (akut, chronisch, progressiv, rezidivierend) beinhalten. Der Verlauf kann einen wichtigen Hinweis auf die mögliche Differentialdiagnose liefern (z. B. steril eitrige Meningitis-Arteriitis rezidivierend; fibrokartilaginöser Infarkt perakut – akut). Ähnliche Symptome in der Familie des Kleintieres können einen Hinweis auf ein erbliches Problem geben. Eine wichtige Frage, wenn Tiere in eine Überweisungspraxis kommen, betrifft die Vorbehandlung. Sehr viele Kleintiere werden bei Auftreten von neurologischen Symptomen mit Glukokortikoiden behandelt. Dies verändert in vielen Fällen die neurologische Symptomatik und einige Befunde bei Spezialuntersuchungen (z. B. Blutbild, Zellzahl und Differentialzellbild des Liquor cerebrospinalis), was die Erstellung einer Diagnose erschwert.

Die neurologische Untersuchung sollte systematisch und immer in der gleichen Reihenfolge durchgeführt werden, um nicht durch Vergessen eines Untersuchungspunktes zu Fehlschlüssen zu gelangen. Es ist günstig, die spinalen Reflexe zum Schluss der Untersuchung durchzuführen, da die Tiere dann den Untersucher und dessen Manipulationen gewöhnt sind und sich eher entspannen. Ähnliches gilt auch für die Überprüfung der Sensibilität.

Folgende Punkte werden nach Signalement, Vorbericht und allgemeiner Untersuchung berücksichtigt:
– Bewusstsein und Verhalten
– Haltung und Gang
– Kopfnerven
– Haltungs- und Stellreaktionen
– spinale Reflexe
– Schmerzempfindung

Bewusstsein
Bei der Überprüfung des Bewusstseins wird gleichzeitig die Fähigkeit des Tieres überprüft, mit der Umwelt in Kontakt zu treten. Die Beurteilung erfolgt über Beobachtung und Untersuchung, ob und wie das Tier auf Anrufe, Berührungen oder andere Stimuli reagiert. Im groben Sinne wird damit eine Funktion des **Hirnstammes** getestet, vor allem die der **Formatio reticularis**, die ein großes Kerngebiet in diesem Bereich darstellt. Sie reicht von der Medulla oblongata bis zum Dienzephalon. Die Formatio reticularis erhält Informationen aus der Umwelt und des Körpers, die nach Erregung der entsprechenden Rezeptoren über sensorische (aufsteigende) Bahnen weitergeleitet wurden. Diese werden über Zwischenschaltung im Dienzephalon diffus zur **Großhirnrinde** projiziert. Die Folge ist das zu beobachtende Maß an Wachheit oder das Bewusstsein.

Als Abweichungen gelten Apathie, Stupor und Koma. Als „normale" Veränderungen müssen Tierarten-, Rasse- und altersspezifische Unterschiede bedacht werden.
– **Apathie:** Teilnahmslosigkeit, Interesselosigkeit an der Umgebung, das Tier ist zu ruhig. Viele Krankheiten des Nervensystems, aber auch des gesamten Körpers können Ursache einer Apathie sein.
– **Stupor:** Die Tiere haben erhöhte Schlafneigung, zeigen keinen Kontakt zur Umgebung und können nur durch starke oder schmerzhafte Stimuli geweckt werden. Stupor wird bei intrazerebralen Erkrankungen beobachtet, wenn es zu einer unvollständigen Trennung zwischen Formatio reticularis und der Großhirnrinde gekommen ist (Hirnstammläsion, sehr ausgedehnte bzw. diffuse Großhirnläsion).
– **Koma:** komplette Bewusstlosigkeit. Das Tier reagiert nicht einmal mehr auf schmerzhafte Stimuli und kann nicht geweckt werden. Koma wird bei intrazerebralen Erkrankungen beobachtet, wenn es zu einer vollständigen Trennung zwischen Formatio reticularis und der Großhirnrinde gekommen ist (vor allem bei schwerer Hirnstammläsion).

Verhalten
Die Beurteilung des Verhaltens erfolgt durch lange Beobachtung. Der Vorbericht gibt hier die wichtigsten Aufschlüsse, um zu erfahren,

wie sich das Tier in gewohnter Umgebung benimmt. Verhaltensstörungen können funktioneller Natur sein oder Ausdruck einer primären Läsion im Gehirn. Für das Verhalten sind das limbische System, kortikale und subkortikale Zentren und ein Teil der Formatio reticularis verantwortlich. Bei Erkrankung dieser Strukturen kann es zu Verhaltensstörungen kommen; dies wird vor allem bei Veränderungen im Großhirnbereich gesehen. Das Verhalten ist eine sehr komplexe Funktion des Nervensystems, das auf angeborenen und erlernten Vorgängen beruht. Selten kann eine Verhaltensstörung nur einer der verantwortlichen Strukturen zugeordnet werden, da die klinischen Symptome bei Erkrankung dieser Gebiete sehr ähnlich sein können. Die häufigsten Veränderungen sind Übererregbarkeit, Aggressivität, Schreckhaftigkeit, Ängstlichkeit, Verlust erlernter Verhaltensweisen etc. Eine vollständige neurologische Untersuchung und Zusatzuntersuchungen wie z. B. Blut- und Liquoruntersuchung, Elektroenzephalographie, bildgebende Verfahren werden Aufschluss darüber geben, ob eine primäre bzw. sekundäre ZNS-Erkrankung oder keine organisch nachweisbare Ursache vorliegt.

Haltung
Der nächste Untersuchungspunkt ist die Haltung. Diese ist als physiologisch zu bezeichnen, wenn sich das Tier mit allen vier Gliedmaßen gegenüber der Schwerkraft mit normalem Muskeltonus aufrecht erhalten kann. Beispiele einer unphysiologischen Haltung sind Kopfschiefhaltung, Torticollis, Tiefstellung von Kopf und Hals, Kyphose, Lordose, Skoliose, breitbeiniger Stand bei herabgesetztem Muskeltonus etc. Die Regulierung der Haltung ist eine komplexe Funktion des Nervensystems. Rezeptoren aus der Peripherie (Beine, Körper, Gesichts- und Gleichgewichtssinn) liefern Informationen über die Position der einzelnen Körperteile über aufsteigende Bahnen, Hirnstamm und Kleinhirn zur Großhirnrinde. Über absteigende Bahnen (OMN) wird der Muskeltonus dann entsprechend reguliert, was über Beeinflussung der Alpha- und Gamma-Motoneuronen der grauen Substanz des Rückenmarkes erfolgt. Von Bedeutung sind der Einfluss des Vestibularapparates und des Kleinhirnes.

Gang
Die wichtigste komplexe Funktion, die wir bei unseren Patienten beurteilen können, ist jedoch der Gang. Für dessen Beobachtung und Beurteilung sollte daher genügend Zeit eingeräumt werden. Abnormitäten sind unkoordinierte Bewegung (Ataxie), Propriozeptionsstörungen (spontanes Überköten), Lähmungen, Zwangsbewegungen und Dysmetrien (zu kurze oder zu weit ausgeführte Schritte). Gangerschwernis, wie z. B. Treppensteigen, erleichtert oft die Beurteilung von leichtgradigen Störungen.

Um eine komplexe Bewegung, einen physiologischen Gang, ausführen zu können, wird ein großer Teil des Nervensystems benötigt. Die Lokomotionszentren (spinale Schrittmacher in der Zervikal- und Lumbalschwellung, Mittelhirn und subthalamische Kerne) werden durch Großhirnrinde, Hirnstamm, Kleinhirn und Vestibularapparat über absteigende Bahnen moduliert. Das Großhirn ist für die Initiation der Bewegung verantwortlich. Bei einer Großhirnläsion ist der Gang meist normal (Ausnahme Passgang, Drangwandern). Die Koordination des Ganges erfolgt beim Tier im Hirnstamm, die Feinabstimmung der Bewegung im Kleinhirn. Um dies bewerkstelligen zu können, muss zuerst die Information aus der Peripherie (Muskeltonus, Lage der Beine und des Körpers etc.) über die peripheren Nerven und aufsteigende Bahnen zum ZNS gewährleistet sein. Da so viele Strukturen des Nervensystems im Bewegungsablauf involviert sind, wird meist die vollständige neurologische Untersuchung benötigt, um eine Gangstörung einer Lokalisation zuordnen zu können.

Ein paar typische Gangstörungen und deren mögliche Lokalisation sind:
– Lähmungen (Paresen, Paralysen): mit abgeschwächten Reflexen – Läsion im UMN; mit gesteigerten Reflexen: OMN (Rückenmark, Hirnstamm)
– Ataxie: Hirnstamm, Kleinhirn, Vestibularapparat, Rückenmark, sensible Nerven
– Hypermetrie: Kleinhirn, Rückenmark (spinozerebelläre Bahnen)
– Kreisbewegungen, Drangwandern: Großhirn

Kopfnerven

Die Kopfnerven entstammen mit Ausnahme der beiden ersten (N. olfactorius, N. opticus) aus dem Hirnstamm und werden mit Hilfe einfacher Funktionen überprüft.

I. Nervus olfactorius: Dieser Nerv ist zuständig für den Riechsinn und hat seine Rezeptoren in der Nase, der Riechschleimhaut. Der Stimulus wird über den Tractus olfactorius in die Riechrinde im Lobus piriformis und zu weiteren basalen Kortexregionen geführt, wo die bewusste Wahrnehmung erfolgt. Verbindungen zum limbischen System bestehen (Verhalten bei bestimmten Gerüchen!). Der Riechsinn ist schwierig zu evaluieren. Der Vorbericht liefert wertvolle Hinweise. Das Tier kann bei der Futtersuche oder beim Verfolgen einer gelegten Spur beobachtet werden. Stark reizende Stoffe sollten vermieden werden, da durch Trigeminusreizung eine Abwehrreaktion erfolgen kann. Der Verlust des Riechsinnes heißt Anosmie und tritt vor allem bei peripheren Erkrankungen auf (Tumore oder Entzündungen im Bereich der Nasenhöhle).

II. Nervus opticus: Dieser Nerv ist für den Gesichtssinn zuständig. Die Rezeptoren befinden sich in der Retina. Der Sehnerv hat eine Kreuzungsstelle im Chiasma opticum. Der Impuls läuft weiter über den Tractus opticus zur Vierhügelplatte und zur Großhirnrinde (okzipital), wo er bewusst wahrgenommen wird. Im Chiasma kreuzt ein Großteil der Fasern auf die andere Seite. Bei einer einseitigen Großhirnläsion wird daher eine einseitige Blindheit auf der kontralateralen Seite beobachtet. Ein Teil der Fasern zieht zum Mittelhirn und ist für den Pupillarreflex verantwortlich. Die Untersuchung des Gesichtssinnes erfolgt durch *Beobachten* des Tieres beim Laufen über/oder gegen Hindernisse in einem unbekannten Raum. Verschieben des Tieres gegen die Tischkante provoziert meist eine Abwehrbewegung. Beim *Wattebauschtest* wird ein Wattebäuschchen oder ein ähnliches leichtes Gebilde, das ohne ein Geräusch zu machen zu Boden fällt, auf jeder Gesichtshälfte fallen gelassen. Als Antwort erfolgt ein Hinwenden des Kopfes. Um den *Drohreflex* beurteilen zu können, wird eine abrupte Bewegung mit der Hand (ohne einen Luftzug zu erzeugen) in Richtung Auge ausgeführt. Ein Lidschluss ist die Reaktion. Jedes Auge muss einzeln untersucht werden. Neben dem Gesichtssinn sind der Nervus facialis und das Kleinhirn an dieser Reaktion beteiligt. Der Drohreflex ist eigentlich eine erlernte Reaktion und daher bei Welpen noch nicht vorhanden. Zur vollständigen Beurteilung des Gesichtssinnes gehört neben der Evaluation des Pupillarreflexes auch eine ophthalmoskopische Untersuchung.

III. Nervus oculomotorius und sympathische Versorgung der Pupille: Der Durchmesser der Pupille ist durch parasympathische Fasern des Nervus oculomotorius und durch sympathische Fasern, die im Bereich des Rückenmarkes (Th1–3) entspringen und im Nervus ophthalmicus zum Auge ziehen, beeinflusst. Bei Erkrankungen des 3. Gehirnnervens entsteht eine zu weite Pupille (Mydriase); bei Veränderungen des Sympathikus eine zu enge Pupille (Miose). Sind beide Strukturen betroffen, sind die Pupillen oft ungleich groß (Anisokorie). Bei Schädigung der sympathischen Fasern an irgendeiner Stelle wird ein Horner-Syndrom beobachtet (Ptosis, Miosis, Enophthalmus). Der *Pupillarreflex* testet neben der Funktion des Sehnervens auch den 3. Gehirnnerv. Bei Lichteinfall kommt es zu Kontraktion des M. sphincter iridis und zu Pupillenverengung auf der belichteten (direkter Pupillarreflex) und auf der kontralateralen Seite (indirekter Pupillarreflex). Der indirekte Pupillarreflex ist physiologischer Weise etwas schwächer als der direkte.

Mit Hilfe der Beurteilung des Gesichtssinnes und des Pupillarreflexes kann eine Läsion im visuellen System näher lokalisiert werden (vereinfachte Darstellung):

- einseitige Läsion des N. opticus, des Tractus opticus, bzw. Erkrankung der Retina: einseitige Blindheit und verzögerter oder abwesender Pupillarreflex
- Läsion im Bereich des Chiasmas: beidseitige Blindheit und verzögerter oder abwesender Pupillarreflex
- Läsion im Bereich der Vierhügelplatte oder der Großhirnrinde: Blindheit, normaler Pupillarreflex
- Läsion des N. oculomotorius: erweiterte, nicht responsive Pupille, ventrolateraler Strabismus

III. Nervus oculomotorius, IV. Nervus trochlearis, VI. Nervus abducens: Diese drei Nerven sind für die Augenbewegungen verantwortlich und haben Verbindungen zum

Vestibularapparat und motorischen Zentren. Die Augenstellung und Augenbewegungen werden in Ruhe und während passiver Bewegung untersucht. Bei passiven Seitwärts-, Aufwärts- und Abwärtsbewegungen des Kopfes entstehen „vestibulare Augenbewegungen", ein so genannter physiologischer Nystagmus, wobei die schnelle Komponente in Richtung der Kopfbewegung erfolgt. Erkrankungen im Bereich dieser 3 Nerven führt zu verschiedenen Formen des Strabismus:
– ventrolateral mit dilatierter Pupille: III. Gehirnnerv
– rotatorisch: IV. Gehirnnerv. Diese Veränderung ist nur bei Katzen leicht zu sehen. Beim Hund kann bei der ophthalmoskopischen Untersuchung eine nach temporal verlagerte V. retinalis superioris bemerkt werden.
– medial: VI. Gehirnnerv

V. Nervus trigeminus: Der V. Gehirnnerv ist ein gemischter, sehr großer Nerv. Er versorgt die Kaumuskeln (Ramus mandibularis und maxillaris) und ist neben dem X. Gehirnnerven für die Schmerzempfindung im Kopfbereich verantwortlich. Veränderungen im Bereich des motorischen Anteils des Nervus trigeminus bewirken Unterkieferlähmung, Kaustörungen, Speichelfluss, Muskelatrophie. Der sensorische Anteil des Nervus trigeminus wird durch Überprüfung des Korneal- und Palpebralreflexes und der Sensibilität im Kopfbereich beurteilt. Bei Berühren der Kornea bzw. der Haut um den Augenbereich erfolgt ein reflektorischer Lidschluss. Diese Reflexbögen verlaufen über Rezeptoren der Kornea bzw. der Haut über den N. trigeminus zum Hirnstamm. Von dort erfolgt eine Umschaltung zum N. facialis, der motorische Fasern beinhaltet und für den folgenden reflektorischen Lidschluss verantwortlich ist. Die Sensibilität im Kopfbereich wird am besten im Bereich der Nasenschleimhaut oder der Oberlippe überprüft. Seitenunterschiede sollten beachtet werden.

VII. Nervus facialis: Der 7. Kopfnerv innerviert die Muskeln, die für den Gesichtsausdruck zuständig sind, und die Tränen- und Speicheldrüsen. Bei Fazialislähmung sieht man hängende Ohren, Ptose des oberen Augenlides, und schlaffe Oberlippe, Asymmetrie bzw. Unbeweglichkeit der Nasenlöcher. Die Kornea kann sekundär geschädigt werden infolge verminderten Tränenflusses und fehlenden Schliessens des Augenlides. Untersucht wird der Nervus facialis weiters durch den Korneal- und Lidreflex (siehe N. trigeminus). Die Tränenproduktion kann mit Hilfe des Schirmertests überprüft werden. Bei speziellen Läsionen ist der Tonus im Bereich der Muskulatur, die vom Nervus facialis innerviert wird, erhöht und Hyperreflexie im Kopfbereich wird beobachtet. Dies tritt auf bei Läsionen in Teilen des Gehirnes, die „hemmend" auf den Nervus facialis einwirken (Großhirnrinde und Thalamus). Auch irritative Erkrankungen, wie Meningoenzephalitiden oder Neuritis können diese Übererregbarkeit des Nervus facialis auslösen. Ein weiteres Beispiel ist der „Risus sardonicus" bei Tetanus.

VIII. Nervus vestibulocochlearis: Der VIII. Gehirnnerv ist für Gehör und Gleichgewichtssinn verantwortlich. Das Hören ist sehr komplex. Akustische Signale werden, vereinfacht dargestellt, über Rezeptoren im Felsenbein und die Pars acustica des VIII. Gehirnnervens, über Kochlearkerne und die obere Olive zum Mittelhirn geleitet. Von dort erfolgt die weitere Übertragung über den Thalamus zur Großhirnrinde, wo wiederum die bewusste Wahrnehmung stattfindet. Die klinische Untersuchung gibt meist nur einen Hinweis auf reduziertes Hörvermögen bzw. Taubheit. Das Tier sollte sich auf plötzliche akustische Signale der Schallquelle zuwenden. Eine nähere Lokalisation der Schädigung im Bereich der Hörbahn ist mit elektrodiagnostischen Methoden möglich (Hirnstamm evozierte Potentiale).

Im Innenohr befinden sich die Rezeptoren für den Gleichgewichtsapparat. Impulse, die durch Positionsänderung des Kopfes etc. entstehen, werden über den VIII. Gehirnnerven zu den Vestibularkernen im Hirnstamm geleitet. Von dort gibt es Verbindungen zum Rückenmark, Kleinhirn und den Kernen des III., IV. und VI. Gehirnnervens. Störungen im Gleichgewichtsapparat resultieren in Kopfschiefhaltung, vestibulärer Ataxie, Nystagmus, Strabismus. Die Unterschiede zwischen den Befunden, die bei einer zentralen bzw. peripheren Läsion im Vestibularapparat erhoben werden können, sind in Tabelle 12.1 dargestellt.

IX. Nervus glossopharyngicus, X. Nervus vagus: Diese Nerven sind für die sensible und motorische Innervation von Larynx und

Tab. 12.1:

Neurologische Untersuchung	Befunde: Läsion zentral-vestibulär	Befunde: Läsion peripher-vestibulär
Verhalten/Bewußtsein	Apathie – Stupor	normal, evtl. leichte Apathie oder Unruhe
Haltung	Kopfschiefhaltung/ Umfallen	Kopfschiefhaltung/ Umfallen
Gang	vestibuläre Ataxie	vestibuläre Ataxie
Kopfnerven:		
VII	Parese möglich	Parese möglich
V, VI	Ausfälle möglich	–
Horner-Syndrom	–	möglich
Strabismus (ventrolateral)	vorhanden	vorhanden
Nystagmus		
horizontal	möglich	möglich
rotatorisch	möglich	möglich
vertikal	möglich	–
positionell	möglich	–
wechselnd	möglich	–
Haltungs- und Stellreaktionen:		
Korrekturreaktion	abnormal	–
Aufrichtung	abnormal	abnormal

Pharynx zuständig. Bei Ausfällen kommt es zu Schluckbeschwerden oder Atemgeräuschen. Sie werden mit Hilfe des Schluckreflexes überprüft. Druck im Pharynx-Larynx-Bereich bewirkt ein Abschlucken.

XI. Nervus accessorius: Dieser Nerv versorgt Teile der Halsmuskulatur. Störungen sind meist nur schwer diagnostizierbar und werden durch sorgfältige Palpation erkannt.

XII. Nervus hypoglossus: Dieser Nerv ist verantwortlich für Zungenbewegungen. Bei Erkrankung des XII. Gehirnnervens kommt es zu Störungen bei der Futter- und Wasseraufnahme. Die Zunge kann aus dem Maul hängen und asymmetrisch sein (Muskelatrophie und damit Deviation zur Seite der Läsion).

Haltungs- und Stellreaktionen
Diese Reaktionen helfen oft, eine Gangstörung zu verdeutlichen oder näher zu charakterisieren. Vor allem wird besser gesehen, wie viele Extremitäten an einer Bewegungsstörung beteiligt sind und ob Seitenunterschiede bestehen. Es sind dabei alle Niveaus des Nervensystems einschließlich Motorik und Sensibilität beteiligt. Die Reaktionen sind immer beidseitig auszuführen und vergleichend zu beurteilen. Aufgrund der Komplexität dieser Untersuchungsmethoden können diese Reaktionen nicht allein dazu dienen, eine Läsion im Nervensystem zu lokalisieren. Dies ist nur in Kombination mit den anderen Untersuchungsmethoden möglich.

– Korrekturreaktion: Nach passivem Überköten einer Gliedmaße erfolgt ein rasches Wiedereinnehmen der physiologischen Haltung. Diese Reaktion ist vor allem an den Hinterextremitäten gut ausführbar.
– Hüpfreaktion: bei Hüpfen auf einem Bein (das Tier wird angehoben) erfolgt ein Strecken der belasteten Gliedmaße und ein koordiniertes Auffangen des Körpergewichtes.
– Gehen mit den Vorderbeinen: Das Tier wird aufgehoben, unter dem Abdomen leicht unterstützt und muss mit den Vorderbeinen laufen (Schubkarrenfahren). Dies kann mit oder ohne Hochheben des

Kopfes untersucht werden. Diese Untersuchung ist vor allem günstig, um feine Bewegungsstörungen an den Vorderbeinen zu verdeutlichen. Um Seitenunterschiede besser zu sehen, müssen die Tiere auch auf einem ipsilateralen Beinpaar zur Seite hüpfen.
- Unterstützungsreaktion: Die Tiere werden aufgehoben und sollen, um das Körpergewicht auffangen zu können, die Hinterbeine dem Boden entgegenstrecken, koordiniert auffussen und einige Tritte nach hinten laufen.
- Aufrichtereaktion: Nach Aufheben des Tieres wird es mit dem Kopf nach unten in Richtung Boden bewegt. Eine normale Reaktion besteht aus einer Streckung der Vorderbeine und des Halses und einem Anheben des Kopfes. Für diese Reaktion sind visuelle, vestibuläre, propriozeptive und motorische Systeme verantwortlich.
- Weitere Möglichkeiten sind die Tischkantenprobe: ein Tier soll beim Annähern an einen Tisch oder ein Hindernis mit der jeweilig untersuchten Gliedmaße auffussen. Bei der tonischen Nackenreaktion wird am stehenden Tier durch Hochheben des Kopfes eine Extension der Vorderbeine und eine Flexion der Hinterbeine hervorgerufen.

Spinale Reflexe
Die spinalen Reflexe sind nur von der Intaktheit der motorischen und sensiblen Nerven, der Muskeln und der grauen Substanz des entsprechenden Rückenmarksabschnittes abhängig. Sollten sie herabgesetzt oder gar abwesend sein (Hypo-, Areflexie), spricht dies für eine Läsion in einer dieser Strukturen (Läsion vom unteren motorischen Neurontyp). Im Gegensatz dazu spricht Hyperreflexie (gesteigerte Reflextätigkeit) für eine Läsion in einem Bereich, der kranial des Reflexbogens liegt (Läsion vom oberen motorischen Neurontyp). Bei Muskelstreckreflexen werden durch Beklopfen mit dem Reflexhammer die neuromuskulären Spindeln gedehnt. Der Stimulus wird über sensorische Nerven zur grauen Substanz des Rückenmarkes und zum motorischen Nerven geleitet. Eine Muskelkontraktion ist die Folge. Im Gegensatz dazu wird beim Oberflächenreflex eine reflektorische Beugung der Extremität durch Stimulation an der Haut hervorgerufen. Die spinalen Reflexe werden beim Kleintier nach Möglichkeit in Seitenlage durchgeführt. Das Tier sollte entspannt sein, um die Reflexe auch richtig beurteilen zu können.

Reflexe der Nachhand: die wichtigsten sind der Patellar-, Tibialis cranialis- und der Flexorreflex.
- Patellarreflex: Die Extremität wird im Bereich des Oberschenkels unterstützt. Bei Beklopfen des Kniescheibenbandes kommt es zur Kontraktion der Quadrizepsmuskulatur und einem Nachvorneschleudern des Unterschenkels. Das Reflexzentrum liegt bei L4-L6, der verantwortliche periphere Nerv ist der N. femoralis.
- Tibialis cranialis-Reflex: Nach Stimulation am M. tibialis cranialis wird das Sprunggelenk gebeugt. Das Reflexzentrum liegt bei L6-S2, der verantwortliche periphere Nerv ist der N. peroneus.
- Flexorreflex: Nach Stimulation im Bereich der Zehen oder Zwischenzehenhaut wird die Extremität reflektorisch angezogen. Das Reflexzentrum liegt bei L4-S3, der hauptverantwortliche periphere Nerv ist der N. ischiadicus, einige Äste des N. femoralis sind mitinvolviert.

Reflexe der Vorhand : die wichtigsten sind der Extensor carpi radialis- und der Flexorreflex.
- Extensor carpi radialis-Reflex: Die Extremität wird im Bereich des Ellbogens unterstützt. Nach Stimulation im Bereich des M. extensor carpi radialis kommt es zu leichtem Strecken im Karpalgelenksbereich. Das Reflexzentrum liegt bei C7-Th1, der verantwortliche periphere Nerv ist der N. radialis.
- Flexorreflex: Nach Stimulation im Bereich der Zehen oder Zwischenzehenhaut wird die Extremität reflektorisch angezogen. Das Reflexzentrum liegt bei C6-Th2, alle peripheren Nerven der Vordergliedmaße sind mitbeteiligt (vor allem N. radialis, aber auch N. medianus, N. ulnaris).

Bei einer Läsion oberhalb des Reflexzentrums wird häufig als Zeichen einer Hyperreflexie ein *gekreuzter Extensor-Flexorreflex* beobachtet. Bei Beugung der stimulierten Gliedmaße wird die kontralaterale Extremität gestreckt. Weitere abnormale Reflexe nach schweren Schädigungen im Rückenmark oberhalb des Reflexzentrums sind der

Streck- oder Spreizreflex (Strecken der Gliedmaße und Spreizen der Zehen) und *Massenreflexe* (Strampeln).

Pannikulusreflex: Mit Hilfe dieses Reflexes kann eine Rückenmarksläsion im thorakolumbalen Bereich näher lokalisiert werden. Die Haut im Bereich des Rückens wird mit einer stumpfen Arterienklemme stimuliert. Der Impuls geht über die Hautnerven in die weiße Substanz des Rückenmarkes und wird zum Reflexzentrum bei C8-Th2 weitergeleitet. Über den N. thoracicus lateralis erfolgt dann eine Kontraktion der Hautmuskeln. Kaudal einer Rückenmarksläsion kann der Reflex abwesend sein.

Perineal-, Vulva- und Bulbourethralreflex: Das Zentrum für diese Reflexe liegt im Sakralmark (S1-S3), die Nerven der Cauda equina sind die verantwortlichen peripheren Nerven, einschließlich des N. pudendus. Bei Berühren der Perinealgegend kommt es zur Kontraktion des M. sphincter ani und zum Niederdrücken des Schwanzes. Eine ähnliche Reaktion wird beobachtet bei leichtem Druck auf den Bulbus penis. Nach Berührung kommt es zu leichter Kontraktion und Dorsalverschiebung der Vulva.

Sensibilität

Eine mögliche Überprüfung der Sensibilität ist die Propriozeption, die schon bei den Haltungs- und Stellreaktionen untersucht wurde. Die in der Tierneurologie verwertbare Komponente der Oberflächensensibilität ist die **Schmerzempfindung.** Dabei wird überprüft, ob irgendwo Schmerz (Hyperästhesie) vorhanden und wo dieser lokalisiert ist und ob die Schmerzempfindung bewusst wahrgenommen werden kann. Letzter Punkt ist wichtig zur Erstellung einer Prognose z. B. bei einer Rückenmarksläsion. Die Fasern, die für die tiefe Schmerzempfindung zuständig sind, sind dünn, haben viele intersegmentale Verbindungen und ziehen bilateral und diffus im Rückenmark zum Thalamus und weiter zur Großhirnrinde, wo der Schmerz bewusst wahrgenommen wird und eine Antwort (Beißen, Ausweichen etc.) ausgelöst wird. Durch ihre spezielle Anatomie sind diese Fasern relativ lang geschützt und werden erst bei sehr schweren Läsionen mitgeschädigt. Eine Läsion im ZNS sowie im PNS erzeugt eine herabgesetzte (Hypalgesie, nur durch Vergleich mit Reaktion nach Stimulation an anderen Körperstellen eruierbar) oder abwesende Schmerzempfindung (Analgesie). Die Überprüfung der Schmerzempfindung im Bereich des Körpers und der Extremitäten erfolgt mit einer Klemme. Sollte schon eine oberflächliche Schmerzempfindung vorhanden sein, ist es nicht mehr nötig, die tiefe zu untersuchen. Ein reflektorisches Wegziehen der Extremität ist nicht gleichbedeutend mit einer vorhandenen Schmerzempfindung. Erst eine Antwort, wie Hinwenden des Kopfes zum Stimulus, Beißversuche, Ausweichbewegungen, lassen auf eine intakte Schmerzempfindung schließen. Die peripheren Nerven werden mit Hilfe der autonomen Zonen, die nur von einem Nerven versorgt sind, beurteilt. So hat z. B. der N. radialis eine gut untersuchbare autonome Zone dorsal im Karpalgelenksbereich, der N. muskulokutaneus im medialen Ellbogenbereich, der N. peroneus dorsal im Tarsalgelenksbereich und der N. tibialis plantar im Pfotenbereich.

12.4 Lokalisation von Läsionen im Nervensystem

Jede Region im Nervensystem hat bis zu einem gewissen Grad ihre spezifischen Krankheitsprobleme. Daher werden nach der neurologischen Untersuchung die abnormalen Befunde zusammengefasst und anhand der Kombination dieser abnormalen Befunde wird die Läsion im Nervensystem lokalisiert. Danach können Spezialuntersuchungsmethoden zur Erfassung der Ursache der Läsion gezielt eingesetzt werden.

Im folgenden sollen kurz *Anatomie und die wichtigsten Symptome*, die bei Erkrankung einzelner Regionen des Nervensystems beobachtet werden können, erwähnt werden.

12.4.1 Großhirn

Anatomie und Physiologie: Unter dem Begriff Großhirn werden Kortex, Stammganglien und Thalamus zusammengefasst. Die Großhirnhemisphären werden meist in frontale, parietale, temporale und okzipitale Lappen eingeteilt. Das Corpus callosum verbindet die beiden Hemisphären, über die Capsula interna verlaufen wichtige auf- und absteigende Bahnen zu den übrigen Teilen des ZNS. Die Stammganglien grenzen an die Lateralventrikel. Kaudal von diesen liegen Thalamus und Hypothalamus, die ein ausgedehntes Kerngebiet darstellen. Der Thalamus kann als so genannte Schaltstelle bezeichnet werden. Er erhält sensorische Information, projiziert diese an die Großhirnrinde weiter und empfängt von dort wiederum Information. Vom Thalamus gehen Verbindungen zu den motorischen Zentren im Mittelhirn. Der Hypothalamus, der ventral vom Thalamus liegt, ist mit der Hypophyse verbunden. Unter der Bezeichnung limbisches System werden verschiedene Strukturen zusammengefasst: Ammonshorn, Mandelkerne, Gyrus cinguli, Teile des Septum interventriculare, Teile des Thalamus, Hypothalamus und des vorderen Hirnstammes. Die wichtigsten Funktionen des Großhirnes sind die bewusste Wahrnehmung von sensiblen Impulsen, motorische Funktionen (Initiation der Bewegung; Großhirnrinde und Stammganglien im extrapyramidalen System; kortikospinale Bahnen = pyramidales System), Steuerung von Verhalten und gewissen viszeralen Funktionen (Hunger, Durst, Temperatur, endokrine Funktionen). Auch ein gewisser Einfluss auf das Immunsystem konnte nachgewiesen werden. Im Hypothalamus liegen übergeordnete Zentren für das autonome Nervensystem (Sympathikus, Parasympathikus).

Klinische Symptome bei Großhirnerkrankungen: Verhaltensänderungen: z. B. Vergessen von erlernten Verhaltensregeln, Aggression, Übererregbarkeit; Bewusstseinsstörungen (nur bei diffusen und sehr massiven Großhirnerkrankungen). Der Gang ist normal oder es treten subtile Störungen auf; Passgang, Drangwandern können beobachtet werden. Bei der Beurteilung der Kopfnerven kann ein veränderter Gesichtssinn entdeckt werden (z. B. Laufen in Hindernisse, kontralateraler Ausfall des Drohreflexes, normaler Pupillarreflex). Die Haltungs- und Stellreaktionen sind auf der kontralateralen Seite der Läsion verändert. Ein Anfallsleiden ist häufig.

Symptome bei Erkrankung des Hypothalamus
Neben den erwähnten Symptomen bei Veränderungen im Großhirn ist der Gesichtssinn häufig bilateral gestört, bei Mitbetroffenheit des Chiasma opticum fallen erweiterte Pupillen und ein herabgesetzter Pupillarreflex auf. Die Temperaturregulation ist verändert (Hyperthermie, Hypothermie, Poikilothermie), der Appetit kann abnorm sein (Hyperphagie/Obesitas, Anorexie/Kachexie, Allotriophagie). Zusätzlich werden endokrine Störungen beobachtet (Diabetes insipidus, Diabetes mellitus, Hyperadrenokortizismus, Akromegalie/Wachstumshormon).

12.4.2 Hirnstamm

Anatomie und Physiologie: Unter Hirnstamm werden in diesem Abschnitt Mittelhirn, Pons und Medulla oblongata besprochen. Das Mittelhirn grenzt an den Thalamus und besteht aus der Vierhügelplatte (visuelle und akustische Funktionen), weißer Substanz (auf- und absteigende Bahnen) und ausgedehnten Kerngebieten. Diese beinhalten den Nucleus ruber, die Substantia nigra (Motorik) und Kerne für die Kopfnerven, die für die Augenbewegungen zuständig sind (III, IV). Der Pons besteht aus den Kleinhirnschenkeln und den Ponskernen (Verbindung Großhirn – Pons – Kleinhirn). Die Medulla oblongata enthält die restlichen Kopfnervenkerne, die Oliven (obere – auditorische Funktion, untere – Verbindung zum Kleinhirn, Motorik) und die Dorsalstrangkerne (Propriozeption). Die Formatio reticularis ist ein ausgedehntes Kerngebiet, das über den ganzen Hirnstamm verteilt ist (Bewusstsein). Ebenfalls laufen hier wichtige auf- und absteigende Fasersysteme, wie aufsteigende Bahnen für die Propriozeption, aufsteigende Kleinhirnbahnen, vestibulospinale und reticulospinale Bahnen (Körperhaltung und Streckmuskeltonus), rubrospinale Bahnen (Motorik) und die absteigenden Fasersysteme zur Verbindung Kortex – Pons – Medulla oblongata – Rückenmark. Die rubrospinalen Bahnen kreuzen im Mittelhirn, die propriozeptiven und kortikospinalen in der Medulla oblongata. Die wichtigsten Funktionen des Hirnstammes sind somit die Kontrolle von Körperhaltung und Bewegung, die

Aufrechterhaltung des Bewusstseins und von vitalen Funktionen (z. B. Atmung, Herz, Schlucken).

Im Hirnstamm befinden sich auch die Kerne des VIII. Gehirnnervens (Vestibulärkerne). Von diesen gibt es Verbindungen zum Rückenmark (vestibulospinale Bahnen), zu den Kopfnervenkernen, die für die Augenbewegungen zuständig sind (III, IV, VI), zur Formatio reticularis, die auch das Brechzentrum enthält und zum Vestibuläranteil des Kleinhirnes.

Symptome bei Hirnstammerkrankungen
Das Bewusstsein ist beeinträchtigt (Apathie – Stupor – Koma), bei Beurteilung der Haltung können Kopfschiefhaltung, Tetraplegie, Hemiparese, Hemiplegie etc. beobachtet werden. Ebenfalls sind bei der Untersuchung des Ganges starke Störungen zu sehen (Ataxie, vestibuläre Ataxie, Tetraparese, Tetraplegie). Abnorme Kopfnervenfunktionen sind charakteristisch (multiple Kopfnervenausfälle). Die Haltungs- und Stellreaktionen sind an allen vier Extremitäten beeinträchtigt, eine Seitenbetonung ist häufig. Zusätzlich können unregelmäßige Atmung und kardiale Dysfunktion auftreten.

Die **Symptome bei Erkrankungen des Vestibularapparates** wurden bereits bei der Untersuchung des VIII. Gehirnnervens beschrieben. Hier muss unterschieden werden, ob die Läsion im peripheren Anteil, also im Innenohr oder dem VIII. Gehirnnerven liegt oder im ZNS (siehe Tabelle 12.1).

12.4.3 Kleinhirn

Anatomie und Physiologie: Das Kleinhirn wird durch das Tentorium cerebelli vom Großhirn getrennt. Es hat eine stark gefaltete Rinde, die aus drei Schichten besteht: Molekularschicht, Purkinjezellen und Körnerzellschicht. Eingebettet in die weiße Substanz befinden sich die Kleinhirnkerne. Das Kleinhirn hat viele Verbindungssysteme: spinozerebelläre Bahnen, propriozeptive Fasern, zum Gleichgewichtsapparat (Nodulus-Flocculus), zum auditorischen und visuellen System, zu motorischen Zentren (untere Oliven, Ponskerne, Nucleus ruber, Formatio reticularis). Die Verbindung zum Nucleus ruber ist die wichtigste, um die Motorik zu beeinflussen.

Zusätzlich projiziert es in den Thalamus, zu den Stammganglien und zum Kortex. Infolge Wechselwirkung einer Inhibition durch die Purkinjezellen und einer bahnenden Wirkung durch die Kleinhirnkerne auf die motorischen Zentren des Hirnstammes hat das Kleinhirn einen modulierenden Effekt auf die Bewegung. Es kann die Motorik durch Verknüpfung von sensiblen und motorischen Informationen regulieren.

Symptome bei Kleinhirnerkrankungen
Verhalten und Bewusstsein sind bei dieser Läsion normal, die Haltung ist durch breitbeinigen Stand, evtl. grobe Schwankungen gekennzeichnet. Generalisierte Ataxie, Hypermetrie, verzögertes Stoppen und Laufen in Hindernisse sind typische Gangstörungen. Bei Untersuchung der Kopfnerven fällt ein fehlender Drohreflex (ipsilateral) bei normaler Sehfähigkeit auf. Die Haltungs- und Stellreaktionen werden häufig spastisch ausgeführt, eine hypermetrische Reaktion ist möglich. Intentionstremor und vestibuläre Symptome können beobachtet werden.

12.4.4 Rückenmark

Anatomie und Physiologie: Das Rückenmark liegt im Wirbelkanal und reicht von der Medulla oblongata bis zur Cauda equina. Es besteht aus der grauen Substanz, die die verschiedenen Nervenzellen beinhaltet (sensible, motorische, Zwischen- und Schaltneurone). Im Bereich der Zervikal- bzw. der Lumbalschwellung verlassen die Axone der motorischen Neurone aus dem Ventralhorn das Rückenmark und nach einer Verbindung mit den sensiblen Fasern auch den Wirbelkanal durch die Foramina intervertebralia als paarige spinale Nerven. Aufgrund des Ascensus medullae befinden sich die einzelnen Rückenmarkssegmente nicht genau auf der Höhe der Wirbelkörper, sondern sind nach kranial verschoben. Dies ist besonders im Bereich des Lumbalmarkes ausgeprägt. Bei Hunden liegt die Lumbalschwellung (L4–L7) ca. im Bereich der Wirbelkörper L3–L4, wobei es individuelle Unterschiede gibt. Bei Katzen ist der Ascensus medullae nicht so stark ausgeprägt. Die graue Substanz des Rückenmarks ist das Zentrum der Reflextätigkeit, in der weißen laufen die langen auf- und absteigenden Bahnen. Diese stellen die Verbindung von der Peripherie zum Gehirn dar, wie schon beschrieben, und bestehen auch aus Fasern, die die einzelnen Rückenmarksabschnitte miteinander verbinden. Die letzteren sind wichtig, da sie die beiden Bewegungszentren – Lumbal- und Zervikalschwellung – miteinander verbinden, aber auch die linke Rückenmarkshälfte mit der rechten und umgekehrt. Auf dieser Ebene findet bereits eine wichtige Steuerung der Bewegung statt.

Symptome bei Rückenmarkserkrankungen
Die Befunde bei Rückenmarkserkrankungen hängen von der Lokalisation der Läsion im Rückenmark ab. Bei Halsmarkläsionen ist eine Gangstörung an allen vier Extremitäten (generalisierte Ataxie, Tetraparese, Tetraplegie, Hemiparese, Hemiplegie) zu sehen. Die Haltungs- und Stellreaktionen sind an allen vier Extremitäten verändert, eine eventuelle Seitenbetonung ist ipsilateral zur Läsion. Die spinalen Reflexe im Bereich der Vordergliedmaßen sind bei Läsionen im oberen Halsmark normal oder gesteigert, bei Läsion in der Zervikalschwellung liegt Hyporeflexie oder Areflexie vor. Eine Hyperästhesie kann zervikal beobachtet werden, eine eventuelle Hypalgesie liegt kaudal der Läsion.

Bei Läsionen kaudal der Zervikalschwellung ist die Gangstörung auf die Hinterbeine beschränkt (Ataxie, Paraparese, Paraplegie). Die Haltungs- und Stellreaktionen sind ebenfalls nur im Bereich der Hinterextremitäten verzögert oder abwesend, eine Seitenbetonung der abnormen Reaktion befindet sich ipsilateral zur Läsion. Bei Erkrankung des Thorakolumbalmarkes sind die spinalen Reflexe im Bereich der Hinterextremitäten normal oder gesteigert, bei Läsion im Bereich der Lumbalschwellung abgeschwächt oder abwesend. Hyperästhesie im Bereich der Läsion und Hypalgesie kaudal der Läsion können bemerkt werden. Bei Erkrankung der Lumbalschwellung fallen zusätzlich ein herabgesetzter Muskeltonus und Muskelatrophie der Hinterbeine, evtl. bei Mitbeteiligung des Sakralmarkes ein herabgesetzter Bulbokavernosus-Reflex und Analreflex, sowie Inkontinenz auf.

12.4.5 Periphere Nerven

Anatomie und Physiologie: Die motorischen Anteile der peripheren Nerven innervieren die Muskulatur über die motorische Endplatte. Sie haben ihre Nervenzellen im Bereich des Hirnstammes oder im Ventralhorn der grauen Substanz des Rückenmarkes. Die sensorischen Anteile bringen Impulse von den verschiedenartigsten Rezeptoren in der Peripherie über die spinalen oder Kopfnervenganglien zum Rückenmark bzw. Hirnstamm. Die peripheren Nerven bestehen aus Axonen, die von einer von den Schwann–Zellen gebildeten Markscheide umhüllt sind. Diese Axone sind in Faserbündeln angeordnet und von einer Bindegewebshülle umgeben. Um eine rasche Erregungsleitung zu gewährleisten, ist die Markscheide durch die Ranvier'schen Schnürringe in Segmente unterteilt. Für den Kliniker hat sich folgende Unterteilung der peripheren Nerven als übersichtlich erwiesen: Kopfnerven, spinale Nerven bzw. Cauda equina-Nerven.

Symptome bei Erkrankung peripherer Nerven
Motorische Nerven: schlaffe Parese oder Paralyse der innervierten Strukturen (Bein, Gesichtsmuskeln, Ösophagus); neurogene Muskelatrophie, herabgesetzte oder abwesende spinale Reflexe, herabgesetzter Muskeltonus.
Sensorische Nerven: eine isolierte Erkrankung ist selten, die meisten Nerven sind gemischte Nerven. Hypalgesie, Parästhesie, Ausfälle bei den Haltungs- und Stellreaktionen, Ataxie, Automutilation, herabgesetzte spinale Reflexe ohne rasche Muskelatrophie.
Autonome Nerven: Anisokorie oder dilatierte Pupillen, herabgesetzte Tränensekretion, herabgesetzter Speichelfluss, Bradykardie

12.4.6 Muskulatur

Anatomie und Physiologie: Die Muskeln sind ein wichtiges Effektororgan des Nervensystems. Die motorischen Nerven beeinflussen die Muskelaktivität über die motorische Endplatte. Erreicht ein Impuls diese Endplatte, wird Azetylcholin aus Vesikeln freigesetzt und bindet an speziellen Rezeptoren, was zu einer Muskelkontraktion führt (siehe auch Myasthenia gravis). Im Bereich der quer gestreiften Muskulatur gibt es zwei Fasertypen: Typ 1 (langsam kontrahierend) und Typ 2 (schnell kontrahierend). Diese beiden Typen lassen sich durch Spezialfärbungen unterscheiden. In den Muskeln befinden sich auch so genannte Muskelspindeln, die Dehnungsrezeptororgane darstellen und für die Regulierung des Muskeltonus wichtig sind.

Symptome bei Erkrankung der Muskulatur
Es ist nicht immer einfach, eine Bewegungsstörung nach der klinisch-neurologischen Untersuchung einer Erkrankung im Bereich der Muskulatur, der neuromuskulären Endplatte oder des UMN zuzuordnen. Systemische Erkrankungen der Muskulatur werden daher immer in einem Kapitel über neurologische Störungen miterwähnt. Die wichtigsten Symptome bei Erkrankung der Muskulatur sind generelle Schwäche oder anstrengungsabhängige Schwäche und steifer Gang. Lokale oder generalisierte Muskelatrophie oder Muskelhypertrophie können beobachtet werden. Einige Erkrankungen erzeugen Muskelschmerz, die Gelenke können sekundär versteift sein und dadurch die Bewegungsstörung verschlimmern. Bei Mitbeteiligung des Ösophagus und Entstehen eines Megaösophagus wird Regurgitieren gesehen.

12.5 Spezialuntersuchungen

Nach Lokalisation der Läsion im Nervensystem wird eine Liste der möglichen **Differentialdiagnosen** erstellt. Der Katalog der Erkrankungen wird folgendermaßen eingeteilt: **v**askuläre Erkrankungen, **e**ntzündliche Veränderungen, **T**rauma, **A**nomalien, **m**etabolisch/toxische Erkrankungen, **i**diopathische Störungen, **N**eoplasien und **d**egenerative Erkrankungen (Merkwort **Vetamin D**).

Je nach vermuteter Krankheitskategorie muss eine Liste an Spezialuntersuchungen aufgestellt werden. Bei vaskulären Erkrankungen, wie z.B. septischer Infarkt, sind zunächst Blutuntersuchung, bildgebende Verfahren der extraneuralen Organe zum Auffinden eines Primärherdes, Liquoruntersuchung, evtl. Computertomographie (CT) und Kernspintomographie (MRI) zur Abklärung notwendig. Bei entzündlichen Erkrankungen stehen Blutbild und Liquoruntersuchung sowie ein entsprechender Antigennachweis im Vordergrund. Zur Abklärung eines Traumas ist neben der klinischen Untersuchung sicherlich die Röntgendiagnostik wesentlich. Anomalien werden mit bildgebenden Verfahren dargestellt. Bei metabolisch/toxischen Erkrankungen sind eine sorgfältige Blut- und Harnanalyse, evtl. Biopsien zur Abklärung nötig. Als idiopathisch wird eine Krankheit bezeichnet, wenn die Ursache unbekannt ist und auch keine histopathologische Veränderung gefunden werden kann. Das heißt für die Klinik, dass die Diagnose nur im Ausschlussverfahren gestellt werden kann. Zur Diagnostik von Neoplasien bedient man sich vor allem der bildgebenden Verfahren: 1. Röntgenuntersuchung des Thorax zur Feststellung von Metastasen, 2. Wirbelsäulen- oder Schädelröntgen, Myelographie, anschließend evtl. CT bzw. MRI. Degenerative Erkrankungen haben unterschiedlichen Charakter und es müssen daher unterschiedliche Untersuchungsmethoden zur Abklärung herangezogen werden. Degenerative Erkrankungen der Bandscheiben und ein daraus resultierender Bandscheibenvorfall wird mit Hilfe der Myelographie oder des CT oder MRI diagnostiziert; degenerative Myelopathie z.B. im Ausschlussverfahren. Eventuell sind Biopsien zur Diagnosenstellung nötig und die endgültige Diagnose kann nur histopathologisch gestellt werden. Die verschiedenen Spezialuntersuchungsmethoden werden bei den einzelnen Krankheiten erwähnt. Auf die Erklärung der Technik kann in diesem Rahmen nicht eingegangen werden.

12.6 Spezielle Krankheiten des Nervensystems

Im folgendem Kapitel werden nur die wichtigsten Krankheiten nach Lokalisation im Nervensystem beschrieben, vorerst in Tabellenauflistung. Selten vorkommende Störungen sollten in der Spezialliteratur nachgelesen werden.

12.6.1 Großhirn

Tab. 12.2: Wichtigste Erkrankungen

Vaskuläre Erkrankungen: Blutung, Infarkt

Entzündliche/immunbedingte Störungen: Hundestaupe, Tollwut, protozoäre Infektionen, granulomatöse Meningoenzephalomyelitis, zentraleuropäische Zeckenenzephalitis, bakterielle Enzephalitis, Abszess, FIP

Trauma: Schädeltrauma, Fraktur, Kommotion, Kontusion

Anomalie: Hydrozephalus

Metabolische Störungen: Polioenzephalomalazie, Ammonshornnekrose, metabolische Enzephalopathie, portocavaler Shunt, Intoxikationen

Idiopathische Erkrankungen: Epilepsie, Kataplexie, Narkolepsie

Neoplasien: Gehirntumore, Meningiom, Nasentumore, Hypophysentumor, Metastasen, Lymphom

Degenerative Erkrankungen: Speicherkrankheiten (z. B. Gangliosidose, Fucosidose, Ceroidlipofuszinose, Globoidzellleukodystrophie, Mannosidose), Hypomyelinogenese, Tremorsyndrom (weiße Zwergrassen), multisystemische neuronale Degeneration (Cocker Spaniel)

12.6.2 Hirnstamm

Tab. 12.3: Wichtigste Erkrankungen

Vaskuläre Erkrankungen: Blutung, septischer Infarkt

Entzündliche/immunbedingte Störungen: Hundestaupe, Tollwut, protozoäre Infektionen, granulomatöse Meningoenzephalomyelitis, zentraleuropäische Zeckenenzephalitis, Aujeskysche Krankheit, postvakzinelle Enzephalitis, mykotische Infektionen, bakterielle Enzephalitis, FIP

Trauma: Schädeltrauma, Kontusion, Fraktur

Anomalie: Hydrozephalus mit Hirnstammkompression

Metabolische Störungen: Thiaminmangel

Neoplasien: Gehirntumore, Meningiom, Kopfnerventumor, Choroidplexustumor, Lymphosarkom

12.6.3 Kleinhirn

Tab. 12.4: Wichtigste Erkrankungen

Vaskuläre Erkrankungen: Blutung, selten septischer Infarkt

Entzündliche/immunbedingte Störungen: Hundestaupe, granulomatöse Meningoenzephalomyelitis, protozoäre Infektionen, FIP

Trauma: Schädeltrauma

Anomalie: Hypoplasie, Agenesie, Atrophie, Abiotrophie (zunehmende Abnahme vor allem von Purkinjezellen), Dandy Walker Syndrom

Neoplasien: Gehirntumore, Meningiom

Degenerative Erkrankungen: diffuse degenerative Störungen, wie zerebelläre Degeneration (Kerry Blue Terrier, Gordon Setter, Labrador) und Speicherkrankheiten, neuroaxonale Dystrophie (Rottweiler)

12.6.4 Vestibuläre Störungen

Tab. 12.5: Peripherer Vestibularapparat, die wichtigsten Erkrankungen (zentrale Läsion siehe Hirnstamm)

Entzündliche/immunbedingte Störungen: Otitis media/interna

Trauma: Felsenbeinbereich

Anomalie: kongenitale vestibuläre Störungen (z. B. beim Deutscher Schäferhund, Dobermann, Beagle, bei der Siamkatze, degenerative Läsion)

Metabolische/toxische Störungen: Hypothyreose, Aminoglykosidintoxikation

Idiopathische Erkrankungen: idiopathisches/geriatrisches Vestibularsyndrom

Neoplasien: im Bereich des Felsenbeines, Neurinom des VIII. Gehirnnervens

696 Neurologie

12.6.5 Rückenmark

Tab. 12.6: Wichtigste Erkrankungen (einschließlich der Wirbelsäule und der Meningen)

Vaskuläre Erkrankungen: fibrokartilaginöse Embolie (Infarkt), hämorrhagische Myelomalazie, Blutungen

Entzündliche / immunbedingte Störungen: kompressiv: Osteomyelitis der Wirbelsäule, Abszess, Diskospondylitis; nicht kompressiv: Hundestaupe, Tollwut, protozoäre Infektionen, granulomatöse Meningoenzephalomyelitis, zentraleuropäische Zeckenenzephalitis, steril eitrige Meningitis-Arteriitis, FIP, feline Poliomyelitis

Trauma: Frakturen, Luxationen und Subluxationen der Wirbelsäule, Blutungen, Kontusion

Anomalie: kompressiv: Atlantoaxiale Subluxation, zervikale Spondylopathie (Malformation-Malartikulation), Hemivertebrae, Arachnoidalzyste; nicht kompressiv: Syringomyelie, Spina bifida, Dysraphie

Metabolische Störungen: kompressiv: Hypervitaminose A (Katze)

Neoplasien: kompressiv: Wirbelsäulentumore, Meningiome, Nervenwurzeltumore, epidurale Tumore, Lymphome; nicht kompressiv: Gliome, Lymphome

Degenerative Erkrankungen: kompressiv: Diskopathien, multiple kartilaginöse Exostosen; nicht kompressiv: degenerative Myelopathie der großen Hunderassen, Motor-Neuronkrankheit, spinale Muskelatrophie, hereditäre Ataxie (Jack Russell Terrier, Glatthaar-Foxterrier), Globoidzellleukodystrophie

12.6.6 Periphere Nerven

Tab. 12.7: Wichtigste Erkrankungen

Vaskuläre Erkrankungen: ischämische Polyneuromyopathie

Entzündliche/immunbedingte Störungen: akute idiopathische Polyradikuloneuritis, Plexus brachialis-Neuritis, paraneoplastische Polyneuropathie, Trigeminus-Neuritis (Fazialislähmung bei Otitis media/interna), (Hypothyreoidismus), sensorische Ganglioneuritis

Trauma: Trauma einzelner Nerven, Plexus brachialis-Abriss, Frakturen der Wirbelsäule mit Cauda equina-Kompression, Wurzelkompression, Wurzelquetschung

Anomalie: Sakrococcygeale Agenesie, kongenitale Stenose im Cauda equina-Bereich, Hypoplasie des Nervus opticus

Metabolisch/toxische Störungen: metabolische Polyneuropathien (Hypothyreoidismus, Insulinom, Diabetes mellitus), Zeckenparalyse, Botulismus, Bleivergiftung

Idiopathische Erkrankungen: akute idiopathische Polyradikuloneuritis, idiopathische Fazialislähmung

Neoplasien: Nervenwurzeltumore (Schwannom, Neurofibrome)

Degenerative Erkrankungen: Laryngeale Paralyse beim Bouvier, distale Denervation, hypertrophe Neuropathie (erbliches Schwannzelldefizit), Riesenaxonneuropathie (erbliche Axonkrankheit, z. B. beim Deutschen Schäferhund), sensorische Neuropathie (Dackel, Pointer, Boxer, Jack Russell Terrier, erblich, distale Axonopathie der sensiblen Neurone), spinale Muskelatrophie, Polyneuropathie mit Hypomyelinisierung (Golden Retriever)

Autonomes Nervensystem: degenerative Erkrankung: Dysautonomie bei der Katze (Key-Gaskell-Syndrom) und beim Hund

12.6.7 Muskulatur

Tab. 12.8: Wichtigste Erkrankungen

Vaskuläre Erkrankungen: ischämische Polyneuromyopathie

Entzündliche/immunbedingte Störungen: protozoäre Myositis (Toxoplasmose, Neospora caninum-Infektion), Polymyositis, Kaumuskelmyositis (Kaumuskelatrophie), Myasthenia gravis (erworbene Form)

Metabolische Störungen: Myopathie bei Cushing, Steroidmyopathie, maligne Hyperthermie, hyperkaliämische und hypokaliämische (Katze) Myopathie, Übungsmyopathie beim Greyhound,

Idiopathische Erkrankungen: Scotty Cramp (erblich)

Degenerative Erkrankungen: Myasthenia gravis (angeborene Form), Myotonie, erbliche Myopathie beim Labrador Retriever, fibrotische Myopathie (Deutscher Schäferhund), Muskeldystrophie (Golden Retriever, Irish Terrier, Katze)

12.6.8 Intrakranielle Erkrankungen

Unter diesem Kapitel werden Erkrankungen des Großhirnes, Hirnstammes und des Kleinhirnes zusammengefasst beschrieben, um Überschneidungen zu vermeiden.

12.6.8.1 Vaskuläre Veränderungen

Gefäßbedingte Veränderungen scheinen bei Kleintieren deutlich geringere Bedeutung zu haben, als dies beim Menschen bekannt ist. Die häufigste vaskuläre Störung im ZNS sind septische Thromboemboli (siehe Bakterielle Infektionen des ZNS). Dort können sie bei Verstopfung größerer Gefäße zu Malazien und in der Folge zu Pseudozystenbildung führen. Bei generellen Kreislaufstörungen werden Infarkte im Bereich der Endstrombahn gefunden. Eine typische Lokalisation ist die Capsula interna. Diese Infarkte müssen nicht immer klinische Bedeutung haben und können bei der histopathologischen Untersuchung als Zufallsbefund auftreten. Richtige Gefäßpathologie ist selten (z.B. Arteriosklerose bei Hypothyreose).

12.6.8.2 Entzündliche intrakranielle Erkrankungen

12.6.8.2.1 Bakteriell bedingte Entzündungen im ZNS

Ätiopathogenese: Bakterielle Infektionen im ZNS sind bei Kleintieren selten. Die bakterielle Infektion entsteht am häufigsten entweder durch direkte Infektion nach Schädeltrauma (Bissverletzungen bei kleinen Hunderassen) oder metastatisch über den Blutweg nach entzündlichen Erkrankungen z.B. der Herzklappen oder des Urogenitaltraktes. Dabei verlegen septische Thromben Gehirngefäße und führen neben der Entzündung auch ischämische Läsionen oder Blutungen herbei. Fokale Abszessbildung ist auch möglich. Eine weitere Ursache besteht in einer Ausbreitung einer bakteriellen Entzündung im Schädelbereich, wie z.B. bei Otitis interna, Zahnwurzelabszessen, retrobulbären Abszessen oder Infektion der Nebenhöhlen und einer sekundären Mitbeteiligung des Gehirnes. Folgende Bakterien konnten bei Hund und Katze isoliert werden: *Staphylococcus*, *Streptococcus*, *Pasteurella*, *Actinomyces* und *Nocardia* species und einige anaerobe Bakterien, wie *Bacteroides*, *Fusobacterium*, *Peptostreptococcus* und *Eubacterium*.
Klinisches Bild: Bakterielle Infektionen des ZNS werden vor allem beim erwachsenen Kleintier gefunden. Die Hunde haben zum

Teil eine erhöhte innere Körpertemperatur, Konjunktivitis, Durchfall und Symptome, die dem Primärherd zuzuschreiben sind, häufig verbunden mit schlechtem Allgemeinzustand. Die neurologischen Symptome variieren stark, treten akut auf, zeigen progressive Verschlechterung und sind oft seitenbetont. Neben multifokalen Läsionen können auch Ausfälle im Sinne einer Großhirnläsion, einer Hirnstammläsion oder einer zentral vestibulären Störung auftreten.

Diagnose: Die wichtigste Hilfe bei der Erstellung einer Diagnose ist der Allgemeinbefund und der extraneurale Infektionsherd. Dieser wird mit unterschiedlichsten Hilfsuntersuchungen gesucht, wie Röntgen, Ultraschall etc. Bei der Blutuntersuchung wird in vielen Fällen eine Leukozytose mit Neutrophilie, Linksverschiebung und beschleunigter Senkung bemerkt. Die Blutchemie gibt eventuell einen Hinweis auf den extraneuralen Infektionsherd; eine Harnuntersuchung ist immer indiziert und kann in den Fällen mit Pyelonephritis weiterhelfen. Die endgültige Diagnose liefert in vielen Fällen die Liquoruntersuchung, wobei in nicht vorbehandelten Fällen hohe Proteinwerte und eine starke Pleozytose gefunden werden. Neutrophile Granulozyten sind die vorherrschende Zellpopulation. Es sollte weiterhin versucht werden, die die Krankheit verursachenden Bakterien zu erkennen: z. B. Gram-Färbung des Zytospinpräparates. Auf jeden Fall sollte eine Liquor- und Blutkultur einschließlich Antibiogramm angesetzt werden. Eine Kultivierung von Bakterien aus dem Liquor ist schwierig. In dieser Flüssigkeit sind selten genügend Bakterien vorhanden, um positive Resultate liefern zu können. Ist diese Untersuchung allerdings positiv, dann ist sie beweisend für eine bakterielle Infektion.

Differentialdiagnose: GME, intrakranielle Tumore.

Prognose: Die Prognose muss als vorsichtig bezeichnet werden. Wird die Ursache der klinischen Symptome früh erkannt und wird sofort mit einer aggressiven Therapie begonnen, bestehen Heilungsaussichten.

Therapie: Im Idealfall besteht die Therapie in hochdosierter Antibiotikagabe nach Antibiogramm. Es kann jedoch nicht abgewartet werden, bis ein Ergebnis eintrifft, sondern eine sofortige „unspezifisch-spezifische" Behandlung mit einem Breitspektrumantibiotikum muss eingeleitet werden. Bei metastatischer Erkrankung muss auch der Primärherd saniert werden. Folgende Antibiotika sind empfehlenswert: Einsatz der neuesten Cephalosporine, 20–40 mg/kg KM, 2–3 × täglich; eine Kombination von Ampizillin, 200 mg/kg KM/Tag i.v., auf 4 Einzeldosen aufgeteilt und Chloramphenicol, 100 mg/kg KM/Tag. Die Behandlung muss mindestens 14 Tage lang durchgeführt werden, besser 3 bis 6 Wochen. Weitere Medikamente, die die Blut-Hirn-Schranke gut passieren können sind: Trimethoprim-Sulfadiazin, 30 mg/kg KM/Tag, Metronidazol, 25–65 mg/kg KM/Tag und Enrofloxacin, Baytril; 5 mg/2 × täglich. Eine zusätzliche entzündungshemmende Therapie ist umstritten. Gehirnödem und Bildung von Zytokinen oder Sauerstoffradikalen, die im Zuge der Entzündung zusätzlichen Schaden im Gehirn anrichten, könnten so bekämpft werden. Allerdings besteht z. B. nach Glukokortikoidgabe die Gefahr, dass rezidivierende Infektionen entstehen können und die Todesrate ansteigt. Sollten entzündungshemmende Medikamente (steroid, nicht steroid, Mannitol zur Bekämpfung des Gehirnödems) eingesetzt werden, dann in hoher Dosierung und nur zu Beginn der Erkrankung.

12.6.8.2.2 Viral bedingte entzündliche intrakranielle Erkrankungen

12.6.8.2.2.1 Hundestaupe

Ätiologie: Die neurologische Form der Hundestaupe ist die am häufigsten auftretende entzündliche Erkrankung des ZNS des Hundes. Staupe wird durch ein Morbillivirus, das mit dem menschlichen Masernvirus und dem Rinderpestvirus nahe verwandt ist, verursacht.

Pathogenese: Infizierte Hunde scheiden das Staupevirus über Speichel, Exsudate der Konjunktival- und Nasenschleimhaut, Urin und Kot aus. Die Infektion mit dem Virus geschieht meist über Aerosole. Nach einer ersten Vermehrung in lymphoidem Gewebe kann das Virus 10–14 Tage post infectionem im ZNS nachgewiesen werden. Zwei Formen werden unterschieden: eine akute (nicht entzündliche) Form und eine chronische (entzündliche) Form der Erkrankung. Bei der histopathologischen Untersuchung fallen bei der akuten Form Demyelinisierung vor allem in den Prädilektionsstellen Tractus opticus, Kleinhirn und Rückenmark auf. Diese Form ist als Resultat der Virusvermehrung in Gliazellen anzusehen. Während dieser Zeitspanne haben die Hunde eine systemische Immunsuppression. Erst in einem 2. Stadium entsteht eine Entzündung im ZNS (perivaskuläre Infiltrate). Diese chronische Form ist von einer späten oder unvollständigen Immunantwort begleitet. Die Entzündung kann zu weiterführender Schädigung des Nervengewebes führen.

Klinisches Bild: Jede Altersgruppe kann erkranken, eine erhöhte Inzidenz ist jedoch bei jungen Hunden vorhanden. Der Beginn der Erkrankung ist meist akut mit progressiver Verschlechterung der Symptome. In ca. 2/3 der Hunde mit der neurologischen Form der Hundestaupe werden extraneurale Symptome bemerkt. Dies sind: Konjunktivitis, erhöhte innere Körpertemperatur, Hyperkeratose, Dyspnoe/Pneumonie, Durchfall und Erbrechen, Tonsillitis und Pharyngitis, Kachexie, Rhinitis, Pyodermie, Veränderungen des Augenhintergrundes (Hyperreflexie und Rötung der Papilla optica). Diese Symptome treten entweder kurz vor den ersten neurologischen Ausfallserscheinungen oder in Kombination mit diesen auf.

Die unterschiedlichsten neurologischen Symptome können bei Hundestaupe vorgefunden werden. Folgende Lokalisationen wurden dabei gefunden: multifokal, spinale Symptomatik (vor allem bei der entzündlichen, chronischen Form der Erkrankung), Hirnstamm und zentral vestibuläre Störungen, Großhirn, Kleinhirn, solitärer Ausfall im Bereich des Nervus opticus (selten, häufiger bei multifokaler Symptomatik). Ein Anfallsleiden, das vermehrt bei der akuten Form der Hundestaupe auftritt (meist Grand-Mal-Anfälle, seltener Status epilepticus und komplex fokale Anfälle) kann nur schwer therapeutisch beeinflusst werden. Die Anfallshäufigkeit nimmt meist rasch zu. Myoklonus, unwillkürliche, rhythmische Muskelkontraktionen, der in ca. 40 % der Fälle mit Staupe gefunden werden kann, wurde als pathognomon für Staupe angesehen. Wir konnten dieses Phänomen allerdings auch bei anderen entzündlich/infektiösen Erkrankungen des ZNS feststellen.

Diagnose:
1. Beurteilung des Blutbildes: Lymphopenie (häufig: 70–90 % der Fälle). Diese Lymphopenie kann mit einer Leukopenie, aber auch mit Leukozytose kombiniert sein. Seltener treten Monozytose, Anämie und Thrombozytopenie auf.
2. Liquor cerebrospinalis: *Akute Form*: der Liquor (Beurteilung der Zellzahl und des Proteingehaltes mit Hilfe der Pandyreaktion) ist in den meisten Fällen im Normbereich, selten kann eine leichte Pleozytose gefunden werden. Das Differentialzellbild ist rein mononukleär–Lymphozyten, Plasmazellen, Monozyten und Makrophagen werden nach Zytozentrifugation identifiziert. *Chronische Form*: Der Liquor cerebrospinalis ist meist verändert: Pleozytose oder erhöhter Proteingehalt können getrennt oder in Kombination festgestellt werden. Nur sehr selten ist auch bei dieser Form der Liquor ohne spezifischen pathologischen Befund (Vorbehandlung mit Glukokortikoiden?). Das Differentialzellbild besteht in den meisten Fällen aus mononukleären Zellen, gelegentlich werden einige neutrophile bzw. eosinophile Granulozyten gefunden. Der Virusnachweis dient der Sicherung der Diagnose. Diese Technik ist oft schwierig, vor allem wenn nicht genügend Zellen im Liquor vorhanden sind.
3. Staupe-spezifische Antikörper: die Antikörperuntersuchung im Liquor hat seine Grenzen. Bei entzündlichen Prozessen im ZNS wandern Lymphozyten unspezifisch in den Liquorraum ein, um eine rasche Immunantwort bewerkstelligen zu können. Falsch positive Befunde sind das Resultat. Bei starker Immunsuppression werden zu wenig Antikörper produziert; in diesem Fall sind falsch negative Resultate zu erwarten. Hoffnung haben Untersuchungen geweckt, bei denen sehr frühzeitig IgM-Antikörper gegen das Nukleokapsidprotein des Staupevirus im Serum entdeckt wurden.

Die klinische Diagnosenstellung einer Staupeenzephalitis kann somit sehr schwierig sein. Gesichert ist sie bei „klassischen" Anzeichen: neurologische Symptome im Sinne einer multifokalen Läsion entwickeln sich nach einer systemischen Infektionskrankheit; eine Lymphopenie wird bemerkt, der Liquor

ist pathologisch verändert, Staupeantigen kann evtl. nachgewiesen werden. Hyperkeratose und Myoklonus unterstützen die klinische Diagnose. In den anderen beschriebenen Fällen kann Staupe nur als Verdachtsdiagnose gestellt werden.
Differentialdiagnose: Andere Enzephalitiden mit mononukleärer Pleozytose im Liquor cerebrospinalis, degenerative Erkrankungen (akute Form).
Prognose: Bei der neurologischen Form der Hundestaupe ist die Prognose generell als vorsichtig bis schlecht zu bezeichnen. Dies gilt vor allem in Fällen mit starker Immunsuppression und rasch progressiven neurologischen Ausfallserscheinungen. Grand-Mal-Anfälle, die durch Veränderungen im ZNS im Rahmen einer Staupevirusinfektion ausgelöst wurden, sind prognostisch als ungünstig zu werten. Eine Therapie sollte jedoch begonnen und für ca. 1–2 Wochen durchgeführt werden, da sich einige Hunde erholen können.
Therapie: symptomatisch: Antibiotika bei sekundären bakteriellen Infektionen, evtl. Infusionstherapie oder parenterale Ernährung, Vitamin B gegen Anorexie, Halten der Tiere in sauberer, ruhiger und warmer Umgebung, nicht steroidale Antiphlogistika bei erhöhter innerer Körpertemperatur. Glukokortikosteroide sind umstritten. Sie können zwar die entzündlichen Prozesse im ZNS reduzieren, die Viruspersistenz wird jedoch auch gefördert. Phenobarbital wird bei Anfallsleiden appliziert, eventuell können Radikalfänger wie Vitamin E nutzbringend sein (keine beweisenden klinischen Studien über die Effektivität dieser Medikamente). Passive Vakzination (Stagloban) hilft bei der Bekämpfung der Virämie in extraneuralem Gewebe, kann jedoch das sich im ZNS befindliche Virus nicht erreichen. Die beste Therapie bei Staupe ist noch immer die Verhinderung dieser Erkrankung, die durch aktive Impfung erfolgen soll. Seit Einführung der Impfung ist die Staupeerkrankung stark zurückgegangen. Impfdurchbrüche sind jedoch möglich, wahrscheinlich durch Unterschiede im Bereich der Impfstämme und des Wildtypvirus.

12.6.8.2.2.2 Zentraleuropäische Zeckenenzephalitis

Ätiologie: Die zentraleuropäische Zeckenenzephalitis wird durch ein Flavivirus verursacht. Dieses gehört zu den Arboviren, die für epidemische und sporadische Enzephalitiden bei Mensch und Tier verantwortlich sein können. Vor allem in Endemiegebieten beim Menschen ist die so genannte zentraleuropäische Zeckenenzephalitis von Bedeutung, die auch als Frühsommermeningoenzephalitis (FSME) bekannt wurde und durch Zecken (*Ixodes ricinus*) übertragen wird. Beim Hund tritt diese Erkrankung nicht so häufig auf, sollte vor allem aber in Endemiegebieten nicht vergessen werden.
Pathogenese: Dieses Flavivirus ist ein neurotropes Virus und bedingt eine Polioenzephalomyelitis. Der Hund gilt allgemein als verhältnismäßig resistent gegenüber dieser Flavivirusinfektion, wie Übertragungsversuche gezeigt haben. Prädisponierende Faktoren sind wahrscheinlich notwendig, damit Hunde erkranken können.
Klinisches Bild: Bei der allgemeinen Untersuchung werden außer einer erhöhten inneren Körpertemperatur (39,8–40,2 °C) keine besonderen Befunde erhoben. In klassischen Fällen treten die Symptome akut auf, der Verlauf ist rasch progressiv. Die neurologischen Ausfallserscheinungen entsprechen bei den meisten Hunden einem multifokalen Geschehen mit Vorherrschen einer Hirnstammsymptomatik, seltener einer Rückenmarksläsion. Die Hunde können apathisch oder übererregt und schreckhaft sein und Krampfanfälle haben. Eine Hyperalgesie im Halsbereich ist auffällig, oder es treten sogar generalisierte Schmerzen auf. Neben deutlich klinisch erkrankten Tieren gibt es wahrscheinlich auch Fälle, die einen mehr protrahierten Verlauf haben oder eventuell spontan genesen. Dies ist zum derzeitigen Stand des Wissens jedoch rein spekulativ, da die klinische Diagnostik nicht ausgereift ist. Antikörper können auch bei gesunden Tieren nachgewiesen werden und Antikörpertiterbestimmungen im Liquor sind oft mit Fehlinterpretation verbunden und nicht diagnostisch (siehe Hundestaupe).
Diagnose: Bei der Beurteilung des Blutbildes kann eine Leukopenie mit Lymphopenie auffallen. Antikörperuntersuchungen im Serum

(ELISA oder KBR) gegen das zentraleuropäische Zeckenenzephalitisvirus werden positiv sein (Cave! auch bei gesunden Hunden möglich, die von einer infizierten Zecke befallen waren! Hunde sind relativ resistent und müssen trotz Infektion nach Zeckenbiss nicht erkranken). Sollte der Hund diese schwere Erkrankung überleben, ist zur Sicherung der Diagnose bei eingangs negativem oder positivem Antikörpertiter eine zweite Untersuchung notwendig, um einen Antikörperanstieg nachzuweisen. Der Liquor cerebrospinalis ist deutlich verändert. Die Pleozytose besteht vor allem aus einer Vermehrung der Lymphozyten und Monozyten, in Ausnahmefällen können wenige neutrophile Granulozyten gefunden werden. Der Eiweißgehalt ist mäßig bis deutlich erhöht. Zum derzeitigen Standpunkt des Wissens ist eine Sicherung der Diagnose erst post mortem möglich. An intra vitam Tests wird jedoch in einigen Endemiegebieten gearbeitet.

Differentialdiagnose: Staupe, Tollwut, granulomatöse Meningoenzephalitis.

Prognose: Die Prognose ist als ungünstig bis schlecht zu beurteilen. Alle Hunde, bei denen die Diagnose gesichert worden ist, mussten aufgrund rascher Verschlechterung der Symptome euthanasiert werden. Bei Auftreten der ersten Symptome ist eine Therapie sicherlich zunächst anzuraten, da nicht bekannt ist, ob wirklich alle Fälle mit einem rasch progressiven Krankheitsverlauf einhergehen. Erst bei Nichtansprechen auf die Therapie sollte einer Euthanasie der Vorzug gegeben werden.

Therapie: Symptomatisch, siehe Hundestaupe. Die Applikation von schmerzstillenden Medikamenten (z. B. Butorphanol in einer Dosierung von 0,4 mg/kg KM s. c., i. m.) ist anzuraten. Die Wirkung von Glukokortikosteroiden ist unbekannt. Zurzeit ist im deutschsprachigen Raum kein Impfstoff für den Hund gegen zentraleuropäische Zeckenenzephalitis zugelassen.

12.6.8.2.2.3 Tollwut

Ätiologie: Die Tollwut wird durch ein RNA-Virus aus der Familie der Rhabdoviridae verursacht und tritt weltweit auf. Nur wenige Länder sind derzeit frei von Tollwut. Die Infektion erfolgt fast ausschließlich durch einen Biss eines infizierten Tieres, bei dem Virus im Speichel vorhanden ist. Andere Möglichkeiten der Übertragung bei Hund und Katze sind seltener, können aber bei wild lebenden Tieren auftreten und so die Infektionskette aufrecht erhalten (Aerosole, Fressen von virushaltigem Gewebe). Trotz der Tatsache, dass Tollwut in fast jeder Warmblutspezies auftreten kann, ist das Tollwutvirus in enzootischen Gebieten fast immer auf eine Reservoirspezies beschränkt.

Pathogenese: Die Inkubationszeit variiert beträchtlich. Sie ist relativ lang, da das Tollwutvirus einen eigenen Modus hat, das ZNS zu erreichen und sich dort zu vermehren. Nach dem Biss erfolgt eine lokale Replikation in Myozyten, von wo es innerhalb von Tagen oder sogar Wochen in neuromuskuläre Spindeln oder motorische Endplatten eindringt. Das Virus verbreitet sich weiter zentripetal in den peripheren Nerven und gelangt ins ZNS. Die Ausbreitungszeit in den peripheren Nerven braucht ca. 21 Tage, abhängig von Bisslokalisation und Alter des betroffenen Tieres. In natürlich vorkommenden Tollwutfällen liegt die Inkubationszeit beim Hund zwischen 3 Wochen und 6 Monaten (im Mittel zwischen 3 und 8 Wochen), bei der Katze zwischen 2 und 6 Wochen. Die Enzephalomyelitis ist meist disseminiert, der Hirnstamm ist häufig am stärksten befallen. Nach einer Vermehrung im ZNS dringt das Virus in andere Gewebe über den Weg peripherer Nerven. So gelangt es z. B. über Kopfnerven in die Speicheldrüsen. Die Ausscheidung des Tollwutvirus im Speichel erfolgt in typischen Fällen kurz vor Beginn der ersten neurologischen Symptome und hält bis zum Tod an, der meist rasch erfolgt (bis zu 20 Tage oder weniger). Allerdings muss bedacht werden, dass nach experimenteller Infektion von Hunden das Virus bereits bis zu 13 Tage vor Auftreten der klinischen Erscheinungen im Speichel nachgewiesen werden konnte.

Klinisches Bild: Die klinischen Symptome treten meist akut auf und verlaufen schnell progredient. Der Tod tritt meist in wenigen Tagen auf (Cave! Beschreibung von Ausnahmefällen). Einzig zu beobachtendes extraneurales Symptom ist eine erhöhte innere Körpertemperatur. Wie bei anderen Enzephalitiden gibt es auch bei Tollwut keine typischen Symptome. Als Grundsatzhaltung gilt: bei jedem Hund, der aus einem Endemiegebiet stammt und multifokale ZNS-

Symptomatik hat, insbesondere Kopfnervenausfälle aufweist, muss an Tollwut gedacht werden! In früheren Beschreibungen wurden drei Stadien unterschieden: ein Prodromalstadium, ein exzitatorisches und ein paralytisches Stadium. Diese Klassifikation ist nicht mehr aufrecht zu erhalten, da Tollwut unterschiedlichste Symptomatik aufweisen kann und wir meist „atypische" Fälle sehen. Möglich sind folgende Symptome, die nicht nach einer bestimmten Reihenfolge auftreten müssen: Zerebrale Erscheinungen wie Verhaltensstörungen und Krampfanfälle, Rückenmarkssymptomatik mit Parese bzw. Paralyse vom Typ des unteren motorischen Neurons (abgeschwächte Reflexe), Hirnstammsymptomatik mit Gangstörungen bis Tetraplegie, Apathie und Kopfnervenausfällen (Schluckstörungen und dadurch auffallender Speichelfluss, Strabismus, abnormale Pupille, Unterkieferlähmung etc.).

Diagnose: Tollwutverdacht besteht, wenn der Hund aus einem Endemiegebiet stammt, ein akuter Verlauf der neurologischen Symptomatik beobachtet wird, eine fehlende, unsichere oder unbekannte Impfanamnese vorliegt und ein Kontakt zu Wildtieren nicht ausgeschlossen werden kann. Die Blutuntersuchung bringt keine hilfreichen Resultate. Der Liquor cerebrospinalis ist verändert – Proteinerhöhung, mononukleäre Pleozytose. Werden diagnostische Maßnahmen bei tollwutverdächtigen Tieren durchgeführt oder werden diese untersucht, sollte entsprechend vorsichtig vorgegangen werden (Handschuhe). Der wichtigste Test in Europa ist noch immer die post mortale Untersuchung und der Nachweis des Virusantigen im Gehirn erkrankter Tiere mittels Immunfluoreszenz in Tollwutinstituten.

Differentialdiagnose: Andere Virusenzephalitiden

Prognose und Therapie: Die Prognose ist infaust, eine Therapie nicht bekannt, in Deutschland verboten. Eine Therapie ist auch nicht anzuraten, da gezeigt werden konnte, dass Tiere, die sich spontan erholten, noch lange Zeit das Virus im Speichel ausscheiden. Die beste Therapie ist die Verhinderung dieser Krankheit. Die Schutzimpfung ist hierfür die wichtigste Maßnahme und hat beträchtlichen Erfolg, die Impfung von Wildtieren hat die Krankheit ebenfalls effektvoll beeinflusst. Bei begründetem Tollwutverdacht ist der Amtstierarzt zu benachrichtigen, der über Euthanasie oder Quarantäne entscheidet.

12.6.8.2.2.4 Feline infektiöse Peritonitis (FIP)

Ätiopathogenese: Diese Erkrankung wird durch ein Coronavirus ausgelöst und ist eine der häufigsten Ursachen für neurologische Störungen bei der Katze. Bei der neurologischen Form dieser Erkrankung prädominiert die so genannte trockene Form. Diese ist durch eine verminderte zellvermittelte Immunität in Kombination mit einer starken humoralen Immunantwort bedingt. Immunkomplexe werden dabei an Gefäßen abgelagert oder im Plexus chorioideus und resultieren in einer Vaskulitis. Es entsteht eine so genannte pyogranulomatöse Entzündung im ZNS. Die Granulombildung kann zu Liquorabflussstörungen führen, was einen Hydrozephalus zur Folge haben kann.

Klinisches Bild: Die Symptome scheinen einen schleichenden Beginn zu haben, nur selten treten sie akut in Erscheinung. Die Katzen werden wegen der neurologischen Probleme beim Tierarzt vorgestellt. In über der Hälfte der Fälle können extraneurale Symptome diagnostiziert werden, wie Kachexie, Muskelatrophie, Dehydratation, Anämie, erhöhte innere Körpertemperatur, Augenveränderungen. Seltener sind klinische Symptome von Seiten des Gastrointestinaltraktes und der Leber und des Respirationstraktes. Der Rest der Tiere hat nur Probleme von Seiten des ZNS. Die neurologischen Symptome sind vielfältig, multifokale Läsionen sind am häufigsten. Es können aber auch fokale Ausfallserscheinungen im Sinne einer Rückenmarks- oder Hirnstammläsion auftreten. In einigen Fällen ist die FIP auslösende Ursache für ein Anfallsleiden oder eine Harninkontinenz.

Diagnose: Die klinische Diagnose muss durch eine Kombination von klinischer Symptomatik und Labordiagnostik gestellt werden. Die Blutuntersuchung kann eine Hilfestellung bieten: ein Teil der Katzen hat eine Leukozytose mit Neutrophilie. Je nach Organsystem, das mitbetroffen ist, können Leberenzyme erhöht sein, aber auch Harnstoff, Kreatinin und der Eiweißgehalt des Harns. Die Mehrheit der Katzen hat eine Hyperproteinämie, Hypergammaglobulinámie und ein erniedrigtes Albumin/Globulin-Verhältnis. Die Messung von Serumantikörpern gegen das FIP-Virus verläuft sehr unterschiedlich und hat für die Diagnostik nur äußerst begrenzten Wert. Die wichtigste diagnostische Hilfsuntersuchung ist die Liquoruntersuchung, die immer eine deutliche Proteinerhöhung ergibt. Die Zellzahl ist ebenfalls deutlich erhöht (100–1000 Zellen/µl), wobei die neutrophilen Granulozyten mit einem Prozentsatz von 50–90 % mitbeteiligt sind. Vorsicht bei mit Glukokortikoiden vorbehandelten Katzen: hier sinkt der Anteil an neutrophilen Granulozyten dramatisch ab. In sehr seltenen Fällen ist es schwierig Liquor zu gewinnen, was möglicherweise durch eine Akkumulation entzündlicher Zellen bedingt sein kann.

Differentialdiagnose: Tumor (Meningiom), andere entzündliche Erkrankungen.
Prognose: Die Prognose ist ungünstig.
Therapie: Eine wirksame Therapie ist nicht bekannt. Einige Fälle zeigen Besserung mit Hilfe einer immunsuppressiven Behandlung. Die meisten Fälle entwickeln jedoch eine progressive Verschlechterung der Symptomatik und eine Therapie bedeutet meist nur einen mehr oder weniger langen Aufschub der Euthanasie, was für viele Tierbesitzer bereits wünschenswert ist. Dies sollte im beratenden Gespräch immer bedacht werden.

12.6.8.2.2.5 Bornasche Krankheit

Ätiopathogenese: Das Virus der Bornaschen Erkrankung scheint nach neuesten Erkenntnissen eine Enzephalomyelitis bei der Katze, seltener beim Hund auszulösen. Ob diese Krankheit mit der felinen Poliomyelitis gleichzusetzen ist oder ein eigenständiges Krankheitsbild darstellt, ist zum derzeitigen Standpunkt des Wissens noch nicht bekannt. Die Erkrankung wurde auch als „staggering disease" bezeichnet, da die Tiere vielfach deutliche Ataxie zeigen. Die Läsionen sind vor allem deutlich in Hirnstamm und Ammonshorn ausgeprägt, wobei die starke Mitbeteiligung des Ammonshornes für den Neuropathologen das wichtigste Anzeichen ist. Ein felines Isolat des Bornavirus wurde teilweise charakterisiert. Da noch nicht absolut gesichert ist und nur ein starker Verdacht besteht, dass dieses RNA-Virus wirklich die Ursache einer Enzephalitis bei der Katze ist, wird diese Krankheit auch als „Borna disease-like meningoencephalomyelitis" bezeichnet.

Klinisches Bild: Es besteht keine Rassen-, Geschlechts- oder Altersprädisposition. Die klinischen Symptome haben einen protrahierten und mehr schleichenden Verlauf. Hauptsymptome sind fluktuierendes Fieber, Ataxie, Hypermetrie und Parese vor allem im Bereich der Hinterextremitäten und Verhaltensstörungen.

Diagnose: In der Klinik kann derzeit nur von einer Verdachtsdiagnose gesprochen werden. Diese besteht, wenn die Katze Freilauf hat, in einem Gebiet lebt, wo das Bornavirus vorkommt, chronisch progressive neurologische Symptome mit Ataxie und Verhaltensstörungen bemerkt werden und im Liquor cerebrospinalis eine mononukleäre Pleozytose gefunden wird. Untersuchung auf Antikörper können durchgeführt werden.

Differentialdiagnose: Allgemein muss erwähnt werden, dass bei mononukleärer Pleozytose im Liquor cerebrospinalis immer zunächst differentialdiagnostisch an eine Leukose gedacht werden muss, die sicherlich häufiger auftritt als Borna.

Prognose und Therapie: Die Prognose ist bis dato wohl als vorsichtig zu bezeichnen, die Katzen können aber, wie eine Studie gezeigt hat, die Krankheit ziemlich lange überleben. Der Krankheitsverlauf kann wohl erst beurteilt werden, wenn der sichere Beweis erbracht ist, dass es sich um die Bornasche Krankheit handelt und wenn die intra vitam Diagnostik gesichert oder verbessert ist. Therapie ist aus den gleichen Gründen keine bekannt, symptomatisch unterstützende Maßnahmen sollten durchgeführt werden.

12.6.8.2.2.6 FIV

Das feline Immundefizienzvirus (FIV) kann eine Enzephalopathie verursachen. Diese kann subklinisch verlaufen oder in wenigen Fälle auch Ursache für ein Anfallsleiden, Verhaltensstörungen und abnormale Pupillenreaktion sein. Bei dieser Erkrankung ist noch nicht eindeutig bekannt, in welchem Prozentsatz sie neurologische Ausfallserscheinungen verursacht. Die klinischen Symptome scheinen vor allem in einem fortgeschrittenen Stadium der Erkrankung bemerkbar zu sein.

12.6.8.2.3 Protozoäre Meningoenzephalomyelitis

Ätiologie: Neben Toxoplasma gondii verursacht vor allem der in den 1980er-Jahren neu beschriebene Parasit Neospora caninum eine entzündliche ZNS-Erkrankung. Die beiden Parasiten lassen sich immunhistochemisch und mit molekularbiologischen Methoden voneinander unterscheiden.

Pathogenese: Neben peripheren Läsionen (Myositis, Neuritis) wird auch das ZNS befallen und erzeugt Granulombildung im Rückenmark, Hirnstamm, Cortex cerebri und cerebelli. Die protozoäre Infektion kann auch als Komplikation bei der Staupe vorkommen. Die Hauptwege der Infektion sind kongenitale Übertragung, Aufnahme von befallenem Gewebe oder mit Oozysten kontaminiertem Futter und Wasser.

Klinisches Bild: Die Krankheit tritt vor allem bei Welpen und Jungtieren auf, es können aber auch ältere Tiere erkranken, die dann vor allem Symptome von Seiten des ZNS zeigen. Die Hälfte der Tiere hat Ausfallserscheinungen mit akutem und rasch progressivem Verlauf, der Rest hat einen mehr chronisch progressiven Verlauf mit einer Krankheitsdauer über mehrere Wochen oder Monate. In ca. 10 % der Fälle kommen extraneurale Symptome vor, wie erhöhte innere Körpertemperatur, Atembeschwerden und Störungen von Seiten des Magen-Darm-Traktes. Bei Beurteilung des Augenhintergrundes kann eine Chorioretinitis toxoplasmica auffallen. Zusätzlich können sich protozoäre Myokarditis, Hepatitis und generalisierte Lymphknotenhyperplasie ausprägen. Ist das ZNS mitbetroffen, so fallen vor allem Läsionen von Seiten des Rückenmarkes auf. Diese können solitär oder in Kombination mit den Muskelläsionen auftreten. Neben den Rückenmarksläsionen werden Ausfälle, die einer multifokalen Läsion entsprechen, bemerkt, aber auch vonseiten des Großhirnes, des Hirnstammes oder des Kleinhirnes.

Diagnose: Die Diagnose ist im Falle einer Mitbeteiligung der Muskulatur eindeutig in der Klinik, intra vitam zu stellen (Muskelbiopsie). In 80 % der Fälle wird eine Eosinophilie bei Beurteilung des Blutbildes gesehen. Diese kann mit oder ohne Leukozytose auftreten. In ca. 70 % der Fälle ist die Kreatininkinase mittel- bis hochgradig erhöht. Der Liquor cerebrospinalis ist in 90 % der Fälle verändert mit Proteinerhöhung und gering- bis mittelgradiger Pleozytose. Bei der Beurteilung des Differentialzellbildes wird in ca. 3/4 der Fälle eine gemischtzellige Pleozytose, bei einigen Hunden mit eosinophilen Granulozyten (kein konstanter Befund) gefunden. In 1/4 der Fälle ist eine mononukleäre Pleozytose auffällig, die die Interpretation erschwert. Im EMG können Fibrillationspotentiale auftreten. Im CT können disseminierte hyperdense Zonen gesehen werden. Hier sind die Erfahrungswerte wahrscheinlich zu gering, um mit dieser Technik eine Diagnose stellen zu können. Sie kann aber in Kombination mit anderen Untersuchungstechniken wertvolle Information liefern. Ein gutes diagnostisches Hilfsmittel ist sicherlich die Antikörperbestimmung im Serum mit ansteigendem Titer innerhalb von 2–3 Wochen. Seit einiger Zeit werden auch Nachweismethoden auf Basis eines PCR zur Diagnostik angeboten.

Prognose: Bei Enzephalomyelitis ist die Prognose als vorsichtig anzusehen, ein Teil der Hunde kann sich jedoch erholen. Der Großteil der Hunde muss allerdings euthanasiert werden: dies aufgrund von massiven neurologischen Ausfallserscheinungen mit und ohne Therapie mit Sulfonamiden oder Clindamycin oder aufgrund einer Vorbehandlung mit Glukokortikoiden und rascher Verschlechterung der Symptome (Cave! Wahllose Therapie zentralnervaler Ausfallserscheinungen mit Glukokortikoiden).

Therapie: Die Therapie wird entweder mit Clindamycin oder Sulfadiazin durchgeführt. Clindamycin ist laut Literatur besser geeignet für Myositiden, hat aber keine so gute Penetrationsfähigkeit ins Gehirngewebe wie Trimethoprim/Sulfonamid-Kombinationen. Die Liquorgängigkeit steigt allerdings bei entzündlichen Veränderungen und wird dann als gut bezeichnet. Die Dosis für die Kombination Trimethoprim-Sulfadiazin beträgt bei Hund und Katze 30 mg/kg KM/Tag, für Clindamycin 10–20 mg/kg KM, 2 × täglich beim Hund, bei der Katze 12–25 mg/kg KM, 2 × täglich für mindestens 14 Tage. Eine Kombination von beiden Wirkstoffen wird auch empfohlen. Zur Vermeidung einer Knochenmarkssuppression wird Folsäure gegeben (5 mg/Tag) oder Bierhefe (100 mg/kg KM/Tag).

12.6.8.2.4 Granulomatöse Meningoenzephalomyelitis (GME)

Ätiopathogenese: GME wird weltweit beim Hund beobachtet und ist durch disseminierte entzündliche Veränderungen im ZNS mit perivaskulärer Granulombildung mit Beteiligung von Makrophagen charakterisiert. Die Ätiologie ist unbekannt. Es besteht aber ein starker Verdacht, dass ein infektiöses Agens die Ursache ist.

Klinisches Bild: Die Hälfte der Patienten zeigt einen mehr akuten und rasch progressiven Krankheitsverlauf, die andere einen chronischen, langsam progredienten. Mit Ausnahme einer erhöhten inneren Körpertemperatur können keine extraneuralen Symptome bemerkt werden. Bei der ophthalmoskopischen Untersuchung wird häufig ein abnormaler Fundus entdeckt (gerötete und geschwollene Sehnervenpapille, Retinitis mit Hyperreflexie und Blutungen). Die Tiere mit genannten Veränderungen sind ein- oder beidseitig blind. Die neurologischen Symptome variieren, abhängig davon, ob die Läsion mehr disseminiert oder fokal auftritt. Symptome im Sinne einer Hirnstammläsion werden am häufigsten gesehen, die entweder den gesamten Hirnstamm betreffen oder zentral vestibuläre Ausfallserscheinungen nach sich ziehen. Neben dieser Hirnstammsymptomatik können multifokale neurologische Symptome auftreten, seltener sind Ausfälle im Sinne einer Großhirnläsion. Bei fokaler GME ist auch reine fokale Rückenmarkssymptomatik (vom oberen oder unteren motorischen Neurontyp) möglich.

Diagnose: Die Diagnose wird aufgrund einer Reihe von Faktoren gestellt und kann in der Klinik nur als Wahrscheinlichkeitsdiagnose bezeichnet werden. Es gibt jedoch einige recht gute Anhaltspunkte, die in typischen Fällen hilfreich sind. Das sind das Alter (erwachsene und ältere Hunde), Verlauf, Symptome, die Liquoruntersuchung und das Ansprechen (Besserung, aber kein Ausheilen) auf Glukokortikosteroide. Die Blutuntersuchung ist in den meisten Fällen normal; wenige Hunde haben eine Leukozytose. Der Liquor ist verändert: mittelgradige Proteinerhöhung und Pleozytose. Die Zellzahl kann sehr hohe Werte, vor allem bei nicht vorbehandelten Tieren erreichen (80–>400 Zellen/µl). Die Beurteilung des Differentialzellbildes schwankt jedoch deutlich. Ein Teil der Fälle (ca. 40 %) hat ein mononukleäres Zellbild mit Lymphozyten, Monozyten und Makrophagen. Bei den restlichen 60 % wird eine gemischtzellige Pleozytose vorgefunden (+ neutrophile oder eosinophile Granulozyten). Bildgebende Verfahren, Computertomographie und Kernspintomographie, können weiteren Aufschluss bieten, vor allem bei der fokalen Form. Eine Biopsie würde bei günstiger Lokalisation (z. B. Großhirn oder Rückenmark) eine endgültige klinische Diagnose liefern.

Differentialdiagnose: Tumor, andere entzündliche Erkrankungen

Prognose: Die Prognose ist unterschiedlich. Beim akuten, rasch progressiven Verlauf mit Hirnstammsymptomatik oder multifokaler neurologischer Ausfallserscheinungen wird sie als schlecht zu bezeichnen sein. Bei fokaler Symptomatik, vor allem im Rückenmarksbereich, gilt sie als vorsichtig, aber nicht extrem ungünstig. Die Hunde können bis zu 2 Jahre bei gutem Allgemeinbefinden überleben.

Therapie: Hunde mit GME sprechen gut, oft aber nur vorübergehend auf Glukokortikosteroide an. Die Dosierung muss individuell gewählt werden. Es werden so viel Glukokortikoide verabreicht, wie nötig sind, um die Symptombildung zu verhindern. Ein Beispiel: 2 mg/kg KM Prednisolon p. o. für 2 Tage, danach kontinuierliches Vermindern der Dosierung alle 2 Wochen. In einigen Fällen kann die Therapie sogar ausgesetzt werden, bis wiederum Symptome auftreten, andere Tiere benötigen eine Dauertherapie. Cave! Magenschutz.

12.6.8.3 Trauma

Ätiopathogenese: Ein Schädel-Hirn-Trauma entsteht meist nach einem Unfall. Neben funktionellen Störungen ohne morphologisch sichtbare Veränderung (Commotio cerebri), die mit vorübergehenden Bewusstseinsstörungen einhergehen können, können verschiedene Läsionen auftreten: Verletzung der Weichteile des Kopfes, Schädelfrakturen, Gehirnkontusion, -lazeration, Gehirnödem, Hämorrhagien, subtentoriale Hernie. Bei

Traumen kommt es meist nicht nur zur Schädigung des Gehirnparenchyms am Ort des Geschehens (coup), sondern, da das Gehirn in der Schädelkalotte „schwimmt", auch zu Zerstörungen an der gegenüberliegenden Seite (contrecoup) durch Einwirkung von Beschleunigungskräften. Blutungen und Ansteigen des intrakraniellen Druckes resultieren in einem Gehirnödem. Steigt der Druck weiter, kann es zur Herniation von Teilen des Großhirnes unter das Tentorium cerebelli kommen, was zu lebensbedrohlichen Zuständen führt (Hirnstammkompression).

Klinisches Bild: Das klinische Bild ist sehr variabel. Die Symptome setzen entweder direkt nach dem Unfall ein oder erst Stunden oder Tage danach, bzw. sie können sich in dieser Zeit verschlimmern (Blutung, Ödem). Je nach Ausmaß und Ort der Gewebeschädigung kommt es zu den unterschiedlichsten neurologischen Ausfällen. Neben einer sorgfältigen Allgemeinuntersuchung zur Feststellung von lebensbedrohlichen Verletzungen in anderen Organen ist die neurologische Untersuchung wichtig zur Prognosestellung, zur Verlaufskontrolle und für die Therapie. Bei Traumapatienten müssen regelmäßig (ca. alle 10 Minuten) zumindest Bewusstsein, Pupillen und Tiefensensibilität überprüft werden, bis das Tier stabilisiert ist. Bewusstseinsverlust direkt nach dem Unfall kann eine Commotio cerebri (Prognose günstig bis vorsichtig) oder eine Blutung bzw. schwere Hirnstammläsion sein (Prognose vorsichtig bis ungünstig). Langsam eintretender Bewusstseinsverlust spricht dagegen mehr für ein entstehendes Ödem. Einen weiteren Hinweis für eine Prognosestellung gibt die Untersuchung der Pupille: gut responsive Pupillen (Prognose günstig bis vorsichtig), bilateral miotische Pupillen oder Anisokorie (Prognose reserviert), bilateral mydriatische, nicht responsive Pupillen (Prognose schlecht). Letzter Fall spricht für eine starke Mittelhirnläsion, möglicherweise für eine Herniation. Sehstörungen sind häufig Folgen eines Kopftraumas. Eine regelmäßige Kontrolle der Gehirnnervenfunktion sollte erfolgen, um das Ausmaß der Schädigung erfassen zu können.

Diagnose: Schädeltraumapatienten sind Notfälle! Bevor eine exakte Diagnostik durchgeführt wird, müssen an erster Stelle Sofortmaßnahmen stehen:
1. Schockbehandlung (intravenösen Zugang sichern!), Kreislauf stabilisieren, Atmung kontrollieren, beatmen.
2. Blutungen stoppen, allgemeine Untersuchung (weitere Blutungen? – Abdomen, Thorax?).
3. Wiederholte neurologische Untersuchungen: die Tiere sollten zunächst sehr vorsichtig gehandhabt werden, um nicht zusätzliche Schäden zu erzeugen (Vorsicht bei Manipulation der Wirbelsäule, da auch hier Läsionen vorliegen können).

Zusatzuntersuchungen werden nur dann gemacht, wenn es der Zustand des Tieres erlaubt und wenn ein diagnostischer Gewinn erwartet wird. Auf eine Liquorentnahme soll verzichtet werden. Ein Kopfröntgen wird angefertigt (ohne Sedation oder Narkose – daher sicherlich von minderer Qualität), Wirbelsäulenröntgen, Thoraxröntgen und weitere Abklärung eventueller Verletzungen im Abdomen (Röntgen, Ultraschall, Punktion). Der Harnabsatz muss kontrolliert werden.

Differentialdiagnose: Commotio cerebri, Schädelfrakturen, Gehirnkontusion, Gehirnlazeration, Gehirnödem, Hämorrhagien, subtentoriale Hernie.

Prognose: Die Prognose ist je nach Ausmaß der Schädigung günstig bis schlecht. Ungünstige Zeichen sind: langes Koma, nicht responsive Pupillen, multiple Kopfnervenausfälle, keine Tiefensensibilität, Enthirnungsstarre (Bewusstlosigkeit, Opisthotonus, Streckkrämpfe), unregelmäßige Atmung, progressive Verschlechterung der neurologischen Ausfallserscheinungen. Spätfolgen sind auch nach Erholung möglich: posttraumatische Epilepsie, Abszess, Meningoenzephalitis nach Schädelfraktur.

Therapie:
1. Schockbehandlung: Infusionsmenge möglichst niedrig halten, um den intrakraniellen Druck nicht zu stark zu erhöhen. Ein individuelles Abschätzen der Situation ist notwendig.
2. Beatmung: über Maske, Nasensonde (Sauerstofffluss 100 ml/kg KM/min), Sauerstoffzelt oder über Trachealtubus. Ist künstliche Beatmung notwendig, sollte sie mit 10–20 Atemzügen/min eingestellt werden.
3. Behandlung extraneuraler lebensbedrohlicher Läsionen, Blutungsstillung, Wundbehandlung, Infektionsvorbeugung (Breitspektrumantibiotika).

4. Bekämpfung des Hirnödems, des intrakraniellen Druckanstieges, Verhinderung von Spätschäden (Reperfusion, Sauerstoffradikalbildung): Methylprednisolon (teuer, effektiv, sinnvoll nur innerhalb der ersten 8 Stunden nach Trauma): 2 × 30 mg/kg KM i.v. alle 12 Stunden, dann 2 × 15 mg/kg KM, dann Dauertropf: 2,5 mg/kg KM und Stunde über 42 Stunden; Dexamethason: kostengünstig, 2–4 mg/kg KM alle 8 Stunden für 1–3 Tage; prophylaktischer Magenschutz; Mannitol (nicht Einsetzen bei Verdacht auf aktive intrakranielle Blutung oder bei hypovolämischen und dehydrierten Tieren): 20 %ige Lösung, 1–2 g/kg KM i.v. über ca. 20 Minuten; Mannitol kann in Kombination mit Furosemid gegeben werden (Verhinderung eines „Rebound-Effektes"): 2–5 mg/kg KM i.v. In einigen Studien wird vor einer Glukokortikoidtherapie, die erst verspätet beim Schädeltrauma eingesetzt wird (mehr als 8 Stunden nach dem Unfall), gewarnt, da im Experiment ein zusätzlicher Schaden erzeugt werden konnte. Diese Medikamente können bei Ischämie die Neuronenschädigung verstärken. In der Humanmedizin sind Glukokortikosteroide beim Schädel-Hirn-Trauma derzeit obsolet. In der Veterinärmedizin sind keine Studien vorhanden, die den schädigenden Einfluss dieser Medikamente beweisen. Glukokortikosteroide sollten jedoch nicht wahllos und nur in den ersten Stunden nach dem Trauma eingesetzt werden.
5. Weitere Maßnahmen: Kopfhochlagerung, regelmäßiges Wenden, Temperaturregelung, Blasenkontrolle, bei rekonvaleszenten Tieren Ernährung beachten, strenge Überwachung und wiederholte neurologische Untersuchungen.
6. Chirurgische Behandlung bei offenen Frakturen, bei verlagerten Knochenfragmenten etc.

12.6.8.4 Anomalien

12.6.8.4.1 Hydrozephalus

Die am häufigsten auftretende Missbildung beim Hund ist der Hydrozephalus. Dieser kann unterschiedliche Ursache haben, übermäßige Liquoransammlung in den Hohlräumen des Gehirnes führt zu Verdrängung des Gewebes. Der kongenitale Hydrozephalus tritt gehäuft bei Zwergrassen auf (Malteser, Chihuahua, Yorkshire Terrier etc.). Die Symptome treten in mehr als der Hälfte der Fälle mit einem Lebensalter von unter einem Jahr auf. Hydrozephale Jungtiere können ein vergrößertes Kranium, offene Fontanellen haben, Verhaltensstörungen aufweisen, Ausfälle im Visus und Gehör sind häufig, Krampfanfälle können auftreten. Symptome im Sinne einer Hirnstammläsion sind eher selten.

Diagnose: Klinische Untersuchung, Kopfröntgen, evtl. Computertomographie oder MRI, Ultraschall, EEG. Mit Hilfe der Liquoruntersuchung kann eine periventrikuläre Enzephalitis, die bei jungen Hunden Ursache eines Hydrozephalus sein kann, ausgeschlossen werden. Vorsicht ist bei erhöhtem intrakraniellem Druck bei dieser Untersuchung geboten. Bei offenen Fontanellen können die Seitenventrikel für die Liquorentnahme punktiert werden.

Prognose: Vorsichtig.

Therapie:
1. Kongenitaler Hydrozephalus, jedoch stabiler neurologischer Status: keine Therapie, bei Krampfanfällen siehe Epilepsie, Hund wird nie vollkommen normal, kann jedoch ein akzeptabler Begleithund sein. Vorsicht: infolge der dünnen Schädelkalotte sind diese Tiere sehr empfindlich bei Traumata.
2. Schwere zerebrale und progressive Ausfälle: chirurgisch: ventrikulärer Shunt mit Hilfe eines Katheters zwischen einem Seitenventrikel und dem Peritonealraum oder dem venösen System. Konservativ: Glukokortikoide: Dexamethason über 2–3 Wochen, hemmt die Liquorproduktion. Bevor eine chirurgische Therapie durchgeführt wird, sollte überprüft werden, ob der Hund nach Glukokortikoidtherapie Besserung zeigt.

12.6.8.4.2 Kleinhirnanomalien

Bei Katzen kann eine **Kleinhirnhypoplasie** bei transplanzentaler Infektion mit dem Parvovirus entstehen, beim Hund kann sie kongenital auftreten. Die Symptome werden bemerkt, wenn die Welpen zu laufen beginnen. Bei leichtgradigen Störungen können die

Tiere eventuell kompensieren, eine Gangstörung bleibt meist bestehen. Eine Therapie ist nicht möglich. Eine **Kleinhirnabiotrophie** ist Folge von noch ungeklärten metabolischen Defekten, was zu Nervenzellzerstörung vor allem der Purkinjezellen führt (Gordon Setter, Berner Sennenhund, Kerry Blue-Terrier, Airedale-Terrier). Die Welpen sind zunächst normal, entwickeln aber zunehmend Symptome einer Kleinhirnläsion. Beim Gordon Setter treten die Symptome oft erst im Erwachsenenalter auf. Die Prognose ist ungünstig, eine Therapie nicht bekannt.

12.6.8.5 Metabolisch bedingte ZNS-Erkrankungen

Extraneurale metabolische Störungen können das Nervensystem schädigen und sekundär zu neurologischen Ausfallserscheinungen führen. Das Gehirn ist dabei diffus betroffen, neurologische Symptome im Sinne einer Großhirnläsion einschließlich epileptischer Krampfanfälle überwiegen. Zur Diagnosenstellung sind eine sorgfältige allgemeine und neurologische Untersuchung notwendig und ausgedehnte Laboruntersuchungen (Blut, Harn), evtl. bildgebende Verfahren zur Charakterisierung der extraneuralen Störung. Folgende Ursachen einer sekundären metabolischen Störung des Nervensystems sind möglich: portokavaler Shunt, fortgeschrittene Hepatopathie, Hypoglykämie (Insulinom, schwere Lebererkrankung, Sepsis), Hyperglykämie (Diabetes mellitus, Cushing, evtl. Hyperthyreose bei der Katze), Hyperkaliämie, Hypokaliämie, Hyperkalzämie (Tumorsuche), Hypokalzämie, Hyponatriämie, Cushing, Hypothyreose.

12.6.8.6 Thiaminmangel-Enzephalopathie

Ätiopathogenese: Bei Katzen häufiger als beim Hund tritt eine Störung in Zusammenhang mit Thiaminase enthaltendem Futter (viele Fischarten) auf. Bei Katzen kann dies auch auftreten, wenn sie aufgrund eines extraneuralen Leidens schlecht oder nicht fressen. Durch Thiaminmangel kommt es zu degenerativen Erscheinungen in Kerngebieten des Hirnstammes.
Klinisches Bild: Die neurologischen Symptome treten meist perakut oder akut auf, zentral-vestibuläre Symptome dominieren. Die Katzen sind apathisch-komatös, gelegentlich werden auch Krampfanfälle beobachtet. Starke Mydriase und Ventralflexion von Kopf und Hals sind weitere typische Befunde.
Diagnose: Anamnese, allgemeine und neurologische Untersuchung, niedriger Pyruvat- und Laktatspiegel im Blut, niedrige Transketolaseaktivität der Erythrozyten, niedrige Thiamin-Werte im Blut, rasches Ansprechen auf die Therapie mit Thiamin.
Prognose und Therapie: Die Prognose ist bei frühzeitiger Therapie gut, bei lang andauernden Mangelerscheinungen und Koma ungünstig. Als Therapie wird Thiamin verabreicht (10–100 mg/kg KM/Tag).

12.6.8.7 Epilepsien

Ätiopathogenese: Epileptische Anfälle sind die Folge lokaler Entladungen im Gehirn. Die Gehirnfunktion ist vorübergehend gestört, die Krampfanfälle stoppen spontan. Solche paroxysmalen Funktionsstörungen treten bei allen Formen der Epilepsien auf und sind ausgelöst durch eine leichte Erregbarkeit der Nervenzellen. Eine niedrige „Krampfschwelle" des Gehirnes kann entweder erblich oder erworben sein. Bei der erblichen Form ist die Krampfbereitschaft erhöht, bei der erworbenen dagegen sind starke Reize notwendig, um die bestehende Krampfschwelle zu erniedrigen und Anfälle auszulösen. Bekannte Pathomechanismen auf Zellebene sind: metabolische Störungen, Veränderung des Neurotransmittermusters, abnorme Elektrolytverteilung an der Zellmembran. Symptomatische und idiopathische (primäre) Epilepsien werden unterschieden. Symptomatische Epilepsien haben eine organisch fassbare Läsion als Ursache. Diese kann im Gehirn liegen (sekundär intrazerebral) oder außerhalb des Nervensystems (metabolische Störungen, sekundär extrazerebral). Bei einer „idiopathischen" Epilepsie kann hingegen weder bei der klinischen noch bei der pathologischen Untersuchung eine Läsion gefunden werden.
Klinisches Bild: Das Erscheinungsbild der Epilepsien ist variabel. Am häufigsten werden generalisierte Anfälle gesehen, die meistens dem Grand-Mal-Typ entsprechen: einer prodromalen Phase und Aura (Verhaltensveränderungen) folgt der eigentliche Iktus,

der entweder plötzlich beginnen kann oder fokalen Muskelzuckungen folgt. Der Iktus ist durch tonisch-klonische Krämpfe und Bewusstseinsstörungen charakterisiert. In der tonischen Phase versteifen sich alle Extensormuskeln (gestreckte Gliedmaßen, Opisthotonus), in der klonischen Phase werden Lauf- und Kaubewegungen beobachtet. Gleichzeitig treten viszerale Symptome wie Salivation, Kot- und Harnabsatz auf. Der Iktus kann einige Sekunden bis zu Minuten dauern. In der postiktalen Phase, die sehr kurz sein oder bis zu einem Tag dauern kann, sind die Tiere desorientiert, manchmal blind, zeigen Drangwandern oder abnormales Verhalten (Heißhunger etc.).

Bei fokalen Anfällen sind die Tiere meist bei normalem Bewusstsein, Muskelzuckungen oder tonische Krämpfe beschränken sich auf einen Teil des Körpers. Bei komplex fokalen Anfällen können Bewusstseinsstörungen vorhanden sein. Sie werden auch als „psychomotorisch" bezeichnet, da Verhaltensstörungen beobachtet werden können (plötzliche „Absenzen", Aggressivität, unmotiviertes Bellen und Heulen, Fliegenschnappen, zwanghafte Bewegungen wie Leck- und Kaubewegungen, „Running fit"). Fokale Anfälle können auch in generalisierte übergehen. Im Status epilepticus wiederholen sich generalisierte Anfälle ohne dazwischenliegende Erholungsphase.

Bei der idiopathischen Epilepsie werden weder bei der allgemein klinischen noch bei der neurologischen Untersuchung Besonderheiten entdeckt. In der Regel sind reinrassige Tiere erkrankt. Sie ist in einigen Rassen genetisch bedingt (z. B. Golden und Labrador Retriever, Tervueren, Beagles, Dackel, Collie, Keeshunde), oder eine familiäre Häufung tritt auf. In der Regel treten die Anfälle mit einem Alter von 1–3 Jahren erstmals auf, sie sind häufig vom Grand-Mal-Typ. Schweregrad, Dauer und Frequenz variieren. Intensität und Frequenz können mit dem Alter zunehmen und auch als „Cluster" auftreten (Anfallsserie, das Tier ist in der Anfallspause bei Bewusstsein). Die symptomatische Epilepsie kann wie eine idiopathische verlaufen. Es ist daher bei jedem Patienten mit Krampfanfällen eine sorgfältige Abklärung nötig. Meist werden jedoch bei der symptomatischen Epilepsie Symptome im Sinne einer Großhirnläsion gesehen oder abnorme Befunde bei der allgemeinen klinischen Untersuchung gefunden.

Diagnose: Die Abklärung der Krampfanfälle sollte nach folgendem Schema durchgeführt werden:
1. Allgemeine und neurologische Untersuchung: Ist diese normal und es trat nur ein Anfall auf, wird der Patient beobachtet, ob weitere Anfälle auftreten. Sollte dies nicht der Fall sein, wird auf eine Therapie und weitere Abklärung verzichtet. Ist diese normal, aber es gab mehr als einen Anfall, wird eine vollständige Untersuchung, wie im Folgenden beschrieben, durchgeführt. Ist die klinisch-neurologische Untersuchung abnormal, wird in jedem Fall die Ursache der Epilepsie gesucht.
2. Blut- und Harnuntersuchung. Hier wird vor allem auf Blutglukose, Elektrolyte, Leberenzyme, Gallensäure und Ammoniak geachtet. Je nach Befund wird versucht mit weiteren diagnostischen Hilfsmitteln, wie bildgebende Verfahren, die extraneurale Ursache des Anfallsleidens näher abzuklären (z. B. Insulinom, Hepatopathie etc.).
3. Liquoruntersuchung.
4. Bildgebende Verfahren im Bereich des Schädels (Röntgen, CT, MRI).
5. EEG. Diese Untersuchung ist Spezialkliniken vorbehalten, kann bei entsprechender Erfahrung der auswertenden Person jedoch sehr wertvolle Hinweise geben.

Differentialdiagnose: Folgende Krankheiten können zu symptomatischer Epilepsie führen:
1. intrakranielle Läsionen: Enzephalitiden, Neoplasien, vaskuläre Störungen und degenerative Veränderungen (Speicherkrankheiten), Trauma, Hydrozephalus, Polioenzephalomalazie, Thiaminmangel
2. extrakranielle Krankheiten: Hepatopathie, portokavaler Shunt, Hypoxie, Hypoglykämie – evtl. durch Insulinom bedingt, Urämie, Polyzythämie, Intoxikation, Hyperthermie, Hypothyreose, Hypokalzämie

Prognose: Die Prognose ist bei symptomatischer Therapie von der Grundkrankheit abhängig. Bei idiopathischer Epilepsie ist der Therapieerfolg abzuwarten, um eine Prognose stellen zu können: ca. 1/3 der Fälle wird mit entsprechender und frühzeitig einsetzender Therapie anfallsfrei. Ansonsten kann als

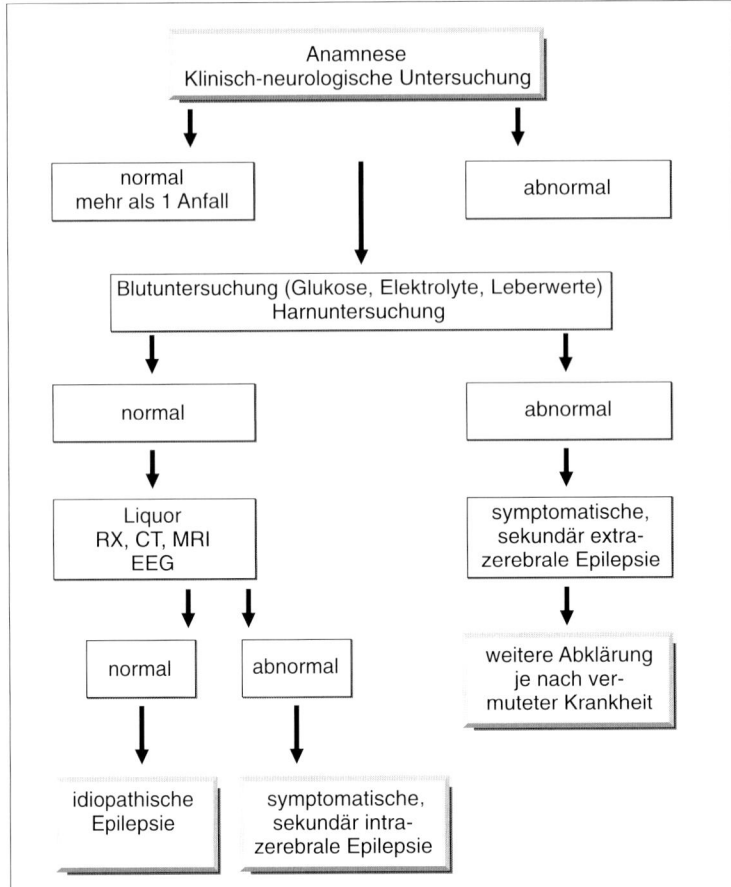

Abb. 12.2. Schema zur Abklärung von Epilepsien.

Therapieerfolg eine Verminderung der Frequenz und des Schweregrades der Anfälle bezeichnet werden. Therapieresistenz wird eher bei großen Hunderassen beobachtet, häufiger bei Tieren, die erst spät eine adäquate Therapie erhalten. Dies bedingt oft eine schlechte Prognose, da diese Tiere auch schwierig für den Besitzer zu handhaben sind. Die besten Therapieerfolge konnten bei folgenden Hunden erzielt werden: erster Anfall erst im Erwachsenenalter (ca. 3 Jahre) und geringe Anfallsfrequenz vor der Erstuntersuchung.

Therapie: *Symptomatische Epilepsie:* Im Prinzip kann jede organische Läsion oder sekundäre metabolische Beeinflussung des Gehirnes Krampfanfälle auslösen. Die auslösende Ursache muss bekämpft werden (z. B. Antibiotika bei bakterieller Enzephalitis, operative Entfernung eines Insulinoms etc.). Zusätzlich müssen oft die Krampfanfälle therapiert werden. Dies geschieht nach dem Muster der Therapie der idiopathischen Epilepsie.

Idiopathische Epilepsie: Eine gute Zusammenarbeit zwischen Tierarzt und Tierbesitzer ist notwendig, um eine Therapie erfolgreich zu gestalten. Die Erfolgsrate und eventuell mögliche Nebenwirkungen sollten vor Beginn der Therapie besprochen werden. Nur in ca. einem Drittel der Fälle kann mit einer Therapie eine Anfallsfreiheit erzielt werden. Ansonsten ist bereits eine Reduzierung der Anfallshäufigkeit und des Anfallsschweregrades ein Therapieerfolg. Das Antiepileptikum der Wahl ist Phenobarbital (Hund: 1,5–6,0 mg/kg KM; Katze: bis 8 mg/kg KM). Das Medikament wird in der angegebenen Dosierung 2 × täglich verabreicht, bis ein Serumspiegel beim Hund zwischen 20 und 40 µg/ml, bei der Katze zwischen 10 und 30 µg/ml erreicht wird (nach ca. 10–14 Tagen). Sollte der Serumspiegel mit angegebener Dosierung nicht erreicht werden, kann sogar höher dosiert werden. Bekannte Nebenwirkungen sind ein sedativer Effekt (oft nur kurzfristig), Beeinträchtigung der Leberfunktion, Polydipsie, Polyurie, Polyphagie. Phenobarbital kann zusätzlich mit vielen Arzneimitteln eine unerwünschte Interaktion bilden. Diazepam und Clonazepam, evtl. Pentobarbiturate (kein Therapieerfolg mit Diazepam oder Phenobarbital) werden im Status epilepticus eingesetzt. In Kombination mit Phenobarbital wird Kaliumbromid verwendet (10–20 mg/kg KM p. o., 2 × täglich). Eine wirksame Bromidserumkonzentration von 100–200 mg/dl wird meist in 2–3 Wochen erreicht.

12.6.8.8 Intrakranielle Neoplasien

Primäre Tumore des ZNS bei Hunden und Katzen kommen häufiger im Gehirn als im Rückenmark oder in den peripheren Nerven vor. Im Gehirn kommen Metastasen, neuroektodermale und mesenchymale Tumore in vergleichbarer Frequenz vor. Obwohl Neoplasien in jeder Altersstufe gefunden werden können, steigt die Anzahl der Tumorerkrankungen mit zunehmendem Alter deutlich an, bei Katzen ist sie die häufigste ZNS-Erkrankung bei über 10-jährigen Tieren. Bei Hunden scheinen genetische Faktoren eine Rolle zu spielen. Gliome kommen häufiger bei brachyzephalen Hunderassen vor, z. B. Boxer und Boston Terrier. Bei Katzen ist keine Rassenprädisposition bekannt. Bei Katzen sind neben Lymphosarkomen Meningiome häufig zu findende Tumore.
Klinisches Bild: Der Beginn der klinischen Symptome kann chronisch progressiv oder akut sein. Die Befunde entsprechen je nach Lokalisation entweder einer Großhirn-, Kleinhirn- oder Hirnstammläsion oder einzelne Kopfnerven sind befallen.
Diagnose: Zur Diagnose werden vor allem bildgebende Verfahren herangezogen. Dabei sollte immer zuerst ein Thoraxröntgen angefertigt werden (Metastasensuche). Schädelröntgen können bei Meningiomen (Verkalkungen) bereits eine Diagnose liefern. Ansonsten sind CT oder MRI die Methoden der Wahl. Ein Kontrastmittel wird intravenös verabreicht. Je nach Anreicherungsmuster kann dann oft bereits auf den Tumortyp geschlossen werden. Eine exakte Charakterisierung liefert allerdings erst die histopathologische Diagnose nach Biopsie. Blut- und Harnuntersuchung sind meist normal, die Liquoruntersuchung ergibt nur selten Aufschlüsse. Der Liquor cerebrospinalis kann entweder normal sein, die sekundäre Entzündungsreaktion widerspiegeln (bei Meningiomen häufig Beteiligung von neutrophilen Granulozyten) oder zur Diagnose beitragen. Es sollte daher bei Tumorverdacht immer ein Zytospinpräparat angefertigt werden. Bei lymphoiden Tumoren hilft die zytologische Beurteilung in vielen Fällen. Bei anderen Tumortypen findet man nur äußerst selten Tumorzellen im Liquor.
Prognose: Die Prognose ist generell ungünstig, obwohl in den letzten Jahren starke Bestrebungen stattgefunden haben, mit kombinierten Therapieverfahren die Überlebensrate der Tiere zu steigern.
Therapie: Unterstützende und lebensverlängernde Maßnahmen sind die Gabe von Glukokortikosteroiden (Verminderung des Gehirnödems und des intrakraniellen Druckes) und Behandlung von Krampfanfällen. Mit dieser Therapie überleben die Tiere im Mittel ca. 6–56 Tage. Direkte Therapieformen beinhalten die chirurgische Entfernung des Tumors, Bestrahlungen und Chemotherapie. Mit chirurgischer Therapie überleben Hunde im Mittel zwischen 40 und 143 Tagen, wobei Meningiome die höchste Überlebensrate garantieren. Deutlich höher ist die Überlebenszeit bei Katzen mit Meningiomen (bis zu einem Jahr, in Einzelfällen auch länger). Bestrahlung verbesserte den Therapieerfolg (Überleben von 150–360 Tagen). Möglicherweise ist eine kombinierte Therapie am erfolgreichsten. Chemotherapeutika wurden ebenfalls zur Behandlung von Gliomen und Meningiomen eingesetzt (Carmustine und Lomustine). Diese Arzneimittel sind fettlöslich und können die Blut-Hirn-Schranke überwinden. Hier sind zu wenig Fälle publiziert, um eine statistische Aussage machen zu können, wie der Ausgang dieser Therapieform ist.

12.6.8.9 Degenerative Erkrankungen

Speicherkrankheiten:
Bei dieser Krankheitsgruppe liegen Defekte in katabolen Enzymsystemen vor. Das be-

stimmte Substrat kann nicht abgebaut werden und sammelt sich in Zellen an, was zu deren Absterben führen kann. Meist sind junge Hunde von dieser Krankheitskategorie betroffen. Eine erwähnenswerte Ausnahme ist das Auftreten von **Ceroidlipofuszinose** bei älteren Dackeln und Cocker Spaniels (Auftreten der Symptome mit einem Alter von 1–9 Jahren). Es kommt zu einer Akkumulation von Lipofuszin und Ceroid in vielen Organen, aber auch in Neuronen und Gliazellen. Die neurologischen Symptome variieren stark, eine Großhirnsymptomatik ist jedoch meist vorherrschend. Blut-, Harn- und Liquoruntersuchung, sowie Studien mit Hilfe von bildgebenden Verfahren sind normal. Eine intra vitam Diagnose ist möglich mit Hilfe von Hautbiopsien, da viele Zelltypen dieses Lipopigment speichern können. Die Prognose ist vorsichtig bis schlecht, eine Therapie nicht bekannt. Versuche mit Leber- und Knochenmarkstransplantationen verliefen erfolglos. Eine weitere Speicherkrankheit, die beim Basset und Beagle auftreten kann, ist die so genannte **Lafora-Krankheit**. In der Klinik wird eine so genannte Myoklonus-Epilepsie gesehen. Andere Speicherkrankheiten und degenerative Läsionen siehe Spezialliteratur.

12.6.9 Vestibuläre Störungen

Hier werden Erkrankungen des peripheren Vestibularapparates beschrieben. Zentrale Störungen, die im Bereich des Hirnstammes oder Kleinhirnes liegen können: siehe intrakranielle Erkrankungen.

12.6.9.1 Otitis media/interna

Ätiopathogenese: Eine Otitis media/interna ist häufig Folge einer Otitis externa oder einer Entzündung im Pharynxbereich oder der Tonsillen und anschließender Ausbreitung über die Eustachische Röhre. Seltener wird sie durch hämatogene Streuung von einem anderen Infektionsherd im Körper ausgelöst. Verschiedenste Bakterienarten sind die Ursache der Otitis, am häufigsten werden Streptokokken oder Staphylokokken isoliert.
Klinisches Bild: Jede Altersgruppe und jede Hunde- oder Katzenrasse kann erkranken. Am meisten sind „langohrige" bzw. langhaarige Rassen mit häufig auftretender Otitis externa betroffen. Die Symptome eines peripheren Vestibulärsyndroms können akut auftreten oder sich langsam entwickeln. Fazialisparese und Horner-Syndrom können beobachtet werden. Bei beidseitiger Innenohrerkrankung können die Tiere Ataxie mit weit ausschwingenden Bewegungen des Kopfes zeigen. Zusätzlich sind diese Tiere meistens taub.
Diagnose: Die Diagnose wird mit Hilfe der Otoskopie, der exakten Beurteilung des Trommelfelles und mit einer Myringotomie gestellt. Diese beiden Untersuchungen sind am besten in Vollnarkose durchzuführen. Feine Veränderungen im Trommelfellbereich können so besser entdeckt werden. Für eine Myringotomie wird eine Spinalnadel verwendet. Sollte kein Exsudat aspiriert werden können, wird sterile Kochsalzlösung in das Innenohr eingebracht und wieder aspiriert. Das mit Hilfe der Myringotomie gewonnene Material wird bakteriologisch und evtl. auch zytologisch untersucht. Ein Antibiogramm sollte immer angefertigt werden. Bei Ansammlung von Flüssigkeit oder verdickten Sekreten bzw. bei Mitbeteiligung der Knochenstruktur ist ein Kopfröntgen mit Beurteilung der Bullae osseae aussagekräftig. Bei akuten Infektionen kann das Kopfröntgen normal sein. Die Elektrodiagnostik (akustisch evozierte Hirnstammpotentiale) hilft, die Lokalisation zu bestätigen.
Differentialdiagnose: Idiopathisches (geriatrisches) Vestibularsyndrom, Hypothyreose, Tumor, Trauma Felsenbeinbereich, Ototoxizität.
Prognose: Sowohl die Prognose als auch die Therapie für eine Otitis media/interna variieren mit der Schwere der klinischen und der radiologischen Befunde. Frühe und aggressive medikamentöse Therapie bedingt eine günstige Prognose, Knochenveränderungen bzw. Eindringen des Krankheitsprozesses in den intrakraniellen Raum und Entstehen einer Meningoenzephalitis eine vorsichtige bis schlechte. Auch bei Ausheilung der Otitis kann eine leichte Kopfschiefhaltung lebenslang persistieren.
Therapie: Antibiotika nach Antibiogramm für 4–6 Wochen. Bis zum Erhalt eines Antibiogrammes müssen Breitspektrumantibiotika appliziert werden. Glukokortikoide sollten nicht eingesetzt werden, eine einmalige

Gabe zu Beginn der Erkrankung kann den Entzündungsprozess hemmen. Bei zusätzlicher Otitis externa werden regelmäßige Spülungen in Narkose durchgeführt (1 ×/Woche). Topische Medikationen für den Ohrkanal sollten vermieden werden, vor allem bei Schädigung des Trommelfelles. Bei stark vermehrtem Exsudat, Nichtansprechen auf die Antiobiotikatherapie und bei Mitbeteiligung der knöchernen Strukturen wird ein chirurgisches Eröffnen der Bulla und anschließende Drainage erforderlich sein. Nasopharyngeale Polypen, eine mögliche Ursache von rezidivierenden Infektionen, sollten ebenfalls chirurgisch entfernt werden.

12.6.9.2 Kongenitales Vestibularsyndrom

Angeborene vestibuläre Störungen kommen beim Deutschen Schäferhund, Glatthaar-Foxterrier, Beagle, Dobermann, einigen anderen Hunderassen und bei Siam- und Burmakatzen mit einem Alter von 3–12 Wochen vor. Die Tiere sind häufig auch taub. Die speziellen Untersuchungen werden normal verlaufen. Die Symptome sind nicht progredient, manche Tiere können kompensieren (Spontanheilung) oder eine leichte Kopfschiefhaltung bleibt bestehen. Ein angeborener spontaner Nystagmus oder Strabismus kann bei Siamkatzen und einigen Hunderassen gesehen werden. Dieser Nystagmus der Siamkatze ist jedoch durch eine Störung im visuellen System bedingt.

12.6.9.3 Ototoxizität

Aminoglykoside, aber auch einige andere Medikamente, können eine degenerative Veränderung im vestibulären und akustischen System auslösen. Neben vestibulären Symptomen wird auch Taubheit bemerkt. Wird das Medikament rechtzeitig abgesetzt, können die Tiere meist kompensieren.

12.6.9.4 Hypothyreose, Neurinom

siehe Kopfnervenerkrankungen

12.6.9.5 Geriatrisches Vestibularsyndrom

Ätiopathogenese: Diese Erkrankung heißt auch idiopathisches Vestibularsyndrom, da keine morphologische Veränderung weder intra vitam noch histopathologisch als Ursache der Störung gefunden werden kann. Ein Missverhältnis in Produktion und Resorption von Endolymphe wurde vermutet. Die Krankheit tritt bei Katzen jeden Alters und bei alten Hunden auf.

Klinisches Bild: Die Tiere haben akut einsetzende Symptome eines peripheren Vestibularsyndroms (siehe Symptome bei Erkrankung des Vestibularapparates). Zu Beginn sind die Tiere schwer beeinträchtigt, stabilisieren sich jedoch in wenigen Tagen. Fazialisparese oder Horner-Syndrom werden im Gegensatz zur Otitis media/interna nicht beobachtet.

Diagnose: Die Diagnosenstellung in der Klinik erfolgt im Ausschlussverfahren anderer Ursachen eines peripheren Vestibularsyndroms. Vor allem eine Otitis media/interna sollte ausgeschlossen werden. Die wichtigsten Untersuchungsmethoden hierfür sind die Otoskopie und das Röntgen. Bei Trübung des Trommelfells, das oft bei alten Hunden gesehen wird, sollte auch eine Myringotomie durchgeführt werden. Der Liquor cerebrospinalis ist normal.

Differentialdiagnose: Häufig wird diese Erkrankung aufgrund des perakuten Auftretens mit einem Infarkt im Hirnstamm verwechselt. Diese Unterscheidung muss mit Hilfe der neurologischen Untersuchung getroffen werden. Bei geriatrischem Vestibularsyndrom entspricht die Läsion einem peripherem Vestibularsyndrom, die Untersuchung der Kopfnerven ist normal (Ausnahme: vestibulärer Strabismus und Nystagmus). Die Haltungs- und Stellreaktionen sind zu Beginn der Erkrankung manchmal schwierig zu überprüfen, nach 1–2 Tagen jedoch ohne besonderen Befund. Weitere Differentialdiagnosen: Otitis media/interna, Ototoxizität.

Prognose: Die Prognose ist gut, Spontanheilung erfolgt in einigen Tagen oder 2–3 Wochen. Eine leichte Kopfschiefhaltung kann bestehen bleiben. In seltenen Fällen wurde ein Rezidiv beobachtet.

Therapie: Eine Reihe von Therapiemöglichkeiten wurde versucht, ohne den Krankheitsverlauf wesentlich zu beeinflussen. Günstig ist zu Beginn der Erkrankung, wenn die Tiere meist sehr aufgeregt sind und vermutlich starkes „Schwindelgefühl" haben, Valium zu verabreichen. Auch Medikamente zur Behandlung einer Reisekrankheit sind

714 Neurologie

empfehlenswert, wobei die effektive Wirkung nicht bewiesen ist.

In folgendem Diagramm wird die Abklärung von Läsionen im Vestibularapparat zusammengefasst:

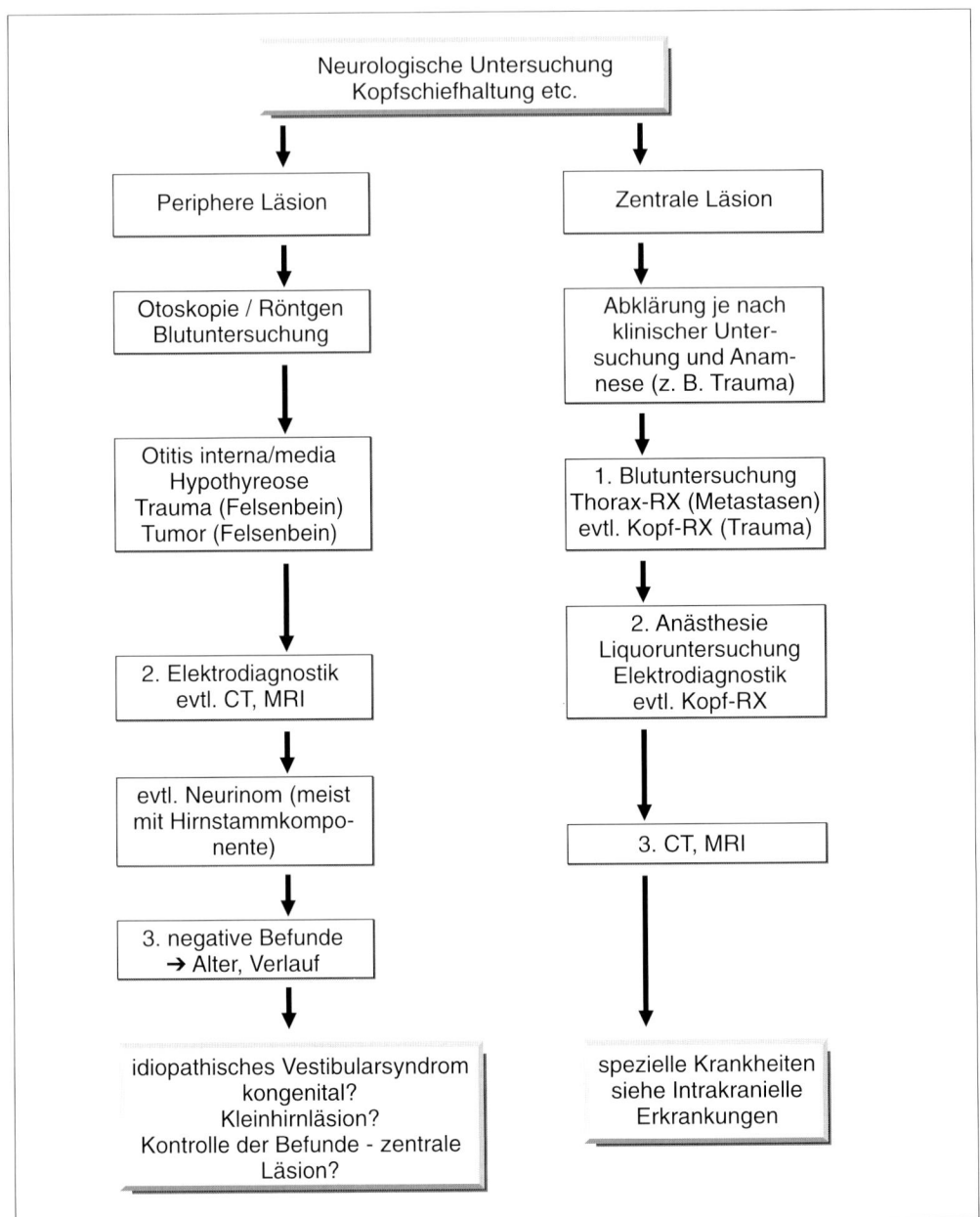

Abb. 12.3. Diagramm zur Abklärung von Läsionen im Vestibularapparat.

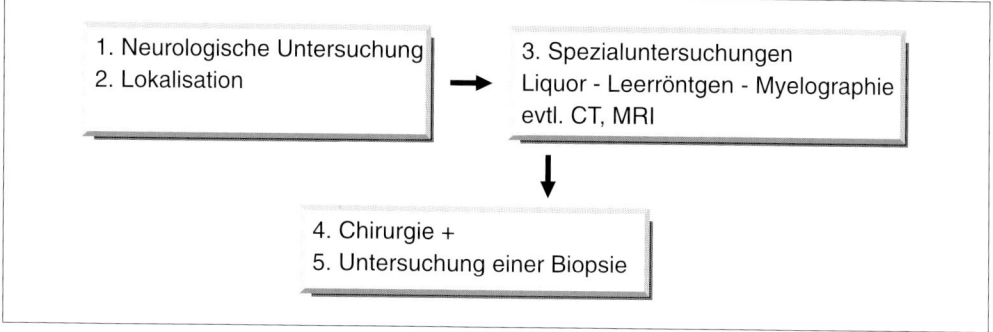

Abb. 12.4. Diagramm zur Abklärung von spinalen Läsionen.

12.6.10 Rückenmarkserkrankungen

Rückenmarkserkrankungen werden in kompressive und nicht kompressive Störungen eingeteilt. Die Prognosestellung erfolgt nach Art der Läsion, aber auch nach den klinischen Symptomen (Lokalisation und Ausmaß der Gewebezerstörung). Generell kann gesagt werden, dass eine Läsion im Bereich der grauen Substanz in den beiden Schwellungen (Zervikalschwellung, Lumbalschwellung) eine schlechtere Prognose hat als eine Läsion, die zwischen diesen Bereichen liegt (C1-C5, Th3-L3). Das heißt, bei Paralyse und abwesenden Reflexen ist die Prognose generell vorsichtiger zu stellen als bei Paralyse und Hyperreflexie. Ein zweiter wichtiger Punkt ist die Schmerzempfindung: Ist keine Schmerzempfindung mehr vorhanden, ist die Prognose als vorsichtig bis schlecht zu bezeichnen. Cave! akute kompressive Läsion! Die Schmerzempfindung kann infolge der Ödembildung abwesend sein und nach Beseitigung der kompressiven Läsion und Ödembekämpfung wieder zurückkehren.

12.6.10.1 Kompressive Rückenmarkserkrankungen

Die Mehrzahl der Rückenmarkserkrankungen bei Haustieren wird durch eine kompressive Läsion verursacht. Mit Hilfe der Röntgenuntersuchung einschließlich einer Myelographie können Bandscheibenvorfälle, Frakturen/Luxationen, Missbildungen, Tumoren der Wirbelsäule, Osteomyelitis, Diskospondylitis und Instabilität festgestellt werden. Kompressive Erkrankungen führen relativ rasch zu pathologischen Veränderungen durch Verdrängung des Rückenmarkes, da es verhältnismäßig wenig Raum zwischen dem Rückenmark und den knöchernen Strukturen des Wirbelkanals gibt. Der Entwicklungszeitraum der Kompression bestimmt dabei die pathologischen Veränderungen, aber auch die klinische Symptomatik. Schwerwiegende Störungen, wie Myelomalazie, werden durch schnell auftretende Erkrankungen (Fraktur, explosiver Diskusprolaps) ausgelöst. Langsam entstehende Kompressionen (Diskusprolaps Hansen Typ II, Tumor) schädigen das Rückenmark nicht im gleichen Ausmaß. Neben dem direkten mechanischen Schaden des Rückenmarkes, der durch die Kompression bedingt ist, kommt es zu sekundären Störungen, da der venöse Abfluss behindert wird. Es kommt zur Entwicklung eines Ödems, das infolge weiterer Volumenzunahme und Druckanstieg zu zusätzlicher Komplikation führt und das bereits eingeengte Rückenmark weiter schädigt. Die klinischen Symptome sind fast immer bilateral, da auch durch einseitige Kompression das Rückenmark gegen die starre Wand der anderen Wirbelkanalseite gedrängt wird.

12.6.10.1.1 Diskospondylitis

Ätiopathogenese: Eine Diskospondylitis kann nach iatrogenem Trauma (z. B. Curettage einer Bandscheibe), Wanderung von Fremdkörpern, penetrierendes Trauma, paravertebraler Injektion und wohl am häufigsten durch septische Emboli, die von einem Primärherd abstammen, entstehen. Meist wird dieser Primärherd nicht gefunden, er kann im Bereich des Urogenitaltraktes (Prostata!), der Haut, Gingiva und der Herzklappen liegen. Eine bakterielle Infektion ist die häufigste Ursache einer Diskospondylitis. Folgende Bakterien wurden isoliert: *Staphylococcus aureus* oder *intermedius*, *Brucella canis*, *Nocardia*, *Streptococcus canis*; aber auch Pilze konnten kultiviert werden (z. B. Aspergillen).

Klinisches Bild: Diese Erkrankung tritt vor allem bei jungen bis zu erwachsenen Tieren großer Hunderassen auf, nur äußerst selten erkranken Katzen. Im Prinzip kann jede Bandscheibe befallen sein. Die klinischen Symptome sind variabel und reichen von leichten Schmerzen im Bereich der Wirbelsäule, zu Steifheit und starken Schmerzen bis zu schwerer Parese oder gar Paralyse, je nach Ausmaß einer entstehenden Rückenmarkskompression. Zusätzlich können bei einigen Tieren Apathie, Anorexie und erhöhte innere Körpertemperatur gefunden werden.

Diagnose: Die Diagnose einer Diskospondylitis wird mit Hilfe des Röntgens gestellt. Am Beginn des Prozesses wird eine konzentrische Lyse an den angrenzenden Endplatten der Wirbelkörper gesehen. Chronische Formen sind durch unterschiedliche Stärke von Knochenlyse, Knochenproliferation, Sklerose, verkürzte Wirbelkörper und eingeengte Intervertebralspalten gekennzeichnet. Knochenproliferation im Ventralbereich der Wirbelkörper kann zu Brückenbildung führen. Diskospondylitis kann mehrere Bandscheiben befallen. Am häufigsten sind die kaudale Zervikalregion, Thorax, thorakolumbale Region und der Lumbosakralbereich betroffen. Die Stärke der radiologischen Veränderungen korreliert nicht immer mit der Klinik. Radiologische Veränderungen werden nicht sofort bei Beginn der klinischen Symptome gesehen. Das bedeutet, dass eine radiologisch unauffällige Wirbelsäule eine Diskospondylitis im Anfangsstadium nicht ausschließt. Es sollte immer versucht werden, die verursachenden Bakterien zu isolieren. Eine antibiotische Langzeittherapie ist notwendig, die Prognose wird günstiger, wenn das wirksame Antibiotikum bekannt ist und nach Antibiogramm eingesetzt werden kann. Nachdem häufig septische Thromben die Entzündung verursachen, sollte in jedem Fall eine Blut- und Harnkultur angelegt werden (in 40–45 % werden positive Kulturen erhalten). Perkutane Aspiration der infizierten Bandscheibe kann versucht werden.

Differentialdiagnose: Kompressive Rückenmarkserkrankungen, Meningitis, Polyarthritis

Prognose: Die Prognose ist in den meisten Fällen günstig, wenn eine frühzeitige und aggressive Therapie durchgeführt wird. Bei chronischen Prozessen und starker Mitbeteiligung des Rückenmarkes wird sie vorsichtig.

Therapie: Die Antibiotikagabe muss mindestens 1–4 Monate lang aufrecht erhalten werden. Bis ein anderer Befund eintrifft, wird eine Diskospondylitis so behandelt, als würde eine Staphylokokken-Infektion vorliegen. Cephalosporine werden erfolgreich in der Therapie beim Kleintier eingesetzt (z. B. Cephalexin, 22 mg/kg KM 2 × täglich p. o.). Erst bei anders lautendem Antibiogramm muss das Antibiotikum umgestellt werden. Analgetika sind sinnvoll bei starken Schmerzen. In einigen Fällen – bei Nicht-Ansprechen auf die konservative Therapie – wird eine Curettage empfohlen. Bei schweren neurologischen Ausfallserscheinungen (Paresen, Paralyse) und Rückenmarkskompression ist eine chirurgische Dekompression und Stabilisierung indiziert. Bei Besserung ist ein Stagnieren der Knochenlyse zu sehen (regelmäßige klinische und radiologische Kontrollen!) und ein schrittweiser Ersatz mit neuem Knochen, was zu einer Wirbelfusion führen kann.

12.6.10.1.2 Diskopathien

Ätiopathogenese: Diskopathien entstehen durch degenerative Veränderungen der Bandscheiben. Zwei Typen von Bandscheibenvorfällen treten beim Hund auf: Ein Diskusprolaps Hansen Typ I führt gewöhnlich zu einer massiven Extrusion von Nucleus pulposus-Material nach Einriss des Anulus fibrosus. Dieser Typ ist durch eine chondroide Degeneration der Bandscheibe, die vor allem bei chondrodystrophen Hunderassen gefunden wird, verursacht. Beim Hansen Typ II kommt es infolge einer fibroiden Degeneration nur zu Teileinrissen des Anulus fibrosus, die in einer Vorwölbung von Diskusmaterial in den Wirbelkanal resultieren. Diese Form wird gehäuft bei nicht chondrodystrophen Hunderassen gefunden. Überschneidungen dieser beiden Typen sind möglich.

Klinisches Bild: Am häufigsten werden Diskopathien im thorakolumbalen Bereich gefunden (Th10-L2), die klinisch zu Gehstörungen der Nachhand führen. Die klinischen Symptome treten oft plötzlich auf (Hansen Typ I), können jedoch bei Teilrupturen einen schleichenden, chronisch-rezidivierenden Verlauf haben. Neben den klinischen Befunden, wie sie bei der Besprechung der Lokalisation einer Rückenmarksläsion beschrieben wurden, kommt es bei Bandscheibenvorfällen häufig zu massiven Schmerzen.

Diagnose: Nach Erfassen der Lokalisation der Läsion mit Hilfe der neurologischen Untersuchung und Erstellung einer Verdachtsdiagnose werden Wirbelsäulenleerröntgen und eine Myelographie, CT oder MRI durchgeführt. Häufige Röntgenbefunde sind verengter oder keilförmiger Zwischenwirbelraum, veränderte Form oder Verschattung der Foramina intervertebralia, verkalkte Zonen im Zwischenwirbelbereich, verkalktes Diskusmaterial im Spinalkanal. Bei der Myelographie werden latero-laterale, ventro-dorsale Projektionen, sowie Schrägaufnahmen zur Beurteilung der seitlichen Lage des Diskusmaterials durchgeführt. Ein Diskusprolaps bedingt eine Verlagerung der Kontrastmittelsäule: z. B. nach dorsal über einem Zwischenwirbelraum oder nach lateral bei mehr seitlich gelegenen Vorfällen. Bei sekundärer Ödembildung ist die Kontrastmitteldarstellung häufig nur durch Applikation des Kontrastmittels von lumbal möglich.

Differentialdiagnose: Andere kompressive Rückenmarkserkrankungen, Rückenmarksinfarkt.

Prognose: Die Prognose hängt bei jeder Rückenmarkserkrankung vom Ausmaß der neurologischen Störungen, von der Natur der Läsion sowie von den therapeutischen Möglichkeiten ab. Sind therapeutische Möglichkeiten gegeben (Operationsmöglichkeit innerhalb vernünftiger Zeit), muss eine schlechte Prognose bei folgenden klinischen Befunden gestellt werden: Ausfall der Schmerzempfindung kaudal der Läsion (leichtere Beurteilung evtl. nach Behandlung eines Schockzustandes oder antiödematöser Therapie), schlaffe Lähmung mit Areflexie und evtl. Analgesie der Extremitäten, Schiff-Sherrington-Phänomen (Nachhandlähmung mit Spastizität der Vorderbeine). Die Prognose ist eher günstig bei akut auftretenden Paresen, normalen Reflexen und erhaltener Schmerzempfindung.

Therapie:
1. Sind nur Schmerzen vorhanden und handelt es sich nicht um ein Rezidiv, wird eine konservative Therapie angeraten. Das heißt, der Hund muss für 2–3 Wochen strenge Boxenruhe haben! Beim Besitzer ist eine Ruhigstellung des Hundes oft nicht möglich!
2. Bei Rezidiven der Schmerzsymptomatik, deutlichen Gehstörungen, Paresen und Paralysen wird eine chirurgische Therapie durchgeführt – je früher die Operation stattfindet, desto besser ist die Prognose! Zusätzlich ist eine Ödembekämpfung angezeigt: Mannitol, 1–2 g/kg KM, Glukokortikosteroide (Dexamethason, 2 mg/kg KM, Methylprednisolon, 30 mg/kg KM).
3. Sollte es nicht möglich sein, eine chirurgische Therapie durchzuführen, kann auch bei Lähmungen eine konservative Therapie versucht werden (Glukokortikosteroide, Boxenruhe). Sollte es zu einer Heilung kommen, ist bei dieser Art der Behandlung die Heilungsphase deutlich länger und es besteht Rezidivgefahr. Es ist daher die chirurgische Therapie zu empfehlen.

Chirurgie: Das Ziel besteht in einer Dekompression des Rückenmarkes und in der Entfernung des vorgefallenen Bandscheibenmaterials. Zur Anwendung kommen Hemilaminektomie oder Laminektomie, evtl. in Kombination mit Fenestration der umliegenden Bandscheiben. Im Halsbereich wird ein „Ventral Slot" bevorzugt.

Weitere Maßnahmen: Cave! Magenulzera (Magenschutz – vor allem bei Glukokortikoidtherapie); Physiotherapie – Schwimmen so früh wie möglich post operativ! Blasenkontrolle und regelmäßige Entleerung, evtl. mit medikamentöser Unterstützung.

12.6.10.1.3 Frakturen/ Luxationen/ Subluxationen

Ähnlich wie bei Diskopathien kommt es je nach Lokalisation der Frakturen zu unterschiedlichen Befunden bei der neurologischen Untersuchung. Das Ausmaß der Kompression und die Intensität des Traumas (Kontusion, Coup, Contre-Coup) bestimmen den Schweregrad der spinalen Störungen.

Die Diagnose wird mit Hilfe des Röntgen gestellt. Die Röntgenuntersuchung sollte bei Traumen immer zuerst ohne Narkose durchgeführt werden. Eine Verminderung des Muskeltonus in Narkose könnte die Kompression oder Instabilität verschlimmern. Die Prognose ist je nach Befund bei der neurologischen Untersuchung zu stellen und nicht ausschließlich nach Röntgenbefund. Eine schlechte Prognose ergeben die schon bei den Diskopathien beschriebenen Anzeichen. Vorsicht bei Beurteilung der Schmerzempfindung bei einem Tier im Schockzustand – dies ist häufig nicht möglich und sollte nach Stabilisierung des Tieres wiederholt werden.

Therapie:
1. Allgemeine Schocktherapie, Diagnose und Versorgung extraneuraler Traumata (Cave! Harnblase).
2. Wirbelsäule: keine Instabilität und nur geringe neurologische Ausfälle: konservativ.
3. Wirbelsäule: bei Verschlechterung nach konservativer Therapie, bei Instabilität und schweren Ausfallserscheinungen: chirurgische Dekompression (Hemilaminektomie) und Stabilisierung (z. B. Pins, Methylacrylat).

12.6.10.1.4 „Kippfensterkatze"

Bei der Katze kann eine spezielle traumatische Erkrankung gefunden werden – verursacht durch das Hängenbleiben in einem Fenster. Je nach Ausmaß sind hier die unterschiedlichsten Symptome zu finden (Extraneural: Blasenquetschung, bzw. -ruptur, Nierenverletzungen, jede Art von Bauchtrauma). Neurologische Ausfallserscheinungen können durch Rückenmarkskompression (Fraktur/Luxation) oder Rückenmarkskontusion ohne Knochenveränderungen bedingt sein. Die Diagnose dieser Störungen wird wieder mit Hilfe der Röntgenuntersuchung gestellt. Zusätzlich zu einem Rückenmarkstrauma besteht häufig eine Minderdurchblutung der Hinterextremitäten, die sich klinisch in einer Nachhandschwäche äußert. Die schlechte Durchblutung ist durch eine Quetschung der Aorta oder ihrer Aufzweigungen bedingt und resultiert ähnlich wie die Aortenstenose bei der Katze in einer Polyneuromyopathie. Diese kann mit Hilfe eines EMG bewiesen werden (sehr niedrige oder abwesende Insertionspotentiale). Die Prognose ist je nach Ausmaß der Läsion zu stellen. Die Therapie richtet sich nach Art und Schwere der Organschäden: evtl. chirurgische Therapie des Bauchtraumas oder der Frakturen. Besteht nur eine Rückenmarkskontusion, wird konservativ behandelt. Cave! ständige Kontrolle der Blase.

12.6.10.1.5 Zervikale Spondylopathie (Malformation-Malartikulation, kaudale zervikale Spondylomyelopathie)

Ätiopathogenese: Die Ursache dieser Störung ist multifaktoriell. Vor allem bei großen Hunderassen (Dobermann, Deutsche Dogge) können Missbildungen der Halswirbel beobachtet werden. Durch diese Anomalien kommt es zu Verschiebungen der Wirbelkörper, die entweder eine statische oder eine dynamische Rückenmarkskompression verursachen. Neben diesen Wirbelveränderungen können zusätzlich ein verdicktes Lig. longitudinale dorsale, Lig. flavum, bzw. Bandscheibenprotrusionen eine Stenose des Wirbelkanals bewirken.

Klinisches Bild: Hunde mit dieser Erkrankung werden in der Umgangssprache oft auch als „Wobbler" bezeichnet. Meist sind große Hunderassen betroffen. Die Symptome treten im Jugendalter (Deutsche Dogge) auf, aber auch erst bei erwachsenen Tieren. Die klinischen Symptome reflektieren die Rückenmarkskompression im Halsbereich. Neben zervikaler Dolenz werden spinale Ataxie und Tetraparese beobachtet. Bei Kompression im Bereich der Zervikalschwellung tritt Hyporeflexie oder Areflexie im Bereich der Vorderbeine auf.

Diagnose: Die Diagnose wird mit Hilfe der Röntgenuntersuchung gestellt. Um eine Rückenmarkskompression beweisen zu können, ist eine Myelographie notwendig.

Differentialdiagnose: Andere zervikale Rückenmarkserkrankungen.

Prognose: Vorsichtig. In leichten Fällen ist ein Stagnieren der Erkrankung durch konservative Therapie möglich. Bei chirurgischen Eingriffen erfolgt zwar eine Dekompression und evtl. Stabilisierung, ein Fortschreiten der Erkrankung auf andere Wirbelkörper kann jedoch auftreten (Domino-Effekt in ca. 20% der Fälle je nach

Operationstechnik). Postoperative Komplikationen sind möglich. Die Prognose ist bei Auftreten nur einer Läsion günstiger als bei multiplen.
Therapie: 1. Konservativ: Brustgeschirr, Ruhigstellung des Hundes für mehrere Wochen. Obwohl einige Hunde sehr gut auf diese Therapie ansprechen, wird in den meisten Fällen eine chirurgische Therapie nötig sein. 2. Chirurgische Dekompression und Stabilisierung; die Technik erfolgt je nach Art und Ausmaß der Läsion.

12.6.10.1.6 Atlanto-Axiale Subluxation

Bei Zwergrassen kann eine kongenitale Hypoplasie oder Aplasie des Dens zu Instabilität im Bereich des ersten und zweiten Halswirbelgelenkes führen. Nach Abriss des dorsalen atlanto-axialen Ligamentes wird eine Subluxation und starke Rückenmarkskompression hervorgerufen. Die Diagnose wird mit Hilfe der Röntgenuntersuchung gestellt, die Therapie erfolgt durch chirurgische Stabilisierung.

12.6.10.1.7 Kongenitale Enostosen

Kongenitale Enostosen sind missbildungsartige Prozesse, die auch im Wirbelkanal auftreten können und in seltenen Fällen bei Junghunden zu Rückenmarkskompression führen können. Die Diagnose wird mit Hilfe der Röntgenuntersuchung gestellt. Die Prognose ist vorsichtig bis ungünstig.

12.6.10.1.8 Hemivertebrae

Hemivertebrae können bei einigen Zwergrassen zu Rückenmarkskompression führen. Die Diagnose wird durch das Röntgen bestätigt.

12.6.10.1.9 Subarachnoidalzysten

Subarachnoidalzysten bewirken in Einzelfällen eine Rückenmarkskompression. Je nach Lokalisation ist eine Heilung nach Operation möglich.

12.6.10.1.10 Hypervitaminose A

Bei Katzen kann nach zu reichlicher Vitamin-A-Gabe (Leberverfütterung) eine hypertrophe Skelettveränderung an Gliedmaßen und Wirbelsäule entstehen mit sekundärer Einengung der Zwischenwirbellöcher und kompressiven Schädigungen der Spinalnerven. Die Beweglichkeit ist häufig auch mechanisch eingeschränkt (Ankylose). Die Diagnose wird mit Hilfe der Röntgenuntersuchung gestellt. Die Prognose bei starken Knochenveränderungen ist ungünstig.

12.6.10.1.11 Rückenmarkstumoren

Ätiopathogenese: Die Mehrzahl der Tumoren entsteht in der Wirbelsäule als primäre Knochentumoren oder Metastasen. Sie werden je nach Lokalisation in intramedulläre, intradural-extramedulläre und extradurale Tumore eingeteilt, wobei bei Hund und Katze extramedulläre Tumoren viel häufiger sind als neuroektodermale. Gliome (Astrozytome oder Oligodendrogliome) kommen seltener im Rückenmark vor als im Gehirn. Tumore können auch von den Meningen (Meningiom) oder den Nervenwurzeln ausgehen. Sie verursachen Störungen durch Rückenmarkskompression, einzelne können infiltrativ in das Rückenmark einwachsen. Primäre invasive Rückenmarkstumoren komprimieren zusätzlich das noch nicht erkrankte Gewebe. Bei Katzen sind die am häufigsten vorkommenden Tumorformen im Bereich des Rückenmarkes oder des Spinalkanals Lymphosarkome.
Klinisches Bild: Meist sind ältere Tiere betroffen, aber auch junge können erkranken (z. B. Lymphom bei der Katze oder Nephroblastom beim Hund). Die neurologischen Ausfallserscheinungen können langsam oder akut einsetzen und sind meist progressiv. Die weiteren Symptome sind von der Lokalisation abhängig und entsprechen einer fokalen Läsion (siehe Symptome bei Rückenmarkserkrankungen).
Diagnose: CT, MRI und Röntgenuntersuchung: Knochentumore sind meist direkt sichtbar, Weichteiltumore sind oft mit Hilfe der Myelographie darstellbar. Das myelographische Bild hängt von der Tumorart ab (extradural, intradural-, extramedullär, intramedullär). Bei intramedullären Tumoren z. B. ist die Kontrastmittelsäule in allen Projektionsebenen an die Peripherie des Wirbelkanals infolge spindelförmiger Erweiterung des Rückenmarkes gedrängt. Bei einigen Tumorformen ist der Liquor cerebrospinalis verän-

dert (Erhöhung des Protein- und Zellgehaltes, vor allem bei sekundärer entzündlicher Reaktion). Selten können Tumorzellen im Liquor nachgewiesen werden. Beim Lymphosarkom kann das Differentialzellbild hilfreich sein (große lymphoblastenähnliche Zellen oder atypische Lymphozyten liegen neben kleineren „normalen" Lymphozyten; der Größenunterschied ist meist sehr deutlich sichtbar). Bei fraglichem oder negativem Myelographiebefund muss auch bei Tumorverdacht im Spinalkanal auf eine Computertomographie oder ein MRI zurückgegriffen werden. Die endgültige Diagnose liefert die Biopsie nach chirurgischer Dekompression des Rückenmarkes.
Differentialdiagnose: Andere fokale Rückenmarkserkrankungen
Prognose: Die Prognose ist je nach Therapiemöglichkeit und Art des tumorösen Prozesses (gut abgrenzbar oder infiltrativ) von vorsichtig bis ungünstig zu stellen. Ungünstig ist sie vor allem bei intramedullären Prozessen.
Therapie: Die Therapie erfolgt je nach Tumorart chirurgisch, mit Bestrahlung, oder medikamentös bei lymphoiden Tumoren. Einige extradurale Tumore, die nicht die knöchernen Umgebungsstrukturen betreffen, und einige intradurale-extramedulläre Tumorarten können erfolgreich chirurgisch entfernt werden. Wenn in diesen Fällen eine Therapie durchgeführt wird, so sollte dies möglichst aggressiv geschehen. Eine postoperative Therapie ist meist unumgänglich, da selten das gesamte Tumormaterial entfernt werden kann (Chemotherapie, Bestrahlung).

12.6.10.1.12 Ankylosierende Spondylose

Bei adulten oder älteren Tieren großer Hunderassen werden radiologisch häufig massive Exostosen mit Bildung von Knochenbrücken zwischen den Wirbelkörpern gefunden. Diese Brücken verursachen keine Einengung des Spinalkanals und damit keine direkte Schädigung des Rückenmarkes und sind daher auch keine Ursache einer Rückenmarkserkrankung. In seltenen Fällen können bei lateraler Brückenbildung die Foramina intervertebralia eingeengt werden und durch Wurzelkompression Schmerzen verursachen oder es kommt zu mechanischer Beeinträchtigung der Wirbelsäule. Auch radiologisch entdeckte metaplastische Verknöcherungen der Dura mater spinalis bewirken keine Rückenmarkserkrankung und sind nur ein radiologischer Nebenbefund.

12.6.10.2 Nicht kompressive Rückenmarkserkrankungen

12.6.10.2.1 Rückenmarksinfarkt (fibrokartilaginöse Embolie)

Ätiopathogenese: Nucleus pulposus-Material der Bandscheiben kann in spinalen Gefäßen zu Verschlüssen und anschließender anämischer Infarzierung in der grauen und weißen Substanz der betroffenen Rückenmarkssegmente führen. Der Mechanismus, wie Bandscheibenmaterial in die Gefäße (Arterien und Venen) gelangen kann, ist nicht genau geklärt.
Klinisches Bild: Jede Hunderasse und jede Altersgruppe kann betroffen sein. Am häufigsten treten jedoch fibrokartilaginöse Embolien bei adulten, großen Hunden auf. Katzen können auch erkranken, jedoch deutlich seltener als Hunde. Die Symptome treten meist akut oder perakut auf. Die Infarkte sind häufig in der Lumbalschwellung bzw. Zervikalschwellung lokalisiert. Daher sind die Gehstörungen oft mit Hypo- oder Areflexie kombiniert. Da die Infarkte häufig einseitig sind, sind die Symptome oft lateralisiert.
Diagnose: Die Diagnosenstellung erfolgt im Ausschlussverfahren. Mit Hilfe der Myelographie werden kompressive Läsionen ausgeschlossen, in einigen Fällen (akuter Prozess) spricht die Kontrastmittellinie für eine Rückenmarksschwellung (spindelförmige Erweiterung).
Prognose: Die Prognose ist je nach Lokalisation und Ausmaß der Veränderung von günstig bis vorsichtig (thorakolumbal, gute Schmerzempfindung) bis ungünstig (Rückenmarksschwellung, Areflexie, abwesende Schmerzempfindung) zu stellen.
Therapie: Glukokortikosteroide wie Methylprednisolon, 30 mg/kg KM, oder Dexamethason, 2 mg/kg KM, können in den ersten Stunden nach Krankheitsbeginn nutzbringend sein. Länger andauernde Therapie mit Glukokortikosteroiden ist nicht indiziert. Der Hund muss vor allem unterstützend behandelt werden: Blasenkontrolle und Entleerung, Physiotherapie!

10.6.10.2.2 Myelitis

Entzündliche Erkrankungen des Zentralnervensystems treten meist multifokal auf, können sich aber auch nur auf das Rückenmark beschränken. Bakterielle Infektionen sind meist die Folge von Bissverletzungen oder anderer perforierender Traumata. Virale Infektionen, wie z. B. Staupe, können mit rein spinaler Symptomatik einhergehen (siehe intrakranielle Erkrankungen).

10.6.10.2.3 Feline Poliomyelitis

Ätiopathogenese: Diese Erkrankung tritt sporadisch auf ohne Rassen-, Alters- oder Geschlechtsprädisposition. Sie kann in Kombination mit einer Enzephalitis vorkommen oder als reine Rückenmarkserkrankung. Diese Myelitis kommt im europäischen und nordamerikanischem Raum vor und wird als ähnliche Störung auch bei Großkatzen beschrieben. Die Ätiologie ist noch unbekannt, eine Virusinfektion ist aufgrund der pathologischen Veränderungen höchstwahrscheinlich. Ob sie durch das Bornavirus ausgelöst wird und der „Staggering disease" gleichzusetzen ist, oder als Myelitis eine eigenständige Erkrankung darstellt, ist noch offen.

Klinisches Bild: Die Symptome beginnen schleichend, verlaufen langsam progressiv, mit einer Dauer von Wochen bis zu Monaten. In vielen Fällen stabilisieren sich die Tiere, einige Katzen können sich erholen. Die Hauptsymptome lassen sich durch eine Rückenmarksläsion vom unteren motorischen Neurontyp erklären (entzündliche Veränderungen der grauen Substanz des Rückenmarkes), eine Muskelatrophie wird relativ früh beobachtet. Seltener breitet sich die Entzündung in das Gehirn aus. Dann sind zusätzlich Krampfanfälle, Kleinhirnsymptomatik und Pupillenabnormalitäten beobachtet worden.

Diagnose: Die Diagnose basiert auf den klinischen Symptomen, die schleichend progressiv verlaufen und mit einer deutlichen Muskelatrophie einhergehen. Die Blutuntersuchung verläuft ohne Besonderheiten. Im Liquor cerebrospinalis wird eine mononukleäre Pleozytose beobachtet mit Vorherrschen von Lymphozyten in unterschiedlicher Größe. Andere häufigere Katzenkrankheiten wie FeLV, FIV oder FIP müssen ausgeschlossen werden. Ein Wirbelsäulenröntgen einschließlich einer Myelographie wird normal verlaufen. Mit Hilfe dieser Datensammlung ist eine klinische Wahrscheinlichkeitsdiagnose sehr gut zu stellen. Die Pathologie bringt erst die endgültige Diagnose.

Differentialdiagnose: FeLV.

Prognose: Die Prognose variiert und ist am besten als vorsichtig zu bezeichnen. Katzen können sich entweder nicht mehr verschlechtern oder sogar erholen. Ein Zuwarten ist also indiziert, um den Verlauf für jedes Individuum identifizieren zu können.

Therapie: Eine Therapie ist nicht bekannt. Um die Muskelatrophie einzuschränken, sollte Physiotherapie empfohlen werden. Bei Beginn eines Anfallsleiden wird Phenobarbital appliziert.

12.6.10.2.4 Steril eitrige Meningitis-Arteriitis des Hundes

Ätiopathogenese: Die Ätiologie ist unbekannt. Ein exogener Stimulus kann vermutet werden (infektiöses Agens, Toxin etc.) aufgrund epidemiologischer Studien in großen Beagle-Kolonien. Auch die Pathogenese ist unbekannt, jedoch können hier einige Vermutungen angestellt werden. Immunpathologisch bedingte Veränderungen sind wahrscheinlich, da die klinischen Symptome nach Therapie mit Glukokortikoiden deutlich besser werden. IgA scheint bei der Pathogenese eine zentrale Rolle zu spielen.

Klinisches Bild: Die Hunde werden meist wegen rezidivierender Schmerzen und aufgrund von Fieberschüben beim Tierarzt vorgestellt. Bei dieser Krankheit können anhand der klinischen Untersuchung und der unterschiedlichen Veränderungen des Liquor cerebrospinalis zwei Formen unterschieden werden. Die klassische Form ist durch steife Kopf-Hals-Haltung, Schmerzen und erhöhte innere Körpertemperatur charakterisiert. Bei der zweiten, atypischen, mehr protrahiert verlaufenden Form fallen zusätzlich bei der neurologischen Untersuchung vermehrt Ausfallserscheinungen, im Sinne einer Rückenmarkserkrankung oder einer multifokalen Läsion, neben den Schmerzen auf.

Diagnose: Blutuntersuchung: Bei der akuten Form werden Leukozytose, Neutrophilie mit Linksverschiebung und beschleunigte Senkung gesehen. Bei der protrahierten Form ist die Blutuntersuchung oft unauffällig. Die Untersuchung des Liquor cerebrospinalis ergibt bei der akuten Form eine gering- bis mittelgradige Eiweißerhöhung und eine hochgradige Pleozytose bis zu mehreren Tausend Zellen/µl. Im Differentialzellbild herrschen die neutrophilen Granulozyten vor. In der protrahierten Form kann der Liquor normal sein oder eine geringgradige Pleozytose mit gemischtem Zellbild oder mononukleärem Zellbild (Lymphozyten, Monozyten, Makrophagen) liegt vor. Da die Liquoruntersuchung in der protrahiert verlaufenden Form keine eindeutig interpretierbaren Resultate liefert, müssen andere Rückenmarksläsionen im Ausschlussverfahren gesucht werden (Röntgen, evtl. Myelographie, CT etc.). Beweisend ist eine Untersuchung von Serum und Liquor auf IgA. Eine gemeinsame Erhöhung des IgA-Spiegels ist charakteristisch für SRMA und wurde bis jetzt bei keiner anderen Enzephalitis gefunden (Ausnahme Tumore des hämatopoetischen Systems – Unterscheidung mit weiterführenden Untersuchungen). Eine intrathekale IgA-Produktion alleine – ohne systemische Erhöhung – ist uncharakteristisch und tritt bei jeder entzündlichen Veränderung im Bereich des Zentralnervensystems auf (Enzephalitis, Reaktion auf Tumorgewebe).

Differentialdiagnose: Entzündliche Erkrankungen (Meningitis, Polyarthritis, Polymyositis, Diskospondylitis); Malformation; Tumor der Meningen; degenerative Störung (Bandscheibenvorfall).

Therapie: Prednisolon: Langzeittherapie für mindestens 6 Monate. Die Dosis muss individuell eingestellt werden, unter laufenden Kontrolluntersuchungen. Sollte die klinische Untersuchung unauffällig sein und der Liquor cerebrospinalis o. B. sein, wird die Dosierung halbiert. Bei pathologischem Liquorbefund muss die Kortisondosis beibehalten oder sogar erhöht werden, da ein Rezidiv befürchtet werden muss (Rezidive verschlechtern die Prognose!). Beispiel einer Dosierung: 1–2 Tage 4 mg/kg KM und Tag, danach ca. 1 Woche 2 mg/kg KM und Tag (individuell!), anschließend 1 mg/kg KM und Tag und individuelle Weiterdosierung. Eine Kombination mit Immunsuppressiva bei häufigen Rezidiven und schlechtem Ansprechen auf Prednisolon ist möglich. Antibiotika können zu Beginn gegeben werden bis zum Ergebnis einer negativen bakteriologischen Untersuchung des Liquor cerebrospinalis. Bakteriologische Meningitiden sind beim Hund allerdings sehr selten (Ausnahme Verletzungen, Bisswunden, hämatogene Streuung). Bei langandauernder Kortikosteroidtherapie sollte immer ein Magenschutz durchgeführt werden (Komplikation: Magenulkus).

Prognose: Die Prognose ist als gut bis vorsichtig zu bezeichnen. Je häufiger die Schmerzschübe zu beobachten sind, desto schwieriger und langwieriger gestaltet sich die Therapie und die Prognose wird ungünstig. Die Prognose ist eher günstig, wenn es sich um junge Tiere handelt und frühzeitig mit der adäquaten Therapie begonnen wird.

12.6.10.2.5 Missbildungen

Nicht kompressive Missbildungen des Rückenmarkes sind dysraphische Störungen, wie Syringomyelie oder Spina bifida. Die Symptome treten meist sehr früh im Jugendalter auf und hängen von Lokalisation und Ausdehnung des Prozesses ab. Zusätzlich zu den schon beschriebenen spinalen Symptomen können bizarre Gangstörungen gefunden werden. Häufig sind Palpationsbefunde zu erheben. Die Diagnose kann mit Hilfe der Röntgenuntersuchung gestellt werden (Missbildung der Wirbelsäule – Spina bifida) oder im Myelogramm (Syringomyelie – wenn eine Verbindung zwischen Syrinx und Liquorräumen besteht). Die Prognose ist je nach Ausmaß der Läsion als vorsichtig bis ungünstig zu stellen.

12.6.10.2.6 Degenerative Veränderungen

Bei jungen Hunden können degenerative Erkrankungen der weißen oder grauen Substanz des Rückenmarkes auftreten. Die Symptome sind meist progressiv, bei einigen Fällen ist die Heredität nachgewiesen worden. Die Diagnose kann nur histologisch gestellt werden. Der Verdacht einer degenerativen Veränderung besteht, wenn die klinischen Symptome bei:
1. Jungtieren bestimmter Rassen auftreten;
2. bei langsam progressiver Entwicklung der spinalen Symptome;
3. wenn mehrere Tiere eines Wurfes betroffen sind.

Ist die weiße Substanz betroffen, kommt es vor allem zu Ataxie, bei Erkrankung der grauen Substanz zu Lähmungen und Muskelatrophie. Kompressive Erkrankungen oder Missbildungen müssen mit einer Myelographie ausgeschlossen werden.

12.6.10.2.7 Degenerative Myelopathie der großen Hunderassen

Ätiopathogenese: Die Ursache ist unbekannt, ein genetischer Einfluss wird vermutet. Eine abnorme Immunantwort bei deutschen Schäferhunden mit degenerativer Myelopathie wurde beschrieben. Nach Mitogenstimulation zeigten T-Zellen aus dem peripheren Blut verminderte Proliferation, die Zellen aus Lymphknoten oder Milz verhielten sich gleich mit der Kontrollgruppe. Ebenfalls wurde eine autoimmune Genese vermutet, wobei das Autoantigen nicht näher definiert wurde.
Klinisches Bild: Dies ist eine häufige Erkrankung bei älteren Tieren großer Hunderassen. Am häufigsten sind Deutsche Schäferhunde und Collies betroffen, es können jedoch fast alle großen Hunderassen erkranken. Der größte Anteil der Hunde, die wegen degenerativer Myelopathie an die Klinik kommen, sind über 10 Jahre alt. Es erkranken jedoch auch schon Hunde ab einem Alter von 5–6 Jahren. Die Lokalisation ist meist im Thorakalmark gelegen. Den Besitzern fällt zuerst Nachhandschwäche und Zehenschleifen auf. Der Verlauf ist chronisch-progressiv. Von Beginn der ersten Symptome bis zur Euthanasie vergehen meist zwischen 6 und 12 Monate. Die Tiere haben keine Druckdolenz. Bei der Beurteilung des Ganges fallen Paraparese und Ataxie der Hinterextremitäten auf, die spinalen Reflexe sind mit Ausnahme des Patellarreflexes normal oder gesteigert (Läsion in der weißen Substanz). Die Propriozeption ist an den Hinterbeinen verzögert oder aufgehoben.
Diagnose: Die Diagnose stützt sich auf die Befunde der neurologischen Untersuchung, den chronischen Verlauf und ein Myelogramm, das keine kompressiven Läsionen erkennen lässt. Der Liquor kann eine Eiweißvermehrung aufweisen. Im Prinzip kann in der Klinik im Ausschlussverfahren nur eine Verdachtsdiagnose gestellt werden. Die endgültige Diagnose erbringt die Histopathologie.

Prognose: Die Prognose ist auf lange Zeit als ungünstig anzusehen.
Therapie: Eine ätiologische Therapie ist nicht bekannt. Verschiedene Therapieversuche mit Glukokortikoiden, Immunstimulantien, DMSO, Vitamin E und B-Komplex haben nicht zu durchschlagendem Erfolg geführt. In der Literatur wurde ein positiver Einfluss nach Verabreichung von Aminokapronsäure (500 mg alle 8 Stunden) beschrieben. Dies bleibt jedoch umstritten. Eigene Erfahrungen mit diesem Präparat haben zwar hohe Kosten für den Besitzer erzeugt, objektiv aber keine Besserung erbracht.

12.6.11 Erkrankungen im Bereich der Cauda equina

Bei Veränderungen im Bereich der Wirbelkörper L6-S1 betrifft die Schädigung nicht das Rückenmark, sondern bereits die peripheren Nerven. Folgende Nerven können betroffen sein: N. ischiadicus, N. pelvicus, N. pudendus, Schwanznerven.
Klinisches Bild: Bei der neurologischen Untersuchung werden Gangstörungen im Bereich der Hinterextremitäten, wie Lahmheit und Parese gesehen. Bei Beurteilung der Haltungs- und Stellreaktionen fallen Ausfälle an den Hinterextremitäten auf, meist mit einer Seitenbetonung ipsilateral zur Läsion. Die spinalen Reflexe können abnormal sein: abgeschwächter Tibialis- und Flexorreflex, der Patellarreflex kann normal bis gesteigert sein, herabgesetzter Bulbokavernosus-Reflex, Analreflex und Perinealreflex. Der Pannikulusreflex ist normal. Harn- und Kot-Inkontinenz, herabgesetzter Sphinktertonus und Schwanzlähmung sind möglich. Meist treten Sensibilitätsstörungen auf: Hyperästhesie, Hypalgesie, Parästhesien. Je nach Ausmaß der Läsion sind alle oder nur einzelne Symptome vorhanden. Häufigstes Symptom ist der Schmerz!
Differentialdiagnose: Diese vielfältigen Symptome, die bei Erkrankungen der Cauda equina gefunden werden, können unterschiedliche Ursachen haben. Die häufigste Kompression im lumbosakralen Bereich ist durch Bandscheibenvorfälle bzw. Osteochondrose bedingt. Daneben können kongenitale Stenosen im Zusammenhang mit Wirbelmissbildungen zur Cauda equina-Sympto-

matik führen. Auch Tumore (Meningiome), die den Spinalkanal einengen oder die Spinalwurzeln infiltrieren (Neurofibrome/ Schwannome), können diagnostiziert werden. Osteomyelitiden sowie Diskospondylitis der Wirbelsäule können auch in diesem Bereich gefunden werden (siehe kompressive Rückenmarkserkrankungen).

Diagnose: Die Diagnose wird mit Hilfe des Röntgens, einschließlich einer Myelographie zu stellen sein. In seltenen Fällen, bei zu kurzem Duraendsack, muss auf eine Epidurographie/Diskographie zurückgegriffen werden. Aufgrund der Beteiligung von peripheren Nerven werden im EMG Veränderungen wie Fibrillationen in den Extremitätenmuskeln, Schwanzmuskeln oder M. sphincter ani zu finden sein. Tumoröse infiltrative Erkrankungen sind in Einzelfällen nur mit MRI oder einer Nervenbiopsie nachzuweisen.

Prognose: Die Prognose ist je nach Art der Läsion günstig bis ungünstig: Bandscheibenvorfälle, die rechtzeitig operativ behandelt werden, haben im Allgemeinen eine gute Prognose, tumoröse Veränderungen eine schlechte.

Therapie: Die Therapie ist abhängig von der Art der Läsion (siehe Rückenmarkserkrankungen). Bei kompressiven Veränderungen erfolgt sie vielfach chirurgisch (dorsale Laminektomie); eine anschließende Ruhigstellung des Hundes ist unbedingt notwendig, um eine Rezidivgefahr zu vermindern.

12.6.12 Erkrankungen der peripheren Nerven

12.6.12.1 Trauma peripherer Nerven

Ätiologie: Ein Trauma im Bereich der peripheren Nerven ist die häufigste Ursache einer Neuropathie beim Kleintier. Dies resultiert nach Autounfällen, Frakturen, Schusswunden, Quetschung oder Überdehnung. Aber auch iatrogen kann der Nerv geschädigt werden, z. B. nach Injektionen, operativen Frakturbehandlungen oder drückenden und schlecht sitzenden Verbänden.

Pathogenese: Es kommt durch das Trauma entweder zu einem Ausriss, wie z. B. Plexus brachialis-Avulsion, oder einer starken Quetschung oder Dehnung des Nerven (siehe Kapitel Pathophysiologie).

Klinisches Bild:
Siehe Tabelle 12.9, S. 725.

Diagnose: Die Diagnose basiert vor allem auf dem Vorbericht und der klinischen Untersuchung. Elektrodiagnostische Untersuchungen geben Aufschluss über das Ausmaß der Schädigung (Veränderungen im EMG erst ca. 1 Woche nach dem Trauma; Beurteilung der Nervenleitungsgeschwindigkeit an mehreren Stellen). Bei Plexus-Abriss: Röntgenuntersuchung, evtl. Myelographie. Eine Röntgenuntersuchung dient auch dem Feststellen von Frakturen. Eventuell muss eine explorative Chirurgie durchgeführt werden, um den Nervenschaden darstellen zu können (vor allem bei post-operativen Schäden).

Differentialdiagnose: Evtl. Tumor. Der Vorbericht sollte eindeutig sein.

Prognose: Sie ist generell vorsichtig bis ungünstig, jedoch abhängig von:
1. Ausmaß der Läsion (totaler Abriss hat eine schlechte Prognose, bei partiellen Schäden kann Regeneration eintreten).
2. Erholungsrate (nach ca. 1–2 Monaten sollten Anzeichen einer Erholung eintreten, Reinnervationspotentiale im EMG; regelmäßige Kontrolluntersuchungen sind anzuraten).
3. Lokalisation der Läsion (je weiter proximal die Läsion liegt, desto schlechter ist die Prognose).
4. Schwere der Ausfallserscheinungen (Paresen günstiger als Paralysen mit Analgesie).

Parästhesien mit Automutilation stellen eine häufige Komplikation dar.

Therapie: Die Regeneration kann medikamentös nicht beeinflusst werden. **Physiotherapie** ist wichtig, um Muskelatrophie, Ankylosen und Sehnenverkürzungen zu verhindern! Ein Schutz vor Hautverletzungen muss durchgeführt werden. Chirurgische Maßnahmen, wie Loslösen von entzündetem Gewebe, vor allem nach iatrogenen Schäden, schützen vor weiter greifenden Veränderungen. Sollte keine Regeneration eintreten, helfen chirurgische Techniken wie Muskel- bzw. Sehnenversetzungen oder künstliche Versteifung von Gelenken in einigen Fällen. Bei Plexusabriss wird vor allem bei kleineren Hunderassen eine Amputation der betroffenen Gliedmaße empfohlen.

Tab. 12.9: Ausfallserscheinungen bei Schädigung einzelner peripherer Nerven

geschädigter Nerv	Ausfallserscheinungen
N. suprascapularis	verminderte Extension im Bereich der Schulter
N. axillaris	reduzierte Schulterflexion
N. musculocutaneus	verminderte Beugung im Ellbogenbereich, abgeschwächter Flexorreflex, Analgesie medialer Oberarmbereich
N. radialis	Überköten, verminderte Extension von Ellbogen und Karpalgelenk, Unfähigkeit die Extremität zu belasten, Ausfall des Flexorreflexes und des Extensor-carpi-radialis-Reflexes, Analgesie dorsaler Pfotenbereich
N. medianus	geringgradige Bewegungsstörung, verminderte Flexion im Karpalgelenk, Hypalgesie palmarer Pfotenbereich
N. ulnaris	geringgradige Bewegungsstörung, verminderte Flexion im Karpalgelenk, Hypalgesie kaudaler Vorderarmbereich
Plexus brachialis-Avulsion	gesamter Abriss: Überköten, Unfähigkeit die Extremität zu belasten, Ausfall des Flexorreflexes, Analgesie Vorderbein, Horner-Syndrom, einseitiger Ausfall des Pannikulusreflexes; partieller Schaden: je nach Mitbeteiligung der einzelnen Nerven
N. femoralis	verminderte Extension im Kniegelenk, Kollabieren der Extremität bei Belastung, abgeschwächter Patellarreflex, Hypalgesie medialer Oberschenkel
N. obturatorius	Seitwärtsgleiten der Extremität
N. ischiadicus	Überköten, Unfähigkeit die Extremität zu belasten, Ausfall des Flexorreflexes
N. peroneus	Überköten, Ausfall des Flexorreflexes, Analgesie dorsale Pfotenfläche
N. tibialis	Tarsalgelenk kann nicht gestreckt werden – Beugung bei Belastung, Analgesie plantarer Pfotenbereich
N. pudendus	Ausfall des Anal- und Bulbocavernosus-Reflexes, Hypalgesie perianal
N. pelvicus	Inkontinenz

12.6.12.2 Chronische Wurzelreizung

Lahmheit kann beim Hund auch durch eine neurologische Erkrankung entstehen. Im Bereich der Foramina intervertebralia kann es meist durch Bandscheibenvorfälle oder durch Nervenwurzeltumoren zu einer Schädigung des Nerven kommen. Dies führt zu Schmerzen. In der Klinik wird Lahmheit meist mit fluktuierendem Verlauf gesehen. Nur eine sorgfältige neurologische Untersuchung kann auf feine Ausfallserscheinungen hinweisen und helfen, das Problem richtig zu lokalisieren.

12.6.12.3 Nervenwurzeltumoren

Die Häufigkeit von Tumoren der Kopfnerven und spinalen Nerven beim Hund wird in unterschiedlichen Studien verschieden angegeben. Sie schwankt zwischen selten und relativ häufig (27 % aller Tumore des Nervensystems). Primäre Nervenwurzeltumore sind Schwannome oder Neurofibrome. Meist sind die Nervenwurzeln des Plexus brachialis oder der Cauda equina betroffen, sie treten jedoch auch im Bereich der Kopfnerven auf. Die Symptome sind langsam progredient und hängen von der Lokalisation des Tumors ab. Zu Beginn wird oft nur eine Lahmheit gesehen mit Muskelatrophie (zu deren Feststellung ist sorgfältige Palpation und Seitenvergleich notwendig). Sind die Kopfnerven befallen, entstehen dementsprechende Symptome. Meist wird eine Hirnstammsymptomatik mitbeobachtet, da es sekundär zu Kompression des Hirnstammes kommt.

Diagnose: Klinische Untersuchung mit sorgfältiger Palpation. Im Plexus brachialis-Bereich kann der Tumor tastbar sein. Die Röntgenuntersuchung, einschließlich einer Myelographie, evtl. CT oder MRI, lassen den Tumor in vielen Fällen darstellen. Die Elektrodiagnostik hilft, die Lokalisation zu bestätigen. Eine endgültige Diagnose liefern die explorative Chirurgie und Biopsie mit anschließender histopathologischer Untersuchung.

Prognose und Therapie: Die Prognose ist vorsichtig bis schlecht. Nur in einem kleinen Teil der Fälle kann der Tumor chirurgisch entfernt werden. Auch dann ist die Rezidivrate hoch. In einigen Fälle, in denen noch keine Rückenmarkskompression vorhanden ist und mehrere Wurzeln betroffen sind, kann mit aggressiver Chirurgie und Amputation der Gliedmaße der Hund am Leben erhalten werden. Glukokortikosteroide bringen vorübergehende Besserung. Die Behandlung mit Chemotherapeutika ist möglich, die Erfolgsrate ist jedoch noch nicht bekannt.

12.6.12.4 Polyneuropathien

12.6.12.4.1 Akute idiopathische Polyradikuloneuritis des Hundes (Coonhound disease)

Ätiopathogenese: Ätiologie und Pathogenese sind unklar. Ursprünglich wurde vermutet, dass die Erkrankung durch den Biss von Waschbären (Nachweis von Antikörpern gegen Waschbärenspeichel) ausgelöst wird. Sie tritt aber auch in Ländern auf, in denen es keine Waschbären gibt oder bei Hunden, die nie Kontakt mit Waschbären hatten. Es handelt sich vermutlich um eine autoimmune Reaktion. Dies wird aufgrund von vergleichenden Beobachtungen mit der experimentellen allergischen Neuritis angenommen. Diese Reaktion wird vermutlich durch eine vorausgegangene Infektion/Impfung ausgelöst und führt zu einer lymphozytären Entzündung der peripheren Nerven mit Zerfall der Markscheiden und Axone. Beim Menschen tritt die Erkrankung in Kombination mit Campylobacter jejuni-Infektionen, Virusinfektionen oder Vakzination auf. Die Erkrankung der peripheren Nerven wird als eine Art „molecular mimicry"-Reaktion angesehen.

Als wahrscheinliche Sonderform der Erkrankung gilt eine isolierte **Plexus brachialis-Neuritis**. Hier ist die Ätiologie unbekannt, es wird aber angenommen, dass sie ähnlich ist wie die der akuten idiopathischen Polyradikuloneuritis.

Klinisches Bild: Es sind vor allem große Hunderassen betroffen. Die Erkrankung ist die häufigste Polyneuropathie beim Hund. In seltenen Fällen tritt sie auch bei der Katze auf. Eine genetische Prädisposition ist nicht bekannt. Die Erkrankung verläuft meist akut, selten mehr protrahiert. Klinisch fallen Paresen bis Paralysen aller 4 Extremitäten auf. Die allgemeine Untersuchung ist unauffällig. Eine Ausnahme wäre ein sich entwickelnder Megaösophagus, der ein Regurgitieren zur Folge hat. Zu Beginn sind die Hunde oft überempfindlich im Bereich der Stamm- und Extremitätenmuskulatur und schreien bei leichten Berührungen.

Diagnose: Die Blutuntersuchung dient zum Ausschluss metabolischer Polyneuropathien; die Elektrodiagnostik zur Bestätigung der bei der klinischen Untersuchung gefundenen Lokalisation (EMG: Fibrillationspotentiale, positiv scharfe Wellen als Anzeichen einer Denervation, Nervenleitungsgeschwindigkeit ist verlangsamt). Mit Hilfe einer Röntgenuntersuchung des Thorax wird ein eventuell vorkommender Megaösophagus nachgewiesen (wichtig für die Prognosestellung). Eine gute allgemeine Untersuchung dient der Suche nach Tumoren, eventuell unterstützt durch weitere bildgebende Verfahren (Ultraschall, Röntgen), um eine paraneoplastische Polyneuropathie auszuschließen. Erst Muskel- und Nervenbiopsien bringen die endgültige Diagnose. Ohne histologische Diagnose wäre die akute idiopathische Polyradikuloneuritis nur eine Diagnose im Ausschlussverfahren.

Differentialdiagnose: Metabolisch bedingte Polyneuropathien (Insulinom, Hypothyreose); paraneoplastische Polyneuropathie; Plexus brachialis-Neuritis: Nervenwurzeltumor, Trauma, Diskopathie.

Prognose: Die Erkrankung hat, da sie selbstlimitierend ist, eine günstige Prognose (Ausnahme Megaösophagus und Entstehen einer Aspirationspneumonie). Um diese günstige Prognose aussprechen zu können, muss allerdings eine intensive Pflege der Tiere und eine ausreichende Physiotherapie gewährleistet sein. In Einzelfällen sind Rückfälle beim Hund beobachtet worden.

Therapie: Die Erkrankung ist im Prinzip selbstlimitierend. Die wichtigste Therapie ist die Physiotherapie, um eine rasch progrediente Muskelatrophie zu verhindern (Schwimmen). Es ist zweifelhaft, ob eine zu Beginn der Krankheit durchgeführte Glukokortikoidtherapie den Verlauf der Erkrankung begünstigen kann.

12.6.12.4.2 Paraneoplastische Polyneuropathie

Ätiopathogenese: In Zusammenhang mit verschiedenen Tumoren können paraneoplastische Polyneuropathien auftreten. Beim Hund verlaufen diese meist subklinisch. Der genaue Prozentsatz einer klinisch manifesten Polyneuropathie ist nicht bekannt. Sie wird beim Hund vor allem bei Bronchuskarzinomen, Mammatumoren (Adenokarzinom), malignem Melanom, Insulinom, Osteosarkom und bei Mastzelltumoren gesehen. Es wird vermutet, dass die Polyneuropathie durch Antikörper-vermittelte Zellschädigung ausgelöst wird: Tumore exprimieren Antigene, deren Strukturen auch im peripheren Nervensystem vorkommen. Eine Immunantwort, die gegen den Tumor gerichtet ist, schädigt dann auch periphere Nerven (molecular mimicry). In serologischen Studien konnten zirkulierende Antikörper gegen Myelin, Neurone, Ganglioside und Phospholipide festgestellt werden. Nach Übertragung auf gesunde Tiere oder Zellkultursysteme konnte die Krankheit bzw. die Zellschädigung übertragen werden. Am bekanntesten ist beim alten Hund eine Polyneuropathie, die in Zusammenhang mit Insulinomen auftritt. Neben dem paraneoplastischen Phänomen wird angenommen, dass die Nerven durch die Hypoglykämie und die Hyperinsulinämie zusätzlich geschädigt und in ihrem Stoffwechsel beeinträchtigt werden.

Klinisches Bild: Die Hunde haben mehr oder weniger starke Tetraparesen bis Tetraplegien mit abgeschwächten Reflexen. Häufig ist diese Polyneuropathie in Zusammenhang mit Insulinomen mit einem Anfallsleiden kombiniert.

Diagnose: Die Blutuntersuchung dient zum Ausschluss metabolischer Polyneuropathien; die Elektrodiagnostik zur Bestätigung der bei der klinischen Untersuchung gefundenen Lokalisation (EMG: Fibrillationspotentiale, positiv scharfe Wellen als Anzeichen einer Denervation, Nervenleitungsgeschwindigkeit ist verlangsamt). Mit bildgebenden Verfahren (Ultraschall, Röntgen) werden die extraneuralen Tumore nachgewiesen. Muskel- und Nervenbiopsien bringen die endgültige Diagnose.

Differentialdiagnose: Metabolisch bedingte Polyneuropathien (Hypothyreose); akute idiopathische Polyradikuloneuritis.

Prognose: Die Prognose ist abhängig vom Tumor – lässt sich dieser entfernen und entstehen keine Metastasen, dann ist die Prognose zur Abheilung der Polyneuropathie günstig.

Therapie: Chirurgische Entfernung des Tumors.

12.6.12.4.3 Polyneuropathien bei metabolisch/toxischen Störungen

Polyneuropathien können im Rahmen folgender metabolischer und toxischer Störungen auftreten: Hypothyreoidismus, Hypoglykämie bei Insulinomen (zusätzlich zu paraneoplastischem Phänomen), Diabetes mellitus (bei Katzen Gangstörung vor allem im Bereich der Hintergliedmaßen, teilweise tiefgestellter Tarsus), Botulismus (Toxin kann die neuromuskuläre Übertragung beim Hund blockieren), Zeckenparalyse (durch ein Toxin von Dermazentorzecken in Nordamerika), subakute Organophosphatintoxikation, Bleivergiftung und einige andere Toxine, wie z. B. Karbamate und bei der Katze Kalzium-Ionophore, sowie Medikamente (z. B. Vincristin).

12.6.13 Erkrankungen der Kopfnerven

12.6.13.1 Trigeminus-Neuritis

Ätiopathogenese: Die Ätiologie ist unbekannt. Es entsteht eine nicht eitrige, entmarkende Neuritis. Die Vermutung liegt nahe, dass es eine immunbedingte Erkrankung ist.
Klinisches Bild: Die Erkrankung tritt akut auf, kommt vor allem beim erwachsenen Hund aber auch sporadisch bei der Katze vor. Meist entsteht eine Parese oder Paralyse des Unterkiefers, aber auch ein Trismus kann beobachtet werden. Die Kaumuskeln atrophieren.
Diagnose: Klinisches Bild, Elektrodiagnostik, Muskelbiopsie.
Differentialdiagnose: Kaumuskelmyositis, Enzephalitiden mit Trigeminusneuritis (z. B. Tollwut), Unterkieferfraktur.
Prognose und Therapie: Die Erkrankung ist innerhalb einiger Wochen selbstlimitierend. Es wird vermutet, dass die Applikation von Glukokortikoiden die Spontanheilung beschleunigt. Einige Fälle mit sehr starker Axondegeneration regenerieren nicht oder schlecht – die Prognose ist dann ungünstig. Den Tieren muss meist bei der Futteraufnahme geholfen werden – in schweren Fällen mit einer Sonde. Physiotherapie der Kaumuskeln ist anzuraten.

12.6.13.2 Idiopathische Fazialislähmung

Ätiologie und Pathogenese dieser Erkrankung sind unbekannt. Sie tritt meist bei erwachsenen oder älteren Hunden und Katzen auf. Eine gewisse Rassenprädisposition gibt es für Cocker Spaniels, Welsh Corgis, Boxer, English Setter und langhaarige Rassekatzen. Die Symptome treten akut auf und können einseitig oder bilateral sein. Differentialdiagnostisch müssen Mittelohrentzündungen, Trauma, Hypothyreoidismus und Hirnstammläsionen ausgeschlossen werden. Die Prognose schwankt zwischen günstig (spontane Erholung innerhalb einiger Wochen) und ungünstig (keine Erholung). Eine Therapie ist nicht bekannt. Die Augen müssen mit Hilfe künstlicher Tränenflüssigkeit vor dem Austrocknen geschützt werden.

12.6.13.3 Kopfnervenerkrankung bei Hypothyreoidismus

Bei Hypothyreoidismus kann es neben einer Polyneuropathie auch zu solitären Erkrankungen der Kopfnerven kommen. Meist sind die Fazialisnerven oder Vestibulärnerven betroffen. Die Ursache der klinischen und pathologischen Veränderung könnte Einlagerung von Mukopolysacchariden in den Nerven und sekundäre vasogene Kompression mit Myxödembildung sein, wie dies in der Humanliteratur beschrieben wird. Im Meatus acusticus internus könnte eine Einengung der Nerven nach Myxödembildung entstehen. Die neurologischen Ausfallserscheinungen sind reversibel, wenn eine Substitutionstherapie durchgeführt wird.

12.6.13.4 Taubheit

Taubheit wird beim Kleintier meist durch eine periphere Störung ausgelöst und tritt bei vielen Rassen als kongenitale Veränderung auf. Es werden 3 Formen der Taubheit unterschieden:
1. erblich, kongenital, sensorineural
2. erworben sensorineural (Ototoxizität – z. B. bei Applikation von Aminoglykosiden, Presbykusis)
3. erworben konduktiv (z. B. chronische Otitis externa/media, Anomalie).

Die **erbliche Form der Erkrankung** hat häufig eine Korrelation mit bestimmten Haarfarben (weiße Katzen mit blauen Augen, Piebald-Gen beim Dalmatiner und Bullterrier, Merle-Faktor beim Collie etc.). Beim Dalmatinerwelpen, bei dem die Taubheit mit ca. 3–5 Wochen einsetzt, ist die Pathogenese bekannt: es gibt keine Melanozyten im Bereich der Stria vascularis, die degenerativ verändert ist. Dies führt zu einem Kollaps der Reissnerschen Membran, zu Degeneration der Haarzellen, Degeneration der Spiralganglionzellen bis zu einer Verkleinerung der Hörrinde. Beim Dobermann kommt es zu einer direkten Degeneration der Haarzellen. Einige Züchtervereinigungen verlangen Gehörtests, um ein Tier zur Zucht zuzulassen. Eine Therapie ist nicht möglich.
Geriatrische Taubheit: Diese Form der erworbenen Taubheit wird auch „Presbykusis" genannt. Die pathologischen Veränderungen bei den meisten Hunden und Katzen sind

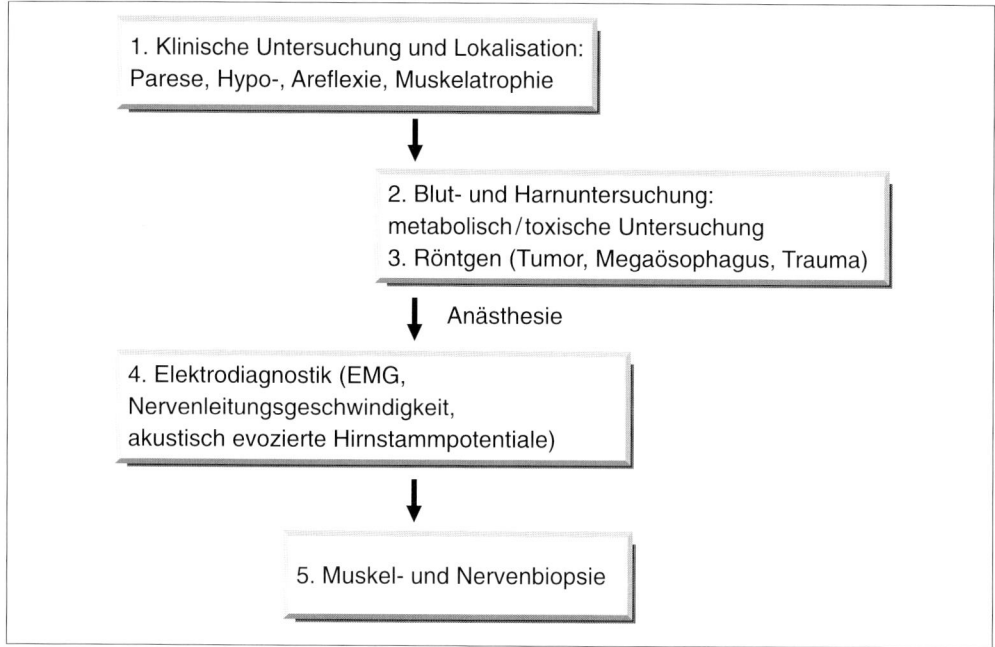

Abb. 12.5. Diagramm zur Abklärung von Läsionen im peripheren Nervensystem.

sensorineural. Das heißt, es kommt zu Neuronenatrophie und -verlust im Spiralganglion und zu Verlust von Haarzellen und unterstützenden Zellen im Cortischen Organ. Zusätzlich wird die Schwerhörigkeit oder Taubheit durch verminderte Flexibilität des Trommelfelles und der Gehörknöchelchen verstärkt (konduktive Taubheit). Obwohl dies eine chronisch-progressive Veränderung ist, fällt den meisten Besitzern die Taubheit ihres Tieres plötzlich auf. Vermutlich können die meisten Haustiere ihre Schwerhörigkeit lange kompensieren. Eine exakte Diagnose wird mit Hilfe akustisch evozierter Hirnstammpotentiale gestellt. Eine Therapie ist nicht bekannt, in den USA werden Hörhilfen versucht. Diese werden allerdings nur selten von den Hunden toleriert.

In oben stehendem Diagramm wird die Abklärung von Läsionen im peripheren Nervensystem zusammengefasst.

12.6.14 Autonomes Nervensystem

12.6.14.1 Dysautonomie

Diese Erkrankung wurde vor allem bei der Katze beschrieben (Key-Gaskell-Syndrom), kommt aber auch beim Hund vor. Die Ätiopathogenese ist unbekannt. Pathologische Veränderungen betreffen vor allem Nervenzellen der autonomen Ganglien, sowohl parasympathische als auch sympathische. Autonome Nerven sind degenerativ verändert, Läsionen finden sich im Vaguskern und in einigen anderen Kopfnervenkernen, sowie im Bereich des Ventralhornes und der intermediolateralen grauen Substanz des Rückenmarkes.

Klinisches Bild: Katzen jeder Alterskategorie können erkranken. Folgende klinische Symptome werden beobachtet:
1. Schluckbeschwerden, Würgen, Erbrechen, Regurgitieren (Entwicklung eines Megaösophagus).
2. Durchfall oder Obstipation, Anorexie, evtl. Kotinkontinenz.
3. Die Pupillen sind erweitert und nicht responsiv auf Lichtstimulation, evtl. Anisokorie, Nickhautvorfall.
4. Trockene Kopfschleimhäute, verminderte Tränen- und Speichelproduktion.
5. Apathie, Exsikkose, Abmagerung.
6. Bradykardie.

Beim Hund sind die Symptome nicht immer so deutlich ausgeprägt.

Diagnose: Klinisches Bild, Röntgen (Megaösophagus), Schirmertest zum Nachweis verminderter Tränenproduktion, evtl. pharmakologisches Austesten sympathischer und parasympathischer Dysfunktion.

Differentialdiagnose: Andere Ursachen einer Pupillendilatation, eine Kombination der beschriebenen Symptome ist eigentlich recht typisch.

Prognose: Vorsichtig bis ungünstig. Eine symptomatische Therapie kann anfänglich empfohlen werden, da sich einige wenige Tiere erholen können. Dies ist der Fall, wenn eine Schleimhautsekretion wieder stattfindet und die Tiere zu fressen beginnen. Die Erholungsphase kann jedoch bis zu 12 Monate dauern.

Therapie: Eine ätiologische Therapie ist nicht bekannt, sie erfolgt nur symptomatisch: Korrektur der Hypovolämie, der Hypoglykämie, von Elektrolytstörungen, Blasen- und Darmentleerung, künstliche Ernährung (Magensonde), künstliche Tränenflüssigkeit etc.

12.6.15 Erkrankungen der Muskulatur

12.6.15.1 Aortenthrombus

Ätiopathogenese: Bei der Katze, seltener beim Hund, kann im Rahmen einer Kardiomyopathie ein Thrombus die Aorta oder abzweigende große Gefäße verstopfen. Dies führt zu einer Minderdurchblutung der Hinterextremitäten, die sich klinisch in einer Nachhandschwäche oder gar Paraplegie äußert (Polyneuromyopathie).

Klinisches Bild: Zu Beginn der Erkrankung sind die Muskeln äußerst schmerzhaft, oft geschwollen und die Extremitäten kalt. Der Femoralispuls ist abgeschwächt oder nicht fühlbar. Nach ein paar Tagen oder nach entsprechender Vorbehandlung ist die Schmerzhaftigkeit dieser Störung nicht mehr so ausgeprägt, oder die Tiere zeigen diese nicht mehr so deutlich. Die Muskelschwellung geht zurück, was die klinische Diagnose erschwert.

Diagnose: Die Diagnose dieser Störung wird mit Hilfe der Röntgenuntersuchung (Angiographie) oder des Ultraschalles gestellt (Nachweis des Thrombus). Die ischämische Polyneuromyopathie kann mit Hilfe einer elektromyographischen Untersuchung (EMG) bewiesen werden. Bei dieser Untersuchung sieht man sehr niedrige oder abwesende Insertionspotentiale. Die zugrunde liegende Herzerkrankung muss dementsprechend abgeklärt werden. Bei der blutchemischen Untersuchung ist im Anfangsstadium die Kreatininkinase stark erhöht.

Differentialdiagnose: Rückenmarkserkrankungen in der Lumbalschwellung

Prognose und Therapie: Die Prognose ist je nach Ausmaß der Läsion und der Herzerkrankung zu stellen. Therapie siehe Herzerkrankungen. Bei guter Prognose der Kardiomyopathie und erhaltener Schmerzempfindung im Bereich der Extremitäten kann der Thrombus chirurgisch entfernt werden oder eine medikamentöse Thrombolyse wird versucht.

12.6.15.2 Myasthenia gravis

Ätiopathogenese: Bei Myasthenia gravis entsteht bei der erworbenen Form eine autoimmune Reaktion gegen Azetylcholinrezeptoren. Diese werden dadurch vermindert, was zu einer Blockierung der neuromuskulären Übertragung führt. Die Ätiologie dieser Autoimmunerkrankung ist unbekannt. Sie wurde teilweise in Zusammenhang mit Thymustumoren beobachtet. Die autoimmune Reaktion ist durch IgG, aber auch durch Komplement bedingt. Durch diese Immunreaktion können folgende Ereignisse ausgelöst werden, die alle mit dem Resultat enden, dass zu wenig Azetylcholinrezeptoren vorhanden sind:

– „Cross-linking" von Rezeptoren durch Antikörper (Blockierung der Adenylzyklase – keine Muskelkontraktion; enzymatische Zerstörung der gebildeten Komplexe durch Myozyten oder Phagozyten)
– erhöhte Degradationsrate bzw. direkte Zerstörung der Rezeptoren (Komplement oder zellvermittelt), wobei die Neubildungsrate gleich bleibt
– direkte Blockade der Rezeptoren durch AK, herabgesetzte Synthese der Rezeptoren

Neben der erworbenen Form der Myasthenia gravis, die durch Autoantikörper ausgelöst wird, gibt es eine **angeborene, erbliche Form** bei Springer Spaniels, glatthaarigen Foxterriern, Jack Russell Terriern und Samojeden. Die Symptome treten schon in den ersten Lebensmonaten auf und sind durch eine zu geringe Anzahl an Azetylcholinrezeptoren verursacht.

Klinisches Bild: Bei der klinischen Untersuchung und in der Anamnese ist die anstrengungsabhängige Schwäche das auffallendste Merkmal. Die neurologische Untersuchung kann leichte Ausfallserscheinungen wie Defizite bei den Haltungs- und Stellreaktionen sowie bei den spinalen Reflexen ergeben, ist jedoch meist normal. Die Gesichtsmuskeln können auch solitär befallen werden (abgeschwächter Lidreflex, schlaffe Gesichts- und Kaumuskulatur) oder ein Megaösophagus ist die alleinige Manifestation der Erkrankung. Bevor ein Megaösophagus als „idiopathisch" bezeichnet wird, sollten immer Antikörpertiter gegen Azetylcholinrezeptoren bestimmt werden.

Diagnose:
– Tensilontest: Tensilon = Edrophonium, ein kurz wirkender Azetylcholinesterasehemmer wird intravenös injiziert, wenn das Tier extreme Schwäche zeigt: Die Dosierung ist 0,1 mg/kg KM, was für Katze und Hund eine ungefähre Menge von 0,1–2-5 mg intravenös je nach Größe des Tieres ergibt. Falls Tensilon nicht vorhanden ist, kann auch Neostigmin (0,05 mg/kg KM) verwendet werden. Zu beachten ist hier jedoch, dass Nebenwirkungen wie Speicheln, Bradykardie, Bronchokonstriktion auftreten können. Eine Vorbehandlung mit Atropin (0,04 mg/kg KM intramuskulär) kann hilfreich sein. Weiter muss beachtet werden, dass bei der Applikation in seltenen Fällen ein Schock eintreten kann. Eine dramatische Verbesserung der Schwäche spricht für eine Myasthenie. Allgemein können jedoch Verbesserungen bei jeder Erkrankung, die mit anstrengungsabhängiger Schwäche einhergehen, beobachtet werden!
– Elektrodiagnostik: repetitive Nervenstimulation; Abnahme der Amplitude nach wiederholter Stimulation
– Röntgenuntersuchung des Thorax: Megaösophagus, Thymustumor möglich
– Blutuntersuchung: Blutbild (Aspirationspneumonie?)
– Antikörper (IgG) gegen Azetylcholinrezeptoren

Differentialdiagnose: Folgende Erkrankungen, die ebenfalls zu anstrengungsabhängiger Schwäche führen, müssen in Betracht gezogen werden: Polymyositis, Polyneuropathie, metabolische Störungen (z. B. Glukose, Elektrolyte), Hypoxie, evtl. angeborene Myopathien.

Prognose: Die Prognose ist sehr unterschiedlich und schwierig zu stellen. Verlaufsuntersuchungen können sehr hilfreich sein. Spontane Erholung ist bei beiden Formen der Erkrankung möglich, bei Megaösophagus ist die Prognose vorsichtig zu stellen. Manche Tiere sprechen nur schlecht auf die Therapie an. Eine anfängliche Besserung ist möglich, „Gewöhnung" an die Therapie kann folgen – diese Tiere sprechen auch auf eine Dosiserhöhung schlecht an.

Therapie:
– Azetylcholinesterasehemmer: z. B. Mestinon, Pyridostigmin, ein lang wirkender Azetylcholinesterasehemmer in einer Dosierung von 30–60 mg/Hund, 2–3 × täglich p. o. (0,2 bis 2,0 mg/kg KM); Katze 2,5 mg, 2 × täglich. Vorsicht bei hohen Dosierungen: Nebenwirkungen im Sinne einer cholinergischen Krise können auftreten (Miose, Schwäche, Bradykardie, Speicheln, Durchfall etc.). Bei der kongenitalen Form der Welpen werden nur 7,5–10 mg/Hund täglich verabreicht.
– Glukokortikosteroide: Bei der erworbenen Form der Myasthenia gravis und schlechtem Ansprechen auf Mestinon kann zusätzlich mit Glukokortikosteroiden oder immunsuppressiven Medikamenten therapiert werden. Eine individuelle Einstellung der Therapie ist notwendig. Ein Schema, das für jeden Hund hilfreich ist, gibt es nicht! Merke: verwende immer die niedrigste mögliche Dosierung, die hilft, die Symptome zu unterdrücken (gilt für Mestinon und Glukokortikoide).
– Eventuelle Therapie einer Aspirationspneumonie, Megaösophagus (Fütterung!).

12.6.15.3 Polymyositis

Ätiopathogenese: Die Ätiologie ist unbekannt. In einer Studie wurde eine Infektion mit einem Enterovirus vermutet. Grundsätzlich ist an eine Autoimmunerkrankung zu denken. Die Pathogenese wird als immunbedingt bezeichnet, vor allem, da die Hunde auf Glukokortikosteroide ansprechen. Es werden Autoantikörper des Isotyps IgG gegen Muskelbestandteile gebildet. Antikörper oder Immunkomplexe können an der Sarcolemma-Membran abgelagert und dort auch immunhistochemisch nachgewiesen werden. Zusätzlich findet man auch noch zirkulierende Antikörper gegen das Sarcolemma. Beim Hund wurde auch vermutet, dass große granuläre Lymphozyten (NK-Zellen), eine Komplement-vermittelte Lyse und anschließende Muskelnekrose sowie T-Zellen vom CD8-Typ eine Rolle bei der Pathogenese spielen. Folge dieser autoimmunen Reaktion ist eine Muskelnekrose.

Klinisches Bild: Bei Erhebung der Anamnese fällt vor allem der rezidivierende Verlauf der Erkrankung auf. Die Besitzer bemerken meist Bewegungsunlust. Die Hunde können bei Berührung Schmerzen äußern. Die klinische Untersuchung ist vor allem durch einen steifen Gang und Muskeldolenz charakterisiert. Bei starker Muskelnekrose wird auch eine Myoglobinurie bemerkt. In schweren Fällen besteht die Möglichkeit, dass sich ein Megaösophagus entwickelt (regurgitieren). Es sind vor allem große Hunderassen betroffen, aber auch Katzen können an dieser Erkrankung leiden. Bei Untersuchung der Altersverteilung fällt auf, dass vor allem junge, bereits erwachsene Tiere erkranken.

Diagnose: Bei der Blutuntersuchung kann eine Leukozytose festgestellt werden. Diese kann bei schwerer Muskelnekrose mit einer Neutrophilie verbunden sein. Zeitweise tritt auch eine Eosinophilie auf, was eine Unterscheidung zu protozoärer Myositis erschwert. Die Kreatininkinase ist im akuten Stadium erhöht (beachte die kurze Halbwertszeit dieses Enzyms, Normalwerte sind möglich). Häufig wird auch eine Hyperproteinämie gefunden. Bei der Untersuchung des Harns kann eine Myoglobinurie bemerkt werden. Das EMG kann charakteristisch für eine Myositis sein („dive bombers"), oder nur unspezifische Veränderungen aufweisen (positiv scharfe Wellen, Fibrillationspotentiale; diese können auch bei Denervation bei Polyneuropathien auftreten). Diagnostisch ist die Muskelbiopsie, die vor allem die immunbedingte Myositis von einer protozoär bedingten Myositis (Toxoplasmose, Neospora caninum-Infektion) unterscheiden lässt. Histologisch findet man eine Muskelnekrose der Typ 1- und 2-Fasern und entzündliche Infiltrate mit mononukleären Zellen. Eine Röntgenuntersuchung des Thorax ist wegen der Prognosestellung unbedingt notwendig. Ein eventuell auftretender Megaösophagus würde die Prognose verschlechtern.

Differentialdiagnose: Protozoäre Myositis (Toxoplasmose, Neospora caninum-Infektion).

Prognose: Die Prognose ist günstig, wenn die Diagnose frühzeitig gestellt und dementsprechend rasch therapiert wird. Sie ist schlecht bei protrahiertem Verlauf und Megaösophagus.

Therapie: Glukokortikosteroide: Prednisolon, 1–3 mg/kg KM und Tag, p. o., mit individueller Reduktion der Dosis. Die Therapiedauer sollte mindestens 3 Monate betragen. Sollte kein Erfolg eintreten, wird eine Kombination mit Immunsuppressiva wie Azathioprin, Cyclosporin A und Cyclophosphamid angeraten. Physiotherapie ist wichtig, damit keine allzu rasche Muskelatrophie eintritt (z. B. Schwimmen).

12.6.15.4 Kaumuskelmyositis

Neben der beschriebenen Form der immunbedingten Myositis gibt es beim Hund eine zweite Form: die sog. **Kaumuskelmyositis**, die die Kaumuskeln (M. masseter, M. temporalis, M. pterygoideus) betrifft. Sie wurde auch als **eosinophile Myositis** bezeichnet. Von dieser Kaumuskelmyositis gibt es auch eine 2. Form: die atrophische Myopathie-Myositis, die entweder die Endphase der Kaumuskelmyositis darstellt oder eine „ausgebrannte" Läsion ist.

Pathogenese: Aus entwicklungsgeschichtlichen Gründen werden nur die Kaumuskeln befallen. Die Kaumuskeln entstammen dem Mesoderm der ersten gepaarten Kiemenbögen. Sie haben eine eigene Isoform des Myosins und vor allem Typ 2M-Muskelfasern (Vergleich dazu: Extremitätenmuskeln haben Typ 1 und 2A-Fasern). Man findet zirkulierende Antikörper gegen diese Typ 2M-Fasern, die Komplement fixieren. Eine Inkubation von normaler Muskulatur eines Hundes mit Seren von betroffenen Hunden ergibt eine Färbung der Typ 2M-Muskelfasern (Unterschied zu Polymyositis).

Klinisches Bild: Bei der klinischen Untersuchung fällt eine Schwellung oder Atrophie der Kaumuskeln auf, Schmerzen und eine eingeschränkte Beweglichkeit des Kiefergelenkes. Die Kaumuskelmyositis tritt häufiger auf als die Polymyositis. Der Deutsche Schäferhund und der Dobermann haben eine Rassenprädisposition.

Diagnose: Die Diagnose wird durch das charakteristische klinische Bild gestellt, ein EMG und eine Muskelbiopsie sichern diese. Eine Kiefergelenkserkrankung sollte ausgeschlossen werden (Röntgen).

Differentialdiagnose: Kiefergelenkserkrankung, Trigeminusneuritis.

Prognose: Diese ist günstig bei der akuten Form und geschwollenen Muskeln, wenn die Therapie rechtzeitig durchgeführt wird. Bei starker Kaumuskelatrophie bzw. -fibrose wird sie ungünstig.

Therapie: Siehe Polymyositis. Physiotherapie: aktive und passive Bewegungen des Kiefers (z. B. Kauknochen, hartes Futter).

12.6.15.5 Protozoäre Myositis

Ätiologie: Neben *Toxoplasma gondii* verursacht vor allem *Neospora caninum* diese Störungen. Letzteres scheint nach retrospektiven Studien häufiger als die Toxoplasmose vorzukommen.

Pathogenese: Neben peripheren Läsionen (Myositis, Neuritis) wird auch das ZNS befallen und erzeugt dort Granulome. Die beiden Parasiten lassen sich immunhistochemisch und mit molekularbiologischen Methoden voneinander unterscheiden. Die Hauptwege der Infektion sind kongenitale Übertragung, Aufnahme von befallenem Gewebe oder mit Oozysten kontaminiertem Futter und Wasser. In der Pathologie wird eine disseminierte nekrotisierende Myositis mit Nachweis von protozoären Organismen gesehen. Die spinalen Wurzeln und peripheren Nerven können ebenfalls entzündlich-nekrotisierende Veränderungen aufweisen.

Klinisches Bild: Die Krankheit tritt vor allem bei Welpen und Jungtieren auf, es können aber auch ältere Tiere erkranken, die dann vor allem Symptome von Seiten des ZNS zeigen. Vor allem bei Welpen sind Muskulatur und/oder periphere Nerven betroffen. Die Hunde haben dann einen hasenartigen, hüpfenden Gang oder Hyperextension und starke Spastizität der Hinterextremitäten. Neben dieser „klassischen" Hyperextension werden häufiger schmerzhafte, harte Muskeln palpiert oder die Hunde haben Muskelatrophie. Eine Komplikation der auftretenden Myositis kann die Entstehung eines Megaösophagus sein, mit nachfolgender Schluckpneumonie. Zusätzlich können sich protozoäre Myokarditis, Hepatitis und generalisierte Lymphknotenhyperplasie ausprägen.

Diagnose: Die Diagnose stützt sich auf eine Reihe von Labordaten und ist im Falle einer Mitbeteiligung der Muskulatur eindeutig in der Klinik, intra vitam zu stellen. In 80 % der Fälle kann eine Eosinophilie mit oder ohne Leukozytose bei Beurteilung des Blutbildes gesehen werden. In ca. 70 % der Fälle ist die Kreatininkinase mittel- bis hochgradig erhöht. Im EMG treten Fibrillationspotentiale auf, die Nervleitungsgeschwindigkeit ist bei Miterkrankung der peripheren Nerven (Polyradiculoneuritis) verlangsamt. Die Diagnose wird mit Hilfe der Muskelbiopsie gesichert. Untersuchungen auf Antikörper (IFAT) mit Bestimmung eines Titerverlaufes können wertvoll sein (ansteigender Titer innerhalb von 2–3 Wochen), sind aber bei positiver Muskelbiopsie nicht nötig. Seit einiger Zeit werden auch Nachweismethoden auf Basis eines PCR zur Diagnostik angeboten.

Differentialdiagnose: Polymyositis, Polyneuropathien

Prognose: Die Prognose ist unterschiedlich. Welpen mit starker Hyperextension der Hinterbeine haben aufgrund der bereits bindegewebig veränderten Struktur der Muskulatur keine Chance, sich zu erholen. Ein Megaösophagus ergibt ebenfalls eine schlechte Prognose. Eine Myositis im Anfangsstadium, die frühzeitig erkannt wird (Muskelbiopsie!!), kann jedoch erfolgreich therapiert werden.

Therapie: Die Therapie wird entweder mit Clindamycin oder Sulfadiazin durchgeführt. Clindamycin ist laut Literatur besser geeignet für Myositiden. Die Dosis für die Kombination Trimethoprim-Sulfadiazin beträgt bei Hund und Katze 30 mg/kg KM/Tag, für Clindamycin 10–20 mg/kg KM, 2 × täglich beim Hund, bei der Katze 12–25 mg/kg KM, 2 × täglich für mindestens 14 Tage. In der Literatur wird auch eine Kombination von beiden Wirkstoffen empfohlen. Zur Vermeidung einer Knochenmarkssuppression wird Folsäure gegeben, 5 mg/Tag, oder Bierhefe, 100 mg/kg KM/Tag. Der Effekt der Sulfonamide wird dadurch nicht aufgehoben, da der parasitäre Folsäurestoffwechsel durch diese Medikamente stärker beeinträchtigt wird als der der Säugetierzellen.

12.6.15.6 Hypokaliämische Myopathie

Diese Stoffwechselstörung verursacht eine Myopathie bei der Katze. Klinisch wird eine Ventroflexion des Halses beobachtet, aber auch generalisierte Muskelschwäche und anstrengungsabhängige Schwäche. Einige Katzen haben dolente Muskeln, speicheln vermehrt und schreien. Kaliumverlust kann bei Nierenerkrankungen, Magen-Darm-Problemen oder Mangelernährung auftreten. Die Prognose hängt von der Schwere der Grundkrankheit ab und variiert zwischen günstig und infaust. Zur Behandlung eignen sich perorale Kaliumgaben (8–10 mmol Kalium/Tag p. o. oder 2–5 g Kaliumchlorid als Salz ins Futter gemischt).

13 Krankheiten der Muskeln
(W. Kraft)

Die quer gestreifte oder Skelettmuskulatur kann als das größte Organ des tierischen Organismus aufgefasst werden. Seine Funktionen sind eng an die intakte Innervation gebunden, deren Störung zu gravierenden Ausfallserscheinungen führt. Die Muskeltätigkeit ist stark energieverbrauchend. Die unmittelbare Energiequelle stellt das ATP dar, sie wird aus der Verbrennung von Fett und Kohlenhydraten gewonnen. Während maximaler Aktivität steigt die Muskeldurchblutung bis auf etwa das Fünfzigfache der Ruhedurchblutung.

Krankheiten der Muskeln treten entweder als umschriebene oder aber als generalisierte Erkrankungen auf. Die enge Verknüpfung der Muskulatur mit dem Blutkreislauf macht es verständlich, dass Muskelerkrankungen häufig generalisierte Beeinträchtigungen der Körperfunktionen und des Wohlbefindens nach sich ziehen können. Dies gilt besonders für die entzündlichen Erkrankungen, während neurogene Krankheiten lediglich zu Funktionsstörungen führen, deren auffälligstes Symptom die aus der Lähmung resultierende Lahmheit ist. Myositiden erfassen entweder das Interstitium oder das Parenchym oder beides. Im Falle der **Myositis** kommen zellige Infiltration, Myolysen und Myonekrosen zustande, die narbig ausheilen. Ursächlich können die Myositiden eingeteilt werden in infektiöse, immunologische, idiopathische und symptomatische Entzündungen.

13.1 Polymyositiden

Ätiologie: Leptospirose, Toxoplasmose, idiopathisch (immunogen?).
Pathogenese: Die infektiösen Myositiden führen zu Infiltrationen und Nekrosen, bei Leptospirose auch zu Einlagerung von Kalk. Der idiopathischen oder eosinophilen Myositis liegen offensichtlich immunpathologische Vorgänge zugrunde.

Klinisches Bild: Polymyositiden umfassen, wie der Name sagt, meistens mehrere Muskelgruppen. Bei der leptospiroseinduzierten Myositis stehen die Symptome vonseiten der Nieren (Urämie) und Leber (Ikterus) sowie des Blutes (hämolytische Anämie) im Vordergrund. Die Polymyositis ist zumindest teilweise für die Bewegungsstörungen sowie die Atembeschwerden verantwortlich. Auch bei der Toxoplasmose fallen zunächst die Lähmungen, enzephalitischen, pneumonischen und/oder gastrointestinalen Erscheinungen besonders auf. Bei Myositis werden außerdem Schmerzhaftigkeit und Schwellungen der Muskulatur bemerkt.

Die **idiopathische** oder **eosinophile Myositis** kann in einer akuten Form mit schweren Muskelschmerzen und Umfangsvermehrungen der betroffenen Muskeln oder in einer chronischen Form mit langsam fortschreitender Muskelatrophie auftreten. Sie ist meistens, aber keineswegs immer, auf die Kaumuskulatur beschränkt. Relativ häufig sind außer der Kaumuskulatur auch die Halsmuskeln, Muskeln des Schlundkopfes und Ösophagus, selten auch die übrigen quer gestreiften Muskeln betroffen. In den meisten Fällen der **Kaumuskelmyositis** („typische" Myositis eosinophilica) ist das aktive und passive Öffnen der Mundspalte nicht oder kaum möglich und der Versuch äußerst schmerzhaft. Die Muskeln (M. masseter und M. temporalis) sind – bisweilen einseitig – umfangsvermehrt und geben dem Kopf ein stark verändertes Aussehen. Bei der Palpation fallen die Derbheit, zum Teil auch die Schmerzhaftigkeit auf. Schmerzhaftigkeit und Steifheit der Bewegungen kommen hinzu, wenn die Krankheit andere Muskelgruppen, insbesondere die des Rumpfes oder der Gliedmaßen, erfasst. Ausserdem kann Fieber bestehen.

Weniger dramatisch und langsamer verläuft die **chronische Form**, bei der es zu einer fortschreitenden Muskelatrophie, ebenfalls unter Bevorzugung der Kaumuskulatur, kommt. Die Funktionsbeeinträchtigung geht so weit, dass das Öffnen der Mundhöhle und das Kauen nicht mehr ausreichend möglich sind. Die Tiere leiden unter Futteraufnahmestörungen, seltener auch unter Beeinträchtigung des Abschluckens. Wie bei der akuten Myositis idiopathica (eosinophilica) können auch andere Muskelgruppen (Hals-, Schulter-, Beckengürtel) betroffen sein und dann zu Bewegungsstörungen führen.

Diagnose: Die infektiösen Polymyositiden werden anhand der Grundkrankheit erkannt. Die Myositis eosinophilica s. idiopathica kann bei Bluteosinophilie in Verbindung mit den typischen klinischen Symptomen relativ sicher vermutet werden. Keineswegs in jedem Falle tritt die Bluteosinophilie jedoch zur Krankheit hinzu. Die Muskelenzyme (CK, AST, LDH, ALD, MDH) sind deutlich erhöht. Im EMG fallen während des akuten Anfalls Fibrillationen und ungleichmäßige Wellen hoher Frequenz auf. Die sichere Diagnose sowohl der infektiösen als auch der idiopathischen Myositis erfolgt durch eine Muskelbiopsie und histologische Untersuchung.

Differentialdiagnose: Die Symptome der akuten Myositiden, insbesondere der Myositis eosinophilica, sind recht charakteristisch. Differentialdiagnostisch kommt der Tetanus in Frage.

Bei chronisch atrophischer Polymyositis kommen alle mit Innervationsstörungen einhergehende Krankheiten in Frage, die auf dem Ausschlusswege und der histologischen Untersuchung der Biopsie erkannt werden können.

Prognose: Sie ist bei infektiösen Myositiden von der Grundkrankheit abhängig. Bei akuter Myositis eosinophilica ist sie unter Behandlung günstig, es muss allerdings mit Rezidiven gerechnet werden.

Die chronische Form mit fortgeschrittener Atrophie ist prognostisch ungünstig zu beurteilen, es kann jedoch bei erhaltener Restfunktion manchmal noch zu recht guter Wiederherstellung der Kau- und Bewegungsfähigkeit kommen.

Therapie: Die Behandlung der infektiösen Myositiden entspricht derjenigen der Grundkrankheit (s. entsprechende Kapitel). Kontraindiziert ist die Kortikosteroidbehandlung.

Myositis eosiniphilica s. idiopathica:
Kortikosteroide: Sie sind Mittel der Wahl und führen sehr rasch zur Besserung und zum Verschwinden der akuten Symptome. Prednisolon, 0,5 bis 1,0 (2,0) mg/kg KM, auf zweimal täglich verteilt, wird bis zur Besserung der Symptome gegeben. Bewährt hat sich die 6 bis 12 Wochen über das Abklingen der Symptome hinaus fortgeführte und dabei langsam (jeweils Reduzierung nach zwei bis drei Wochen) reduzierte Behandlung. Damit lassen sich Rezidive besser verhüten als mit kürzerer Behandlung.

Weit weniger gut lässt sich die chronisch-atrophische Form beeinflussen, deren Behandlung sich von der der akuten nicht unterscheidet.

13.2 Endokrine Polymyopathie

Die Krankheit tritt bei spontanem oder iatrogenem Hyperadrenokortizismus (Cushing-Komplex) auf. **Pathogenetisch** dürfte der katabole Stoffwechsel ausschlaggebend sein. **Klinisch** kommen zusätzlich zu den übrigen Symptomen des Hyperadrenokortizismus allgemeine Muskelschwäche und -atrophie hinzu, die zu raschem Leistungsabfall führen. In fortgeschrittenen Fällen treten die Tiere bis zu den Sprunggelenken durch. Es besteht ein watschelnder Gang. Die Bewegungsstörungen werden durch Demineralisation der Knochen noch verschlechtert. Die **Diagnose** lässt sich labordiagnostisch durch Bestimmung des Serum-Kortisolspiegels stellen. **Differentialdiagnostisch** kommt besonders die durch Diabetes mellitus hervorgerufene Neuropathie in Frage. Die **Behandlung** besteht in der konservativen oder operativen Therapie des Cushing-Komplexes.

13.3 Vitamin-E-Mangel-Myopathie

Die bei Nutztieren und Pferden relativ häufig zu beobachtende Krankheit kommt bisweilen auch bei Welpen vor. Zugrunde liegt ein Mangel an Vitamin E und/oder Selen. Die Krankheit tritt auf bei Verfütterung von großen Mengen ungesättigter Fettsäuren, wie sie in ranzigem Fett vorhanden sind. Die betroffenen Tiere zeigen **klinisch** eine allgemeine Muskelschwäche mit steifem Gang. Die Muskelenzyme sind erhöht. Das EMG ähnelt dem bei Myositis. Das Muskelgewebe erscheint sehr hell. Die **Diagnose** lässt sich anhand der histologischen Untersuchung einer Biopsieprobe stellen. Die **Therapie** wird mit Vitamin E (Tocopherol), 100 bis 500 mg/Tag, durchgeführt.

13.4 Muskeldystrophie der Welpen

Der Krankheit liegt eine hyaline und fettige Muskeldegeneration zugrunde. Die Krankheit wird als rezessives, an das X-Chromosomen gebundenes Leiden bei männlichen Irish Terrier gefunden und tritt im Alter von etwa acht Wochen klinisch auf. Beobachtet werden steifer Gang, Schwäche und Schluckbeschwerden. Die Diagnose kann anhand des klinischen Bildes unter Zuhilfenahme der Biopsie gestellt werden. Eine Behandlung ist unbekannt.

13.5 Myasthenia gravis

Definition: Angeborene oder erworbene Schwäche der quer gestreiften Muskeln aufgrund ungenügender Übertragung des Acetylcholins von den Nervenenden auf die Muskelzellen.
Ätiologie: Die angeborene Myasthenia gravis beruht auf einer angeborenen und offensichtlich erblichen, die erworbene auf einer autoimmunpathogenen Störung der neuromuskulären Übertragung von Acetylcholin.
Pathogenese: Bei der angeborenen Krankheit besteht ein Mangel an Acetylcholinrezeptoren in der postsynaptischen Membran. Es kann eine Rassedisposition bei einigen Terriern und Springer-Spaniels festgestellt werden, so dass eine erbliche Prädisposition angenommen wird.

Die erworbene Krankheit beruht auf einem Immundefekt. Sie wird sowohl beim Hund als auch – selten – bei der Katze beobachtet, wobei eine Häufung beim Deutschen Schäferhund vorzukommen scheint. Bei Erkrankten können Antikörper festgestellt werden, die mit dem Acetylcholin-Rezeptorprotein reagieren und eine Rezeptordegeneration herbeiführen. Damit verliert der Organismus die Fähigkeit, den Neurotransmitter auf den Myozyten zu übertragen, wodurch der Kontraktionsimpuls ausbleibt. Die Folge ist eine Lähmung der quer gestreiften Muskulatur.
Klinisches Bild: Die angeborene Form tritt in den ersten Lebenswochen auf, sobald die Welpen einen größeren Bewegungsdrang sichtbar werden lassen. Sie ermüden sehr rasch, in schweren Fällen sind sie nicht in der Lage, längere Zeit zu stehen.

Die erworbene Krankheit tritt gehäuft im dritten Lebensjahr auf. Zunächst werden rasche „Ermüdbarkeit" und Schwäche festgestellt, von denen sich der Patient aber nach einiger Zeit erholt. Weitere Belastung führt erneut zu rasch auftretender Schwäche. In fortgeschrittenen Fällen ist die Muskelschwäche erheblich, so dass das Tier sich nicht mehr erheben kann. Ein frühes und sehr oft zu beobachtendes Symptom ist der Megaösophagus, der zu Schluckbeschwerden und zum Regurgitieren führt und sekundär Aspirationspneumonien verursachen kann. Die Schluckbeschwerden werden verstärkt durch Lähmung der quer gestreiften Muskulatur des Kauapparates und des Schlundkopfes. Durch Lähmungen des Kehlkopfes klingt die Stimme heiser oder das Bellen wird tonlos. Dem Ausbruch der Krankheit geht in manchen Fällen eine fieberhafte Infektionskrankheit voraus, die möglicherweise für die Auslösung der Autoimmunkrankheit verantwortlich ist.
Diagnose: Allgemeine Muskelschwäche, die nach oft nur geringer Belastung stark zunimmt und von der sich der Patient nur langsam erholt, in den meisten Fällen verbunden mit Megaösophagus, spricht für Myasthenia gravis. Charakteristisch ist das Elektromyogramm, das eine rasche Abnahme der Amplitude aufweist, die niedrig bleibt und sich erst nach längerer Ruhepause wieder erholt. Das EMG normalisiert sich nach der Gabe von Cholinergika. Eine diagnostische Injektion von 0,2 bis 1,0 mg Neostigmin (Prostigmin) i. m. (oder i. v.) führt bei Myasthenia gravis zu fast sofortiger Besserung. Die

Erholung geht außerordentlich rasch vonstatten: Ein vorher gelähmter Patient erhebt sich nach wenigen Sekunden bis Minuten. Am sichersten ist der Antikörpernachweis gegen ChE-Rezeptoren.

Differentialdiagnose: Nach eigenen Beobachtungen wurden besonders Tollwut, traumatische Insulte, Myositiden (eosinophilica) und Megaösophagus anderer Genese mit Myasthenia gravis verwechselt. Man sollte bei „Erbrechen" (richtiger Regurgitation) nicht klärbarer Ursache auch an Myasthenia gravis denken.

Prognose: Quoad restitutionem ungünstig. Die symptomatische Behandlung ergibt jedoch sehr gute Ergebnisse.

Therapie:
1. Cholinergika: Neostigmin (Prostigmin), 1,0 mg/kg, auf dreimal täglich verteilt p. o. (!). Für die Dauerbehandlung wird die orale Applikationsart gewählt, die wesentlich höher sein muss als die parenterale. Je nach Wirkung wird die Dosis geringgradig erhöht. Nach Erreichen des vollen therapeutischen Effekts wird die Dosis leicht reduziert, bis gerade noch eine ausreichende Wirkung besteht.
2. Immunsuppression: Prednisolon, anfangs 0,5 bis 1,0 mg/kg, auf zweimal täglich verteilt. Nach acht Tagen nur noch morgens, bei der Katze abends geben, nach zwei bis drei Wochen kann versucht werden, die Dosis jeden zweiten Tag zu applizieren.

14 Blut und Blut bildende Organe
(W. Kraft)

14.1 Rotes Blutbild

14.1.1 Polyglobulien

14.1.1.1 Pseudopolyglobulie

Definition: Scheinbare (relative) Erhöhung der Erythrozytenzahl, des Hämoglobins und des Hämatokrits durch Flüssigkeitsverlust (Eindickung, Hämokonzentration bei Dehydratation).

Ätiopathogenese:
Ursachen für Volumen-(Wasser-)Verluste:
– Polyurie
– Erbrechen
– Durchfall
– Kreislaufschock
– Verbrennung
– iatrogen (Diuretika, Laxantien, langes Dürsten)

Durch den Volumenverlust kommt es zum einen zu einer Hämokonzentration, wodurch die Viskosität des Blutes erhöht und die Fließfähigkeit vermindert werden; zum andern verringert sich das Herzzeitvolumen mit der Folge einer Verschlechterung der Blutversorgung in der Peripherie. Es werden Katecholamine freigesetzt, die die peripheren Blutgefäße zur Kontraktion bringen und so den Blutdruck auf Kosten einer weiteren Minderdurchblutung der peripheren Gewebe und Organe aufrecht erhalten. Die dabei entstehende Verschlechterung der Sauerstoffversorgung (Hypoxie) führt zum Umschalten vom aeroben zum anaeroben Stoffwechsel und zur Freisetzung von biogenen Aminen, insbesondere Histamin, das eine mehr oder weniger generalisierte Gefäßerweiterung nach sich zieht und damit zu einem massiven und schließlich irreversiblen Blutdruckabfall führt.

Das Symptom der Pseudopolyglobulie ist wegen der erheblichen Belastung des Kreislaufs (Viskositätserhöhung, Erythrozytensludge in der Endstrombahn) ernst zu nehmen.

Klinisches Bild: Die Symptome der Grundkrankheit stehen meist im Vordergrund. Daneben werden die Symptome der Hämokonzentration beobachtet: Kreislaufschock, Exsikkose, Kreislaufinsuffizienz mit Atembeschwerden und evtl. zentralnervöse Störungen.

Diagnose: Klinische Untersuchung: Kreislaufuntersuchung, insbesondere Pulsfrequenz, Pulsqualität, Blutdruckmessung, Kapillarfüllungszeit, Hautturgor, Bulbusdruck, Schleimhautfeuchtigkeit. Bestimmung von Hämatokrit, Plasma-Protein, Elektrolyten, Basenüberschuss.

Differentialdiagnose: Polyglobulie durch chronische Hypoxämie; renale Polyglobulie, Methämoglobinämie; Polycythaemia vera.

Therapie:
1. Behandlung der Grundkrankheit und der Ursache für den Volumenverlust.
2. Volumensubstitution:
   Berechnung der Substitutionsmenge:
   – Erhaltungsbedarf
   – Dehydratationsausgleich
   – zusätzliche Verluste (durch weiteres Erbrechen, Durchfall, Polyurie)
   – Erhaltungsbedarf:
   Ringer-Lösung : Glucose-Lösung = 1 : 1
   (evtl. Anreichern mit Kalium 20 mmol/l)
   – Dehydratationsausgleich:
   Ringerlösung
   (Hypokaliämie: Kaliumsubstitution; Hyperkaliämie: kaliumfreie Lösung)
   – zusätzliche Verluste:
   Ringer-Lösung
   (evtl. zusätzliche Elektrolyte)
3. Berechnung der Bicarbonatmenge bei Azidose:
   -BE (mmol/l) × 0,3 × kg KM = benötigte Bicarbonationen (mmol/Tier)
   Infusion über den Tag verteilen.
4. Hypokaliämie:
   Substitution (mmol zu jeweils 100 ml Infusionsflüssigkeit)

Tab. 14.1: Differenzierung der Dehydratationen

	isotone Dehydratation	hypotone Dehydratation	hypertone Dehydratation
Verlust Wasser : Elektrolyten	1 : 1	1 : > 1	1 : < 1
Natrium [mmol/l]	unverändert 140–155	vermindert < 140	erhöht > 155
Vorkommen	Erbrechen, Durchfall, Diurese, Blutverlust, Wassersequestration (Aszites, Hydrothorax)	Morbus Addison (Hypoadrenokortizismus), Überdosierung von Mitodane bei M. Cushing, Verbrennungen, iatrogen bei übermäßiger Wasserzufuhr, Wasserintoxikation (Massenklysma mit Leitungswasser)	Diabetes mellitus, Diabetes insipidus, Fieber, herabgesetzte Wasseraufnahme
Diagnose	klinisches Bild, Hkt, Protein, Elektrolyte (Na) Ursache diagnostizieren	klinisches Bild, Hkt, Protein, Elektrolyte (Na) Ursache diagnostizieren	klinisches Bild, Hkt, Protein, Elektrolyte (Na) Ursache diagnostizieren

Bestimmung des Dehydratationsgrads

Grad (%)	< 5	um 5	6–9	10–12	> 12
Symptome	keine	leichte Verzögerung des Verstreichens einer Hautfalte	Hautfalte verstreicht verzögert, Bulbi leicht eingesunken, KFZ bis 4", Schleimhäute trockener, Allgemeinbefinden mgr. gestört	Hautfalte bleibt bestehen, Bulbi eingesunken, Schleimhäute trocken, KFZ dtl. verzögert, Kreislaufschock manifest (Pulsus celer et mollis)	Vollbild des irreversiblen Kreislaufschocks, Tod in Kürze zu erwarten

14.1.1.2 Renale Polyglobulie

Definition: Absolute Vermehrung des Erythrozyten durch Vermehrung des Erythropoetins bei Nierentumoren.
Klinisches Bild: Die Krankheit ist selten. Im Vordergrund steht die Umfangsvermehrung der Niere, evtl. begleitet von den Symptomen einer chronischen Niereninsuffizienz (Urämie).
Diagnose: Polyglobulie (Hämatokrit, Hämoglobin, Erythrozytenzahl) in Verbindung mit Nierentumor. Das i. v.-Pyelogramm lässt pathologische Veränderungen der Niere erkennen (SCOTT u. Mitarb. 1972).

Diagnostisch wertvoll ist die Bestimmung

Tab. 14.2: Substitution bei Dehydratation

isotone Dehydratation	hypotone Dehydratation	hypertone Dehydratation
Erhaltungsbedarf: *Ringer: Glc = 1:1 Dehydratationsausgleich: *Ringerlösung zusätzliche Verluste: *Ringerlösung	Erhaltungsbedarf: *Ringerlösung Dehydratationsausgleich: *Ringerlösung zusätzliche Verluste: *Ringerlösung	Erhaltungsbedarf: *Ringer: Glc = 1:2 Dehydratationsausgleich: *Ringerlösung zusätzliche Verluste: *Ringerlösung

Tab. 14.3: Substitution von Kalium

	normal	leichte	mittlere	schwere Hypokaliämie
Serum-Kalium [mmol/l]	3,5–5,5	3,0–3,4	2,5–2,9	2,0–2,4
Substitution [mmol/l Infusion]	5	20	30–40	40–60

von Serum-Erythropoetin. Es ist bei renaler Polyglobulie erhöht.
Differentialdiagnose: Siehe unter Pseudoglobulie.
Therapie: Bei einseitigem Nierentumor kommt die Nephrektomie in Frage, im Übrigen je nach Tumorart zytostatische Therapie.

14.1.1.3 Hypoxie

Definition: Absolute Vermehrung der Sauerstoffträger durch Steigerung der Erythropoetinproduktion infolge krankhaft verminderter O_2-Aufnahme (Lungenkrankheit, Herzinsuffizienz), verminderten Sauerstoffangebots (große Höhe) oder erhöhten Sauerstoffbedarfs (intensives Training).
Klinisches Bild: Im Vordergrund steht bei krankhaft verminderter Sauerstoffaufnahme die Grundkrankheit.
   Hinzu treten Zyanose, verminderte Sauerstoffsättigung des arteriellen Blutes bei mehr oder weniger erhöhtem Hämatokrit. Erythrozytenvermehrungen infolge körperlichen Trainings oder Aufenthalts in großer Höhe bleiben ohne klinische Symptome.
Diagnose: Hämatokriterhöhung in Verbindung mit Herz- oder Lungenerkrankungen. Auf körperliches Training oder Aufenthalt in großer Höhe in Verbindung mit Hämatokritanstieg deutet die Anamnese hin.
Differentialdiagnose: siehe Pseudopolyglobulie.
Therapie: Im Vordergrund steht die Therapie der Grundkrankheit.

14.1.1.4 Polycythaemia vera

Definition: Seltene myeloproliferative Systemerkrankung mit Erhöhung der Erythrozytenzahl.
Ätiologie: Beim Hund unbekannt. Bei der Katze durch felines Leukosevirus ausgelöst (sehr selten).
Klinisches Bild: Die Symptome werden hauptsächlich durch die Erhöhung der Blutviskosität hervorgerufen. Beobachtet werden Rötung der Schleimhäute, Dyspnoe, ZNS-Störungen, Hepato- und Splenomegalie, Vermehrung der Erythrozyten einschließlich kernhaltiger Zellen, seltener der Leukozyten und Thrombozyten mit einer deutlichen Erhöhung sämtlicher Zellen im Knochenmark. Eine Thrombozytenvermehrung kann eine Hyperkoagulobilität nach sich ziehen. CO_2- und O_2-Sättigung sind normal.
Diagnose: Erhöhter Hämatokrit bei allerdings nicht immer vorhandener Vermehrung der Leukozyten, Thrombozyten und Stamm-

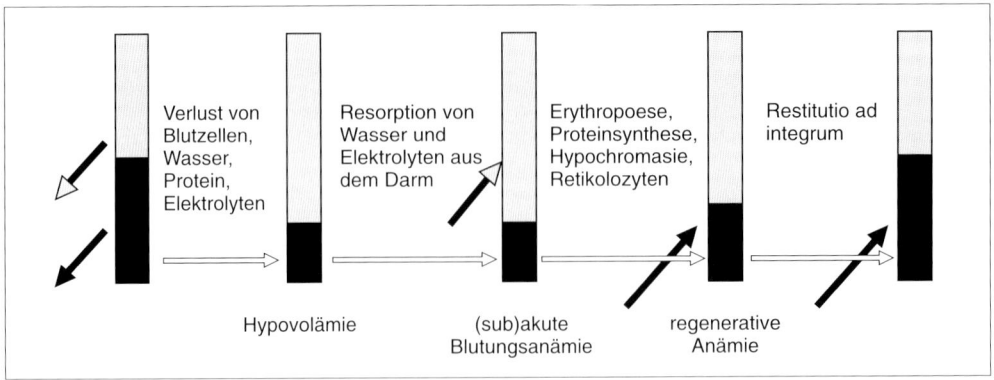

Abb. 14.1. Volumenverlust durch akute Blutung.

zellen, gerötete Schleimhäute, Fehlen von Hypoxie sowie einer ständigen Verminderung des Bluterythropoetins sprechen für Polycythaemia vera.
Differentialdiagnose: Siehe Pseudopolyglobulie.
Prognose: Quoad vitam relativ günstig, quoad restitutionem ungünstig.
Therapie:
1. Splenektomie.
2. Aderlaß; Menge abhängig vom Erfolg, Beginn mit 10 ml/kg KM, Wiederholung, wenn nach zwei Tagen der Hämatokrit noch erhöht ist.
3. Zytostatische Therapie: Cyclophosphamid (z. B. Endoxan), 1 bis 2 mg/kg KM. Leukozytenkontrolle! Busulfan (z. B. Myleran), 1 × tägl. 0,06 mg/kg KM. Vorsicht vor Überdosierung! Rotes und weißes Blutbild wöchentlich kontrollieren. Bei zu starker Leukozyten- und Erythrozytendepression absetzen.

Die Behandlung mit radioaktivem Phosphor sollte beim Tier nicht durchgeführt werden, obwohl über gute Ergebnisse berichtet worden ist (BUSH u. Mitarb. 1972; HATHAWAY 1977); die Dosis wird mit 2 bis 5 m Ci angegeben.

14.1.2 Anämien

14.1.2.1 Akute Blutungsanämie

Definition: Hypovolämie infolge akuten Verlustes größerer Blutmengen.
Ätiologie: Verletzung größerer Gefäße oder parenchymatöser Organe, Dicumarolvergiftung, Thrombozytopenie, Koagulopathien, akute hämorrhagische Enteritis.
Pathogenese: Geringere Blutmengen (<10%) werden ohne Krankheitszeichen vertragen. Bei größeren Blutverlusten stehen hämodynamische Auswirkungen im Vordergrund: Hypovolämie mit Verbreiterung der Blutdruckamplitude, Herzfrequenzsteigerung, schließlich Blutdruckabfall und Schock. Durch die periphere Ischämie (Gefäßengstellung infolge Adrenalinfreisetzung) entstehen Blutstase, Hypoxie, Umschaltung des aeroben auf den anaeroben Stoffwechsel, (Lactat-)Azidose, Verlust von intravasaler Flüssigkeit, schließlich von Plasmaprotein und Auswanderung von Leukozyten ins Interstitium, Freiwerden prokoagulatorischer Substanzen, Bildung von Fibrinthromben und disseminierte intravasale Gerinnung (DIC) mit Verbrauchskoagulopathie, Degranulation von Mastzellen mit Freisetzung u. a. von Histamin und terminale Weitstellung der Endstrombahn mit „Versackung des Blutes in die Peripherie" und Blutdruckabfall, verminderter Rückstrom zum Herzen. Bei längerer Dauer kommen Nekrosen in Organen zustande (Magen-Darm-Schleimhaut, Leber, Nebenniere). Akutes Nierenversagen ist die Folge der Nierenischämie.

In den ersten Stunden erfährt das prozentuale Verhältnis des Blutes keine Veränderung (normaler Hämatokrit!); erst nach einigen Stunden entwickeln sich durch Flüssigkeitseinstrom aus dem Interstitium die Symptome der hypoplastischen Anämie mit Hypoproteinämie, Absinken der Erythrozyten, schließlich folgen die der hypochromen Anämie.

Klinisches Bild: Blutungen in Gewebe und Körperhöhlen führen zu den entsprechenden Symptomen: Störungen im ZNS bis hin zum apoplektischen Tod bei Gehirnblutungen, mechanische Behinderung der Herzaktionen bei Hämoperikard, der Atmung bei Hämothorax.

Die Blutergüsse in die Bauchhöhle fallen nur bei starken Blutungen durch Umfangsvermehrung auf. Verluste nach außen scheinen besonders dem Laien größer als sie sind. Im Übrigen bestehen die Symptome des hypovolämischen Schocks: Unruhe, Zittern, Schwäche, Kühle der Peripherie, Polypnoe, Blässe der Schleimhaut, Gefäßstellung, verlängerte Kapillarfüllungszeit, kleiner, schwacher bis unfühlbarer Puls, Tachykardie. Als Folgen können die Symptome der DIC, des akuten Nierenversagens, der Lebernekrose, der Darmschleimhautnekrose auftreten.

Diagnose: Sorgfältige Aufnahme des Vorberichts, Feststellung von Blutansammlungen in Körperhöhlen (Palpation, Perkussion, Röntgen, Punktion) oder in Blase oder Darm (Zystozentese oder Katheterisieren, rektale Untersuchung), Kreislaufuntersuchung; erst einige Stunden nach Eintritt des Ereignisses positive hämatologische Befunde.

Zunächst ist der Hämatokritwert völlig unverändert. Erst nach Beginn des Einstroms von interstitiellem Wasser ins Gefäßsystem sinkt der Hämatokrit ab. Nach zwei bis vier Tagen folgt eine Zunahme der Retikulozyten als Zeichen der regenerativen Anämie, die Erythrozyten sind mit Hämoglobin weniger als normal beladen, so dass eine regenerative hypochrome vorliegt.

Differentialdiagnose: Sie bietet kaum einmal Schwierigkeiten. Es können allerdings Schocksymptome anderer Genese hinzukommen.

Prognose: Abhängig von der Menge des verlorenen Blutes (>30% sehr ungünstig), vom Zeitpunkt des Beginns der Therapie nach Eintritt der Blutung, von zusätzlichen Erkrankungen, ferner ob die Blutung in eine Körperhöhle oder nach außen erfolgt ist.

Therapie:
1. Behandlung der Blutungsursache.
2. Ersatz des verlorenen Volumens. Der beste Ersatz ist spezieseigenes Blut nach Verträglichkeitsprüfung (Kreuzreaktion). Hochmolekulare Plasmaexpander können als Ersatz verwendet werden. Saline Lösungen sind weniger geeignet.

Berechnung der Transfusionsmenge:

$$\frac{\text{Hkt [Spender]} - \text{Hkt [Empfänger]}}{\text{Hkt [Spender]}} \times 80$$

$= \text{Transfusionsmenge [ml/kg]}$

3. Zur Behandlung der hypochromen Anämie wird Eisen per os ohne Kobalt oder Kupfer verabreicht (gegenseitige Behinderung der Resorption). Vitamine sind – außer Vitamin K_1, bei Cumarinvergiftung – unnötig.

14.1.2.2 Chronische Blutungsanämie

Definition: Langzeitverluste von kleineren Blutmengen.

Ätiologie: Meistens Erkrankungen des Magen-Darm-Trakts (chronische hämorrhagische Enteritiden, Endoparasitosen, Ulzera, Tumoren), Ektoparasiten, selten Erkrankungen der Nieren oder Harnwege.

Pathogenese: Während bei akuten Blutverlusten eine Hypovolämie vorliegt, entsteht hier eine hypochrome mikrozytäre Eisenmangelanämie. Durch ständigen Verlust insbesondere des Eisens und nicht ausreichenden Ersatz durch Resorption im Darm werden schießlich nur noch kleine, hämoglobinarme Erythrozyten gebildet. Dagegen wird das Volumen durch Einströmen von interstitieller Flüssigkeit ausgeglichen.

Klinisches Bild: Blässe der Schleimhaut, Leistungsschwäche, in schweren Fällen hin und wieder systolische Turbulenzgeräusche sind die Symptome der chronischen Blutungsanämie. Im Blutbild fällt die mikrozytäre hypochrome Anämie auf, im Serum wird vermindert Eisen gefunden.

Diagnose: Mikrozytäre hypochrome Anämie, meist Vermehrung der Retikulozyten.

Differentialdiagnose: Aplastische Anämien mit Störung der Erythropoese sind im Allgemeinen normochrom, Retikulozyten eher vermindert, Serumeisen hierbei meist erhöht.

Prognose: Nach Abstellung der Ursache günstig.

Therapie: Sie besteht in Abstellung der Ursache und Applikation von Eisen (Langzeitbehandlung), auch hier ohne weitere Mineralsalze oder Vitamine.

Die Dosis beträgt für Eisen-II-sulfat 10–20 mg/kg KM p. o.

14.1.2.3 Aplastische (hypoplastische) Anämie

Definition: Verminderung des Nachschubs der Erythrozyten aus dem Knochenmark, nicht selten in Verbindung mit Verminderung aller Blutzellen (Panzytopenie, Panmyelophthise).

Ätiologie: Viren (feine Leukose), *Ehrlichia canis*, Toxine (Medikamente, beim Hund besonders Östrogenüberdosierung), immunpathogen, Tumoren, chronische Niereninsuffizienz. Letztere Ursachen werden auch unter dem Begriff der „Symptomatischen Anämie" zusammengefasst.

Pathogenese: Die Krankheitsentstehung wird teilweise noch nicht genau verstanden. Virale und toxische Einflüsse verhindern durch Störung der Stammzellen die Erythropoese, chronische Niereninsuffizienz führt durch vermindertes Erythropoetin zur aplastischen Anämie, bei Tumoren wird u. a. ein „innerer Eisenmangel" – Abwanderung des Eisens ins RHS – sowie Verminderung der Eisenbindungskapazität für die aplastische Anämie verantwortlich gemacht.

Klinisches Bild: Abgesehen von der Grundkrankheit bestehen die Allgemeinsymptome der Anämie: Leistungsschwäche, Müdigkeit, Blässe der Schleimhaut; labordiagnostisch wird eine – eher makrozytäre normochrome Anämie ohne Regenerationszeichen gefunden. Das Serumeisen ist meist erhöht, die Eisenbindungskapazität vermindert.

Diagnose: Normochrome Anämie ohne Regeneration und meist erhöhtes Serumeisen in Verbindung mit einer entsprechenden Grundkrankheit sichern die Diagnose. Die Knochenmarksbiopsie gibt Aufschluss über die Situation der Stammzellen u. a. kernhaltiger Vorstufen.

Differentialdiagnose: Hypochrome Anämie, weniger hämolytische Anämien.

Prognose: Sofern die Grundkrankheit behoben werden kann, klingt auch die Anämie ab. Sonst ungünstig.

Therapie: Sofern möglich, wäre die Abstellung der Ursache Ziel der Behandlung. Vorübergehende Besserung kann mit Bluttransfusionen erzielt werden.

Mit Erythropoetin, erste Woche zweimal wöchentlich 50 E/kg, zweite Woche zweimal 75 E/kg, ab dritter Woche zweimal 100 E/kg, werden in etwa 75% der Fälle gute Ergebnisse erzielt; die Behandlung ist allerdings teuer. Unterstützt werden kann die Behandlung mit Anabolika wie Nandrolon, 1 bis 1,5 mg/kg KM i. m., alle 1 bis 4 Wochen.

14.1.2.4 Hypochrome Anämie

Definition: Uneinheitliche Gruppe von Krankheiten mit Verminderung des Hämoglobins der Erythrozyten (Hypochromie) bei nicht so starker Abnahme der Erythrozytenzahl.

Ätiologie: Eisenmangel oder Eisenstoffwechselstörung.

Pathogenese: Die hypochromen Anämien bei Hund und Katze kommen fast ausschließlich im Anschluss an akute oder während chronischer Blutverluste vor. Selten werden sie durch Achlorhydrie oder Malabsorptionssyndrom, beim Fleischfresser kaum einmal durch Vitamin-B_{12}- oder Nahrungseisenmangel ausgelöst.

Klinisches Bild: Auch hier werden Leistungsschwäche, Müdigkeit, Blässe beobachtet. Labordiagnostisch zeigt sich die stärkere Abnahme von Hämoglobin gegenüber Erythrozyten und Hämatokrit; unter den Erythrozytenindizes sind besonders das MCH (Hb_E) und die MCHC erniedrigt. Im Ausstrich finden sich polychromatische und hypochrome Erythrozyten.

Diagnose: Die labordiagnostischen Ergebnisse sind eindeutig: verminderte Erythrozytenzahl, Hämatokrit- und Hämoglobinabfall, MCH und MCHC herabgesetzt, Hypochromasie, Polychromasie; Serum-Eisen häufig vermindert.

Differentialdiagnose: Es kommen allenfalls hämolytische oder aplastische Anämien in Frage.

Prognose: Nach Abstellung der Ursache und unter Behandlung günstig.

Therapie:

1. Bluttransfusionen sind nur in schweren Fällen nötig.
2. Orale Eisenapplikation: zweiwertiges Fe als Sulfat oder Glukonat o. Ä. (Richtwert: 10 bis 20 mg/kg) täglich über mehrere Wochen.

Die Gabe von Kobalt und Kupfer sollte unterbleiben.

14.1.2.5 Hämolytische Anämien

Definition: Durch vermehrten Abbau, verkürzte Lebensdauer und/oder Zerstörung der Erythrozyten (Hämolyse) ausgelöste regenerative Anämie.

Ätiologie: Infektiös, toxisch: Hämobartonellen, Babesien, Leptospiren, hämolysierende Bakterien, Kupfervergiftung (Bedlington, wiederholte Bluttransfusionen), Blei-, Methylenblauvergiftung (Katze), Schlangengifte; thermisch; Antigen-Antikörper-Reaktionen: Autoimmunkrankheiten, Unverträglichkeit bei Bluttransfusionen; angeborene hämolytische Anämie bei Pyruvatkinase-Mangel (Basenji-Hunde); osmotisch (Wasserintoxikation); Wärme-, Kältehämolyse, Begleithämolysen bei Tumoren, idiopathisch.

Pathogenese: Toxine und toxische Stoffwechselprodukte wirken direkt auf die Zellmembran oder auf Enzymsysteme. Vielfach treten besonders bei Infektionskrankheiten Antigen-Antikörper-Reaktionen hinzu. Durch manche Medikamente kommen Komplexe mit Proteinen zustande, die antigene Eigenschaften aufweisen und Immunreaktionen auslösen, die u. a. gegen die Erythrozyten gerichtet sein können. Letztlich ist die Frage nach der Ursache der Bildung von Autoantikörpern unbeantwortet. Vermutet werden Veränderungen in der Erythrozytenmembran, die zur Entstehung eines neuen Antigens oder aber zur Freilegung eines „verborgenen" Antigens führen sollen; dieses soll die Produktion entsprechender Antikörper provozieren. Auslösende Faktoren können Gifte, Viren, Bakterien, Medikamente sein. Eine andere Theorie vermutet Veränderungen im Immunsystem, durch die vorher „normale" Erythrozytenantigene plötzlich als „fremd" erkannt und die Antikörperbildung ausgelöst werden. Dies soll besonders bei malignen Erkrankungen mit Aktivierung des Immunsystems vorkommen.

Die Wasserintoxikation kommt durch plötzliche Veränderung des plasma-osmotischen Drucks nach oraler Aufnahme oder rektaler Applikation großer Mengen von Leitungswasser (Klysma besonders bei der Katze) zustande.

Klinisches Bild: Hämolytische Anämien zeigen sich ebenfalls durch Allgemeinsymptome wie Leistungsschwäche, Müdigkeit, Blässe der Schleimhaut, in akuten Fällen gelegentlich verbunden mit Fieber. Bei schwerer Hämolyse können sie bereits am rötlichen bis kirschroten Serum festgestellt werden; der Test auf Urin-Hämoglobin kann positiv werden. Das rote Blutbild zeigt gewöhnlich starke Zeichen der Regeneration, es werden vermehrt Retikulozyten, oft auch Normoblasten gefunden. Bei immunhämolytischen Anämien werden gehäuft Sphärozyten und Mikrosphärozyten beobachtet. Der Coombs-Test wird positiv. Im Serum wird erhöhtes primäres („indirektes") Bilirubin nachgewiesen, Serumeisen ist erhöht, die Bindungskapazität herabgesetzt.

Diagnose: Erhöhtes primäres Serumbilirubin, Retikulozytenvermehrung, bei Immunopathien Sphärozyten, positiver direkter und indirekter Coombs-Test.

Differentialdiagnose: Aplastische Anämie, hypochrome Anämie, akute Blutungsanämie.

Therapie:
1. Behandlung der zugrunde liegenden Krankheit.
2. Kortikosteroide in mittlerer Initialdosis: Prednisolon, 0,5 bis 2,0 mg/kg KM, danach Langzeitbehandlung mit $\frac{1}{2}$ bis $\frac{1}{4}$ der Anfangsdosis, ggf. jeden zweiten Tag.
3. Immunsuppressiva: Azathioprin (z. B. Imurek), 0,5 (bis 2,0) mg/kg; dabei ist die Reduzierung der Kortikosteroide auf die Hälfte bis ein Viertel möglich. Nicht bei der Katze anwenden.
4. In hartnäckigen Fällen hat sich die Behandlung mit Chlorambucil (Leukeran) bewährt (0,1 mg/kg) in Verbindung mit Prednisolon.

14.1.3 Hämostasestörungen

Definition: Störungen der Blutstillung durch 1. Thrombozytopenien, -pathien, 2. Koagulopathien (eigentliche Gerinnungsstörungen), 3. Vasopathien, 4. Kombinationen von 1–3.

14.1.3.1 Thrombozytopenien

Definition: Sie sind die – abgesehen von Dicumarolvergiftungen – weitaus häufigsten Ursachen für Hämostasestörungen. Verstärkte Blutungsneigung ist im Allgemeinen bei weniger als 100 000 Thrombozyten/µl, bedrohliche Blutungen sind bei weniger als

30 000/µl zu befürchten. Dies gilt aber nur anhaltsweise. Gerade bei verstärktem Umsatz und guter Regeneration kreisen vermehrt junge Plättchen im Blut, die eine geringe Zahl durch höhere Aktivität ausgleichen können.

Thrombozytopathien kommen als funktionelle Plättchendefekte mit oder ohne Verminderung der Zahl vor, sind nur mit aufwendigen Laboruntersuchungen nachweisbar und treten beim Tier offenbar selten auf.

Ätiologie: Folgende Faktoren kommen für Thrombozytopenien in Betracht:

Bildungsstörungen
Idiopathische Markhypoplasie;
Hereditär (King-Charles-Spaniel)
Symptomatisch:
- toxisch (Östrogen, Zytostatika, Chloramphenicol, Benzol, Phenol, Insektizide?),
- physikalisch (Verbrennung, Transfusion großer Blutmengen, ionisierende Strahlen),
- infektiös (Sepsis, feline Panleukopenie, feline Leukose),
- Tumorinfiltration,
- Panmyelophthise.

Umsatzstörungen
Immunologisch:
- Idiopathische thrombozytopenische Purpura,
- Lupus erythematodes,
- thrombozytäre Isoagglutinine.

Erhöhter Verbrauch:
- Blutungen,
- Verbrauchskoagulopathie, disseminierte intravasale Gerinnung,
- Thrombosen,
- hämolytische Anämien.

Verteilungsstörungen
Herzinsuffizienz,
Splenomegalie.

Klinisches Bild: Beim Absinken deutlich unter 100 000/µl treten typische petechiale bis ekchymotische Blutungen besonders am Unterbauch, an der Unterbrust, den Innenseiten des Ohres sowie im Bereich der Venenpunktionsstellen auf; die Petechien werden besonders deutlich nach Auszupfen von Haaren. Spritzerblutungen werden häufig auch in der (Mund-) Schleimhaut gesehen.

Nicht selten werden Blutungen aus Mund und Nase beobachtet, die tropfenweise erfolgen können. Prinzipiell können bei Thrombozytopenie und -pathien in allen Körperregionen mehr oder weniger umfangreiche Blutungen auftreten. Daraus folgen je nach Umfang und Dauer akute oder chronische Blutungsanämien.

Bei der Katze treten Thrombozytopenien besonders häufig bei Panleukopenie (dann mit schlechter Prognose), seltener bei FIP und Leukose auf.

Therapie: Sofern es die Grundkrankheit erlaubt, wird bei Thrombozytenwerten unter 30 000/µl, bei Blutungen auch schon bei höheren Werten, Prednisolon in einer Anfangsdosis bis 2,0 mg/kg KM gegeben. Diese relativ hohe Dosis wird nach 3 bis 4 Tagen reduziert. Kortikosteroide sind besonders bei immunogenen Prozessen indiziert und müssen dann längere Zeit in gerade noch wirksamer Dosis, ggf. zwei- bis dreimal pro Woche, verabreicht werden. Bei Panleukopenie sollte Prednisolon nicht öfter als höchstens dreimal (unabhängig vom zirkadianen Rhythmus) hoch dosiert werden. In besonders schweren Fällen kann ein Thrombozytenkonzentrat infundiert werden, sofern dies nicht möglich ist, frisches, in Kunststoffflaschen aufgefangenes Blut.

In hartnäckigen Fällen kann eine Kombination mit Azathioprin, 0,5 bis 1 mg/kg KM, einmal täglich (Hund), oder Chlorambucil, 0,1 mg/kg KM, einmal täglich, mit Prednisolon erfolgen.

Splenektomie ist erst indiziert bei monatelanger unbeeinflussbarer Thrombozytopenie. In diesem Falle sind präoperativ unbedingt Frischblut, besser Plättchen, zu infundieren, ferner hohe Dosen von Prednisolon (!) zu geben.

14.1.3.2 Koagulopathien

Die häufigsten beim Kleintier auftretenden Koagulopathien werden durch **Dicumarol-Vergiftung** ausgelöst (siehe Cumarinvergiftung).

Selten tritt **Vitamin-K-Mangel** infolge von Gallengangsobstruktionen auf. In diesen Fällen wird das für die Synthese der Faktoren II, VII, IX und X notwendige Vitamin K im Darm nicht resorbiert. Die Therapie besteht in parenteraler, später oraler Vit.-K-Applikation.

Bei chronischen Lebererkrankungen können Synthesedefizite auftreten. Häufiger jedoch werden primäre Fibrinolysen beobachtet; sie werden ausgelöst durch vermehrte Bildung von Plasminogen, das intravasal zu Plasmin aktiviert wird. Dadurch wird Fibrin gespalten; im Blut sind vermehrt Fibrinspaltprodukte nachweisbar.

Hämophilie A, ein angeborener Mangel an Faktor VIII, wird besonders bei Deutschen Schäferhunden nachgewiesen. Klinische Symptome sind Spontanblutungen in Unterhaut, Gelenke und aus Zahnfächern, verlängerte Blutungen nach Zahnextraktionen, Nasenbluten u. Ä. Die Diagnose wird durch Bestimmung des Faktors VIII gestellt; in nicht vollständig ausgeprägten Fällen ist die Globaluntersuchung des intrinsic systems (PTT) nicht ausreichend, da die PTT dabei oft normal ist. Die Therapie besteht in der Übertragung von Frischblut. Das eigentlich zugrunde liegende Faktor-VIII-Defizit kann damit natürlich nur vorübergehend behandelt werden.

Verbrauchskoagulopathie ist die Folge der disseminierten intravasalen Gerinnung. Durch die mehr oder weniger generalisiert auftretende Mikro-Koagulation werden Faktoren und Thrombozyten verbraucht, was zur Ungerinnbarkeit des Blutes führt. Damit ist die Verbrauchskoagulopathie eine Kombination von Thrombozytopenie und Koagulopathie.

Zahlreiche Krankheiten können zugrunde liegen: hämorrhagischer Schock, Tumoren, bakterielle und virale Infektionskrankheiten (besonders gramnegative Erreger (Endotoxin!), seltener Streptokokken, Staphylokokken; H. c. c., Staupe, Panleukopenie, wahrscheinlich FIP), Urämie, Graviditätskomplikationen.

Die **Diagnose** wird anhand von Gerinnungsanalysen gestellt: Thrombinzeit, PTT verlängert, Fibrin-, Fibrinogenspaltprodukte; Thrombozytopenie, clot-observation-test.

Therapie: Heparin, 50 bis 100 E Heparin/kg KM DTI, später 2 × tägl. Depot-Heparin, 200 E/kg KM subkutan.

Zur Fibrinolyse: Streptokinase, erste Stunde 20 000 E/kg, danach 5000 E/kg/Std. DTI.

Wichtig ist die Verbesserung der Mikrozirkulation. Sie wird erreicht durch Infusion salinischer Lösungen. Bei Mikrothrombenbildung kann eine Verbesserung der peripheren Durchblutung durch Infusion von Plasmaexpandern niederen Molekulargewichts

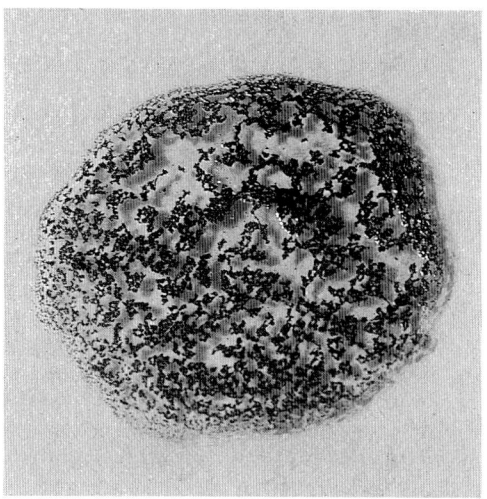

Abb. 14.2: Isoagglutination auf dem Objektträger.

(35 000 bis 40 000 Dalton) in einer Dosis bis 10 ml/kg KM.

14.1.3.3 Vasopathien

Entzündungen, Geschwülste der Blutgefäße (Hämangiome, Perizytome, Hämangioendotheliome und -sarkome) lösen hämorrhagische Diathesen aus. Besonders die bösartigen Tumorerkrankungen können in akutem Verblutungstod enden. Bei Sepsis werden oft umfangreiche Gefäßschäden beobachtet. Schocks lösen besonders beim Hund schwere Blutungen in den Magen-Darm-Kanal durch Gefäßarosion infolge Gewebsnekrose nach Ischämie aus. Die Therapie richtet sich nach der Grundkrankheit, ggf. müssen Bluttransfusionen durchgeführt werden.

14.2 Weißes Blutbild

14.2.1 Leukozytopenien

Definition: Absinken der Leukozyten unter die untere Referenzbereichsgrenze. Unterschieden werden müssen Verminderungen der Granulozyten (Granulozytopenie), insbesondere der Neutrophilen (< 1500/µl = Neutropenie), und die der Lymphozyten (1200/µl = Lymphozytopenie); weniger eindeutig zu

Tab. 14.4: Ätiologie der Leukopenien

Neutropenie:
- *Infektiös:*
  Parvovirose
  Hepatitis contagiosa
  canis
  FeLV
  Ehrlichiose
  Toxoplasmose
- *Immunogen:*
  Autoimmunhämo-
  lytische Anämie,
  Antikörper gegen
    Vorläuferzellen,
  Antikörper gegen
    Erythropoetin,
  Lupus erythematodes

- *Chemotherapie*
  Actinomycin-D
  Busulfan
  Cisplatin
  Chlorambucil
  Cyclophosphamid
  Cytarabin
  Doxorubicin
  Methotrexat
  Mercaptopurin
  Vinblastin
  Vincristin u. a.
- *Hereditär:*
  zyklische Neutropenie
- *Idiopathisch*

- *Toxine:*
  Östrogen (Hund)
  Benzene
  Chloramphenicol
  Phenylbutazon
  Propylthiouracil
  Pyrazolon
- *Enterotoxämie*
- *Endotoxämie*
- *Ionisierende Strahlen*
- *Maligne Tumorosen*
- *Leukämie*
- *Kreislaufinsuffizienz*
  Erhöhung des
    marginalen
    Leukozytenpools

Lympho(zyto)penie:
- Stresssituationen (akut)
- Infektionskrankheiten (akut)
  Parvovirose
  Staupe
  FeLV

- Protozoonosen
- Kortikosteroide
  (iatrogen, Cushing-Syndrom)
- Immundefizienz
  (angeboren, erworben)

- Immunsuppressive
  Therapie
- Ionisierende Strahlen
- Chronische
  Niereninsuffizienz

---

definieren sind Eosinopenien, Monozytopenien und besonders das Absinken von Basophilen, da diese Zellen auch bei Gesunden einen sehr geringen Anteil an den Gesamtleukozyten einnehmen. Wichtig ist nicht allein die Feststellung der Verminderung des prozentualen Anteils (relative), sondern besonders auch die der Gesamtzahl (absolute Abnahme).

Pathophysiologie: Durch die Neutropenie einschließlich Monozytopenie wird die Phagozytosefähigkeit beeinträchtigt. Die kurze Halbwertzeit der Neutrophilen Granulozyten lässt diese bei Knochenmarksschädigung sehr rasch absinken. Die Konsequenz ist eine erhöhte bakterielle Infektionsgefahr.

Bei Lymphopenien ist die Immunantwort beeinträchtigt. Auf diese Weise wird Infektionskrankheiten jeder Art Vorschub geleistet.

Klinisches Bild: Es wird zunächst von der Grundkrankheit bestimmt. Durch die Abnahme der Phagozytose können bei Neutropenien (und Monozytopenien) besonders bakterielle Infektionskrankheiten auftreten. Sie erstrecken sich besonders auf die Haut, die Schleimhäute und die Harnwege. In vielen Fällen findet man Fieber, allgemeine Schwäche und Hinfälligkeit. Die Störung geht nicht selten tödlich aus, wenn die Leukopenie erhebliche Ausmaße erlangt (besonders bei Östrogenvergiftung des Hundes, zytostatischer Therapie) und die Neutrophilenwerte weit unter 1000/µl fallen.

Lymphozytopenien gehen mit einer Störung der Immunreaktion einher und können besonders virale, aber auch bakterielle, protozoäre und mykotische Infektionen begünstigen.

Diagnose: Sie erfolgt durch die Bestimmung der Gesamtleukozytenzahl und die Errechnung der absoluten(!) Zellzahlen im Differentialblutbild.

Therapie:
1. Im Vordergrund steht die Behandlung einer etwaigen Grundkrankheit. Bei Neutropenien hat sich besonders die Behandlung mit dem leukozytenstimulierenden Faktor Filgrastim (Neupogen) bewährt (KRAFT und KUFFER 1995). Die Dosierung beträgt 5 (bis 10) µg/kg KM s.c., 2 bis 3 Tage lang. Bei wiederholt erforderli-

Tab. 14.5: Ätiologie der Leukozytosen

Neutrophilie	Eosinophilie	Basophilie	Monozytose	Lymphozytose
a) benigne: *physiologisch:* Aufregung, Furcht, fremde Umgebung, Anstrengung. *pathologisch:* Infektionskrankheiten, Proteinresorption, Tumorose, endokrin, ZNS-Krankheiten, posthämorrhagisch, hämolytische Anämie, Lupus erythematodes b) maligne: Leukämie	a) benigne: Allergie, Parasitosen, Myositis eos., Panostitis eos., Gastroenteritis eosinophilica, hypereosinophiles Syndrom, Hypoadrenokortizismus b) maligne: Eosinophilen-Leukämie	a) benigne: Dirofilariose, Allergie, Hyperlipämie, junge Basenjis b) maligne: Basophilen-, Mastzell-Leukämie	a) benigne: Stress, Infektionskrankheiten, Cushing-Syndrom, Kortikosteroidtherapie, Immunopathien, hämolytische Anämie, exsudative Peritonitis, Pleuritis b) maligne: Monozyten-Leukämie	a) benigne: *physiologisch:* Jungtiere *pathologisch:* chronischer Stress, Infektionskrankheiten, Heilphase, Hypoadrenokortizismus b) maligne: lymphatische Leukämie

cher Therapie können sich allerdings Antikörper bilden, so dass das Mittel nicht mehr erfolgreich ist.
2. Unterstützt werden kann die Behandlung durch Nandrolon, 1 bis 1,5 mg/kg KM i. m., alle 1 bis 4 Wochen.
3. Unter der Behandlung mit Kortikosteroiden nimmt die Zahl der neutrophilen Granulozyten im zentralen Blutstrom zu; allerdings dürfte ihre Phagozytosefähigkeit beeinträchtigt sein.
4. Wichtig ist die bakteriologische Untersuchung und die Erstellung eines Antibiogramms, bis zu dessen Erhalt eine Abdeckung durch Breitspektrumantibiotika erfolgen muss.
5. Lymphozytopenien können derzeit in der Tiermedizin nicht erfolgreich behandelt werden. Es empfiehlt sich allenfalls die Gabe von Hochimmunseren, zusätzlich spezifische Maßnahmen gegen die aktuelle Infektionskrankheit.

14.2.2 Leukozytosen

Definition: Vermehrung der Leukozytenzahl über die obere Referenzbereichsgrenze hinaus. Unterschieden werden muss auch hierbei die Vermehrung der jeweiligen Zellzahl: Neutrophilie, Eosinophilie, Basophilie, Monozytose, Lymphozytose. Neutrophilien gehen oft mit Linksverschiebung einher.
Klinisches Bild: Es wird bestimmt von der auslösenden Grundkrankheit (Tab. 14.5). Maligne Leukozytosen s. Kap. klinische Onkologie.
Therapie: Eine Behandlung der Leukozytosen selbst ist mit Ausnahme des Eosinophilensyndroms und der malignen Krankheitsbilder nicht erforderlich. Vielmehr wird die Grundkrankheit behandelt; auf die enstprechenden Kapitel sei verwiesen.

14.2.3 Zyklische Neutropenie

Synonym: *Zyklische Hämatopoese.*
Definition: Zyklische Verminderung aller hä-

matopoetischen Zellen im Knochenmark, die rund alle zwei Wochen stattfindet. Durch die kurze Halbwertszeit der neutrophilen Granulozyten im Gegensatz zu anderen Blutzellen geht die Krankheit mit einer messbaren Abnahme nur dieses Zelltyps einher, während die Abnahme anderer Blutzellen, besonders der Monozyten, Retikulozyten und Blutplättchen weniger auffällt. Die Krankheit kommt nur beim silbergrauen Collie vor.

Ätiologie: Autosomal-rezessive Erbkrankheit, wobei ein Gen sowohl für die silbergraue Farbe als auch für die zyklische Hämatopoese verantwortlich ist.

Pathophysiologie: Durch die regelmäßige Abnahme der Bakterien-phagozytierenden Blutzellen (neutrophile Granulozyten, Monozyten) und die, wenn auch geringgradige, Herabsetzung ihrer Phagozytosefähigkeit werden bakterielle Infektionen klinisch manifest. Dies betrifft auch die Darmbakterien, die sich vermehren und die Darmschranke durchbrechen können.

Klinisches Bild: Die klinischen Symptome der bakteriellen Infektionskrankheiten beginnen schon im frühen Welpenalter. Betroffen sind vorwiegend Lunge, Haut, Magen-Darm-Trakt, Harnwege. In ihrer Schwere sind die Symptome abhängig von der absoluten Zahl der neutrophilen Granulozyten. Durch die wiederkehrenden Krankheiten wird der Organismus geschwächt, das Körperwachstum ist behindert, so dass eine Verzögerung der körperlichen und sexuellen Reife mit Kümmern resultiert.

Diagnose: Die wiederkehrenden Infektionskrankheiten bei der Rasse „silbergrauer Collie" lenkt auf die Krankheit. Im Blutbild findet man im Verlauf eine zyklische Abnahme der neutrophilen Granulozyten, auch der Monozyten, die knapp alle zwei Wochen (11 bis 12 Tage) angetroffen wird und wenige Tage andauert, wonach eine Neutrophilie auftritt. Gleichzeitig kann eine Abnahme der Retikulozyten angetroffen werden. In der Blutkultur werden die Bakterien gefunden, welche die klinischen Symptome hervorrufen.

Therapie: Die Tiere haben keine hohe Lebenserwartung. Insbesondere sollte man nicht mit ihnen züchten. Folgende Maßnahmen werden ergriffen:

1. Systemisch Antibiotika je nach Antibiogramm, bis zu dessen Erhalt Breitspektrumantibiotika einsetzen.
2. Symptomatische Therapie je nach betroffenem Organsystem, insbesondere Volumensubstitution bei Flüssigkeitsverlusten.
3. Rasche Erholung der neutrophilen Granulozyten ist mit Filgrastim (Neupogen), zwei bis drei Tage je 5 bis 10 mg/kg KM, zu erzielen. Die häufig durchzuführende Behandlung wird jedoch bei Wiederholungen – offenbar durch Antikörperbildung – in vielen Fällen unwirksam.
4. Lithiumkarbonat, 20 bis 25 mg/kg KM, einmal täglich p. o., führt zu einer Besserung der Neutrophilenzahl.

14.2.4 Granulozytopathie der Irish Setter

Definition: Verminderte Fähigkeit der Granulozyten beim Irischen Setter, phagozytierte Bakterien abzutöten.

Ätiologie: Die erstmals von RENSHAW u. Mitarb. (1975) beschriebene Krankheit ist autosomal-rezessiv erblich und kommt beim Irischen Setter vor.

Pathophysiologie: Die Granulozyten sind zwar in der Lage, Bakterien zu phagozytieren, wegen eines biochemischen Defekts (Hexosemonophosphat-Defekt) vermögen sie die Bakterien jedoch nicht abzutöten. Die Folge ist eine erhöhte Anfälligkeit gegenüber bakteriellen Infektionen.

Klinisches Bild: Die meist fieberhaften bakteriellen Infektionskrankheiten treten bereits im Welpenalter auf. Die Manifestation der Krankheit kann alle Körpergegenden erfassen, insbesondere den Nabel (Omphalophlebitis), die Haut und Schleimhäute. Häufig sind die zugehörigen Lymphknoten vergrößert (Lymphadenitis).

Diagnose: Die Zahl und Morphologie der neutrophilen Granulozyten ist unverändert, es tritt vielmehr eine Neutrophilie mit Linksverschiebung auf. Im Blut-Lebendpräparat (Phasenkontrastmikroskop) kann man eine verminderte Phagozytosefähigkeit feststellen. Im Blutserum besteht eine Hypergammaglobulinämie.

Therapie: Bakterizide Antibiotika sind wirksam. Man sollte erkrankte Hunde von der Zucht ausschließen.

14.2.5 Pelger-Huet-Kernanomalie

Definition: Erbliche, mit verminderter Segmentation der Granulozyten einhergehende Anomalie. Sie wird besonders beim Cocker Spaniel, Boston Terrier und bisweilen bei Katzen gefunden.
Ätiologie: Die Krankheit ist erblich, beim Menschen autosomal-dominant, beim Tier ist der Erbgang nicht restlos gesichert.
Pathophysiologie: Die Zellkerne reifen nur aus bis zu Myelozyten, Jugendlichen oder/und Stabkernigen. Eine weitere Reifung bis zu segmentkernigen Neutrophilen und Eosinophilen findet nicht statt.
Klinisches Bild: Eine vermehrte Krankheitsneigung, etwa zu bakteriellen Infektionskrankheiten, kann nicht festgestellt werden.
Diagnose: Sie erfolgt am Blutausstrich.
Differentialdiagnose: Möglich ist eine extreme Linksverschiebung bei akuten Infektionskrankheiten. Dabei bestehen jedoch erhebliche klinische Symptome entsprechend der Grundkrankheit, die bei der Pelger-Huet-Kernanomalie völlig fehlen.
Therapie: Nicht erforderlich.

14.2.6 Chédiak-Steinbrinck-Higashi-Syndrom

Synonyma: *Chédiak-Higashi-Syndrom, Ch.-H.-Anomalie.*
Definition: Bei blauen Perserkatzen mit gelbgrünen Augen vorkommende Anomalie der Granula in Lymphozyten und Granulozyten sowie in Melanozyten.
Ätiologie: Autosomal-rezessiv vererblich.
Pathophysiologie: Die Granulozyten, Lymphozyten sowie Melanozyten weisen abnorm vergrößerte Granula auf. Ihre Funktion ist allerdings nicht beeinträchtigt. Dagegen ist die Thrombozytenfunktion eingeschränkt.
Klinisches Bild: Vonseiten der Granulozyten bestehen keine Symptome. Eine verstärkte hämorrhagische Diathese beruht auf einer Plättchenfunktionsstörung.
Diagnose: Die Veränderungen der Granula sind im Blutausstrich nicht zu übersehen.
Therapie: Sie ist nicht erforderlich. Sollten verstärkt Blutungen auftreten, so wäre frisches plättchenreiches Blut zu transfundieren.

14.2.7 Maligne Proliferationen der Blutzellen und der Blut bildenden Organe

14.2.7.1 Leukämien, myeloproliferative und lymphoproliferative Hämoblastosen

Definition: Unkontrollierte, autonome, idiopathische, bei der Katze teilweise virale Proliferation hämatopoetischer Zellen einer oder mehrerer Linien. Betroffen sein können die Zellen des myeloproliferativen Systems (neutrophile, eosinophile, basophile Granulozyten, Mastzellen, Monozyten, rote Blutzellen, Megakaryozyten sowie Stammzellen) und des lymphatischen Systems (Lymphozyten, Plasmazellen). Entsprechend wird unterschieden zwischen myeloischer, eosinophiler und basophiler Leukämie, Mastzell- und Monozytenleukämie, erythrämischer Myelose, Erythroleukämie und Polycythaemia (rubra) vera, Megakaryozytenleukämie, maligner Thrombozythämie, Stammzellleukämie, vonseiten der lymphatischen Reihe die lymphatische Leukämie, die akut oder chronisch verlaufen kann, Lymphosarkome sowie die Plasmazellleukämie.
Ätiologie: Während die Ursache zahlreicher Fälle von Hämoblastosen der Katze viraler Natur ist (FeLV; s. Kap. „Virale Infektionskrankheiten"), ist die Ätiologie beim Hund, aber auch in zahlreichen Fällen bei der Katze, in denen kein Virus nachzuweisen ist, unklar. Eine ganze Reihe von Faktoren ist potentieller Auslöser oder begünstigt zumindest die Krankheit. Eine erbliche Prädisposition kann in einigen Fällen angenommen werden, da bestimmte Rassen (Boxer) bevorzugt erkranken. Inwieweit chemische Einflüsse einschließlich therapeutischer Maßnahmen, Umweltfaktoren, welche auch immer dies beim Hund in unseren Gegenden sein mögen, und Strahleneinwirkungen von Bedeutung sind, bleibt weitgehend spekulativ.
Klinisches Bild: Es ist – mit Ausnahme der akuten Leukämien – anfangs unspezifisch, wechselnd und setzt im Allgemeinen schleichend ein. Beobachtet werden Apathie, Leistungseinbußen, Gewichtsverlust bis hin zur Kachexie, geringere Lebhaftigkeit, oft erhöhte Temperatur. Je nach Befall bestimmter Organe kommt es zu deren Beeinträchtigung oder schließlich Ausfall. Häufige Symptome vonseiten der befallenen Organe sind Lymph-

knotenvergrößerungen, die die äußeren „Körper-Lymphknoten" oder die Lymphknoten innerer Organe erfassen und erhebliche Ausmaße annehmen können. Sind nur die Körper-Lymphknoten betroffen, können deren Vergrößerungen lange Zeit einziges auffallendes Symptom sein, ohne dass Allgemeinsymptome auftreten müssen. Weiterhin werden häufig Hepato- und Splenomegalien beobachtet. Hämoblastosen, die nur die weißen Zellen betreffen, gehen oft auch mit Anämien und damit weißen Schleimhäuten einher. Besonders in diesen Fällen ist die Leistungsfähigkeit vermindert. In fortgeschrittenen Fällen kommen vielfach Thrombozytopenien zur Beobachtung, die erhebliche Ausmaße annehmen und zu Petechien und auch größeren Blutungen führen können. Bei Befall des Magen-Darm-Trakts, wie er besonders bei der Katze nicht selten vorkommt, werden Durchfälle und Erbrechen sowie Anorexie und schließlich Kachexie beobachtet. Sofern die Nieren betroffen sind – häufig werden beide gleichzeitig befallen –, treten die Symptome der Urämie hinzu. Das Blutbild kann völlig unauffällig sein; in anderen Fällen ist die betreffende Zelllinie absolut oder zumindest relativ vermehrt; bei lymphatischer Leukämie werden sowohl beim Hund als auch bei der Katze häufig Neutrophilien ohne periphere Lymphozytose gefunden.

In manchen Fällen kommen Infiltrationen ins zentrale Nervensystem vor. Sie können je nach Sitz zu erheblichen Störungen von Lähmungen der Gliedmaßen bis zu Ausfällen unterschiedlicher Gehirnfunktionen führen. Daneben werden zahlreiche allgemeine Funktionsstörungen im Sinne des paraneoplastischen Syndroms beobachtet.

Die **klinischen Krankheitsbilder** der verschiedenen Leukämieformen sind sich oft recht ähnlich.

Akute lymphatische Leukämie: Rasch fortschreitende akute Hämoblastose der jüngeren erwachsenen Hunde und Katzen, deren neoplastische Zelle der Lymphoblast ist. Beim Hund sind überwiegend die T-Zellen, bei der Katze die B-Zellen betroffen. Die klinischen Symptome setzen rasch ein und schreiten fort, so dass anfangs oft eine akute Infektionskrankheit vermutet wird: Apathie, Abgeschlagenheit, häufig Fieber, Leistungsinsuffizienz, Anorexie. Durch die relativ oft zu findende Beteiligung des zentralen Nervensystems mit Infiltration der Meningen kommen Benommenheit, Lähmungen der Gehirnnerven oder des Rückenmarks zustande (Schwäche oder plötzliches Zusammenbrechen in der Nachhand bis hin zur Paralyse). Die Schleimhäute werden infolge der rasch einsetzenden Anämie blass. Bei der Palpation des Abdomens fallen häufig erhebliche Hepatosplenomegalien, bei der Untersuchung der Lymphknoten deren Vergrößerung auf.

Chronische lymphatische Leukämie: Betroffen sind die kleinen Lymphozyten, die in der Peripherie vermehrt auftreten. Die Krankheit setzt langsam ein und schreitet über lange Zeit fort. Anfangs können Symptome fehlen, die Krankheit wird zufällig durch Routineblutuntersuchungen diagnostiziert. Dabei werden dann häufig auch Lymphknoten-, Leber- und Milzvergrößerungen entdeckt. Beim Fortschreiten der Krankheit werden dann oft auch blasse Schleimhäute infolge von aplastischen aregenerativen Anämien gefunden. Die langsam einsetzenden Symptome sind die einer schweren chronischen Krankheit: Apathie, Abmagerung, Bewegungsunlust, Leistungsinsuffizienz, bisweilen erhöhte Temperatur. Nicht selten kommen je nach Infiltration Organsymptome wie Niereninsuffizienz, Lungensymptome, selten ZNS-Störungen hinzu. Im Blutbild findet man vermehrt kleine Lymphozyten, in anderen Fällen dagegen eine erhebliche Vermehrung der neutrophilen Granulozyten, ferner aregenerative Anämien.

Von der chronischen lymphatischen Leukämie ist das **maligne Lymphom (Lymphosarkom)** zu unterscheiden (s. Kap. „Onkologie"). Es handelt sich dabei um solide Neoplasien des lymphatischen Gewebes. Allerdings sind die Grenzen gegenüber der lymphatischen Leukämie fließend, da beide Formen zusammen vorkommen können.

Akute myeloische Leukämie: Es handelt sich um die maligne Vermehrung der Myeloblasten und/oder Myelozyten besonders im Knochenmark, bisweilen auch im peripheren Blut. Die Krankheit verläuft mit ähnlichen Symptomen wie bei der akuten lymphatischen Leukämie: allgemeine Schwäche, Anorexie, rasche Abmagerung, Leistungsinsuffizienz, Fieber kann auftreten (durch die Grundkrankheit oder durch bakterielle Infektionskrankheiten), Blässe der Schleimhäute infolge Anämie, bisweilen werden Lymphknotenvergrößerungen und häufiger erhebliche Hepatosplenomegalien beobachtet.

Chronische myeloische Leukämie: Die sehr seltene Krankheit kommt ausnahmsweise bei der Katze, noch seltener beim Hund vor.

Eosinophilenleukämie: Die maligne Vermehrung der Eosinophilen kommt insgesamt selten, aber häufiger als die chronische myeloische Leukämie vor. Die eosinophilen Granulozyten können in der Peripherie, aber auch (nur) im Knochenmark vermehrt vorkommen. Infiltrationen in verschiedene Organe, besonders in die Lunge, werden beobachtet. Davon zu unterscheiden ist das hypereosinophile Syndrom mit eosinophil-granulomatösen Infiltrationen.

Mastzellleukämie: Maligne, autonome Vermehrung der Mastzellen, oft kombiniert mit Mastzelltumoren (fälschlich oft auch als „Mastozytome" bezeichnet), die besonders in der Haut und in der Milz angetroffen werden. Zu unterscheiden ist die sehr seltene Basophilenleukämie, die sich auf die Basophilen des Blutes oder/und des Knochenmarks beschränkt, während die Mastzellleukämien Einbrüche von malignen Gewebsmastzellen ins Blut darstellen. Das klinische Bild wird zunächst durch die begleitende Anämie bestimmt, bei Degranulation der Mastzellen können jedoch infolge der Freisetzung von biogenen Aminen, insbesondere Histamin, Kreislaufinsuffizienz und durch die nachfolgende Sekretion von Gastrin und damit von Magensäure peptische Ulzera entstehen. Daraus resultieren Anorexie, Erbrechen, das oft blutig oder kaffeesatzartig ist, und akutes Kreislaufversagen infolge Durchbruchs der Magengeschwüre.

Monozytenleukämie: Die Krankheit kann akut oder chronisch verlaufen. Vermehrt sind die Monozyten, allerdings vielfach auch die neutrophilen Granulozyten (verwandte oder gleiche Stammzellen). Die relativ seltene Krankheit geht mit den üblichen Symptomen der akuten oder chronischen Leukämie einher: allgemeine Schwäche, Leistungsinsuffizienz, Apathie, in der akuten und der späten chronischen Form auch bisweilen mit Fieber (bakterielle Infektionen). Organvergrößerungen kommen vor, ebenso aregenerative aplastische Anämien.

Stammzellleukämien: Die akut verlaufende Krankheit ist gekennzeichnet durch eine starke Vermehrung undifferenzierter Stammzellen sowohl im Blut als auch im Knochenmark. Reife Blutzellen werden weitgehend verdrängt, wodurch eine allgemeine Infektionsbreitschaft mit deren Folgen resultiert. Im Übrigen bestehen die – weitgehend unspezifischen – Krankheitsbilder akuter Leukämien.

Polycythaemia (rubra) vera: Die auch als Erythrozytose bezeichnete Krankheit geht mit massiver Vermehrung reifer Erythrozyten im peripheren Blut einher. Die Schleimhäute werden leuchtend rot. Durch die Erhöhung des Hämatokrit um die Hälfte bis zum Doppelten des Referenzbereichs kommt eine Viskositätserhöhung des Blutes zustande, mit Durchblutungsstörungen peripherer Organe und Thromboseneigung. Der pO_2 ist nicht verändert, das Serum-Erythropoetin niedrig. Trotzdem sollten insbesondere die Nieren auf Tumoren und Zysten untersucht werden (im Falle solcher Krankheiten besteht allerdings ein hoher Erythropoetinspiegel).

Erythroleukämie: Es handelt sich um eine gleichzeitige maligne Vermehrung der Erythrozyten und der Leukozyten, meistens der neutrophilen Granulozyten, die bei Katzen vorkommt und mit Apathie, Anorexie, Abmagerung bis zur Kachexie sowie Organausfällen einhergeht. Häufig bestehen Fieber und Hepatosplenomegalie. Verursacht wird die Krankheit in den meisten Fällen durch das FeLV.

Megakaryozytenleukämie: Sie kommt bei Hund und Katze vor. Im peripheren Blut werden Megakaryozyten/-blasten gefunden. Die Thrombozyten können normal oder erhöht sein. Im letzteren Fall besteht eine vermehrte Tendenz zu Thrombose. Im übrigen liegen die unspezifischen Symptome chronischer Leukämien vor.

Diagnose: Sie wird gestellt
– durch die klinische Untersuchung
– durch Blutuntersuchungen einschließlich zytochemischer Färbungen
– Biopsie und zytologische sowie histologische Untersuchung von Organen und Knochenmark
– bei der Katze Bestimmung von FeLV-Antigen

Einzelheiten siehe Kapitel „Virale Infektionskrankheiten" und „Onkologie".

Therapie: Sie hat in den vergangenen Jahren auch in der Tiermedizin erhebliche Fortschritte erfahren. Es sei auf die Kapitel „Virale Infektionskrankheiten" und „Onkologie" verwiesen.

14.3 Thrombozyten

14.3.1 Thrombozytopenien

Definition: Verminderung der Thrombozytenzahl im peripheren Blut.
Ätiologie: Unterschieden werden
1. Bildungsstörungen: Sie werden durch Markhypoplasie oder Panmyelophthise idiopathisch oder durch Antikörper, ferner durch Knochenmarksverdrängung von Tumorzellen (Leukämie), toxische Schädigung des Knochenmarks (Zytostatika, Östrogen, Dapson, Phenylbutazon, Diphenylhydantoin, Amphetamine), ionisierende Strahlung, infektiös (Sepsis, feline Panleukopenie, FeLV, Ehrlichiose), durch zyklische Hämatopoese ausgelöst.
2. Umsatzstörungen: Immunogene Zerstörung der Blutplättchen (idiopathische thrombozytopenische Purpura), ferner erhöhter Verbrauch (disseminierte intravasale Koagulation oder Verbrauchskoagulopathie), mechanische Zerstörung infolge extravasaler Dialyse, in der Tiermedizin häufiger durch Thrombenbildung und Auftreffen der Thrombozyten (und Erythrozyten) auf den Thrombus.
3. Verlust: Durch größere Blutungen.
4. Verteilungsstörungen: Bei Herzinsuffizienz oder Splenomegalie.
Pathogenese: Bei Bildungsstörungen wird das Knochenmark, speziell die Megakaryozyten, zerstört, durch andere Zellen (Tumoren) ersetzt oder an der Proliferation gehindert. Antikörper können sowohl gegen die Megakaryozyten als auch gegen die reifen Plättchen auftreten. Immunogene Thrombozytopenien aufgrund von Anti-Thrombozyten-Antigenen werden IgG hervorgerufen, die auf den Plättchenmembranen fixiert sind, wodurch sie in der Leber und Milz abgefangen und zerstört werden.

Bei der disseminierten intravasalen Koagulation (DIC) werden durch die massenhafte Bildung von Mikrothromben im peripheren Kreislauf Blutplättchen in großer Zahl verbraucht, so dass die Neubildung nicht nachkommt und die Zahl absinkt. Gleichzeitig werden Gerinnungsfaktoren verbraucht. Bei Thrombose (beispielsweise Aortenthrombose der Katze) treffen Blutplättchen in großer Zahl und mit hoher Geschwindigkeit auf den Thrombus und werden mechanisch zerstört.

Bei Herzinsuffizienz, insbesondere auch bei Blutdruckabfall, kommt eine so genannte Sequestrierung der Thrombozyten zustande. Die Plättchen sammeln sich durch die Verlangsamung des Blutstroms in peripheren Organen und Geweben an, so dass im zentralen Blutstrom eine Verminderung eintritt. Bei Splenomegalie versacken die Thrombozyten in der Milz und werden aufgelöst.

In jedem Fall kommt eine Blutungstendenz (hämorrhagische Diathese) zustande, die bei Werten unter 100000/µl geringgradig zunimmt, bei Werten unter 30000/µl jedoch bedrohlich werden kann. Die Blutungsbereitschaft hängt jedoch entscheidend auch von der Funktionsfähigkeit der Thrombozyten ab.
Klinisches Bild: Welche Ursache die Thrombozytopenie auch hat, klinisch im Vordergrund steht die Blutungsbereitschaft. Typisch für Thrombozytopenien (und für die seltenen Thrombozytopathien) sind Spritzerblutungen (Petechien) und Ekchymosen in die Schleimhäute, bisweilen auch in die Haut. Tropfenweise kann Blut abgehen bei Epistaxis und Blutungen aus den Zahnfächern. Wenn Blutungen in innere Organe stattfinden, kommen Symptome von deren Seite hinzu. Sie sind besonders gefährlich bei Blutungen in das Zentralnervensystem. Bei umfangreichen Blutungen in Hohlräume oder Hohlorgane (Brust-, Bauchhöhle, Magen-Darm-Trakt, Harnblase) oder nach außen können akute oder chronische Blutungsanämien auftreten.
Diagnose: Die Bestimmung der Thrombozytenzahl führt zur Diagnose. Bei der Katze ist diese Untersuchung in jedem Fall durch Zählkammerbestimmung durchzuführen, da (fast) alle automatischen Zählgeräte keine verlässlichen Ergebnisse liefern. Wichtig ist die Bestimmung von Autoantikörpern. Der Coombs-Test muss durchgeführt werden. Bei Verdacht auf Antinukleäre Antikörper

(ANA) im Verlauf eines systemischen Lupus erythematodes sind diese zu untersuchen. Die Knochenmarksbiopsie muss die Zahl der Megakaryozyten berücksichtigen. Wichtig ist die anamnestische und klinische sowie serologische Untersuchung auf die als Ursache vorkommenden Krankheiten (FeLV, Ehrlichiose, Parvovirose, Intoxikationen einschließlich entsprechender Vorbehandlungen; s. Ätiologie; Herzinsuffizienz, Splenomegalie, Tumorose, Thrombose). Um weitere Gerinnungsstörungen aufzudecken, sind Gruppentests (Quicktest, PTT, Thrombinzeit) und ggf. Faktorenuntersuchungen durchzuführen. Die Thrombozytenfunktion einschließlich der Gefäßfunktion wird bei Blutungen trotz ausreichender Thrombozytenzahl und Gerinnungsanalyse durch das Thrombelastogramm und die kapilläre Blutungszeit untersucht.

Therapie:
1. Bei schweren Anämien und anderweitig nicht stillbaren Blutungen ist eine sofortige Bluttransfusion mit Frischblut nach Verträglichkeitsprobe (Kreuzprobe) erforderlich. Theoretisch besser wäre die Übertragung eines plättchenreichen Plasmas, das allerdings nicht immer zur Verfügung steht.
2. Medikamente, die eine Verminderung der Plättchenzahl nach sich ziehen, sind abzusetzen.
3. Sodann ist die zugrunde liegende Primärkrankheit zu behandeln.

Bei immunogenen Thrombozytopenien:
1. Kortikosteroide: Prednisolon, 1 bis 2 mg/kg KM, zweimal täglich. Sobald die Plättchenzahl auf 100 000/µl ansteigt, wird die Dosis schrittweise reduziert. Dies ist innerhalb der ersten Woche nach Behandlungsbeginn zu erwarten. Die Therapie sollte mit geringer Dosis (0,5 mg/kg KM, einmal täglich bis jeden zweiten Tag) noch vier bis sechs Wochen (bis zu einem Vierteljahr) fortgeführt werden.
Falls die Therapie mit Prednisolon nicht ausreicht, kann ein anderes Kortikosteroid, z. B. Dexamethason, 0,07 bis 0,1 mg/kg KM, einmal jeden zweiten Tag, versucht werden.
2. Falls auch damit keine ausreichende Erhöhung der Thrombozytenzahl zu erreichen ist, wird beim Hund (nicht bei der Katze!) zusätzlich zu Prednisolon Aza‑ thioprin gegeben: 0,5 bis 2 mg/kg KM, einmal täglich.
3. Auch mit Cyclophosphamid, 1 bis 1,5 mg/kg KM, an vier Tagen in der Woche, werden gute Erfolge erzielt. Unumgänglich ist dabei jedoch die wöchentliche Blutuntersuchung (Leukozytenzahl).
4. Ebenfalls eingesetzt werden kann Vincristin, 0,01 mg/kg KM, einmal wöchentlich streng(!) intravenös. Blutkontrolle!
5. Chlorambucil wird in einer Dosis von 0,1 bis 0,2 mg/kg KM, einmal täglich gegeben.

14.3.2 Thrombozytose, Thrombozythämie

Definition: *Thrombozytose:* Vorübergehende reaktive Vermehrung der Thrombozyten im Blut (> 500 000/µl, bei der Katze auch höher [> 800 000/µl]).
Thrombozythämie: Dauernde Erhöhung der Thrombozytenzahl.
Ätiologie: *Thrombozytose:* Überproduktion als Begleitsymptom bei Eisenmangelanämie, akute oder chronische Entzündungen, Tumorose, Autoimmunhämolytischer Anämie, Hyperadrenokortizismus, akuten Blutverlusten, postoperativ.
Thrombozythämie: Bei der Katze bisweilen bei FeLV-Infektionen, beim Hund unbekannt („idiopathisch").
Pathogenese: Sie ist im Falle der Thrombozytose weitgehend unbekannt. In einem Teil der Fälle wird eine Freisetzung aus dem Milzspeicher infolge Adrenalinfreisetzung angenommen. Bei Thrombozythämie wird eine Störung der Stammzellfunktion (Megakaryozyten) angenommen.
Klinisches Bild: Sofern die Störung auf eine Grundkrankheit zurückzuführen ist, stehen deren Symptome im Vordergrund. Im übrigen verläuft die Vermehrung der Thrombozyten meistens symptomlos. Allerdings kann bei erheblicher Erhöhung der Thrombozyten auf über 1 Mio./µl zu Thrombosen mit deren Folgen führen.
Diagnose: Sie erfolgt durch Zählung der Thrombozyten (Katze: Zählkammer).
Therapie: Es ist keine Therapie bekannt. Eine Verdünnung durch Infusion saliner Lösungen ergibt nur vorübergehend eine Absenkung. Bei der Gefahr einer Thrombose

können direkte (Heparin) oder indirekte Gerinnungshemmer (Dicumarole) verwandt werden. Mit Acetylsalicylsäure kann eine Plättchenaggregation verhindert werden. Die Dosierungsvorschläge gehen auseinander; angegeben werden 0,5 bis 1 mg/kg KM, die aber bei der Katze nicht ausreichen dürften. Bei dieser Tierart werden 25 mg/Katze alle drei bis vier Tage verabreicht.

14.3.3 Leukosen, Leukämien

siehe Kap. „klinische Onkologie" (Seite 821).

15 Endokrinologie

Das endokrine System hat, ähnlich dem Nervensystem, Auswirkungen auf nahezu alle Bereiche des menschlichen und tierischen Organismus. Entsprechend vielfältig sind die klinischen Symptome, die bei Krankheiten des endokrinen Systems zu beobachten sind. Auf die enge Verknüpfung des Endokrinums insbesondere mit Nerven- und Immunsystem weist LIEBICH (1993) hin. Den Systemen gemeinsam ist die Fähigkeit, chemische **Signalstoffe** abzugeben, die an **Rezeptoren** spezifische Reaktionsketten auszulösen vermögen. Dabei werden Signalstoffe unterschieden, die von Gewebszellen als **chemische Mediatoren** abgegeben werden (Histamin, Leukotriene, Prostaglandine), **Neutrotransmitter**, die die Übertragung an Nervensynapsen gewährleisten, und **Hormone**, die entweder direkt am Ort ihrer Enstehung oder nach Abgabe an den Kreislauf an entfernten Stellen zur Wirkung gelangen (LIEBICH 1993).

Eine zentrale und übergeordnete Steuerfunktion kommt dem **Hypothalamus-Hypophysen-System** zu. Es wirkt durch die Releasing-Hormone und die glandotropen Hormone einerseits auf die nachgeordneten Drüsen, die rückwirkend wieder auf das Hypothalamus-Hypophysen-System einwirken (Feed-back-Mechanismus); andererseits ist das Hypothalamus-Hypophysen-System auch durch das Nervensystem beeinflussbar.

Besonders im Hypothalamus vereinen sich neurovegetative und hormonelle Funktionen. Im Nucleus supraopticus und im Nucl. paraventricularis werden Oxytocin und Vasopressin (Adiuretin, Antidiuretischen Hormon, ADH) gebildet und in den Nn. ventromedialis und infundibularis die Releasing-Hormone (Somatotropin-Releasing-Hormon [SRH], Melanotropin-Releasing-Hormon [MRH], Luteinisierungs-Hormon-Releasing-Hormon [LH-RH], Thyreotropin-Releasing-Hormon [TRH] und Kortikotropin-Releasing-Hormon [CRH]). Die hypothalamischen Hormone der Nucll. ventromedialis und infundibularis, früher als „Faktoren" bezeichnet, kurzkettige niedermolekulare Peptide, werden über die Portalgefäße des Hypophysenstiels an das Kapillarnetz der Adenohypophyse (Hypophysenvorderlappen) abgegeben, während die Hormone der Nucll. supraopticus und paraventricularis zur Neurohypophyse (Hypophysenhinterlappen) gelangen.

15.1 Diabetes insipidus

Definition: Hormonell bedingte Rückresorptionsstörung von Wasser im distalen Nierentubulus (diabainein = hindurchgehen, insapere = nicht schmecken). Unterschieden werden der *zentrale Diabetes insipidus* (Diabetes insipidus centralis s. neurohormonalis), bei dem zu wenig Antidiuretisches Hormon (ADH) zur Verfügung steht, und der *renale Diabetes insipidus* (D. i. renalis), bei dem zwar ausreichend ADH vorhanden ist, aber die Rezeptoren auf ADH im distalen Nierentubulus nicht ansprechen.

Ätiologie: Fehlende oder verminderte Synthese und Sekretion infolge von Erkrankungen der Nucll. supraopticus und paraventricularis im Hypothalamus oder Transportstörung vom Hypothalamus in die Neurohypophyse (im letzteren Falle transienter D. i.). FELDMAN und NELSON (1996) zählen folgende Ursachen für einen zentralen Diabetes insipidus bei Hund und Katze auf: idiopathisch, traumatisch, neoplastisch (Kraniopharyngiom, chromophobes Adenom und Adenokarzinom, Malignommetastasen), Fehlbildung der Hypophyse, Zysten, entzündlich, möglicherweise auch familiäres Auftreten. Ursachen für einen renalen D. i. sind offenbar angeborene Defekte, bei denen tubuläre V2-Rezeptoren nicht auf das ADH ansprechen (SCHWARTZ-PORSCHE 1980, 1989). GRÜNBAUM u. Mitarb. (1989) fanden bei drei von vier Welpen eines Husky-Wurfes D. i. renalis, wobei die Mutter als Vererberin ermittelt wurde. Sie fanden eine normale Zahl von Rezeptoren in der Niere; ihre Affi-

Tab. 15.1: Hypothalamus-Hypophysen-Peripherie-Achse

Releasing-Hormon	Hypophysenhormon	Erfolgsorgan, Wirkung
Somatotropin-Releasing-Hormon (SRH)	Somatotropin (STH)	Steigerung der DNA-Synthese, Proteinsynthese, Gewebsvermehrung, Knochenwachstum, Haarwachstum, Mobilisierung von Fett- und Glykogenreserven, Glukoneogenese, Insulinantagonismus, Hemmung der Lipidsynthese
Melanotropin-Releasing-Hormon (MRH)	Melanozytenstimulierendes Hormon (Melanotropin, MRH)	Melaninsynthese, Melanozytenexpansion, Ausbreitung der Melanozyten
Prolaktin-Releasing-Hormon (PRH)	Prolaktin	Milchsekretion, Brunst
Luteinisierungs-Hormon-Releasing-Hormon (LH-RH)	Luteinisierungshormon (LH), Follikelstimulierendes Hormon (FSH)	Follikelreifung, Ovulation; Synthese von Östrogen und Progesteron; Wachstum von Leydigzellen und Synthese von Androgenen
Thyreotropin-Releasing-Hormon (TRH)	Thyreotropes Hormon (Thyreostimulin, TSH)	Schilddrüsenstimulation, Sekretion von Trijodthyronin und Thyroxin
Kortikotropin-Releasing-Hormon (CRH)	Adrenokortikotropes Hormon (ACTH)	Nebennierenrindenstimulation, Sekretion von Glukokortikosteroiden

nität für Arginin-Vasopressin war jedoch um das Zehnfache vermindert (GRÜNBAUM u. Mitarb. 1995).
Pathogenese: Beim zentralen D. i. infolge Synthese- oder/und Sekretionsstörung führt der absolute Mangel an Hormon zu einer dauernd fehlenden Aktivierung der Rezeptoren in den Nierentubuli. Sofern jedoch der Transport in die Neurohypophyse gestört ist, ist die Symptomatik meist nur vorübergehend, da dann die Sekretion im Hypothalamus weiterbesteht und das Hormon nach einiger Zeit in ausreichender Menge ans Blut abgegeben wird. Beim renalen D. i. ist zwar ausreichend oder sogar vermehrt ADH vorhanden, die Tubuli sprechen jedoch nicht an. Das Ergebnis ist in beiden Fällen das gleiche: Die Adenylatzyklase in den Tubulusepithelien wird nicht aktiviert, die Rückresorption von Wasser ist ungenügend, der Urin ist hypoosmolar, es besteht Polyurie.
Klinisches Bild: Der zentrale Diabetes insipidus kann in jedem Alter – vom Welpenalter bis ins hohe Alter – auftreten. Insgesamt kommt die Krankheit beim Hund recht selten vor. Ob eine Rasseprädisposition besteht, ist fraglich. Bei der Katze ist die Krankheit sehr selten beobachtet worden. Noch seltener ist der renale D. i., und bei der Katze kommt er offenbar nur ausnahmsweise vor.
Im Vordergrund stehen massive Polydipsie, die bis zu mehreren Liter Wasser betragen kann, und Polyurie. Die Tiere sind nicht in der Lage, die Nacht über „durchzuhalten" und wecken die Besitzer. GRÜNBAUM und MORITZ (1991) nennen Trinkmengen von mehr 100 ml/kg KM in 24 Stunden und Urinvolumen von mehr als 50 ml/kg KM in

24 Stunden. Ein eigener Patient, Deutscher Schäferhund, 28 kg KM, trank pro Tag 12 l Wasser. Das Allgemeinbefinden ist lange Zeit ungestört, sofern dem Tier Gelegenheit gegeben wird, ausreichend Wasser aufzunehmen. Bei Flüssigkeitseinschränkung dagegen kommt es zu hypertoner Dehydratation mit Gewichtsverlust, Somnolenz und zentralnervösen Ausfällen (GRÜNBAUM und MORITZ 1991; SCHWARTZ-PORSCHE 1980, 1989; JAKSCH 1981).

Bei zentralem D. i., bei dem der Transport in die Hypophyse und die Speicherung gestört sind, kommt es nach einigen Wochen zu einer Besserung und zu einer Verminderung des Trink-Urin-Volumens. Wenn jedoch raumfordernde Prozesse der Hypophyse die Ursache sind, werden nach einiger Zeit die dadurch ausgelösten Symptome sichtbar: Apathie, Somnolenz, Desorientierung, Ataxie, Krampfanfälle, Blindheit.

Bei Katzen scheint der D. i. sehr selten vorzukommen. Möglicherweise wird er aber auch seltener als beim Hund beobachtet, so dass die Besitzer nicht den Tierarzt aufsuchen.

Diagnose: GRÜNBAUM und MORITZ (1991) empfehlen neben der üblichen klinischen und Laboruntersuchung folgende Funktionstests:
- Konzentrationstest (Durstversuch)
- modifizierter Carter-Robbins-Test
- Vasopressinbestimmung vor und nach NaCl-Infusion

Man geht diagnostisch folgendermaßen vor (KRAFT 1997):
- Bestimmung des spezifischen Uringewichts (Dichte): Bei D. i. permanent $<1,006$ (Katze $<1,009$) (Hyposthenurie); einmalige Bestimmung reicht nur aus, wenn es $>1,030$ (Katze 1,035) ist. Bei unvollständigem D. i. liegt es höher (bis 1,015).

Konzentrationsversuch (Durstversuch): Harnblase möglichst vollständig entleeren, Messung der Dichte, Dürsten lassen, Trockenfutter geben. Nach ca. 12 Std. erneut Harnblase entleeren. Nach weiteren 2 Std. Dichte messen. Ergebnis: $<1,006$ (1,009) Diabetes insipidus; $<1,012$ (1,015) unvollständiger D. i. oder Niereninsuffizienz. Vorsicht! Kontraindikationen für den Durstversuch bestehen bei Urämie, Dehydratation, schlechtem Allgemeinzustand, schweren Allgemeinkrankheiten. Der Durstversuch ist zu unterbrechen, wenn sich das Allgemeinbefinden verschlechtert oder der Patient mehr als 5 % Gewicht verliert (vorher und während des Versuchs überwachen und wiegen).

FELDMAN und NELSON (1987, 1995) teilen einen modifizierten – aber recht aufwendigen – **Durstversuch** mit:

Phase I:
- 72 Stunden vor dem Test Reduktion der Trinkwassermenge auf 120 ml/kg KM und Tag
- 48 Stunden vor dem Test Reduktion der Trinkwassermenge auf 90 ml/kg KM und Tag
- 24 Stunden vor dem Test Reduktion der Trinkwassermenge auf 60–80 ml/kg KM und Tag

Phase II:
- Wasser- und Futterentzug bis 10 Stunden
- vollständige Entleerung der Blase alle 30 bis 60 min
- genaue Gewichtsfeststellung (Verlust $>5\%$ der KM: Versuch abbrechen)
- Messung von Dichte und/oder Osmolalität des Urins
- Messung der Osmolalität des Serums
- Bestimmung von Serum-Harnstoff
- Feststellung des Allgemeinzustands und des Dehydratationsgrads

Phase III:
- Sofern nach Phase II keine anderweitige Diagnose gestellt werden kann (Azotämie!), Reaktion auf exogenes ADH untersuchen:
- 2–5 IU Vasopressin i. m.
- Entleerung der Blase alle 30 min über ein bis zwei Stunden
- Messung von Urin-Osmolalität und/oder -Dichte
- Messung von Serum-Osmolalität
- Messung von Serum-Harnstoff
- Feststellung des Dehydratationsgrads

Phase IV:
- 10–20 ml Wasser/kg KM alle 30 min eingeben
- bei gutem Allgemeinbefinden Wasser ad libitum

Bewertung: Bei gesunden Hunden und Katzen Urin-Dichte $>1,030$ und Osmolalität >1700 mOsmol/kg. Bei D. i. bleibt die Dichte $<1,006$ ($<1,009$), Osmolalität <300 mOsmol/kg.

Carter-Robbins-Test (KRAFT 1997):
- orale Applikation von 20 ml/kg KM Wasser
- Messung der Urinmengen und der Dichte alle 15 min (Dauerkatheter)
- nach einer Stunde Infusion (DTI) von 0,25 ml einer 2,5 %igen NaCl-Lösung über 45 min
- fortlaufende Messung der Urinmenge und der Dichte alle 15 min
- falls kein Absinken der Urinmenge: 30 min nach Infusionsende 5 E ADH i. m.
- weitere Messungen der Harnmenge und der Dichte (zweimal 15 min)

Bewertung: Nach NaCl-Infusion sinkt die Harnmenge bei Gesunden stark ab, die Dichte steigt. Bei D. i. bleibt die Harnmenge (nahezu) unbeeinflusst, die Dichte bleibt niedrig.

Modifizierter Carter-Robbins-Test (GRÜNBAUM und MORITZ 1991):
- Bestimmung der Körpermasse
- Trinkwasserentzug
- vollständige Entleerung der Harnblase
- Blut- und Uringewinnung (Ausgangs- oder 0-Werte)
- Bestimmung von Plasma-Osm., -Na, Hämatokrit; Urin-Dichte, -Osm.
- Kontrolle von Dehydratation, KM sowie der Plasma- und Urin-Werte im Abstand von einer Stunde.

Bewertung:
Gesund: Reduktion von Urin-Volumen, Zunahme von Urin-Osmolarität und -Dichte, Plasma-Osmolarität, -Natrium und Hämatokrit im Referenzbereich.

D. i. centralis: keine Reduzierung von Urin-Volumen und kein Anstieg von Urin-Osmolarität und -Dichte, Anstieg von Plasma-Osmolarität, -Natrium und Hämatokrit (Hämokonzentration)

Nach Gabe von ADH: Reduktion von Urin-Volumen, Anstieg von Urin-Osmolarität, Abfall von Plasma-Osmolarität, -Natrium, Hämatokrit.

D. i. renalis: keine Reduktion von Urin-Volumen, kein Anstieg von Urin-Osmolarität und -Dichte, Anstieg von Plasma-Osmolarität, -Natrium und Hämatokrit (Hämokonzentration).

Nach Gabe von ADH: keine Veränderungen.

Differentialdiagnose: Alle Krankheiten mit Polydipsie/Polyurie: Chronische Nephropathie, Hyperadrenokortizismus, Hepatopathien, Pyometra, iatrogen, psychische Polydipsie, z. T. chronische Herzinsuffizienz, (Diabetes mellitus).

Therapie:
D. i. centralis: In Deutschland sind Desmopressinacetat (Minirin [parenteral]), Argipressin (Pitressin) und Lysopressin (Vasopressin-Sandoz) im Handel. Das früher viel verwendete Pitressintannat in öliger Lösung, das nur alle zwei bis drei Tage angewandt werden musste, steht nicht mehr zur Verfügung. Mit den o. a. Hormonen bestehen in der Tiermedizin, bisher noch, nur begrenzte Erfahrungen. Desmopressin wird in einer Dosis von 0,5 bis 2 µg/Patient zweimal täglich subkutan gegeben. Die Wirkung tritt nach etwa zwei Stunden ein und hält unterschiedlich lang an; eine Wiederholung kann nach etwa 12 Stunden nötig sein, sonst genügt die einmal tägliche Applikation. Für die Dauerbehandlung eignet sich die Gabe als Tropfen in den Lidspalt oder in die Nasenöffnungen: je nach Wirkung werden 1 bis 4 Tropfen ein- bis zweimal pro Tag appliziert.

Mit weiteren Wirkstoffen, die beim Menschen mit D. i. centralis mit mehr oder weniger großem Erfolg angewandt werden (Carbamazepin, Chlorpropamid, Clofibrat) bestehen beim Tier keine oder kaum Erfahrungen.

D. i. renalis: Thiazide sind Mittel der Wahl beim renalen D. i.; sie haben jedoch auch einen Effekt bei zentralem D. i. Die eigentlich paradoxe Wirkung dieses Schleifendiuretikums besteht in der Hemmung der Natriumrückresorption im aufsteigenden Ast der Henleschen Schleife. Dadurch geht dem Organismus Natrium verloren, so dass eine Natriumverarmung entsteht. Die Folge ist eine Verminderung von Wasser im Extrazellularraum mit dem Effekt der vermehrten Wasser- und Natriumresorption im proximalen Tubulus. Dadurch kommt im distalen Tubulus weniger Natrium an, so dass weniger Wasser im Sekundärharn zurückgehalten und damit das Urinvolumen vermindert wird. Insgesamt wird also das Urinvolumen vermindert, und die Dichte und Osmolarität steigen leicht an. Die Dosisangaben gehen auseinander. Die Mindestdosis für Hydrochlorothiazid (Vetidrex, Esidrix) beträgt zweimal täglich 5 mg/kg. Andere Autoren empfehlen dagegen zweimal täglich 20 bis

40 mg/kg. Die Serum-Elektrolyte sollten spätestens alle Vierteljahre kontrolliert werden. Die Behandlung ist mit einer kochsalzarmen Diät zu kombinieren. GRÜNBAUM u. Mitarb. (1995) berichten über gute Ergebnisse mit einer eiweiß- und natriumarmen Diät, kombiniert mit Aminophyllin, Fludrokortison und Kaliumsubstitution. Mit AVP-Antagonisten (Minirin) konnten in Verbindung mit natrium- und proteinarmer Diät die besten Ergebnisse erzielt werden.

15.2 „Psychische" Polydipsie

Synonym: *Primäre Polydipsie.*
Die Ursache dieses beim Hund selten, bei der Katze offenbar noch nicht beobachteten Zustands ist bisher unbekannt. Da er, wie auch die psychische Leckdermatitis, bisweilen bei häufig allein gelassenen Hunden vorkommt, die offensichtlich nicht ausgelastet sind, werden psychische Ursachen vermutet. Jedenfalls konnten in diesen Fällen keine Anzeichen für zentralen oder renalen Diabetes insipidus festgestellt werden, und die o. a. Tests fallen normal aus. Insbesondere der Carter-Robbins-Test, der Durstversuch und die Applikation von Desmopressin führen zu einer Verminderung des Harnvolumens, zu einem Anstieg des Spezifischen Gewichts (Dichte) und der Osmolarität.

Das **klinische Bild** entspricht dem des Diabetes insipidus: hochgradige, wenn auch meist nicht so übermäßige Polydipsie und Polyurie, allerdings ohne die Gefahr einer Hämokonzentration, Exsikkose und hypertonen Dehydratation bei eintägigem Dürsten. Bei körperlicher Auslastung und Ablenkung verschwindet die Polydipsie häufig.

Diagnose: Sie wird am einfachsten mit dem Durstversuch durchgeführt, die, wie o. a., zu einer Verminderung der Urinmenge und Steigerung der Dichte und der Osmolarität führt. Der Carter-Robbins-Test geht negativ aus. Auf die Gabe von Pitressin reagieren die Hunde wie Gesunde. Auch durch wiederholte Messung der Harndichte kann die primäre Polydipsie häufig erkannt werden, wenn die Dichte einmal über 1,030 ansteigt.

Differentialdiagnose: Unbedingt ausgeschlossen sein müssen Diabetes insipidus und chronische Niereninsuffizienz, da in diesen Fällen die zur Therapie der psychischen Polydipsie angewandte Trinkmengenreduktion schädlich und außerordentlich quälend wäre. Ebenso müssen Diabetes mellitus, Hyperkortisolismus (auch iatrogener), Leber- und Herzkrankheiten, Erbrechen und Durchfall als Ursachen der Polydipsie ausgeschlossen sein.

Therapie: Eine Behandlung ist nicht unbedingt erforderlich, wegen der nächtlichen Störung der Besitzer aber empfehlenswert. Man sollte versuchen, Möglichkeiten zu schaffen, dem Hund Abwechslung und Auslastung zu bieten: Gefährten, Ausbildung, „Dog-sitter", viel Bewegung. Dann reduziert man die angebotene Wassermenge schrittweise, bis man bei der Erhaltungsdosis für die jeweilige Körpergröße angelangt ist (s. Nierenkrankheiten).

15.3 Krankheiten in Verbindung mit dem Wachstumshormon

Das Wachstumshormon (Somatotropin, STH, GH; soma = Körper, trepein = auf etwas gerichtet sein) ist ein artspezifisches, im Hypophysenvorderlappen gebildetes Proteohormon mit einem mg von etwa 22 000 D. Seine Synthese und Sekretion wird durch Somatotropin-Releasing-Hormon (SRH, Somatoliberin), das im Hypothalamus synthetisiert und durch Somatotropin-Release-Inhibiting-Hormon (SIH, Somatostatin), einem im Hypothalamus, Pankreas und der Magen-Duodenal-Jejunalschleimhaut gebildeten Tetradekapeptid, gehemmt wird.

Die Beeinflussung von STH unterliegt offenbar speziesspezifischen Unterschieden. Man kann daher aus den Untersuchungen am Menschen nicht unbesehen auf Reaktionen bei Hund und Katze schließen.

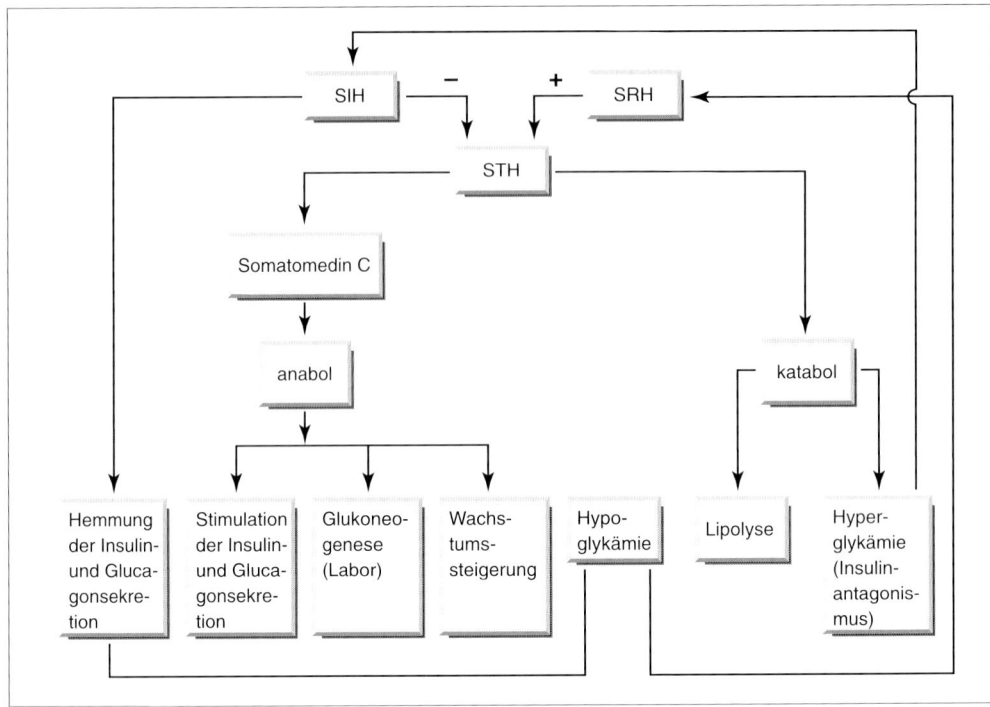

Abb. 15.1. Steuerung und Wirkung von Somatotropin.

15.3.1 Hyposomatotropismus

15.3.1.1 Hypophysärer Zwergwuchs

Synonym: *Angeborener Hyposomatotropismus.*
Definition: Angeborener STH-Mangel mit Zwergwuchs als Konsequenz.
Ätiologie: Beim Hund liegt in der Regel eine zystische Entartung oder Persistenz des intrasellaren Anteils des Stiels der Rathke-Tasche vor. Aus dem Stiel der Rathke-Tasche geht der Ductus craniopharyngealis hervor, der normalerweise während der Embryonalentwicklung verschwindet. Geschieht dies nicht, so können – klinisch inapparente kleine oder raumfordernde große – Zysten entstehen, die zu einer Druckatrophie der Hypophyse, u. a. der chromophilen azidophilen Zellen, in denen STH synthetisiert wird (LIEBICH 1993), führen. Die Folge ist ein absoluter Mangel an STH (EIGENMANN u. Mitarb. 1984). Ein erblicher Defekt von peripheren STH-Rezeptoren mit Erhöhung des STH-Blutspiegels, wie er bei Pygmäen zu finden ist, wurde bei Hund und Katze bisher nicht beschrieben.

Pathophysiologie: Neben dem Mangel an STH besteht in der Regel auch ein TSH-Mangel mit der Folge einer hypophysären Hypothyreose und einem Mangel an ACTH und Hypoadrenokortizismus. Außerdem besteht auch ein Defizit an FSH und LH. Diese Ausfälle führen zu einer Kombination von endokrinen Funktionsstörungen, die sich als hypophysärer Zwergwuchs und Panhypopituitarismus äußern.

Klinisches Bild: Die mit Abstand am häufigsten erkrankte Rasse ist der Deutsche Schäferhund; andere Rassen wie Spitz, Pinscher und Weimaraner sind ebenso wie die Katze selten betroffen. Die ersten auffallenden Symptome werden meist bereits im Alter von zwei bis drei Monaten bemerkt. Im Vordergrund stehen Zwergwuchs – die übrigen Wurfgeschwister wachsen normal weiter – und später auch Haarverluste. Apathie und „Intelligenzschwäche" kommen in den meisten, jedoch nicht allen Fällen hinzu. Insgesamt entsteht das Bild des „altgewordenen

Welpen", wobei die Proportionen der einzelnen Körperteile zueinander denen der erwachsenen Tiere entsprechen, aber zu klein geblieben sind. In manchen Fällen ist der Zahnwechsel verzögert, der Unterkiefer ist zu kurz, die Epiphysenfugen bleiben offen, ebenso die Fontanelle. Wenn eine stärker ausgeprägte Hypothyreose hinzukommt, können jedoch auch Deformationen der Gliedmaßen, ein mehr tonnenförmiger Rumpf, Kugelkopf und insbesondere Apathie, geringe „Intelligenz" und Abstumpfung beobachtet werden.

Oft ist das Haarkleid betroffen. Es ist wollig, glanzlos, nicht anliegend, dünn und leicht ausziehbar. Zunehmend entsteht eine bilateral symmetrische Alopezie am Rumpf, am Hals und kaudal an den Hintergliedmaßen. Die Behaarung bleibt jedoch meist erhalten am Kopf und im distalen Gliedmaßenbereich. Die Haut wird atrophisch, oft hyperpigmentiert und schuppig, papulös, sekundär entwickeln sich Pyodermien. Es bestehen Follikelatrophie, -dilatation und -keratose, Atrophie der Hautdrüsen, Kollagenatrophie. Hinzukommen können die Symptome der Hypothyreose, des Hypoadrenokortizismus und des Hypogonadismus.

Diagnose: Die Bestimmung nur des Basal-Somatotropins im Serum ist nicht sinnvoll. Die Überschneidungen zwischen Gesunden und Defizitären sind so groß, dass mit dem Basalwert allein keine Diagnose zu stellen ist. Serum-Somatotropin wird mit $1,5 \pm 1,2$ bis $4,3 \pm 1,1$ ng/ml angegeben (EIGENMANN u. Mitarb. 1983). Erforderlich sind Stimulationstests, wobei der Clonidin- und der Xylazin-Test die weiteste Verbreitung gefunden haben (s. Fachbücher der klinischen Labordiagnostik). Dagegen konnte sich der SRH-Test wegen der hohen Kosten bisher nicht durchsetzen. Der Stimulationstest in Verbindung mit dem klinischen Bild ist recht zuverlässig.

Differentialdiagnose: Hypothyreose (Kretinismus), Hypoadrenokortizismus, Hyperadrenokortizismus können in Verbindung mit dem Hyposomatotropismus, aber auch allein vorkommen. Ein Krankheitsbild, das ebenfalls zu Entwicklungsstörungen führt, bei dem jedoch auch Polyphagie und Massenstühle hinzukommen, ist die Pankreasatrophie, die jedoch erst später im ersten bis zweiten Lebensjahr manifest wird.

Therapie: Geeignet wäre die Substitution von Somatotropin. Nach EIGENMANN (1983) kann Somatotropin verwendet werden, das von einer „höheren" Tierart stammt, beim Hund und der Katze also etwa Human-STH. Rekombinantes h-STH ist erhältlich, allerdings sehr teuer. Auch porkines und bovines STH ist wirksam; b-STH ist allerdings in Deutschland für therapeutische Zwecke nicht mehr auf dem Markt erhältlich. FELDMAN und NELSON (1996) geben 0,05 bis 0,1 IU/kg KM s. c. dreimal pro Woche, vier bis sechs Wochen lang, an. Mit der Zeit können sich jedoch Antikörper gegen das artunspezifische Hormon entwickeln, so dass es unwirksam wird. In anderen Fällen kann ein Diabetes mellitus entstehen. Beim Glukoseanstieg im Blut sollte die Behandlung daher abgebrochen werden. Sollte eine Hypothyreose gleichzeitig vorliegen, ist die Substitution mit Thyroxin zu empfehlen.

Oft kommt es nach initialem Körper- und Haarwachstum zu einem Rezidiv, bei dem es nach einigen Monaten erneut zum Haarverlust kommt. Um dem vorzubeugen oder bei den ersten Anzeichen, kann STH 0,1 IU/kg KM einmal pro Woche gegeben werden. Allerdings kann die Behandlung nach unterschiedlicher Zeit unwirksam werden, so dass dann trotz weiterer Behandlung die Alopezie erneut erscheint. Möglicherweise ist dies auf eine Antikörperbildung gegenüber dem artfremden STH zurückzuführen.

Im Übrigen erreichen die betroffenen Tiere in der Regel kein hohes Alter. Eine Reihe von Krankheiten, durch eine erhöhte Anfälligkeit provoziert, lässt die Lebenserwartung sinken, so dass es sinnvoll ist, den Tierbesitzer vor Einleitung der Therapie darauf aufmerksam zu machen.

15.3.1.2 Erworbener Hyposomatotropismus

Definition: Durch Zerstörung der Hypophyse im Erwachsenenalter auftretender Mangel an STH.
Ätiologie: Entzündungen, Traumen, Tumoren oder örtliche Ischämie im Bereich der Hypophyse können beim Hund, selten bei der Katze zum Versiegen der STH-Synthese und -Sekretion führen.
Pathogenese: Sie entspricht der des angeborenen Hyposomatotropismus. Da das Körperwachstum abgeschlossen ist, beschränken

sich die Symptome auf die anderen Erscheinungsformen.

Klinisches Bild: Die Krankheit scheint beim Spitz, Chow Chow und Zwergpudel am häufigsten vorzukommen. Wir sahen sie jedoch auch bei Deutschen Vorstehhunden und Berger des Pyrennées. Im Vordergrund stehen die symmetrische Alopezie, Schuppenbildung, Hyperpigmentation und Atrophie der Haut. Ferner kommen bei Mitbeteiligung anderer hypophysärer Hormone weitere hormonelle Störungen wie Polydipsie/Polyurie (Beeinträchtigung der Sekretion von ADH) oder Adipositas und Apathie (Hypothyreose) hinzu. In anderen Fällen können die Symptome der hypophysären Hyperthyreose oder des hypophysären Cushing-Syndroms vorliegen, wenn der erworbene Hyposomatotropismus auf ein Hypophysenadenom zurückzuführen ist.

Diagnose: Zunächst sollten Hypothyreose und Hyperadrenokortizismus ausgeschlossen werden. Allerdings kann der erworbene Hyposomatotropismus aus gleichen Ursachen wie die hypophysäre Hypothyreose entstehen. Danach wird der Somatotropinbasiswert bestimmt und ein Xylazin- oder Clonidinstimulationstest durchgeführt. Normalerweise erhöht sich STH 15 bis 30 Minuten nach der Gabe des Stimulans auf über 10 ng/ml, in der Regel wesentlich mehr. Wenn STH auf weniger als 10 ng/ml ansteigt, so ist nach EIGENMANN (1983) und BELL u. Mitarb. (1993) mindestens ein partieller, bei vollständigem Ausbleiben des Anstiegs ein vollständiger Hyposomatotropismus anzunehmen.

Therapie: Sie entspricht der des hypophysären Zwergwuchses.

15.3.1.3 STH-reaktive Dermatose

Synonyma: *STH-reaktive Alopezie, z. T. Cushing-like Syndrom, z. T. endokrine Alopezie.*
Definition: Unscharfer Begriff hormoneller Alopezien verschiedener Ursachen, die auf STH ansprechen.
Ätiologie: FELDMAN und NELSON (1996) finden nicht weniger als elf hormonelle Funktionsstörungen, die zum Bild der STH-reaktive Alopezie führen können. Das bedeutet, dass nahezu alle wichtigeren hormonellen Imbalanzen betroffen sein können. Dies sind Hypothyreose, Hyperadrenokortizismus, angeborener oder erworbener Hyposomatotropismus, Kastrationsresponsible Dermatose, Hyperöstrogenismus, Hypoöstrogenismus, Hypoandrogenismus, Telogene Defluxion, Diabetes mellitus und Dermatose durch Geschlechtshormone der Nebenniere. Entsprechend unsicher ist die Pathogenese. Ob eine erworbene Störung der peripheren STH-Rezeptoren vorliegt, ist ungewiss.

Klinisches Bild: Es variiert erheblich, je nachdem welche hormonelle Dysfunktion zugrunde liegt. Der erworbene Hyposomatotropismus zeichnet sich, wie oben angeführt, durch symmetrische Alopezie, Schuppenbildung, Hypo- oder Hyperpigmentation und Atrophie der Haut aus. Charakteristisch ist das örtliche Haarwachstum an Skarifikationsstellen, etwa durch örtliche intrakutane Injektionen oder Biopsien. Wichtig ist die weitere anamnestische und klinische Abklärung: Polydipsie, Polyurie, Polyphagie, Stammfettsucht, Muskelatrophie, Calcinosis cutis bei Cushing-Syndrom; Apathie, Bewegungsunlust, Mürrischkeit, verdickte Haut, verstärkte Hyperpigmentation, Hypothermie, Bradykardie bei Hypothyreose; Kryptorchismus, Hodentumoren, Feminisierungssyndrom; Läufigkeitsunregelmäßigkeiten (kommen auch bei anderen hormonellen Störungen vor, sonographische Untersuchung der Eierstöcke auf Tumoren); Polydipsie und Polyurie, unterschiedliche Futteraufnahme, häufig Adipositas, bisweilen Abmagerung (oft in fortgeschrittenen Stadien), hoch gestellter Urin bei Diabetes mellitus; Verhaltensstörungen infolge unsachgemäßer Haltung.

Diagnose: Die Diagnose der STH-reaktiven Dermatose ist eine Herausforderung an Tierärztin/Tierarzt und Besitzer, da sie zeit- und finanzaufwendig und häufig nicht befriedigend ist. Man sollte folgendermaßen vorgehen:
– großes Blutbild
– Urinuntersuchung (besonders spezifisches Gewicht, Glukose)
– Serumuntersuchung auf „Leberenzyme" (ALT, AP, auch nach Erwärmung auf 65 °C zur Untersuchung auf iatrogenen oder spontanen Hyperkortisolismus; TESKE u. Mitarb. 1989), Serum-Protein, Serum-Harnstoff und -Kreatinin, Blut-Glukose
– Serum-Kortisol, ACTH-Stimulations- und LDDS-Suppressionstest

– Serum-Thyroxin und cTSH, TRH-Stimulationstest
– Serum-STH und Stimulationstest mit Xylazin oder Clonidin

Es sei darauf hingewiesen, dass nicht selten mehrere dieser Tests positiv ausfallen, da eine gegenseitige Beeinflussung der Hormone stattfinden kann. Dies gilt etwa für den Hyperkortisolismus und die Hypothyreose. Wenn im o. a. Testprogramm Diabetes mellitus, Hyperadrenokortizismus und Hypothyreose ausgeschlossen sind, muss man sich der Untersuchung der Geschlechtsorgane widmen. Die Bestimmung der Geschlechtshormone ergibt jedoch häufig widersprüchliche Ergebnisse, da sich auch hier physiologische und pathologische Werte stark überschneiden. Wichtig sind daher die Anamnese und die klinische Untersuchung. Bei der STH-reaktiven Dermatose kommen im Vorbericht in der Regel keine Läufigkeitsauffälligkeiten vor. Lediglich die Haut ist mit bilateral symmetrischer Alopezie an Rumpf, Hals und Gliedmaßenhinterseite, mit Atrophie und Hypo- oder Hyperpigmentation an den haarlosen Stellen betroffen. Symptome des Feminisierungssyndroms fehlen. Es werden palpatorisch und sonographisch keine Tumoren entdeckt. Die histologische Untersuchung der Haut kann Hinweise, aber keine Sicherheit geben. Typisch ist jedoch büschelweises Haarwachstum an der Biopsiestelle. Die sicherste Methode ist die Hormonbestimmung mit den Stimulationstests. Wenn nicht ein subklinischer Hyperadrenokortizismus vorliegt, sind bei Hyposomatotropismus auch Serum-Kortisol und -Thyroxin ebenso wie Trijodthyronin und die freien Schilddrüsenhormone im niederen bis subnormalen Bereich anzutreffen.

Differentialdiagnose: Die o. a. Krankheiten kommen differentialdiagnostisch in Betracht. Eine unvollständige Diagnostik kann fehlerhafte Rückschlüsse nach sich ziehen und eine fehlerhafte – wenn auch durchaus manchmal scheinbar erfolgreiche – Therapie provozieren, weshalb häufig falsche Rückschlüsse gezogen und nicht selten aggressiv verteidigt werden.

Therapie: Wenn man keine Hinweise auf eine andere zugrunde liegende Krankheit, insbesondere wenn keine Beweise auf Hyperadrenokortizismus, auf Geschlechtshormonimbalanzen, Hypothyreose oder Verhaltensstörungen bestehen, der Xylazin- oder Clonidintest dagegen positiv ausfällt, d. h. der STH-Anstieg unter 10 ng/ml bleibt, und auch die Stimulationstests der Schilddrüse und der Nebenniere eher subnormal ausfallen, gibt es keinen Grund, auf die Behandlung mit porkinem STH zu verzichten. Wir führen sie durch, indem wir 1 bis 4 IU/Hund (oder 0,05 bis 1 IU/kg KM) zweimal pro Woche s. c. geben. Die Behandlung wird 4 bis 6 Wochen lang durchgeführt, danach erfolgt die Applikation einmal pro Woche. Wenn die Behandlung unterbrochen wird, so entsteht die Alopezie nach einigen Wochen in vielen Fällen erneut. Nach einiger Zeit kann die Behandlung bei manchen, jedoch nicht allen Hunden an Wirksamkeit verlieren. Als Nebenwirkungen kommt insbesondere der Diabetes mellitus in Frage. Offensichtlich selten kommt es zu Unverträglichkeiten. Unter der Behandlung normalisieren sich die Schilddrüsen- und Nebennierenreaktionen. Es sei jedoch darauf hingewiesen, dass in manchen Fällen auch durch Thyroxinapplikation Haarwachstum eintritt, obwohl nachgewiesenermaßen keine Hypothyreose vorliegt.

15.3.2 Akromegalie

Synonym: *Hypersomatotropismus*
Definition: Selektive Vergrößerung der Akren und einiger anderer Organe und Gewebe bei erwachsenen Hunden und Katzen.
Ätiologie: Hypersekretion von STH meist in der Adenohypophyse infolge von Hypophysenadenomen. Beim Hund kann der Hypersomatotropismus als Folge der Stimulation von STH durch Progesteron ausgelöst werden.
Pathogenese: Beim Hund wird der Hypersomatotropismus in den weitaus meisten Fällen durch Progesteron hervorgerufen. Progesteron kann iatrogen vermehrt sein (Medroxyprogesteronazetat) oder im Diöstrus verstärkt sezerniert werden (EIGENMANN und RIJNBERK 1981). Dabei kommt es zur adenomatösen Hypertrophie und Hyperplasie der STH-sezernierenden Zellen der Hypophyse und damit zum Hypersomatotropismus. Weshalb diese Abhängigkeit besteht, ist ungeklärt.

Bei der Katze kommt als Ursache des Hypersomatotropismus nur das Hypophysenadenom in Frage. Ob eine vermehrte Sekretion von Somatotropin Releasing Hormone (SRH) – hypothalamisch oder peripher – bei Hund und Katze (wie in seltenen Fällen beim Menschen) als Ursache des Hypersomatotropismus vorkommt, ist m. W. unbekannt.

Klinisches Bild: Es variiert etwas, je nach Ursache (Hypophysentumor oder progesteroninduziert). In beiden Fällen können Polydipsie/Polyurie infolge des sekundären Diabetes mellitus auftreten. Auch Polyphagie kann beobachtet werden als direkte Folge des Hypersomatotropismus, aber auch in Verbindung mit dem Diabetes mellitus. Dem Tierbesitzer fällt vor allem der inspiratorische Stridor auf, der auf die oft unförmige Vergrößerung des Velum palatinum, aber auch des Bindegewebes um den Pharynx und Larynx zurückzuführen ist. Hieraus folgen chronische respiratorische Insuffizienzen mit der Folge eines Lungenemphysems und nachfolgender Herzinsuffizienz. Es kommt außerdem zu einer Verplumpung des Kopfes und der Gliedmaßen mit Verbreiterung des Gesichtsschädels, die sich häufig als Prognathia inferior mit auseinander weichenden Schneidezähnen manifestiert. Die Gliedmaßen werden dicker, länger und plumper, die Haut dicker und faltiger, es entsteht ein eigenartig ödematöser Palpationsbefund der Haut. RIJNBERK u. Mitarb. (1980) beschreiben einen Fall mit Hypertrichose. Bei der Katze werden daneben Gewichtszunahme, Diabetes mellitus, hypertrophe Kardiomyopathie, Organomegalie, Arthropathien beobachtet (PETERSON u. Mitarb. 1990).

Diagnose: Wichtig ist beim Hund der Vorbericht in Verbindung mit dem klinischen Bild. Außerdem ist der Zeitpunkt des Entstehens der Krankheit im Diöstrus zu berücksichtigen.

Die Untersuchung von Serum-STH ist nur im positiven Falle, das heißt bei erheblicher Erhöhung auf 50 ng/ml und (oft wesentlich) mehr beim Hund und auf über 25 ng/ml bei der Katze beweisend. EIGENMANN und VENKKER-VAN HAAGEN (1981) beschreiben einen Glukosetoleranztest: 1 g/kg KM Glukose in 50 %iger Glukoselösung wird i. v. verabreicht und STH nach 15, 30, 45, 60 und 90 Minuten im Serum gemessen. Bei Hypersomatotropismus kommt kein nennenswerter Abfall von STH zustande, während bei Gesunden mit einem Absinken gerechnet wird.

Therapie: Bei Hündinnen mit iatrogenem, durch Progesteron ausgelöstem Hypersomatotropismus ist Mittel der Wahl die Absetzung der Medikation. Bei spontanem Hyperöstrogenismus kommt die Ovariektomie in Betracht. Problematisch ist die Behandlung bei Hypophysenadenomen, wie sie bei der Katze die häufigste und selten beim Hund die Ursache des Hypersomatotropismus sind. Hier kommt die chirurgische Hypophysektomie oder die Bestrahlung in Frage. Medikamentöse Behandlungsmethoden, wie sie mit unterschiedlichem Erfolg beim Menschen durchgeführt worden sind (Dopaminagonisten), sind bei Hund und Katze nicht erprobt.

15.4 Nebennierenrindenhormone

15.4.1 Hyperadrenokortizismus

Synonyma: *Cushing-Syndrom*[1], *M. Cushing Morbus Cushing, Hyperkortisolismus*. Die Bezeichnungen der verschiedenen Krankheitsursachen, die zum Hyperadrenokortizismus führen, werden bisweilen unterschiedlich gebraucht und haben zu Verwirrung geführt. DAHME hat daher als Überbegriff aller „Hyperadrenokortizismen" den Begriff des Cushing-Komplexes vorgeschlagen. Wahrscheinlich wären die eindeutigsten und unmissverständlichen Unterscheidungen mit den Begriffen „hypophysärer H.", „adrenaler H." und „iatrogener H." – einen dienzephalen scheint es bei Hund und Katze nicht zu geben – möglich.

Ätiologie:

Hypophysärer Hyperadrenokortizismus (auch als M. Cushing, Cushing's disease, hypophysenabhängiger H. bezeichnet): Vermehrte Sekretion von ACTH durch adrenokortikale Hyperplasie, Adenom oder – sehr selten – Adenokarzinom der Hypophyse mit nachfolgender Hyperplasie beider Nebennierenrinden.

---

[1] Dr. Harvey Cushing, 1869–1939, Chirurg in Philadelphia, beschrieb im Jahr 1932 bei 15 Personen das später nach ihm benannte Krankheitsbild.

Tab. 15.2: Syntheseorte der NNR-Hormone

	Zona glomerulosa	Zona fasciculata	Zona reticularis
Kortisol		+	+
Aldosteron	+		
Androgen	+	+	+

Adrenaler Hyperadrenokortizismus (nebennierenabhängiger H.): Autonom Kortikosteroide produzierendes, meist einseitiges Nebennierenadenom oder -adenokarzinom.

Iatrogener Hyperadrenokortizismus: Durch längere Zeit in hoher Dosis verabreichte Kortikosteroide (meist Glukokortikosteroide) ausgelöst.

Pathophysiologie: In den Nucll. infundibularis und ventromedialis des Hypothalamus wird Corticotropin-Releasing-Hormon (CRH) gebildet und über den Hypophysenstiel den chromophilen basophilen (kortikotropen) Zellen der Adenohypophyse zugeleitet. Die Sekretion von CRH ist durch endogenen und exogenen Stress positiv beeinflussbar, d. h., Stresssituationen führen zu einer vermehrten Sekretion. Solche Stresssituationen werden durch Stressoren ausgelöst. Sie können rein funktionell, aber auch belastend sein, wie Futtererwartung und -aufnahme, Anstrengung, Trächtigkeit, Geburt, Hitze, Kälte, Durst, Trauma, Schmerz (chirurgische Eingriffe!), Hypoxie, Infektionen u. v. a.

Die Sekretion von CRH erfolgt pulsatil und ist beim Menschen auch einem zirkadianen Rhythmus unterworfen; ein solcher konnte bei Hund und Katze entgegen anderen früheren Vermutungen nicht sicher nachgewiesen werden. In der Adenohypophyse wird unter dem Einfluss von CRH Adrenokortikotropes Hormon (ACTH) sezerniert, einem Molekül von 39 Aminosäuren und einem MG von 4500 D, dessen Aminosäuren 1 bis 18 für die biologische Aktivität verantwortlich sind. ACTH gelangt auf dem Blutweg in die Nebennierenrinde, wo es

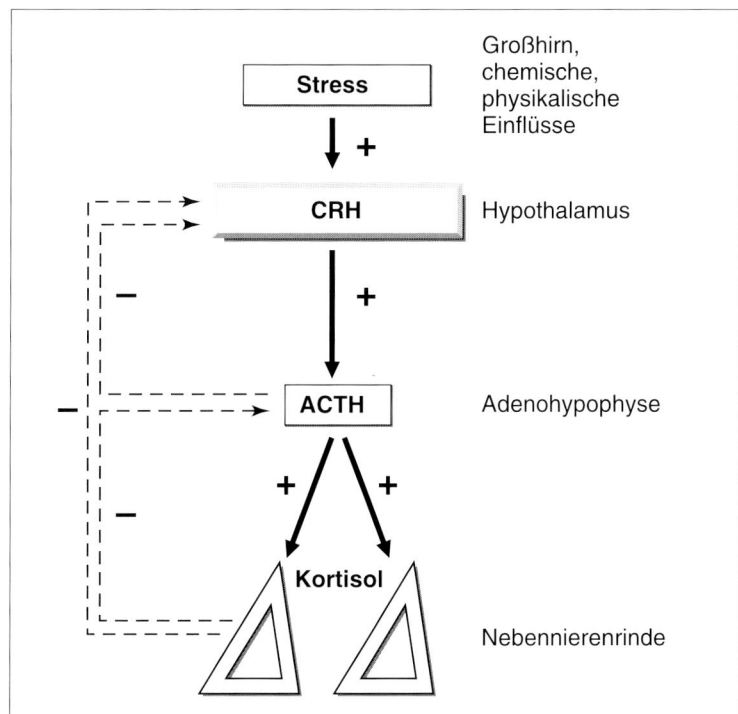

Abb. 15.2. Regelkreis des Hypothalamus-Hypophysen-Nebennierenrinden-Systems (+ = Aktivierung, – = Hemmung).

768 Endokrinologie

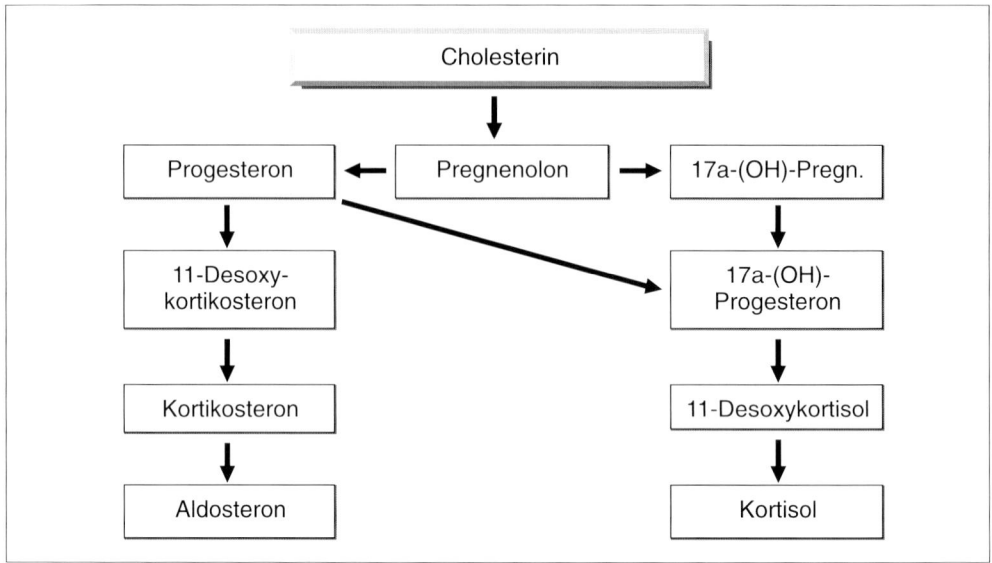

Abb. 15.3. Synthese von Progesteron, Aldosteron und Kortisol.

zur Aktivierung der Zonae fasciculata und reticularis und zur Synthese und Sekretion von Glukokortikoiden (Zona fasciculata, Z. reticularis), daneben auch in geringerem Ausmaß von Mineralokortikoiden (Aldosteron; Z. glomerulosa) und Androgenen (Z. glomerulosa, Z. fasciculata, Z. reticularis) führt. Während die Kortisolsekretion durch ACTH stimuliert wird, erfolgt die Regulation von Aldosteron hauptsächlich durch das Renin-Angiotensin-System.

Die Sekretion von CRH, ACTH und Kortikosteroiden ist einem Regelkreis unterworfen, der durch eine negative Rückkoppelung (negativer feed back) reguliert ist. Danach wird durch die Erhöhung des natürlichen Kortisols im Blut und durch Kortikosteroidbehandlung eine verminderte Sekretion von ACTH und CRH ausgelöst. Eine ständig vermehrte Sekretion von ACTH infolge eines Hypophysenadenoms führt zur Hypertrophie und Hyperplasie der NNR. Umgekehrt wird durch eine ständige Erhöhung des Kortisols infolge eines autonomen Nebennierenadenoms/-adenokarzinoms oder durch iatrogene Kortikosteroidapplikation ein Versiegen der ACTH-Synthese und -sekretion bewirkt.

Die Synthese von Kortisol, Progesteron und Aldosteron geht vom Cholesterin aus (Abb. 15.3)

Die Ursache des Hyperadrenokortizismus ist in den meisten Fällen iatrogener Art, d. h. durch längere Zeit durchgeführte exogene Applikation von größeren Mengen von Kortikosteroiden wird das Bild des Cushing-Syndroms ausgelöst. Dabei wird gleichzeitig die natürliche ACTH-Sekretion und damit die Kortikosteroidsekretion supprimiert (Abb. 15.4, unten rechts). Der natürliche Hyperadrenokortizismus wird in den meisten Fällen durch vermehrte Sekretion von ACTH infolge eines Hypophysenadenoms hervorgerufen (Abb. 15.4, oben Mitte). Dabei werden beide Nebennierenrinden hypertrophisch und sezernieren vermehrt Kortikosteroide. Seltener ist der primäre (autonome) Nebennierenrindentumor, der „aus sich selbst heraus" vermehrt Kortikosteroide sezerniert und durch die negative Rückkopplung zu einer Verminderung von ACTH führt (Abb. 15.4, oben rechts).

Die biologische Wirkung der Glukokortikoide, natürlicherweise als Kortisol (Hydrokortison), Kortison (das im peripheren Blut nicht nachweisbar ist) und Kortikosteron vorliegend, sind außerordentlich vielfältig:
– Induktion von Leberenzymen, Anregung der Glukoneogenese aus Aminosäuren, Erhöhung der Glukoseaufnahme in die Leber und Steigerung der Glykogensynthese

Nebennierenrindenhormone 769

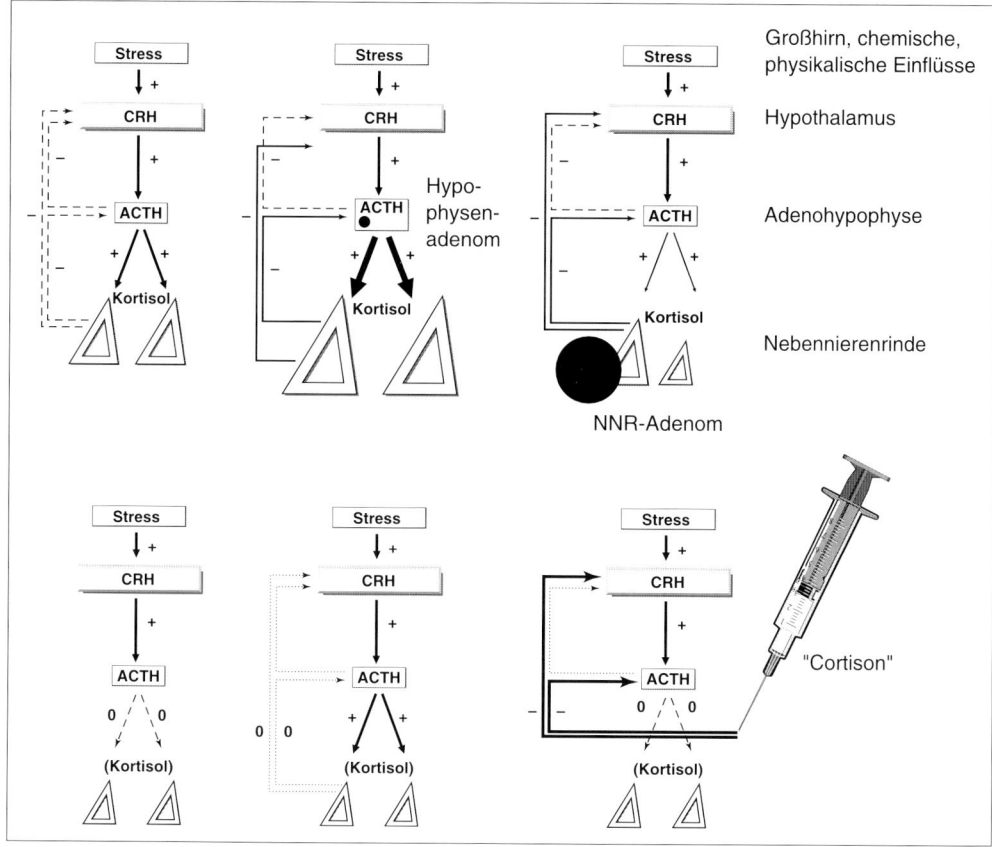

Abb. 15.4. Hyper- und Hypoadrenokortizismus, schematisch.

- Katabole Wirkungen: Abbau von Körperprotein, Freisetzung von Aminosäuren (negative Stickstoffbilanz)
- Abbau des Körperfettes (Lipolyse; Umverteilung der Fettdepots, Stammfettsucht)
- Erhöhung der Blutglukose, von Fettsäuren und Aminosäuren: Freisetzung von Energieträgern
- Hemmung der Synthese von Nukleinsäuren und Proteinen
- Diabetogen
- Lymphozytopenie
- Immunsuppression
- Monozytopenie, Hemmung der Chemotaxis
- Eosinopenie
- Neutrophilie, aber Verminderung der Phagozytosefähigkeit
- Membranstabilisation
- Hemmung der Komplementbildung
- Hemmung von Entzündungsmediatoren (Phospholipase A_2)
- Verminderung von Immunreaktionen
- Hautatrophie
- Hepatomegalie
- Muskelatrophie
- Veränderung des Verhaltensmusters (meist Euphorisierung, bisweilen das Gegenteil)
- Verminderung der intestinalen Kalziumabsorption
- Erhöhung der renalen Kalziumausscheidung
- Herabsetzung der Knochendichte
- Erhöhung der Na^+- und Wasserretention (Hypernatriämie)
- Erhöhung der K^+-Exkretion (Hypokaliämie)
- Polydipsie, Polyurie (Wechselwirkung mit ADH?)
- Erhöhung des intravasalen Volumens
- Hypertonie

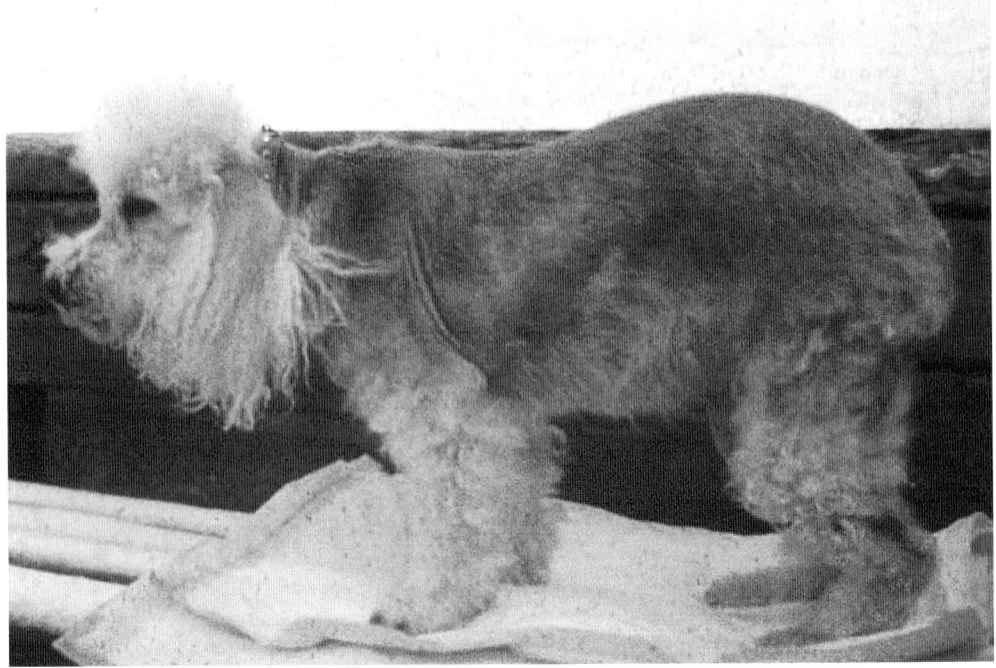

Abb. 15.5. Hund (Pudel) mit Hyperadrenokortizismus.

Klinisches Bild: Vorzugsweise erkranken mittelalte bis ältere Hunde (REUSCH und FELDMAN 1991). Die weitaus meisten kranken Hunde gehören kleinen Rassen und Bastarden an, dabei überwiegend den verschiedenen Pudelrassen (möglicherweise außer Königspudeln), Dackeln und Yorkshire Terriern. Allerdings wird die Krankheit bisweilen auch bei größeren Hunden gesehen, bei Riesenrassen nur ausnahmsweise. Im Übrigen scheinen in den verschiedenen Gegenden unterschiedliche Rassen betroffen zu sein (auch wegen der örtlichen Rassevorlieben). Weibliche Hunde erkranken häufiger als Rüden. Bei Katzen wird die Krankheit nur ausnahmsweise diagnostiziert.

Die klinische Symptomatik ergibt sich ohne Schwierigkeiten aus dem unter Pathophysiologie Beschriebenen: Die meisten Hunde werden mit dem Vorbericht der Polydipsie/Polyurie vorgestellt. Meist erst auf Nachfrage wird auch über Polyphagie berichtet. Häufig geben die Besitzer an, dass das Tier weniger leistungsfähig und zunehmend apathisch geworden sei. In vielen Fällen stehen Haarverluste im Vordergrund der Schilderungen.

Bei der klinischen Untersuchung ergeben sich häufig charakteristische Veränderungen:
– Adipositas kommt als Stammfettsucht vor, die dem Bauch in Verbindung mit der Vergrößerung innerer Organe (Hepatomegalie) und der Bauchmuskelschwäche ein tonnenförmiges Aussehen verleihen.
– Alopezie tritt bei den weitaus meisten, allerdings nicht bei allen Hunden in charakteristischer Form auf: geringgradig schütteres Haar an den Seiten des Rumpfes über deutliche Haarverluste bis zur absoluten Haarlosigkeit des Rumpfes, des Halses, des Schwanzes und der proximalen Gliedmaßenanteile, sehr selten am Kopf. Bisweilen ist der Haarausfall nicht generalisiert, sondern eher fleckförmig.
– Das noch vorhandene Haarkleid, fast immer erhalten am Kopf und den distalen Gliedmaßenanteilen, wird lang, schlicht, dünn bis seidig, oft heller bis fast weiß, trocken, geht leicht aus und ist leicht auszupfbar. Nach einer Schur wächst das Haarkleid nicht nach.
– Die Haut ist sehr dünn, atrophisch, die Haarfollikel sind ebenso wie die Hautdrüsen atrophisch (histologische Untersu-

Nebennierenrindenhormone 771

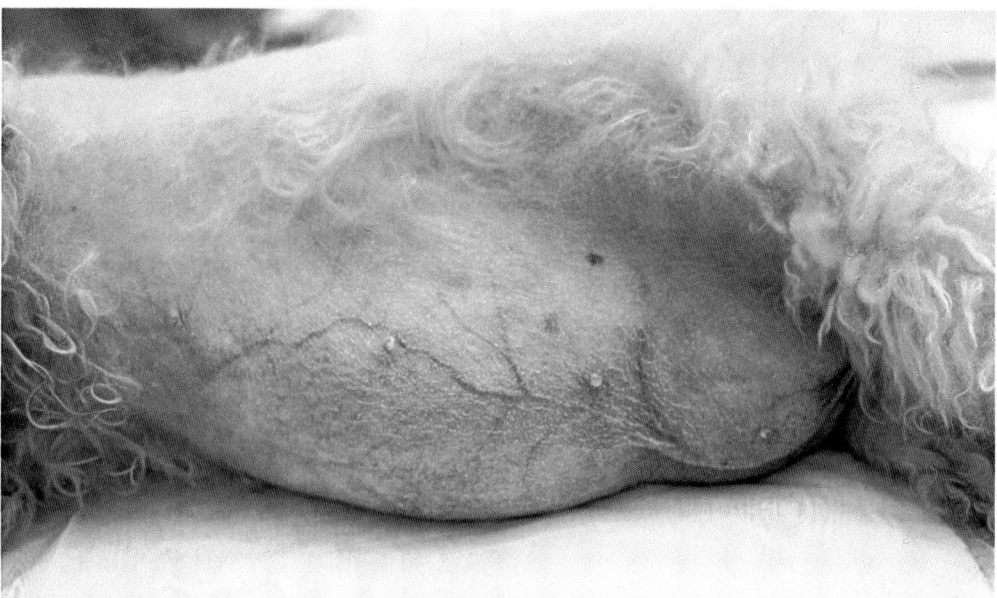

Abb. 15.6. Haarlosigkeit, Atrophie der Haut (Durchscheinen der Gefäße) und Muskelschwäche (Hängebauch) bei Cushing-Syndrom

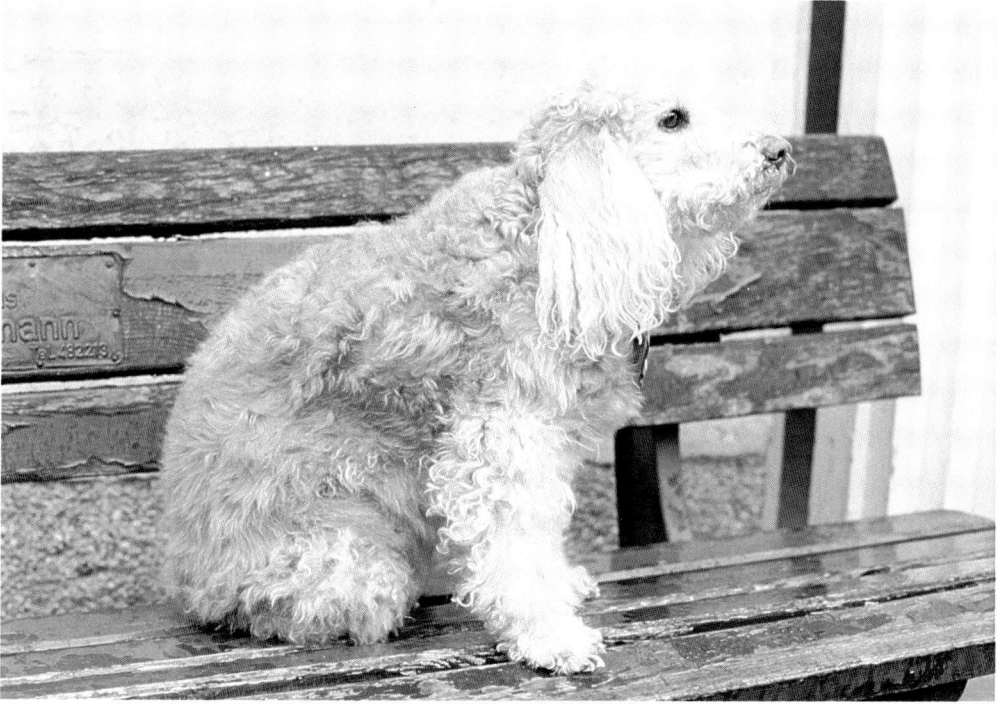

Abb. 15.7. Cushing-Syndrom, 8 Monate nach Behandlungsbeginn mit o'p-DDD (Ausschnitt). Derselbe Hund wie in Abb. 15.6

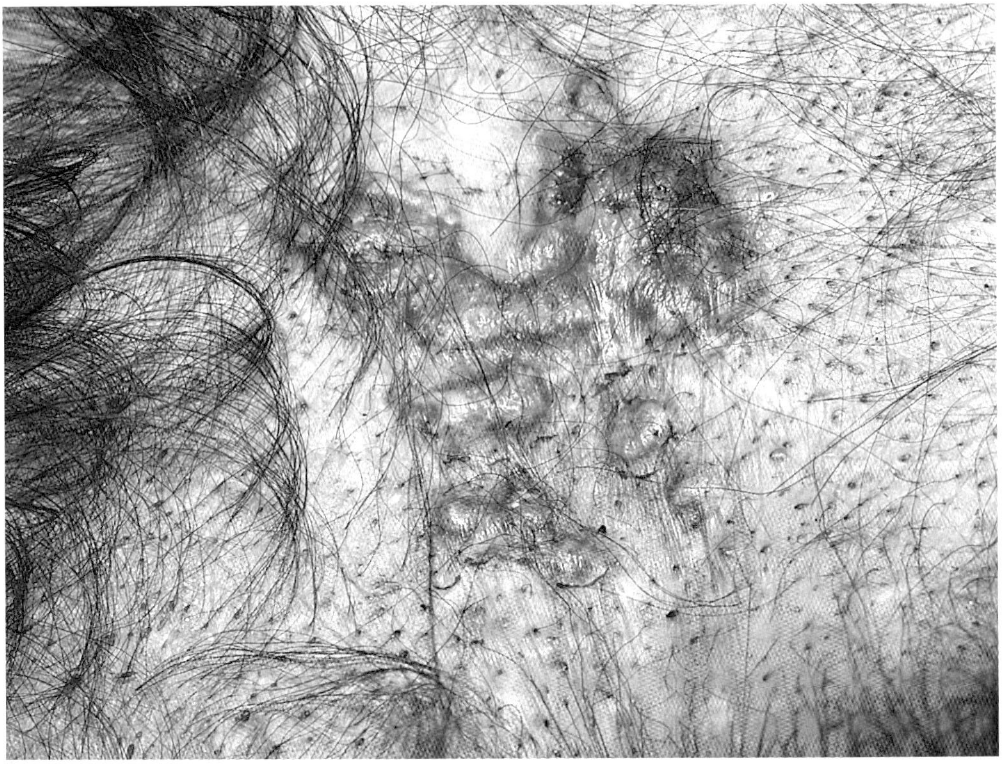

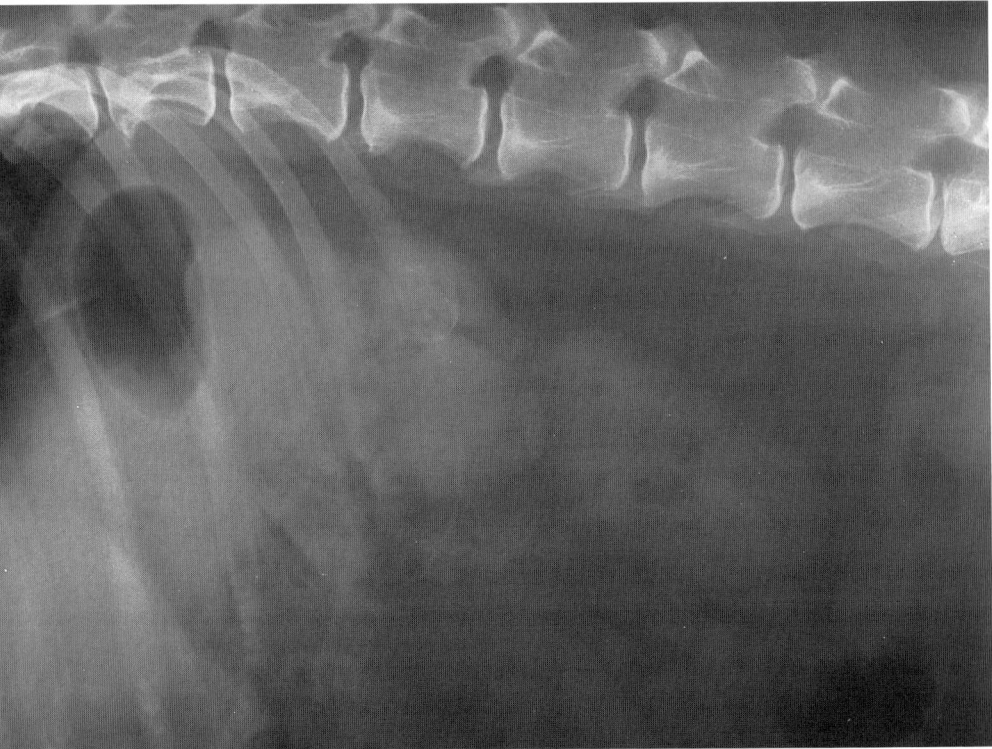

Abb. 15.8. links oben. Calcinosis cutis bei M. Cushing.

Abb. 15.9. links unten. Nebennierentumor mit Verkalkung.

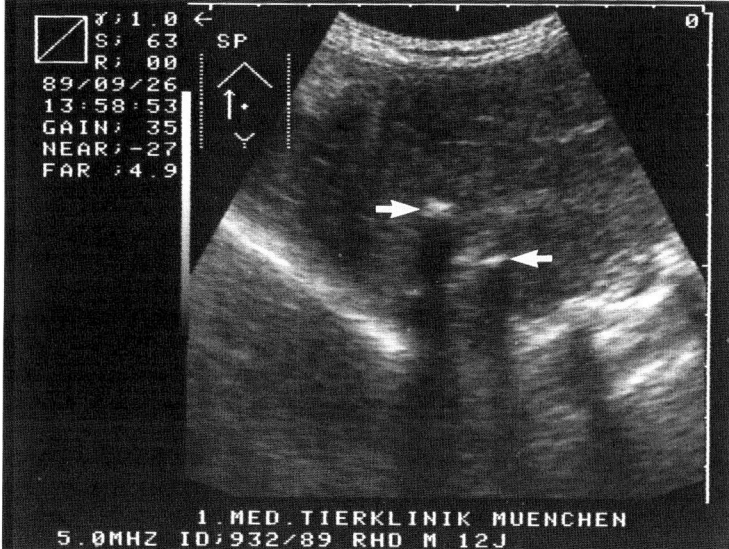

Abb. 15.10. Verkalkungsherde (Pfeil) in der Leber bei Cushing-Syndrom

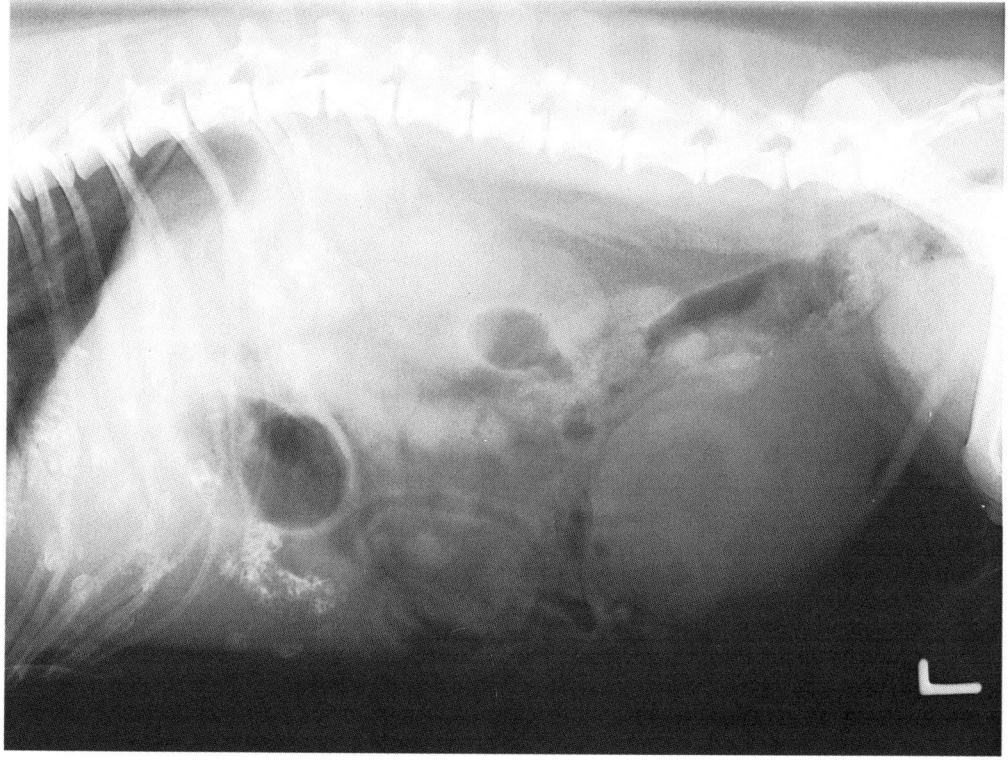

Abb. 15.11. Hepatomegalie und Kazinose bei Morbus Cushing.

chung), die Haut legt sich in kleine Falten, sieht welk aus, die Blutgefäße am Bauch scheinen durch. Juckreiz tritt allenfalls bei sekundärer Pyodermie auf. Häufig kommen Komedonen zur Beobachtung, die als schwarze punktförmige Veränderungen besonders am Bauch vorliegen. Hyperpigmentation wird in manchen Fällen gesehen.
- Calcinosis cutis kommt eher selten (weniger als 10 %) vor. Sie imponiert beim Darüberstreichen als kristallartige Körnchen bis größere Platten, die sich innerhalb der Haut nicht verschieben lassen und häufig von einem roten Hof umgeben und bisweilen eitrig verändert sind. Überhaupt kommen Pyodermien, auch Otitiden und Analbeutelvereiterungen recht häufig vor.
- Hunde mit Hyperadrenokortizismus zeigen häufig Atembeschwerden, die auch bei der tierärztlichen Untersuchung auffallen. Die Ursache wird vom Besitzer teilweise schon beobachtet und meist der Adipositas zugeschrieben. Dies ist nur teilweise der Grund; hinzu kommen die Schwäche der Atemmuskeln, der Zwerchfellhochstand durch die Vergrößerung der Baucheingeweide, die häufig verminderte Elastizität der Atemwege durch Kalkeinlagerung, nicht selten auch der gleichzeitige Trachealkollaps.
- Polydipsie kann durch die Besitzer leicht nachgewiesen werden. Die Tiere trinken weitaus mehr als die üblichen 40 bis 60 ml/kg KM und Tag, die Dichte des Urins ist – außer bei Diabetes mellitus – niedrig.
- Sehr häufig tritt sekundär Diabetes mellitus auf.
- Die allgemeine Muskelschwäche erkennt man an den dünnen Beinen, die in merkwürdigem Gegensatz zu dem massigen Rumpf stehen. Bisweilen ist die Muskelschwäche so stark, dass die Tiere in den Gliedmaßen durchtreten. Die Bauchmuskeln sind sehr schlaff, so dass der charakteristische Hängebauch entsteht.
- Der Hängebauch wird verstärkt durch die oft sehr große Leber (Hepatomegalie), die durch Einlagerung von Glykogen, intrazelluläre Vakuolenbildung und Lipidose entsteht (Steroidleber).
- Häufig besteht eine Atrophie der Hoden. Weibliche Tiere werden nicht läufig.
- Hin und wieder können Hämostasestörungen und Thrombosen beobachtet werden.
- Es besteht eine Tendenz zu verschiedenen Infektionskrankheiten.

Diagnose:
- *Kortisol-Basiswert:* Die alleinige Bestimmung des Serum-Kortisols reicht fast nie aus zur Diagnose. Der Wert ist auch in klinisch schweren Formen eines Hyperadrenokortizismus selten erhöht. Man sollte daher immer weitere Tests durchführen. Die Bestimmung des freien Kortisols ergibt keine weiteren Vorteile (KEMPPAINEN u. Mitarb. 1991).
- *ACTH-Stimulationstest:* Man bestimmt den Basiswert, injiziert 0,25 (Katze: 0,125) mg ACTH i. m. und bestimmt nach einer Stunde Serum-Kortisol. Als „negativ" gilt ein Serum-Kortisolwert$_{post ACTH}$ von ≤ 16 µg/dl, ≥ 20 µg/dl wird als positiv für Hyperadrenokortizismus angesehen, während Werte > 16 < 20 µg/dl als zweifelhaft anzusehen sind. Der Grad des Serum-Kortisol-Anstiegs ist nicht aussagekräftig. Falschnegative Ergebnisse kommen vor.

Hunde oder Katzen mit iatrogenem Cushing-Syndrom haben einen niedrigen Basis-Kortisolwert, der sich durch den ACTH-Stimulationstest kaum oder nicht erhöht (Serum-AP$_{65 °C}$ ist jedoch erhöht).

Der ACTH-Test ermöglicht die exakte Therapiekontrolle; er ist besser dazu geeignet als die Bestimmung von AP oder Cholesterin, die nach den Untersuchungen von REUSCH und HÄHNLE (1991) jedoch zur Einschätzung der Gesamtstoffwechselsituation von Bedeutung sind. Bei einem gut eingestellten Morbus-Cushing-Patienten soll der ACTH-Einstundenwert nicht über 6 µg/dl ansteigen.

- Zuverlässigere Ergebnisse bringt der *Low-Dose-Dexamethason-Suppressions-Test (LDDS-Test):* Man gibt 0,01 mg/kg KM Dexamethason i. v., bestimmt vorher sowie 4 und 8 Std. nachher Serum-Kortisol. Als „positiv" im Sinne eines Hyperadrenokortizismus gelten Werten von ≥ 1,5 µg/dl Serum-Kortisol, < 1,0 µg/dl sind als negativ anzusehen, während Werte zwischen 1,0 und 1,4 µg/dl nicht verwertbar sind. In solchen zweifelhaften Fällen ist nach vier bis acht Wochen eine erneute Untersuchung erforderlich. Der Test ist jedoch in fast allen Fällen eines hypophysären Hyperadrenokortizismus positiv. Im Gegensatz zur übrigen Literatur halten LIEW u. Mitarb. (1997) den ACTH-Test für spezifischer als den LDDS-Test und die Sensitivität für etwa gleich hoch.

- *High-Dose-Dexamethason-Suppressions-Test (HDDS-Test):* Man injiziert i. v. 0,1 mg/kg KM Dexamethason und untersucht vorher und nach 4 und 8 Stunden Serum-Kortisol. Bei autonomen NNR-Tumoren kommt keine Serum-Kortisol-Abnahme zustande, während bei hypophysärem Hyperkortisolismus eine Suppression des ACTH mit der hohen Dexamethasondosis erzielt wird und in diesem Fall ein Abfall des Serum-Kortisols resultiert. Der Test ist allerdings nicht in jedem Fall in der Lage, die Differenzierung zu gewährleisten.
- *24-Stunden-Urin-Kortikosteroide:* Der Test ist beim Hund problematisch, da es in den meisten Fällen erhebliche Schwierigkeiten bereitet, einen ganzen Tag lang zuverlässig Urin zu sammeln. Er wird daher beim Hund nicht routinemäßig durchgeführt. Dagegen ist die Bestimmung des Urin-Kortisol : Kreatinin-Verhältnis viel praktikabler. Besonders RIJNBERK u. Mitarb. (1988) haben den Test propagiert. Man bestimmt Kortisol und Kreatinin im Urin, setzt beide ins Verhältnis.
- *Kortikosteroid-Kreatinin-Verhältnis im Urin (UC/C):* RIJNBERK u. Mitarb. (1988) fanden heraus, dass Hunde mit Hyperadrenokortizismus signifikant höhere UC/C-Werte aufweisen als gesunde Hunde. Dagegen stellen SOFFNER und REUSCH (1996) fest, dass die Werte zwar höher seien, dass aber auch Hunde mit anderen Krankheiten stark erhöhte UC/C-Werte aufweisen können. Der Test ist nicht ausreichend spezifisch, um Hunde mit Hyperadrenokortizismus von anderweitig an Polydipsie/Polyurie leidenden Hunden zu unterscheiden.

Wir haben von diesem Test wieder Abstand genommen, da er sich als weniger zuverlässig als der ACTH-Stimulations- und der LDDS-Test erwiesen hat.

- *Bestimmung von Serum-ACTH:* Obwohl der zirkadiane Rhythmus beim Hund umstritten ist, empfehlen FELDMAN und NELSON, den Hund zur Bestimmung von ACTH über Nacht zu hospitalisieren und Blut zwischen 8 und 9 Uhr am Morgen zu entnehmen. Das Blut ist direkt in ein eisgekühltes, im Eisbad stehendes, Kunststoffprobengefäß abzunehmen, in dem sich EDTA befindet. Das Blut ist in einer Kühlzentrifuge sofort zu zentrifugieren und das Plasma ebenfalls sofort abzunehmen und in ein Kunststoffröhrchen zu geben und bei mindestens -20 °C höchstens vier Wochen aufzubewahren. Nicht alle für den Menschen entwickelten Testkits sind brauchbar. Der Referenzwert ist labor- und technikabhängig. Als Anhaltspunkt gilt beim gesunden Hund ein Wert von 10 bis 100 pg/ml. Obwohl so hohe Werte wie 100 ng/ml bei gesunden Hunden durchaus gemessen werden können, sind Werte über 45 ng/ml verdächtig für hypophysären Hyperadrenokortizismus. Bei nebennierenabhängigem Hyperadrenokortizismus liegt der ACTH-Wert nach REUSCH und FELDMAN (1991) unter 10 pg/ml und ist oft nicht messbar niedrig.
- *Alkalische Phosphatase* (AP)/$_{65\,°C}$: Beim Hund wird unter Einfluss von Kortikosteroiden an kanalikulären Seite des Hepatozyten ein AP-Isoenzym induziert, das hitzestabil ist (TESKE u. Mitarb. 1989). Diese Tatsache macht man sich in der Diagnostik zunutze. Durch Erwärmen des Serums auf 65 °C werden alle anderen Isoenzyme der AP inaktiviert; es bleibt nur die kortikosteroidinduzierte AP. Sofern also bei einer AP-Aktivitätserhöhung nach der Erwärmung noch AP messbar ist, kann man davon ausgehen, dass sie auf eine Kortikosteroidinduktion zurückzuführen ist. Der Test ist sehr zuverlässig und kann als Suchmethode hervorragende Ergebnisse liefern.
- *Sonographische Untersuchung* der Nebennieren: Die Nebennieren lassen sich mit Ultraschalluntersuchung darstellen und messen (BARTHEZ u. Mitarb. 1994). Damit lassen sich Größe, Form und Innenstruktur der Nebennieren erkennen. HÖRAUF und REUSCH (1995) geben die Größe der gesunden linken Nebenniere mit 13,2 bis 26,3 mal 3,0 bis 5,2 mm, die der rechten mit 12,4 bis 22,6 mal 3,1 bis 6,00 mm an. Die Form ist hantel- bzw. zigarren- oder kommaförmig. Bei hypophysärem Hyperadrenokortizismus sind beide Nebennieren vergrößert, vielfach nehmen besonders die Enden an Durchmesser zu.

HÖRAUF und REUSCH geben sie mit 19,9 bis 32,5 mal 6,3 bis 18,00 bzw. 19,7 bis 28,0 mal 6,0 bis 18,9 mm an. Primäre Tumoren der Nebennieren führen zu einer asymmetrischen, unförmigen Vergrößerung mit Verlust der Struktur und ggf. zum Einbruch in die Vena cava und zur Metastasierung in der Leber.

- *Röntgenuntersuchung:* PENNINEK u. Mitarb. (1988) stellten bei 56 % von 23 Hunden mit peripherem Hyperadrenokortizismus eine Adrenomegalie mit oder ohne Verkalkung fest. Kalzifizierungen wurden sowohl bei gutartigen Adenomen als auch bei Adenokarzinomen gefunden. Verkalkungen kranial und medial der Nieren sehen sie als Beweis für das Vorliegen eines adrenergen Hyperadrenokortizismus an.
- *Computertomographische Darstellung* von Hypophysenadenomen: Mittels CT können größere Adenome der Hypophyse festgestellt werden. Damit können auch Einbrüche von Nebennierentumoren in die Vena cava caudalis erkannt werden (VOORHOUT u. Mitarb. 1990).

Differentialdiagnose: In der typischen Ausprägung ist der Hyperadrenokortizismus des Hundes sehr charakteristisch. In manchen Fällen können jedoch andere Krankheiten ähnliche Symptome hervorrufen. Besonders die „STH-reaktive Dermatose" sieht dem Hyperadrenokortizismus täuschend ähnlich. Das Krankheitsbild wird teilweise als atypischer Hyperadrenokortizismus verdächtigt.

Therapie: Bei adrenalem Hyperadrenokortizismus wird die *chirurgische Entfernung* der erkrankten Nebenniere empfohlen, sofern noch keine Metastasen entdeckt werden können. Die Operation ist jedoch sehr aufwendig und technisch schwierig. Auch beim hypophysären Cushing-Syndrom wurde verschiedentlich versucht, die Hypophyse über die Mundhöhle zu entfernen. Die Technik ist sehr schwierig und wird nur von wenigen Spezialisten durchgeführt (mit durchaus fraglichem Erfolg). Bei Patienten mit spontanem Hyperadrenokortizismus bestehen offenbar keine umfangreicheren Erfahrungen. Möglich ist die Bestrahlung des Hypophysenadenoms.

Die *konservative Therapie* empfiehlt sich bei hypophysärem Hyperadrenokortizismus und bei adrenalem, wenn nicht chirurgisch vorgegangen werden kann oder soll, insbesondere wenn bereits Metastasen aufgetreten sind oder der Tumor in größere Gefäße eingebrochen ist. Zunächst sollte möglichst genau festgehalten werden, wie viel Futter und Wasser der Patient pro Tag aufnimmt. Hunde (und Katzen) mit Hyperadrenokortizismus zeigen meistens Polyphagie und Polydipsie, die sich unter Therapie normalisieren.

Zur medikamentösen Therapie ist als Mittel der ersten Wahl noch immer die Behandlung mit *o,p'-DDD (Mitotane,* Lysodren), anzusehen. Das Chemotherapeutikum führt zur Atrophie der Zonae fasciculata und reticularis, aber auch der Zona glomerulosa. Dosis: 50 mg/kg KM, auf zweimal täglich verteilt p. o. Nach fünf (bisweilen schon nach drei) Tagen, spätestens jedoch bei Reduktion der Wasser- und Futteraufnahme, Kontrolle durch ACTH-Test. Ziel: Serum-Kortisol post $ACTH_{1\ Stunde}$ <6 µg/dl. Häufig wird der erwünschte Wert jedoch erst nach fünf oder acht Tagen erzielt. Wir substituieren kein Glukokortikoid während der Initialphase der Behandlung, damit der ACTH-Stimulationstest durchgeführt werden kann. Wenn der Wert jedoch unter 1,0 (1,5) µg/dl abgesunken ist, ist die Behandlung mit Mitotane zu lange durchgeführt worden (iatrogener M. Addison). In diesem Fall müssen Glukokortikoide substituiert werden: Prednisolon zwei Tage lang zweimal täglich je 0,5 mg/kg KM, danach zwei Tage zweimal täglich 0,25 mg/kg KM, fernerhin eine Woche einmal täglich bis zu jeden 2. Tag 0,25 mg/kg KM. Sofern allgemeine Schwächesymptome, Anorexie, Erbrechen und Hyperkaliämie bei Hyponatriämie auftreten, werden auch Mineralokortikoide gegeben: Fludrokortison 0,02 mg/kg KM p. o., einmal täglich (oder 0,2–0,8 mg/Hund, 0,1 mg/Katze).

Bei dem beschriebenen Behandlungsschema wird eine Dauerbehandlung angeschlossen. Die Dosis beträgt i. Allg. einmal pro Woche 50 mg/kg KM Mitotane oder zweimal pro Woche 25 mg/kg KM (die Teilung auf zweimal wird oft besser vertragen).

RIJNBERK und BELSHAW (1988) führen die Behandlung in der Weise durch, dass durch eine längere Behandlungsdauer mit Mitotane die Nebennierenrinde weitgehend zerstört wird: 20 Tage lang 50 mg/kg KM. Ab dem sechsten Behandlungstag erfolgt die Substitution mit Kortikosteronazetat (1 mg/

kg KM, auf zweimal täglich verteilt), Fludrokortison (0,625 mg/10 kg KM) sowie 1 bis 5 g Kochsalz pro Tier. In diesem Fall ist in der Regel eine lebenslange Substitution durch Prednisolon und Fludrokortison wie bei M. Addison (Hypoadrenokortizismus; s.d.) erforderlich. Wir ziehen die oben beschriebene Einstellung vor, da unserer Meinung nach unter Stresssituationen eine bessere Adaptation der Nebennierenrinde möglich ist.

Nach der Initialtherapie erfolgt die Kontrolle nach 14 Tagen, dann nach acht bis zehn Wochen (RUPPERT 1998). Wenn eine zufrieden stellende Einstellung erfolgt ist (ACTH-Wert$_{1 Stunde}$ > 1,4 < 6 µg/dl), kann das Intervall der Kontrolluntersuchungen auf drei Monate ausgedehnt werden.

Die Behandlung mit o,p'-DDD führt auch bei adrenalem Hyperadrenokortizismus zu guten Erfolgen (KINTZER und PETERSON 1994).

Die Applikation von Mitotane soll nach WATSON u. Mitarb. (1987) zusammen mit der Fütterung erfolgen, da dann die beste Resorption gewährleistet ist.

Ketokonazol (Nizoral): Insgesamt ist der Wirkstoff weniger toxisch als Mitotane und hat einen geringeren Effekt auf die Mineralokortikoidsekretion. Wenn Mitotane nicht gut vertragen wird, ist Ketokonazol eine Alternative, die allerdings häufiger als Mitotane zu Therapieversagern führt. Es wird in einer Anfangsdosis von 5–10 (in manchen Fällen bis 30) mg/kg KM, auf zweimal täglich verteilt, zwei Wochen lang p. o. gegeben. Danach wird ein ACTH-Test durchgeführt. Dabei soll auch gleichzeitig eine Leberuntersuchung (ALT, GLDH, AP) erfolgen (Ketokonazol ist in seltenen Fällen hepatotoxisch). Sofern der ACTH-Test nicht zufrieden stellend ausfällt und die „Leberenzyme" nicht wesentlich erhöht sind, kann Ketokonazol auf 20 mg/kg KM erhöht werden. FELDMAN, BRUYETTE u. Mitarb. (1990) konnten bei fast allen Hunden mit hypopyhsärem oder adrenalem Hyperadrenokortizismus nach zweimal täglich 15 mg/kg KM eine Rückbildung der klinischen Symptome und Normalisierung der ACTH-Stimulationstests feststellen. Sie empfehlen als Einstiegsdosierung sieben Tage lang zweimal täglich 5 mg/kg KM, bei guter Verträglichkeit zwei Wochen lang zweimal täglich 10 mg/kg KM und danach einen ACTH-Test durchzuführen; danach erfolgt die Steigerung der Dosis auf zweimal 15 mg/kg KM und eine Kontrolluntersuchung alle 14 bis 60 Tage.

Bei der Katze sind Berichte über die Behandlung des Hyperkortisolismus noch spärlicher als solche über die Krankheit selbst. MACKEDANZ und STRUCKMANN gaben einer Katze zweimal täglich 50 (!) mg/kg KM Ketokonazol.

Selegilinhydrochlorid (Deprenyl): Es wirkt als Monoaminoxidase-Typ-B-Inhibitor (Parkinson-Mittel beim Menschen) und ist bei Cushing-Syndrom empfohlen worden. STEFFEN (1998) konnte unter der Behandlung eine Verbesserung des Allgemeinbefindens und in wenigen Fällen eine vollständige oder teilweise Besserung der klinischen Cushing-Symptome feststellen; in anderen Fällen trat jedoch eine Verschlechterung ein. In den meisten Fällen kam es während der Therapie zu einer weiteren Vergrößerung der Nebennieren. Insbesondere aber konnte keine Verbesserung des ACTH-Stimulationstests festgestellt werden.

15.4.2 Hypoadrenokortizismus

Synonyma: *Morbus Addison*[1], *Hypokortisolismus*

Ätiologie: Während beim Menschen nachgewiesenermaßen die autoimmune Ursache die häufigste Form der Krankheit ist, ist dies beim Hund nicht gesichert, wird aber vermutet. Daneben kommen beim Hund idiopathische Funktionsstörungen, Folgen der Behandlung mit Mitotane, Durchblutungsstörungen (Blutungen, DIC), Traumen, Tumoren, Adrenalektomie als Ursachen in Frage.

Pathogenese: Durch Insuffizienz der Nebennieren selbst oder durch verminderte Sekretion von ACTH (oder CRH) werden vermindert Glukokortikosteroide sezerniert. Dadurch werden die Glukoneogenese, der Fettstoffwechsel und die Fettmobilisation herabgesetzt, so dass ein Energiedefizit entsteht. Bei Nahrungskarenz kann eine Hypoglykämie vorkommen. Insgesamt ist die Leis-

---

[1] Sir Thomas Addison, 1793 - 1860, englischer Arzt, London, beschrieb im Jahre 1855 den Hypoadrenokortizismus beim Menschen.

tungsfähigkeit herabgesetzt, die Adaptationsfähigkeit besonders in Stresssituationen vermindert.

Gravierender ist die Störung des Mineralstoffwechsels. Durch den Mangel des in der Zona glomerulosa gebildeten Aldosterons werden vermehrt Natrium, Chloride und Wasser und vermindert Kalium ausgeschieden. Die Folgen sind Hyponatriämie, Hypochlorämie, Dehydratation, Hypovolämie und Hyperkaliämie. Dies führt zu Hypotension, herabgesetztem Herz-Zeit-Volumen und damit verminderter Durchblutung der peripheren Organe, u. a. der Nieren. Durch die verminderte Nierendurchblutung nimmt die glomeruläre Filtrationsrate ab, wodurch prärenale Azotämie, metabolische Azidose und Oligurie hervorgerufen werden. Durch die Hypotension und die Dehydratation werden die Vasopressinsekretion angeregt und dadurch Wasser retiriert, so dass es zu einer weiteren Verdünnung von Natrium und Chloriden kommt und die Serum-Osmolalität weiter absinkt.

Ein besonderes Problem stellt auch die Hyperkaliämie dar. Ihre Wirkung wird verstärkt durch die Azidose, durch die ein Übertritt aus intrazellulärem Kalium ins Blut stattfindet. Die Hyperkaliämie führt zu schweren Depolarisationsstörungen an quer gestreifter und Herzmuskulatur, so dass eine akute myokardiale Herzinsuffizienz und allgemeine körperliche Schwäche resultieren. Diese Herzinsuffizienz, erschwert durch die Hypoxie, verstärkt die Allgemeinsymptome. Zum Schluss kommt es zu Herzfrequenzstörungen mit Arrhythmien bis hin zum Kammerflimmern und schließlich Herzstillstand und damit zum Tode.

Klinisches Bild: Die Krankheit kann subakut bis perakut (Addisonkrise) verlaufen. Die Addisonkrise geht meist aus dem subakuten Krankheitsbild hervor. Offenbar besteht eine Prädisposition, die besonders, allerdings nicht ausschließlich größere Rassen und Bastarde erfasst. Am häufigsten wurden bei uns Deutsche Schäferhunde, Rottweiler und Dobermannpinscher beobachtet; es scheinen jedoch geographische Unterschiede zu bestehen (Rasseverteilung?). Besonders weibliche Tiere sind prädisponiert. Betroffen sind überwiegend mittelalte bis ältere Hunde. Bei der Katze ist der M. Addison eine seltene Erscheinung.

Die Symptome beginnen in der Regel schleichend, so dass sie selbst dem aufmerksamen Besitzer kaum oder nicht auffallen; vielmehr werden verminderte Lebhaftigkeit und Spielfreude dem „Älterwerden" des Tieres zugeschrieben. Hinzu kommen Anorexie, allgemeine körperliche Schwäche, Erbrechen, Durchfall, Gewichtsverlust, Apathie, bisweilen Polyurie.

Dramatisch verläuft die Addisonkrise, die nicht übersehen werden kann. Das Tier zeigt Schocksymptome, ist oft nicht in der Lage, einige Schritte zu gehen, häufig befindet es sich in Seitenlage. Meist bestehen Pulsus mollis, Bradykardie, Dehydratation. Hinzu kommen die oben beschriebenen Symptome.

Diagnose: Typisch ist das „umgekehrte" Natrium-Kalium-Verhältnis, das sich durch Hyponatriämie und Hyperkaliämie (Natrium < 135, Kalium > 5,5 mml/l) auszeichnet und ein Verhältnis von < 27 : 1 aufweist. Daneben besteht eine Azotämie, bisweilen auch eine Hyperkalzämie. Ferner wird eine Hämokonzentration beobachtet, selten eine Hypoglykämie. Im Blutbild werden oft eine Eosinophilie und eine Lymphozytose gefunden.

Sehr zuverlässig ist der ACTH-Stimulationstest. Er wird folgendermaßen durchgeführt: Blutentnahme, Bestimmung von Serum-Kortisol, Applikation von 0,25 mg ACTH i. m., erneute Serum-Kortisolbestimmung nach einer Stunde. Ergebnisse: Der Ausgangswert liegt bei Hypoadrenokortizismus unter 1 µg/dl (oft bei 0) und ist nach einer Stunde nicht über 1 (1,4) µg/dl angestiegen.

Differentialdiagnose: Infrage kommen alle Krankheiten, die mit allgemeiner Schwäche und Hyperkaliämie einhergehen, ferner renale Azotämie und Herzinsuffizienz; auch der portosystemische Shunt kann ähnliche Krankheitsbilder hervorbringen, ebenso die Myasthenia gravis.

Therapie:
– *Addisonkrise:*
1. Sofortige Infusion von 0,9 %iger Kochsalzlösung + 5 %ige Glukoselösung (40–60 ml/kg KM in der ersten Stunde, danach Reduktion auf 20–40 ml/kg KM).
2. Alt-Insulin, 1 IU/2–3 g Glukose, in der Dauertropfinfusionslösung.
3. Glukokortikosteroide: 5–10 mg/kg KM Prednisolon, zweimal täglich, oder 0,5–2 mg/kg KM Dexamethason, einmal i. v.

4. Desoxikortikosteronazetat, 0,2–0,4 mg/kg KM i. m., oder Fludrokortison, 0,02 mg/kg KM p. o., einmal täglich (0,2–0,8 mg/Hund oder 0,1 mg/Katze).
5. Erforderlichenfalls Natriumbicarbonatlösung zum Ausgleich einer Azidose.

– *Subakuter Hypoadrenokortizismus:*
1. Infusion von 5%iger Glukose- und 0,9%iger Kochsalzlösung abhängig vom Dehydratationsgrad (Richtlinie: 40–60 [–80] ml/kg KM und Tag).
2. Glukokortikosteroide: 1–2 mg/kg KM Prednisolon, zweimal täglich, oder Dexamethason, 0,1 mg/kg KM.
3. Fludrokortison, 0,02 mg/kg KM p. o., einmal täglich (0,2–0,8 mg/Hund, 0,1 mg/Katze).
4. Azidoseausgleich.

– *Dauerbehandlung:*
Sie ist individuell anzupassen. Die folgenden Vorschläge dienen daher nur als Anhaltspunkte. Die Dauerbehandlung ist lebenslang durchzuführen.
1. Prednisolon, 0,2 bis 0,5 mg/kg KM, ein- bis zweimal täglich, p. o.
2. Fludrokortision, 0,02 mg/kg KM p. o., einmal täglich (0,2–0,8 mg/Hund, 0,1 mg/Katze), oder Desoxykortikosteronpivalat, 2 mg/kg KM, einmal monatlich s. c.
3. Das Futter ist leicht zu salzen (bei kommerziellem Futter nicht erforderlich).

15.4.3 Phäochromozytom

Definition: Tumor des sympathischen Nervensystems (phaios = grau, chroma, chromatos = Farbe), wozu auch das Nebennierenmark (NNM) zu rechnen ist. Der Tumor des NNM kann Adrenalin und/oder Noradrenalin, z. T. auch Dopamin sezernieren.
Ätiologie: Die chromaffinen Zellen als Abkömmlinge des Neuroektoderms sind in der Hauptsache im NNM zu finden. Sie produzieren Adrenalin und Noradrenalin (Epinephrin und Norepinephrin). Normalerweise wird beim Hund sowohl Adrenalin als auch Noradrenalin sezerniert; dagegen sezerniert das NNM der Katze fast ausschließlich Noradrenalin. Wenige chromaffine Zellen befinden sich jedoch auch im Bereich der sympathischen Ganglien. Wenn die chromaffinen Zellen tumorös entarten, kommt es zu einer Hypersekretion der Katecholamine. Die weitaus meisten Tumoren der chromaffinen Zellen kommen im NNM vor.

Pathophysiologie: Normalerweise wird die weitere Sekretion von Katecholaminen durch eine erhöhte Konzentration von Noradrenalin über einen Feed-back-Mechanismus gehemmt. Diese Blockade erfolgt über die Hemmung der Tyrosinhydroxylase. Diese Hemmung wird beim Phäochromozytom weitgehend außer Kraft gesetzt, so dass die Synthese von Katecholaminen ungehindert erfolgen kann. Die Sekretion der Katecholamine ist beim Phäochromozytom nicht wie beim intakten NNM der Beeinflussung durch das Nervensystem unterworfen. Die Hormonsekretion kann episodisch oder auch permanent erfolgen. Wann die eine und wann die andere Form der Sekretion stattfindet, ist unklar. Die Wirkung der Katecholamine kann so zusammengefasst werden: Aktivierung der α-Rezeptoren führt zur Gefäßkonstriktion mit Erhöhung des Blutdrucks und Aktivierung der β-Rezeptoren zur Herzstimulation mit Tachykardie. Die einzelnen Wirkungen sind der folgenden Tabelle zu entnehmen.

Tab. 15.3: Wirkung der Katecholamine

Organ	Rezeptor	Reaktion
Arteriolen	α_1	Konstriktion
	β_2	Dilatation
Venen	α_1	Konstriktion
	β_2	Dilatation
Herz	β_1	Tachykardie, erhöhte Kontraktilität
Bronchien	β_2	Erweiterung
Magen, Darm	α, β_2	Motilitätshemmung
	α	Sphinkterkontraktion
Leber	α, β_2	Glykogenolyse
Pankreas	α	Sekretionshemmung
Harnblase	β_2	Detrusorerschlaffung
	α	Sphinkterkontraktion
Pupille	α_1	Mydriasis

Von den endokrinen Hormonen werden mit Ausnahme von Insulin und Aldosteron, die gehemmt werden, alle übrigen Hormone verstärkt sezerniert.

Klinisches Bild: Die Krankheit wird vorzugsweise bei älteren Hunden, sehr selten bei Katzen (zwei eigene Fälle) beobachtet. Ihre Symptome können in zwei Kategorien eingeteilt werden:
(1) Symptome, die durch die hormonelle Wirkung ausgelöst werden;
(2) Symptome, die durch das örtliche (oder systemische) Tumorwachstum hervorgerufen werden.

Die hormonelle Wirkung umfasst episodische Hypertension mit Unruhe und Hecheln bis zur Dyspnö (oft nachts). Die Kreislaufsymptome können bis zur hypertensiven Krise mit Kreislaufschock, hochgradiger Tachykardie bis zum Vorhof- und schließlich Kammerflimmern und kardiogenen Lungenödem führen. Hämorrhagien kommen ebenfalls vor, ebenso Polydipsie und Polyurie.

Plötzliche Blindheit kann durch den Bluthochdruck ausgelöst werden (Ablösung der Netzhaut). Epistaxis wurde bisher nur bei Tumormetastasen in den Nasenhöhlenbereich beobachtet.

Die durch Tumorwachstum hervorgerufenen Symptome entstehen durch Hineinwachsen des Tumors in die Vena cava. Dabei kommt es zur zunehmenden Verengung des Lumens und daher zum Rückstau. Es resultieren Verdauungsstörungen mit Durchfall, Abmagerung, Anorexie, Erbrechen, Aszites und zunehmende Schwäche und Ödeme der Hintergliedmaßen.

Bei ihren 61 Fällen konnten BARTHEZ u. Mitarb. (1997) keine Rasse- oder Geschlechtsprädisposition feststellen. Das Alter betrug 12 ± 2,8 Jahre (Bereich von 1,6 bis 18 Jahre). Folgende Symptome stellten sie fest:

Tab. 15.4: Klinisches Bild bei Phäochromozytomen (nach BARTHEZ u. Mitarb. 1997)

Vorbericht	n =	%	klinische Befunde	n =	%
Schwäche, Apathie	13	62	Tachyarrhythmie	9	43
Polyurie, Polydipsie	6	29	blasse Schleimhäute	6	29
Kollaps	6	29	Tachypnoe	5	24
Erbrechen	5	24	Bauchschmerz	3	14
Hecheln, Dyspnoe	4	19	Fieber	2	10
Anorexie, Inappetenz	4	19	injizierte Schleimhautgefäße	2	10
Gewichtsverlust	3	14	palpierbare Umfangsvermehrung im Bauch	2	10
Krampfanfälle	1	5	Bauchumfangsvermehrung	2	10
			Dyspnoe	1	5
			Herzstillstand	1	5

Diagnose: Da die Krankheit, insbesondere der Bluthochdruck, episodisch verläuft, erscheinen die Patienten beim Vorstellen in der tierärztlichen Praxis häufig unauffällig. In anderen Fällen werden die Symptome der Verengung der Vena cava bemerkt. Wiederholtes Blutdruckmessen lässt schließlich eine Erhöhung oft weit über 160 mmHg erkennen. Da die Phäochromozytome bisweilen sehr klein sind, lassen sie sich oft weder im Röntgen- noch im Ultraschallbild erkennen. Dies ist erst möglich bei größeren Tumoren, die meist einseitig auftreten und zur Aufhebung der typischen Nebennierenstrukturen führen können. Im Röntgenbild sieht man dann kranial der Niere eine verdichtete Masse.

Labordiagnostisch können die Katecholamine und ihre Stoffwechselprodukte im 24-Stunden-Urin bestimmt werden. Der Urin muss mit Salzsäure angesäuert werden. Es empfiehlt sich, zur Vergleichskontrolle den 24-Stunden-Urin eines gesunden Hundes mitzuuntersuchen.

Besonders häufig werden Anämie, Leukozytose mit Neutrophilie und Lymphozytopenie, Hyperfibrinogenämie, Hyperenzymämie der Alkalischen Phosphatase und der Alaninaminotransferase, ferner Hypalbuminämie gefunden. Der Blutdruck ist wechselnd hyper- bis normotensiv.

Differentialdiagnose: Die Symptome des Phäochromozytoms sind unspezifisch und können anderen Krankheiten sehr ähnlich sein, andererseits können diese anderen Krankheiten aber auch durch die vermehrte Katecholaminsekretion provoziert werden. Insbesondere kommen differentialdiagnostisch in Frage:

Diabetes mellitus, Hyperadrenokortizismus, Herzinsuffizienz, Pneumonie, Magen-Darm-Krankheiten, Hepatopathie, akute Pankreatitis, Niereninsuffizienz, Zystitis, Aszites anderer Genese.

Therapie: Die chirurgische Entfernung wäre Mittel der Wahl. Sie ist allerdings technisch äußerst schwierig und wird unmöglich, wenn bereits Einbrüche in die Vena cava und aussichtslos, wenn Metastasierungen (Leber) stattgefunden haben.

Konservativ kommt die Behandlung mit Phenoxibenzamin, 0,2 bis 1,0 mg/kg KM, zweimal täglich p. o., in Frage, ferner mit Propranolol, 0,2 bis 0,5 (bis 1,0) mg/kg KM, dreimal täglich p. o. Auch die Bestrahlung ist möglich. Wenig Erfahrung besteht, ob die zytostatische Chemotherapie erfolgreich ist.

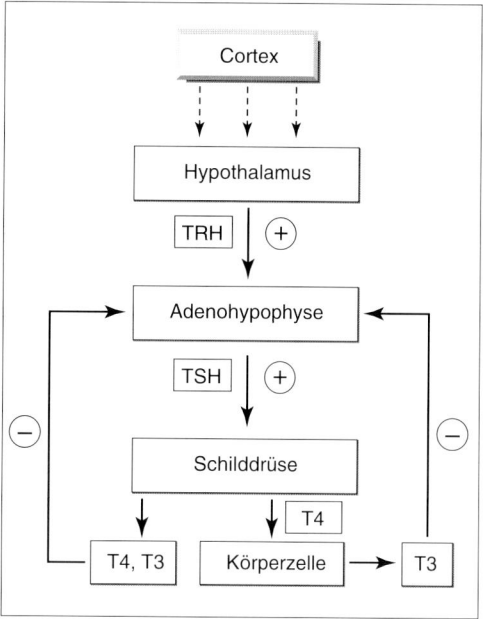

Abb. 15.12. Hypophysen-Schilddrüsen-Regelkreis.

15.5 Schilddrüsenkrankheiten

Die Schilddrüsenfunktion ist dem Thyreotropen Hormon (Thyreotropin, TSH), das in den basophilen thyreotropen Zellen der Adenohypophyse (Hypophysenvorderlappen) gebildet wird, untergeordnet. Dieses wiederum ist vom Hypothalamus abhängig, der das Thyreotropin-Releasing-Hormon (TRH), ein speziesunspezifisches Tripeptid, sezerniert. Die TRH-Sekretion wird beeinflusst durch Serotonin, Dopamin, Histamin und Noradrenalin. Gehemmt wird die Sekretion durch ein Inhibitorprotein, das unter dem Einfluss der Schilddrüsenhormone synthetisiert wird. Auf diese Weise erfolgt die „negative Rückkopplung" (Abb. 15.12).

TRH gelangt über das Portalsystem des Hypophysenstiels an die Adenohypophyse, wo es in den basophilen Zellen die TSH-Synthese und -Sekretion auslöst. Dabei handelt es sich um ein großes Glykoprotein mit einem Molekulargewicht von etwa 28 500 D. Es bestehen Speziesunterschiede, die zwar eine speziesübergreifende Aktivierung der Schilddrüse nicht verhindern, jedoch die labordiagnostische Bestimmung sehr erschweren. Eine Hemmung der TSH-Sekretion erfolgt über Trijodthyronin, das in der Hypophyse selbst aus Thyroxin durch Monodejodierung gebildet wird (GREENSPAN und RAPPOPORT 1991). TSH wird an die Blutbahn abgegeben, gelangt an die Thyreozyten und bindet an spezifische Membranrezeptoren, wodurch eine Aktivierung des Membran-Adenylatzyklase-Systems erfolgt (VOGT 1995). Dabei fungiert cAMP als Second Messenger, der die Transkription des Thyreoglobulingens stimuliert und möglicherweise auch die Exostose steigert. Die Schilddrüse liegt der Trachea kaudal des Kehlkopfs an und ist bei Hund und Katze fast immer zweigeteilt. SCHMIDT (1998) fand bei 102 Hunden zweimal einen Isthmus; sonst besteht keine Verbindung zwischen den Drüsenteilen.

Die Thyreoidea wird durch Bindegewebssepten in Lappen und Läppchen unterteilt. Sie ist die einzige Drüse, die ihre Hormone in inaktiver Form in den Follikellumina zu speichern vermag (LIEBICH 1993). Ihre Funktionseinheit ist der von den Thyreozyten gebildete Follikel, in dessen Lumen sich Kolloid und Thyreoglobulin als inaktives, an Globulin gebundenes Thyroxin befindet. In

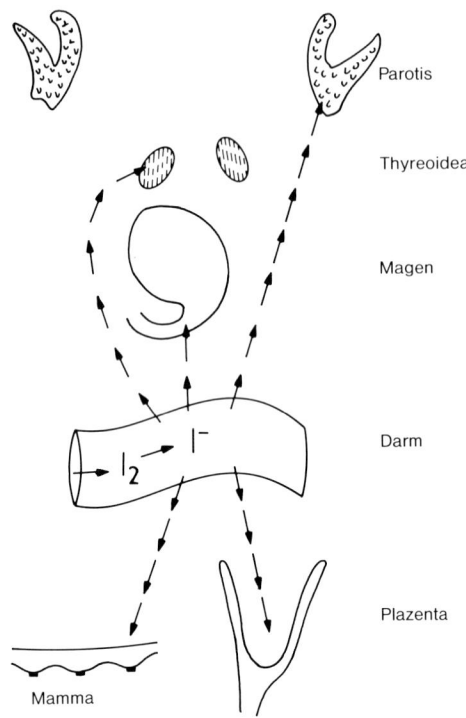

Abb. 15.13. **Anreicherung von Jod in verschiedenen Organen.**

den Thyreozyten befindet sich neben dem Kern der Golgi-Apparat, der das im Rauen Endoplasmatischen Retikulum synthetisierte Thyreoglobulin in Vesikelform bringt, von wo es zur follikulären Seite des Thyreozyten gelangt und durch Exostose ins Follikellumen abgegeben wird.

Jod, das dem Organismus durch die Nahrung zugeführt und über den Blutstrom in die Schilddrüse gerät, wird als Jodid (I⁻) in den Thyreozyten aktiv aufgenommen und angereichert. Es wird an der follikelseitigen Membran durch eine Thyreoperoxidase an Tyrosylreste des Thyreoglobulins gebunden (Iodisation). Dabei entstehen Mono- und Dijodtyrosylreste, die sich im Thyreoglobulin zu Trijodthyronin und Tetrajodthyronin kondensieren. Das Kolloid des Follikels wird durch Pinozytose in den Zelleib aufgenommen. Dort wird das Thyreoglobulin durch Proteasen und Peptidasen hydrolysiert, so dass Thyroxin (T4) und in geringerem Umfang auch Trijodthyronin (T3) frei werden und an der basalen Zellmembran an die Blutbahn abgegeben werden. Nur ein geringer Teil des im Körper vorhandenen T3 wird in der Schilddrüse gebildet; der überwiegende Teil (ca. 80 %) wird in der Körperperipherie durch Monodejodierung aus T4 gebildet. Besonders aktiv in der Bildung von T3 sind Leber, Niere und Muskeln.

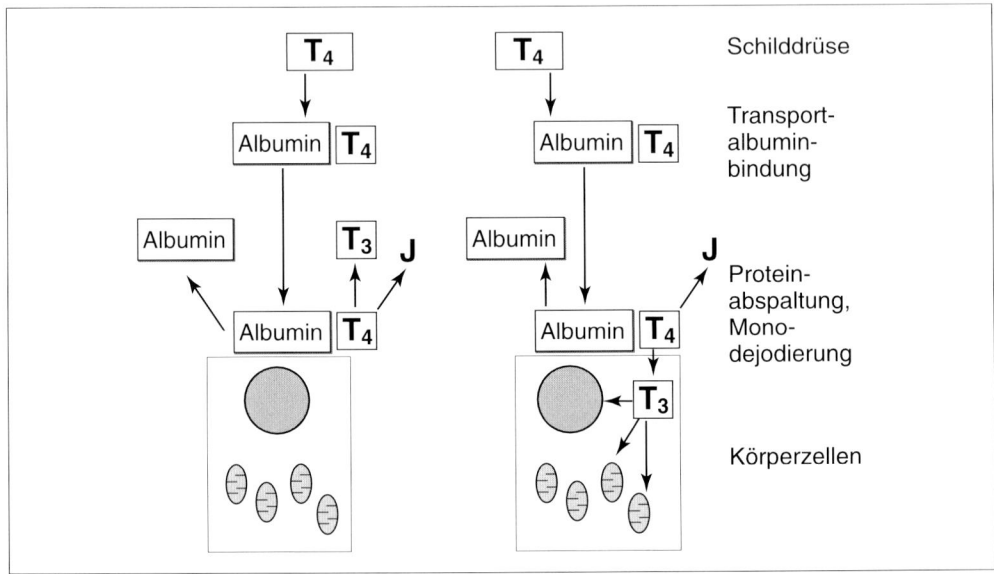

Abb. 15.14. **Thyroxinsekretion in der Schilddrüse und Trijodthyroninbildung in peripheren Körperzellen.**

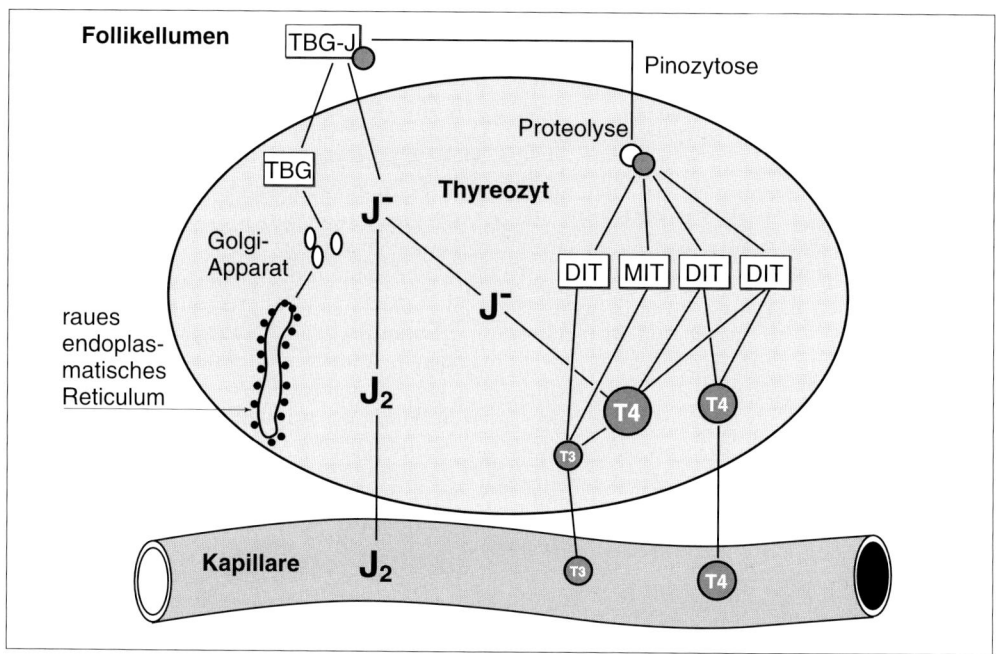

Abb. 15.15. Jodstoffwechsel.

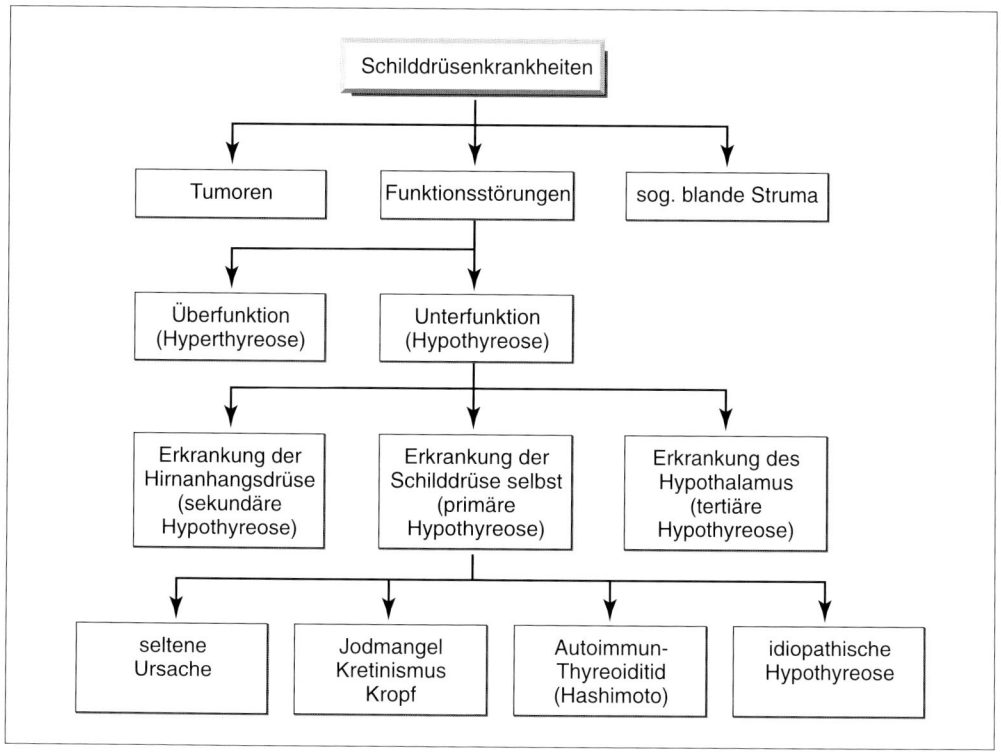

Abb. 15.16. Schilddrüsenkrankheiten.

Die **Wirkungsweise der Schilddrüsenhormone** stellt sich wie folgt dar:

Sowohl T4 als auch T3 werden nach ihrer Entlassung aus dem Thyreozyten zu über 99 % an – tierartlich unterschiedliche – Transportproteine gebunden; nur ein geringer Rest bleibt ungebunden (so genanntes freies T4 und freies T3 [FT4, FT3]). T4 gilt als Prohormon, das selbst nur gering stoffwechselaktiv ist. Es gelangt mit dem Blutstrom an die peripheren Körperzellen, wo es vom Transporteiweiß befreit und intrazellulär aufgenommen wird. Hier erfolgt durch die 5-Monodejodinase und die 5'-Monodejodinase die Abspaltung eines Jodatoms. Während durch die 5'-Monodejodinase die Bildung des hormonell inaktiven reversen T3 (rT3) bewirkt wird, führt die 5-Monodejodinase zu T3, dem eigentlich hormonell wirksamen Prinzip.

Die Wirkung des T3 geschieht offenbar über drei Angriffspunkte: Zellmembran, Mitochondrien und Zellkern. Es resultieren eine Aktivierung des Kohlenhydrat-, Protein- und Fettstoffwechsels, ein erhöhter Sauerstoffverbrauch und verstärkte Energiebereitstellung, die alle Organsysteme beeinflussen. Besonders betroffen sind Nervensystem, Herz, Atmungsapparat, Geschlechtsapparat, Knochenmark und Körperwachstum.

Krankheiten der Schilddrüse können bei Hund und Katze in folgende Formen eingeteilt werden (Abb. 15.17):

Abb. 15.17. Einteilung der Schilddrüsenkrankheiten.

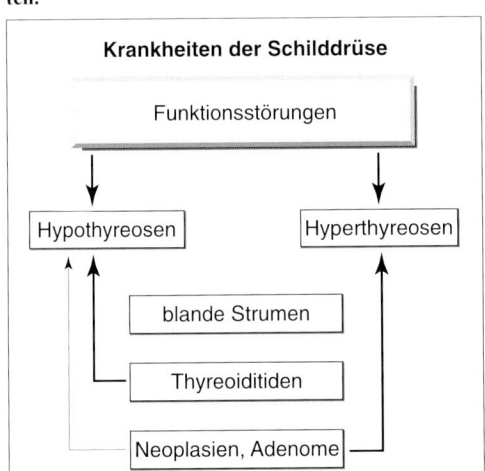

15.5.1 Hypothyreosen

Definition: Mangel an Schilddrüsenhormonen mit der Folge schwerer Entwicklungsstörungen (Kretinismus) beim Jungtier oder Ausfallserscheinungen zahlreicher Organsysteme beim Erwachsenen.

Ätiologie: Es können folgende Ursachen unterschieden werden:

1. Thyreogene (oder primäre) Hypothyreose: Lymphozytäre Thyreoiditis (Hashimoto), idiopathische Atrophie, Follikelzellhyperplasie, tumoröse Zerstörung der Schilddrüse, beiderseitige Entfernung der Schilddrüse bei Fehlen von ektopischem Schilddrüsengewebe, Thyreostatika, Bestrahlung, Radiojodbehandlung.

2. Hypophysäre (oder sekundäre) Hypothyreose: Angeborene Entwicklungsstörung der Hypophyse, meist zusammen mit anderen hormonellen Störungen, tumoröse Zerstörung der Hypophyse, Beeinträchtigung der TSH-Sekretion durch andere Krankheiten oder Medikamente.

3. Hypothalamische (oder tertiäre) Hypothyreose: Verminderte Sekretion von TRH; bei Hund und Katze noch nicht zweifelsfrei nachgewiesen.

4. Jodmangelhypothyreose.

Pathogenese: Die mit Abstand häufigsten Grundlagen der Hypothyreose des Hundes sind die idiopathische Atrophie, deren Ursache nicht bekannt ist, und die lymphozytäre Thyreoiditis (Hashimoto), die auf einer Antikörperbildung gegen Thyreoglobulin beruht. Im eigenen „Patientengut" wurden bei 38 % der hypothyreoten Hunde Thyreoglobulinantikörper gefunden, während 62 % zum Zeitpunkt der Untersuchung keine Antikörper zeigten (DEEG u. Mitarb. 1997). Bei schilddrüsengesunden, anderweitig kranken Hunden (non-thyroidal illnesses, NTI) wurden in 25 % und bei klinisch gesunden Hunden in 14 % Antikörper festgestellt. Neben der immunogenen Hypothyreose kommen bisweilen auch noch weitere Endokrinopathien, insbesondere Hypoadrenokortizismus oder Diabetes mellitus (Schmidt-Syndrom)[1], vor. Worauf die Antikörperbildung zurückzuführen ist, bleibt unklar; Erklärungsver-

---
[1] Martin Schmidt, 1863–1949, Pathologe in Göttingen

suche kommen kaum über das Stadium der Spekulation hinaus. Interessanterweise konnte in der Münchener Arbeitsgruppe bei einigen Hunden festgestellt werden, dass im Verlauf von Jahren mit zunehmendem Fortschreiten der Hypothyreose der Titer der Thyreoglobulinantikörper abnahm (DEEG u. Mitarb. 1997). Es sei jedoch betont, dass auch 14 % der gesunden Hunde und 16 % von Hunden, die an anderen Krankheiten litten und bis zum Ende des Berichtszeitraums nie an Hypothyreose erkrankten, Antikörper aufwiesen.

Bei der idiopathischen Hypothyreose wird Schilddrüsengewebe durch Fettgewebe ersetzt. Die Ursache ist unbekannt. Eine entzündliche Reaktion ist nicht zu erkennen. Nicht ganz auszuschließen ist, dass zumindest ein Teil der Fälle als Endstadium einer autoimmunen Thyreoiditis aufzufassen ist; allein das Fehlen jeglicher lymphozytärer Infiltrationen spricht gegen diese Annahme. Auch sprechen die histologischen Befunde gegen die Annahme, dass ursächlich eine Abnahme der TSH-Sekretion verantwortlich sei.

CHASTAIN u. Mitarb. (1983) beschreiben eine Follikelzellhyperplasie, deren Ursache ebenfalls unbekannt ist, bei der wiederum keine entzündliche Reaktion zu beobachten ist. Tumoröse Erkrankungen der Schilddrüse durch Karzinome und Sarkome können, falls nicht ein differenziertes Adenokarzinom vorliegt, ebenfalls zur Hypothyreose durch Zerstörung des hormonell aktiven Gewebes führen.

Krankheiten der Hypophyse, wie Zysten der Rathke-Tasche, wie sie besonders beim Deutschen Schäferhund vorkommen, ferner – sehr selten – Hypophysentumoren, Blutungen oder Verletzungen, können zur hypophysären (sekundären) Hypothyreose führen. Sie umfassen allerdings weniger als 5 % aller Hypothyreosen. Im Falle der angeborenen Missbildungen kommt das Bild des Kretinismus zustande.

Während in früheren Jahrzehnten durch selbst gemachtes Futter Jodmangelerscheinungen auch beim Hund nicht selten und möglicherweise für die damals häufiger zu sehenden Strumen verantwortlich waren, ist dies heute in Deutschland offenbar nicht oder kaum noch der Fall. Obwohl die Jodversorgung auch heute noch nicht optimal ist, scheint sie doch besser zu sein, als dies früher der Fall war. RAMBECK (1998) legt einen mittleren Tagesbedarf von 15 µg Jod pro Kilogramm Körpermasse zugrunde.

Klinisches Bild: Die Hypothyreose gehört in Mitteleuropa eher zu den selteneren endokrinen Krankheiten, die in einigem Abstand nach Diabetes mellitus und Hyperadrenokortizismus folgen. Keineswegs ist sie, wie erst kürzlich auch in Deutschland wieder behauptet wurde, „die häufigste Hormonkrankheit des Hundes" (FERGUSON 1998). Ob dies für andere Gegenden gilt, sei dahingestellt.

Obwohl alle Rassen betroffen sein können, erkranken vorwiegend größere und Riesenrassen. Vorzugsweise mittelalte bis ältere Hunde, ganz ausnahmsweise auch Katzen (Spontanerkrankung bisher nicht zweifelsfrei nachgewiesen) können an Hypothyreose leiden.

Folgende **Symptome** werden beobachtet:

1. Angeborene oder im Welpenalter erworbene Hypothyreose: Kretinismus

Im Vordergrund stehen Entwicklungsstörungen mit Zwergwuchs. Der Körper bleibt wie beim Welpen „tonnenförmig", die Gliedmaßen sind gedrungen und dick, der Kopf erscheint kugelig wie beim Welpen. Insgesamt bleibt die körperliche Entwicklung zurück und die Proportionen welpenartig. Das Haarkleid wird nicht gewechselt, so dass das wollige Welpenhaar erhalten bleibt. Sekundär können Seborrhöen und Dermatitiden hinzukommen.

Hinzu kommen Intelligenzmängel, die die Lernfähigkeit gegenüber den Wurfgeschwistern als deutlich herabgesetzt erscheinen lassen. Die Tiere sind apathisch, schlafen häufiger und reagieren im Vergleich mit Altersgenossen deutlich langsamer und schwerfälliger.

In manchen Fällen werden Obstipationen bemerkt, ferner kommt verlangsamter Zahnwechsel vor. Das Krankheitsbild ist häufig mit der Ausbildung einer beidseitigen Struma vergesellschaftet. Im Röntgenbild erkennt man den verzögerten Epiphysenfugenschluss.

2. Hypothyreose der Erwachsenen

Die pathophysiologischen Vorgänge können zu klinischen Symptomen in nahezu jedem Organ- und Funktionssystem führen. Betroffen sind vorwiegend das Haarkleid und die

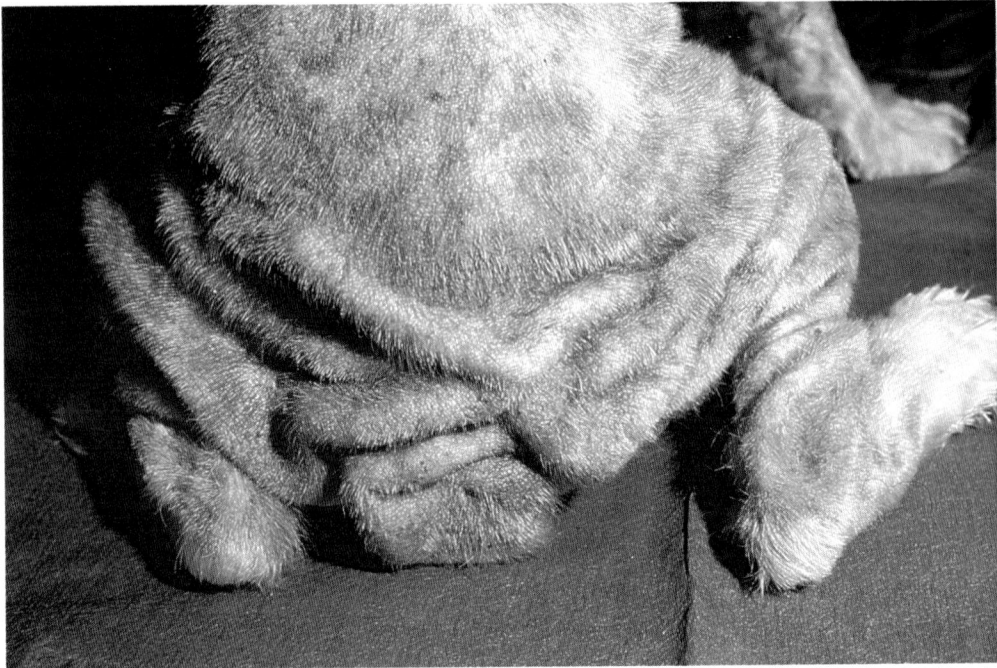

Abb. 15.18. Hypothyreose, Dickenzunahme der Haut.

Haut, deren Veränderungen dem Besitzer besonders auffallen, das Körpergewicht, das Herz-Kreislauf-System, der Gastrointestinaltrakt, das Nervensystem einschließlich der Augen, das Blut bildende System sowie der Stoffwechsel.

Die am häufigsten zu beobachtenden Symptome sind:
– Gewichtszunahme
– symmetrischer Haarverlust am Rumpf und an der Rute, meist scharf begrenzt, häufig auch diffus schütter werdendes Haarkleid
– Hyperpigmentation
– Verdickung der Haut und Unterhaut (bei Epidermisatrophie)
– Trockenheit der Haut und des Haarkleids
– schuppendes Ekzem
– Hautfaltenbildung, häufig Intertrigo
– Myxödem, besonders im Kopfbereich und an den Vordergliedmaßen
– sekundäre Seborrhö
– Otitis externa
– Apathie, Leistungsschwäche, Bewegungsunlust, Mürrischkeit
– Bradykardie
– Tendenz zur Hypothermie, Aufsuchen von Wärmequellen
– Obstipation
– geringgradige aregenerative hypochrome Anämie

Seltener werden beobachtet:
– sekundäre Pyodermie
– Diarrhö
– Paralyse von Kehlkopf und/oder Schlund (Ösophagusdilatation)
– andere Nervenlähmungen
– Vergrößerung der Zunge und des Pharynxbereichs mit schnarchenden Atemgeräuschen

Nur ausnahmsweise werden bei der Hypothyreose der Erwachsenen bemerkt:
– Fortpflanzungsunfähigkeit
– Hyperlipidämie
– Hämorrhagien (selbst noch nicht beobachtet)
– Fettablagerungen in der Hornhaut (selbst noch nicht beobachtet)
– Arrhythmia cordis

– Strumen (dann meist Malignome)
– hypothyreotes Koma

Es ist anzunehmen, dass Fortpflanzungsstörungen öfter vorkommen, als sie wahrgenommen werden, da Züchter mit hypothyreoten Hunden schon wegen des Äußeren i. Allg. nicht versuchen zu züchten. Zweifelsfrei bewiesen ist dies jedoch nicht.

Die klinischen Symptome sind also außerordentlich vielgestaltig und wechselhaft. Es sei ausdrücklich betont, dass weder alle Symptome auf einmal vorkommen müssen, noch dass anhand der klinischen Symptome allein die Diagnose „Hypothyreose" gestellt werden kann.

Diagnose: Die Schilddrüsendiagnostik ist noch immer eine Herausforderung, die weiterhin Probleme aufweist. Vermutlich ist die nahezu endlose Differentialdiagnose und die Beeinflussung der „Schilddrüsentests" durch eine Reihe von Einflüssen der Grund, warum die Hypothyreose häufiger unterstellt als dass sie tatsächlich diagnostiziert wird – andererseits aber wohl auch öfter übersehen wird. Besonders erschwerend ist die Tatsache, dass zahlreiche nichtschilddrüsenbedingte Krankheiten (non-thyroidal illnesses, NTI) und Behandlungsverfahren die Schilddrüsenuntersuchung beeinflussen, auf diese Weise die Diagnostik erschweren und bei Nichtberücksichtigung eine Hypothyreose vortäuschen. Eine Reihe von diagnostischen Methoden unterschiedlicher Art stehen zur Verfügung. Sie können eingeteilt werden in
– Hormonuntersuchungen
– weitere Blut- und Serumuntersuchungen
– Faktoren (Rechenkünste)
– Stimulationstests
– Suppressionstests
– Antikörperbestimmung
– bildgebende Verfahren
– histologische und zytologische Untersuchungen

Grundlage ist jedoch in jedem Fall die sorgfältige klinische Untersuchung.

Hormonuntersuchungen

Gesamt-Thyroxin (T4)

Das von der Schilddrüse sezernierte T4 wird zu über 99 % an Transportprotein gebunden; weniger als 0,5 % bleibt ungebunden (freies T4 oder FT4). Mit den üblichen Bestimmungsmethoden – ELISA oder RIA – werden beide Komponenten zusammen bestimmt. Der Referenzbereich von T4 wird nach eigener Untersuchung (ELISA) mit 1,5 bis 4,5 (19 bis 58 nmol/l) beim Hund und 1,5 bis 4,0 (19 bis 51 nmol/l) µg/dl bei der Katze angegeben (KRAFT 1997). Altersabhängigkeiten des Gesamt-Thyroxins konnten weder für den Hund (KRAFT 1976, 2000) noch für die Katze (PETERSEN und GAMBLE 1990) gefunden werden; allerdings nimmt das Hormon nach THODAY u. Mitarb. bei über fünfjährigen Katzen ab. Das Problem bei der Interpretation besteht jedoch darin, dass Werte unter 1,5 µg/dl keineswegs sicher für eine Hypothyreose sprechen. In eigenen Fällen konnten selbst Werte, die unter 1 µg/dl lagen, noch mit TSH auf Werte weit über 1,5 µg/dl stimuliert werden, wodurch eine Hypothyreose weitgehend ausgeschlossen werden konnte. Es besteht also eine starke Überschneidung der eu- mit den hypothyreoten T4-Werten, insbesondere wenn Tiere mit NTI untersucht werden. Hier aber liegt das Problem begründet. Während früher nur die Ergebnisse Gesunder mit gesicherten Hypothyreoten verglichen wurden und damit eine scheinbar scharfe Trennung gesund/hypothyreot erzielt werden konnte, gelingt dies nicht mehr, wenn auch anderweitig Kranke (NTI) in die Untersuchung einbezogen werden (Abb. 15.19). Dies aber ist gerade die Aufgabe eines Untersuchungsverfahrens. Man wird kaum einmal die Aufgabe haben, einen gesunden Hund auf Hypothyreose zu testen; vielmehr ist es das Ziel, unter zahlreichen möglichen Krankheiten (s. Differentialdiagnose) die Hypothyreoten zu diagnostizieren. Dies gelingt mit dem Basis-T4 allein nicht.

Freies Thyroxin (FT4)

Wie oben bemerkt, liegt nur ein sehr kleiner Anteil (<0,5 %) des Gesamtthyroxins in freier, d. h. nicht an Eiweiß gebundener Form vor. Dieses FT4 ist in der Lage, die Körperzellen zu penetrieren. Dort wird es in die hormonell wirksame Form, das Trijodthyronin, oder in das hormonell unwirksame rT3 (reverseT3) umgewandelt. Die Bestimmung erfolgt routinemäßig als RIA oder neuerdings auch als ELISA. Die zwar sehr exakte, aber extrem aufwendige Dialysemethode hat sich in der klinischen Untersuchung nicht durchsetzen können. Referenzbereich ist beim Hund 0,6 bis 3,7 ng/dl (7,7 bis 47,6

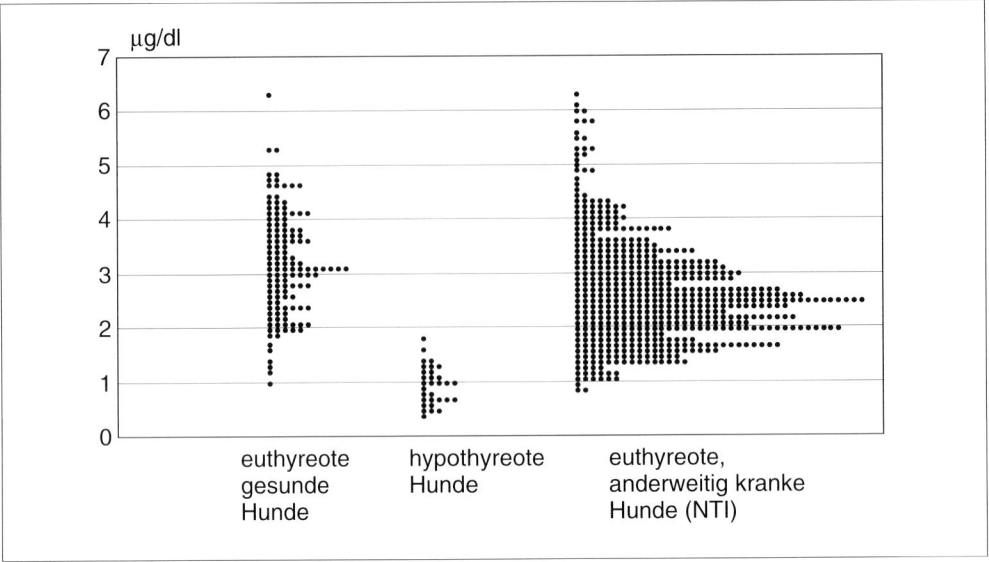

Abb. 15.19. Gesamt-Thyroxin (T4) bei euthyreoten gesunden, hypothyreoten Hunden und Hunden mit NTI.

pmol/l) (KRAFT 1997). Obwohl die Tatsache, dass mit der Bestimmung des nichtgebundenen Hormons eine bessere Diagnostik zu erzielen sein müsste, einleuchtend ist, hat sich zwar eine weitere Verbesserung in der Differenzierung Gesunder und Hypothyreoter, nicht jedoch gegenüber anderweitig Kranken ergeben (DIETL und KRAFT 1993). NELSON u. Mitarb. (1991) sind der Meinung, dass die Bestimmung des freien Thyroxins keinerlei weitere Auskunft über die Schilddrüsenfunktion als die des Gesamt-Thyroxins zu geben vermag.

Gesamt-Trijodthyronin (T3)

Da das eigentlich wirksame Hormon das T3 ist, sollte angenommen werden, dass die T3-Bestimmung einen wesentlichen Fortschritt in der Hypothyreosediagnostik ergeben kann. Dies ist jedoch ein Trugschluss. T3 wird zum weitaus größten Teil (> 80 %) nicht in der Schilddrüse, sondern in peripheren Körperzellen gebildet. Daher vermag es keine Auskunft über die Schilddrüsenfunktion zu erteilen (KRAFT 1978).

Freies Trijodthyronin (FT3)

Für das Argument zur Bestimmung von FT3 gilt dasselbe wie für FT4. Für die Aussagefähigkeit über die Funktion der Schilddrüse gilt jedoch das über die T3-Bestimmung Gesagte: Wie T3 wird auch FT3 in der Hauptsache in peripheren Körperzellen gebildet. Eine Aussage über die Schilddrüsenfunktion ist nicht möglich. Weder T3 noch FT3 bringen derzeit in der Hypothyreosediagnostik wesentlich weiter.

Bestimmung von caninem Serum-TSH

Die Bestimmung des cTSH im Serum stellt u. E. eine wesentliche Bereicherung der Schilddrüsendiagnostik dar (RUSCHIG und KRAFT 1996; KRAFT und RUSCHIG 1996; RUSCHIG 1997). Bei gesunden Hunden wurde ein Wert bis 0,6 ng/ml ermittelt. Hunde mit einem T4-Wert unter 1,5 und einem TSH-Wert >1,2 ng/ml waren hypothyreot. Werte zwischen 0,6 und 1,2 ng/ml werden als fraglich eingestuft.

Weitere Blut- und Serumuntersuchungen

Das Blutbild ergibt eine – unspezifische – aplastische und aregenerative Anämie (Fehlen der Retikulozyten bei Verminderung der Erythrozytenzahl, des Hämatokritwerts und des Hämoglobins). Ferner wird in fortgeschritteneren Fällen immer eine starke Erhöhung des Cholesterins gefunden. Obwohl die Cholesterinuntersuchung bei Hypothyreose sehr hohe Werte ergibt, ist der Befund selbstverständlich unspezifisch, da Hypercholeste-

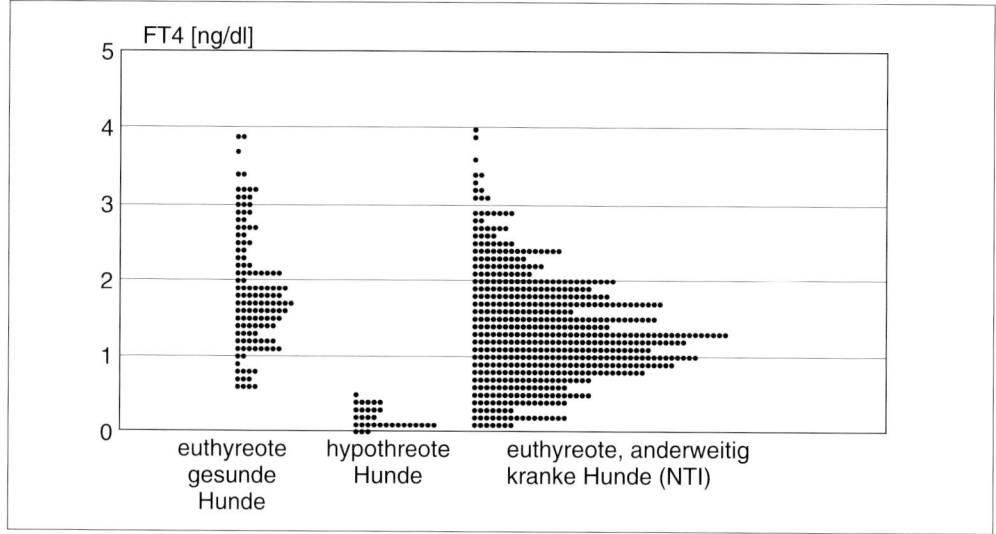

Abb. 15.20. Freies Thyroxin (FT4) bei euthyreoten gesunden, hypothyreoten und anderweitig kranken Hunden (NTI) mit breiten Überschneidungen.

rinämien auch bei zahlreichen anderen Krankheiten, nicht zuletzt gerade auch anderen Hormonstörungen, vorkommen.

Faktoren

T3-Resin-Uptake (T3RU)
Der Test ist keine Hormonbestimmung, sondern der Versuch, mittels im Überschuss zugeführten Trijodthyronins die Eiweißbindungsfähigkeit für T4 zu bestimmen und die freien Valenzen des Thyroxin-bindenden Globulins zu ermitteln. Der Test wurde beim Hund und bei der Katze als Diagnostikum als völlig unzuverlässig aufgegeben, da andere Bindungsverhältnisse als beim Menschen vorliegen (KRAFT 1978).

FT4-Index
Der Index für das Freie Thyroxin wurde aus dem Produkt von T4 und T3RU errechnet. Da jedoch T3RU bei Hund und Katze unzuverlässig ist, gilt ähnliches auch für den FT4-Index.

„K-Wert" nach LARSSON (1987, 1988)
Der Berechnung dieses Faktors liegt der Gedanke zugrunde, dass das infolge der Hypothyreose erhöhte Serum-Cholesterin in Verbindung mit dem erniedrigten freien Thyroxin zu einer Verbesserung der Diagnostik führen müsse. LARSSON (1988) bestimmte den Faktor mit 0,7 × FT4 [pmol] × Cholesterin [mmol/l]. Damit ist es durchaus möglich, Gesunde von Hypothyreoten zu unterscheiden. Obwohl die Methode auch in Deutschland als „wesentliche Verbesserung bei der Diagnostik der Hypothyreose" (HÄMMERLING u. Mitarb. 1992) begrüßt wurde, konnte nachgewiesen werden, dass die Methode völlig versagt, wenn NTI einbezogen werden, da dann sowohl mit einer Erhöhung von Cholesterin als auch mit einer Erniedrigung von FT4 zu rechnen ist (Abb. 15.20) (JANSSEN 1992; KRAFT und DIETL 1993). Dieser Meinung sind auch FELDMAN und NELSON (1996).

Andere Faktoren
Eigene Untersuchungen zeigten, dass auch mit anderen Faktoren, die T4, FT4 und T3 einschlossen („C-Werte", „T-Werte"; KRAFT 1997), keine Verbesserung der Diagnostik erzielt werden konnte. Weitere Versuche brauchen nicht gemacht zu werden.

Stimulationstests

TSH-Stimulationstest
Durch Applikation von (bovinem) TSH wird die reaktionsfähige Schilddrüse zur Sekretion

von Jodhormonen aktiviert. Die Folge ist eine Erhöhung der Hormone im Blutserum. Bei Hypothyreose erfolgt dieser Anstieg nicht oder nur unvollständig. Dies gilt sowohl für die thyreogene als auch für die hypophysäre, da durch eine einmalige TSH-Applikation die auch bei hypophysärer Hypothyreose inaktive Schilddrüse nicht ausreichend stimulierbar ist.

Eine einheitliche Testvorschrift existiert nicht, die Untersuchung wurde je nach Untersucher unterschiedlich gehandhabt. Im eigenen Protokoll wird der Test wie folgt durchgeführt:
– Blutentnahme zur Bestimmung des Ausgangswertes
– 0,5 IE/kg KM TSH, höchstens jedoch 10 IE/Hund i. m.
– nach 8 Std. erneute Blutentnahme.
– Bestimmt wird T4 (oder/und FT4)

Bei Hypothyreose bleibt der T4-Wert nach acht Stunden unterhalb der Untergrenze des Referenzbereichs (< 1,5 µg/dl).

Wir ziehen die intramuskuläre Injektion der intravenösen vor, da dann wesentlich seltener mit Nebenwirkungen (anaphylaktische Schocks!) gerechnet werden muss.

Der Test gilt noch immer als das zuverlässigste Diagnostikum bei der Hypothyreose des Hundes. Leider ist bTSH zu therapeutischen Zwecken derzeit kommerziell kaum erhältlich, so dass dieser zuverlässige Test kaum noch durchführbar ist.

TRH-Stimulationstest
Seit TSH nicht mehr zur Diagnostik zur Verfügung steht, versucht man, auf die Stimulation durch TRH auszuweichen. Zugrunde liegt die Überlegung, dass durch TRH, einem tierartunabhängigen Tripeptid, zunächst eine Stimulation des TSH und dann des T4, FT4 und T3 erfolgt. Der Test wird – wie auch der TSH-Stimulationstest – auf unterschiedliche Weise durchgeführt:

– *TRH-Stimulationstest mit Bestimmung von T4 (FT4):*
Bei ungestörter Hypophysen- und Schilddrüsenfunktion steigen der Zwei- und/oder der Vierstundenwert in den Referenzbereich schilddrüsengesunder Hunde, T4 also über 1,5 µg/dl (19 nmol/l), FT4 über 0,6 ng/dl (7,7 pmol/l) an. Eigene Untersuchungen (BURKHARD und KRAFT 1994) zeigten, dass die Injektion der langsamen Infusion überlegen ist und zwei Stunden nach Injektion T3, vier Stunden nach Injektion T4 und FT4 ihr Maximum erreichen. Bei primärer oder sekundärer Hypothyreose bleibt der Anstieg aus. Nachteilig ist, dass auch bei NTI dieser Anstieg im Gegensatz zum TSH-Stimulationstest ausbleiben kann. Der TRH-Test ist also keineswegs so sicher, wie häufig behauptet wird; er ist von zahlreichen inneren Faktoren abhängig (KRAFT 1976; EVINGER u. Mitarb. 1985). Vermutlich hierauf ist wiederum die häufige Diagnose „Hypothyreose" zurückzuführen.

– *TRH-Stimulationstest mit Bestimmung von cTSH:*
Eine Modifikation wurde durch Einführen der cTSH-Bestimmung erreicht. Der Test wird folgendermaßen durchgeführt
– Blutentnahme zur Bestimmung des Ausgangswertes von cTSH
– 200 µg TRH/Hund intravenös
– nach 15 (und 30) Minuten erneute Blutentnahme und Bestimmung von cTSH

Der Test kann folgendermaßen erweitert werden:
– Zum Ausgangswert wird außer cTSH auch T4 (und FT4) bestimmt
– nach 4 und 8 Std. erneute Blutentnahme und Bestimmung von T4 (oder/und FT4)

Bei thyreogener Hypothyreose werden folgende Kombinationen gefunden:
– T4 < 1,5 µg/dl (< 19 nmol/l)
– cTSH > 1,2 ng/ml
– Die Werte werden im Falle von T4 nach 4 und 8 Stunden nicht überschritten bzw. cTSH steigt nicht wesentlich über den erhöhten Ausgangswert an.

Bei hypophysärer Hypothyreose sind sowohl T4 (FT4) als auch cTSH schon im Ausgangswert niedrig (< 1,5 µg/dl bzw. << 0,6 ng/ml, meist < 0,1 ng/ml) und steigen nach TRH-Gabe nicht wesentlich an.

Bisweilen werden Anstiege um weniger als 50 % oder solche um weniger als 0,5 µg/dl bzw. 0,5 ng/ml als Beweis einer Hypothyreose angegeben. In eigenen Untersuchungen konnten bisher keine Beweise für solche – willkürlichen – Interpretationen und Grenzziehungen gefunden werden.

Der Test ist unserer Meinung nach nicht sehr spezifisch, da er bei zahlreichen anderen Krankheiten und Vorbehandlungen scheinbar hypothyreote Ergebnisse liefert (KRAFT 1976; KRAFT und GERBIG 1977; KRAFT und BURKHARD 1993; RUPPERT 1998). Demgegenüber halten GRÜNAU, NOLTE und HOPPEN (1995) den Test für eine „praktikable und zuverlässige Methode"; allerdings haben sie nur gesunde und hypothyreoseverdächtige, nicht auch die wichtige Gruppe der anderweitig kranken Hunde („NTI") getestet.

Suppressionstests

Mit der Gabe von Schilddrüsenhormonen kann bei erhöhtem cTSH im Serum und bei niedrigem T4 eine Absenkung des Serum-TSH herbeigeführt werden. Der Test eignet sich weniger als Diagnostikum als vielmehr zur Therapieüberwachung: Sinkt unter der Behandlung der Serum-TSH-Wert auf <0,6 ng/ml, so kann die T4-Dosis zumindest als ausreichend angesehen werden. Damit wäre indirekt auch der Beweis für die Diagnose „thyreogene (primäre) Hypothyreose" erbracht.

Antikörperbestimmung

Die Bestimmung von Thyreoglobulinantikörpern hat das Ziel, Thyreoiditiden vom Typ der lymphozytären Thyreoiditis (Hashimoto) zu erkennen. In früheren Untersuchungen (DEEG u. Mitarb. 1997) konnte festgestellt werden, dass 38 % der hypothyreoten Hunde im Einzugsbereich der Münchener Tierklinik Antikörper aufwiesen. 25 % anderweitig Kranker (NTI) und 14 % gesunder Hunde zeigten ebenfalls Antikörper. In einer späteren Untersuchung an einem größeren Patientengut konnte DEEG (1997, 1998) bei 40 % der Hypothyreoten, 16 % der NTI und wiederum bei 14 % der Gesunden Antikörper nachweisen. Darüber hinaus zeigte es sich, dass längere Zeit überprüfte antikörperpositive Hypothyreote nach einiger Zeit immer weniger Antikörper aufwiesen.

BEALE und HALLIWELL (1990) fanden bei 59 % ihrer hypothyreoten und bei 43 % der anderweitig endokrin kranken Hunde Antithyreoglobulin-Antikörper. Bei gesunden Verwandten der Hypothyreoten wurden sogar in 47 % der Fälle Antikörper festgestellt. 13 % von Hunden ohne endokrine Auffälligkeiten wiesen ebenfalls Antikörper auf.

Der Test ist – neben wissenschaftlichen Fragestellungen – vorwiegend dazu be-

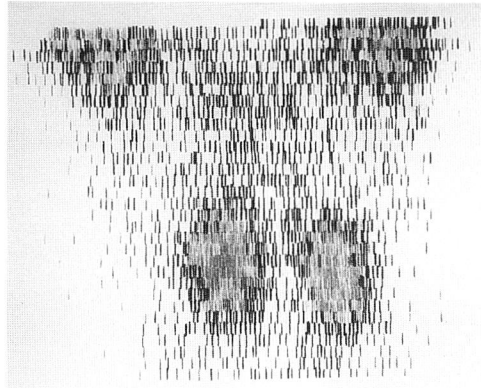

Abb. 15.21. Szintigramm eines gesunden Hundes.

stimmt, etwaige familiäre Häufung von autoimmuner Hypothyreose (lymphozytäre Thyreoiditis Hashimoto) ausfindig zu machen.

Bildgebende Verfahren

Röntgenuntersuchungen der nicht vergrößerten Schilddrüse sind bedeutungslos. Hinweise über Verdrängung von Halsorganen durch die tumorös vergößerte Schilddrüse und etwaige Kalkeinlagerungen, wie sie bei Malignomen vorkommen können, werden durch die Röntgenuntersuchung erhalten. Ebenso werden Tumormetastasen etwa im Lungen- und Herzbasisbereich erkannt. Im Allgemeinen ist die Röntgenuntersuchung bei Hypothyreose – außer bei Tumorverdacht – jedoch entbehrlich.

Szintigraphie

Die Szintigraphie mit $^{99m}TcO_4$ bringt bei Hypothyreose keine Vorteile. Das radioaktive Isotop reichert sich in der hypothyreoten Schilddrüse nicht an, so dass das Organ nicht dargestellt wird (s. Abb. 15.21 und 15.22).

Computertomographie

Sie ist bei Hypothyreose i. Allg. entbehrlich. Lediglich bei sekundärer (also hypophysärer) Hypothyreose, wenn der Verdacht auf Zysten oder Tumoren der Hypophyse besteht, gibt sie wertvolle Hinweise, ist aber teuer und geräteaufwendig.

Sonographie

Seit der Verfügbarkeit von Hochfrequenzschallköpfen mit Vorlauf auch in der Tiermedizin, ergeben sich interessante Aspekte

792 Endokrinologie

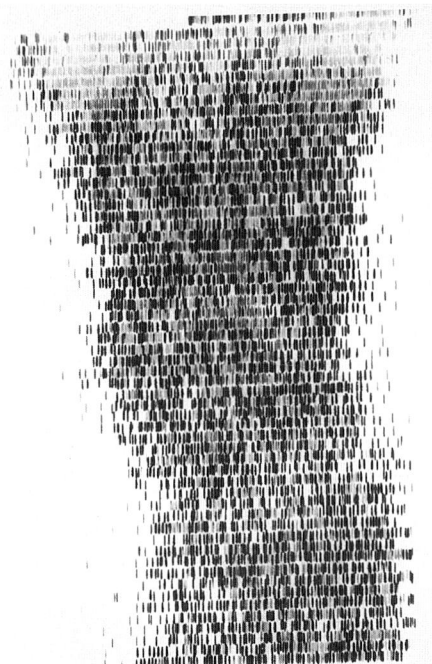

Abb. 15.22. Szintigramm bei Hypothyreose.

zur Untersuchung hypothyreoter Schilddrüsen. Die Methode muss jedoch noch an einer größeren Zahl hypothyreoter Hunde erprobt werden.

Histologische und zytologische Untersuchung

Die histologische Untersuchung setzt die Entnahme eines größeren Gewebsstücks, die zytologische Untersuchung die Nadelbiopsie voraus. Nur sehr selten wird daher die histologische Untersuchung im Falle einer Hypothyreose durchgeführt. Die zytologische Untersuchung kann unter Zuhilfenahme der Sonographie und der gezielten Nadelbiopsie durchgeführt werden. Da aber das kleine Organ sehr beweglich ist, gelingt die Feine-Nadel-Biopsie jedoch selbst bei intakter Schilddrüse nicht in jedem Fall. Es muss abgewartet werden, ob die Technik bei Hypothyreose so zu entwickeln ist, dass Bioptate routinemäßig entnommen und zytologisch untersucht werden können.

Zusammenfassung der diagnostischen Maßnahmen

Wie die zahlreichen Untersuchungsverfahren zeigen, besteht noch immer – insbesondere seit dem Wegfall des TSH-Stimulationstests – eine erhebliche diagnostische Lücke bei Hypothyreose. Folgendes Schema kann zur Diagnose einer Hypothyreose derzeit angegeben werden:
1. Klinische Untersuchung
2. Bestimmung von T4 und cTSH
3. TRH-Stimulationstest

Differentialdiagnose: Es kommen zahlreiche Krankheiten in Frage, die mit Gewichtszunahme, Haarausfall, Hyperpigmentation, mentaler Veränderung, neurologischen Störungen, Magen-Darm-Symptomen, Fortpflanzungsstörungen, Bradykardie und Arrhythmia cordis, aregenerativer Anämie, Otitis externa einhergehen. Insbesondere müssen alle Krankheiten berücksichtigt werden, die zu den so genannten NTI gerechnet werden, sowie Vorbehandlungen, die die Schilddrüsenfunktion zu beeinträchtigen vermögen, insbesondere:

Tab. 15.5: Krankheiten und Wirkstoffe mit Beeinflussung der Schilddrüse

Krankheiten	Wirkstoffe
alle schweren chronischen Krankheiten, besonders • generalisierte Pyodermien • Hepatopathien • Urämie • Diabetes mellitus • Hyperadrenokortizismus • Hypoadrenokortizismus • Gastroenteropathien • Mangelernährung • Hypoproteinämien	• Glukokortikosteroide • Anabolika • Anästhetika • Phenytoin • Salizylate • Mitodane • Furosemid • Barbiturate • Phenylbutazon

Wie RUPPERT (1997) zeigen konnte, normalisieren sich „hypothyreote" Werte von Hunden mit Cushing-Syndrom nach erfolgreicher Lysodren-Behandlung.
Therapie: Während die Diagnostik der Hypothyreose kompliziert ist, ist die Behandlung – unabhängig von der zugrunde liegenden Ursache – relativ einfach. Sie besteht in der oralen Gabe von L-Thyroxin, das jedoch wegen des rascheren Stoffwechsels beim Hund höher, als beim Menschen bekannt, dosiert werden muss.

Man beginnt mit einer Dosis von zweimal täglich je 5 µg/kg KM, bestimmt nach 14 Tagen erneut Serum-T4 und -cTSH und untersucht den Patienten klinisch, berücksichtigt auch unbedingt den Bericht des Besitzers. Ist das Tier lebhafter und leistungsfähiger geworden und haben sich die Hormonwerte normalisiert, so kann diese Dosis beibehalten werden. Ist der Effekt noch nicht ausreichend eingetreten, so erhöht man auf zweimal täglich je 10 µg/kg KM und untersucht erneut nach 14 Tagen. Wichtiger als Serumwerte ist das klinische Bild. Nach etwa vier Wochen beginnt bei ausreichender Dosis das Haarwachstum. Das Körpergewicht geht zurück, die übrigen Veränderungen bessern sich. Sobald eine allgemeine Besserung einschließlich der Laborbefunde eingetreten ist, kann das Untersuchungsintervall auf drei (bis sechs) Monate ausgedehnt werden.

15.5.2 Hyperthyreose

Definition: Überfunktion der Schilddrüsen (Thyreotoxikose) mit verstärkter Sekretion von Thyroxin und Trijodthyronin, bei der Katze in den meisten Fällen durch autonome Adenome der Schilddrüse, beim Hund überwiegend durch Malignome ausgelöst und zu Hypermetabolismus führend.
Ätiologie: Adenome, die einen oder beide Lappen erfassen, oder follikuläre oder papilläre Adenokarzinome.
Pathophysiologie: Bei Hund und Katze spielt nahezu ausschließlich das autonom hormonproduzierende Schilddrüsenadenom oder -adenokarzinom eine Rolle. Dies bedeutet, dass in der Schilddrüse unabhängig von Hypophysen- und Hypothalamushormonen ein Exzess an Jodhormonen sezerniert wird, so dass das in der Hypophyse sezernierte TSH infolge der negativen Rückkoppelung supprimiert wird. Sofern nur ein Schilddrüsenlappen erkrankt ist, wird der andere daher atrophisch, produziert kein Hormon, ist szintigraphisch nicht oder kaum nachweisbar und auch durch eine einmalige TSH-Applikation nicht stimulierbar.

Die Hypersekretion führt zu einem generell gesteigerten Stoffwechsel mit Erhöhung des Grundumsatzes und des Sauerstoffverbrauchs. Daraus folgt ein erhöhter Energiestoffwechsel mit Steigerung der Wärmeproduktion, weshalb betroffene Individuen eine Tendenz zu erhöhter Temperatur aufweisen und die Kälte aufsuchen. Der erhöhte Energieverbrauch führt zu vermehrter Futteraufnahme und trotzdem zu Gewichtsverlust und rascher Erschöpfung bei körperlicher Arbeit. Der gesteigerte Energiemetabolismus, aber auch die direkte Wirkung der Schilddrüsenhormone auf die Körperzellen ziehen eine ganze Reihe von Folgen nach sich: Die Tiere sind häufig in ständiger Bewegung, ermüden jedoch rasch, die Herztätigkeit ist erhöht und durch Hypertrophie und Arrhythmien häufig gestört, es kommt zu einer Aktivierung der Schilddrüsenrezeptoren in Zellen des Magen-Darm-Trakts und – in Verbindung mit der häufig verstärkten Futteraufnahme – zu Störungen der Magen-Darm-Funktion mit Erbrechen, besonders aber mit Durchfall und Steatorrhö. Der unter dem Hormoneinfluss erhöhte Leberstoffwechsel in Verbindung mit der Herzinsuffizienz mit der Folge einer Hypoxie und Fettinfiltration bis hin zur Nekrose und Zirrhose führt zu sekundären Hepatopathien. In der Niere wird trotz einer bei hyperthyreoten Katzen nicht selten zu findenden Azotämie vermehrt Erythropoetin bereitgestellt, so dass eine meist geringgradige Polyglobulie resultiert. Die Leukozytose mit Neutrophilie beruht zumindest teilweise auf der durch die Blutdruckerhöhung bedingte Abnahme des marginalen zugunsten des zentralen Leukozytenpools. Durch die Steigerung des Knochenmetabolismus mit kataboler Wirkung auf die Knochensubstanz, bisweilen gesteigert durch eine Niereninsuffizienz, kommt eine Hyperphosphatämie, gesteigerte Aktivität der Alkalischen Phosphatase zustande. Warum praktisch nie eine Hyperkalzämie gefunden wird, ist unklar (sie kommt beim Menschen jedoch vor). Polydipsie und Polyurie dürften zum einen

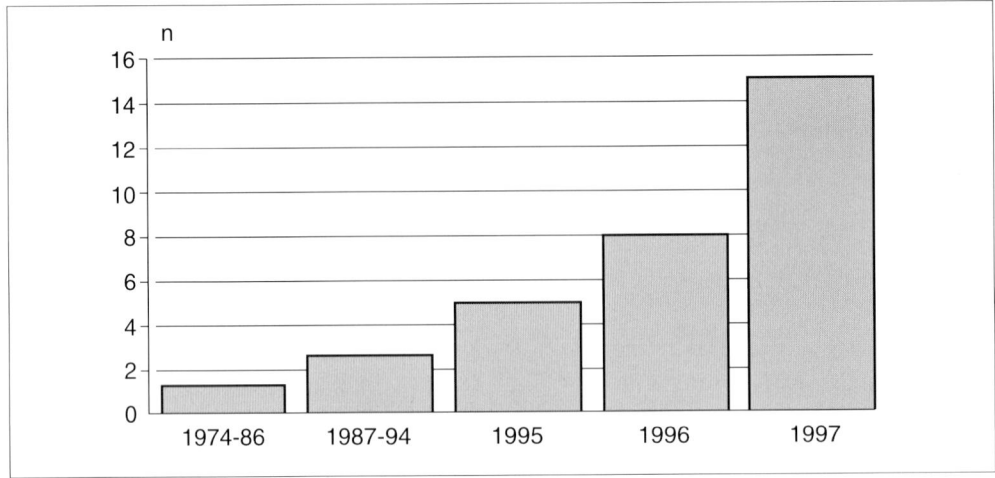

Abb. 15.23. Hyperthyreose bei Katzen im Raum Gießen (bis 1978) und München (seit 1978). Die Werte von 1974 bis 1986 und von 1987 bis 1994 sind Durchschnittswerte pro Jahr.

auf die generelle Energiesteigerung, die Hyperthermie und zum andern auch auf die Niereninsuffizienz zurückzuführen sein. Bei bereits bestehender renaler Urämie kann durch Behandlung der Hyperthyreose die renale Insuffizienz verstärkt werden. Vermutlich hängt dies mit der verschlechterten Durchblutung und dem herabgesetzten Nierenstoffwechsel nach Abklingen der Hyperthyreose zusammen.

Klinisches Bild: Nachdem über Hyperthyreosen des Hundes schon Ende des letzten Jahrhunderts berichtet worden war, wurden nach einigen wenigen Berichten durch CARLSON (1914), HUQUENIN (1927) und SCHLUMBERGER (1955) im Jahr 1979 und 1980 die ersten Publikationen über zunehmende Zahlen klinisch diagnostizierter Hyperthyreosen bei der Katze durch PETERSON (1979) und HOLTZWORTH (1980) in den USA veröffentlicht. Seither nahm die Zahl der in den USA diagnostizierten Hyperthyreosen bei der Katze geradezu sprunghaft zu (Abb. 15.23). Dies stand in erheblichem Gegensatz zu den in Mitteleuropa diagnostizierten Fällen.

In einer eigenen Untersuchung wurden unter 13 500 Hunden 16 Hyperthyreosen diagnostiziert. Dagegen blieben die hyperthyreoten Katzen bis vor wenigen Jahren eine große Seltenheit. In einer eigenen Aufstellung bei rund 23 000 internistisch kranken Katzen in Gießen (1974 bis 1978) und in München (1978 bis 1986) wurden 20 Hyperthyreosen, von 1987 bis 1994 28 gefunden. Auch NOLTE (pers. Mitt.) hält die Krankheit im Hannoveraner Raum für eine absolute Seltenheit. In den letzten Jahren scheint jedoch zumindest im Einzugsbereich der Münchener Tierklinik die Zahl erheblich anzusteigen. So wurden im Jahr 1995 fünf, 1996 acht und allein im Jahr 1997 fünfzehn hyperthyreote Katzen diagnostiziert (Abb. 15.23).

Es wurde und wird diskutiert, worauf diese tatsächliche oder scheinbare Zunahme zurückzuführen sei. In Frage kommen
- größere Aufmerksamkeit der Untersucher
- bessere diagnostische Methoden
- tatsächliche absolute Zunahme der Hyperthyreose
- diagnostisches Übersoll mit Überinterpretation von Labor- und Funktionsuntersuchungen

Die Fragen sind noch nicht geklärt. Möglicherweise spielen mehrere (oder sogar alle) Faktoren eine Rolle.

Es erkranken besonders ältere Katzen ohne Rassen- und Geschlechtsprädisposition (MOONEY 1990; BÜCHLER und KRAFT 1998).

Symptome der Hyperthyreose sind
- Gewichtsverlust bis zur Kachexie
- Polyphagie
- Polydipsie
- Tachykardie, Galopprhythmus, Herzgeräusche
- hypertrophe Kardiomyopathie

- ständige Unruhe
- Erbrechen
- Durchfall
- Dyspnöe
- rasche Ermüdung
- Muskelzittern
- Anorexie
- Ikterus
- Temperaturerhöhung
- Aufsuchen kühler Plätze

Die Symptome treten mit unterschiedlicher Häufigkeit auf; keineswegs müssen sie alle auf einmal vorhanden sein, weshalb möglicherweise häufig nicht an die Krankheit gedacht und sie deshalb nicht diagnostiziert wird. Bei unklarem Krankheitsbild älterer Katzen (über sechs, besonders aber über acht Jahren) sollte auch an die Hyperthyreose gedacht werden.

Diagnose:

1. Die **klinische Untersuchung** bringt die o. a. Symptome zutage. In den meisten, aber keineswegs allen, Fällen lässt sich die Schilddrüse als vergrößert palpieren. Dies gilt sowohl für den Hund als auch für die Katze. Man palpiert dazu, am Kehlkopf beginnend, langsam die Trachea hinunter bis vor den Brusteingang, da stark vergrößerte Schilddrüsen oft bis hierhin wandern können. Ist man bei der ersten Untersuchung nicht zum Ziel gekommen, so sollte man unbedingt auch dorsal der Trachea palpieren, da die vergrößerte Schilddrüse hinter die Trachea ausweichen kann.

Hyperthyreote Katzen und Hunde sind in den weitaus meisten Fällen sehr unruhig und abgemagert. Sie erleiden oft rasch Atemnot; die Schleimhäute werden dann livid. Unbedingt ist der Kreislaufapparat zu untersuchen. Meist besteht Tachykardie, oft werden Herzgeräusche und Galopprhythmen festgestellt. Im EKG werden Sinustachykardie, Hypervoltage (erhöhte R-Zacke) und oft Extrasystolen gefunden. Die Röntgenuntersuchung des Thorax ergibt einen vergrößerten Herzschatten. Bei Malignomen, aber auch bei funktionsfähigem ektopischen Schilddrüsengewebe kann man im Brustraum bisweilen Umfangsvermehrungen finden. Im Sonogramm lässt sich eine mäßige bis sehr ausgeprägte Herzhypertrophie nachweisen.

2. Hormonuntersuchungen: Die verlässlichste diagnostische Maßnahme ist die Bestimmung von **Gesamt-T4 im Serum**. Wenn der Wert bei der Katze 4,0, beim Hund 4,5 µg/dl (entspr. 51 bzw. 58 nmol/l) übersteigt, kann man, unter Berücksichtigung des klinischen Bildes, die Diagnose als gesichert ansehen. Die erhöhten Werte bleiben in den weitaus meisten Fällen dauernd erhöht. Problematisch wird die Diagnose allenfalls, wenn zu Beginn der Krankheit die Werte noch um die obere Referenzbereichsgrenze schwanken. Dieser Bereich liegt zwischen 2,9 und 4,0 µg/dl. In diesen Fällen sollte der Test in zwei bis vier Wochen wiederholt werden. Man kann dann auch zusätzlich eine T3- oder/und FT4-Bestimmung durchführen. Die Sensitivität der T4-Bestimmung ist allerdings höher als die T3-Bestimmung. Nach BROUSSARD u. Mitarb. (1995) hatten 2 % seiner hyperthyreoten Katzen zum Untersuchungszeitpunkt ein „normales" T4, nach MCLOUGHLIN u. Mitarb. (1993) sogar 10 %. Wichtig ist, dass man sich über das Problem des Referenzbereichs klar ist (FELDMAN und NELSON 1996). Er wird oft von einem Labor zum andern übertragen, wodurch Interpretationsfehler entstehen können. Es sei daher noch einmal betont, dass ein Untersuchungsergebnis immer nur unter Zugrundelegung der Referenzbereiche des betreffenden Labors interpretiert werden darf. Darüber hinaus postuliert PETERSON (1995) fluktuierende Hormonkonzentrationen im Blutserum. Außerdem könnten konkurrierende schwerere Krankheiten (NTI) die Hormonhöhe beeinflussen (PETERSEN und GAMBLE 1990).

T3 ist weit weniger zuverlässig als T4, die Sensitivität ist geringer. Der Test kann allenfalls dann höhere Sicherheit bringen, wenn T4 allein die Diagnose nicht ausreichend erhärten kann. Aber auch dann ist nur der positive Befund, also die Erhöhung, beweisend.

FT4 war bei allen unseren Katzen und bei den wenigen hyperthyreoten Hunden, bei denen es bestimmt worden war, erhöht, wenn auch T4 erhöht war. Ob es in Zweifelsfällen eine sicherere Diagnose ermöglicht, kann noch nicht gesagt werden. FERGUSON u. Mitarb. (1989) finden keine Verbesserung mit der FT4-Bestimmung. PETERSON (1995) dagegen hält die Untersuchung für hochsensitiv und spezifisch.

TSH ist bisher nur beim Hund routinemäßig zu bestimmen. Bei Hyperthyreose ist es auf (nahezu) 0 „erniedrigt". Bei der Katze ist die

Routinemessung derzeit leider (noch) nicht möglich.

3. T3-Suppressionstest: In Zweifelsfällen kann durch die Applikation von T3 festgestellt werden, ob ein autonomes Adenom/Adenokarzinom vorliegt. Unter einer hohen Dosis von T3 sollte die reagible Schilddrüse die Sekretion von T4 infolge der Hemmung von TSH einstellen, eine autonom hormonsezernierende jedoch nicht. Der Test wird bei der Katze folgendermaßen durchgeführt:
- Bestimmung von Serumthyroxin und -trijodthyronin morgens (8 Uhr)
- Applikation von dreimal täglich je 25 µg Trijodthyronin
- Die Behandlung wird zwei Tage durchgeführt, am dritten Tag wird morgens um 8 Uhr eine letzte Dosis gegeben
- 2 bis 4 Std. danach erneute Blutabnahme zur Bestimmung von T4 und T3.

Ergebnis:
Gesund: T4 ist stark abgesunken (T3 hoch).
Hyperthyreot: T4 bleibt hoch (T3 ist ebenfalls hoch; die T3-Bestimmung erfolgt lediglich zur Kontrolle der zuverlässigen Eingabe).

4. Röntgenuntersuchung: Sie wird durchgeführt, um Metastasen von Malignomen oder vergößertes ektopisches Schilddrüsengewebe aufzufinden. Der Thorax sollte in zwei Ebenen geröngt werden.

5. Szintigraphie: Die Szintigraphie ist eine sehr wertvolle Untersuchung, um festzustellen, ob Radionuklide speicherndes Gewebe normo- oder ektopisch vorhanden ist. Die Untersuchung ist jedoch Spezialeinrichtungen vorbehalten. Man verwendet heute fast ausschließlich $^{99m}TcO_4$ (Pertechnetat). Es handelt sich dabei um einen Gammastrahler mit einer Halbwertszeit von 6 Stunden. Sowohl bei der Katze als auch beim Hund werden 5 bis 35 (bei sehr großen Hunden bis 70) Mbq (entspr. 0,1 bis 1,0 [2] mCi) intravenös injiziert, das Tier in Narkose gelegt. Bereits 20 min nach Applikation kann die Aufzeichnung beginnen. Man kann mit dieser Methode die unveränderte Schilddrüse gut sichtbar machen. Durch Tumoren verdrängtes Schilddrüsengewebe stellt sich nicht dar, ebenso wenig entdifferenzierte Tumoren, die kein Jod und damit auch kein Technetium speichern. Bei Hyperthyreose sind der betroffene oder die betroffenen Schilddrüsenlappen vergrößert und speichern vermehrt Tc

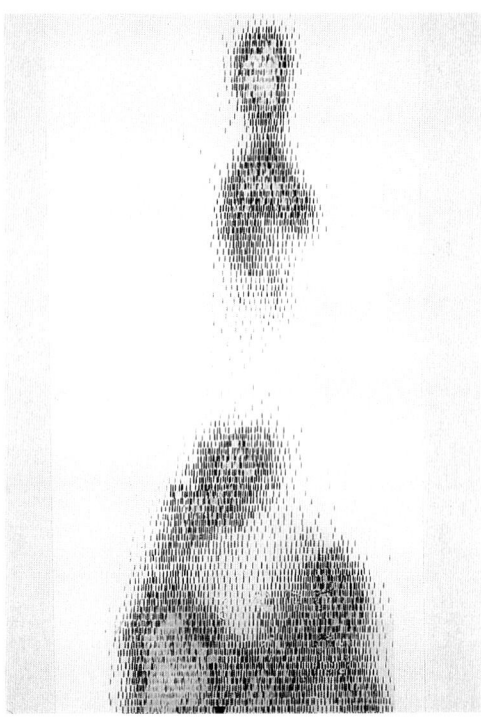

Abb. 15.24. Szintigramm eines Hundes mit Hyperthyreose und Metastasen in der Brusthöhle (Ventralansicht).

("heiße Knoten"). Damit lassen sich auch Ektopien und Metastasen sichtbar machen, sofern sie hormonell aktiv, zumindest aber speicherfähig sind. Man kann diese Speicherfähigkeit durch Applikation von TSH eine halbe Stunde von der Tc-Applikation provozieren.

6. Ultraschalluntersuchung: Mit ihrer Hilfe können nicht nur die Größe der Schilddrüsen ermittelt werden, sondern auch evtl. anderweitige Umfangsvermehrungen im Halsbereich differentialdiagnostisch ausgeschlossen werden (SCHMIDT u. Mitarb. 1998).

Zusammenfassend kann festgestellt werden:
Zunächst wird Serum-T4 bestimmt. Ist es erhöht, so kann – unter Berücksichtigung des klinischen Untersuchungsbefundes – die Diagnose Hyperthyreose als gesichert gelten. Ist Serum-T4 nicht erhöht, der klinische Befund spricht jedoch für Hyperthyreose, so müssen andere Krankheiten ausgeschlossen oder behandelt werden, der T4-Test ist nach vier bis acht Wochen zu wiederholen, wenn möglich unter Einschluss von Serum-T3-

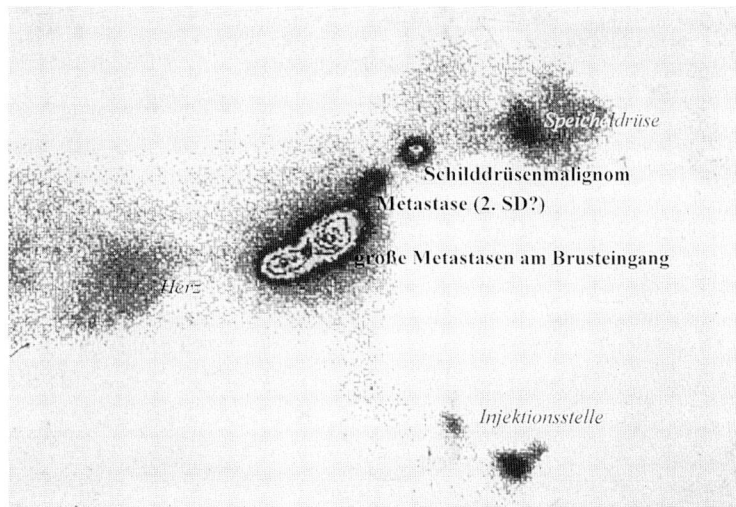

Abb. 15.25. Szintigramm einer hyperthyreoten Katze.

und/oder -FT4-Bestimmung. Ein T3-Suppressionstest kann in dann immer noch zweifelhaften Fällen durchgeführt werden; er kann jedoch auch schon nach der ersten Untersuchung angeschlossen werden. Zum Ausschluss von Metastasen ist eine Röntgenuntersuchung des Thorax, wenn möglich auch eine Szintigraphie des Hals- und Thoraxbereichs durchzuführen.

Therapie: Die Behandlung kann auf dreierlei Weise durchgeführt werden:
- chirurgisch
- Radiojodresektion
- medikamentös

1. Die **chirurgische Exstirpation** bietet sich immer dann an, wenn nur ein Schilddrüsenlobus betroffen ist. Sie hat den Vorteil, dass insbesondere bei Malignomen, aber auch bei gutartigen Adenomen eine vollständige Heilung der Hyperthyreose erwartet werden kann, wenn keine Metastasen vorhanden oder ektopisches Schilddrüsengewebe entartet sind.

Der Patient sollte medikamentös vorbereitet werden. Propranolol, 0,2 bis 1 mg/kg KM, zwei- bis dreimal täglich, wird bei Tachykardie und hypertropher Kardiomyopathie acht Tage lang vor der Operation gegeben. Außerdem mildert es auch extrakardial die Wirkungen der Schilddrüsenhormone ab.

Die Vorbehandlung mit Thiamazol dauert wesentlich länger. Es muss ein bis drei Monate vorbehandelt werden. Die Dosis beträgt 5 mg/Katze p. o., ein- bis zwei-, selten dreimal täglich.

Die Schilddrüse sollte enukleiert, d. h. aus der Kapsel herausgeschält werden, wenn beide Schilddrüsen entfernt und mindestens eine Parathyreoidea geschont werden soll. Die Methode hat allerdings den Nachteil, dass die verbliebenen wenigen Thyreozyten zu einem Hyperthyreose-Rezidiv führen können.

Nach der Thyreoidektomie kann eine vorübergehende Hypothyreose eintreten, besonders wenn beide Lappen entfernt wurden. In den meisten Fällen wird nach dem Absinken der Jodhormone im Blut jedoch unter der dann einsetzenden TSH-Sekretion ektopisches Schilddrüsengewebe aktiviert, so dass sich T3 und T4 bald (Beginn nach etwa einer bis zwei Wochen) erholen. Sollte dies nicht der Fall sein und eine permanente Hypothyreose drohen, so ist mit L-Thyroxin zu substituieren.

2. Die **Radiojodresektion** ist heute in Deutschland beim Tier nicht mehr erlaubt. Sie ermöglichte eine schonende Behandlung und war auch bei ektopischem Schilddrüsengewebe und bei der Metastasierung von Schilddrüsenmalignomen gut anwendbar. Verwendet wurde ^{131}J, das intravenös appliziert wurde. Umfangreiche Sicherungsmaßnahmen sind erforderlich. Zur Behandlung musste das Schilddrüsengewicht geschätzt werden, das nach SCHMIDT (1998) mit folgender Formel möglich ist:

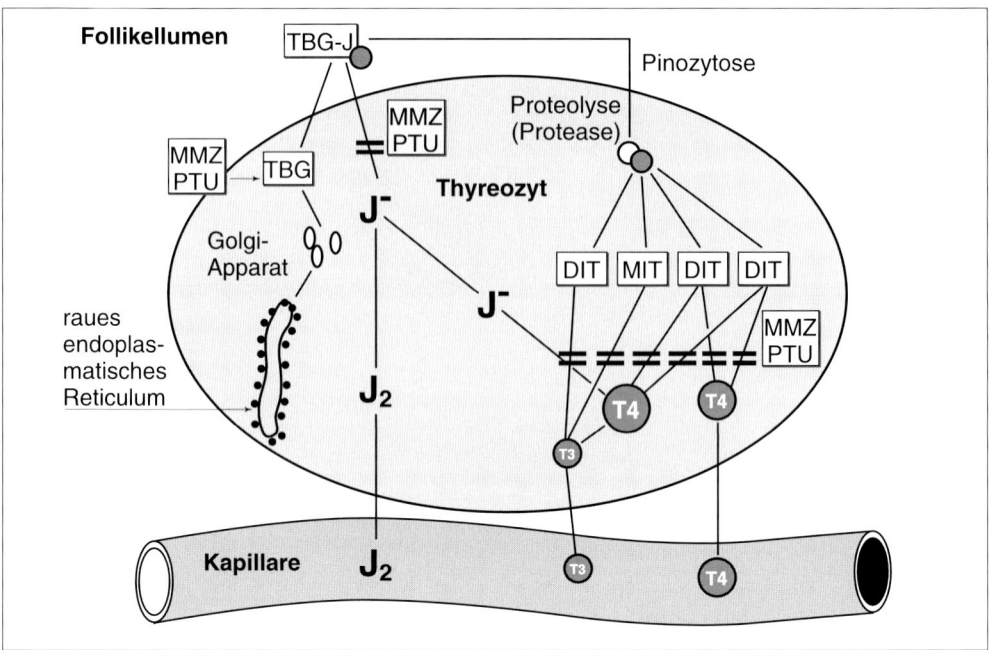

Abb. 15.26. Angriffspunkte der Thyreostatika (PTU = Propylthiouracil; MMZ = Methimazol, Carbimazol).

Vol = π/6 × Länge × Tiefe × Breite

Die ^{131}J-Dosis wird nach folgender Formel berechnet:

$$\frac{20\,000\ \text{rad/g}}{(160\ \text{rad/}\mu\text{Ci})} \times \frac{\text{Schilddrüsengewicht [g]}}{(\%\ \text{Radiojod-Uptake})} \times \frac{T_{1/2}\ ^{131}\text{J}}{(100 \times T_{1/2})}$$

Die **medikamentöse Therapie mit Thyreostatika** kann mit Jodisationshemmern durchgeführt werden.
Geeignet sind:
Thiamazol (Methimazol), 5 mg/Katze p. o., ein- bis zweimal, selten bis dreimal täglich.
Carbimazol, 5 mg/Katze p. o., zwei- bis dreimal täglich.
  Carbimazol wird i. Allg. besser vertragen. Notfalls kann die Tagesdosis auch auf einmal gegeben werden.
Propylthiouracil, 10–15 mg/kg KM p. o., zwei- bis dreimal täglich bei Hund oder Katze. Das Mittel hat stärkere Nebenwirkungen als Thiamazol und besonders Carbimazol. Es wird heute kaum noch angewandt.

Die häufigsten Nebenwirkungen der Thyreostatika werden in der folgenden Tabelle genannt:
Die Vor- und Nachteile der verschiedenen Behandlungsmethoden sind in der folgenden Tabelle zusammengefasst:
3. **Zytostatika** bei Malignomen: Empfohlen werden Doxorubicin (s. d.), ferner Kobaltbestrahlung und Radiojodresektion (siehe Kapitel „Klinische Onkologie").

15.5.3 Blande Struma

Definition: Während „Struma" jede Schilddrüsenvergrößerung (Kropf) bedeutet, die weiter abgeklärt werden muss, versteht man unter der blanden Struma eine benigne euthyreote Vergrößerung des Organs, das jedoch ebenfalls morphologisch und ätiologisch unterschiedlich ist.
Ätiologie: Jodmangel, strumigene Substanzen, Zystenbildung.
Pathogenese: Durch Jodmangel oder strumigene Substanzen wird die Schilddrüsenhormonsynthese verhindert, so dass eine Hypothyreose entsteht. Dadurch wird infolge der

Tab. 15.6: Nebenwirkungen von Thyreostatika

Propylthiouracil	Methimazol/Thiamazol	Carbimazol
Nebenwirkungsinzidenz hoch	*gering, meist kurzfristig*	*geringergradig als bei Thiamazol*
Anorexie	Anorexie	Anorexie
Erbrechen	Erbrechen	Erbrechen
Apathie	Apathie	Apathie (selten)
Autoimmunhämolytische Anämie	selten Hautsymptome	sehr selten Hautsymptome
Antinukleäre Antikörper	Antinukleäre Antikörper	Antinukleäre Antikörper (offenbar sehr selten)
Thrombozytopenie	Thrombozytopenie	Thrombozytopenie?
Leberenzyme erhöht	Leberenzyme selten erhöht	Leberenzyme sehr selten erhöht

Tab. 15.7: Vor- und Nachteile der Therapiemethoden

	Thyreostatika	Thyreoidektomie	Radiojodresektion
iatrogene Hypothyreose	nie	bisweilen	selten
persistente Hyperthyreose	bisweilen, vom Besitzer abhängig	bisweilen Rezidive	selten
Narkosezwischenfälle	–	relativ häufig	–
Hypoparathyreoidismus	nie	häufig	nie
Erbrechen, Anorexie	häufig	nie	nie
Heiserkeit, Horner-Syndrom	nie	bisweilen	nie
Blutveränderungen	bisweilen	nie	kaum

negativen Rückkoppelung auf die Hypophyse vermehrt TSH sezerniert. Man nimmt an, dass dies zu der Vergrößerung der Schilddrüse führt. Strumen können auch an allen jenen Stellen auftreten, die während der Embryonalentwicklung mit Schilddrüsengewebe in Berührung gekommen sind, insbesondere der Zungengrund, entlang der Trachea bis zur Herzbasis.

Klinisches Bild: Im Vordergrund steht die Vergrößerung des Organs, das gerade tastbar, nach Scheren und Strecken des Halses oder schon ohne Strecken sichtbar werden kann. Durch örtliche Behinderung der benachbarten Organe (Blutgefäße, Nerven, Trachea, Ösophagus) können Beeinträchtigungen entstehen. Blande Strumen werden heute bei Hund und Katze fast nicht mehr gesehen.

Vermutlich liegt dies an der weiteren Verbreitung von Fertignahrungsmitteln, die zwar zum Teil auch nicht optimal jodiert sind, aber in der Regel mehr Jod enthalten als selbst gemachtes Futter (RAMBECK, persönl. Mitt.).

Diagnose: Das klinische Bild und die Euthyreose (s. Hypothyreose, Diagnostik) sind Anlass zur Entnahme von Bioptaten, deren zytologische oder histologische Untersuchung weiteren Aufschluss gibt, insbesondere Malignome ausschließen soll. Die zytologische und die histologische Strumadiagnostik setzt allerdings Spezialerfahrung voraus.

Differentialdiagnose: In Frage kommen insbesondere Malignome, ferner hyperthyreote Adenome und Adenomkarzinome. Auch andere Knoten in den Bereichen der Schilddrüsen können zu Verwechslungen führen: Speicheldrüsenzysten, -tumoren, Lymphknotenvergrößerungen.

Therapie: Bei Jodmangel ist eine Jodsubstitution angezeigt. 15 µg/kg KM und Tag (RAMBECK) wird heute als adäquat angesehen. Zusätzlich ist zur Suppression der Hypophyse eine tägliche Behandlung mit einer leicht erhöhten Dosis von L-Thyroxin, 25 µg/kg KM, durchzuführen. Damit kann häufig eine Verkleinerung der Struma erzielt werden.

15.5.4 Euthyreote Schilddrüsentumoren

Definition: Benigne oder maligne Neoplasien der Schilddrüse oder ihrer Ektopien, bei denen weder eine Über- noch eine Unterfunktion und damit weder Hyper- noch Hypothyreose vorhanden sind. Umfangsvermehrungen der Schilddrüse werden nicht selten bei oft riesigen Zysten beobachtet.

Ätiologie: Unbekannt. Ob ein chronischer Jodmangel und ein daraus sich ergebender ständiger Wachstumsreiz auf die Drüse zur Neoplasie führt, kann vermutet werden.

Pathophysiologie: Kleine gutartige Adenome können in einer äußerlich unauffälligen und nicht tastbaren Schilddrüse vorkommen. Sie führen zu keinerlei klinischen Symptomen. Unter den bösartigen Tumoren finden sich Follikelzellkarzinome, papilläre Karzinome und Mischformen. Selten zu finden sind C-Zelltumoren, die Kalzitonin sezernieren können. Die Tumoren treten überwiegend einseitig auf. Bei Malignomen besteht eine Tendenz zur Metastasierung, wobei besonders in ektopischem Schilddrüsengewebe Metastasen aufzutreten pflegen. Auch die Lunge wird oft schon frühzeitig befallen. Häufig besteht infiltratives Wachstum in umgebende Gewebe und Organe.

Klinisches Bild: Zunächst fallen die Umfangsvermehrungen auf. Da – definitionsgemäß – keine Hypo- oder Hyperthyreose besteht, fehlen metabolische Symptome. Später kommt es je nach Sitz und Umfang zu mechanischen Beeinträchtigungen der benachbarten Organe (Luftröhre, Schlund, Nerven, Blut- und Lymphgefäße); bei umfangreicher Metastasierung in die Lunge werden Husten, Atembeschwerden bis zur Atemnot, bisweilen auch Bluthusten beobachtet. Durch die Gefäßkompression können Kopfödeme auftreten. Lähmungen des. N. vagus oder des N. recurrens (Kehlkopflähmung, Heiserkeit) sind selten. In fortgeschrittenen Fällen bestehen Dysphagie und Abmagerung (auch durch den Tumornekrosefaktor ausgelöst).

Diagnose: Das klinische Bild (Adspektion, Palpation) lenkt auf die Krankheit. T4 und T3 ergeben Werte in den Referenzbereichen. Es müssen Röntgenuntersuchungen besonders des Thorax durchgeführt werden, um Metastasen zu suchen. Die Szintigraphie mit $^{99m}TcO_4$ kann die Funktion des Tumors aufdecken. Euthyreote Tumoren speichern jedoch häufig kein Technetium, ebenso Zysten. Generell gilt, dass „kalte" Knoten eher für Malignome (oder Zysten), „heiße" für Benignome sprechen. Allerdings werden auch in Zystenwänden nicht selten Tumorzellen nachgewiesen. Die beste Methode ist die histologische Untersuchung eines Bioptats. Die zytologische Untersuchung ergibt dagegen nicht immer die Diagnose, insbesondere wenn Zysteninhalt bioptiert wurde.

Therapie: Die sicherste Methode ist die radikale Totalexstirpation. Leider ist sie nicht immer möglich, insbesondere wenn der Tumor infiltrativ gewachsen ist und lebenswichtige Organe einbezogen sind oder wenn er an ungünstiger Stelle liegt (Zungengrund, Brusteingang, Herzbasis mit Infiltration). Die Radiojodresektion ist – wo sie erlaubt ist – nur dann sinnvoll, wenn der Tumor Jod speichert. Man kann evtl. mit der Applikation von TSH, 10 E i. m., eine halbe Stunde vor der Behandlung, nachhelfen. Die externe Be-

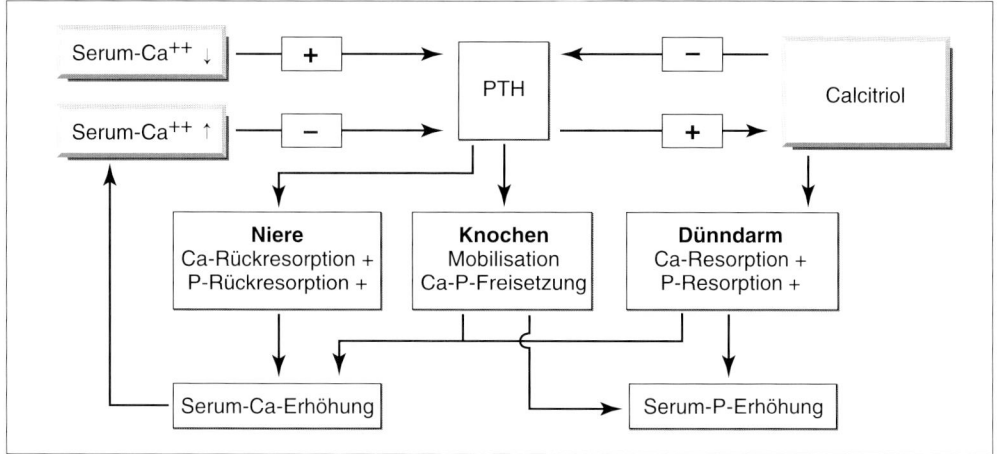

Abb. 15.27. Wirkung und Steuerung des Parathormons (in Anlehnung an KRUSE und KUHLENCORDT).

strahlung mit Kobalt (4000 rad in zehn bis zwölf Sitzungen) ist Spezialeinrichtungen vorbehalten.

Chemotherapeutisch werden bei Malignomen Doxorubicin oder cis-Platin eingesetzt (s. Kap. Klinische Onkologie).

Zur Nachsorge empfiehlt es sich, alle drei Monate eine klinische, röntgenologische (Thorax) und, wenn möglich, szintigraphische Untersuchung vorzunehmen. Die Schilddrüsenhormone, mindestens aber T4, sollten untersucht werden. Früher hat man außerdem T4 in einer Dosis von 25 µg/kg KM eingesetzt im Bestreben, einen „Wachstumsreiz" auf das Schilddrüsengewebe zu unterdrücken. Ob dies wirksam ist, bleibt fraglich.

15.5.5 Krankheiten der Parathyreoidea

Die Parathyreoidea (Nebenschilddrüse, Epithelkörperchen) werden jeweils am kranialen Pol und innerhalb jedes Schilddrüsenlobus gefunden. Es werden Hauptzellen und oxiphile Zellen unterschieden. Im endoplasmatischen Retikulum der Hauptzellen wird das Parathormon (lat. paratus = bereitet) gebildet, im Golgi-Apparat transportfähig gemacht und durch Exozytose an das Blut abgegeben (LIEBICH 1993). Seine Aufgabe besteht in der Aufrechterhaltung des Serum-Kalziumspiegels durch Steigerung der Kalziumresorption im Darm (vermittelt über Calcitriol), Abbau von Knochensubstanz und Verminderung der Phosphat- und Erhöhung der Kalziumrückresorption in der Niere. Beim Fehlen von Calcitriol nimmt jedoch die Kalziumresorption im Darm ab. Des Parathormons teilweiser Antagonist ist das in den C-Zellen der Thyreoidea gebildete Calcitonin sowie das Calcitriol (1,25-Dihydroxicholecalciferol).

Parathormon (PTH) ist ein Polypeptid aus 84 Aminosäuren (AS), das speziesspezifische Varianten aufweist. Die Aktivität geht hauptsächlich von den ersten 34 Aminosäuren aus. Zunächst wird ein Präprohormon gebildet, von dem erst 25 AS zum Prohormon und dann im Golgi-Apparat nochmals fünf AS zum eigentlichen Hormon abgespalten werden. Die Halbwertszeit des Hormons beträgt nur wenige Minuten. Es wird in Leber und Niere degradiert.

Ein übergeordnetes hormonelles Steuersystem existiert nicht. Vielmehr wird die PTH-Sekretion durch den Serum-Kalziumspiegel geregelt: hohes Ca hemmt, niedriges fördert die Sekretion; auch Calcitriol hemmt die Bildung des Hormons (Abb. 15.28).

Kalzitonin wird in den C-Zellen der Schilddrüse gebildet und besteht aus 32 Aminosäuren. Seine Angriffspunkte sind Knochen, Nieren und Magen-Darm-Trakt. Seine Wirkung kann der folgenden Abb. entnommen werden, wobei hier in erster Linie die Osteoklastenhemmung und Rückresorptionshemmung in der Niere interessiert.

Calcitriol (1,25-Dihydroxicholecalciferol), auch als D-Hormon bezeichnet, wird in der

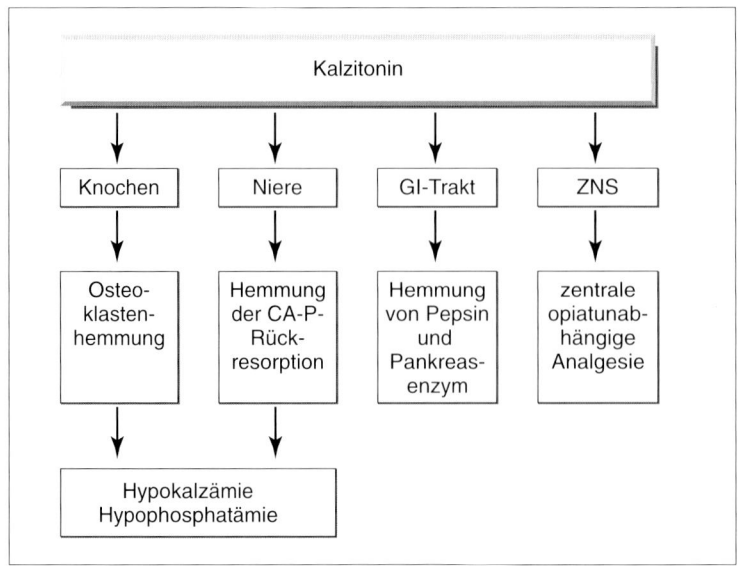

Abb. 15.28. Kalzitoninwirkung.

Niere gebildet, nachdem es als Vitamin D3 über die Nahrung aufgenommen oder durch UV-Bestrahlung in der Haut gebildet und in der Leber zu 25-Hydroxicholecalciferol hydroxiliert wurde. Es fördert die Kalzium- und Phosphatresorption im Darm und die Mineralisation im Knochen. Sein Fehlen bei Niereninsuffizienz führt zum Abnehmen der Kalziumkonzentration im Blut (Hypokalzämie), so dass dann die Parathyreoidea zur vermehrten Bildung von Parathormon angeregt wird, um die Kalziumhomöostase aufrechtzuerhalten.

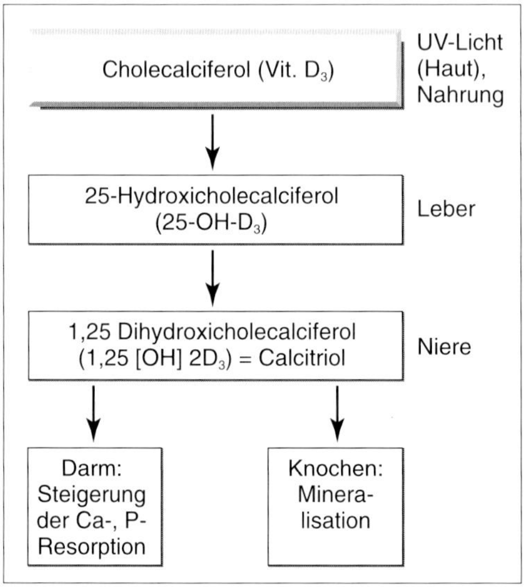

Die Untersuchung der Parathyreoidea wird über die Bestimmung des Kalzium- und Phosphatspiegels im Blutserum sowie durch Bestimmung von Parathormon (Referenzbereich abhängig vom Labor; ca. 8 bis 45 pg/ml) vorgenommen. Letzteres ist erhöht bei primärem und sekundärem (besonders renalen) Hyperparathyreoidismus, erniedrigt bei Vitamin-D-Hypervitaminose und häufig bei Tumorose mit Hyperkalzämie.

Seit der Verfügbarkeit hochauflösender Ultraschallsonden mit Vorlauf können die Parathyreoideae bildlich dargestellt werden. Erforderlich ist mindestens ein 10 MHz-Linearschallkopf mit Vorlauf. Normalerweise sind die Parathyreoideae bis 2 mm groß. Eine Vergrößerung kann als gesichert bei Durchmessern von über 4 mm angenommen werden; WISNER u. Mitarb. (1998) fanden bei 26 Hunden mit Hyperkalzämie infolge adenomatöser oder adenomkarzinomatöser Veränderungen Werte zwischen 4 und 20 mm, während in einer hyperplastischen Gruppe 2 bis 6 mm gemessen wurden.

15.5.5.1 Hypoparathyreoidismus

Definition: Unterfunktion der Nebenschilddrüsen mit der Folge verminderter Sekretion von Parathormon.

Abb. 15.29. Synthese und Wirkung von Calcitriol.

Ätiologie: Idiopathisch, immunogen (lymphozytäre Parathyreoiditis), Zerstörung infolge eines Schilddrüsenmalignoms, iatrogen durch totale Thyreoidektomie.

Pathophysiologie: Durch den Parathormonmangel werden im Darm vermindert Kalzium und Phosphor resorbiert. Am Knochen werden durch die verminderte Osteoklastentätigkeit weniger Kalzium und Phosphat mobilisiert. Im Nierentubulus wird weniger Kalzium, aber mehr Phosphat (und Kalium, Natrium und Aminosäuren) rückresorbiert. Insgesamt resultiert hieraus eine Hypokalzämie und eine Hyperphosphatämie. Die Folge sind Übererregbarkeit und hypokalzämische Krampfzustände (parathyreoprive Tetanie).

Klinisches Bild: Es ergibt sich zwanglos aus der Pathophysiologie: hypokalzämische Krämpfe bis zu generalisierten Tetanien, letztere besonders nach (Para-) Thyreoidektomie. In leichteren Fällen treten geringergradige neuromuskuläre Störungen in Form von fibrillären Zuckungen, allgemeiner Muskelschwäche, Tremor und steifem Gang auf. Daneben werden Polydipsie und Polyurie gesehen, ferner Bradykardie, bisweilen Hyperthermie.

Diagnose: Bestimmung des Serum-Kalziumgehalts (unter 2 mmol/l) und des Phosphatgehalts (meist geringe, bisweilen jedoch hochgradige Steigerungen weit über 5 mg/dl) bei normaler Nierenfunktion sind typische Befunde. Im EKG findet sich eine Verlängerung der ST-Strecke. Aus dem Vorbericht geht evtl. eine kürzliche Thyreoidektomie hervor. Bewiesen werden kann der Hypoparathyreoidismus durch Bestimmung des Serum-Parathormons.

Differentialdiagnose: ZNS-Störungen mit Krampfbereitschaft; Hypoglykämie, Hepatoenzephalopathie, Hypoglykämie, Hyperkaliämie, Hypomagnesämie, Urämie können labordiagnostisch leicht ausgeschlossen werden. Hypokalzämien anderer Ursache: Puerperalstörungen, akute Pankreatitis, akutes Nierenversagen, Vitamin-D-Mangel (dabei Hypophosphatämie).

Therapie:
Sofortmaßnahmen bei hypokalzämischen Krämpfen: Kalziumglukonat-Infusion, 50–150 mg/kg KM = 0,5–1,5 ml/kg KM der 10 %igen Lösung langsam i. v. Vorteilhaft ist die gleichzeitige EKG-Kontrolle: Wenn sich das ST-Intervall verkürzt oder sich die ST-Strecke hebt, wenn Arrhythmien oder Bradykardie auftritt, soll die Infusion unterbrochen werden. Gegebenfalls kann bei Fortbestehen der Krämpfe oder Krampfanfälle Diazepam oder Phenobarbital gegeben werden.

Dauerbehandlung: Sie ist bei Thyreoidektomie nur selten nötig, da sich ektopisches Nebenschilddrüsengewebe aktiviert. Bei spontanem Hypoparathyreoidismus dagegen ist sie meist erforderlich.
– Vitamin-D-Substitution: 1000–2000 IE/KM.
– Dihydrotachysterol: 2 Tage 0,03 mg/kg KM, danach zwei Tage 0,02 mg/kg KM, dann als Dauertherapie 0,01 mg/kg KM. Bei Hypoparathyreoidismus infolge Schilddrüsenexstirpation kann mit 0,01 mg/kg KM begonnen werden und unter Serum-Kalziumkontrolle nach einer Woche versuchsweise ausgesetzt werden.
– Kalziumsubstitution: Kalziumkarbonat, 125 bis 150 mg/kg KM oder Kalziumlaktat, 500 mg/kg KM oder Kalziumgluconat, 750 mg/kg KM p. o.

Autotransplantation: PADGETT u. Mitarb. (1998) führten bei Katzen Thyreoidektomien durch und transplantierten danach die Nebenschilddrüsen. Die Serum-Kalziumwerte normalisierten sich rascher als bei Nichttransplantierten (eine nichttransplantierte Kontrollgruppe wurde jedoch nicht dokumentiert).

15.5.5.2 Hyperparathyreoidismus

Definition: Überfunktion der Parathyreoidea unteschiedlicher Ursachen.

Ätiologie: Man teilt den Hyperparathyreoidismus in folgende Gruppen ein:
1. Primärer Hyperparathyreoidismus:
   autonomes Adenom
   autonomes Adenokarzinom
   Hyperplasie (bisher bei zwei Deutschen Schäferhund-Welpen beobachtet)
2. Sekundärer Hyperparathyreoidismus:
   chronische Niereninsuffizienz (renaler sekundärer Hyperparathyreoidismus)
   Kalziummangel in der Nahrung bei Jungtieren (alimentärer sekundärer Hyperparathyreoidismus)
   Kalzium-Phosphat-Imbalanz in der Nahrung (Jungtiere)

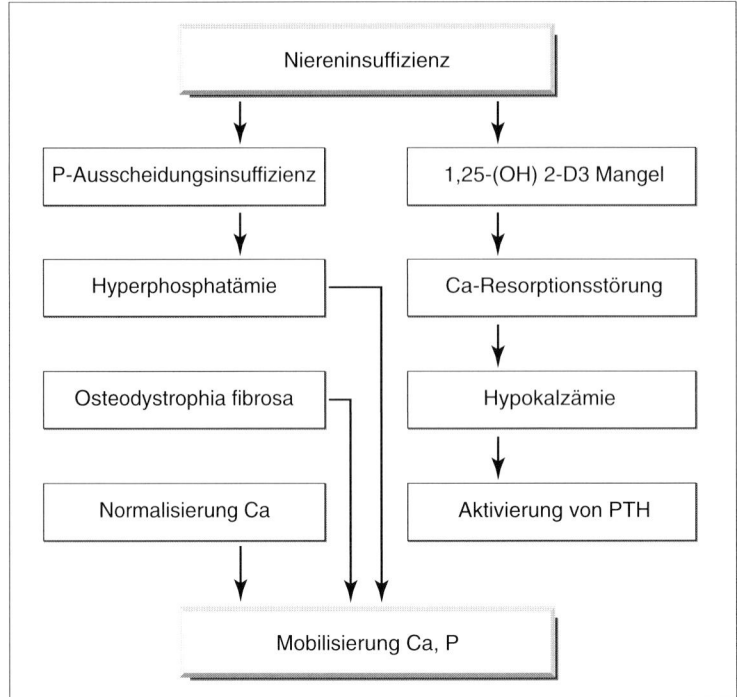

Abb. 15.30. Pathophysiologie des renalen sekundären Hyperparathyreoidismus.

Vitamin-D-Mangel (Rachitis)
Kalzium-Resorptionsstörung (intestinaler sekundärer Hyperparathyreoidismus)
3. Tertiärer Hyperparathyreoidismus: autonomes Adenom, aus dem sekundären Hyperparathyreoidismus durch „Verselbständigung" hervorgehend

Pathophysiologie: Beim primären Hyperparathyreoidismus sezerniert das autonome Adenom/Adenokarzinom vermehrt Parathormon, ohne dass die daraus folgende Hyperkalzämie eine Hemmung im Sinne einer Rückkoppelung zustandebrächte. Hieraus ergibt sich eine ständige Mobilisierung von Kalzium aus dem Knochensystem, so dass sich eine Osteofibrose entwickelt. In der Niere ergibt sich eine stärkere Rückresorption von Kalzium und eine erhöhte Ausscheidung von Natrium, Kalium, Bicarbonat und Aminosäuren.

Beim renalen sekundären Hyperparathyreoidismus wird vermindert Calcitriol gebildet, vermehrt Kalzium verloren, vermindert Phosphat ausgeschieden und weniger Kalzium im Darm resorbiert. Die Folgen sind verminderte Kalziumresorption im Darm, Absinken des Serum-Kalziums (und Anstieg des Serum-Phosphats), Aktivierung der Parathyreoidea, Mobilisierung von Knochen-Kalzium (und Phosphat), so dass eine Fibrose entsteht.

Kalziummangel in der Nahrung mit oder ohne Kalzium-Phosphat-Imbalanz führte besonders in der Zeit, als noch keine Fertignahrungsmittel auf dem Markt waren und besonders an Katzen überwiegend Innereien verfüttert wurden, zu Kalziummangelzuständen mit der Folge einer sekundären Aktivierung der Parathyreoidea. Seit Fertigfutter mit ausgewogenem Kalzium-Phosphat-Verhältnis zur Verfügung stehen, gehören diese Krankheitszustände, als Osteodystrophia fibrosa, fälschlich früher auch bisweilen als „Osteogenesis imperfecta" bezeichnet, zu den Raritäten. Dies gilt auch für Vitamin-D-Mängel. Dagegen kommt der intestinale sekundäre Hyperparathyreoidismus hin und wieder bei Malabsorptions- und Maldigestionsstörungen vor, wenn eine chronische Entzündung des Dünndarms mit Zottenatrophie besteht.

Klinisches Bild: Der primäre Hyperparathyreoidismus bleibt lange Zeit inapparent. Durch zufällige Kalziumbestimmung kann

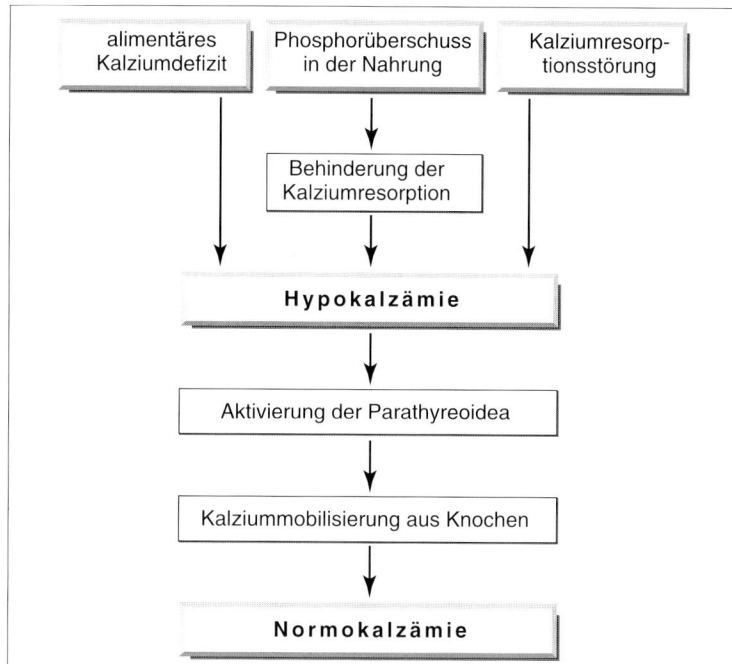

Abb. 15.31. Hypokalzämie als Ursache des sekundären Hyperthyreoidismus.

die Hyperkalzämie entdeckt werden. In fortgeschrittenen Fällen können generalisierte Muskelschwäche, Anorexie, Erbrechen und Obstipation beobachtet werden. Auch bei primärem Hyperparathyreoidismus werden Polydipsie und Polyurie beobachtet. Eine Kalzifizierung der Nieren führt zur Niereninsuffizienz mit Urämie; Kalziumsteine können sich in Form von Oxalaten oder Struvitsteinen bilden. Die Tumoren der Parathyreoidea sind jedoch nicht tastbar.

Bei sekundärem Hyperparathyreoidismus steht die Grundkrankheit im Vordergrund. Es kommt zur Entkalkung des Skeletts, das

Abb. 15.32. Sekundär alimentärer Hyperparathyreoidismus mit starker Aufhellung der Knochen im Wirbelsäulen-, Brustbein- und Rippenbereich. Dislokation des Brustbeins, Lordosen- und Kyphosenbildung der Wirbelsäule. Hyperphosphatämie und Hypocalcämie durch einseitige Fleisch- und Innereienfütterung.

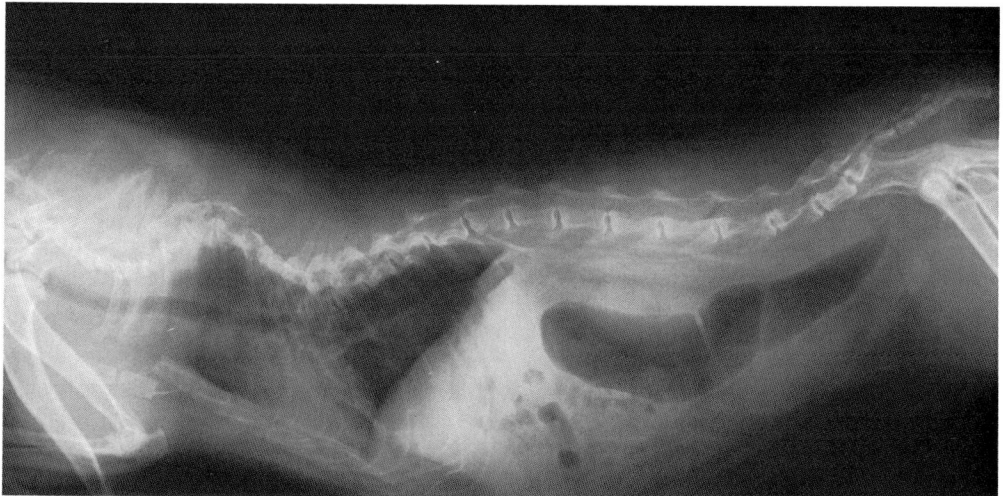

in der Röntgenaufnahme kontrastarm erscheint, die Kortikalis ist dünn und „durchsichtig". Es können umfangreiche Formveränderungen des Skeletts mit schweren Behinderungen auftreten. Dies war besonders bei der alimentären Form bei Jungkatzen der Fall, die heute infolge der ausgewogeneren Ernährung kaum noch zu sehen ist (Abb. 15.32). Dagegen werden anderweitige Kalkeinlagerungen, besonders in der Lunge („Bimssteinlunge") gefunden.

Diagnose: *Primärer Hyperparathyreoidismus:* Das hervorstechende Merkmal ist die Hyperkalzämie (die jedoch keineswegs pathognomonisch ist; s. Differentialdiagnose). Serum-Phosphat ist niedrig oder unverändert, solange noch keine Niereninsuffizienz besteht; dann steigen Harnstoff und Kreatinin an. Die Alkalische Phosphatase ist unverändert oder erhöht. In der Ultraschalluntersuchung der Nebenschilddrüsen kann man das vergrößerte Organ gut erkennen. Man sollte aber zunächst alle sekundären Formen und andere Ursachen der Hyperkalzämie ausschließen, bevor die Diagnose definitiv gestellt wird (s. Differentialdiagnose). Durch Bestimmung von PTH im Serum kann die Diagnose weiter gesichert werden.

Bei *sekundärem Hyperparathyreoidismus* besteht dagegen eher eine Tendenz zu niedrigem Serum-Kalzium. Bei der alimentären Form wurde im Bestreben, die Jungkatzen vermeintlich besonders gut zu ernähren, eine phosphatreiche und kalziumarme Nahrung aus Innereien (Leber) verfüttert und damit eine Kalzium-Phosphat-Imbalanz mit absolutem Kalziummangel angerichtet. Hier ist man besonders auf den Vorbericht angewiesen. Der renale sekundäre Hyperparathyreoidismus lässt sich leicht durch Diagnose der chronischen Niereninsuffizienz diagnostizieren. Kalzium ist meist niedrignormal bis erniedrigt, in seltenen Fällen kann – zumindest in früheren Stadien der chronischen Niereninsuffizienz – eine geringgradige Erhöhung festgestellt werden. Probleme können sich differentialdiagnostisch allerdings dann ergeben, wenn ein Hyperparathyreoidismus sekundär zur chronischen Niereninsuffizienz geführt hat. Die Röntgen- und Ultraschalluntersuchung der Niere sowie die Nierenbiopsie ergeben dann Kalkablagerungen in inneren Organen wie der Niere und der Lunge.

Differentialdiagnose: Hyperparathyreoidismus ist eher selten die Ursache einer Hyperkalzämie; es gibt zahlreiche andere und häufigere Ursachen für Hyperkalzämien. Dies sind besonders:
– Malignome (paraneoplastisches Syndrom)
  Lymphome
  Myelome
  Analbeuteltumoren
  Knochentumoren
  Tumoren der Bauchhöhle
– chronische Niereninsuffizienz (besonders in früheren Stadien)
– akute Niereninsuffizienz (im polyurischen Stadium)
– Osteoporose
– Hypoadrenokortizismus
– Hypervitaminose
– Hämokonzentration
– Hyperkalzämie beim Hundewelpen (physiologisch; KRAFT u. Mitarb. 1996; KRAFT 1998)
– Hypokalzämie anderer Ursache (Vitamin-D-Mangel, Malabsorptionssyndrom, akute Pankreatitis)

Therapie: Der primäre Hyperparathyreoidismus wird durch *chirurgische Exstirpation* des vergrößerten Organs behandelt. Dazu sollte der Patient durch
– Infusion von 0,9 %iger Kochsalzlösung vorbereitet werden. Man gibt 80 bis 100 ml/kg KM als Dauertropfinfusion über einen Tag.
– Schleifendiuretika (Furosemid, 1 bis 2 mg/kg) werden intravenös, intramuskulär oder subkutan gegeben.
– Prednisolon kann zusätzlich verabreicht werden: 2 mg/kg KM.

Sekundärer Hyperparathyreoidismus wird durch Therapie der Grundkrankheit behandelt (s. entsprechende Kapitel). Man gibt ein Kalzium-reiches Futter, substituiert Vitamin D und bei renalem sekundären Hyperparathyreoidismus Calcitriol (1,5 bis 3 ng/kg KM).

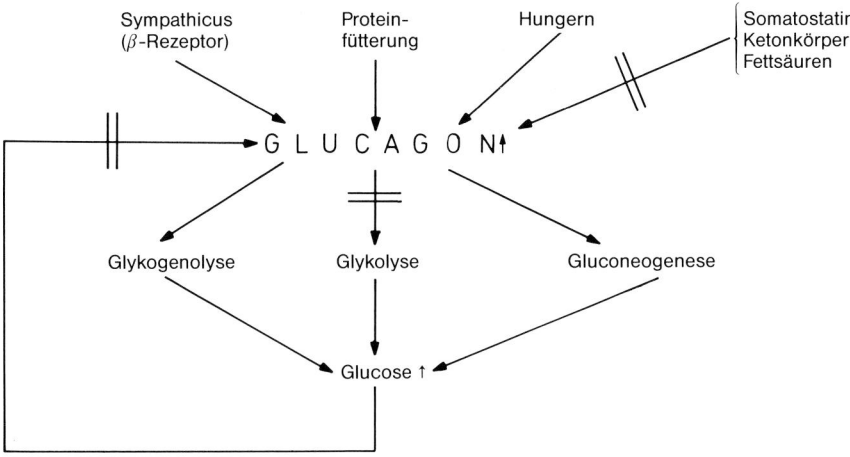

Abb. 15.33. Schema der Glukagonwirkung.

15.6 Funktionsstörungen des endokrinen Pankreas

Das Pankreas besteht aus einem exokrinen und einem endokrinen Anteil. Das endokrine Pankreas wird von den Langerhansschen Inseln repräsentiert. Mindestens vier Hormone werden hier gebildet: In den A-Zellen das Blutzucker steigernde **Glukagon**; in den B-Zellen das Blutzucker senkende **Insulin**; in den D-Zellen das **Somatostatin**, das Funktionen eines Neurotransmitters aufweist und dem offenbar eine Aufgabe in der Sekretion von Insulin und Glukagon zukommt; in einer vierten Zellart werden schließlich in ihrer Funktion nicht genau definierte **Polypeptide** sezerniert.

Glukagon

Das Hormon wird in den A-Zellen der Langerhansschen Inseln sezerniert; außerdem wird in Zellen des Magens und des Duodenums eine glukagonähnliche Substanz gebildet. Es hat z.T. insulinantagonistische Effekte. Durch Aktivierung der Adenylzyklase in der Leber fördert es die Glykogenolyse und damit die Glukosefreisetzung. Die Glukoneogenese wird ebenfalls (möglicherweise über Glukokortikoide) erhöht, wobei Aminosäuren verbraucht werden.

Die Sekretion des Glukagons wird vom Absinken der Blutglukose angeregt. Dabe ist nicht bekannt, ob Glukagon für die Glukosehomöostase unbedingt erforderlich ist oder ob ihm nur Bedeutung in Notfallsituationen zukommt. Bei Hypoglykämie kommt es jedenfalls zu einer ähnlichen Bildung von Ergastoplasmabläschen in den A-Zellen wie beim Insulin in den B-Zellen. Das Hormon ist hoch wirksam. Es aktiviert die Adenylzyklase besonders in der Leber.

Glukagon aktiviert direkt und über den Glukoseanstieg auch indirekt die Insulinsekretion. Das Hormon wird vermehrt sezerniert nach Proteinaufnahme, im Zustande des Hungerns sowie durch Sympathotonus, wobei die sekretionsfördernde Wirkung der α-Rezeptoren überwiegt. Eine Hemmung der Sekretion wird außer durch Glukose auch durch Fettsäuren, Ketonkörper und Somatostatin hervorgerufen.

Insulin

Das Insulin ist ein Polypeptid, dessen Aminosäuren bei allen untersuchten Haussäugetieren in zwei Ketten, der A-Kette und der B-Kette, angeordnet sind. Beide sind verbunden durch zwei Disulfidbrücken. Bei Aufbrechen der Brücken verliert Insulin seine hormonelle Wirksamkeit. Speziesspezifische Unterschiede werden in der A-Kette in den Positionen 8 bis 10 angetroffen, in der B-Kette in Position 30. Beim Hund besteht in

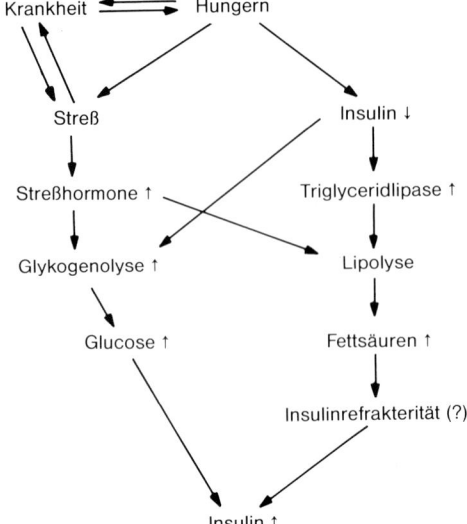

Abb. 15.34. Beeinflussung der Insulinsekretion.

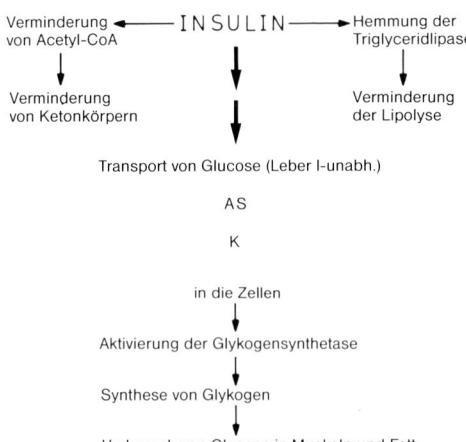

Abb. 15.35. Übersicht über die Insulinwirkungen.

den fraglichen Positionen der A-Kette Übereinstimmung u.a. mit Mensch und Schwein (Thr-Set-Ile), in der B-Kette (Ala) mit dem Schwein, während der Mensch hier Thr aufweist. Ob die Aminosäurensequenz der Katze bekannt ist, konnte nicht sicher ermittelt werden.

Die Sekretion des Insulins erfolgt im endoplasmatischen Retikulum (Ergastoplasma) der B-Zellen. Durch Abschnürung werden am Ribosomen-besetzten endoplasmatischen Retikulum Ergastoplasmabläschen gebildet, die wahrscheinlich Proinsulin enthalten. Von diesen Bläschen werden die Ribosomen abgestoßen. Es entstehen die so genannten B-Granula, die das Insulin enthalten. Sie wandern zur Zellmembran der B-Zellen, wo die Granulamembran mit der Zellmembran verschmilzt. Bei der Sekretion reisst die Membran auf; das Insulin wird entlassen und in die Blutbahn sezerniert. Eine ganze Reihe von Substanzen fördert die Insulinsekretion. Hierunter fallen Zucker (Glukose, Mannose, Ribose), Hormone (ACTH, STH, Glukagon), Aminosäuren, Ketonkörper. Gehemmt wird die Sekretion u.a. durch Adrenalin, Diazoxid und Insulin selbst.

Von Bedeutung ist, dass oral aufgenommene Glukose und Aminosäuren die Insulinsekretion stärker stimulieren als die parenterale Verabreichung. Die Ursache ist in der Stimulierung intestinaler Hormone wie Sekretin, Pankreozymin, Gastrin und Glukagon durch die in den Magen-Darm-Trakt gelangten Stoffwechselbaustein zu suchen. Diese Hormone fördern die Insulinsekretion. Sie werden bei der intravenösen Gabe von Glukose oder Aminosäuren umgangen.

Glukose verstärkt die Insulin- und hemmt die Glukagonsekretion. Aminosäuren verstärken die Sekretion von beiden. Andererseits fördert auch Glukagon die Insulinsekretion.

Insulin wird in ungebundener Form im Blut transportiert. Seine Halbwertszeit ist kurz (wenige Minuten). In zahlreichen Organen und Geweben wird Insulin an einen Glykoproteinrezeptor in der Zellmembran gebunden. Er findet sich u.a. in der Leber, der Niere, im Fettgewebe und in der Muskulatur, nicht dagegen im Gehirn. Die Zahl der Rezeptoren ist vermindert bei fetten und alten Individuen.

Der **Wirkungsmechanismus** des Insulins wurde lange Zeit fast ausschließlich unter dem Gesichtspunkt des Glukosestoffwechsels gesehen. Heute werden neben dem Kohlenhydratstoffwechsel hauptsächlich Einwirkungen auf den Fett- und Eiweißstoffwechsel, das zyklische AMP und das Kalium beachtet.

Der **Kohlenhydratstoffwechsel** wird durch Erleichterung des Glukosetransportes in Muskel- und Fettgewebe beeinflusst. Da-

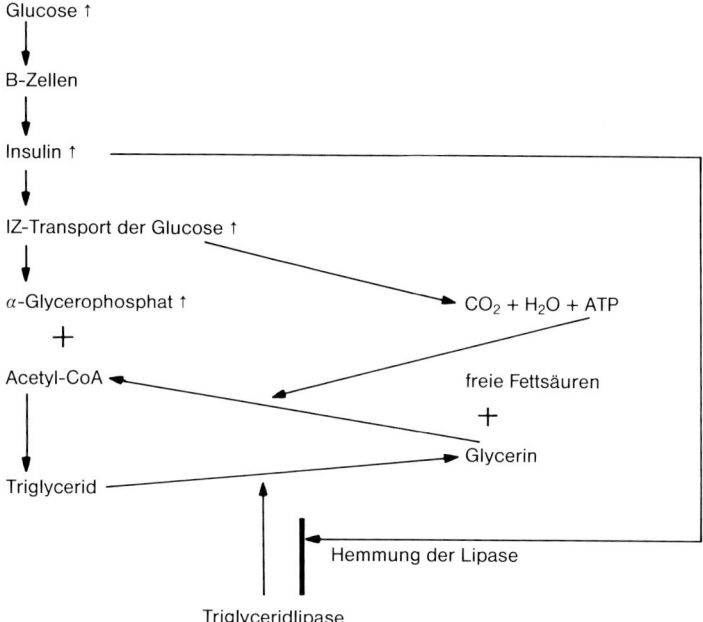

Abb. 15.36. Schematische Darstellung der Insulinwirkung.

durch wird mehr Glukose verbraucht. Die Glukoseaufnahme in die Leber dagegen ist unter Insulinwirkung nicht erhöht. In Muskel- und Leberzellen wird die Glykogensynthese gesteigert (Aktivierung der Glykogensynthetase). Gleichzeitig werden Glukoneogenese und Glykogenolyse erhöht.

Im **Fettstoffwechsel** wirkt die Hemmung der Triglyceridlipase durch Insulin im Sinne eines verminderten Abbaus von Depotfett. Gleichzeitig werden die aus dem verstärkten Glukoseabbau stammdende NADH und Acetyl-CoA zur Steigerung der Fettsäuresynthese verwandt. Das im Glukosestoffwechsel anfallende α-Glycerophosphat wird herangezogen für die Veresterung der Fettsäuren mit Glycerin. Es resultiert eine gesteigerte Lipogenese. Die unter Insulineinwirkung geringere Menge an Acetyl-CoA, das als Endprodukt des Fettsäurestoffwechsels anfällt, lässt die Azetonkörper (Acetessigsäure, β-Hydroxybuttersäure, Azeton) absinken. Insgesamt erfolgt also unter Insulineinwirkung eine Hemmung des Fettabbaus und eine Steigerung der Fettneubildung.

Der **Proteinstoffwechsel** wird infolge verstärkter Ribosomenaktivität unter Insulin-

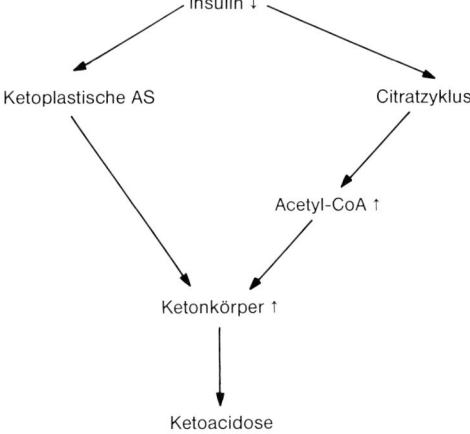

Abb. 15.37. Pathogenese der Ketoacidose.

wirkung beeinflusst. Außerdem wird die Aufnahme von Aminosäuren in die Leber- und Muskelzellen erhöht. Durch die Bereitstellung energiereicher Phosphate wird schließlich die Proteinsynthese gesteigert.

Aus dem oben Angeführten folgen die Reaktionen bei **Insulinmangel**:

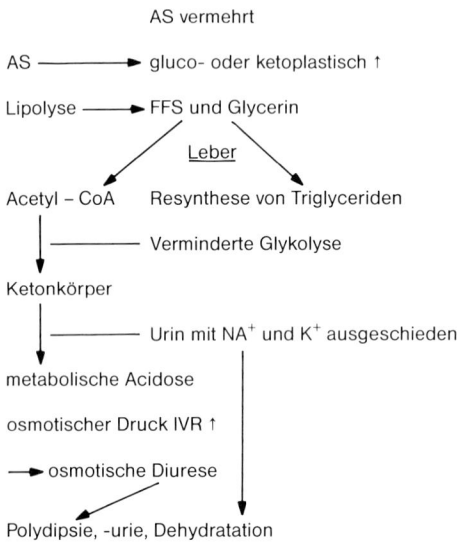

Abb. 15.38. Schematische Darstellung des Insulinmangels.

Im **Fettgewebe** wird die Triglyceridlipase nicht mehr gehemmt; die Folge ist ein erhöhter Fettabbau. Es fallen vermehrt Glycerin und Fettsäuren an. Diese werden nicht zur Resynthese von Triglyceriden in den Fettdepots verbraucht, sondern ins Blut abgegeben und besonders in die Leber transportiert. Außerdem wird im Fettgewebe weniger Glukose abgebaut, so dass weniger α-Glycerophosphat anfällt und Acetyl-CoA zur Synthese von Fettsäuren und Triglyceriden verbraucht wird. Insgesamt resultieren also verminderte Synthese und erhöhter Abbau von Fetten.
Der **Kohlenhydratstoffwechsel** wird ebenfalls auf den Wegen verminderten Abbaus und gesteigerter Neubildung gestört. Bei Insulinmangel überwiegt das Glukagon. Dadurch wird die Gluconeogenese aus glucoplastischen Aminosäuren (vermehrter Proteinabbau in den Muskelzellen), Pyruvat und Lactat erhöht. Gleichzeitig verstärkt sich die Glykogenolyse. Durch Erhöhung von ketoplastischen Aminosäuren werden vermehrt Ketonkörper synthetisiert, die außerdem aus dem im Zitratzyklus infolge nicht metabolisierten Acetyl-CoA anfallen.

Durch die verminderte Aufnahme von Glukose in die Muskulatur wird für die Energiegewinnung vermehrt Protein metabolisiert. Durch die Hypoglykämie wird ein osmotischer Wasserverlust aus dem Intra- in den Extrazellulärraum bewirkt. Die Folge ist eine intrazelluläre Dehydratation. Im Intravasalraum wird neben dem Volumen infolge der Hyperglykämie auch die Osmolarität erhöht, wodurch vermehrt Aldosteron gebildet wird. Insgesamt führt der Insulinmangel zu einer Verminderung der Glukoseutilisation bei gleichzeitig erhöhter Gluconeogenese.

Im **Fettstoffwechsel** führt die Steigerung der Triglyceridlipase-Aktivität zu einer Erhöhung der Lipolyse und damit zum Anstieg der Fettsäuren im Serum. Eine Fettsäuresynthese ist im Gewebe nicht möglich, wohl aber in der Leber. Es resultiert die diabetogene Fettleber. Durch die Steigerung der Fettsäuren und des nicht zu metabolisierenden Acetyl-CoA werden vermehrt Acetonkörper gebildet. Diese verbrauchen vermehrt Kalium und Natrium, die durch Ausscheidung mit dem Urin dem diabetischen Organismus verloren gehen. Die Folge der Ketogenese ist eine hyponatriämische und hypokaliämische Ketoacidose.

Der Eiweißstoffwechsel ist durch gesteigerten Abbau und verminderte Synthese gekennzeichnet. Dadurch wird Körpergewicht verloren, und es besteht Abnahme der Muskelschwäche.

15.6.1 Diabetes mellitus

Definition: Die Zuckerkrankheit oder der früher als Zuckerharnruhr (mellitus = honigsüß) bezeichnete Krankheitsbegriff kennzeichnet verschiedene Störungen des Glukose-Fett-Stoffwechsels, denen die Erhöhung der Blut-Glukose gemeinsam ist.
Ätiologie: Die WHO (1980) klassifiziert den Diabetes mellitus des Menschen in folgende

Typen, die auch für Hund und Katze angenommen werden:

1. **Primärer Diabetes mellitus:**
   – *Typ I oder insulinabhängiger Diabetes mellitus (insulin-dependent diabetes mellitus, IDDM)*, früher juveniler Diabetes mellitus: Hierbei besteht ein absoluter Insulinmangel durch Verlust oder Zerstörung der β-Zellen der Langerhansschen Inseln[1] des Pankreas. Als Ursache werden genetisches Fehlen (ALEJANDRO u. Mitarb. 1988) und Autoimmunkrankheiten der β-Zellen auch bei Hund und Katze diskutiert, gefunden wurden ferner virale Infektionen (feline Parvovirose; v. SANDERSLEBEN u. Mitarb. 1983). In manchen Fällen entwickelt sich im Verlauf einer Pankreatitis ein IDDM. Bei der Katze werden zusätzlich Vakuolisierung und Degeneration unbekannter Ursache, ferner Amyloidose der β-Zellen gefunden.
   – *Typ II oder insulinunabhängiger Diabetes mellitus (non-insulindependent diabetes mellitus, NIDDM)*, früher auch Erwachsenendiabetes: Es besteht ein häufig normaler oder sogar erhöhter Insulin-Blutspiegel, wobei jedoch die peripheren Gewebe weniger insulinempfindlich sind (Insulinresistenz). Der NIDDM kann durch Erschöpfung der β-Zellen in den IDDM übergehen. Der NIDDM kommt bei der Katze offensichtlich häufiger vor als beim Hund. Besonders adipöse Katzen, seltener Hunde sind betroffen, wobei mit der Adipositas eine Insulinresistenz einhergeht. Dabei besteht ebenfalls häufig eine Amyloidablagerung in den β-Zellen.

2. **Sekundärer Diabetes mellitus:**
   – Bisweilen auch als Typ-III-Diabetes bezeichnet. Es handelt sich um Kohlenhydratstoffwechselstörungen, die einer anderen Grundkrankheit oder therapeutischen Maßnahme sekundär folgen. In Frage kommen iatrogener oder spontaner Hyperadrenokortizismus, Progesteroneinfluss im Diöstrus der Hündin oder iatrogen, spontaner oder iatrogener Hypersomatotropismus, vermehrtes Glucagon.

3. **Transiente Hyperglykämie (Stresshyperglykämie) der Katze:**
   – Unter Stresszuständen kommt es bei der Katze sehr häufig zu einer akuten Erhöhung der Blutglukose. Beteiligt sind Katecholamine und Glukokortikoide. Die Hyperglykämie ist vorübergehender Natur und klingt nach Ende des Stress ab. Da der Zustand bei sehr vielen Katzen vorkommt, ohne dass sich jemals ein Diabetes mellitus manifestiert, dürfte es sich nicht um ein klinisches Vorstadium eines Diabetes mellitus handeln.

Pathophysiologie: Zugrunde liegt ein absoluter oder relativer Insulinmangel. In beiden Fällen führt der Insulinmangel zu einer verminderten Utilisation von Fetten, Kohlenhydraten und Aminosäuren. Die Folge ist eine Erhöhung der Glukose im Blut (durch Glukoneogenese und verminderte Utilisation der Nahrungs-Kohlenhydrate). Die verminderte biologische Verfügbarkeit der Glukose zieht eine negative Energiebilanz nach sich, so dass es zum Fett- und Protein-(Muskel-)Abbau kommt. Darüber hinaus wird Energie in Form von Glukose mit dem Urin verloren. Es bestehen tierartliche Unterschiede: Während die Nierenschwelle beim Hund etwa zwischen 160 und 220 mg/dl liegt, kommt es bei der Katze erst bei einem Blut-Glukosespiegel um 300 mg/dl und mehr zur Glukosurie. Insgesamt führt die negative Energiebilanz zu einem Gewichtsverlust trotz Polyphagie. Wenn die Blut-Glukose jedoch sehr stark ansteigt, wird das Hungerzentrum beeinflusst, so dass kein Hungergefühl aufkommt. Insbesondere Katzen verweigern dann die Futteraufnahme mit der Folge verstärkter Mobilisierung der Fettdepots, noch verstärkt durch Stresshormone, insbesondere Glukokortikoide, die zum einen die Triglyzeridlipase aktivieren und damit zu einem weiterhin verstärkten Fettabbau führen, zum andern die periphere Insulinresistenz noch verstärken. Die frei werdenden Fettsäuren werden nicht verstoffwechselt, sondern in der Leber abgelagert. Hieraus folgt das gefürchtete Krankheitsbild der Lipidose mit oft schwerer Fettleber.

Durch die Viskositätserhöhung des Blutes in Verbindung mit dem Wasserverlust infolge der Glukosurie wird ein verstärktes Durstgefühl ausgelöst. Die Folge sind Polydipsie und Polyurie.

---

[1] Paul Langerhans, 1847–1888, Pathologe, Freiburg und Madeira.

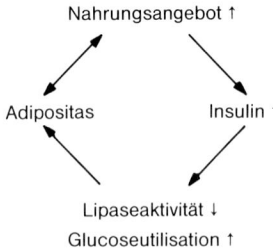

Abb. 15.39. Pathogenese des Diabetes mellitus bei Adipositas.

Häufig beim Hund, jedoch kaum einmal bei der Katze (selbst nie gesehen), wird durch osmotische und nutritive Störung der Linse mit Ansammlung von Sorbitol und Fruktose eine diabetische Katarakt ausgelöst. Wie der tierartliche Unterschied zustande kommt, ist unbekannt.

Die *diabetische Ketoazidose* ist eine gefürchtete Komplikation des Diabetes mellitus, die unbehandelt zum Tode führen kann. Freie Fettsäuren werden unter dem Einfluss von Insulin im Zitronensäurezyklus zu CO_2 und Wasser metabolisiert. Unter Insulinmangel werden vermehrt Freie Fettsäuren aus den Depots mobilisiert und Ketonkörper (Azetessigsäure, β-Hydroxibuttersäure und Azeton) gebildet, die bei Insulinmangel und nichtverfügbarer Glukose nicht metabolisiert werden können. Dabei spielen die „Stresshormone" Glucagon, Kortisol, STH und Adrenalin eine zusätzliche Rolle. Die Ketonkörper steigen im Blut an und führen eine metabolische Azidose herbei. Über die Niere werden sie ausgeschieden und können im Urin nachgewiesen werden.

Klinisches Bild: Typisch sind Polydipsie und Polyurie, in vielen Fällen zumindest im Anfangsstadium auch Polyphagie bei häufig ausgesprochener Adipositas (besonders bei der Katze), die zunehmend in Gewichtsverlust übergeht. Die Tiere werden weniger leistungsfähig. Beim Hund sind die weitaus meisten weiblichen Geschlechts; bei der Katze ist das Geschlechtsverhältnis ausgeglichen. Aus dem Vorbericht geht bei Hündinnen häufig hervor, dass sie kürzlich läufig gewesen seien. Vorbericht und klinische Untersuchung sollen unbedingt auch diabetogene Therapien und Krankheiten berücksichtigen.

Bei Ketoazidose bestehen Polydipsie und Polyurie weiter fort, die Futteraufnahme sistiert jedoch. Die Besitzer berichten meist

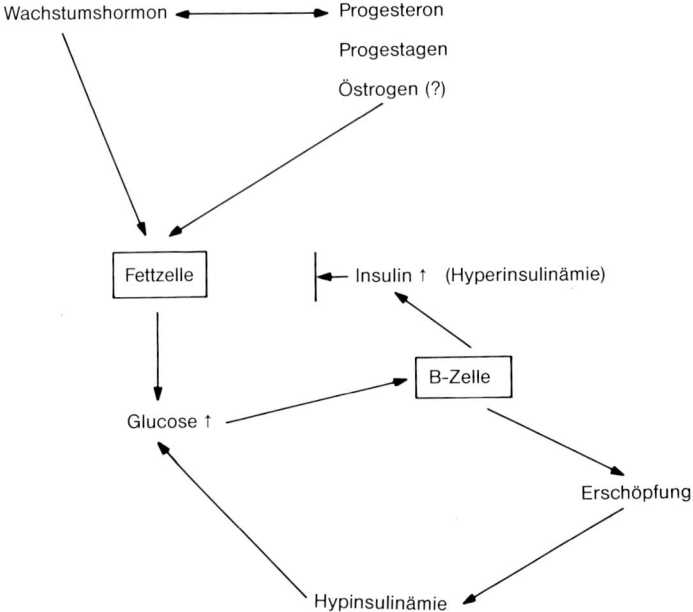

Abb. 15.40. Beeinflussung des Glucose-Fett-Stoffwechsels durch STH und Geschlechtshormone.

Funktionsstörungen des endokrinen Pankreas 813

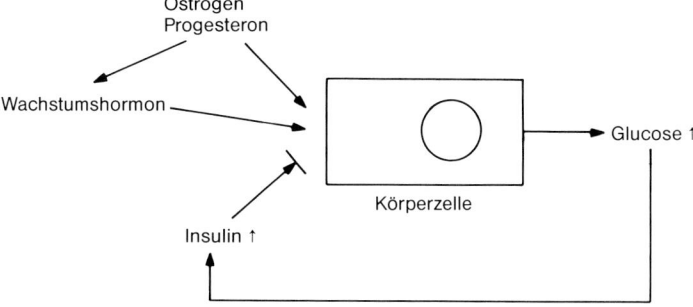

Abb. 15.41. Schema der diabetogenen Wirkung von STH.

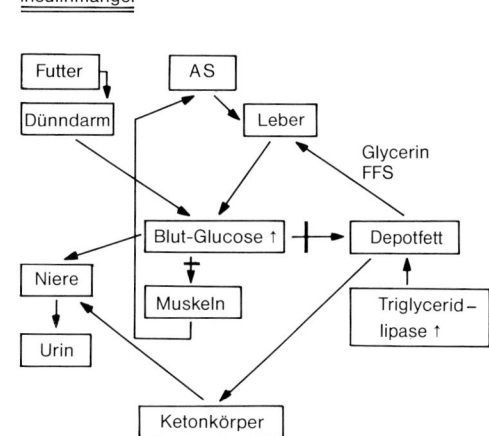

Abb. 15.42. rechts. Pathogenese des Insulinmangels.

Abb. 15.43. unten. Pathogenese der Gehirnfunktionsstörungen bei Diabetes mellitus.

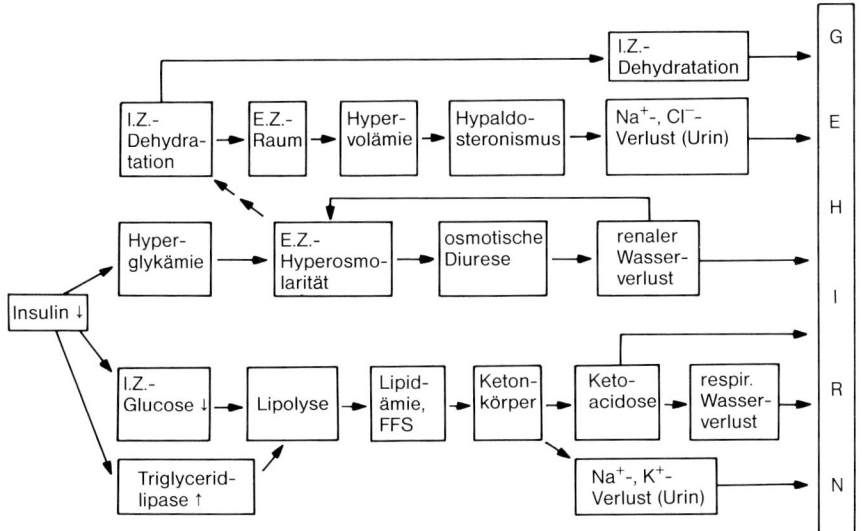

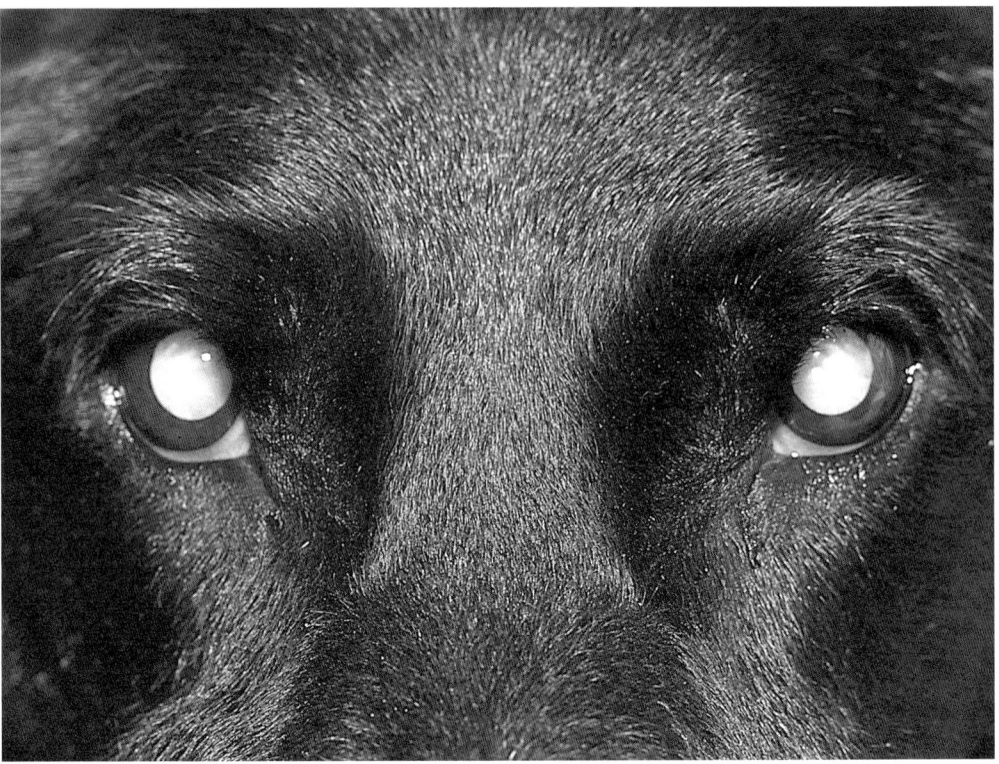

Abb. 15.44. **Katarakt bei Diabetes mellitus, selten auch bei Cushing-Syndrom.**

auch über Gewichtsverluste. Es besteht ein schwer gestörtes Allgemeinbefinden, die Tiere sind häufig apathisch, zeigen oft Erbrechen und Durchfall. Die klinische Untersuchung ergibt häufig eine mäßige bis hochgradige Dehydratation, allgemeine Schwäche, einen stechenden bis fruchtigen Mundgeruch, eine frequente und tiefe Atmung (Kußmaulsche[1] Atmung).

Sekundärkrankheiten werden bei Diabetes mellitus häufig gefunden (PAULING 1990; MCLIGEYO und OTIENO 1991; LULICH und OSBORNE 1995; KAYIMA u. Mitarb. 1996; FELDMAN und NELSON 1996). Beim Hund wird in vielen Fällen eine diabetische Katarakt gesehen, die bei der Katze fast nie vorkommt. Weitere Folgen sind Hornhautulzera, Stomatitiden und Nephropathien, ferner asymptomatische Bakteriurie, ferner allgemeine Infektionsanfälligkeiten. KIRSCH und REUSCH (1993) fanden besonders bei an Diabetes mellitus erkrankten Hunden eine Proteinurie. Sie schließen daraus auf eine diabetische Nephropathie, die sich je nach Erfolg der Stoffwechseleinstellung verbesserte oder verschlechterte. KIRSCH (1998) fand bei 12,7 % von 158 diabetischen Hunden und 9,9 % von 71 diabetischen Katzen bakterielle Zystitiden. Als häufigste Keime wurden *E. coli*, in weitem Abstand gefolgt von *Klebsielle pneumoniae*, β-hämolysierenden Streptokokken, Staphylokokken und *Serratia liquefaciens*, nachgewiesen. Begünstigt werden die Sekundärkrankheiten durch diabetische Störungen der Neutrophilenfunktion, der zellulären und humoralen Immunreaktion sowie durch eine diabetische Mikroangiopathie. Dagegen konnten SANDER u. Mitarb. (1998) nur mit der oszillometrischen, nicht jedoch mit der zuverlässigeren Doppler-Methode

---

[1] Adolf Kußmaul, 1822–1902, Pathologe und Internist, Heidelberg, Erlangen, Freiburg, Straßburg. Gab unter dem Pseudonym Gottlieb Biedermaier parodistische zeitkritische Gedichte heraus und begründete damit den Begriff des „Biedermeier".

Blutdruckerhöhungen bei der Katze messen.

Diabetes mellitus kommt zumindest beim Hund häufig in Verbindung mit Hyperadrenokortizismus vor. Dessen Symptome können die des Diabetes mellitus überlagern und komplizieren. Die häufigste Form beim Hund ist jedoch die nach der Läufigkeit auftretende.

Diagnose: Blut-Glukose beim Hund, der innerhalb der letzten sechs Stunden nicht gefüttert worden ist, von > 200 mg/dl sprechen für einen Diabetes mellitus. Bei der Katze können kurzfristig wesentlich höhere Werte erreicht werden, so dass die einmalige und die ausschließliche Bestimmung der Blut-Glukose unsicher ist. Eine wesentliche Verbesserung wurde durch die zusätzliche Untersuchung des Fruktosamins erzielt (REUSCH 1992, 1995). Seine oberen Grenzwerte liegen bei 370 (Hund) bzw. 340 µmol/l (Katze). Besteht eine Hyperglykämie längere Zeit wie beim Diabetes mellitus, dann werden die Grenzwerte überschritten.

HOYER-OTT u. Mitarb. (1995) untersuchten mittels Affinitätschromatographie glykosylierte Hämoglobine bei gesunden und bei diabetischen Katzen. Die obere Referenzbereichsgrenze gesunder Tiere lag bei 1,30 %. Bei 21 nicht vorbehandelten diabetischen Katzen lag der Wert über diesem Grenzwert. Die Verfasser erachten das mit Affinitätschromatographie bestimmte glykosylierte Hämoglobin als wertvolles Diagnostikum, um zwischen diabetischen und passageren hyperglykämischen Katzen unterscheiden zu können.

Wenn die – bei Hund und Katze unterschiedlich hohe – Nierenschwelle überschritten wird, findet sich Glukose auch im Urin. Dies ist allerdings nicht nur bei Diabetes mellitus der Fall, sondern auch nach Glukoseinfusion oder oraler Aufnahme von Kohlenhydraten. Bei chronischer Niereninsuffizienz kann es infolge von tubulärer Insuffizienz zu Rückresorptionsstörungen und damit zu Glukosurie auch bei niedrigeren Blut-Glukosewerten kommen.

Von besonderer Bedeutung ist die Feststellung einer Ketonurie. Liegt diese vor, so besteht in der Regel eine Blut-Azidose. Oft ergeben sich erhebliche Störungen der Elektrolythomöostase: Hyponatriämie, Hypochlorämie, Hypokaliämie; KIRSCH (1995) fand bei neun von zehn hypokaliämischen Katzen als Ursache einen Diabetes mellitus. Meist wird dann auch eine prärenale Azotämie gefunden. Durch die Dehydratation wird nicht selten eine Hämokonzentration mit erhöhtem Hämatokritwert und Hyperproteinämie ausgelöst. Als Komplikation bei lange bestehendem Diabetes mellitus kann eine chronische Niereninsuffizienz auftreten (REUSCH 1992).

Therapie:
1. Die Behandlung mit *oralen Antidiabetika* soll die Aktivität der noch funktionsfähigen β-Zellen steigern. Oralantidiabetika sind fast nur bei der Katze wirksam. Man kann zwei Sulfonylharnstoffe anwenden: Glipizid, 0,25–0,5 mg/kg KM (2,5–5 mg/Katze), zweimal täglich, oder Gliclazid in derselben Dosierung.
2. Die Behandlung mit Insulin erfordert eine exakte Einstellung und die richtige Wahl des Insulins. Man unterscheidet
   – Alt-Insulin ohne Depoteffekt mit rasch einsetzender Wirkung (0,5–2 Std.) und kurzer Wirkungsdauer (1–4 Std.). Indikation: diabetische Ketoazidose.
   – Intermediärinsuline, deren Wirkung nach 2–8 Std. beginnt und deren Wirkungsdauer 4–12 (24) Std. beträgt. Indikation: Langzeitbehandlung.
   – Depot-Insuline (Lente- und Ultralente-Insuline). Wirkungsmaximum 2–8 (16) Std., Wirkungsdauer: bis 24 (32) Std.

Die Wirkungsdauer ist je nach Tier stark unterschiedlich, so dass eine individuelle Einstellung erforderlich ist.

Diabetes mellitus ohne Ketoazidose:
1. „Einstellung" des Patienten mit Intermediär- oder Langzeitinsulin: 0,5 E/kg KM (Hund) bzw. 0,2 (0,25) E/kg KM (Katze) s. c. Messung der Blut-Glukose alle 2 (3) Stunden. Ziel: niedrigster Wert nicht unter 80 mg/dl, höchster nicht über 200 mg/dl. Falls der niedrigste Wert unterschritten wird, Insulindosis reduzieren; falls der höchste Wert überschritten wird, muss Insulin in einem kürzeren Abstand gegeben werden. I. A. wird Intermediärinsulin zweimal am Tag gegeben, Langzeitinsulin kann bisweilen einmal am Tag ausreichen.
2. Dauerbehandlung: Sind die exakte Menge und die günstigsten Zeitabstände gefunden, geht man folgendermaßen vor:

Tab. 15.8: Therapie bei Hypokaliämie

Grad der Hypokaliämie	Normokaliämie	geringgradige Hypokaliämie	mittelgradige Hypokaliämie	hochgradige Hypokaliämie	höchstgradige Hypokaliämie
Serum-Kalium	3,5–5,5 mmol/l	3,0–3,4 mmol/l	2,5–2,9 mmol/l	2,0–2,4 mmol/l	< 2,0 mmol/l
Infusion/l Infusionslösung	5 mmol	20 mmol	30 mmol	40–60 mmol	60–80 mmol

- Fütterung morgens 50 % der Tagesmenge (Gesamttagesenergie: kleine Rassen 75 kcal/kg KM, mittlere Rassen 60 kcal (252 kJ)/kg KM, große Rassen 50 kcal (210 kJ)/kg KM, Riesenrassen 45 kcal (189 kJ)/kg KM, Katzen 78 kcal (328 kJ)/kg KM).
- Danach Injektion der ermittelten Insulinmenge: Wenn das Futter gut aufgenommen wird: gesamte Insulinmenge s. c. geben. Bei geringerer Futteraufnahme die Hälfte des Insulin geben.
- Nächste Fütterung am Nachmittag bis Abend etwa 2 Stunden vor dem Zeitpunkt des niedrigsten Blut-Glukosespiegels (i. Allg. 8 bis 10 Std. nach der Insulingabe)
- Nächste Insulingaben hängen vom gefundenen Rhythmus und von der Wirkungsdauer des Insulins ab (i. Allg. 12 Stunden nach der ersten Injektion).

Ketoazidose mit gestörtem Allgemeinbefinden (diabetisches Koma):

Die Ketoazidose mit gestörtem Allgemeinbefinden, besonders das diabetische oder ketoazidotische Koma, ist als endokriner Notfall anzusehen und daher unverzüglich zu behandeln.
- Volumensubstitution: Beginn mit 0,9 %iger Kochsalzlösung, Menge abhängig vom Dehydratationsgrad.
- Alt-Insulin: Anfangsdosis 0,2 E/kg KM i. m., danach 0,1 E/kg KM und Stunde s. c. Alle 30 bis 60 min Blutglukose messen. Sobald die Blut-Glukose unter 200 mg/dl fällt, Alt-Insulin nur noch alle 4 Stunden injizieren oder, falls das Allgemeinbefinden gebessert ist, auf Intermediärinsulin umstellen. Sobald die Blut-Glukose unter 100 mg/dl fallen sollte, muss 5 %ige Glukoselösung infundiert werden (Höchstdosis 2 g/kg KM und Stunde).
- Azidoseausgleich: Er wird nach der Formel

- BE [mmol/l] × 0,1 × kg KM = benötige Menge Natriumbikarbonat [mmol/l]/Patient durchgeführt. Die Menge ist also geringer als bei anderen metabolischen Azidosen. Bei hochgradiger Azidose (-BE > 15 mmol/l) kann der Faktor von 0,1 auf 0,2 erhöht werden.
- Hypokaliämie: Zufügen von KCl-Lösung nach folgenden Richtlinien:

Man beginnt beim Hund mit 0,5 E/kg KM, bei der Katze mit 0,2 (oder 0,25) E Insulin/kg KM s. c. Danach erhält der Patient sein Futter. Man bestimmt dann alle zwei (bis drei) Stunden die Blutglukose. Sie soll nicht unter 100 (80) mg/dl absinken. Die Kaliumdosis richtet sich nach dem Serum-Spiegel:

Ketoazidose ohne gestörtes Allgemeinbefinden:

Insulinbehandlung mit Alt-Insulin w. o. oder mit Intermediärinsulin 0,5 E/kg KM (Hund) bzw. 0,2 (0,25) E/kg KM (Katze) s. c. Blut-Glukose-Kontrolle alle 2 Stunden. Danach weiter verfahren wie unter „Diabetes mellitus ohne Ketoazidose" beschrieben.

Die häufigsten Fehler betreffen die Insulinmenge. Sie wird nicht exakt kontrolliert. Die Verlaufskontrolle einmal am Tag ist zur Einstellung völlig ungeeignet und kann infolge unbeachsichtigter Überdosierung zum so genannten Somogyi-Effekt (oder -Overswing) mit der Folge einer unentdeckten Hypoglykämie führen (s. Abb. 15.45): Durch eine zu hohe Dosis sinkt die Blut-Glukose zu weit ab. Auf dem tiefsten Punkt werden die Stresshormone (Kortisol, Glucagon, Katecholamine) sezerniert, die zu einem raschen Anstieg der Blut-Glukose führen, so dass Werte erreicht werden, die über dem Ausgangswert liegen. Wenn dann erst am folgenden Tag gemessen wird und der Glukosewert über dem Ausgangswert liegt, verführt dieser Befund zu einer Insulindosiserhöhung, so dass mit einer ernsten Hypoglykämie gerechnet werden muss.

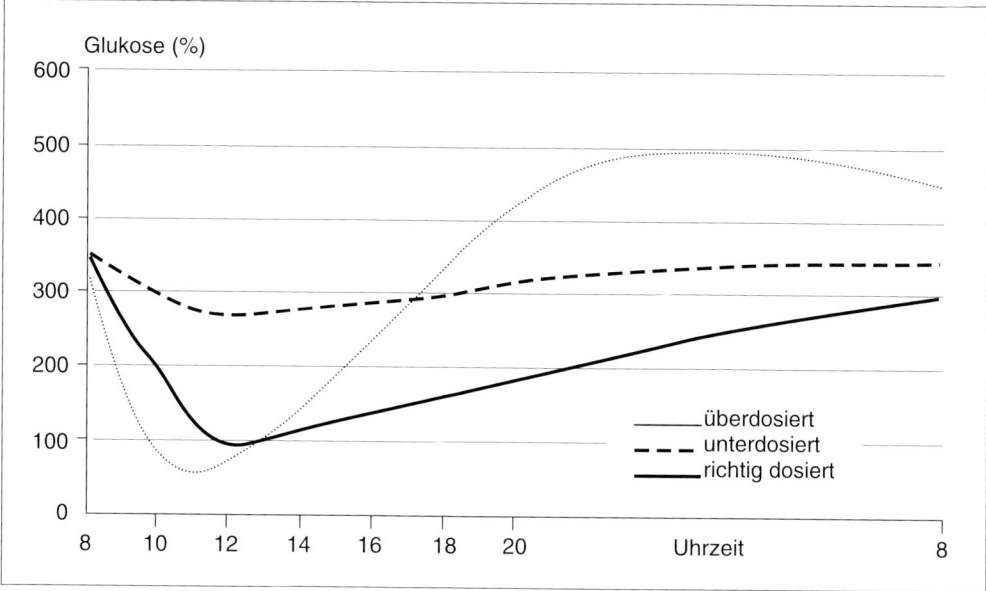

Abb. 15.45. Auswirkungen unterschiedlicher Insulindosierungen auf die Blut-Glukose.

Nicht jedes Insulin ist bei allen Individuen gleich gut wirksam. In manchen Fällen verliert ein Insulin die Wirksamkeit (Resistenzentwicklung, Antikörperbildung). In diesen Fällen muss auf Insulin einer anderen Tierart gewechselt werden. Schon aus diesem Grund ist es unsinnig, die Anwendungserlaubnis nur auf ein für eine bestimmte Tierart zugelassenes Insulin beschränken zu wollen; dies würde in einem Teil der Fälle unweigerlich zum Therapienotstand führen. Die Aminosäuresequenz des Schweine-Insulins ist derjenigen des Hundes und der Katze am ähnlichsten.

Sekundärer Diabetes mellitus:
Wichtig ist die Behandlung oder Abstellung der Ursache. Dies betrifft insbesondere:
- iatrogener Hyperadrenokortizismus: Beenden der Kortikosteroidtherapie
- spontaner Hyperadrenokortizismus: Behandlung (s. d.)
- Progesteroneinfluss im Diöstrus der Hündin: Ovariektomie
- iatrogener Hyperprogesteronismus: Absetzen der Therapie
- spontaner Hypersomatotropismus: s. Akromegalie
- iatrogener Hypersomatotropismus: Therapie absetzen

Wenn die ursächliche Therapie frühzeitig durchgeführt wird (insbesondere die Ovariektomie), dann kann der sekundäre Diabetes mellitus vollständig reversibel sein. Die entsprechende Theapie muss daher sofort bei Diagnose des Diabetes mellitus eingeleitet werden.

15.6.2 Hyperinsulinismus

Ätiologie: β-Zell-Tumor der Langerhansschen Inseln des Pankreas mit vermehrter Sekretion von Insulin. Iatrogen durch Insulinüberdosierung.

Pathogenese: Die β-Zell-Tumoren sind in der Regel maligne und tendieren frühzeitig zu oft nur mikroskopisch kleinen Metastasen. Sie produzieren autonom Insulin im Überfluss. Daneben werden häufig auch weitere Hormone sezerniert wie Gastrin, Glucagon, Serotonin u. a. Normalerweise wird die Sekretion von Insulin in den unveränderten β-Zellen eingestellt, wenn die Blut-Glukose unter die untere physiologische Grenze (um 55 mg/dl oder 3,1 mmol/l) absinkt. Beim β-Zell-Tumor bricht diese Regulierung zusammen, so dass weiterhin Insulin sezerniert wird und daher die Blut-Glukose unter die untere physiologische Grenze abfällt, weshalb eine Hypoglykämie entsteht. Von Hypoglykämie spricht man, wenn der Insulinspiegel im Blut auf unter 55 mg/dl (3,1 mmol/l) absinkt. Erste Symptome können bereits bei Werten knapp unter 50 mg/dl beobachtet werden. Schwere Ausfallserscheinungen treten i. a. unterhalb von 30 mg/dl (1,7 mmol/l) auf. Allerdings kann bei chronischer Hypoglykämie eine erstaunliche Toleranz gegenüber niedrigen Werten bestehen. Grund für die klinischen Symptome ist die Verminderung der Energieverfügbarkeit im Zentralnervensystem infolge des Glukosemangels. Betroffen ist als erstes die Hirnrinde, bei zunehmendem Mangel schließlich auch das Stammhirn. Die Glukoseaufnahme in die Neuronen ist insulinunabhängig und erfolgt über Diffusion. Bei Glukosemangel vermindert sich intrazelluläres energiereiches ATP. Die Folgen sind hypoxische Zellschäden mit Permeabilitätsstörungen der Blutgefäße, Gefäßspasmen oder -dilatationen und Ödeme, schließlich Zelltod. Hieraus folgen bei länger anhaltender Hypoglykämie irreversible Gehirnschäden. Gegenregulatorisch erfolgt im Stadium der Hypoglykämie eine vermehrte Sekretion von Katecholaminen und Glucagon, wohl auch von Glukokortikoiden.

Klinisches Bild: Die Symptome lassen sich leicht aus den pathophysiologischen Veränderungen erklären. Im Vordergrund stehen die zentralnervösen Ausfallserscheinungen. Ihr erstes Auftreten wird häufig bei oder kurz nach körperlicher Anstrengung beobachtet. Auch bei starker Erregung können sie bemerkt werden. Verstärkt wird die Erkrankungsgefahr durch längeres Hungern.

Ein häufiger Vorbericht ist, dass der Hund während der Arbeit, des Laufens oder der Erregung plötzlich zusammengebrochen sei. Die Muskulatur kann dabei schlaff sein; in anderen Fällen treten Krampfanfälle auf. Nach einigen Minuten erholt sich der Patient. In leichteren Fällen besteht lediglich allgemeine körperliche Schwäche, Muskelschwäche, die sich häufig an den Hintergliedmaßen manifestiert, ferner Apathie. Auch Muskelzittern, Zuckungen und fahrige Bewegungen können beobachtet werden. Manche Hunde entwickeln einen Heißhunger. Gewichtszunahme kann ebenfalls auftreten.

Die Krankheit tritt meistens bei älteren oder alten Hunden, sehr selten bei Katzen auf. Eine Rasseprädisposition scheint nicht zu bestehen.

Diagnose: Bei Vorstellung in der Praxis fehlen häufig die Symptome. Man muss sich dann zunächst auf den Vorbericht stützen, der jedoch entscheidende Hinweise gibt: Auftreten der Symptome während der Arbeit, während Erregung oder nach längerem Hungern. Außer während des Anfalls kann insbesondere in früheren Stadien häufig kein verminderter Blutzucker festgestellt werden. Er sinkt jedoch deutlich unter 55 mg/dl (3,1 mmol/l) ab, wenn das Tier 24 (bis 36) Stunden hungert, so dass dies als Provokationstest durchgeführt werden kann. Dabei muss der Hund unter Beobachtung bleiben, da andernfalls unbeobachtet hypoglykämische Schocks auftreten können.

Insulinbestimmung: Messung von Serum-Insulin, wenn die Blutglukose unter 55 mg/dl (3,1 mmol/l) liegt. Im Falle eines Insulinoms ist das Serum-Insulin auf über 20 µU/ml angestiegen (Referenzbereich beim gesunden Hund: 5–20 µU/ml).

Da in vielen Fällen bei Vorstellung eine Normoglykämie besteht, ist Fasten zur Diagnose erforderlich. Das Tier erhält kein Futter, soll dann jedoch unter ständiger Beobachtung bleiben. Alle drei Stunden wird Blut genommen, die Blutglukose wird bestimmt. Sobald sie unter 55 mg/dl (3,1 mmol/l) sinkt, wird gleichzeitig Serum-Insulin bestimmt. Das Insulin : Glukose-Verhältnis (I/G-V) kann errechnet werden nach der Formel

I/G-V = (Serum-Insulin [µU/ml] × 100) : (Blutglukose [mg/dl]–30)

Der Wert bei gesunden Hunden beträgt 6–22, jedenfalls unter 30; bei Hypoglykämie/Hyperinsulinismus steigt er auf über 30 bis einige 1000. Da das Ergebnis unspezifisch für Insulinome ist, verwenden FELDMAN und NELSON (1996) diese Formel nicht mehr.

Die sonographische Darstellung des Tumors ist nur im positiven Falle beweisend. Häufig sind die Tumoren so klein, dass sie nicht gesehen werden können.

Wenn keine andere Möglichkeit besteht, wären die Probelaparotomie und die Adspektion, vorsichtige Palpation und ggf. Biopsie des Pankreas durchzuführen.

Differentialdiagnose:
– Hypoglykämie anderer Ursache (s. folgendes Kapitel).

- Herzinsuffizienz: Arrhythmien (EKG)
- Enzephalopathien einschließlich epileptischer Anfälle (Ausschlussverfahren, Liquoruntersuchung, CT)
- Hepatoenzephales Syndrom (Leberuntersuchung, Serum-Ammoniak, Serum-Gallensäuren, Provokationstests)
- Myasthenia gravis (Antikörper, diagnostische Therapie)
- Hypoadrenokortizismus (ACTH-Test)
- Hypokaliämie (K-Bestimmung)
- Hypokalzämie (Ca-Bestimmung)

Therapie:
1. Akute hypoglykämische Krise:
Streng intravenöse Injektion von bis zu 10 ml der 25%igen Glukoselösung. Verlaufskontrolle der Blut-Glukose.

Weitere Infusion von Glukose kann erforderlich werden, da unter der Glukosezufuhr eine weitere Sekretion von Insulin stattfinden und damit eine noch schwerere Hypoglykämie ausgelöst werden kann.

Falls unter der Therapie bei ausgeglichener Blutglukose keine Besserung eintritt, liegt wahrscheinlich bereits ein Gehirnödem vor, das mit Mannitol und hohen Kortikosteroiddosen zu behandeln ist, evtl. bei Krämpfen auch Diazepam oder Phenobarbital.

2. Chirurgische Therapie:
Die Entfernung des Tumors wäre Mittel der Wahl, wenn die vollständige Exstirpation gelänge. Dies ist jedoch oft nicht möglich; die Rezidivrate ist hoch, die Überlebenszeit in vielen Fällen nicht höher als bei konservativer (palliativer) Therapie. Wenn große Tumoren nachzuweisen sind, sollten sie jedoch entfernt werden.

Der Patient ist auf die Operation vorzubereiten. Er sollte mehrmals am Tag mit kleinen Mengen gefüttert werden. Zweimal täglich sind, je nach Verlauf der Blut-Glukosekurve, 0,2 bis 0,5 mg/kg KM Prednisolon zu geben. Direkt vor und während des chirurgischen Eingriffs ist 5%ige Glukoselösung im Dauertropf intravenös zu geben. Als Richtlinie kann 1–2 g/kg KM Glukose in der Stunde gelten. Ziel ist die Aufrechterhaltung einer Blut-Glukosekonzentration von mehr als 40, besser 50 mg/dl (2,2 bzw. 2,8 mmol/l).

3. Konservative Behandlung:
Wenn sich die chirurgische Entfernung verbietet, wenn sie nicht vollkommen möglich ist oder wenn Rezidive auftreten, kann die konservative Therapie durchgeführt werden. Man geht folgendermaßen vor:
- stärkere körperliche Belastungen vermeiden
- mehrfach am Tag kleine Mengen füttern (drei- bis sechsmal, keine Zucker)
- Glukokortikoide: Prednisolon nach Wirkung 0,2 bis 0,5 (evtl. höher) mg/kg KM, zweimal täglich
- Diazoxid 5–10 mg/kg, zweimal täglich; Steigerung der Dosis je nach Wirkung
- in schweren Fällen kann Somatostatin, 10–40 µg/kg KM s. c., gegeben werden.

15.6.3 Hypoglykämien anderer Ursache

Ätiopathogenese: Am häufigsten werden Hypoglykämien anderer Genese bei *Welpen* besonders der Zwergrassen beobachtet. Ihnen liegt folgende Pathogenese zugrunde:
1. Welpen haben einen wesentlich höheren Energiebedarf als Erwachsene.
2. Kleine Hunderassen haben eine geringere Energiereserve als große, möglicherweise auch einen höheren Verbrauch.
3. Die in der Glukoneogenese aktiven Enzyme sind beim Welpen noch „unreif".
4. Die Rückkoppelung zwischen Blut-Glukose und Glukoneogenese ist noch nicht ausreichend entwickelt.
5. Durch Stresssituationen (Versand) und unzureichende Ernährung werden die Energiereserven rascher aufgebraucht.

Sekundäre Hypoglykämien als Folge anderer Grundkrankheiten werden gesehen bei
- Hypoadrenokortizismus (verminderte Glukoneogenese bei hepatischer Glykogenentleerung)
- Hepatopathien (ebenfalls verminderte Glukoneogenese bei hepatischer Glykogenentleerung)
- Tumorose
- Malabsorption (verminderte Energiezufuhr)
- langzeitigem Hungern (verminderte Energiezufuhr)
- renaler Glukosurie (tubuläre Insuffizienz mit herabgesetzter Glukoserückresorption)
- Sepsis (hoher Verbrauch bei verminderter Energieaufnahme)

Glykogenspeicherkrankheiten kommen beim Hund als Typ-I-Defekt (keine Umwandlung von Glukose-6-Phosphat zu Glukose in der Leber) und als Typ-III-Defekt (kein Abbau von Leber- und Muskelglykogen in Glukose) vor.

Belastungshypoglykämie bei Gebrauchshunden: Es liegt eine Überanstrengung zugrunde, bei der die Glykogenreserven aufgebraucht werden. In eigenen Fällen lag jedoch immer ein Insulinom zugrunde.

Ketoazidose der graviden Hündin: Die Pathogenese ist unbekannt.

Klinisches Bild: Die Symptome ähneln denen der Hypoglykämie bei Tumoren der β-Zellen der Langerhansschen Inseln. Bei Jungtieren (Welpen) sind besonders die Zwergrassen betroffen, und aus dem Vorbericht geht in der Regel eine ungewöhnliche Belastung hervor; meistens wurden die Tiere einer längeren Reise ausgesetzt (Verschickung), ohne dass eine ausreichende Ernährung gesichert war, oder die Tiere verweigern unter der psychischen Belastung die Futteraufnahme. Auch anderweitige Krankheit mit verminderter Futteraufnahme kann zur Hypoglykämie führen, weshalb unter solchen Umständen der Blut-Glukosespiegel zu kontrollieren ist.

Es besteht allgemeine Schwäche, Apathie, Ataxie, Bewegungsunlust bis -unfähigkeit. Bisweilen können spastische Krämpfe beobachtet werden. In schweren Fällen werden Schocksymptome gesehen.

Diagnose: Die klinische Untersuchung ergibt die oben beschriebenen Symptome, zum Teil eine andere Grundkrankheit oder Trächtigkeit. Die Blutglukose ist niedrig (unter 55 mg/dl oder 3,1 mmol/l, oft wesentlich niedriger). Bisweilen besteht eine metabolische Azidose (BE negativ unter 5 mmol/l). Im Urin wird dann eine Ausscheidung von Ketonkörpern festgestellt.

Differentialdiagnose: Bei Jungtieren muss besonders an das Hepatoenzephale Syndrom gedacht werden, bei älteren Tieren an das Insulinom und die im Kapitel 15.6.2 genannten Krankheiten.

Therapie: Rasche Infusion von 20 bis 25 %iger Glukoselösung (bis 10 ml/kg KM), danach 5 %ige Glukoselösung im Dauertropf. Ausgleich einer etwaigen Dehydratation und vorsichtige Behandlung einer Ketoazidose (-BE × kg KG × 0,1 = erforderliche Menge an Bicarbonat in mmol/Patient). Die Tiere erholen sich schnell, wenn noch keine irreversiblen Gehirnschäden aufgetreten sind. Danach ist die Grundkrankheit zu behandeln.

16 Klinische Onkologie
(J. Hirschberger)

Die Bedeutung von Tumorkrankheiten hat für die Kleintiermedizin zugenommen. Der in den vergangenen Jahren immer weiter ausgebaute Wissensstand ermöglicht es den Tierärzten, den Tierhalter in Bezug auf Prognose und Therapie eines Malignoms umfassend zu informieren. Zahlreiche wissenschaftliche Studien haben Therapieprotokolle validiert. Der Erfahrungsschatz, welche Tumorkrankheiten zu behandeln und auszuheilen sind, wird größer. Das therapeutische Maß und die mit der Therapie verbundenen Risiken und Nebenwirkungen können besser eingeschätzt werden. Die Durchführung onkologischer Behandlungen setzt nicht wenige chirurgische und medizinische Kenntnisse und Fertigkeiten voraus.

Auch vonseiten des Tierhalters wird eine onkologische Fragestellung mehr und mehr an den Tierarzt herangetragen. Der Anteil tumorkranker, hospitalisierter Hunde ist an der Medizinischen Tierklinik der Universität München in einem Zeitraum von sieben Jahren um 50 % gestiegen (DANCKERT 1998). Die herausragenden Erfolge der heutigen Krebstherapie in der Humanmedizin – wenn diese auch hinter den vor 30 Jahren in sie gesetzten Erwartungen zurückbleiben – wecken in dem Tierhalter die Hoffnung auf Hilfe für sein krebskrankes Tier. Dank der Pflege und der tierärztlichen Versorgung erreichen Hunde und Katzen oft ein fortgeschrittenes Alter. Mit zunehmendem Alter nimmt auch beim Tier die Inzidenz von Tumorkrankheiten zu (Abb. 16.1). Die Hälfte aller Tumorkrankheiten tritt beim Menschen erst nach dem 65. Lebensjahr auf, obwohl nur ca. 15 % der Bevölkerung dieser Altersgruppe angehören (WAGENKNECHT 1990). Altersklassen mit der größten Tumorhäufigkeit sind beim Hund das Alter von 11 Jahren (PAULING 1990) und bei der Katze von 12 Jahren (TRIMBORN 1990).

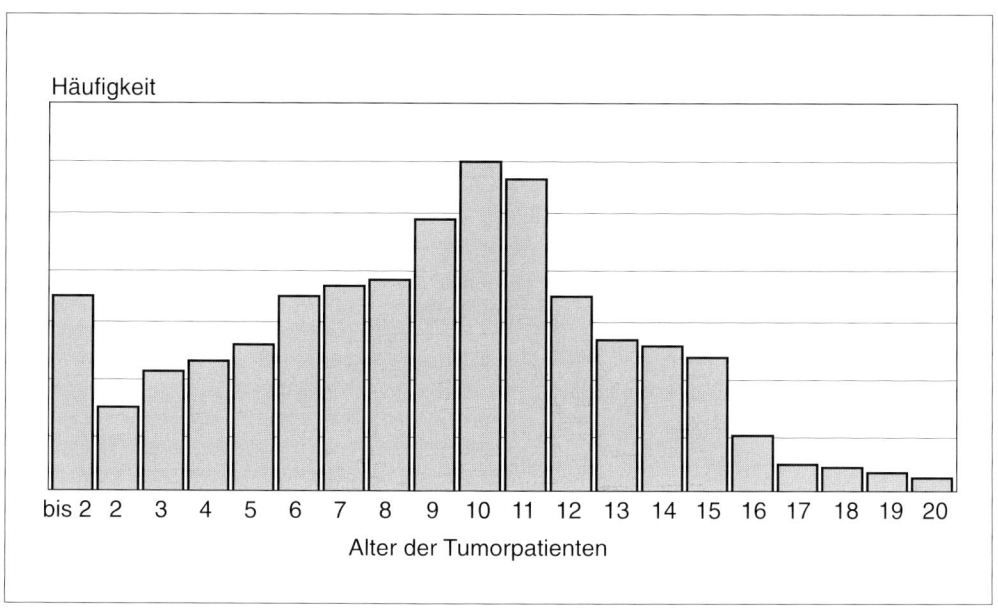

Abb. 16.1. Der Höhepunkt der Tumorinzidenz liegt in der Kleintierpopulation (Hund und Katze) im 10. Lebensjahr (KITCHELL 1995).

16.1 Tumorgenese

Krebs ist eine genetische Krankheit. Veränderungen am Genom einer Zelle können zur Entstehung eines Malignoms führen oder diese begünstigen. Veränderungen dieser Art sind teilweise als Chromosomenaberrationen darzustellen. Viele Faktoren – chemische und physikalische Einflüsse – können an der Transformation einer Zelle beteiligt sein. Im Einzelfall lässt sich die Ursache i. d. R. nicht ermitteln. Die Wahrscheinlichkeit der Entstehung maligner Tumoren steht auch mit der Proliferationsgeschwindigkeit des Gewebes in Verbindung. Eine schnelle Proliferation bewirkt eine höhere Anfälligkeit für Störungen und eine häufigere Entwicklung von Malignomen. Mit zunehmendem Alter findet eine Kumulation von Noxen statt, die die Gefahr einer Tumorbildung steigen lässt. Zudem nimmt die Fähigkeit des Organismus, DNA-Schäden zu beseitigen, ab. Ebenso lässt die Kontrolle des Immunsystems über entartete Zellen im Alter nach. Damit steigt die Häufigkeit der Entstehung maligner Zellen und deren Beseitigung ist eingeschränkt.

16.2 Proliferation von Tumorzellen

Das Wachstums- und Metastasierungsverhalten von Tumorzellen ist ein komplexes Thema und hat für das Verständnis der Pathogenese einer malignen neoplastischen Krankheit und für deren Therapie große Bedeutung. Das Wachstum eines Tumors beginnt aus einer einzelnen, maligne transformierten Zelle heraus. Mit dem Wachstum des Tumors muss sich auch eine eigene Gefäßarchitektur entwickeln, um den Transport von Nährstoffen und Stoffwechselprodukten zu gewährleisten, anderenfalls geht der Tumor zugrunde. Sind diese Voraussetzungen gegeben, kann das Tumorwachstum bis zu einer gewissen Tumorgröße exponentiell verlaufen. Später verlangsamt sich das Wachstum wieder. Verantwortlich dafür sind Hypoxie und Nährstoffmangel. In dieser Entwicklungsphase ist der Tumor klinisch noch nicht festzustellen. Erst ab einer Tumorgröße von einem Gramm, das entspricht 10^9 Zellen, ist ein Tumor klinisch erkennbar. In diesem scheinbar frühen Entwicklungsstadium hat der Tumor schon 30 Zellverdopplungen durchlaufen. Nach zehn weiteren Zellverdopplungen würden 10^{12} Zellen vorliegen. Der Tumor hätte ein Gewicht von einem Kilogramm. Diese Entwicklung wird in der Gompertzschen Wachstumskurve dargestellt (Abb. 16.2). Die klinische Bedeutung der Wachstumsgeschwindigkeit von Tumorzellen liegt in ihrer Vulnerabilität während der Zellvermehrung. Sowohl chemotherapeutisch als auch radiotherapeutisch sind schnell proliferierende Tumoren erfolgreicher anzugehen als langsam wachsende. Die Tumorbehandlung wäre am effektivsten in einer Entwicklungsphase des Tumors, in der dieser noch nicht klinisch manifest und daher nicht bekannt ist. Die Behandlung von erkennbaren, d. h. sichtbar großen Neoplasien wird daher in den meisten Fällen chirurgischer Art sein und eine Tumorexstirpation in geeigneter Form notwendig machen. Eine Ausnahme bilden so genannte systemische Tumorosen, die im Stadium ihrer Diagnose immer schon systemisch metastasiert haben. Hier besteht nur in besonderen Einzelfällen die Indikation zu einer Resektion des Tumors (z. B. beim malignen Lymphom der Darmwand mit Ileus). Große Tumoren können nicht allein wegen ihres verlangsamten Wachstums schlechter chemotherapeutisch angegangen werden, sondern auch wegen der größeren Distanz zwischen Tumorzelle und Blutgefäß. Chemotherapeutika müssen durch das Gewebe zur Tumorzelle hin diffundieren und erreichen daher nur einen geringeren Wirkspiegel im Tumorzentrum als erforderlich. Eine Steigerung der Dosis kann aufgrund der Nebenwirkungen der Chemotherapie nicht vorgenommen werden.

Die Resektion erkennbarer Tumoren bedeutet einen Rückschritt auf der Gompertzschen Wachstumskurve. Die kleinen, nicht auffindbaren Metastasen, von deren Existenz bei bestimmten Tumoren auszugehen ist (z. B. Osteosarkom, Hämangioendotheliom), befinden sich noch in einer schnellen Wachstumsphase und sind radio- oder chemotherapeutisch zurückzudrängen. Somit schafft die Exstirpation eines Primärtumors günstige Voraussetzungen für die nachfolgende Chemotherapie.

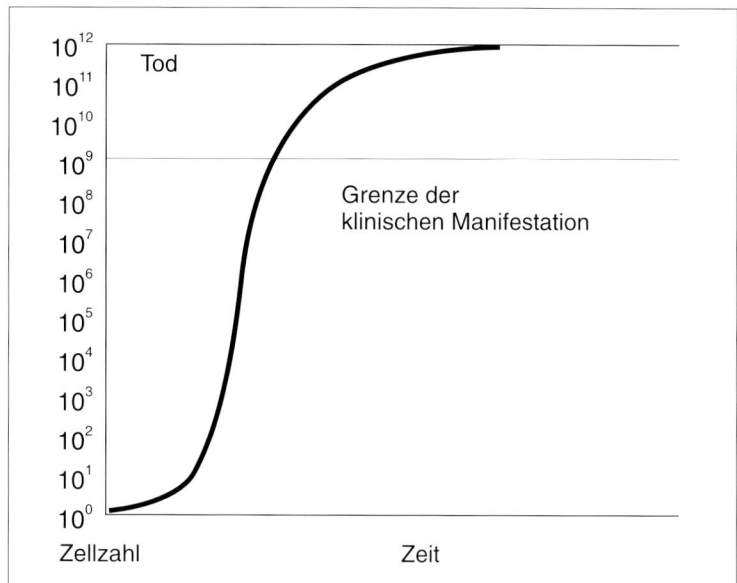

Abb. 16.2. Die Geschwindigkeit der Zellproliferation wird in der Gompertzschen Wachstumskurve als sigmoide Kurve dargestellt. Nach einer initial langsamen Zellvermehrung folgt zwischenzeitlich ein exponentielles Wachstum und daraufhin ein Retardieren der Proliferationsgeschwindigkeit. Während der exponentiellen Wachstumsphase ist der Tumor noch nicht klinisch manifest.

16.3 Anzeichen einer Tumorerkrankung

Tumorerkrankungen gehen oft mit unspezifischen Symptomen einher. Knotenbildungen oder ulzeröse Prozesse, die sichtbar sind, werden vom Tierhalter festgestellt. Tumoren innerer Organe verursachen Beschwerden durch die Beeinträchtigung von Organfunktionen. Darmtumoren führen zu gastrointestinalen Symptomen wie Diarrhö oder auch Ileus. Lungentumoren können Dyspnoe und Husten bewirken. Die klinische Untersuchung der Patienten ist zur Feststellung der Neoplasie oftmals durch weiterführende Maßnahmen – Röntgen und Sonographie – zu ergänzen. Die Computertomographie, wenn auch in der Tiermedizin Spezialkliniken vorbehalten, leistet in diesem Punkt hervorragende Dienste. Ein Tumor muss immer als Knoten oder Gewebsalteration optisch dargestellt werden. Sonographisch oder röntgenologisch festgestellte Veränderungen der physiologischen Struktur oder Form können meist nicht sicher als maligne Neoplasie eingestuft werden. Benigne Neoplasien, Inflammationen und andere Gewebemodifikationen sind durch Biopsie voneinander abzugrenzen. Indirekte Möglichkeiten zum Nachweis eines Tumors sind sehr eingeschränkt (z. B. Parathormon-related-Protein, PTHrP, bei Hyperkalzämie infolge eines malignen Lymphoms, Karzinoms u. a.).

KITCHELL (1989) stellte folgende, häufige Anzeichen maligner Erkrankungen bei Hund und Katze zusammen:
1. abnormale Schwellung, die nicht zurückgeht oder wächst
2. nicht heilende Wunden und Entzündungen
3. Gewichtsverlust
4. Inappetenz
5. Blutung oder ungewöhnliche Sekretion aus Körperöffnungen
6. unangenehmer Geruch
7. Kau- und Schluckstörung
8. Apathie
9. Leistungsschwäche
10. anhaltende Lahmheit
11. Atmungs-, Harnabsatz- oder Kotabsatzstörung

16.4 Diagnose

Die Diagnose einer Tumorkrankheit kann immer nur durch eine morphologische Untersuchung des verdächtigen Gewebes erfolgen. Die Biopsie kann als Feinnadelaspiration, Stanz- oder Exzisionsbiopsie genommen werden. Die Feinnadelaspiration ist eine wenig traumatisierende Biopsiemethode. Organverletzungen und Blutungen sind nach einer Feinnadelaspiration wesentlich seltener festzustellen als nach einer Stanzbiopsie. Die Sensitivität der Zytologie ist in Bezug auf die Erkennung eines Malignoms der Histologie unterlegen. Auch wenn ein Tumor zytologisch ‚benigne' aussieht, kann eine Malignität des Knotens nicht sicher ausgeschlossen werden. Die zytologische Untersuchung des Feinnadelaspirats kann maligne Zellen aber mit großer Spezifität (Sicherheit der positiven Aussage) als Malignomzellen erkennen. Die Gewebearchitektur ist jedoch im Zellausstrich nicht zu sehen, so dass Zellen ohne deutliche Malignitätskriterien zytologisch nicht als maligne eingestuft werden können, obwohl in der histologischen Untersuchung aufgrund einer veränderten Gewebestruktur der Tumor als Malignom erkannt worden wäre. Wird der klinische Verdacht auf einen malignen Prozess durch die zytologische Untersuchung nicht bestätigt, hat der Kliniker ggf. über die Entnahme einer Stanz- oder Exzisionsbiopsie zu entscheiden.

Das zur histologischen Untersuchung entnommene Material muss hinreichend umfangreich sein und sollte die Ränder zum Gesunden einschließen. Der Pathologe hat die Ränder der Tumorprobe auf das Vorkommen von Tumorzellen hin gewissenhaft mikroskopisch zu untersuchen und die ‚Exzision im Gesunden' ggf. zu bestätigen. Das Einfärben einer einzelnen Kante des entnommenen Gewebes mit einem Farbstoff oder das Kennzeichnen mit einem Faden ermöglicht es dem Operateur nach der Beschreibung des Pathologen, den Bereich an der Operationsstelle wieder zu finden, in dem noch Tumorgewebe vorhanden sein muss und nachzuoperieren (ROCHAT u. Mitarb. 1992). An den Akren sollte eine longitudinale Schnittführung vorgenommen werden, um eine primäre Wundheilung zu ermöglichen. Elektrokauter sind zur Gewebeentnahme ungeeignet, weil sie das Material zerstören. Sie sind nicht zur Schnittführung, sondern lediglich zur Blutstillung einzusetzen. Die Gewebeprobe ist in 10 %iger Formalinlösung zu fixieren. Das Verhältnis Gewebemenge zu Formalinmenge hat mindestens 1:10 zu betragen. Die Probenstücke dürfen nicht dicker als ein Zentimeter sein, damit eine schnelle Fixation des Materials erreicht werden kann.

Der Therapieerfolg hängt vielfach vom Ausmaß des ersten chirurgischen Eingriffs ab. Die Heilungsaussichten sind bei einer frühzeitigen Tumorexstirpation ‚im Gesunden' mit einem ausreichend weiten peripheren Sicherheitsabstand in die Breite und auch in die Tiefe am günstigsten. Eine radikale Operation kann nur bei bestehender Tumordiagnose erfolgen. Die präoperative, zytologische Untersuchung kann in diesen Fällen eine schnelle Entscheidungshilfe sein. Der Tierhalter wird von der Notwendigkeit einer radikalen Operation – Amputation einer Gliedmaße oder Entfernung einer Kieferhälfte – nur zu überzeugen sein, wenn ihm eine sichere Diagnose und Prognose mitgeteilt werden kann. Die entscheidenden Parameter für die Prognose sind Gewebezugehörigkeit, Dignität, Größe, Metastasierungs- und Infiltrationsverhalten des Tumors. Eine Biopsienahme, gleich ob zur zytologischen oder histologischen Untersuchung, ist somit eine Notwendigkeit. Die Biopsie darf nur dann unterlassen werden, wenn das Untersuchungsergebnis den Therapieplan nicht beeinflussen würde. Beispiele dafür sind die Lobektomie bei einem solitären Knoten in der Lunge oder die Splenektomie bei einem Milztumor (WITHROW und LOWES 1981; WITHROW 1996).

Die Biopsienahme sollte nicht aus Angst vor einer durch die Punktion ausgelösten Metastasierung unterbleiben. Der Metastasierungsprozess eines Tumors ist sehr komplex. Das Abschwemmen kleiner Zellverbände in die Blut- und Lymphbahnen bei einer Biopsienahme führt nicht zu einer Metastasierung. Das Verschleppen von Tumorgewebe in die direkte Umgebung – den Stichkanal oder das Operationsgebiet – ist dahingegen häufiger Anlass einer Metastasenbildung bzw. eines Rezidivs. Der Stichkanal ist daher so zu wählen, dass er bei der Exstirpation des Tumors mit entfernt wird. Die Punktion eines Tumors in Organen der großen Körperhöhlen birgt jedoch das Risiko der Tumorzellverschleppung in die Körperhöhle mit der Möglichkeit der Zellausbreitung auf der Serosa.

Eine korrekte Biopsienahme hat keinen

negativen Einfluss auf die Überlebenszeit des Patienten, auch wenn Abschwemmungen von Tumorzellen in den Gefäßen nachzuweisen sind. Das Verzögern einer fachkundigen Diagnostik und Tumortherapie gefährdet den Patienten mehr als eine korrekte Probennahme.

Keinem Knoten ist anzusehen, ob er gut- oder bösartig ist. In diesem Punkt werden häufig unrichtige Entscheidungen gefällt. Ein Tumor wird fälschlicherweise als bedeutungslos eingestuft, weil er klein ist (ein kleiner Tumor aber wäre günstig zu therapieren), weil er schon lange besteht, weil er verschieblich ist, weil er weich ist. Eine Operation wird fälschlicherweise ausgesetzt, bis der Knoten zusehends wächst (Gefahr der Metastasierung oder Infiltration). Der Tierarzt sollte frühzeitig und konsequent reagieren. Das Ausmaß einer chirurgischen Tumorentfernung ist von der Gewebezugehörigkeit und dem bekannten Infiltrations- und Metastasierungsverhalten des Tumors abhängig zu machen. Ein kleiner Tumor verlangt eine große Operation, ein großer Tumor eine kleine.

Die histologische Untersuchung eines jeden entfernten Knotens ist dringend geboten. Jeder Knoten, der eine Exstirpation wert ist, ist auch eine Histologie wert. Denn die Nachversorgung eines malignen Tumors kann entscheidend wichtig sein. Im Nachhinein bringt es den Tierarzt in Verlegenheit, wenn ein exstirpierter Tumor rezidiviert oder metastasiert und seine maligne Genese bis dahin unbekannt geblieben war. Eine weitere Regel, die die Einleitung einer histologischen Untersuchung vorschreibt, ist der Grundsatz, keinen Knoten chemo- oder radiotherapeutisch anzugehen, dessen gewebliche Zuordnung unklar ist.

16.5 Stadieneinteilung („Staging')

Tumorerkrankungen werden vor einer Therapie in Stadien eingeteilt, die sich nach dem Ausbreitungsgrad des Tumors richten. Die meisten Tumoren machen folgende Entwicklung:

Tab. 16.1: Stadieneinteilung am Beispiel des kaninen Mammakarzinoms (WHO)

T: Primärtumor
  T_1 < 3 cm maximaler Durchmesser
  T_2 3–5 cm maximaler Durchmesser
  T_3 > 5 cm maximaler Durchmesser

N: Status der regionären Lymphknoten
  N_0 Histologie: keine Metastase
  N_1 Histologie: Metastase

M: Fernmetastasen
  M_0 keine Fernmetastasen nachzuweisen
  M_1 Fernmetastasen festzustellen

Stadieneinteilung:

Stadium	T	N	M
Stadium I	T_1	N_0	M_0
Stadium II	T_2	N_0	M_0
Stadium III	T_3	N_0	M_0
Stadium IV	T_{1-3}	N_1	M_0
Stadium V	T_{1-3}	N_{0-1}	$\mathbf{M_1}$

- lokale Tumorentstehung
- Größenzunahme des Tumors
- Ausbreitung in die direkte Umgebung
- Metastasierung in die regionären Lymphknoten
- Metastasierung in entfernte Lymphknoten
- Metastasierung in andere Organe

Die Bestimmung des Tumorstadiums eines Patienten erfolgt aus verschiedenen Gründen:
- Grundlage für therapeutisches Vorgehen; lokale oder systemische Therapie; Kombination von chirurgischer, radiotherapeutischer oder chemotherapeutischer Behandlung
- Prognose; nach erheblichem Tumorwachstum und erfolgter Metastasierung ist die Prognose i. d. R. ungünstiger
- Therapiestudien; standardisierte Beschreibung der Tumorausbreitung ermöglicht Bewertung verschiedener Therapieprotokolle und Vergleich von Studien

Die Stadieneinteilung erfolgt spezifisch für jeden Tumor. Solide Tumoren – Karzinome und Sarkome – werden nach dem TNM-

Tab. 16.2: Stadieneinteilung am Beispiel des kaninen malignen Lymphoms (WHO)

Stadium I	ein Lymphknoten oder lymphatisches Gewebe in einem Organ (exkl. Knochenmark) neoplastisch verändert
Stadium II	mehrere regionäre Lymphknoten betroffen
Stadium III	generalisierte Lymphknotenvergrößerung
Stadium IV	Leber oder Milz (± Lnn.) betroffen
Stadium V	Knochenmark, peripheres Blut, andere Organe betroffen

Eine Unterteilung der Stadien in ‚a' und ‚b' erfolgt entsprechend dem Allgemeinbefinden des Patienten, ‚a' bei ungestörtem, ‚b' bei gestörtem Allgemeinbefinden.

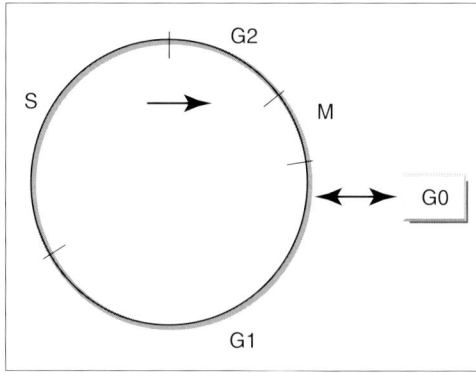

Abb. 16.3. Zellzyklus. Zyklusphasen G1, S, G2 und M mit proliferierenden Zellen. G0-Phase mit ruhenden Zellen.

System der WHO eingeteilt. Hämatopoetische Tumoren werden nach einem eigenen Schlüssel eingestuft.

Das TNM-System bezieht sich auf die Tumorgröße (T), die Metastasierung in die regionären Lymphknoten (N) und die Metastasierung in entfernte Organe (M).

16.6 Tumortherapie

Die drei großen Bestandteile der Tumortherapie sind **Chirurgie**, **Radiotherapie** und **Chemotherapie**. Systemische Tumorosen sind i. d. R. hauptsächlich chemotherapeutisch zu behandeln, lokale Prozesse werden chirurgisch oder radiotherapeutisch angegangen. Auch in diesen Fällen ist die Chemotherapie eine mögliche, begleitende Behandlungsform.

16.6.1 Chemotherapie

16.6.1.1 Zellzyklus

Zytostatische Medikamente wirken direkt auf die DNS oder im Stadium der Zellteilung, der DNS- und RNS-Synthese auf beteiligte Prozesse ein. Viele zytostatische Wirkstoffe sind phasenspezifisch. Ihre Wirkung setzt in einer bestimmten Phase des Zellzyklus ein (Abb. 16.3). Andere sind phasenunabhängig.

Maligne Zellen proliferieren schneller als die meisten normalen Zellen, durchlaufen den Zellzyklus daher häufiger und sind

Tab. 16.3: Der Zellzyklus besteht aus fünf Phasen

G1-Phase	präsynthetische, postmitotische Phase, diploide Zelle, kontinuierliche Erhöhung der RNA- und Proteinsynthese, potentieller Übergang in G0-Phase
G0-Phase	Ruhephase, Stimulation zur Fortsetzung des Zyklus möglich, z. T. erst nach Jahren (Rezidiv)
S-Phase	Synthesephase, DNA-Synthese, tetraploide Zelle
G2-Phase	postsynthetische, prämitotische Phase, Enzym- und Proteinsynthese für Mitose
M-Phase	Mitose-Phase, zwei diploide Tochterzellen

durch eine Chemotherapie leichter angreifbar. Schnell wachsende, physiologische Zellpopulationen, z. B. des Knochenmarks und der Darmwand, werden von einer zytostatischen Behandlung ebenfalls in Mitleidenschaft gezogen.

16.6.1.2 Ziele der Chemotherapie

In Abhängigkeit von der Prognose und den therapeutischen Möglichkeiten werden drei medikamentöse Therapieformen unterschieden:
1. kurativ (curare = heilen)
2. palliativ (palliare = mit einem Mantel bedecken)
3. adjuvant (adiuvare = unterstützen, helfen) nach chirurgischer Therapie, neoadjuvant vor chirurgischer Tumortherapie

Die **kurative** Chemotherapie wird mit dem Ziel der vollständigen Heilung des Patienten von seinem Tumorleiden oder einer lange andauernden, vollständigen Remission eingeleitet. Bei akuten Leukämien des Menschen sind gute Erfolge allein mit einer Chemotherapie zu erzielen. Mit der Chance auf Genesung werden erhebliche therapeutische Risiken und Nebenwirkungen in Kauf genommen. Eine derart intensive und u. U. in weiten Passagen der Therapie notwendige intensivmedizinische Versorgung stoßen in der Tiermedizin noch auf Probleme und moralische Bedenken.

In der Tiermedizin werden in erster Linie adjuvante oder neoadjuvante und palliative zytostatische Behandlungen durchgeführt.

Die **adjuvante** Chemotherapie unterstützt den therapeutischen Erfolg einer primären, meist chirurgischen Therapie. Die Überlebenszeit und die rezidivfreie Zeit können durch eine geeignete medikamentöse Behandlung nach Resektion des Tumors teilweise um ein Vielfaches verlängert werden.

Neoadjuvant eingesetzt, bewirkt die Chemotherapie eine Tumorreduktion vor dem chirurgischen Eingriff und richtet sich gegen eine bestehende Mikrometastasierung.

Eine **palliative** Behandlung sucht, die Krankheitsbeschwerden zu lindern und die Lebensqualität des Patienten zu steigern. Eine Reduktion der Tumorgröße soll Schmerzen verringern und ggf. tumorbedingte Störungen, z. B. eine Atemwegsstenose, beheben. Die palliative zytostatische Therapie, die ohne das Ziel der Heilung vorgenommen wird, darf keine relevanten, zusätzlichen Probleme schaffen. Die Nebenwirkungen der Zytostatika müssen zu ihrem therapeutischen Nutzen wohl abgewogen werden.

16.6.1.3 Indikationen zur Chemotherapie

Eine direkte Indikation zur Chemotherapie besteht bei allen systemischen Tumorkrankheiten, die zum Zeitpunkt ihrer klinischen Manifestation schon eine Ausbreitung über große Teile des Organismus erlangt haben. Zu diesen malignen Krankheiten zählen insbesondere maligne Lymphome, Leukämien und Myelome. Eine adjuvante Chemotherapie ist vorzunehmen, wenn der exzidierte Tumor erfahrungsgemäß schon frühzeitig, evtl. vor seiner klinischen Manifestation, metastasiert hat und eine alleinige chirurgische und lokale radiologische Therapie nicht zu einer Heilung führen werden (Hämangioendotheliom, Osteosarkom, felines Mammakarzinom). Eine zytostatische Intervention kann auch dann erwogen werden, wenn eine Tumorexstirpation nicht möglich ist. Dies kann vor allem dann angezeigt sein, wenn der Tumor nicht resezierbar ist und ein paraneoplastisches Syndrom mit erheblichen, klinischen Auswirkungen hervorruft (Hyperkalzämie).

16.6.1.4 Therapiemodus

Eine zytostatische Therapie kann mit einem einzelnen Wirkstoff – **Monotherapie** – oder auch mit einer Kombination durchgeführt werden – **Polychemotherapie**. Die Polychemotherapie als gepaarter sowie gestaffelter Einsatz mehrerer Chemotherapeutika erzielt einen größeren zytostatischen Effekt als die Verwendung eines einzelnen Wirkstoffs. Jedes in der Kombination eingesetzte Medikament muss nachgewiesenermaßen auch als Einzelwirkstoff effektiv sein. Die Nebenwirkungen sollen verschieden sein und sich somit bei zeitnaher Applikation nicht addieren. Der Angriffspunkt und die Wirkungsweise der Zytostatika in der Zelle sollen unterschiedlich sein und differente Zellzyklusphasen betreffen, damit möglichst viele Zellen in einer vulnerablen Phase getroffen werden. Der breit gefächerte Einsatz kann primär resistente Zellklone vernichten und die Aus-

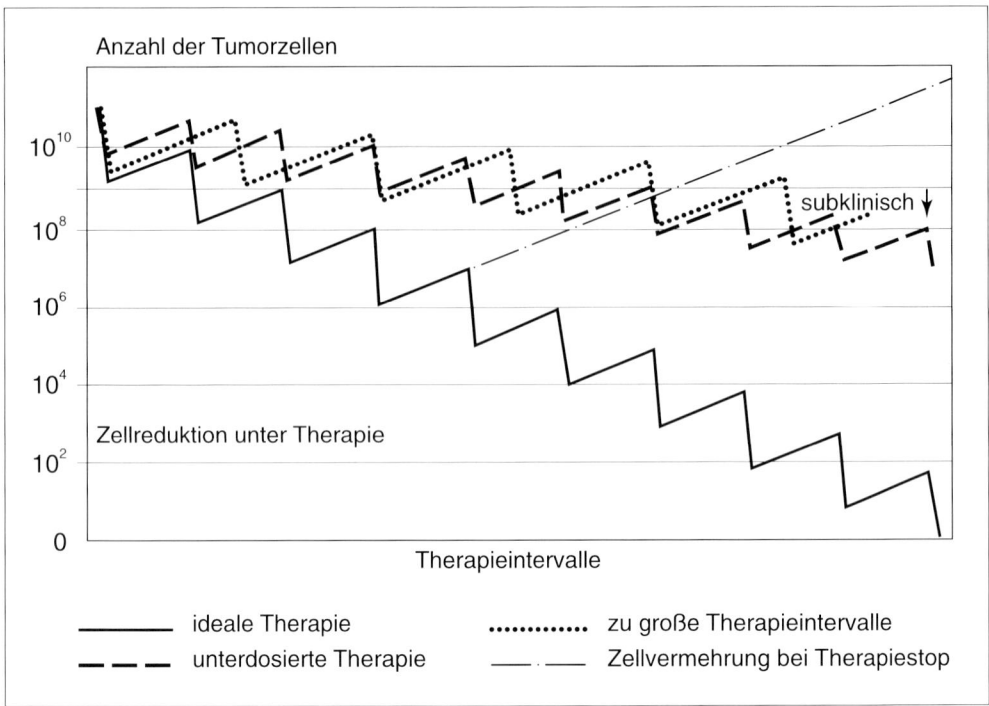

Abb. 16.4. Einfluss von Dosis und Behandlungsintervall auf die Zellreduktion. Die durchgezogene Linie zeigt die ideale Therapie. Die Tumorzellzahl geht stufenförmig abwärts und kann sich nur geringgradig zwischen den Applikationen erholen. Wird die Dosis verringert oder das Intervall vergrößert, findet lediglich eine mäßige Zellreduktion statt, die einen subklinischen Fortbestand des Tumors zulässt. Eine Therapiepause gibt dem Tumor Raum für ungehemmtes Wachstum.

bildung sekundärer Resistenzen einschränken. Die Rate der Zellabtötung kann durch eine Polychemotherapie verbessert werden, die Nebenwirkungen müssen aber tolerabel bleiben. Eine Monochemotherapie ist gewöhnlich mit weniger Nebenwirkungen behaftet und für weniger Erfahrene besser überschaubar. Der geringere therapeutische Aufwand und das etwas eingeschränkte therapeutische Risiko sprechen in manchen Situationen für eine Monotherapie.

Zytostatische Chemotherapeutika sind in zwei Gruppen zu unterteilen: phasenunabhängige und phasenspezifische. Zu den **phasenunabhängigen Zytostatika** gehören die große Kategorie der Alkylanzien (Cyclophosphamid, Chlorambucil) und bestimmte Antibiotika (Doxorubicin, Mitoxantron). Die Wirkung von Alkylanzien ist dosisabhängig. Entsprechend der Dosis stirbt ein Anteil der Tumorzellen ab. Je größer die Dosis, desto größer ist der zytostatische Effekt.

Es wird keine feste Anzahl, sondern immer ein gewisser Anteil der Tumorzellen vernichtet. Aufgrund der Nebenwirkungen kann die Dosis nicht so hoch gesetzt werden, dass alle Tumorzellen absterben. Die Dosis wird so hoch gewählt, dass das Therapeutikum möglichst effektiv ist, aber erhebliche Nebenwirkungen nur bei wenigen Individuen auftreten. Die Behandlung hat in ausreichender Dosierung in Intervallen zu erfolgen, die groß genug sind, dass die physiologischen Körperzellen sich erholen können (Abb. 16.4). Deren Reparaturmechanismen sind meist besser ausgeprägt, und sie erholen sich schneller als die Tumorzellen. Die Gesamtmenge des verabreichten Chemotherapeutikums setzt sich aus zwei Faktoren zusammen: der Größe der einzelnen Dosis und dem Behandlungsintervall. Beide sind in Therapieprotokollen aufeinander abgestimmt. Eine Veränderung des Protokolls in Bezug auf Dosis oder Intervall kann erhebliche, negative Auswirkungen auf den Therapieerfolg haben. Eine zu geringe Dosis und zu lange Intervalle mindern die Reduktion des Tumors. Eine geringfügige Dosisreduktion um 20 % erhöht die Zellüberlebensrate erheblich. Ein Therapiestop, auch wenn der Tumor nur noch subklinisch besteht, zieht ein neues, ungehemmtes Tumorwachstum nach sich. Die Zellen eines Rezidivs haben im allgemeinen Resistenzen ausgebildet und sind auch bei einer wiederholten, intensiven Polychemotherapie weniger empfindlich. Eine zweite Remission hält erfahrungsgemäß wesentlich kürzer als die erste. Somit muss der behandelnde Tierarzt hartnäckig, aber der Situation und dem Patienten angepasst, auf die strikte Einhaltung des Therapieprotokolls achten. Dem Tierhalter ist die exakte Einhaltung der Intervalle zu erläutern und verständlich zu machen, denn auch er muss sich schon weiträumig auf diese Verpflichtung einstellen (Dienstreisen, Urlaub).

Im Gegensatz zu den Alkylanzien und anderen Wirkstoffen (bestimmte Antibiotika), die phasenunspezifisch ansetzen, sind viele Chemotherapeutika **phasenspezifisch**. Ihr Wirkungsmechanismus greift lediglich in einer Phase des Zellzyklus ein. Vincaalkaloide (Vincristin, Vinblastin) hemmen die kontraktilen Proteine des Spindelapparates in der Mitose. Sie sind M-Phasen-spezifisch. Antimetaboliten (5-Fluorouracil, Methotrexat, u. a.) hemmen in der Synthesephase Schlüsselenzyme der DNA-Synthese. Diese Wirkstoffe hemmen lediglich die Zellen, die sich in der entsprechenden Zellzyklusphase befinden. Eine einmalige Behandlung kann daher grundsätzlich keine Vernichtung eines Großteils der Tumorzellen erzielen. Wiederholte, engmaschige Behandlungen sind erforderlich. Hieraus lässt sich zudem folgern, dass Tumorzellen, die nur sehr langsam proliferieren, chemotherapeutisch kaum anzugehen sind. Bei einer chronischen lymphatischen Leukämie (CLL) ist das Wachstum der Tumorzellen derart protrahiert und erstreckt sich mitunter über mehrere Jahre, dass mit einer zytostatischen Therapie kein wesentlicher Einfluss auf die Zellzahl und keine Verbesserung des Allgemeinzustands des Patienten oder dessen Überlebenszeit erreicht werden kann. Je schneller der Tumor wächst, desto günstiger ist er chemotherapeutisch zu beeinflussen. So kann z. B. gerade bei caninen malignen Lymphomen, die innerhalb kurzer Zeit ein schweres Krankheitsbild hervorrufen, wegen dieser außerordentlichen Progredienz eine Therapie wirkungsvoll durchgeführt werden. Das schnelle Tumorwachstum ist der Zugang zu einer effektiven zytostatischen Therapie.

16.6.1.5 Dosierung von Zytostatika

Die Dosierung von Medikamenten kann nach der Körpermasse oder nach der Körperoberfläche erfolgen. Die Wirkung von Chemotherapeutika steht in einer gewissen Abhängigkeit zur Stoffwechselintensität des Organismus. Die Stoffwechselaktivität korreliert mit der Körperoberfläche. Aus diesem Grund werden die meisten Chemotherapeutika mit Bezug auf die Körperoberfläche dosiert. Die Beziehung von Körpermasse zu Körperoberfläche wird von folgender Formel wiedergegeben:

$$\textit{Körperoberfläche } [m^2] = \frac{10{,}0 \cdot (\textit{Körpermasse } [g])^{2/3}}{10^4}$$

Die Konstante 10,0 gilt für die Katze und muss beim Hund durch 10,1 ersetzt werden.

Tabelle 16.4 gibt die Umrechnungswerte für Hund und Katze an. Ein Hund von 31 kg Körpermasse hat rechnerisch eine Körperoberfläche von 1 m². Ein Hund mit nur 11 kg Körpermasse, ungefähr einem Drittel von 31 kg, besitzt jedoch 0,5 m² Körperoberfläche. Gleichermaßen hat ein Hund von 4 kg sogar noch 0,25 m² Körperoberfläche. Ein um zwei Drittel leichterer Patient besitzt eine um lediglich 50 % geringere Körperoberfläche. Der Effekt der Dosisunterschiede ist ganz erheblich.

Um die Gefahr von Fehlern bei der Kalkulation der Dosis einzuschränken, hat es sich als vorteilhaft erwiesen, von den verwendeten Zytostatika die erforderliche Dosis in Gewicht- (Milligramm) und Volumeneinheiten (Milliliter oder Tabletten) für einzelne Gewichtsgruppen, 4 kg (0,25 m²), 11 kg (0,5 m²) und 31 kg (1,0 m²) zu berechnen und als Beispiel zu notieren. Der Vergleich einer ermittelten Dosis mit den Beispielrechnungen erleichtert die Überprüfung der Dosis.

Erfahrungsgemäß wird aber bei einer Dosierung über die Körperoberfläche nicht bei

Tab. 16.4: Konvertierung der Körpermasse [kg] zu Körperoberfläche [m²] (nach PLUMB DC, 1995a)

Hund			
kg	m²	kg	m²
0,5	0,06	33	1,03
1	0,10	34	1,05
2	0,15	35	1,07
3	0,20	36	1,09
4	0,25	37	1,11
5	0,29	38	1,13
6	0,33	39	1,15
7	0,36	40	1,17
8	0,40	41	1,19
9	0,43	42	1,21
10	0,46	43	1,23
11	0,49	44	1,25
12	0,52	45	1,26
13	0,55	46	1,28
14	0,58	47	1,30
15	0,60	48	1,32
16	0,63	49	1,34
17	0,66	50	1,36
18	0,69	52	1,41
19	0,71	54	1,44
20	0,74	56	1,48
21	0,76	58	1,51
22	0,78	60	1,55
23	0,81	62	1,58
24	0,83	64	1,62
25	0,85	66	1,65
26	0,88	68	1,68
27	0,90	70	1,72
28	0,92	72	1,75
29	0,94	74	1,78
30	0,96	76	1,81
31	0,99	78	1,84
32	1,01	80	1,88

Katze			
kg	m²	kg	m²
2,0	0,159	6,5	0,348
2,5	0,184	7,0	0,366
3,0	0,208	7,5	0,383
3,5	0,231	8,0	0,400
4,0	0,252	8,5	0,416
4,5	0,273	9,0	0,432
5,0	0,292	9,5	0,449
5,5	0,311	10,0	0,464
6,0	0,330		

allen Patienten der gleiche Effekt erzielt. Weder die Berechnung nach Körperoberfläche noch die nach Körpermasse werden der Situation gerecht. Große Tiere mit Behandlung nach Körpermasse und kleine Tiere bei einer Dosisberechnung über die Körperoberfläche werden mitunter überdosiert therapiert. Aufgrund der geringen therapeutischen Breite der meisten Chemotherapeutika kommt diesen Differenzen besondere Bedeutung zu. Demzufolge ist z. B. für Doxorubicin bei kleinen Tieren unter 10 kg Körpermasse eine Dosis von 1 mg/kg Körpermasse anstelle von 30 mg/m² anzuraten.

16.6.1.6 Chemotherapie bei Organdysfunktion

Ein weiterer Gesichtspunkt in Bezug auf die Dosierung sind die Elimination und der Metabolismus von zytostatischen Wirkstoffen. Die angegebenen Dosierungen gehen von einer uneingeschränkten Organfunktion aus. Organfunktionen, vor allem von **Leber** und **Niere**, sind jedoch zur Elimination und bei verschiedenen Medikamenten auch zur Aktivierung der Wirkstoffe erforderlich. Zudem haben viele Chemotherapeutika eine hepato- und nephrotoxische Wirkung (Tab. 16.2). Eine verminderte exkretorische Funktion der Leber kann anhand der Serum-Bilirubinkonzentration überprüft werden. Bei einer Bilirubinkonzentration von mehr als 1,5 mg/dl ist eine Dosisreduktion um 50 % anzuraten. Die Gabe nephrotoxischer Zytostatika sollte an die Kreatinin-Clearance angepasst werden. Eine Kreatinin-Clearance von weniger als 25 ml/min/m² erfordert eine Verringerung der Cyclophosphamiddosis um 50–70 %. Die Methotrexat- und Carboplatindosis wird proportional zur Kreatinin-Clearance vermindert. Wirkstoffe, die in besonderem Maße hepatotoxisch, nephrotoxisch oder myelosuppressiv wirken, sind in Tabelle 16.5 aufgelistet (COTTER u. Mitarb. 1985; COUTO 1990).

16.6.1.7 Chemotherapie bei Myelosuppression

Fast alle Chemotherapeutika haben einen gering- bis hochgradig einzustufenden myelosuppressiven Effekt (Tab. 16.5). In erster Linie werden die kurzlebigen Blutzellen von der

Tab. 16.5: Elimination und Organtoxizität zytostatischer Chemotherapeutika

Leber	
Toxizität	**Elimination**
Doxorubicin	Doxorubicin
Cyclophosphamid	Vincristin
Vincristin	Vinblastin
Vinblastin	Mitoxantron
	Mitomycin C

Niere	
Toxizität	**Elimination**
Cisplatin	Methotrexat
Methotrexat	Cyclophosphamid-Metaboliten
Carboplatin	Cisplatin
Doxorubicin (Ktz.)	Bleomycin
Cyclophosphamid (Harnblase)	

Knochenmark		
hochgradig myelosuppressiv	**mittelgradig myelosuppressiv**	**geringgradig myelosuppressiv**
Doxorubicin	Melphalan	L-Asparaginase*
Vinblastin	Chlorambucil	Vincristin*
Cisplatin	Methotrexat	Bleomycin
Cytarabin		Kortikosteroide
Cyclophosphamid		
Actinomycin D		
Carboplatin		

* bei gemeinsamer Applikation stärkere Myelosuppression

Myelosuppression betroffen und Zytopenien sind im peripheren Blut festzustellen. Kurzlebige Blutzellen sind neutrophile und eosinophile Granulozyten sowie Thrombozyten. Aufgrund der langen Lebensdauer von Erythrozyten führt eine Unterbrechung der Hämatopoese nicht zu einer Anämie.

Vor jeder Chemotherapie, zwingend notwendig bei der Anwendung von mittel- und hochgradig myelosuppressiven Zytostatika, ist die Konzentration von Neutrophilen und Thrombozyten im peripheren Blut zu bestimmen. Liegt eine Neutropenie (Neutrophile < 3000/µl) oder Thrombozytopenie (Thrombozyten < 100 000/µl) vor, ist die Behandlung um ca. drei Tage zu verschieben.

Neutropenien und Thrombozytopenien von weniger als 1500 Neutrophilen/µl bzw. 60 000 Thrombozyten/µl nach der Applikation eines myelosuppressiven Medikamentes machen bei der nächsten Applikation dieses Medikamentes eine Dosisreduktion um 20 % notwendig. Bei späteren Applikationen kann eine vorsichtige Steigerung der Dosis wieder versucht werden (OGILVIE und MOORE 1995b; OGILVIE 1996).

Zytostatische Chemotherapeutika sollten nach Möglichkeit immer voll ausdosiert werden. Die Therapieintervalle sind strikt zu beachten und dürfen nur aus medizinischen Gründen geändert werden.

16.6.1.8 Chemotherapie bei geriatrischen Patienten

Bei **älteren Patienten** muss in mancher Hinsicht auf verminderte Organleistungen oder gesteigerte Empfindlichkeiten, vor allem aber auf die im Alter nicht seltene Multimorbidität Rücksicht genommen werden (Tab. 16.6, KITCHELL 1993). **Doxorubicin** kann bei herzkranken Hunden nur eingeschränkt zur Anwendung kommen, weil das Doxorubicin die Entwicklung einer dilatativen Kardiomyopathie unterstützt und auch auslöst und demzufolge eine bestehende Krankheit exazerpieren kann. Beim älteren Menschen werden zudem im Plasma höhere Doxorubicin-Konzentrationen bei Infusionen festgestellt. Eine größere **Kardiotoxizität** kann die Folge sein (BEGG und CARBONE 1986). Auf Doxorubicin kann aber vielfach nicht ohne weiteres verzichtet werden. Der Ersatz des Doxorubicins durch einen anderen Wirkstoff kann zu einem frühzeitigen Rezidiv führen. Vielfach ist schwer abzuwägen, ob eine Begrenzung der Lebenszeit eher durch einen Verzicht auf Doxorubicin und ein Tumorrezidiv oder durch eine Doxorubicin-bedingt, verstärkte Herzinsuffizienz hervorgerufen werden wird.

Melphalan und **Cisplatin** sind im Plasma in hohem Maße proteingebunden. Bei **plasmaalbuminarmen Patienten** kann daher eine höhere freie Plasmakonzentration vorliegen und zu einer verstärkten Wirkung führen. In Kombination verabreichte Medikamente können auch mit dem Zytostatikum um die Plasmaproteinbindung konkurrieren (PHISTER u. Mitarb. 1989; KITCHELL 1993).

Pharmakokinetische Unterschiede bestehen bei alten Patienten vielfach durch eine Einschränkung der **glomerulären Filtrationsrate** (GFR). Wirkstoffe mit renaler Elimination – Methotrexat, Bleomycin, Cisplatin und Cyclophosphamid-Metaboliten – werden verzögert ausgeschieden (COUTO 1990). Die Reduktion der GFR erfolgt mit zunehmendem Lebensalter kontinuierlich.

Im Alter scheint die **metabolische Aktivität der Leber** – Abbau von Doxorubicin, Mitoxantron, Mitomycin C und Vinkaalkaloiden – meist uneingeschränkt. Eine verminderte Inaktivierung dieser Zytostatika könnte zu einer gesteigerte Toxizität führen. Die metabolische Aktivität der Leber kann jedoch durch Krankheiten eingeschränkt sein. Andere Zytostatika müssen erst durch die Leber aktiviert werden. Cyclophosphamid, Ifosfamid, Nitrosoharnstoff, Dacarbazin und Mitomycin C werden dort erst zu aktiven Metaboliten umgebaut. Eine verminderte Leberfunktion könnte zu einer geringeren Effektivität dieser Zytostatika führen.

Bei älteren Tieren ist wie bei älteren Menschen der **Verteilungsraum** für die Medikamente im Organismus gelegentlich ein anderer als bei jüngeren. Fettlösliche Wirkstoffe (Nitrosoharnstoff) können im umfangreicheren Fettgewebe länger zurückgehalten werden und eine stärkere Knochenmarksuppression hervorrufen.

Die **Absorption oral** applizierter Zytostatika ist, soweit beim geriatrischen Menschen bekannt, nicht in relevantem Maße beeinträchtigt (KITCHELL 1993). Die orale Applikation betrifft u.a. Cyclophosphamid, Methotrexat, Melphalan und Chlorambucil.

Eine vermehrte **Neurotoxizität** von **Vincristin** und **Cisplatin** im Alter ist nicht bewiesen, scheint aber beim Menschen nicht selten beobachtet zu werden. Möglicherweise wird aber lediglich eine bislang subklinische Neuropathie intensiviert (JOSEPH 1988).

Eine ausgeprägte **pulmonale Toxizität** wird beim alten Menschen bei **Bleomycin** und auch bei Mitomycin C, Nitrosoharnstoff und Busulfan festgestellt. Eine geringere Hydrolaseaktivität könnte ursächlich verantwortlich sein (JOSEPH 1988; BALDUCCI u. Mitarb. 1992).

Beim geriatrischen Menschen ist bekannt, dass eine Chemotherapie-bedingte **Myelosuppression** länger anhält und sich langsamer erholt. Die Ursache ist unbekannt. Möglicherweise liegt eine Dysfunktion der Hämatopoese, ein nicht ausreichendes Reagieren hämatopoetischer Wachstumsfaktoren oder auch ein Mangel an pluripotenten Stammzellen des Knochenmarks vor (BALDUCCI u. Mitarb. 1992).

Um bei einem älteren Patienten aufgrund der vielen, die Effektivität des Zytostatikums

Tab. 16.6: Altersbedingte pharmakokinetische Veränderungen (KITCHELL 1993)

Parameter	Veränderung	involvierte Medikamente
Hepatische Metabolisation	verminderte mikrosomale Aktivierung und Inaktivierung	Cyclophosphamid, Dacarbazin (verminderte Aktivierung), Doxorubicin, Vinkalkaloide (vermehrte Toxizität)
Renale Exkretion	im Alter vermindert	Cisplatin, Methotrexat, Bleomycin, Melphalan, Cyclophosphamid
Verteilungsvolumen	Abnahme für wasserlösliche, Zunahme für fettlösliche Medikamente; verminderter Plasmaproteingehalt	Nitrosoharnstoffe, Doxorubicin, Melphalan, Cisplatin
Absorption	evtl. geringgradig vermindert	Orale Applikation: Cyclophosphamid, Methotrexat, Melphalan, Chlorambucil

beeinflussenden Faktoren kein weniger kalkulierbares Risiko einzugehen, sollte, auch wenn keine organischen Krankheiten oder Dysfunktionen bekannt sind, der erste Therapiezyklus vorsichtig mit lediglich **70 % der errechneten Dosis** begonnen werden. Die Leukozyten sind in diesem Fall nicht nur am bekannten Nadir zu messen, sondern zwei- bis dreimal wöchentlich. Die Dosis des zweiten Therapiezyklus wird an den Nadir angepasst (WILMANNS 1994). Ein höheres Maß an Sicherheit wird zu Lasten eines evtl. geschmälerten Therapieerfolgs gewonnen. Im Falle einer bedrohlichen Neutropenie kann der Einsatz von hämatopoetischen Wachstumsfaktoren (Filgrastim, rekombinanter humaner Granulozyten-stimulierender-Faktor, rh-G-CSF) der Myelosuppression effektiv entgegenwirken.

Letztendlich ist es nicht in erster Linie das Alter eines Patienten, was Anlass zu einer reduzierten, vorsichtigen Therapie gibt, sondern die mit dem Alter vielfach einhergehende Multimorbidität.

16.6.1.9 Handhabung von Zytostatika

Der Umgang mit Zytostatika in der tierärztlichen Praxis sollte allein dem Tierarzt vorbehalten bleiben. Angelerntes oder auch fachkundiges, nicht-tierärztliches Personal ist vom Umgang mit Zytostatika auszuschließen. Folgende Punkte sind beim Umgang mit zytostatischen Medikamenten besonders zu beachten:

1. Kontakt mit Haut vermeiden
2. Einrichtungsgegenstände vor Kontakt schützen
3. gummierte Zellstoffdecke auf Arbeitsfläche zum Schutz vor Flüssigkeiten
4. doppeltes Paar Latex-Handschuhe, damit keine Flüssigkeit durch Undichtigkeiten mittels Kapillarkraft eingesaugt und auf die Haut gebracht wird
5. Schutzbrille
6. Druckausgleich in der Injektionsflasche
7. Luer-Lock-Verbindungen
8. Lamina-flow oder Abzug beim Auflösen von Medikamenten
9. geschlossener Abfallbehälter (Vermeidung von Kontakt und Dämpfen)
10. Beseitigung von Körperflüssigkeiten des Patienten mit Latex-Handschuhen und gründliche Reinigung mit viel Wasser
11. Kennzeichnung und Umgang mit Zytostatika entsprechend den gesetzlichen Vorschriften
12. Kinder und Schwangere dürfen weder Zytostatika handhaben noch Kontakt mit Körperflüssigkeiten frisch behandelter Patienten haben
13. schriftliche Anweisungen an den Tierbesitzer abgeben

16.6.1.10 Applikation von Chemotherapeutika

Chemotherapeutika werden meist systemisch, in bestimmten Fällen auch lokal appliziert (Injektion in den Tumor, in die Körperhöhle, in den Epiduralraum, Auftragen auf den Tumor). Die systemische Gabe kann enteral oder parenteral erfolgen. Verschiedene Chemotherapeutika sind so sehr gewebetoxisch, dass ihre systemische Applikation nur streng intravenös erfolgen kann. **Doxorubicin**, **Cisplatin**, **Vincristin**, **Vinblastin** und **Actinomycin D** gehören in diese Gruppe. Einzelne Sicherheitsvorkehrungen sollten zur Vermeidung einer paravenösen Injektion beachtet werden:
1. Venenverweilkatheter legen (ohne Korrektur!).
2. Infusion (NaCl-0,9 % oder Vollelektrolytlösung, je nach Lösungsmittel des Chemotherapeutikums) schnell tropfend laufen lassen.
3. Venenstauprobe: Infusion stoppt.
4. Infusionsflasche abhängen und unter Niveau des Behandlungstisches halten: Blut läuft in Infusionsschlauch zurück.
5. Zytostatikum in Gummistück des Infusionsschlauchs einspritzen (Infusion läuft währenddessen schnell, verdünnt Medikament, schont Venenwand).
6. Nach Möglichkeit Punkt ‚vier' (4.) dieser Liste durch Helfer wiederholen lassen.
7. Venenverweilkatheter vor dem Entfernen frei spülen (per Infusion).

Falls das Legen des Venenverweilkatheters nicht sofort gelingt und dessen Sitz korrigiert werden muss, oder die Venenwand verletzt oder sogar perforiert wurde, ist ein neuer Venenverweilkatheter an einer anderen Vene zu legen. Mit dieser Vorsichtsmaßnahme kann eine toxische Schädigung und Entzündung der Venenwand vermieden werden.

Die paravenöse Injektion eines Chemotherapeutikums führt meist nicht zu einer sofortigen Schmerzreaktion des Patienten. Das Ausbleiben von Abwehrbewegungen oder Schmerzäußerungen durch den Patienten darf daher keinesfalls als Zeichen für eine gute Lage des Venenverweilkatheters gedeutet werden.

Doxorubicin, Idarubicin und Cisplatin können aufgrund ihrer Toxizität nur als Infusion über längere Zeit verabreicht werden (Tab. 16.7). Doxorubicin wird einer kleinen Menge Infusionslösung zugemischt und innerhalb eines Zeitraumes von mindestens einer halben Stunde langsam infundiert. Anaphylaktische Nebenwirkungen und Erscheinungen der Kardiotoxizität lassen sich dadurch fast vollständig verhindern. Prophylaktisch können dem Patienten einige Minuten vor der Doxorubicingabe 2 mg/kg KM Prednisolon intravenös gegeben werden. Prednisolon-21-hydrogensuccinat (Solu-Decortin H) ist wegen seines schnellen Wirkungseintritts besonders geeignet. Aufgrund der Nephrotoxizität des Cisplatins muss vor und nach der mindestens 20-minütigen Cisplatingabe eine vier- bzw. zweistündige NaCl-Infusion zur Steigerung der Diurese erfolgen.

Einige Wirkstoffe können sowohl enteral als auch parenteral verabreicht werden (Cyclophosphamid, Methotrexat). Die Vor- und Nachteile sind im Einzelfall abzuwägen. Die parenterale Applikation ist an die Praxis gebunden. Patient und Tierhalter müssen kommen. In der tierärztlichen Praxis kann jedoch der Gesundheitszustand und ggf. auch die Konzentration der Neutrophilen und der Thrombozyten im Blut untersucht werden. Bei einer intravenösen Applikation besteht keine Abhängigkeit von der enteralen Resorption. Das injizierte Medikament ist in der berechneten Dosis im Organismus. Dahingegen hängt bei oraler Gabe die aufgenommene Menge vom Grad der Resorption ab. Die tatsächlich resorbierte Menge ist variabel und bleibt unbekannt. Manche Patienten erbrechen einen Teil oder die gesamte Dosis nach oraler Gabe. Um eine Überdosierung auszuschließen, sollte im Falle des Erbrechens nach der Medikamentengabe nicht sofort nachdosiert werden. Hierdurch kann jedoch auch eine Therapielücke entstehen, die dringend zu vermeiden ist. Die intravenöse Applikation vermeidet diese Dosierungsunsicherheiten. Besondere Beachtung ist dem Schutz des Tierhalters vor Zytostatika zu schenken. Der Kontakt mit Erbrochenem nach oraler Verabreichung kann zu einer Exposition mit dem Wirkstoff führen, was bei parenteraler Gabe nicht direkt vorkommen kann. Die orale Applikation ist aufgrund der vorgegebenen Tablettengrößen bei mittelgroßen und kleinen Tieren vielfach problematisch. Um Unter- und Überdosierungen zu vermeiden sind die Tabletten zu teilen. Die Gefahr, die von den Tablettenkrümeln in Bezug auf Kontamination des Arbeitsplatzes, der Umgebung und von Personen ausgeht, ist nicht zu unterschätzen.

Die intravenöse Gabe ist die technisch aufwendigere Form, bietet aber ein höheres Maß an therapeutischer Sicherheit. In Einzelfällen – bei langen Therapieprotokollen – kann eine orale Applikation erwogen werden.

16.6.1.11 Wirkung von Chemotherapeutika

Zytostatische Chemotherapeutika haben je nach Stoffklasse einen unterschiedlichen Wirkungsmechanismus (Tab. 16.7). Der hemmende Effekt kann die DNA direkt betreffen oder auch Enzyme der Zellvermehrung und Vorgänge der Zellteilung. Therapiestudien haben bei vielen neoplastischen Krankheiten die Einsatzmöglichkeit von Wirkstoffen überprüft. Bei vielen Tumorkrankheiten kann daher der Effekt einer zytostatischen Behandlung mit einer gewissen Sicherheit vorausgesagt werden. Tabelle 16.7 gibt einen Überblick über in der Veterinäronkologie gebräuchliche Zytostatika, deren Indikationen und Nebenwirkungsspektrum. Der kombinierte Einsatz von Zytostatika hat die mögliche Toxizität zu berücksichtigen. Die Nebenwirkungen der Chemotherapeutika sollten sich bei einem kombinierten Einsatz nicht überschneiden. Die Kenntnis der jeweiligen Toxizität ist zudem erforderlich, um mögliche, bedrohliche Begleiterscheinungen frühzeitig zu erkennen, bevor weitere Komplikationen eingetreten sein können, z. B. Neutropenie mit nachfolgender Sepsis. Zur rechtzeitigen Behandlung der Neutropenie (mit Cytokinen) und möglicher Folgen wie Sepsis (mit einer Kombination von bakteriziden Antibiotika) ist bei myelosuppressiven Zytostatika die Neutrophilenkonzentration im Blut am zu erwartenden Nadir zu bestimmen.

16.6.1.12 Therapieprotokolle

Therapieprotokolle umfassen die Dosis, das Behandlungsintervall und die Kombination von Zytostatika. Das Ziel der Behandlung ist das Erreichen einer Remission, die Tumorgröße geht zurück. Eine Remission kann komplett oder partiell sein. In manchen Protokollen wird über eine so genannte **Initialtherapie** eine Remission des Tumors angestrebt. Nach Erreichen der Remission wird ein weniger intensives **Erhaltungsprotokoll** durchgeführt. Nach Auftreten eines Rezidivs kann entweder das **Initialprotokoll** wiederholt werden oder ein spezielles **Intensivierungsprotokoll** wird begonnen. Letzteres enthält andere Chemotherapeutika, gegen die keine Resistenz vorliegen soll.

Eine Polychemotherapie, die Kombination verschiedener zytostatischer Chemotherapeutika, bietet eine höhere Effektivität als eine Monotherapie. Die Erfolge der Therapie maligner Hämoblastosen in der Humanmedizin sind auf Polychemotherapieprotokolle zurückzuführen. Die kombinierten Chemotherapeutika müssen bestimmte Voraussetzungen erfüllen. Sie müssen auch einzeln sicher wirksam sein. Die Wirkungsmechanismen haben sich zu ergänzen. Nebenwirkungen dürfen sich nicht überschneiden. Der Einsatz eines jeden zytostatischen Chemotherapeutikums erfolgt in voller therapeutischer Dosis. Die Intervalle sind möglichst kurz zu bemessen. Die am stärksten betroffenen Gewebe des Organismus (Knochenmark, Darmepithel, Harnblasenepithel) sollen sich gerade noch vor der nächsten Applikation erholen können (DeVita 1993).

Abänderungen eines Therapieprotokolls sind häufig erforderlich. Medizinische Gründe wie Zytopenie oder hämorrhagische Zystitis (nach Cyclophosphamid) machen eine Verlängerung der Intervalle bzw. den Ersatz eines Chemotherapeutikums durch ein anderes notwendig. Gelegentlich liegen auch rein praktische, zwingende Gründe vor. Zur Umstellung eines Protokolls muss der behandelnde Tierarzt den Wirkungsmechanismus und das Nebenwirkungsprofil der Chemotherapeutika sowie die erforderlichen Erholungszeiten kennen.

Verbreitete Therapieprotokolle sind in den Tabellen 16.8–16.15 zusammengestellt (Keller u. Mitarb. 1993; Couto und Hammer 1995; Vail 1995; MacEwen 1996).

16.6.1.13 Nebenwirkungen von Chemotherapeutika

Die i. d. R. starken Nebenwirkungen der Chemotherapeutika schränken die therapeutische Anwendung ein. Die Dosierung vieler

Tab. 16.7: Wirkungsmechanismus, Dosierung, Indikation und Toxizität zytostatischer Chemotherapeutika bei Hund und Katze

Wirkstoff	Wirkungsmechanismus	Indikation	Dosierung	Toxizität
Actinomycin D	Antibiotikum, Interkalation, inhibiert DNA-abhängige RNA-Synthese, Phasen-unspezifisch	maligne Lymphome, einzelne Karzinome und Sarkome	0,7 mg/m² alle 7 Tage; 0,5–0,9 mg/m² alle 3 Wochen, i.v. über 20 min (Hund + Katze). Haltbarkeit keine, Lösung sofort verbrauchen	Myelosuppression, ulzerative Gastroenteritis, Stomatitis, Hepatotoxizität, Gewebstoxizität
L-Asparaginase	Enzym, katalysiert Hydrolyse von L-Asparagin zu Asparaginsäure und Ammoniak, hemmt DNA- und Proteinsynthese, Tumorzellen Defekt Asparagin-Synthetase, späte S-Phase	malignes Lymphom, lymphoblastische Leukämie	400 IU/kg wöchentlich; 10000 IU/m² alle 1–3 Wochen, s.c. (Hund + Katze), Haltbarkeit keine, sofort verbrauchen	Hypersensitivität besonders nach Sensibilisierung und i.v.-Gabe, hämorrhagische Pankreatitis, gastrointestinale Störungen, Hepatotoxizität, Koagulopathien, milde Myelosuppression
Bleomycin	Antibiotikum, Hemmung der DNA-Polymerase und DNA-Reparatur, Phasen-unspezifisch	Plattenepithelkarzinom	10 U/m² täglich 3–4 Tage, dann 1-mal wöchentlich, maximale kumulative Dosis 200 U/m², i.v., s.c. (Hund + Katze); 0,3–0,5 U/kg wöchentlich, i.v., s.c. (Katze), Haltbarkeit 1–2 Monate bei 2–8 °C	Lungenfibrose bei Mensch und Hund (kumulative Dosis 125–200 U/m²)
Busulfan	Alkylans, hemmt Zellteilung durch Verknüpfung der DNA-Stränge, Phasen-unspezifisch	chronische myeloische Leukämie, Polyzythämie	3–4 mg/m² täglich bis Leukozytenzahl 15000/μl erreicht, p.o. (Hund + Katze)	Myelosuppression (Nadir nach 11–30 Tagen)
Carboplatin	Platinpräparat, Verknüpfung der DNA-Stränge wie Alkylanzien	Karzinome, Osteosarkom u.a. Sarkome (kaum Erfahrungen)	300 mg/m² über 15–60 min i.v. (Hund); 150 mg/m² alle 3 Wochen, versuchsweise (Katze)	Myelosuppression, weniger nephro- und neurotoxisch als Cisplatin
Chlorambucil	Alkylans, hemmt Zellteilung durch Verknüpfung der DNA-Stränge, Phasen-unspezifisch	chronische lymphatische Leukämie, Ersatz für Cyclophosphamid bei steriler hämorrhagischer Zystitis, multiples Myelom, Polycythämia vera	2–6 mg/m² täglich oder jeden 2. Tag, p.o. (Hund); 2 mg/m² jeden 2. Tag, p.o.; 20 mg/m² jede 2.–3. Woche, p.o. (Katze)	wenig myelosuppressiv, Alopezie, weniger toxisch als Cyclophosphamid

Tab. 16.7: (Fortsetzung)

Wirkstoff	Wirkungsmechanismus	Indikation	Dosierung	Toxizität
Cisplatin	Platinpräparat, Verknüpfung der DNA-Stränge wie Alkylanzien	Osteosarkom, Plattenepithel-, Harnblasen-, Schilddrüsenkarzinom	60–70 mg/m^2, über 20 min i.v., ausgiebige NaCl-0,9-%-Infusion (18 ml/kg/Std.) 4 Std. vor und 2 Std. nach Cisplatingabe, cave! Urin Cisplatin-belastet! *kontraindiziert bei Katzen*	Übelkeit, Vomitus, Diarrhö, Nephrotoxizität, Myelosuppression, Ototoxizität, Krämpfe, periphere Neuropathie (Hund); hochgradige Lungentoxizität bei der Katze
Cyclophosphamid	Alkylans, Metabolit, hemmt Zellteilung durch Verknüpfung der DNA-Stränge, Phasen-unspezifisch	Lymphome, Mastzelltumoren, Sarkome, Mammakarzinom	200 mg/m^2 alle 3 Wochen, i.v.; 250 mg/m^2 alle 3 Wochen, p.o.; 50 mg/m^2 jeden 2. Tag oder an 4 aufeinanderfolgenden Tagen, p.o. (Hund + Katze); Haltbarkeit der Lösung 24 Stunden bei 25 °C und 6 Tage bei 2–8 C°	Myelosuppression (Nadir nach 7–14 Tagen), gastrointestinale Toxizität, Alopezie, sterile hämorrhagische Zystitis
Cytarabin	Antimetabolit, kompetitiv zu Deoxycytidintriphosphat, hemmt DNA-Synthese, S-Phasen-spezifisch	malignes Lymphom, ZNS-Lymphom	100 mg/m^2 täglich 4 Tage (Hund); 100 mg/m^2 täglich 2 Tage; 10 mg/m^2 täglich über 2 Wochen (Katze); s.c.	Myelosuppression (Nadir nach 5–7 Tagen), gastrointestinale Toxizität
Doxorubicin	Antibiotikum, Interkalation, interferiert mit DNA-, RNA- und Proteinsynthese, Phasen-unspezifisch	malignes Lymphom, lymphatische Leukämie, Mamma-, Schilddrüsenkarzinom u.a. Karzinome, Osteosarkom u.a. Sarkome, Myelome	30 mg/m^2 alle 3 Wochen, über 30 min streng i.v. (Hund); 1 mg/kg alle 3 Wochen, über 30 min streng i.v. (Hund < 10 kg KM); 1 mg/kg alle 3 Wochen, über 30 min streng i.v (Katze); zur Schockprophylaxe 2 mg/kg Prednisolon 15 min vor Infusion i.v., Haltbarkeit der kommerziellen Lösung 18 Monate bei 2–8 °C, gelöstes Lyophilisat nur 48 Stunden bei 2–8 °C	Myelosuppression (Nadir nach 7–10 Tagen), akute und kumulative Kardiotoxizität (kumulative Dosis 240 mg/m^2), Alopezie, Gastroenteritis, Stomatitis, Hypersensitivität vom Soforttyp durch direkte Auslösung einer Mastzelldegranulation, Nephrotoxizität, Gewebstoxizität
5-Fluorouracil	Antimetabolit, hemmt Bildung von Thymidinphosphat aus Deoxiuridinphosphat, S-Phasen-spezifisch	Mamma-, Magen-Darm-, Lungenkarzinom	150 mg/m^2 alle 7 Tage, i.v., intrakavitär (Hund); *kontraindiziert bei Katzen*	Zerebelläre Ataxie (Hund); extreme Neurotoxizität bei der Katze
Hydroxyurea	hemmt Thymidineinbau in DNA, S-Phasen-spezifisch	Polyzythämie, chronische granulozytäre Leukämie	50 mg/kg 3-mal wöchentlich, p.o. (Hund); 25 mg/kg 3-mal wöchentlich (Katze); nur bei Polyzythämie: 30 mg/kg täglich über eine Woche, dann 15 mg/kg täglich bis zur Remission, dann entsprechend Hämatokritkontrolle (Hund + Katze)	Myelosuppression, gastrointestinale Toxizität, Stomatitis, Krallenverlust, Alopezie, Dysurie

Tab. 16.7: (Fortsetzung)

Wirkstoff	Wirkungsmechanismus	Indikation	Dosierung	Toxizität
Idarubicin	Antibiotikum. Interkalation, inhibiert DNA- und RNA-Synthese, Phasen-unspezifisch	malignes Lymphom	0,20 mg/kg am Tag 1, 2 und 3 alle 3 Wochen, i.v., p.o. (Hund + Katze); 2 mg/Katze, i.v., p.o. (Katze). Haltbarkeit der Lösung 7 Tage bei 2–8 °C	Myelosuppression. Gastroenteritis. Verlust der Schnurrhaare
Melphalan	Alkylans, hemmt Zellteilung durch Verknüpfung der DNA-Stränge, Phasen-unspezifisch	multiples Myelom, chronische lymphatische Leukämie	2–4 mg/m² alle 2 Tage, p.o.; 0,1 mg/kg täglich für 10 Tage, p.o. (Hund); 0,1 mg/kg täglich für 10 Tage, dann 0,05 mg/kg; 2 mg/m² jeden 2. Tag, p.o. (Katze). Haltbarkeit der Lösung 1 Stunde	Myelosuppression, gastrointestinale Toxizität, Alopezie
Methotrexat	Antimetabolit, inhibiert Folsäurereduktase, hemmt Bildung von Purinen und Pyrimidinen (Leucovorin Calcium, Derivat der Tetrahydrofolsäure ist Antidot zu Methotrexat), S-Phasen-spezifisch	malignes Lymphom, lymphatische Leukämie, Karzinome, Sarkome (Osteosarkom), Sticker-Sarkom (Transmissible Venereal Tumor, TVT), Sertolizelltumor	2,5–5 mg/m² 2- bis 3-mal wöchentlich, p.o. (malignes Lymphom); 10–15 mg/m² alle 1–3 Wochen (Karzinome und Sarkome), p.o.; 0,3–0,8 mg/m² alle 7 Tage, i.v.; 0,8 mg/kg i.v. am Tag 14 eines Lymphomprotokolls (Hund + Katze); Metoclopramidgabe bei oraler Applikation zur Verkürzung der Verweildauer im Magen	Gastrointestinale Toxizität, Myelosuppression (Nadir nach 4–9 Tagen). Hepatopathie. Nierentubulusnekrose, Alopezie, Lungenfibrose
Mitoxantron	Antibiotikum Interkalation, hemmt DNA- und RNA-Synthese, Phasen-unspezifisch	mittelgradige Effektivität bei malignen Lymphomen. Plattenepithelkarzinomen. Harnblasenkarzinomen. Mammakarzinomen. Weichteilsarkomen	5–6 mg/m² alle 2–3 Wochen, i.v. über 3 min (Hund); 6–6,5 mg/m² alle 3–4 Wochen, i.v. über 3 min, 4–6 Behandlungen (Katze)	Myelosuppression (Nadir nach 10 Tagen). Alopezie. Gastroenteritis
Prednisolon	Hormon, bindet an zytoplasmatische Zellrezeptoren, die auf DNA einwirken, hemmt Zellteilung, lymphozytolytisch. Phasen-unspezifisch	malignes Lymphom, lymphatische Leukämie, Mastzelltumoren, Hirntumoren	30 mg/m² täglich über 4 Wochen, dann 15 mg/m² täglich über 3 Wochen, dann alle 2 Tage; 1 mg/kg täglich über 4 Wochen, dann jeden 2. Tag, p.o. (Hund + Katze)	iatrogenes Cushing-Syndrom
Vinblastin	Vinca-Alkaloid, hemmt Spindelapparat in Metaphase der Mitose, M-Phasen-spezifisch	malignes Lymphom. Mastzelltumoren, Karzinome	2 mg/m² alle 1–2 Wochen, streng i.v. (Hund + Katze), Haltbarkeit der Lösung 30 Tage bei 2–8 °C	Myelosuppression (Nadir nach 4–9 Tagen). Gastroenteritis, Gewebstoxizität, periphere Neurotoxizität (weniger als Vincristin)
Vincristin	Vinca-Alkaloid, hemmt Spindelapparat in Metaphase der Mitose, M-Phasen-spezifisch	malignes Lymphom, Mastzelltumoren, Karzinome, Sarkome, Sticker Sarkom (Transmissible Venereal Tumor, TVT)	0,50–0,75 mg/m² wöchentlich, streng i.v. (Hund + Katze), Herstellerangaben zur Haltbarkeit produktabhängig	Gewebstoxizität, periphere Neurotoxizität, selten und milde Myelosuppression. Hepatopathie, inadäquate ADH-Sekretion, Kieferschmerzen, Alopezie, Stomatitis, Krämpfe

Wirkstoffe richtet sich nicht nach deren optimaler zytostatischer Wirkung, sondern nach dem Ausmaß der Nebenwirkungen. Myelosuppression und gastrointestinale Toxizität können bei vielen Chemotherapeutika festgestellt werden. Jeder Therapeut hat die möglichen Nebenwirkungen zu kennen. Er muss den Tierhalter darauf hinweisen und beurteilen, ob die zu erwartenden toxischen Erscheinungen dem Patienten und auch dem Tierhalter zuzumuten sind. Der Tierhalter sollte in den Entscheidungsprozess, welche Therapie vorgenommen wird, intensiv einbezogen werden. Die Kommunikation mit dem Besitzer ist der zeitaufwändigste Bestandteil einer onkologischen Behandlung.

Myelosuppression: Die Eigenschaft zytostatischer Wirkstoffe, schnell wachsende Zellen abzutöten, macht das Knochenmark mit seiner permanenten hohen Zellproliferationsrate zu einem Angriffsort für diese Substanzen (Tab. 16.2). Zytopenien treten im peripheren Blut insbesondere bei kurzlebigen Zellen auf. Neutrophile Granulozyten haben, gefolgt von Thrombozyten, die kürzeste Halbwertszeit. Neutropenien werden daher zuerst und auch am häufigsten gemessen. Bei einem Neutrophilengehalt von weniger als 500/µl ist mit dem Auftreten einer Sepsis zu rechnen. In diesen Fällen ist eine gute Breitbandantibiose mit der Kombination eines Cephalosporins (Cefotaxim, Cefoxitin) und eines Aminoglykosids (Gentamicin) vorzunehmen. Ein Zytokin, der rekombinante humane Granulozyten-Kolonie-stimulierende Faktor (rh-G-CSF), kann zur Beschleunigung der Regeneration der Neutrophilen eingesetzt werden: 5 µg Filgrastim/kg KM subkutan an drei aufeinander folgenden Tagen. Der Einsatz von rh-G-CSF hat in der Humanmedizin entscheidend zur Therapiesicherheit beigetragen und eine wesentlich intensivere und damit erfolgreichere Behandlung ermöglicht. Kleintiere bilden Antikörper gegen das humane Zytokin, dessen Wirkung damit eingeschränkt oder auch ausgeschaltet wird. Bei Katzen scheint die Effektivität von rh-G-CSF infolge einer Antiköperinduktion schneller als beim Hund nachzulassen (FULTON u. Mitarb. 1991).

Patienten, die mit einem septischen Schock eingeliefert werden, sollten keine laktathaltige Infusionslösung, sondern eine laktatfreie Vollelektrolytlösung erhalten. Tumorpatienten leiden aufgrund der Glykolyse durch Tumorzellen vielfach unter einer Hyperlaktatämie, die die Energiebilanz des Organismus negativ beeinflusst. Bei einem Schockgeschehen wird in der Peripherie zusätzlich vermehrt Laktat gebildet und nach der Volumensubstitution in die Zirkulation eingebracht (OGILVIE 1996).

Eine Thrombozytopenie von weniger als 30 000 Thrombozyten/µl kann zu schwerwiegenden Blutungen Anlass geben. Therapeutisch sind Thrombozytenkonzentrate oder eine Vollblutinfusion einzusetzen. Vincristin und Kortison können die Ausschüttung von Thrombozyten aus dem Knochenmark beschleunigen. Der Effekt kann aber nur eintreten, wenn auch genügend Megakaryozyten im Knochenmark vorhanden sind.

Aufgrund der langen Halbwertszeit von Erythrozyten werden Anämien nicht infolge des zytostatischen Effekts gesehen. Sie entstehen als paraneoplastisches Syndrom wegen des Tumors oder durch hämolytische Prozesse während der Therapie.

Gastrointestinale Toxizität: Vomitus, Diarrhö und Inappetenz werden als Symptome einer gastrointestinalen Toxizität beobachtet. Erbrechen und Durchfall sind meist nicht schwerwiegend und selbstlimitierend. Eine Therapie hat ggf. allein symptomatisch zu erfolgen. In seltenen Fällen ist eine Infusionstherapie notwendig. So sehr eine Myelosuppression aus Sicht des Tierarztes gefährlich ist, so sehr dramatisch werden die gastrointestinalen Symptome aus Sicht des Tierhalters aufgenommen. Sichtbare Nebenwirkungen erinnern ihn an die mögliche weitere Präsenz des Tumors und führen ihm die Toxizität der Chemotherapie vor Augen.

Katzen sind häufig inappetent. Die Inappetenz ist gelegentlich das erste Symptom einer Tumorkrankheit. Die unter der Therapie einsetzende (z. B. nach Doxorubicin) oder fortbestehende Inappetenz ist schwer zu beeinflussen. Die Gabe von Diazepam, Cyproheptadin oder Megestrolazetat kann versucht werden (BOOTH 1988; DAVENPORT 1994; OGILVIE und MOORE 1995b; PLUMB 1995b):

Megestrolazetat	2,5–5,0 mg/Katze einmal täglich oral, bis zu 10 Tagen
Diazepam	0,05–0,4 mg/kg KM i. v.

Cyproheptadin   2–4 mg/Katze 1- bis
                2-mal täglich oral

Diazepam muss in dieser geringen Dosis intravenös gegeben werden. Die Wirkung setzt sofort ein und dauert nur kurz. Cyproheptadin wirkt erst nach 24 Stunden.

Verschiedene Wirkstoffe (z. B. Methotrexat) haben eine akute gastrointestinale Toxizität, die gleich nach der oralen Applikation einsetzt und zum Erbrechen führt. Die Symptome werden nicht durch zytotoxische Schädigung der Epithelien, sondern durch Reizung von Rezeptoren ausgelöst. Präventiv kann die Gabe von Metoclopramid (0,2–0,5 mg/kg KM oral) die Verweildauer des Medikamentes im Magen verkürzen. Eine intravenöse Applikation des Medikamentes ist in diesen Fällen günstiger.

Lokale Toxizität: Doxorubicin, Idarubicin, Cisplatin, Vincristin, Vinblastin und Actinomycin D ziehen bei paravenöser Applikation umfangreiche Gewebenekrosen nach sich. Wenn der Tierarzt den Tierbesitzer überzeugt hat, dass eine Chemotherapie erforderlich ist, und Risiko und Nebenwirkungen abgewogen wurden, muss mit größter Sorgfalt vermieden werden, dass gerade durch ein fehlerhaftes Eingreifen des Tierarztes dem Patienten ein besonderer, gesundheitlicher Schaden entsteht. Hinweise zur sicheren intravenösen Applikation sind im Abschnitt ‚Applikation von Chemotherapeutika' aufgeführt.

Alopezie: Haarverluste als Folge einer Chemotherapie sind aus medizinischer Sicht ohne große Bedeutung, für den Tierhalter aber wichtig. Äußerliche Veränderungen des Tieres machen es für jedermann offensichtlich zu einem Patienten, und der Tierhalter muss Fragenden Rede und Antwort über den Sinn einer intensiven und kostspieligen, medizinischen Versorgung eines Tieres leisten. Diesen Umstand scheuen viele Besitzer.

Haarausfall ist lediglich bei den Hunderassen von Bedeutung, die einen permanenten Haarwuchs haben. Dies sind alle die Hunderassen, die regelmäßig getrimmt werden müssen (Pudel, Bobtail etc.). Haare in der Ruhephase ihrer Entwicklung werden von einer zytostatischen Therapie nicht beeinträchtigt. Die genannten Hunderassen können eine ausgeprägte Ausdünnung des Fells und stellenweise eine Haarlosigkeit aufweisen. Die Alopezie ist reversibel und das Fell wächst schnell nach. Geringgradiger Haarausfall und Fellveränderungen können auch bei anderen Rassen auftreten.

Katzen können unter einer zytostatischen Therapie z. T. ihre Schnurrhaare verlieren.

Kardiotoxizität: Nach Doxorubicingaben werden bei Hunden häufig, bei Katzen seltener, kardiotoxische Erscheinungen festgestellt. Doxorubicin besitzt eine akute und eine chronisch-kumulative Kardiotoxizität. Arrhythmien in direktem Zusammenhang mit der Doxorubicin-Applikation werden als akute Kardiotoxizität bezeichnet. Die chronisch-kumulative Kardiotoxizität tritt nach wiederholten Gaben auf. Die Wahrscheinlichkeit steigt mit der Anzahl der Doxorubicindosen. Nach der achten Doxorubicingabe, einer kumulativen Dosis von 240 mg/m^2 Körperoberfläche, ist das Risiko, eine dilatative Kardiomyopathie hervorzurufen, recht hoch. Patienten, die Doxorubicin erhalten, sind kardiologisch (EKG, Echokardiographie) gut zu überwachen, um Anzeichen einer Dilatation des Herzens frühzeitig zu erkennen und die Doxorubicintherapie zu beenden. Mehr als sechs Dosen von 30 mg/m^2 Körperoberfläche sollten möglichst nicht gegeben werden. Bei vorher schon bestehenden Herzkrankheiten oder bei Rasseprädispositionen (z. B. Dobermann, Irischer Wolfshund) sind Therapiechance und -risiko einer Doxorubicinbehandlung abzuwägen.

Allergische Reaktionen: L-Asparaginase, ein Enzym, wird aus Bakterien gewonnen. Der Patient kann gegen dieses Fremdprotein und Produktbeimengungen sensibilisiert werden. Die wiederholte Applikation zieht vielfach allergische Reaktionen nach sich. Die Sensibilisierung erfolgt schneller nach intravenöser als nach intramuskulärer Verabreichung. Bei wiederholter L-Asparaginasegabe kann prophylaktisch eine Prämedikation mit Prednisolon (2 mg/kg KM) und Diphenhydramin (5 mg/kg KM) vorgenommen werden (O'KEEFE und HARRIS 1990).

Doxorubicin kann eine Mastzelldegranulation direkt auslösen und sofort zu einem anaphylaktischen Schock führen. Eine langsame, intravenöse Infusion über 30 Minuten und eine Prämedikation mit Prednisolon (2 mg/kg KM) machen sowohl eine allergische Reaktion als auch eine akute kardiotoxische Symptomatik sehr unwahrscheinlich.

Zystitis: Eine sterile hämorrhagische Zystitis entwickelt sich in einzelnen Fällen infolge von Cyclophosphamidgaben. Der Patient kann unter einem ausgeprägten Tenesmus vesicae und einer Hämaturie leiden. Die Gabe von Cyclophosphamid ist für einige Tage auszusetzen und kann dann mit vorübergehend reduzierter Dosis fortgeführt werden. In wiederholten Fällen ist anstelle von Cyclophosphamid ein anderes Alkylans, das Chlorambucil, zu geben. Prophylaktisch kann MESNA infundiert werden. MESNA (Uromitexan, Asta medica) wird zum Zeitpunkt null, vier und acht Stunden nach der Cyclophosphamidgabe intravenös als Bolus (jeweils 20 % der Cyclophosphamiddosis) appliziert.

Neurotoxizität: Eine zentrale und eine periphere Neurotoxizität werden unterschieden. Störungen des zentralen Nervensystems können sich in Krämpfen äußern (Vincristin, 5-Fluorouracil). Parästhesien, propriozeptive Ausfälle und spinale Hyporeflexie sind Anzeichen einer Schädigung des peripheren Nervensystems (Vincristin).

Bei der Katze führt 5-Fluorouracil zu letalen neurotoxischen Nebenwirkungen.

Cisplatin – bei der Katze nicht anzuwenden – kann beim Hund Taubheit hervorrufen.

Pankreas-Toxizität: L-Asparaginase-, Doxorubicin-, Cisplatin- und hochdosierte Kortisongaben können eine Pankreatitis induzieren. Schwere, klinisch manifeste Pankreatitiden treten jedoch nur ganz selten auf. Möglicherweise werden leichte Pankreatitiden mit den Symptomen Apathie, Erbrechen oder Durchfall als Gastroenteritis diagnostiziert und nicht zutreffend als Pankreatitis, so dass die Krankheit eventuell häufiger vorkommt, als dass sie festgestellt wird.

Lungentoxizität: Cisplatin ruft bei Katzen eine akute Vaskulitis in der Lunge und ein hochgradiges, letales Lungenoedem hervor. Cisplatin darf bei Katzen nicht eingesetzt werden.

Kanzerogenität: Humanpatienten, die aufgrund einer malignen Neoplasie über längere Zeit mit Cyclophosphamid behandelt wurden, weisen in signifikant häufigerem Maße Harnblasenkarzinome oder maligne Lymphome auf.

Das Wissen um die Kanzerogenität von Chemotherapeutika soll zu besonders gewissenhaftem und vorsichtigem Umgang mit diesen Wirkstoffen Anlass sein.

16.7 Neoplasien von Hund und Katze

Chirurgische Behandlung, **Radiotherapie** und **Chemotherapie** spezieller caniner und feliner Neoplasien sind in Tabelle 6.14 in alphabetischer Folge, nach der Lokalisation sortiert, zusammengestellt.

16.8 Paraneoplastisches Syndrom

Das paraneoplastische Syndrom ist definiert als Effekt einer malignen Neoplasie auf Struktur und Funktion des Körpers ohne direkten Zusammenhang mit dem Tumor. Diese Fernwirkung wird meist durch Mikromoleküle ausgelöst, die vom Tumor in die Zirkulation entlassen werden.

Erscheinungen eines paraneoplastischen Syndroms sind oftmals die ersten klinisch manifesten Anzeichen eines Malignoms.

Die Auswirkungen des paraneoplastischen Syndroms können so schwerwiegend sein, dass nicht der Tumor das Leben des Patienten akut bedroht, sondern seine Fernwirkungen.

16.8.1 Krebskachexie

Die häufigste Erscheinung des paraneoplastischen Syndroms ist die so genannte ‚Krebskachexie'. Eine Krebskachexie entwickelt sich trotz ausreichender Nahrungszufuhr. Sie ist prognostisch wichtig. Patienten, die schon einen Gewichtsverlust zeigen, haben erfahrungsgemäß eine ungünstigere Prognose als Patienten ohne klinische Befunde (exkl. Neoplasie). Die Krebskachexie bedingt auch eine Immunschwäche und Wundheilungsstörungen.

Veränderungen des Kohlenhydrat-, Protein- und Fettstoffwechsels können schon vor

Beginn des Gewichtsverlusts festgestellt werden.
- **Kohlenhydratstoffwechsel**: unvollständige Glykolyse mit Laktatproduktion (Nettoenergieverlust)
- **Proteinstoffwechsel**: Proteinabbau für Proteinsynthese der Tumorzellen und für Glukoneogenese mit glukoplastischen Aminosäuren
- **Fettstoffwechsel**: kaum Verstoffwechselung von Fett durch Tumorzellen; Energieträger für Organismus

Um den Organismus ausreichend mit Kalorien zu versorgen, sollten diese in Form von Fetten zur Verfügung gestellt werden. Der Patient ist mit der 1,5- bis 3fachen Kalorienmenge des Basalbedarfs zu versorgen. Zudem sind ausreichend hochwertige Proteine zu geben. Kohlenhydrate sind nur in geringer Menge zu verabreichen, weil diese in erster Linie von Tumorzellen verstoffwechselt werden.

16.8.2 Hormonproduktion

Die Hormonproduktion kann in Zusammenhang mit einem paraneoplastischen Syndrom topisch und ektopisch sein. Eine **topische** Hormonproduktion geht von Tumoren endokriner Drüsen aus, z. B. adrenaler und hypophysärer Hyperadrenokortizismus sowie Hyperthyreose. Eine **ektopische** Hormonproduktion findet in nichtendokrinen Tumoren statt, z. B. Pseudoparathormon aus Zellen eines malignen Lymphoms oder eines Karzinoms.

16.8.3 Hyperkalzämie

Ursache: Parathormon-related Protein (PTHrP) aus folgenden Tumoren: malignem T-Zell-Lymphom, Adenokarzinom der apokrinen Analbeuteldrüsen, der Mamma, des Pankreas, des Magens, der Schilddrüse.

Osteolytische Prozesse (Osteoklastenaktivierender-Faktor aus Tumorzellen) infolge von Neoplasien, z. B. Mammakarzinom, Prostatakarzinom, Fibrosarkom, multiples Myelom.

Prostaglandinsynthese in Tumorzellen (PGE 1, PGE 2)

Entscheidend für die Diagnose ‚Hyperkalzämie' ist die Konzentration des ionisierten Kalziums, nicht die des Gesamtkalziums, denn allein das ionisierte Kalzium ist biologisch aktiv. Die Gesamtkalziumkonzentration kann in etwa in die des ionisierten umgerechnet werden (korrig. Ca (mmol/l) = Gesamt-Ca $-1/40 \times 0$ [Albumin (g/dl)-35). Ursache für einen hohen Gesamtkalziumgehalt bei physiologischem ionisiertem Kalziumgehalt sind Hyperproteinämien.

Symptome: Polyurie, Hypothenurie, Polydipsie, Dehydratation (durch Vasokonstriktion in den Nieren, Antagonisierung des ADH, Mineralisation der Nieren), Anorexie, Vomitus, Obstipation, Bradykardie, Muskelschwäche, Apathie, Koma, Krämpfe.

Therapie:
Isotonische **NaCl**-Infusion, 100–125 ml/kg/Tag i. v., gegen Dehydratation; Infusionsmenge Dehydratationsgrad anpassen; Urinproduktion kontrollieren.

Furosemid, 2–4 mg/kg KM alle 12 Std. i. v., s. c., p. o. verstärkt Kalziumexkretion durch Hemmung der Rückresorbtion im aufsteigenden Schenkel der Henleschen Schleife, zuvor Volumenersatz erforderlich.

Natriumbikarbonat, 1–4 mEq/kg KM (oder anhand Blutgaskontrolle) langsam als Bolus i. v., Alkalisierung verdrängt Kalzium aus ionisierter Form.

Glukokortikoide: Prednisolon, 1–2 mg/kg KM, alle 12 Std. i. v., s. c., p. o.; Dexamethason, 0,1–0,2 mg/kg KM, alle 12 Std. i. v., s. c., p.o., verstärken renale Exkretion, vermindern intestinale Resorption von Kalzium, hemmen osteoklastische Aktivität; Glukokortikoide erst nach Diagnosestellung, weil die häufigste Ursache einer Hyperkalzämie, das maligne Lymphom, nach Glukokortikoidgabe schwieriger zu diagnostizieren ist.

Kalzitonin, 4,5 U/kg KM, alle 8 Std. s. c., senkt Kalziumgehalt schnell; kontroverse Erfahrungen in der Tiermedizin; schnelle Resistenzentwicklung durch Herunterregulation des Rezeptors, dann 2 Tage Therapiepause.

Mithramycin (Plicamycin), 25 µg/kg KM i. v. in NaCl-Infusion über 4 Std., senkt Kalziumkonzentration für 1–3 Tage; höhere Dosis hepatotoxisch.

Biphosphonate in Humanmedizin: **Pamidronat**, 0,75–1,5 mg/kg KM, i. v. Kurzinfusion, **Etidronat**, 5–20 mg/kg KM, alle 12 Std. p. o., und **Ibandronat**, 0,05 mg/kg KM, zweistün-

dige Kurzinfusion, hemmen Osteoklastenaktivität und senken Kalziumkonzentration; Wirkungseintritt erst nach 7 Tagen, danach cave Hypokalzämie; keine Erfahrung in der Tiermedizin.
Peritonealdialyse bei Hyperkalzämie und Niereninsuffizienz.
Kalziumkanalblocker: Diltiazem, 0,5–1,5 mg/kg KM, alle 8 Std p. o.; Verapamil, 0,05 mg/kg KM, alle 10–30 min i. v.; max. kumulative Dosis 0,15 mg/kg KM, bei kardialen Störungen (Arrhythmien) infolge Hyperkalzämie.
Vorsicht mit Digitalistherapie bei Hyperkalzämie.

16.8.4 Hypoglykämie

Ursache: Insulinproduktion durch Insulinom (Inselzelltumor des Pankreas)
Insulin-ähnlicher Stoff aus hepatozellulärem Karzinom, Hepatom, Plasmazelltumor, malignem Lymphom; zudem Hypoglykämie durch Glukoseverbrauch der Tumorzellen.
Symptome: Schwäche, Krämpfe besonders nüchtern, Tod.
Therapie:
Tumorexstirpation
Glukoseinfusion im akuten Notfall
Prednisolon, 0,5–2,0 mg/kg KM, auf 2 × tägl. p. o., fördert Glukoneogenese in Leber und hemmt Glukoseverbrauch in Peripherie.
Diazoxid, 10–40 mg/kg KM, auf 3 × tägl. p. o., hemmt Insulinsekretion des Pankreas.
Propranolol, 0,2–1,0 mg/kg KM, alle 8 Std. p. o., hemmt Insulinsekretion des Pankreas durch Blockade der β-adrenergen Rezeptoren.

16.8.5 Polyzythämie

Erythropoetinproduktion durch Tumorzellen selbst (primäre Nierentumoren) oder durch Tumorerkrankung der Nieren mit lokaler Hypoxie und konsekutiver Ausschüttung von Erythropoetin.

16.8.6 Hypertrophe Osteopathie

Bei primären und sekundären Lungentumoren.

16.8.7 Hämatologische Veränderungen

Anämie:
- Chronische Entzündung infolge der Tumorose mit ungenügender Erythrozytenproduktion des Knochenmarks
- Blutverluste durch akute oder chronische Blutungen aus Tumoren des Gastrointestinaltrakts
- Mikroangiopathische hämolytische Anämie infolge Zerstörung der Erythrozyten in der Zirkulation durch defekte Endothelien der Kapillaren (malignes Hämangioendotheliom, synonym Hämangiosarkom) oder durch Fibringerinnsel in der Zirkulationsbahn (D. I. C.)
- Immunpathologische hämolytische Anämie durch Antikörper oder Immunkomplexe auf Erythrozyten, dadurch Phagozytose und intravasale Lyse der Erythrozyten
- Chemotherapie; verkürzte Lebenszeit der Erythrozyten und verminderte Regeneration; teilweise hämolytische Prozesse

Leukozytose:
- Monozytose und Neutrophilie durch Nekrose von Tumorzellen und peripherem Gewebe
- gesteigerter Granulozytenverbrauch infolge von Entzündungen
- Freisetzung eines granulopoetischen Faktors aus Tumorzellen

Thrombozytopenie:
in 36 % aller Tumorpatienten
- verminderte Thrombozytenproduktion des Knochenmarks
- vermehrter Thrombozytenverbrauch im peripheren Blut infolge einer D. I. C.
- immunpathologische Thrombozytopenie

Hyperglobulinämie:
verursacht Hyperviskositätssyndrom, Blut zähflüssig infolge des hohes Eiweißgehalts, insbesondere bei IgM-Molekülen (Makroglobulinämie)
- Plasmazelltumoren produzieren monoklonal ein bestimmtes Immunglobulin aus einem Zellklon
- Lymphosarkom (siehe Plasmazelltumor)
- Lymphatische Leukämie (siehe Plasmazelltumor)
- primäre Makroglobulinämie (Ig M aus Plasmazell- oder B-Zelltumor) mit Hyperviskosität des Blutes

16.8.8 Fieber

Lymphokine aus Tumoren und reaktiven Makrophagen.

16.8.9 Neurologische Störungen

Als paraneoplastisches Syndrom nicht durch eine Tumorzellinfiltration oder –metastase ausgelöst. ZNS-Störungen durch ZNS-Tumoren sind kein paraneoplastisches Syndrom
– Hyperkalzämie (siehe oben)
– Hyperviskosität infolge einer Polyzythämie oder Hyperglobulinämie (siehe oben)
– Hepatoenzephales Syndrom (Hepatopathie mit Shuntbildung)
– Hypoglykämie durch insulinsezernierende Pankreastumoren oder andere Tumorosen (siehe oben)
– Thymom mit Myasthenia gravis

Tabellen 16.8–16.17 s. Seiten 845–860

Tab. 16.8: Kombinationsprotokoll zur Behandlung maligner Lymphome beim Hund und bei der Katze

Die Therapie maligner Lymphome umfasst immer eine Chemotherapie. Im Stadium der klinischen Manifestation kann von einer systemischen Ausbreitung ausgegangen werden. Darüber hinaus bestehen einzelne Indikationen zu einer zusätzlichen Radiotherapie oder chirurgischen Maßnahmen. Dieses Protokoll umfasst die Anwendung von sieben zytostatischen Wirkstoffen, die teilweise kombiniert, meist aber sukzessiv eingesetzt werden. In der linken Spalte sind die Behandlungswochen aufgelistet. Das Behandlungsdatum kann in der benachbarten Spalte eingetragen werden. Vincristin, L-Asparaginase, Cyclophosphamid, Doxorubicin und Methotrexat werden in der gekennzeichneten Woche nur ein einzelnes Mal verabreicht. Dahingegen wird Cytarabin beim Hund und bei der Katze täglich an vier bzw. an zwei aufeinanderfolgenden Tagen gegeben. Prednisolon wird in den ersten vier Wochen täglich oral appliziert. Bei Katzen kann auch ggf. anstelle von Tabletten eine Depot-Injektion gegeben werden. Die Dosierungstabelle soll mit einzelnen Beispielsdosen für drei verschiedene Gewichtsklassen vor groben Rechenfehlern schützen.

Woche	Datum	Vincristin	L-Asparaginase	Cyclophosphamid	Cytarabin	Doxorubicin	Methotrexat	Prednisolon
		nur 1×	nur 1×	nur 1×	2 Tage (Ktz.) 4 Tage (Hd.) täglich	nur 1×	nur 1×	7 Tage täglich (Hd.) oder Depot-Injektion (Ktz.)
1		X	X					X
2		X		X				X
3					X			X
4						X		X
5								
6		X						
7				X				
8		X						
9						X		
10								
11		X						
12								
13				X¹				
14								
15		X						
16								
17						X²	X²	

¹ Bei vollständiger Remission Cyclophosphamid durch Chlorambucil ersetzen.
² Bei vollständiger Remission Doxorubicin und Methotrexat alternierend bis kumulative Dosis des Doxorubicins von 180 mg/m² erreicht, dann ausschließlich Methotrexat.
- Von Woche 18 an Woche 10–17 wiederholen
- Ab Woche 25 von 2-Wochen- auf 3-Wochen-Rhythmus gehen.

Tab. 16.8: (Fortsetzung)

Medikament	Dosierung	Anmerkung	Dosis für 4 kg = ¼ m² (Ktz.)	Dosis für 11 kg = ½ m² (Hd.)	Dosis für 31 kg = 1 m² (Hd.)
Vincristin (Vincristin-biosyn[R]) 1 Flasche zu 10 ml enthält 1 mg Vincristinsulfat *1 Fl. DM 50,08*	0,5–0,7 mg/m² i.v.	*streng i.v.*	0,125 mg = 1/8 Inj.-Flasche = 1,25 ml	0,35 mg = 3,5 ml	0,7 mg = 7 ml
L-Asparaginase (Asparaginase –5.000, -10.000 medac[R]) *5000-Fl. DM 118,90* gelöst nicht haltbar (PLUMB 1995: 14 Tage)	400 IU/kg s.c.	Inj. in s.c.-NaCl-0,9-%-Depot wg. Schmerzhaftigkeit 2 mg/kg Prednisolon i.v. 15 Minuten vor Injektion 12 Stunden Abstand zu Vincristin-Gabe	1600 IU = 1/3 Fl. 5000	4400 IU = 9/10 Fl. 5000	12400 IU = 2 ½ Fl. 5000
Cyclophosphamid (Endoxan[R]) 1 Dragee enthält 50 mg Cyclophosphamid *1 Dr: DM 1,18*	250 mg/m² p.o.		60 mg = 1 ¼ Dragee	125 mg = 2 ½ Tabl.	250 mg = 5 Tabl.
Cytarabin (Alexan[R]) 1 Flasche zu 2 ml bzw. 5 ml enthält 40 mg bzw. 100 mg Cytarabin *2-ml-Fl. DM 9,62* *5-ml-Fl. DM 17,44*	100 mg/m² KOF/Tag s.c. (oder. i.v) für 2 (Ktz.) bzw. 4 (Hd.) Tage		25 mg = 1,25 ml einer 2-ml-Inj. Flasche-40-mg	50 mg = 2 ½ ml einer 5-ml-Inj.-Flasche-100-mg	100 mg = 5 ml einer 5-ml-Inj.-Flasche-100-mg
Doxorubicin (Adriblastin) 1 Flasche zu 5 ml enthält 10 mg *10-mg-Flasche DM 82,00* Lösung 18 Mon. haltbar (2–8 °C)!	30 mg/m² i.v. (< 10 kg KM: 1 mg/kg KM) (Hd.); 1 mg/kg KM (25 mg/m²) i.v. (Ktz.)	*streng i.v. in 30 min* Cave! Kardiomyopathie 2 mg/kg Prednisolon i.v. 15 Minuten vor Infusion	4 mg = 2 ml einer 5-ml-Adriblastin-10-mg	ca. 13 mg = 6,5 ml = 1 1/3 Fl. 10-mg-Adriblastin	30 mg = 3 Fl. 10-mg-Adriblastin

Tab. 16.8: (Fortsetzung)

Medikament	Dosierung	Anmerkung	Dosis für 4 kg = ¼ m² (Ktz.)	Dosis für 11 kg = ½ m² (Hd.)	Dosis für 31 kg = 1 m² (Hd.)
Methotrexat (Methotrexat^R) *2,5 mg 1 Tabl. DM 1,19* Methotrexat R. P. Lösung (Rhone-P.) *5-mg-Fl. DM 13,73* *50-mg-Fl. DM 56,87*	0,8 mg/kg i.v., (p.o.)	(falls p.o., dann Metoclopramid 0,2–0,5 mg/kg i.v., p.o.)	3,2 mg = 2/3 5-mg-Fl. i.v. (3,2 mg = 1 1/3 Tabl. p.o.)	9 mg = 2 5-mg-Fl. i.v. (9 mg = 3 ½ Tabl. p.o.)	25 mg = ½ 50-mg-Fl. i.v. (25 mg = 10 Tabl. p.o.)
Prednisolon (Prednisolon-ratiopharm^R) *5 mg 1 Tabl. DM 0,15* *50 mg 1 Tabl. DM 1,36*	2,0 mg/kg p.o. 1. Wo. 1,5 mg/kg p.o. 2. Wo. 1,0 mg/kg p.o. 3. Wo. 0,5 mg/kg p.o. 4. Wo.	ggf. Depot-Injektion		4 Prednisolon-5-mg-Tabl. initial p.o.	1 ½ Prednisolon-50-mg-Tabl. initial p.o.
Chlorambucil (Leukeran^R) *2 mg 1 Tabl. DM 2,20* *5 mg 1 Tabl. DM 3,51*	1,4 mg/kg p.o.		5,6 mg ≈ 1 5-mg-Tabl.	15,4 mg ≈ 3 5-mg-Tabl.	43,4 mg ≈ 9 5-mg-Tabl.

Tab. 16.9: Protokolle der Ohio-State-University zur Therapie feliner maligner Lymphome. Bei vollständiger Remission wird nach dem Induktionsprotokoll ein Erhaltungsprotokoll begonnen. Nach einem Rezidiv wird wieder mit dem Induktionsprotokoll angefangen (COUTO und HAMMER 1995)

Induktionsprotokoll *CHOP*

Woche	Doxorubicin	Vincristin	Cyclophos-phamid	Prednisolon
1	X			X
2		X		X
3		X	X	X
4	X			X
5		X		X
6		X	X	X
7	X			X
8		X		X
9		X	X	X

Doxorubicin: 25 mg/m² i.v.
Vincristin: 0,5 mg/m² i.v.
Cyclophosphamid: 100–200 mg/m² oral, Dosis am darauffolgenden Tag wiederholt geben
Prednisolon: 40 mg/m² oral, 1 Woche täglich, dann 20 mg/m² oral jeden 2. Tag

Induktionsprotokoll *COAP*

Woche	Vincristin	Cyclophos-phamid	Cytarabin	Prednisolon
1	X	X	X	X
2	X	X		X
3	X	X		X
4	X	X		X
5	X	X		X
6	X	X		X

Vincristin: 0,5 mg/m² i.v.
Cyclophosphamid: 50 mg/m² oral, jeden 2. Tag oder 4 Tage in der Woche
Cytarabin: 100 mg/m² s.c. an Tag 1 und Tag 2 der Therapie
Prednisolon: 40 mg/m² oral, 1 Woche täglich, dann 20 mg/m² oral jeden 2. Tag

Erhaltungsprotokoll *LMP*
Chlorambucil: 2 mg/m² oral jeden 2. Tag, oder 20 mg/m² oral jede 2. Woche
Methotrexat: 2,5 mg/m² oral, 2- bis 3-mal wöchentlich
Prednisolon: 20 mg/m² oral jeden 2. Tag

Erhaltungsprotokoll zu *COAP*
6 Behandlungswochen mit jeweils einer Woche Pause
6 Behandlungswochen mit jeweils zwei Wochen Pause
weitere Behandlungswochen mit jeweils drei Wochen Pause

Tab. 16.10: Sechs-Komponenten-Protokoll der Arbeitsgruppe ‚Onkologie' der Deutschen Veterinärmedizinischen Gesellschaft (DVG) zur Behandlung des **kaninen** malignen Lymphoms

Woche	Datum	Vincristin	L-Asparaginase	Cyclophos-phamid	Doxo-rubicin	Metho-trexat	Predni-solon
		nur 1×	12 Std. nach Vincristin nur 1×	nur 1×	nur 1×	nur 1×	7 Tage täglich
Induktion							
1		X	X				X
2				X			X
3					X		X
4		X					
5				X			
6					X		
7							
Erhaltung Zyklus 1							
8		X					
9							
10				X			
11							
12		X					
13							
14					X[1]	X[1]	
15							

- **Zyklus 1:** Zyklus 1 bis Woche 52 im 2-Wochen-Abstand unverändert weiterführen
- **Zyklus 2:** Zyklus 1 im 3-Wochen-Abstand bis Woche 104 wiederholen, Doxorubicin immer durch Methotrexat ersetzen
- **Zyklus 3:** Zyklus 1 im 4-Wochen-Abstand bis Woche 130 wiederholen, Doxorubicin immer durch Methotrexat ersetzen, ab Woche 130 keine weitere medikamentöse, antineoplastische Therapie

- Nach einem **Rezidiv** wird wieder mit dem **Induktionsprotokoll** begonnen.

- Bei steriler hämorrhagischer Zystitis infolge der Cyclophosphamidapplikationen Cyclophosphamid durch Chlorambucil ersetzen

[1] In Zyklus 1 bis zur Woche 52 bei vollständiger Remission mit Doxorubicin beginnend (1.) Doxorubicin und (2.) Methotrexat alternierend einsetzen.
Ab Zyklus 2 (Woche 53–104) ausschließlich Methotrexat, solange kein Rezidiv.
Die kumulative Dosis des Doxorubicins von 180 mg/m² wird nicht überschritten.

Tab. 16.10: Fortsetzung

Medikament	Dosierung	Anmerkung	Dosis für 31 kg = 1 m²
Vincristin (Vincristin-biosyn^R) *10 Injektionsfl. (N2) 1 mg DM 500.75*	0,7 mg/m² i. v.	*streng i. v.*	0,7 mg = 7 ml
L-Asparaginase (Asparaginase –5.000, -10.000 medac^R) *5 Durchstechfl. (N1) 5000 E DM 594,51* *5 Durchstechfl. (N1) 10 000 E DM 837,73* gelöst nicht haltbar (Plumb. 1995: 14 Tage haltbar)	400 IU/kg s.c., i. m., i. p.	**Inj. in s.c.-NaCl-0,9-%-Depot** 15 Minuten vor Injektion 1 mg/kg Dexamethason i. v. 12 Std. Abstand zu Vincristin-Gabe	12400 IU = 2 ½ Fl. 5000
Cyclophosphamid (Endoxan^R) *10 Inj.-Fl. (N2) 200 mg DM 97,24*	200 mg/m² i. v., vormittags		200 mg = 1 200-mg-Fl.
Doxorubicin (Adriblastin) 1 Flasche zu 5 ml enthält 10 mg *10-mg-Flasche DM 82,00* Lösung 18 Mon. haltbar (2–8 °C)!	30 mg/m² i. v. (<10 kg LM: 1 mg/kg LM)	*streng i. v. in 30 min* Cave! Kardiomyopathie 15 Minuten vor Infusion 1 mg/kg Dexamethason i. v.	30 mg = 3 Fl. 10-mg-Adriblastin
Prednisolon (Prednisolon-ratiopharm^R 5/25) *100 Tbl. (N3) 5 mg DM 14,60* *50 Tbl. (N2) 50 mg DM 59,76*	30 mg/m² p. o. 1. Wo. 20 mg/m² p. o. 2. Wo. 10 mg/m² p. o. 3. Wo.		1 ½ Prednisolon-50-mg-Tabl. initial p. o.
Methotrexat Methotrexat-5/15/50-mg-Injekt.-Lösung (medac) *1 Durchstechfl. 5mg-Injekt.-Lösung DM 14,42* *1 Durchstechfl. 15mg-Injekt.-Lösung DM 50,18* *1 Durchstechfl. 50mg-Injekt.-Lösung DM 53,31*	0,5–0,8 mg/kg i. v. (max. 25 mg)		25 mg = ½ 50-mg-Fl. i. v.
Chlorambucil (Leukeran^R) *25 Manteltbl. (N1) 2 mg DM 59,90* *25 Manteltbl. (N1) 5 mg DM 87,63*	1,4 mg/kg p. o.		43,4 mg ≈ 9 5-mg-Tabl.

Tab. 16.11: Doxorubicin-Protokoll der Arbeitsgruppe ‚Onkologie' der Deutschen Veterinärmedizinischen Gesellschaft (DVG) zur Behandlung des **kaninen** malignen Lymphoms

1. Induktionsprotokoll		
Woche	Datum	Doxorubicin
1		X
4		X
7		X
10		X
13		X

Keine weitere Therapie bis zum Rezidiv

2. Induktionsprotokoll nach Rezidiv							
Woche	Datum	Vincristin	L-Asparaginase	Cyclophosphamid	Doxorubicin	Methotrexat	Prednisolon
		nur 1×	12 Std. nach Vincristin nur 1×	nur 1×	nur 1×	nur 1×	7 Tage täglich
1		X	X				X
2				X			X
3					X		X
4		X					
5				X			
6						X	
7							
Erhaltungsprotokoll Zyklus 1							
8		X					
9							
10				X			
11							
12		X					
13							
14						X	
15							

- **Zyklus 2:** Zyklus 1 bis Woche 52 wiederholen
- Bei steriler hämorrhagischer Zystitis infolge der Cyclophosphamidapplikationen Cyclophosphamid durch Chlorambucil ersetzen

Tab. 16.12: Sechs-Komponenten-Protokoll der Arbeitsgruppe ‚Onkologie' der Deutschen Veterinärmedizinischen Gesellschaft (DVG) zur Behandlung des **felinen** malignen Lymphoms

Woche	Datum	Vincristin	L-Asparaginase	Cyclophosphamid	Doxorubicin	Methotrexat	Prednisolon
		nur 1×	12 Std. nach Vincristin nur 1×	nur 1×	nur 1×	nur 1×	7 Tage täglich
Induktionsprotokoll (im wöchentlichen Intervall)							
1		X	X				X
2				X			X
3					X		X
4		X					X
5				X			
6						X	
7							
Erhaltungsprotokoll Zyklus 1 (Zyklus 1 im 10-tägigen Intervall)							
q^{10d}		X					
q^{10d}				X			
q^{10d}		X					
q^{10d}					X oder	X	

- **Zyklus 1:** Zyklus im 10-tägigen Abstand durchführen, 3 Monate lang
- **Zyklus 2:** Zyklus 1 im 14-tägigen Abstand wiederholen, 1 Jahr lang
- **Zyklus 3:** Zyklus 1 im 21-tägigen Abstand wiederholen, 1 Jahr lang
- Nach einem **Rezidiv** wird wieder mit dem **Induktionsprotokoll** begonnen
- Doxorubicin bei Auftreten von Nephrotoxizität (oder Kardiotoxizität) durch Methotrexat ersetzen
- Bei Cyclophosphamid-induzierter steriler hämorrhagischer Zystitis Cyclophosphamid durch Chlorambucil ersetzen

Tab. 16.12: Fortsetzung

Medikament	Dosierung	Anmerkung	Dosis für 4 kg = ¼ m²
Vincristin (Vincristin-biosyn^R) 1 Flasche zu 10 ml enthält 1mg Vincristinsulfat *10 Fl. DM 500,75*	0,025mg/kg i.v.	*streng i.v.*	0,1 mg = 1/10 Inj. Flasche = 1,0 ml
L-Asparaginase (Asparaginase –5.000, –10.000 medac^R) 5 × 5000-Fl. DM 594,51 gelöst nicht haltbar (PLUMB 1995: 14 Tage)	400 IU/kg s.c.	**Inj. in s.c.-NaCl-0,9-%-Depot** 2 mg/kg Prednisolon i.v. 15 Minuten vor Injektion 12 Std. Abstand zu Vincristin-Gabe	1600 IU = 1/3 Fl. 5000
Cyclophosphamid (Endoxan^R) *10 Inj.-Fl. (N2) 200 mg DM 97,24*	10 mg/kg i.v.		40 mg = 1/5 Fl. 200mg
Doxorubicin (Adriblastin) 1 Flasche zu 5 ml enthält 10 mg *10-mg-Flasche DM 82,00* Lösung 18 Mon. haltbar (2–8 °C)!	1 mg/kg i.v.	*streng i.v. in 30 min.* Cave! Nephropathie, Kardiomyopathie 2 mg/kg Prednisolon i.v. 15 Minuten vor Injektion	4 mg = 2 ml einer 5-ml-Adriblastin-10-mg
Methotrexat (Methotrexat^R) *2,5 mg 30 Tabl. DM 35,61* Methotrexat (medac) *5-mg-Fl. DM 14,42* *50-mg-Fl. DM 53,31*	0,8 mg/kg i.v., p.o.	falls p.o., dann Metoclopramid 0,2–0,5 mg/kg p.o.	3,2 mg = 2/3 5-mg-Fl. i.v. 3,2 mg = 1 1/3 Tabl. p.o.
Prednisolon (Prednisolon-ratiopharm^R) *5 mg 30 Tabl. DM 4,93* *50 mg 10 Tabl. DM 13,64*	2,0 mg/kg p.o. 1. Wo. 1,5 mg/kg p.o. 2. Wo. 1,0 mg/kg p.o. 3. Wo. 0,5 mg/kg p.o. 4. Wo.		ggf. Depot-Injektion
Chlorambucil (Leukeran^R) *25 Tabl. 2 mg DM 59,90* *25 Tabl. 5 mg DM 87,63*	1,4 mg/kg p.o.		5,6 mg ≈ 1 5-mg-Tabl.

Tab. 16.13: Doxorubicin-Protokoll der Arbeitsgruppe ‚Onkologie' der Deutschen Veterinärmedizinischen Gesellschaft (DVG) zur Behandlung des **felinen** malignen Lymphoms

Woche	Datum	Doxoru-bicin	Predni-solon
1		X	X
4		X	X
7		X	X
10		X	X
13		X	
alle 3 Wochen*		X	

* weiter alle 3 Wochen, Vorsicht vor nephrogenen oder kardialen Nebenwirkungen (ab kumulativer Dosis von ca. 200 mg/m² möglich)

Tab. 16.14: V.A.C.-Protokoll mit **V**incristin, Doxorubicin (**A**driblastin^R) und **C**yclophosphamid (Ogilvie und Moore 1995a)

Tag	Datum	Doxorubicin	Cyclophos-phamid	Vincristin	Leukozytenkontrolle
1		X			X
3			X		
4			X		
5			X		
6			X		
7				X	X
14				X	
21		X			X
24			X		
25			X		
26			X		
27			X		
28				X	X
35				X	
42		X			X

Das Protokoll kann fortgeführt werden, bis die kumulative Dosis von 180 bis 240 mg Doxorubicin erreicht wurde. Dies entspricht sechs bis acht Zyklen. Bei einer Neutropenie – weniger als 3000 Neutrophile pro Mikroliter – ist die Gabe von Doxorubicin zu verschieben. Liegt die Zahl der Neutrophilen sieben Tage nach einer Doxorubicingabe unter 1500 Neutrophilen pro Mikroliter, ist die Doxorubicindosis bei der nächsten Gabe um 25 % zu senken.

Doxorubicin:	30 mg/m² (Hund), 25 mg/m² (Katze), streng intravenös über 30 min, Prämedikation mit 2 mg/kg Prednisolon
Cyclophosphamid:	50 mg/m² oral oder intravenös
Vincristin	0,75 mg/m², streng intravenös

Tab. 16.15: Kombinationsprotokoll mit Cisplatin und Doxorubicin nur für Hunde, nicht für Katzen (Ogilvie und Moore 1995a)

Tag	Datum	Doxorubicin	Cisplatin
1		X	
21			X
41		X	
61			X

Doxorubicin	30 mg/m² (Hund), streng intravenös über 30 min, Prämedikation mit 2 mg/kg Prednisolon
Cisplatin	1. Vor-Infusion mit NaCl-0,9-%, 18 ml/kg/Std. KM 4 Stunden lang 2. Cisplatingabe 60–70 mg/m² streng i.v. über 20 min (6 ml Infusionslösung/kg in 20 min) 3. Antiemetische Behandlung mit Metoclopramid 0,5 mg/kg i.v. 4. Nach-Infusion mit NaCl-0,9-%, 18 ml/kg/Std. KM 2 Stunden lang 5. Cave! Urin Cisplatin-haltig! **Cisplatin ist für Katzen hochtoxisch!**

Tab. 16.16: Checkliste wichtiger, toxischer Erscheinungen und deren Therapie

Lokale Toxizität von Vincristin und Doxorubicin
Gewebsentzündung und Nekrosen
Maßnahmen bei Extravasation:
Vincristin:
- Natriumbikarbonat-8,4 % (5 ml) in Extravasationsstelle (chem. Präzipitation)
- Hyaluronidase 150 µg in Extravasationsstelle (erhöhte Absorption)
- warme Kompressen

Doxorubicin:
- dito, jedoch kalte Kompressen für mehrere Stunden

Hämatologische Toxizität
Myelosuppression zumeist nach 6–10 Tagen.
Erholung der neutrophilen Granulozyten nach 2–3 Tagen
Maßnahmen:
- Absetzen der Therapie (Langzeit-Kortisongabe nicht plötzlich absetzen), Verlängern der Therapieintervalle, Dosisreduktion
- Antibiose
  < 500 neutrophilen Granulozyten/µl Sepsisgefahr (Cephalosporin + Gentamicin) und Filgrastim (Neupogen[R]) 5 µg/kg s.c. 3 Tage

Gastrointestinale Toxizität
Vomitus, Diarrhö, Inappetenz
Maßnahmen:
Symptomatische Therapie

Anaphylaktische Reaktion
Infusion von Vollelektrolytlösung ohne Laktat
Prednisolon-21-hydrogensuccinat (Solu-Decortin® H) 5 – 10 mg/kg i.v.
Diphenhydramin 0,2–0,5 mg/kg langsam i.v.
Epinephrin 0,1–0,3 ml einer 1:1000-Lösung nach Wirkung langsam i.v.
Prophylaktisch Prednisolon und Diphenhydramin

Kardiotoxizität
Doxorubicin (Adriblastin[R]) akut Arrhythmien, chronische kumulative Toxizität ab ca. 180 mg/m^2
Maßnahmen:
symptomatische Therapie, Doxorubicin absetzen

Nephrologische Toxizität
Cyclophosphamid (Endoxan[R]) sterile hämorrhagische Zystitis
Maßnahmen:
- Absetzen der Cyclophosphamid-Therapie, Diurese (lokale Toxizität)
- Cyclophosphamid durch Chlorambucil ersetzen

Tab. 16.17: Indikationen zur chirurgischen Behandlung, Radiotherapie oder Chemotherapie spezieller Neoplasien von Hund und Katze

Lokalisation	Tumor	Chirurgische Therapie	Radio-Therapie	Chemotherapie
Analbeutel	Adenokarzinom	Resektion		(+ Cisplatin)
Auge/Orbita	Melanom	Enukleation (bei Ktz. frühe Metastasierung)		
	Ziliarkörperadenom, -adenokarzinom Sarkom	Enukleation (frühe Metastasierung)		
	Osteo-, Fibrosarkom, Mastzelltumor, malignes Lymphom, Plattenepithelkarzinom (aus Mundhöhle, Ktz.)	Orbitektomie (falls primär)	Radiotherapie	Polychemotherapie (nur malignes Lymphom)
Darm	Adenokarzinom, Leiomyosarkom	Resektion		
	Malignes Lymphom	Resektion bei Ileus		Polychemotherapie
Endokrinum	Hypophysentumor (Adenom)		Radiotherapie	
	Nebennierenrinde (Karzinom)	Resektion		symptomatisch Mitotane, o, p'-DDD (Lysodren^R) gg. Hyperkortisolismus
	Insulinom (Karzinom)	Resektion		oder symptomatische Therapie gg. Hypoglykämie
	Schilddrüse (Karzinom beim Hd.)	Resektion	+ Radiotherapie	+ Cisplatin/Doxorubicin
	Schilddrüse (Adenom bei Ktz.)	Resektion (oft bilateral, postoperativ vorübergehend Hypoparathyreoidismus und Hypothyreose)		
Hämatopoese	Malignes Lymphom			Polychemotherapie
	akute lymphoblastische Leukämie			Polychemotherapie
	chronische lymphatische Leukämie			Chlorambucil, Prednisolon oder exspektative Therapie
	akute myeloische Leukämie			keine Therapie
	chronische myeloische Leukämie			Busulfan, Hydroxyurea oder exspektative Therapie
	Polycythämia vera			Aderlass + Hydroxyurea
	Mastzelltumor	Resektion	Radiotherapie	Vincristin, Vinblastin, Cyclophosphamid, Prednisolon, H$_2$-Blocker symptomatisch
	multiples Myelom			Melphalan, Prednisolon
	kutane und extramedulläre Plasmozytome	Resektion	Radiotherapie	Melphalan, Prednisolon, Doxorubicin
Harnblase	Karzinom	nur palliativ: Resektion	nur palliativ: Radiotherapie	Cisplatin, Doxorubicin, Cyclophosphamid
	Malignes Lymphom (Ktz.)			Polychemotherapie

Tab. 16.17: (Fortsetzung 1)

Lokalisation	Tumor	Chirurgische Therapie	Radio-Therapie	Chemotherapie
Haut	Plattenepithelkarzinom	Resektion	Radiotherapie	+ lokal 5-Fluorouracil (nicht Ktz.), Cisplatin bei Metastasen (Hd.)
	Basalzelltumor	Resektion		
	Melanom	Resektion		keine Therapie effektiv
	Mycosis fungoides		Radiotherapie	Vincristin, Vinblastin, Cyclophosphamid, Prednisolon oder exspektative Therapie
	Mastzelltumor	Resektion		
	Histiozytom (junger Hd.)	Resektion		
	Hämangioperizytom (Hd.)	Resektion		
	Hämangiosarkom	Resektion		
	Papillom, Warze (Hd.)	Resektion falls notwendig		
	Talgdrüsenadenom (Hd.)	Resektion falls notwendig		
	Talgdrüsenadenokarzinom (Hd.)	Resektion		
	Keratoakanthom (Hd.)	Resektion falls notwendig		
	Trichoepitheliom	Resektion falls notwendig		
	Epidermale Inklusionszyste	Resektion falls notwendig		
	Weichteilsarkom (Fibrom, -sarkom: Myxom, -sarkom; Hämangioperizytom; Neurofibrom, -sarkom; Schwannom, Neurolemmom, perineurales Fibroblastom; Leiomyom, -sarkom; Liposarkom; Riesenzellsarkom)	Resektion weiträumig	Radiotherapie falls nicht resezierbar	(+ Doxorubicin, Cisplatin, Vincristin, Cyclophosphamid als Einzel- oder Polychemotherapie bei Metastasierung)
	Fibrosarkom (Ktz.)	Resektion		
	Lipom (Hd.)	Resektion falls notwendig		
Herz	Hämangiosarkom (meist Deutscher Schäferhund)	Resektion		+ Doxorubicin
Hoden	Sertolizelltumor, Seminom, Leydigzelltumor	Resektion		
Knochen	Osteoblastisches Osteosarkom	Amputation		+ Doxorubicin/Cisplatin (nicht Ktz.) einzeln oder kombiniert
	Osteochondrosarkom (Hd.)	Resektion	+ Radiotherapie	+ Cisplatin
	Chondro-, Fibro-, Hämangiosarkom (Hd.)	Resektion	+ Radiotherapie	(+ Cisplatin, Doxorubicin, Cyclophosphamid)
	Synoviazell-Sarkom (Hd.)	Amputation		
Körperhöhle	Mesotheliom			keine Therapie, versuchsweise Cisplatin intrakavitär (nur Hd.)
	Thymom	Resektion		Prednisolon

Tab. 16.17: (Fortsetzung 2)

Lokalisation	Tumor	Chirurgische Therapie	Radio-Therapie	Chemotherapie
Leber	Hepatom	Resektion, oft solitär und groß Lebertumoren (Hepatome) sind benigne und oft mit guter Prognose zu resezieren.		
	Hepatozelluläres Karzinom, Gallengangskarzinom (Ktz.)	Resektion, falls nicht disseminiert, sondern solitär		
	Malignes Lymphom			Polychemotherapie
Lunge	Adenokarzinom	Lobektomie		Cisplatin (nicht Ktz.)
Magen	Adenokarzinom, Leiomyosarkom	Resektion		
	Malignes Lymphom	Resektion bei Ileus		Polychemotherapie
Mamma	benigne Mischtumoren, Fibroadenom, Adenom (Hd.)	Resektion		
	Karzinom, Adenokarzinom (Hd.)	Resektion		Doxorubicin, Cyclophosphamid, Mitoxantron falls Lymphknotenmetastasen oder Lymphangiosis karzinomatosa
	Fibroadenom (Ktz.)	Ovariohysterektomie		oder exspektative Therapie
	Adenokarzinom (Ktz.)	Resektion		Doxorubicin, Cyclophosphamid
Milz	Malignes Lymphom			Polychemotherapie
	Hämangiosarkom (meist Deutscher Schäferhund)	Resektion		+ Doxorubicin
	Leiomyo-, Osteo-, Fibrosarkom	Resektion		
Mundhöhle	Malignes Melanom, Plattenepithelkarzinom, Fibrosarkom	Resektion	Radiotherapie	
Nase	Adenokarzinom, Karzinom		Radiotherapie	Cisplatin (nicht Ktz.)
	Malignes Lymphom (Ktz.)			Polychemotherapie
Nervensystem	Meningeom	Resektion	Radiotherapie	
	Gliom		Radiotherapie	
	Malignes Lymphom (bes. Ktz.)			Polychemotherapie
	Neurofibrosarkom (peripher)	Resektion	Radiotherapie	
	Hypophysentumor (Adenom)		Radiotherapie (siehe Endokrinium)	
Niere	Karzinome, Adenokarzinome Cystadenokarzinom + Dermatofibrosis(DSH)	frühzeitige Resektion		keine Therapie, meist metastasiert
	Malignes Lymphom (Ktz.)			Polychemotherapie

Tab. 16.17: (Fortsetzung 3)

Lokalisation	Tumor	Chirurgische Therapie	Radio-Therapie	Chemotherapie
Ovar	Adenom (Hd.)	Resektion		
	Adenokarzinom (Hd.)	Resektion		Cisplatin
	Granulosazelltumor (Ktz.)	frühzeitige Resektion		keine Therapie, meist metastasiert
Pankreas, exokrin	Karzinom			keine Therapie, meist metastasiert
Prostata	Adenokarzinom			keine Therapie (weder Resektion, noch Chemotherapie, noch hormonelle Therapie)
Speicheldrüse	Adenokarzinom	Resektion	Radiotherapie	
Uterus	Leiomyom, Fibrom	Resektion, meist benigne		
Vagina	Leiomyom, Fibrom	Resektion, meist benigne		
Vagina, Vulva	Sticker-Sarkom (Transmissible venereal tumor, TVT)(Hd.)			Vincristin

17 Klinische Immunologie
(W. KRAFT)

17.1 Einführung

In der 6. Woche der Trächtigkeit wird bei den Feten der Hündin – bei der Katze ist der Zeitpunkt bisher unbekannt – eine immunologische Bestandsaufnahme allen Materials durchgeführt, das dann als körpereigen angesehen wird; Antigene, die später auf den Organismus einwirken und nicht schon in dieser 6. Trächtigkeitswoche vorhanden waren, werden als nicht körpereigenes Antigen erkannt. Sie sind dann in der Lage, eine Immunantwort zu provozieren. Diese ist zweigeteilt, wie schon aus dem Vorhandensein zweier Lymphozytenarten, den T- und B-Zellen, hervorgeht. Den T-(Thymus-) Lymphozyten kommt die zellgebundene Immunität, den B-(Bursa-) Lymphozyten die humorale Antikörperproduktion zu. Beide Zellarten können mit labordiagnostischen Maßnahmen bestimmt werden. Sie kommen beim Hund normalerweise in einem Verhältnis T-Zellen zu B-Zellen wie 60–70 zu 40–30% vor, bei einer Gesamtlymphozytenzahl von mindestens 1000/µl. Die Bildung humoraler Antikörper geschieht durch Vermittlung der B-Lymphozyten, die nach Kontakt mit dem Antigen zu Plasmazellen werden. Es wird angenommen, dass alle einem Zellklon zugehörenden Zellen nur einen spezifischen Antikörper zu bilden vermögen. Immunglobulinmoleküle bestehen aus zwei verschiedenen Polypeptidketten, den schweren oder H-Ketten und den leichten oder L-Ketten. Die Grundstruktur der Untereinheiten aller Immunglobuline ist gleich: sie besteht aus vier Ketten, nämlich zwei schweren und zwei leichten, die durch Schwefelbrücken verbunden werden. Dabei kommen die L-Ketten in zwei verschiedenen Formen vor, die mit Kappa und Lambda bezeichnet werden; niemals aber werden beide Formen gleichzeitig an einem Immunglobulin beobachtet. Die Bindungsstelle des Antigens ist jeweils das Ende einer H- und L-Kette. Durch Abwandlung oder Vervielfältigung der Grundstruktur werden alle Immunglobuline abgeleitet. Immunglobulin A (IgA) besteht aus zwei leichten und zwei schweren Ketten und wird besonders bei Drüsen mit äußerer Sekretion gefunden, ist also etwa im Bronchial-, Darmsekret und im Kolostrum stark vertreten. IgG besteht ebenfalls aus zwei leichten und zwei schweren Ketten, ist das weitaus am häufigsten vorkommende Immunglobulin und tritt in mehreren Subklassen im Serum auf. IgM hat das größte Molekulargewicht, besteht aus fünf Untereinheiten und wird besonders schnell bei akuten Erkrankungen gebildet. Nur in Spuren vorhanden ist IgE, dem Bedeutung bei allergischen Reaktionen zukommt. In der Serumelektrophorese wandern die Immunglobuline hauptsächlich, aber nicht ausschließlich, im Bereich der Gammaglobuline. Die Serumelektrophorese ist daher im Stande, eine gewisse Aussage über die Höhe der Antikörper zuzulassen. Von besonderem Interesse ist, dass bei Neugeborenen die Gammaglobulinspiegel sehr niedrig sind und erst im Laufe des ersten Lebensjahres die Höhe des Erwachsenen erreichen.

Eine sehr wirksame Verstärkung der Antigen-Antikörper-Reaktion erfolgt durch Komplement, einer Kette von Plasmaproteinen, die zwischen Antigen und Antikörper tritt und kaskadenförmig aktiviert wird. Dabei werden Substanzen freigesetzt, die polymorphkernige weiße Blutzellen anlocken; des Weiteren werden biogene Substanzen, insbesondere Histamin, freigesetzt, die u. a. eine Wirkung auf die glatte Muskulatur ausüben.

Entgleisungen des Immunsystems können in der Hauptsache zu folgenden Krankheitserscheinungen führen:
1. Allergie,
2. Autoimmunkrankheiten,
3. Immundefizienzkrankheiten.

17.2 Spezielle Krankheiten des Immunsystems

17.2.1 Allergie

Unterschieden werden vier Typen:

Typ 1, Soforttyp, anaphylaktischer Typ, wird bei Individuen festgestellt, die vermehrt IgE produzieren. Das Immunglobulin ist gegen ein spezifisches Antigen gerichtet und wird beim Hund, selten auch bei der Katze, hauptsächlich bei allergischen Krankheiten der Haut, Urticaria, Asthma beobachtet. Das Immunglobulin wirkt offenbar besonders durch Freisetzung von Histamin aus Mastzellen.

Bei **Typ 2**, zytotoxischer Typ, der allergischen Reaktionen wird unter Mitwirkung von Komplement eine zellzerstörende Wirkung der T-Zellen entfaltet. Bekanntestes Beispiel ist die autoimmun-hämolytische Anämie.

Bei **Typ 3**, Arthus-Typ, kommt eine Reaktion komplementbindender Antikörper mit dem betreffenden Antigen zustande, wobei einerseits Mikroimmunkomplexe mit chemotaktischer Wirkung auf neutrophile Granulozyten entstehen; andererseits wird Histamin aus Mastzellen freigesetzt. Hierzu gerechnet werden allergisch bedingte Glomerulonephritiden, Nahrungsmittelallergien und das „blue eye", das bisweilen nach der Vakzination gegen H. c. c. auftritt.

Der **Typ 4**, zellvermittelte Allergie, Spättyp, kann als Beispiel für die Kontaktallergien angesehen werden und wird unter Vermittlung der T-Zellen ausgelöst durch Substanzen mit niedrigem Molekulargewicht, die selbst nicht in der Lage sind, allergen zu wirken, sondern erst unter Zuhilfenahme eines körpereigenen Proteins zum kompletten Antigen werden. Die T-Lymphozyten wandern mit diesem Allergen zu den örtlichen Lymphknoten und induzieren hier die Bildung eines Zellklons. Sobald ein weiterer Kontakt mit dem entsprechenden Allergen stattfindet, kommt eine Vermehrung der betreffenden Zellen zustande. Am Ort des Kontaktes wird unter Vermittlung der spezifischen T-Zellen eine Entzündung provoziert. Bekanntestes Beispiel hierfür ist die Penicillinallergie.

17.2.2 Autoimmunopathie

Krankheiten, die in diese Gruppe gehören, könnten unter einem erweiterten Allergiebegriff aufgeführt werden, stellen sie doch eine Sensibilisierung des Organismus gegen körpereigenes Gewebe dar. Über den Weg, wie es zu dieser Sensibilierung kommen kann, besteht noch keine volle Klarheit. Möglich sind folgende Mechanismen:
1. Kopplung einer Substanz an körpereigene Proteine, Bildung eines kombinierten Antigens, auf das der Wirtsorganismus durch Bildung eines Antikörpers reagiert, der nicht nur gegen den Komplex, sondern auch gegen das eigene Körpergewebe wirksam ist.
2. Ähnlichkeit des Antigens mit körpereigenem Gewebe; hierzu sollen die Vorgänge bei einer chronischen Nephritis beim Hund nach $E.$-$coli$-Infektion gehören.
3. Verhinderung der Unterdrückung der Immunantwort gegen körpereigenes Gewebe. Es wird postuliert, dass ständig eine Bildung von Antikörpern gegen eigenes Gewebe stattfindet, dass aber ein Gleichgewicht zwischen der Bildung dieser Antikörper und deren Unterdrückung besteht. Sobald diese Suppression nicht mehr ausreicht, kann die Autoantikörperbildung überhand nehmen.

17.2.3 Immundefizienz

Immundefizienzkrankheiten können angeboren oder erworben sein. Hunde und Katzen überstehen angeborene Immundefizienzkrankheiten in der Regel nicht lange. Angeborene Immundefizienzkrankheiten sind für spezifische Krankheiten wie die Demodikose verantwortlich. Von praktischem Interesse sind auch die erworbenen Immundefizite, die eine Reihe von Ursachen haben können: Eiweißdefizite bei Mangelernährung, nephrotischem Syndrom, exsudativer Gastroenteropathie, schweren Verbrennungen, ferner bei chronischen Krankheiten, Tumoren des lymphoretikulären Systems, Plasmazelltumoren, immunsuppressiver Therapie, Infektionen mit FeLV oder FIV. Betroffen sein können T- oder B-Lymphozyten oder auch beide. Einen Anhaltspunkt gibt die Gesamtzahl der Lymphozyten, wobei Zahlen unter 1000/µl alarmierend sind. Einen groben Anhaltspunkt über die Immunglobulinbildung der B-Lymphozyten kann das Elektropherogramm geben, wozu insbesondere die Beurteilung der Höhe der Gammaglobuline herangezogen wird; Immunglobuline werden allerdings auch z. T. in der Betaregion festgestellt.

17.2.4 Anaphylaxie

Definition: Überempfindlichkeitsreaktion (anaphylaxis = „nochmaliger Schutz") vom Soforttyp (Typ I), durch IgE vermittelt.
Ätiologie: Körperfremde Proteine, Insekten- und Schlangengifte, Nahrungsmittel, Arzneimittel einschließlich Blut und Blutprodukte, Vakzinen und Immunseren (einschließlich Schlangengiftantiserum).
Pathogenese: Nach der ersten Exposition gegenüber dem meist parenteral, selten enteral in den Organismus gelangten Antigen werden spezifische Antikörper der IgE–Klasse gebildet. Sie heften sich auf Basophilen (Blut) und Mastzellen (Gewebe) an und führen so zur Sensibilisierung des Patienten. Bei erneutem Kontakt des Tieres mit dem Antigen bindet dieses mit dem Antikörper auf der Zellmembran der Basophilen und Mastzellen, führt zur Brückenbildung zwischen zwei Antikörpern und löst auf diese Weise die Degranulation der Mastzellen aus. Dabei werden vasoaktive Substanzen freigesetzt, die innerhalb von wenigen Minuten akute Entzündungsreaktionen auslösen. Bedeutungsvoll ist besonders das **Histamin**, das folgende Reaktionen auslöst:
- Gefäßdilatation
- Erhöhung der Gefäßpermeabilität
- Konstriktion der glatten Muskulatur der Bronchien und Bronchioli
- verstärkte Sekretion im Bereich der Bronchien
- Konstriktion der Lebervenen beim Hund
- erhöhte Gastrinsekretion und damit erhöhte Sekretion von Magensaft
- Hypersalivation
- Tränenfluss

Leukotriene – auch als slow-reacting substances of anaphylaxis bezeichnet – führen ebenfalls zur erhöhten Permeabilität von Blutgefäßen und zur Kontraktion von glatten Muskelzellen. Darüber hinaus verstärken sie die Histaminwirkung. Im Gegensatz zu Histamin werden sie jedoch nicht durch Antihistaminika, sondern nur durch Adrenalin in ihrer Wirkung gehemmt.

Außerdem werden **Kinine** aus den Mastzellen/Basophilen und aus den Thrombozyten freigesetzt, darunter als wirksamster Faktor das Bradykinin. Kinine senken den Blutdruck, erhöhen die Gefäßpermeabilität, führen zur Kontraktion glatter Muskeln und zur Schmerzempfindung.

Eosinophile Granulozyten werden durch einen speziellen chemotaktischen Faktor angelockt. Sie hemmen die Wirkung von Histamin und Leukotrienen.

Die Folgen dieser Reaktionen können je nach Ort unterschiedlich aussehen: Es kommt zur Vasodilatation und damit zur Hyperämie, in der Haut und in den Schleimhäuten zu erhöhter Rötung (Rubor, Erythem), zur verstärkten Gefäßpermeabilität mit Austritt von proteinhaltiger Blutflüssigkeit ins Gewebe und damit zum entzündlichen Ödem, ferner zum Auswandern von Leukozyten ins Gewebe. Im Bereich der Atemwege wird außerdem eine Bronchokonstriktion ausgelöst; sie ist besonders bei der Katze ausgeprägt und wird außer auf das Histamin auch auf die Wirkung des Serotonins zurückgeführt, das ebenfalls aus den Granula der Mastzellen stammt. Hieraus erklären sich zwanglos die **klinischen Symptome**: örtliche oder generalisierte Gefäßdilatation, im letzteren Fall mit Blutdruckabfall bis hin zum Kreislaufschock, Rötung, Schwellung von Haut und Schleimhäuten, häufig – besonders bei der Katze – Bronchokonstriktion (Asthma bronchiale), bisweilen auch Magen-Darm-Symptome mit Erbrechen und Durchfall. Die Schwere der klinischen Reaktionen hängt von der Art des Allergens, seiner Menge und dem Weg der Aufnahme in den Organismus sowie dem Grad der Sensibilisierung ab.
Klinisches Bild: Die klinische Reaktion kann innerhalb von Minuten, bei intravenöser Applikation sogar von Sekunden nach Eindringen des Allergens in den Organismus stattfinden. Je schneller die klinischen Symptome einsetzen, umso schwerer sind sie auch. Im schwersten Fall tritt ein nahezu sofortiger *anaphylaktischer Kreislaufschock* ein mit Koordinationsstörungen, schließlich Zusammenbrechen und Tod.

Bei der Katze mit akutem Atemnotanfall in Form des felinen *Asthma bronchiale* werden geradezu schlagartig Dyspnoe mit Maulatmung (Hecheln), ängstlich geweiteten Pupillen, kauernde Sitzstellung mit „abgeplatteten" Vordergliedmaßen und zyanotischen Schleimhäuten gesehen. Auskultatorisch fallen schwere Stridorgeräusche auf, die vorwiegend inspiratorisch, in geringerem Maße auch exspiratorisch auftreten. Bei der Katze ist das Schockorgan vorwiegend die Lunge. Zugrunde liegen den klinischen Symptomen Bronchokonstriktion, Lungenemphysem, Lungenblutungen und Lungenödem.

Wesentlich häufiger als die schweren Formen des anaphylaktischen Schocks treten beim Hund mehr oder weniger örtliche bis ausgebreitetere Reaktionen ein. Sie umfassen Juckreiz besonders im Kopfbreich mit ödematöser Schwellung des Kopfes („Nilpferdkopf") oder aber mit Urtikaria und Quaddelbildung, die sowohl den Kopf als auch weitere Körperregionen erfassen kann. Zugrunde liegen örtliche Permeabilitätsstörungen und Ödembildung. Sie können auch die Bronchien erfassen, so dass ebenfalls wie bei der Katze Atembeschwerden auftreten. Hinzukommen können Erbrechen und Durchfälle. Allgemein besteht Unruhe mit Hecheln, oft wird erhöhte Temperatur gemessen. Beim Hund wird außerdem bisweilen Hepatosplenomegalie durch Druckerhöhung im Splanchnikusgebiet infolge Lebervenenkonstriktion festgestellt.

Diagnose: Die klinischen Befunde sind charakteristisch. Beim anaphylaktischen Schock infolge Arzneimittelapplikation, insbesondere bei intravenöser Injektion oder Infusion, ist die Kausalität – auch dem eventuell anwesenden Besitzer gegenüber – kaum zu bezweifeln. In vielen Fällen kann man aufgrund des Vorberichts auf die Allergenexposition schließen. Dies gilt besonders dann, wenn eine therapeutische Maßnahme durch parenterale, vorwiegend durch intravenöse Injektion vorgenommen worden ist. Nicht selten bleibt die Ursache aber unklar. Dies trifft etwa für das häufig unvorherzusehende Auftreten des Asthma bronchiale bei der Katze zu, dem oft keine Ursache zuzuordnen ist.

Bei der Katze lässt sich häufig durch Röntgenuntersuchung ein Lungenödem feststellen. Charakteristisch für das Lungenödem dieser Tierart ist die multiple alveoläre Verschattung im Lungenbereich, während beim Hund zunächst eher die Lungenanteile um die Herzbasis betroffen sind. Sofern man in diesem Zustand eine Bronchiallavage und zytologische Untersuchung wagt, kann man häufig vermehrt eosinophile Granulozyten, Lymphozyten und Plasmazellen finden. Weitere Laboruntersuchungen bleiben im Allgemeinen unspezifisch. Der Blutdruck ist anfangs meistens erhöht, die Herzfrequenz ebenfalls, die Arterie ist gespannt. Im anaphylaktischen Schock kommt es dagegen zum Blutdruckabfall mit Pulsus mollis, der bis zur Unfühlbarkeit schwach ist, die Herzfrequenz kann weiter steigen, häufig aber sinkt sie ab (Bradykardie).

Therapie: Der anaphylaktische Schock ist als Notfallsituation anzusehen und bedarf des sofortigen Eingreifens. Man geht folgendermaßen in dieser Reihenfolge vor:

1. Ggf. sofortige Unterbrechung der ursächlichen Arzneimittelinjektion.
2. Sofortige Gabe von Adrenalin, 0,5–1 µg/kg KM, in der Minute i. v., oder bei Herzstillstand – je nach Größe des Patienten, 0,2–1,0 ml (Katze bis höchstens 0,5 ml) der 1 : 10.000 verdünnten Adrenalinlösung i. v.
3. Sofortige Sauerstoffbeatmung (Atemmaske, Sauerstoffkäfig oder Tracheotubus, 2–5 l/min).
4. Infusion von Ringer-Lösung oder Plasmaexpandern.
5. Kortikosteroide: Prednisolon, 2–5 mg/kg KM i. v.
6. Antihistaminika: Diphenhydramin, 0,5–1 (bis 2) mg/kg KM, langsam intravenös oder intramuskulär (subkutane Injektionen sind im Kreislaufschock unwirksam).

17.2.5 Atopisches Ekzem

Synonyma: *Atopische Dermatitis, allergisches Ekzem, allergische Dermatitis (atopia = Ungewöhnlichkeit).*

Definition: Allergische Hautreaktion vom Allergietyp I (Soforttyp), wesentlich häufiger beim Hund als bei der Katze auftretend.

Ätiologie: Exogene Allergene, in den meisten Fällen Hausstaub, Hausstaubmilben, ferner Schuppen, Haare, Federn, synthetische und natürliche Fasern, Pollen u. a. HAMANN u.

Mitarb. (1996) fanden als häufigste Ursachen Epithelien, Milben und Hausstaub. Allerdings reagieren 60–90% der atopischen Hunde auf mehrere Allergene (SCOTT 1981; WILLEMSE und VAN DEN BROM 1983; SCHWARTZMAN 1984; ROSENHAGEN und HOFFMANN 1986).

Pathogenese: Das atopische Ekzem folgt dem Allergietyp I. Eine „atopische Konstitution" wird offenbar vererbt. Sie kommt bei bestimmten Hunderassen häufiger, bei anderen eindeutig seltener, bei der Katze nur ausnahmsweise vor. Erkrankungsalter ist von sechs Monaten bis zu drei Jahren (HAMANN u. Mitarb. 1996). Dem Ausbruch der klinischen Symptome geht eine Sensibilisierung durch das Allergen voraus, bei der Antikörper gebildet werden. Das Antigen wird in den weitaus meisten Fällen inhaliert, wesentlich seltener per os und noch seltener perkutan aufgenommen. Die Antikörper gelangen mit dem Blut an den Wirkungsort, wo sie sich an Mastzellen fixieren. Bei einem erneuten Kontakt mit dem Antigen besetzt dieses die Antikörper, indem es zwei Antikörper durch Brückenbildung verbindet. Dabei kommt es zur Membrandesintegration der Mastzellen, so dass diese ihre Granula entlassen. Die darin enthaltenen biogenen Amine führen dann zur allergisch-entzündlichen Reaktion.

Klinisches Bild: Das auffälligste Symptom ist erheblicher Pruritus. Er kann in charakteristischer Lokalisation, nämlich an Seitenbrust und Achselhöhle, am Kopf und an den Zehen, in anderen Fällen aber auch generalisiert auftreten, was zu Kratzen, Lecken und Benagen Anlass gibt. Diese Reaktionen des Patienten führen über das anfängliche Erythem mit Ödem zu sekundären Exkoriationen, die bakteriell infiziert sein können. Pyodermien können die Folge sein. Des Weiteren werden sekundäre Seborrhöen beobachtet. Das ständige Belecken und Beißen kann zu einer Verfärbung der Haare führen.

Atopische Krankheiten müssen keineswegs nur auf die Haut beschränkt sein. Hinzu kommen können Konjunktividen mit Tränenfluss, Rhinitiden mit serösem Nasenausfluss und Niesen, Gastroenteropathien mit Erbrechen, Inappetenz und Durchfall.

Die Krankheit kann das ganze Jahr über oder auch in bestimmten Jahreszeiten schwerpunktartig auftreten und dadurch gewisse Hinweise auf die Ätiologie geben. Entsprechend der erblichen Prädisposition kommt die Krankheit familiär gehäuft vor. Der Beginn liegt meistens in den ersten Lebensjahren. Besonders häufig scheint sie beim Deutschen Schäferhund und beim Pudel aufzutreten.

Diagnose: Die sorgfältige Anamnese in Verbindung mit dem klinischen Bild gibt erste Hinweise. Zur Erkennung des Allergens stehen Intradermaltests zur Verfügung.

Man soll nur Allergene testen, die für den betreffenden Patienten wirklich in Frage kommen. Beispielsweise ist es unsinnig, einen Hund, dessen Atopie im Herbst aufgetreten ist, auf Pollen von Pflanzen zu testen, die im Frühjahr blühen. Auch sollte man sich vergewissern, welche Allergene in der Umgebung des Patienten erwartet werden können (nicht beispielsweise auf Papageienfedern testen, wenn der Hund nie einen Papageien zu Gesicht bekommen hat). Grundsätzlich sollen eine Negativkontrolle (physiologische Kochsalzlösung) und eine Positivkontrolle mit Histamin durchgeführt werden. Die Injektionen haben streng intrakutan zu erfolgen. Man vergleicht dann mittels Schablone die Größe und eventuelle Rötung der Reaktion auf das injizierte Allergen mit der Negativ- und der Histaminreaktion. Im Idealfall reagiert nur ein einziges Allergen positiv; häufig werden aber mehrere positive Reaktionen gefunden.

Folgende Fehler können vorkommen:
Injektion zu großer Mengen, zu geringe Allergenmenge, Untersuchung nicht in Frage kommender Allergene, Kontakt der Haut mit Irritantien, Kontamination des Allergens mit Bakterien, falsche Injektionstechnik (stumpfe Kanüle, Traumatisierung durch raue Kanülenspitze, großes Injektionsvolumen, Luftinjektion, subkutane Injektion), irritable Haut (auch die Negativkontrolle reagiert), Interferenz mit Vorbehandlung (Kortikosteroide, Antihistaminika, Tranquillizer, Progesteron, Blutdrucksenkende Mittel), Durchführung des Tests in der maximal hypersensitiven Reaktionsphase (→ Anergie), Durchführung im Östrus, in der Gravidität, in übermäßigem Stress, bei Parasitenbefall (Mastzellblockade durch IgE?).

Differentialdiagnose: Ektoparasiten, Haken- oder Spulwurmbefall, Kontaktallergene.

Prognose: Sie ist abhängig von der Möglichkeit der Eliminierung des Allergens und von der Möglichkeit zur Desensibilisierung.

Therapie: Als Kausaltherapie kommt die Entfernung des Allergens nach Ermittlung durch Intradermaltests in Frage. Dies wird aber häufig nicht möglich sein.

Desensibilisierung: Ziel ist es, durch subkutane Applikation steigender Konzentrationen des Allergens die Bildung blockierender Antikörper vom IgG–Typ anzuregen. Diese IgG binden das Allergen und verhindern so die Reaktion mit IgE und die Degranulation der Mastzellen. Unterschieden werden müssen wässrige und aluminiumhydroxidadaptierte Allergenzubereitungen. Wässrige Zubereitungen werden schnell resorbiert, deshalb ist eine im ersten Monat in zwei- bis viertägigem Abstand durchzuführende Injektion notwendig. Bei aluminiumadaptierten Antigenen genügt eine anfangs wöchentliche Applikation, die nach zwei Monaten auf monatliche Abstände gesteigert wird.

Eine in der Regel nur vorübergehende Besserung kann mit der Gabe von Gammaglobulinen erfolgen, wie sie in einigen Hochimmunseren (z. B. Stragloban) enthalten sind; Dosierung: am 1., 3., 5., 7., 12., 22. Tage je 2 ml subkutan. Bei der Katze kann Panleukopenie-Hochimmunserum mit Gammaglobulinen versucht werden. Der Langzeiterfolg ist jedoch nicht überzeugend.

Kortikosteroide: Die Applikation muss in der Regel über lange Zeit durchgeführt werden. Bewährt hat sich folgendes Schema: Dexamethason jeden 2. Tag 0,05–0,1 mg/kg KM bis zum Verschwinden der klinischen Symptome; danach empirische Feststellung der geringstnötigen Dosis. Bei Langzeitbehandlung mit Dexamethason genügt die Applikation jeden 4. Tag. Prednisolon oder Prednison wird täglich mit etwa 0,5–2,0 mg/kg KM gegeben. Die Dosis wird auf einmal, beim Prednisolon oder Prednison anfangs zweimal täglich, verabreicht.

Antihistaminika haben sich in der Regel bei Hund und Katze nicht bewährt. Applikation von Antibiotika ist auch bei nässenden Dermatitiden selten indiziert, sie kann bei Allergiebereitschaft sogar eher schädlich sein. Besser eignen sich in diesen Fällen örtliche Waschungen etwa mit verdünnter H_2O_2-Lösung oder Rivanol-Lösung 1:1000.

17.2.6 Urtikaria

Definition: (urtica = Brennnessel). Meist akute, seltener subakute, umschriebene bis generalisierte Quaddelbildung, im Kopfbereich oft konfluierend zum „Nilpferdkopf".

Ätiologie:
Immunogen: In Frage kommen dieselben Ursachen wie beim atopischen Ekzem (s. d.). Neben dem Allergietyp I kommen der Typ II und Typ III (besonders in Form der Transfusionszwischenfälle bzw. der Serumkrankheit) vor.

Nichtimmunogen: Nichtallergische Histaminfreisetzung durch Verbrennung, beim Endotoxinschock, selten durch Gastrin oder Histaminliberatoren wie Opiate oder Curarin. Ferner durch Kälte- oder Hitzeexposition, Druck auf die Haut, Mastzelltumoren.

Pathogenese: Am häufigsten dürfte der Allergietyp I (Soforttyp) beteiligt sein (s. Kap. 16.2.5. „Atopisches Ekzem"). Er führt wie beim atopischen Ekzem innerhalb von Sekunden bis Minuten zur klinischen Reaktion. Dagegen ist der Typ II oder zytotoxische Typ wesentlich protrahierter in der Entwicklung klinischer Symptome. Dabei werden Antikörper vom Typ IgG und IgM auf Zellmembranen lokalisiert, die mit dem zugehörigen Antigen einen Immunkomplex bilden. Unter Vermittlung von zytotoxischen Killerzellen und durch Aktivierung von Komplement verfallen die betroffenen Zellen der Zytolyse. Diese Form der Überempfindlichkeitsreaktionen kommt zwar auch als Ursache einer Urtikaria in Frage, führt jedoch häufiger zur autoimmunhämolytischen Anämie, zur immunogenen Thrombozytopenie und zu Transfusionszwischenfällen.

Der Typ III oder Arthus–Typ führt zur Ablagerung von zirkulierenden Immunkomplexen (Antigen-Antikörper-Komplexen) in verschiedenen Geweben und Organen. Durch Aktivierung von Komplement wird die Entzündung ausgelöst. Auch der Typ III führt häufiger zu allergischen Reaktionen innerer Organe als der Haut.

Klinisches Bild: Die Hautreaktionen sind häufig die auffälligsten, nicht immer aber die alleinigen Symptome. Im typischen Falle werden plötzlich auftretender Juckreiz und Quaddelbildung gesehen, die sich am Kopf zu umfangreichem Ödem entwickeln kann. Besonders bei oral aufgenommenen Allergenen werden Zeichen auch vonseiten des Magen-Darm-Traktes beobachtet, wie Erbrechen, Inappetenz, Durchfall. Die Gastroskopie ergibt in diesen Fällen eine ödematös geschwollene Schleimhaut ohne Läsionen; in der Magenschleimhautbiopsie können Eosinophile vermehrt nachgewiesen werden.

Selten werden Symptome vonseiten des Respirationstraktes, wie Bronchospasmus mit Husten, gesehen.

Diagnose: Das klinische Bild ist typisch. Häufig kann ein direkter Zusammenhang etwa nach Applikation von Medikamenten (Penizillin) oder mit Insektenstichen nachgewiesen werden.

Therapie: Kortikosteroide (wässrige Lösungen von Dexamethason, Prednison oder Prednisolon in höheren Dosen [2–4 mg/kg] intravenös), einmalige Applikation genügt oft. In schweren Fällen mit Bronchospasmus: Adrenalin, 0,1–0,5 ml der 0,1%igen Lösung intravenös.

17.2.7 Nahrungsmittelallergien

Ätiologie: Prinzipiell können alle Nahrungsmittel, insbesondere Proteine, zu Futterallergien führen. Die häufigsten Nahrungsmittelallergien werden daher gegenüber solchen Futtermitteln beobachtet, die am häufigsten gefüttert werden, also besonders Rindfleisch, Rindfleischprodukte, Milch und Milchprodukte. Seit zur „Verdrängungsdiät" besonders Schaffleisch empfohlen wurde, können auch vermehrt Schaffleischallergien festgestellt werden. Es gibt daher keine generelle „hypoallergische" oder „antiallergische" Diät. Allerdings ist etwa gekochter Reis selten allergen, ebenso ist gekochtes Futter weniger allergen als rohes.

Pathogenese: Die Nahrungsmittelallergie folgt in der Regel dem Typ I, jedoch wird auch über Typ–III- und Typ–IV–Allergie berichtet. Welcher Bestandteil der Nahrung das eigentliche Allergen darstellt, kann nicht mit Sicherheit ermittelt werden. In den meisten Fällen reagiert das Allergen zunächst im Magen-Darm-Trakt mit dem entsprechenden IgE in der Mukosa und führt zur Freisetzung der biogenen Amine aus den örtlichen Mastzellen. Jedoch werden in selteneren Fällen auch Hautreaktionen beobachtet, nachdem die Allergene resorbiert und über den Blutkreislauf die Haut erreicht haben.

Klinisches Bild: Die Symptome treten nach der Aufnahme des allergenen Futters auf und bestehen in Erbrechen, Durchfall, der breiig, wässrig bis blutig (Kolitis) oder teerfarben (Enteritis, Gastritis) sein kann. Die Symptome herrschen gewöhnlich lange Zeit, so dass weitere Folgen hinzukommen können wie Abmagerung, Dehydratation und je nach Art der Symptome iso-, hyper- oder hypotone Dehydratation mit oder ohne Hypokaliämie und schließlich Azidose.

An der Haut werden Pruritus, bisweilen Urtikaria, häufiger papulöse, vesikulöse oder pustulöse Ekzeme sowie sekundäre Symptome wie oberflächliche oder tiefe Pyodermie, sekundäre Seborrhö und bei längerer Dauer Hyperpigmentation gesehen. Auch manche Fälle von Otitis externa scheinen einer Nahrungsmittelallergie angelastet werden zu müssen.

Sehr selten werden anaphylaktische Schocks gesehen.

Diagnose: Sie wird durch eine Eliminations- oder Verdrängungsdiät gestellt. Man erhebt einen sorgfältigen Ernährungsvorbericht und ermittelt alle Arten von Futter, die der Patient bisher aufgenommen hat, insbesondere solche Futterarten, die während der klinischen Symptome gegeben worden sind. Wichtig ist bei Proteinquellen die Feststellung, von welcher Tierart sie stammen (Rind, Schaf, Schwein etc.). Man stellt dann ein Futter zusammen, das der betreffende Patient noch nicht erhalten hat. In den meisten Fällen haben Hunde und Katzen bisher noch keinen Fisch, kein Pferde- oder Kaninchenfleisch, heute jedoch schon hin und wieder Schaffleisch erhalten. In der Regel besteht keine Allergie auf geschälten Reis, so dass dieser sich als Grundnahrungsmittel zunächst empfiehlt. Dann gibt man drei Teile gekochten und geschälten Reis und ein Teil der bisher noch nicht gefütterten Fleischart. Diese Nahrung soll man mindestens vier, besser acht bis zehn Wochen lang verabreichen (MEDLEAU 1998). Sofern tatsächlich das ausgeschlossene Futter die Allergie ausgelöst hat, müssen die Symptome in dieser Zeit verschwinden. Man kann dann jeweils acht Tage lang die früher verwendeten Futtermittel einzeln (!) zufüttern und kann dann beim Wiederauftreten der Symptome daraus

schließen, welches das allergene Futtermittel ist.
Differentialdiagnose: Andere Ursachen von Erbrechen und Durchfall, andere juckende Hautkrankheiten einschließlich atopischen Ekzems und Ektoparasiten.
Therapie: Sie entspricht der unter „Diagnose" genannten Verdrängungsdiät. Dabei muss man sich jedoch bewusst sein, dass Tiere, die zur Allergie neigen, auch gegen das neue Futter irgendwann eine Allergie entwickeln können.

Kortikosteroide sind bei Nahrungsmittelallergien in vielen Fällen nicht sehr wirkungsvoll. Oft müssen sie jedoch in erhöhter Dosis (Prednisolon 2 mg/kg KM) gegeben werden, wenn es nicht gelingt, durch Verdrängungsdiät eine wirkungsvolle Therapie möglich zu machen. Auch Antihistaminika können dann – mit durchaus fraglichem Erfolg – versucht werden.

17.2.8 Flohallergie

Definition: Durch den Speichel des Flohs hervorgerufenes allergisches Ekzem.
Ätiologie: Speichel des Hunde- oder Katzenflohs.
Pathogenese: Der Speichel des Flohs enthält verschiedene klein- und großmolekulare Bestandteile, die erst nach Verbindung mit Protein des Wirts (Hapten) oder auch direkt allergen wirken. Der Floh muss in der Regel mehrmals zubeißen, bis er einmal an die Nahrungsquelle gerät. Jedes Mal spritzt er jedoch Speichel in die Bisswunde. Daraus folgt, dass selbst bei geringem Befall umfangreiche Reaktionen entstehen können. Die Flohallergie folgt den Allergietypen I und IV.
Klinisches Bild: Die Primärreaktionen bestehen in Juckreiz und Papeln. Die Bissstellen selbst können punktförmig krustös mit gerötetem Hof sein. Häufig bestehen nässende, stark juckende Hautveränderungen. Bei der Katze kann der gesamte Körper mit stecknadelkopfgroßen Krusten übersät sein (eine Form des miliaren Ekzems). Durch den Juckreiz wird das Tier veranlasst zu beißen und zu kratzen, wodurch Hautläsionen gesetzt und Sekundärerscheinungen mit Pyodermie, Seborrhö und Alopezie ausgelöst werden. Typische Lokalisationen beim Hund sind der Halsbereich, die Kruppe und der Bauch. Wenn auch eine Häufung im Sommer auftritt, so wird bei in der Wohnung gehaltenen Tieren doch auch während der kühleren Jahreszeit die Flohallergie gesehen. Ähnliche Symptome können hin und wieder auch beim Besitzer beobachtet werden.
Diagnose: Die klinischen Symptome sind zwar nicht pathognomonisch, aber doch recht typisch. Man muss sodann nach Floh oder Flohkot suchen. Die Flöhe findet man vorzugsweise am Unterhals, an der Unterbrust, den Achseln und am Bauch. Flohkot bildet beim Aufweichen mit Wasser auf Fliespapier einen roten Hof (Blutfarbstoff). Das Auffinden von Flöhen ist dann nicht einfach, wenn nur ein einziger oder wenige Parasiten vorhanden sind, die jedoch zur Auslösung der Allergie ausreichen.

Die Untersuchung mittels Intradermaltests ist nicht unproblematisch, da hierzu nicht der Flohspeichel als Allergen zur Verfügung steht, sondern nur „Ganzkörperextrakte" aus zermahlenem Floh.

Abklatsche von frischen Läsionen, insbesondere von nässenden Veränderungen, zeigen in der Regeln vermehrt eosinophile Granulozyten.
Differentialdiagnose: Atopisches Ekzem, Nahrungsmittelallergie, Medikamentenallergie, miliares Ekzem der Katze.
Therapie: Mittel der Wahl ist die Abtötung der Flöhe. Dazu sind Bäder geeignet. Da jedoch die Eier und Larven abseits des Hundes, etwa im Teppichboden, sitzen, reicht die Badebehandlung nicht aus. Hierzu sind die modernen Antiparasitika besonders in Sprayform, bei kurzhaarigen Tieren auch als Spot–on, gut geeignet. Durch wiederholte Behandlung, die in der Regel alle vier Wochen erfolgen soll, lässt sich ein erneuter Befall in den meisten Fällen gut vermeiden.

Die allergische Reaktion selbst lässt sich sofort durch Kortikosteroide, Prednisolon, 0,5–1 mg/kg KM, zweimal täglich, behandeln.

17.2.9 Kontaktekzem

Definition: Zu unterscheiden ist hier die eigentliche allergische Reaktion, nämlich die entzündliche Reaktion einer überempfindlichen Haut durch Kontakt mit dem betreffen-

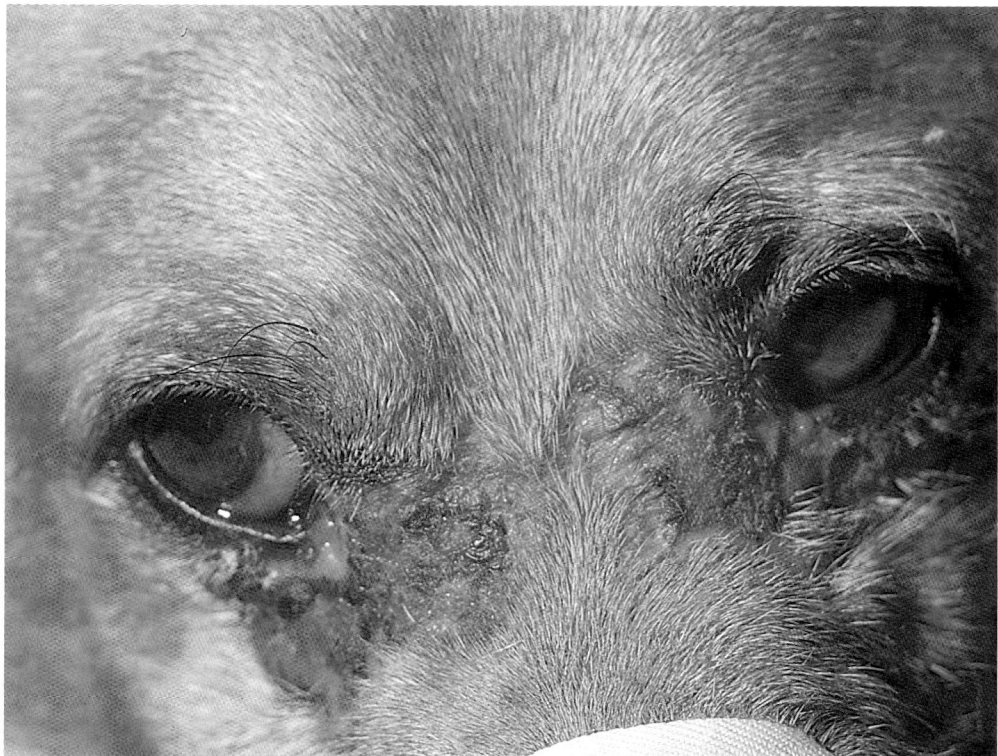

Abb. 17.1: Pemphigus.

den Allergen, von der Entzündung der Haut nach Kontakt mit Substanzen, die auch auf einer normergischen Haut entzündliche Veränderungen hervorzurufen in der Lage sind. Allergische Ekzeme werden besonders oft hervorgebracht durch Floh-Halsbänder, Schafwolle, Teppiche, Tierfelle. Reizdermatitiden dagegen entstehen durch übermäßige Anwendung von Waschmitteln, Arzneimitteln (Externa), Säuren, Laugen.

Klinisches Bild: Ort des allergischen Ekzems sind besonders die Kontaktstellen (Halsband), die Symptome sind Juckreiz, Erythem, Papeln und Pusteln, Schuppen, Alopezie, Hyperpigmentation.

Diagnose: Klinisches Bild in Verbindung mit dem Vorbericht. Bisweilen berichtet der Besitzer über Verschwinden der Symptome während eines Standortwechsels (Urlaub). Allergietest als Pflastertest: Aufbringen des vermuteten Allergens durch Auftropfen auf ein Pflaster und Aufbringen auf die vorher geschorene Brustwand. Ablesen nach 24–48 Stunden.

Therapie: Wie Atopisches Ekzem (siehe dort), zusätzlich Ganzkörperwaschungen.

17.2.10 Pemphigus

Definition: Es handelt sich um chronische Erosionen der Haut, der Schleimhaut und der mukokutanen Übergänge durch Antikörperbildung gegenüber der interzellulären Glykokalyx. Näheres s. Kap. Haut, Pemphigus-Komplex. Beim Hund können vier Formen des Pemphigus unterschieden werden:

Klinisches Bild:

P. foliaceus: Es ist die häufigste Form beim Hund und – in einigem Abstand – bei der Katze. Die Krankheit zeigt sich als Rötung mit Krustenbildung, besonders der Haut des Kopfes (um die Augen, an die Nase, um die Lippen, bisweilen an den Innenflächen der Ohren), kann aber auch auf den ganzen Körper übergreifen und ist relativ häufig an der Vulva zu finden. Schleimhäute und mukoku-

870 Klinische Immunologie

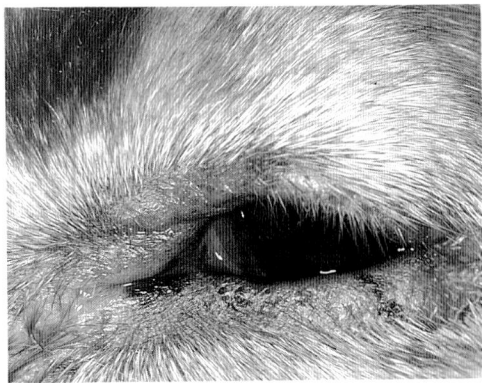

Abb. 17.2: Pemphigus beim Hund.

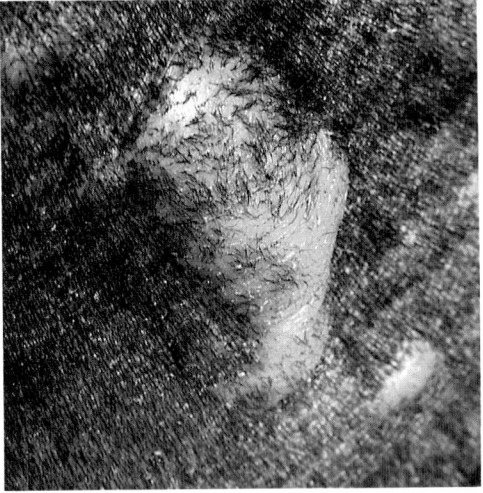

Abb. 17.3: Eiterblasen bei Pemphigus (ca. 8 × 3 cm).

tane Übergänge sind hierbei seltener betroffen. Häufig besteht Juckreiz.

P. vulgaris: Diese Erscheinungsform betrifft hauptsächlich die Schleimhäute und die mukokutanen Übergänge; auch die Krallenbetten können erkranken. Es entstehen schnell einreißende Blasen, die sich zu scharf umgrenzten ulzerösen Veränderungen entwickeln. Fieber und gestörtes Allgemeinbefinden können hinzutreten. Dieses Krankheitsbild ist auch bei der Katze beschrieben worden. Es stellt die schwerste Pemphigusform dar.

P. vegetans: Das seltene Krankheitsbild zeichnet sich durch Proliferationen aus, die nach Phasen auftreten, die denen des P. foliaceus oder vulgaris ähneln. Es handelt sich um proliferative Dermatitiden mit granulomatösen und verrukösen Veränderungen.

P. erythematosus: Er kommt hauptsächlich im Kopfbereich vor mit Rötungen der Haut und Juckreiz und wird als Sonderform des P. foliaceus angesehen. Das Bild tritt sehr selten auf.

Diagnose: Die Diagnose kann histpathologisch gestellt werden; es ist wichtig, dass frische Veränderungen in toto bioptiert werden. Die typische Veränderung ist Akantholysis. Mit Hilfe direkter Immunfluoreszenz können IgG intrazellulär nachgewiesen werden. Mit indirekter Immunfluoreszenz lassen sich zirkulierende Autoantikörper feststellen. Differentialdiagnostisch muss an Hautformen des Lupus erythematodes, an bullöses Pemphigoid, auch an die noduläre Pannikulitis gedacht werden, ferner an Pyodermien und Mykosen. Die **Prognose** ist unter Behandlung nicht ungünstig, die Krankheit neigt jedoch stark zur Rezidivierung.

Therapie: Die Therapie besteht in Immunsuppression:

1. Prednisolon, Anfangsdosis 2–3 mg/kg/d, 2 × tägl. Nach Eintreten des Erfolgs Reduktion auf 0,5–0,8 mg/kg KM, schließlich jeden zweiten Tag (Hund morgens, Katze abends).
2. Azathioprin (z. B. Imurek), 0,5–2,0 mg/kg KM, einmal täglich. Nicht bei der Katze anwenden.
3. Kombination Kortikosteroid/Azathioprin: Zu Beginn Prednisolon, 1–2 mg/kg/d, + Azathioprin, 0,7–1,5 mg/kg/d, nach Erfolg Reduktion des Prednisolons auf jeden zweiten Tag.
4. Alternativ: Natriumaurothiogluconat, 5–10 mg einmal pro Woche intramuskulär, gefolgt von 1 × wöchentlich 5 mg.
5. Antibiotikaschutz ist bei bakterieller Sekundärinfektion zu erwägen.

17.2.11 Bullöses Pemphigoid

Die Krankheit beginnt langsam oder plötzlich, verläuft akut oder chronisch und ist hauptsächlich auf den Kopf beschränkt, hin und wieder aber auch generalisiert. Es treten subepitheliale Blasen auf, die in der Mundschleimhaut, den mukokutanen Übergängen besonders der Mundspalte, der Augen und darüber hinaus an der Haut der Ohren lokalisiert sind. Während die akute Krankheit mit Fieber bei gestörtem Allgemeinbefinden einhergeht, verläuft die chronische Form milder, erfasst aber eher den gesamten Körper. Die Diagnose wird histologisch und mit direkter und indirekter Immunfluoreszenz gestellt. Die Therapie entspricht der des Pemphigus (s. auch Kap. Haut, Bullöses Pemphigoid).

17.2.12 Noduläre Pannikulitis

Es handelt sich um eine Entzündung in der Unterhaut mit Knotenbildung. Die Ursache ist unbekannt, es dürfte sich aber um eine Autoimmunkrankheit gegen eigenes Fettgewebe handeln. Betroffen sind besonders der Deutsche Schäferhund, ferner Dackel und Collies. Die Diagnose wird durch histologische Untersuchung der Hautbiopsieproben gestellt. Differentialdiagnostisch müssen tiefe Pyodermien und Dermatomykosen ausgeschlossen werden. Die Therapie entspricht der Immunsuppression (siehe Pemphigus).

17.2.13 Lupus erythematodes

Fälschlich auch Lupus erythematosus (amerikanisches Schrifttum).
Definition: Multilokuläre (systemischer LE) oder umschriebene, auf die Haut beschränkte (diskoider oder diskoidaler LE) Autoimmunkrankheit des Hundes.
Ätiologie: Unbekannt; diskutiert werden als prädisponierende Faktoren virale und bakterielle Infektionen, parasitäre Infestationen, Tumorosen, Pyometra, Umweltfaktoren, genetische Faktoren, chemische Substanzen einschließlich einiger Medikamente (Sulfonamide, Propylthiouracil), Suppressor-T-Zelldefekt, hyperreaktive B–Zellen.
Pathogenese: Es werden antinukleäre Antikörper (ANA) gegen DNA und RNA sowie gegen Bestandteile der Ribosomen und Mitochondrien, ferner gegen Thyreoglobulin und Erythrozyten gebildet. Die Reaktion folgt dem Allergietyp III (Arthusreaktion), zum Teil auch den Typen II und IV, wobei dann durch zytotoxische Autoantikörper besonders Hämolysen und Thrombozytopenien

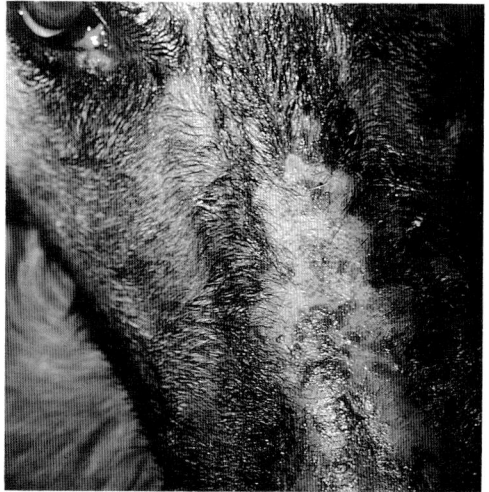

Abb. 17.4: Lupus erythematodes.

entstehen. Nach Ablagerung der Immunkomplexe in Geweben wird Komplement aktiviert. Danach werden Entzündungsmediatoren freigesetzt, so dass es zu einer Permeabilitätssteigerung der Gefäßmembranen kommt und neutrophile Granulozyten und Makrophagen angelockt werden. Durch die Freisetzung von Lysozymen kommen die Gewebsschäden zustande. Weshalb einzelne Organe stärker und andere weniger ausgeprägt erkranken, ist nicht sicher geklärt. Der Lupus erythematodes discoidalis ist auf die Haut, häufig auf den Nasenrückenbereich, beschränkt.
Klinisches Bild: Die Krankheit kann nahezu alle Organe und Gewebe befallen. Am häufigsten werden festgestellt:
– Dermatitis (isoliert wie beim diskoiden LE oder in Verbindung mit dem systemischen LE)
– Polyarthritis
– Glomerulonephritis
– hämolytische Anämie
– Thrombozytopenie
– Leukopenie
Weniger häufig treten auf:
– Pleuritis
– Neuropathien
– Myokarditis
– Myositis
Nicht selten werden Fieber, Apathie und Anorexie festgestellt.

Die Krankheit befällt eher jüngere Hunde. Am auffallendsten sind die Symptome einer hämolytischen Anämie und einer mit Thrombozytopenie einhergehenden Purpura. Die Symptome sind Schwäche, Polypnö, Blässe der Schleimhaut, häufig Ikterus mit Erhöhung des primären wie auch des sekundären Bilirubins, anfangs petechiale Blutungen, die auch als Ekchymosen in Haut und Schleimhaut auftreten können. Nasenbluten, Hämaturie, Blutbeimengungen im Stuhl. Hämatokrit, Hämoglobin und Erythrozytenzahl sinken ab, im Blutausstrich werden vermehrt Sphärozyten und Mikrosphärozyten sowie Retikulozyten gefunden. Die Thrombozyten sinken auf Werte weit unter 100 000/µl, Werte um 5 000 kommen vor. Bewegungsstörungen infolge von Polyarthritis oder Polymyositis kommen hinzu. Im Falle der Myositis wird eine starke Erhöhung der Kreatinkinase im Serum festgestellt. Proteinurie mit nachfolgender Hypoproteinämie und Ödembildung sowie Zylindrurie kommen als Ausdruck der Glomerulonephritis vor. Daneben können Hauterscheinungen zur Beobachtung kommen, die häufig symmetrisch sind, oft auf Kopf und Ohren beschränkt bleiben und erythematös, atrophisch oder krustös sein können.

Diagnose: Die klinischen Symptome, hämolytischer Anämie, Thrombozytopenie, Glomerulonephritis, Polyarthritis, Myositis weisen in die Richtung des systemischen Lupus erythematodes. Der Coombs-Test, sowohl der direkte als auch der indirekte, ist positiv.

In vielen Fällen werden ebenfalls Thrombozytenantikörper gefunden. Man sollte nach der exakten klinischen Gesamtuntersuchung, bei der auf alle häufiger und seltener betroffenen Organsysteme geachtet werden muss, je nach Befunden folgende Laboruntersuchungen durchführen:

- rotes Blutbild einschließlich Retikulozytenzählung (>60 000 Retikulozyten/µl = regenerative Anämie)
- Leukozytengesamtzahl und Differentialblutbild (häufig bestehen Neutropenien)
- Thrombozytenzählung, wenn möglich Thrombelastogramm
- Serum-ALT, -GLDH, -AP, -Bilirubin, -Gallensäuren
- Serum-Harnstoff, -Kreatinin
- Serum-Protein, evtl. Elektropherogramm
- Kreatinkinase (bei Muskelerkrankung)
- Harnuntersuchung, besonders auf Dichte, Hämaturie, Hämoglobinurie, Proteinurie (U-P/C) achten
- Coombs-Test, Plättchenantikörper, Antinukleäre Antikörper (ANA), Kälteagglutinine
- LE-Zellen
- Rheumafaktoren (IgM oder/und IgG)
- direkter Immunfluoreszenztest in Haut-, Nieren- Knochenmarkbioptaten (Fixation in Michels-Reagenz erforderlich)
- histologische Untersuchung eines Nierenbioptats

Der Test auf ANA gilt bei Vorliegen von mindestens zwei klinischen Lupus-Symptomen als empfindlichster Nachweis. Allerdings ist er bei LE discoidalis selten, bei systemischem LE nicht immer positiv. Andererseits können ANA auch bei anderen Krankheiten positiv sein.

Differentialdiagnose: Es kommen alle systemischen, bei diskoidem LE auch dermatologischen Immunkrankheiten in Frage. Ferner können Organkrankheiten anderer, oft „idiopathischer" Ursache ähnlich verlaufen. Weiterhin kommen solche Krankheiten in Frage, die auch als Ursache des LE angesehen werden (s. Ätiologie).

Prognose: Unter der Behandlung kann eine Besserung erzielt werden. Im Übrigen ist die Prognose eher ungünstig, besonders wenn schon irreversible Schäden lebenswichtiger Organe eingetreten sind.

Therapie: Eine ätiologische Therapie ist allenfalls dann möglich, wenn die – mögliche – Grundkrankheit oder Behandlungen mit Arzneimitteln abgestellt werden können. Nach deren Behandlung oder Abheilung bietet sich die immunsuppressive Therapie an:

- Prednisolon, 1–2 mg/kg KM, zweimal täglich
- Azathioprin, 0,5–2 mg/kg KM, einmal täglich p. o., oder
- Kombination von Prednisolon und Azathioprin
- Cyclophosphamid, 50 mg/m^2 KOF (oder 1–1,5 mg/kg KM), an vier Tagen in der Woche (Leukozytenkontrolle!)
- Ciclosporin, 10 mg/kg KM, ein- bis zweimal täglich p. o.
- Acetylsalicylsäure bei Fieber und Muskelschmerz (25 mg/kg KM beim Hund)

17.2.14 Allergische Vaskulitis

Synonyma: *Angiitis oder Vasculitis allergica.*
Definition: Entzündung bis zur Nekrose kleiner Arterien, Kapillaren und Venen aufgrund allergischer Reaktionen als Immunkomplexvaskulitis. Man kann eine Vasculitis allergica superficialis und eine V. a. profunda (syn. Vasculitis nodosa) unterscheiden.
Ätiologie: Es werden die gleichen – zum Teil unbekannten – Ursachen wie bei Lupus erythematodes vermutet (s. d.).
Pathogenese: Die Krankheit folgt den Allergietypen III und IV (CRAWFORD und FOIL 1989). In den Wänden der kleinen Blutgefäße werden Immunkomplexe abgelagert. Dies führt zur Chemotaxis von neutrophilen Granulozyten u. a. weißen Blutzellen, bei deren Untergang Zellbestandteile frei werden.
Klinisches Bild: Prinzipiell können alle Organe betroffen sein, am häufigsten erkrankt jedoch die Haut (V. a. superficialis). Andere häufige Krankheitsorte sind die Schleimhäute, Nierenkörperchen, das zentrale Nervensystem und die Lunge. Beobachtet werden akute Fieberanfälle, Anorexie, gestörtes Allgemeinbefinden, Unruhe. In der Haut werden folgende Symptome beobachtet: Rötung, Hautblutungen (Purpura), Quaddeln, Knoten, Bullae, schließlich Krusten und Nekrosen. Die Symptome können mit Juckreiz einhergehen. An den Schleimhäuten, besonders an den mukokutanen Übergängen, werden ähnliche Symptome beobachtet, besonders können Ulzera auftreten.

In den inneren Organen werden ähnliche Lokalisationen und Veränderungen wie bei Lupus erythematodes festgestellt: Glomerulonephritis, Pneumonie, bisweilen mit Thrombosen, Neuropathien (ZNS), Myalgien, Blutungsbereitschaft, besonders Epistaxis, Lymphadenopathie.
Diagnose: Sie kann anhand der histologischen Untersuchung von Bioptaten gestellt werden (Haut, Niere, Lymphknoten). Der Test auf Antinukleäre Antikörper verläuft negativ, ebenso der Coombs-Test.
Differentialdiagnose: In Frage kommen Lupus erythematodes, der Pemphiguskomplex, ferner Infektionskrankheiten, Tumorosen, Kälteagglutination.
Therapie:
1. Absetzen möglicher ursächlicher Arzneimittel.
2. Behandlung eventueller an der Vaskulitis ursächlich beteiligter Krankheiten.
3. Kortikosteroide: Prednisolon, 1–2 mg/kg KM, zweimal täglich
4. Immunsuppressiva: Azathioprin, 0,5–2 mg/kg KM, einmal täglich oder Cyclophosphamid, 50 mg/m² KOF (oder 1–1,5 mg/kg KM), an vier Tagen in der Woche (Leukozytenkontrolle!), oder Ciclosporin, 10 mg/kg KM, ein- bis zweimal täglich p. o.
5. Dapson, 1 mg/kg KM, dreimal täglich, nach zwei Wochen zweimal und nach weiteren zwei Wochen einmal täglich (KLEIN u. Mitarb. 1989).

17.2.15 Rheumatoide Arthritis

Synonym: *Rheumatoide Synoviitis.*
Definition: Immunogene, progressive, erosive Entzündung einzelner oder mehrerer Gelenke meist des Hundes, selten der Katze (BENNETT und NASH 1988). Die Krankheit ist nicht identisch mit der – nichterosiven – Polyarthritis, wie sie bei systemischem Lupus erythematodes gefunden wird.
Ätiologie: Die Ursache ist unbekannt. Vermutet werden multifaktorielle Ursachen (was immer sie sein mögen). Nachgewiesen worden ist Staupeantigen in den Immunkomplexen (BELL u. Mitarb. 1991); inwieweit es ätiologisch bedeutungsvoll ist, ist unklar.
Pathogenese: Vermutlich handelt es sich um eine Typ–III-Allergie. Ob die von BELL u. Mitarb. gefundenen Staupeantigene eine Aktivierung der Immunreaktion bewirken, kann nur vermutet werden. Nach Ausbrechen der Krankheit werden Autoantikörper gebildet. Sie sorgen für die Aufrechterhaltung des Krankheitsgeschehens. In der Synovia sollen Antigene gegen Autoantikörper und Rheumafaktoren (IgM, auch IgA) reagieren.
Klinisches Bild: Typisch sind Lahmheiten, die meist mehrere Gliedmaßen betreffen. Besonders Karpal- und Tarsal-Gelenke erkranken, nicht so häufig und nicht so schwer die übrigen Gliedmaßengelenke. Es wird das Bild der rezidivierenden und „umspringenden" Lahmheit beobachtet. Schwellungen der Gelenke sind eher selten, Palpationsschmerzen nicht immer auslösbar. In vielen Fällen werden Lymphknotenvergrößerungen festgestellt. Im Blut findet sich meistens eine Leu-

kozytose bei Neutrophilie mit Linksverschiebung sowie eine starke Beschleunigung der Blutkörperchensenkungsreaktion. Bisweilen wird auch eine normochrome Anämie festgestellt. Im Elektropherogramm der Serumproteine werden nicht selten Erhöhungen von Alpha- und Beta-Globulinen und eine Verminderung des Albumins gesehen. Rheumafaktoren (IgM) können gefunden werden. Das Röntgenogramm zeigt eine Schwellung der Gelenkkapsel, bisweilen auch des umgebenden Gewebes. In chronischen Fällen wird außerdem eine Entkalkung des subchondralen Knochens beobachtet. Später können schwere Gelenkdeformationen auftreten. in der Synovia wird eine mittel- bis höhergradige Zellvermehrung gesehen, die sowohl Lymphozyten und Plasmazellen als auch Neutrophile enthalten kann. Dies steht im Gegensatz zu rein degenerativen Prozessen, bei denen nur geringe Leukozytenzahlen in der Synovia enthalten sind, während bei bakteriellen Arthritiden sehr hohe Leukozytenzahlen, und zwar fast ausschließlich Neutrophile, gefunden werden.

Diagnose: Charakteristisch sind Lahmheit und Steifheit beim Aufstehen, wobei ein oder mehrere Gelenke, auch wechselnd, betroffen sein können. Häufig sind die zugehörigen Lymphknoten vergrößert. Durch Röntgenuntersuchung können erosive Veränderungen sowie Entkalkungen des subchondralen Knochens sichtbar gemacht werden, während die Gelenkkapsel und das sie umgebende Gewebe Kalkeinlagerungen aufweisen können. Das Gelenk selbst kann umfangsvermehrt durch erhöhte Menge an Gelenksflüssigkeit erscheinen. Die Bestimmung von Rheumafaktoren – meistens IgM, bisweilen auch das spezifischere IgA – ist nicht immer hinweisend auf rheumatoide Arthritis, da auch andere, beispielsweise bakterielle Arthritiden, positiv reagieren können. Der Waaler-Rose-Test und der Latex-Test ergeben nach SCHWALBACH u. Mitarb. (1993) keine zufrieden stellenden Ergebnisse. Die Gelenkflüssigkeit selbst kann Fibrin enthalten und ausflocken, die Neutrophilen sind deutlich vermehrt (Neutrophilie, bisweilen auch mononukleäre Zellen).

Differentialdiagnose: Degenerative Arthritiden (geringe Leukozytenzahlen in der Synovia, kaum Blutbildveränderungen), bakterielle Arthritiden (sehr viele Leukozyten, besonders Neutrophile in der Synovia, hochgradige Leukozytose).

Therapie: Mittel der Wahl sind Kortikosteroide und Immunsuppressiva. Kortikosteroide müssen in relativ hohen Dosen angewandt werden, bisweilen ist auch später eine Erhöhung der Dosierung notwendig. Begonnen wird mit der täglichen Applikation von Dexamethason in einer Dosis von 0,3–0,5 mg/kg KM, bei Prednisolon oder Prednison 2 mg/kg KM, 2 × tägl. Nach Besserung der klinischen Symptome wird eine Erhaltungsdosis ermittelt, die im Falle von Dexamethason jeden 2. Tag appliziert werden sollte. Azathioprin (Imurek) wird in Anfangsdosen von 2 mg/kg KM 1 × tägl. gegeben.

Natriumaurothioglukonat oder -malat (z. B. Aureotan bzw. Tauredon) können in einer Dosis von 5–20 mg/Hund oder 5 mg/Katze einmal wöchentlich intramuskulär gegeben werden. Man therapiert mehrere Wochen lang (bis sechs Wochen) und kann bei Rezidiven erneut damit beginnen.

Als ebenfalls wirksam hat sich das Antirheumatikum Auranofin (z. B. Ridaura), ebenfalls ein Goldpräparat, erwiesen (0,05–0,2 mg/kg KM, bei ungenügendem Ansprechen bis 2 mg/kg KM, zweimal täglich p. o.

Auch Colchicin, 0,03 mg/kg KM, einmal täglich p. o., wird erfolgreich angewandt; es ist auf dem deutschen Markt als Colchicum-Dispert und Colchysat-Bürger im Handel.

Eine vorübergehende Besserung der Symptome kann auch mit Acetylsalicylsäure (Aspirin), 25–30 mg/kg KM, erreicht werden. Eine sichere Verhinderung weiterer Gelenkveränderungen kann jedoch nicht immer erzielt werden.

17.2.16 Immun-Glomerulonephropathie

Definition: Durch Immunkomplexe hervorgerufene Glomerulonephritiden.

Ätiologie: Wie im Kapitel Harnorgane, „Nephrotisches Syndrom: Glomerulopathie" dargelegt, kann eine Reihe von Grundkrankheiten zu einer Immunglomerulonephritis führen, besonders Infektionskrankheiten, Entzündungen, Neoplasmen (in Form des paraneoplastischen Syndroms), hormonelle Störungen, möglicherweise auch erbliche Prädispositionen; nicht selten bleibt die Ursache unbekannt („idiopathisch"). In dem erwähnten Kapitel wird ausführlich auf die Pathogenese eingegangen.

Besonders Antigene von *Escherichia coli* werden als Ursache verantwortlich gemacht. Auch virale Infektionskrankheiten können bei Hund und Katze zu Immunkomplex-Glomerulonephropathien führen, wie es vom Virus der H. c. c. bekannt ist. Ähnliches ist bei der Katze vom felinen Leukosevirus berichtet worden. Beim Hund werden Glomerulonephritiden in Verbindung mit Dirofilariose beschrieben. Dagegen konnten weder beim Hund noch bei der Katze Immunkomplexkrankheiten der Nieren durch Streptokokken ausgelöst werden, die beim Menschen eine Reihe von Immunkomplexkrankheiten hervorzurufen vermögen.

Klinisches Bild: Es umfasst
- die Symptome einer eventuellen prädisponierenden Grundkrankheit
- die Symptome der chronischen Niereninsuffizienz, schließlich das Vollbild der renalen Urämie: Polydipsie, Polyurie, Gewichtsverlust, Dehydratation, Leistungsinsuffizienz, Erbrechen, Schleimhautulzera, Foetor ex ore, stumpfes Haarkleid, bisweilen Ödeme, besonders Aszites und Hydrothorax.
- Bluthochdruck evtl. mit plötzlicher Blindheit (Netzhautablösung)
- große Proteinurie

Diagnose: Sie wird folgendermaßen gestellt:
- Klinische Untersuchung mit den wie oben dargestellten Befunden, besonders Tendenz zur Urämie und zu Ödemen
- Urin: große Proteinurie
- U-P/C über 2,0 (HÖRAUF u. Mitarb. 1990, HÖRAUF 1992)
- Hypoproteinämie/Hypoalbuminämie
- häufig Azotämie (Erhöhung von Serum-Kreatinin und -Harnstoff)
- Hypercholesterinämie
- gesichert wird die Diagnose durch eine Nierenbiopsie

Differentialdiagnose: In Frage kommen alle Formen chronischer Nephropathien, ferner müssen extrarenale Hämaturien und Hämoglobinurien ausgeschlossen werden.

Prognose: Die Glomerulopathie schreitet oft nur sehr langsam fort. Überlebenszeiten von einem oder zwei Jahren sind bei Hund und Katze nicht selten.

Therapie: Sie gestaltet sich folgendermaßen:

Behandlung der Urämie:
- Wasser-Elektrolyt-Substitution
- Ausgleich der metabolischen Azidose
- eventuell Behandlung der Hyperkaliämie und Hyperphosphatämie

Behandlung der Immunopathie:
- Kortikosteroide (wegen der stärkeren Thromboseneigung nicht unbedenklich). Prednisolon, zweimal täglich 2 mg/kg KM, Reduktion nach etwa einer Woche
- Cyclophosphamid, vier Tage pro Woche einmal täglich 1–1,5 mg/kg KM, oder
- Azathioprin, einmal täglich 0,5–2 mg/kg KM (nicht bei der Katze) oder
- Ciclosporin, einmal täglich 10–15 mg/kg KM.

Behandlung der Hypoalbuminämie:
- Blut- oder Plasmatransfusion
- Plasmaexpander (MG ≥ 60 000 Da)

17.2.17 Autoimmunhämolytische Anämie

Definition: Durch antierythrozytäre Autoantikörper hervorgerufene hämolytische Anämie.

Ätiologie: Der autoimmunhämolytischen Anämie (AIHA) kann häufig keine Ursache zugrunde gelegt werden (idiopathische oder primäre AIHA). In anderen Fällen kommt sie im Gefolge von viralen, bakteriellen, parasitären Infektionen, Tumoren vor. Nicht selten wird sie in Zusammenhang mit dem Lupus erythematodes gesehen. Dagegen ist das Zusammentreffen von Immunthrombozytopenie mit AIHA häufig zu finden.

Pathogenese: Es werden alle vier Typen der allergischen Reaktion einschließlich von Kälteagglutininen verantwortlich gemacht. In das Geschehen sollen IgG, IgM und Komplement verwickelt sein. Das Erythrozytenantigen befindet sich auf der Erythrozytenmembran, woran sich die Antikörper anheften. In manchen Fällen wird Komplement aktiviert. Sowohl Komplement als auch die Immunkomplexe aktivieren Makrophagen. Sie zerstören einen Teil der Erythrozytenmembran oder phagozytieren den Erythrozyten in toto. Im ersten Fall kugelt sich der Erythrozyt ab (Sphärozyt, Mikrosphärozyt). Sphärozyten sind weniger verformbar als Normozyten, weshalb sie schlechter durch Kapillaren hindurchtreten und insbesondere in der Milz „hängen bleiben". Dort werden sie schließlich aufgelöst. Die Krankheitsentstehung verläuft in der Regel sehr rasch, das heißt, es gehen massenhaft Erythrozyten intra- oder extravasal zugrunde. Das frei werdende Hämoglobin wird vom retikuloendothelialen System zu primärem Bilirubin umgewandelt und im Blutstrom, an Transportalbumin gebunden, in den Sinusoiden zu den Hepatozyten transportiert, wo es vom Albumin befreit und in die Hepatozyten aufgenommen wird. Intrazellulär wird es an Glukuronsäure gebunden (sekundäres oder glukuroniertes Bilirubin), damit wasserlöslich und mit der Galle in den Dünndarm ausgeschieden. Ein Teil des sekundären Bilirubins wird in die Blutbahn „regurgitiert"; dort wird ein Teil zu primärem Bilirubin dekonjugiert. Dies erklärt die Tatsache, dass bei hämolytischer Anämie sowohl primäres als auch sekundäres Bilirubin im Serum nachgewiesen werden kann.

Klinisches Bild: Geringgradige Hämolysen führen nur zu unspezifischen Symptomen wie allgemeine Schwäche und Leistungsinsuffizienz. In schweren Fällen tritt rasch eine hochgradige Anämie ein mit blassen bis weißen Schleimhäuten, hochgradiger Schwäche, bisweilen Erbrechen, ferner Tachykardie, Tachypnoe. Ein Ikterus unterschiedlicher Schweregrade kann hinzukommen, wenn die Hämolyse zu so starken Anstiegen des Hämoglobins und in seinem Gefolge auch des Bilirubins führt, dass die Hepatozyten es nicht aufnehmen, konjugieren und ausscheiden können. Häufig wird eine Hepatosplenomegalie festgestellt. Durch die Herabsetzung der Blutviskosität werden Turbulenzgeräusche über dem Herzen gehört.

Diagnose: Es besteht eine meistens stark regenerative Anämie (Retikulozyten Hund > 60 000/µl, Katze > 30 000/µl). Aregenerative Anämien kommen jedoch bisweilen vor. Dabei können Antikörper gegen die Stammzellen vermutet werden. In anderen Fällen findet man keine oder nicht vermehrt Retikulozyten, obgleich – nach Abstellen der Ursache der AIHA oder ihrer Behandlung – die Erythrozyten ansteigen. Die roten Blutzellen sind in der Regel klein (Mikrozyten), es fehlt ihnen die innere Aufhellung als Zeichen der Abkugelung (Sphärozyten, Mikrosphärozyten). Auf dem Objektträgerausstrich findet man verklumpte Erythrozyten als Zeichen der Agglutination. Häufig besteht eine Leukozytose, wobei die neutrophilen Granulozyten und die Monozyten relativ und absolut vermehrt sind. Man sollte nach Kälteagglutininen suchen (s. Fachbücher der Labordiagnostik). Ebenso soll ein Coombs-Test durchgeführt werden, der positiv verläuft. Man sollte einen Coombs-Test auf IgG und C3 untersuchen, und zwar bei 4 °C und bei 37 °C. Häufig findet man auch Antikörper gegen Thrombozyten. Bei Katzen, bei denen die AIHA seltener vorkommt, muss nach FeLV-Antigen gesucht werden.

Bilirubin im Blutserum ist erhöht. Meistens ist – besonders zu Beginn der Krankheit – primäres Bilirubin, in vielen Fällen jedoch auch das sekundäre Bilirubin erhöht. Bilirubin im Urin tritt erst vermehrt auf, wenn sekundäres Bilirubin vorliegt. Urobilinogen im Urin ist vermehrt.

Im Knochenmarksbioptat findet sich ein stark regeneratives Mark. Wenn jedoch Antikörper gegen die Stammzellen vorliegen, fehlen diese weitgehend. In Leber- und Milzpunktaten findet man extramedulläre Hämatopoese.

Differentialdiagnose: In Frage kommen zahlreiche andere, zum Teil mechanisch bedingte Anämien, die zusätzlich eine immunhämolytische Komponente aufweisen können: Babesiose, Hämobartonellose, Ehrlichiose, Heinzkörperanämie, toxische Hämolyse, Neugeborenenhämolyse, Tumoren, mechanische Hämolyse (durch Thromben). Im weiteren Sinne kommen andere Ikterusformen in Betracht: intra-, posthepatischer Ikterus.

Therapie: Folgende Maßnahmen werden ergriffen:
- Kortikosteroide: Prednisolon, 1–2 mg/kg KM, zweimal täglich.
- Azathioprin, 1–2 mg/kg KM, einmal täglich, oder
- Kombinationen mit jeweils der Hälfte der Dosis.
- Cyclophosphamid, 1–1,5 mg/kg KM oder 50 mg/m² KOF, einmal täglich, an vier Tagen in der Woche; Leukozytenkontrolle! Oder
- γ-Globulin-Infusion: Die Methode hat sich besonders bei AIHA als sehr effektiv erwiesen (LINK 1998). Gegeben werden menschliche γ-Globuline, 0,5 g/kg KM in der Dauertropfinfusion über sechs Stunden, zu Beginn 5 Tr./min und, sofern keine

Nebenwirkungen eintreten (von uns beim Hund und bei der Katze noch nie beobachtet), danach rascher. Kurz nach der Infusion können vorübergehend Thrombozytopenien beobachtet werden.
- Wenn alle beschriebenen Maßnahmen nicht erfolgreich sind, ist die Milzexstirpation zu erwägen.
- Bluttransfusionen sollen nur in lebensbedrohlichen Zuständen durchgeführt werden, wenn der Hämatokritwert unter 10% (0,1 l/l) sinkt.

18 Vergiftungen
(W. Kraft)

18.1 Allgemeine Maßnahmen

In lebensbedrohlichen Fällen ist die Aufrechterhaltung der Lebensfunktionen wichtigste Sofortmaßnahme. Sie kann zusammengefasst werden als „A B C D der Wiederbelebung":
A = Freihaltung der Atemwege,
B = Beatmung,
C = Behandlung des Zirkulationsapparates (Circulation),
D = Medikamentöse Behandlung (Drug).

Die Freihaltung der Atemwege umfasst Vorlagerung der Zunge, Befreien der Mundhöhle und des Rachens von Schleim oder Erbrochenem, ggf. Absaugen von Schleim- oder Futterbestandteilen aus den tieferen Atemwegen. Die Einführung eines Tracheotubus sorgt für die weitere Freihaltung der Atemwege. Sie ermöglicht außerdem die künstliche Beatmung, die entweder in Form der Mund-zu-Tubus-Beatmung durchgeführt wird oder über ein Narkosegerät mit Sauerstoffgemisch oder mit reinem Sauerstoff.

Der Patient wird dazu in rechte Seitenlage bei leichter Kopftieflagerung verbracht, beim akuten Lungenödem ist jedoch die sitzende Haltung vorzuziehen. Bei Herzstillstand kann die extrathorakale Herzmassage durchgeführt werden, wobei folgendes Prinzip einzuhalten ist: Thorax zwei Sekunden komprimieren, loslassen, nach weiteren zwei Sekunden erneut Kompression usw. Außer bei Digitalisvergiftung kann die Elektroschockbehandlung durchgeführt werden (Impuls 80 bis 400 Ws, Dauer 2 bis 3 ms).

Die medikamentöse Behandlung richtet sich nach Art der Vergiftung. Im Falle des Herzstillstandes kann folgendermaßen vorgegangen werden:
– Adrenalin, 0,1 bis 0,5 (bis 1) ml der 0,1 ‰igen Lösung intrakardial,
– oder Orciprenalin (z. B. Alupent), 0,1 bis 0,5 ml der 2 %igen Lösung intrakardial.
– Natriumbicarbonat, 1 bis 2 ml/kg KM der 4,2 %igen Lösung, davon bei Herzstillstand ein Viertel streng (!) intrakardial, der Rest langsam intravenös, ggf. nach 15 min intravenös wiederholen.
– Kalziumborogluconat 10 %ig, 1 ml intravenös.

Bei Einsetzen des Herzschlags DTI mit kaliumfreien Elektrolytlösungen unter Zusatz von Natriumbicarbonat je nach Ausprägung der Azidose (Faustregel: 8,4 %ige Lösung 0,5 bis 1 ml/kg KM i. v., 4,2 %ige Lösung das Doppelte), Zugabe von Orciprenalin je nach Herzfrequenz.

Eine wichtige Maßnahme ist die Verhinderung weiterer Giftaufnahme durch Entfernung des Patienten aus der kontaminierten Umgebung. Sofern Haarkleid und Haut mit dem Gift in Berührung gekommen sind, ist der Patient zu scheren und zu waschen. Das Waschmittel richtet sich nach der Art des Giftes. Es ist insbesondere dabei zu beachten, dass fettlösliche Gifte nicht mit resorbierbaren Ölen, sondern mit nichtresorbierbaren synthetischen Produkten (z. B. Paraffin. lig.) entfernt werden. Ist das Gift oral aufgenommen worden, so ist die Entfernung in der Regel nur innerhalb der ersten, maximal zweiten Stunde nach Aufnahme des Giftes möglich; allerdings können Gifte, die zu Motilitätsstörungen des Magen-Darm-Traktes geführt haben, auch noch nach Stunden im Gastrointestinaltrakt gefunden und damit entfernt werden. Folgende Maßnahmen können getroffen werden:
– Anwendung von Emetika,
– Magenspülungen,
– Magen-Darm-Spülungen (Brechklysma),
– Anwendung von Adsorbentien.

Beim Hund eignet sich als Emetikum Apomorphin in einer Dosis von 0,04 bis 0,08 (0,05) mg/kg KM intramuskulär oder intravenös. Sofern danach unstillbares Erbrechen auftritt, kann die Wirkung mit Levallorphan (z. B. Lorphan) unterbrochen werden in einer Dosis von 0,02 mg/kg KM intravenös.

Bei der Katze ist die Verwendung von Apomorphin zu unterlassen, da es nur unsicher zum Erbrechen, dagegen zu starken Exzitationen führt. Bei dieser Tierart bewährt sich Xylazin (z. B. Rompun) in einer Dosis von 0,25 bis 0,5 mg/kg KM i. m. Der dabei zusätzlich auftretende Sedierungseffekt kann bei Krämpfen durchaus erwünscht sein.

Kontraindikation für Emetika besteht bei zentralnervösen Störungen mit Beeinträchtigung des Bewusstseins und des Schluckreflexes, außerdem nach Aufnahme von Mineralölderivaten, Säuren oder Laugen.

Die Magenspülung kann auch beim bewusstlosen Patienten durchgeführt werden. Dazu muss ein Tracheotubus eingesetzt werden. Verwendet wird eine möglichst großlumige Magensonde, die in einer Länge eingeführt wird, die der Entfernung Nasenspitze – Xiphoid entspricht. Der Patient wird in rechte Seitenlage mit leichter Kopftieflagerung verbracht. Danach werden 5 bis 10 ml/kg KM kaltes Wasser durch die Magensonde appliziert und mit einer Spritze entfernt. Die Abheberung kann 10- bis 15-mal wiederholt werden. Durch Zugabe von Carbo medicinalis wird die Wirkung durch Giftadsorption erhöht. Mit wiederholten Magenspülungen gehen erhebliche Elektrolytverluste einher, die durch intravenöse Gabe von Kochsalzlösung, wenn nötig auch von Kalium, ersetzt werden. Bei Patienten ohne Bewusstseinstrübung kann Carbo medicinalis auch in Kapseln, Tabletten oder mit Sonde eingegeben und nach 30 Minuten durch Aplikation eines Emetikums durch Erbrechen wieder entfernt werden. Eine weitere Möglichkeit der Giftentfernung insbesondere auch im Darm ist die gleichzeitige Gabe von Aktivkohle und Natrium sulfuricum (1 g/kg KM als 5–7%ige Lösung p. o.). Aktivkohle (Carbo medicinalis) ist wirkungsvoller als das „Antidotum universale", das aus Carbo medicinalis, Magnesiumoxid und Gerbsäure besteht. Carbo medicinalis ist jedoch nicht wirksam bei Zyanidvergiftungen. Bei fettlöslichen Giften ist die Gabe von resorbierbarem Fett, etwa Milch, zu vermeiden. Mineralöle jedoch können mit Vorteil gegeben werden (Paraffinum liquidum je nach Größe 2 bis 60 ml p. o.).

Vorsicht bei der Eingabe von Paraffinum liquidum ist geboten bei widersetzlichen Tieren (Katzen!) und bei eingeschränktem Bewusstsein, da hierbei leicht eine außerordentlich schwere, therapieresistente Aspirationspneumonie ausgelöst werden kann.

Bereits im Darm befindliches Gift kann sehr gut durch Brechklysmen entfernt werden; dies gilt auch für Gifte, die wieder in den Darm sezerniert werden (Thallium). Dazu wird der Patient hinten hoch gestellt, und warmes Wasser wird über einen Irrigator bis zum Erbrechen klaren Wassers rektal eingeführt. Die Verwendung physiologischer Kochsalzlösung ist empfehlenswert, um die Gefahr der Wasserintoxikation zu vermeiden.

Auch das Brechklysma darf nur bei Bewusstsein und intaktem Schluckvermögen durchgeführt werden (bei Bewusstseinseinschränkung darf es allenfalls nach Einsetzen eines dicht schließenden Tracheotubus erfolgen).

Die meisten Gifte werden nach der Resorption zumindest teilweise über die Nieren aus dem Körper entfernt, andere durch den hepatointestinalen Kreislauf in den Darm ausgeschieden, einige auch über die Lunge abgeatmet. Die Ausscheidung durch die Niere kann durch Diuretika gefördert werden: Mannit, 2 g/kg KM; Furosemid, 1 bis 2 (bis 5) mg/kg KM intravenös. Es ist dafür zu sorgen, dass genügend Flüssigkeit zugeführt wird. Insbesondere ist darauf zu achten, dass unter der Giftwirkung kein Nierenversagen, erkenntlich an der ungenügenden Harnproduktion, auftritt: die Mindestmenge sollte 1 ml/kg Körpergewicht und Stunde betragen. Bei eingetretener Oligurie/Anurie kann eine Peritonealdialyse durchgeführt werden mit Kochsalz-Glucose-Lösung (Kochsalz 0,45 g, Glucose 2,5 g/100 ml), der bei Hypokaliämie 15 mmol KCl/l hinzugefügt werden. Appliziert werden 10 bis 20 ml/kg Körpergewicht i. p. Je nach Körpertemperatur wird die Lösung warm oder kühl infundiert und nach 30 bis 60 Minuten entfernt. Die Dialyse ist über viele Stunden durchzuführen, bis die Nieren wieder normale oder erhöhte Flüssigkeitsmengen ausscheiden.

Wichtig ist die Temperaturkontrolle. Bei Hypothermie wird durch Einpacken in Wolldecken und Metallfolien die eigene Körperwärme zum Ausgleich herangezogen. Hyperthermie wird durch Kälteapplikation (Eisbeutel, kalte Klysmen, kalte Dialysen, kalte Waschungen) ausgeglichen.

Bei Vergiftungen mit Krämpfen kann Phenobarbital, 5 bis 10 mg/kg KM intravenös gegeben werden. Beim Hund eignet sich auch Meperidinhydrochlorid (5 bis 10 mg/kg KM intramuskulär), nicht jedoch bei Vergiftungen mit Tranquilizern oder Barbituraten. Bei der Katze ist diese Substanz toxisch und wegen der kurzen Halbwertszeit ungeeignet. Auch Diazepam (Valium) ist geeignet (1 mg/kg KM intravenös).

ZNS-Depressionen werden mit Doxapram behandelt (3 bis 5 mg/kg KM). Ggf. ist die künstliche Beatmung durchzuführen.

Kortikosteroide in hoher Dosis (Prednison, Prednisolon 5 bis 8 mg/kg KM) werden zur Membranstabilisierung gegeben.

18.2 Klinisch wichtige Vergiftungen

Ethylenglykol
Frostschutzmittel

Wirkung: Generalisierte Kapillarschädigung, ZNS-Schädigung, Schädigung durch Anreicherung im Liquor, Oxalat-Niere, Narkose, Azidose.
Klinisches Bild: Nach $\frac{1}{2}$ bis 1 Std.: Benommenheit, Ataxie, Taumeln, Erbrechen.

Nach ca. 6 Std.: Koma, vorher bisweilen Ruderbewegungen, Anurie, Urämie, Azidose, Oxalaturie.
Diagnose: Klinische Symptome, schwere Oxalaturie, Ethylenglykolnachweis im Blut möglich.
Therapie: Hund: alle 4 Std. 5,5 ml Ethanol 20 %ig/kg KM intravenös, alle 4 Std. 8 ml $NaHCO_3$ 4,2 %ig intravenös (i. p.). Nach fünf Behandlungen auf 6-Std.-Abstände reduzieren, Elektrolytlösungen.

Katze: alle 6 Std. 5 ml Ethanol 20 %ig/kg KM i. p., alle 6 Std. 6 ml $NaHCO_3$ 4,2 %ig i. p. Nach fünf Behandlungen auf 8-Std.-Abstände reduzieren.

ANTU
(α-Naphthylthioharnstoff)

Wirkung: Blockade von Zellenzym-SH-Gruppen, dadurch Kapillarschädigung, siehe Hämorrhagien und Ödeme (Magen-Darm, Pleura, Lunge u. a. Organe).
Klinisches Bild: Beginn der Symptome nach 6 Std.: Erbrechen (evtl. sofort), Konjunktivitis; Symptome des akuten Lungenödems: Husten, schaumiger Nasenausfluss, evtl. blutig, Dyspnoe, Zyanose, Tachykardie; Unruhe, später Apathie.
Therapie: <2 Std. Apomorphin 0,05 mg/kg KM (nicht bei Lungenödem), Magen-Darm-Spülung, Atropin 0,05 mg/kg KM (Vorsicht bei Tachykardie), Therapie des Lungenödems.
Diagnose: Fotometrisch im Mageninhalt; am toten Tier problematisch.

Arsen
Rodentizid, Arzneimittel (Roborans)

Wirkung: Blockade zahlreicher enzymatischer Prozesse des Fett- und Kohlenhydratstoffwechsels mit Herabsetzung der Zellatmung.
Klinisches Bild: Beginn $\frac{1}{2}$ bis einige Stunden nach Aufnahme mit Erbrechen, Durchfall, Unruhe, später Apathie, Kolik, Muskelkrämpfe, periphere Kreislaufinsuffizienz, Exsikkose. Chronisch: Hyperkeratose, -pigmentation, Tracheitis, Polyneuritis (Parästhesie); EKG: flaches, T, ST-Senkung.
Diagnose: Giftnachweis im Urin.
Therapie: BAL (Dimercaprol), 5 mg/kg KM intramuskulär, Wdh. mehrmals nach 3 bis 4 Std. 2 mg/kg KM, Vit. C (?), Natriumthiosulfat 10 %ig, Vitamin-B-Komplex; Blut, Plasmaexpander, Elektrolytlösungen.

Blei
Inhalation, Rostschutzfarbe (Mennige), bleihaltige Fremdkörper, Bleigeschosse, Bleirohre(!), Linoleum, Akkuabfälle

Wirkung: Hemmung der S-Aminolävulinsäuredehydrase, Störung der Porphobilinogensynthese; Hemmung der Decarboxylierung von Koproporphyrinogen III zu Protoporphyrin IX; Hemmung des Einbaus von Fe^{++} in Protoporphyrin IX.
Klinisches Bild:
1. Gastrointestinaltrakt: Salivation, Erbrechen, Kolik, Koprostase, Inappetenz, Abmagerung.
2. Nervensystem: Exzitationen (Bellanfälle, Ruhelosigkeit), Krampfanfälle, Aggressivität, Paresen, Myoklonien.
3. Blut: basophile Erythrozytentüpfelung, Erythroblasten, Anämie.

Diagnose: Urin (Koproporphyrin III, S-Aminolanulinsäure, Blei).
Therapie: CaEDTA, 10 mg/kg KM, in vier Dosen/d, insgesamt fünf Tage lang (1 g CaEDTA in 100 ml 5 %iger Glucose-Lsg.). Auch in Verbindung mit BAL günstige Ergebnisse beschrieben, ebenso Penicillamin (100 mg/kg KM).

2-Chlor-4-methyl-6dimethylaminopyrimidin („Castrix")
Mäuse- und Rattengift

Klinisches Bild: Krämpfe, Unruhe, Salivation, Polydipsie, Durchfall.
Therapie: Pyridoxin (Vit. B_6), 25 mg/kg KM; Magenspülung, Sedativa.

Cumarine
Rodentizid, Arzneimittel

Wirkung: Vitamin-K_1-Antagonist, Hemmung der Synthese der Gerinnungsfaktoren II, VII, IX, X. Speziesspezifische Unterschiede; wiederholte kleine Dosen gefährlicher als einmalige große Dosis.
Klinisches Bild:
1. Symptome der Hypovolämie: Schwäche, Taumeln, Festliegen, Blässe, Polypnoe, Tachykardie, Puls nicht fühlbar.
2. Organsymptome: je nach Sitz der Blutung(en) Bluterbrechen, blutiger Durchfall, Hämaturie, Hämoperikard, -thorax, -peritoneum u. a., besonders gefährlich sind Blutungen im ZNS.

Diagnose: Quicktest, PPT; Thrombozytenzahl normal bis vermindert. Nachweis in Leber.
Therapie:
1. Vitamin K_1 5 (bis 10) mg/kg KM intravenös, später 1 bis 2 mg/kg KM p. o.
2. Bluttransfusion (Frischblut), abhängig vom Verlust (Vorsicht bei Blutungen in Lunge oder ZNS).
3. Ggf. Thorakozentese nach Normalisierung der Gerinnung, Sauerstoff-Beatmung.

Metaldehyd
Schneckengift, „Trockenspiritus"

Wirkung: Mit Magensäure – Acetaldehyd – Gastroenteritis, Azidose, Hämolyse, Methämoglobinämie.
Klinisches Bild: Innerhalb $\frac{1}{2}$ bis 1 Std. Erbrechen, Salivation; nach mehreren Stunden: Ataxie, Hyperästhesie, Krämpfe (nicht durch äußere Reize verstärkbar), Opisthotons, Atemstillstand, Azidose.
Therapie:
1. Magen-Darm-Spülung, Abführmittel, kein resorbierbares Öl!
2. Sedierung: Diazepam, 0,5 bis 1 mg/kg KM intravenös, oder Pentobarbital, 10 mg/kg KM intravenös.
3. Ggf. künstliche Beatmung.
4. Ringer-Lactat-Lösung.
5. Natriumbicarbonat nach Blutgasanalyse.

Natriumfluoracetat
Rodentizid, Insektizid

Wirkung: Umwandlung des relativ ungiftigen Natriumfluoracetats zu Citronenflusssäure im Citronensäurezyklus mit Hemmung der Akonitase und Störung der Zellatmung.
Klinisches Bild: Beginn $\frac{1}{2}$ Stunde bis 2 Std. (Dauer der o. a. Biotransformation).
Hund: Im Vordergrund ZNS-Symptome: Exzitationen, Konvulsionen, tonische, klonische Krämpfe (durch Reize nicht verstärkbar), Paralyse, Erbrechen, Exsikkose, Azidose.
Katze: ZNS-Störungen und Herzarrhythmie.
Diagnose: Chemisch im Erbrochenen. Symptome wenig pathognomonisch.
Therapie: Keine spezifische Behandlung bekannt, symptomatisch.

Organophosphate, Carbamate
Insektizide, Akarizide

Wirkung: Hemmung der Cholinesterase durch Säureübertragung auf Serin des esteratischen Zentrums.
Klinisches Bild: Akute Vergiftung innerhalb von Minuten, bei wiederholten kleinen Dosen mehr schleichend beginnend: Erbrechen, Salivation, Tränenfluss, Miosis, Muskelzuckungen, tonische Krämpfe (durch Reiz nicht verstärkbar), Kolik, Durchfall, unwillkürlicher Harn- und Kotabsatz, Bronchospasmus, Laryngospasmus, Lungenödem, Bradykardie.
Diagnose: Serum-Cholinesterasen stark vermindert (oft < 1000 IE/l).
Therapie:
1. Atropin intravenös nach Wirkung (Pupillenerweiterung, Schleimhaut trocken), Richtwert 0,1 bis 0,2 mg/kg KM.
2. Künstliche Beatmung,
3. Diazepam bei Krämpfen.

4. Obidoxim (Toxogonin) wird in einer Dosis von 2 bis 5 mg/kg KM intravenös, aber erst nach Atropinbehandlung und nur bei Organophosphat-, nicht bei Carbamatvergiftung, gegeben. Eine evtl. nötig werdende Wiederholungsbehandlung sollte erst nach zwei Stunden erfolgen und nicht weiter wiederholt werden. Eine Anwendung später als 24 Stunden nach der Giftaufnahme ist nicht durchzuführen.
5. Falls erforderlich, Azidosebehandlung mit Natriumbikarbonat.

Phenol und Holzteerderivate (hoch toxisch für Katzen)
Phenol, Kresol, Kreosot, Guajakol, Naphthalin, Paraffin, Toluene, Xylene, Chinosol, Kreolin, Sasol, Naphthol, Hexachlorophen, Resorkinol, Holzteer, Karbolineum, Lysol

Wirkung: Starke Protoplasmagifte. Aufnahme durch die intakte Haut, oral, selten per inhalationem, per injectionem.
Entgiftung in der Leber durch Glukoronierung oder Sulfatierung.
Katze: Glukuronierungsdefekt für die phenolische OH-Gruppe. 45 × empfindlicher als Kaninchen, 10 × empfindlicher als die Maus.
Klinisches Bild: Salivation, Muskelschwäche, Hypothermie, Krämpfe, Paralyse, Ataxie, Aggressivität, Tachykardie, Polypnoe, Gastroenteritis, Dermatitis (Nekrose), Schleimhautentzündung.
Therapie: Sofortige Reinigung der Haut (Olivenöl, Ol. Arachidis, Polyethylenglykol; kein Alkohol, Äther oder Glycerin).
Oral: Olivenöl und Eiweiß; Magenspülung (Wasser + 10 %ig, Aktivkohle), Natrium sulfuricum.

Strychnin
Rodentizid, Arzneimittel

Wirkung: Enthemmung von Interneuronen, vorwiegend sensible Funktionen des Rückenmarks steigernd, in größeren Dosen lähmend.
Klinisches Bild: Wenige Minuten bis zwei Stunden nach Aufnahme: Erregung, Zittern, tonische Krämpfe durch äußere Reize verstärkbar, Opisthotonus, Trismus, Atemnot, Apnoe, Zyanose, Tod durch Schwäche oder Atemlähmung.

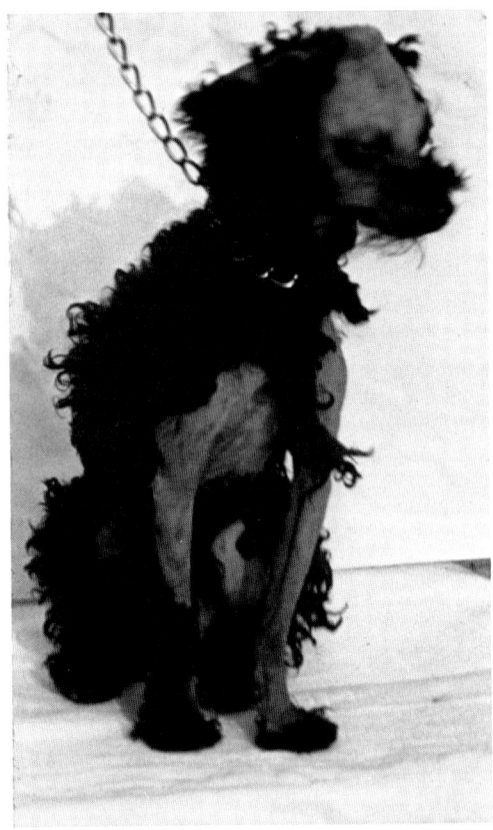

Abb. 18.1. Pudel mit Alopezie 14 Tage nach Thalliumaufnahme.

Therapie: Pentobarbital bis Narkosestadium; Glycerin-Guajakol-Äther, 110 mg/kg KM intravenös, O$_2$-Beatmung;
Diurese (Furosemid, 5 mg/kg KM intravenös; Mannit 15 %ig, 2 g/kg KM/Std.).

Thallium
Rodentizid

Wirkung: Noch nicht restlos bekannt. Affinität zum Nervensystem. Beeinflussung mitochondrialer Enzyme? Verdrängung von Kalium in Muskeln und Nerven.
Klinisches Bild: 18 bis 24 Std. nach Aufnahme: Erbrechen, Durchfall (blutig), Vorderbauchschmerzen.
2. bis 4. Tag: Schleimhautrötung, Tonsillenschwellung, Ulzeration (Katze Zungenläsion), Konvulsionen, Exzitationen, Ataxien, Paresen, Paralysen, Darmatonie, Dyspnoe, Herzinsuffizienz, Niereninsuffizienz.

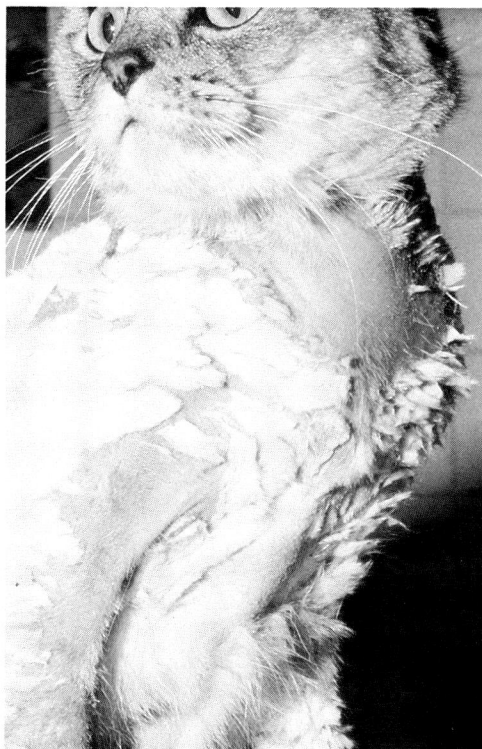

Abb. 18.2: Thalliumvergiftung bei einer Katze, 16 Tage nach Giftaufnahme.

5. Tag: Erytheme (Nase, Ohren, Achsel-, Inguinalgegend, Zwischenzehenräume), später Dermatitis pustulosa.
Ab 7. Tag: Haarausfall, büschelweise.
Diagnose: Giftnachweis im Urin.
Therapie: Emetika, Brechklysma, Hexacyanoferrat (Berliner Blau), 100 bis 400 mg/kg KM, 3 bis 6 ×/d, bis zwei Wochen; KCl 0,3%ige Lösung in 5%iger Glucose-Lsg., 10 mg/kg KM DTI, entspricht etwa 3,3 ml/kg KM, EKG-Kontrolle! Elektrolyt-Lsg., abdeckende Salben.

Pflanzengifte

Klinisches Bild: *Wolfsmilch:* Erbrechen, Durchfall, Koma, Tod.
Kalla: Juckreiz, Brennen auf Mundschleimhaut, Salivation.
Oleander: Gastroenteropathie (Kolik), Bradykardie, Mydriasis, Hypotonie, Exzitationen, Koma, Atemstillstand, Tod.
Therapie: Kalium (oral oder als DTI), Atropin.

Klinisches Bild: *Philodendron:* Schleimhautentzündung, Salivation.
Langblättriger Efeu: Apathie, Krämpfe bis Opisthotonus.
Leber- und Nierenversagen.
Therapie: Magenspülung, im Übrigen nur symptomatisch.
Weitere Giftpflanzen: Bittersüß, Hortensie, Mistel, Taxus, Buchsbaum, Goldregen, Glyziniasamen, Lupine, Tabak, Maiglöckchen, Rittersporn, Eisenhut, Fingerhut, Nachtschattengewächse, Rizinussamen, Eibe außer Früchten.

Tierische Gifte

Schlangenbisse

In Mitteleuropa hauptsächlich durch Kreuzottern, selten durch importierte Giftschlangen. In der Münchener Klinik sind Vergiftungen durch Schlangenbisse nach Cumarin- und Schneckenkornvergiftung derzeit die dritthäufigste Vergiftungsform beim Hund (KRAFT u. Mitarb. 1998).
Wirkung: Neurotoxine, Hämolysine und Hämorrhagine. Mitteleuropäische Giftschlangen gehören ausnahmslos der hämolytisch-hämorrhagischen Gruppe an. Giftwirkung durch mehrere Enzyme: Hydrolasen (Proteasen, Peptidasen, Phosphatasen, Phospholipasen) und Desmolasen sowie auch Hyaluronidase (BECKER 1988). Im Gift der Kobra und der nordamerikanischen Korallenschlange findet sich Cholinesterase, die den europäischen Vipern fehlt. Nach dem Biss wird das Gift auf dem Lymphweg, normalerweise jedoch nicht auf dem Blutweg, transportiert. Wenn das Gift allerdings direkt in eine größere Vene injiziert wird, erfolgt durch die sofortige Verbreitung ein akutes Kreislaufversagen.

Das Gift der Kreuzotter enthält drei saure Proteasen (BECKER 1988), die u.a. für die Schockwirkung verantwortlich sind. Die Phospholipasen spalten Fettsäuren aus Phospholipiden und wirken so grenzflächenaktiv. Sie führen zu Hämolyse und Gewebsnekrose. Durch Histamin- und Bradykininfreisetzung kommt ein Blutdruckabfall (Kreislaufversagen) zustande. Die Hyaluronidase führt eine Lösung der Zellen aus ihrem Verband herbei; sie fördert so die Resorption des Giftes durch Erhöhung der Diffusionsgeschwindigkeit.

Klinisches Bild: Die Bissverletzungen finden meistens im Gesichts-Hals-Bereich, sonst an die Beine statt. Folgende Symptome werden beobachtet:
– Gegend der Bissstelle stark umfangsvermehrt, bei Palpation schmerzhaft.
– Zum Teil Allgemeinstörungen: Schwäche, teilweise Taumeln.
– Erbrechen, Durchfall, Tachypnoe mit gehäuftem Hecheln, Tachykardie mit Frequenzen bis 220/min.
– Ausgeprägte Kreislaufschocksymptome sind eher selten.
– Serum unterschiedlich stark hämolytisch.
– Mittel- bis hochgradige Leukozytose (26 400 bis 43 700/µl) aufgrund einer Neutrophilie (bis 95%).
– Gering- bis hochgradige hämolytische Anämie.
– Thrombozytopenie.
– Gerinnungsverzögerungen (Quick-Test, Partielle Thromboplastinzeit und Thrombinzeit).
– Bisweilen Aktivitätserhöhung des „Leberenzyms" ALT.

Therapie:
1. Sofortmaßnahmen: Ruhigstellung der Gliedmaße, Beruhigung des gebissenen Tieres. Umstritten: Abbinden der Gliedmaße und Eröffnung der Bisswunden, Absaugen des Giftes aus der Wunde kommen allenfalls in den ersten (15 bis 30) Minuten nach dem Biss in Frage; Wirkung umstritten; keine eigene Erfahrung, aber m. E. sinnlos. Absaugen mit dem Mund allenfalls mit Mundschutz (Gummimembran)! Auf keinen Fall Einschneiden oder Umschneiden der Bissstellen.
2. Schlangengiftantiserum 1 bis 2 Ampullen i. v. oder i. m. (Nebenwirkungen! Nicht umspritzen!) innerhalb von sechs, höchstens zehn Stunden und nur bei lebensbedrohlichen Schockzuständen. Verträglichkeitsprobe durch Intrakonjunktivaltest.
3. Schockbehandlung (Infusionstherapie, Adrenalin auch bei eventueller Antiserum-Unverträglichkeit 0,5–1 µg/kg KM in der Dauertropfinfusion oder intramuskulär).
4. Kortikosteroide: Prednisolon, erste Dosis 5–10 mg/kg KM i. v., danach je nach Befund reduzieren oder – bei Symptomlosigkeit – als einzige Dosis verabreichen.
5. Antihistaminika eventuell zusätzlich: Diphenhydramin, 0,5 bis 1,0 mg/kg KM s. c., i. v.
6. Breitspektrumantibiotika: Tetrazykline, 3 bis 4 × täglich 25 mg/kg KM p. o., oder Cephalexin, 2 bis 3 × täglich 25 mg/kg KM, oder Amoxicillin, 2 bis 3 × täglich 20 mg/kg KM, Ampicillin, 3 bis 4 × täglich 20 mg/kg KM, Chloramphenicol, 3 bis 4 × täglich 50 mg/kg KM o. a.
7. Symptomatische Therapie entsprechend dem klinischem Bild.

Zeckenparalyse
Sie wird durch *Ixodes* ausgelöst. Weibliche Zecken produzieren z. T. ein Neurotoxin, das eine aufsteigende fieberlose Paralyse hervorruft, deren erste Symptome in Ataxie der Hintergliedmaßen bestehen. Der Tod kann eintreten durch Lähmung des Atemzentrums. Die Behandlung besteht in dem Entfernen der Zecken. Dies muss gründlich geschehen (Kontaktinsektizide), da bereits eine einzige Zecke das Krankheitsbild auslösen kann.

19 Krankheiten der Neugeborenen und Jungtiere
(W. Kraft)

Eine Reihe von Krankheiten treten vorwiegend bei Jungtieren und Neugeborenen auf und sind Anlass zu einer Häufung der Tierarztbesuche während des ersten Lebensjahres der Patienten. Hier sind zunächst die angeborenen, z. T. **erblichen Krankheiten** zu nennen, die sich allerdings keineswegs immer sofort nach der Geburt erkennen lassen, wie es etwa bei **Missbildungen** der Fall ist: Sie werden i. d. R. kurz nach der Geburt festgestellt, wenn sie sich äußerlich manifestieren; andererseits fallen sie oft auch erst während des ersten Lebensjahres auf, wenn sie **Fehlbildungen innerer Organe** darstellen, die erst im Laufe der Zeit manifest werden.

Sofort nach der Geburt werden schwer wiegende monströse Defekte wie Doppelmissbildungen (Kopf, Becken, Schwanz, Gliedmaßen, Polydaktylie) und zyklopische Veränderungen (Mikrozephalie, Hydrozephalus, Gesichtsspalten) erkennbar, in der Regel etwas später Anophthalmie, Mikrophthalmie, angeborene Katarakt, Schielen, Nystagmus sowie die angeborenen Hautkrankheiten wie Ichthyosis congenita, kutane Asthenie, Atrichosis oder Hypotrichosis congenita, Albinismus (erst nach Öffnen der Augen an der roten Iris erkennbar). Ebenfalls, i. Allg. erst in den ersten Tagen, wird nach der Geburt die *Atresia ani* oder *coli* erkannt, an Unruhe und zunehmender Umfangsvermehrung des Abdomens. Gaumenspalten fallen durch Zurückfließen der Milch aus der Nase auf.

Intrauterine Infektion mit Viren, besonders durch das feline Parvovirus oder Toxoplasmen führen zu Kleinhirnaplasie bzw. Hydrozephalus. Die Kleinhirnhypo- oder -aplasie wird i. d. R. erst erkannt, wenn die Kätzchen selbständiger werden und sich aus dem Nest entfernen.

Bewegungsstörungen und anatomische Veränderungen der Wirbelsäule sind die Zeichen der verschiedenen Formen der **Spina bifida**. Angeborene **Taubheit** kommt besonders bei Dalmatinern und weißen, blauäugigen Katzen vor. Eine Reihe angeborener **Stoffwechselkrankheiten** führt im ersten Lebensjahr zu zunehmender Verblödung und schließlich zum Tode (Morbus Krabbe oder globoidzellige Leukodystrophie, metachromatische Leukodystrophie, Sphingomyelinlipidose, Gangliosidosen, Glykogenosen). Bei Hunden und Katzen kommen im ersten Lebensjahr besonders häufig **Infektionskrankheiten** viraler Genese vor. Perakut verlaufen in der ersten Lebenswoche *Herpesvirus-canis-Infektionen* bei Welpen, etwas später die *Hepatitis contagiosa canis*. Erhebliche Probleme bereiten Infektionskrankheiten wie *canine und feline Parvovirosen, Staupe, Coronavirusenteritiden* des Hundes und *Katzenschnupfen*. Gegen die meisten akuten Virusinfektionskrankheiten stehen heute Impfstoffe zur Verfügung, die nach den in den Tabellen dargestellten Schemata angewandt werden.

Überwiegend, aber keineswegs ausschließlich bei Jungkatzen werden *feline Leukose* und *feline infektiöse Peritonitis* beobachtet, gegen die (noch) keine Impfungen schützen.

Bei Jungtieren nicht allzu selten werden **Funktionsstörungen des Ösophagus** infolge von *Gefäßverlaufsanomalien* oder *Achalasie der Kardia* beobachtet. Die Krankheiten äußern sich hauptsächlich in Regurgitieren oft bald nach Futteraufnahme und in Entwicklungsstörungen.

Eine ganze Reihe von **Missbildungen am Herzen** können Anlass für Kreislaufstörungen bei Jungtieren sein: *Ductus arteriosus Botalli persistens, Septumdefekte, Fallotsche Tetralogie, Aortenstenose* u. a. Außer in Entwicklungsstörungen äußern sich die Krankheiten in rascher Ermüdung, Atemstörung, Hyperkapnie, Hypoxämie und charakteristischen Herzgeräuschen.

Der **Respirationstrakt** wird in seltenen Fällen durch *Zwerchfellhernien* betroffen. Auch hier sind Atembeschwerden das hervorstechendste Merkmal.

Am **Urogenitaltrakt** führen i. Allg. im ersten Lebensjahr, z. T. schon in den ersten Monaten, ein *persistierender Urachus* zu Auffälligkeiten (Urinausscheidung in der Nähe

Tab. 19.1: Impfkalender für Hunde (nach MAYR 1984)

Impfungen gegen	Grundimmunisierung				Auffrischungs- impfungen nach ... Jahren
	Primovakzitation		Revaktzination		
	(6.–)18 Woche	10. Woche	(10.–)12.Woche	14. Woche	
Staupe		X[1]		X	1–2
Hepatitis contagiosa canis		X		X	1–2
Leptospirose		X		X	1
Tollwut		X		X	1[2]
Parvovirus	X		X		1[3]
Zwingerhusten	X		X		1[4]

[1] Notimpfung jüngerer Welpen ab der 4. Lebenswoche mit Masern-Lebendvakzine möglich (Nachimpfung mit Staupe erforderlich)
[2] siehe entsprechende Verordnungen
[3] Infektionsgefahr Auffrischungsimpfungen bereits nach 6–9 Monaten; Muttertier-Schutzimpfung etwa in der Mitte der Trächtigkeit mit Impfstoffen aus inaktivierten Erregern empfehlenswert
[4] in der kalten Jahreszeit und möglichst kurz vor der Wurfperiode
Impfung von Welpen mit maternalen Antikörpern gegen Parvovirose

Tab. 19.2: Impfkalender für Katzen (s. auch Kap. Infektionskrankheiten)

	Erstvakzination	Revakzination	Auffrischungen
Pankopenie	7. Woche (12. Woche)	12. Woche (16. Woche)	jährlich
Tollwut	12. Woche		jährlich
Katzenschnupfen	7. Woche (12. Woche)	12. Woche (16. Woche)	jährlich

des Nabels, Zystitis); Einmündung eines oder beider *Ureteren* distal des Schließmuskels gibt zu Incontinentia urinae Anlass. Die besonders bei Goldcockern auftretende *Nierenrindenhypoplasie* ist Ursache einer meist bereits im ersten Lebensjahr tödlich endenden Urämie. Ebenfalls im ersten Lebensjahr können anatomische Veränderungen der Sexualorgane bemerkt werden (Kryptorchismus, Zwitter).

Überwiegend, wenn auch keineswegs ausschließlich, erkranken Jungtiere an **Endo-** und **Ektoparasitosen** sowie an **Dermatomykosen.**

Stoffwechselkrankheiten infolge einer Kupfertransportstörung (WILSON, M.) manifestieren sich beim Bedlington Terrier z. T. schon im ersten Lebensjahr, in den meisten Fällen allerdings später. Der *sekundäre alimentäre* Hyperparathyreoidismus tritt bei Jungkatzen im ersten Lebensjahr infolge fehlerhafter, phosphatreicher Nahrung (Innereien) auf und führt zu schweren Knochendeformationen. Er wird heute nicht mehr gesehen.

Die **zyklische Neutropenie** der silbergrauen Collies geht auf eine synchronisierte Teilung der Blutstammzellen im Knochenmark zurück; die Tiere haben keine hohe Lebenserwartung und sterben i. Allg. in den ersten Lebensmonaten; ebenso wie Tiere mit angeborener **Immundefizienz** (das Elektropherogramm gibt bisweilen Hinweise: Agammaglobulinämie).

Die **Jungtierpyodermie**, die früher einer (immer auch vorhandenen) *Staphylococcus-aureus*-Infektion angelastet wurde, wird heute dem allergischen Formenkreis im weiteren Sinne zugerechnet. Daher wird die Krankheit, die zwischen der vierten Lebenswoche bis zum vierten Monat beobachtet wird, außer mit Externa und Antibiotika auch mit Kortikosteroiden behandelt.

20 Krankheiten der alten Tiere
(W. Kraft)

Wie in zahlreichen Untersuchungen gezeigt werden konnte (Hofecker 1983; Beelitz 1988; Golston 1989; Pauling 1990; Goldston und Hoskins 1996; Kraft 1978, 1998a, b; Danckert 1998; Narr 1998), tendieren auch Hund und Katze, ähnlich wie der Mensch, statistisch zum Älterwerden und zur Zunahme von Krankheiten im Alter. Diese Steigerung der Lebenserwartung ist nicht gleichmäßig, sondern sowohl tierartlich als auch nach Rasse und Geschlecht unterschiedlich. Wenn man das durchschnittliche Alter der letzten Vorstellung von Hunden und Katzen in der Medizinischen Tierklinik in München betrachtet, so fällt auf, dass beim Hund zwischen den Jahren 1983 und 1995 eine deutliche Zunahme von rund einem Jahr, bei der Katze gar von 3,7 Jahren stattgefunden hat. Sieht man jedoch das durchschnittliche Todesalter an, so ist bei der Katze ebenfalls eine steigende, beim Hund aber scheinbar eher eine fallende Tendenz zu erkennen. Wie in früheren Untersuchungen gezeigt werden konnte, ist diese Tendenz beim Hund darauf zurückzuführen, dass bei dieser Tierart eine Reihe von Rassen einen geradezu rasanten Aufstieg in der Beliebtheit erkennen lassen, wodurch der Anteil der Jungtiere weit überwiegt, so dass eine größere Zahl älterer Tiere noch nicht vorhanden ist. Diese Rassen sind besonders Berner Sennenhund, West Highland White Terrier, Dalmatiner und Golden Retriever. Lässt man diese „jungen" Rassen bei der Berechnung außer acht, so ergibt sich auch beim Hund ein langsamer, aber stetiger Anstieg. Worauf diese erhöhte Lebenserwartung zurückzuführen ist, lässt sich bisher nicht sicher sagen. In Frage kommen können

1. der Tierart entsprechende verbesserte Haltung,
2. der Tierart entsprechende verbesserte Ernährung,
3. zuverlässigeres Impfverhalten,
4. Hinwendung zu älter werdenden Rassen,
5. erhöhtes Problembewusstsein der Tierhalter,
6. häufigere Vorsorgeuntersuchungen,
7. verbesserte tierärztliche Versorgung,
8. intensivere Beschäftigung mit den Problemen der geriatrischen Medizin.

Wahrscheinlich spielen mehrere Faktoren eine Rolle, die sich gegenseitig ergänzen (Punkte 1, 2, 3, 4, 5, 7). Insbesondere die Hinwendung zu kleineren Rassen, die, wie Abb. 20.1 zeigt, älter als große Rassen werden, könnte einen Einfluss auf die höhere Lebenserwartung der Hunde haben. Zumindest teilweise wird dieser günstige Einfluss jedoch aufgehoben durch die zunehmende

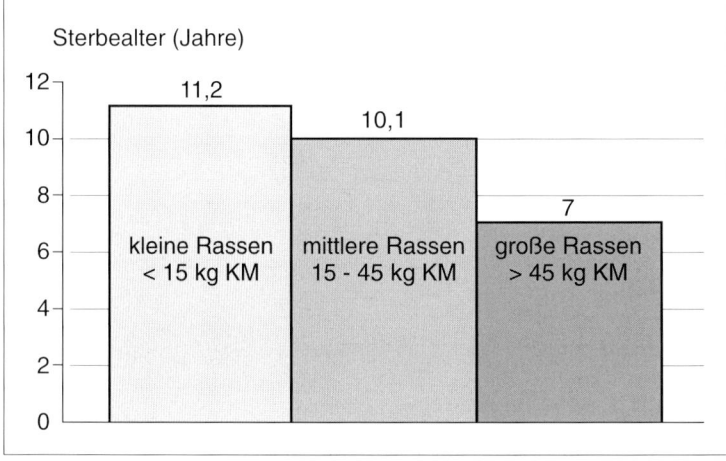

Abb. 20.1. Lebenserwartung kleiner, mittelgroße und großer Hunderassen. Rasseeinflüsse bestehen auch bei der Katze, jedoch nicht so ausgeprägt wie beim Hund. Insgesamt zeigt es sich, dass Katzen zwar noch immer ein niedrigeres durchschnittliches Sterbealter als Hunde aufweisen, dass aber das erreichbare Alter der Katze wesentlich höher liegt als beim Hund und dass dieses erreichbare Alter seit 1983 stetig gestiegen ist (Abb. ••).

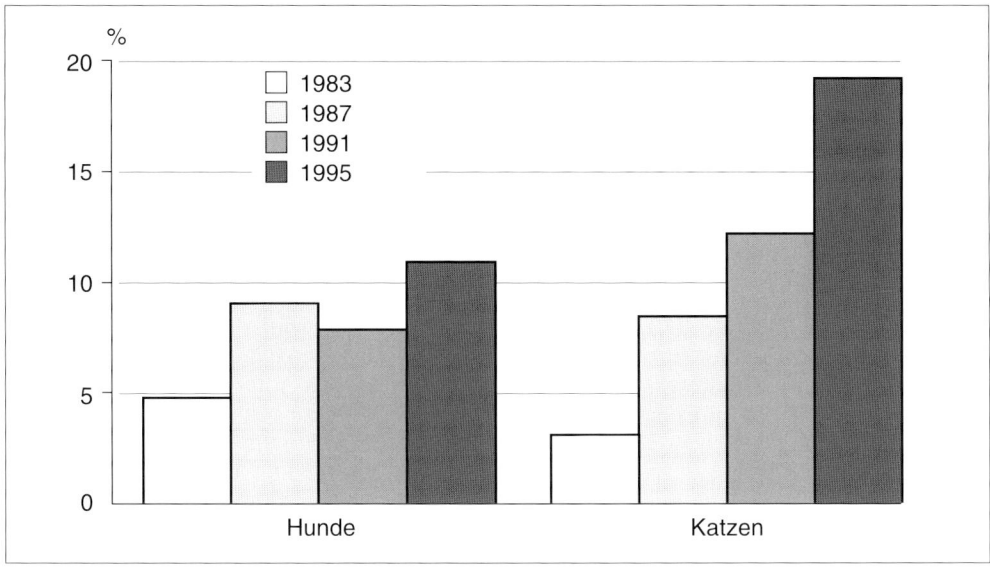

Abb. 20.2. Anteil der 14-jährigen und älteren Hunde und Katzen in den Jahren 1983 bis 1995.

Beliebtheit ausgesprochen krankheitsanfälliger Rassen (etwa Berner Sennenhund, Dalmatiner, Shar Pei u. a.).

Die höhere Lebenserwartung kommt auch zum Ausdruck, wenn man die Entwicklung der Altersgruppen der 14-jährigen und älteren Hunde und Katzen betrachtet (Abb. 20.4. und 20.5). Während beim Hund eine Tendenz zur Steigerung des Anteils älterer Individuen bis zu den 17-jährigen zu erkennen ist, danach aber nur noch vereinzelt Tiere ein höheres Alter erreichen, ist bei Katzen diese Tendenz bis zu den über 20-jährigen festzustellen.

Beim Menschen werden Frauen bekanntlich älter als Männer. Bei Hund und Katze stellt sich das Geschlechtsverhältnis etwas anders dar. Während „intakte" Hunde beiderlei Geschlechts durchschnittlich etwas über zehn Jahre alt und kastrierte über ein Jahr älter werden, werden Kater nur 5,1 und Kätzinnen 6,2 Jahre alt. Dagegen werden kastrierte Kater mit 10,4 Jahren mehr als doppelt so alt wie „intakte" Kater und ova-

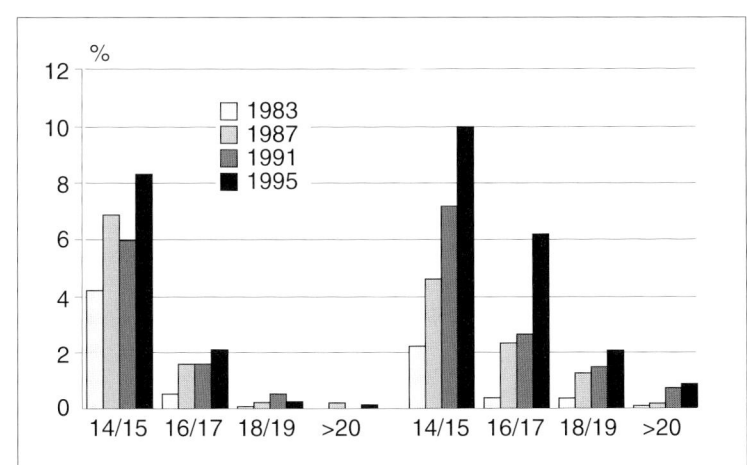

Abb. 20.3. Entwicklung der Hunde und Katzen in Altersgruppen ab 14 Jahren.

riektomierte Kätzinnen mit 10,1 Jahren immerhin noch 3,9 Jahre älter als ihre nichtovariektomierten Artgenossinnen. Das Bild wird jedoch insofern verfälscht, als Katzen in der Regel innerhalb des ersten bis zweiten Lebensjahres kastriert oder ovariektomiert werden, so dass der Anteil der jung gestorbenen Tiere zu Lasten der „intakten" geht. Allerdings schlägt gerade bei der Katze der aufregendere und gefährliche Lebenswandel intakter Tiere stark zu Buche.

Insgesamt kann also festgestellt werden, dass Hund und Katze älter werden, als dies in früheren Jahren der Fall war. Auf die Bedeutung dieser Tatsache für die tierärztliche Praxis wurde kürzlich hingewiesen (KRAFT 1999a und b).

Das Phänomen des Alterns ist durch die allgemeine Abnahme der Anpassungsfähigkeit gekennzeichnet. Normalerweise altern alle Organe und Gewebe gleichmäßig. Es kommt zu einer Involution (Verminderung des Gewebebestandes) und damit zur Leistungsminderung, insbesondere ist die Anpassungsfähigkeit an endo- und exogene Belastungen reduziert. Die mit zunehmendem Alter vermehrt auftretenden Krankheiten sind überwiegend nicht durch primäre Altersvorgänge, sondern durch krankhafte Prozesse infolge der verminderten Anpassungsfähigkeit ausgelöst. Dabei steht in der Regel ein chronischer Verlauf im Vordergrund. Im Alter bestehen Krankheiten, die bereits in der Jugend des Patienten aufgetreten sind und nicht ausheilten; die Krankheit altert also gewissermaßen mit dem Patienten. Davon unterschieden werden die primären Alterskrankheiten, die charakteristischerweise erst im Alter auftreten, schließlich Krankheiten, die unabhängig vom Alter des Patienten entstehen und damit *auch* im Alter auftreten können. Das zeitliche Zusammenfallen dieser drei Phänomene führt 1. zur Zunahme der Krankheiten bei alten Individuen allgemein und 2. zur Häufung von Krankheiten beim einzelnen alten Individuum. Man bezeichnet dies als Multimorbidität. Die Tabellen und Grafiken verdeutlichen dies. Wie eigene Untersuchungen (KRAFT, TRIMBORN, PAULING und BEELITZ 1989, 1990) zeigten, wird eine Altersmultimorbidität auch bei Hund und Katze beobachtet, die therapeutische Konsequenzen nach sich ziehen muss. Es bestehen aber hinsichtlich des zeitlichen Auftretens und der Art der Krankheit gewisse tierartliche Besonderheiten. Der Hund zeigt früher eine Tendenz zum Auftreten mehrerer – im höheren Alter bis zu acht – Krankheiten, während die Zahl der Krankheiten bei der Katze insgesamt günstiger verläuft und eine etwas geringere Zahl an Krankheiten pro Einzeltier erwarten lässt.

Die **Infektionskrankheiten** spielen beim Hund heute eine weit geringere Rolle als in früheren Zeiten und betreffen hauptsächlich jüngere Tiere – wohl als Erfolg der zum großen Teil auch genutzten Impfmöglichkeiten. Dagegen spielen Infektionskrankheiten bei der Katze immer noch eine sehr große Rolle, wobei der Katzenschnupfen über das ganze Leben, allerdings mit Häufung im Jungtieralter, zu beobachten ist (Abb. 20.4). Der Lymphomkomplex wird im Alter recht häufig diagnostiziert; jedoch sind FeLV-Antigenpositive Katzen im Jungtieralter häufiger anzutreffen.

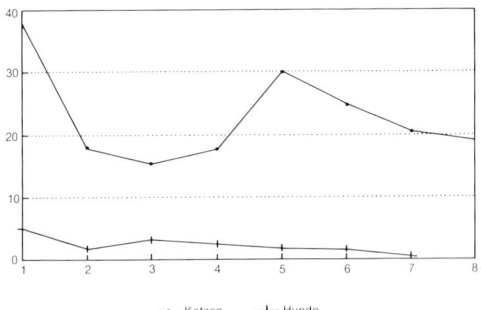

Abb. 20.4. Infektionskrankheiten bei Hund und Katze mit steigendem Alter.

Entzündliche **Dermatopathien** werden beim Hund im Jungtieralter häufiger als im Alter beobachtet, während die nichtentzündlichen, hauptsächlich auf hormoneller Basis beruhenden Dermatosen ausgesprochene Alterskrankheiten darstellen. Diese Art der Dermatosen spielt bei der Katze keine Rolle. Während beim Jungtier die Hautkrankheiten weitgehend akut verlaufen, neigen sie bei Alttieren zur Chronizität. Beim Hund stehen die Dermatosen im Übrigen oft so stark im Vordergrund, dass sie die Ursache zum Aufsuchen des Tierarztes ist, während sie bei der Katze weitaus häufiger einen Nebenbefund darstellen.

Herzkrankheiten werden beim Hund ungleich häufiger angetroffen als bei der Katze; die Zunahme ist besonders mit zunehmendem Alter beim Hund geradezu dramatisch zu nennen, während die Katze erst relativ spät betroffen ist (Abb. 20.5).

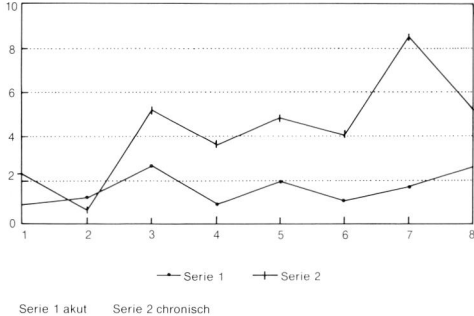

Abb. 20.7. Altersabhängiger Verlauf akuter und chronischer Krankheiten der Luftwege bei der Katze.

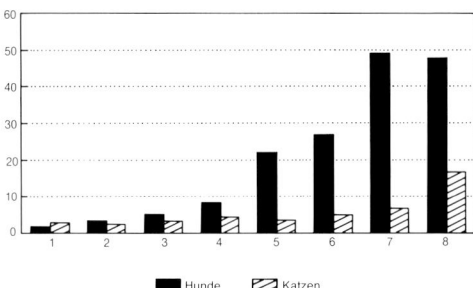

Abb. 20.5. Herzkrankheiten (in Prozent der Krankheiten pro Altersgruppe).

Mit der Erkenntnis der späten 1980er-Jahre, dass dilatatorische Kardiomyopathien bei der Katze in den weitaus meisten Fällen auf einen Taurinmangel zurückzuführen sind, wurde den Fertigfuttern Taurin beigemischt. Seither ist die Rate der Herzkrankheiten mit Ausnahme der hypertrophischen und der intermediären Kardiomyopathien weiter zurückgegangen.

Die Krankheiten der **Atemwege** zeigen sowohl beim Hund, besonders aber bei der Katze, mit zunehmendem Alter eine Tendenz zur Chronizität (Abb. 20.6, 20.7). Insgesamt sind Hunde wesentlich häufiger betroffen als Katzen (12,4 bzw. 4,7 %).

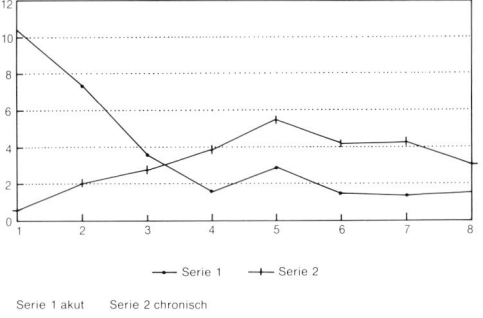

Abb. 20.6. Altersabhängiger Verlauf akuter und chronischer Krankheiten der Luftwege beim Hund.

Wenn man von Krankheiten der Mundorgane absieht, die bei beiden Tierarten sehr häufig anzutreffen sind, werden akute **Krankheiten von Magen und Darm** bei beiden Tierarten eher im Jungtieralter gesehen. Überraschend ist die Häufung chronischer Krankheiten des Darmes bei der Katze; sie sind im Wesentlichen auf die Feline Idiopathische Enteritis (Chronic Inflammatory Bowel Disease) zurückzuführen.

Die akuten Magen-Darm-Krankheiten sind bei der Katze allerdings in den letzten Jahren durch die unerwartet starke Verminderung der felinen Parvovirose erheblich zurückgegangen.

Krankheiten der Leber können als typische Alterskrankheiten sowohl beim Hund als auch bei der Katze bezeichnet werden. Ebenso treten **Nephropathien** und **Harnwegsinfekte** im Alter wesentlich häufiger als bei jungen Individuen auf.

Deutliche speziesspezifische Unterschiede werden bei Erkrankungen des **Endokrinums** gesehen. Während bei älteren Katzen fast ausschließlich die Diabetes mellitus vorkommt – Hyperthyreosen werden in Mitteleuropa bei dieser Tierart erst seit wenigen Jahren (zumindest in der Münchener Klinik) vermehrt diagnostiziert –, wird beim älteren Hund neben dem häufigen Diabetes mellitus – oft gleichzeitig – das Cushing-Syndrom häufig beobachtet. Dagegen sind die übrigen internistischen Endokrinopathien – zumindest was den mitteleuropäischen Raum betrifft – seltener zu beobachten; auch die Hypothyreose des Hundes ist eine Alterskrankheit.

892 Krankheiten der alten Tiere

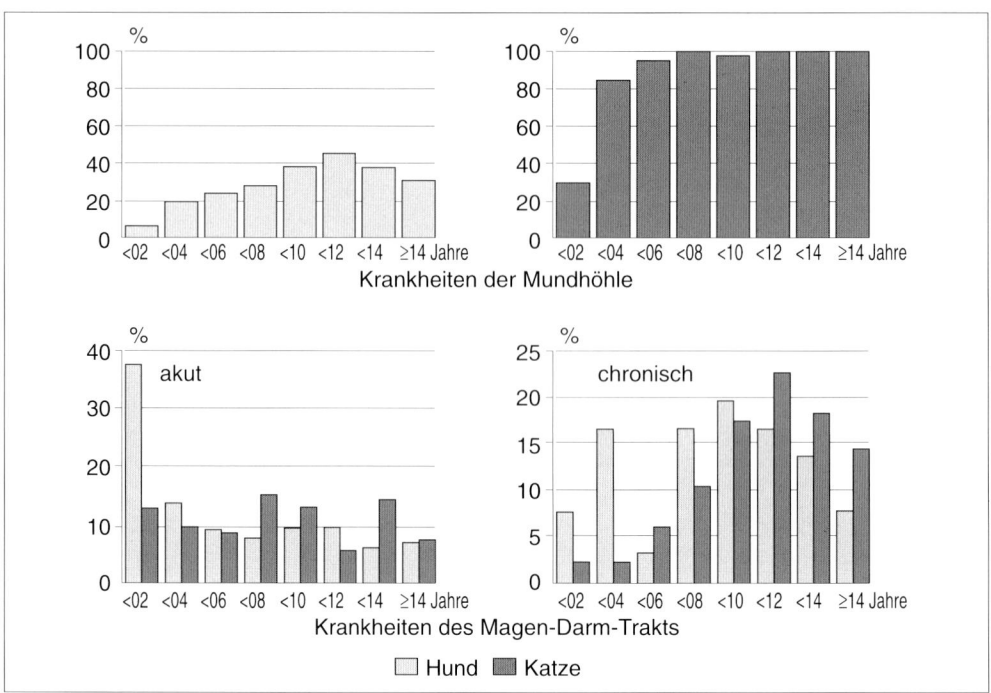

Abb. 20.8. Krankheiten der Mundhöhle (oben) und des Magen-Darm-Trakts bei Hund und Katze.

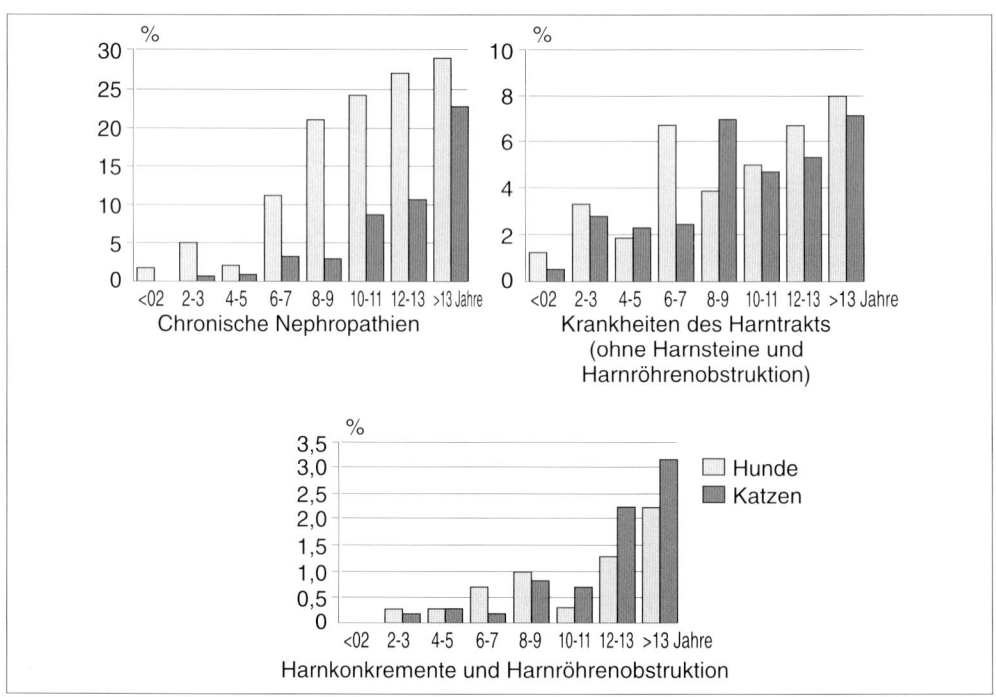

Abb. 20.9. Krankheiten der Harnorgane bei Hund und Katze in Abhängigkeit vom Alter (nach KRAFT, W.: Geriatrics in canine and feline internal medicine).

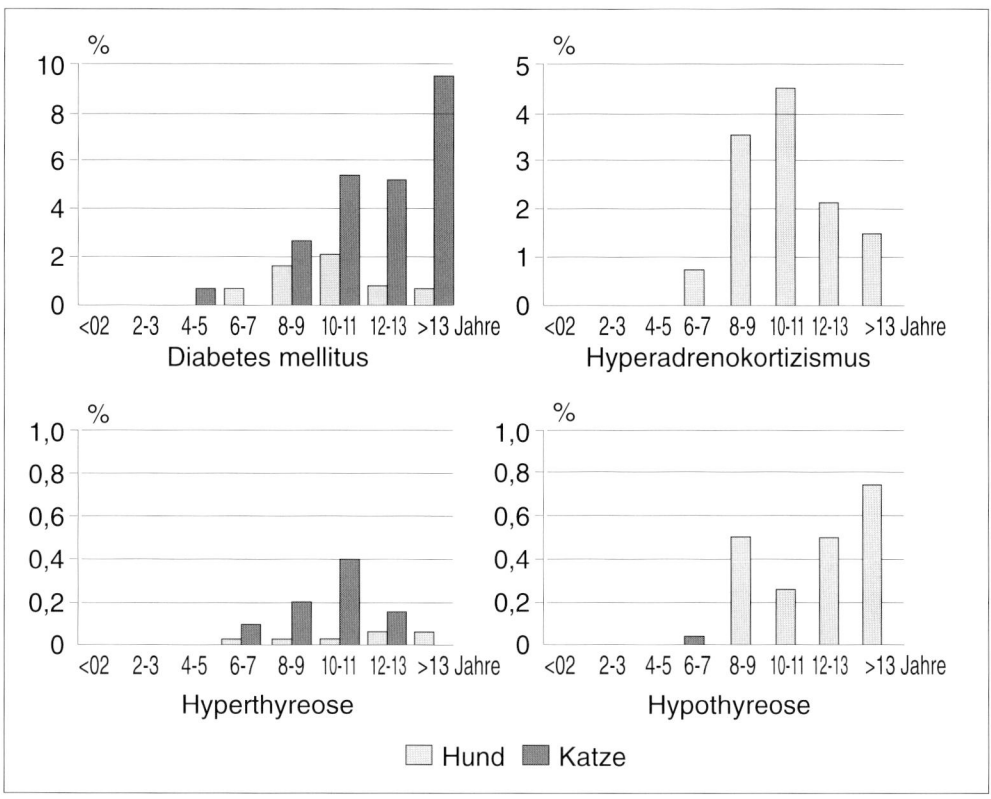

Abb. 20.10. Häufigere Endokrinopathien bei Hund und Katze und ihre Altersabhängigkeit (nach KRAFT, W.: Geriatrics in canine and feline internal medicine).

Von Bedeutung für die Diagnostik ist auch die Tatsache, dass sich einige Labormerkmale mit zunehmendem Alter ändern. Dies gilt besonders für zahlreiche Serum-Enzyme (Hund: ALT, AP, GGT, CK; Katze: ALT, AP, α-HBDH, α-Amylase, Lipase und CK), für Elektrolyte (besonders für Phosphat, aber auch für Kalium, das bei Welpen höher liegt als bei Erwachsenen) (KRAFT u. Mitarb. 1995; 1996).

Vielfach ziehen „Hauptkrankheiten" weitere Symptome und sekundäre Krankheiten nach sich. Dies bedeutet, dass bei Multimorbidität nicht unbedingt jedes einzelne Symptom behandelt werden muss; die erfolgreiche Behandlung der zugrunde liegenden Krankheit führt oft zur Heilung der konsekutiven Erscheinungen. Dabei gibt es keine Regel, welchem Organsystem in der Therapie der Vorzug zu geben ist, beim Menschen wird aber dem Herz-Kreislauf-System besondere Bedeutung beigemessen („Geriatrische Basistherapie"), was mit gewissen Einschränkungen auch für den Hund zutrifft.

Grundsätzlich gilt, dass es keine besondere Alterspharmakodynamik gibt. Allerdings kann die Abnahme der Gesamtzellzahl eine geringere Wirkungsintensität von Pharmaka zur Folge haben (Abnahme der Rezeptoren). Dagegen kann eine Zunahme von Nebenwirkungen beobachtet werden, da die Pharmaka weniger rasch biotransformiert und ausgeschieden werden. Altersabhängige Veränderungen der Pharmakokinetik können besonders in der Resorption und Eliminierung von Pharmaka beobachtet werden. Dagegen werden Transport und Verteilung eher durch Krankheiten beeinflusst (Zirkulationsstörungen). Das gleichzeitige Bestehen mehrerer Krankheiten (Multimorbidität) kann infolge des Einsatzes gleichzeitig mehrerer Arzneimittel zu gegenseitiger Beeinträchtigung (Interferenz) führen, was nicht nur beim alten Tier berücksichtigt werden muss.

Tab. 20.1: Multimorbidität beim Hund in Abhängigkeit vom Alter (Auswertung von 5600 Hunden)

< 1/1	2/3	4/5	6/7	8/9	10/11	12/13	> 13 Jahre
akute Dermatopathien	akute Dermatopathien, besonders Atopien	akute u. chronische Hautentzündungen	chronische Hautentzündungen	chronische Hautentzündungen	chronische Hautentzündungen	chronische Hautentzündungen	chronische Hautentzündungen
Ektoparasitosen	Otitiden (parasitär)	Otitiden	Otitiden	Herzinsuffizienz	Herzinsuffizienz	Herzinsuffizienz	Herzinsuffizienz
akute Gastro-Enteropathien	akute Gastro-Enteropathien	Zystitiden	Herzinsuffizienz	chronische Erkrankungen der Atmungsorgane	chronische Erkrankungen der Atmungsorgane	chronische Erkrankungen der Atmungsorgane	chronische Erkrankungen der Atmungsorgane
Endoparasiten	Endoparasitosen	Bandscheibensyndrom	Nephropathien	Erkrankungen der Mundhöhle	Erkrankungen der Mundhöhle	Erkrankungen der Mundhöhle	Erkrankungen der Mundhöhle
Infektionskrankheiten		Herzinsuffizienz	Bandscheibensyndrom	Hepatopathien	chronische Gastro-Enteropathien	chronische Gastro-Enteropathien	chronische Gastro-Enteropathien
			Leukose	Nephropathien	Nephropathien	Hepatopathien	Hepatopathien
				Tumorose	Zystitiden	Nephropathien	Nephropathien
				Leukose	Tumorose	Zystitiden	Zystitiden
					Spondylosen	Tumorose	Tumorose

Zurzeit gibt es keine Behandlungsverfahren, die das Altern und seine Komplikationen verhindern können. Insofern ist die Bezeichnung „Geriatrikum" irreführend. Es wurde daher für diese Gruppe von Arzneimitteln bezeichnenderweise der Begriff „Psychoregulans" vorgeschlagen. Es ist in jedem Falle ein qualitativer Unterschied zwischen der gezielten Behandlung einer Erkrankung im Alter gegenüber der Anwendung so genannter Geriatrika festzustellen. Der Einsatz von Geriatrika ist ungezielt. Durch Kombinationen aus Vitaminen, Mineralsalzen, vasoaktiven Substanzen, herzwirksamen Substanzen, Sexualhormonen, zentralen Analeptika u. a. wird eine bewusste Polypragmasie betrieben, die aber durchaus Erfolge im Sinne von Besserungen des Allgemeinbefindens hervorzubringen in der Lage ist; der beim Menschen zu beobachtende Plazebo-Effekt ist auch beim Tier nachzuweisen.

Literaturverzeichnis

Literatur zu Kapitel 1: Klinische Untersuchungsmethoden

BARR, F.(1992): Ultraschalldiagnostik bei Hund und Katze, Gustav Fischer Verlag, Stuttgart.

DOUGLAS, S.W., M.E. HERRTAGE, H.D. WILLIAMSON (1987): Principles of Veterinary Radiography, 4. Aufl., Baillière Tindall, London.

KEALY, J.K. (1981): Röntgendiagnostik bei Hund und Katze, 1. Aufl., Enke Verlag, Stuttgart.

WEAVER, M.P., H. RUDORF (1994): Techniken zum strahlenschutzgerechten Röntgen von Kleintieren, Tierärztl. Prax. 22, 73–76.

Literatur zu Kapitel 2: Ernährung und Diätetik

Ausschuß für Bedarfsnormen der Gesellschaft für Ernährungsphysiologie (1989): Energie- und Nährstoffbedarf, Nr. 5 Hunde. DLG-Verlag, Frankfurt.

BAUER, J. (1998): Polyunsaturated fatty acids in dogs and cats. Vortrag im Rahmen der Vorlesung „Spezielle Tierernährung und Diätetik", Tierärztliche Fakultät, Ludwig-Maximilians-Universität München, 30. 06. 1998.

BERGLER, R. (1994): Die Psychologie der Mensch-Heimtier-Beziehung und ihre Bedeutung für den Tierarzt. Tierärztl. Praxis 22, 1–14.

BIOURGE, V. (1993): Feline hepatic lipidosis: Characterization of a model. Thesis, University of California, Davis.

BIOURGE, V., P. PION, J. LEWIS, J.G. MORRIS, Q.R. ROGERS (1993): Spontaneous occurrence of hepatic lipidosis in a group of laboratory cats. J. Vet. Internal Med. 7, 194–197.

BOVEE, K.C., D.S. KRONFELD, C. RAMBERG, M. GOLDSCHMIDT (1979): Long-term measurement of renal function in partially nephrectomized dogs fed 56, 27, or 19% protein. Invest. Urol. 16, 378–384.

BROWN, S.A. (1995): Nutritional management of chronic progressive renal disease. XXV. Congress of the World Veterinary Association, XX. Congress of the World Small Animal Veterinary Association (WSAVA) in Yokohama, Japan, Proc. 111–114.

BROWN, S.A., D.R. FINCO (1996): Fatty acid supplementation and chronic renal disease. In: CAREY, D.P., S.A. NORTON, S.M. BOLSER (eds.): Recent advances in canine and feline nutritional research. IAMS International Nutrition Symposium, Proc. 159–167.

BUFFINGTON, C.A.T., Q.R. ROGERS, J.G. MORRIS (1985): Feline struvite urolithiasis: Magnesium effect depends on urinary pH. Feline Practice 15, (6), 29–33.

BUFFINGTON, T., D. CHEW (1998): Effects of diet on cats with non-obstructive lower urinary tract diseases. Proceedings ESVCN-Konferenz, 19.–21. 03. 1997, München, J. Anim. Physiol. Anim. Nutr., in press.

CASE, L.P., D.P. CAREY, D.A. HIRAKAWA (1995): Canine and feline nutrition. A resource for companion animal professionals. Mosby, St. Louis, Missouri.

CHEW, D.J., L.A. NAGODE, M.A. CAROTHERS, C.L. STEINMEYER (1993): Calcitriol treatment of renal secondary hyperparathyroidism in dogs and cats. 11th ACVIM Forum, Washington, Proc. 164–167.

CHEW, B.P., J.S. PARK, T.S. WONG, B. WENG, H.W. KIM, K.M. BYRNE, M.G. HAYEK, G.A. REINHART (1998): Importance of ß-carotene nutrition in the dog and the cat: uptake and immunity. In: CAREY, D.P., S.A. NORTON, S.M. BOLSER (eds.): Recent advances in canine and feline nutritional research. IAMS International Nutrition Symposium, Proc. 159–167.

CLINE, J.L., G.L. CZARNECKI-MAULDEN, J.M. LOSONSKY, C.R. SIPE, R.A. EASTER (1997): Effect of increasing vitamin A on bone density in adult dogs. J. Anim. Sci. 75, 2980–2985.

COWGILL, L.D., A.J. KALLET (1983): Recognition and management of hypertension in the dog. In: KIRK, R.W. (ed.): Current Veterinary Therapy VIII. W.B. Saunders, Philadelphia, 1025–1028.

Das geltende Futtermittelrecht. Grüne Broschüre 1998. Bearbeitet von K. SÜLFLOHN. Stand Juni 1998, Agrar Service, Rheinbach.

DEBRAEKELEER, J. (1998): Comparative analysis of milk replacers for puppies and kittens. Proceedings ESVCN-Konferenz, 19.–21. 03. 1997, München, J. Anim. Physiol. Anim. Nutr., in press.

DOBENECKER, B., E. KIENZLE (1998): Interactions of cellulose content and diet composition with food intake and digestibility in dogs. The Waltham International Symposium, Pet Nutrition and Health in the 21st Century, 26th-29th May 1997, Orlando, Florida. J. Nutr. Suppl., in press.

DOBENECKER, B., E. KIENZLE, R. KÖSTLIN, U. MATIS (1998): Mal- and overnutrition in puppies with or without clinical disorders of skeletal development. Proceedings ESVCN-Konferenz 19.–21. 03. 1997, München, Journal of Anim. Physiol. Anim. Nutrition, in press.

DOBENECKER, B., B. ZOTTMANN, E. KIENZLE, P. WOLF, J. ZENTEK (1998a): Milk yield and milk composition of lactating queens. Proceedings ESVCN-Konferenz 19.–21. 03. 1997, München, Journal of Anim. Physiol. Anim. Nutrition, in press.

DONOGHUE, S. (1991): A quantitative summary of nutrition support services in a veterinary teaching hospital. Cornell Vet. 8, 109–128.

FARLOPULOS, S., J. ZENTEK, R. MISCHKE, I. NOLTE (1998): Parenteral nutrition of dogs with haemorrhagic gastroenteritis. 2nd Annual Conference of the European Society of Veterinary and Comparative Nutrition (ESVCN), Vienna, 24–26 September 1998, Proc. 16.

FASCETTI, A.J., Q.R. ROGERS, J.G. MORRIS (1998): Dietary copper intake in the queen: influences on reproduction and lack of cuproenzyme response. 2nd Annual Conference of the European Society of Veterinary and Comparative Nutrition (ESVCN), Vienna, 24–26 September 1998, Proc. 31.

FINCO, D.R. (1996): Effects of dietary protein and phosphorus on the kidneys of dogs. In: CAREY, D.P., S.A. NORTON, S.M. BOLSER (eds): Recent advances in canine and feline nutritional research. IAMS International Nutrition Symposium, Proc. 123–141.

GUILFORD, W.G. (1994): Feline gastrointestinal tract disease. In: WILLS, J.M., K.W. SIMPSON (eds.): The Waltham Book of Clinical Nutrition of the Dog & Cat, Pergamon Press, New York, 221–238.

HALL, E. (1998): You are what you eat – interactions between the intestine and food. 2nd Annual Conference of the European Society of Veterinary and Comparative Nutrition (ESVCN), Vienna, 24–26 September 1998, Proc. 10–11.

HAMMER, A.S. (1994): Nutrition and cancer. In: The Waltham Book of Clinical Nutrition of the Dog & Cat, Pergamon Press, New York, 75–85.

HAZEWINKEL, H.A.W., S.A. GOEDEGEBUURE, P.W. POULOS, W.Th.C. WOLVEKAMP (1985): Influences of chronic calcium excess on skeletal development of growing Great Danes. J. Am. Anim. Hosp. Assoc. 21, 377–391.

HAZEWINKEL, H.A.W., K.L. HOW, R. BOSCH, S.A. GOODEGEBUURE, G. VOORHOUT (1987): Ungenügende Photosynthese von Vitamine D bei Hunden. In: MEYER, H., E. KIENZLE (Hrsg.): Ernährung, Fehlernährung und Diätetik bei Hund und Katze. Internationales Symposium Hannover 03./04. 09. 1987, Proc. 125–129.

HEDHAMMER, Å., F.M. WU, L. KROOK, H.F.SCHRYVER, A. DE LAHUNTA, J.P. WHALEN, F.A. KALLEFELZ, E.A. NUNEZ, H.F. HINTZ, B.E. SHEFFEY, G.D. RYAN (1974): Overnutrition and skeletal disease. Cornell Vet. 64, Suppl. 5, 9–150.

HESSE, A., H.-J. STEFFENS, C. GRAF (1998): Pathogenetic factors of urinary stone formation in animals. Proceedings ESVCN-Konferenz, 19.–21. 03. 1997, München, J. Anim. Physiol. Anim. Nutr., in press.

HOSKINS, J.D. (1995): Nutrition and nutritional disorders. In: HOSKINS, J.D., R.T. GOLDSTON, D.P. LAFLAMME (eds.): Geriatrics and gerontology of the dog and cat. W.B. Saunders, Philadelphia, 23–36.

KIENZLE, E. (1990): Tierärztliche Beratung zur Ernährung der Zuchthündin. Fortbildungsveranstaltung der Klinik für Andrologie und Besamung der Haustiere und der Klinik für kleine Haustiere der Tierärztlichen Hochschule, 07. 04. 1990, Hannover, Kleintierpraxis 34, 581–588.

KIENZLE, E. (1991): Computergestützte Rationsberechnung in der tierärztlichen Ernährungsberatung. Prakt. Tierarzt 8, 676–685.

KIENZLE, E. (1991): Ernährung und Urolithiasis bei Haussäugetieren (Wdk., Pfd., Schw., Kanin., Flfr.). Übers. Tierernährg. 19, 157–200.

KIENZLE, E. (1992): Bedeutung mehrfach ungesättigter Fettsäuren im Zusammenhang mit Hauterkrankungen bei Hund und Katze. Kleintierpraxis 37, 145–455.

KIENZLE, E. (1993): Carbohydrate digestion of the cat: 4. Activity of maltase, isomaltase, sucrase and lactase in the gastrointestinal tract in relation to age and diet. J. Anim. Physiol. Anim. Nutr. 70, 89–96.

KIENZLE, E. (1993): Carbohydrate metabolism of the cat: 1. Activity of amylase in the gastrointestinal tract. J. Anim. Physiol. Anim. Nutr. 69, 92–101.

KIENZLE, E. (1993): Carbohydrate metabolism of the cat: 2. Digestion of starch. J. Anim. Physiol. Anim. Nutr. 69, 102–114.

KIENZLE, E. (1993): Carbohydrate metabolism of the cat: 3. Digestion of sugars. J. Anim. Physiol. Anim. Nutr. 69, 203–210.

KIENZLE, E. (1994): Effect of carbohydrates on digestion in the cat. J. Nutr. 124, 2568S-2571S.

KIENZLE, E. (1998): Ernährung alter Hunde und Katzen. In: KRAFT, W. (Hrsg.): Geriatrie von Hund und Katze, Parey, Hamburg, Berlin, 219–38.

KIENZLE, E. (1998): Factorial calculation of nutrient requirements in lactating queens. Waltham International Symposium Pet Nutrition & Health in the 21th Century, 26.–29. 05. 1997 in Orlando, Florida, J. Nutr. Suppl., in press.

KIENZLE, E., D.K. HALL (1994): Inappropriate feeding: The importance of a balanced diet. In: WILLS, J.M., K.W. SIMPSON (eds.): The Waltham Book of Clinical Nutrition of the Dog and Cat, Pergamon Press, New York 1–14.

KIENZLE, E. (1995): Home made diets in clinical nutrition. XXV. Congress of the World Veterinary Association, XX. Congress of the World Small Animal Veterinary Association (WSAVA) in Yokohama, Japan, Proc. 97–101.

KIENZLE, E., E. LANDES (1995a): Aufzucht verwaister Jungtiere, Teil I: Indikationsstellung und Zusammensetzung der Muttermilch. Kleintierpraxis 9, 681–685.

KIENZLE, E., E. LANDES (1995b): Aufzucht verwaister Jungtiere, Teil II: Herstellung von Milchaustauschern und praktische Durchführung der mutterlosen Aufzucht. Kleintierpraxis 9, 687–700.

KIENZLE, E., R. BERGLER, A. MANDERNACH (1998): A comparison of the feeding behavior and the human-animal relationship in owners of normal and obese dogs. J. Nutr. Suppl., in press.

KIENZLE, E., S. BSISO, B. DOBENECKER, J. HERRLE (1998): Posttraumatic hypermetabolic patients – how much energy do they need? Vortrag 2. ESVOT-Tagung (European Society of Veterinary Orthopaedics and Traumatology), 16.–19. 04. 1998, München.

KIENZLE, E., B. DOBENECKER, C. THIELEN (1998): Begleitheft Fortbildungsveranstaltung „Computergestützte Rationsberechnung in der Kleintierpraxis" des Lehrstuhls für Tierernährung und Diätetik in Zusammenarbeit mit der Akademie für Tierärztliche Fortbildung (ATF) und der European Society of Veterinary and Comparative Nutrition (ESVCN), 21. 01. 1995,13. 05. 1995, 15. 07. 1995, 20. 01. 1996, 09. 11. 1996, 24. 01. 1998, München.

KIENZLE, E., E. MAIWALD (1998): Effect of vitamin C on urine pH in cats. Proceedings ESVCN-Konferenz, 19.–21. 03. 1997, München, J. Anim. Physiol. Anim. Nutr., in press.

KIENZLE, E., B. OPITZ, K.E. EARLE, P.M. SMITH, I.E. MASKELL, C. IBEN (1998a):The development of an improved method of predicting the energy content in prepared dog and cat food. J. Anim. Physiol. Anim. Nutr. 79, 69–79.

KIENZLE, E., C. PESSINGER, C. THIELEN (1998b): Phosphorous requirements of adult cats. Proceedings ESVCN-Konferenz, 19. 21. 03. 1997, München, J. Anim. Physiol. Anim. Nutr., in press.

KIRSCH, M. (1995): Hypokaliämische Myopathie bei der Katze. 41. Jahrestagung der Fachgruppe Kleintierkrankheiten der Deutschen Veterinärmedizinischen Gesellschaft e.V. (DVG) vom 25.–28. 10. 1995 in München, Kongreßbericht 339–343.

LEWIS, L.D., M.L. MORRIS JR., M.S. HAND (1990): Klinische Diätetik für Hund und Katze. Schlütersche Verlagsanstalt, Hannover.

LÖSCHER, S. (1999): Untersuchungen zur Jodversorgung des Hundes. Dissertation, München.

LOVERIDGE, G.G., J.P.W. RIVERS (1989): Body weight changes and energy intakes of cats during gestation and lactation. In: BURGER, I.H., J.P.W. RIVERS (eds.): Nutrition of the dog and cat. Cambridge University Press, 113–132.

MAREK, J., O. WELLMANN (1931): Die Rhachitis. Gustav Fischer Verlag, Stuttgart.

MARKWELL, P.J., J.E. BAUER, J.M. RAWLINGS, D. SENIOR (1998): The impact of dietary fat and polyunsaturated fatty acids on renal disease. Proceedings ESVCN-Konferenz, 19.–21. 03. 1997, München, J. Anim. Physiol. Anim. Nutr., in press.

MERTZ, W. (1987): Trace elements in human and animal nutrition. Academic Press, San Diego.

MEYDANI, S.N., M.G. HAYEK, D. WU, MEYDANI, M. (1998): Vitamin E and immune response in aged dogs. In: REINHART, G.A., D.P. CAREY (eds.): Recent advances in canine and feline nutrition. IAMS Nutrition Symposium, Proc. 2, 295–303.

MEYER, H., E. HECKÖTTER (1986): Futterwerttabellen für Hunde und Katzen. Schlütersche Verlagsanstalt, Hannover.

MEYER, H., E. KIENZLE (1991): Dietary protein and carbohydrates: Relationship to clinical disease. Purina Symposium, Eastern States Veterinary Conference, Orlando, Florida, Proc. 12–28.

MEYER, H., J. ZENTEK (1992): Über den Einfluß einer unterschiedlichen Energieversorgung und Wachstumsintensität auf Skelettentwicklung bei wachsenden Doggen. 1. Mitteilung: Körpermasseentwicklung und Energiebedarf. J. Vet. Med. A 39, 130–141.

MEYER, H., J. ZENTEK (1998): Ernährung des Hundes. Verlag Eugen Ulmer, Stuttgart.

MORRIS, J.G. (1998): Reversal of defective vitamin D synthesis in kittens by an inhibitor of 7-dehydrocholesterol-Δ^7-reductase. 2nd Annual Conference of the European Society of Veterinary and Comparative Nutrition (ESVCN), Vienna, 24–26 September 1998, Proc. 25.

MORRIS, J.G., Q.R. ROGERS (1992): The metabolic basis for the taurine requirement of cats. In: LOMBARDINI, J.B., S.W. SCHAFFER, J. AZUMA (eds.): Taurine, Nutritional Values and Mechanisms of Action, Plenum, New York, 33–44.

MORRIS, J.G., K.E. EARLE (1995): Role of vitamin D in relation to calcium metabolism. ESVIM Congress, 31.08.–02. 09. 1995, Cambridge.

MÜHLUM, A., H. MEYER (1991): Influence of taurine intake on plasma values and renal taurine excretion of cats. J. Nutr. 121, 175–176.

NAP, R., H.A.W. HAZEWINKEL, G. VOORHOUT, W.E. VAN DEN BROOM, S.A. GOEDEGEBUURE, A.TH. VAN'T KLOOSTER (1991): Growth and skeletal development in Great Danes fed different levels of protein intake. J. Nutr. 121, 107–113.

Nutrient requirements of cats (1986). National Research Council (NRC). National Academy Press, Washington D.C.

Nutrient requirements of dogs (1985). National Research Council (NRC). National Academy Press, Washington D.C.

OSBORNE, C.A., C.W. CLINTON, M.B. DAVENPORT, J.J. SANNA, L.K. UNGER (1988): Mineral composition of 4000 uroliths removed from dogs, cats, horses, cattle, sheep, goats and pigs. European Society of Veterinary Nephrology and Urology, 3rd Annual Symp., Proc. 157–169.

Pastoor, F.J.H., A.T. van't Klooster, J.N.J. Mathot, A.C. Beynen (1995): Increasing phosphorus intake reduces urinary concentrations of magnesium and calcium in adult cats fed purified diets. J. Nutr. 125, 1334–1341.

Pion, P.D., M.D. Kittleson, Q.R. Rogers, J.G. Morris (1987): Myocardial failure in cats associated with low plasma taurine: a reversible cardiomyopathy. Science 237, 764–768.

Polzin, D.J., C.A. Osborne, D.W. Hayden, J.B. Stevens (1983): Influence of modified protein diets on morbidity, mortality and renal function in dogs with experimental chronic renal failure. J. Am. Vet. Res. 45, 506–517.

Rogers, Q.R., J.G. Morris (1991): Nutritional peculiarities of the cat. XVI. World Congress of World Small Animal Vet. Assoc., Proc. 291–296.

Rogers, Q.R., J.G. Morris, R.A. Freedland (1977): Lack of hepatic enzymatic adaptation to low and high levels of dietary protein in the adult cat. Enzyme 22, 348–356.

Ross, L.A., D.R. Finco, W.A. Crowell (1982): Effect of dietary phosphorus restriction on the kidneys of cats with reduced renal mass. Am. J. Vet. Res. 43, 1023–1026.

Scarlett, J.M., S. Donoghue, J. Saidla, J.M. Wills (1994): Overweight cats: prevalence and risk factors. Int. J. Obesity 18 (Suppl. 1), 22–28.

Schoenmakers, I. (1998): Modulation of calcium regulation by excessive calcium intake in dogs. Thesis, University of Utrecht.

Stepien, R., M.W. Miller (1994) Cardiovascular disease. In: Wills, J.M., K.W. Simpson (eds.): The Waltham Book of Clinical Nutrition of the Dog & Cat, Pergamon Press, New York, 353–371.

Sunvold, G.D., E.C. Titgemeyer, L.D. Bourquin, G.C. Fahey Jr. G.A. Reinhart (1994): Fermentability of selected fibrous substrates by cat fecal mircroflora. J. Nutr. 124, 2721–2722.

Taton, G.F., D.W. Hamar, L.D. Lewis (1984): Urinary acidification in the prevention and treatment of feline struvite urolithiasis. J. Am. Vet. Med. Assoc. 184, 437–443.

Taylor, E.J., C. Adams, R. Neville (1995): Some nutritional aspects of ageing in dogs and cats. Proc. Nutr. Soc. 54, 645–656.

Wichert, B., E. Kienzle (1998): Home made diets for chronic colon problems. 2nd Annual Conference of the European Society of Veterinary and Comparative Nutrition (ESVCN), Vienna, 24–26 September 1998, Proc. 15.

Willard, M.D. (1996): Fructooligosaccharide (FOS) supplementation on canine small instestinal bacterial populations. In: Carey, D.P., S.A. Norton, S.M. Bolser (eds.): Recent advances in canine and feline nutritional research. IAMS International Nutrition Symposium, Proc. 45–50.

Zentek, J. (1998): Ernährung, parenterale. In: Wiesner, E. (Hrsg.): Handlexikon der tierärztlichen Praxis, Enke Verlag, Stuttgart, 240ff..

Zentek, J., K. Buhl, S. Wolf, I. Nolte, J. Pohlenz (1998): Liver cirrhosis with hepatic copper accumulation in German Shepherds. 2nd Annual Conference of the European Society of Veterinary and Comparative Nutrition (ESVCN), Vienna, 24–26 September 1998, Proc. 14.

Zentek, J., I. Stephan, S. Kramer, C. Görig, I. Nolte, J. Blum (1998): Parenteral nutrition in dogs: Fat vs glucose. Proceedings ESVCN-Konferenz, 19.–21. 03. 1997, München, J. Anim. Physiol. Anim. Nutr., in press.

Literatur zu Kapitel 3: Infektionskrankheiten

Acha, P.N., B. Szyfers (1994): Zoonoses and communicable diseases common to man and animals. 2nd ed. Pan.Am.Hlth.Org., Washington.

Allan, J.C., P.S Craig,. J Garcia-Noval, F Mencos,. D. Liu, Y. Wang, H. Wen, P. Zhou, P Stringer, M., R. Rogan, E. Zeyhle(1992): Coproantigen detection for immuno-diagnosis of echinococcosis and taeniasis in dogs and humans. Parasitology 104, 347.

Alther, P. (1996): Beitrag zur Epidemiologie und Diagnose der *Echinococcus multilocularis*-Infektion in Endwirten. Dissertation, Zürich.

Amtsberg, G. (1978): Salmonellose bei Hund und Katze (Salmonellosis in dogs and cats). Effem-Forschung für Kleintiernahrung, Report 7, 1.

Appel, J.G., F.W. Scott, L.E.Carmichael (1979): Isolation and immunisation studies of a canine parvolike virus from dogs with haemorrhagic enteritis. Vet. Rec. 105, 156.

Appel, M.J.G., B.J. Cooper, H. Freisen, L.E Carmichael (1978): Status report: canine viral enteritis. J. Am. Vet. Med. Assoc. 173, 1516.

Atkins,C.E., T.C. de Francesco, M.W. Miller, K.M. Meurs, B. Keene (1998): Prevalence of heartworm infection in cats with signs of cardiorespiratory abnormalities. J. amer. vet. med. Ass. 212, 517.

Baljer, G. (1985): Pathogenese, Klinik und Diagnose der wichtigsten bakteriell bedingten Enteritiden beim Tier. Tierärztl. Prax. 13, 141.

Barlough, J.E., R.C.Weiss, Y. Hoshino, F.W. Scott (1980): Current status of feline infectious peritonitis (FIP) and the FIP antibody test. Calif. Veterin. 34, 9.

Bauer,C., W. Thiel, R.Bachmann (1998): Metazestoden von *T. crassiceps* in der Unterhaut eines Hundes. Kleintierpraxis 43, 37.

Becker, W. (1996): Zoonosen-Fibel, 4.Aufl., Hoffmann Verlag, Berlin.

Benary, F., u. Mitarb. (1981): Coronavirus-Enteritis des Hundes – Klinik, Diagnose, Differentialdiagnose, Therapie. Kleintierpraxis 26, 7.

Bibrack, B. (1975): Serologische Untersuchungen über die Mitbeteiligung von Influenza A_2/Hongkong-Infektionen beim Zwingerhusten des Hundes. Zbl. Vet. Med. B, 22, 28.

BISHOP L U. M. (1979): Chronic active hepatitis in dogs associated with leptospirosis. Am. J. Vet. Res. 40, 839–844.

BOCH, J., R. SUPPERER (1992): Veterinärmedizinische Parasitologie. 4. Aufl., Verlag Paul Parey, Berlin und Hamburg.

BOCH, J. (1969): Toxoplasmose. Vortrag: DVG, FG Kleintierkrankheiten, Mannheim.

BOCH, J., R. SUPPERER (1977): Veterinärmedizinische Parasitologie. 2.Aufl., Parey-Verlag, Hamburg, Berlin.

BREITSCHWERDT, E.B.(1996): Ehrlichiosis: one or many diseases? Proc 14th ACVIM Forum, San Antonio, S. 608 f.

BRIGGS, O.M. (1980): Feline infectious peritonitis. J. of the South African. Vet. Associat. 51, 63.

BUCKLAR, H., U. SCHEU, R. MOSSI, R. DEPPLAZES (1998): Breitet sich in der Südschweiz die Dirofilariose beim Hund aus? Schweiz. Arch. Tierheilk. 140, 255.

BÜRKI, F. (1970): Ätiologisch klassifizierbare Virusinfektionen bei Haustieren. Dtsch. Tierärztl. Wschr. 77, 367.

CABRERA, P.A., S. PARIETTI, G. HARAN, U. BENAVIDEZ, S. LLOYD, G. PERREIRA, S. VALLEDOR, GEMMEL, M.A., T. BOTTO (1996): Rates of reinfection with *Echinococcus granulosus, Taenia hydatigena, Taenia ovis* and other cestodes in a rural dog population in Uruguay. Int. J. Parasit. 26, 79.

CAMPBELL, B., D.W SCOTT (1975): Successful management of nocardial empyema in a dog and cat. J. Am. Anim. Hosp. Assoc. 11, 769.

CAPELLI, G., O.J. GADALE, A.A. ABDURAHAM, G. POGLAYEN (1990): Elminti intetsinali del gatto: prime sgnalazioni nella Repubblica Democratica Somalia. Parassitologia 32, 46.

COLLINS, G.M., W.A.G. CHARLESTON (1979): Studies on sacrocystis species: I. Feral cats as definitive hosts for sporozoa. New Zealand Vet. J. 27, 80.

CONRATHS, F.J. (1993): Parasitosen bei Welpen. Prakt. Tierarzt 74, 460.

COTTER, S.M., C.E., GILMORE, C. ROLLINS (1973): Multiple cases of Feline Leukemia and Feline Infectious Peritonitis in a Household. JAVMA 162, 1054.

DAHME, E., E. WEISS (1983): Grundriß der speziellen pathologischen Anatomie der Haustiere, 3. Aufl. Enke-Verlag, Stuttgart.

DEDIE, K., I. BOCKMÜHL, H. KÜHN, K.-J. VOLKMER, Th. WEINKE (1993): Bakterielle Zoonosen bei Tier und Mensch. Enke Verlag, Stuttgart

DEINERT M, W. KRAFT, R. GOTHE (1997): Hepatozoon-canis-Infektion bei Hunden in Deutschland: Fallbericht und Epidemiologie. Tierärztl. Prax. 25, 254.

DEPLAZES, P., B. GOTTSTEIN, J. ECKERT, D. EWALD, D.J. JENKINS, S. JIMENEZ-PALACIOS (1992): Detection of *Echinococcus coproantigens* by enzyme-linked immunosorbent assay in dogs, dingoes and foxes. Parasit. Res. 78, 303.

ECKERT, J. (1988): Zur Bedeutung von Hund und Katze in den Infektketten parasitärer Zoonosen in Europa. Wien. tierärztl. Mschr. 75, 457.

ECKERT, J. (1996): Der ‚gefährliche Fuchsbandwurm' (*Echinococcus multilocularis*) und die alveoläre Echinokokkose des Menschen in Mitteleuropa. Berl. Münch. tierärztl. Wschr. 109, 202.

ECKERT, J., P. DEPLAZES (1996): Vakzinen gegen Parasitosen bei Haustieren. Tierärztl. Prax. 24, 322.

ENGSTER, A.K., H. LIAUW (1979): Defections of antibodies to feline infections peritonitis (FIP) virus in cats using transmissible gastroenteritis virus as antigen and an electronic-microscopie search for FIP virus. Southwestern Vet. 32, 109.

EPE, C., T. SCHNIEDER, M. STOYE (1996): Möglichkeiten und Grenzen der chemotherapeutischen Bekämpfung vertikaler Infektionen mit *Toxocara canis* und *Ancylostoma caninum* beim Hund. Prakt. Tierarzt 77, 483.

FIOVARANTI, M.L., A. VIRGA, S. ACCIARRI, A.M. CAMELI (1995): Indagine sui parassiti intestinali die gatti randagi nella Sicilia occidentale. Atti. Soc. Ital. Sci. Vet. 49, 46.

FISCHER S., K. HARTMANN, R. GOTHE (1994): Hepatozoon canis: eine importierte parasitäre Infektion bei Hunden. Tierärztl. Prax. 22, 172.

FUTTER, G.J., P.C. BELONIE, A. VAN DEN BERG (1980): Studies of feline babesiosis. 3. Haematological findings. J. of the South Afric. Vet. Assoc. 51, 271.

FUTTER, G.J., P.C. BELONJE (1980): Studies of feline babesiosis. 1. Historical review. South Afric. Vet. Assoc. 51, 105.

GEDECK, B. (1968): Zur Diagnose und Therapie von Dermatomykosen. Tierärztl. Umschau 23, 507.

GERBIG, T., W. KRAFT, I. KRAFT (1977): Die Kaolinaktivierte Partielle Thromboplastinzeit (PTT) der gesunden Katze und die Kontrolle der Heparinwirkung. Kleintierpraxis 22, 203.

GERBIG, T., W. KRAFT (1979): Zur Klinik der Felinen Infektiösen Peritonitis. Kleintierpraxis 24, 5.

GHERMAI, A.K., W. KRAFT (1986): Rotes und weißes Blutbild, Serumelektrolyte und Leberenzyme bei Parvovirose des Hundes. Kleintierpraxis 31, 139.

GOLDMAN EE u. M. (1998): Granulocytic Ehrlichiosis in dogs from North Carolina and Virginia. J. Vet. Intern. Med. 12: 61.

GOSZTONYI, G. : Verbreitung von Viren entlang Neuronennetzen durch transsynaptische Passage – Ein Beitrag zur Pathogenese der Tollwut. Tierärztl. Praxis 14, 199, 1986.

GOTHE, R., D. BARUTZKI (1986): Kokzidieninfektionen der Katze, Diagnosestellung und Bewertungen. Kleintierpraxis 31.

GOTHE, R., A. KRAISS, KRAFT, W. (1987): Eine importierte Krankheit: Die *Babesia canis*- und *Babesia gibsoni*-Infektion des Hundes. Kleintierpraxis 32, 93.

GOTHE R., S. WEGERDT (1991):Die Babesiosen des Hundes in Deutschland. Tierärztl. Prax. 19, 170.

GOTHE R., I. NOLTE, W. KRAFT (1997): Leishmaniose des Hundes in Deutschland: epidemiologische Fallanalyse und Alternative zur bisherigen Therapie. Tierärztl. Prax. 25, 68.

GREENE, R.T. (1996): Canine Ehrlichiosis: antibodies, PCR, and treatment. Proc 14th ACVIM Forum, San Antonio, S. 610ff..

HAGEMOSER, W.A., H.T. HILL, J.P. KLUGE (1980): Studies on the pathogenesis of pseudorabies in domestic cats following oral exposure. Proceedings of the Internat. Pig Vet. Society Congress, Copenhagen, Denmark. 96.

HARALAMPIDIS, S.T., M.G. PAPAZACHARIADOU, A.F. KOUTINAS, T.S RALLIS (1988): A survey on the prevalence of gastrointestinal parasites of dogs in the area of Thessaloniki, Greece. J. Helminth. 62, 45.

HARRUS S., B. HYLTON, T. WANER (1997): Canine moncytic ehrlichiosis: an update. Comp. Cont. Educ. 19, 431.

HARRUS S., P.H. KASS, E. KLEMENT, T. WANER (1997): Canine monocytic ehrlichiosis: a retrospective study of 100 cases, and an epidemiological investigation of prognostic indicators for the disease. Vet. Rec. 141, 360.

HARTMANN, M., B. REINER, TH. STEIDL (1998): Leishmaniose bei einer Deutschen Dogge. Prakt. Tierarzt 79, 494.

HARVEY, J.W., J.M. GASKIN (1978): Feline haemobartonellosis. Proceedings of the Amer. Anim. Hosp. Assoc. 45, 117.

HARVEY, J.W., J.M. GASKIN (1978): Feline haemobartonellosis: attempts to induce relapses of clinical disease in chronically infected cats. J. Amer. Anim. Hosp. Assoc. 14, 453.

HASSLINGER, M.-A. (1985): Der Magenwurm der Katze, *Ollulanus tricuspis* (Leuckart, 1865) – zum gegenwärtigen Stand der Kenntnis. Tierärztl. Prax. 13, 205.

HASSLINGER, M.-A. (1986): Praxisrelevante Helminthen der Fleischfresser. Tierärztl. Prax. 14, 265.

HASSLINGER, M.-A. (1990): Die Gefahr lauert im Sandkasten. Imm. Spektr. 4, 12.

HASSLINGER, M.-A. (1991): Bandwurmbefall. In: Handlexikon der Tierärztlichen Praxis I-V., Gustav Fischer Verlag, Stuttgart – New York, Lief. 189, 73.

HASSLINGER, M.-A. (1991): *Toxocara canis* as a cause for larva migrans visceralis. J. Egypt. vet. med. Ass. 51, 507.

HASSLINGER, M.-A. (1995): Der Magenwurm der Katze, *Ollulanus tricuspis*, Leuckard, 1865 bis zum gegenwärtigen Stand der Kenntnis. Tierärztl. Prax. 13, 205.

HASSLINGER, M.-A. (1996): Parasitosen. In: KRAFT/DÜRR: Katzenkrankheiten. 4. Aufl., Verlag Schaper Verlag, Alfeld, 237.

HASSLINGER, M.-A.: Parasitologische Diagnostik. In: KRAFT/DÜRR: Klinische Labordiagnostik in der Tiermedizin. 4.Aufl., Schattauer Verlag, Stuttgart, New York, 284.

HASSLINGER, M.-A. (1997): Demodikosis. In: Handlexikon der Tierärztlichen Praxis I-VI, Lief. 200, Enke Verlag, Stuttgart, 172.

HASSLINGER, M.-A., H.M. OMAR, M.K. SELIM (1988): The incidence of helminths in stray cats in Egypt and other Mediterranean countries. Vet. Med. Rev. 59, 76.

HASSLINGER, M.-A., A. BURGU, M.A. EL-SEIFY, T. EL-ASSALY (1993): Vergleichende Untersuchungen zum Helminthenstatus bei streunenden Hunden und seine Bedeutung für die menschliche Gesundheit. Tierärztl. Umsch. 48, 596.

HAYASAKI, M. (1997): Clinical aspects of cat and dog heartworm disease. J. Vet. Med. 50, 330.

HEINRICH-BLANCHÉ, A. (1998): Aspekte zum Endoparasitenbefall bei Fleischfressern im tierärztlichen Alltag. Dissertation, München.

HENDRIX, C.M. (1995): Helminthic infections of the feline small and large intestines: diagnosis and treatment. Vet. Med. 90, 456.

HIEPE, T. (1985):Lehrbuch der Parasitologie, Bd. 3: Veterinärmedizinische Helminthologie. VEB Gustav Fischer Verlag, Jena.

HIEPE, T., R. BUCHWALDER, A. KRÜGER, W. SCHINDLER (1988): Untersuchungen zum Endoparasitenbefall streunender Katzen unter besonderer Berücksichtigung der Helminthen. Wien. Tierärztl. Mschr. 75, 499.

HILLER, D. (1984): Der Nachweis von Fibrinogen- und Fibrinspaltprodukten bei Hund, Katze und Pferd. Dissertation, München.

HILLER, D., KRAFT, W. (1987): Fibrin- und Fibrinspaltprodukte (FSP) bei Feliner Infektiöser Panleukopenie. Kleintierpraxis 30, 277, 185.

HINALDY, H.K. (1991): Parasitosen und Antiparasitika bei Hund und Katze in Österreich – Hinweise für den Kleintierpraktiker. Wien. Tierärztl. Mschr. 78, 302.

HORN, K., T. SCHNIEDER, M. STOYE (1990): Kontamination öffentlicher Kinderspielplätze Hannovers mit Helmintheneiern. Dtsch. tierärztl. Wschr. 97, 122.

HORZINEK, M.C., A.D.M.E. OSTERHAUS (1979): The virology and pathogeneosis of feline infectious peritonitis Breif review. Arch. Virology 59, 1.

JANKA, S., M. STOYE (1998):Untersuchungen zum Vorkommen von *Echinococcus multilocularis* und *Trichinella spiralis* beim Rotfuchs (*Vulpes vulpes* Linné 1785) im Regierungsbezirk Karlsruhe. Tierärztl. Umsch. 53, 221.

JONAS, D., K. HABERKRON, C. COMMICHAU (1986): Beitrag zur postmortalen Differentialdiagnose der Tollwut bei Katzen. Tierärztl. Prax. 14, 527.

JONAS, D., K. DRÄGER (1998): Untersuchung von Füchsen auf *Echinococcus multilocularis*: Entwicklung seit 1982 und Situation 1996/97 in Rheinland-Pfalz. Tierärztl. Umsch. 53, 214.

KAMMERMANN, B., L. BÜHLMANN, (1965): Zu einem Fall von Leishmaniose beim Hund. Schweiz. Arch. Tierheilk. 107, 371.

KIRKPATRICK, C. E. (1988): Epizootiology of endoparasitic infections in pet dogs and cats presented to a veterinary teaching hospital. Vet. Parasit. 30, 113.

KNAUS, B. U., FEHLER, K. (1998): *Toxoplasma gondii*-Infektionen und Eiausscheidung bei Hauskatzen und ihre Bedeutung für die Epidemiologie und Epizootiologie der Toxoplasmose. Angew. Parasit. 30, 155.

KRAFT, W. (1973):Das Thrombelastogramm der gesunden Hauskatze und die Behandlung der Verbrauchskoagulopathie bei Panleukopenie. Berl. Münchn. Tierärztl. Wschr. 86, 394.

KRAFT, W. (1975): Zur infektiösen Panleukopenie der Katze. Kleintierpraxis 20, 127.

KRAFT, W., T. GERBIG, S. GEYER (1980):Thrombozytopenie bei Feliner Infektiöser Panleukopenie. Kleintierpraxis 25, 129.

KRAFT, W., u. Mitarb. (1980): Parvovirus-Enteritis des Hundes – Klinik, Diagnose, Differentialdiagnose, Therapie. Kleintierpraxis 25, 81.

KRAFT, W. (1990):Kleintierkrankheiten. Bd. 1: Innere Medizin. 2. Aufl. Verlag Eugen Ulmer, Stuttgart.

KRAIS, A., W. KRAFT, ,R. GOTHE (1987): Die Sakroptesräude des Hundes: Erregerbiologie, Epidemiologie, Pathogenese, Klinik, Diagnose und Behandlung. Tierärztl. Prax. 15, 311.

KRAUSS, H., A. WEBER, B.ENDERS, H.G. SCHIEFER, W. SLENZKA, H. ZAHNER (1997): Zoonosen. 2.Aufl., Deutscher Ärzteverlag, Köln.

LASSNIG, H., L. PROSL, F. HINTERDORFER (1998): Zur Parasitenfauna des Rotfuches (*Vulpes vulpes*) in der Steiermark. Wien. tierärztl. Mschr. 85, 116.

LEWIS, G.E., D.L. HUXSOLL (1977):Canine Ehrlichiosis. In: KIRK, R.W. (ed.): Current Veterinary Therapie VI, W.B. Saunders Co., Philadelphia.

LINDSAY, D.S., ,B.L. BLAGBURN (1995): Practical treatment and control of infections caused by canine gastrointestinal parasites. Vet. med. 90, 441.

MANKE, K.J., M. STOYE (1998): Parasitologische Untersuchungen an Rotfüchsen (*Vulpes vulpes* L.) aus den nördlichen Landesteilen Schleswig-Holsteins. Tierärztl. Umsch. 53, 207.

MARTINI, M., G. POGLAYEN, N. MINERVA, A. ZANAGELI (1992): A study of factors influencing intestinal parasites in dogs. Ann. Ist. Super. Sanità 28, 477.

MAYR, A. (1980): Virus diseases of dogs and cats: new trends relating to infective agents and control. Satellite Symp. on diseases of small animals, Tel Aviv, 20.–23.Oct., Israel. Assoc. for Buiatrics 133.

MAYR, A., G EISSNER., B. MAYR-BIBRACK (1984): Handbuch der Schutzimpfungen in der Tiermedizin. Parey Verlag, Hamburg, Berlin.

MCCANDLISH, J., H. THOMPSON, C. CORNWELL, E. FISHER (1979): Parvovirus infection in dogs. Vet. Rec. 105, 540.

MEHLHORN, H., D. DÜWEL, W. RAETHER (1986): Diagnose und Therapie der Parasiten von Haus-, Nutz- und Heimtieren. Gustav Fischer Verlag, Stuttgart, New York.

MEURS, K.M., C.E. ATKINS, L. KHOO, B.W. KEENE (1994): Aberrant migration of *Toxocara larvae* as a cause of myocarditis in a dog. J. Amer. Anim. Hosp. Ass. 30, 580.

MOIK, K., R. GOTHE (1997): Babesien-Infektionen der Feliden und Fallbeschreibung bei einer Katze in Deutschland. Tierärztl. Prax. 25, 532–535.

MONTALE, R.S., J.D. STRANDBERG (1972): Extraperitoneal lesions in feline infectious peritonitis. Vet. Pathol. 9, 109.

MORSY, A.L., S.A. MICHAEL, A.M. EL-DISI (1980): Cats as reservoir hosts of human parasites in Amman, Jordan. J. Egypt. Soc. Parasit. 10, 5.

MÜLLER, L., F.O. KNORN, R. LÄSSIG (1977): Zwei Fälle von Aujeszkyscher Krankheit beim Hund. Kleintierpraxis 22, 179.

NIEMAND, H.G. (1980): Praktikum der Hundeklinik. 4. Aufl., Parey Verlag, Hamburg, Berlin.

NOLAN, T.J., G. SMITH (1995): Time series analysis of the prevalence of endoparasitic infections in cats and dogs presented to a veterinary teaching hospital. Vet. Parasit. 59, 87.

OSTERHAUS, A.D. (1978): Feline infectious peritonitis virus identification, propagation and epidemiology. Thesis, Utrecht.

OSTERHAUS, A., A. KROON, R. WIRAHADIREDJA (1979): ELISA for the serology of FIP virus (feline infectious peritonitis). Vet. Quarterly 1, 59.

PARRISIUS, R. (1982): 4-Methyl-Umbelliferon (Hymecromon Inn) als Choleretikum bei Lithocholsäure-induzierter Cholestase des Hundes. Dissertation. München.

PENZHORN, B.L., K.G.M. DE CRAMER, L.M. BOOTH (1992): Coccidial infection in German Shepherd dog pups in a breeding unit. J. S. Afr. vet. med. Ass. 63, 27.

PETRAK, M., J.L. CARPENTER (1965): Feline toxoplasmosis. JAVMA, 146, 728.

POSPISCHIL, A., H. YAMAHO (1987): Die Parvovirusenteritis bei Hunden anhand der Sektionsstatistik 1978–1985. Tierärztl. Praxis 15, 67.

RASCHKA, C., W. HAUPT, R. RIBBECK (1994): Untersuchungen zum Endoparasitenbefall bei streunenden Katzen. Mh. Vet.-Med. 49, 307.

REITER, I., C. CENTURIER, R. GOTHE (1986): Arthropoden als koproskopischer Befund bei Hund und Katze. Tierärztl. Praxis 14, 101.

REUSCH, C. (1986): Tracheobronchtiis verminosa durch Infektion mit *Filaroides osleri* beim Hund. Kleintierpraxis 31, 233.
ROLLE, M., A. MAYR (1978): Mikrobiologie, Infektions- und Seuchenlehre, 4. Aufl., Enke Verlag, Stuttgart.
Rolle, M, A. Mayr (1993): Medizinische Mikrobiologie, Infektions- und Seuchenlehre. Enke Verlag, Stuttgart.
ROMMEL, M. (1975): Neue Erkenntnisse zur Biologie der Kokzidien, Toxoplasmen, Sarkosporidien und Besnoiten. Berl. Münch. Tierärztl. Wschr. 88, 112.
ROMMEL, M. (1989): Recent advances in the knowledge of the biology of the cyst-forming coccidia. Angew. Parasit. 30, 173.
ROSENHAGEN, C. (1976): Morbus Aujeszky in einer Kleintierpraxis. Kleintierpraxis 21, 106.
RUDOLPH, R., W. KÜPPER, A. WEBER (1974): Rhinitis myotica durch *Aspergillus gumigatus* Fresenius beim Hund. Diagnose und Differentialdiagnose unter besonderer Berücksichtigung des Röntgenbildes. Berl. Münch. Tierärztl. Wschr. 86, 87.
SANDERSLEBEN, J. VON, A. POSPISCHL, W. KRAFT (1983): Infektion des Pankreas mit Parvoviren bei der Katze. Dtsch. Tierärztl. Wschr. 90, 313.
SCHANTZ, P.M. (1994): Of worms, dogs, and human hosts: Continuing challenges for veterinarians in prevention of human disease. J. amer. vet. med. Ass. 204, 1023.
SCHIMMEL, A., H. DORN (1998): Wirksamkeit der Kombination Febantel u. Pyrantelembonat gegen Nematoden: Multizentrische Feldstudie an Welpen und jungen Hunden. Kleintierpraxis 43, 89.
SCHUSTER, R. (1998): Trematodosis der Fleischfresser. In: Medical Book Cie.: Handlexikon der Tierärztlichen Praxis I-IV. Lief. 202, Enke Verlag, Stuttgart, 831.
SCHUSTER, R., A. KAUFMANN, S. HERING (1997): Untersuchungen zur Endoparasitenfauna der Hauskatze in Ostbrandenburg. Berl. Münch. tierärztl. Wschr. 110, 48.
SCHÜTZE, H.-R., W. KRAFT (1979): Endo- und Ektoparasiten bei Hund und Katze, Diagnose und Therapie. Prakt. Tierarzt, Coll. vet. 60, 56.
SCOTT, D.W. (1977): Demodicosis. In: KIRK, P. (ed.): Current Veterinary Therapy VI, W.B. Saunders, Philadelphia.
SCOTT, F.W., R.C. WEISS, J.E. POST, J.E. GILMARTIN, Y. HOSHINO (1970): Kitten mortality complex (neonatal feline infectious peritonitis?). Feline Pract. 9, 44, 47.
SHEWEN, P.E., R.C. POVEY, M.R. WILSON (1978): Feline chlamydial infection. Canad. Vet. J. 19, 289.
TACKMANN, K., D. BEIER (1993): Epidemiologische Untersuchungen zu *Echinococcus multiocularis* (Leuckart, 1863) im Land Brandenburg. Tierärztl. Umsch. 48, 496.

THEILEN, G.H. (1984): Klinische Aspekte der Infektion mit dem felinen Leukosevirus bei der Katze. Tierärztl. Prax. 12, 511.
TIMONEY, J.F. JR. (1976): Feline salmonellosis. Vet. Clin. North Amer. 6, 395.
WARD, J.M., D.H. GRIBBLE, D.L. DUNGWORTH (1974): Feline infectious peritonitis: Experimental evidence for its multiphasic nature. Am. J. Vet. Res. 35, 1271.
Weber, A., W. Becker (1994): Dauerausscheider und Träger von Krankheitserregern bei Heimtieren – Bedeutung für den Menschen. 1. Viren, Chlamydien, Rickettsien und Bakterien. pädiat. prax. 48, 673–685.
Weber, A., Becker, W. (1995): Dauerausscheider und Träger von Krankheitserregern bei Heimtieren – Bedeutung für den Menschen. 2. Pilze und Parasiten. pädiat. prax. 48, 85–97.
WEBER, A. (1985): Vorkommen von *Campylobacter jejuni* bei Tieren und die Bedeutung für den Menschen. Tierärztl. Prax. 13, 151.
WEBER, A., T. SCHLIESSER (1978): Untersuchungen zum Vorkommen von Antikörpern gegen *Brucella canis* bei Haushunden in der Bundesrepublik Deutschland. Berl. Münch. Tierärztl. Wschr. 91, 28.
WEISS, R.C., F.W. SCOTT (1980): Laboratory diagnosis of feline infectious peritonitis. Feline Pract. 10, 16.
WILKINSON, G.T. (1979): Feline infectious peritonitis. Vet. Annual 19, 269.

Literatur zu Kapitel 4: Haut

ACKERMAN, L. (1984): Dermatitis herpetiformis – does it exist? J. Amer. Vet. Med. Assoc. 185, 633.
ANDERSON, N.V. u. Mitarb. (1973): Cutaneous sporotrichosis in a cat: a case report. J. Am. Hosp. Assoc. 9, 526.
AUGUST, J.R. (1982): The reaction of canine skin to the intradermal injection of allergenic extracts. J. Am. Anim. Hosp. Assoc. 18, 164.
AUSHERMAN, R.J., H.H. SUTTON, J.T. OAKES (1957): Clinical signs of blastomycosis in dogs. J. Am. Vet. Med. Assoc. 130, 541.
BAKER, K. (1986): Hormonal alopecia in dogs and cats. In. Pract. 9, 71.
BALLAUF, B., S. LINCKH, J. LECHNER (1989): Pokkenvirusinfektion bei einer Katze. Tierärztl. Prax. 17, 408.
BALLAUF, B. (1991): Vergleich von Intrakutan- und Pricktest in der Allergiediagnostik beim Hund. Tierärztl. Prax. 19, 428.
BALLAUF, B. (1993): Futtermittelallergie bei Hund und Katze – nicht nur ein gastrointestinales Problem. Tierärztl. Prax. 21, 53–66.
BARNES, J.C. u. M. (1993): Diffuse cutaneous leishmaniosis in a cat. J. Am. Vet. Med. Assoc. 202, 416.

BARRIGA, O. u. M. (1992): Evidence of immunosuppression by Demodex canis. Vet. Immunol. Immunopathol. 32, 37.

BEALE, K.M. u. M. (1990): Effects of sedation on intradermal skin testing in flea-allergic dogs. J. Am. Vet. Med. Assoc. 197, 861.

BENNETT, D. (1995): Treatment of the immune-based inflammatory arthropathies of the dog and cat. In: BONAGURA, J.D.: Kirk's Current Veterinary Therapy XI, Small Animal Practice, W.B. Saunders, Philadelphia, 1188–1199.

BIGLER, B. u. M. (1996): Messung von allergenspezifischem IgE beim Hund mit einem In-vitro-Test mit monoklonalem anti-IgE-Antikörper. Kleintierpraxis 41, 643–650.

BILDHAUER, C., E.G. GRÜNBAUM, C. HOFFMANN (1996): Die Beeinflussung der Blutplasmaaktivität der Serumcholinesterase durch Flohhalsbänder bei der Katze. Kleintierpraxis 41, 433–440.

BÖHMER, E., T. HÄNICHEN, E. LOHSS (1991): Calcinosis cutis der Ballen bei einer Katze. Tierärztl. Prax., 19, 88–95.

BOMHARD, D. VON, W. KRAFT (1998): Idiopathische Mucinosis cutis beim Chinesischen Shar Pei: klinisches Bild und histopathologische Befunde. Tierärztl. Prax. 26 K, 189–196.

BOMHARD, D. VON, S. PFLEGHAAR, H. MAHNEL (1992): Zur Epidemiologie, Klinik, Pathologie und Virologie der Katzenpockeninfektion. Kleintierpraxis 37, 219.

BOMHARD, D. VON, S. PFLEGHAAR, H. MAHNEL, SCHNEEKLOTH-DÜCKER (1991): Fallbericht: Katzenpockeninfektion als Zoonose für Hund und Mensch. Kleintierpraxis 36, 511.

BOSTOCK, D.E., M.T. DYE (1979): Prognosis after surgical excision of fibrosarcoma in cats. J. Amer. Vet. Med. Assoc. 175, 727.

BOUDEAU, P. u. M. (1988): Alopécie héréditaire généralisée féline. Rec. Med. Vet. 164, 17.

CACIOLA, P.L., G.H. NESBITT, A.I. HURVITZ (1984): Pemphigus foliaceus in eight cats and results of induction therapy using azathioprin. J. Amer. Anim. Hosp. Assoc. 20, 571.

CARLOTTI, D.N., C. PROST (1988): L'atopie féline. Point Vét. 20, 777.

CARLOTTI, D.N. u. M. (1990): Food allergy in dogs and cats: A review and report of 43 cases. Vet. Dermatol. 1, 55.

CASAL, M. u. M.: Congenital hypotrichosis with thymic apalsia in nine Birman kittens. Amer. Coll. Vet. Intern. Med. Abstract, Washington D.C.

COLLIER, L.A., C.W. LEATHERS, D.F. COUNTS (1980): A clinical description of dermatosparaxis in a Himalayan cat. Feline pract. 10, 25.

COOK, B. (1979): Comparative observations on diseases of the ear, nose and throat in small animals and horses. New Zealand Vet. J. 27, 3.

CORBETT, R.B. u. M. (1975): Cellular immune responsivness in dogs with demodectic mange. Transplant Proc. 7, 557.

CORBETT, R.B. u. M. (1976): The cell-mediated immune response: Its inhibition and in vitro reversal in dogs with demodectic mange. Fd. Proc., 35, 589.

DAHME, E., E. WEISS (1983): Grundriß der speziellen pathologischen Anatomie der Haustiere, 3. Aufl., Enke Verlag, Stuttgart.

DIBARTOLA, S.P. et al. (1990): Familial renal amyloidosis in Chinese Shar pei dogs. J. Amer. Vet. Med. Assoc., 197, 483.

DIBARTOLA, S.P. (1995): Famital renal disease in dogs and cats. In: ETTINGER, S.J., E.C. FELDMAN Veterinary Internal Medicine. W.B. Saunders, Philadelphia, 1796–1801.

DILLBERGER, J.E., N.H. ALTMAN (1986): Focal mucinosis in dogs: 7 cases and review of cutaneous mucinosis of man and animals. Vet. Path., 23, 132.

DUBEY, J.P. u. M. (1989): Newly recognized fatal protozoan disease of dogs. J. Am. Vet. Med. Assoc. 192, 1296.

DUBEY, J.P. u. M. (1991): Fatal cutaneous and visceral infection in a Rottweiler dog associated with a sarcocystis-like protozoon. J. Vet. Diagn. Invest. 3, 72.

DUBEY, J.P., J.L. CARPENTER (1993): Histological confirmed clinical toxoplasmosis in cats: 100 cases (1952–1990). J. Am.. Vet. Med. Assoc. 203, 1556.

DUCATELLE, R. u. M. (1987): A morphometric classification of dermatosparaxis in the dog and cat. Flaams Diergeneeskunde Tijdschrift, 56, 107.

EIGENMANN, J.E. (1984): Estrogen-induced flank alopecia in the female dog: evidence for local rather than systemic hyperestrogenism. J. Small. Anim. Pract. 30, 411.

EIGENMANN, J.E., J. POORTMAN, J.P. KOEMAN (1984): Estrogen-induced flank alopecia in the female dog: evidence for local rather than systemic hyperestrogenism. J. Am. Anim. Hosp. Assoc. 20, 621.

EIKMEIER, H. (1986): Therapie innerer Krankheiten der Haustiere. 3. Aufl., Enke Verlag, Stuttgart.

FIEBIGER, I. (1983): Miliares Ekzem. Bayer. Tierärztetag.

FRICK, O.L. u. M. (1983): Immunoglobulin E antibodies to pollens augmented in dogs by virus vaccines. Am. J. Vet. Res. 44, 440.

FRICK, O.L. (1991): Pathogenesis of chronic allergic reactions using the atopic dog as a model. Proc. Am. Acad. Vet. Allergy.

FRASER, G. u. Mitarb. (1970): Canine ear disease. J. Small Anim. Pract. 10, 725.

GOTHE, R. (1991): Leishmaniosen des Hundes in Deutschland: Erregerfauna und -biologie, Epidemiologie, Klinik, Pathogenese, Diagnose, Therapie und Prophylaxe. Kleintierpraxis 36, 69–84.

GOTHE, R. (1992): *Leishmania*-infections of dogs in Germany and Austria: Epidemiologic case analyses. Zbl. Bact. Abstr. 325, 28.

GOTHE, R., A. KRAISS (1983): Die Demodikose des Hundes. Tierärztl. Prax. 11(3): 349–60.

GOTHE, R., I. NOLTE, W. KRAFT (1997): Leishmaniose des Hundes in Deutschland: epidemiologische Fallanalyse und Alternative zur bisherigen kausalen Therapie. Tierärztl. Prax. 25, 68–73.

GRIFFIN, C. E., W. S. ROSENKRANTZ (1992): Skin disorders of the Shar-pei. In: KIRK, R. W., J. D. BONAGURA: Kirk's Current Veterinary Therapy XI, Small Animal Practice, W. B. Saunders, Philadelphia, 519–522.

GRIFFIN, C. E. u. M. (1993): Current veterinary dermatology. Mosby Yearbook, St. Louis.

GROSS, T. L. u. M. (1992): Veterinary Dermatology. Mosby Yearbook, St. Louis.

HALLIWELL, R. E. W. (1982): Autoimmunkrankheiten der Haut. 28. Jahrestagung DVG, FG Kleintierkrankheiten, Frankfurt.

HALLIWELL, R. E. W. (1990): Clinical and immunological aspects of allergic skin diseases in domestic animals. In: TSCHARNER, C., R. E. W. HALLIWELL (eds.): Advances in veterinary dermatology I. Ballière-Tindall, Philadelphia.

HALLIWELL, R. E. W. (1992): Comparative aspects of food intolerance. Vet. Med. 87, 893.

HALLIWELL, R. E. W. (1993): Management of dietary hypersensitivity in the dog. J. Small. Anim. Pract. 33, 156.

HALLIWELL, R. E. W. (1997): Efficacy of hyposensitization in feline allergic diseases based upon results of in vitro testing for allergen-specific immunoglobulin E. J. Am. Anim. Hopsp. Assoc. 33, 282.

HALLIWELL, R. E. W., S. J. LONGINO (1981): IgE und IgG antibodies to flea antigen in differing dog populations. Vet. Immunol. Immunopathol., 8, 215.

HALLIWELL, R. E. W., N. T. GORMAN (1989): Veterinary Clinical Immunology, W. B. Saunders, Philadelphia.

HAMANN, F., A. HARDER, L. BRUNNBERG (1996): Untersuchungen zur Atopie des Hundes: 1. Anamnese und Klinik. Kleintierpraxis 41, 29–32.

HAMANN, F., A. HARDER, L. BRUNNBERG (1996): Untersuchungen zur Atopie des Hundes: 2. Allergene. Kleintierpraxis 41, 33–47.

HAVRILECK, B. u. M. (1989): Suivi immunitaire individuel des chiens démodéctiques par intradermoréactions à la phytohemagglutinin. Applications au prognostic. Rev. Méd. Vét. 140, 599.

HAVRILECK, B. u. M. (1990): Traitement et prognostic de la démodécie canine. L'action Vét. 34, 1150.

HEALY, M. C., S. M. GAAFAR (1977): Immunodeficiency in canine demodectic mange. Vet. Parasitol. 3, 133.

HIRSCH, D. C. u. M. (1975): Suppression of in vitro lymphocyte transformation by serum from dogs with generalized demodicosis. Am. J. Vet. Res. 36, 195.

HOFMEYR, C. F. B. (1963): Dermoid sinus in the Ridgeback Dog. J. Small Anim. Pract., 4, 5–8.

HOSKINS, J. D. (1995): Congenital defects of the dog. In: ETTINGER, S. J., E. C. FELDMAN, Veterinary Internal Medicine. W. B. Saunders, Philadelphia, 2115–2129.

IHRKE, P. (1982): Die Seborrhoe des Hundes. 28. Jahrestagung DVG, FG Kleintierkrankheiten, Frankfurt.

IHRKE, P. H. u. M. (1985): Pemphigus foliaceus in dogs: A review of 37 cases. J. Am. Vet. Med. Assoc. 186, 59.

KÁSA, F. u. G., S. KUSSINGER (1992): Dermoid-Sinus beim Rhodesasina Ridgeback. Tierärztl. Prax., 20, 628–631.

KESSLER, M. (1995): Der Mastzelltumor des Hundes – Diagnose und Therapie eines malignen Hauttumors. Tierärztl. Prax. 23, 172–178.

KIEFFER, M. u. M. (1990): Immunologic reactions to *Pityrosporum ovale* in adult patients with atopic and seborrheic dermatitis. J. Am. Acad. Dermatol. 22, 739.

KIENZLE, E. (1992): Bedeutung mehrfach ungesättigter Fettsäuren im Zusammenhang mit Hauterkrankungen bei Hund und Katze. Kleintierpraxis 37, 145–155.

KIRK, R. W. (1979): Acanthosis nigricans. Small Anim. Pract. 9, 49.

KIRUMA, T. u. M. (1993): The inheritance and breeding results of hairless descendants of Mexican hairless dogs. Japan. J. Vet. Sci. 27, 55.

KOEHNE, M. A., H. S. POWELL, R. I. HAIL (1971): Sporotrichosis in a dog. J. Am. Vet. Med. Assoc. 159, 892.

KRAFT, W. (1996): Rassespezifische Hauterkrankungen beim Shar Pei. Tierärztl. Prax. 24, 552, 621.

KRAFT, W. (1996): Idiopathische Muzinose. Tierärztl. Prax. 24, 552, 621.

KRAFT, W. (1998): Geriatrie bei Hund und Katze. Parey Verlag, Hamburg, Berlin.

KRAFT, W., A. KRAIß-GOTHE, R. GOTHE (1988): Die *Otodectes-cynotis*-Infestation von Hund und Katze: Erregerbiologie, Epidemiologie, Pathogenese und Diagnose sowie Fallbeschreibungen generalisierter Räuden bei Hunden. Tierärztl. Prax. 16, 409.

KRAFT, W, D. von BOMHARD (1997): Rassespezifische Hautkrankheiten beim Shar Pei. Kongreßbericht Jahrestagung Kleintierkrankheiten in der DVG, Hannover.

KRAIS, A., W. KRAFT, R. GOTHE (1987): Die Sarkoptes-Räude des Hundes: Erregerbiologie, Epidemiologie, Pathogenese, Klinik, Diagnose und Behandlung. Tierärztl. Prax. 15, 311.

KRICK, S. A., DW. Scott (1989): Bacterial folliculitis, furuculosis, and cellulitis in the German shepherd: A retrospective analysis of 17 cases. J. Am. Anim. Hosp. Assoc. 25, 23.

KROKER, R. (1997):Vitamine und Spurenelemente. In: LÖSCHER, W., F. R. UNGEMACH, R. KROKER, Pharmakotherapie bei Haus- und Nutztieren, 3. Aufl. Parey Verlag, Hamburg, Berlin.

KWOCHKA, K.W., A.M. RADEMAKERS (1989): Cell proliferation of epidermis, hair follicles, and sebaceus glands of Beagles and Cocker spaniels with healthy skin. Amer. J. Vet. Res., 50, 587.

KWOCHKA, K.W. (1991): In vivo and in vitro examination of cell proliferation kinetics in the normal and seborrhoic canine epidermis. Proc. Am. Acad. Vet. Dermatol. Am. Coll. Vet. Dermatol. 7, 46.

LAUKNER, A. (1997): Die Fellfarbe beim Hund: Literaturstudie und Zucht. Dissertation, München.

LAUKNER, A. (1998): Die Fellfarbe des Hundes. Teil 1: Grundlagen der Farbgenese. Tierärztl. Prax. 26, 49–54.

LAUKNER, A. (1998): Die Fellfarbe des Hundes. Teil 2: Klinische Bedeutung. Tierärztl. Prax. 26, 124–128.

LIEBICH, H.-G. (1993): Funktionelle Histologie, 2. Aufl., Schattauer Verlag, Stuttgart, New York.

LÖWENSTEIN, C. (1995): Farbmutantenalopezie bei einem Yorkshire Terrier. Kleintierpraxis 40, 781–791.

LORD, L.H., A.J. CAWLEY, J. GILRAY (1957): Middorsal dermoid sinuses in Rhodesian Ridgeback dogs – a case report. J. Am. Vet. Med. Assoc. 149, 515–518.

MAHNEL, H. (1986): Identifizierung eines Kuhpokkenvirus, isoliert von einem Kind. J. Vet. Med. 33, 362.

MAHNEL H. (1991): Katzenpocken in Deutschland. Tierärztl. Prax. 19, 419.

MAHNEL, H., C.P. CZERNY, A. MAYR (1989): Nachweis und Identifizierung von Pockenviren bei Hauskatzen. J. Vet. Med. 36, 231.

MASON, K.V., J. RING, J. DUGGAN (1984): Fenthion for flea control on dogs under field conditions: Dose response efficacy studies and effect on cholinesterase activity. J. Amer. Anim. Hosp. Assoc. 20, 591.

MAULDIN, E.A., D.W. SCOTT, W.H. MILLER, C.A. SMITH (1997): Malassezia dermatitis in the dog: a retrospective histopathological and immunopathological study of 86 cases (1990–95). Vet. Dermatol. 8, 191–202.

MAYR, A. (1992): Gefährdung von Mensch und Tier durch Pockeninfektion bei Katzen. Kleintierpraxis 37, 369.

MAYR, B. (1991): Vorkommen von Orthopoxviren bei der Katze und deren Übertragung auf den Menschen. Tierärztl. Prax. 19, 115.

MEDLEAU L. (1998): persönl. Mitt.

MILLER, W.H., J.R. WELLINGTON, W.D. SCOTT (1992): Dermatologic disorders of the Chinese Shar-Pei. J. Amer. Vet. Med. Assoc. 7, 986–990.

MINOR, R.R. u. M. (1983): Defects in collagen fibrillogenesis causing hyperextensible, fragile skin in dogs. J. Amer. Vet. Med. Assoc. 182, 142.

MOLTZEN, H. (1962): Otitis media bei Hund und Katze. Dtsch. Tierärztl. Wschr. 69, 199.

MOROFF, S.D. et al. (1986): IgA deficiency in Shar Pei dogs. Vet. Immunol. Immunopathol. 13, 181.

MÜLLER, E., A. HEUSINGER (1994): Mikrobiologische Ergebnisse von Ohrentupferproben bei Hund und Katze. Tierärztl. Prax. 22, 80–84.

MULLER, G.H., R.W. KIRK, D.W. SCOTT (1983): Small animal dermatology. 3. Aufl., W.B. Saunders, Philadelphia.

MULLER, G.H., R.W. KIRK (1976): Small animal dermatology. W.B. Saunders, Philadelphia.

MULLER, G.H., R.W. KIRK, D.W. SCOTT (1983): Small animal dermatology, 3. Aufl., W.B. Saunders, Philadelphia.

MULLER, G.H., R.W. KIRK, D.W. SCOTT (1989): Small animal dermatology. 4. Aufl., W.B. Saunders, Philadelphia.

NICKOLOFF, B.J. (1991): Dermal immune systeme. CRC Press Boca Raton 1993 Prélaud; PLANT, J.D. u. M. (1992): Factors associated with and prevalence of high *Malassezia pachydermatis* numbers on dog skin. J. Am. Vet. Med. Assoc. 201, 879.

POWER, H.T., P.J. IHRKE (1995): The use of synthetic retinoids in veterinary medicine. In: BONAGURA, J.D. (Hrsg) Kirk's Current Veterinary Therapy XII, W.B. Saunders, Philadelphia.

PRÉLAUD, P. (1991): Les dermites allergiques du chien et du chat. Masson, Paris.

PROST, C. (1993): Les dermatoses allergiques du chat. Prat. Méd. Chir. Anim. Comp. 28, 151.

PUGH, K.E. u. Mitarb. (1974): Otitis externa in the dog and cat – An evaluation of a new treatment. J. Small Anim. Pract. 15, 387.

REEDY L.M. (1982): Results of allergy testing and hyposensitization in selected feline skin diseases. J. Am. Anim. Hosp. Assoc. 18, 618.

REEDY, L.M., W.H. MILLER (1989): Allergic skin diseases of dogs and cats. WB Saunders, Philadelphia.

REINER, B. (1997): FSME beim Hund. Tagungsband 6. Jahrestagung der DVG-FG Inn. Med. Klein. Lab. Diagn..

REST, J.R., J.B.A. DAVIES (1994): Dark hair follicle dystrophy in a border collie. Vet. Rec., 135, 607–608.

REUSCH, C., L. CHANG, G. MINKUS (1994): Vogt-Koyanagi-Harada-Syndrom bei einem Akita-Inu. Tierärztl. Prax. 22, 398–400.

RHOADES, H.E., L.C. HELPER, T.E. FRITZ (1960): Canine histoplasmosis with intestinal involvements. J. Am. Vet. Med. Assoc. 136, 171.

ROSENKRANTZ, W.S., C.E. GRIFFIN, E.J. WALDER, P.S. FROEHLICH (1987): Idiopathic cutaneous mucinosis in a dog. Comp Anim Pract 1, 39.

ROSSER, E.J. (1993): German shepherd pyoderma: A prospective study of 12 dogs. Proc. Am. Acad. Vet. Dermatol. 9, 40.

SCHÄFER, H, K. SPIETH (1992): Fallbericht: Idiopathische Muzinose bei einem Shar Pei. Kleintierpraxis 37, 403–404.

SCHAWALDER, P. (1977): Leishmaniose bei Hund und Katze. Kleintierprax. 22, 237.

SCHWARTZ, A. u. M. (1993): Pentoxifylline suppresses irritant and contact hypersensitivity reactions. J. Invest. Dermatol. 101, 49.

SCHWARTZMAN, R. M. (1984) Immunologic studies of progency of atopic dogs. Am. J. Vet. Res. 45, 375.

SCHWARZ, R. (1992): Haarwachstum und Haarwechsel – eine zusätzliche funktionelle Beanspruchung der Haut – am Beispiel markhaltiger Primärfollikel. Kleintierpraxis 37, 67–73.

SCOTT, D. W. (1980): Feline dermatology 1900–1978: A monograph. J. of the Am. Anim. Hosp. Associat. 16, 331.

SCOTT, D. W. (1983): Pemphigus in domestic animals. Clin. Dermatol. 1, 141.

SCOTT, D. W. (1984): Feline dermatology 1979–1982: Introspective retrospections. J. Amer. Anim. Hosp. Assoc. 20, 537.

SCOTT, D. W. (1987): Congenital ichthyosis in a dog. Comp. Anim. Pract. 19, 7.

SCOTT, D. W. (1995): Rational use of glucocorticoids in dermatology. In: Kirk's Current Veterinary Therapy XII, Small Animal Practice, W. B. Saunders, Philadelphia, 573–581.

SCOTT, D. W., J. BENTINCK-SMITH, G. F. HAGGERTY (1974): Sporotrichosis in three dogs. Cornell Vet. 64, 416.

SCOTT, D. W. u. M. (1974): Studies on the therapeutic and immunologic aspects of generalized demodectic mange in the dog. J. Am. Anim. Hosp. Assoc. 10, 233.

SCOTT, D. W. u. M. (1976): Further studies on the therapeutic and immunologic aspects of generalized demodectic mange in the dog. J. Am. Anim. Hosp. Assoc. 12, 203.

SCOTT D. W., RM. LEWIS (1981): Pemphigus and pemphigoid in dog and man: comparative aspects. J. Am. Acad. Dermatol. 5, 148.

SCOTT, D. W., D. K. WALTON (1984): Clinical evaluation of a topical treatment for canine acral lick dermatitis. J. Amer. Anim. Hosp. Assoc. 20, 565.

SCOTT, D. W. u. M. (1987): Immune-mediated dermatoses in domestic animals. Comp. Cont. Aduc. 9, 423.

SCOTT, D. W., W. H. MILLER (1989): Epidermal dysplasia and *Malassezia pachydermatis* infection in West Highland white terriers. Vet. Dermatol. 1, 25.

SCOTT D. W., W. H. MILLER, C. E. GRIFFIN (1995): Muller and Kirk's Small animal dermatology. 5. Aufl., W. B. Saunders, Philadelphia.

SELCER, E. A., R. G. HELMAN (1984): Dermoid sinus in a Shih Tzu and a Boxer. J. Am. Anim. Hosp. Assoc. 20, 634–636.

SIESENOP, U., M. BUSSE, K. H. BÖHM (1996): Die Bedeutung der Dermatophytosen bei Hund und Katze – ein Rückblick auf 11 Jahre mykologische Routinediagnostik. Kleintierpraxis 41, 483–491.

STEE, E. W. van. (1983): Risk factors in canine atopy. Calif. Vet. 37, 8.

STEYN, H. P., J. QUINLAN, C. JACKSON (1939): A skin condition in Rhodesian Ridgeback dogs. J. South. Afr. Vet. Med. Assoc. 10, 170–174.

STÜNZI, H., E. WEISS Allgemeine Pathologie, 7. Aufl., Parey-Verlag, Hamburg, Berlin, 1982.

SUTER, M. M., u. M. (1993): Identification of canine pemphigus antigens. In: IHRKE, P. J. u. M.: Advances in veterinary dermatology II. Pergamon Press, New York.

TEIFKE, J. P., C. V. LÖHR, I. KÄUFER-WEISS, E. WEISS (1998): Aussagekraft und Möglichkeiten der histopathologischen Diagnostik bei rassespezifischen Hauterkrankungen. Tierärztl. Prax., 26, 247–258.

THEILEN, G. H., B. R. MADEWELL (1979): Veterinary cancer medicine. Lea & Febiger.

THODAY, K. L. (1986): Differential diagnosis of symmetrical alopecia in the cat. In: KIRK, R. W.: Current Veterinary Therapy IX. W. B. Saunders, Philadelphia.

TIPOLD, A., R. FAZER, H. HOLZMANN (1993): Zentraleuropäische Zeckenenzephalitis beim Hund. Kleintierprax. 39: 619–628.

WEBER, A. (1996): Katzenlepra. In: KRAFT, W., U. M. DÜRR: Katzenkrankheiten. Schaper Verlag, Alfeld.

WEISS, E. (1983): Haut. In: E. DAHME u. E. WEISS: Grundriß der speziellen pathologischen Anatomie der Haustiere. Enke Verlag, Stuttgart.

WERNER, R. E. u. Mitarb. (1971): Sporotrichosis in a cat. J. Am. Vet. Med. Assoc. 159, 407.

WILKIE, B. N. u. M. (1979): Deficient cutaneous response to PHA-P in healthy puppies from a kennel with a high prevalence of demodicosis. Can. J. Comp. Med. 43, 514.

WILLEMSE u. M. (1985): Allergen specific IgGd antibodies in dogs with atopic dermatitis as determined by the enzyme linked immunosorbent assay (ELISA). Clin-Exp-Immunol. 59(2): 359–63.

WILLEMSE u. M. (1985): Induction of non-IgE anaphylactic antibodies in dogs. Clin-Exp-Immunol. 59(2): 351–8.

WILLEMSE, A., M. E. LUBBERINK (1978): Cryosurgery of eosinophilic ulcers in cats. Tijdschr. Diergeneesk. 103, 1052.

WILLEMSE, A., W. E. V. D. BROM, A. RUNBERK (1984): Effect of hyposensitization on atopic dermatitis in dogs. J. Am. Vet. Med. Assoc. 184, 1277.

WILLEMSE, T. (1991): Atopische Dermatitis beim Hund. Tierärztl. Prax., 19, 96–101.

WILLEMSE, T. (1992): Feline Atopie: Sinn oder Unsinn? Kleintierpraxis 37, 129–132.

WILLEMSE, T. (1992): Zinc-related cutaneous disorders of dogs. In: KIRK, R. W., J. D. BONAGURA Current Veterinary Therapy XI. W. B. Saunders, Philadelphia.

WILLEMSE, T. u. M. (1985): Allergen specific IgGd antibodies in dogs with atopic dermatitis as determined by the enzyme linked immuno sorbent assay. Clin. Exper. Immunol. 59, 359.

WILLEMSE, T. u. M. (1985): Induction of non-IgE anaphylactic antiboides in dogs. Clin. Exper. Immunol. 59, 351.

WILLEMSE, T., B.M. SPRUIJT, A. van OSTERWYCK (1990): Feline psychogenic alopecia and the role of the opioid system. In: von TSCHARNER, C, R. E. W. HALLIWELL: Advances in veterinary dermatology I. Baillière Tindall, London.

WISSELINK, M.A. u. M. (1985): Deep pyoderma in the German shepherd dog. J. Am. Anim. Hosp. Assoc. 21, 773.

ZENTEK, J. (1992): Ernährungsbedingte Hauterkrankungen – Bedeutung von Spurenelementen und Vitaminen. Kleintierpraxis 37, 157–162.

ZIMMER, K., J.C. BOGANTES, W. HERBST, W. RÄTHER (1991): Pockenvirusinfektion bei Katze und Besitzerin. Tierärztl. Prax. 19, 423.

Literaturverzeichnis zu Kapitel 6 : Kardiologie

ATKINS, C.E., GALLO, A.M, KRUZMAN, I.D., COWEN, P. (1992) : Risc factors, clinical signs and survival in cats with a clinical diagnosis of idiopathic hypertrophic cardiomyopathy: 74 cases (1985–1989). J Am Vet Med Assoc 201: 613–8.

BEARDOW, A.W., BUCHANAN, J.W. (1993): Chronic Mitral valve disease in Cavalier King Charles Spaniels: 95 cases (1987–1991). J Am Vet Med Assoc 203: 1023–29.

BONATH, K.H. (1991): Herzwurmbefall (Dirofilariasis). In: BONATH, K.H. (ed.): Kleintierkrankheiten Band 2: Chirurgie der Weichteile. Verlag Eugen Ulmer; Stuttgart, 49–51.

BUCHANAN, J.W. (1990): Pulmonic stenosis caused by single coronary artery in dogs: four cases. Am J Vet Med. Assoc 1990; 196: 115.

CALVERT,. C.A., PICKUS, C.W., JACOBS, G.J., BROWN, J. (1997): Signalment, survival, and prognostic factors in Doberman pinschers with end-stage cardiomyopathy. J Vet Intern Med; 11:323–6.

The CONSENSUS trial study group (1987): Effects of Enalapril on mortality in severe congestive heart failure. Results of the Cooperative North Scandinavian Enalapril Survival Study (CONSENSUS). N Engl J Med 316: 1429–36.

DELELLIS, L.A., THOMAS, W.P., PION, P.D. (1993): Balloon dilation of congenital subaortic stenosis in the dog. J Vet Intern Med 7: 153–62.

DUNNING, D., MONNET, E., ORTON, E.C., SALMAN, M.D. (1998): Analysis of prognostic indicators for dogs with pericardial effusion: 46 cases (1985–1996). J Am Vet Med Assoc 1998; 212: 1276–80.

ETTINGER, S.J., BENITZ, A.M., ERICSSON, G.F., CIFELLI, S., JERNIGAN, A.D., LONGHOFER, S.L., TRIMBOLI, W., HANSON, P.D. (1998): Effects of Enalapril maleate on survival of dogs with naturally acquired heart failure. The long-term investigation of veterinary enalapril (LIVE) study group. J Am Vet Med Assoc 213: 1573–77.

FOX, P.R., BOND, B.R., SOMMER, R.J. (1998): Nonsurgical transcatheter coil occlusion of patent ductus arteriosus in two dogs using a preformed nitinol snare delivery technique. J Vet Intern Med 12: 182–5.

GERLACH, K.F., SKRODZKI, M., TRAUTVETTER, E. (1997): Ballon-Valvuloplastie zur Therapie der Pulmonalstenose beim Hund. Tierärztl Prax 25: 643–50.

HÄGGSTRÖM, J., HANSSON, K., KVART, C., KARLBERG, B.E., VUOLTEENAHO, O., OLSSON, K. (1997) : Effects of naturally acquired decompensated mitral valve regurgitation on the renin-angiotensin-aldosterone system and atrial natriuretic peptid concentration in dogs. J Am J Vet Res 58: 77–82.

JACOBS, G.J., KNIGHT, D.H. (1985): M-mode echocardiographic measurements in nonanaesthesized healthy cats: effects of body weight, heart rate, and other variables. Am J Vet Res 46: 1705.

JMAA, D.G., LOMBARD, C.W. (1997): Therapie von ventrikulären Arrhythmien mit Mexiletin bei 16 Hunden. Tierärztl Prax 25: 506–11.

KIENLE, R.D., THOMAS, W.P. (1995): Echocardiography. In: NYLAND, T.G., MATTOON, J.S. (eds): Veterinary Diagnostic Ultrasound. Philadelphia, W.B. Saunders.

KITTLESON, M.D.(1997) (for the investigators of the MUST-Study): Results of the multicenter spaniel trial (MUST): Taurine- and carnitine-responsive dilated cardiomyopathy in American cocker spaniels with decreased plasma taurine concentration. J Vet Intern Med 11: 204–11.

KITTLESON, M.D., KIENLE, R.D. (1998): Small Animal Cardiovascular Medicine. St. Louis, Mosby.

KITTLESON, M.D., MEURS, K.M., MUNRO, M.J., KITTLESON, J.A., LIU, S., PION, P.D., TOWBIN, J.A. (1999): Familial hypertrophic cardiomyopathy in Maine Coon Cats. An animal model of human disease. Circulation 99: 3172–80.

KRAFT, W., DEINERT, M., BUECHLER, F., REESE, S. (1999): Symptome bei Hyperthyreose der Katze: eine retrospektive Studie. Kleintierpraxis 44: 719–732.

KRAFT, W. (1999):Dosierungsvorschläge für Arzneimittel bei Hund und Katze. Schattauer-Verlag, Stuttgart.

LASTE, N.J., HARPSTER, N.K. (1995): A restrospective study of 100 cases of feline distal aortic thromboembolism: 1977–1993. J Am Anim Hosp Assoc 31: 492–500.

LOMBARD, C.W. (1997): Therapie von Herzinsuffizienz mit Vasodilatatoren. Swiss Vet 14: 5–8.

MANELLA, C., DONOGHUE, A.R. (1998): Feline Heartworm disease and its diagnosis. Feline Practice 25: 5–10.

MILLER, M.S., TILLEY, L.P. (1995): Manual of canine and feline cardiology. Philadelphia, W.B. Saunders.

MORISSE, B., KERSTEN, U., NOLTE, I. (1997): Zur Therapie der Herzinsuffizienz der Katze mit dem ACE-Hemmer Quinalapril. Tierärztl Prax 25: 512–7.

PEDERSEN, H.D., HÄGGSTRÖM, J., FALK, T., MOW, T., OLSEN, L.H., IVERSEN, L., JENSEN, A.L. (1999): Auscultation in mild mitral regurgitation in dogs: Observer variation, effects of physical maneuvers, and agreement with color Doppler echocardiography and phonocardiography. J Vet Intern Med 13:56–64.

POULSEN NAUTRUP, C., TOBIAS, R. (eds) (1996): Atlas und Lehrbuch der Ultraschalldiagnostik bei Hund und Katze. Hannover, Schlütersche.

RIJNBERK, A., DE VRIES, H.W. (1993): Anamnese und körperliche Untersuchung kleiner Haus- und Heimtiere. Gustav Fischer-Verlag Jena, Stuttgart.

RUSH, J.E., FREEMAN, L.M., BROWN, D.J., SMITH, F.W. Jr. (1998): The use of enalapril in the treatment of feline hypertrophic cardiomyopathy. J Am Anim Hosp Assoc 34: 38–41.

SCHNEIDER, M., SCHNEIDER, I., NEU, H. (1998): Möglichkeiten der Sonographie in der Diagnostik häufiger Herzmissbildungen beim Hund. Tierarztl Prax Ausg K Kleintiere Heimtiere 26: 170–9.

SCHREY, C.F., TRAUTVETTER, E. (1998): Diagnose und Therapie der caninen und felinen Herzwurmerkrankung. Waltham Focus 8: 23–30.

SKRODZKI, M., ALLGOEWER, I., GREVEL, V. (1997): Die kongenitale peritoneoperikardiale Hernie bei 16 Katzen. Teil 1: Literaturübersicht und Kasuistik. Kleintierpraxis 42: 973–96.

SKRODZKI, M., ALLGOEWER, I., GREVEL, V. (1998): Die kongenitale peritoneoperikardiale Hernie bei 16 Katzen. Teil 2: Diskussion und Literatur. Kleintierpraxis 43: 5–16.

THOMAS, W.P. (1984): Two-dimensional, real-time echocardiography in the dog. Vet Radiol 25: 50–64.

THOMAS, W.P., DELELLIS, L.A., SISSON, D.D. (1990): Balloon Dilation of congenital outflow obstruction in dogs: mid-term results. Proc Annu Vet med Forum.

TIDHOLM, A, JOHNSSON, L. (1997): A retrospective study of canine dilated cardiomyopathy (189 cases). J Am Anim Hosp Assoc 33: 544–50.

TILLEY, L.P. (1985): Essentials of Canine and Feline Electrocardiography – Interpretation and Treatment. Lea & Febiger, Philadelphia.

Literatur zu Kapitel 7: Atmungsorgane

APPEL, M. (1981): Canine infectious tracheobronchitis (kennel cough): A status report. Comp. Conb. Educ. 3, 70–79.

BALLAUF, B. (1988): Bronchoskopie bei Hund und Katze. Dissertation, München.

BALLAUF, B., W. KRAFT (1992): Bronchoskopie beim Kleintier. Tierärztl. Prax. 20, 215–220

BERRY, C.R. u. M. (1990): Pulmonary lymphomatoid granulomatosis in seven dogs (1976–1987). J. Vet. Int. Med. 4, 157.

BRAY, J.P., R.A.S. WHITE, B.D.X. LASCELLES (1998): Treatment of canine nasal aspergillosis with a new non-invasive technique. Failure with enilconazole. J. Small Anim. Pract. 39, 223–226.

CRANE, S.W. (1976): Surgical management of feline pyothorax. Feline Pract. 6, 13.

CREIGHTON, S.R., R.J. WILKINS (1975): Thoracic effusions in the cat: etiology and diagnostic features. J. Am. Anim. Hosp. Assoc. 11, 66.

CRYSTAL, R.G. (1988): Interstitial lung diseases. In: WYNGAARDEN, J.B., L.H. SMITH: Cecil Textbook of Medicine. 18. Aufl., W.B. Saunders, Philadelphia.

DONE, S.H., R.A. DREW (1976): Observations on the pathology of tracheal collaps in dogs. J. Small Anim. Pract. 17, 783.

FISCHER, S., B. BALLAUF, W. KRAFT (1992): Rhinoskopie bei Hund und Katze. Tierärztl. Prax., 20, 621–627.

GERHARDT, A., F. GASCHEN, J. LANG, A. PROVENCHER-BOLLINGER (1997): Nachweis von *Bordetella bronchiseptica* im Zusammenhang mit chronischer Tracheobronchitis beim Junghund. Tierärztl. Prax. 25, 525–531.

GOTHE, R., D. BARUTZKI, H. SCHÖL, H. HEINEN (1991): Improtierte Infestationen nasopharyngealer Parasiten beim Hund. Tierärztl. Prax. 19, 84–87.

HEIDER, H.J. u. E., G. LOESENBECK, W. DROMMER (1997): Intraokuläre Metastase eines Bronchialkarzinoms bei einer Katze. Tierärztl. Prax. 25, 271–274.

HOLZWORTH, J. (1971): Naturally occuring respiratory infection in cats. J. Amer. Vet. Med. Ass. 158, 964.

HOSKINS, J.D. (1995): Congenital defects of the dog. In: ETTINGER, S.J., E.C. FELDMAN: Veterinary Internal Medicine. W.B. Saunders, Philadelphia, 2115–2129.

KIRCHHOFF, A, J.H. WALTER (1996): Thymome bei der Katze: Makroskopische, histologische und immunhistochemische Befunde. Kleintierpraxis 41, 177–184

KRAFT, W. (1993): Tierärztliche Endoskopie. Schattauer Verlag, Stuttgart, New York.

LIEBICH, H.-G. (1993): Funktionelle Histologie. 2. Aufl., Schattauer Verlag, Stuttgart, New York.

MADEWELL, B.R., W.A. PRIESTER, E.L. GILLETTE, S.P. SNYDER (1976): Neoplasmas of the nasal passages and paranasal sinuses in domesticated animals as reported by 13 veterinary colleges. Amer. J. Vet. Res. 37, 851.

MAYR, A. (1993): Adenoviridae. In: MAYR, A.,

Rolle, M.: Medizinische Mikrobiologie, Infektions- und Seuchenlehre. Enke Verlag, Stuttgart.
McKiernan, B. (1978): Principles of aerosol therapy-applications in the canine. Proceedings of the Illinois Veterinary Respiratory Symposium.
Nickel, R., H. Wilkens (1983): Atmungsapparat. In: Nickel, R., A. Schummer, E. Seiferle: Lehrbuch der Anatomie der Haustiere, Band II. Parey Verlag, Hamburg, Berlin.
Nolte, I. (1992): Zur Therapie chronischer Erkrankungen des Respirationstraktes bei Hund und Katze. Tierärztl. Prax. 20, 301–305.
Pickney, R. D. u. M. (1988): *Filaroides hirthi* infection in two related dogs. J. Am. Vet. Med. Assoc. 193, 1287.
Postorino, N. C. u. M. (1989): A syndrome resembling lymphomatoid granulomatosis in the dog. J. Vet. Int. Med. 3, 15.
Rerman, V., C. Osborne (1974): Laboratory evaluation of abnormal body fluids. Vet. Clin. North Am. 4, 225.
Reusch, C. (1986): Tracheobronchitis verminosa durch Infektion mit *Filaroides osleri* beim Hund. Kleintierpraxis 31, 223–236.
Rubash, J. M. (1986): *Filaroides hirthi* infection in a dog. J. Am. Vet. Med. Assoc. 189, 213.
Schalm, O. W. (1976): Plural effusions in the cat. Feline Pract. 6, 41.
Suter, P. F. (1975): Pulmonary neoplasia. In: Ettinger, S. J. (ed.): Textbook of Veterinary International Medicine. W. B. Saunders, Philadelphia.
Suter, P. F. (1984): Thoracic radiography. Suter Verlag, Wettswil.
Suter, P. F., S. J. Ettinger (1975): Miscellaneous diseases of the thorax. In: Ettinger, S. J. (ed.): Vet. Intern. Med., W. B. Saunders, Philadelphia.
Suter, P. F., P. F. Lord (1984): Thoracic Radiography. Suter-Verlag, Wettswil.
Teckenbrock, B., C von Plettenberg (1993): Stabilisierung der kollabierenden Trachea beim Hund. Tierärztl. Prax. 21, 253–254.
Theilen, G. H., B. R. Madewell (1979): Veterinary cancer medicine. Lea & Febiger, Philadelphia.
Thrall, D. E., J. M. Losonsky (1978): Dysponea in the cat, Part II – Radiographic aspects of intrathoracic causes involving the mediastinum. Feline Pract. 8, 47.
Ungemach, F. R. (1986): Therapie von Lungenerkrankungen (Vortrag), München.
Ungemach, F. R. (1997): Herzwirksame Pharmaka. In: Löscher, W., F. R. Ungemach, R. Kroker: Pharmakotherapie bei Haus- und Nutztieren, 3. Aufl. Parey Verlag, Hamburg, Berlin.
Wedell, H., W. Haider (1996): Hypertrophe Osteopathie (Akropachie) beim Hund – Fallbericht und Darstellung eines Krankheitsbildes. Kleintierprax. 41, 289–297.
Wheeldon, E. B., H. M. Pirie, E. W. Fisher, R. Lee (1974): Chronic bronchitis in the dog. Vet. Rec. 94, 466.
Withrow, S., W. Fenner (1975): Closed chest drainage and lavage in the treatment of pyothorax in the cat. J. Am. Anim. Hosp. Assoc. 11, 90.
Zimmermann, U., F. Müller, S. Pfleghaar (1992): Zwei Fälle von histogenetisch unterschiedlichen Trachealtumoren bei Katzen. Kleintierprax. 37, 409–412.

Literatur zu Kapitel 8: Digestionstrakt

Abrams, G. D. (1977): Microbial effects on mucosal structure and function. Am. J. Clin. Nutr. 30, 1880.
Albers, T. M., J. Alroy, J. J. McDonnell, A. S. Moore (1998): A poorly differentiated gastric carcinoid in a dog. J. Vet. Diagn. Invest. 10, 116.
Andrews, L. K. (1987): Mast cell tumors. In: Holzworth, J.: Diseases of the cat. W. B. Saunders, Philadelphia.
Arnold, P., P. F. Suter, A. Hagen (1995): Neuere Aspekte der Therapie des hypovolämischen und septischen Schockes beim Kleintier. Kleintierpraxis 40, 321.
Baatz, G. (1992): Zehn Jahre klinische Erfahrung mit der caninen Parvovirose (CPV-2-Infektion). Tierärztl. Prax. 20, 69.
Beelitz, P., E. Göbel, R. Gothe (1992): Fauna und Befallshäufigkeit von Endoparasiten bei Katzenwelpen und ihren Müttern unterschiedlicher Haltung in Süddeutschland. Tierärztl. Prax. 20, 297.
Beelitz, P., H. Schöl, R. Gothe, B. Beer (1992): Trichomonaden-Infektion der Mundhöhle bei Hunden. Kleintierpraxis 37, 281.
Brewer, W. G., J. M. Torrel (1982): Radiotherapy and hyperthermia in the treatment of fibrosarcoma in the dog. J. Am. Vet. Med. Assoc. 181, 146.
Breitschwerdt, E. B. u. M. (1984): Clinical and laboratory characterization of Basenjis with immunoproliferative small intestinal disease. Am. J. Vet. Res. 45, 271.
Burnens, A. P., B. Angeloz-Wick, J. Nicolet (1992): Comparison of *Campylobacter* carriage in diarrheic and healthy pet animals. J. Vet. Med. B. 39, 175.
Burrows, C. F., W. H. Miller, C. E. Harvey Oral medicine. In: Harvey, C. E.: Veterinary dentistry. W. B. Saunders, Philadelphia.
Campbell, R. S. F., D. Brobst, D. Bisgard (1985): Intestinal lymphangiectasia in a dog. J. Am. Vet. Med. Assoc.153, 1050.
Deinert, M. (1997): Enterale Sondenernährung von Kleintieren in der Praxis: Nasenschlundsonde und perkutane Magensonde. Tierärztl. Prax. 25: 627.
Feinmehl, R. u. M. (1992): Splenic mast cell tumors in 43 cats (1975–1992). Proc. Ann. Conf. Vet. Cancer Soc. 12, 50.

FISCHER, A., C. ROHRER, R. HILL, M. SCHAER (1998): Gastrointestinale Wirkung hoher „neuroprotektiver" Dosen von Methylprednisolon. Tagungsbericht 7. Jahrestagung der FG Innere Medizin und klinische Labordiagnostik, München.

FISCHER, S., W. KRAFT (1993): BT-PABA-/Xylose-Test bei der Katze? Tierärztl. Prax. 21, 159.

FISCHER, S., E. MÜLLER, W. KRAFT (1993): Lysozymaktivität im Katzenkot. Tierärztl. Prax. 21, 67.

FLESJA, K., T. YRI (1977): Protein-losing enteropathy in the Ludehund. J. Small Anim. Pract. 18, 11.

GABBERT, N. H., R. F. NACHREINER, P. HOLMES-WORD, J. H. KIVELA (1984): Serum immunoreactive gastrin concentrations in the dog. Basal and postprandial values measured by radioimmunoassay. Am. J. Vet. Res. 45, 2351.

GLICKMAN, L. T. u. M. (1997): Multiple risk factors for the gastric dilatation-volvulus syndrome in dogs: a practitioner/owner case-control study. J. Am. Anim. Hosp. Assoc. 33, 197.

GUILFORD, W. G. (1995): Flatulence and borborygmus. In: ETTINGER, S. J., E. C. FELDMAN: Textbook of veterinary internal medicine. W. B. Saunders, Philadelphia.

GUNN, C. (1985): Lips, oral cavity, and salivary glands. In: GLURLEY, I. M., P. B. VASSEUR: General small animal surgery. J. B. Lippincott, Philadelphia.

HARTMANN, K. (1995): Entwicklung eines Testsystems zur Erprobung neuer Medikamente gegen die FIV-Infektion der Katze als Modell für die Behandlung erworbener Immunschwächesyndrome. Habilitation, München.

HARTMANN, K. (1998): Feline immunodeficiency virus infection. Br. Vet. J. 155, 123.

HARTMANN, K., K. HINZE (1991): Epidemiologie und Klinik der FIV-Infektion in Bayern. Tierärztl. Prax. 19, 545.

HARTMANN, K., W. KRAFT (1993): Retrovirus-Infektionen der Katze: Felines Leukosevirus (FeLV) und Felines Immunschwächevirus (FIV). Ein Überblick aus klinischer Sicht. Tierärztl. Prax. 21, 541.

HASKINS, S. (1990): Nutrition for the critical ill. In: KIRK, R., S. BISTNER, R. FORD: Handbook of veterinary procedures and emergency treatment. W. B. Saunders, Philadelphia.

HENDRICKS, M. (1981): A spectrum of hypereosinophilic syndromes exemplified by six cats with eosinophilic enteritis. Vet. Pathol. 18 188.

HIRSCHBERGER, J. (1995): Zytologie von Körperhöhlenergüssen. Tierärztl. Prax. 23, 192.

HIRSCHBERGER, J., K. HARTMANN, N. WILHELM, J. FROST, H. LUTZ, W. KRAFT (1995): Klinik und Diagnostik der Felinen Infektiösen Peritonitis. Tierärztl. Prax. 23, 92.

HOFFMANN, R. (1973): Verbrauchskoagulopathie bei spontaner Panleukopenie der Haus- und Wildkatzen. Berl. Münch. Tierärztl. Wschr. 86, 72.

JENKINS, C., J. BASSET (1997): *Helicobacter* infection. Contin. Educ. 19, 267.

KEINT, M. (1994): Intestinale Lymphangiektasie beim Hund. Tierärztl. Prax. 22, 165.

KLIPSTEIN, F. A., I. R. HOROWITZ, R. F. ENGLERT, E. A. SCHENK (1975): Effect of *Klebsiella pneumoniae* endotoxin on intestinal transport in the rat. J. Clin. Invest. 56, 799.

KRAFT, W. (1975): Zur Panleukopenie der Katze. Kleintierpraxis 20, 84.

KRAFT, W. (1991): Krankheiten des Schlundes. In: KRAFT, W., U. M. DÜRR: Katzenkrankheiten, 2. Aufl., Schaper Verlag, Alfeld.

KRAFT, W. (1993): Tierärztliche Endoskopie. Schattauer-Verlag, Stuttgart, New York.

KRAFT, W. (1997): Magen-Darm-Trakt. In: W. Kraft: Geriatrie bei Hund und Katze. Parey Verlag, Hamburg, Berlin.

KRAFT, W. (1998): Geriatrics in canine and feline internal medicine. Europ. J. Med. Res. 3, 31.

KRAFT, W. u. M. (1980): Thrombozytopenie bei feliner infektiöser Panleukopenie. Kleintierpraxis, 25, S. 129–132.

KRAFT, W., M. KUFFER (1995): Behandlung schwerer Neutropenien bei Hund und Katze. Tierärztl. Prax. 23, 609.

KRAMER, M, M. GERWING (1996): Die sonographische Diagnostik von Fremdkörpern bei Hund und Katze. Tierärztl. Prax. 24, 378.

KROHN, K. J. E., N. D. C. FINLAYSON (1973): Interrelations of humoral and cellular immune responses in experimental canine gastritis. Clin. Exper. Immunol. 14, 237.

KUFFER, M. (1998): Therapie bei Helicobacter-Infektion. (In Vorbereitung).

Kuffer, M., K Hartmann, W. Kraft (1997): Canine Parvovirose: Aspekte zu Epidemiologie, Klinik, Laborbefunden, Therpie und Impfung. Tierärztl. Prax. 25, 518.

LIEBICH, H. (1993): Verdauungsapparat. In: LIEBICH, H.: Funktionelle Histologie. Schattauer Verlag, Stuttgart, New York.

MALIK, R., D. N. LOVE (1989): The isolation of *Campylobacter jejuni/coli* from pound dogs and canine patients in a veterinary hospital. Aust. Vet. Pract. 19, 16.

MIDDLETON, D. J., A. D. WATSON (1983): Duodenal ulceration associated with gastrin-secreting pancreatic tumor in a cat. J. Am. Vet. Med. Assoc. 183, 461.

MISCHKE, R., G. AMTSBERG, G. BECKMANN, H. SCHMIDT, I. NOLTE (1992): Wirksamkeit und Verträglichkeit von Clindamycin als begleitende Therapie von Gingivitis und Periodontitis nach Zahnsteinentfernung beim Hund. Kleintierpraxis 37, 451.

NOLTE, I. (1996): Krankheiten der Verdauungsorgane. In: KRAFT, W., U. M. DÜRR: Katzenkrankheiten, 4. Aufl., Schaper Verlag, Alfeld.

PEARSON, H., C. J GASKELL, C. GIBBS, A. WATER-

MAN (1974): Pyloric and oesophageal dysfunction in the cat. J. Small Anim. Pract. 15, 487.
SCHUMMER, A., H. WILKENS (1982): Rumpfdarm. In: NICKEL, R., A. SCHUMMER, E. SEIFERLE: Lehrbuch der Anatomie der Haustiere. Parey Verlag, Hamburg, Berlin.
SCOTT, D.W. (1975): Observations on the eosinophilic granuloma complex in cats. J. Am. Anim. Hosp. Assoc. 11, 261.
SHAW, N., C.F. BURROWS, R.R. KING (1997): Massive gastric hemorrhage induced by buffered aspirin in a Greyhound. J. Am. Anim. Hosp. Assoc. 33, 215.
STOCKHAUS, C., H.G. Werner, A. Stolle (1996): Die systemische Mastozytose: Eine seltene Ursache für chronisches Erbrechen bei der Katze. Kleintierpraxis 41, 767.
STROMBECK, D.R., W.G. GUILFORD (1991): Small animal gastroenterology. 2. Aufl. Wolfe.
SUTER, P.F., B.J. WATROUS (1980): Oropharyngeal dysphagias in the dog: a cinefluorographic analysis of experimentally induced and spontaneously occuring swallowing disorders. Vet. Radiol; 21, 24.
TRAUTZETTEL-MARKERT, B. (1996): Ein Fall von Ösophagusdilatation bei der Katze. Kleintierpraxis 41, 63.
TRUYEN, U. (1996): Die Evolution des caninen Parvovirus: Der Verlust und Rückgewinn des Wirtes Katze. Tierärztl. Prax. 24, 316.
TRUYEN, U., G. WOLF, L.E. CARMICHAEL (1996): Das „andere" Parvovirus: Erstbeschreibung des Minute Virus of Canines (canines Parvovirus Typ 1) in Deutschland. Tierärztl. Prax. 24, 511.
UNGEMACH, F.R. (1997): Magen-Darm-wirksame Pharmaka. In: LÖSCHER, W., F.R. UNGEMACH, R. KROKER: Pharmakotherapie bei Haus- und Nutztieren. Parey-Verlag, Hamburg, Berlin.
WATROUS, B.J. (1983): Esophageal diseases. In: ETTINGER, S.J.: Textbook of Veterinary Medicine. W.B. Saunders, Philadelphia.
WATROUS, B.J., P.F. SUTER (1979): Normal swallowing in the dog: a cineradiographic study. Vet. Radiol. 20, 99.
WEBER, A., D. GÖBEL (1995): Behandlung von chronischen Durchfällen bei Hunden und Katzen unter Praxisbedingungen mittels oraler Applikation von E.-coli-Vakzinen. Tierärztl. Prax. 23, 80.
WEIß, E. (1988): Verdauungsorgane. In: DAHME, E., E. WEIß: Grundriß der speziellen pathologischen Anatomie der Haustiere. Enke Verlag, Stuttgart.
WILLEMSE, A. (1980): Cryotherapy in small animal dermatology. In: KIRK, R.W.: Current Veterinary Therapy VII. W.B. Saunders, Philadelphia.
YAMASAKI, K, H. SUEMATSU, T. TAKAHASHI (1998): Comparison of gastric lesions in dogs and cats with and without gastric spiral organisms. J. Am. Vet. Med. Assoc. 212, 529.

Literatur zu Kapitel 9: Leber

BADYLAK, S.F., J.F. VAN VLEET (1981): Sequential morphologic and clinicopathologic alterations in dogs with experimentally induced glucocorticoid hepatopathy. Am. J. Vet. Res. 42, 1310–1318.
CORNELIUS, L.M. (1985): Cholangiohepatitis in cats. Mod. Vet. Pract. 66, 626.
DEINERT, M. (1997): Enterale Sondenernährung von Kleintieren in der Praxis: Nasenschlundsonde und perkutane Magensonde. Tierärztl. Prax. 25, 627–636.
EICHELBERGER, J. (1996): Multiple Gallengangszysten bei einer 11jährigen Perserkatze. Kleintierpraxis 41, 299–303.
FORRESTER, S.D. u. M. (1992): Cholangiohepatitis in a dog. J. Am. Vet. Med. Assoc. 200, 1704.
HALL, J.A., L.A. BARSTAD, W.E. CONNER (1997): Lipid composition of hepatic and adipose tissues from normal cats and from cats with idiopathic hepatic lipidosis. J. Vet. Int. Med. 11, 238–242.
JOHNSEN, S.E. (1995): Diseases of the liver. In: ETTINGER, S.J., EC. FELDMAN: Textbook of veterinary internal medicine. W.B. Saunders, Philadelphia.
KIENZLE, E. (1996): Ernährung und Diätetik. In: KRAFT, W., U.M. DÜRR: Katzenkrankheiten, 4. Aufl., Schaper Verlag, Alfeld.
KRAFT, W., U.M. DÜRR (1997): Leber. In: KRAFT, W., U.M. DÜRR: Klinische Labordiagnostik in der Tiermedizin. 4. Aufl. Schattauer Verlag, Stuttgart, New York.
KRAFT, W., J. LECHNER, A.M. VOLLMAR, C. REUSCH, M. WARMBIER, E. LOHSS (1991): Indicyaningrüntest beim Hund. Tierärztl. Prax. 19, 139–146.
LUCKE, V.M., J.D. DAVIS (1992): Progressive lymphocytic cholangitis in the cat. J. Small Anim. Pract. 25, 249.
ROBERTS, S.M. u. M. (1984): Effect of ophthalmic prednisolone acetate on the canine adrenal gland and hepatic function. Am. J. Vet. Res. 45, 1711–1714.
RÖCKEN, F.E. jun., H.B. NOTHELFER, G. JANSSEN (1991): Chronisch aktive oder aggressive Hepatitis (CAH) und Leberzirrhose mit Kupferspeicherung beim Dobermann. Tierärztl. Prax. 19, 175–181.
ROTHE, S. (1996): Ein Fall von Cholangiektasie bei einer Katze. Kleintierpraxis 41, 603–606.
RUFER, M., E.G. GRÜNBAUM (1997): Der Gallensäuren-Stimulationstest mit Ceruletid. Tierärztl. Prax. 25, 80–84.
STROMBECK, D.R., Q.R. ROGERS, J.S. STERN (1981): Effects of ammonia infusion on plasma glucagon, insulin, and amino acids in intact, pancreatectomized and adrenalectomized dogs. Am. J. Vet. Res. 42, 810–818.
TESKE, E. u. M. (1989): Corticosteroid-induced alkaline phosphatase isoenzyme in the diagnosis of canine hypercorticism. Vet. Rec. 125, 12.

VOLLMAR, A., C. REUSCH (1991): Diagnostische Möglichkeiten der ANP-Plasmamessung beim Hund. Tierärztl Prax. 19, 193–196.

ZAWIE, D. A., M. S. GARVEY (1984): Feline hepatic disease. Vet. Clin. North Am. Small Anim. Pract. 14, 1201.

Literatur zu Kapitel 10: Pankreas

ABRAMS, G. D. (1977): Microbial effects on mucosal structure and function. Am. J. Clin. Nutr.; 30: 1880–6.

ALBERS, T. M., ALROY, J., MCDONNELL, JJ., MOORE, A. S. (1998): A poorly differentiated gastric carcinoid in a dog. J. Vet. Diagn. Invest.; 10: 116–8.

ANDERSON, N. V. (1980): Veterinary gastroenterology. Lea & Febiger, Philadelphia.

ANDREWS, L. K. (1987): Mast cell tumors. In: HOLZWORTH J. Diseases of the cat. Saunders, Philadelphia.

ARNOLD P., SUTER P. F., HAGEN, A. (1995): Neuere Aspekte der Therapie des hypovolämischen und septischen Schockes beim Kleintier. Kleintierprax.; 40: 321–9.

BAATZ, G. (1992): Zehn Jahre klinische Erfahrung mit der caninen Parvovirose (CPV-2-Infektion). Tierärztl Prax; 20: 69–78.

BALJER, G. (1985): Pathogenese, Klinik und Diagnose der wichtigsten bakteriell bedingten Enteritiden beim Tier. Tierärztl. Prax. 13, 141.

BANGERTER, P. (1997): Spontanveränderungen am exokrinen Pankreas bei Hund und Katze. Dissertation, München.

BARDENS, J. W. (1966): Glycogen storage disease in puppies. Vet. Med. Small Anim. Clin. 61, 1174.

BARSANTI, J. A., B. D. JONES, J. S SPANO., H. W. TAYLOR (1977): Prolonged anorexia associated with hepatic lipidosis in three cats. Feline Pract. 7, 52.

BEELITZ, P., GÖBEL, E., GOTHE, R. (1992): Fauna und Befallshäufigkeit von Endoparasiten bei Katzenwelpen und ihren Müttern unterschiedlicher Haltung in Süddeutschland. Tierärztl. Prax.; 20: 297–300.

BEELITZ, P., SCHÖL, H., GOTHE, R., BEER, B. (1992): Trichomonaden-Infektion der Mundhöhle bei Hunden. Kleintierprax.; 37: 281–4.

BENARY, F., W. KRAFT, M. ARENS., H. KRAUSS (1981): Coronavirus-Enteritis des Hundes – Klinik. Diagnose, Differentialdiagnose, Therapie. Kleintierpraxis 26, 7.

BRACK, M., ,P. BARTELS (1968): Zur Klinik und Pathologie der chronischen Pankreaserkrankung des Hundes. Kleintierpraxis 13, 9.

BREITSCHWERDT, E. B. u. M. (1984): Clinical and laboratory characterization of Basenjis with immunoproliferative small intestinal disease. Am. J. Vet. Res. 45: 271–3.

BREWER, W. G., TORREL, J. M. (1982): Radiotherapy and hyperthermia in the treatment of fibrosarcoma in the dog. J Am Vet Med Assoc; 181: 146.

BURNENS, A. P., ANGELOZ-WICK, B., NICOLET, J. (1992): Comparison of Campylobacter carriage in diarrheic and healthy pet animals. J Vet Med B; 39: 175–80.

BURROWS, C. F., MILLER, W. H., HARVEY, C. E. (1985): Oral medicine. In: HARVEY, C. E.: Veterinary dentistry. WB Saunders, Philadelphia.

CAMPBELL, R. S. F., BROBST, D., BISGARD, D. (1968): Intestinal lymphangiectasia in a dog. J. Am. Vet. Med. Assoc. 153: 1050–4.

DEINERT, M. (1997): Enterale Sondenernährung von Kleintieren in der Praxis: Nasenschlundsonde und perkutane Magensonde. Tierärztl Prax 25: 627–36.

DÜRR, U. M., P. REICHART (1978): Gingivitis der Katze – medikamentöse und chirurgische Therapie. Kleintierpraxis 23, 213.

EIKMEIER, H., D. MANZ (1966): Untersuchungen zur Eosinophilie des Hundes. Berl. Münch. Tierärztl. Wschr. 79, 329.

FAUSSNER, H. (1985): Der „Zweifarbstoff-Test" beim Hund als quantitative Leberfunktionsprobe. Dissertation, München.

FEDERHEN, C. (1985): 5'-Nucleotidase und Leucinarylamidase in der Diagnostik von Lebererkrankungen des Hundes. Dissertation, München.

FEINMEHL, R. u. M. (1992): Splenic mast cell tumors in 43 cats (1975–1992). Proc. Ann. Conf. Vet. Cancer Soc. 12: 50.

FICUS, H. J. (1966): Die Cholezystographie als Hilfsmittel in der Leberdiagnostik. Kleintierpraxis 11, 105.

FIEBIGER, I. u. Mitarb. (1985): Zum Hepatoenzephalen Syndrom beim Hund und seiner Behandlung. Berl. Münchn. Tierärztl. Wschr. 98, 277.

FISCHER S, KRAFT W. (1993): BT-PABA-/Xylose-Test bei der Katze? Tierärztl. Prax. 21: 159–62.

FISCHER, S., MÜLLER, E., KRAFT, W. (1993): Lysozymaktivität im Katzenkot. Tierärztl Prax; 21: 67–70.

FISCHER, A., ROHRER, C., HILL, R., SCHAER, M. (1998): Gastrointestinale Wirkung hoher „neuroprotektiver" Dosen von Methylprednisolon. Tagungsbericht 7. Jahrestagung der FG Innere Medizin und klinische Labordiagnostik, München.

FLASSHOFF, H. J. (1970): Gezielte Behandlung von Magen-Darm-Erkrankungen beim Hund. Prakt. Tierarzt 51, 623.

FLESJA, K., YRI, T. (1977): Protein-losing enteropathy in the Ludehund. J. Small Anim. Pract. 18: 11–23.

FREUDIGER, U. (1972): Die Diagnose der chronischen exokrinen Pankreasinsuffizienz. Schweiz. Arch.Tierhk. 114, 476.

GABBERT, N. H., NACHREINER, R. F., HOLMES-WORD, P., KIVELA, J. H. (1984): Serum immunoreactive gastrin concentrations in the dog. Basal and postprandial values measured by radioimmunoassay. Am. J. Vet. Res. 45: 2351–3.

GABRISCH, K. (1973): Die Kontrolle des Säure-Basen-Gleichgewichts beim Hund durch Bestimmung der sog. mineralischen Alkalireserve. Kleintierpraxis 18, 189.

GAWAZ, M. (1984): Vergleich der Serumaktivitäten von Aspartat-Amino-Transferase, Alanin-Amino-Transferase, Alkalischer Phosphatase und Glutamat-Dehydrogenase in der Diagnostik von Lebererkrankungen der Katze. Dissertation, München.

GLICKMAN, L.T. u. M. (1997): Multiple Risk factors for the gastric dilatation-volvulus syndrome in dogs: a practitioner/owner case-control study. J. Am. Anim. Hosp. Assoc. 33: 197.

GRÄF, R., W. KRAFT, U. ACKERMANN (1980): Emetica bei der Katze. Kleintierpraxis 25, 30.

GREVEL, V., S. SCHMIDT, E. LETTOW, P.F. SUTER, G.U. SCHMIDT (1987): Der angeborene portosystemische Shunt bei Hund und Katze. Tierärztl. Prax. 15, 77.

GUILFORD, W.G. (1995): Flatulence and borborygmus. In: ETTINGER, S.J., FELDMAN, E.C. Textbook of veterinary internal medicine. W.B. Saunders, Philadelphia, New York.

GUNN, C. (1985): Lips, oral cavity, and salivary glands. In: GLURLEY, I.M. Vasseur PB. General small animal surgery. JB Lippincott, Philadelphia.

HARTIGAN, P.J., M. TUTTE, H. McALLISTER (1980): Generalized amyloidosis in the domestic cat. Irish Vet. J. 34, 1.

HARTMANN, K. (1995): Entwicklung eines Testsystems zur Erprobung neuer Medikamente gegen die FIV-Infektion der Katze als Modell für die Behandlung erworbener Immunschwächesyndrome. Habil. München.

HARTMANN, K. (1998): Feline immunodeficiency virus infection. Br. Vet. J. 155: 123–37.

HARTMANN, K., HINZE, K. (1991): Epidemiologie und Klinik der FIV-Infektion in Bayern. Tierärztl. Prax. 19: 545–51.

HARTMANN, K., KRAFT, W. (1993): Retrovirus-Infektionen der Katze: Felines Leukosevirus (FeLV) und Felines Immunschwächevirus (FIV). Ein Überblick aus klinischer Sicht. Tierärztl Prax; 21: 541–57.

HASKINS, S. (1990): Nutrition for the critical ill. In: KIRK, R., BISTNER, S., FORD, R.: Handbook of veterinary procedures and emergency treatment. Saunders, Philadelphia.

HASSLINGER, M.-A. (1985): Der Magenwurm der Katze, *Ollulanus tricuspis* – zum gegenwärtigen Stand der Kenntnis. Tierärztl. Prax. 13, 205.

HASSLINGER, M.-A. (1986): Praxisrelevante Helminthen der Fleischfresser. Tierärztl. Prax. 14, 265.

HAYDEN, D.W., H.J. VAN KRUININGEN (1973): Eosinophilic gastroenteritis in German shepherd dogs and its relationship to visceral larva migrans. J. Am. Vet. Med. Assoc. 163, 379.

HENDRICKS, M. (1981): A spectrum of hypereosinophilic syndromes exemplified by six cats with eosinophilic enteritis. Vet.Pathol. 18: 188–200.

HILL, F.W.G., A.D. OSBORNE, D.E. KIDDER (1971): Pancreatic degenerative atrophy in dogs. J. Comp. Path. 81, 321.

HIRSCHBERGER, J. (1995): Zytologie von Körperhöhlenergüssen. Tierärztl. Prax. 23: 192–9.

HIRSCHBERGER, J., HARTMANN, K., WILHELM, N., FROST, J., LUTZ, H., KRAFT, W. (1995): Klinik und Diagnostik der Felinen Infektiösen Peritonitis. Tierärztl. Prax. 23: 92–9.

HOFFMANN, R. (1973): Verbrauchskoagulopathie bei spontaner Panleukopenie der Haus- und Wildkatzen. Berl. Münch. Tierärzt. Wschr. 86; 72–4.

HOLROYD, J.B. (1968): Canine exocrine pancreatic disease. J. Small. Anim. Pract. 9, 269.

HORNBUCKLE, W.E., G.S. ALLAN (1980): Feline liver disease. In: KIRK, R.W.: Current Vet. Ther. VII, W.B. Saunders, Philadelphia.

JENKINS, C., BASSET, J. (1997): Helicobacter infection. Contin Educ; 19: 267–79.

JOHNESSEE, J.S., A.I. HURVITZ (1983): Feline plasmacell gingivitis-pharyngitis. J. Amer. Anim. Hops. Assoc. 19, 179.

JÖHNSSEN, G. (1986): 5-Nucleotidase und Leucinarylamidase in der Diagnose von Lebererkrankungen der Katze. Dissertation, München.

JONES, B.D. (ed.) (1986): Canine and feline gastroenterology. W.B. Saunders, Philadelphia.

JUNK, A. (1983): Die Beeinflussung von AP, ALT, AST, G-GT, GLDH, LDH und Bilirubin durch 4-Methylumbelliferon, dargestellt am Lithocholsäure-induzierten Cholestasemodell. Diss., München.

KEINT, M. (1994): Intestinale Lymphangiektasie beim Hund. Tierärztl. Prax. 22: 165–71.

KELLER, P. (1979): Enzymaktivitäten bei kleinen Haus- und Laboratoriumstieren: Organanalysen, Plasmaspiegel und intrazelluläre Verteilung. Kleintierpraxis 24, 51.

KLIPSTEIN, F.A., HOROWITZ, I.R., ENGLERT, R.F., SCHENK, E.A. (1975): Effect of Klebsiella pneumoniae endotoxin on intestinal transport in the rat. J. Clin. Invest. 56: 799–807.

KNOLL, L. (1982): Die Serumenzymaktivitäten der GOT, GPT und SDH beim Hund unter experimenteller Lithocholsäurecholestase. Dissertation, München.

KOLLING, A., H. LOPPNOW, E. LETTOW, M. OPITZ (1981): Leberpunktathistologie und ihre Bedeutung für die klinische Diagnostik beim Cushing-Syndrom des Hundes. Ref.-Band, 27. Jahrestagung DVG, München.

KRAFT, W. (1975): Zur Panleukopenie der Katze. Kleintierprax. 20: 84.

KRAFT, W. (1991): Krankheiten des Schlundes. In: KRAFT W, DÜRR UM. Katzenkrankheiten, 2. Aufl. Schaper-Verlag, Alfeld.

KRAFT, W. (1993): Tierärztliche Endoskopie. Schattauer-Verlag, Stuttgart, New York.

KRAFT, W. (1997): Magen-Darm-Trakt. In: Geriatrie bei Hund und Katze. Parey-Verlag, Berlin.

KRAFT, W. (1998): Geriatrics in canine and feline internal medicine. Europ J Med Res; 3: 31–41.

KRAFT, W., KUFFER, M. (1995): Behandlung schwerer Neutropenien bei Hund und Katze. Tierärztl. Prax. 23: 609–13.

KRAFT, W. u. M. (1980): Thrombozytopenie bei feliner infektiöser Panleukopenie. Kleintierprax. 25: 1980.

KRAFT, W. u. Mitarb. (1980): Parvovirus-Enteritis des Hundes. Klinik, Diagnose, Differentialdiagnose, Therapie. Kleintierpraxis 25, 81.

KRAFT, W., U.M. DÜRR (1982): Kompendium der klinischen Laboratoriumsdiagnostik bei Hund, Katze, Pferd., 2. Aufl., Schaper, Alfeld.

KRAFT, W., A.K. GHERMAI, H. WINZINGER, L. KNOLL (1983): Vergleich der Serumenzymaktivitäten von AST, ALT, GLDH, AP und GGT in der Diagnostik von Lebererkrankungen des Hundes. Berl. Münchn. Tierärztl. Wschr. 96, 421.

KRAFT, W., A. KAIMAZ, M. KIRSCH, A. HÖRAUF (1995): Behandlung akuter Pankreatitiden des Hundes mit Selen. Kleintierpraxis 40, 35.

KRAMER, M., GERWING ,M. (1996): Die sonographische Diagnostik von Fremdkörpern bei Hund und Katze. Tierärztl Prax; 24: 378–84.

KREBS, C. (1979): Die Gamma-Glutamyl-Transferase-Aktivität bei der Katze. Dissertation, München.

KROHN, K.J.E., FINLAYSON, N.D.C. (1973): Interrelations of humoral and cellular immune responses in experimental canine gastritis. Clin Exper Immunol; 14: 237–45.

KÜENTZLE, E. (1983): Prüfung der Salzsäuresekretion im Magen des Hundes. Dissertation, München.

KUFFER, M. (1998): Therapie bei Helicobacter-Infektion. In Vorbereitung.

KUFFER, M., HARTMANN, K., KRAFT, W. (1997): Canine Parvovirose: Aspekte zu Epidemiologie, Klinik, Laborbefunden, Therpie und Impfung. Tierärztl. Prax. 25: 518–24.

LANDES, C., J.VON SANDERSLEBEN (1985): Primäre Neoplasien und Schleimhauthyperplasien im Magen des Hundes. Tierärztl. Praxis 13, Suppl. 1, 139.

LETTOW, E. (1974): Lebererkrankungen beim Hund I. Untersuchungsmethoden. Tierärztl. Praxis 2, 321.

LETTOW, E. (1975): Lebererkrankungen beim Hund II. Erkrankungen der Leber. Tierärztl. Praxis 2, 419.

LETTOW, E. (1977): Lebererkrankungen beim Hund. Tierärztl. Praxis 5, 321, 419.

LIEBICH, H.-G. (1985): Funktionelle Morphologie der Magensekretion. Tierärztl. Prax. 13, 455.

LIEBICH, H. (1993): Verdauungsapparat. In: LIEBICH, H. Funktionelle Histologie. Schaper-Verlag, Stuttgart, New York.

LOHSS, E. (1986): Die Ornithin-Carbamyl-Transferase als Diagnostikum von Hepatopathien des Hundes. Dissertation, München.

LOHSS, E., C. FEDERHEN, W. KRAFT (1988): Die OCT, 5'ND und LAP als Diagnostika bei Leberkrankheiten des Hundes. Zbl. Vet.-Med. A 35, 81–91.

MALIK, R., LOVE, D.N. (1989): The isolation of Campylobacter jejuni/coli from pound dogs and canine patients in a veterinary hospital. Aust. Vet. Pract. 19: 16–8.

MCLAIN, D.L., L.A. NAGODE, G.P. WILSON, G.J. KOCIBA (1978): Alkaline phosphatase and its isoenzymes in normal cats and cats with biliary obstruction. J. of the Am. Hosp. Associat. 14, 94.

MEYER, D.J. u. Mitarb. (1978): Ammonia tolerance test in clinically normal dogs and in dogs with protosystemic shunts. J. Am. Vet. Med. Assoc. 173, 4.

MIDDLETON, D.J., WATSON, A.D. (1983): Duadenal ulceraltion associated with gastrin-secreting pancreatic tumor in a cat. J. Am. Vet. Med. Assoc. 183: 461–2.

MISCHKE, R., AMTSBERG, G., BECKMANN, G., SCHMIDT, H., NOLTE, I. (1992): Wirksamkeit und Verträglichkeit von Clindamycin als begleitende Therapie von Gingivitis und Periodontitis nach Zahnsteinentfernung beim Hund. Kleintierprax; 37: 451–66.

NOLTE, I. (1996): Krankheiten der Verdauungsorgane. In: KRAFT W, DÜRR UM. Katzenkrankheiten, 4. Aufl., Schaper-Verlag Alfeld.

O'BRIEN, T.R. (ed.) (1978): Radiographic diagnosis of abdominal disorders in the dog and cat. W.B. Saunders, Philadelphia.

OSBORNE, C.A., R.M. HARDY, J.B. STEVENS, V. PERMAN (1974): Liver biopsy. Vet. Clin. North Am. 4, 333.

PARRISIUS, R. (1982): 4-Methyl-Umbelliferon als Choleretikum bei Lithocholsäure-induzierter Cholestase des Hundes. Dissertation, München.

PARRISIUS, R. u. A., W. KRAFT, (1985): Infusionstherapie bei Hund und Katze. Tierärztl. Praxis 13, 81.

PARRISIUS, R., u. Mitarb. (1985): Hepatoenzephalopathie bei der Katze. Kleintierpraxis 30, 65.

PEARSON, H., GASKELL, C.J., GIBBS, C., WATERMAN, A. (1974): Pyloric and oesophageal dysfunction in the cat. J. Small Anim. Pract. 1%: 487–501.

POINCILIT-SEEGMULLER, S. (1982): Contribution à l'ètude du test à la B.S.P. chez le chat. Thèse, Alfort.

REUSCH, C. (1986): Photometrische Chymotrypsinbestimmung im Kot des Hundes. Tierärztl. Praxis 14, 147.

ROGERS, W.A., B.H. RUEBNER (1977): A retrospective study of probable glucocorticoid-induced hepatopathy in dogs. J. Am. Vet. Med. Assoc. 170, 6.

SANDERSLEBEN, J. VON, T. HÄNICHEN, I. FIEBI-

GER, G. BREM Lipidspeicherkrankheit vom Typ der Wolmanschen Erkrankung des Menschen beim Foxterrier. Tierärztl. Praxis 14, 253, 1986.

SCHMIDT, S. (1987): Zur Ultraschalluntersuchung der Leber bei Hund und Katze. Tierärztl. Praxis 15, 57.

SCHUMMER, A., WILKENS, H. (1982): Rumpfdarm. In: NICKEL, R., SCHUMMER, A., SEIFERLE, E. Lehrbuch der Anatomie der Haustiere. Parey-Verlag, Berlin.

SCOTT, D.W. (1975): Observations on the eosinophilic granuloma complex in cats. J. Am. Anim. Hosp. Assoc. 11: 261.

SHAW, N., BURROWS, C.F., KING, R.R. (1997): Massive gastric hemorrhage induced by buffered aspirin in a Greyhound. J. Am. Anim. Hosp. Assoc. 33: 215.

SPILLMANN, T. (1996): Zur Diagnostik der exokrinen Pankreasinsuffizienz beim Hund – Möglichkeiten und Grenzen der Labordiagnostik chronischer Pankreatopathien. Kleintierpraxis 41, 653–668.

SPILLMANN, T., K. LEIDINGER, E. MÜLLER, K. FAILING. Zur Bestimmung der Blutserumkonzentration caniner Trypsin-like immunoreactivity (cTLI) Testvergleich zwischen Radioimmunoassay und Enzyme-linked immunosorbent assay. Tierärztl. Prax. Ausgabe K, 27, 74–80

STOCKHAUS, C., WERNER, H.G., STOLLE, A. (1996): Die systemische Mastozytose: Eine seltene Ursache für chronisches Erbrechen bei der Katze. Kleintierprax. 41: 767–73.

STROMBECK, D.R. (1978): Pathophysiology of esophageal motility disorders in the dog and cat. Application to management and prognosis. Vet. Clinics of North Am. 8, 229.

STROMBECK, D.R. (1979): Small animal gastroenterology. Stonegate Publ.

STROMBECK, D.R. (1980): Diet and Nutrition in the management of gastrointestinal problems. In: KIRK, R.W.: Current Vet. Ther. VII, WB Saunders, Philadelphia.

STROMBECK, D.R. (1980): Management of canine chronic active hepatitis. In: KIRK, R.W.: Current Vet. Ther.VII, W.B. Saunders, Philadelphia.

STROMBECK, D.R., D. GRIBBLE (1978): Chronic active hepatitis in the dog. J. Am. Vet. Med. Assoc. 173, 4.

STROMBECK, D.R., GUILFORD, W.G. (1991): Small animal gastroenterology. 2. Aufl. Wolfe.

STROMBECK, D.R., u. Mitarb. (1978): Fasting hypoglycemia in a pup. J. Am. Vet. Med. Assoc. 173, 299.

SUTER, P.F. (1975): Portal vein anomalies in the dog: their angiographic diagnosis. J. Am. Vet. Radiol. 16, 84.

SUTER, P.F., WATROUS, B.J. (1980): Oropharyngeal dysphagias in the dog: a cinefluorographic analysis of experimentally induced and spontaneously occuring swallowing disorders. Vet. Radiol. 21: 24.

THOMPSON, R.R., u. Mitarb. (1984): Association of calicivirus infection with chronic gingivitis and pharyngitis in cats. J. Small Anim. Pract. 25, 207.

TRAUTZETTEL-MARKERT, B. (1996): Ein Fall von Ösophagusdilatation bei der Katze. Kleintierprax. 41: 63–7.

TRUYEN, U. (1996): Die Evolution des caninen Parvovirus: Der Verlust und Rückgewinn des Wirtes Katze. Tierärztl. Prax. 24: 316.

TRUYEN, U., WOLF, G., CARMICHAEL, L.E. (1996): Das „andere" Parvovirus: Erstbeschreibung des Minute Virus of Canines (canines Parvovirus Typ 1) in Deutschland. Tierärztl. Prax. 24: 511–3.

UNGEMACH, F.R. (1997): Magen-Darm-wirksame Pharmaka. In: LÖSCHER, W., UNGEMACH, F.R., KROKER, R. Pharmakotherapie bei Haus- und Nutztieren. Parey-Verlag, Berlin.

WARMBIER, M. (1984): Der Indocyaningrüntest zur Beurteilung von Leberkrankheiten des Hundes. Dissertation, München.

WATROUS, B.J. (1983): Esophageal disease. In: ETTINGER, S.J. Textbook of Veterinary Medicine. W.B. Saunders, Philadelphia.

WATROUS, B.J., SUTER, P.F. (1979): Normal swallowing in the dog: a cineradiographic study. Vet. Radiol. 20: 99.

WEBER, A., GÖBEL, D. (1995): Behandlung von chronischen Durchfällen bei Hunden und Katzen unter Praxisbedingungen mittels oraler Applikation von E.-coli-Vakzinen. Tierärztl. Prax. 23: 80–2.

WEIß, E. (1988): Verdauungsorgane. In: DAHME, E., WEIß, E. Grundriß der speziellen pathologischen Anatomie der Haustiere. Enke-Verlag, Stuttgart.

WILLEMSE, A. (1980): Cryotherapy in small animal dermatology. In: KIRK, R.W. Current Veterinary Therapy VII. W.B. Saunders, Philadelphia.

WILKINSON, G.T. (1968): A review of drug toxicity in the cat. J. Small. Anim. Pract. 9, 21.

YAMASAKI, K., SUEMATSU, H., TAKAHASHI, T. (1998): Comparison of gastric lesions in dogs and cats with and without gastric spiral organisms. J. Am. Vet. Med. Assoc. 212: 529–33.

ZETNER, K. (1981): Ätiologie, Pathogenese und Therapie der entzündlichen Zahnbetterkrankungen beim Kleintier. Tierärztl. Umschau 36, 414.

ZETNER, K. (1981): Ätiologie, Pathogenese und Therapie von Zahnbettkrankheiten beim Kleintier. Wien. tierärztl. Mschr. 68, 130.

Literatur zu Kapitel 11: Harnorgane

ANDERSON, L.J., W.F.H. JARRETT (1971): Membranous glomerulonephritis associated with leukemia in cats. Res. Vet. Sci. 12, 179.

ARBEITER, K. (1986): Harnblaseninkontinenz nach der Ovariohysterektomie bei der Hündin. Kleintierpraxis 31, 215.

BERNARD, M.A. (1978): Feline urological syndrome: A study of seasonal incidence, frequency of repeat visits and comparisons of treatments. Canad. Vet. J. 19, 284.

BLENDINGER, C. u. K., H. BOSTEDT (1995): Die Harninkontinenz nach Kastration bei der Hündin. 1. Mitteilung: Enstehung, Häufigkeit und Disposition. Tierärztl. Prax. 23, 291–299

BLENDINGER, C. U. K., H. BOSTEDT (1995): Die Harninkontinenz nach Kastration bei der Hündin. 2. Mitteilung: Therapie. Tierärztl. Prax. 23, 402–406.

BLOCK, A. u. T., W. ERHARDT, W. KRAFT (1996): Perkutane Zystoskopie bei Hund und Katze. Tierärztl. Prax. 24, 68–72.

BOMHARD, D. VON (1996): Tumore und tumorähnliche Bildungen. In: KRAFT, W., U. M. DÜRR: Katzenkrankheiten, 4. Aufl. Schaper Verlag, Alfeld.

BOVÉE, K. C. (1972): What constitutes a low protein diet for dogs with chronic renal failure? J. Am. Anim. Hosp. Assoc. 8, 246.

BOVÉE, K. C. (1976): The uremic syndrome. J. Am. Anim. Hosp. Assoc. 12, 189.

CHANDRA, M. u. M. (1988): Relation of serum erythropoietin levels to renal excretory function: Evidence for lower set point for erythropoietin production in chronic renal failure. J. Pediatrics 113, 1015.

CLARK, L., A. A. SEAWRIGHT (1969): Generalized amyloidosis in seven cats. Pathol. Vet. 6, 117.

DAHME, E., E. WEISS (1988): Grundriß der speziellen pathologischen Anatomie der Haustiere, Enke Verlag, Stuttgart.

DINGEL, R. M. (1975): Diuretics in FUS (feline urological syndrome) treatment (correspondence). Feline Pract. 5, 4.

ENGLE, C. C. (1977): A clinical report on 250 cases of feline urological syndrome. Feline Pract. 7, 24.

FELDMANN, B. M., ,B. M. KENNEDY, M. SCHELSTRAETE (1977): Dietary minerals and the feline urological syndrome. Feline Pract. 7, 39.

FINO, D. R. (1980): Kidney function. In: KANEKO, J. J. (ED.): Clinical biochemistry of domestic animals. Acad. Press, New York.

FINCO, D. R., J. A. BARSANTI (1979): Localization of urinary tract infection in the dog. Vet. Clin. North Amer. 9, 775.

FREISTEDT, R. u. M. (1996): Bilaterale orthotopische Ureterocelen bei einem Kater. Kleintierpraxis 41, 593–601.

FREUDIGER, U. (1965): Die kongenitale Nierenrindenhypoplasie beim bunten Cocker-Spaniel. Schweiz. Arch. Tierheilk. 107, 547.

GAEBLER, S. (1981): Untersuchungen über den Purinstoffwechsel des Dalmatiner-Hundes bei erhöhter Aufnahme von Nucleinsäuren. Dissertation, München.

GIESECKE, D., W. KRAFT, W. TIEMEYER (1985): Warum Dalmatiner Harnsäure ausscheiden. Tierärztl. Prax. 12, 331.

GRÜNBAUM, E. G., S. BÜNEMANN (1994): Das Feline Urologische Syndrom aus internistischer Sicht. Kleintierpraxis 39, 757–768.

HENIK, R. A., P. S. SNYDER, L. M. VOLK (1997): Treatment of systemic hypertension in cats with Amlodipine besylate. J. Am. Anim. Hosp. Assoc. 33, 226.

HOCKING, W. (1987): Hematologic abnormalities in patients with renal diseases. Hematol. Oncol. Clin. North Am., 229.

HÖRAUF, A. (1992): Neue Möglichkeiten in der Diagnostik von Nephropathien bei Hund und Katze: Harnproteinanalyse mittels SDS-Page und histologische Nieren-Bioptat-Untersuchung. Dissertation, München.

HÖRAUF, A., C. REUSCH, G. MINKUS (1990): Aussagekraft des Protein-Kreatinin-Verhältnisses im Urin zur Differenzierung feliner Nephropathien. Tierärztl. Prax. 18, 423–425.

KING, L. u. M. (1992): Anemia of chronic renal failure in dogs. J. Vet. Intern. Med. 6, 264.

KLAUSNER, J. K., C. A. OSBORNE (1979): Urinary tract infections and urolithiasis. Vet. Clin. North Amer. 9, 701.

KNAPP, H. (1978): Ein Beitrag zum urologischen Syndrom beim Kater. Dissertation, München.

KRAFT, W. (1986): Nierenpapillennekrose beim Hund. Kleintierpraxis 31, 9.

KRAFT, W. (1993): Endoskopie der Harnorgane beim Hund. In: KRAFT, W. Tierärztliche Endoskopie. Schattauer Verlag, Stuttgart, New York.

KRAFT, W., K. HARTMANN, R. DERESER (1996): Altersabhängigkeiten von Laborwerten bei Hund und Katze. Teil II: Elektrolyte im Blutserum. Tierärztl. Prax. 24, 169.

KRAFT, W., K. HARTMANN, R. DERESER (1996): Altersabhängigkeiten von Laborwerten bei Hund und Katze. Teil III: Bilirubin, Kreatinin und Protein im Blutserum. Tierärztl. Prax. 24, 610.

LEOPOLD-TEMMLER, B., I. NOLTE (1995): Verlaufsuntersuchung von nierenkranken Hunden mit der SDS-Page-Urinelektrophorese. Kleintierpraxis 40, 103–113.

MEYER, H. (1983): Ernährung des Hundes. Verlag Eugen Ulmer, Stuttgart.

MEYER-LINDENBERG, A., A. WESTHOFF, P. WOHLSEIN, I. NOLTE (1996): Wertigkeit diagnostischer Verfahren zur Nierenfunktionsprüfung bei der Katze. Tierärztl. Prax. 24, 395–401.

MORRIS, M. L., G. G. DOERING (1978): Dietary management of renal failure in dogs. Canine Pract. 5, 46.

MÜLLER, L. F. (1966): Die Diagnostik der Nierenkrankheiten des Hundes. Wien. tierärztl. Mschr. 53, 740.

OPITZ, M. (1966): Nephrotisches Syndrom beim Hund. Berl. Münch. tierärztl. Wschr. 79, 417.

OSBORNE, C. A. (1982): Strategy for nonsurgical removal of canine struvit uroliths. Proc. Amer. Anim. Hosp. Assoc.

OSBORNE, C. A., D. G. LOW, D. R. FINCO (1972):

Canine and feline urology. W. B. Saunders, Philadelphia.
OSBORNE, C. A., D. R. FINCO (1977): Urinary tract infections: New solutions to old problems. Sci. Proc. 44th Ann. Meeting Am. Anim. Hosp. Assoc.
OSBORNE, C. A., J. S. KLAUSNER, G. E. LEES (1979): Urinary tract infections: Normal and abnormal host defense mechanisms. Vet. Clin. North Amer. 9, 587.
OSBORNE, C. A., K. JERAJ (1980): Glomerulonephropathy and the nephrotic syndrome. In: KIRK, R. W.: Current Vet. Ther. VII, W. B. Saunders, Philadelphia.
OSBORNE, C. A. u. M. (1992): Feline matrix-crystalline urethral plugs: An unifying hypothesis of causes. J. Small Anim. Pract. 33, 172.
POBISCH, R. (1969): Urolithiasis bei Hund und Katze. Wien. tierärztl. Mschr. 56, 3, 93.
POLZIN, D. J., C. A. OSBORNE (1979): Management of chronic primary polyuric renal failure with modified protein diets: Concepts, questions, and controversies. Proc. 29th Ann. Gaines Vet. Symp., White Plains.
REUSCH, C. (1993): Untersuchungen zur Aussagekraft von Proteinurie und Enzymurie für die Diagnostik von Nierenerkrankungen bei Hund und Katze unter besonderer Berücksichtigung diabetesbedingter Nierenveränderungen. Habilitation, München.
ROSS, L. A. (1986): Feline renal failure. In: BREITSCHWERDT, E. D.: Nephrology and Urology. Churchill Livingstone, New York.
ROSS, L. A. (1986): Assessment of renal function in the dog and cat. In: KIRK, R. W.: Current Vet. Ther. IX. W. B. Saunders, Philadelphia.
SANDER, C., A. HÖRAUF, C. REUSCH (1998): Indirekte Blutdruckmessung bei Katzen mit Diabetes mellitus, chronischer Nephropathie und hypertropher Kardiomyopathie. Tierärztl. Prax. 26 K, 110–118.
SCOTT, R. C. (1976): Feline urologic diseases. Vet. Clinics of North Am. 6, 479.
SKRODZKI, M., P. KATTINGER, E. TRAUTVETTER (1992): Fallbericht: Polyzystische Veränderungen in Leber, Niere, Pankreas und Bronchialdrüsen bei einer Perserkatze. Kleintierpraxis 37, 599–605.
STOCKHAUS, C., H. G. WERNER (1996): Die Exfoliativzytologie des Harnes: Eine hilfreiche Methode in der Diagnostik von Tumoren des Harntrakts. Kleintierpraxis 41, 553–560.
TEUNISSEN, G. H. B. (1976): Erkrankungen der harnableitenden Organe. Kleintierpraxis 21, 253.
THEILEN, G. H., B. R. MADEWELL (1987): Veterinary cancer medicine, 2. Aufl., Lea & Febiger, Philadelphia.
Walter, P. A. u. M. (1987): Feline renal ultrasonography: Quantitative analysis of imaged anatomy. Am. J. Vet. Res. 48, 596.
WANKE, R. (1985): Toxische Tubulopathien mit Papillennekrose beim Hund. Bayr. Tierärztetag.
WIEGAND, U., R. F. NICKEL, W. E. VAN DEN BROM (1996): Zur Prognose bei der Behandlung von ektopischen Ureteren beim Hund. Kleintierpraxis 41, 157–167.
ZENTEK, J., H. MEYER, K. BEHNSEN (1995): Einfluss der Futterzusammensetzung auf den Harn-pH beim Hund. Kleintierpraxis 40, 9–18.

Literatur zu Kapitel 12: Neurologie

BARONI, M., Y. HEINOLD (1995): A Review of the Clinical Diagnosis of Feline Infectious Peritonitis Viral Meningoencephalomyelitis. Prog. Vet. Neurol. 6, 88–94.
BLOT, S., L. FUHRER (1995): Myopathy of dogs and cats. 2.special study. Prat. Med. Chir. Anim. Cie., 30, 27–41.
BRAUND, K. G. (1994): Clinical syndromes in Veterinary Neurology. Mosby, St. Louis.
CHRISMAN, C. L. (1991): Problems in small animal neurology. 2nd ed., Lea & Febiger, Philadelphia.
CHRISMAN, C. L. (1992): Cerebrospinal fluid analysis. Vet. Clin. N. Amer. Small. Anim. 22, 781–810.
CORE, D. M., E. J. HOFF, J. L. MILTON (1983): Hindlimb hyperextension as a result of toxoplasmosis gondii polyradiculitis. JAAHA. 19, 713–716.
DUBEY, J. P. (1990): *Neospora caninum*: a look at a new toxoplasma-like parasite of dogs and other animals. Comp. Cont. Educ. Pract. Vet. 12, 653–663.
DUNCAN, I. D. (1980): Peripheral nerve disease in the dog and cat. Vet. Clinics North America: Small Anim. Pract. 10, 177–211.
FANKHAUSER, R., H. LUGINBÜHL, J. T. MCGRATH (1965): Cerebrovascular disease in various animal species. Annals New York Academy of Sciences 127, 817–860.
GAVIN, P. R., J. R. FIKE, P. J. HOOPES (1995): Central nervous system tumors. Semin. Vet. Med. Surg. 10, 180–189.
GREENE, C. E. (1990): Infectious diseases of the dog and cat. W. B. Saunders, Philadelphia.
HOPKINS, A. L. (1992): Canine myasthenia gravis. J. Small Anim. Pract. 33, 477–484.
JAGGY, A., F. STEFFEN (1995): Epileptische Krampfanfälle beim Hund. Teil I: Klassifikation, Symptomatik und Diagnose. Prakt. Tierarzt 2, 95–102.
JAGGY, A. (1997): Neurologische Notfälle beim Kleintier. Vetspecial, Enke Verlag, Stuttgart.
LEWIS, R. M. (1994): Immune mediated muscle disease. Vet. Clinics North America: Small Animal Pract. 24, 703–710.
LUNDGREN, A. L., R. LINDBERG, H. LUDWIG, G. GOSZTONYI (1995): Immunoreactivity of the Central Nervous System in Cats with a Borna-Disease-Like Meningoencephalomyelitis (Staggering Disease). Acta Neuropathol. 90, 184–193.

MOORE, M.P., R.S. BAGLEY, M.L. HARRINGTON, P.R. GAVIN (1996): Intracranial Tumors. Vet. Clin. N. Amer. Small Anim. 26, 759–769.

MUNANA, K.R., M.R. LAPPIN, C.C. POWELL, C.M. COOPER, M.J. CHAVKIN (1995): Sequential Measurement of *Toxoplasma-gondii*-specific Antibodies in the Cerebrospinal Fluid of Cats with Experimentally Induced Toxoplasmosis. Prog. Vet. Neurol. 6, 27–31.

OLIVER, J.E., B.F. HOERLEIN, I.G. MAYHEW (1987): Veterinary Neurology. W.B. Saunders, Philadelphia.

OLIVER, J.E., M.D. LORENZ (1993): Handbook of Veterinary Neurology. W.B. Saunders, Philadelphia.

SORJONEN, D.C. (1992): Myelitis and meningitis. Vet Clin. N. Amer. Small. Anim. 22, 951–964.

SRENK, P., A. JAGGY, C. GAILLARD, A. BUSATO, P. HORIN (1994): Genetische Grundlagen der idiopathischen Epilepsie beim Golden Retriever. Tierärztl. Prax. 22, 574–578.

STRAIN, G.M. (1996): Aetiology, prevalence and diagnosis of deafness in dogs and cats. Br. Vet. J. 152, 17–36.

TIPOLD, A., R. FATZER, H. HOLZMANN (1993): Zentraleuropäische Zeckenenzephalitis beim Hund. Kleintierpraxis 38, 619–628.

TIPOLD, A., A. JAGGY (1994): Steroid-Responsive Meningitis-Arteritis in Dogs – Long- Term Study of 32 Cases. J. Small. Anim. Pract. 35, 311–316.

TIPOLD, A. (1997): Entzündungen im Zentralnervensystem. Hund – Katze – Pferd. Vetspecial, Enke Verlag, Stuttgart.

VANDEVELDE, M. (1990): Infectious diseases of the dog and cat. W.B. Saunders, Philadelphia.

VANDEVELDE, M., R. FANKHAUSER (1987): Einführung in die veterinärmedizinische Neurologie. Parey Verlag, Hamburg, Berlin.

VANDEVELDE, M., A. RICHARD, R. FANKHAUSER (1987): Liquoruntersuchungen bei neurologisch kranken Hunden und Katzen. Schweiz. Arch. Tierheilk. 129, 443–456.

WHEELER, S.J., N.J. SHARP (1994): Small Animal Spinal Disorders. Diagnosis and Surgery. Mosby-Wolfe, London, Baltimore.

WOLF, M., M. CACHIN, M. VANDEVELDE, A. TIPOLD, J.P. DUBEY (1991): Zur klinischen Diagnostik des protozoären Myositissyndroms (*Neospora caninum*) des Welpen. Tierärztl. Prax. 19, 302–306.

ZURBRIGGEN, A., M.VANDEVELDE (1994): The Pathogenesis of Nervous Distemper. Prog. Vet. Neurol. 5, 109–116.

Literatur zu Kapitel 13: Krankheiten der Muskeln

Averill, D.R. (1970): Treatment of status epilepticus in dogs with diazepam sodium. J. Amer. Vet. Med. Ass. 156, 432.

BAGGS, R.B., A. DE LA HUNTA, D.R. AVERILL (1978): Thiamine deficiency encephalopathy in a specific-pathogen-free cat colony. Laboratory Animal Science 28, 323.

BECK, E. (1974): Die Lipofuscinose – doch keine Einzelerkrankung? Kleintierpraxis 19, 60.

BRASS, W. (1979): Epilepsie bei Hund und Katze. Vortrag 25. Jahrestagung DVG, FG Kleintierkrankheiten, Berlin.

CUNNINGHAM, J.G. (1971): Canine seizure disorders. J. Am. Vet. Med. Assoc. 158, 589.

DAHME, E., E. KAISER (1983): Neuronale Speicherkrankheiten bei Hund und Katze. 29. Jahrestagung DVG, FG. Kleintierkrankheiten, Hannover.

DAHME, E. (1984): Speicherkrankheiten beim Haustier. Münchn. Tierärztl. Ges., 1

DAHME, E., T. BILZER, A. MANNI (1985): Zur Diagnose primärer Riechschleimhauttumore, dargestellt an einem Ästhesioneuroepitheliom beim Hund. Tierärztl. Prax. 13, Suppl. 1, 112.

DAHME, E., A. HAFNER, C. REUSCH, P. SCHMIDT (1989): Diabetische Neuropathie bei Hund und Katze – eine bioptisch-elektronenmikroskopische Studie. Tierärztl. Prax. 17.

DAHME, E., W. KRAFT, J. SCABELL (1987): Hypertrophische Polyneuropathie bei der Katze. Zentralblatt Vet. Med. 34, 271–288.

DELAHUNTA, A. (1978): Veterinary neuroanatomy and clinical neurology. W.B. Saunders, Philadelphia.

DELAHUNTA, A., J.W. ALEXANDER (1976): Ischemic myelopathy secondary to presumed fibrocartilagenous embolism in nine dogs. J. Amer. Anim. Hosp. Assoc. 12, 37.

FANKHAUSER, R. (1953): Der Liquor cerebrospinalis in der Veterinärmedizin. Zbl. Vet. Med. 1, 136.

FANKHAUSER, R., H. LUGINBÜHL, W.J. HARTLEY (1963): Leukodystrophie vom Typus Krabbe beim Hund. Schweiz. Arch. Tierhk. 105, 198.

FRAUCHIGER,E., R. FANKHAUSER (1957): Vergleichende Neuropathologie des Menschen und der Tiere. Springer Verlag, Berlin.

FREY, H.-H. (1979): Antiepileptica. Vortrag 25. Jahrestagung DVG, FG Kleintierkrankheiten. Berlin.

FREY, H.-H., D. SCHWARTZ-PORSCHE (1985): Pharmakologische Grundlagen der Behandlung der Epilepsie bei Hund und Katze. Tierärztl. Prax. 13, 541.

HAYES, H.M., u. Mitarb. (1975): Occurrence of nervous tissue tumors in cattle, horses, cats, and dogs. Int. J. Cancer 15, 39.

HOERLEIN, B.F. (1978): Canine neurology. W.B. Saunders, Philadelphia.

HOFF, E.J., M. VANDEVELDE (1981): Non-suppurative encephalomyelitis in cats suggestive of a viral origin. Vet. Path., 18, 170.
HOLLAND, J.M. u. M. (1970): Laforas disease in the dog. Amer. J. Path. 58, 509.
HUMMEL, G. (1987): Bau und Funktion des Zentralnervensystems der Haustiere. Tierärztl. Praxis 15, 1.
KORNEGAY, J.N. (1978): Feline infectious peritonitis. The central nervous system form. J. Amer. Anim. Hosp. Assoc. 14, 580.
KRAFT, W., B. BALLAUF, A. GHERMAI, M. MÜNSTER (1988): Feline Dysantonomie (Key-Gaskell-Syndrom) – erste Beobachtungen der Krankheit in Mitteleuropa. Kleintierpraxis 33, 287–290.
LAFORA, G.R., B. GLÜCK (1911): Beitrag zur Histopathologie der myoklinischen Epilepsie. Z. ges. Neurol. Psychiat. 6, 1.
NICKEL, R., A. SCHUMMER, E. SEIFERLE (1975): Lehrbuch der Anatomie der Haustiere, Band IV: Nervensystem, Sinnesorgane, Endokrine Drüsen. Parey Verlag, Hamburg, Berlin.
PARKER, A.J. (1980): Treatment of the feline and canine seizure disorders. In: KIRK, R.W. Current Vet. Ther. VII, W.B. Saunders, Philadelphia.
SCHRAUWEN, E., A. APPELDOOR, P. LEMMENS (1987): Feline dysantonomia in Belgium. Vet. Rec. 121, 203.
STROMBECK, D.R. (1980): Management of canine chronic active hepatitis. In: KIRK, R.W.: Current Vet. Ther. VII, W.B. Saunders, Philadelphia.
STROMBECK, D.R., D. GRIBBLE (1978): Chronic active hepatitis in the dog. J. Am. Vet. Med. Assoc. 173, 4.
STROMBECK, D.R. u. Mitarb. (1978): Fasting hypoglycemia in a pup. J. Am. Vet. Med. Assoc. 173, 299.
VANDEFELDE, M. (1980): Primary reticulosis of the central nervous system. Vet. Clin. North Amer. 10, 57.
VANDEFELDE, M. (1980): Degenerative diseases of the spinal cord. Vet. Clin. North. Amer. 10, 147.
VANDEFELDE, M., R. FANKHAUSER (1972): Zur Pathologie der Rückenmarksblutungen beim Hund. Arch. Tierhk. 114, 463.

Literatur zu Kapitel 14: Blut und Blut bildende Organe

ALLARD, A.W. (1979): Splenic mastocytosis. Feline Pract. 9, 21.
ANDRESEN, E. (1977): Haemolytic anemia in Basanji dogs. II. Partial deficiency of erythrocyte pyruvate kinase in heterozygous carriers. Anim. Blood Groups Biochem. Genet. 8, 149.
BROCK, W.E. u. Mitarb. (1963): Canine hemophilia. Arch. Path. 76, 464.
BRODEY, R.S., S. MCDONOUGH, F. FREYE, W.D. HARDY (1970): Epidemiology of Feline Leukemia. In: DUTCHER, R.M., S.KARGER (eds.): Comparative Leukemia Research. New York, 333.
CHEVILLE, N.F. (1968): The grey collie syndrome. J. Am. Vet. Med. Assoc. 152, 620.
DODDS, W.J. (1967): Familial canine thrombocytopathy. Thromb. Diath. Haemorrh. 26, 241.
DUNCAN, J.R., K.W. PRASSE (1979): Veterinary Laboratory Medicine. Iowa State Universitiy Press.
EBERLE, J. (1971): Die Verwendbarkeit des Coombs-Tests bei der Abklärung hämolytischer Anämien des Hundes. Dissertation, Zürich.
ESSEX, M., A. SLISKI, W.D. HARDY JR., S.M. COTTER (1976): Immune response to leukemia virus and tumor associated antigens in cats. Cancer Res. 36, 640.
FRESE, K. (1978): Tumoren. In: KRAFT, W., U.M. DÜRR (Hrsg.): Katzenkrankheiten. Schaper Verlag, Alfeld.
GENTRY, P.A., I.B. JOHNSTONE, S.E. SANFORD (1977): Diagnosis of classic hemophilia in a standard poodle. Can. Vet. J. 18, 79.
HARDY JR., W.D., L.J. OLD, P. HESS, M. ESSEX, S. COTTER (1973): Horizontal Transmission of Feline Leukemia Virus. Nature (London) 244, 266.
HARDY JR., W.D., P.W. HESS, E.G. MCEWEN, A.J. MCCLELLAND, E.E. ZUCKERMAN, M. ESSEX, S.M. COTTER, O. JARRETT (1976): Biology of feline leukemia virus in the natural environment. Cancer Res. 36, 582.
JARRETT, W.: (1972): Feline Leukemia. J. Clin. Pathol. 25, 43.
JARRETT, W. u. O., L. MACKEY, H. LAIRD, W.D. HARDY JR., M. ESSEX (1973): Horizontal transmission of leukemia in the cat. J. Nat. Cancer Inst. 51, 833.
KAMMERMANN, B., J. EBERLE (1970): Abklärung einer Anämie in der Praxis. Kleintierpraxis 14, 155.
KANEKO, J.J., D.R. CORDY, G. CARLSON (1967): Canine hemophilia resembling classic hemophilia. A. J. Am. Vet. Assoc. 150, 15.
KRAFT, W., U.M. DÜRR (1982): Kompendium der Klinischen Laboratoriumsdiagnostik bei Hund, Katze, Pferd. 2. Aufl., Schaper Verlag, Alfeld.
Kraft, W., M. Kuffer (1995): Behandlung schwerer Neutropenien bei Hund und Katze mit Filgrastim. Tierärztl. Prax. 23, 609.
LUND, J.E., G.A. PADGETT, R.L. OTT (1967): Cyclic neutropenia in grey collie dogs. Blood 29, 452.
MCEWEN, E.G., N. BROWN, A.K. PATNAIK, A.A. HAYES, S. PASSE: (1918): Cyclical combination chemotherapy of canine lymphosarcoma. Am. Vet. Med. Assoc. 178, 1178–1181.
MACKEY, L. (1977): Haematology of the cat. In: ARCHER, R.K., L.B. JEFFCOTT (eds.): Comparative clinical haematology. Blackwell Scientific Public., Oxford, London, 441.
MACKEY, L., W. u. O.JARRETT, H. LAIRD (1975):

Anemia associated with feline leukemia virus infection in cats. J. Natl. Cancer Inst. 54, 209.
MADEWELL, B. R. (1975): Chemotherapy for canine lymphosarcoma. Am. J. Vet. Res. 36, 1525.
MAHAFFEY, E. A., J. E. SMITH (1978): Depression anemia in cats. Feline Pract. 8, 19.
MCEWEN, E. G., A. K. PATNAIK, R. J. WILKINS (1977): Diagnosis and treatment of canine hematopoietic neoplasma. Vet. Clin. North Am. 7, 105.
PLONEIT, H. (1980): Labordiagnostik für die Tierärztliche Praxis. Parey Verlag, Hamburg, Berlin.
RENSHAW, H. W. u. M. (1975): Canine granulocytopathy syndrome: neutrophil dysfunction in a dog with recurrent infections. J. Am. Vet. Med. Assoc. 166, 443.
ROGERSON, P., W. JARRETT, L. MACKEY (1975): Epidemiological studies of feline leukemia virus infection. I. Serologic survey in urban cats. Int. J. Cancer 15, 781.
ROWSELL, H. C. u. Mitarb. (1960): A disorder resembling hemophilia B in dogs. J. Am. Vet. Med. Assoc. 137, 247.
SCHALM, O. W. (1980): Cytology of myeloproliferative disorders in the cat. In: Satellite Sympos, on disease of small animals, Israel Assoc. for Buiatrics, Tel Aviv, 203.
SCHALM, O. W., N. C. JAIN, E. J. CARROLL (1975): Veterinary Hematology, 3rd ed. Lea & Febiger, Philadelphia.
SLAPPENDEL, P. J. (1975): Hemophilia A and Hemophilia B in a family of French bulldogs. Tijdschr. Diergeneesk. 100, 1075.
SQUIRE, R. A., M. BUSH, E. C. MELBY, L. M. NEELY, B. YARBOUGH (1973): Clinical and pathologic study of canine lymphoma: clinical staging cell classification, and therapy. J. Nat. Cancer Inst. 51, 565.
THEILEN, G. H., B. R. MADEWELL (1979): Veterinary cancer medicine. Lea & Febinger, Philadelphia.

Literatur zu Kapitel 15: Endokrinologie

BARTHEZ, P. Y. u. M. (1997): Pheochromocytoma in dogs: 61 cases (1984–1995). J. Vet. Int. Med. 11, 272–278.
BARTHEZ, P. Y., T. G. NYLAND, E. C. FELDMAN (1994): Ultrasonographic evaluation of the adrenal glands in normal dogs and in dogs with pituitary-dependent hyperadrenocorticism. J. Vet. Int. Med. 8, 160.
BELL, M. (1993): Growth hormone responsive dermatosis in three dogs. New Zealand Vet. J. 41, 195.
BÜCHLER F., W. KRAFT (1998): Hyperthyreose bei der Katze – in Deutschland eine seltene Krankheit? Tagungsbericht 7. Jahrestagung der FG Innere Medizin und klinische Labordiagnostik, München.
BURKHARD A., W. KRAFT (1994): Untersuchungen zum Thyrotropin-Releasing-Hormon- (TRH) -Test beim Hund: Injektion oder Infusion? Tierärztl. Prax. 22, 159–164.
CHASTAIN, C. B. u. M. (1983): Congenital hypothyroidism in a dog due to an iodide organification defect. Am. J. Vet. Res. 44, 1257.
DEEG, C., A. KASPERS, K. HARTMANN II., W. KRAFT, B. KASPERS (1997): Canine Hypothyreose: Nachweis von Autoantikörpern gegen Thyreoglobulin. Tierärztl. Prax. 25, 170–173.
DEEG, C., K. HARTMANN II., M. STANGASSINGER, W. KRAFT (1997): Nachweis und Verlauf von Anti-Thyreoglobulin-Autoantikörpertiotern bei hypothyreoten Hunden. Proc. 6. Jahrestagung FG Innere Medizin und Klinische Laboratoriumsdiagnostik, München.
DEEG, C., A. KASPERS, K. HARTMANN II., W. KRAFT, B. KASPERS, A. DIETL (1993): Die Bestimmung des Freien Thyroxins im Hundeserum. Tierärztl. Prax. 21, 581.
EIGENMANN, J. E. (1983): Diagnosis and treatment of dwarfism in dogs. Proc. 6th Kal. Kann. Sympos., Columbus, Ohio.
EIGENMANN, J. E., A. RIJNBERK (1981): Influence of medroxyprogesterone acetate (Provera) on plasma growth hormone levels and on carbohydrate metabolism. Acta Endocrinol 98, 599.
EIGENMANN, J. E. u. M. (1984): Growth hormone and inszulin-linke growth factor I in German Shepard dwarf dogs. Acta Endocrinol 105, 289.
EIGENMANN, J. E., W. ZAREMBA, K. LUETGEBRUNE, E. GRUNERT (1983): Untersuchungen über die Kolostrumaufnahme und die Immunglobulinabsorpütion bei Kälbern mit und ohne Geburtsazidose. Berl. Münch. Tierärztl. Wochenschr. 96(4): 109–13.
EVINGER, J. V., R. W. NELSON, G. D. BOTTOMS (1985): Thyrotropin-releasing hormone stimulation testing in healthy dogs. Am. J. Vet. Res. 46, 1323–1325.
FELDMAN, B. F. u. M. (1982): Thrombotic disease in canine Cushings syndrome. Am. Coll. Vet. Int. Med. Sci. Proc. Salt Lake City.
FELDMAN, B. F. u. M. (1986): Hemostatic abnormalities in canine Cushings syndrome. Res. Vet. Sci. 41, 228.
FELDMAN, E. C. (1983): Comparison of ACTH responce and dexamethasone suppression as screening tests in canine hyperadrenocorticism. J. Am. Vet. Med. Assoc. 182, 505.
FELDMAN, E. C. (1983): Distinguishing dogs with functional adrenocortical tumors from dogs with pituitary dependent hyperadrenocorticism. J. Am. Vet. Med. Assoc. 183, 195.
FELDMAN, E. C. (1985): Evaluation of a combined dexamethasone suppression/ACTH stimulation test in dogs with hyperadrenocorticism. J. Am. Vet. Med. Assoc. 187, 49.
FELDMAN, E. C., D. S. BRUYETTE, R. W. NELSON,

direkte Blutdruckmessung bei Katzen mit Diabetes mellitus, chronischer Nephropathie und hypertropher Kardiomyopathie. Tierärztl. Prax. 26 (K), 110–118.

SCHMIDT, B. (1998): Ultraschalluntersuchung der Schilddrüse des Hundes. Dissertation, München.

SCHMIDT, B., W. KRAFT, S. REESE, H. G. LIEBICH (1998): Ultraschalluntersuchung der Schilddrüse des Hundes. Tagungsbericht, 7. Jahrestagung der FG Innere Medizin und klinische Labordiagnostik, München.

SCHWARTZ-PORSCHE, D. (1980): Diabetes insipidus. In: KIRK, R. W.: Small Animal Practice VII. W. B. Saunders, Philadelphia.

SCHWARTZ-PORSCHE, D. (1989): Diabetes insipidus: zentral, nephrogen, psychogen. In: Polyurie, Polydipsie. Kongreßbericht, Schweizerische Vereinigung für Kleintiermedizin, Biel.

SOFFNER, C, C. REUSCH (1996): Untersuchungen zur Aussagekraft des Kortisol-Kreatinin-Verhältnisses im Urin (UC/C) für die Diagnose des caninen Hyperadrenocortizismus. Kleintierpraxis 41, 85.

STEFFEN, T. (1998): Die Beeinflussung der Hypothalamus-Hypophysen-Nebennierenrinden-Achse beim caninen hypophysären Cushing-Sydrom mit dem Monoaminooxidase-B-Hemmer Selegelin-Hydrochlorid. Dissertation, München.

TESKE, E., J. ROTHUIZEN, J. J. DE BRUIJNE, A. RIJNBERK (1989): Corticosteroid induced alkaline phosphatase isoenzyme in the diagnosis of canine hypercorticism. Vet. Rec. 125, 12–14.

VOGT, W. (1995): Schilddrüsenhormone. In: GREILING, H., A. M. GRESSNER (Hrsg.): Lehrbuch der Klinischen Chemie und Pathobiologie. Schattauer Verlag, Stuttgart, New York.

VOORHOUT, G., R. STOLP, A. RIJNBERK, P. F. VAN WAES (1990): Assessment of survey radiography and comparison with X-ray computed tomography for detection of hyperfunctioning adrenocortical tumors in dogs. J. Am. Vet. Med. Assoc. 11, 1799–1803.

WATSON, A. D. J., A. RIJNBERK, A. J. MOOLENAAR (1987): Systemic availability of o,p'-DDD in normal dogs, fasted and fed, and in dogs with hyperadrenocorticism. Res. Vet. Sci. 43, 160–165.

WISNER, E. R., D. PENNINCK, D. S. BILLER, E. C. FELDMAN, C. DRAKE, T. G. NYLAND (1997) High-resolution parathyroid sonography. Vet. Radiol. Ultrasound 38(6): 462–6.

Literatur zu Kapitel 16: Klinische Onkologie

BALDUCCI, L., K. MOWREY, M. PARKER (1992): Pharmacology of antineoplastic agents in older patients. In: BALDUCCI, L., G. H. LYMAN, W. B. ERSHLER (eds.): Geriatric Oncology. J. B. Lippincott, Philadelphia, 169–180.

BEGG, C. B., P. P. CARBONE (1993): Clinical trials on drug toxicity in the elderly. Cancer 52, 1986–1992.

BOOTH, N. H. (1988): Drugs acting on the central nervous system. In: BOOTH, N. H., L. E. MCDONALD (ed.): Veterinary pharmacology and therapeutics. Ames, Iowa State University Press, 153–208.

COTTER, S. M., P. J. KANKI, M. SIMON (1985): Renal disease in five tumor-bearing cats treated with Adriamycin. J. Am. Anim. Hosp. Assoc. 21, 405–407.

COUTO, C. G., A. S. HAMMER (1995): Diseases of the lymph nodes and the spleen. In: ETTINGER, S. J. (ed.): Textbook of veterinary internal medicine. Diseases of the dog and cat, 4th ed., W. B. Saunders, Philadelphia, 1930–1946.

COUTO, C. G. (1990): Management of complications of cancer chemotherapy. Vet. Clin. North Am. (Small Anim. Pract.) 20, 1037–1054.

DANCKERT, D. (1998): Lebenserwartung und Krankheitsinzidenzen beim alten Hund. Vet. Diss., München.

DAVENPORT, D. (1994): Enteral/parenteral nutrition for gastrointestinal disorders. In: AUGUST, J. (ed.): Consultations in feline medicine. 2nd ed., W. B. Saunders, Philadelphia, 107–118.

DEVITA, V. T. Jr. (1993): Principles of chemotherapy. In: DEVITA, V. T. S. HELLMAN, S. A. ROSENBERG (eds.): Principles and Practice of Oncology. J. B. Lippincott, Philadelphia, 276–292.

FULTON, R., P. W. GASPER, G. K. OGILVIE et al. (1991): Effect of recombinant human granulocyte colony-stimulating factor on hematopoiesis in normal cats. Exp. Hematol. 19, 759–767.

JOSEPH, R. R. (1988): Aggressive management of cancer in the elderly. Clin. Geriatric Med. 4, 29–42.

KELLER, E., E. MCEWEN, R. ROSENTHAL et al. (1993): Evaluation of prognostic factors and sequential combination chemotherapy for canine lymphoma. J. Vet. Intern. Med. 7, 289–295.

KITCHELL, B. E. (1989): Feline geriatric oncology. Compend. Contin. Educ. Pract. Vet. 11, 1079–1084.

KITCHELL, B. E. (1993): Cancer therapy for geriatric dogs and cats. J. Am. Anim. Hosp. Assoc. 29, 41–48.

KITCHELL, B. E. (1995): Cancer and its therapy. In: GOLDSTON, R. T., J. D. HOSKINS (eds.): Geriatrics & Gerontology of the dog and cat. W. B. Saunders, Philadelphia, 37–50.

MCEWEN, E. G. (1996): Feline Lymphoma and Leukemias. In: WITHROW, S. J., E. G. MCEWEN (eds.): Small animal clinical oncology. W. B. Saunders, Philadelphia, 479–495.

OGILVIE, G. K. (1996): Chemotherapy. In: WITHROW S. J., E. G. MCEWEN (eds.): Small animal clinical oncology. W. B. Saunders, Philadelphia, 70–86.

OGILVIE, G. K., A. S. MOORE (1995): Chemotherapy: Properties, uses, and patient management. In: OGILVIE, G.K., A.S. MOORE (eds.): Managing the veterinary cancer patient: A practice manual. Veterinary Learning Systems a, Trenton, NJ, 64–86.

OGILVIE, G.K., A.S. MOORE (1995): Methods of drug administration. In: OGILVIE, G.K., A.S. MOORE (eds.): Managing the veterinary cancer patient: A practice manual. Veterinary Learning Systems b, Trenton, NJ, 58–63.

OGILVIE, G.K., D.M. VAIL (1990): Nutrition and cancer: Recent developments. Vet. Clin. North Am. (Small Anim. Pract.) 20, 969–986.

O'KEEFE D.A., C.L. HARRIS (1990): Toxicology of oncologic drugs. Vet. Clin. North Am. Small Anim Pract. 20, 483–504.

PAULING, U. (1990): Altersmultimorbidität beim Hund – eine prospektive Studie. Dissertation, München.

PHISTER, J.E., S.G. JUE, B.J. CUSACK (1989): Problems in the use of anticancer drugs in the elderly. Drugs 37, 551–565.

PLUMB, D.C. (1995): Conversion tables for weight in kilogramms to body surface area (m²). In: PLUMB, D.C. (ed.): Veterinary Drug Handbook a. Iowa State University Press, Ames, 739.

PLUMB, D.C. (1995): Cyroheptadine HCl. In: PLUMB, D.C. (ed.): Veterinary Drug Handbook b. Iowa State University Press, Ames, 176–177.

ROCHAT, M.C., F.A. MANN, L.W. PACE, R.A. HENDERSON (1992): Identification of surgical biopsy borders by use of india ink. J. Am. Vet. Med. Assoc. 201, 873–878.

TRIMBORN, A. (1990): Altersmultimorbidität bei der Katze – eine prospektive Studie. Dissertation, München.

VAIL, D.M. (1995): Treatment and Prognosis of Canine Malignant Lymphoma. In: BONAGURA, J.D. (ed.): Current Veterinary Therapy XII. Small Animal Practice, W.B. Saunders, Philadelphia, 494–497.

WAGENKNECHT, L. (1990): Das Karzinom im Alter. In: MARTIN, E., J.P. JUNOD (Hrsg.): Lehrbuch der Geriatrie. Verlag Hans Huber, Bern, 218–224.

WILMANNS, W. (1994): Zytostatikatherapie im hohen Lebensalter. In: WILMANNS, W., D. HUHN, K. WILMS (Hrsg.): Internistische Onkologie. Thieme Verlag, Stuttgart, 230–235.

WITHROW, S.J. (1996): Biopsy Principles. In: WITHROW, S.J., E.G. MCEWEN (eds.): Small animal clinical oncology. W.B. Saunders, Philadelphia, 52–57.

WITHROW, S.J., N. LOWES (1981): Biopsy techniques for use in small animal oncology. J. Am. Anim. Hosp. Assoc. 17, 889–902.

Literatur zu Kapitel 17: Klinische Immunologie

ANDERSON, W.A. (1975): Atopic dermatitis in the dog. Cuties 15, 955.

BAKER, E. (1970): Diagnosis and management of clinical allergy. J. Amer. Vet. Med. Assoc. 157, 1607.

BELL, S.C. u. M. (1991): Canine distemper viral antigens and antibodies in dogs with rheumatoid arthritis. Res. Vet. Sci. 50, 64.

BENNETT, D., A. NASH (1988): Feline immune-based polyarthritis: a study of 31 cases. J. Small Anim. Pract. 29, 501.

COCKERELL, G.L. (1978): Naturally occurring acquired immunodeficiency diseases of the dog and cat. Vet. Clin. of North. Am. 8, 613.

CRAWFORD, M.A., C.S. Foil (1989): Vasculitis: Clinical syndromes in small animals. Comp. Contin. Educ. 11, 400.

HALLIWELL, R.E.W. (1971): The immunology of allergic skin disease. J. Small Anim. Pract. 12, 431.

HALLIWELL, R.E.W. (1978): Autoimmune diseases in the dog. Adv. Vt. Sci. Comp. Med. 22, 221.

HALLIWELL, R.E.W. (1979): Skin diseases associated with autoimmunity. Small Anim. Pract. 9.

HAMANN, F., A. HARDER, L. BRUNNBERG (1996): Untersuchungen zur Atopie des Hundes: 1. Anamnese und Klinik. Kleintierpraxis 41, 29–32.

HAMANN, F., A. HARDER, L. BRUNNBERG (1996): Untersuchungen zur Atopie des Hundes: 2. Allergene. Kleintierpraxis 41, 33–47.

HURVITZ, A.I., R. HALLIWELL (1975): Veterinary clinical immunology. Scientific proceeding. Am. Anim. Hosp. Assoc. 2, 3.

KLEIN, M.K. u. M. (1989): Pulmonary thromboembolism associated with immune-mediated hemolytic anemia in dogs. Ten cases. J. Am. Vet. Med. Assoc. 195, 246.

LEWIS, R.M. (1974): Spontaneous autoimmune diseases of domestic animals. Int. Rev. Exp. Pathol. 13, 55.

LEWIS, R.M. (1977): Canine systemic lupus erythematosus. In: KIRK, R.W. (ed.): Current Veterinary Therapy VI. W.B. Saunders, Philadelphia.

MEDLEAU, L. (1998): persönl. Mitt.

ROSENHAGEN, D., G. Hoffmann (1986): Zum Intrakutantest beim Hund – ein Überblick über 112 Fälle. Kleintierpraxis 31, 131–136.

SCHULTZ, R.D. (1974): Immunologic disorders in the dog and cat. Vet. Clin. North Am. 4, 153.

SCHWALBACH, B., D. SPRENG, H. PFISTER, P. SCHWALDER (1993): Die Rheumatoide Polyarthritis beim Hund/Teil 2: Rheumafaktoren und Antinukleäre Antikörper. Kleintierpraxis 38, 629–632.

SCHWARTZMAN, R.M. (1984): Immunologic studies of progeny of atopic dogs. Am. J. Vet. Res. 45, 375–378.

SCOTT, D.W., R.D. SCHULTZ (1977): Epidermoly-

sis bullosa simplex in the Collie dog. J. Am. Vet. Med. Assoc. 171, 721.
SCOTT, D. W. (1978): Immunologic skin disorders. Vet. Clin. North Am. 8, 641.
SCOTT, D. W. (1981): Observations on canine atopy. J. Am. Anim. Hosp. Assoc. 17, 91–100
WILLEMSE, A., W. E. VAN DEN BROM (1983): Investigations of the symptomatology and the significance of immediate skin test reactivity in canine atopic dermatitis. Res. Vet. Sci. 34, 261–265.

Literatur zu Kapitel 18: Vergiftungen

BELSHAW, B. E., RIJNBERK, A. (1980): Hypothyroidism. In: KIRK, R. W.: Current Vet. Ther. VII, Saunders, Philadelphia.
BRADY, L. J., u. M. (1977): Influence of prolonged fasting in the dog on glucose turnover and blood metabolites. J. Nutr. 107, 1053.
CAYWOOD, D. D., u. M. (1979): Pancreatic islet cell adenocarcinoma: Clinical and diagnostic features of 6 cases. J. Am. Vet. Med. Assoc. 174, 714.
DÄMMRICH, K. (1966): Zur morphologischen Diagnostik der Nebennierenrinden-Insuffizienz beim Hund. Berl. Münch. tierärztl Wschr. 79, 412.
DÄMMRICH, K. (1980): Effem-Forschung für Kleintiernahrung Report 10, 11.
FELDMAN, E. C., TYRRELL, J. B. (1977): Hypoadrenocorticism. Vet. Clin. North Am. 7, 555.
GAERTNER, K. (1968): Untersuchungen zur Disposition der Hündin für Diabetes mellitus. Zbl. Vet. Med. A. 15, 517.
HOLZWORTH, J., u. M. (1980): Hyperthyroidism in cats. J. Am. Vet. Med. Assoc. 15.
JOHNSON, R. K. (1977): Insulinoma in the dog. Vet. Clin. North Am. 7, 629.
KRAFT, W. (1976): Schilddrüsenfunktionsstörungen beim Hund. Habil. Gießen.
KRAFT, W., B. REINER, C. BODNER (1998): Schlangenbisse bei Hunden. Tierärztl. Prax. 26 (K), 104–109.
LEAV, I., SCHILLER, A. L. (1976): Adenomas and carcinomas of the canine und feline thyroid. Am. J. Pathol. 83, 61.
LETTOW, E., DÄMMRICH, K. (1960): Beitrag zur Klinik und Pathologie der Osteogenesis imperfecta bei Junghunden. Zbl. Vet. Med. 7, 396.
LUBBERINK, A. A. M. E. (1977): Diagnosis and treatment of Canine Cushing's syndrome. (Thesis) Drukkerijk Elinkwijk, Utrecht, University of Utrecht.
LUBBERINK, A. A. M. E. (1980): Therapy for spontaneous hyperadrenocorticism. In: KIRK, R. W.: Current Vet. Ther. VII, Saunders, Philadelphia.
MEIJER, J. C., LUBBERINK, A. A. M. E., RIJNBERK, A., CROUGHS, R. J. M. (1979): Adrenocortical function tests in dogs with hyperfunctioning adrenocortical tumors. J. Endocrinol. 80, 315.
MEIJER, J. C., DE BRUIJNE, J. J., RIJNBERK, A.,

CROUGHS, R. J. M. (1978): Biochemical characterization of pituitary-dependent hyperadrenocorticism in the dog. J. Endocrinol. 77, 111.
OSBORNE, C. A., STEVENS, J. B. (1973): Pseudohyperparathyroidism in the dog. J. Am. Vet. Med. Assoc. 162, 125.
OWENS, J. M., DRUCKER, W. D. (1977): Hyperadrenocorticism in the dog: Canine Cushing's syndrome. Vet. Clin. North Am. 7, 583.
RIJNBERK, A., u. M. (1969): Canine Cushings's syndrome. Zbl. Vet. Med. A. 16, 13.
RIJNBERK, A., u. M. (1970): Pseudohyperparathyroidism in the dog. Tijdschr. Diergeneeskd. 95, 515.
RIJNBERK, A., u. M. (1978): Pseudohyperparathyroidism associated with perirectal adenocarcinomas in elderly female dogs. Tijdschr. Diergeneeskd. 103, 1969.
SANDERSLEBEN, J. v., POSPISCHIL, A., KRAFT, W. (1983): Infektion des Pankreas mit Parvoviren bei der Katze. Dtsch. Tierärztl. Wschr. 90, 313.
SCHWARTZ-PORSCHE, D.: Diabetes insipidus. In: KIRK, R. W.: Current Vet. Ther. VII, Saunders, Philadelphia.
SCOTT, D. W. (1979): Hyperadrenocorticism. Vet. Clin. North Am. 9, 3.
SIEGEL, E. T. (1982): Endokrine Krankheiten des Hundes. Parey.
SIEGEL, E. T., KELLY, D. F., BERG, P. (1970): Cushing's syndrome in the dog. J. Am. Vet. Med. Assoc. 157, 2081.

Literatur zu Kapitel 20: Krankheiten der alten Tiere

BEELITZ, P. (1988): Multimorbidität der Katze im Alter. Dissertation, München.
DANCKERT, D. (1998): Lebenserwartung und Krankheitsinzidenz des alten Hundes. Dissertation, München.
DANCKERT, D., W. KRAFT (1997): Alters- und Rassenentwicklung einer Hundepopulation. Kleintierpraxis 42: 109–118.
DAVIES, M. (1996): Canine and feline geriatrics. Blackwell Science, Oxford, London.
EICHELBERG, H, R. SEINE (1996): Lebenserwartungen und Todesursachen bei Hunden. I. Zur Situation bei Mischlingen und verschiedenen Rassehunden. Berl. Münch. Tierärztl. Wschr. 109, 292.
FORTH, W., D. HENSCHLER, W. RUMMEL (1983): Allgemeine und spezielle Pharmakologie und Toxikologie. 4. Aufl., Wissenschaftsverlag, Mannheim, Wien, Zürich.
GASCHEN, F. (1996): Prostataerkrankungen des alten Hundes. Der geriatrische Patient. 11. VÖK-Jahrestagung, Salzburg.
GOLDSTON, R. T. (1989): Geriatrics and gerontology. Vet. Clin. North. Am. 19: 1, 1–202.
HOFECKER, G. (1983): Altern, Teil 1. Unsere Hunde. 60 (6), 8.

HOFECKER, G. (1983): Altern, Teil 2. Unsere Hunde. 60 (7), 14.

HOFECKER, G. (1983): Altern, Teil 3. Unsere Hunde. 60 (8), 5.

KRAFT, W. (1978): Multimorbidität des Hundes im Alter. Regionaltagung Nord der FG Kleintierkrankheiten der Deutschen Veterinärmedizinischen Gesellschaft, Bremen.

KRAFT, W. (1996): Krankheiten im Alter. In: KRAFT, W., U. M. DÜRR (Hrsg.): Katzenkrankheiten. 4. Aufl., Schaper Verlag, Alfeld.

KRAFT, W. (1998): Geriatrics in canine and feline internal medicine. Eur. J. Med. Res. 3: 31–41.

KRAFT, W. (1998): Geriatrie bei Hund und Katze. Parey Verlag, Hamburg, Berlin.

KRAFT, W., P. BEELITZ (1987): Multimorbidität im Alter bei Hund und Katze. Jahrestagung der FG Kleintierkrankheiten der DVG/WSAVA, Wien.

KRAFT, W., A. TRIMBORN, U. PAULING, P. BEELITZ (1989): Altersmultimorbidität bei Hund und Katze. Kongress der Deutschen Veterinärmedizinischen Gesellschaft, Bad Nauheim und Tierärztl. Prax. 17/1990.

KRAFT, W., K. HARTMANN, R. DERESER (1995): Altersabhängigkeiten von Laborwerten bei Hund und Katze. Teil I: Enzyme. Tierärztl. Prax. 23, 502–508.

KRAFT, W., K. HARTMANN, R. DERESER (1995): Altersabhängigkeiten von Laborwerten bei Hund und Katze. Teil II: Elektrolyte im Blutserum. Tierärztl. Prax. 23, 502–508.

KRAFT, W., K. HARTMANN, R. DERESER (1995): Altersabhängigkeiten von Laborwerten bei Hund und Katze. Teil III, Tierärztl. Prax. 23, 502–508

Kraft, W., D. Danckert (1997): Entwicklungstendenz des Lebensalters einer Katzenpopulation. Kleintierpraxis. 42: 21–28.

PAULING, U. (1990): Altersmultimorbidität beim Hund – eine prospektive Studie. Dissertation, München.

QUADRI, S. K., D. L. PALAZZOLO (1991): How aging effects the canine endocrine system. Vet. Med. Small Anim. Clin. 86, 692.

REUSCH, C. (1996): Diabetes mellitus beim alten Patienten. Der geriatrische Patient. 11. VÖK-Jahrestagung, Salzburg.

RUSCHIG, S. (1997): Untersuchungen zum caninen TSH (Arbeitstitel). Dissertation, München (in Vorbereitung).

SANDERSLEBEN, J. VON, E. SCHÄFFER, J. WEISSE (1973): Erkrankungs- und Todesursachen des alternden Hundes aus der Sicht der Sektionsstatistik. Kleintierpraxis 18, 25.

SCHWENDENWEIN, I. (1996): Besonderheiten der Interpretation von Laborbefunden beim alten Patienten. Der geriatrische Patient. 11. VÖK-Jahrestagung, Salzburg.

TRIMBORN, A. (1990): Altersmultimorbidität der Katze – eine prospektive Studie. Dissertation, München.

UNGEMACH, F. R. (1994): Geriatrika bei alternden Hunden? Tierärztl. Prax. 22, 215.

VALTONEN, M. H., OKSANEN, A. (1972): Cardiovascular disease and nephritis in dogs. J. Small Anim. Pract. 13. 687–97.

Stichwortverzeichnis

Alopezie, Zytostatika 840
Acanthosis nigricans 232
Achalasie 479
Acral lick dermatitis 288
ACTH-Stimulationstest 774
Adams-Stokes-Anfälle 298
Addisonkrise 778
Adenovirus, canines 140, 141
Adipositas, Diätetik 82
Aelurostrongylus 191
Akne 239
Akromegalie 765
Aktinomykose 163, 242
Aldosteron 768
Alkalische Phosphatase, Hyperadrenokortizismus 775
Alkalose-Ausgleich, Leberkrankheiten 586
Allergie 262 ff., 862
– Zytostatika 840
allergisches Ekzem 864
Alopezie, erbliche 231, 232
– feline 232
– feline endokrine 286
– psychogene, Katze 287
– zyklische 285
Alopezien 284 ff.
ANA 871
Analbeutelentzündung 555
Anämie, aplastische 744
– autoimmunhämolytische 875
– hämolytische 745, 875
– hypochrome 744
– infektiöse feline 152
Anämien 742 ff.
Anamnese 16, 18 f.
Anaphylaxie 862, 863
Ancylostoma 179, 191, 211, 261
Angiostrongylus 179
Anorexie 431
Antiarrhythmika 317, 319
Antibiotika, Haut 236
– Mundhöhle 454
antierythrozytäre Antikörper 875
Antikörper, antinukleäre 274, 871
Antimykotika 248
ANTU 880
Aortenstenose 330
Aortenthromboembolie, Katze 357
Aortenthrombus 730
Apatitsteine 658
Apnoe 369
Arsen 880
Arthritis, rheumatoide 873
Arthropoden 181 ff., 193 ff., 212, 257

Arthus-Typ 862
Arzneimitteldermatose 277
Aspergillose 163
Asthenie, kutane 227
Asthma bronchiale 396
Astrovirus 149
Ataxie, feline 149
Atmungsorgane 368 ff.
Atopie 262 ff., 864
atopische Dermatitis 864
Aujeszkysche Krankheit 146
Autoimmunkrankheiten 271 ff.
– Mundhöhle 453
Autoimmunopathie 862
Azetylcholinrezeptoren 730
Azidoseausgleich 444, 633
– Leberkrankheit 586
Azites, Leber, Therapie 587

Babesiose 165, 173
Bacillus piliformis 158
bacterial overgrowth 542
– Diätetik 70
Bakteriurie 668
Bauchhöhlenerguss 562
Bauchhöhlenkrankheiten 556 ff.
Befunderhebung 20 ff.
Bewusstsein 683
bildgebende Verfahren 34 ff.
Bildwiedergabeverfahren 40
biventrikuläre Vergrößerung 315
Blastomykose 163
Blei 880
Blutkrankheiten 739 ff.
Blutungsanämie, akute 742
– chronische 743
B-mode 40
Borborygmus 449
Bordetella bronchiseptica 119, 141
Bornasche Krankheit 703
Borreliose 160, 202, 243
Botulismus 155
Bronchen, Fremdkörper 398
Bronchiektasie 397
Bronchiolitis 394
Bronchitis 394
Brucellose 159, 197
Bulbärparalyse, infektiöse 146
B-Vitamine, Nahrung 55

Calicivirus, felines 119
Campylobacter 156, 198
Candidiasis 163, 250
Capillaria 179, 191
– plica 654
Carbamate 881

Carter-Robbins-Test 760
Castrix 881
Cauda equina 723
Ceroidlipofuszinose 712
Chalasie 479
Chédiak-Steinbrinck-Higashi-Syndrom 751
Chemotherapie 826 ff.
Cheyletiella 183, 194, 256
Cheyletiellose 256
Chlamydia psittaci 119, 198
Cholangiohepatitis 596
Cholangitis 596
Choledocholithiasis 597
Cholelithiasis 597
Cholezystokinin, Wirkung 482
Chylothorax 425
Clostridium tetani 153
Coccidiose s. auch Kokzidiose 164
Colitis chronica 545
Colitis s. auch Kolitis
Colon irritabile 549
Contrecoup 706
Coonhound Disease 726
Coronavirus, canines 133
Coronavirus, felines 109, 702
Coxiella 204
CRH 767
Ctenocephalides 184, 194, 211, 257
Cumarine 881
Cushing-like syndrome 764
Cushing-Syndrom 766
– Haut 279
Cystitis s. auch Zystitis
Cystoisospora 172, 185

Darm, Endoskopie 512
– Röntgen 512
– Ultraschall 513
Darmkrankheiten 508 ff.
Darmobstipation 550
Darmtumoren 553
Dehydratation 444, 740
Demodex 183, 251 f.
Demodikose 251
Dermacentor 261
Dermatomykosen 243
Dermatomyosis, familiäre 231
Dermatopathien, Geriatrie 890
Dermoidsinus 290
Diabetes insipidus 757
– mellitus 810 ff.
– – Diätetik 81
– – primärer 811
– – sekundärer 811, 817
– – Typ I 811

Diabetes mellitus Typ II 811
– – Typ III 811
Dialyse 634
Diarrhoe 439
Diätetik 43
– Grundsätze 65
Dicumarolvergiftung 746
Digestionstrakt 431 ff.
– Krankheiten 450 ff.
dilatative Kardiomyopathie, Hund 345
– – Katze 356
Dioctophyma renale 654
Diphtheroid 161
Diphyllobothrium 175, 188
Dipylidium 175, 188, 209
Dirofilaria 180, 192, 262
Dirofilariose 262
– Hund 363
– Katze 366
Diskopathien 716
Diskospondylitis 715
Dobermann, blauer 230
Doppler-Verfahren 322
Ductus arteriosus Botalli persistens 325
Duodenalgeschwür 544
Durchfall 439, 513
– Ätiologie 513 f
– Lokalisation 516
Dysautonomie 729
Dysbakterie 542
Dysphagie 438
Dysplasie, epidermale 228
Dyspnoe 369

Echinococcus 176, 189, 210
Echokardiographie 318 ff.
Edrophonium 731
Effluvium 284
Ehlers-Danlos-Syndrom 227
Ehrlichiose 150, 199
Eisen, Nahrung 53
Ekzem, allergisches 262
– atopisches 262
– miliares 290
Elektrokardiographie 306 ff.
Embolie, fibrokartilaginöse 720
Endokarditis 344
Endokrinologie 757 ff.
Endokrinopathien, Geriatrie 891
– Haut 278 ff.
Energiebedarf 56
Energiebewertung 56
Enostosen, kongenitale 719
Enteritis granulomatosa 542
– akute hämorrhagische 529
– Ätiologie 517 ff.
– chronische 530
– chronische idiopathische 537
– eosinophile 540
– lymphoplasmazytäre 541
Enterokolitis 530
Enteropathie, exsudative 536

Enzephalopathie, feline spongiforme 150
Eosinophile Plaques 290
Eosinophilenkomplex, Lunge 408
Eosinophilenleukämie 753
Eosinophiles Granulom 289, 458
– Ulkus 290, 458
Eperythrozoonose 152
Epidermolysis acuta toxica 275
Epilepsie 708 ff.
Epistaxis 384
Erbrechen 434, 634
Erhaltungsbedarf, Flüssigkeit 443
Ernährung 43
– Alttiere 63
– Jungtiere 62
– Lebensalter 62
– parenterale 634
Erregungsleitungsstörung 315, 316
Erythema multiforme 276
Erythroleukämie 753
Erythropoetin 740
Ethylenglykol 880

Farbmutanten 230
Fazialislähmung 728
Felicola 194, 260
Feline infektiöse Peritonitis 702
„Felines urologisches Syndrom" 664
Fettleber 589
Fettsäuremangel, Haut 284
Fettschwanz 232
Fettstoffwechsel 809
FIP 702
FIV 703
Flatulenz 449, 550
Flohallergie 868
Flohbefall 257
Flohbehandlung 259
Folliculitis 238
Formblätter 18 ff.
Francisella 160
Frühsommermeningoenzephalitis 146, 700
FSME 146, 700
Fusobakterien 161
Futterallergie 867

Gallensteine 597
Gang 684
Gastrin, Wirkung 482
Gastritis acuta 487
– chronica 491
– atrophische 492
– Diätetik 489
– eosinophile 492
– hämorrhagische 492
– hypertrophische 492
Gastroenteritis, eosinophile 540
gastrointestinale Ulzera, Leber 587
Gaumenspalten 459
Gehirntrauma 705
Gehörgang 293 ff.

Geriatrie 888 ff.
Geschlechtshormone, Haut 282
Gewichtsentwicklung 47
Giardia 172, 185, 207
Giardiose 207
Gingivitis 450
„Glatze der Katze" 286
Glomerulonephritis 647
Glomerulopathie 647
Glomerulopathie, immunogene 874
Glossitis 450
Glukagon 807
GME 705
Gompertzsche Wachstumskurve 822
Granulom, Mykobakterien 242
Granulozytopathie 750
Großhirn 689 f., 694

Haarlinge 260
Haarverlust 285
Hakenwurm 261
Hakenwürmer 546
Haltung 684
Haltungsreaktion 687
Hämangioendotheliom 247
Hämatochezie 448
Hämatologie, Tumor 843
Hammondia 185
Hämobartonellose, Katze 152, 234
Hämoblastosen 751 ff.
Hämoperitonäum 562
Hämophlilie A 747
Hämostasestörungen 745 ff.
Hämothorax 424
Hantavirus 149
Harnblasentumoren 676
Harngewinnung 619, 671
Harninkontinenz 676
Harnorgane 611 ff.
– Röntgen 620, 672
– Ultraschalluntersuchung 625, 672
Harnsteine, Diätetik 74
Haut 214 ff.
– Arthropoden 257
– Endokrinopathien 278 ff.
Hautkrankheiten, Diätetik 84
– ernährungsbedingte 283 ff.
Hauttuberkulose 241
HDDS-Test 775
Helminthosen 261 ff.
Hemivertebrae 719
Hepatitis contagiosa canis 140
– granulomatosa 588
– akute 578
– chronische 582 ff.
hepatoenzephales Syndrom 586, 599
Hepatoenzephalopathie 586, 599
Hepatopathien 564
hepatorenales Syndrom 571
Hepatozoonose 170
Hernie, peritoneoperikardiale 361
Herpesvirus suis 146

– canines 141, 147
– felines 119
Herz, Echokardiographie 318 ff.
– Röntgen 302 ff.
Herzgeräusche 300 ff.
Herzinsuffizienz, Diätetik 80
Herzklappenkrankheiten 337 ff.
Herzkrankheiten 298 ff., 325 ff.
– Geriatrie 891
– kongenitale 325
Herz-Rhythmusstörungen 315
Herzwurmkrankheit 363
Hiatushernie 477
Hirnstamm 690, 694
Histamin 863
Histoplasmose 162
Holzteer 882
Hydronephrose 653
Hydrops ascites 562, 571
Hydrothorax 424
Hydrozephalus 707
Hyperadrenokortizismus 766
– Haut 279
Hypergastrinämie 495
Hyperglykämie, transiente 811
Hyperinsulinismus 817
Hyperkalzämie, Tumor 842
Hyperkapnie 370
Hyperkortisolismus 766
Hyperöstrogenismus, Haut 282
Hyperparathyreoidismus 803
Hyperpnoe 369
Hyperprogesteronismus, Haut 283
Hypersomatotropismus 765
– Haut 280
Hyperthyreose 793
hypertrophe Kardiomyopathie, Hund 350
– Kardiomyopathie, Katze 351
Hyperventilation 370
Hypervitaminose A 719
Hypoadrenokortizismus 777
Hypoadrogenismus, Haut 283
Hypoglykämie 818, 819
– Tumor 843
Hypokaliämie 445
Hypokalzämie 805
Hypokapnie 370
Hypokortisolismus 777
Hypoöstrogenismus, Haut 282
Hypoparathyreoidismus 802
Hyposensibilisierung 268
Hyposomatotropismus 762
– erworbener 763
– Haut 281
Hypothyreose 784
– der Erwachsenen 785
– angeborener 785
– Haut 278
– hypophysäre 784
– hypothalamische 784
– Kopfnervenkrankheit 728
– thyreogene 784
Hypotrichose, erbliche 231, 232

Hypoventilation 370
Hypoxämie 370
Hypoxie 370, 741

Ichthyosis 228
Immundefizienz 862
Immunologie 861 ff.
Immunschwächevirus, felines 104, 703
Impetigo 236
Impfkalender 886
Impulsbildungsstörungen 315 f.
Inappetenz 431
Incontinentia alvi 447
– urinae 676
Infektionskrankheiten, Geriatrie 890
– virale 95 ff.
Insulin 807
Insulinmangel 809
Intensivpatienten, Ernährung 89
Intoxikationen 878 ff.
Intrakutantest 266
Isospora 164
Ixodes 261, 884
– ricinus 183, 194, 213, 700

Jod, Nahrung 54
Joyeuxiella 175, 188
Jungtierkrankheiten 885 ff.
Jungtierpyodermie 278, 887

Kala-Azar 208
Kalium, Nahrung 53
Kaliumsubstitution 601, 633
Kalla 883
Kalzium, Nahrung 52
Kalziummangel 49
– Katzenwelpen 51
Kalziumversorgung, exzessive 48
Kandidiasis 163
Kanzerogenität, Zytostatika 841
Kardiomyopathie, dilatative 344
Kardiomyopathien 345 ff.
– Katze 351 ff.
Kardiotoxizität, Zytostatika 840
Katecholamine 779
Katzenkratzkrankheit 199
Katzenlepra 242
Katzenpneumonitis 153
Katzenpocken 195
Katzenschnupfen 119
Kaumuskelmyositis 732, 735
Kehlkopfkollaps 388
Kehlkopfkrankheiten 387 f.
Kehlkopfödem 387
Kehlkopftumor 387
Ketoazidose 815
Kinine 863
„Kippfensterkatze" 718
Kleinhirn 691, 695
Kleinhirnabiotrophie 707
Kleinhirnanomalien 707
Kleinhirnhypoplasie 707

Koagulopathie, Leber 587
Koagulopathien 746
Kohlenhydratstoffwechsel 808
Kokzidioidomykose 163
Kokzidiose 164
Kolitis, eosinophile 540, 546
– granulomatöse 546
– idiopathische 546
– lymphoplasmazytäre 546
Koma, diabetisches 816
Komedo-Syndrom 229
Kontaktekzem 269, 868
Kontrastmitteluntersuchung 38 ff.
Kopfnerven 685 ff.
Kopfnervenkrankheiten 728 ff.
Krallenkrankheiten 297
Krebskachexie 841
Kreuzotter 883
Kryptokokkose 163
Kryptosporidiose 208
Kuhpocken, Katze 148, 233
Kupfer, Nahrung 53
Kupfervergiftung, chronische 587

Lafora-Krankheit 712
Laktose-Toleranz-Test 511
Laryngitis 387
Laryngospasmus 388
Läusebefall 260
LDDS-Test 774
Leber, Biopsie 576 ff.
– Dehydratation 586
– Diät 586
– Labordiagnostik 572 ff.
– Röntgen 576
– Ultraschalldiagnostik 575
Leberfibrose 587
Leberkrankheiten 564
– Diätetik 72
– Geriatrie 891
Leberlappentorsion 581
Leberlipidose 589
Lebertumoren 592
Leberversagen, akutes 578
Leberzirrhose 582
Leckdermatitis 238
– psychogene, Hund 288
Leckgranulom 288
Leishmaniose 168, 173, 208, 250
Leptospirose 156, 200
Leukämie, akute lymphatische 752
– akute myeloische 752
– chronische lymphatische 752
– chronische myeloische 753
Leukämien 751 ff.
Leukämievirus, felines 95
Leukotriene 863
Leukozyten 747 ff.
Leukozytopenien 747
Ligamentum arteriosum Botalli 468
Linksschenkelblock 315
Linognathus 184, 260
Listeriose 201
Luftwege, tiefe 393 ff.

Lunge, Zytostatika 841
Lungenatelektase 398
Lungenemolie 413
Lungenemphysem 398
Lungenlappentorsion 412
Lungenödem, akutes 414
Lungentumoren 416
Lungenversagen, akutes 411
Lupus erythematodes 274, 871
Lyell-Syndrom 275
Lyme-Borreliose 160, 202
Lymphom 507
– malignes 752
lymphoplasmazytäre Enteritis 541

Magen, Endoskopie 486
– Motilitätsstörungen 499
– Röntgen 485
Magen-Darm, Zytostatika 839
Magen-Darm-Krankheiten, Diätetik 68
– Geriatrie 891
Magendilatation 503
Magenkrankheiten 480 ff.
Magentumoren 507
Magenüberladung 506
Magenulkus 497
Magnesium, Nahrung 53
Magnesium-Ammonium-Phosphat-Steine 656 f.
Makrofilarien 363
Malabsorptionssyndrom 534
– Diätetik 70
Malassezia 249
Malassimilationssyndrom 533
Maldigestionssyndrom 533
Mastzellleukämie 753
Mastzelltumor 544
Mediastinalabszess 429
Mediastinalgranulom 429
Mediastinalkrankheiten 428 ff.
Mediastinaltumor 429
Mediastinalzyste 429
Mediastinitis 428
Megakaryozytenleukämie 753
Megakolon 553
Megaösophagus, angeboren 468
– erworben 470
Meläna 448
Meningitis-Arteriitis, steril eitrige 721
Meningoenzephalomyelitis, granulomatöse 705
– protozoäre 704
Mesocestoides 175, 188
Metaldehyd 881
Microsporum spec. 206, 243 f.
Mikrofilarien 363
Mikrosporie 206, 243
Miliares Ekzem 290
Missbildungen 885
Mitraldysplasie 345
Mitralstenose 345
M-Mode 322

Monozytenleukämie 753
Morbus Addison 777
– Aujeszkyi 146
– Cushing 766
– – Haut 279
– Wilson 587
Multimorbidität 894
Mundhöhle, Autoimmunkrankheiten 453
– Fremdkörper 459
– Krankheiten 450
– Neoplasien 455
– Spaltbildungen 459
Muskeldystrophie 737
Muskelkrankheiten 730 ff., 735 ff.
Muskulatur 692 f., 697
Muzinose, idiopathische 292
Myasthenia gravis 730, 737
Myelitis 721
Myelopathie, degenerative 723
Myelosuppression, Zytostatika 839
Myiasis 260
Mykobakterien 159, 242
Mykoplasmen 119
Mykosen, systemische 161 ff.
Myopathie, hypokaliämische 734
Myositis eosinophilica 732, 735
– protozoäre 733

Nährstoffbedarf 56
Nährstoffe 44 ff.
Nahrungsmittelallergie 269, 867
Nasenhöhle, Tumoren 385
Natrium, Nahrung 53
Natriumfluoracetat 881
Nebennierenmark 779
Nebennierenrinde 766
Nekrolyse, toxische epidermale 275
Nematoden 178 ff., 190
Neoplasie, intrakranielle 711
Neoplasien, Haut 293
Neospora 704, 733
Neotrombicula 183, 194, 211
Neotrombiculiasis 257
Nephropathie, Geriatrie 891
Nephrotisches Syndrom 647
Nephrotoxische Antibiotika 675
Nervensystem 680 ff.
– autonomes 729 f.
Nervenwurzelreizung 725
Nervenwurzeltumoren 725
Neurologie 680 ff.
Neuron, motorisches 680
Neurotoxizität, Zytostatika 841
Neutropenie, zyklische 749, 886
Niedervoltage 315
Niere im Schock 629
– Parasitosen 654
Nierenamyloidose 649
Nierenbiopsie 626
Niereninsuffizienz, akute 627 ff.
– aregenerative Anämie 646
– Calcitriol 646

– chronische 634
– Diät 74, 643
– Hyperphosphatämie 645
– Hypertonie 646
– Hypokaliämie 645
– Peritonealdialyse 646
Nierenpapillennekrose 652
Nierentumoren 655
Nierenversagen, akutes 627 ff.
Nierenzysten 654
Nikolski-Probe 272
Nocardiose 161, 243
Notoedres 194, 255

Obstipation 446 f.
– coli 550
– Diätetik 72
Obstruktion, obere Luftwege 386
Ohr, Alopezie 294
– Solardermatitis 294
Ohrranddermatose 293
Oleander 883
Ollulanus tricuspis 191
Onkologie 821
Onychomadese 297
Onychomykose 297
Onychorrhexis 297
Organophosphate 881
Ösophagitis 474
Ösophaguskrankheiten 465 ff.
– Therapie 469
Osteopathie, hypertrophe, Tumor 843
Otitis externa 294
– interna 712
– media 712
Otodectes 184, 194, 256
– cynotis 256
Ototoxizität 713
Oxalatsteine 656 f.

Pankreas, endokrines 807 ff.
– Zytostatika 841
Pankreasatrophie 608
Pankreasinsuffizienz, chronische exokrine 603, 608
– Diätetik 69
Pankreaskrankheiten 602 ff.
Pankreasnekrose 604
Pankreastumoren 610
Pankreatitis, akute 603 f.
– chronische 608
Panleukopenie, feline 126
Pannikulitis, noduläre 290, 871
Papillomavirus, canines 148
Parainfluenzavirus, canines 141
paraneoplastisches Syndrom 841
Parasitosen 170 ff.
– Katze 184 ff.
Parathyreoidea 801 ff.
Paronychia 297
Parvovirose, canines 128
– feline 126
Pasteurellose 202

Pediculose 260
Pelger-Huet-Kernanomalie 751
Pemphigoid, bullöses 273, 870
Pemphigus 271, 869
– erythematosus 272, 870
– foliaceus 271, 869
– vegetans 272, 870
– vulgaris 272, 870
Pemphiguskomplex 869
Perianalfistel 241, 555
Perikarderguss 306, 358 ff.
Perikardkrankheiten 358 ff.
periphere Nerven 692, 696
– – Krankheiten 724
Periproktitis 554
Peritonitis 556
Peritonitis, feline infektiöse 109
Pest 203, 243
Pflanzengifte 883
Phäochromozytom 779
Phenole 882
Phlebotomen 260
Phosphor, Nahrung 52
Phthiriasis 260
Pickwick-Syndrom 397
Piroplasmose 165
Pityrosporum 249
Plattenepithelkarzinom 247
Pleura 421 ff.
Pleuraerguss 421 ff.
Pleuratumor 426
Pleuritis 421
Pneumomediastinum 428
Pneumonie 399 ff.
Pneumopathie, chronische obstruktive 371, 408
Pneumothorax 425
Pocken 195
Pododermatitis 241
Poliomyelitis, feline 721
Polycythaemia vera 741, 753
Polyglobulie 739
– renale 740
Polymyopathie, endokrine 736
Polymyositis 731, 735
Polyneuropathien 726
Polyneuropathie, metabolisch-toxische 727
– paraneoplastische 727
Polypeptide 807
Polyphagie 433
Polyradikuloneuritis 726
Polyzythämie 843
portosystemischer Shunt 572, 598 ff.
Pricktest 267
Progestagen, Haut 280
Proktitis 554
Protein, Nahrung 51
protein-loosing enteropathy 536
– – Diätetik 71
Proteinstoffwechsel 809
Protozoen 704, 733
Protozoenkrankheiten 164 ff., 171 ff., 184, 207, 250

Pseudochylothorax 425
Pseudopolyglobulie 739
Pseudotuberkulose 203
Pseudowut 146
„psychische" Polydipsie 761
Ptyalismus 433
Pulmonalstenose 327
Pyelitis 650
Pyelonephritis 650
Pylorospasmus 501
Pylorusstenose 501
Pyodermie, oberflächliche 235
– tiefe 236, 240
Pyurie 669

Q-Fieber 204

Radiojodresektion 797
Rationsberechnung 56
Rechtsaorta 337
– Ösophagus 468
Rechtsschenkelblock 315
Reflexe, spinale 688
Reflux, gastroösophagealer 479
Regurgitation 434
Reovirus, canines 141, 149
Respirationssystem, Endoskopie 380
– Krankheiten 381 ff.
– Röntgen 379
respiratorische Insuffizienz, akute 411
Retropharyngealer Abszess 462
Rhabdovirus 143, 196
rheumatoide Arthritis 873
Rhinitis 381
Rhipicephalus 183, 261
– sanguineus 194
Rickettsiosen 150, 234
Riesenpalisadenwurm 654
Rocky Mountain Spotted Fever 235
Rodent ulcer 290
Röntgen 34 ff.
Röntgenbildbeurteilung 38
Röntgengerät 35
Rotavirus 149
Rubarthsche Krankheit 140
Rückenmark 691, 696
– Degeneration 722
– Missbildungen 722
Rückenmarksinfarkt 720
Rückenmarkskompression 715
Rückenmarkskrankheiten 715 ff.
Rückenmarkstumoren 719
„Rückwärtsniesen" 385

Salmon disease 152
Salmonellose 155, 204
Sarcocystis 172, 185
Sarcoptes 183, 212, 254
Schäferhundpyodermie 240
Schallköpfe 41

Schilddrüse 781 ff.
– Sonographie 796
Schilddrüsenantikörper 791
Schilddrüsenhormone 787 f., 795
– Wirkung 784
Schilddrüsenstimulationstests 789
Schilddrüsensuppressionstests 791
Schilddrüsentumoren 800
Schlangenbiss 883
Schluckbeschwerden 462
Schluckstörung 438
Schlundtumoren 477
Schlund, Fremdkörper 475
Schlunddivertikel 474
Schlundkrankheiten 465 ff.
Schneckenkorn 881
Schocklunge 411
Schockniere 627 ff.
Schwermetalle, Mundhöhle 454
Seborrhö 229
Sekretin, Wirkung 482
Selen, Nahrung 54
Sensibilität 689
Septumdefekt, atrialer 335
– Ventrikel 333
Sialadenitis 464
Sialolithen 465
Sialozele 464
Silikatsteine 658
Sinusbradykardie 315
Sinustachykardie 315
Skabies, Hund 254
– Katze 255
Skelettkrankheiten 43
Solardermatitis, Ohr 294
Somatostatin 807
Somatotropin 761
Speicheldrüsenkrankheiten 464 f.
Speicheldrüsensteine 465
Speicheldrüsentumoren 465
Speicherkrankheiten 711
Spondylopathie, zervikale 718
Spondylose, ankylosierende 720
Sporothrix 206
Sporotrichose 163, 206, 250
Spurenelemente, Nahrung 55
Stammzellleukämie 753
Staupe 134
– Hund 698 ff.
Stechfliegen 260
Stellreaktion 687
Steroidhepatopathie 589
STH 761
– Haut 281
STH-reaktive Dermatose 764
Stimmbandlähmung 388
Stomatitis 450
– lymphoplasmacytaria 453
Stresshyperglykämie 811
Struma, blande 798
Struvitsteine 656 f.
Strychnin 882
Subarachnoidalzysten 719
Synoviitis, rheumatoide 873

synzytienbildendes Virus, felines 149
Szintigraphie, Schilddrüse 791, 796

Tachypnoe 369
Taenia hydatigena 175
– multiceps 176
– ovis 176
– pisiformis 176
– seralis 189
– taeniaeformis 189
Taubheit 728
Taurin 52
Teerstuhl 448
Tetanus 153
Tetralogie, Fallotsche 336
Thallium 882
Thiaminmangelenzephalopathie 708
Thrombozythämie 755
Thrombozytopenie 745,754
Thrombozytose 755
Thyreostatika 798 ff.
Tollwut 143, 196, 701
Tonsillentumoren 460
Tonsillitis 460
Torovirus, felines 149
Torsio ventriculi 503
Totraum, respiratorischer 370
Toxascaris leonina 191
Toxocara spec. 179, 191, 211
Toxoplasma 164, 172, 185, 209, 251, 733
Toxoplasmose 581, 704
Trachea, Fremdkörper 391
– Parasiten 390
– Tumoren 391
Tracheahypoplasie 389
Tracheakrankheiten 389
Trachealkollaps 391
Tracheastenose 390
Tracheitis 390
Trematoden 174 ff., 187
Trichodectes 184, 260
Trichophytie 207, 243 f.
Trichorrhexis nodosa 286

Trichuris 179
Trigeminusneuritis 728
Trikuspidaldysplasie 345
Trombiculiasis 257
Tuberkulose 159, 205, 241
Tularämie 160
Tumor, Diätetik 88
Tumorgenese 822
Tumorkrankheiten 821
Tumorstadien 825
Tumortherapie 826 ff.
– Behandlungsprotokolle 845 ff.
Tyzzersche Krankheit 158, 525, 581

Überweisung 16
Ulcus duodeni 544
– ventriculi 497
Ultraschalluntersuchung 40
Uncinaria 179, 261
Untersuchungsgang 17, 31 ff.
Untersuchungsmethoden 16
Urämie, postrenale 666
Uratsteine 656 f.
Urethraobstruktion, Katze 664
Urethratumoren 679
Urin s. auch Harn
Urographie 621
Urolithiasis 656 ff.
Urolithiasis, Diätetik 77
Urozystitis 668
Urtikaria 866
Uveodermatologisches Syndrom 277

Vaskulitis, allergische 873
Vaskulopathien, Gehirn 697
Vasopathien 747
Ventrikelseptumdefekt 333
Verbrauchskoagulopathie 747
Vergiftungen 878 ff.
Verhalten 16, 683
Vestibuläre Störungen 695
Vestibularsyndrom 713
Vestibulopathien 712 ff.
„Vetamin D" 693
Violsche Drüse, Hyperplasie 232

Vitamin A, Nahrung 55
– D, Nahrung 55
– E, Nahrung 55
Vitamin-E-Mangel-Myopathie 736
Vitamin-K-Hypovitaminose 746
Vitaminmangel, Haut 284
Vogt-Koyanagi-Haranda-Syndrom 277
Vorbericht 16

Wachstum, übermäßiges 46
Wachstumshormon 761
– Haut 280, 281
Wirbelsäule, Fraktur 717
– Luxation 717
– Subluxation 717
Wolfsmilch 883

Yersinia pestis 203, 243
Yersinia pseudotuberculosis 203

Zahnanomalien, Nase 385
Zahnfleischblutungen 455
Zecken 183, 213
Zeckenbefall 261
Zeckenenzephalitis, zentraleuropäische 700
Zeckenparalyse 884
Zestoden 174 ff., 187
Zink, Nahrung 54
Zinkmangeldermatose 283
Zirkulationsapparat, Anamnese 298
– Untersuchung 299
ZNS-Krankheiten, metabolische 708
Zollinger-Ellison-Syndrom 496
Zoonosen 195 ff.
Zwerchfellhernie 427
Zwerchfellruptur 427
Zwergwuchs, hypophysärer 762
Zwingerhusten 141
Zystenniere 654
Zystinsteine 656 f.
Zystitis 668
Zytostatika 828 ff.

pro Studium Veterinärmedizin

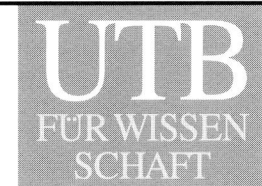

- Einhard Bezzel/
Roland Prinzinger
Ornithologie
UTB 8051
ISBN 3-8252-**8051**-9
E. Ulmer. 2., völlig neu bearb.
u. erweit. Aufl. 1990.
552 Seiten, 311 Abb.,
110 Tab., geb.,
DM 98,-, öS 715,-, sfr 89,-

- Klaus Bonath
**Kleintierkrankheiten 2 –
Chirurgie der Weichteile**
Erkrankungen der Haustiere
UTB 8055
ISBN 3-8252-**8055**-1
E. Ulmer. 1991. 472 Seiten,
428 Fotos, 22 Tab., geb.,
DM 98,-, öS 715,-, sfr 89,-

- Klaus H. Bonath/
Wolf D. Prieur
Kleintierkrankheiten Band 3
Orthopädische Chirurgie
und Traumatologie
UTB 8157
ISBN 3-8252-**8157**-4
E. Ulmer. 1998. 800 Seiten,
1012 Abb. u. 43 Tab., geb.,
DM 168,-, öS 1.226,-, sfr 149,50

- Hartwig Bostedt/Kurt Dedié
**Schaf- und
Ziegenkrankheiten**
Erkrankungen der Haustiere
UTB 8008
ISBN 3-8252-**8008**-X
E. Ulmer. 2. Aufl. 1996.
617 Seiten, 256 Abb.,
92 Tab., geb.,
DM 128,-, öS 934,-, sfr 114,-

- Dieter Cansier
Umweltökonomie
UTB 1749
ISBN 3-8252-**1749**-3
Lucius & Lucius. 2., neubearb. Aufl., 1996.
406 Seiten, 73 Abb., 9 Tab.,
DM 42,80 öS 312,-, sfr 39,50

- Günter Cleffmann
**Stoffwechselphysiologie
der Tiere**
Stoff- und Energieumsetzungen als Regelprozesse
UTB 791
ISBN 3-8252-**0791**-9
E. Ulmer. 2., überarb. Aufl.
1987. 301 Seiten, 140 Abb.,
36 Tab.,
DM 32,80, öS 239,-, sfr 30,50

- Hans von Faber/
Herbert Haid
Endokrinologie
Biochemie und Physiologie
der Hormone
UTB 110
ISBN 3-8252-**0110**-4
E. Ulmer. 4., neubearb. Aufl.
1995. 199 Seiten, 74 Abb.,
DM 27,80, öS 203,-, sfr 26,-

- Reinhard Fries
**Fleischhygiene und
Lebensmitteluntersuchung**
UTB 1678
ISBN 3-8252-**1678**-0
E. Ulmer. 1992. 271 Seiten,
37 Abb., 103 Tab.,
DM 32,80, öS 239,-, sfr 30,50

- Heinz Gerber
Pferdekrankheiten 1
Erkrankungen der Haustiere
UTB 8075
ISBN 3-8252-**8075**-6
E. Ulmer. 1994. 449 Seiten,
315 Abb., 13 Tab.,
DM 108,-, öS 788,-, sfr 96,-

- Irmgard Gylstorff/
Fritz Grimm
Vogelkrankheiten
Erkrankungen der Haustiere
UTB 8027
ISBN 3-8252-**8027**-6
E. Ulmer. 2. Aufl. 1998.
464 Seiten, 101 Abb.,
26 Tab., geb.,
DM 128,-, öS 934,-, sfr 114,-

- Winfried Hofmann
**Rinderkrankheiten 1.
Innere und chirurgische
Erkrankungen**
Unter Mitarbeit von Hartwig
Bostedt, Kurt Dedié u.a.
UTB 8044
ISBN 3-8252-**8044**-6
E. Ulmer. 1992. 444 Seiten,
223 Abb., 69 Tab., geb.,
DM 118,-, öS 861,-, sfr 105,-

- Gerhard Hummel
**Anatomie und Physiologie
der Vögel**
UTB 2144
ISBN 3-8252-**2144**-X
E. Ulmer. 2000. 320 Seiten,
116 Abb. u. 18 Tab.,
DM 68,-, öS 496,-, sfr 62,-

pro Studium Veterinärmedizin

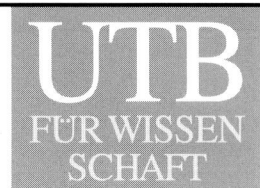

- Heinz Jeroch/
Winfried Drochner/
Ortwin Simon
Ernährung landwirtschaftlicher Nutztiere
Ernährungsphysiologie,
Futtermittelkunde,
Fütterung
UTB 8180
ISBN 3-8252-**8180**-9
E. Ulmer. 1999. 544 Seiten,
140 Abb. u. 200 Tab.,
DM 98,-, öS 715,-, sfr 89,-

- Erhard Kallweit/
Reinhard Fries/
Gerhard Kielwein/
Siegfried Scholtyssek
Qualität tierischer Nahrungsmittel
Fleisch - Milch - Eier
UTB 1484
ISBN 3-8252-**1484**-2
E. Ulmer. 1988. 368 Seiten,
97 Abb., 138 Tab.,
DM 36,80, öS 269,-, sfr 34,-

- Helmut Kinzel
Stoffwechsel der Zelle
Die zentralen Vorgänge
des Stoffwechsels mit ihren
physikalisch-chemischen
Grundlagen
UTB 8040
ISBN 3-8252-**8040**-3
E. Ulmer. 2., neubearb.,
erweiterte Aufl. 1989.
431 Seiten, 243 Abb., 319
Gleichungen, 19 Tab., geb.
DM 36,-, öS 263,-, sfr 33,-

- Horst Kräußlich (Hrsg.)
Tierzüchtungslehre
UTB 8150
ISBN 3-8252-**8150**-7
E. Ulmer. 1997. Studienausgabe der 4., völlig neu bearb.
Aufl. 1994. 464 Seiten,
137 Abb., 131 Tab., kart.,
DM 78,-, öS 569,-, sfr 71,-

- Niklaus Künzi/
Gerald Stranzinger
Allgemeine Tierzucht
UTB 1649
ISBN 3-8252-**1649**-7
E. Ulmer. 1993. 416 Seiten,
104 Abb., 107 Tab.,
DM 44,80, öS 327,-, sfr 41,50

- Klaus Loeffler
Anatomie und Physiologie der Haustiere
UTB 13
ISBN 3-8252-**0013**-2
E. Ulmer. 9., Aufl. 1994.
448 Seiten, 234 Abb.,
54 Tab.,
DM 39,80, öS 291,-, sfr 37,-

- Claus Meier-Brook
Latein für Biologen und Mediziner
Lernen - Lehren - Verstehen
UTB 2101
ISBN 3-8252-**2101**-6
Quelle & Meyer. 1999.
79 Seiten, div. Abb. u. Tab.,
DM 16,80, öS 123,-, sfr 16,-

- Karl-Heinz Menke/
Walter Huss
Tierernährung und Futtermittelkunde
UTB 63
ISBN 3-8252-**0063**-9
E. Ulmer. 3., neu bearb. Aufl.
1987.
424 Seiten, 29 Abb., 69 Tab.,
DM 34,80, öS 254,-, sfr 32,50

- Norbert Rossow
Innere Medizin für Tierärzte
UTB 1870
ISBN 3-8252-**1870**-8
E. Ulmer. 1995.
383 Seiten, 61 Abb., 31 Tab.,
DM 39,80, öS 291,-, sfr 37,-

- Hans H. Sambraus
Nutztierkunde
Biologie, Verhalten, Leistung
und Tierschutz
UTB 1622
ISBN 3-8252-**1622**-5
E. Ulmer. 1991. 377 Seiten,
122 Abb., 38 Tab.,
DM 39,80, öS 291,-, sfr 37,-

- Hartwig Spitzer
Einführung in die räumliche Planung
UTB 8106
ISBN 3-8252-**8106**-X
E. Ulmer. 1995. 227 Seiten,
38 Abb., 26 Tab., geb.
DM 58,-, öS 423,-, sfr 52,50